Praktische Anatomie

Ein Lehr- und Hilfsbuch der anatomischen Grundlagen ärztlichen Handelns

Begründet von T. von Lanz   W. Wachsmuth

Fortgeführt und herausgegeben von
J. Lang   W. Wachsmuth

Erster Band   Teil 1 A

KOPF

TEIL A
ÜBERGEORDNETE SYSTEME

VON

JOHANNES LANG

IN ZUSAMMENARBEIT MIT

H.-P. JENSEN F. SCHRÖDER

MIT 379 ZUM GRÖSSTEN TEIL FARBIGEN ABBILDUNGEN

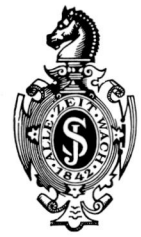

SPRINGER-VERLAG
BERLIN · HEIDELBERG · NEW YORK · TOKYO

Prof. Dr. med. JOHANNES LANG
Vorstand des Anatomischen Institutes der Universität Würzburg

Prof. Dr. med. HANS-PETER JENSEN
Direktor der Neurochirurgischen Universitätsklinik Kiel

Prof. Dr. med., Dr. med. dent. FRIEDRICH SCHRÖDER
Trautenauerstraße 24, 8700 Würzburg

ISBN 3-540-13536-7 Springer-Verlag Berlin Heidelberg New York Tokyo
ISBN 0-387-13536-7 Springer-Verlag New York Heidelberg Berlin Tokyo

CIP-Kurztitelaufnahme der Deutschen Bibliothek

Praktische Anatomie: e. Lehr- u. Hilfsbuch d. anatom. Grundlagen ärztl. Handelns
begr. von T. von Lanz; W. Wachsmuth.
Fortgef. u. hrsg. von J. Lang; W. Wachsmuth.
– Berlin; Heidelberg; New York; Tokyo: Springer
Teilw. mit d. Erscheinungsorten Berlin, Heildelberg, New York
NE: Lang, Johannes [Hrsg.]; Lanz, Titus von [Begr.]
Teil 1: Bd. 1. Kopf.
Teil A. Übergeordnete Systeme / von J. Lang.
In Zusammenarbeit mit H.-P. Jensen; F. Schröder. – 1985.
ISBN 3-540-13536-7 (Berlin ...)
ISBN 0-387-13536-7 (New York ...)

Das Werk ist urheberrechtlich geschützt. Die dadurch begründeten Rechte, insbesondere die der Übersetzung, des Nachdrucks, der Entnahme von Abbildungen, der Funksendung, der Wiedergabe auf photomechanischem oder ähnlichem Wege und der Speicherung in Datenverarbeitungsanlagen bleiben, auch bei nur auszugsweiser Verwertung, vorbehalten.

Bei Vervielfältigungen für gewerbliche Zwecke ist gemäß § 54 UrhG eine Vergütung an den Verlag zu zahlen, deren Höhe mit dem Verlag zu vereinbaren ist.

© by Springer-Verlag Berlin·Heidelberg 1985
Printed in Germany.

Die Wiedergabe von Gebrauchsnamen, Handelsnamen, Warenbezeichnungen usw. in diesem Werk berechtigt auch ohne besondere Kennzeichnung nicht zu der Annahme, daß solche Namen im Sinn der Warenzeichen- und Markenschutz-Gesetzgebung als frei zu betrachten wären und daher von jedermann benutzt werden dürften.

Reproduktion der Abbildungen: Gustav Dreher GmbH, Stuttgart.

Satz, Druck und Buchbinderarbeiten: Universitätsdruckerei H. Stürtz AG, Würzburg.

2122-3130/543210

*Die erste Seite des Gesamtwerkes
sei dem Andenken des Mitbegründers, meines Freundes*

TITUS VON LANZ

*gewidmet, der es meisterhaft verstanden hat,
in schöpferischer Weise anatomisches Wissen
mit ärztlichem Handeln zu vereinen.*

WERNER WACHSMUTH
Würzburg

Vorwort

Während der letzten Jahre haben sich sowohl die diagnostischen Methoden – insbesondere im Kopfbereich – als auch das chirurgische Vorgehen zunehmend verfeinert. Für zahlreiche Eingriffe werden heute Lupen und Operationsmikroskope verwendet, die es dem Operateur ermöglichen, auch kleinere Strukturen zu erkennen und zu schonen. Mit dem Kopfbereich befassen sich mehrere medizinische Fachdisziplinen.

Im Band I/1 B – Gehirn- und Augenschädel – sind die topographisch wichtigen Regionen: die Regio cerebralis, die Regio craniocervicalis und die Regio orbitalis in Zusammenarbeit mit dem Direktor der Neurochirurgischen Universitätsklinik Würzburg, Professor Dr. K.-A. BUSHE, Herrn Professor Dr. BUSCHMANN und Frau Professor Dr. LINNERT von der Universitätsaugenklinik Würzburg entsprechend der verschiedenen Zugangswege in der aus ärztlicher Sicht erforderlichen Präzision dargestellt worden.

In diesem Band I/1 Teil A – Übergeordnete Systeme – werden die Formentwicklung des Kopfes, einschließlich der Fehlbildungen, die postnatalen Wachstumsvorgänge und die Einzelknochen des Schädels sowie das Gehirn und seine Fasersysteme, die Hirnhäute, die Hirnnerven, die Kopfgefäße, die Venen und Sinus durales sowie die Lymphgefäße des Kopfes im Zusammenhang geschildert.

Ursprünglich war vorgesehen, die Weichteildecke des Kopfes einschließlich der Glandula parotis, der mimischen Muskulatur sowie den Verlauf und die Lagebeziehungen des N. facialis zu Nachbarstrukturen in diesen Band einzubeziehen. Dieser Abschnitt soll nun in den Band I/1 Teil C eingegliedert werden.

Ohne die tatkräftige Hilfe meiner Mitarbeiter und über 130 Doktoranden, die sich vorwiegend mit dem Kopfgebiet befaßten, hätte dieser Band nicht erscheinen können. Ihnen gilt mein besonderer Dank. Die Variabilität der Schädelknochen und Gefäße sowie der Hirnnerven wird eingehend geschildert. Hierfür war ein großes Untersuchungsgut erforderlich.

Meine Herren Kollegen Professor FRICK, München, Professor KORITKÉ, Strasbourg, Professor PLATZER, Innsbruck, Professor ROHEN, Erlangen und ihre Mitarbeiter haben es uns ermöglicht, auch ihr Material für bestimmte Aufgaben auszuwerten. Ich danke ihnen für ihre bereitwillige Unterstützung.

Die Anatomie darf als älteste wissenschaftliche Disziplin der Medizin gelten. Zahlreiche hervorragende Forscher früherer Zeit haben Befunde erhoben, die erst jetzt die ihnen gebührende Bedeutung erlangen. Es war mir ein besonderes Anliegen, die Ergebnisse dieser und auch jüngerer Kollegen – soweit sie mir zugänglich und von klinischem Interesse waren – einzubeziehen.

Ein besonderes Problem stellte sich dem Autor in der Auswahl der derzeit klinisch wichtig erscheinenden Daten. Außer den Mitarbeitern des Bandes, Herrn Prof. Dr. H.-P. JENSEN und Herrn Prof. Dr. Dr. F. SCHRÖDER, verdanke ich viele Anregungen Kollegen aus den Fächern Neurologie, Neurochirurgie, Hals-Nasen-Ohrenheilkunde, Mund-Kiefer- und Gesichtschirurgie, Neuroradiologie im In- und Ausland. Mein besonderer Dank für Hinweise gilt Herrn Prof. Dr. Dr. h.c. K. SCHÜRMANN, Direktor der Neurochirurgischen Universitätsklinik Mainz, und Herrn Prof. Dr. W. KLEY, Direktor der Hals-Nasen-Ohrenklinik der Universität Würzburg.

Zahlreiche der in den Band aufgenommenen farbigen Abbildungen fertigte in bewährter Meisterschaft und enger Zusammenarbeit Herr Julius S. PUPP an. Weitere Abbildungen stammen von Frau Irmgard DAXWANGER, Frau Luitgard KELLNER, Frau Nancy CLIFF-NEUMÜLLER, Frau von REDWITZ, den Herren KOTZIAN, NÜSSEL, SCHNELLBÄCHER, HESS und KÜHN, die auch Bilder für den Bandteil B lieferten. Zum Teil wurden einige der Bilder noch unter Anleitung meines verstorbenen Lehrers Professor Dr. Titus VON LANZ angefertigt. Die Herren Roman HIPPELI und Michael CHRISTOF, Anatomisches Institut Würzburg, haben zahlreiche Schemata für wissenschaftliche Arbeiten ausgeführt, die zum Teil in diesen Band übernommen werden konnten. Auch ihnen danke ich für die fruchtbare Zusammenarbeit.

Meinem langjährigen Mitarbeiter Herrn Prof. Dr. H.-M. SCHMIDT danke ich für die Korrektur der Beschriftungshinweise an den Abbildungen. Mein ganz besonderer Dank gilt Herrn Jürgen KRAUSS, der mit mir die Korrekturen gelesen hat und dem ich zahlreiche Anregungen verdanke. Herr Prof. Dr. H.-H. LÖHR, Hamburg und Herr KRAUSS haben sich der Mühe unterzogen, das Sachverzeichnis anzufertigen. Ihnen bin ich für ihre subtile Arbeit dankbar.

Dem Springer-Verlag und seinen Mitarbeitern danke ich für die großzügige Ausstattung, der Reproduktionsanstalt Dreher, Stuttgart, und der Universitätsdruckerei H. Stürtz und ihren Mitarbeitern für die gute Zusammenarbeit.

Würzburg, Sommer 1985   JOHANNES LANG

Inhaltsübersichten

Teil B
Gehirn- und Augenschädel

Regio cerebralis: Fossae craniales, Regio hypophysialis, Mesencephalon und Cisterna ambiens

Regio craniocervicalis: Skelet, Articulationes, Muskelkegel, Canalis vertebralis, Foramen magnum, A. vertebralis, Cisterna cerebellomedullaris

Regio orbitalis: Orbita, Gefäße und Nerven, Bulbus oculi, Lid- und Tränenapparat

Teil C
Ohr-, Nasen- und Kieferschädel

Regio otica: Skelet, Außen-, Mittel- und Innenohr, seine Nerven und Gefäße

Regio nasalis: Außennase, Cavum nasi, Nasennebenhöhlen, Tuba auditiva

Regio masticatoria: Maxilla und Mandibula, Articulatio temporomandibularis, Mm. masticatorii und Spatium masticatorium, Fossa pterygopalatina, Spatium parapharyngeum, Regio oralis

Regio facialis: Weichteildecke, Schädel, Muskeln, Nerven und Gefäße und Glandula parotis

Inhaltsverzeichnis

A. Formentwicklung des Kopfes

I. Neurocranium 3
   1. Frühe Entwicklungsstadien 3
      a) Phylogenese 3
      b) Ontogenese 4
      Chondrocranium, S. 4 – Knorpelige Basis cranii, S. 4 – Fossae craniales, S. 4 – Nerven- und Gefäßkanäle, S. 7
   2. Entwicklung der Einzelknochen 8
      a) Os sphenoidale 8
      Knochenkerne, S. 8 – Ossifikation, S. 8 – Canalis pterygoideus, vorderer Teil und Vomer, S. 9 – Rostrum sphenoidale, S. 9 – Processus alaris und Lingula sphenoidalis, S. 10 – Canalis craniopharyngeus lateralis und Canalis pterygoideus hinterer Teil, S. 10 – Fossa hypophysialis, S. 10 – Canalis craniopharyngeus (medialis), S. 10 – Synchondrosis intrasphenoidalis, S. 11 – Concha sphenoidalis (Ossicula Bertini) und Sinus sphenoidalis, S. 12 – Canalis opticus, S. 12 – Foramen ophthalmicum, S. 13
      b) Os temporale 13
      Pars petrosa, S. 13 – Pars hyoidea, S. 15 – Pars squamosa, S. 15 – Pars tympanica, S. 16 – Auris media, S. 16
      c) Os occipitale 19
      Foramen magnum, S. 19 – Squama occipitalis, S. 20 – Condylus occipitalis, S. 20
      d) Os frontale 21
      e) Os parietale 21
   3. Postnatales Schädelwachstum 22
      a) Anthropologische Meßpunkte, Linien und Ebenen 22
      b) Allgemeines zum Wachstum des Schädels 24
      c) Basis cranii 24
      Entwicklungsperioden, S. 24 – Längenwachstum, S. 24
      d) Fossae craniales 25
      Wachstumsverschiebungen, S. 25 – Fossa cranialis anterior, S. 25 – Fossa cranialis media, S. 27 – Fossa cranialis posterior, S. 28
      e) Basis cranii 30
      f) Calvaria 31
      g) Schädelhöhle 33
   4. Schädelformen 33
      Schädelformen und geographische Regionen, S. 33 – Grundtypen, S. 34 – Rassenunterschiede, S. 35 – Körperbau und Kopfform, S. 36 – Schädeldeformationen, S. 36
   5. Verschluß der Gehirnkapsel 37
      a) Entwicklung der Schädelkalotte . . . 37
      b) Fonticuli des Neugeborenen 37
      Fonticulus anterior (major), S. 37 – Fonticulus posterior (minor, occipitalis), S. 37 – Fonticulus sphenoidalis (anterolateralis), S. 37 – Fonticulus mastoideus (posterolateralis, Warzenbeinfontanelle, Fonticulus Gasseri), S. 37 – Fontanella metopica (mediofrontalis), S. 38 – Verschluß der Fonticuli, S. 38
      c) Suturen 38
      Entstehung, S. 38 – Bedeutung, S. 38
      d) Kalottenwachstum 39
      e) Synostosierung 40
      f) Synchondrosen, Verknöcherung . . . 40
      Synchondroses intrasphenoidales, S. 41 – Synchondrosis sphenopetrosa, S. 41 – Synchondrosis petrosphenobasilaris, S. 41 – Synchondrosis spheno-occipitalis, S. 41 – Synchondrosis intra-occipitalis, S. 41
   6. Fehlbildungen 41
      a) Entstehung 41
      b) Weichteildefekte 42
      c) Angeborene Knochendefekte 42
      Fenestrae parietales-Foramina parietalia permagna, S. 42 – Lückenschädel, Wabenschädel, Leistenschädel oder Reliefschädel, S. 42 – Weichschädel oder Kuppenweiche, S. 42 – Kraniostenosen, S. 42 – Schädelskoliose, S. 47 – Bathrokranie, S. 47 – Synostosis lambdoidea, S. 47 – Mikrokranie, S. 47 – Kranio-mandibulofaziales-dysmorphie-Syndrom, S. 48 – Platybasie, S. 48 – Basale Impressionen – Basiläre Impression, S. 48

II. Entwicklung des Viscerocranium 49
1. Maxilla und Premaxilla 49
2. Os zygomaticum 50
3. Os ethmoidale und Nasenhöhle mit ihren Skeletteilen 50
   a) Conchae nasales 51
   b) Septum nasi 52
   c) Sinus paranasales 53
   Sinus maxillaris, S. 53 – Sinus sphenoidalis, S. 54 – Sinus frontalis, S. 54 – Cellulae ethmoidales, S. 55
4. Kiemenbogenmaterial und Skeletteile . . 55
   1. Kiemenbogen, S. 55 – 2. Kiemenbogen (Hyoidbogen), S. 55 – 3. Kiemenbogen und folgende Abkömmlinge, S. 56
5. Mandibula 56
   a) Entwicklung 56
   Gefäßversorgung während der Entwicklung, S. 58 – Entwicklungsgeschichtlicher Defekt der Mandibula, S. 58
   b) Kinnbildung 58
   c) Gonionwinkel und Kieferform 58
6. Biomorphose 58
7. Auftreten der primären Ossifikationszentren am Schädel 59

III. Nasen-Mund-Region 60
1. Normale Entwicklung 60
   a) Mundspalte 60
   b) Nasenhöhle und Lippen 60
   c) Gaumen 61
2. Mißbildungen 62
   a) Gesichtsmißbildungen und Spaltbildungen 62
   Allgemeines, S. 62 – Hasenscharte, Cheiloschisis – Schistocheila, S. 63 – Doggennase, S. 64 – Quere Gesichtsspalte, S. 65 – Schräge Gesichtsspalte – Meloschisis, S. 65
   b) Gaumenmißbildungen 65
   Palatoschisis und kombinierte Gaumenmißbildungen, S. 65 – Okkulte submuköse Gaumenspalten, S. 66 – Cheilognathopalatoschisis, S. 66

IV. Kopfform und -größe als Ganzes 67
1. Kopfform bei Feten und Frühgeborenen . 67
2. Kopf- und Gesichtsform bei Neugeborenen 67
   a) Weichteildecke 67
   b) Gesichtsform 67
   Nasenregion, S. 68 – Augenregion, S. 69 – Stirn-Nasen-Winkel, S. 69
   c) Kopfmaße des Neugeborenen 69
3. Postnatale Wachstumsvorgänge 69
   a) Formveränderungen des Kopfes . . . 69
   Breiten- und Höhenwachstum, S. 69 – Nasenrückenprofil, S. 70 – Untergesichtsprofil, S. 70 – Gesichtsform und Proportionen, S. 70 – Sulcus labiomentalis (Kinn-Lippen-Furche), S. 70 – Kinn, S. 71 – Kopfumfang, S. 71 – Mikroevolution, S. 71
   b) Relationen 71
   Körpergröße und Kopfumfang, S. 71 – Kopfumfang und Schädelumfang bei Erwachsenen, S. 71 – Schädellänge, S. 71 – Kopfform und Indices, S. 71
4. Asymmetrien 72
   a) Höhenunterschiede 72
   Porion zu Basion-Spina nasalis posterior-Linie, S. 72 – Orbitale, S. 73 – Frontaler Orbitaeingangswinkel, S. 73 – Foramina ethmoidalia, Höhenunterschiede, S. 73
   b) Seitenunterschiede 73
   Allgemeines, S. 73 – Abstandsdifferenzen des Meatus acusticus externus-Vorderrandes zu rostralen Meßpunkten im Gebiet der Orbita, S. 74 – Abstandsdifferenzen des Porus acusticus externus zum Opisthocranion, S. 74 – Ohrmuscheln, S. 74
   c) Asymmetrie der Schädelkalotte . . . 74
   d) Asymmetrie der Fossae craniales . . . 76
   e) Asymmetrie im Viscerocranium . . . 77
   f) Gesichtsasymmetrien 77
   g) Korrelationen 78
5. Geschlechtsdimorphismus 78

B. Neurocranium

I. Schädelhöhle 83
Schädelkapazität, S. 83 – Innere Schädellänge, S. 83 – Kopflänge, S. 83 – Dickenwachstum, S. 83

II. Fossae craniales 85
1. Fossa cranialis anterior 85
   Hypophysenregion, S. 86
2. Fossa cranialis media (ossea) 87
   Innere Schädelbreite, S. 87 – Seitenwinkel, S. 88 – Bucht für Polus temporalis, S. 88 – Volumen der Knochenwanne, S. 90 – Lage des Bodens, S. 92 – Tiefste Bodenzone, S. 92 – Dickste und dünnste Bodenzone, S. 93 – Basale Pforten, S. 95 – Foramen lacerum, S. 95 – Modellierung der Wände, S. 96

3. Fossa cranialis posterior 97
   Dickste Bodenzone, S. 97 – Modellierung, S. 97 – Terrassierung der Basis cranii interna, S. 99

III. Ossa cranii 100
  1. Os sphenoidale (Keilbein) 100
     a) Corpus ossis sphenoidalis 100
     b) Sella turcica 101
        Flächenprofil, S. 102 – Formtypen im seitlichen Röntgenbild, S. 102 – Tuberculum sellae, S. 102 – Schrägeinstellung des Sellabodens, S. 102 – Fossa hypophysialis, S. 102 – Dorsum sellae, S. 102 – Lingula sphenoidalis, S. 103 – Sulcus prechiasmatis, S. 103
     c) Sinus sphenoidalis 104
        Septum, S. 104 – Apertura sinus sphenoidalis, S. 104 – Canalis craniopharyngeus medianus, S. 105 – Canalis craniopharyngeus lateralis, S. 105
     d) Ala minor 105
     e) Ala major 105
        Basale Pforten – Canalis rotundus (Foramen rotundum), S. 106 – Foramen venosum (Vesalii), S. 106 – Foramen ovale, S. 106 – Canaliculus innominatus (ARNOLD), S. 106 – Foramen spinosum, S. 106 – Canalis spinosus, S. 107 – Aperturae intra- et extracraniales foraminis spinosi, S. 108 – Facies orbitalis, S. 108 – Spina m. recti lateralis, S. 108 – Facies temporalis, S. 108 – Crista infratemporalis, S. 108
     f) Processus pterygoideus 109
        Lamina lateralis und Foramina, S. 110 – Foramen pterygosphenoideum, S. 111 – Foramen crotaphiticum, S. 111 – Lamina medialis processus pterygoidei, S. 112 – Fossa scaphoidea, S. 112 – Hamulus pterygoideus, S. 112 – Canalis pterygoideus, S. 112 – Canalis vomerovaginalis, S. 112 – Canalis palatovaginalis, S. 113 – Fissura sphenomaxillaris, S. 113
  2. Os temporale (Schläfenbein) 113
     a) Pars petrosa 114
        Länge, S. 114 – Winkel, S. 114 – Facies anterior partis petrosae, Impressio trigemini, S. 115 – Eminentia arcuata, S. 116 – Tegmen tympani, S. 116 – Facies posterior partis petrosae, S. 117 – Rima sacci endolymphatici, S. 117 – Fossa subarcuata, S. 117 – Porus acusticus internus, S. 118 – Fundus meatus acustici interni, S. 118 – Apertura externa canaliculi cochleae vestibuli, S. 118 – Processus intrajugularis partis petrosae, S. 118 – Facies inferior partis petrosae, S. 118 – Processus styloideus, S. 118 – Basale Pforten des Pars petrosa, Foramen stylomastoideum, S. 119 – Fossa jugularis, S. 119 – Incisura jugularis ossis temporalis, S. 119 – Canaliculus mastoideus, S. 119 – Apertura externa des Canalis caroticus, S. 119 – Apertura externa canaliculi cochleae, S. 120 – Fossula petrosa, S. 120 – Tuberositas m. levatoris veli palatini, S. 120 – Canalis musculotubarius, S. 120 – Paries labyrinthicus, S. 120 – Kanäle der Pars petrosa, Canalis caroticus, S. 120 – Canaliculi caroticotympanici, S. 121 – Canalis facialis (Fallopi), S. 121 – Canaliculi chordae tympani posterior et anterior, S. 121 – Canaliculus tympanicus, S. 122
     b) Pars squamosa 122
        Processus zygomaticus, S. 122 – Crista supramastoidea, S. 123 – Spina suprameatica, S. 123 – Facies articularis, S. 123 – Processus retro-articularis, Tuberculum retromandibulare, S. 125 – Discus articularis, S. 126
     c) Pars tympanica 126
        Porus acusticus externus, S. 126
     d) Cavum tympani 127
        Paries labyrinthicus, S. 127 – Aditus ad antrum, S. 128 – Sinus tympani posterior, S. 128 – Cellulae paralabyrinthicae, S. 128 – Antrum mastoideum, S. 128
     e) Pars mastoidea 129
        Processus mastoideus, S. 130
  3. Os occipitale (Hinterhauptbein) 131
     a) Pars basilaris 131
        Tuberculum jugulare, S. 132
     b) Foramen jugulare 132
        Processus hamatus, S. 132 – Form, S. 133 – Processus intrajugularis, S. 133 – Einstellung des Foramen jugulare, S. 133 – Canalis glossopharyngei et sinus petrosi inferioris, S. 135
     c) Pars lateralis 135
        Canalis hypoglossalis, S. 135 – Canalis condylaris, S. 136
  4. Os parietale (Scheitelbein) 137
     Processus asteriacus, S. 137 – Tuber parietale, S. 137 – Foramina parietalia, S. 137
  5. Os frontale (Stirnbein) 138
     Glabella, S. 139 – Arcus superciliaris, S. 139 – Tuber frontale, S. 140 – Margo

supra-orbitalis, S. 140 – Pars nasalis (Nasion), S. 140 – Supra-orbitale Foramina und Inzisuren, S. 140 – Foramen caecum, S. 140

IV. **Calvaria** 142
    a) Bau der Schädelknochen 142
    b) Dicke der Calvaria 143
        Hyperostosis frontalis interna, S. 143 – Vv. diploicae, S. 144 – Schädeldicke und spezifisches Knochengewicht, S. 144 – Schädeldach und Gravidität, S. 144 – Altersumbau des Schädels, S. 144
    c) Suturen des Schädeldaches, Besonderheiten 145
        Sutura coronalis, S. 145 – Sutura sagittalis, S. 145 – Sutura interparietalis, S. 145 – Sutura lambdoidea, S. 145 – Sutura mendosa, S. 145 – Suturae sphenofrontalis et sphenoparietalis, S. 146 – Sutura sphenosquamosa, S. 146 – Suturae parietomastoidea et occipitomastoidea, S. 146 – Sutura squamosa, S. 146 – Pterion, S. 146 – Sutura interfrontalis (-metopica = Kreuzschädel), S. 147 – Supranasales Dreieck, S. 147
    d) Ossa suturalia (Schaltknochen, Nahtknochen) 147
        Allgemeines, S. 147 – Os postfrontale, S. 148 – Os interparietale, S. 148 – Os paramendosum, S. 148 – Os supramastoideum, S. 148 – Os bregmaticum, S. 148 – Os apicis, S. 148 – Os asteriacum, S. 148 – Os epiptericum, S. 148 – Os lambdoideum, S. 148 – Os incae, S. 149

V. **Modellierung der Außenfläche** 150
    a) Protuberantiae gyrorum 150
        Protuberantia gyri frontalis inferioris, S. 150 – Protuberantia gyri temporalis superioris, S. 150 – Protuberantia gyri temporalis medii, S. 150
    b) Sulcus Sylvii (alaris) cranialis 151
    c) Lineae temporales 152
        Planum temporale, S. 152 – Tubera frontalia, S. 152
    d) Variationen 152
        Sagittalwulst, S. 152 – Bregmaaufwölbung, S. 153 – Lambdaabflachung, S. 153

VI. **Modellierung der Innenseite** 154
    Impressiones digitatae und Juga cerebralia, S. 154 – Foveolae granulares und Lacunae laterales, S. 155 – Sulci arteriosi et venosi, S. 155

VII. **Festigkeit und Elastizität** 157
    Allgemeines, S. 157 – Schädelbasis und Knochenpfeiler, S. 157 – Elastizität, S. 158

VIII. **Bruchlinien** 159
    Ringbrüche, S. 159 – Querdurchbrüche, S. 159 – Expressionsfrakturen, S. 159 – Impressionsfrakturen, S. 159 – Otobasale Frakturen, S. 159 – Rhinobasisfrakturen, S. 159

C. **Splanchnocranium**
    Größen und Proportionen, S. 162

    I. **Os ethmoidale und Nasenskeletteile** 164
        1. Cavitas nasi 164
        2. Lamina cribrosa 165
        3. Conchae nasales 166
            Entwicklung (histologisch), S. 166 – Concha nasalis inferior, S. 166 – Conchae nasales superior et media, S. 167 – Concha nasalis suprema, S. 168
        4. Meatus nasi 168
        5. Recessus spheno-ethmoidalis und Apertura sinus sphenoidalis 168
        6. Ductus nasolacrimalis 169
        7. Labyrinthus ethmoidalis und Cellulae ethmoidales 170

    II. **Vomer und Septum nasi** 171
        1. Vomer 171
            Postnatales Wachstum, S. 172 – Hypoplasie, S. 172
        2. Organon vomeronasale (Jacobsonsches Organ) 173
        3. Cartilago vomeronasalis (Jacobsonscher Knorpel, Huschkescher Knorpel, Basalknorpel) 173
        4. Septum nasi 173
        5. Cavitas nasi: Boden und Suturen . . . 174
            Suturen, S. 174
        6. Choana 176
        7. Ostium pharyngeum 177

    III. **Maxilla** 178
        1. Corpus 178
        2. Facies orbitalis 178
        3. Facies malaris 179
            Fossa canina, S. 179 – Foramen infra-orbitale, S. 179 – Canalis infra-orbitalis, Verlauf und Lage, S. 181 – Canalis infra-orbitalis bei Kindern,

S. 181 – Apertura piriformis, S. 181 – Crista zygomatico-alveolaris, S. 182
  4. Processus frontalis 182
  5. Processus alveolaris 182
     Sulcus basio-alveolaris anterior, S. 182 – Sulcus basio-alveolaris posterior, S. 182 – Juga alveolaria, S. 183 – Zahnbogen, S. 183 – Alveolen, S. 183
  6. Canales alveolares 184
     Canales alveolares superiores posteriores, S. 184 – Canalis molaris, S. 185 – Canalis alveolaris superior medius, S. 185 – Canalis alveolaris superior anterior, S. 185
  7. Os incisivum – Os Goethei 185
     Crista incisiva, S. 186
  8. Processus palatinus 186
  9. Canalis incisivus 186
 10. Processus zygomaticus 188
 11. Sinus maxillaris 188
 12. Facies infratemporalis 188

IV. **Os palatinum** 189
  1. Lamina horizontalis 189
  2. Palatum durum 189
     Maße, S. 189
     a) Orale – Staphylion 189
     b) Foramne incisivum – Staphylion . . . 189
     c) Foramen incisivum – Spina nasalis posterior – Spitze 190
  3. Canalis palatinus major (Canalis pterygopalatinus) 190
     Form, S. 191 – Maße, S. 191 – Richtung, Biegungen und Winkel, S. 191
  4. Foramen palatinum majus 191
     Kurzer Durchmesser, S. 192
  5. Foramina palatina minora 192
     Anzahl, S. 192 – Durchmesser, S. 192 – Lage, S. 192 – Typen, S. 192
  6. Lamina perpendicularis 193
     Processus orbitalis, S. 193 – Processus sphenoidalis, S. 194 – Processus pyramidalis, S. 194 – Cristae conchales, S. 194 – Fossa pterygopalatina, S. 194
  7. Foramen sphenopalatinum 194

V. **Os nasale** 195
  1. Suturen 196
     Ossa suturalia, S. 196 – Ossicula subnasalia, S. 196
  2. Cartilagines nasi 196
     Cartilago septi nasi, S. 197 – Cartilago nasi lateralis (triangularis), S. 197 – Cartilagines vomeronasales, S. 197 – Cartilago alaris major, S. 197 – Cartilagines alares minores, S. 198 – Cartilagines nasales accessoriae, S. 198
  3. Äußere Nase 198
     Radix nasi, S. 198 – Dorsum nasi, S. 198 – Sella nasi, S. 198 – Keystone-Area, S. 198 – Apex nasi, S. 198 – Weiches Dreieck, S. 199 – Lobulus nasi, S. 199 – Flügelfurche, S. 199 – Basis nasi, S. 199 – Nares, S. 199 – Nasenformen, S. 199 – Nasen-Maße, S. 200 – Asymmetrie, S. 201

VI. **Os zygomaticum** 202
     Facies orbitalis, S. 202 – Facies temporalis, S. 202 – Processus temporalis, S. 202 – Sutura zygomaticotemporalis, S. 202 – Sutura zygomaticomaxillaris, S. 203 – Processus frontalis (frontosphenoidalis), S. 203 – Processus marginalis, S. 203 – Tuberculum orbitale, S. 203 – Foramina zygomatico-orbitale et -temporale, S. 203 – Os zygomaticum und Kaudruck, S. 203 – Os zygomaticum und Orbita, S. 203 – Variationen, S. 203

VII. **Orbita** 205
     Form, S. 205 – Volumen, S. 205 – Breite, S. 205 – Höhe, S. 206 – Eingangsfläche, S. 206 – Sagittaler Neigungswinkel an der Orbitamitte, S. 207
  1. Orbitawände 207
     Paries lateralis, S. 208 – Paries inferior, S. 208 – Paries medialis und Foramina ethmoidalia, S. 209 – Paries superior, S. 210
  2. Canalis opticus 210
     Postnatale Entwicklung, S. 210 – Apertura intracranialis canalis optici, S. 211
  3. Fissurae orbitales 211

VIII. **Mandibula** 213
  1. Ramus 213
     Caput mandibulae, S. 214 – Foramen mandibulae, S. 216
  2. Corpus mandibulae 217
     Maße, S. 217 – Foramina lingualia, S. 217 – Pars alveolaris und Alveoli, S. 217 – Arcus zygomaticus, Mandibula nach Zahnverlust, S. 218
  3. Angulus mandibulae 220
  4. Modellierung der Außenseite 220
     Kinn, S. 220 – Foramen mentale, S. 221
  5. Modellierung der Innenseite 222
  6. Knochenstruktur 223
     Canalis mandibulae, S. 224

D. Systema nervorum – Das Nervensystem des Kopfes

I. Gehirn 229
    a) Hirngewicht 229
    b) Bau und Funktion 230
        Das Neuron, S. 230 – Transport, S. 231 – Synapsen, S. 232 – Transmitter, S. 233 – Erkrankungsformen der peripheren Nervenfasern, S. 234 – Untergang von Nervenzellen, S. 236 – Regeneration, S. 236 – Gliazellen, S. 237
    c) Entwicklung des Gehirns 239
        Allgemeine Frühentwicklung, S. 239 – Hirnbläschen, S. 239 – Gyrierung des Telencephalon, S. 243 – Capsula interna, Zwischen- und Endhirnkerne, S. 244 – Allocortex, Bulbi olfactorii und Palaeocortex, S. 245 – Nucleus caudatus, S. 248 – Nucleus lentiformis und Striatum, S. 248 – Kommissuren, S. 248 – Septum pellucidum, S. 250 – Diencephalon und Hypophyse, S. 252 – Corpus pineale, S. 254 – Ventriculus tertius, S. 255 – Mesencephalon, S. 255 – Rhombencephalon, S. 256 – Cerebellum, S. 257 – Vetriculus quartus und Aperturae, S. 260 – Synoptik der Entwicklungsvorgänge, S. 261 – Entwicklungsstörungen des Gehirns, S. 262 – Fehlbildungen, S. 267 – Frühkindliche Hirnschäden, S. 268

    1. Cerebrum 269
        a) Lobi, Gyri, Sulci 269
            α) Facies superolateralis 270
                Lobus frontalis, S. 270 – Lobus parietalis, S. 272 – Lobus occipitalis, S. 273 – Lobus temporalis, S. 273 – Insula, S. 274
            β) Facies inferior 275
                Sulcus collateralis, S. 276 – Gyrus occipitotemporalis medialis, S. 276 – Gyrus occipitotemporalis lateralis, S. 276 – Sulcus temporalis inferior, S. 276 – Uncus gyri parahippocampalis, S. 276 – Facies inferior lobi frontalis, S. 276 – Gyrus rectus, S. 276 – Gyri orbitales, weit nach dorsal reichendes Stirnhirn, S. 276 – Sulci orbitales, S. 276
            γ) Facies medialis 277
                Sulcus rostralis superior, S. 277 – Sulcus rostralis inferior, S. 277 – Area adolfactoria, S. 277 – Rostrum corporis callosi Unterfläche – Vertikaler Abstand zur Hirnbasis (mediale Kante des Gyrus rectus), S. 277 – Sulcus und Gyrus cinguli, S. 277 – Sulcus precunei arcuatus – Sulcus subparietalis, S. 278 – Sulcus centralis, S. 278 – Sulci parieto-occipitalis et calcarinus, S. 278

        b) Griseum, das Grau 279
            α) Kortikale, plattenförmige Grisea 279
                Großhirnrinde (Cortex cerebri), S. 279 – Isocortex, S. 280 – Allocortex, Palaeocortex und Archicortex, S. 296
            β) Subkortikale Grisea 298
                Claustrum, S. 299 – Corpus amygdaloideum, S. 300 – Nuclei basales, S. 300 – Striatum, S. 300 – Nuclei basales, S. 300 – Striatum, S. 300 – Area preoptica, S. 305

        c) Album, weiße Substanz 305
            α) Assoziationsfasern 305
            β) Kommissuren 307
                Commissura rostralis (anterior), S. 307 – Corpus callosum, der Balken, S. 307 – Septum pellucidum, S. 310 – Commissura fornicis, S. 311 – Fornix, Durchschneidung, S. 311 – Comissura epithalamica (posterior), S. 311 – Commissura habenularum, S. 312 – Commissura supra-optica suprema, S. 312 – Commissura supra-optica inferior, S. 312 – Commissura supra-optica posterior, S. 312 – Commissura ansata, S. 312 – Commissura tectalis anterior, S. 312 – Decussationes, S. 312
            γ) Projektionsbahnen 312
                Kortikoafferente Projektionsfasern, S. 312 – Kortikoefferente Bahnen, S. 317

    2. Riechhirn 324
        a) Riechzellen 324
            Sinneszellen (Cellula neurosensoria olfactoria, S. 324 – Stützzellen (Cellula sustentaculares), S. 325 – Fila olfactoria, S. 325
        b) Bulbus olfactorius 325
            Bulboafferente Fasern, S. 326
        c) Tractus olfactorius 326
        d) Stria olfactoria lateralis 326
            Area olfactoria basalis 327
        e) Stria olfactoria medialis 329
            Commissura rostralis und Riechbahnen, S. 329 – Primäre und sekundäre Riechrinde, S. 329 – Corpus amygdaloideum und Riechfunktion, S. 329
        f) Tertiäre Riechbahnen 329

3. Limbisches System (Archicortex und seine Bahnen) 330
   a) Gyrus cinguli 330
   b) Ärztliche Bedeutung 333
      Amnestisches Syndrom, S. 333 – Korsakow-Syndrom, S. 333 – Temporallappenepilepsie, S. 333
   c) Hippocampusformation 334
      Gyrus dentatus, S. 336 – Regio entorhinalis, S. 337 – Subiculum, S. 337 – Ammonshornformation, Funktion, S. 337 – Ärztliche Bedeutung der Hippocampusformation, S. 337
   d) Größere Faserzüge 338
      Fornix, S. 338 – Stria terminalis, S. 338 – Hippocampoafferente Fasern, S. 339 – Hippocampoefferente Fasern, S. 339 – Tractus hippocampomamillaris, S. 340 – Tractus hippocampohabenularis, S. 340 – Fibrae hippocamposeptales, S. 340 – Fibrae hippocampopreopticae, S. 340 – Fibrae hippocampotegmentales, S. 340
   e) Kommissuren des limbischen Systems 340
   f) Corpus mamillare und Bahnen 340
      Afferente Bahnsysteme, S. 340 – Efferente Bahnsysteme, S. 340 – Tractus olfactomesencephalicus, S. 341
   g) Corpus amygdaloideum und Bahnen 342
      Faserverbindungen, S. 342 – Fasciculi und Tractus am menschlichen Gehirn, S. 344
   h) Nucleus habenulae und Bahnen . . . 344
      Afferente Faserzüge, S. 346 – Efferente Bahnsysteme, S. 346
   i) Area septi und Bahnen 346

4. Extrapyramidal-motorisches System . . . 347
   a) Zentren und Bahnen 347
      Hauptregelkreis, S. 349 – Primärer akzessorischer Striatumregelkreis: Striatum – Globus pallidus – Thalamus – Striatum, S. 349 – Sekundärer akzessorischer Regelkreis: Globus pallidus – Nucleus subthalamicus – Globus pallidus, S. 349 – Tertiärer akzessorischer, striataler Regelkreis: Striatum – Substantia nigra – Striatum, S. 349 – Input-Systeme, S. 349 – Output-Systeme, S. 350 – Verbindungen nach kaudal, S. 350 – Olivenkomplex, S. 350 – Formatio reticularis, S. 351 – Überblick, S. 352
   b) Störungen 352
      „Enthirnungsstarre", S. 352 – Apallisches Syndrom, S. 352 – Erkrankungen der Basalganglien und deren Bahnverbindungen, S. 353

5. Auge und Sehbahn 357
   a) Zentrifugale Fasern 357
      Chiasma, S. 357 – Tractus opticus, S. 357 – Corpus geniculatum laterale, S. 358 – Tractus geniculo-occipitalis (= Radiatio optica), S. 359 – Klinische Bedeutung, S. 359
   b) Kortikofugale optische Fasern 361
      Fibrae occipitogeniculatae, S. 361 – Fibrae occipitotectales, S. 361 – Fibrae occipitopontinae, S. 361
   c) Kortikale Regulation der Augenbewegungen 361
      Cortex cerebri, S. 361 – Lobus frontalis und Augenmuskeln, S. 362 – Kortikale Nystagmuszentren, S. 362 – Subkortikale Blickzentren, S. 362 – Hirnrinde und Augenbewegungen, S. 362
   d) Optische Reflexbahnen 362
      Tractus geniculotectalis, S. 362 – Tractus retinotectalis, S. 362 – Tractus nucleotectalis und Tractus spinotectalis, S. 362 – Fasciculus longitudinalis medialis, S. 363 – Colliculus cranialis, S. 363

6. Diencephalon 364
   a) Thalamus 364
      α) Gliederung 364
      β) Kerngebiete 364
         Nuclei anteriores, S. 366 – Nuclei mediales, S. 366 – Nucleus paratenialis, S. 366 – Nuclei intralaminares, S. 367 – Nuclei mediani thalami, S. 368 – Nuclei laterales thalami, S. 368 – Nuclei ventrolaterales, S. 368
      γ) Corpus pineale 370
      δ) Funktionen 370
         Zentrale Schmerzbahn, S. 371 – Weitere Afferenzen und Efferenzen, S. 372
      ε) Ärztliche Bedeutung 373
         Halluzinationen, S. 373 – Hämorrhagien, S. 374
   b) Globus pallidus 374
      Ansa lenticularis, S. 374 – Globus pallidus (und Cerebellum), Dyskinesie, S. 375
   c) Hypothalamus 375
      Kerne, S. 376 – Zonen, S. 376 – Funktionelle Zuordnung, S. 377 – Neurosekretion, S. 378 – Hypophyse, S. 379 – Temperaturzentrum, S. 382 – Sexualzentren, S. 383 – Hypothalamus und autonomes Nervensystem, S. 383 – Corpora mamillaria, S. 384 – Nucleus subthalamicus, S. 384 – Zona incerta und Meynertsches Basalganglion, S. 385 – Eminentia mediana, S. 386 – Hypothalamus und limbi-

sche Mittelhirnarea, S. 386 – Ärztliche Bedeutung, S. 387

7. Mesencephalon 388
   a) Gliederung 388
      Pedunculi cerebri, S. 388 – Tegmentum mesencephali, S. 388 – Tectum mesencephali, S. 390 – Praktisch-ärztliche Bedeutung, S. 390
   b) Kerngebiete und Bahnen 390
      Fossa interpeduncularis, S. 390 – Nucleus interpeduncularis und Bahnen, S. 390 – Nuclei raphae und Bahnen, S. 391 – Nucleus commissuralis posterior (Nucleus Darkschewitsch) und Bahnen, S. 392 – Fasciculus longitudinalis dorsalis (Schütz), S. 392 – Fasiculus longitudinalis medialis, S. 392 – Dopaminerge Verbindungen, S. 392 – Locus coeruleus und Substantia nigra, S. 393 – Substantia nigra und Paralysis agitans, S. 393 – Nucleus ruber und absteigende Bahnen, S. 393 – Tegmentum mesencephali und Cortex cerebri, S. 393 – Nucleus peripeduncularis und Bahnen, S. 394 – Formatio reticularis, S. 394 – Formatio reticularis, Afferenzen, S. 394 – Formatio reticularis medialis, Efferenzen, S. 395 – Formatio reticularis lateralis, Efferenzen, S. 395

8. Medulla oblongata und Pons 395
   a) Kerngebiete – Übersicht 395
   b) Medulla oblongata 396
      Nucleus gigantocellularis formationis reticularis, S. 396 – Ärztliche Bedeutung, S. 396
   c) Tubercula cuneatum et gracile 396
   d) Nucleus intercalatus 397
   e) Lemniscus medialis 397
   f) Nuclei gracilis et cuneatus und andere Faserverbindungen 397
   g) Oliva superior 399
   h) Nucleus olivaris accessorius dorsalis 399
   i) Nucleus olivaris accessorius medialis 399
   j) Nucleus reticularis lateralis 400

9. Cerebellum 400
   a) Cortex cerebelli 400
      Phylogenetische und somatotopische Gliederung, S. 400 – Funktion allgemein, S. 400 – Flächenwerte, S. 400 – Cortex cerebelli, Schichtenbau, S. 400 – Fasern, S. 402
   b) Schädigungen 405
      Zerebellare Syndrome, S. 405

10. Liquorsystem 406
    a) Ventriculi laterales 407
       Maße bei Erwachsenen, S. 409 – Wände, S. 409 – Foramen interventriculare (Monroi), S. 411 – Septum pellucidum, S. 411
    b) Ventriculus tertius 412
       Pars telencephalica, S. 412 – Pars diencephalica, S. 413 – Maße, S. 413 – Wände, S. 414 – Recessus, S. 415 – Adhaesio interthalamica und Commissura supra-optica (Ganser), S. 416
    c) Aqueductus mesencephali 416
       Stenose – Ursachen und Behandlung, S. 417
    d) Ventriculus quartus 417
       Form, S. 417 – Höhe, S. 418 – Länge, S. 418 – Fastigium-Obex-Abstand, S. 418 – Recessus, S. 418
    e) Ependym 419
    f) Zirkumventrikuläre Organe 420
       Organon subfornicale, S. 420 – Organon vasculosum laminae terminalis, S. 420 – Organon subcommissurale, S. 421 – Organon paraventriculare, S. 421 – Area postrema, S. 421 – Organon recessus lateralis ventriculi quarti, S. 421
    g) Plexus choroideus 421
       Form und Gefäße des Plexus, S. 422

II. Meninges 426
    a) Entwicklung der Gehirnhäute ... 426
    b) Subdurales Neurothel 426
    c) Cavitas subarachnoidealis und Liquor cerebrospinalis 426
    d) Zisternen 428
       Basale Zisternen, S. 428 – Cisterna trigemini, S. 430 – Cavum trigeminale, S. 430 – Kleinhirnbrückenwinkelzisterne, S. 431 – Cisterna pontis lateralis, S. 431 – Cisterna interpeduncularis, S. 431 – Vordere mediale Basalzisterne und Untergliederungen, S. 431
       α) Paarige Zisternen 431
          Cisterna fossae lateralis cerebri, S. 431 – Cisterna valleculae, S. 432 – Cisterna ambiens und Cisterna fissurae transversae, S. 432
       β) Dorsale unpaare Zisternen 432
          Cisterna cerebellomedullaris, S. 432 – Cisterna triangularis, S. 433 – Cavitas subarachnoidealis: Verbindungen mit dem Lymphsystem, S. 433
    e) Spatium subdurale, Verbindungen zum Lymph- und Venensystem 433
       Villi und Granulationes arachnoideales, S. 433 – Subdurale Hämatome, S. 435
    f) Dura mater 436
       Laminae und Faserung, S. 436 – Schmerzempfindung, S. 436 – Falx cerebri und Tento-

rium cerebelli, S. 436 – Diaphragma sellae, S. 440 – Flächen der Dura mater, S. 440 – Gefäße der Dura mater encephali, S. 440 – Übergang in die Dura mater spinalis, S. 440

    g) Schädel-Hirn-Verletzungen 440
    Theorien, S. 440 – Epidurales Hämatom, S. 441 – Wachsende Schädelfraktur, S. 441

III. Nn. craniales 442
    a) Entwicklung der Hirnnerven 442
    Motorische Hirnnerven, S. 442 – Sensorische und sensible Hirnnerven, S. 443
    b) Aufbau 446
    Zentrale und periphere Markscheiden, S. 446 – Marklose Nervenfasern, s. 446
    c) Übergangsstrecken 446
    Übergang von Oligodendroglia in Schwannsche Glia, S. 446 – Markscheidenentwicklung, S. 447
    d) Erregungsleitung 448
    Faserdicke und Leitungsgeschwindigkeit, S. 448
    e) Besonderheiten 448
    Pforten und Hirnnerven, S. 448 – Durale und extrakranielle Strecken, S. 448

1. Nn. craniales und Bahnen 449
    a) Nn. olfactorii (I) 449
    N. terminalis, S. 449 – Organon vomeronasale und Nervus vomeronasalis, S. 449
    b) N. opticus (II) 449
    c) N. oculomotorius (III) 449
    Nuclei n. oculomotorii, S. 449 – Repräsentation der Augenmuskeln, S. 450 – Faserverbindungen, S. 450 – Efferente Fasern, S. 451 – Ganglienzellen, S. 451 – Verlauf, S. 452 – Parasympathische Fasern, S. 452
    d) N. trochlearis (IV) 456
    Kerngebiet, S. 456 – Faserverlauf, S. 456 – Faserverbindungen, S. 456
    e) N. trigeminus (V) 457
      α) Kerngebiete 457
      Motorische Kerngebiete, S. 457 – Sensible Kerngebiete, S. 457
      β) N. ophtalmicus (V_1) 462
      Äste, S. 462
      γ) N. maxillaris (V_2) 464
      Äste, S. 464 – Ganglion pterygopalatinum, S. 466
      δ) N. mandibularis (V_3) 467
      Zweige und Äste, S. 468 – Ganglion oticum, S. 471 – Ganglion submandibulare, S. 471 – Ganglion trigeminale, S. 472
      ε) Ärztliche Bedeutung 472
      Trigeminusneuralgie, S. 472
      ζ) Überlappung der Versorgungsgebiete des N. trigeminus 473
    f) N. abducens (VI) 474
    Nucleus n. abducentis, S. 474
    g) N. facialis (VII) 475
      α) Kerngebiet 475
      Nucleus n. facialis, S. 475 – Nuclei salivatorii, S. 476 – Sensibles Endkerngebiet des N. facialis, S. 476 – Nucleus solitarius, S. 476
      β) Astfolge 477
      N. stapedius, S. 477 – N. auricularis posterior, S. 477 – R. communicans cum n. glossopharyngeo, S. 477 – Plexus parotideus, S. 477
      γ) Faserverbindungen 477
      (1) R. communicans cum plexo tympanico, S. 477 – R. communicans cum r. auriculari n. vagi, S. 477 – R. communicans cum n. auriculotemporali, S. 477 – Plexus trigeminofacialis, S. 478 – Plexus maxillofacialis, S. 478 – Plexus cervicofacialis, S. 478 – Plexus sympathicofacialis, S. 478
      δ) N. intermedius 478
      Parasympathische Fasern, S. 478 – Ganglion geniculi, S. 478 – N. petrosus major, S. 479 – Ganglion pterygopalatinum, S. 480 – Ganglion parapterygopalatinum, S. 480 – Ganglia retro-orbitalia, S. 480 – Ärztliche Bedeutung, S. 480
      ε) Chorda tympani 480
      ζ) Ärztliche Bedeutung 480
      Infranukleäre Fazialislähmung, S. 480 – Fazialiskontraktur, S. 481 – Spasmus hemifacialis, s. 481 – Lokalisation der Läsion bei Fazialislähmungen, S. 482 – Zoster oticus, S. 482 – Verletzungen, S. 482 – Nukleäre Fazialislähmungen, S. 483 – Supranukleäre Facialislähmungen, S. 483 – Fazialisdissoziation, S. 483
    h) N. vestibulocochlearis (VIII) 483
      α) Pars vestibularis 483
      N. cochleosaccularis, S. 483 – N. saccularis, S. 484 – Voitscher Nerv, S. 484 – Pars vestibularis, Verlauf, S. 484 – Kerngebiete, S. 485 – Experimentelle Läsionen der Pars vestibularis, S. 486 – Direkte sensorische Kleinhirnbahn, S. 486 – Sekundäre Vestibularisbahnen, S. 486 – Ärztliche Bedeutung, S. 489

β) Pars cochlearis 489
  Tonotope Gliederung, S. 489 – Kerngebiete, S. 490 – Radiatio acustica, Hörbahn, S. 490
i) N. glossopharyngeus (IX) 494
  Kerngebiete, S. 495 – Tractus solitarius, S. 495 – Ganglien, S. 496 – Austrittszone, S. 496 – Extrakranieller Verlauf, S. 496
  α) Äste 496
    N. tympanicus, S. 496 – Rr. sinus carotici, S. 497 – Rr. pharyngei, S. 498 – R. m. stylopharyngei, S. 498 – Rr. tonsillares, S. 498 – Rr. linguales, S. 498
  β) Anastomosen im Spatium parapharyngeum 498
  γ) Zentrale Geschmacksbahn 498
  δ) Ärztliche Bedeutung 499
k) N. vagus (X) 500
  Kerngebiete, S. 499 – Ganglien, S. 500 – Verlauf, S. 500 – Äste, S. 502 – Halsäste, S. 502 – Ärztliche Bedeutung, S. 503
l) N. accessorius (XI) 504
  Kerngebiet, S. 505 – Verlauf, S. 505 – Äste, S. 505 – Variationen, S. 505
m) N. hypoglossus (XII) 505
  Kerngebiete, S. 506 – Verlauf, S. 506 – Faserverbindungen, S. 507 – Äste, S. 507 – Ärztliche Bedeutung, S. 508
2. Syndrome der unteren Hirnnerven 509
  Nukleäre Lähmungen der kaudalen Hirnnerven bei intramedullären Prozessen und Durchblutungsstörungen, S. 509

E. Systema nervosum autonomicum

I. **Allgemeines** 513
  Bauplan, S. 513 – Ganglien, S. 513 – Einteilung des vegetativen Nervensystems, S. 513 – Entwicklung der autonomen Ganglien, S. 514 – Entwicklung des Sympathikus, S. 514 – Zweige der Grenzstrangganglien, S. 516

II. **Pars sympathica für Hals und Kopf** 517
  Synapsen, S. 517
  1. Ganglien 517
    Ganglion cervicale superius, S. 517 – Ganglion cervicale medium, S. 517 – Ganglion vertebrale, S. 517 – Ganglion cervicothoracicum (stellatum), S. 517
  2. Rr. communicantes 518
    Rr. communicantes grisei, S. 518
  3. Zweige des Ganglion cervicale superius . . 519
    N. jugularis, S. 519 – N. caroticus internus, S. 519 – Nn. carotici externi, S. 521 – Nn. vertebrales, S. 521 – Rr. viscerales, S. 521
  4. Zweige der Ganglia cervicale medium, vertebrale und cervicothoracicum (stellatum)   522
  5. Ärztliche Bedeutung 522
    Schweißdrüseninnervation, S. 522 – Pupillenerweiterung, S. 523 – Hirngefäße und Truncus sympathicus, S. 523 – Aa. meningeae und Truncus sympathicus, S. 523 – Sympathalgien, S. 523 – Hornerscher Symptomenkomplex, S. 523 – Zentraler Sympathicus und zentrales Horner-Syndrom, S. 523

III. **Parasympathikus des Kopfes** 525
  Okulomotoriusanteil, S. 525 – Fazialisanteil, S. 525 – Glossopharyngeusanteil, S. 525 – Ganglion para-oticum, S. 525 – Vagusanteil, S. 526

F. Gefäße des Kopfes

I. **Arterien** 529
  1. Entwicklung der Kopfarterien 529
    a) Allgemeines 529
    b) Kiemenbogenarterien und Nerven . . 530
    c) Gehirnarterien 531
    d) Hirnkapillaren 531
    e) Einzelarterien 531
      A. ophthalmica, S. 531 – Ramus anastomoticus cum a. lacrimali, S. 532 – A. canalis pterygoidei, S. 532 – A. hyalis (stapedialis), S. 532 – A. meningea media und A. stapedialis, S. 532 – A. maxillaris und Äste, S. 532 – A. vertebralis, S. 533 – A. basilaris, S. 533 – Variationen, S. 533
    f) Primitive Hirnarterien 533
      A. primitiva trigemini, S. 533 – A. primitiva acustica (otica), S. 534 – A. primitiva hypoglossica, S. 534 – A. postoccipitalis, S. 535 – A. primitiva olfactoria, S. 535
  2. Wandbau der Kopfarterien 536
    Entwicklung, S. 536
    a) Arterien elastischen Typs (Aa. elastotypicae) 536
    b) Arteriae mixtotypicae 537
    c) Übergangsstrecken zu „Hirngefäßen" 537
    d) Hirnarterien (Aa. myotypicae) 538
      Dünnwandige Hirnarterien: Ursache, S. 538 – Intimakissen, S. 539 – Muskellücken, S. 539 – Virchow-Robinsche Räume, S. 539

3. Arterien des Kopfes 539
   a) A. carotis communis 539
      Teilungsstelle, S. 539 – Lagebeziehungen, S. 541
   b) A. carotis externa 541
      Äste 541
      A. thyroidea superior, S. 541 – A. pharyngea ascendens, S. 541 – A. lingualis, S. 542 – A. facialis, S. 543 – A. occipitalis, S. 544 – A. auricularis posterior, S. 546 – A. temporalis superficialis, S. 546 – A. maxillaris, S. 548
   c) A. carotis interna 551
      Pars subarachnoidealis, S. 553
   d) A. vertebralis 555
      Pars cervicalis, S. 557 – Pars subarachnoidealis, S. 557 – A. basilaris, S. 557
   e) Circulus arteriosus cerebri (Willisi) . . 560
      Hirnarterien und Schmerzempfindungen, S. 563
4. Gehirnkreislauf 563
   a) Hirnkreislauf und Kapillaren 563
   b) R. corticales et medullares und deren Verzweigungen 564
      Piale Anastomosen, S. 565 – Intrazerebrale Anastomosen, S. 565 – Intervenöse Anastomosen, S. 566 – Arterielle Grenzgebiete, S. 566 – Funktionelle Endarterien, S. 566
   c) Angioarchitektonik 566
   d) Blutstrom im Gehirn 566
   e) Blut-Hirn-Schranke 567
   f) Virchow-Robinsche Räume 567
   g) Energielieferant 567
   h) Extrakranielle Anastomosen der Hirn- und Kopfarterien 568
   i) Extrakranielle Stenosen und Gefäßverschlüsse 568
      Aortenbogen-Syndrom, S. 569 – Entzugseffekt beim Subclavian-Steal-Syndrom, S. 569 – Arteriovenöse Fisteln, S. 569 – Verschluß der A. carotis communis, S. 570 – Verschluß der A. carotis interna, S. 570 – Verschluß der A. vertebralis, S. 571
   k) Arterielle Versorgung des Hirnstammes 571
   l) Intrakranielle Stenosen und Gefäßverschlüsse 572
      A. cerebri anterior, S. 572 – A. cerebri media, S. 572 – A. cerebri posterior, S. 574

II. Venen und Sinus durales 578
1. Entwicklung 578
   a) Allgemeines 578
   b) Duraplexus 578
   c) V. jugularis interna primitiva 580
   d) V. ophthalmica (superior) und V. maxillaris primitiva 580
   e) V. diencephalica ventralis, Vv. myelencephalicae und Vv. cerebri mediae 580
      Lagebeziehungen der Piavenen zu den Arterien, S. 580
   f) Vv. cerebri superiores 581
   g) Vv. cerebelli, Sinus petrosus superior und V. petrosa 581
   h) Sinus pro-oticus und Sinus petrosus superior 581
   i) Sinus tentorii und Sinus paracavernosi 581
   k) Sinus cavernosus 582
   l) Sinus marginalis (V. marginalis anterior – von Markowski) und Sinus sagittalis superior et inferior 582
   m) Sinus rectus, Confluens sinuum und Sinus transversus 582
   n) V. cerebri interna und Zustrombahnen 583
   o) V. basalis (Rosenthali) und Zustromvenen 583
   p) Sinus petrosus inferior 584
   q) Vv. emissariae 584
      Plexus venosus canalis hypoglossi, S. 584 – V. emissaria condylaris, S. 584 – V. emissaria mastoidea, S. 584 – Plexus venosus foraminis ovalis, S. 585 – Vene im Foramen venosum (Vesalii), S. 585 – Sinus ophthalmomenigeus – Sinus sphenoparietalis und Sinus meningeus, S. 585 – V. emissaria parietalis, S. 585 – Emissarium mastoideum, S. 585
   r) Diploëvenen 585
   s) V. vertebralis 585
2. Hirnvenen 586
   a) Intrazerebrale Venen 586
      α) Vv. medullares hemispherii . . . 586
      β) Vv. intercerebrales anastomoticae 587
   b) Vv. cerebri superficiales 587
      α) Vv. cerebri superiores 587
      β) Subarachnoideale Strecken der Vv. cerebri superficiales 587
      γ) Brückenvenen 589
      δ) V. cerebri media superficialis . . . 591
      ε) Vv. anastomoticae 591
         V. anastomotica superior, S. 591 – V. anastomotica inferior, S. 592
      ζ) Vv. cerebri inferiores 593
   c) Vv. cerebri profundae 593
      α) V. cerebri media profunda . . . 593
      β) V. basalis 595
         Bildung und Verlauf, S. 595 – Vv. thalamostriatae inferiores, S. 599 – Mündungsorte und Vereinigung mit den Vv. cerebri internae, S. 600 – V.

basalis und R. choroideus posterior medialis, S. 600

γ) V. cerebri interna 600
Vereinigungszone, Corpus pineale und Recessus suprapinealis, S. 600 – Foramen interventriculare und Vereinigungszone, S. 601

δ) Mediale subependymale Venengruppe 601
V. septi pellucidi anterior, S. 601 – V. septi pellucidi posterior, S. 602 – V. atrii (ventriculi lateralis) medialis, S. 602 – V. ventricularis inferior, S. 603 – V. apicis cornus temporalis, S. 604 – V. soli cornus temporalis, S. 604 – V. thalamostriata superior, S. 604 – Vv. nuclei caudati, S. 605 – V. atrii lateralis, S. 605 – Vv. thalamicae, S. 607 – V. occipitalis interna, S. 607 – V. mesencephalica posterior, S. 608 – V. corporis callosi posterior, S. 609

ε) V. cerebri magna (Galeni) 609

d) Vv. cerebelli 610
Hauptstrombahnen, S. 610 – Rote Hirnvenen, S. 610

e) Album und Griseum, Blutabstrom .. 612
Blutabstrom in die Sinus, S. 613

3. Sinus durae matris 613
  a) Hintere obere Sinusgruppe 614
  Sinus sagittalis superior, S. 614 – Sinus sagittalis inferior, S. 615 – Sinus rectus, S. 616 – Confluens sinuum, S. 617 – Sinus transversus, S. 618 – Sinus sigmoideus, S. 619 – Sinus occipitalis, S. 620 – Sinus occipitalis obliquus, S. 621

  b) Vordere untere Sinusgruppe 621
  Sinus cavernosus, S. 621 – Sinus intercavernosi, S. 624 – Sinus sphenoparietalis (Breschet), S. 624 – Sinus petrosus superior, S. 624 – Sinus petrosus inferior, S. 624 – Plexus basilaris, S. 626 – Vv. meningeae, S. 626 – Sinus ophthalmopetrosus, S. 626 – Sinus paracavernosus, S. 626 – Sinus marginalis, S. 626

  c) Hirnvenen und Sinus durales: Schmerzempfindungen 627

4. Transbasale Venenverbindungen und Emissarien 627
  a) Vordere Schädelgrube 627
  Foramen caecum, S. 627 – V. ophthalmica inferior, S. 627 – V. ophthalmica superior, S. 627 – Vv. ethmoidales, S. 627 – Emissarium orbitofrontale, S. 627 – Emissarium frontale, S. 627 – V. ophthalmomeningea, S. 628 – V. diploica frontalis, S. 628

  b) Mittlere Schädelgrube 628
  Plexus venosus caroticus internus, S. 628 – Rete venosum foraminis ovalis, S. 628 – Plexus venosus foraminis laceri, S. 628 – Plexus foraminis spinosi, S. 628 – Rete venosum canalis rotundi, S. 628 – Foramen venosum, S. 628

  c) Hintere Schädelgrube 628
  Foramen jugulare, S. 628 – Plexus marginalis, S. 628 – Plexus venosus canalis hypoglossalis, S. 628 – Emissarium mastoideum, S. 629 – V. emissaria occipitalis, S. 629 – V. emissaria condylaris, S. 629

  d) Calvaria 629
  Vv. emissariae parietales, S. 629 – V. diploica temporalis anterior, S. 629 – V. diploica temporalis posterior, S. 629

5. Extrakranielle Venen 629
Entwicklung, S. 629 – V. jugularis interna, S. 630 – Plexus pharyngeus, S. 630 – V. pharyngea inferior, S. 630 – V. lingualis, S. 630 – Vv. profunda linguae et sublingualis, S. 630 – V. facialis, S. 630 – V. faciei profunda, S. 631 – Vv. palatinae, S. 631 – V. submentalis, S. 631 – Plexus venosus pterygoideus und Zustrombahnen, S. 633 – V. temporalis media, S. 633 – V. retromandibularis, Zustrom, S. 633

III. Lymphgefäße 634
Entwicklung 634
Regio orbitalis 635
  Lymphonodus sacci lacrimalis, S. 636 – Auge, S. 636
Auris externa 636
Außennase 636
Regio oris 636
  Regio buccalis, S. 636 – Gingiva und Zähne, S. 636 – Zunge, S. 638 – Glandulae parotis, submandibularis et sublingualis, S. 638 – Tonsilla palatina, S. 638 – Pharynx, S. 638
Vasa lymphatica occipitalia 638
Vasa lymphatica nuchalia 638
Vasa lymphatica temporalia 638
Vasa lymphatica parietalia 639
Nodi lymphatici 640

Literatur 641

Sachverzeichnis 699

A. Formentwicklung des Kopfes

I. Neurocranium

1. Frühe Entwicklungsstadien

Die Form des menschlichen Kopfes, seine Mißbildungen sowie eine Reihe abnormer Gefäß- und Nervenverläufe im Kopfbereich sind nur von der Entwicklung her verständlich. Dies gilt nicht nur für die Mißbildungen an der Weichteildecke (Hasenscharte, quere und schräge Gesichtsspalte), sondern auch für Fehlbildungen des Schädels, des Gehirns und der Sinnesorgane. Ursprünglich ist das Kopfskelet aus zwei Anteilen aufgebaut: dem Hirnschädel (Neurocranium), der auch die höheren Sinnesorgane umwandet, und dem Eingeweide- oder Gesichtsschädel (Viscero- oder Splanchnocranium), der die Eingänge von Verdauungs- und Atemwegen umgibt.

a) Phylogenese

Schon in phylogenetisch früher Zeit gibt es Skeletteile des primitiven Kopfes, die knorpelig, und solche, die knöchern angelegt wurden. Stammesgeschichtlich älter sind wahrscheinlich die bindegewebig entstehenden Knochen. Sie sind schon bei ältesten Wirbeltieren, den Agnatha, angelegt.
Kurz nach der Entstehung der Bindegewebeknochen beginnt die Verknöcherung der Knorpelanteile des Schädelskelets.
Als Urform des Hirnschädels kann das Neurocranium der Knorpelfische bezeichnet werden, deren knorpelige Hirnkapsel sich mit einer getrennt angelegten Nasen- und Labyrinthkapsel vereinigt. Eine Orbita gibt es bei diesen primitiven Wirbeltieren nicht; die Augen liegen in einer Mulde an der Schädelaußenseite. Dieses Primordialcranium der Knorpelfische wird während der Evolution der Wirbeltiere an bestimmten Stellen reduziert. Bei Amphibien treten z.B. im Dach des Chondrocranium Lücken auf. Bei Reptilien sind auch die Seitenwände nicht mehr vollständig geschlossen, so daß nur spangenartige Skeletstücke die Seitenwände versteifen. Kennzeichnend für den Schädel der Säugetiere ist, daß große Teile der Schädelbasis knorpelig angelegt werden, deren Lücken Bindegewebeknochen abschließen.
Das menschliche Schädeldach entsteht nur aus Bindegewebeknochen. Es wird deshalb mit einer Reihe anderer Schädelknochen als *Dermatocranium* (Exocranium) der auf große Strecken knorpelig präformierten Schädelbasis, dem *Chondrocranium* (Endocranium), gegenübergestellt. Der Menschenschädel ist nach Vereinigung beider Bauelemente ein *Syncranium*.

Im Zusammenhang mit einer Größenzunahme des Gehirns erweitert sich bei den Amnioten der Schädelinnenraum. Dies erfolgt in mittleren Bezirken durch Absenken der Labyrinthkapsel, die ursprünglich fast vertikal, bei Säugern annähernd transversal steht. Neben der Seitenwand des Schädels wird auch die Rückwand und weniger stark der vordere Teil des Hirnschädels gleichsam aufgeklappt. Gleichzeitig werden ursprünglich außerhalb des Schädels gelegene Gebilde in den Schädelinnenraum einbezogen – nämlich das Ganglion trigeminale und hintere Hirnnerven, der Sinus cavernosus und bestimmte Verlaufsstrecken der A. carotis interna. Diese Gebilde besitzen deshalb eigenartige Einbaustrukturen. Auch das Ganglion geniculi und der N. petrosus major wurden sekundär in den Schädelinnenraum verlagert. Kennzeichnenderweise umschließt die Lamina interna durae matris encephali den allen Amnioten gemeinsamen Schädelinnenraum. Dort, wo die Hirnnerven die innere Schicht der Dura mater durchziehen, liegt die ursprüngliche Grenze der Schädelhöhle. Diese Eintrittszonen werden als Pori durales bezeichnet und den sekundären Austrittsstellen durch die äußere Schicht der Dura mater und den Schädelknochen gegenübergestellt. Aufgrund der Größenzunahme des Schädels und von Gehirnteilen liegen für die Hirnnerven unterschiedlich lange, intrazerebrale, intrazisternale, intra- oder extradurale Verlaufsstrecken vor, z.B. N. abducens, N. facialis.
Diese Nerven sind bei Schädelfrakturen besonders gefährdet, weil sie auf langen Wegstrecken den Knochen anliegen oder in diese eingebaut sind. Auch die eigenartigen Verläufe des N. ethmoidalis anterior und seiner Begleitgefäße – aus der Orbita in die vordere Schädelgrube und erneut die Schädelkapsel durchziehend in die Nasenhöhle – lassen sich nur durch eine vergleichend anatomische Betrachtung erklären. Bei den Nichtsäugern verlaufen Nerv und Gefäße frei zwischen Augen- und Nasenkapsel hindurch. Bei Säugern dagegen vergrößern und verschieben sich Orbita und Nasenhöhle gegeneinander; ihre Skeletteile dienen zusätzlich dem Stirnhirn als knöcherne Unterlage. Nn. et Aa. ethmoidales anteriores und posteriores werden während dieser Umbauten gleichsam in den Schädel eingemauert.
Durch die Einbeziehung von Okzipitalsklerotomen in den Hirnschädel wird dieser kaudalwärts vergrößert. So läßt sich die Einlagerung der beiden letzten Hirnnerven Nn. XI et XII bei den höheren Wirbeltieren zwanglos erklären.

b) Ontogenese

Chondrocranium

Nach KEITH (1948), GRAY (1959) und BALFOUR (1881, KRUYFF 1967) beginnt die Knorpelbildung des Schädels während des 2. intrauterinen Lebensmonats. Die Leitstruktur für die Entwicklung des Achsenskelets ist die Chorda dorsalis. Ihr rostrales Ende reicht bis dicht hinter die Hypophysenanlage. Rechts und links neben der Chorda dorsalis entstehen Knorpelspangen, die Cartilagines parachordales, welche beim 13–14 mm langen Embryo miteinander zur Basalplatte verschmelzen und die Knorpelwanne der hinteren Schädelgrube bilden.

Nach HAMILTON u. Mitarb. (1952) entsteht die Basalplatte, (Cartilago parachordalis), durch Chondrofikation der kondensierten Ektomeninx als eine unpaare plattenförmige Masse unmittelbar kaudal der Hypophyse im kranialsten Abschnitt der Chorda dorsalis. Zwischen ihr und dem ersten Zervikalsklerotom entwickeln sich vier okzipitale Somiten, aus denen drei typische Sklerotome entstehen. Nach Verlust ihrer Segmentation verschmilzt ihr Material mit den parachordalen Verdichtungen. Nach FRORIEP (1883–1886) bilden diese drei Sklerotome das Neo- oder Spondylocranium.

KOLLMANN (1905) war der Meinung, daß, wenn das kaudale Segment nicht mit den übrigen Sklerotomanteilen verschmilzt, ein sog. Okzipitalwirbel entsteht.

Das Basi-oticum oder Praebasi-occipitale ist nach diesem Autor eine Manifestation des Okzipitalwirbels. Bei anderen Säugern wurde das Basi-oticum, u.a. von BYSTROW (1933) beschrieben. Nach POIRIER u. CHARPIE (1899) erfolgt die Ossifikation durch zwei seitliche Knochenzentren (des Basioccipitale). Das Basi-occipitale ist von den Kondylenabschnitten des Os occipitale durch Synchondrosen, die sich im Alter von 5–6 Jahren verschließen, abgetrennt.

Im prächordalen Bezirk bilden sich seitlich des Saccus hypophysialis (= Rathkesche Tasche) (Abb. 1) ebenfalls paarige Knorpelspangen, die Trabeculae, aus. Weiterhin werden neben dem Hypophysengang sog. Polknorpelchen angelegt. Bei etwa 17 mm langen Keimlingen (Ende 6. Woche) sind die knorpeligen Spangen auch vorne zu einer einheitlichen Knorpelwanne verschmolzen. Aus der Trabekelplatte sondern sich die Crista galli und die Nasenscheidewand ab. Das Dach der Nasenkapsel (Lamina cribrosa-Gebiet) wächst verhältnismäßig spät vom Septum aus, während ihre Seitenwand selbständig entsteht. Die Entwicklung des knorpeligen Neurocranium schreitet in okzipito-rostraler Richtung fort.

Nach Ausbildung des Knorpelskelets des Schädels verläuft die Chorda dorsalis zunächst durch den Dens axis hindurch, dann auf der zerebralen Fläche der Basalplatte, die sie nach kurzem Verlauf durchbohrt, und gelangt so an die pharyngeale Basisfläche. In diesem Bereich kann sie mit dem Pharynxepithel verschmelzen. Schließlich zieht die Chorda dicht hinter dem Dorsum sellae erneut in die Basis ein, biegt nach vorne um und endet unmittelbar hinter der Hypophysengrube. Die „Crista transversa" am Hinterrand der Hypophy-

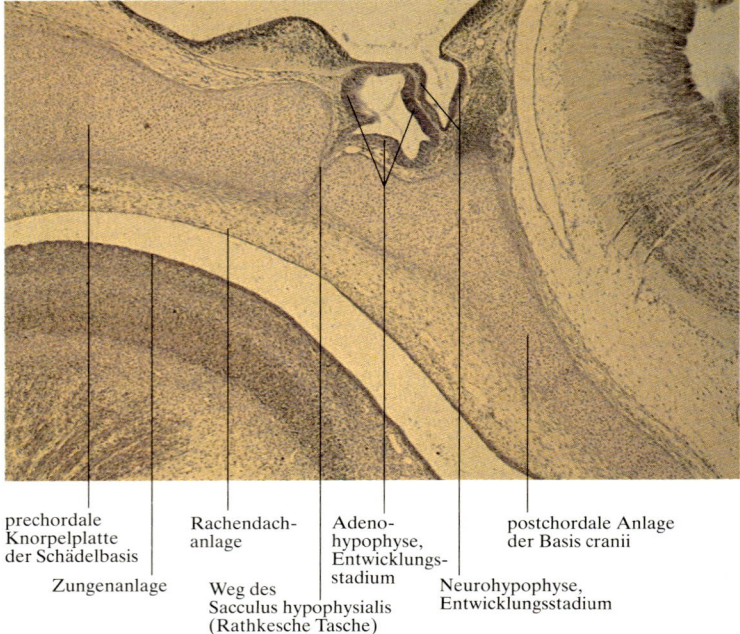

prechordale Knorpelplatte der Schädelbasis
Zungenanlage
Rachendachanlage
Weg des Sacculus hypophysialis (Rathkesche Tasche)
Adenohypophyse, Entwicklungsstadium
Neurohypophyse, Entwicklungsstadium
postchordale Anlage der Basis cranii

Abb. 1

sengrube soll das vordere Ende der Chorda dorsalis charakterisieren. Bei 20 mm langen Keimlingen sind auch die vor der Hypophysenregion selbständig entstandenen Labyrinthkapseln mit der Knorpelwanne vereinigt.

Knorpelige Basis cranii

Das Chondrocranium wird in 4 primäre Regionen unterteilt (Abb. 2): der dorsale Abschnitt ist die Regio occipitalis, der die Regio otica, die Regio orbitotemporalis und die Regio ethmoidalis von hinten nach vorne zu folgen. Die Pars chordalis umfaßt die Regiones occipitalis und otica, die Pars prechordalis die Regiones orbitotemporalis und ethmoidalis.

Bei Seitbetrachtung des Knorpelschädels bei 20 mm langen (7 Wochen alten) Keimlingen ist die prächordale gegenüber der chordalen Region in einem Winkel von 65° abgeknickt (KERNAN 1916). Diese Abknickung ist im 3. Monat am stärksten ausgeprägt. Vom 4.–7. Monat erfolgt eine Streckung, vom 7. Monat bis zur Geburt wird die Knickung erneut stärker. Der Basisknick flacht sich nach der Geburt wieder ab (LANG u. BRÜCKNER 1981).

Fossae craniales

Fossa cranialis posterior

Die Seitenteile der Okzipitalwanne sind über zwei Wurzeln, welche die Canales hypoglossales umspannen, an der Mittelregion verankert. Bei 20 mm langen Keimlingen kann der Hypoglossuskanal durch eine dünne Knorpelplatte in seinem Anfangsbereich bereits zweigeteilt erscheinen (KERNAN 1916). Von der Okzipitalwanne steigen knorpelige Okzipi-

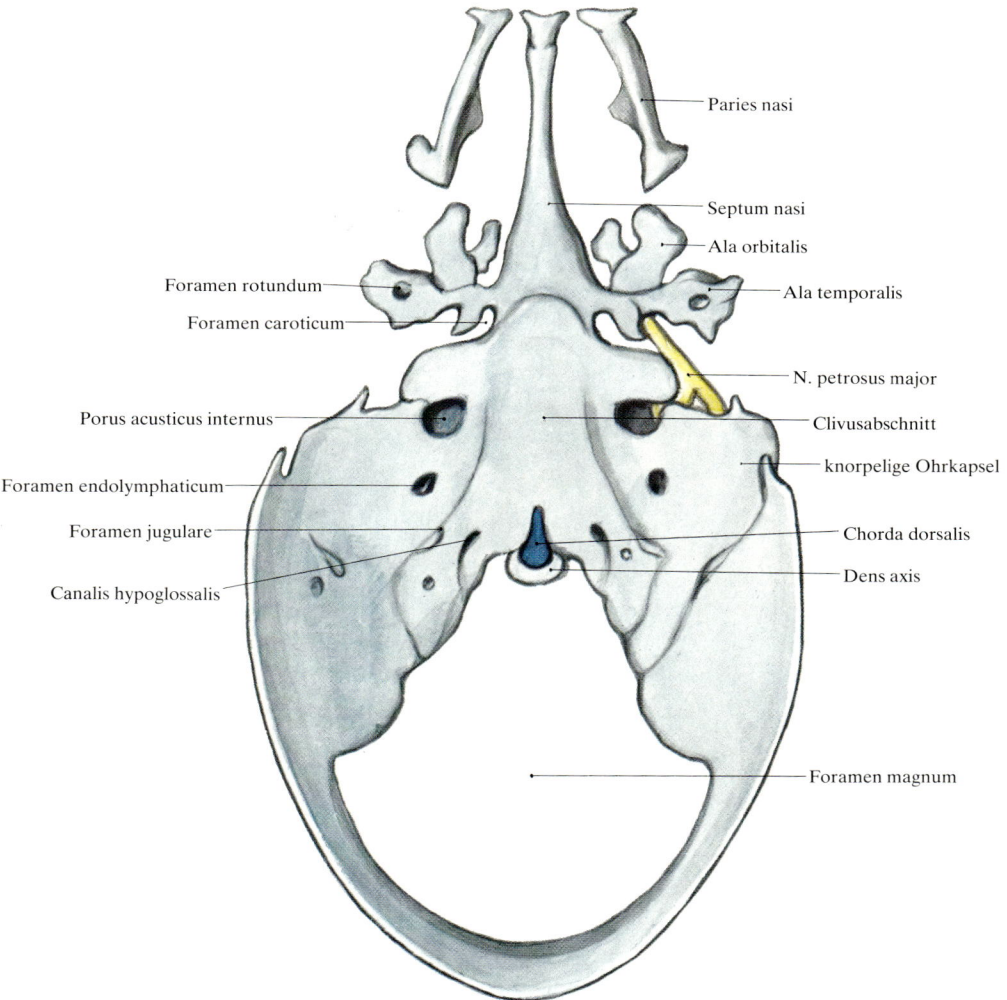

Abb. 2. Chondrocranium eines 20 mm langen menschlichen Keimlings
(nach Kernan Jr. 1916)

talpfeiler nach lateral und dorsal auf. Diese umgreifen als schmale Knorpellamellen den Hirnstamm und vereinigen sich über der Medulla oblongata zum Tectum posterius. Vor dem Tectum posterius treten individuell unterschiedlich große Knorpelstücke auf. Die zentralen und lateralen Abschnitte des Okzipitalskelets umschließen, gemeinsam mit dem Tectum, das primitive Foramen magnum. Das Foramen magnum besitzt bei 93 mm langen Feten noch eine ausgeprägte Incisura occipitalis posterior am hinteren und eine Incisura occipitalis anterior (intercondylea) am vorderen Umfang. Die Emissaria condylaria sind bereits ausgebildet. Beim 52 mm langen Keimling (Bersch u. Reinbach 1970) sind ein Teil des Basi-okzipitale ebenso wie hintere Abschnitte des Okzipitale laterale bereits verknöchert (Abb. 3).

Fossa cranialis media

Graf Spee (1896) betonte, daß die während der Entwicklungszeit gebräuchlichen Termini, welche leider auch in den Nomina Embryologica 1977 nicht angeführt sind, sich von denen beim Erwachsenen unterscheiden. Der vordere Keilbeinkörperabschnitt wird als Presphenoid, der hintere als Basisphenoid bezeichnet, *die Alae minores als parvae-orbitales-ensiformes, oder vergleichend anatomisch orbito-sphenoid.* Die Alae majores (temporales) werden entwicklungsgeschichtlich Alisphenoid genannt.

Die Ala major entspringt mit kräftiger Wurzel in Höhe der Hypophysengrubenmitte von der Trabekelplatte. Die bei 43 mm langen Embryonen erst angedeutete Fossa cranialis media vertieft sich bis zum 63 mm langen Keimling etwas. Eine Nische für den Polus temporalis unter der Ala minor besteht noch nicht (Hochstetter 1943). Die Fossa subarcuata ist beim 20 mm langen (7 Wochen alten) Keimling am Oberrand der künftigen Pars petrosa ausgebildet, ebenso vorne das Foramen rotundum sowie der Außenumfang des Foramen ovale. Der Durchtritt der A. carotis interna ist durch eine Commissura alicochlearis bereits seitlich umwandet (Kernan 1916).

Die Ohrkapseln sind bei 52 mm langen Keimlingen in einen vorderen Teil, die Pars cochlearis, und einen hinteren Teil,

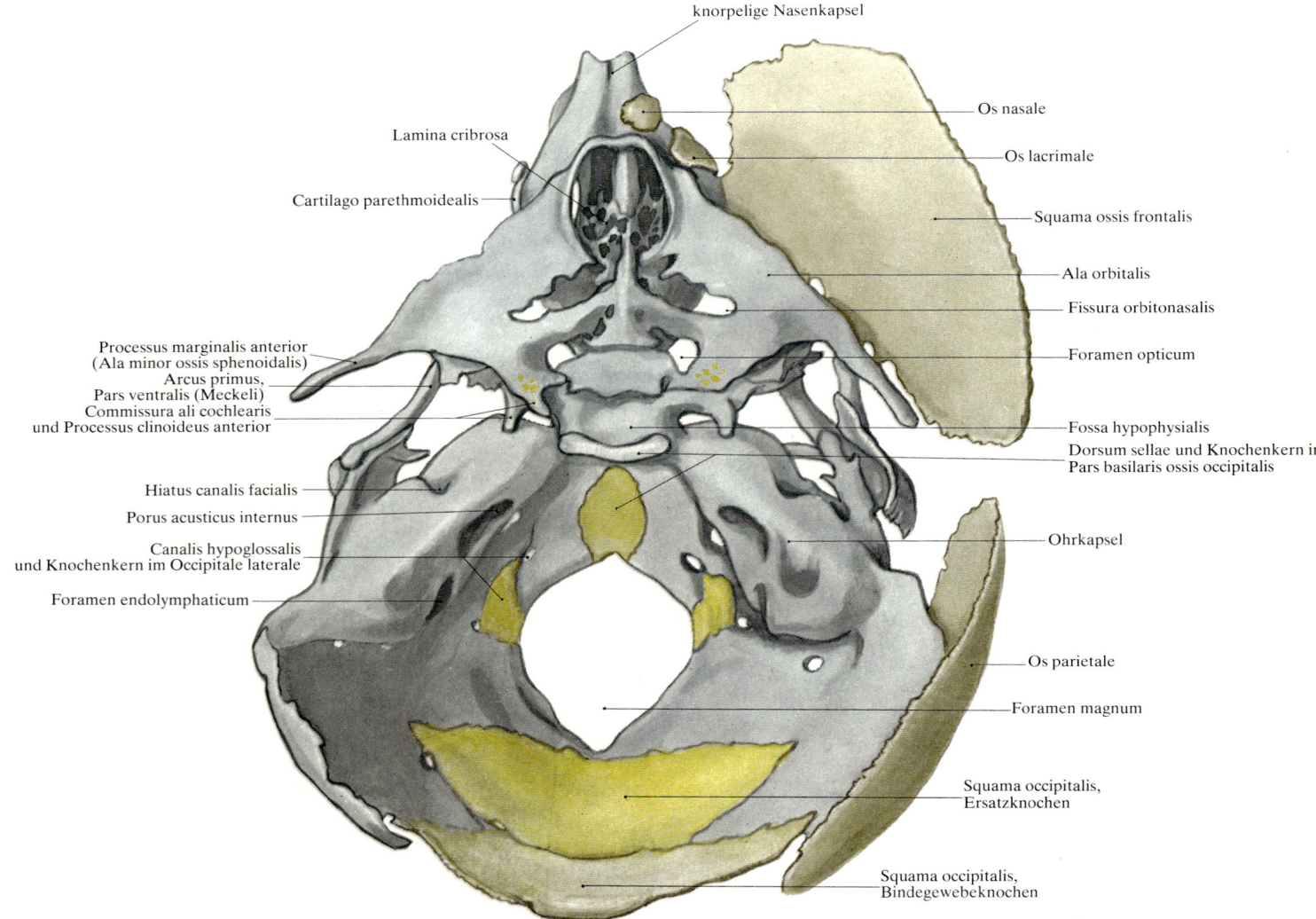

Abb. 3. Schädelbasis eines 52 mm langen menschlichen Keimlings
(nach BERSCH u. REINBACH 1970)
Deckknochen = *dunkelgelb*; Ersatzknochen = *hellgelb*

die Pars vestibularis = Pars canalicularis, gegliedert. Der N. facialis zieht nach seitlich oben, und zwar vom Foramen acusticum internum zum Cavum supracochleare, wobei er zwischen Pars cochlearis und Pars canalicularis der Sinnesorgananlage hindurchzieht. Proximal des Ganglion geniculi besteht zunächst kein Facialiskanal, sondern eine Rinne für den Nerv (s. Abb. 2 rechts) (KERNAN 1916). Nach dem Ganglion geniculi wendet sich der N. VII scharf nach hinten. Vom Ganglion geht der N. petrosus major nach medial ab. Das Tegmen tympani entsteht als schmaler Knorpelzapfen, der später nach lateral lamellenförmig auswächst und auf diese Weise die knorpelig angelegten Gehörknöchelchen überdeckt. An der Unterseite begrenzt eine andere Knorpelleiste, die Crista carotica, die spätere Paukenhöhle. Durch einen vor der Ohrkapsel gelegenen weiten Spalt, das *Foramen pro-oticum*, tritt die A. carotis interna in den Schädelinnenraum ein. Später wird die Arterie in die Labyrinthkapsel eingemauert. Der N. mandibularis, die A. meningea media und der N. petrosus major durchziehen zunächst ebenfalls das Foramen pro-oticum. Der erste und zweite Trigeminusast greifen über die Area temporalis hinweg und verlassen den Schädel erst zwischen dieser und der Area orbitalis. Diese Zone wird später zur *Fissura orbitalis superior*, zum Foramen rotundum und zur Fossa pterygopalatina.

Fossa cranialis anterior

Nach AUGIER (1932, zit. nach MOSS 1959), wird durch die Einschaltung der Ossa frontalia zwischen Os sphenoidale und Os ethmoidale deren Lagebeziehung nicht wesentlich verändert. Clivus und Lamina cribrosa bilden miteinander vom 3. Fetalmonat an dieselbe Winkelung (MOSS u. GREENBERG 1955).
Bei 40 mm langen Keimlingen (MACKLIN 1914) hat sich der Boden der vorderen Schädelgrube vergrößert. Beim 52 mm langen Keimling (BERSCH u. REINBACH 1970) ist der hintere

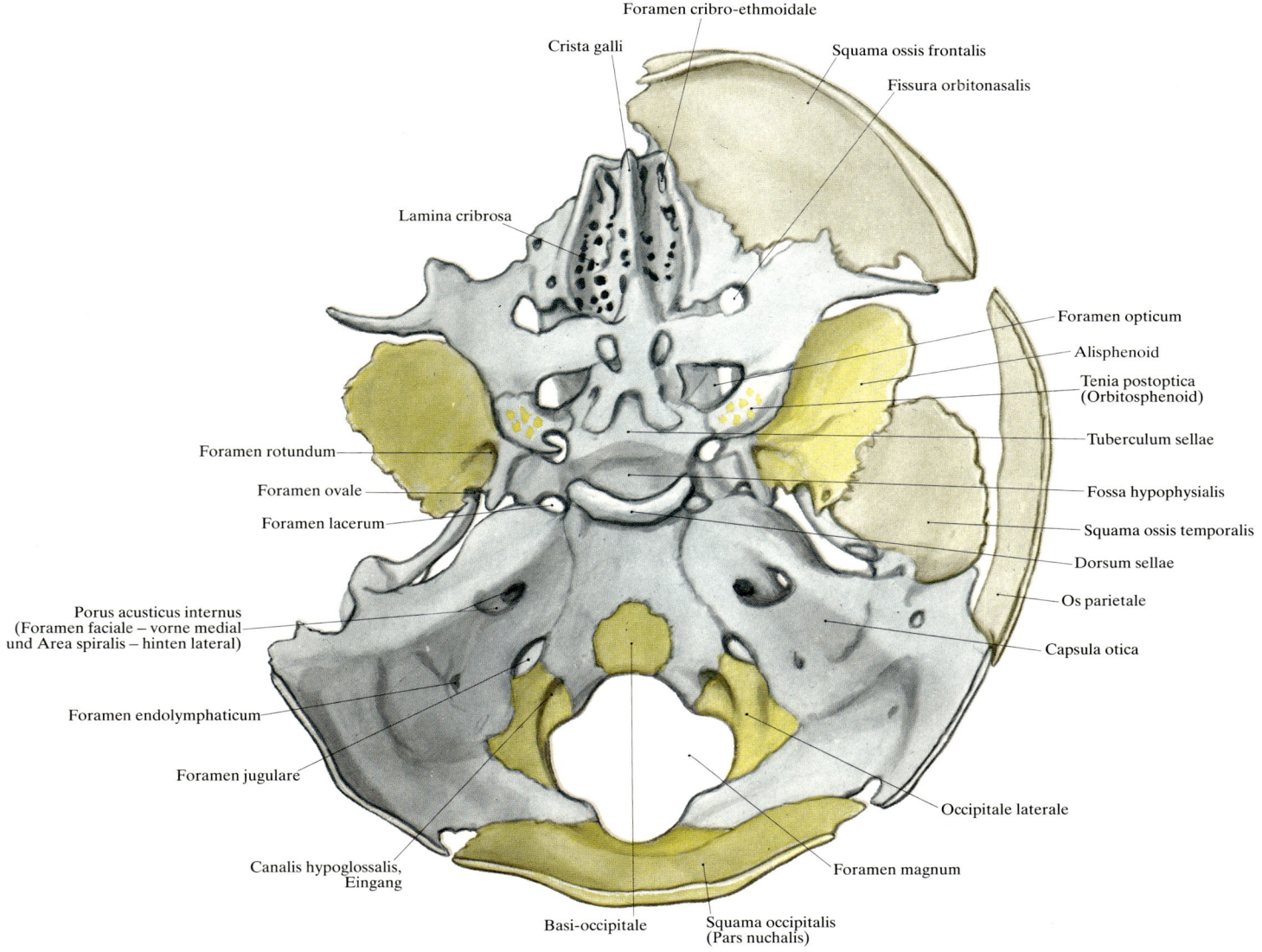

Abb. 4. Schädel eines 93 mm langen menschlichen Feten
Ansicht von oben (nach REINBACH 1963)

Abschnitt der Lamina cribrosa knorpelig entwickelt. An der Nasenkapsel bestehen zusätzlich ein präzerebraler Anteil, die Pars anterior, und eine Pars lateralis, die die Orbita medial begrenzt und oben von der Commissura orbitonasalis überdacht ist.

Die Lamina cribrosa als subzerebraler Anteil geht hinten in die Cupula nasi posterior über, die unterhalb der Tenia preoptica der Ala orbitalis liegt und mit dem schon angelegten Nasenseptum verschmilzt. Der N. ethmoidalis anterior tritt bereits durch ein Foramen epiphaneale (= cribroethmoidale) an der Grenze zwischen Tectum und Paries nasi hindurch. Eine Tenia preoptica (Oberwand des künftigen Canalis opticus und eine Tenia postoptica sind knorpelig ausgebildet und bilden das primitive Foramen opticum, durch welches der N. opticus in die Orbita einzieht. (Weiteres siehe S. 12.)

Die Tenia postoptica (Unterwand des künftigen Canalis opticus) ist beim 93 mm langen (4. Monat) menschlichen Keimling (REINBACH, 1963) bereits verknöchert, die Siebplatte noch knorpelig angelegt, ebenso die Crista galli (Abb. 4). Processus clinoidei medii können bei 52 mm langen Embryonen schon ausgebildet sein, ebenso die Processus clinoidei posteriores. Die als Variationen vorkommenden Foramina carotica und Sellabrücken (siehe Türkensattelregion) wurden bei 93 mm langen Keimlingen bereits nachgewiesen (REINBACH 1963).

Nerven- und Gefäßkanäle

Aus der zunächst weiten Lücke zwischen Ohrkapsel und Basis der Okzipitalgegend wird das Foramen jugulare, das bei 52 mm langen Keimlingen noch als Fissura metotica bezeichnet wird. Die Nn. IX., X. und XI. sowie die Sinus sigmoideus et petrosus inferior durchziehen an dieser Stelle den Schädel. Auch die anderen Öffnungen des fetalen Schädels sind relativ weit. So entwickelt sich z.B. der *Meatus acusticus internus* zunächst als flache Mulde, in welche seitlich hinten der N. vestibulocochlearis und vorne medial der N. facialis eintreten. Der R. ampullaris posterior besitzt um diese Zeit bereits eine selbständige Öffnung, das *Foramen singulare*.

2. Entwicklung der Einzelknochen

a) Os sphenoidale

Nach Moss (1959) bestehen im 2. Keimlingsmonat zahlreiche Chondrifikationszentren innerhalb des prächordalen Mesenchyms der Schädelbasis. Die Anlagen des großen und kleinen Keilbeinflügels sind ursprünglich von denen des Keilbeinkörpers isoliert. Später vereinigen sie sich. Die größten Abschnitte der Ala major und des Processus pterygoideus entstehen als Bindegewebeknochen (desmale Ossifikation) aus intramembranösen Zentren. Zwischen dem 2. und 5. Keimlingsmonat entstehen 18 oder 19 isolierte Knochenkerne. Diese lassen sich in eine vordere und eine hintere Gruppe gliedern. Bei vielen Säugern entsteht vorne ein Prä- und hinten ein Basisphenoid, an denen sich unpaare Körper- und paarige Flügelabschnitte unterscheiden lassen. Hinzu kommen als paarige Deckknochen die Laminae laterales processus pterygoidei.

Knochenkerne

Von der 8. Keimlingswoche (24 mm) an bilden sich nach Graf Spee (1896) folgende Knochenkerne nacheinander aus:

1. Einer im Bereich des Alisphenoid zwischen Foramen rotundum und ovale und von hier aus nach vorne, nach hinten und abwärts zur lateralen Lamelle des Processus pterygoideus.
2. Zwei Knochenkerne bilden sich im späteren Bodenbereich der Sella turcica sowie lateral davon im Processus alaris.
3. Erfolgt die Verknöcherung in der Lamina medialis processus pterygoidei.
4. Im 3. Keimlingsmonat (ca. 60 mm) verschmelzen die Kerne des Basisphenoid unter sich und mit den Knochenkernen der Processus alares.
5. Gleichzeitig treten Knochenkerne in den Alae minores und medialen Abschnitten des Präsphenoid auf, welche sich untereinander während des 6. Keimlingsmonates vereinigen.
6. Um dieselbe Zeit verwächst die Lamina medialis processus pterydoidei mit der Lamina lateralis.
7. Im 7. Keimlingsmonat beginnen Prä- und Basisphenoid miteinander zu verwachsen.
8. Zwischen Ende des 8. Keimlingsmonats und der ersten postnatalen Zeit verwachsen die Knochenzentren des Ali- und Basisphenoid miteinander.

Betont sei, daß die mediale Lamelle des Processus pterygoideus nach Hannover (1888) in ganzer Länge knorpelig angelegt ist und eigene Verknöcherungszentren, ein oberes und ein unteres, für den Hamulus erhält. Koelliker (1896) war der Meinung, sie entstehe aus Bindegewebeknochen. Graf Spee (1896) schließt sich der Meinung Hannovers an und diskutiert, ob nicht die knorpelig präformierte Knochenplatte später resorbiert und durch Deckknochen ersetzt wird.

Ossifikation

Im 4. Monat sind an der Facies intracranialis die beiden Alae minores miteinander und mit dem Präsphenoid zum Sphenoidale anterius verwachsen. Der obere mediale Fortsatz bildet die obere, ein unterer die untere Umgrenzung des späteren Canalis opticus. Nachher wächst dieser Abschnitt über die obere Seite des Präsphenoidanteils hinweg, wobei vorübergehend ein sagittaler Kanal zwischen Präsphenoid und den intermedianen, miteinander verwachsenen Endplatten des unteren Fortsatzes der Ala minor entsteht. Aus der zerebralen Fläche der Verwachsungszone werden

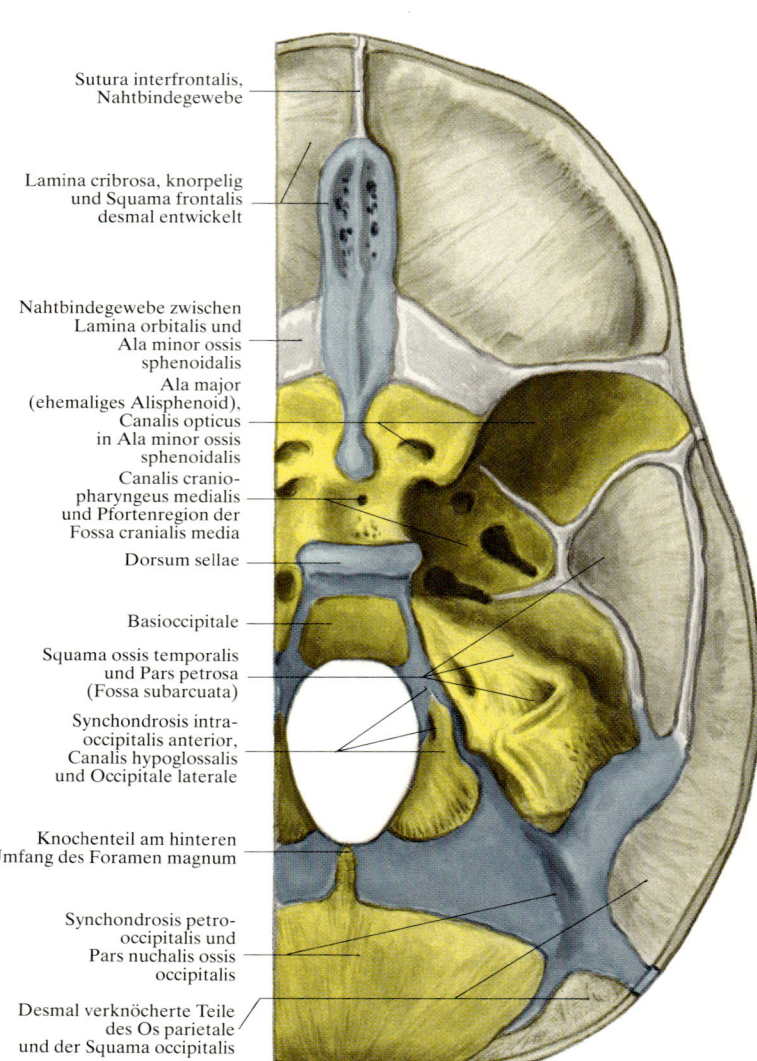

Abb. 5. Basis cranii interna eines 40 cm langen Fetus

Os sphenoidale

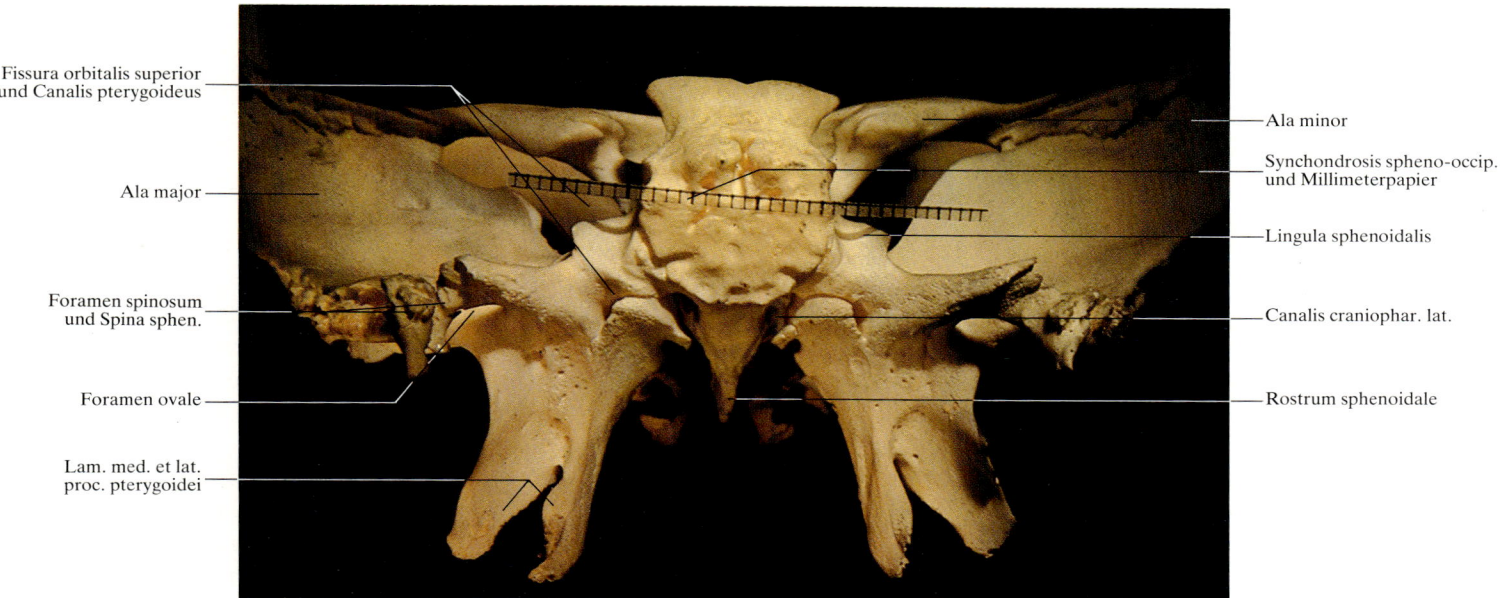

Abb. 6. Os sphenoidale (2-Jähriger) von dorsal

der Sulcus prechiasmatis und das Jugum sphenoidale, der höchstgelegene mediane Teil der Alae minores. Gegen den Sulcus prechiasmatis entsteht eine niedrige Kante, die als Limbus sphenoidalis bezeichnet wurde. Dessen seitlicher Auslauf geht in den Dachabschnitt des Canalis opticus über. Aus dem lateralen und hinteren Rand des ehemaligen Foramen opticum entsteht der Processus clinoideus anterior.

Das Dorsum sellae ossifiziert nach der Geburt als Teil des Basisphenoid. Die hinteren Clinoidfortsätze sind in der perinatalen Zeit noch knorpelig. Die Knorpelfuge zwischen Basisphenoid und Präsphenoid liegt stets am Vorderrand der Fossa hypophysialis, die Synchondrosis spheno-occipitalis hinter dem Dorsum sellae.

Kurz vor der Geburt beginnt die *knöcherne Vereinigung* des vorderen und hinteren Keilbeinabschnittes (Abb. 5). Zur Zeit der Geburt besteht das Keilbein aus einem medianen Körperabschnitt und zwei Seitenteilen mit dem großen Keilbeinflügel und dem angelagerten Processus pterygoideus. Die Vereinigung findet im ersten postnatalen Jahr statt und ist von einer Ausdehnung medial des großen Keilbeinflügels gefolgt.

Die Synchondrosis intrasphenoidalis zwischen Prä- und Basisphenoid verschwindet entweder kurz vor oder kurz nach der Geburt. Sie reicht von der Gegend des Tuberculum sellae (Eminentia olivaris) schräg nach unten, so daß der Präsphenoidanteil am Sagittalschnitt dreieckig erscheint (COPE 1917).

Zu beiden Seiten des postsphenoidalen Anteiles entwickelt sich ein dreieckig gestaltetes, sog. linguläres Zentrum mit schmaler Basis und Spitze nach dorsal zur Öffnung des Canalis caroticus. Seine dünn auslaufende vordere Lippe endet im scharfen Winkel am hinteren Ende des Präsphenoid. Der größte Teil der lateralen Seite des Präsphenoid steht in Kontakt mit dem großen Keilbeinflügel. Der linguläre Teil vereinigt sich mit dem Körper des Keilbeins pränatal von oben nach unten und in der ersten postnatalen Periode mit dem großen Keilbeinflügel.

Canalis pterygoideus, vorderer Teil und Vomer

Der *vordere Abschnitt* des Canalis pterygoideus entsteht dadurch, daß die im 4. Monat mit dem Alisphenoid verwachsene Lamina medialis processus pterygoidei sich medialwärts umlegt, von unten eine Rinne überbrückt und mit dem abwärts gebogenen Rand des Alisphenoid Ende des ersten Lebensjahres verwächst. Ein kleiner Teil des Alisphenoid schiebt sich weiter nach medial über die Verwachsungslinie unter das Corpus ossis sphenoidalis und bleibt von diesem durch eine schmale Spalte, den Canalis vomerovaginalis, getrennt. Dieser Fortsatz ist der Processus vaginalis, welcher mit freiem Rand am Rand der Alae vomeris endet.

Rostrum sphenoidale

Nach TOLDT (1882) stellt das primäre Rostrum sphenoidale eine median stark vorspringende, keilförmige, mehr oder weniger gewulstete Erhabenheit am vorderen und unteren Umfang des Corpus sphenoidale dar (Abb. 6). Nach BRAUS-ELZE (1954) wird der hintere Auslauf des Rostrum als Crista sphenoidalis bezeichnet. Rostrum und Crista sind praktisch-ärztlich wichtig, da sie beim transsphenoidalen Zugang zur Hypophyse die Mittellinie anzeigen.

Zwischen dem 1. und 3. Lebensjahr vergrößert sich das Rostrum und wird entweder schmaler und scharfrandiger oder breiter und stumpfer.

Die Wurzeln des großen Keilbeinflügels sind bis ins 4. Lebensjahr vorne und unten vom Keilbeinkörper durch eine Furche getrennt. Diese schließt sich bis zum 6. Lebensjahr, das Corpus sphenoidale verbreitert sich, das primäre Rostrum wird meist relativ kleiner (Graf SPEE, 1896).

Processus alaris und Lingula sphenoidalis

Als seitlicher Fortsatz des späteren Keilbeinkörpers erscheint eine Verbindungszone des Keilbeinkörpers mit den seitlich und unterhalb gelegenen Teilen Alisphenoid und Pterygoid. Der Processus alaris geht mit gekrümmtem Stiel von der Mitte des Basisphenoid aus und ist nach lateral rückwärts und aufwärts spitz ausgezogen. Aus dieser Spitze wird später die Lingula sphenoidalis seitlich der A. carotis interna. Nach Graf SPEE (1896) erreicht der Processus alaris die hintere und untere Wurzel des kleinen Keilbeinflügels nicht ganz, sondern bleibt von ihm durch einen schmalen Streifen freier Seitenflächen des hinteren Keilbeinkörpers getrennt. In dieser Zone ensteht ein Kanal, der gegen das 6. Lebensjahr obliteriert und von STERNBERG (1890) als Canalis craniopharyngeus lateralis bezeichnet wurde.

Canalis craniopharyngeus lateralis und Canalis pterygoideus, hinterer Teil (Abb. 7)

Eigenen Befunden zufolge (LANG 1981) geht der Canalis craniopharyngeus lateralis in den Canalis vomerovaginalis an der Schädelbasis über. Deshalb stehen über diese Pforte bis zum 6. Lebensjahr die mediale Randgegend der Fissura orbitalis superior und die Basis cranii externa miteinander in offener Verbindung (weiteres s. Sinus sphenoidalis. Septen). Unten hinten ist der Processus alaris an seiner Verwachsungszone mit dem Pterygoid und dem Alisphenoid in der Sagittalen ausgekehlt und bildet mit den vorgenannten Anteilen das hintere Ende des Canalis pterygoideus. Die mediale Grenze des Alisphenoid verläuft entlang des lateralen Randes des Processus alaris von hinten lateral nach vorne medial und deutet sich durch eine Nahtspalte an, die bis zum 1. Lebensjahr (oft bis zum 13.) als feine Furche von der Lingula sphenoidalis bis zur unteren Wurzel des kleinen Keilbeinflügels bestehen bleibt. Ihr hinteres Ende läßt sich nach abwärts bis zum Eingang in den Canalis pterygoideus verfolgen (Graf SPEE 1896).

Fossa hypophysialis (Abb. 8)

Entwicklung. Noch beim einjährigen Kind sind Präsphenoid und Basisphenoid durch eine Knorpelfuge, welche fast an die intrakranielle Fläche heranreicht, voneinander abgetrennt. Die dünne Knochenzone, welche diese Synchondrosis intrasphenoidalis überragt, wird als Eminentia olivaris bezeichnet. Aus ihr entsteht das Tuberculum sellae. Dahinter entwickelt sich die Fossa hypophysialis aus dem Basisphenoid, das auch zur Entwicklung des Dorsum sellae beiträgt. Im 7. Lebensjahr ist die Verknöcherung des Dorsum erfolgt,

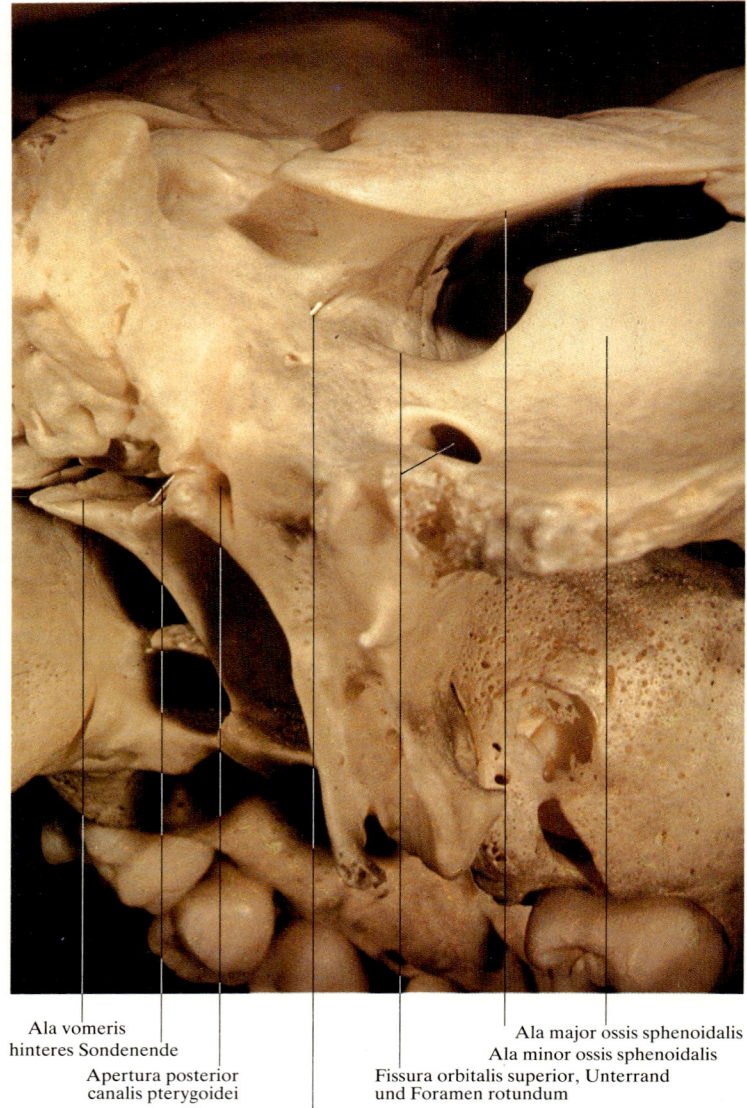

Ala vomeris, hinteres Sondenende
Apertura posterior canalis pterygoidei
vorderes Sondenende
Ala major ossis sphenoidalis
Ala minor ossis sphenoidalis
Fissura orbitalis superior, Unterrand und Foramen rotundum

Abb. 7. Canalis craniopharyngeus lateralis, sondiert
Schädel eines 6-Jährigen von dorsolateral

gelegentlich auch die der Knorpelspangen zwischen vorderen und hinteren Clinoidfortsätzen zu Sellabrücken entwickelt. Die Seitenecken der Processus clinoidei posteriores tragen jederseits ein rückwärts gerichtetes, kleines Knochenhäkchen, welches häufiger auch isoliert bleibt und bei der Mazeration des Schädels verlorengehen kann. Betont sei, daß aus der Eminentia olivaris = Tuberculum sellae auch die Processus clinoidei medii (wenn entwickelt) entstehen.

Canalis craniopharyngeus (medialis)

Nach AREY (1965), der sich der Meinung VIRCHOWS (1857) anschließt und den Kanal als Überrest des Sacculus hypophysialis (Rathkesche Tasche) betrachtet, liegt bei Erwachsenen in 0,42%, bei Kindern unter 3 Monaten in 5–9% ein Kanal vor. Wir konnten nachweisen, daß sich in ihm transbasale Arterien und Venen finden (LANG 1981).

Os spenoidale

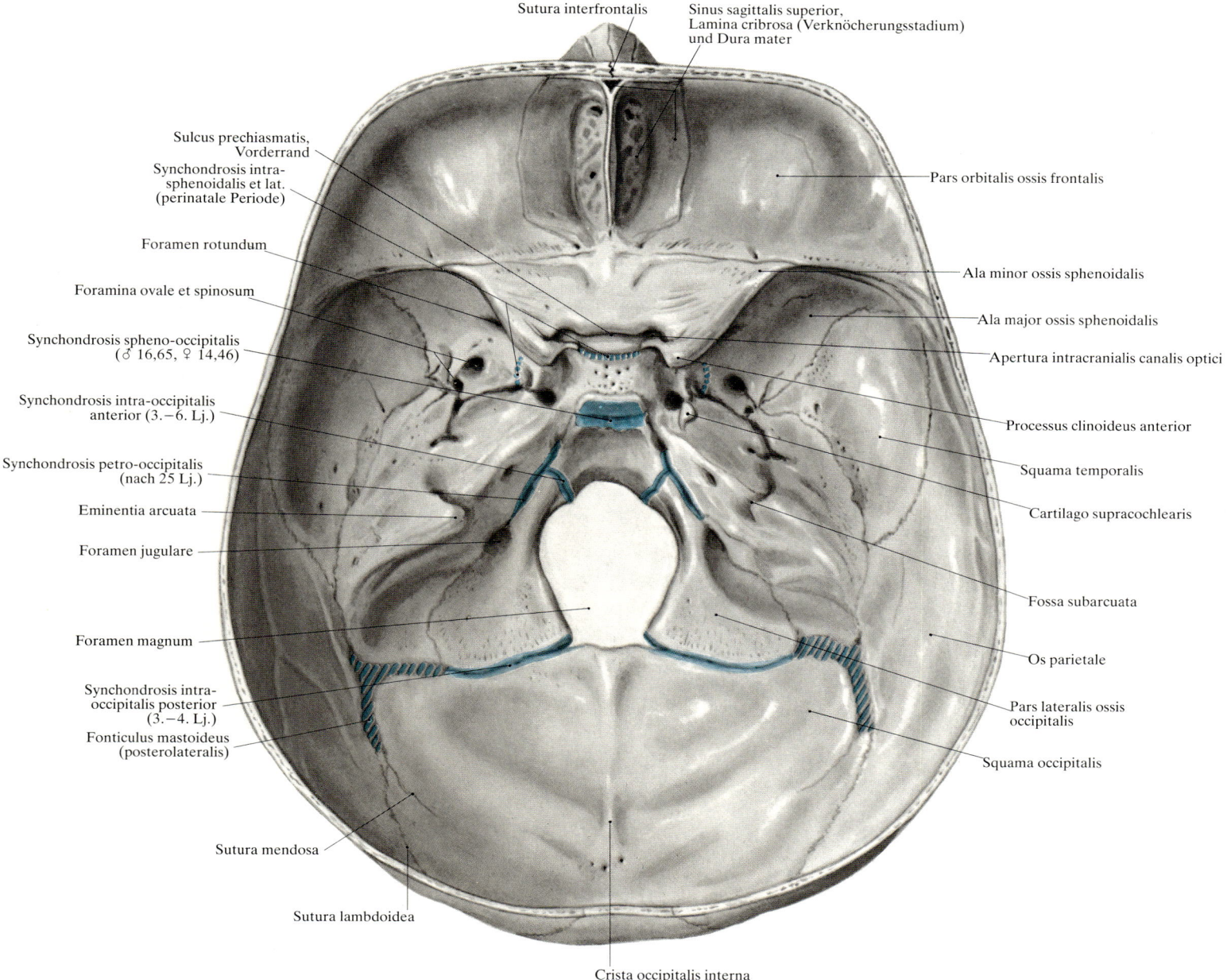

Abb. 8. Basis cranii interna eines Neugeborenen
(Synostosierung der Synchondrosen von innen nach außen, Alter in Klammern)

Synchondrosis intrasphenoidalis

Nach SHOPFNER u.Mitarb. (1968) kann die Synchondrosis intrasphenoidalis einen Canalis craniopharyngeus (röntgenologisch) vortäuschen. Die Synchondrosis intrasphenoidalis kann an bis zu 3 Jahre alten Kindern nachgewiesen werden. In 64% besteht sie bei Kindern unter einem Monat, zu 28% bei Kindern unter 3 Jahren. Bei Kindern soll eine progressive konzentrische Ossifikation gleichzeitig mit dem Wachstum des Os sphenoidale erfolgen, so daß die Lücke im unteren Abschnitt des Os sphenoidale sichtbar ist. Die Wachstumsrichtung verläuft nach oben im Bereich zwischen Präsphenoid und Orbitosphenoid und Zentren an der Unterseite des Schädels im Bereich der Synchondrosis spheno-occipitalis.

Concha sphenoidalis (Ossicula Bertini) und Sinus sphenoidalis (Abb. 9)

Mit Ossicula Bertini werden paarige Ersatzknochen bezeichnet, wobei jeder aus mehreren Kernen entsteht. Nach Abgliederung von der Nasenkapsel bilden sie als Concha sphenoidalis (Keilbeinmuschel) den vorderen Abschluß des Sinus sphenoidalis. Nach TOLDT (1882) treten erst während der letzten Keimlingsmonate selbständige Ossifikationszentren (Ossicula Bertini) am Os sphenoidale auf. HOCHSTETTER (1943/44) fand sie frühestens im 4. Keimlingsmonat (Körperlänge 15 cm), die ersten Knochenbälkchen bei Keimlingen im 5. Monat (Körperlänge 17,2 cm), und zwar unterhalb des sich entwickelnden Sinus sphenoidalis und lateral des Nasenscheidewandknorpels.

Außerdem beteiligen sich am Aufbau der Conchae sphenoidales andere bindegewebige Ossifikationsherde, in der Nähe der unteren Wand der sich entwickelnden Keilbeinhöhle um den 10. Keimlingsmonat. Zur Zeit der Geburt besteht jede Concha aus einem dreieckigen, annähernd sagittal gestellten Knochenblättchen, das sich jederseits dem primären Rostrum sphenoidale anlegt. Die unteren Enden erreichen den oberen Rand des Vomer. Während des ersten Lebensjahres vergrößert sich die Concha allgemein, anschließend im wesentlichen in der Höhe, weniger in der Breite und deckt die sich entwickelnde Keilbeinhöhle, mit Ausnahme der Apertur, ab. Zwischen 4. und 9. Lebensjahr nimmt der Sinus sphenoidalis vermehrt an Breite zu und die Concha deckt nunmehr dessen medialen vorderen Wandabschnitt ab, womit auch die Apertur nach lateral verlagert wird. Der laterale und obere Teil der Apertur wird vom Siebbein gestellt. Zwischen 9. und 12. Lebensjahr verschmilzt nach TOLDT (1882) die Concha sphenoidalis mit dem Keilbeinkörper.

Canalis opticus

Die Entwicklung des Canalis opticus erfolgt nach KIER (1966) in drei Stadien:

1. Bildung des knorpeligen Foramen opticum
2. Ossifikation des Foramen
3. Umbildung des Foramen in den knöchernen Canalis opticus

Stadium 1. Die Knorpelbildung des Foramen opticum erfolgt nach FAWCETT (1909–1910) während des 3. Monats. Während dieser Zeit bildet sich der knorpelige kleine Keilbeinflügel (Ala minor = orbitalis = Orbitosphenoid) aus. Die Chondrifikation erfolgt zuerst seitlich und hinter dem Nervus opticus, anschließend medial und oben am späteren Foramen opticum.

Stadium 2. Der kleine Keilbeinflügel und das Präsphenoid beteiligen sich an der Ossifikation des knöchernen Foramen opticum (KIER 1968). Die erste Knochenbildung erfolgt ab 12. Keimlingswoche (59 mm) am lateralen Rand des künftigen Foramen opticum. Ein eigenes Zentrum bildet sich vorne und oben. Beide vereinigen sich und entwickeln den knöcher-

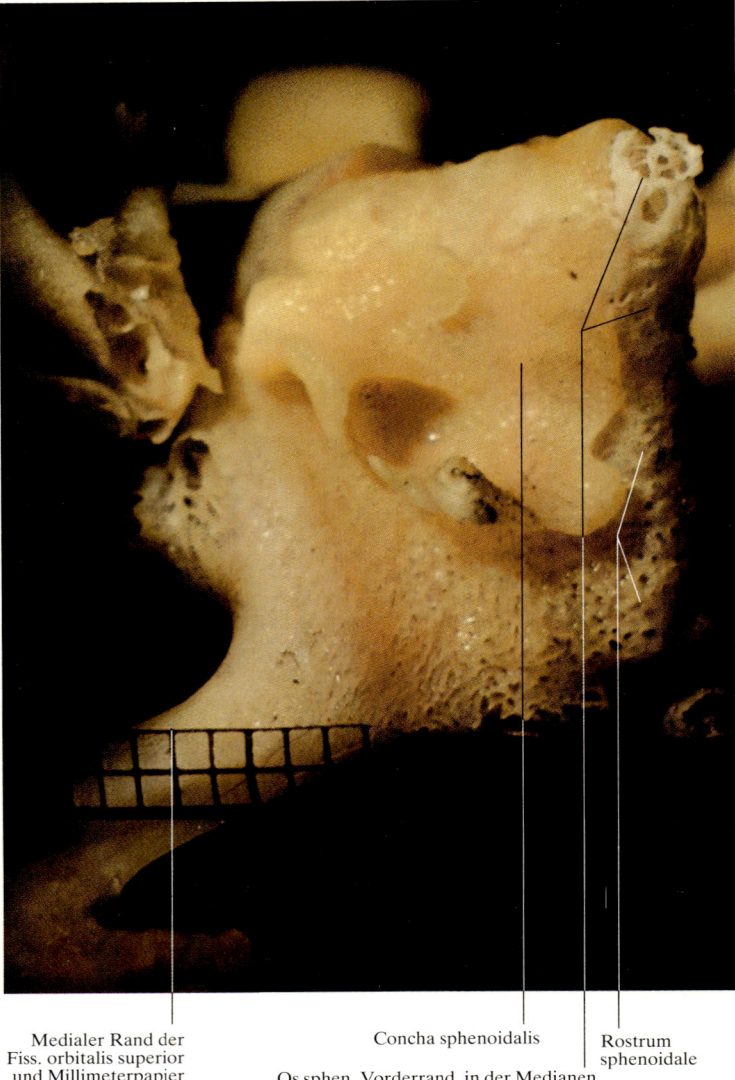

Abb. 9. Concha sphenoidalis bei einem 6 Monate alten Kind (von unten und rechts)

Medialer Rand der Fiss. orbitalis superior und Millimeterpapier — Os sphen. Vorderrand, in der Medianen — Concha sphenoidalis — Rostrum sphenoidale

nen kleinen Keilbeinflügel, der den lateralen Oberrand des Foramen umfaßt. Medial des Foramen opticum entsteht ein präsphenoidales Knochenzentrum, das sich zunehmend vergrößert und zwischen 12. und 17. Keimlingswoche seine mediale Wand ausbildet. In der Regel ist der kleine Keilbeinflügel verknöchert, ehe der präsphenoidale Knochenkern nachweisbar ist. Eine schmale lineare Ossifikation erstreckt sich vom kleinen Keilbeinflügel zum postsphenoidalen Knochenkern, der möglicherweise die beiden Zentren miteinander verbindet. Diese Verbindung ist das erste Segment der unteren Wurzel des kleinen Keilbeinflügels und bildet den lateralen Rand des Foramen opticum. Am Ende dieser Ossifikationsperiode entsteht ein Foramen, das ein schlüssellochähnliches Aussehen besitzt.

Stadium 3. Vom 5. Keimlingsmonat an entwickelt sich aus dem knöchernen Foramen ein Canalis opticus. Zunächst ist das Foramen opticum verhältnismäßig groß. Das intrakraniale Segment der A. ophthalmica verläuft verhältnismäßig tief. Während der weiteren Entwicklung wird die zunächst schlüssellochähnliche Form in einen Kanal mit zwei deutlichen Öffnungen umgebildet.

Foramen ophthalmicum

Nach KIER (1968) entwickelt sich eine *gedoppelte* intrakraniale Öffnung des Canalis opticus dann, wenn die untere Wurzel des kleinen Keilbeinflügels sich mit ihren zwei Segmenten oberhalb der A. ophthalmica vereinigt. Oben tritt dann der N. opticus, unterhalb die A. ophthalmica in den Kanal ein. Bei Fehlen des hinteren Wurzelsegments entsteht die sog. Schlüssellochanomalie. Das hintere obere Wurzelsegment kann sich nicht oder nur geringfügig entwickeln und in dieser Phase (röntgenologisch nachweisbar) verharren. Außerdem kann die untere Wurzel des kleinen Keilbeinflügels nicht verknöchern (sehr selten). Die untere Wand des Canalis opticus und die obere der Fissura orbitalis superior bilden dann eine einheitliche Öffnung (le DOUBLE, 1903, zit. nach KIER). Schlüssellochformen des Canalis opticus kommen an verschiedenen Rassen in 4%, gedoppelte intrakraniale Öffnungen in 1,2% vor. Bei Hawaii-Insulanern ließ sich die Schlüssellochform jedoch in 16%, sog. Figur-Acht-Anomalien in 13% nachweisen.

b) Os temporale (s. Abb. 5)

Das Schläfenbein (Os temporale) entsteht aus 5 verschiedenen Teilen:

1. Durch chondrale Ossifikation der Labyrinthkapsel entsteht die Pars petrosa ossis temporalis.
2. Der Processus styloideus entsteht durch chondrale Ossifikation von Skeletmaterial des Arcus branchialis secundus (Hyalbogen, 2. Kiemenbogen).
3. Die Pars squamosa ossis temporalis bildet sich durch desmale Ossifikation.
4. Die Pars tympanica entwickelt sich ebenfalls als Deckknochen.
5. Am Aufbau des Processus mastoideus beteiligen sich die Pars petrosa und die Pars squamosa.

Pars petrosa

Anlage. Um das perilymphatische Gewebe entwickelt sich durch Induktion des Labyrinthorgans die knorpelige Labyrinthkapsel. Im 2. Keimlingsmonat entsteht um die Schnecke und um den Bogengangsbereich je ein Chondrofikationszentrum: Partes cochlearis et canalicularis. Innerhalb der Rinne zwischen beiden Knorpelbezirken verläuft der N. facialis, der später in einen Knochenkanal eingeschlossen wird. Von beiden Zentren aus entwickelt sich die Knorpelkapsel. Bei 30 mm langen Embryonen (58. Tag) ist sie in allen Abschnitten ausgebildet. In diesem Stadium beträgt die Größe des Innenohrs nach CHOUARD (1977) etwa $1/10$ der Größe des Erwachsenen und übertrifft damit vergleichbare Größen des Schädels und Hirnstammes.

Unverknorpelt bleibt das Mesenchym der Fenestrae cochleae et vestibuli. Bei Feten von 110 mm Länge beginnt die Ossifikation der knorpeligen Labyrinthkapsel, bei der Chondrofikation bleiben außer den Fenestrae der Meatus acusticus internus sowie das sog. Foramen perilymphaticum ausgespart. Dieses wird durch einen Knorpelfortsatz, den Processus recessus, in eine lateral gelegene Fenestra cochleae mit der Membrana tympani secundaria und eine mediale Apertura interna des Aqueductus cochleae zerlegt. Durch den Processus recessus wird gleichzeitig eine Ausbuchtung der Paukenhöhle als Fossula fenestrae cochleae (Schneckenfensternische) abgegliedert (FRICK 1953).

Bei 200 mm langen (6. Monat) Keimlingen hat die Vereinigung zur Pars petrosa stattgefunden. Von der Schädelaußenseite wächst dann der Processus mastoideus aus. Eine selbständige Pars mastoidea existiert deshalb nicht.

Der Meatus acusticus internus verläuft zunächst in anteroposteriorer Richtung. Beim 6 Monate alten Fetus verläuft er schräg mit Winkeln von 45° zur Mediansagittalen, beim Neugeborenen annähernd in transversaler Ebene.

Knorpelgefäße. Nach ECKERT-MÖBIUS (1924) dringen die primären Knorpelgefäße während des 3. und 4. Keimlingsmonats als plumpe, spärlich verzweigte und blind endigende Perichondriumzapfen in die noch rein knorpelige Pars petrosa ein, und zwar in jene Zonen, in denen das größte Dickenwachstum erfolgt: enchondrale Knorpelwachstumszentren. Der Verknöcherung gehen regressive Knorpelveränderungen voraus. Die Knorpelzellen zerfallen, es kommt zu einer sog. präparatorischen Verkalkung sowie zur Einsprossung sekundärer Markraumgefäße mit gleichzeitiger Markraumbildung. Diese erfolgt zunächst zwischen den verschiedenen Knorpelkanalsystemen der Pars petrosa. In der Nachbarschaft der Knorpelkanäle dagegen bleiben Knorpelreste – z.T. bis zur Zeit nach der Geburt sich verkleinernd – zurück.

Der bekannteste dieser Knorpelreste befindet sich vor der Fenestra ovalis und stellt die Fissula ante fenestram dar. ECKERT-MÖBIUS (1924) hebt das Knorpelkanalsystem im Bogenabschnitt hervor:

1. Im Bereich der Fossa subarcuata durchsetzt ein Knorpelkanalsystem als dickster und längster Gefäß-Bindegewebezapfen von innen nach außen das knorpelige Zentrum des vorderen Bogenganges und versorgt mit zahlreichen Ästen (der A. subarcuata) das Knorpelgebiet oberhalb des lateralen Bogenganges.
2. Das Knorpelkanalsystem der Area retro-arcuata zieht von hinten nach vorn ins Zentrum des hinteren vertikalen Bogenganges und verzweigt sich unter dem einfachen Schenkel des lateralen Bogenganges.
3. Eine Gruppe der fazialen Knorpelkanäle, die von der Pars verticalis des Canalis n. facialis leicht divergierend dorsal-

wärts zum Knorpelzentrum des lateralen Bogenganges und ein abwärts davon gelegenes Gebiet verlaufen.

4. Eine ausgedehnte Gruppe mastoidealer Knorpelkanäle dringt von der äußeren Oberfläche der Pars mastoidea leicht konvergierend, eine kurze Strecke weit in medialer Richtung, bis in die Nähe des seitlichen Bogengangsystems vor.

5. Eine Gruppe kleiner Knorpelkanäle verläuft im Bereich der Synchondrosis mastoideo-occipitalis.

Im Schneckenabschnitt finden sich folgende Knorpelkanalsysteme:

1. Eine Gruppe kleiner Knorpelgefäße verläuft in der Synchondrosis petrosphenoidalis.

2. Ein Knorpelkanalsystem vor der Synchondrosis petrosphenoidalis zieht im dicken Knorpellager der Pyramidenspitze seitwärts aufwärts gegen den Winkel zwischen innerem Gehörgang und Schneckenbasis.

3. Ein Knorpelkanalsystem vor der Fenestra vestibuli zieht von Semicanalis m. tensoris tympani und Schnecke innerhalb des Bindegewebes im vorderen Dachbereich der Cavitas tympanica zwischen Cochlea und Vestibulum nach medial.

MEYER (1937) betonte, daß diese Deutungen im Gegensatz zu denen WITTMAACKS (1932) stehen, der diese Gefäßzonen als Ausgangspunkte der Verknöcherung ansah, stimmt aber den Anschauungen von ECKERT-MÖBIUS (1924) zu.

Ossifikation (Abb. 10). Im Bereich der knorpeligen Labyrinthkapsel entstehen zwischen 5. und Anfang 6. Woche 14 Ossifikationszentren (BAST u. ANSON 1949) welche innerhalb dreier Knorpelzonen auftreten:

1. Ein Ossifikationszentrum im Bereich der Hinterwände der Canales semicirculares posterior et lateralis; diese Verknöcherungszone reicht bis an die Cochlea.

2. Eine Verknöcherungszone im Bereich des Canalis semicircularis anterior, welche an die Commissura suprafacialis, an den Meatus acusticus internus und an die Fenestra vestibuli reicht.

3. Ein Knochenzentrum an der lateralen Seite des Cranium. Aus dieser Fläche wächst später der Processus mastoideus aus.

Zuerst verknöchert das Gebiet der Cochlea, dann die Wände des Vestibulum, zum Schluß die Wände der Canales semicirculares sowie das dem Processus mastoideus zugehörige Knochenzentrum. Das Tegmen tympani verknöchert ebenfalls vom Os petrosum aus. Bei Feten von etwa 20 cm Länge haben sich die einzelnen Knochenkerne mit Ausnahme der Knorpelkanäle vereinigt. Außer diesen enchondralen Verknöcherungsvorgängen wird an der Innenfläche des knorpeligen Labyrinths das Perichondrium in Endost umgewandelt und bildet eine kompakte Knochenschale um die Perilymphräume. Beim Neugeborenen ist diese noch durch eine Bindegewebeschicht vom enchondral gebildeten Felsenbeinabschnitt getrennt und kann aus ihm herauspräpariert werden. Utriculus und Sacculus samt Perilymphräumen werden von

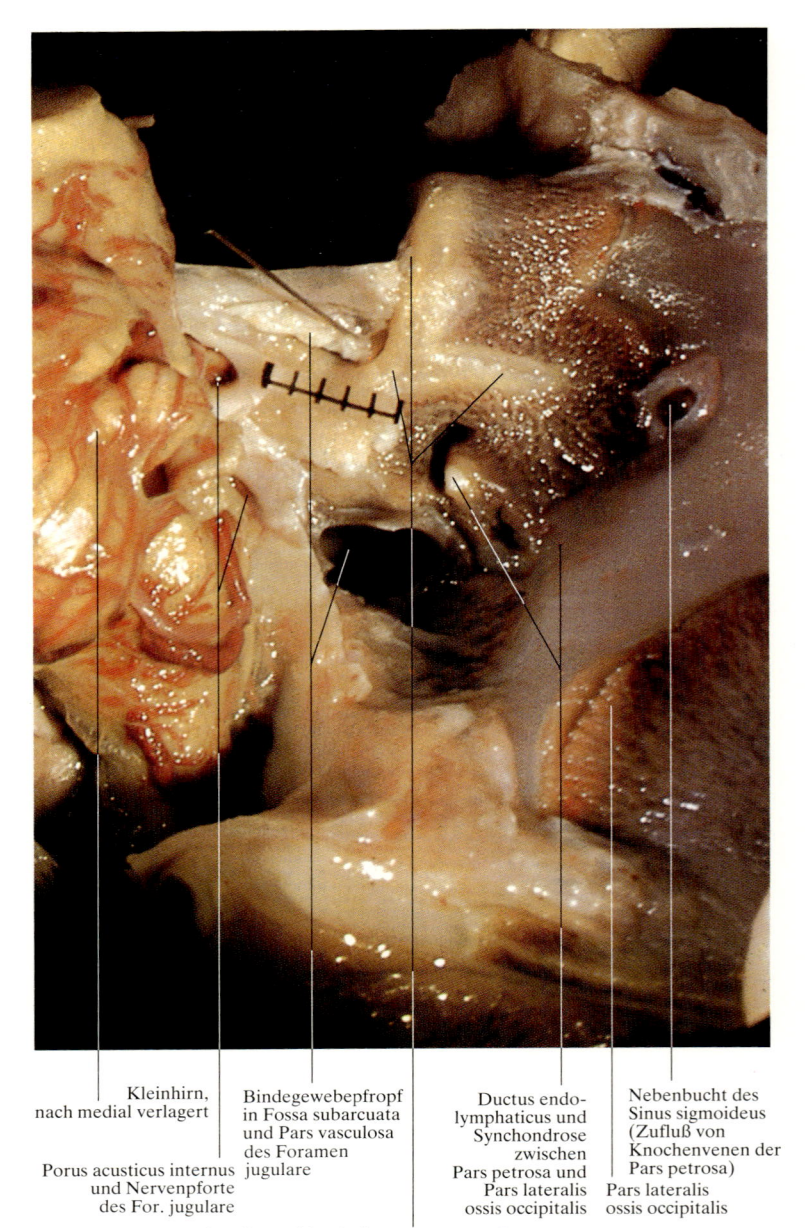

Abb. 10. Pars petrosa von dorsal.
40 cm langer Fetus

dem einheitlichen Vestibulum umgeben; Cochlea und Scalae sind zunächst von einer einheitlichen Knochenschale eingeschlossen. Innerhalb dieser verknöchert später zunächst das Mesenchym der Schneckenachse: Modiolus, der das Ganglion spirale cochleae, den Stamm des N. cochlearis sowie Begleitgefäße einschließt. Vom Modiolus aus greift die Verknöcherung auf die Lamina spiralis ossea über.

Ärztliche Bedeutung

Abnorme Entwicklung des häutigen und knöchernen Labyrinths können durch Infektion des Keimlings mit Rötelnvirus während der 7. und 8. Schwangerschaftswoche auftreten.

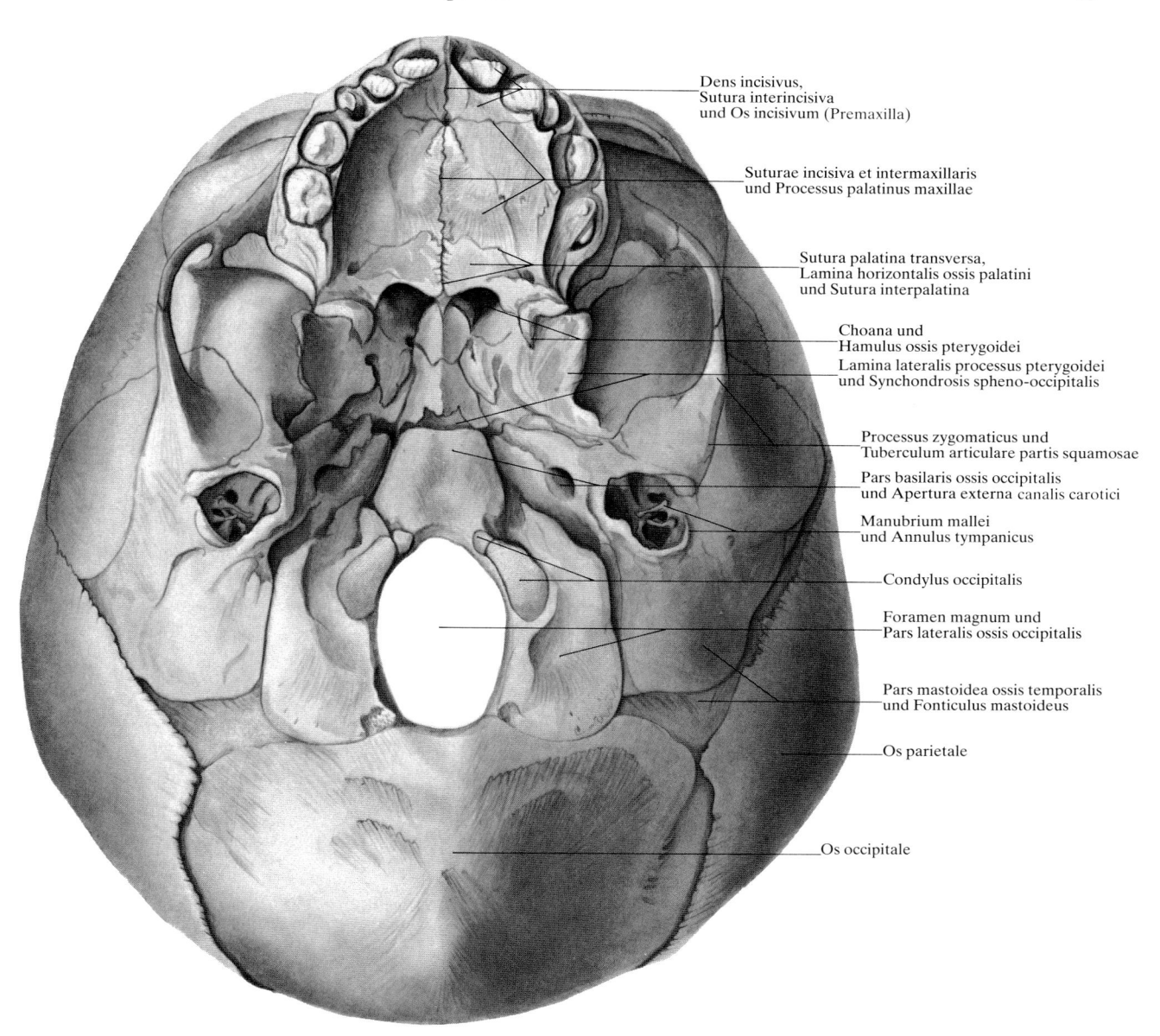

Abb. 11. Schädel eines Neugeborenen von unten

Insbesondere sind Schäden am Cortischen Organ festgestellt worden (TÖNDURY 1962). Poliomyelitis, Erythroblastose, Diabetes, Toxoplasmose können ebenfalls angeborene Taubheit hervorrufen. Durch Röntgenbestrahlung lassen sich an Versuchstieren Ohrmißbildungen erzeugen, ebenso durch Verfütterung manganfreier Nahrung während der Fetalzeit.

Pars hyoidea

Als Pars hyoidea können die aus dem Skelet des 2. Kiemenbogens hervorgehenden Abschnitte bezeichnet werden. Dorsal wird ein Teil als Processus stylohyoideus (Tympanohyale) dem Felsenbein angeschlossen. Im Zusammenhang damit verengt sich das Foramen stylomastoideum. Im distalen Teil der Knorpelspange ossifiziert das Stylohyale, welches später mit dem Tympanohyale und damit der Pars petrosa verschmilzt. Der Griffelfortsatz ist beim Neugeborenen noch knorpelig und steht mehr der Horizontalen angenähert als beim Erwachsenen. Er ist mit der unteren Wand des Meatus acusticus externus noch bindegewebig verwachsen (HEIDERICH 1938). Der Canalis facialis ist beim Neugeborenen kürzer als bei Erwachsenen (weiteres siehe Teil C). Den meisten Autoren zufolge geht, im Gegensatz zur Meinung von ANSON (1961), auch der Stapes aus dem Arcus secundus hervor.

Pars squamosa

Die Pars squamosa entsteht meist aus einem, seltener aus zwei Knochenkernen auf desmaler Grundlage im 2. Keimlingsmonat und vereinigt sich im 9. Fetalmonat mit der Pars tympanica. Unmittelbar nach der Geburt verschmelzen Schläfenschuppe und Pars petrosa miteinander (Abb. 5).

Pars tympanica (Abb. 11)

Die Pars tympanica entsteht als Deckknochen aus zwei oder drei Verknöcherungszentren, welche sich bei Keimlingen von 65 mm Länge zu einem unvollständig geschlossenen Ring (mit einer Lücke des Ringes nach hinten und oben) vereinigen. Nach der Geburt wächst die Pars tympanica zunächst zu einer unten lückenhaften Rinne aus, welche den Meatus acusticus externus vorne, unten und dorsal umfängt. Vorne und basal dringt zwischen Squama- und Tympanicumanteil der Processus inferior tegminis ein und läßt die Fissura petrosquamosa et petrotympanica entstehen. Im 10. postnatalen Monat kommt es zur Verschmelzung der drei großen Anteile des Os temporale miteinander. Der Griffelfortsatz erhält sein erstes Verknöcherungszentrum im 6. postnatalen Monat. Die Verschmelzung mit den übrigen Teilen des Schläfenbeins erfolgt im 2. Lebensjahr. Die Cellulae mastoideae beginnen sich meist im 2. Lebensjahr auszubilden.

Auris media

Das *Cavum tympani* sowie die *Tuba auditiva* entstehen als Derivate des Saccus primus (1. Schlundtasche), der als flügelartiger seitlicher Fortsatz des Schlunddarmes den Recessus tubotympanicus bildet. Sein blindes Ende wächst zwischen die Anlage des häutigen Labyrinths und den Sulcus primus (1. Kiemenfurche) ein. Während der 5. Keimlingswoche wird er durch die sich verdickende Schädelbasis aus seiner vertikalen in eine horizontale Ebene umgelagert. Der schlunddarmnahe Abschnitt bleibt während des 2. Keimlingsmonats im Wachstum zurück. Seine ursprünglich relativ große, ovale Öffnung wird zu einer engen kreisförmigen, dem *Ostium pharyngeum tubae auditivae,* umgestaltet. Die Tuba auditiva bildet sich aus dem verengten medialen Abschnitt des Recessus tubotympanicus. Sie ist zunächst kurz, wächst aber rasch in die Länge. Ihre Wände lagern sich dicht aneinander. Erst mit Ausbildung des Tubenknorpels im 4. Monat weichen die Rohrwände erneut auseinander. Beim Neugeborenen ist die Tube weiter, aber kürzer als beim Erwachsenen, besonders in der Pars cartilaginea, deren Längenverhältnis zur Pars ossea beim Neugeborenen 1:2, beim Erwachsenen 2:1 beträgt.

Lage des Ostium pharyngeum tubae auditivae. Bei jungen Keimlingen liegt das Ostium pharyngeum unter dem Gaumen, beim Neugeborenen in Gaumenhöhe und beim Erwachsenen etwa 10 mm über dem Gaumen. Die Wachstumsverschiebungen im hinteren, ursprünglich niedrigen Nasenhöhlenabschnitt verursachen diese Verlagerungen. Erst vom 3. Lebensjahr an erhöht sich der hintere Abschnitt der Nasenseitenwand merklich.

Cavum tympani

Das Cavum tympani entsteht aus dem erweiterten lateralen Abschnitt des Recessus tubotympanicus, der zunächst eine einheitlich seitlich abgeplattete Tasche bildet. In der 6. Keimlingswoche reicht das Cavum tympani bis unmittelbar unter die seitliche Kopfoberfläche (SIEBENMANN 1897). Das Ende des Recessus tubotympanicus erscheint durch die zum Hammerstiel verlaufende Sehne des M. tensor tympani eingeschnitten, so daß die Sehne einen Recessus anterior und einen Recessus posterior voneinander abgrenzt. Die zunächst sehr enge Lichtung der Paukenhöhle kann im 3. Keimlingsmonat infolge Verklebungen sogar völlig verschwinden. Im 4. Monat erscheint sie als feiner Spalt. Außerdem entstehen im 4. Keimlingsmonat im peritympanalen Mesenchym zahlreiche Lücken, die mit zäher Flüssigkeit erfüllt sind. Dieses peritympanale Gallertgewebe ist im 7. Keimlingsmonat besonders stark ausgebildet.

Die Ossicula auditus, deren Bänder, M. tensor tympani und Chorda tympani liegen innerhalb dieser Gallerte und werden zunehmend von der Paukenhöhlenschleimhaut umwachsen. An mehreren Stellen entstehen auf diese Weise mesenteriumähnliche Schleimhautduplikaturen zwischen Paukenhöhlenwand und Gehörknöchelchen und dazwischen zahlreiche Buchten und Taschen, die gegen Ende des Keimlingslebens in unterschiedlicher Weise zusammenfließen können. Regelmäßig bleiben erhalten die sog. Gipfelbucht und der Prussaksche Raum. Gegen Ende der Keimlingszeit erweitert sich die Paukenhöhle nach dorsal-cranial zum Aditus ad antrum, von welchem aus das Antrum mastoideum entsteht.

Um die Zeit der Geburt haben Paukenhöhle und Antrum fast ihre endgültige Größe erreicht. Cellulae mastoideae gibt es beim Neugeborenen nicht. Während des Keimlingslebens ist das Cavum tympani von einer klaren gelblichen Gallerte erfüllt, die nach der Geburt durch Luft ersetzt wird. Erst danach sind Schalleitung und Gehörempfindung möglich. Die perilymphatische Flüssigkeit wird vom 7. Monat an rasch resorbiert. Gleichzeitig dehnt sich die Paukenhöhle aus. Die Aussackungen werden als Sacci anterior, medius et posterior bezeichnet. Sie treiben ihrerseits sekundäre und tertiäre Aussackungen voran. Auch die Sehne des M. stapedius wird auf diese Weise in die Paukenhöhle verlagert.

Ossicula auditus (Abb. 12)

Entdeckung. Nach O'MALLEY u. CLARKE (1961) hat BERENGARIO da CARPI (1521) erstmalig den *Malleus* und den *Incus* beschrieben, möglicherweise war er vorher von ACHILLINI (Allessandro) von Bologna entdeckt worden. Auch FALLOPPIUS (1561) sowie COLOMBO (1959) schreiben die Entdeckung CARPI zu, während EUSTACHIUS (1564) angibt, daß sowohl ACHILLINI wie auch BERENGARIO da CARPI die Entdeckung zukommt. Nicolo MASSA beschrieb 1536, 15 Jahre nach den Commentaria von BERENGARIO, das Außenohr, den Meatus acusticus externus, die Membrana tympani sowie das Cavum tympani. Andreas VESAL beschrieb 1543 erneut Hammer und Amboß sowie den bis dahin nicht entdeckten *Stapes*. VESALIUS führte die Termini Malleus und Incus ein. Die erste genauere Beschreibung des Stapes stammt nach O'MALLEY und CLARKE (1961) von dem sizilianischen Arzt Gian Filippo

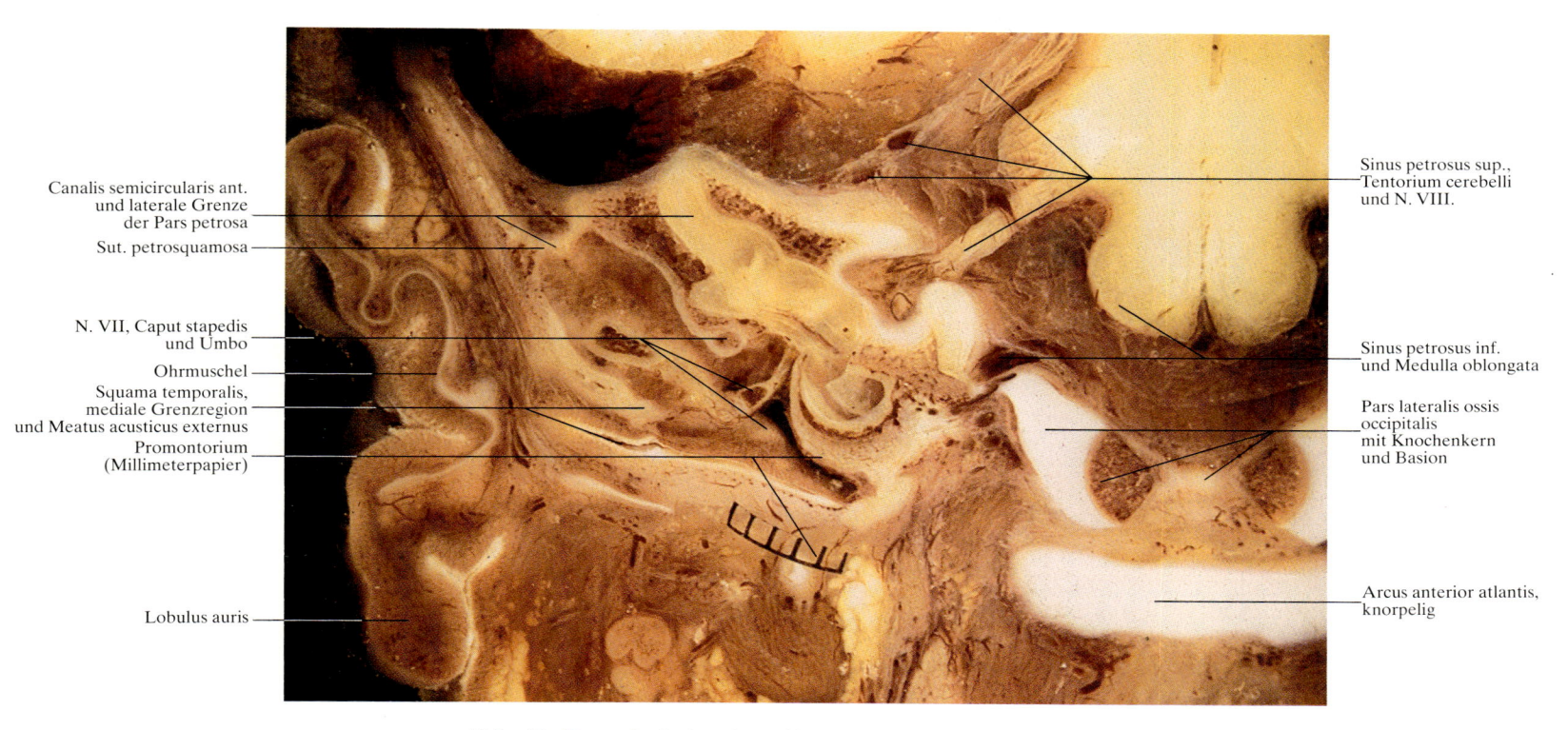

Abb. 12. Frontalschnitt eines 40 cm langen Fetus von dorsal

INGRASSIA (1510–1580), der ihn 1546 wiederentdeckte. Sein Werk erschien 57 Jahre später, 1603.

Os lenticulare (Ossiculum lenticulare s. orbiculare sylvii HYRTL 1880, Ossiculum subrotundum HALLER (1763). MÉRY (1888) Os lenticulaire). Die alten Autoren waren der Meinung, daß es sich hierbei um ein kleines Knöchelchen handle und hielten wahrscheinlich das Caput stapedis für einen eigenen Knochen. So schrieb WINSLOW (1772), daß das Os lenticulare der kleinste Knochen des Körpers sei und zwischen Kopf des Stapes und Crus longum incudis in die Artikulationskette eingeschaltet ist. Auch BELL (1834) erwähnt den Knochen noch.

Entwicklung. Teile des 1. und 2. Kiemenbogens entwickeln sich zu Hammer und Amboß sowie zum Steigbügel um. Nach SIEBENMANN (1894) und ANSON u. BAST (1946) entsteht der Steigbügel durch eine Konzentration von Mesenchymzellen beim 7 mm langen (4 Wochen alten) Keimling am kranialen Abschnitt des 2. Kiemenbogenmaterials. Beim 17,1 mm langen Keimling ist das Caput stapedis noch nicht mit dem Arcus secundus verbunden. Beim 27,5 mm langen (8 Wochen alten) Keimling beginnt der Steigbügel zu verknorpeln, seine Verbindung mit dem 1. Kiemenbogenmaterial artikuliert zur selben Zeit lateral mit dem Incus, medial mit dem Gewebe der Fenestra vestibuli, aus dem später das Lig. annulare entsteht. Beim 30 mm langen ($8^{1}/_{2}$ Wochen alten) Keimling stellt der Steigbügel eine einfache Ringstruktur dar, die von der A. stapedia durchzogen wird, welche sich in der Regel später zurückbildet. Bei 50 mm langen (11 Wochen alten) Keimlingen ist die endgültige Form erkennbar: ein kurzer zylindrischer Kopf und eine abgeplattete Basis sowie divergierende Crura. Bei 100 mm langen ($15^{1}/_{2}$ Wochen alten) Feten liegt die endgültige Steigbügelform, die sich aus dem ringförmigen Element entwickelt hat, vor. Der zylindrische Kopf und die flache Basis gehen in robuste Crura über. Der intercrurale Raum ist verhältnismäßig klein und rundlich. Beim 150 mm langen (20 Wochen alten) Fetus ist ein lippenförmiger Rand an der Basis mit nierenförmigem Umfang zu erkennen. Die vestibuläre Fläche erscheint gewellt, der Kopf für die Artikulation mit dem Incus eingedellt, die Crura unterschiedlich dick und unterschiedlich geformt. Auch die anderen Ossicula auditus entstehen aus Mesenchymteilen direkt über der primitiven Paukenhöhle aus den Partes dorsales des 1. Kiemenbogens: *Malleus* und *Incus*. Das Hammer-Amboß-Gelenk der Säugetiere ist dem Kiefergelenk niederer Vertebraten homolog. Der Hammer geht aus dem Gelenkfortsatz des Meckelschen Knorpels hervor und geht deswegen bis zum 6. Keimlingsmonat durch die Fissura petrotympanica mit seinen Processus longus unmittelbar in die Pars ventralis arci I über. Der lange Amboßfortsatz verbindet sich mit dem Steigbügel. Die Verbindung des Steigbügels mit dem 2. Visceralbogen (Reichertschen Knorpel) löst sich im Gegensatz zur Kontinuität zwischen Hammer und Meckelschem Knorpel außerordentlich früh.

Ossifikation. Nach ANSON u. BAST (1946) sind die ersten Ossifikationsstadien des *Stapes* bei 146 mm langen (20 Wochen alten) Keimlingen im Bereich der Crura erkennbar. Bei

180 mm langen (23 Wochen alten) Feten erstreckt sich die Ossifikation zum kruralen Ende des Caput stapedis (ANSON u.Mitarb. 1944), der periostal gebildete Knochen bildet ein komplettes Rohr. Der Stapes bei 210 mm langen (25 Wochen alten) Feten zeigt Folgen einer Erosion des periostal gebildeten Knochens an der Innenseite der Crura sowie an korrespondierenden Zonen des Kopfes und der Basis. Wie bei anderen fetalen Knochen sind schon zu früherem Zeitpunkt vaskularisierte Bindegewebeknospen eingewuchert. Ähnlich wie beim Neugeborenen sind bei 345 mm langen Feten Kopf und Basis bilaminär entwickelt. Knorpel besteht lediglich als Abdeckung der Knochenplatten. Schleimhaut ist in Kopf, Basis und Cruraabschnitte invagiert und ersetzt das originale Mark durch enchondrale Knochenbildung. Die sich entwickelnden Blutgefäße ziehen in primitiven Haversschen Kanälen. Die Osteogenese des Steigbügels ist dadurch kompliziert, daß Knorpelsubstanz nicht ersetzt wird, sondern eine periphere Rinne vorliegt und in einigen Fällen auch eine interkrurale Crista. Diese kann sich bei älteren Feten (210 mm) oder Erwachsenen (47 Jahre) noch finden.

ANSON u.Mitarb. (1939) weisen darauf hin, daß zur Zeit der Geburt der Stapes zwar nicht vollständig verknöchert ist, aber die Länge wie bei Erwachsenen besitzt. Bei einem reifen Fetus machte die Länge 3,048 mm aus, bei einem Dreijährigen 3,216 mm, bei einem 57jährigen 2,272 mm und bei einem 70jährigen 2,696 mm. Die Länge der Basis beträgt im Mittel 2,5 mm, die Länge des Crus anterius 2,4 mm, die Länge des Crus posterius ebenfalls 2,4 mm.

Nach ANSON u. BAST (1959) beginnt die *Ossifikation des Incus* in der 16. Keimlingswoche und schreitet dann, ähnlich wie in langen Knochen, rasch fort. Beim 19 Wochen alten Keimling ist das Crus longum incudis von einer periostalen Knochenhülse vollständig eingehüllt. Die enchondrale Knochensubstanz ist in Entwicklung begriffen. Anders als beim Steigbügel wird die Markhöhle durch Knochen und nicht als Folge von einwanderndem Schleimhautgewebe ersetzt. Bei 32 Wochen alten Keimlingen ist das Crus longum vollständig knöchern ausgebildet. Umbauvorgänge am Incus kommen in Form von Destruktion und nachfolgender Rekonstruktion das ganze Leben über vor, und zwar gegensätzlich zum Stapes.

Nach ANSON u. BAST (1946) sind beim 16 mm langen Embryo *Malleus* und *Incus* vorknorpelig (wie auch die Ohrkapsel) nachweisbar. Bei 17 mm langen Embryonen ist der Malleus vom Arcus primus (MECKEL) nur durch eine kleine Einschnürung abgegrenzt. Bei 19,8 mm langen Keimen sind Malleus und Incus knorpelig ausgebildet, bei 25 mm langen ist der Hammer noch mit dem Arcus primus verknüpft. Die Ossifikation des Malleus beginnt bei 117 bis 126 mm langen Feten und damit früher als im Stapes. Am Hammer ist bei 117 mm langen Feten ein kleines Knochenstück an der medialen Fläche des Körpers in der Nachbarschaft der Articulation zu erkennen. Das Caput mallei verknöchert zunächst periostal und enthält eine Markhöhle. Das Manubrium mallei ist knorpelig. Bei 183 mm langen Feten ist der Hammer großteils ossifiziert und besteht aus einer dünnen periostalen Knochenhülse und einem großen Markraum. Bei 222 mm langen Feten sind Caput mallei und Corpus incudis mit Ausnahme der Knorpelflächen ossifiziert. Durch enchondrale Verknöcherung verdicken sich Malleus und Incus deutlich (im Gegensatz zum Stapes) bei 222 mm langen Feten.

Muskeln

M. tensor tympani. Der M. tensor tympani ist vergleichend-anatomisch aus der Muskulatur des 1. Visceralbogens entstanden und wird dementsprechend als Kaumuskel vom N. trigeminus innerviert. Er entsteht aus dem Mesenchym des 1. Kiemenbogens und ist ebenso wie der M. tensor veli palatini Abkömmling des M. pterygoideus medialis. Beide Muskeln werden demnach von durch das Ganglion oticum ziehenden Fasern innerviert.

M. stapedius. Der M. stapedius entstammt dem Material des Hyalbogens (M. styloideus) und ist der stammesgeschichtlich ältere Binnenmuskel. Mit dem M. stylohyoideus und Caput posterius m. digastrici entsteht er gemeinsam, was sich auch durch seine Innervation durch den N. facialis andeutet. Beim 18 mm langen Embryo ist der Muskel sicher nachweisbar (SCHIMERT 1933). (Über trigemino- und acusticostapediale Reflexe s. Bd. I/1 Teil C.)

Membrana tympani (s. Abb. 12)

Die Membrana tympani entsteht aus der Mesenchymschicht zwischen dem Grund des Sulcus branchialis I (1. Kiemenfurche) und dem Saccus pharyngealis I (1. Schlundtasche). Die äußere epitheliale Fläche des definitiven Trommelfells entsteht bei der Bildung des äußeren Gehörgangs, die innere wird von Paukenhöhlenschleimhaut überkleidet. Zwischen beiden Anlagen liegt die dünne Bindegewebeschicht der Lamina propria membranae tympani. Der Annulus tympanicus entsteht zunächst als ein oben offener Knochenring, in den die Pars tensa membranae tympani eingespannt ist. Die Pars flaccida ist oben mit der Pars squamosa ossis temporalis verbunden. Sie wird schon im 5. Keimlingsmonat angelegt, aber erst bei Ausbildung des Prussakschen Raums Ende der Fetalzeit epithelialisiert.

Ärztliche Bedeutung

Beim Neugeborenen liegt wegen der geringen Tiefe des äußeren Gehörgangs die Membrana tympani sehr oberflächlich und steht fast horizontal (s. Abb. 12). Im 2. Lebensmonat beginnt sie ihre Stellung zu ändern, und sich schräger einzustellen.

Auricula

Bei Embryonen von 10–11 mm Länge erscheinen am Hinterrand des 1. und am Vorderrand des 2. Kiemenbogens Wülste, dann je 3 kleine Höckerchen, die Aurikularhöcker. Der dazwischenliegende Sulcus branchialis I verbreitert sich nun zu einer rhombenförmigen Grube, der Ohrmuschelgrube, deren ventrales Ende von den begrenzenden Wülsten überwachsen wird. Aus den ventromedialen Abschnitten der Ohrmuschelgrube geht nach Ausbildung einer Epithelleiste der Meatus acusticus externus hervor. Die Aurikularhöcker verstreichen in der Regel vollständig. Tragus und Antitragus entstehen aus Vorwölbungen der Wand der Ohrmuschelgrube, welche sich in der Gegend der unteren Aurikularhöcker befinden. Der dorsale Teil der 1. Kiemenfurche schwindet. Bei Embryonen von 24 mm Länge sind alle wesentlichen Teile der Ohrmuschel angelegt. Die 3 hinteren und vorderen Höckerchen fließen zu einer vorderen und hinteren Falte zusammen. Oberhalb der äußeren Höckerchen gehen beide Falten ineinander über und umgrenzen so die Anlage der Ohrmuschel. Die unteren Enden bleiben als Höckerchen erhalten. Die endgültige Ohrmuschel wird zu $^2/_3$ von der hinteren und zu $^1/_3$ von der vorderen Reihe gebildet. Im 2. Keimlingsmonat entsteht innerhalb der Ohrmuschel eine einheitliche Knorpelplatte, die sich später in einen dem äußeren Gehörgang zufallenden und in einen in der Ohrmuschel verbleibenden Abschnitt gliedert (weiteres s. Bd. I/1, Teil C).

Ärztliche Bedeutung

Die äußere Ohranlage liegt ursprünglich unter der Mundspaltenebene. Erst mit der Ausbildung des Gesichts und besonders des Unterkiefers rückt sie allmählich nach oben und nach der Seite hin vor, bis sie schließlich in Augenhöhe gelangt. Große individuelle Schwankungen dieser durch die Gesichtsentwicklung bedingten Verschiebung kommen vor. Aus nicht verstreichenden Ohrhöckerchen können Aurikularanhänge, aus den intertuberkulären Zonen Ohrfisteln entstehen (weiteres s. Bd. I/1, Teil C).

c) Os occipitale (s. Abb. 2–5)

Die Knorpelwanne der hinteren Schädelgrube verknöchert normalerweise von 6 Stellen aus. Die beiden Ossa interparietalia bilden sich als Bindegewebeknochen. Aus Ersatzknochen entstehen das Basi-occipitale, zwei Exoccipitalia bzw. Occipitalia lateralia und ein Supra-occipitale. Das Basi-occipitale entsteht normalerweise aus einem unpaaren Knochenkern im hinteren Teil der Basalplatte, die Exoccipitalia in den Partes laterales, unmittelbar über den späteren Canales hypoglossales, die von oben umwachsen werden. Das Gebiet des Condylus occipitalis verknöchert sowohl vom Exoccipitale als auch vom Basi-occipitale aus. Im Tectum posterius entsteht ein unpaarer Knochenkern, das sog. Supra-occipitale. Das Foramen magnum wird dann von den vier Ersatzknochen umgrenzt und ist, zunächst vor allem dorsal, relativ weit. Die dorsale Lücke wird später von einem Zapfen des Os supra-occipitale eingeengt. Der Kern im Basi-occipitale erscheint bei 51 mm, der im Supra-occipitale bei 30 mm, der im Exoccipitale bei 37 mm langen Keimlingen. Die Knochenkerne der Pars basilaris und Partes laterales sind zunächst durch breite Knorpelbrücken – die Synchondroses intra-occipitales – miteinander verbunden.

Foramen magnum

Längen- und Formentwicklung. Nach LOETZKE u.Mitarb. (1978) beträgt die Länge des Foramen magnum (zwischen Basion und Opisthion) bei Feten zwischen 14 und 18 Wochen im Mittel 9,3 mm, bei Feten zwischen 19 und 20 Wochen im Mittel 13,5 mm, bei Feten zwischen 21 und 23 Wochen im Mittel 15,6 mm, bei Feten zwischen 24 und 28 Wochen im Mittel 17,3 mm und bei Feten zwischen 29 und 40 Wochen (33) im Mittel 21,6 mm.

Die mittlere Länge des Foramen magnum beträgt bei Neugeborenen 20,85 (14,0–25,0) mm. Bis zum zweiten Lebensjahr verlängert sich das Foramen magnum im Mittel um ca. 9 mm auf 29,56 (26,0–32,0) mm, bei 15–17jährigen fanden sich Mittelwerte von 34,4 (31,0–38,0) mm (Abb. 13; Tabelle 1).

Tabelle 1. Foramen magnum (LANG u.Mitarb. 1983)

			Länge in mm			
Alter	n	$\bar{x}$	s	$s_{\bar{x}}$	$x_{inf.}$	$x_{supr.}$
Neugeb.	13	20,85	3,21	0,89	14,00	25,00
2–3 Mo.	9	23,22	1,84	0,61	21,00	27,00
4–10 Mo.	9	26,33	4,49	1,50	22,00	34,00
1 Jahr	7	28,71	2,06	0,78	26,00	31,00
2 Jahre	8	29,56	2,41	0,85	26,00	32,00
3 J.	9	31,56	2,96	0,99	26,00	35,00
4 J.	9	32,50	2,60	0,87	29,00	36,00
5 J.	9	33,33	3,88	1,29	27,00	38,50
6+7 J.	7	32,57	2,99	1,13	28,00	35,00
8 J.	6	35,50	1,27	0,50	34,00	37,00
9–11 J.	7	33,14	1,21	0,46	31,00	35,00
15–17 J.	5	34,40	2,61	1,17	31,00	38,00
Erwachs.	90	35,33 ($\pm 0,21$)			30,00	41,40
			Breite in mm			
Alter	n	$\bar{x}$	s	$s_{\bar{x}}$	$x_{inf.}$	$x_{supr.}$
Neugeb.	13	15,3	1,60	0,44	13,00	18,00
2–3 Mo.	9	16,50	1,66	0,55	14,00	19,00
4–10 Mo.	9	18,78	2,17	0,72	16,00	22,00
1 Jahr	7	22,79	2,77	1,05	19,00	28,00
2 Jahre	9	25,83	1,54	0,51	23,50	28,00
3 J.	9	25,89	2,15	0,72	22,00	29,00
4 J.	9	26,50	2,12	0,71	24,00	30,50
5 J.	9	27,72	2,61	9,87	25,00	34,00
6+7 J.	7	27,71	2,56	0,97	24,00	31,00
8 J.	6	28,50	1,38	0,56	27,00	30,00
9–11 J.	7	28,14	1,35	0,51	26,00	30,00
15–17 J.	5	28,40	0,55	0,24	28,00	29,00
Erwachs.	90	29,67 ($\pm 0,24$)			21,40	37,60

2 Halbkreise
Erw. 41,17% Kind 18,36%

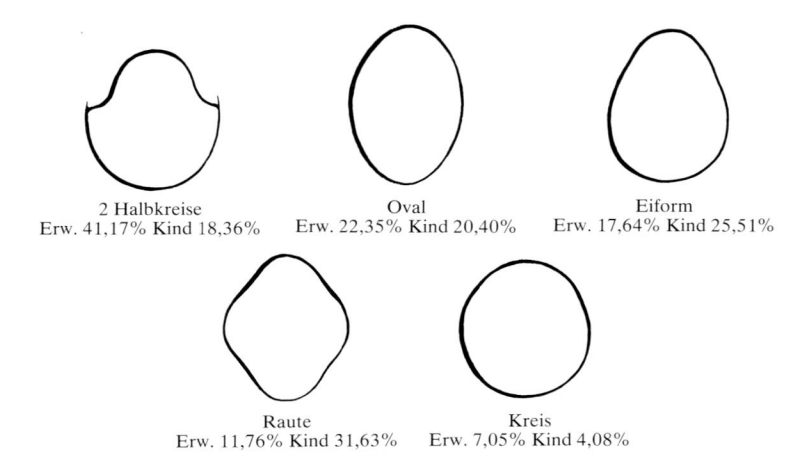

Oval
Erw. 22,35% Kind 20,40%

Eiform
Erw. 17,64% Kind 25,51%

Raute
Erw. 11,76% Kind 31,63%

Kreis
Erw. 7,05% Kind 4,08%

Abb. 13. Foramen magnum, Formtypen

An unserem größeren Untersuchungsgut Erwachsener (BEHRENS 1975) fand sich eine mittlere Länge von 35,33 (30,0–41,4) mm. Nach COIN u. MALKASIAN (1971) beträgt die mittlere Länge 34 (32–36) mm (LANG u.Mitarb., 1983).

Mißbildungen

COIN u. MALKASIAN (1971, in Newton und Potts) betonen, daß bei *Achondroplasie* das Foramen magnum, das vollständig von Knorpelteilen umrandet wird, außerordentlich klein ist. Wenn bei Achondroplasie ein Hydrozephalus entsteht, kann er durch Obstruktion des cerebro-spinalen Flüssigkeitsweges in Höhe des zu kleinen Foramen magnum bedingt sein.

Okzipitale Dysplasie. Ein zu kleines oder asymmetrisches Foramen magnum ist eines der Frühzeichen kraniovertebraler Deformitäten, die am häufigsten durch Assimilation des gesamten oder eines Teils des Atlas mit dem Hinterhaupt entstehen. Ähnliche Asymmetrien können durch premature Synostosen einer oder mehrerer Synchondroses intraoccipitales entstehen, worauf KRUYFF (1965; 8 Patienten) hinwies.

Squama occipitalis

Nach VIRCHOW (1857) stellt der Schuppenteil des Hinterhauptbeins die 4. Anlage des Os occipitale dar, welche sich gegen Anfang des 3. Monats von der Protuberantia occipitalis her ausbreitet und sehr bald zu einem großen dreieckigen oder einem aus 2, mit ihrer Basis zusammengesetzten, Dreiecken bestehenden, vierseitigen Stück heranwächst; seine Spitze erstreckt sich auf der späteren Linea cruciata inferior zum hinteren Umfang des Foramen magnum herab. Zumeist besteht in dieser Gegend eine schmale, nahezu viereckige Platte, welche wie ein Handgriff an der Schuppe sitzt und am besten als Manubrium squamae occipitalis bezeichnet wird (VIRCHOW 1857).

Die Squama occipitalis steht durch die Synchondrosis intraoccipitalis posterior mit den Partes laterales in Verbindung.

Wir unterscheiden auch topographisch 2 Regionen der Squama. Die dünnere Squama nuchalis entwickelt sich ersatzknöchern, die dickere Squama occipitalis als paariger Deckknochen. RANKE (1913) beschrieb 3 Knochenzentrenpaare und gelegentlich ein 4. im oberen Winkel der Squama. Das erste erscheint innerhalb des Knorpelrudiments des Supraokzipitale und läßt einen Streifen entlang des Oberrandes entstehen. Ein zweites Paar Knochenzentren entsteht im Membranteil, oberhalb der Cartilago supra-occipitalis. Jedes Zentrum entsteht im Supra-occipitale, dessen Oberrand es bildet, während der obere Abschnitt den größeren Teil das Interparietale stellt. Die Pars interparietalis wird vervollständigt durch eine andere bindegewebig-ossifizierende Knochenplatte, die aus der Verbindungszone des 3. Knochenzentrumpaares zwischen den lateralen Platten hervorgeht. Nach KEIBEL u. MALL (1910) soll sich das Supra-occipitale aus 2 Paaren von Knochenzentren an der rechten und linken Seite und einem unpaaren zentralen Zentrum entwickeln. Die unteren Knochenstücke entstehen von Zentren innerhalb des Knorpels unmittelbar dorsal des Foramen magnum aus, während die oberen möglicherweise aus zwei sekundären Zentren hervorgehen. Das zentrale Segment entwickelt sich aus einem zusätzlichen unpaaren medianen Knochenzentrum, das möglicherweise mit den Ossicula Kerckringii (SCHAEFFER 1942) zu homologisieren ist. Nach KEITH (1948) bestehen 4 Knochenzentren innerhalb der Squama occipitalis.

SRIVASTAVA (1977) nimmt an, daß oberhalb der Linea nuchae suprema zwei Paare desmaler Ossifikationszentren (2. und 3. Paar von RANKE 1913) jederseits der Mittellinie entstehen, die den interparietalen Abschnitt der Squama ossis occipitalis stellen und gelegentlich das ganze Leben über durch eine Sutur abgetrennt bleiben können.

Condylus occipitalis

Nach TILLMANN u. LORENZ (1978) entsteht das vordere $1/4$ bis $1/7$ der subchondralen Fläche des Condylus occipitalis aus dem Basi-occipitale, der übrige Abschnitt aus dem Exoccipitale des sich entwickelnden Hinterhauptbeins. Dazwischen liegt die Synchondrosis intra-occipitalis anterior, welche im 6. Lebensjahr von den Rändern aus zu verknöchern beginnt, und zwar von ihrem medialen Abschnitt aus. Seltener ossifiziert der laterale Abschnitt früher. Zwischen 7. und 8. Lebensjahr erfolgt der Schluß der Synchondrose. Im vorderen und hinteren Kondylenabschnitt besteht je ein Ossifikationszentrum (s. Abb. 8).

Sutura mendosa

Zwischen Squama nuchalis und Squama occipitalis entsteht seitlich eine in die Schuppe einschneidende Spalte, die sich normalerweise vor der Geburt schließt. Bleibt sie erhalten, dann entsteht zuerst die Fissura, – dann die Sutura mendosa, die entweder in den Sulcus transversus oder in die Seitenwand der Fossa cranialis posterior einschneidet (s. Abb. 8).

Sutura frontalis (metopica) (7–12,3% bei Deutschen)

Os epiptericum ca. 10%

Os postfrontale, 2,75%

Os bregmaticum, ca. 1,16%

Sutura sagittalis

Paramediane Längssutur = Sutura parasagittalis, sehr selten

Zahlreiche Ossa suturalia frontal des Lambda, sehr selten

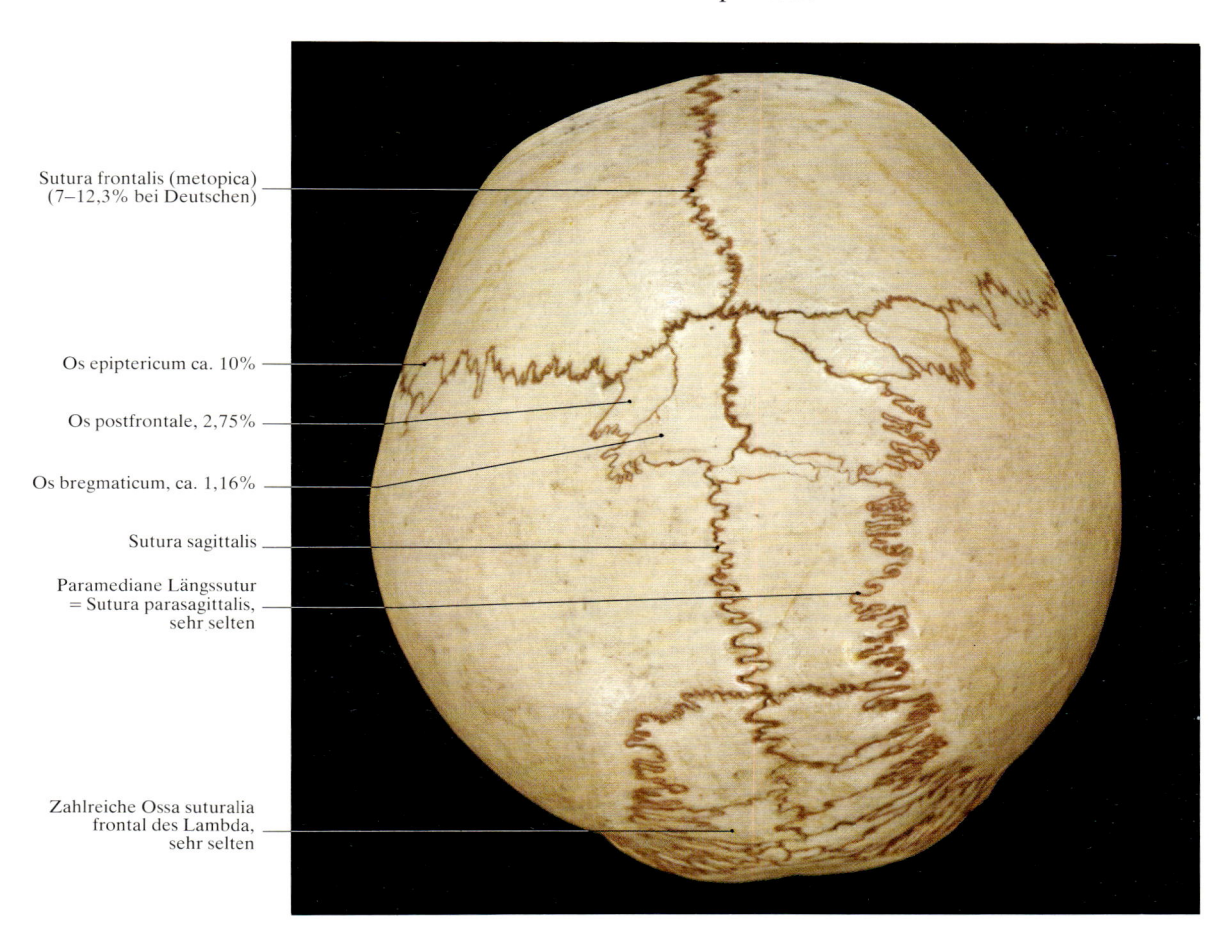

Abb. 14. Zahlreiche Ossa suturalia (aus LANG 1981)

d) Os frontale

Das *Os frontale* wird bei Keimlingen von 30 mm Gesamtlänge paarig angelegt. Etwas unterhalb der späteren Tubera frontalia treten Ende des 2. Keimlingsmonats (30 mm) Knochenkerne auf (BLUMENBACH 1776), die zur Entwicklung einer rechten und linken Stirnschuppe führen. Die Arcus superciliares bilden sich Blumbachs Befunden zufolge erst Ende des 1. Lebensjahres. Beim Neugeborenen sind die Squamae frontales noch voneinander getrennt. In etwa 90% verschmelzen sie nach dem 2. Lebensjahr zu einem Os frontale. Bei ca. 10% bleibt eine Sutur erhalten: Kreuzschädel (Abb. 14). Diese dann vom Bregma zum Nasion verlaufende Naht wird bezeichnet als Sutura frontalis, metopica, frontalis media, mediofrontalis oder frontalis persistens. Der Terminus Sutura frontalis persistens gibt eine entwicklungsgeschichtliche Deutung: die paarigen Knochenanlagen des Os frontale vereinigen sich in der Regel zwischen 1. und 2. Lebensjahr von unten nach oben fortschreitend.

An vielen Schädeln Erwachsener ist jedoch ein kleiner Nahtrest, vom Nasion mehr oder weniger weit aufsteigend, sichtbar. In diesem Abschnitt beteiligen sich komplizierte Ossifikationsprozesse am Aufbau des Stirnbeins. Sekundäre Bildungen von Knochenlamellen schieben sich von den Seiten her gegen die Mediane vor und können zur Ausbildung dieser sekundären Naht führen. Bei unvollständiger Vereinigung bleibt ein mittlerer Stirnstreifen als supranasales Dreieck frei.

e) Os parietale

Das *Os parietale* entsteht aus 2 isolierten Zentren bei Embryonen zwischen 31 und 40 mm. Der untere Knochenkern tritt zuerst auf, und zwar in unmittelbarer Nachbarschaft des Sinus sigmoideus (DZIALLAS 1954). Das 2. Knochenzentrum des Os parietale entsteht weiter dorsal. Beide vereinigen sich früh. Sie besitzen ursprünglich keine Beziehungen zum Gebiet des späteren Tuber parietale (TOLDT 1882). An unserem Untersuchungsgut sind bei Neugeborenen keine *Foramina parietalia* ausgebildet. (Weiteres siehe S. 42).

Ossa suturalia

Über Vorkommen und Bedeutung der Ossa suturalia s. LANG 1981.

3. Postnatales Schädelwachstum

a) Anthropologische Meßpunkte, Linien und Ebenen (Abb. 15)

Um die Wachstumsvorgänge und die normalen sowie pathologischen Schädelformen zu erfassen, wurde eine große Zahl von anthropologischen Meßpunkten und -strecken festgelegt (Winkel s. S. 48).

1. *Asterion:* Treffpunkt von Warzenfortsatz, Scheitelbein und Hinterhauptschuppe
2. *Basion:* Vorderster Punkt des Hinterhauptloches
3. *Bregma:* Vereinigungszone zwischen Sutura sagittalis und Sutura coronalis; wird bei Abweichung aus der Medianen stets in die Median-Sagittal-Ebene projiziert. Seine Bestimmung ist bei Kinderschädeln (Fonticulus anterior) und bei totaler Nahtobliteration nicht möglich.
4. *Dacryon:* Vereinigungspunkt von Os frontale, Maxilla und Os lacrimale an der Margo medialis orbitae.
5. *DH:* (=Deutsche Horizontale=Frankfurter Horizontale=Ohr-Augen-Ebene – Frankfurt, 1884).
Im Jahre 1884 wurde die DH definiert. Sie geht durch den oberen Rand des Porus acusticus externus und durch den tiefsten Punkt des Unterrandes der Orbita (Orbitale).
Nach MARTIN müssen beide Seiten überprüft werden. Da aber in 66% die Orbitalia auf gleicher Höhe liegen (SCHWARZ, 1926; und eigene Befunde) und außerdem beide Ohr-Augen-Linien miteinander keinen größeren Winkel als 4° bilden (MARTIN, SALLER 1957, 1959), wird aus praktischen Gründen das linke Orbitale zur Einstellung benutzt (Weiteres siehe bei Asymmetrie.)
6. *Endinion:* Protuberantia occipitalis interna
7. *Ektokonchion:* Margo orbitalis lateralis, Mittelzone seiner Höhe
8. *Euryon:* Der in der Ansicht von vorne am weitesten nach der Seite zu vorspringende Punkt der Calvaria wird als Euryon bezeichnet. Die mittlere Dicke dieser Schädelzone ist beim weiblichen Geschlecht etwas größer als beim männlichen. Sie beträgt bei $3^1/_2$jährigen Kindern im Mittel 1,9 mm, bei 10jährigen 2,4 mm bzw. 2,6 mm, bei 14jährigen 2,6 mm bzw. 2,8 mm, bei 21jährigen 2,9 mm bzw. 2,8 mm im Mittel an der rechten Seite. An der linken sind sie im Mittel etwas geringer (ROCHE 1953). Die Untersuchungen der Schädeldicke wurden an Röntgenbildern weißer Amerikaner (32 Kinder zwischen 3 Monaten und 17 bzw. 21 Jahren) durchgeführt.
9. *Frontomalare:* Seitlicher Orbitarandbezirk, der am weitesten lateral liegt
10. *Frontotemporale:* Der am weitesten medial gelegene Punkt der Linea temporalis superior: zwischen beiden Frontotemporalia wird die kleinste Stirnbreite gemessen
11. *Glabella:* Einsenkung des Stirnbeins zwischen den Tubera supra-orbitalia
12. *Gnathion:* Der am meisten nach unten vorragende Punkt des Unterkieferunterrandes in der Median-Sagittal-Ebene
13. *Gonion:* Der am weitesten nach unten, hinten und außen vorragende Punkt des Angulus mandibulae
14. *Inion:* Protuberantia occipitalis externa
15. *Infradentale:* Vorderkante des Alveolarfortsatzes des Unterkiefers zwischen beidseitigen Dentes incisivi I, in der Medianebene
16. *Jugale:* (Hinterer Jochbeinwinkel) Scheitel des Winkels an der Außenseite des Os zygomaticum zwischen Hinterrand des Processus frontalis und Oberrand des Processus zygomaticus
17. *Lambda:* Scheitelpunkt des Winkels der Lambdanähte
18. *Maxillofrontale:* Übergangszone der Crista lacrimalis anterior in Sutura frontomaxillaris (in der Regel 2–3 mm vor und etwas oberhalb des Dacryon).
19. *Nasion:* Sutura nasofrontalis in der Medianen
20. *Nasomaxillofrontale:* Vereinigungszone von Os nasale, Maxilla und Os frontale
21. *Nasospinale:* Tiefster Punkt des Unterrandes der Apertura piriformis, der in die Mediansagittale projiziert wird. Das Nasospinale kennzeichnet meist die Basis der Spina nasalis anterior
22. *Opisthion:* Hinterster Punkt des Hinterhauptloches
23. *Opisthocranion:* Der am meisten nach dorsal vorspringende Punkt des Hinterhauptes in der Median-Sagittal-Ebene. Er liegt fast stets im Bereich der Squama ossis occipitalis.
24. *Orbitale:* Tiefster Punkt des Unterrandes der Augenhöhle im lateralen Abschnitt der Margo infra-orbitalis
25. *Paranasion:* Am tiefsten eingesunkener Hautteil der Radix nasi
26. *Porion:* Der senkrecht über der Mitte des Porus acusticus externus gelegene Randabschnitt des äußeren Ohrloches
27. *Prosthion:* Alveolarrand des Oberkiefers zwischen den beidseitigen Dentes incisivi$_1$ in der Median-Sagittal-Ebene
28. *Pterion:* Nahtstück anstelle der vorderen Seitenfontanelle (sehr unterschiedlich aufgebaut)
29. *Supra-orbitale:* Schnittpunkt einer durch die höchsten Erhebungen der Margines supraorbitales gelegten Horizontalen mit der Mediansagittalen
30. *Vertex:* Höchster Punkt des in die DH eingestellten Schädels in der Median-Sagittal-Ebene
31. *Zygoma:* Punkt über der Mitte des Jochbeinbogens
32. *Zygomaxillare:* Der am tiefsten gelegene Punkt der Sutura zygomaticomaxillaris

Reidsche Basislinie (REID, Robert William 1851–1939): Geht durch die Margo orbitalis inferior und das Zentrum des Meatus acusticus externus und schneidet das Os occipitale unmittelbar unterhalb der Protuberantia occipitalis externa (1884).

Längenmessung: Als *Längenmaß* gilt die Nasion-Inion-Länge. Daneben wurde die Nasion-Basion-Linie für die Länge und Umformung der Schädelbasis benutzt. Häufig werden die Basislängen mit dem Schädel-Breiten-Index korreliert.

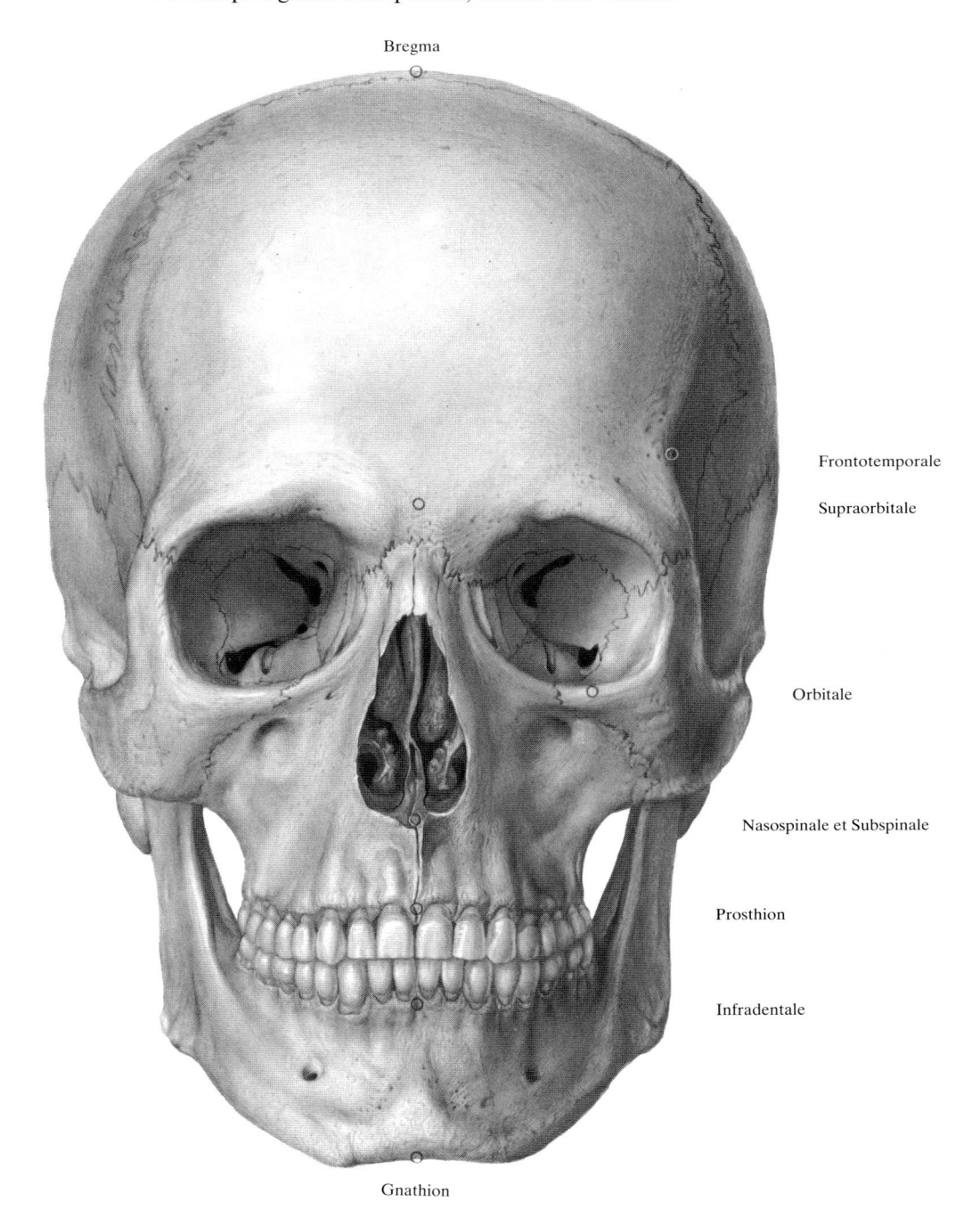

Abb. 15. Schädel eines Erwachsenen von vorne mit Anthropologischen Meßpunkten

Breitenmessung: Die größte Breite der Schädelbasis ist die *Biaurikularbreite,* hinter welcher die Mastoidalbreite um 2 mm–25 mm zurücksteht. Die Differenz beider Maße ist im allgemeinen bei Brachyzephalen größer als bei Dolichozephalen. Die Mastoidalbreite schwankt zwischen 106 mm und 112 mm beim Mann (Bayern und Tiroler) und zwischen 102 mm und 110 mm bei Frauen (Bayern und Tiroler). Die Biaurikularbreite schwankt bei der alpineuropäischen Gruppe zwischen 118 mm und 142 mm, die Mastoidalbreite zwischen 101 mm und 120 mm. Beide Maße sind stets kleiner als die größte Breite im Parietalbereich.

Bei Dolichozephalen befindet sich die größte Schädelbreite im Bereich der Ossa parietalia, bei Hyperbrachykranen im Bereich der Ossa temporalia oberhalb des Porus acusticus externus oder auf dem untersten Abschnitt der Ossa parietalia (MARTIN-SALLER 1959).

Gesichtswinkel nach CAMPER*:* CAMPER (1792) verwendete eine Horizontallinie, die längs des untersten Teils der Nase (nach seinen Abbildungen Spina nasalis anterior) und dem Gehörgang (nach seinen Abbildungen Oberrand des Meatus acusticus externus) verläuft. Weiterhin verwendete er Vertikallinien, deren hinterste am so eingeordneten Schädel den hinteren Schädelrand markierte, eine weitere, die am Vorderrand des Meatus acusticus externus senkrecht zog und seiner Meinung nach in der Schwerelinie des ganzen Körpers verläuft und auch die Gegend der Condyli occipitalis angibt, und rostral schließlich eine Linie, die längs des Nasenbeins (Wurzelgegend) und der Stirn (Glabella oder Arcus superciliaris) die Vorderfläche der Incisivi und des Kinns tangiert. Diese Gesichtslinie bildete mit der Horizontallinie bei einem Neger z.B. einen Winkel von 70° (=Gesichtswinkel). Bei Europäern bestimmte CAMPER Gesichtswinkel von 80°. Er bemerkte, daß der Gesichtswinkel in der Natur eine äußerste Größe und eine äußerste Kleinheit (70°–80°) besitze. Alles, was darüber liege, sei nach Kunstregeln gemacht und alles, was sich unter 70° neige, gäbe eine Ähnlichkeit mit Affen. Eine Tangente am Unterrand des Corpus mandibulae zeigt seiner Meinung nach die Schrägheit des Unterkiefers an.

b) Allgemeines zum Wachstum des Schädels

Eine Reihe von Forschern (DAVENPORT 1940; FORD 1958; ENLOW 1968; WECHSELBERG u. WESSELY 1972) wiesen besonders auf die unterschiedlichen Wachstumseigenschaften von Gehirn- und Gesichtsschädel hin. Nach ENLOWS Meinung erfährt das Schädeldach eine Größenzunahme überwiegend durch suturales Wachstum, während beim Gesichtsschädel ein weit vielgestaltigerer Wachstumsmechanismus vorläge (suturales Wachstum, Knochenapposition am Alveolarkamm und am Tuber maxillae sowie ständig ablaufende An- und Abbauvorgänge: Remodellierung). Daß derartige Remodellierungen natürlich auch am Gehirnschädel erfolgen müssen, liegt auf der Hand.
Nach SCHWALBE (1902) sind für die Gestaltung des Schädels 1. das Wachstum des Gehirns und 2. die Einwirkung der den Schädel bedeckenden Muskeln verantwortlich.
Das wachsende Gehirn erzeugt die Protuberanzen im Bereich der Gyri. Die Muskelbedeckung hindert, wie dies auch FICK (1911) nachgewiesen hat, eine Verdickung der Schädelwand. Demnach müßte im Schläfenbereich eine Abplattung vorliegen, ebenso wie im Bereich der Pars nuchalis ossis occipitalis. Da dies nur teilweise der Fall ist, kann die Schlußfolgerung von FICK nicht zutreffen. Das Muskelrelief ist im Bereich der Fossa temporalis als gleichsam sekundär aufgetragen zu bezeichnen. Der Druck des Temporalmuskels wirkt nicht wesentlich gestaltend auf die Schädelkapsel ein. Auch der Muskelzug (Druckbeanspruchung und Biegebeanspruchung) bewirkt Spannungen, wobei die Spannungen auf der Druckseite der Biegung stets größer sind als auf der Zugseite. Ist die aktuelle Spannung größer oder kleiner als die Sollspannung, so wird entsprechend mehr Knochengewebe angebaut bzw. abgebaut. Übersteigt die Größe der Istspannung einen bestimmten Wert, so tritt an Stelle des Anbaues von Knochengewebe pathologischer Abbau.

c) Basis cranii

Im Bereich der Basis cranii erfolgt das Schädelwachstum vorwiegend an den Synchondrosen. MERKEL (1882) untersuchte das Schädelwachstum und grenzte *zwei Entwicklungsperioden* voneinander ab:

Entwicklungsperioden

1. Periode
1. Phase: schnelles, gleichmäßiges Wachstum im 1. Lebensjahr
2. Phase: ungleichmäßiges, oft sprunghaftes Wachstum bis zum 5. und 6. Lebensjahr, nur noch geringes Längenwachstum der in und dicht neben der Mittellinie liegenden Teile
3. Phase: 6. und 7. Lebensjahr. Entstehung der Stirnhöhlen; Keilbeinkörper, Hinterhauptloch, Schläfenpyramide und Horizontalplatte des Siebbeins endgültig ausgebildet. Völlige Wachstumsruhe bis zur Pubertät.

2. Periode. Nach der Pubertät Verlängerung der Gesichtsbasis, kräftige Entwicklung des Stirnbeins, Vertiefung des Gesichts, Dauer bis zum 23. Lebensjahr. Eigene Befunde grenzen diese Angabe in einigen Punkten ein.

Längenwachstum (Abb. 16)

Nach ZUCKERMAN (1955) ist das Längenwachstum der Basis cranii im achten Lebensjahr etwas über die Hälfte erfolgt. An unserem Untersuchungsgut beträgt der Abstand zwischen Foramen caecum und Protuberantia occipitalis interna bei Neugeborenen im Mittel 97 mm, zwischen 4. und 5. Lebensjahr 133 mm und beim Erwachsenen 140,5 mm. Ein besonders rasches Wachstum erfolgt zwischen Geburt und 7. Lebensmonat (s. Tabelle 2). Der basi-occipitale, basisphenoidale und präsphenoidale Abschnitt und andere setzen das Wachstum zwischen Pubertät und Erwachsenenalter fort. Signifikant vergrößert sich nach ZUCKERMAN (1955) die sog.

Tabelle 2. **Entwicklung der inneren Schädellänge – Foramen caecum – Protuberantia occipitalis interna** (LANG u. GÖTZFRIED 1982)

Alter	Mittelwerte (cm)	Minimum	Maximum
Neugeborene	9,7	9,7	9,7
3–5 Mon.	10,1	9,9	10,4
7 Mon.	11,8	11,8	11,8
1 Jahr	11,5	11,2	11,8
2–3 Jahre	12,8	11,6	13,9
4–5 Jahre	13,3	11,9	14,3
6–8 Jahre	13,8	13,4	14,8
9–11 Jahre	13,5	12,9	13,9
15–17 Jahre	13,3	11,6	15,3
Erwachsene	14,0	12,7	15,9

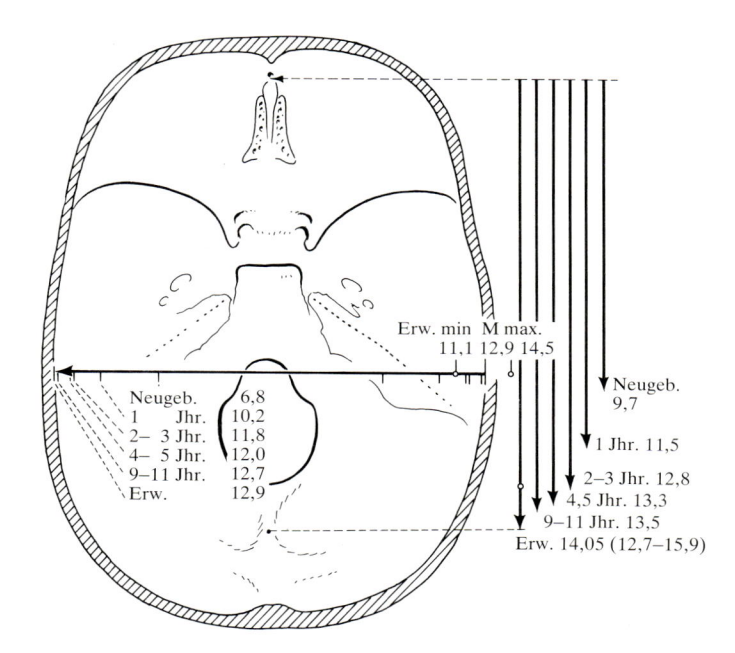

Abb. 16. Innere Schädellänge und Schädelbreite
Postnatale Vergrößerung (aus LANG 1981)

basikraniale Achse (Basion, Hypophysenpunkt) nach dem Durchbruch der Milchzähne. Auch der Längsdurchmesser des Foramen magnum ist bei Erwachsenen signifikant größer als bei Kindern unter 6–8 Jahren. ZUCKERMAN ist wie wir der Meinung, daß der hintere Schädelbasisabschnitt sein Wachstum früher als zentrale und vordere Teile abgeschlossen hat.

d) Fossae craniales

Wachstumsverschiebungen

Die Bodenregionen der Fossae craniales verhalten sich während des postnatalen Wachstums außerordentlich unterschiedlich gegenüber der DH-Ebene. Im Bereich der Fossa cranialis anterior steigen die Strukturen der Knochen im wesentlichen nach aufwärts. Im Bereich der Fossa cranialis media bleibt z.B. die Bodenregion etwa gleichhöhig. Das Tuberculum sellae verlagert sich nach aufwärts, ebenso wie der Boden der Fossa hypophysialis und geringfügig auch die Margo superior partis petrosae. Im Bereich der Fossa cranialis posterior kommt es zum Absinken der tiefsten Bodenzone, während der Boden des Meatus acusticus internus beim Erwachsenen und beim Neugeborenen annähernd gleichhöhig zur DH steht. Zwischen 1. und 9. Lebensjahr sind die Mittelwerte etwas geringer.

• **Fossa cranialis anterior** (Abb. 17)

Der Boden der Fossa cranialis anterior wächst postnatal während der ersten 2–3 Jahre rasch, dann sehr viel langsamer in die Länge und hat mit 7–8 Jahren fast seine endgültige Längenausdehnung erfahren. Die vor der Türkensattelregion gelegenen Abschnitte der Basis cranii anterior verändern ihre Form insbesondere durch die Pneumatisation der Ossa frontale et ethmoidale. Der Boden der Fossa cranialis anterior im Bereich des Planum sphenoidale liegt beim Neugeborenen im Mittel 16 mm, beim 9jährigen 20,5 mm und beim Erwachsenen 23,8 mm oberhalb der DH (LANG u. Mitarb. 1976, Abb. 17).

Abweichend von MERKELS Beobachtung berichtet FORD (1958), daß die Lamina cribrosa ossis ethmoidalis ihr Längenwachstum bereits im frühen Alter von 2 Jahren abgeschlossen hat. Die Länge des Mittelabschnitts der Lamina cribrosa wächst vom Neugeborenen (20,8 mm) bis zum Erwachsenen (25,2 mm) nur geringfügig heran. Die von uns korrigierten Werte nach Röntgenaufnahmen von GEFFERTH (1976) liegen etwas unter den anatomisch errechneten Daten. Nach dem 7. Lebensjahr vergrößern sich Lamina cribrosa und Planum sphenoidale nicht mehr. Sie geben deshalb eine ausgezeichnete Bezugslinie für das Wachstum darunter gelegener Gesichtsabschnitte ab. BERGERHOFF (1953) stellt fest, daß der Abstand vom Tuberculum sellae zum Übergang der vorderen Schädelbasis in die Tabula interna ossis frontalis schon beim $2^1/_2$jährigen seine endgültige Ausdehnung erreicht hat.

Nach LOETZKE u.Mitarb. (1978) beträgt der Abstand zwischen Nasion und Tuberculum sellae bei etwa 16 Wochen alten Feten (14–18) im Mittel etwa 15 mm, bei 19–20 Wochen alten 22 mm, bei 21–23 Wochen alten 25 mm, bei 24–28 Wochen alten 29 mm und bei 29–40 Wochen alten Feten

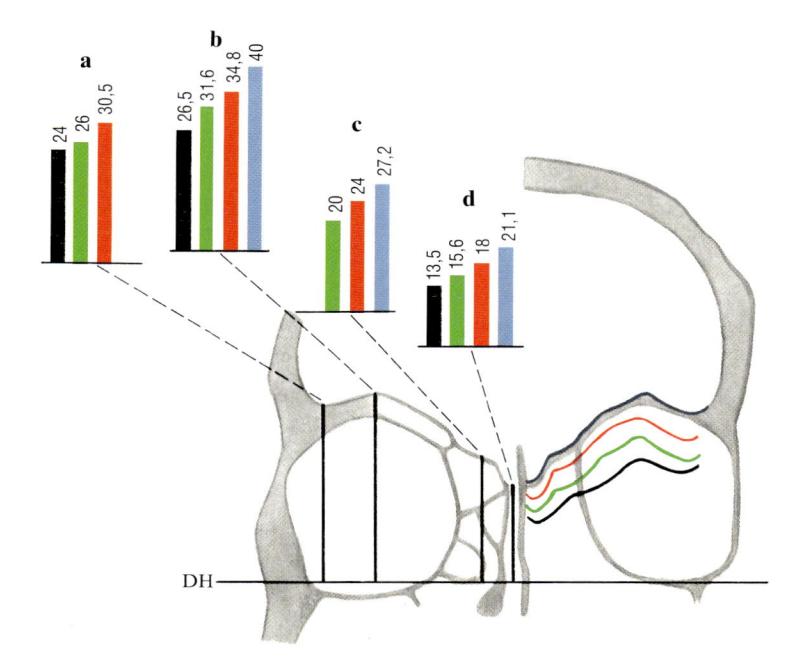

Abb. 17. Fossa cranialis anterior
Anstieg der Bodenregion gegenüber der Deutschen Horizontalebene
a) Fovea endofrontalis lateralis. **b)** Eminentia endofrontalis.
c) Fovea endofrontalis medialis. **d)** Lamina cribrosa
Schwarze Säulen- und Höhenlinien = 6 Monate; *grüne* = 2 Jahre;
rote = 6 Jahre; *blaue* = Erwachsener
Maße in $\bar{x}$ mm nach LANG u.Mitarb. (1976)

35 mm. Nach ZUCKERMAN (1955) mißt die Distanz zwischen Tuberculum sellae und Nasion bei unter Einjährigen 40 mm, bei 1–2jährigen im Mittel 45 mm, bei 3–5jährigen 49 mm, bei 6–8jährigen 54 mm und bei 15–21jährigen 56 mm, bei Erwachsenen 59 mm. Nach FORD (1958), der diese Strecke vom Hypophysenpunkt (=Vorderrand der Fossa hypophysialis) aus vermessen hat, macht bei Neugeborenen diese Distanz im Mittel 38,1 mm aus. Bei Erwachsenen (12) kommt er auf einen Mittelwert von 59,7 mm. An unserem Schädelmaterial ergab sich ein Abstand Foramen caecum – Tuberculum sellae bei Erwachsenen von $42,57 \pm 4,61$ (28–50) mm. Die Strecke Hypophysenpunkt – Foramen caecum mißt nach FORD (1958) bei Neugeborenen im Mittel 34,2 mm, bei 2–6jährigen 39,0 mm, bei 6–8jährigen ca. 46 mm, ein Wert, der bis ins Erwachsenenalter gleich bleibt. Die Distanz Foramen caecum – Nasion hängt wesentlich von der Entwicklung des Sinus frontalis ab. Bei Neugeborenen beträgt die Schädeldicke an diesem Abschnitt nach FORD (1958) 3,0 mm, bei $1\frac{1}{2}$–2jährigen 4,3 mm, bei 2–6jährigen etwa 7 mm, bei 6–8jährigen ca. 8 mm, bei 8–14jährigen 9,6 mm, bei 14–20jährigen ca. 12 mm und bei Erwachsenen im Mittel 15 mm einschließlich des Sinus frontalis (s. auch Abb. 22).

Planum sphenoidale

Beim Neugeborenen ist das Planum sphenoidale, die ebene Oberfläche der vorderen Sphenoidabschnitte zwischen den beiden kleinen Keilbeinflügeln, noch nicht vollständig ausgebildet. Während des ersten Lebensjahres wächst das präsphenoidale mediale Knochenzentrum in die Höhe und verbindet sich mit der vorderen oberen Wurzel des kleinen Keilbeinflügels. Diese Vereinigung trägt zur Bildung des Planum sphenoidale bei. Beide vorderen oberen Wurzeln der kleinen Keilbeinflügel können sich auch vergrößern und in der Mittellinie ohne Beteiligung des medialen Knochenzentrums des Präsphenoid vereinigen.

Unterschiedliches Längenwachstum. Nach KIER (1968) ist das Breiten- und Längenwachstum des Planum außerordentlich unterschiedlich. Es erfolgt vorwiegend während des ersten Lebensjahres. Der Hinterrand des Planum (Limbus sphenoidalis) ist vom darunterliegenden Präsphenoid noch eine längere Periode abgrenzbar. Beim Erwachsenen sind beide Strukturen miteinander vereinigt. Wird die Region des Präsphenoid vom Planum nicht überlappt, dann bleibt diese Region als definitiver *Sulcus prechiasmatis* bestehen. Deshalb kommen bei kurzem Planum breite Sulci prechiasmates vor, bei langem Planum ein enger Sulcus. Das nach dorsal wachsende Planum bewirkt auch eine Verlängerung des Dachabschnittes des Canalis opticus.

Röntgenologisch. Beim Neugeborenen ist röntgenologisch das Planum sphenoidale nicht angelegt. Die Tuberculum sellae-Region ist in 98% sichtbar, in 15% die Synchondrosis intrasphenoidalis. Das Dach des Canalis opticus ist die oberste Struktur des Os sphenoidale. An seitlichen Röntgenbildern von Kindern (bis 5 Jahre) läßt sich

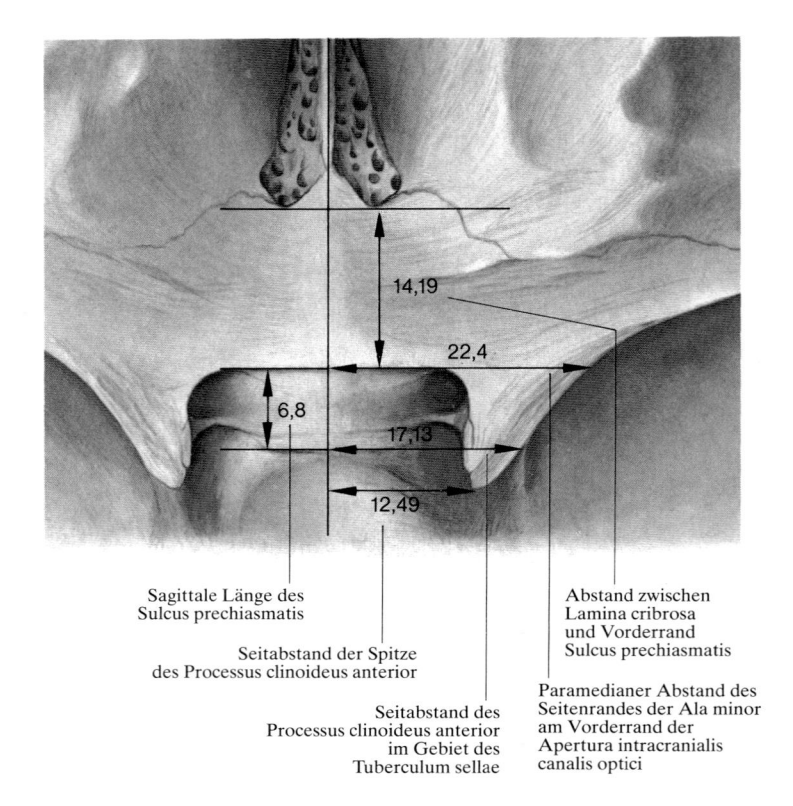

Abb. 18. Sagittal- und Transversalabstände hinterer Abschnitte der Fossa cranialis anterior und der Regio hypophysialis
(in mm, Mittelwerte)

1. stets der vordere obere Rand der Sella (=Tuberculum sellae) nachweisen
2. die untere Wurzel des kleinen Keilbeinflügels nur schwer erkennen
3. ist der Limbus sphenoidalis in 18% nicht mit dem unterlagernden Sphenoid vereinigt

Sulcus prechiasmatis

Abstand vom Tuberculum sellae (Abb. 18, Tabelle 3). Eigenartigerweise vergrößert sich an unserem Untersuchungsgut der Abstand zwischen Vorderrand des Sulcus prechiasmatis, der früher als Limbus sphenoidalis bezeichnet wurde, und Tuberculum sellae zwischen der Neugeborenenzeit (6,14 mm) und dem Erwachsenenalter (6,80 mm im Mittel) nicht (Tabelle 3).

Diese Befunde stimmen mit den Ergebnissen röntgenologischer Beobachtungen überein. BECKER (1960) untersuchte 181 Röntgenaufnahmen von Kindern und Jugendlichen. Er stellte fest, daß die Längsausdehnung des Sulcus im Mittel 7,23 mm (4–13 mm) beträgt und Häufungen bei 5–9 mm auftreten. Altersbedingte Unterschiede konnte er nicht feststellen. Da andererseits bekannt ist, daß die Lamina cribrosa postnatal zunächst bis zum 9. Lebensjahr in die Länge wächst, die Erwachsenenwerte jedoch wieder denen von Neugeborenen entsprechen (SCHMIDT, 1974), muß das Län-

Tabelle 3. Abstand, Vorderrand des Sulcus prechiasmatis vom Tuberculum sellae, in x̄ mm (LANG u. BRÜCKNER 1981)

	x̄	n	
Neugeborene	6,14	5	
2 + 3 Monate	5,45	8	
4–7 Monate	6,25	5	
1 Jahr	7,15	3	
2 Jahre	6,92	5	
3 Jahre	6,53	6	
4 Jahre	5,90	7	
5 Jahre	6,37	10	
6 + 7 Jahre	6,50	3	
8 Jahre	7,55	4	
9–11 Jahre	6,75	3	
16–17 Jahre	6,92	3	
Erwachsene	6,80		
	n = 57		Keine Längenzunahme!
	s_x = 1,55		(x̄-Werte der Kinder
	Σd^2 = 134,52		liegen alle innerhalb
Minimum	3,3 mm		$\pm s_x$-Bereich der
Maximum	10,3 mm		Erwachsenen)

genwachstum des Bodens der Fossa cranialis anterior postnatal im Mittelbezirk im Bereich des Planum sphenoidale erfolgen, da sich der Abstand des Mittelpunkts des Vorderrands der Fossa hypophysialis (Hypophysenpunkt) zum Foramen caecum nach FORD (1958) zwischen der Neugeborenenzeit und dem Erwachsenenalter von im Mittel 34,2 mm auf 46,3 mm vergrößert. Er kommt damit zu ähnlichen Ergebnissen wie SCOTT (1958), der Abstände für diese Zone von 29 mm (Neugeborener) bis 47 mm (45–50 mm) bei Erwachsenen angibt. Auch HOCHSTETTER hat 1946 bereits darauf hingewiesen, daß postnatal das vom Planum sphenoidale eingenommene Gebiet viel stärker in die Länge wächst als etwa die Lamina cribrosa.

Processus clinoideus anterior

Wachstumsverschiebung (s. Abb. 18). Der Processus clinoideus anterior verdickt sich vom Neugeborenenalter an im Bereich seines Wurzelgebiets von 2,82 mm auf etwa 6 mm bei Erwachsenen, der Abstand seiner Spitzenregion von der medianen Sagittallinie vergrößert sich von 7,06 mm auf etwas über 12,5 mm (Mittelwerte). Auch sein Seitenrand in der Zone des Tuberculum sellae verlagert sich zunehmend von 8,6 mm bis 9 mm bei Neugeborenen auf etwas über 17 mm seitlich der Medianebene. Gleichartige Wachstumsverschiebungen nach der Seite erfolgen im Übergangsgebiet von Processus clinoideus anterior und Ala minor ossis sphenoidalis = Seitenrandhöhe des Sulcus prechiasmatis.

Ärztliche Bedeutung

Für die Deutung von axialen Computertomogrammen sowie den frontolateralen und temporalen Zugang zur Regio hypophysialis ist die Kenntnis dieser Abstandvergrößerung paramedianer Schädelstrukturen wichtig.

Regio hypophysialis (Abb. 19)

Nach KIER (1968) ist die Region des Tuberculum sellae (vorderer oberer Rand der Hypophysengrube) die letzte, welche während der pränatalen Periode verknöchert (Keimlinge zwischen 7 und 40 Wochen). Zwischen der 26. und 40. Keimlingswoche schreitet die Ossifikation der vorderen Sellawand fort. Bei Neugeborenen ist

1. das Planum sphenoidale nicht ausgebildet
2. ein knöchernes Tuberculum sellae besteht in 98%
3. ein intrasphenoidaler Knorpelabschnitt ist in 15% nachweisbar
4. die obere Wand des Canalis opticus ist der oberste Abschnitt des Os sphenoidale (abgesehen von der Ala minor)

An 100 Kindern (normale Entwicklung) zeigte sich, daß die untere Wurzel des kleinen Keilbeinflügels nicht vollständig ausgebildet ist.

Nach VANNUCCI u. CASTALDI (1926) beträgt der anteriorposteriore Durchmesser des Türkensattels beim Neugeborenen im Mittel 6 mm, bei 1jährigen 7 mm, bei 3jährigen 10 mm und bei 5jährigen 8 mm. Die Breite mißt bei 4–6jährigen 6 mm, bei 8–10jährigen 9 mm und bei 12–14jährigen 10 mm. Die vertikale Ausdehnung nimmt von 4 mm beim Neugeborenen auf 5 mm bei 4–6jährigen, 7 mm bei 8–10jährigen und 9 mm bei 12–14 jährigen zu.

Der Boden der Fossa hypophysialis und das Tuberculum sellae verlagern sich während des postnatalen Wachstums etwas nach aufwärts (LANG u.Mitarb. 1976). Das Tuberculum sellae wandert auch gegenüber der Nasion-Sella-Linie etwa 1,2 mm aufwärts (als Meßpunkt für die Sella wurde von BJÖRK [1955] das Sellazentrum benutzt). Er nimmt an, daß sich sowohl das Tuberculum als auch das Dorsum sellae während dieser Zeit durch appositionelles Wachstum etwas vergrößern. An unserem Untersuchungsgut (LANG u.Mitarb. 1976) befindet sich das Tuberculum sellae im Mittel beim 1½jährigen Kind ca. 13,2 mm oberhalb der DH, bei 4jährigen 16,4 mm und bei 9jährigen 19 mm über der DH (Abb. 20).

Fossa cranialis media

Nach DABELOW (1929) senkt sich der Boden der Fossa cranialis media vom Neugeborenen bis zum Erwachsenen deutlich ab. Unseren Befunden zufolge bleibt er gegenüber der DH jedoch gleichhöhig etwa auf der Nullinie.

Ala minor ossis sphenoidalis

Einstellung zur Transversalen. Nach DABELOW (1929) steht bei jungen Keimlingen die Ala minor zunächst steil und legt sich dann nach abwärts. Um die Zeit der Geburt steht sie noch immer oberhalb einer Horizontalen, beim Erwachsenen dagegen erreicht sie diese in der Regel. Gelegentlich weise sie sogar unterhalb einer Waagerechten. An Wachsabdrücken der Fossa cranialis media-Bodenregion konnte DABELOW nachweisen, daß die Ala major im 3. Keimlingsmonat

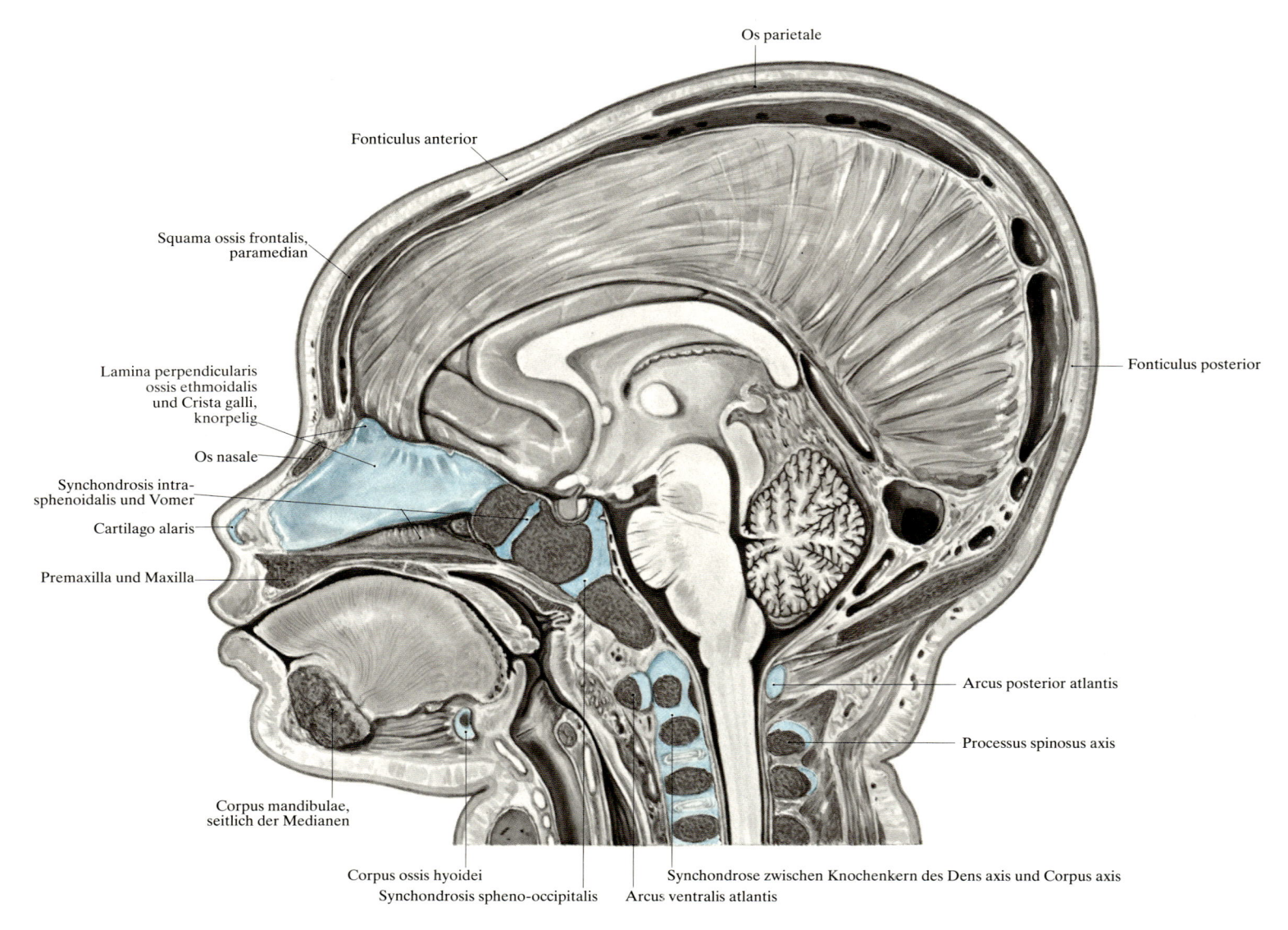

Abb. 19. Schädel eines Neugeborenen
Sagittalschnitt von medial

noch so steil steht, daß eine vertiefte Fossa cranialis media (wie beim Erwachsenen) nicht nachzuweisen ist. Mit dem später eintretenden Wachstum des Schläfenlappens setzt eine zunehmende Vertiefung ein, die sich auch nach der Geburt noch fortsetzt. DABELOW orientierte seine Ausgüsse an der Fossa hypophysialis, die unseren Befunden nach ihrerseits postnatal gegenüber der DH nach aufwärts verlagert wird, und gibt keine Maße für diese Wachstumstendenz an.

Fossa cranialis posterior (s. Abb. 20)

Die Wachstumsvorgänge im dorsalen Abschnitt der Schädelbasis sind weitaus komplizierter. Während im Bereich der Fossa cranialis anterior verhältnismäßig geringfügige Verlängerung durch suturales Wachstum erfolgt, ist für das Längenwachstum im Clivusbereich die Synchondrosis spheno-occipitalis verantwortlich. Die Pars basilaris ossis occipitalis wird dorsalwärts und kaudalwärts verlagert. Der Abstand zwischen Sella und Foramen magnum, bzw. Basion vergrößert sich zwischen dem 12. und 20. Lebensjahr um etwa 4–5 mm. Durch Suturenwachstum in seitlichen Teilen der Fossa cranialis posterior verlängern sich gleichzeitig laterale Abschnitte der Schädelbasis. Nach NOBACK und MOSS (1956) erweitert sich die Fossa cranialis posterior nach lateral und rotiert gegenüber dem Gesichtsschädel nach kaudal. Gleichzeitig verändert sich die Foramen magnum-Ebene. Die Abwärts- und Rückwärtsrotation gegenüber der Ebene des Canalis semicircularis lateralis beträgt etwa 28°. Der Boden der Fossa cranialis posterior sinkt von ca. 12 mm bei Neugeborenen und bis 6 Monate alten Kindern über 15 mm beim 4jährigen Kind bis zu einem Mittelwert von 23 mm bei Erwachsenen unter der DH ab (LANG u.Mitarb. 1976).

Mit dem Heranwachsen des Os temporale, der Fovea und Eminentia articularis sowie der Mandibula verlagert sich das

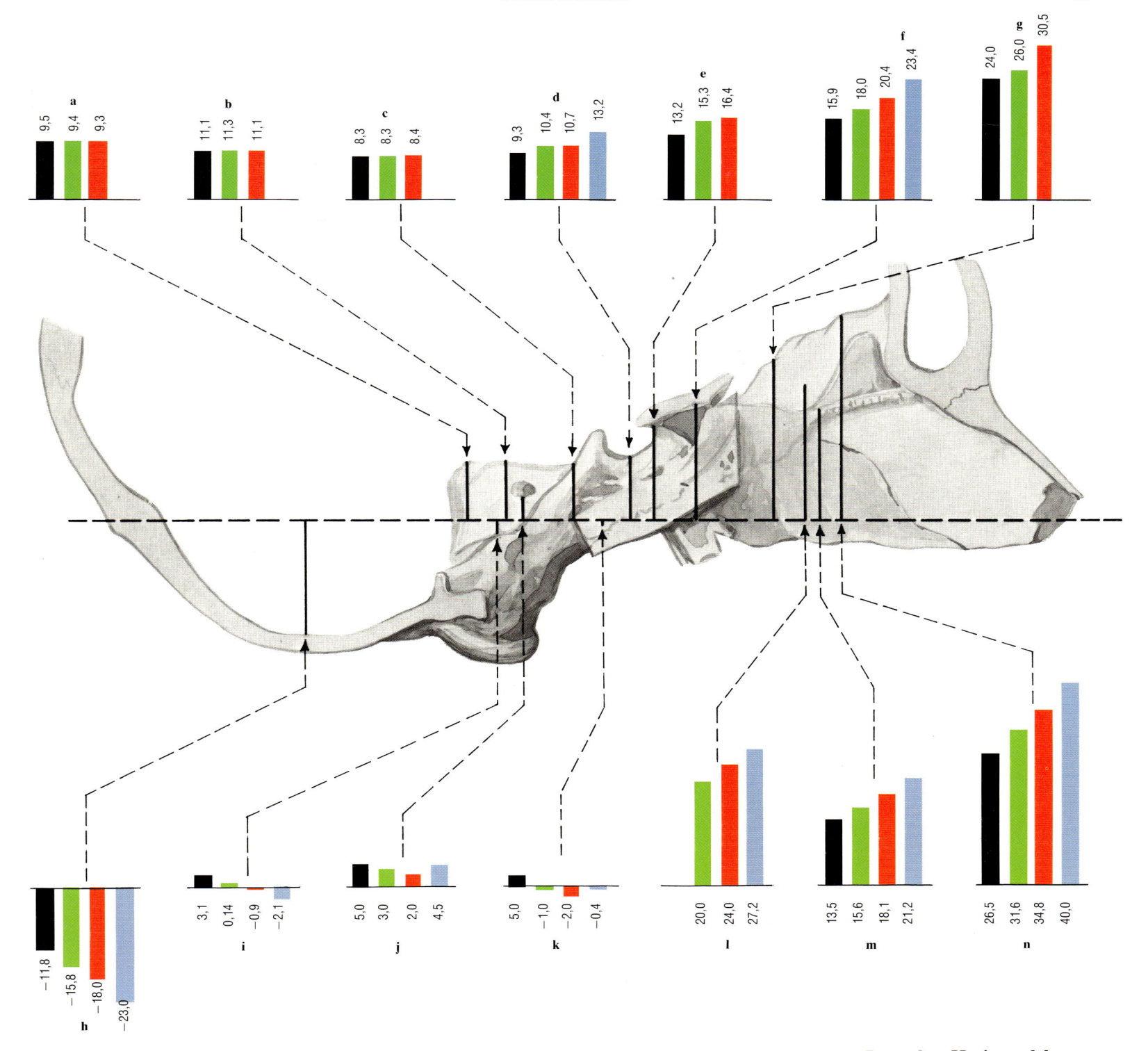

Abb. 20. Postnatale Aufwärts- bzw. Abwärtsverlagerungen verschiedener Schädelkonturen gegenüber der Deutschen Horizontalebene. Maße in $\bar{x}$ mm (nach Lang u. Mitarb. 1976)

a) Margo superior partis petrosae. **b)** Eminentia arcuata. **c)** Margo superior partis petrosae, medialer Abschnitt. **d)** Fossa hypophysialis, Boden. **e)** Tuberculum sellae. **f)** Planum sphenoidale. **g)** Fovea endofrontalis lateralis. **h)** Fossa cranialis posterior, tiefste Bodenzone. **i)** Tuberculum jugulare. **j)** Meatus acusticus internus, Boden. **k)** Fossa cranialis media, tiefster Bodenabschnitt. **l)** Fovea endofrontalis medialis. **m)** Lamina cribrosa (Maße jedoch im Mittelbezirk). **n)** Eminentia endofrontalis

Kiefergelenk gegenüber der Fossa cranialis anterior nach dorsal, so daß sich der Abstand zwischen Nasion und Kiefergelenk zwischen dem 12. und 20. Lebensjahr um 7,5 mm vergrößert. Die Mandibula rückt dabei um etwa 3 mm dorsalwärts (BJÖRK 1955). Das Absenken der Hinterhauptregion bedingt an unserem Untersuchungsgut keine wesentliche Änderung des Schädelbasiswinkels und bewirkt lediglich eine Vergrößerung des Foramen magnum-Winkels um 1,2° (s. dort). Das Längenwachstum des Foramen magnum erfolgt nach ZUCKERMAN (1955) während des 2. Lebensjahres sehr rasch um 77%. An unserem Untersuchungsgut liegt ein Wachstumsschub zwischen Neugeborenenzeit und 10. Lebensmonat vor. Anschließend erfolgt eine kontinuierliche Verlängerung. Über die Breitenentwicklung des Foramen magnum gibt Tabelle 1 Auskunft.

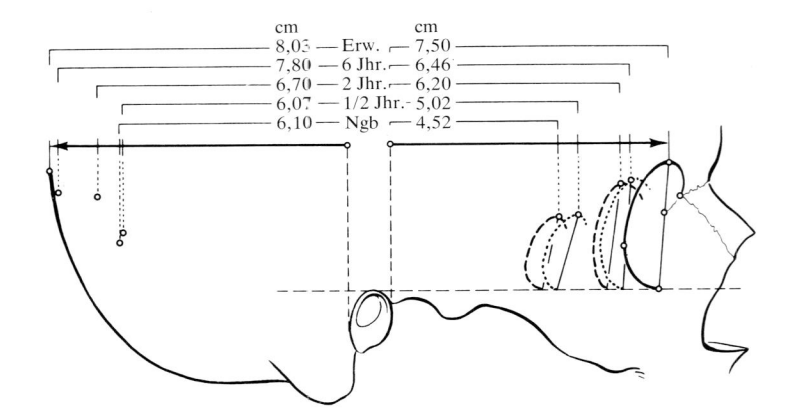

Abb. 21. Postnatales Schädelwachstum nach rostral und okzipital (aus LANG 1981)

e) Basis cranii

Postnatale Verlängerung an der Außenseite (Abb. 21)

An unserem (und dem Innsbrucker) Untersuchungsgut beträgt der Abstand vom Vorderrand des Meatus acusticus externus bis zum Ektokonchion bei Neugeborenen im Mittel rechts 35,0 mm, links 35,5 mm. Bei Halbjährigen beträgt der Abstand 39,0 mm bzw. 40,5 mm, bei 2jährigen 51,0 mm bzw. 51,3 mm. Der postnatale Zuwachs bis zum 2jährigen beträgt insgesamt 40,4%. Bis zum 6. Lebensjahr liegt eine relative Wachstumsruhe vor. Der Abstand rechts liegt bei 6jährigen bei 53,6 mm und links bei 54,0 mm, bei 9jährigen liegen die Abstände bei 56,3 mm bzw. 57,0 mm, bei Erwachsenen betragen die Mittelwerte rechts 63,0 mm, links 63,9 mm. Die Grenzwerte schwanken rechts zwischen 51,1 mm und 74,5 mm, links zwischen 50,7 mm und 75,6 mm. Der Gesamtzuwachs macht postnatal etwa 80% aus. Auch die Abstände zwischen Vorderrand des Meatus acusticus externus und Ober- bzw. Unterrand der Orbita, Dacryon und Nasomaxillofrontale vergrößern sich postnatal in ähnlicher Weise. Der größte Wachstumsschub liegt jeweils während der ersten zwei Lebensjahre, dann folgt eine Ruhepause zwischen 2. und 4. Lebensjahr, eine weitere Größenzunahme erfolgt zwischen 4. und 7. Lebensjahr. Anschließend tritt erneut eine relative Ruhepause bis zum 17. Lebensjahr ein, eine weitere Größenzunahme bis zum Erwachsenenalter ist deutlich nachweisbar (LANG u. KRÄUSSEL, 1981) (Tabelle 4).

Der Abstand zwischen Hinterrand des Meatus acusticus externus und Okzipitalgegend mißt bei Neugeborenen rechts 61,0 mm, links 60,2 mm (Mittelwerte). Bei 2jährigen beträgt der Abstand 67,0 mm bzw. 66,6 mm, bei 4jährigen 82,0 mm rechts und 80,6 mm links, bei 6jährigen 78,0 mm bzw. 76,6 mm, bei 17jährigen 77,5 mm bzw. 77,0 mm, bei Erwachsenen rechts 80,3 mm (63,7–93,4 mm), links 80,1 mm (64,2–93,4 mm).

Der Gesamtzuwachs macht 31,6% aus. Zwischen der Neugeborenenzeit und dem 2. Lebensjahr erfolgt ein deutlicher

Tabelle 4. Wachstum des Schädels zwischen Porus acusticus ext. und Orbitarandgebieten
(LANG u. KRÄUSSEL 1981)

Alter (Jahre)		Ektokonchion	Oberrand Orbita	Unterrand Orbita	Dakryon	Nasomaxillofrontale
0–2	st (cm/J)	0,80	0,84	0,87	0,80	0,83
	zw (%)	45,7	37,2	42,2	35,5	35,6
2–4	st	–0,08	–0,10	0	–0,10	–0,08
	zw	–3,1	–4,3	0	–3,8	–2,6
4–7	st	0,25	0,31	0,30	0,34	0,36
	zw	15,6	15,6	15,4	17,9	18,0
7–9	st	–0,03	–0,10	–0,20	–0,21	–0,20
	zw	0	–2,9	–5,9	–6,3	–5,7
9–17	st	–0,03	–0,03	0	0,03	0,03
	zw	–3,8	–3,1	1,0	3,2	2,8
17–Ew.	st	0,90	1,05	1,03	0,77	0,65
	zw	16,7	16,3	16,1	12,0	9,3

Wachstumsschub. Zwischen 2. und 4. Lebensjahr findet, im Unterschied zur Abstandsstrecke zwischen Vorderrand des Meatus acusticus externus und Orbitazonen, ein starker Wachstumsschub statt. Anschließend sind keine bedeutenden Größenänderungen mehr zu beobachten.

Die postnatalen Vergrößerungen der Meßstrecken zwischen Hinterrand des Porus acusticus externus und Opisthocranion zeigen, daß dieser Schädelabschnitt während der ersten zwei Lebensjahre weniger stark nach dorsal wächst als der vordere nach frontal (10%:39%). Zwischen 2. und 6. Lebensjahr ergibt sich ein umgekehrtes Verhalten. Der Schädel wächst während dieser Zeit im Mittel um 16,4% nach dorsal und um 6,1% nach rostral. Nach dem 6. Lebensjahr liegt an unserem Untersuchungsgut ein Wachstum nach dorsal nurmehr um etwa 2%, nach rostral um 16,2% vor. Eine Umrechnung auf die Gesamtschädellänge im Basisbereich von außen kann nur nach Einbeziehen des Porus acusticus externus erfolgen, der erst ab dem 12. Lebensmonat ausgebildet ist.

Bei Neugeborenen liegt der leicht ovale Annulus tympanicus vor, dessen horizontaler Durchmesser ca. 8,5 mm beträgt. Bei 6 Monate alten Kindern besteht ein horizontaler Durchmesser von etwa 8,0 mm. Der Porus acusticus externus ähnelt bei weißrassigen Erwachsenen etwa einem Oval, dessen langer Durchmesser von vorne oben nach hinten unten verläuft und dessen kurzer senkrecht zu ihm orientiert ist. Der kurze Durchmesser wächst vom 12 Monate alten Kind mit 3,81 mm bis zum 2. Lebensjahr rasch heran (4,54 mm), beträgt im 4. Lebensjahr im Mittel 5,19 mm, im 11. Lebensjahr 6,03 mm und bei Erwachsenen im Mittel 7,69 mm (5,9–9,8 mm) an unserem Untersuchungsgut (DAHM, 1970). Unsere Befunde stehen im Gegensatz zu denen MERKELS (1882), der annahm, daß durch die späte Ossifikation der Synchondrosis spheno-occipitalis der postaurikuläre Teil der Schädelbasis bis zum 7. (nach MARTIN bis zum 9.) Lebensjahr genauso stark in die Länge wüchse wie der präaurikuläre. An unserem Untersuchungsgut hat die postaurikuläre Strecke ihre endgültige Länge etwa im 4. Lebensjahr erreicht, während die präaurikulären Meßstrecken einen ersten Wachstumsschub bis zum 2. Lebensjahr und einen zweiten zwischen 5. und 8. Lebensjahr aufweisen und zusätzlich ein Wachstum nach dem 17. Lebensjahr erfolgen muß. Unsere Befunde stehen auch im Gegensatz zu denen von TANNER (1962), der angibt, daß eine Wachstumsbeschleunigung bei einer verhältnismäßig einheitlichen Gruppe von männlichen Jugendlichen zwischen dem 13. und 17. Lebensjahr mit maximalen Zunahmen von weniger als 2 mm pro Jahr, insbesondere im Bereich hinter dem Meatus acusticus externus, vorhanden sein soll (DAVENPORT 1940). TANNER diskutiert jedoch die Frage, ob diese Wachstumsbeschleunigung durch Verdickung des Schädels oder Verdickung der Weichteile verursacht sei und betrachtet dies als nicht gesichert. YOUNG (1957) nimmt an, daß die Weichteildecke durch Dickenentwicklung der Muskulatur etwa im gleichen Ausmaß zunimmt wie der Schädel.

f) Calvaria

Postnatales Dickenwachstum. Nach BJÖRK (1955) beruht die Verlängerung des Schädels zwischen dem 12. und 20. Lebensjahr im Bereich der Glabella allein auf appositionellem Wachstum der Tabula externa des Stirnbeins. Eine Verdickung der Tabula interna sei dagegen nicht zu erkennen. Bei dieser Verlängerung dürfte auch die Entwicklung der Stirnhöhlen eine Rolle spielen (MARTIN und SALLER 1959). Die Meinung, daß das Nasion sich während des Wachstums nach oben verlagere, ist nach FORD (1958) unrichtig. An unserem Untersuchungsgut trifft dies zu. Dabei kommt es zu einer Überlappung der Sutura frontonasalis. Nach FINBY u. KRAFT (1972) vergrößert sich der Sinus frontalis vom mittleren bis zum höheren Lebensalter sowohl in vertikaler, als auch in sagittaler Richtung (Abb. 22).

Untersuchungen über das postnatale Wachstum der Schädelkalotte liegen von GEFFERTH (1975) vor. An Röntgenaufnahmen von Kindern im Alter von 1 Tag bis 17 Jahren stellte er Längenänderungen zwischen verschiedenen Meßpunkten fest (Abb. 23, 24).

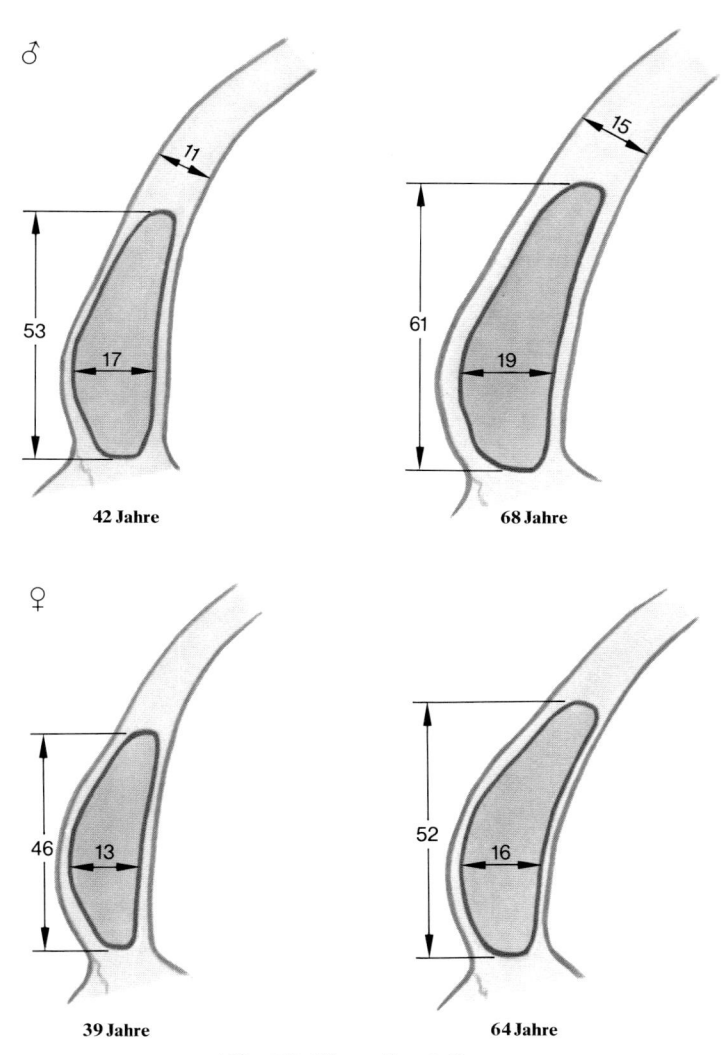

Abb. 22. Sinus frontalis,
vertikale und sagittale Erweiterung während der Alterung, zwei Beispiele (nach FINBY u. KRAFT 1972)

Neurocranium

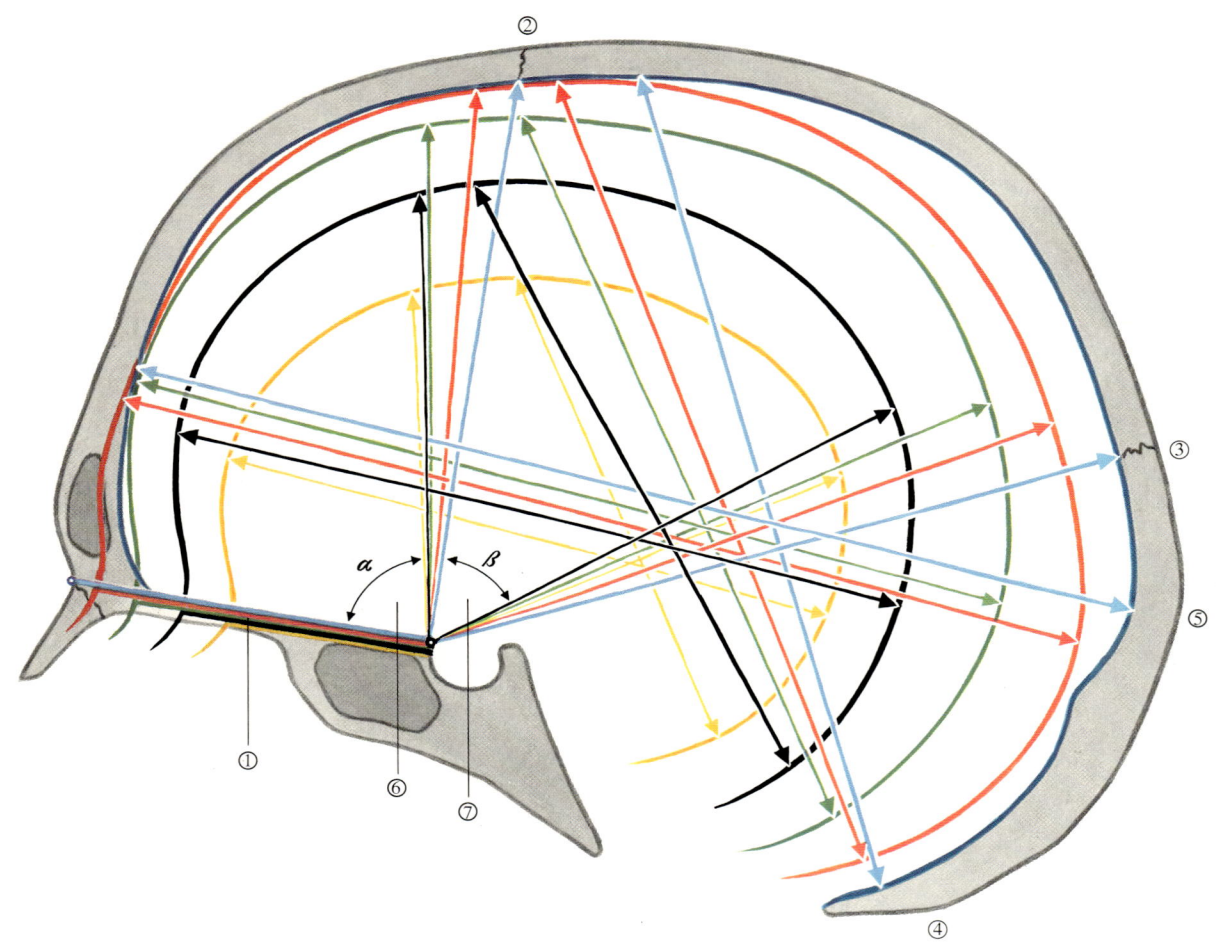

① Nasion – Tuberculum sellae			
Neug.	♂ 33,20 ♀ 33,76	6 Mon.	♂ 41,48 ♀ 40,4
2. Lj.	♂ 50,00 ♀ 48,76	6. Lj	♂ 56,61 ♀ 54,74
	Erw. ♂ 62,80 ♀ 58,50		

② Tuberculum sellae – Bregma			
Neug.	♂ 60,33 ♀ 48,33	6 Mon.	♂ 76,29 ♀ 75,26
2. Lj.	♂ 89,16 ♀ 89,18	6. Lj	♂ 97,59 ♀ 92,89
	Erw. ♂ 96,37 ♀ 93,27		

③ Tuberculum sellae – Lambda			
Neug.	♂ 73,79 ♀ 72,67	6 Mon.	♂ 87,07 ♀ 85,66
2. Lj.	♂ 101,07 ♀ 103,78	6. Lj	♂ 109,54 ♀ 108,16
	Erw. ♂ 115,86 ♀ 110,58		

④ Longitudinale des Schädelinnenraumes (Höhe an angegebener Meßstrecke)			
Neug.	♂ 84,71 ♀ 83,48	6 Mon.	♂ 103,26 ♀ 110,38
2. Lj.	♂ 130,63 ♀ 132,82	6. Lj	♂ 143,73 ♀ 138,87
	Erw. ♂ 146,29 ♀ 138,84		

⑤ Größte Innenlänge an der angegebenen Meßstrecke			
Neug.	♂ 102,91 ♀ 102,84	6 Mon.	♂ 123,13 ♀ 120,86
2. Lj.	♂ 148,07 ♀ 147,91	6. Lj	♂ 163,04 ♀ 158,84
	Erw. ♂ 169,70 ♀ 163,24		

⑥ ∢α (zwischen Nasion – Tuberculum sellae – und Tuberculum sellae-Bregma-Linie)			
Neug.	♂ 77,64° ♀ 76,0°	6 Mon.	♂ 77,09° ♀ 65,05°
2. Lj.	♂ 79,40° ♀ 79,40°	6. Lj	♂ 82,70° ♀ 82,55°
	Erw. ♂ 88,78° ♀ 87,51°		

⑦ ∢β (zwischen Tuberculum sellae-Bregma- und Tuberculum sellae-Lambda-Linie)			
Neug.	♂ 68,5° ♀ 70,36°	6 Mon.	♂ 64,28° ♀ 64,57°
2. Lj.	♂ 66,86° ♀ 67,4°	6. Lj	♂ 66,40° ♀ 65,45°
	Erw. ♂ 66,56° ♀ 66,02°		

Abb. 23. Postnatale Vergrößerung des Schädelinnenraumes
(nach GEFFERTH 1976)
Umrisse des Schädelinnenraumes bei Neugeborenen (*gelb*), 6 Monate (*schwarz*), 2 Jahre (*grün*), 6 Jahre (*rot*), 14^1/$_2$–19 Jahre (*blau*)

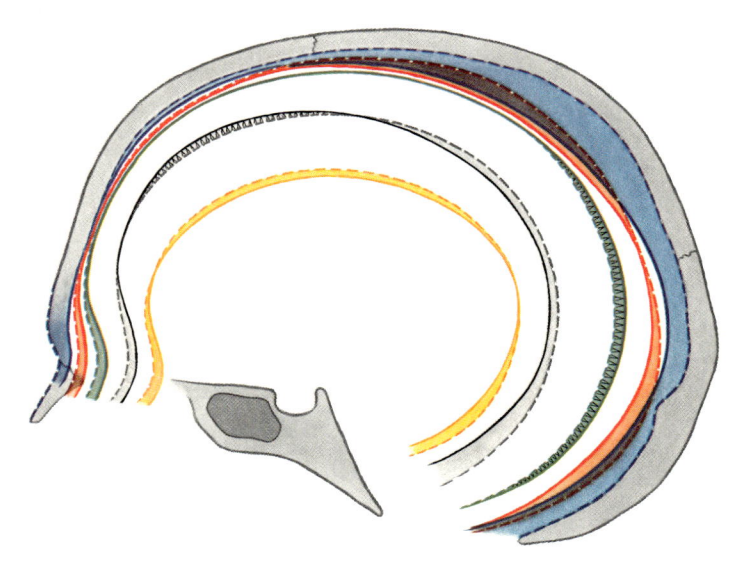

Abb. 24. Schädelwachstum nach röntgenologischen Studien
(nach GEFFERTH 1976), Röntgenwerte korrigiert
Durchgezogene Linien ♀, gestrichelte Linien ♂
Neugeborene (*gelb*), 6 Monate alt (*grau*), 2-Jährige (*grün*),
6-Jährige (*rot*), Erwachsene (*blau*)

Das Höhenwachstum der Calvaria wurde von WÜNSCHE (1953) durch Messungen der Ohrhöhe des Kopfes, das ist der senkrechte Abstand des linken Porion zum höchsten Punkt des Schädels in der Medianen, bestimmt. Zwischen zwei und 20 Jahren ist eine Vergrößerung der Ohrhöhe um 13 mm beim männlichen und um 10 mm beim weiblichen Geschlecht zu beobachten.

g) Schädelhöhle

Intrakranielle Volumenzunahme (Tabelle 5). Die intrakranielle Volumenzunahme der Schädelhöhle ist, insbesondere während der ersten drei Lebensjahre, von ärztlicher Bedeutung (Kraniostenose und andere Mißbildungen). Nach von LENGERKE (1974) beträgt der (an Röntgenbildern) errechnete Mittelwert des intrakraniellen Volumens bei sieben Tage alten Knaben 413 ml, im ersten Monat 532 ml, im 3. Monat 676 ml, im 6.–7. Monat 874 ml, im 9.–11. Monat 987 ml, im 15.–18. Monat 1097 ml und im 24.–35. Monat 1.171 ml. Bei Mädchen betragen die entsprechenden Mittelwerte 384, 637, 804, 922, 1002, sowie 1092 ml. Die täglichen Zuwachsraten sind während des ersten Lebensmonats am stärksten (3,05 bzw. 2,85 ml), während des zweiten betragen sie 2,6 bzw. 2,15 ml, im dritten 2,225 bzw. 2,85 ml, im 12. Lebensmonat 0,70 bzw. 0,68 ml.

4. Schädelformen

Schädelformen und geographische Regionen

Die alteuropäische Bevölkerung ist vorwiegend, wenn auch nicht ausschließlich, langschädelig gewesen. In Europa lassen sich mit fließenden Übergängen 4 Regionen unterscheiden (DENICKER, zit. nach MARTIN u. SALLER 1959):

Im Norden herrschen dolichokrane Schädel vor. Diese Region umfaßt Skandinavien und Großbritannien. Eine zweite, ebenfalls deutlich dolichokrane Region liegt im Süden des Kontinents. Sie umschließt die Iberische Halbinsel, den Süden Italiens, Sardinien und Korsika. Auf der Balkanhalbinsel, in Griechenland und im Kaukasus sind außerdem mesokrane und brachykrane Gruppen beigemischt.

In Norddeutschland, Holland und Frankreich herrscht ein mesokraner Typ vor. Eine dritte, brachykrane und hyperbrachykrane Region umfaßt das zentrale Europa, besonders die Schweiz, Tirol und Süddeutschland. In Österreich nehmen nach Osten zu die Brachykranen immer mehr ab. In Südfrankreich – bei den Basken und nach Nordwesten bis in die Bretagne – herrschen brachykrane Schädelformen vor. Nach Osten dehnt sich der brachykrane Schädeltyp bis Böhmen, südwärts bis Bosnien und Dalmatien, gemischt mit mesokranen Inseln, aus. Eine leichte Brachykranie (Subbrachykranie) umspannt den ganzen Osten des Kontinents, ganz Rußland, mit Ausnahme des Kaukasus und des Ural.

Die Meinung, daß *dolicho-* und *brachykrane* Schädel bestimmten Rassen angehören, ist unrichtig. Der typische langgebaute Schädel hat eine wesentlich größere Hinterhauptschuppe und eine größere Länge des Os parietale. Großwüchsige Rassen neigen überall mehr zu Dolichokranie als kleinwüchsige. In neuerer Zeit verschwinden die mehr langen Schädelformen zugunsten kurzer. Der weibliche Schädel besitzt normalerweise einen etwas höheren Längen-Breiten-Index als der männliche, d.h. er nähert sich mehr der Rundköpfigkeit. Männliche Schädel variieren außerdem stärker in ihrer Form als weibliche.

Der Ansicht WALCHERs (1911), daß regionale Unterschiede der Schädelform auf Haltung und Wartung der Kleinkinder zurückzuführen seien (konstante Rückenlage = Brachykranie, dauernde Seitenlage = Dolichokranie) = Transformationstheorie, wird heute nicht mehr zugestimmt. VERSCHUERS (1934) Untersuchungen an Zwillingen zeigten, daß die individuelle Gestalt des Schädels durch Erbanlagen determiniert ist. Umwelteinflüsse bei eineiigen Zwillingen, die zunächst deutlich hervortreten, mindern sich mit zunehmender Entwicklung postnatal ab. In der Regel ist es heute nicht möglich, zu bestimmen, welcher Anteil bei der Schädelform den Erbfaktoren und welcher dem Entwicklungsmilieu zukommt.

Tabelle 5. Intrakranielle Volumenzunahme (während der ersten 3 Lebensjahre), Mittelwerte in cm^3 (Nach LENGERKE 1974)

	0–14 Tage	2 Monate	4–5 Monate	12–14 Monate	19–23 Monate	24–35 Monate
Knaben	413	595	784	1039	1129	1171
Mädchen	384	556	696	989	989	1092

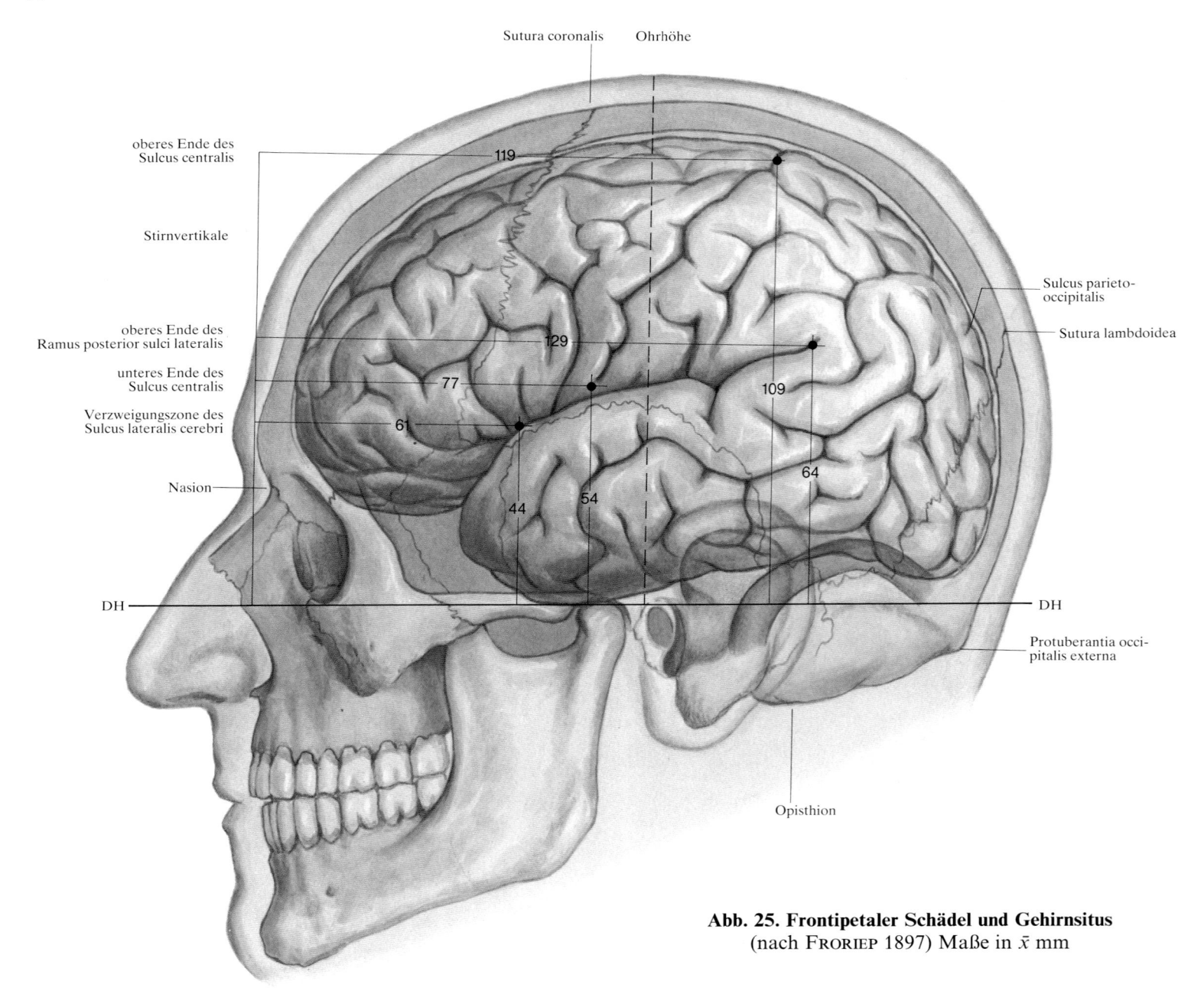

Abb. 25. Frontipetaler Schädel und Gehirnsitus
(nach FRORIEP 1897) Maße in $\bar{x}$ mm

Grundtypen

Nach der unterschiedlichen Lagerung des Gehirns läßt sich ein *frontipetaler* und ein *okzipitopetaler* Typ unterscheiden (Abb. 25 und 26). Beim okzipitopetalen Typ liegt der Polus occipitalis des Endhirns tiefer zur DH, der Sulcus centralis zieht schräger und weiter nach hinten. Die Oberschuppe ist groß, das Inion liegt dementsprechend tief, das Planum nuchale ist klein.

Beim frontipetalen Typ steht der Okzipitallappen hoch, das Großhirn ist stirnwärts verschoben mit steilerer und weiter nach vorne liegender Zentralfurche. Der Oberschuppenteil des Hinterhauptbeins ist klein, das Planum nuchale groß.

Beim okzipitopetalen Typ erfolgt die Inhaltsvermehrung durch Vergrößerung der Oberschuppe des Os occipitale, während sich die Länge von Stirn- und Scheitelbeinen gegenüber dem frontipetalen Typ nicht wesentlich ändert. Das Wachstum der Hinterhauptschuppe scheint sich deshalb unabhängig von den übrigen Schädelkomponenten zu vollziehen. Bei okzipitopetalen Typen nimmt folglich die Hinterhauptlänge (von Porus acusticus externus an rückwärts) im Verhältnis zur Gesamtlänge zu. Beim frontipetalen Typ ist der vordere Abschnitt der Schädelbasis lang, die Okzipitalregion kurz. Beim okzipitopetalen Typ ist der hintere Abschnitt länger und mehr geneigt, der vordere aber kürzer.

SHINDO (1913) kommt im Anschluß an die Untersuchungen von FRORIEP (1897) (frontipetale und okzipitopetale Schädel) zu dem Ergebnis, daß Ozeanier und Afrikaner, verglichen mit Europäern mehr frontipetale Schädel besitzen. Die sog. Ohr-Okzipitallänge ist nach diesen Autoren für die äußere Unterscheidung beider Schädeltypen geeignet.

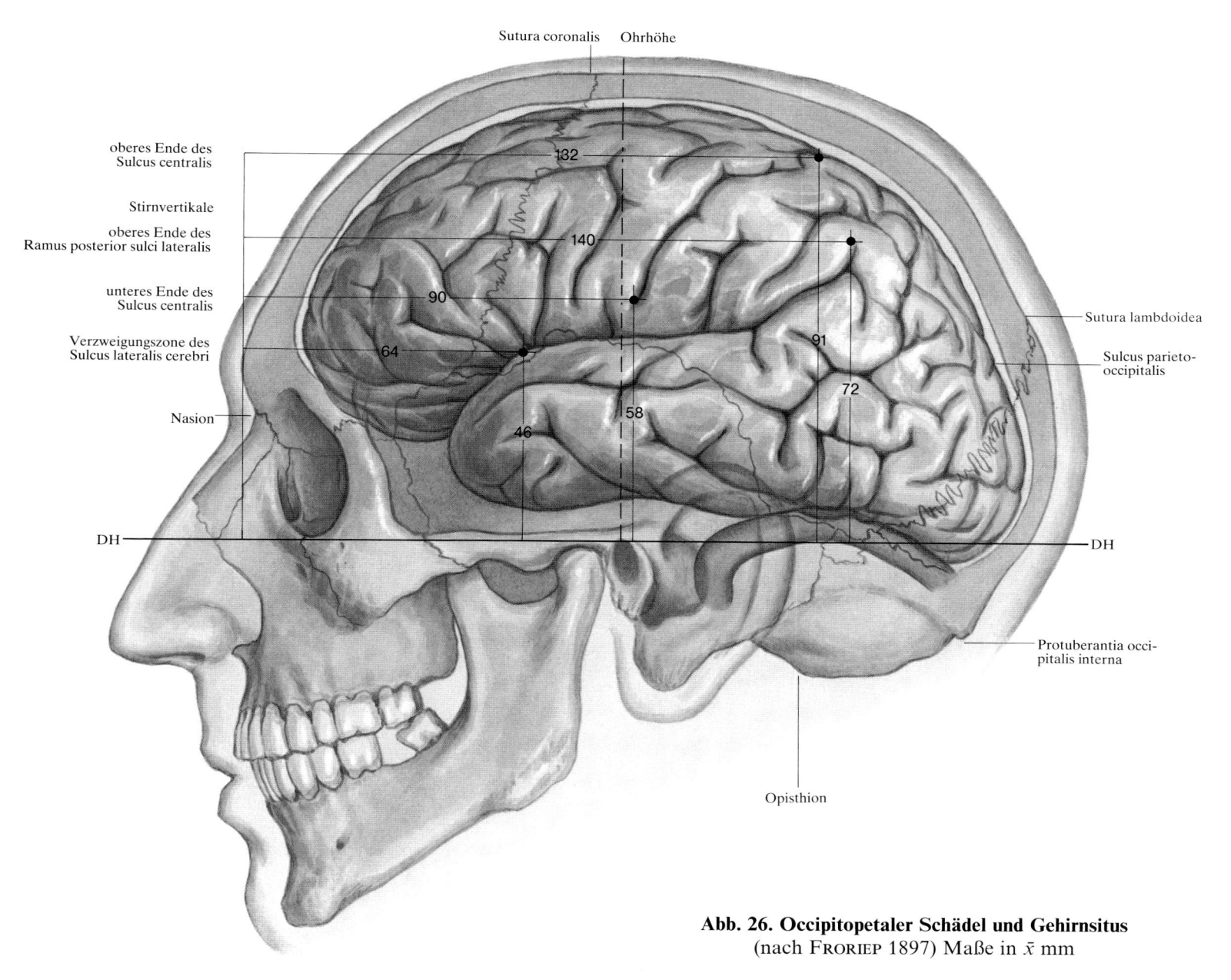

Abb. 26. Occipitopetaler Schädel und Gehirnsitus (nach FRORIEP 1897) Maße in $\bar{x}$ mm

Neben den fronti- und okzipitopetalen Schädelformen (FRORIEP 1897) unterscheidet MINKIN (1925) noch eine *mesopetale* Schädelform, die zwischen den beiden Grundtypen von FRORIEP liegt, sowie basiopetale und parietopetale Schädel, je nachdem, ob die Schädelbasis verhältnismäßig größer oder das Schädeldach breiter und höher vorgewölbt ist (Tabelle 6).

Tabelle 6. Schädelformen (Nach MINKIN 1925)

Untersuchungsgut	Frontipetal	Mesopetal	Okzipitopetal
128 brachykrane Schädel	50 (39,1%)	35 (27,5%)	43 (33,6%)
110 mesokrane Schädel	44 (40,0%)	36 (32,7%)	30 (27,3%)
50 dolichokrane Schädel	22 (44,0%)	16 (32,0%)	12 (24,0%)

Rassenunterschiede

Nach LANGE (1926/1927) ist bei Europäern die Stirnsehne im Mittel 110,5 mm ($\pm$0,55 mm), bei Negern 111,6 mm ($\pm$0,61 mm) und bei Australiern 109,8 mm ($\pm$0,52 mm) lang. Die entsprechenden Maße für die sagittale Parietalsehne betragen bei Europäern 110,2 mm ($\pm$0,56 mm), bei Negern 113,2 mm ($\pm$0,81 mm), bei Australiern 114,9 mm ($\pm$0,51 mm). Die Entfernung Lambda – Opisthion beträgt nach diesem Autor bei Europäern im Mittel 91,8 mm ($\pm$0,49 mm), bei Negern 95,3 mm ($\pm$0,63 mm), bei Australiern 91,6 mm ($\pm$0,43 mm). Die Strecke Basion – Nasion mißt bei Europäern im Mittel 95,7 mm ($\pm$0,47 mm), bei Negern 99,4 mm ($\pm$0,74 mm), bei Australiern 97,3 mm ($\pm$0,56 mm). Nach LANGE (1926/1927) ist bei Europäern die Hinterhauptschuppe zwar tiefschaliger als bei anderen Ras-

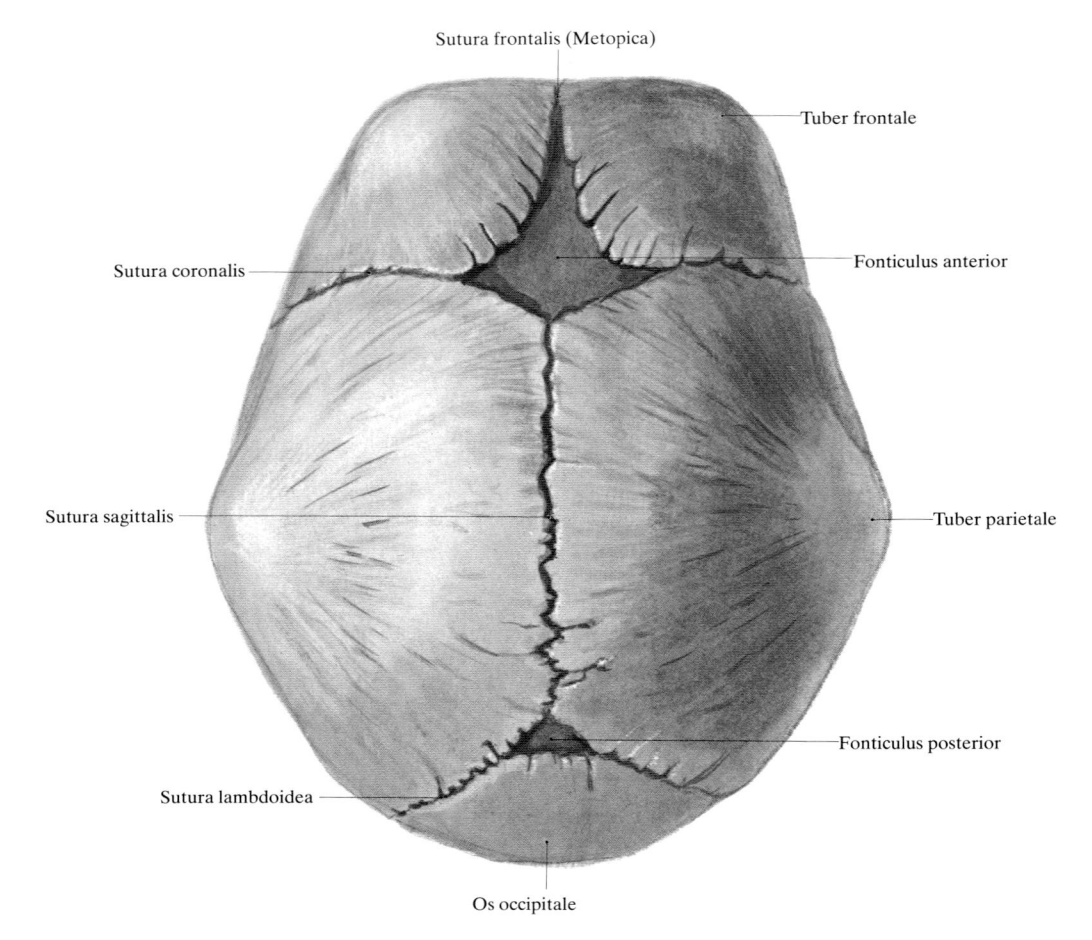

Abb. 27. Schädel eines Neugeborenen von oben

sen (Neger und Australier), aber sie steht nicht weniger steil. Die Sutura coronalis der Europäer liegt nicht weiter dorsal als bei den anderen Rassen. Die Ossa parietalia sind nicht größer, wohl aber ist die Basis cranii bei Europäern kürzer und stärker geknickt als bei den anderen untersuchten Rassen. LANGE lehnt die Auffassung ab, daß Europäer mehr okzipitopetal seien, weil die Stirnbeinschuppe steiler als bei Negern und Australiern eingestellt sei, obgleich der Gehirnraum von der Schläfengegend an rückwärts und seitwärts stärker vergrößert ist als nach vorne und aufwärts. Bei den untersuchten drei Rassen zeigt sich, daß bei längerer Basis eine geringere, bei kürzerer Schädelbasis eine stärkere Knickung vorliegt.

Körperbau und Kopfform

Nach KRETSCHMER (1955) werden ein *leptosomer, pyknischer* und *athletischer* Körperbautyp unterschieden. Konstitutionsbiometrische Untersuchungen von BURKHARDT (1976) zeigten, daß dem pyknischen Habitus im allgemeinen der größte, dem leptosomen der kleinste Kopfumfang zukommt und der athletische Habitus in dieser Hinsicht in der Mitte zwischen beiden liegt. Während jedoch nach KRETSCHMER dem leptosom-asthenischen Körperbautyp ein im Mittel kurzer und breiter Schädel zukommt, liegt nach BURKHARDT (1976) ein umgekehrtes Verhalten vor. Die Leptosomen haben im Mittel eine schmalere Schädelform und eine längere und schmalere Gesichtsbildung mit geringerem Abstand der inneren Augenwinkel als breitwüchsige Menschen.

Schädeldeformationen

Nach CAMPER (1792) scheint Hippokrates der Meinung gewesen zu sein, daß Hebammen und Kinderwärterinnen die Köpfe der kleinen Kinder platt drückten, bis endlich die Natur von selbst eine solche Gestalt (längliche Köpfe) hervorbrachte, die sie für schön hielten. VESAL (1552) nahm an, daß Hebammen von den Müttern teuer bezahlt wurden, um die Köpfe ihrer Kinder kugelrund zu machen. Er glaubte, die Deutschen hätten deswegen platte und breite Hinterköpfe, weil sie als Kinder ständig steif auf dem Rücken liegend in die Wiegen gebunden würden. Die Niederländer hingegen hätten längliche Köpfe, weil die Mütter die Kinder auf die Seite schlafen legten. Künstliche Deformationen des Schädels treten auf, wo Sitte und Gebrauch eine bestimmte Lagerung des Neugeborenen, ein Fest- oder Einbinden des kindlichen Körpers und Kopfes verlangen. Durch starken und längere Zeit hindurch anhaltenden Druck kann unbestritten das Schädelskelet des Neugeborenen beeinflußt werden. Viele Nomaden und Reitervölker banden das Neugeborene mit Hautstreifen auf ein Brett, lagerten es auf eine harte Unterlage (auf hartem Boden: Korea), wodurch eine Abflachung der Hinterhauptregion entstand. Besonders brachykrane Formen können hierdurch noch kurzköpfiger werden (MARTIN u. SALLER 1959).

Einschnürungen, Kindermützchen, Kopfbinden, Hauben, die über dem Scheitel und Nacken oder den Ohren und unter dem Kinn festgebunden wurden, führten zu einer Abflachung des Scheitels, z.B. in Südfrankreich, in der Normandie, in der Bretagne, in Holland und anderen Orten fanden sich derartige „makrokrane" Schädel (Deformation toulousaine).

Eine einfache okzipitale Deformation, die aus einer symmetrischen oder auch asymmetrischen Hinterhauptabplattung entsteht, kann z.B. den Schädellängsdurchmesser um 5 mm–30 mm reduzieren und den Schädelbreitendurchmesser bis zu 20 mm und die Schädelhöhe um 15 mm vergrößern. Diese Deformation findet sich hauptsächlich bei Völkern, die Wiegenbretter aus Holz- oder Rindengeflecht verwenden, auf denen das Kind mit Riemen festgebunden wird.

Eine zweite Form (Forme couchée) wird meist durch Bandagen hervorgerufen und erzeugt langgestreckte, niedere, nach hinten ausgezogene Schädel. Oft kann man an ihnen noch den Verlauf der Bänder über den Stirn- und Scheitelbeinen durch Schnürfurchen nachweisen. Die Folge ist eine okzipitofrontale Deformität, die vielfach noch durch auf die Stirn aufgelegte Platten aus Holz oder Ton verstärkt wird. Bei vielen amerikanischen Stämmen blieb das Kind von der Geburt bis zum 10. Monat und länger in einer solchen Deformationswiege. Deformation durch Hauben und Binden findet sich häufig auf das weibliche Geschlecht beschränkt.

Die Deformationen ziehen eine Reihe sekundärer Veränderungen nach sich: Verkleinerung der vorderen und mittleren Schädelgrube, Reduktion der Orbita in sagittaler Richtung und Verengung der Fissurae orbitales superior et inferior.

5. Verschluß der Gehirnkapsel

a) Entwicklung der Schädelkalotte

Nach SCHMIDT (1966) verknöchern im Bereich der Schädelbasis zuerst 2 Querpfeiler: ein Hauptpfeiler, der durch die Pyramiden gebildet wird, und ein Nebenpfeiler in Form der kleinen Keilbeinflügel. Eine sagittale Verstärkungszone stelle die Falx cerebri dar. Diese Pfeiler widerstünden dem Wachstumsdruck des Gehirnes. Zwischen ihnen sollen die höchsten Druckwerte auftreten und deshalb im Bereich der Schädelkalotte *5 Ossifikationszentren* entstehen: Zwischen Falx und kleinen Keilbeinflügeln: jederseits die beiden Tubera frontalia; zwischen Falx, kleinen Keilbeinflügeln und Pyramiden: jederseits die beiden Tubera parietalia; zwischen den beiden Pyramiden: das Tuber occipitale.

Vor allem durch appositionelles Wachstum von diesen Verknöcherungszentren aus (die nach neueren Untersuchungen den Tubera nicht genau entsprechen) kommen die entsprechenden Knochen miteinander im Bereich der Suturen in Kontakt und stellen so Fortsetzungen der sog. Pfeiler dar (Abb. 27).

b) Fonticuli des Neugeborenen

(1) Fonticulus anterior (major)

Der Fonticulus anterior ist durch die Ränder der beiden Stirnbeinschuppen sowie der beiden Scheitelbeine begrenzt. Deshalb wird er auch wegen der angrenzenden bindegewebigen Suturenzonen als Viernahtfontanelle bezeichnet. Stets kommen an den Nahtstellen Knorpelinseln vor. Diese sind unterschiedlich stark entwickelt und grenzen unmittelbar an die bindegewebige Nahtsubstanz. Von der Knochenseite her dringen in diese Knorpelzonen Blutgefäße ein. Der Fontiulus anterior mißt beim Neugeborenen in seiner größten Ausdehnung etwa 2 cm.

Ärztliche Bedeutung

Der Fonticulus anterior ist bei angeborenem Hydrozephalus wesentlich größer, vorgebuckelt und prallelastisch gespannt. Pulsatorische und respiratorische Schwankungen des Schädelinnendruckes sind normalerweise tast- und sichtbar. Stark eingesunkene Fonticuli, auch im Liegen, weisen auf erniedrigten intrakraniellen Druck hin und gelten bei toxischen exsikkierenden Erkrankungen als prognostisch ungünstiges Zeichen. Bei gesteigertem intrakraniellem Druck sind die Fonticuli stets vorgewölbt und gespannt.

(2) Fonticulus posterior (minor, occipitalis)

Der Fonticulus posterior ist enger als der Fonticulus anterior und von 3 Knochen umgeben; dorsale Abschnitte der Pfeilnaht weichen etwas auseinander und grenzen an die Oberschuppe des Hinterhauptbeines.

(3) Fonticulus sphenoidalis (anterolateralis)

Die Keilbeinfontanelle – *Fonticulus sphenoidalis* – befindet sich zwischen Keilbein, Scheitelbein und Stirnbein.

(4) Fonticulus mastoideus (posterolateralis, Warzenbeinfontanelle, Fonticulus Gasseri)

Der Fonticulus mastoideus liegt zwischen Warzenbeinanteil des Schläfenbeins, dem Scheitelbein und dem Hinterhauptbein. Er gilt nicht als echte Fontanelle, sondern als Synchondrosis, da die Nahtsubstanz an dieser Zone fast durchgehend knorpelig ist.

(5) Fontanella metopica (mediofrontalis)

Nach SCHWALBE (1901) ist die Fontanella metopica zuerst von GERDY (1837) kurz beschrieben worden. SCHWALBE konnte die Fontanella mediofrontalis (metopica) an 7 Kinderschädeln in unterschiedlicher Ausbildung nachweisen. Sie befindet sich etwa am unteren Achtelpunkt der Sutura metopica (wenn ausgebildet). SCHWALBE konnte auch bei älteren Kindern Suturenreste unterschiedlicher Form sowie Spalte, die bis zur Lamina interna der Squama ossis frontalis führten, nachweisen. Seiner Meinung nach rühren bei Erwachsenen die gelegentlich vorkommenden queren oder unregelmäßig narbigen Einziehungen an der vorderen Fläche des Os frontale von früheren Suturae metopicae her. Nach STADERINI (1896) kann in seltenen Fällen auch ein einfaches Loch anstelle des Fonticulus metopicus zurückbleiben.

Verschluß der Fonticuli

Der Fonticulus anterior bildet sich unterschiedlich rasch zurück. Er kann schon beim 6 Monate alten Säugling geschlossen sein oder sich bis ins 3. Lebensjahr hinein erhalten. Ist er noch nach Vollendung des 2. Lebensjahres tastbar, dann sollte nach einer Allgemeinerkrankung gefahndet werden (Rachitis, Hydrozephalus oder Basedow-Erkrankung).

Der Fonticulus posterior ist normalerweise beim 3 Monate alten Kind geschlossen. Die beiden Seitenfontanellen haben keine praktisch-ärztliche Bedeutung. Sie schließen sich meist kurz nach der Geburt.

c) Suturen

Entstehung

Raphe (Kleidernaht) wurde von CELSIUS mit Sutura (suere = nähen) übersetzt.

Beim Neugeborenen sind die Ränder der Deckknochen nur an wenigen Stellen zur Bildung eigentlicher Nähte zusammengetreten. Auf weiten Strecken liegen schmale, bindegewebige Streifen zwischen den einzelnen Schädelknochen vor. In den Fonticuli bilden unterschiedlich große *bindegewebige Flächen* die Wand des Kranium. Hier stoßen äußere und innere Periostschichten (Peri- und Endokranium) aneinander und gehen ineinander über. An diesen Zonen erfolgt das Randwachstum der Schädelknochen. An jeder Sutura cranialis befinden sich zwei Wachstumszonen, die voneinander durch einen neutralen mittleren Abschnitt abgegrenzt sind (PRITCHARD u.Mitarb. 1956).

Nach röntgenologischen Befunden (HENDERSON u. SHERMAN 1946) ist die Sutura sagittalis beim Neugeborenen 3–17 mm, die Sutura coronalis und lambdoidea 1,5–11 mm breit. In den folgenden Monaten nähern sich die Knochenränder bis zu einem Abstand von 1–2 mm. Die Nahtränder sind zunächst glatt oder etwas wellig begrenzt (*Suturae planae et harmoniae*). Gelegentlich sind schon kurz nach der Geburt zackig begrenzte Nahtgebiete zu erkennen. Gegen Ende des 1. Lebensjahres kommt es mit der Ausbildung der Diploë zu einer Zähnelung in der Tabula externa (*Sutura serrata*), die sich bis zum 3. Lebensjahr voll entwickelt, wobei an den einzelnen Nähten und auch von Schädel zu Schädel Unterschiede bestehen. Zähnelung findet sich hauptsächlich in Teilen der Sutura coronalis, der Sutura sagittalis und der Sutura lambdoidea. Im Laufe des weiteren Wachstums werden die Nahtzacken länger, und zwischen 7. und 14. Lebensjahr lagern sie vermehrt Kalk ein. Im Bereich der Tabula interna verlaufen die Nahtränder verhältnismäßig geradlinig oder leicht gewellt. Da sich der innere Nahtspalt nicht immer mit dem äußeren deckt, sondern ihn kreuzen oder seitlich parallel zu ihm verlaufen kann, sind Verwechslungen mit Fissuren möglich. In anderen Nähten – etwa der Sutura squamosa – ist regelmäßig eine größere Überlappungszone zweier Schädelknochen entwickelt, unter Umständen auch eine Stufenbildung (*Schindylesis*).

Die verschiedenartigen Suturen sollen aufgrund kinetischer Entwicklungsvorgänge entstehen: Suturae planae, harmoniae und squamosae dort, wo gleich große embryonale Knochen sich während des Hirnwachstums nur wenig gegeneinander versetzen; Suturae serratae, wo Knochenanlagen schnell auseinanderrücken und sich dabei gegen das Nahtbindegewebe verschieben.

Innerhalb aller Suturen ziehen straffe kollagene Faserbündel, die nach Art von Sharpey-Fasern die Nachbarknochen aneinander befestigen. Aufgrund dieser Konstruktion besitzt der Gesamtschädel eine gewisse Elastizität und ist gleichzeitig gegen Kräfte, die von außen her auf ihn einwirken, stabil. Gegen Druck von innen ist die Verhaftung geringer.

Regel. Normalerweise finden sich einfachere Nahtformen im Bereich der ehemaligen Fonticuli und dort, wo sich Nähte zuletzt ausbilden; die kompliziertesten finden sich an den Stellen, wo sich Knochenplatten frühzeitig aneinanderlegen. An der Innenseite des Schädels sind die Nähte im allgemeinen einfacher, d.h. weniger verzahnt als an den Außenflächen. Die Nähte des Gesichtsschädels sind weniger zackenreich als jene des Gehirnschädels.

Bedeutung

Die Suturen sind Knochengrenzgebiete, die insbesondere während des Schädelwachstums der Flächenausdehnung dienen. Sie sind im inneren und im äußeren Schädelperiostblatt vorgebildet. Entfernt man nämlich den Knochen und das äußere Periost, so kommt es zu einer Regeneration des Knochens von innen her. Werden zwei Knochen samt der zwischengeschalteten Naht entfernt, dann regeneriert auch die Naht wieder. Die Nahtregeneration hängt demnach auch vom äußeren Periostblatt der Dura mater ab. Im Bereich der Nahtzonen der Schädelknochen beginnt im späteren Jugendalter eine stärkere gegenseitige Verzahnung, die typischerweise an unterschiedlichen Nahtabschnitten verschieden stark entwickelt ist.

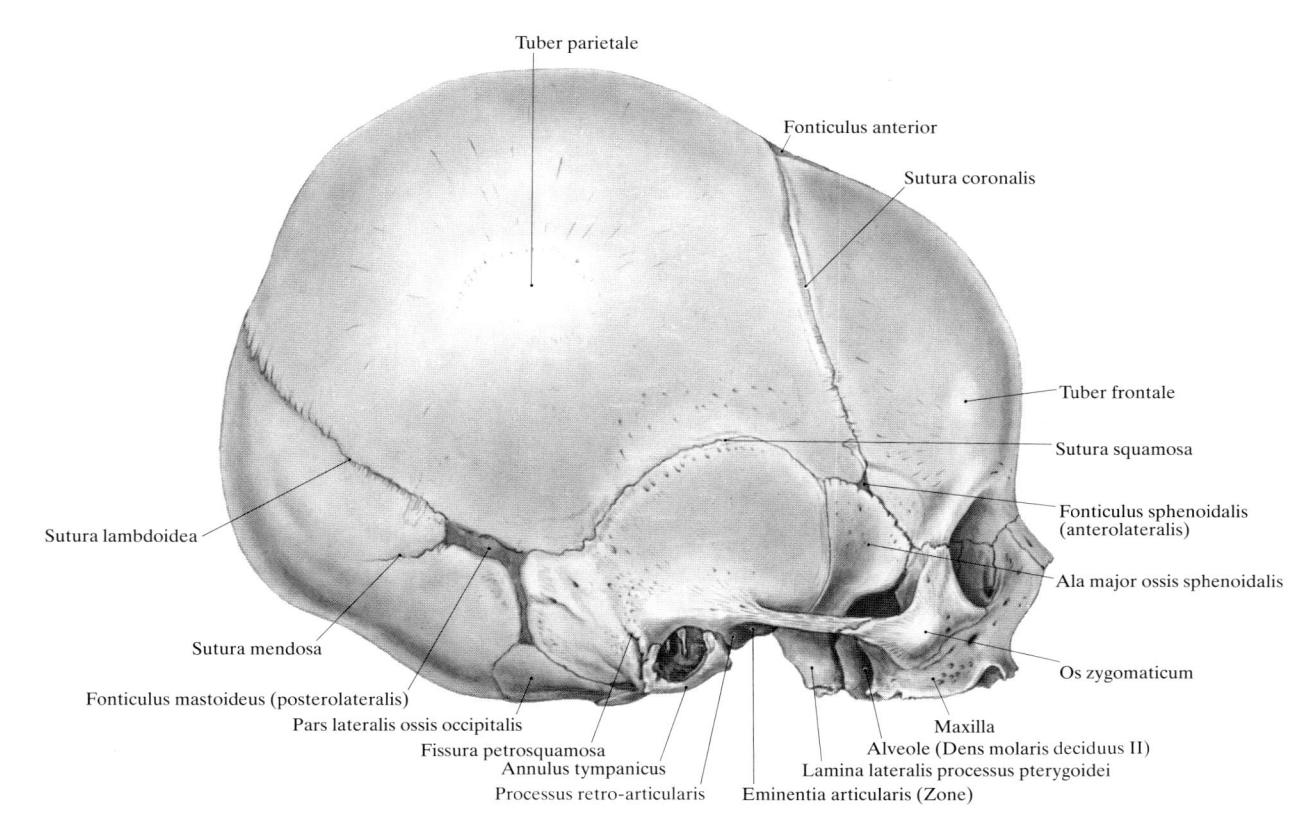

Abb. 28. Schädel eines Neugeborenen von der Seite

d) Kalottenwachstum

Die Formentwicklung des Neurocranium hängt ab vom Zusammenspiel des Wachstums der Schädelbasis, der Calvaria, der Dura mater und des eingeschlossenen Gehirns. Im Schädeldachbereich wird jeweils an den Rändern der Knochen neuer primitiver Geflechtknochen in Form von Trabekeln angebaut. Strukturelemente des Nahtbindegewebes werden wohl als Sharpey-Fasern in die spätere Sutur einverleibt. Der junge Bindegewebeknochen verfällt, kaum daß er entstanden ist, durch fortschreitende Knochenneubildung am Rand einer Verlagerung gegen die Knochenmitte. An der Pericranium-Seite erfolgt außerdem durch Osteoblasten eine Knochenapposition, an der Duraseite durch Osteoklasten eine Resorption von Knochensubstanz. Die Knochenbälkchen wandern auf diese Weise von außen nach innen, wobei die primitiven Knochenstrukturen in reifen Knochen umgebaut werden, in Resten aber noch als lakunäre Einsprengungen innerhalb von umgebauten Bälkchen erhalten bleiben können. KOELLIKER (1873) sprach noch von einer modellierenden Resorption, die von innen her erfolge und die Entkrümmung der Knochen bewirke. Seit ERDHEIM (1938) wird eine modellierende Apposition für die Entwölbung des Schädeldaches für ausreichend erachtet, da sie Wölbung einer wachsenden Knochenschuppe dadurch verringert werden kann, daß Appositionsvorgänge an der Innenfläche das Zentrum, an der Außenfläche dagegen die Randbezirke der Schuppe bevorzugen. Nach MAIR (1926) sind unter normalen Bedingungen Appositionsprozesse beim Schädelwachstum beteiligt. Das Schädelwachstum wird wesentlich vom sich vergrößernden Gehirn geprägt.

Nach HUSCHKE (1854), der u.a. den Flächeninhalt der gesamten Knochen der Schädeldecke vermessen hat, hört die Oberfläche der Calvaria keineswegs mit dem 17.–25. Lebensjahr zu wachsen auf, sondern vergrößert sich bis etwa in das 5. Lebensjahrzehnt und selbst darüber hinaus (möglicherweise nur die äußere Knochentafel) – Befunde, die inzwischen mehrfach bestätigt wurden.

Nach MAIR (1926) sind es zweierlei Vorgänge, die die Vergrößerung des Binnenraums des Schädels erzielen: 1. Vermehrung des Nahtgewebes, 2. Ersatz vorhandenen Nahtgewebes durch Knochen. Nur der erste Vorgang trägt zur Vergrößerung bei, der zweite nicht. Das Schädelwachstum hört auf, wenn die Vermehrung von Nahtgewebe aufhört. Ob der Restzustand verknöchert oder nicht, ist für die Größe des Schädels bedeutungslos. Die Ursache der Entstehung von Schädelfehlformen bei erhaltener Nahtzone wird in mangelnder Wachstumstendenz des Nahtgewebes gesehen und nicht in einer vorzeitigen Verknöcherung der Naht.

Die Nahtzonen der Schädelknochen werden postnatal durch gegenseitige Verzahnung der Nahtränder verlängert. Gleichzeitig nimmt die ursprüngliche Art der Sicherung (Sharpey-Fasern) immer mehr ab. Diese werden zarter, lockerer und feinbündelig. In der Regel fehlt am Nahtrand die Diploë, und der Knochen besteht nurmehr aus äußerer und innerer Kompakta. Nach endgültiger knöcherner Vereinigung entsteht eine knöcherne Nahtnarbe in der ganzen Dicke des Schädeldaches: sklerotisch verknöcherte Naht. Diese schwindet später durch Spongiosierung und Ausbildung einer durchlaufenden Diploë spongiosa. Da bei der Entwicklung des Schädeldaches an der Außenseite dachziegelartige Knochenbälkchen angelagert werden und zwischen je zwei Bälkchen ein Gefäß verläuft, sind Lage und Richtung der Bälkchen von den Gefäßen vorbestimmt (BERNSTEIN 1933).

e) Synostosierung

Die Synostosierung der inneren Suturenanteile korreliert stärker mit dem Lebensalter als die der äußeren, wobei die Verknöcherung früher einsetzt und rascher zunimmt: größere Verknöcherungsaktivität an der Innenseite. BURKHARDT (1970) nimmt an, daß die an der Außenseite mehr angreifenden Spannungs- und Muskelzugkräfte dieses Offenbleiben länger fördern, an der duralen Oberfläche jedoch durch neue apponierte Knochenlamellen (Primärknochen) die Suturenzone überlagert wird.
Den frühesten Verknöcherungsbeginn fanden SCHMITT u. TAMASKA (1970) bei einem 14jährigen. Zwischen dem 22. und 25. Lebensjahr beginnt normalerweise innen und außen eine starke Verknöcherungsaktivität. Bis ins hohe Lebensalter verknöchern nur wenige äußere Nahtzonen vollständig. An der Schädelinnenseite schreitet die Verknöcherung vom 25. Lebensjahr an sehr rasch fort, so daß es ab dem 45. Lebensjahr häufiger zu einer vollständigen Verknöcherung kommt. Außerordentlich starke, individuelle Schwankungen kommen vor. Beim weiblichen Geschlecht schließen sich die Nähte meist später und bleiben häufiger streckenweise offen als beim männlichen.
Am Schädeldach synostosiert zunächst die Sutura sagittalis in der Pars obelica (20.–30. Lebensjahr), anschließend die Pars temporalis der Sutura coronalis (zwischen 30. und 40. Lebensjahr). Gleichzeitig synostosiert der dorsale Abschnitt der Sutura sagittalis. Nach dem 40. Lebensjahr verwachsen die Suturae mastoideo-occipitalis und obere Abschnitte der Sutura sphenofrontalis sowie die Sutura sphenoparietalis. Eine sehr geringe Ossifikationstendenz besteht im Bereich der Sutura squamosa und in Mittelabschnitten der Suturae lambdoidea und sphenotemporalis. Diese Nähte finden sich in höherem Alter häufiger offen als synostosiert.
10 mm hinter dem Bregma ist eine vollkommen offene Naht an der Innentafel bei über 56jährigen nicht mehr nachweisbar. Bei Greisen besteht jedoch in 15% an der Außenseite noch der Obliterationsgrad 0. Eine vollkommene Synostose der Innentafel am untersuchten Schädelbereich ist bei 16- bis 25jährigen in 3% vorhanden. Im Senium liegt eine Häufigkeit von über 90% vor (CREUTZ 1977).

Histologie

Im Bereich einer Sutur entsteht eine, die Lamina externa mit der Lamina interna verlötende, Knochenschicht, welche das Markgewebe der Diploë am Rand eines Knochens gegen das Nahtgewebe abschließt: Agger marginalis (WEINNOLDT 1922). Nach Obliteration der Naht kann an ihre Stelle zunächst eine mehr oder minder kompakte Knochenstruktur treten, die sich schließlich unter der Wirkung fortschreitender Umbauprozesse dem typischen Schichtungsgefüge der Umgebung angleicht, so daß eine schließlich durchgehende Diploëschicht zustande kommt.

Ärztliche Bedeutung

Im Bereich der Suturen des Schädeldaches können bei kindlichen Leukämien scheinbare Nahtsprengungen (röntgenologisch) auftreten. Innerhalb des Nahtbindegewebes liegen massive Zellinfiltrationen durch Myeloblasten, bzw. Paramyeloblasten mit Knochenabbau der Tabula interna und der Diploë vor. Auch osteoklastische Prozesse konnten nachgewiesen werden (BURKHARDT 1970).
Intrakranielle Drucksteigerungen (Hydrozephalus, Tumoren, frühkindliche Subduralergüsse oder -hämatome) führen zu einer schnellen Vergrößerung des Schädelumfanges mit verzögertem Nahtschluß und einer zunehmenden Verbreiterung der Fontanellen und Schädelnähte. Bereits geschlossene Schädelnähte können sich wieder verbreitern (Nahtdehiszenz – Nahtsprengung). Auch bei verschiedenen Tumorbildungen (metastatische Neuroblastome) kann es zur Sprengung der Suturen, insbesondere der Sutura coronalis, kommen, wenn subperiostale oder extradurale Metastasen entstehen. Die Dura mater scheint als Barriere gegen eine tiefere Penetration der Tumoren zu wirken (CARTER u. Mitarb. 1968).
Persistierende und wachsende Schädelfrakturen im Kindesalter wurden häufig als Leptomeningealzysten, Zephalohydrozele oder posttraumatische Porenzephalie und anderes beschrieben. Am häufigsten ist das Os parietale betroffen. Der Schädeldefekt ist in der Regel länglich gestaltet. In umgebenden Knochenabschnitten tritt Sklerose auf, die innere und die äußere Tafel sowie die Dura mater sind betroffen. Im Frakturspalt liegen eine lokale Hämorrhagie und Bindegewebe vor.

f) Synchondrosen, Verknöcherung

Die Synchondroses spheno-occipitalis, spheno-ethmoidalis, sphenopetrosa, petro-occipitalis, intra-occipitales anterior et posterior (sowie Septum nasi und der Condylus mandibulae) sind Orte des enchondralen Schädelwachstums. Im Schädelbasisbereich stellen die Synchondroses spheno-occipitalis, intra-occipitales anterior et posterior Zentren des Längen- und die Synchondroses sphenopetrosa und petro-occipitalis auch des Breitenwachstums dar.

(1) Synchondroses intrasphenoidales (s. Abb. 19)

Im Bereich der unteren und hinteren Wurzel des kleinen Keilbeinflügels stoßen zur Zeit der Geburt drei Synchondrosen aneinander. Eine dieser Wachstumszonen erstreckt sich nach vorne bis zur Vereinigungszone zwischen alisphenoidalen und presphenoidalen Knochenzentren. Im presphenoidalen Bereich kann die Synchondrose nach abwärts reichen und eine alisphenoideoconchale Synchondrose zur Ausbildung bringen.

Die beiden hinteren Synchondrosen liegen jederseits des keilförmigen Zentrums des Processus alaris. CONGDON (1920) bezeichnet sie als Synchondrosis alar-alisphenoidalis und Synchondrosis alar-basisphenoidalis und fand im Bereich der unteren Wurzel des kleinen Keilbeinflügels etwa $^3/_5$ aller Sinussepten im Gebiet des Canalis craniopharyngeus lateralis (STERNBERG 1890).

(2) Synchondrosis sphenopetrosa

In dieser Synchondrose bleibt meist bis ins hohe Alter Knorpel- und häufiger Bindegewebe erhalten. Oft liegen kleine Einzelknöchelchen in diesem Gewebe.

(3) Synchondrosis petrosphenobasilaris

Innerhalb der Sutur kommen mindestens vom 8. Lebensjahr an und bis ins hohe Greisenalter nach GRUBER (1869) Einzelknochen vor, die, wenn in der Pars sphenopetrosa gelegen, mit dem Processus petrosus medius des Os sphenoidale, wenn in der Pars petrobasilaris vorkommend, mit dem Os temporale verwachsen können.

(4) Synchondrosis spheno-occipitalis

Die Synchondrosis spheno-occipitalis beginnt zwischen 11. und 15. Lebensjahr vom oberen Abschnitt aus zu verknöchern. Beim männlichen Geschlecht erfolgt die Synostosierung im Mittel bei $18^1/_2$ jährigen, bei Mädchen etwa im 16. Lebensjahr.

(5) Synchondroses intra-occipitales

Innerhalb der Synchondrosen sollen 1–4 kleine akzessorische Knöchelchen auftreten, die während des 1. Lebensjahres mit der Squama ossis occipitalis verschmelzen. Die *Synchondrosis intra-occipitalis posterior* beginnt von der lateralen Seite her zu verknöchern. Im 3. und 4. Lebensjahr, gelegentlich später, finden sich noch Knorpelreste im Bereich des Foramen magnum. Auch in der Mitte des Hinterrandes des Foramen magnum tritt gelegentlich ein isolierter Knochen auf: Os Kerckringi (nach KERCKRING, Theodor, dänischer Arzt und Anatom 1640–1693).

Die Synchondrosis intra-occipitalis anterior beginnt im 3. Lebensjahr zu verknöchern und ist meist im 6. Lebensjahr synostosiert. Die Verknöcherung schreitet von medial nach lateralwärts und von innen nach außen fort.

Ärztliche Bedeutung

Die Synchondrosis intra-occipitalis anterior fand VIRCHOW (1857) bei 3jährigen Kindern ganz durchlaufend. Bei $4^1/_2$ und 6jährigen ist sie nach oben und außen hin getrennt. Beim Schädel eines 6jährigen (Hydrozephalus) fand er die Fuge auch noch an den Gelenkhöckern. VIRCHOW weist besonders darauf hin, daß die Synchondrosis intra-occipitalis anterior die Condyli occipitales nicht halbiere, sondern $^1/_6$–$^1/_5$ der Condyli dem Körper des Hinterhauptbeins angehören. Die von SCHULTZ beschriebene Furche, welche sich an den Gelenkköpfen Erwachsener gelegentlich findet, habe damit nichts zu tun. (Zit. nach VIRCHOW.)

PSENNER (1951) weist darauf hin, daß bei Fehlen der Synostosierung der Synchondrosis intra-occipitalis anterior eine „symmetrische Clivusspalte" an beiden Seiten des Clivus röntgenologisch nachweisbar ist, die bis nahe an die Medianebene heranreicht. Einkerbungen in dieser Zone liegen auch an unserem Untersuchungsgut vor.

6. Fehlbildungen

a) Entstehung

Definition. Fehlbildungen sind Abweichungen von der normalen Morphologie außerhalb der Variationsbreite, die durch einen abnormen Verlauf der bis zur Reife sich abspielenden Entwicklungs- und Wachstumsvorgänge bedingt sind (GERLACH 1967).

Die wichtigsten Fehlbildungen sind bei der Geburt schon vorhanden (konnatal). Kausalgenetisch ist das Entwicklungsstadium zum Zeitpunkt der Einwirkung einer teratogenen Noxe entscheidend, wobei die Störungen jeweils in den Zonen stärksten Wachstums auftreten („sensible" = kritische Phasen).

Die kritische Zeit des Skeletwachstums, sowohl der Schädelbasis als auch der Extremitäten, liegt nach DEGENHARDT (1950) um den 30. Tag nach der Befruchtung. Während dieser Zeit sprechen die Skeletelemente auf Schädigungen am stärksten an. Deshalb wird angenommen, daß bei Störungen des Wachstums der Schädelbasis die Schädigung vor dem Chondrifikationsstadium liegen muß.

Wirkt eine Schädigung während der sensiblen Phase des vorderen Kopfabschnittes ein, dann entsteht *Zyklopie* (Zyklocephalie) mit Fehlbildungen im vorderen Kopfdarmteil, Nase, Augen, Vorderhirn und vorderer Schädelbasis. Schädigungen während der Entwicklung des hinteren Kopfbereiches führen zu *otocephalen Mißbildungen* mit Störungen im Bereich des Kieferschädels, des Ohres, der Ohrkapsel und des hinteren Schlundgebiets. Wegen der Bedeutung des Entwicklungszeitpunkts unterscheidet man *Gametopathien*, die in der ersten Schwangerschaftswoche entstehen, *Embryopathien* zwischen der 1. und 12. Woche und *Fetopathien* zwischen 3. Monat und Geburt. Schädigungen des Embryo führen in der Regel zu „echten" Fehlbildungen, die in ihrer Art ebenso erblich wie exogen bedingt sein können. Der Fetus reagiert auf exogene Noxen mit einer Organschädigung, wobei Defekte, die nicht erblich sind, als Folge einer Gewebezerstörung auftreten. Da sie an der weiteren Entwicklung teilnehmen, erfahren auch sie eine Weiterentwicklung und können sich als korrelative Störungen auf andere Gebiete auswirken.

Sauerstoffmangel infolge von Kreislaufstörungen oder, in der Embryonalzeit, meist durch Störungen der Plazentation ist eine häufige Ursache von konnatalen Fehlbildungen. Virusinfektionen führen gewöhnlich in der ersten Entwicklungsphase zu echten Fehlbildungen, während größere Erreger (Toxoplasmen, Bakterien, Listerien und Spirochäten) meist Fetopathien mit konnatalen Gewebeschäden verursachen. Neben den Infektionskrankheiten spielen hormonale Störungen des Ovars, der Schilddrüse oder Diabetes als Graviditätsendokrinopathie, Vitaminmangel, Mangelernährung und Schwangerschaftstoxikosen eine wichtige Rolle.

Perinatale Hirnschäden entstehen vorwiegend durch asphyktisch-hypoxämische Schädigungen während der Geburt, in zweiter Linie durch mechanische Gewebezerstörungen und intrakranielle Blutungen (infantile Zerebralparese).

b) Weichteildefekte

Im Bereich der haarbedeckten Kopfhaut finden sich Weichteildefekte meist in der Mittellinie oder symmetrisch paramedian. Nicht selten sind sie kombiniert mit Hydrozephalus, Kolobom, Lippen-, Kiefer- und Gaumenspalten, Rachischisis, Syn- oder Polydaktylie oder Zystennieren, was für eine endogene Ursache spricht. Auch Amnionanomalien, -stränge oder Verwachsungen mit der Kopfhaut werden diskutiert.

Sinus pericranii. Meist handelt es sich um ein Konvolut varikös erweiterter Venen oder einen venösen Blutsack außerhalb des Schädelknochens in der Nachbarschaft des Sinus sagittalis superior, mit dem die Fehlbildung in Verbindung steht.

c) Angeborene Knochendefekte

Fenestrae parietales – Foramina parietalia permagna

Fenestrae parietales sind rundliche oder ovale, im Röntgenbild „scharf ausgestanzte" Schädeldachdefekte von wenigen Millimetern bis zu mehreren Zentimetern Größe, die vorwiegend in der hinteren Scheitelbeinregion meist symmetrisch paramedian lokalisiert sind. Es handelt sich um eine belanglose Ossifikationsanomalie, die häufig familiär beobachtet wird (s. Foramen parietale, S. 137 und Abb. 7 in LANG 1983)

Lückenschädel, Wabenschädel, Leistenschädel oder Reliefschädel

Unter Lückenschädel, Wabenschädel, Leistenschädel oder Reliefschädel wird eine Fehlbildung verstanden, die fast immer mit dysraphischen Störungen des Neuralrohres verbunden ist. Bei weit offenen Schädelnähten besteht das Schädeldach aus einem Spangen- oder Netzwerk von knochendichtem Gewebe, welches rundliche bis ovale, nicht mineralisierte Bezirke des Bindegewebeknochens umschließt. Am deutlichsten ausgeprägt sind die Veränderungen im Bereich der Scheitelbein- und Stirnbeinhöcker; sie verlieren sich vom Zentrum der Tubera aus allmählich nach der Peripherie. Zwischen den Spangen kann der Knochen auch fehlen, wobei sich der Schädelinhalt in den Lücken vorwölbt. Auch Defekte der Kopfhaut werden beobachtet; die Ursache ist nicht geklärt. Meist wird erhöhter intrakranieller Druck während der Fetalzeit angenommen, wobei vermehrte Impressiones digitatae entstehen können. Auch fetale Zirkulationsstörungen des Knochens werden diskutiert.

Weichschädel oder Kuppenweiche

Häufiger kommt der Weichschädel (Kuppenweiche) bei abnorm weichen Nahträndern vor, die vorwiegend in der Sagittalnaht, infolge einer Insuffizienz der appositionellen Knochenbildung, lokalisiert sind.

Abzugrenzen sind größere oder kleinere Schädellücken im Mittellinienbereich in Verbindung mit Zephalozelen, die sich an der Grenze zwischen Chondro- und Desmocranium finden. Sie gehören zu den Dysraphien und sind kombinierte Fehlbildungen von Gehirn und Schädel.

Kraniostenosen

Verschiedenartige Fehlformen des Gehirn-, aber auch des Gesichtsschädels entstehen durch vorzeitigen Verschluß einzelner Schädelnähte, durch Insuffizienz des Nahtbindegewebes oder des interstitiellen Wachstums. Während die Suturen normalerweise zwischen dem 4. und 6. Lebensjahrzehnt synostosieren, kommt es bei den prämaturen Nahtsynostosen schon vor der Geburt oder in den ersten Lebensjahren zu einer Nahtverknöcherung. Die Osteoblasten verlieren am Randgebiet der Knochen ihre Knochenbildungstendenz vorzeitig. Die Fehlbildung ist wahrscheinlich genetisch bedingt, wofür die häufige Kombination mit anderen Fehlbildungen und auch das hereditäre Vorkommen einzelner Schädeldeformitäten sprechen, die teils dominant, teils rezessiv vererbt sind.

Im Bereich des Hirnschädels ist das Wachstum der vorzeitig verknöcherten Naht gehemmt oder verhindert, und es kommt zum kompensatorischen Wachstum im Bereich der offenen Schädelnähte (VIRCHOW 1851). Die dadurch bedingten Schädelformen werden als *Kraniostenosen* bezeichnet, obwohl das Hirnschädelvolumen nur in einem Teil der Fälle „eingeengt" ist. VIRCHOW (1851) war der Meinung, daß 1.

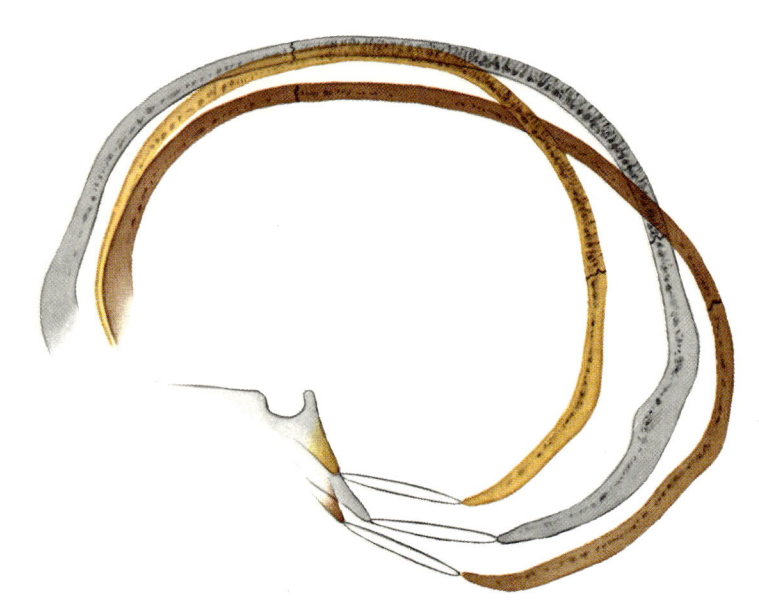

Abb. 29. Kraniosynostosen – Kraniostenosen und unterschiedliche Schädelformen sowie Einstellung des Foramen magnum
(Nach Moss 1959)

Graue Kontur = normale Verhältnisse; *braun* = extreme Dolichokranie – Skaphokranie bei vorzeitigem Verschluß der Sutura sagittalis oder Insuffizienz des Nahtbindegewebes *gelb* = prämaturer Verschluß der Sutura coronalis – Hypsi- oder Turrikranium oder Plagiozephalus: prämature Synostose der Sutura coronalis oder Insuffizienz des Nahtbindegewebes.

die Synostose eine Verkleinerung des Schädels (Kraniostenose) in derjenigen Richtung hervorbringt, welche auf die verwachsene Naht senkrecht trifft, und 2. im Umfange der noch offenen Nähte eine kompensatorische Vergrößerung des Schädels erfolgen muß. Er wies darauf hin, daß es auch Mikrozephale mit offenen Schädelnähten gibt.

Vorzeitige Synostosierung. Moss (1959) untersuchte 40 Patienten mit vorzeitiger Verknöcherung der *Sutura sagittalis* und 27 mit vorzeitiger Verknöcherung der *Sutura coronalis* bilateral und gleichzeitig die Morphologie der endokraniellen Außenlinie, des Clivus, des Planum sphenoidale, der Lamina cribrosa und des Orbitadaches. Auch das Foramen magnum, das Basion und Opisthion wurden in die Untersuchung einbezogen. Während der normalen Entwicklung des Neurocranium (im Verhältnis zum Gesichtsschädel) ist nach Moss u. Greenberg (1955) eine postnatale Rotation des Neurocranium zum Gesichtsskelet nachweisbar durch eine vermehrte Schädelbasisknickung, eine sog Lordose des Orbitadaches und eine Rotation der Fossa cranialis posterior sowie eine Anhebung der Lamina cribrosa.

Bei vorzeitigem Verschluß der Sutura coronalis wachsen Schädelhöhe und -breite disproportional. Der anteroposteriore Durchmesser bleibt im Wachstum deutlich zurück. Bei vorzeitigem Verschluß der Sutura sagittalis kommt es zu vermehrtem Längenwachstum und zur verminderten Breitenentwicklung des Schädels. Bei beiden ist die Orbitadachebene deutlich gegenüber der Norm angehoben. Nach Moss (1959) sind beide Typen vorzeitigen Nahtschlusses mit Mißbildungen der Schädelbasis kombiniert. Bei vorzeitigem Nahtverschluß der Sutura sagittalis scheint beim Neugeborenen primär ein Mißverhältnis zwischen präsphenoidalen Komponenten der Fossa cranialis anterior, dem Planum sphenoidale und der Lamina cribrosa vorzuliegen.

Die postnatale Basiskyphose zwischen postsphenoidalen Komponenten des Clivus sowie die abnorme Anhebung des Orbitadaches (die den kleinen Keilbeinflügel einschließt) werden als gesetzmäßige Folge des veränderten Gehirnwachstums angesehen.

Bei vorzeitigem Verschluß der Sutura coronalis besteht sowohl ein Mißverhältnis zwischen kleinen Keilbeinflügeln und Corpus ossis sphenoidalis als auch eine Hypoplasie des Basiokzipitale, wobei sich die Synchondrosis spheno-occipitalis zur regelrechten Zeit schließt.

Nach Deggeler (1941) bilden die Schädelknochen den ossifizierten und die Dura mater den nicht ossifizierten Teil der funktionellen Einheit Schädelkapsel. Die Durakapsel ist an der Crista galli, an den Kanten des kleinen Keilbeinflügels und an den Margines superiores der Pyramiden straff fixiert. Falx cerebri und Tentorium cerebelli entstehen unpaar in der Medianen und paarig an der posterolateralen Befestigung sowie an den anlagernden Teilen der Suturae sagittalis et lambdoidea. Ein ähnlicher nicht septaler Zug, entsteht von den paarigen anterolateralen Befestigungen und unterlagert das System der Sutura coronalis. All diese Faserzüge besitzen ihre stärksten Befestigungen im Bereich des Schädeldaches im Suturenbereich. Deshalb kann der vorzeitige Verschluß der Sutura coronalis auch mit den anterolateralen, paarigen Ansatzzonen am kleinen Keilbeinflügel (und dessen Fehlentwicklung) zusammenhängen. Beim vorzeitigen Verschluß der Sutura sagittalis spielen sich ähnliche Vorgänge im Schädelinnern ab. Die postnatale Verstärkung der Basiskyphose wird von Moss (1959) durch die starke postnatale Entwicklung des subtentoriellen Inhalts der Fossa cranialis posterior bei gleichzeitiger fehlerhafter Expansion der Schädelknochen dieses Gebiets erklärt. Vor allem das Breitenwachstum ist beeinträchtigt. Die verstärkte Basiskyphose mit ihrer Verlagerung des Basiokzipitale nach vorne wird als Folge des Gehirnwachstums angesehen, dessen Größe nicht beeinflußt ist. Moss betont, daß die Synchondrosis spheno-occipitalis ihrer Struktur nach den sagittalen Wachstumskräften dient und nicht horizontalen Wachstumsschüben.

Dieses Konzept der primären Mißbildung im Schädelbasisbereich wird unterstützt durch die Untersuchungen von Emery u. Zachary (1956, zit. nach Moss 1959): Bei einer Fibrosis des Sinus sagittalis superior trat im Fonticulus anterior eine isolierte Knocheninsel auf, und zwar direkt über der veränderten Dura mater. Bei vorzeitigem Verschluß der Sutura sagittalis mit postnatal abnormem Anstieg der Orbitadächer und persistierender Rotation des Foramen magnum ist dies nach Moss Folge einer absoluten Rotation des Neurocranium gegenüber dem Gesichtsschädel. Die gleichen Verhältnisse treten bei vorzeitigem Verschluß einer Sutura

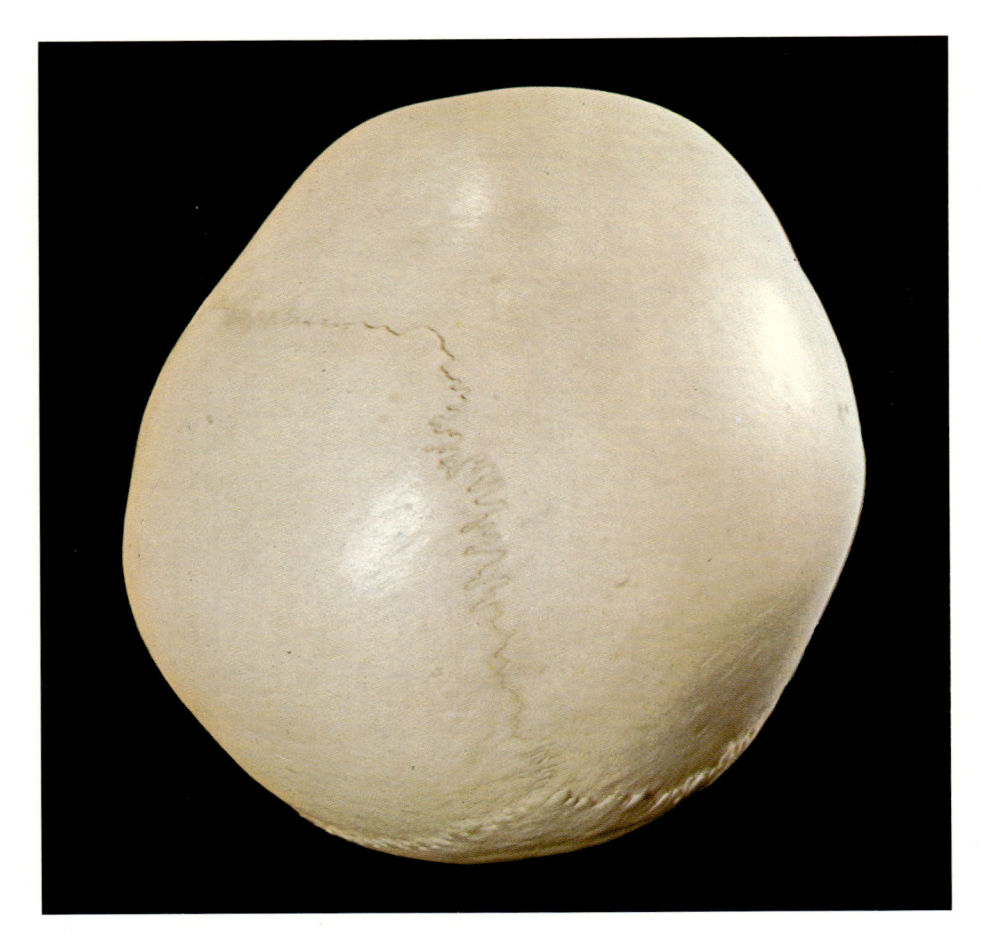

Abb. 30. Kalotte eines Erwachsenen von oben
Plagiokranium durch vorzeitige Nahtsynostose der Sutura coronalis rechts (aus LANG 1981)

frontalis auf (Moss 1957). Moss nimmt an, daß vorzeitiger Nahtverschluß als Symptom und nicht als Ursache aufzufassen sei. Er wäre in mechanischer Alteration des Durageewebes, dem Entwicklungsstörungen zugrunde liegen, begründet. Zahlreiche Theorien der Entwicklungsstörungen werden diskutiert.

ANDERSON u. GEIGER (1965) untersuchten z.B. 204 Fälle von Kraniostenose im Kinderkrankenhaus von Los Angeles. 72% der Patienten waren männlichen, 28% weiblichen Geschlechts. Am häufigsten (57%) war die Sutura sagittalis betroffen, in 10% die Sutura interfrontalis, in 18% eine oder beide Suturae coronales. Der Verschluß aller Suturen wurde in 8% nachgewiesen: Oxyzephalie. Die Synostosen der Sutura coronalis (18%) lagen an ihrem Untersuchungsgut in der Hälfte der Fälle bilateral, bei den anderen unilateral vor. Bei bilateraler Fusion besteht kurz nach der Geburt bereits eine starke Deformität des Kopfes und des Gesichts. Der Schädel ist hoch, breit und kurz, das Gesicht flach und breit, die Augen treten hervor und liegen weiter seitlich. Die Squama frontalis ist außerordentlich kurz, ebenso die Fossa cranialis anterior. Die Orbitadächer steigen steiler an, die Fossae craniales mediae sind verhältnismäßig tief und von den kleinen Keilbeinflügeln überwachsen. Im anteroposterioren Röntgenbild imponieren die nach der Seite zu stark ansteigenden, kleinen Keilbeinflügel besonders auffällig und ge-

ben (mit Augenbrauen verglichen) Anlaß zur Bezeichnung „Mephisto-Deformität". Bei einseitiger vorzeitiger Synostose der Sutura coronalis ist das Tuber frontale der synostosierten Seite abgeflacht. Der Arcus superciliaris ist weniger stark entwickelt als auf der Gegenseite, Augenbraue und Oberlid sind angehoben, und das Auge erscheint etwas nach vorne verlagert. Röntgenologisch fallen verkürzte und seitverlagerte ipsilaterale Orbitae, Verkürzung der ipsilateralen Fossa cranialis anterior und Vergrößerung der Fossae craniales media et posterior an derselben Seite auf. Syndaktylien, Gaumenspalten und mentale Retardation kommen in 40–50% bei beidseitiger Synostose der Sutura coronalis vor, weniger häufig bei einseitiger.

Extreme Brachykranie (Kurzschädel). Vorzeitiger Verschluß der Sutura coronalis führt zum *Brachycephalus*, wobei das Schädelwachstum in der Sagittalen eingeschränkt und kompensatorisch in transversaler Richtung vermehrt ist. Es resultiert ein kurzer, breiter Schädel mit steiler Stirn und oft ausladendem Hinterkopf.

Platyzephalie (Chamäzephalie). Eine flache Kopfform mit nahezu rechtwinkeligem Übergang von seitlichen in obere Schädelflächen, bei vorzeitiger Synostose der Sutura coronalis, tritt nach KADANOFF u. MUTAFOV (1963) in 0,11% auf.

Akrokranie. Bei vorzeitigem Verschluß der Sutura coronalis und von Teilen der Sutura sagittalis entsteht die Gruppe der Akrozephalien mit übermäßigem Vertikalwachstum. Akrozephalie wurde von KADANOFF u. MUTAFOV (1963) in 0,11% aufgefunden.

Turrikranie. Eine mehr prismatische Schädelform wird als Turrikranie (Turrizephalus) bezeichnet. LUCAE (1857) beschrieb den Turmschädel eines 24jährigen Dienstmädchens: der Schädel war kurz und hoch, besonders die Stirn steil eingestellt. Die Sutura coronalis war vollständig synostosiert, ebenso die Sutura sagittalis und teilweise die Sutura squamosa. Die Fossa cranialis anterior zeigte starke Impressiones digitatae und Juga cerebralia; sie war kurz, die Lamina cribrosa lag tief. Die Fossae craniales mediae waren sehr tief entwickelt und ebenfalls mit starken Impressiones und Juga ausgestattet.

Beim ausgeprägten Turmschädel (Hypsizephalie) ist die prämature Nahtsynostose mit einer Unterentwicklung der Schädelbasis mit Beteiligung des Gesichtsskelets kombiniert. Der Kopf ist kurz, schmal, hoch, die Stirn steil, das Hinterhaupt abfallend.

Meist ist der vordere Abschnitt der Schädelbasis verkürzt; geringer sind mittlere und hintere Schädelgrube an der Mißbildung beteiligt. Es besteht ein kaskadenförmiger Abfall der Schädelbasis in fronto-okzipitaler Richtung, mit Steilstellung der Basis cranii, auf die schon BERTOLOTTI (1914) hingewiesen hat (Lordose basilaire). Außerdem sind die vorderen Abschnitte des Schädelinnenraumes der Basis cranii sehr eng, was mit einer Hypoplasie des Mittelgesichts vergesellschaftet ist. DÜRR (1963) und MÖLLER (1963) wiesen auf die abnorme Lage der Basispfeiler beim Turmschädel hin: die Alae minores sowie die Pars petrosa seien ähnlich wie beim Embryo eingestellt und weniger stark abgesenkt. Nach REISER (1937) und BERGERHOFF (1955) stehen die großen Keilbeinflügel beim Turmschädel außerdem um etwa 20° stärker in der Transversalen, als in der Regel. Der von den Pyramidenachsen eingeschlossene Winkel sei größer als in der Norm. Die beiden großen Keilbeinflügel bilden miteinander nach vorne offene Winkel von in der Regel 90–95° (am Röntgenbild wurden Tangenten an der lateralen Orbitawand gemessen). Beim Turmschädel beträgt der mittlere Winkel 120°. Statistisch erweist sich dieser Unterschied als sehr signifikant. Mit der Vergrößerung des Sphenoidwinkels wird gleichzeitig die Augenachse nach lateral verlagert: Hypertelorismus (SCHMIDT 1966), der mit einer Protrusio bulbi und teils mit einem Strabismus divergens kombiniert ist. Auch die Orbitae sind verkleinert und abgeflacht, da das Orbitadach steiler eingestellt ist (COCCHI 1952). Der Augenabstand ist vergrößert, ebenso sind die Cellulae ethmoidales breiter. Funktionsstörungen und auch Sehstörungen infolge Atrophie des N. opticus sind nicht selten. Die Squama frontalis ist weniger gewölbt und verkürzt, die Sutura frontalis frühzeitig geschlossen.

BEHR (1934) fand bei 9 und 10 Turmschädeln Zeichen einer Liquordrucksteigerung. UELTZER (zit. nach BURKHARDT 1970) hat unter den Patienten einer Blindenanstalt bei Männern in 10,7%, bei Frauen in 4% Turmschädel nachgewiesen. Nach COCCHI (1952) sind 7% der mit deutlich ausgeprägtem Turmschädel Behafteten vor dem 7. Lebensjahr erblindet; 20% sind schwachsinnig. BRUNNER (1931) fand unter 20 mit Turmschädel Behafteten nur 5 mit normalem Gehör, sechs mit deutlich vermindertem Hörvermögen, und es lag ein Fall von Taubheit vor. Er nimmt an, daß Mittelohrentzündungen mit Vernarbungen, Hyperostose des Tegmen tympani mit Verlegung des Antrums sowie außerordentlich geringe Pneumatisation des Processus mastoideus dafür verantwortlich seien. Selten liegt eine Innenohrschwerhörigkeit zugrunde. Die Gehirnventrikel sind in der Regel außerordentlich eng.

Oxykranium (Oxyzephalie). Eine pyramidale Schädelform wird als Oxyzephalie bezeichnet. In 8% des Untersuchungsgutes von ANDERSON u. GEIGER (1965) lag Oxyzephalie vor. Bei einem Teil davon bestand Proptosis, vermehrtes Nasenwachstum, schmale Maxilla und anderes, wie von CROUZON (1912) beschrieben. Bei Oxykranium sind alle Suturen des Schädeldaches vorzeitig geschlossen, gelegentlich vor der Geburt. Der intrakranielle Druck kann während oder kurz nach der Geburt abnorm hoch sein und einen raschen operativen Eingriff erfordern. In der Regel erscheint das Schädeldach normal hoch und verlängert, die Fontanellen sind geschlossen, das Bregma erscheint punktförmig. Auch rundliche und in der Längsrichtung verkürzte sowie hohe Schädel werden bei Oxykranie beobachtet. Röntgenologisch sind keine Suturen nachweisbar. In einigen Fällen besteht partieller Schluß mit Zunahme der Röntgendichte im benachbarten Knochenabschnitt. Die Orbitae sind verkürzt, Gesichtsdeformitäten weisen auf die kraniofaziale Dysostosis hin.

Fontanellenbuckel. Gelegentlich kommt es im Bereich des Fonticulus major zu einer Vorwölbung, dem *Fontanellenbuckel* (s. Fig. 13 in LANG 1983).

Extreme Dolichokranie. Die prämature Synostose der Sutura sagittalis führt zum *Dolichozephalus* mit verstärktem Wachstum in fronto-okzipitaler Richtung und biparietaler Verschmälerung. Meist ist der Gehirnschädel auch niedriger, manchmal können die Tubera frontalia stärker vorspringen und die Schädelmitte einsinken.

Skaphokranie. Häufiger läuft der schmale Schädel nach oben kielförmig zu, wobei sich nicht selten die Sagittalnaht wulstförmig vorwölbt (*Skaphozephalus*) (0,87% nach KADANOFF u. MUTAFOV 1963). Die Längsdurchmesser der Orbitae sind verkleinert, der Augenabstand ist eng, die Schädelbasis meist abgeflacht. Ausgeprägte Impressiones digitatae sind häufig. Das Vorkommen familiär gehäufter Skaphozephalie und Oxyzephalie kann nach BELL u. Mitarb. (1961) nicht bezweifelt werden.

LUCAE (1857) beschrieb einen dolichozephalen Kahnschädel (aus der Sammlung SÖMMERINGS), dessen Längsdurchmesser stark vergrößert und dessen obere Querdurchmesser im Ge-

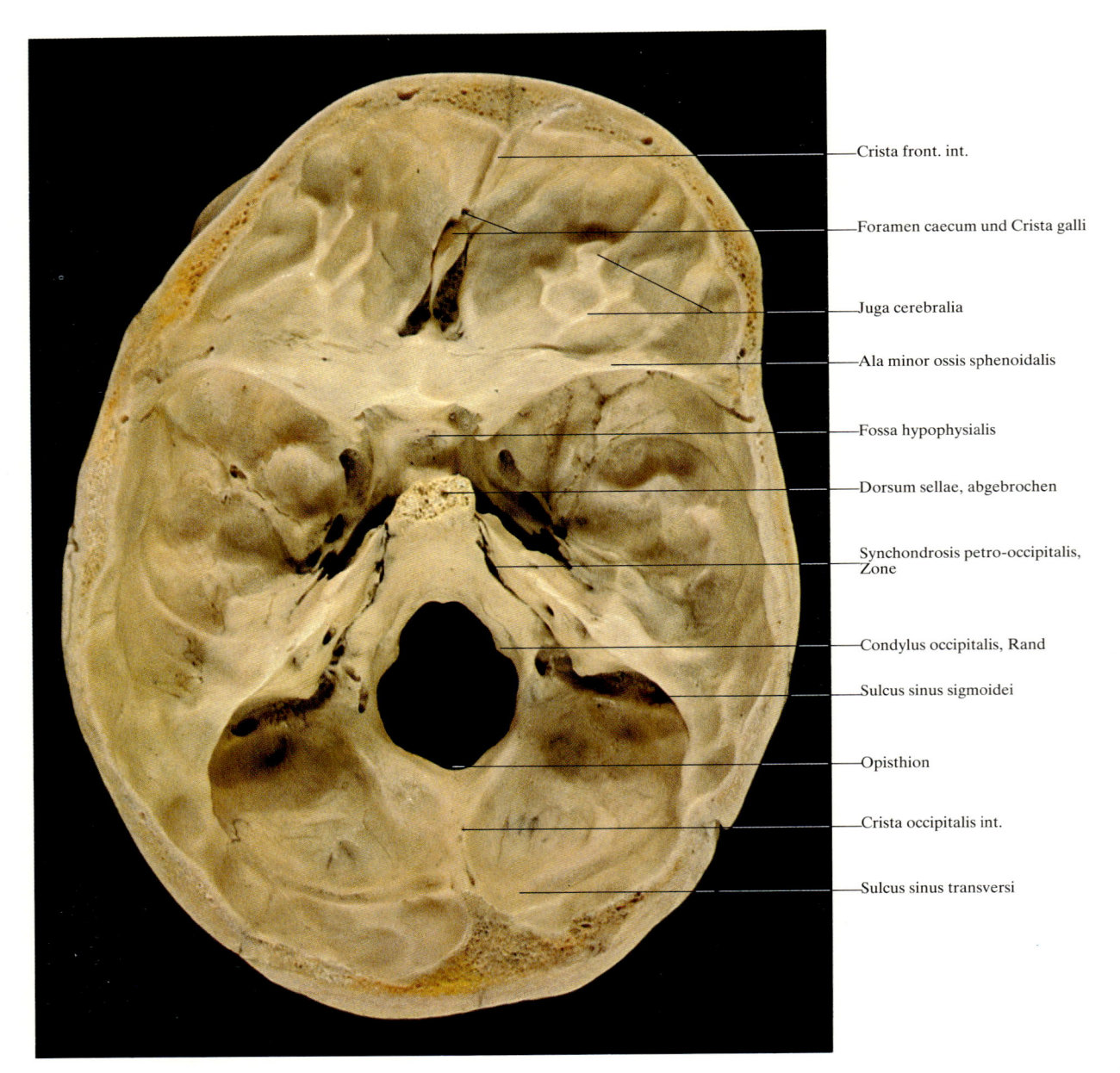

Crista front. int.
Foramen caecum und Crista galli
Juga cerebralia
Ala minor ossis sphenoidalis
Fossa hypophysialis
Dorsum sellae, abgebrochen
Synchondrosis petro-occipitalis, Zone
Condylus occipitalis, Rand
Sulcus sinus sigmoidei
Opisthion
Crista occipitalis int.
Sulcus sinus transversi

Abb. 31. Basisskoliose von oben

gensatz zu den unteren stark verkürzt waren. Vorzeitig synostosiert erwiesen sich die Suturae sagittalis, sphenoparietalis, sphenofrontalis rechts und die Suturae occipitomastoideae beiderseits. Die Lambdanaht verlief in oberen Abschnitten nicht winkelig, sondern in größerer Ausdehnung transversal. Im vorderen Gebiet der Ossa parietalia lag ein (von VIRCHOW 1857 zuerst erwähnter) Sattel vor. Die Tubera parietalia waren nicht ausgebildet.

Sutura metopica (frontalis). MOSS (1957) nahm an, daß eine prämature Fusion der Sutura metopica (frontalis) mit einer abnormen Schädelbasisknickung kombiniert sei. Nach ANDERSON u. GEIGER (1965) liegt in 10% aller Kraniosynostosen eine prämature Synostosis metopica vor.

Trigonokranie. ANDERSON u. GEIGER (1965) weisen darauf hin, daß sich in der Regel die Sutura metopica nicht vor dem 2. Lebensjahr schließt und nehmen an, daß vorzeitiger Verschluß dieser Sutur häufiger als angenommen vorkommt und die nachfolgende Schädeldeformität – Trigonokranium (Trigonozephalus) – als familiäres Charakteristikum gedeutet wird. Eine vorzeitige Synostosierung liegt nach KADANOFF u. MUTAFOV (1963) in 0,61% vor. Bei Schluß der Sutur vor der Geburt sind die Tubera frontalia gering entwickelt, die Stirn erinnert an die kielähnliche fetale Kontur mit einem First in der Mittellinie. Der Kopf sieht bei der Betrachtung von oben dreieckig aus, die hinteren Schädelabschnitte sind stärker entwickelt, so daß eine Eiform mit stumpfem Pol am Hinterhaupt und der Spitze in der Stirngegend entsteht. Die Nasenwurzel ist schmal, die Augen stehen eng beieinander, die obere Gesichtshälfte scheint verengt. Häufiger als bei anderen Formen von Synostosen kommen mentale Retardation, Gaumenspalte, Kolobom, Anomalien des Harntraktes, Arhinenzephalien u.a. vor.

Plagiokranie. Bei einseitiger vorzeitiger Verknöcherung der Koronarnaht oder der Lambdanaht entsteht eine Asymmetrie der Schädelkalotte (Plagiozephalus, Schiefschädel). Meist liegen auch im Basisbereich Veränderungen vor: Anhebung des Orbitadaches sowie der Keilbeinkante oder Tieferliegen der mittleren Schädelgrube und der Felsenbeinoberkante auf der betroffenen Seite. LUCAE (1857) beschrieb den Schädel (aus der Sammlung von NOON) eines 20jährigen französischen Soldaten, welcher 1796 im Juliusspital zu Würzburg starb. Neben der Mittellinie fand sich im Stirngebiet eine starke Einziehung links. Das rechte Stirnbein war blasenförmig nach vorn und außen vergrößert, das linke lag weiter hinten und war eigentümlich verbogen. Die rechte Schläfengrube war vertieft, die linke flach ausgebildet. Auch die Gesichtsregion war asymmetrisch. Die rechte Margo supraorbitalis lag weiter rostral, die linke im Ganzen weiter okzipital. Asymmetrien fanden sich auch im Bereich der Ossa nasalia. Die linke Sutura coronalis war in oberen und unteren Abschnitten vollständig synostosiert, ebenso die Sutura sagittalis; die übrigen Nähte waren regelhaft entwickelt. LUCAE weist darauf hin, daß die Sulci meningei für die A. meningea media rechts viel weiter nach rostral reichten als links. Große Foveolae granulares fanden sich besonders in der blasigen Auftreibung des rechten Stirnbeins. Die Partes petrosae waren symmetrisch, die Alae majores et minores jedoch verschoben entwickelt: die rechten mehr nach vorne und zur Seite verlagert, die linken nach okzipital (s. Abb. 30).

Nach KADANOFF u. JORDANOV (1971) ist es außerordentlich schwierig, die Plagiozephalie durch Messungen nach anthropologischen Punkten und Zonen zahlenmäßig festzulegen, da z.B. die Entfernung ein und desselben Punktes rechts und links bis zur Sagittalnaht oder bis zu einem auf dieser Naht oder in Richtung derselben gelegenen Punkt (Bregma, Inion, Glabella) nicht in der Lage ist, die Abweichungen der Symmetrie qualitativ und quantitativ richtig zu erfassen: die erwähnte Naht (Punkte) kann nämlich ebenfalls verschoben sein. Die Autoren behalfen sich mit der Erstellung einer realen Medianlinie, mit deren Hilfe sie die Mitte des Schädeldaches bestimmten. Diese reichte vom Basion zum Rostrum sphenoidale über die Kalotte hinweg. Nach KADANOFF u.Mitarb. (1972) sind die Unterschiede zwischen rechts und links in der Schläfen-Keilbeingegend nachzuweisen. Bei Schädeln mit rechter Plagiozephalie dominieren sie zugunsten des Bogens an der linken, bei Plagiozephalia sinistra zugunsten der rechten Seite (1,3–2,0 mm). In der Stirngegend besteht in der Regel eine kompensatorische asymmetrische Vorwölbung an der entgegengesetzten Seite.

Schädelskoliose

Besteht eine pathologische Schädelasymmetrie ohne prämature Nahtsynostose, dann liegt eine sogenannte Schädelskoliose (BURKHARDT 1970) vor (Abb. 31). Diese Schädelskoliosen können durch Asymmetrien der Kopfhaltung hervorgerufen worden sein (FROSCH 1920), die möglicherweise mit asymmetrischen Condyli occipitales kombiniert sind. Seitenungleichheit betrifft dabei sowohl den Gehirn- als auch den Gesichtsschädel. Die eine Schädelhälfte erscheint gegenüber der anderen verkürzt, die Medianebene in der Ansicht von vorne und von oben gekrümmt. Insbesondere ist die Durchtrittspforte für den Canalis caroticus verlagert (FROSCH 1920). Schädelskoliose kommt demnach 1. isoliert, 2. kombiniert mit Schiefhals und 3. als Folgezustand von Schiefhals vor. GAUSS (zit. nach BURKHARDT 1970) und andere nehmen an, daß diese Art von Schädelmißbildung durch intrauterin wirkende, mechanische Faktoren verursacht sei. Eine postnatale Entwicklung komme durch Schiefhals zustande (ZIMMERMANN 1909). Andererseits wurden von PETERS Schädelskoliosen ohne Schiefhals in 4 Generationen einer Familie beobachtet. Eine fixierte Schiefhaltung des Kopfes wird als *Caput obstipum* bezeichnet.

Bathrokranie

Eine starke Vorwölbung der Hinterhauptschuppe, die in der Lambdanaht stufenförmig die Scheitelbeinoberfläche überragt, wird als Bathrozephalus oder Bathrokranie bezeichnet und kommt nach KADANOFF u. MUTAFOV (1963) in 0,98% vor. Diese Fehlform darf röntgenologisch nicht mit einer Impressionsfraktur verwechselt werden (PSENNER 1966).

Synostosis lambdoidea

ANDERSON u. GEIGER (1965) konnten in ihrem Untersuchungsgut nur 4 Patienten mit vorzeitiger Synostose der Lambdanaht (dreimal kombiniert mit Synostose der Sutura sagittalis, einmal mit vorzeitiger Fusion mit der Sutura squamosa) nachweisen. Theoretisch müßte ihrer Meinung nach Abflachung und Minderwachstum des Hinterhaupts mit kompensatorischem Wachstum des Schädels nach vorne die Folge sein. Ist die Sutura sagittalis mitbetroffen, besteht beidseits Synostose der Sutura lambdoidea, dann erscheint das Hinterhaupt klein, jedoch deutlich markiert. Wegen der Unterentwicklung der Squama occipitalis ist der Schädel in hinteren Abschnitten verengt und im vorderen Bereich verbreitert und vorgewölbt.

Mikrokranie

Bei Mikrokranie besteht ein Mißverhältnis zwischen Gehirnschädel und Gesichtsschädel, wobei der Kopfumfang bei Erwachsenen deutlich unter 48 cm liegt. Die Schädelknochen sind verdickt. Es besteht eine Verschmälerung der Schädelbasis, Steilstellung der Hinterhauptschuppe, Einziehung der Schläfengegend an den großen Keilbeinflügeln und Reduktion der vorderen Schädelgrube. Die Gesichtsbildung ist gekennzeichnet durch eine fliehende Stirn bei Prognathie, womit eine ähnliche Profillinie wie bei Anenzephalie entsteht. Während VIRCHOW (1857) noch eine prämature Nahtsynostose annahm, besteht heute kein Zweifel daran, daß eine primäre Entwicklungshemmung des Gehirns der Mikrozephalie zugrunde liegt. Oft bleiben die Schädelnähte bei verdickten Schädelknochen offen.

Kranio-mandibulo-faziales-Dysmorphie-Syndrom

Häufig sind die Kraniostenosen des Gehirnschädels mit Fehlbildungen des Gesichtsschädels, aber auch mit schädelfernen Entwicklungsstörungen, vorwiegend am Skelet, verbunden. LEIBER u. OLBRICH (1963) fassen 34 Skeletdysplasien mit ausgeprägter Schädelbeteiligung unter dem Begriff des Kranio-mandibulo-fazialen-Dysmorphie-Syndroms zusammen, ohne daß ihre Abgrenzung scharf umrissene Krankheitsbilder gerechtfertigt erscheinen lassen. Andere sind durch Konstanz ihrer Symptomatik, insbesondere auch der Gesichtsform, gekennzeichnet. Da Erbfaktoren dabei nicht sicher nachgewiesen werden konnten, wird ätiologisch der Mechanismus einer Embryopathie vermutet. (Weiteres s. LANZ-WACHSMUTH Bd. I/3; Schädelrachitis, Cribra cranii u.a. s. BURKHARDT 1970).

Platybasie

Schädelbasiswinkel und Gesichtswinkel. KADANOFF (1939) untersuchte 300 Schädel von Europäern (Würzburger Untersuchungsgut) und bestimmte den Sphenoidalwinkel nach WELCKER (1862) (1. Linie von Nasion zu Tuberculum sellae, 2. Linie zwischen Tuberculum sellae und Basion) sowie den Profilwinkel, der begrenzt wird von einer Linie, die das Basion mit dem Prosthion (der am meisten nach vorne ragende Punkt der Naht zwischen beiden Maxillae) und der DH verbindet. Eine Abhängigkeit zwischen Schädelbasiswinkel und Profilwinkel ergab sich an diesem Untersuchungsgut nicht.
Der *Basiswinkel* beträgt zwischen Längsachse des Siebbeins und Clivus (VIRCHOW 1857) nach LANDZERT (1866) im Mittel 133,6° (130°–140°). Nach MOSS (1958) beträgt der mittlere Schädelbasiswinkel zwischen Clivus und Planum sphenoidale 120,5°±1,10° (61 Schädel). An unserem Untersuchungsgut ergaben sich bei Erwachsenen für diesen Winkel

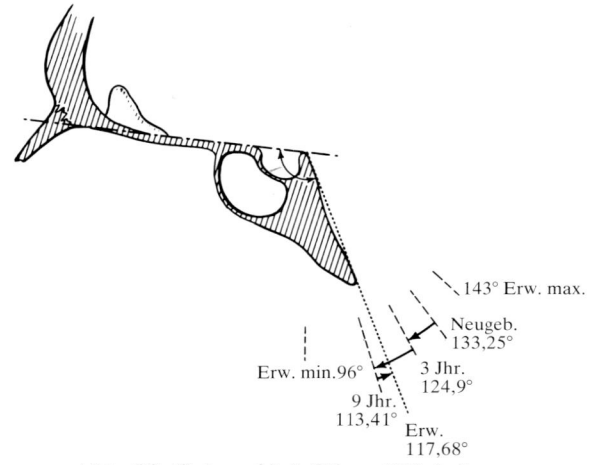

Abb. 32. Sphenoidal-Clivus-Winkel
Postnatale Veränderung in $\bar{x}$ Grad (aus LANG 1981)

Mittelwerte von 117,68°±0,67°, bei Werten von 96–143°. Bei Neugeborenen findet sich ein Mittelwert von 133,25°, bei Einjährigen von 127,66°, bei 3jährigen von etwa 125,0°, im 4. Lebensjahr liegen Winkel von 117,0°, im 8. von 113° und bei 16–17jährigen von 112° vor (Abb. 32).
Ein sog. *Orbitalwinkel* (zwischen hinterem Dachabschnitt der Orbita, Ala minor ossis sphenoidalis und Clivus) besitzt nach MOSS (1958) bei weißen Erwachsenen Mittelwerte von 138,1°±1,20°. An 24 erwachsenen Indianern (Kwakiutl) wurde von MOSS (1958) der mittlere Schädelbasiswinkel mit 121,4°±0,79° bestimmt, der Orbitalwinkel mit 148,1° ±0,08°. An artifiziell deformierten Schädeln, und zwar beim schrägen Typ einer okzipitalen Deformation, beträgt der mittlere Schädelbasiswinkel 126,6°±1,20°, der Orbitalwinkel 159,1°±1,26°, bei vertikaler okzipitaler Deformation liegen mittlere Schädelbasiswinkel von 114,4°±1,56° und Orbitalwinkel von 145,5°±1,26° vor. Bei vertikaler Deformation befindet sich die Margo superior partis petrosae in der Regel in einer höheren, bei schräger okzipitaler Deformation in einer tieferen Ebene als beim Mittel nicht deformierter Schädel.
Bei *Platybasie* ist der Basiswinkel stärker abgeflacht (über 140°). Diese Fehlbildung soll das Ergebnis einer Entwicklungstörung im Clivusbereich sein. Sie wurde gelegentlich vor dem vorzeitigen Verschluß der Synchondrosen im Basisbereich beobachtet. Reine Platybasie verursacht meist keine Krankheitserscheinungen.

Basale Impressionen – Basiläre Impression

Bei der basalen Impression sind scheinbar die oberen Wirbel und die das Foramen magnum umgebenden Teile des Os occipitale in den Schädelinnenraum hinein verlagert: die okzipitale Schädelbasis ist gleichsam über das Foramen magnum gestülpt. Das Hinterhauptloch kann verengt sein. Zusätzlich ragt häufig der Dens axis in das Schädelinnere hinein. Das Volumen der hinteren Schädelgrube wird dadurch verkleinert, Hirndruckerscheinungen können auftreten (VIRCHOW 1857).
Nach HADLEY (1956) bestehen mindestens zwei unterschiedliche Formen der basilären Impression: 1. ein kongenitaler Typ mit atlanto-okzipitaler Fusion, abgeflachtem Hinterhauptbein, Distorsion der Form des Foramen magnum und verlagertem Dens axis nach oben; 2. ein erworbener Typ nach Erweichung der Schädelbasis bei Paget-Erkrankungen, Osteomalazie oder Hyperparathyreoidismus.
Der Schädel ist dann durch die Halswirbelsäule invaginiert, etwa so wie ein Daumen, der in einen Gummiball eingedrückt wird. Bei beiden Arten liegt eine hohe Position des ersten Zervikalsegments oberhalb der Linie des harten Gaumens zum Hinterrand des Foramen magnum vor (CHAMBERLAIN 1939). Die Partes petrosae sind nach oben verlagert und verdreht, der Clivus ist annähernd in einer Ebene mit dem Boden der Fossa cranialis anterior, der Hals kurz, seine Bewegungsmöglichkeiten sind eingeschränkt (Weiteres s. Spezialliteratur).

II. Entwicklung des Viscerocranium

1. Maxilla und Premaxilla

Der zentrale und größte Gesichtsknochen entsteht durch Verschmelzung zweier, sich selbständig entwickelnder Deckknochen, der Maxilla hinten und der Premaxilla vorne (Abb. 33). Zwischen 8. und 9. Keimlingswoche erscheint ein Verknöcherungsbezirk in dem zwischen den Nasenlöchern gelegenen Teil des Stirnwulstes, die Premaxilla, in welcher sich die Zahnkeime der oberen Incisivi entwickeln (25 mm–30 mm Länge). Normalerweise verschmilzt dieser Teil später mit der Anlage der Maxilla. Gelegentlich bleibt eine Sutura incisiva beim Jugendlichen, seltener beim Erwachsenen (vom Foramen incisivum quer nach außen zwischen Dens incisivus II und Dens caninus ziehend) vom übrigen Oberkiefer abgegrenzt. Dieser von GOETHE (1784) beim Menschen beschriebene Zwischenkiefer wird als Premaxilla oder Os incisivum bezeichnet. Die dorsal davon entstehende Maxilla entwickelt

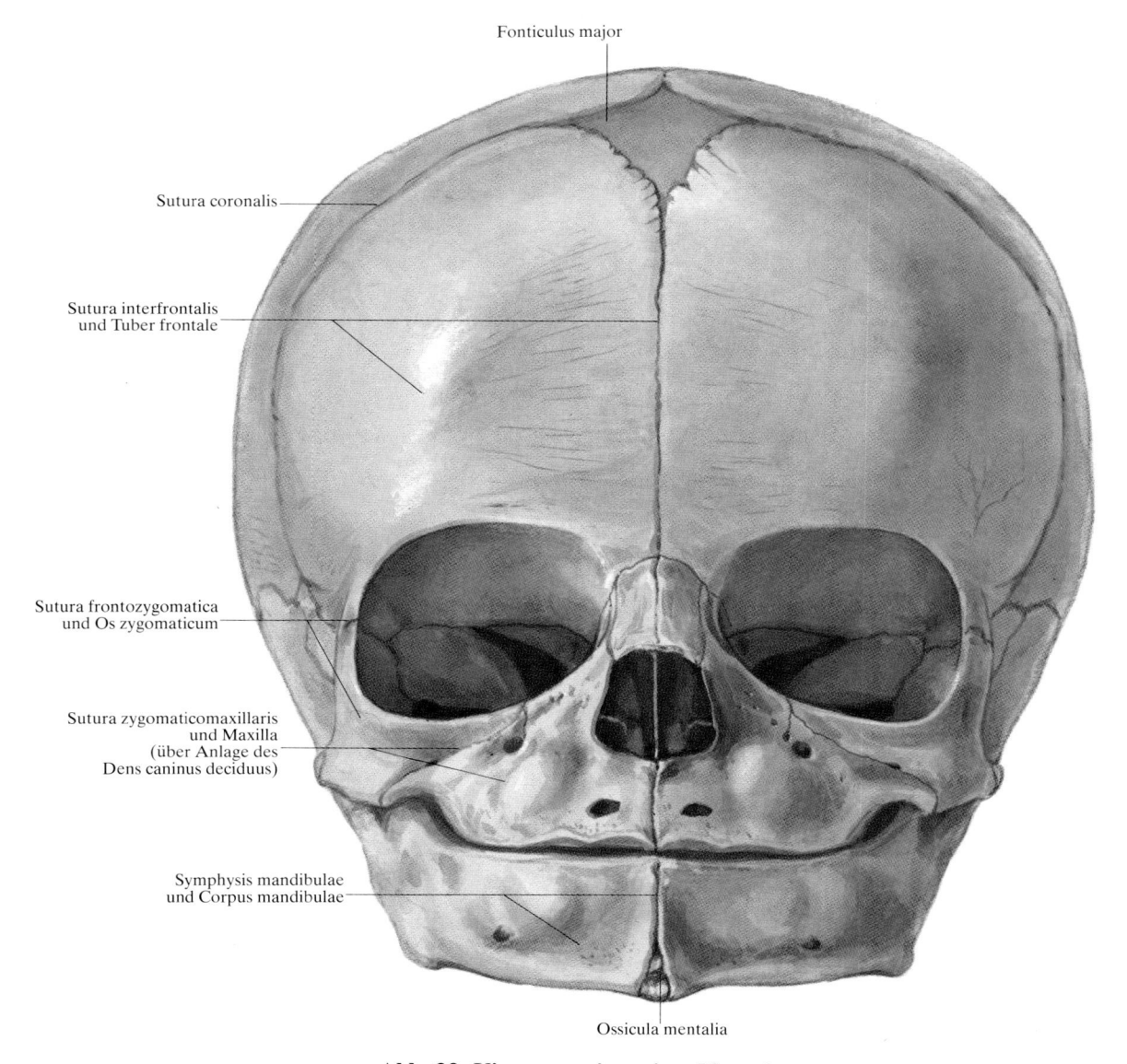

Abb. 33. Viscerocranium eines Neugeborenen von vorne

sich aus 5, seitlich der knorpeligen Nasenkapsel entstehenden, Knochenkerngebieten bei Embryonen von 15 mm Länge (nach GILBERT u.Mitarb. 1958 zwischen 6. und 7. Keimlingswoche). Die ersten Verknöcherungen treten im Bereich des späteren Processus alveolaris, im Gebiet des Dens caninus, auf. Im 4. Keimlingsmonat verschmelzen die Kerne miteinander. Knochenanbau nach laterodorsal führt zur Bildung des Bodens der Orbita, nach medial zur Entwicklung des Processus palatinus und nach laterofrontal zum Processus zygomaticus. Nach oben sproßt der Processus frontalis aus.

Nach KLAFF (1956) ziehen die Alae der Premaxilla schräg nach aufwärts und außen und sind mit dorsalen Abschnitten der Spina nasalis anterior verbunden. Zwischen Neugeborenenzeit und 6. Lebensjahr vergrößern sie sich nur wenig, danach stark und rasch und verbinden sich mit der Vomerspitze im 15. Lebensjahr.

Die obere Fläche der Premaxilla bildet zur Zeit der Geburt ein flaches Plateau, mit dem die Alae premaxillares durch einen schmalen Halsbereich verbunden sind. Später verschwindet das flache Plateau, und die obere Fläche der Premaxilla wendet sich nach unten und rückwärts mit einem Winkel von 45° und bildet sich in eine hügelige Form um. Im Gebiet der Alae premaxillares ist die Cartilago septi nasi verhältnismäßig dünn. In diesem Bereich soll ihr Hauptwachstumszentrum liegen. Bei voll entwickelten Alae gehen diese von der hinteren Hälfte der oberen Fläche der Premaxilla ab und weichen für die Aufnahme des Vomer auseinander. Die Vomerspitze liegt innerhalb der Flügelregion. Die Spina nasalis anterior ist im vorderen Teil mit der oberen Fläche der Premaxilla verbunden. Beide Spinae bilden eine kleine Rinne, in welche die Spitze der Flügel der Premaxilla eingelagert sind. KLAFF (1956) betont, daß die Spina nasalis anterior beim Erwachsenen ähnlich wie ein Schiffsbug geformt ist. Das vordere freie Ende der Cartilago septi reicht in die Bugmitte hinein. Ihre untere Fläche liegt der Oberfläche der Spina nasalis anterior auf. Das Mucoperichondrium der Cartilago septi erstreckt sich seitwärts und unterhalb der Spina nasalis anterior und verschmilzt mit dem Periost. Das Spinaperiost verläuft um die kaudale Fläche der Cartilago septi herum. Zwischen beiden ist eine besondere Gelenkart ausgebildet, welche Seitverlagerungen der Cartilago septi ermöglicht. Die obere Fläche der Alae premaxillae ist wie die oberen Flächen der Spina nasalis anterior von einer Periostschicht umgeben. Wird diese angehoben, wird die Gelenkkapsel sichtbar. Auch der untere Rand der Cartilago septi ist vom Perichondrium eingehüllt, das in das Periost der medialen Fläche der Alae premaxillares übergeht. An den Alae premaxillares ist das Periost straff befestigt, deshalb kann die Cartilago septi in diesem Bezirk nicht so leicht verlagert werden. Die obere Fläche der Alae premaxillares ist rauh und enthält zahlreiche kleinere Einsenkungen.

Auch KLAFF (1956) ist der Meinung, daß die Premaxilla von zwei Ossifikationszentren aus verknöchert. Das Hauptzentrum entsteht in der Mitte der 7. Keimlingswoche, das infravomerale Zentrum Ende der 10. Woche (WOO 1949).

Nach ASHLEY-MONTAGU (1936) und unseren Präparationen bildet die Premaxilla eine Rinne für die Aufnahme des unteren Abschnitts des Vomer und der Cartilago septi, einen vorderen Abschnitt des Nasenhöhlenbodens, die Spina nasalis anterior, einen Processus ascendens, der Wandabschnitte und Seitenrand der Apertura piriformis aufbaut, und einen Processus palatinus, der den vorderen Teil des harten Gaumens und die vordere und laterale Seitenwand des Foramen incisivum bzw. Canalis incisivus bildet (weiteres Band I/1, Teil C).

2. Os zygomaticum

Ende des 2. Embryonalmonats tritt ein dünnes Knochenplättchen auf, das sich durch Fortsatzbildungen vergrößert. An seiner medialen Seite entstehen durch Verstärkung des Knochengewebes und durch weitere lamelläre Knochenauflagerungen dichtere Strukturen, die sich bald in drei – längere Zeit hindurch deutlich voneinander abgrenzbare – Teile aufgliedern: einen Augenhöhlenfortsatz, einen mittleren haubenförmigen Fortsatz und einen unteren keulenförmigen Streifen, dessen verdicktes Ende dem Oberkiefer zugewandt ist.

An der lateralen Seite entwickeln sich ebenfalls lockere Knochenauflagerungen zu drei, durch seichte Furchen voneinander abgetrennten, Feldern, welche denen der medialen Seite entsprechen. Im 7.–8. Keimlingsmonat wird dann die Grundplatte entsprechend diesen Furchen zerklüftet und löst sich schließlich ganz auf. An der Grenze zwischen Augenhöhle und haubenförmigem Abschnitt ordnen sich die Kanäle für Nerven und Gefäße an. Die relativ häufigen Unterteilungen des Jochbeins sind deshalb nicht als primäre Anlage aufzufassen, sondern als Modifikation sekundärer Auflagerungen, aus denen sich das definitive Jochbein bildet.

Die vorderen Spalten sind wohl Reste einer ursprünglich vorhandenen Sutura transversa: die hinteren entstehen dadurch, daß der Processus zygomaticus ossis temporalis nicht vollständig in den für ihn bestimmten Raum des Jochbeins zwischen den haubenförmigen und keulenförmigen Abschnitt eingreift, so daß die Ränder der Abschnitte sich eine Strecke weit aneinanderlagern.

3. Os ethmoidale und Nasenhöhle mit ihren Skeletteilen

Aus der knorpeligen Nasenkapsel entsteht durch chondrale Verknöcherung das Os ethmoidale. Zum Komplex des Os ethmoidale gehören die *Lamina cribrosa* und die *Crista galli*, welche früh aus dem oberen Teil des Septum nasi entsteht. Ende des 2. Embryonalmonats ist die prächordale Knorpelmasse einheitlich, sowie mit dem Presphenoid und den

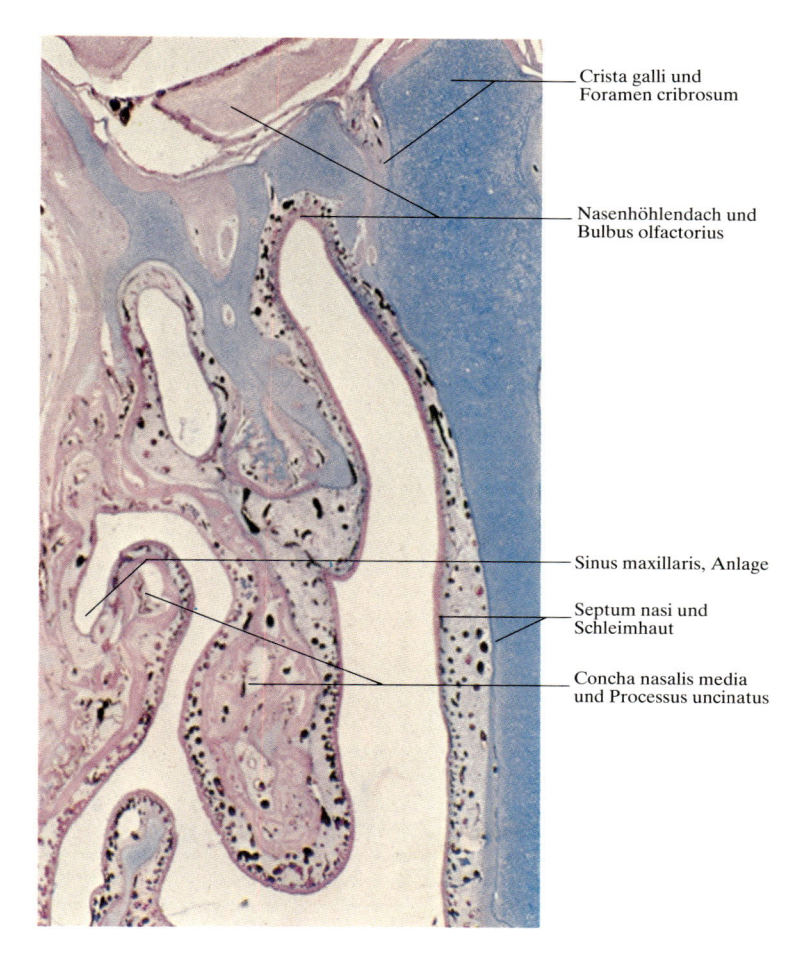

Abb. 34. Concha nasalis media, Entwicklungsstadium
39 cm langer Fetus, Injektionspräparat, Alcianblau-Kernechtrot

Nasenseptumelementen vereinigt. Der Knorpel in der Lamina cribrosa entsteht nicht vor dem 4. Fetalmonat (KUMMER 1952; FORD 1956).

a) Conchae nasales

MORGAGNI (1799) beschrieb zwei Muscheln des Siebbeins (Abb. 34). Nach SANTORINI (1775) liegen an der medialen Fläche des Os ethmoidale 3 typische Muscheln vor. BLUMENBACH (1790) erkannte den *Processus uncinatus,* ZOJA (1870) die *Eminentia fossae nasalis,* welche ZUCKERKANDL (1893) als *Bulla ethmoidalis* bezeichnete. Den *Agger nasi* beschrieb H. MEYER (1784) am Ansatz der Concha nasalis media. Die Vorbuchtung am Vorderrand der Concha nasalis media bezeichnete SCHWALBE (1882) als Tuberculum ethmoidale anticum. Der Ausdruck Maxilloturbinale (Kiefermuschel) stammt von SCHWALBE (1882), der auch die Siebbeinmuscheln als Ethmoturbinalia bezeichnete. Der Agger nasi sei der Pars libera des Nasoturbinale der Säugetiere analog und die Pars tecta entspräche dem Processus uncinatus. ZUCKERKANDL (1882) veröffentlichte die Befunde bei einem 5jährigen Kind, das 4 Siebbeinmuscheln besaß. Dieser Concha ethmoidalis quarta kam vor allem vergleichend-anatomisches Interesse zu.

Nach PEDZIWIATR (1972) sind bei Feten des 4. und 5. Monats an der medialen Oberfläche der seitlichen Knorpel der Nasenkapsel Furchen erkennbar, die auf die Ausbildung von 3 oder 4 Muscheln hindeuten. Im 6. Keimlingsmonat zeigen sich röntgenologisch erste Anzeichen der Verknöcherung, vor allem im Bereich des Processus uncinatus und des Agger nasi. Während des 7. Keimlingsmonats kommt es unter dem medialen Perichondrium, unterhalb der Lamina cribrosa, zur Ausbildung einer Knochenlamelle: Lamina medialis labyrinthi. Etwas später erscheinen sog. Basallamellen der 2. und 4. Hauptmuschel. Die 2. Hauptmuschel stellt eine dreieckige Lamelle dar, deren Wandanheftung gegenüber der Siebplatte längs des aufsteigenden Ausläufers der mittleren Nasenmuschel liegt. Sie bildet die hintere Wand des entstehenden Recessus frontalis des mittleren Nasenganges. Die 4. Hauptmuschel ähnelt einer dreieckigen Lamelle mit einer Wandanheftung an der Orbitallamelle, die strahlenförmig konvergierend gegenüber der Siebplatte orientiert ist. Von der Hälfte des 7. Fetalmonats an liegen dem Autor zufolge stets 5 Hauptmuscheln vor. Im Bereich der Concha nasalis media besteht demnach eine Horizontallamelle, die 2. Hauptmuschel, der aufsteigende Ausläufer des Nasoturbinale und der Deckel des mittleren Nasengangs. Nach PETER (1913) verknöchert die Concha nasalis media im 5., die Concha nasalis superior im 7. Fetalmonat.

Die ersten Knochenkerne treten nach v. MIHALCOVICS (1896) beim 5–6 Monate alten Feten im Bereich der Lamina orbitalis auf. Im 7.–8. Fetalmonat verknöchern laterale Abschnitte der Lamina cribrosa. Ein Teil der Cellulae ethmoidales erhält erst nach der Geburt knöcherne Wände. Etwas vorher entstehen Knochenzentren im Bereich der Lamina perpendicularis. In den ersten zwei Lebensjahren beginnen die Crista galli und die medialen Abschnitte der Lamina cribrosa zu verknöchern. Die Vereinigung mit dem Sphenoid erfolgt nicht vor der Pubertät.

Die Cartilago septi nasi sowie die Cartilagines laterales, alares majores, minores et nasales accessoriae und vomeronasales erhalten sich ohne Verknöcherung als Teile der knorpeligen Nasenkapsel. Die Concha nasalis inferior (Maxilloturbinale) entsteht durch chondrale Ossifikation im unteren Bereich der Nasenhöhlenseitenwand. Als Ossicula Bertini werden dorsale Teile der Nasenkapsel abgegliedert und dem Sphenoid zugeschlagen.

Das *Os palatinum* entsteht in der 7. Keimlingswoche als Deckknochen dorsaler Nasenkapselabschnitte. Aus einem Zentrum bilden sich horizontaler und vertikaler Fortsatz.

b) Septum nasi

Der Vomer bildet sich durch desmale Ossifikationen unter der Nasenseptumschleimhaut. Zunächst treten 2 Knochenlamellen auf, welche sich bei Embryonen von 50 mm Länge unten miteinander vereinigen. Oben weichen die Knochenblättchen V-förmig auseinander. In diese Rinne ist vorne der Unterrand des knorpeligen Nasenseptum eingefalzt, hinten umfaßt sie das Rostrum sphenoidale. Später verlängert sich der untere Vomeranteil, so daß am Frontalschnitt seine V-Figur in eine Y-förmige übergeht. Postnatal wächst der vertikale Y-Stiel mit der Erhöhung der Nasenhöhle in die Länge. Die Cartilago paraseptalis kann in den Vomer ersatzknöchern einbezogen werden (Abb. 35).

Die Ossifikation des Septum beginnt im 2. Monat durch Entwicklung des *Vomer*. Dieser besteht aus 2, am hinteren und unteren Rand ineinander umbiegenden, Knochenplatten, die eine tiefe Rinne (Sulcus vomeris) zwischen sich fassen. In der Rinne steht die basale, als Cartilago vomeris bezeichnete Partie des Nasenscheidewandknorpels (ZUCKERKANDL 1892). In diesem Stadium besteht das Septum aus einem unteren kleinen knöchernen Teil, dem Vomer, und einem größeren oberen, bis an das Keilbein reichenden knorpeligen Teil, welcher zur Lamina perpendicularis ossis ethmoidalis sowie zur Cartilago septi nasi wird. Durch Verknöcherung des für die Lamina perpendicularis bestimmten Teils verkleinert sich der Knorpelanteil. Diese entwickelt sich von oben nach unten, nähert sich immer mehr dem Vomer und führt zur Verschmälerung des Knorpels in dieser Zone. Ist die Verbindung hergestellt, dann findet sich zwischen Vomer und Lamina perpendicularis nurmehr im Sulcus vomeris ein Knorpelstreifen, der vorne mit der Cartilago septi in Verbindung steht. Durch Wachstum des Vomer wird die Rinne abgeschlossen, so daß der Knorpelstreifen in einen Knochenkanal eingebettet vorliegt: Processus sphenoidalis cartilaginis septi. Der Kanal mündet an der Rinne zwischen beiden Alae vomeris und ist gewöhnlich auf einer Seite durch einen Längsspalt geöffnet. Gelegentlich sind beide Seitenwände dehiszent. Der Knorpelstreifen hält sich häufig bis ins späte Greisenalter und verursacht bei Verknöcherung eine schräg rück- und aufwärtssteigende, leistenartige Verdickung am Septum nasi.

Nach ZUCKERKANDL (1892) beginnt die Ossifikation der Lamina perpendicularis im 6. Lebensmonat an der Crista galli und schreitet von oben nach unten fort. Erst im 3. Lebensjahr erreicht sie den Vomer. Zuweilen verzögert sich der Ossifikationsprozeß bis in das 5. Lebensjahr.

Die Verbindung der Lamina perpendicularis mit dem Dorsum nasi ist unterschiedlich. Nach ZUCKERKANDL (1892) reicht der vordere Rand der Lamina perpendicularis in 49% bis zur Mitte der Nasenbeine herab. In 38% reicht er an die Grenze zwischen mittlerem und unterem Drittel der Nasenbeine, in 10% hört der Kontakt zwischen Lamina perpendicularis und Nasenbein schon an der Grenze zwischen oberem und mittlerem Drittel auf. In 3% fehlt eine Verbindung der beiden genannten Skeletstücke, und die Lamina perpendicularis stützt sich bloß an die Spina nasalis superior ossis frontalis.

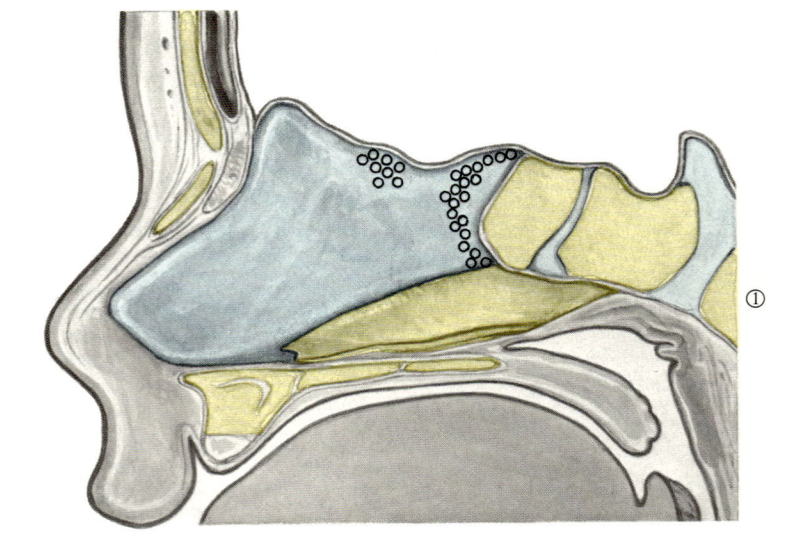

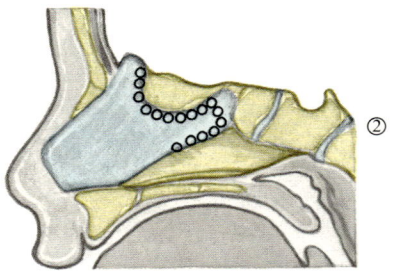

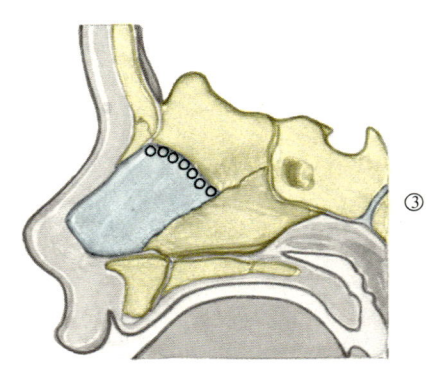

Abb. 35. Septum nasi, postnatale Entwicklung
(nach SCHULTZ, COULON u. ECKERMEIER 1976)
Schwarze Kreise deuten Verknöcherungszonen an
① Neugeborener ② 1. Lebensjahr, ③ 5. Lebensjahr

Septumdeviationen. Nach von MIHALCOVICS (1896) wird der Scheidewandknorpel der Nase in der Gegend seiner dünnen Zone gleich bei der ersten Anlage verbogen gebildet. Wenn dann die Verknöcherung im Vomer ab 4.–5. Keimlingsmonat an Stärke zunimmt und den unteren Teil des Knorpels zwischen sich faßt, setzen sich die Verbiegungen längs des oberen Vomerrandes am Knorpel nach hinten fort. Deshalb träfen die meisten Verbiegungen auf die Zone zwischen Knorpel- und Knochengrenze. Die am Septum vorkommenden hakenförmigen Fortsätze sind keine Deviationen, sondern Auswüchse.

c) Sinus paranasales

Das *Größenwachstum* der Sinus hängt sowohl vom Größenwachstum der Knochen als auch von deren funktioneller Beanspruchung ab. Sie entstehen dort, wo Knochenabschnitte relativ wenig Druckkräfte übertragen. Bilden sich nebeneinander zahlreiche Sinus wie bei den Cellulae ethmoidales, so kann eine Art Lamellensystem entstehen, das die Elastizität dieser Schädelabschnitte erhöht (BAUMANN 1977). In ihrem weiteren Wachstum können sich die Nebenhöhlen gegenseitig überlagern und in Nachbarknochen einwuchern.

Sinus maxillaris (Abb. 36, s. auch Abb. 34)

Der Sinus maxillaris des Erwachsenen war bereits GALENOS von Pergamon (129–201) bekannt und ist nach Dr. Nathaniel HIGHMORE (1651) benannt. Er ist Ende des 2. Embryonalmonats als kleine, nach unten gerichtete Aussackung des Meatus nasi medius zu erkennen. Nach v. MIHALCOVICS (1896) ist der mittlere Teil der lateralen Knorpelwand der Nasenhöhle schon im 3. Keimlingsmonat gegen den Oberkiefer zu stark ausgebogen. Dort entsteht im 4. Keimlingsmonat eine winkelige Knickung unter dem Boden der Augenhöhle, in deren Bucht die Schleimhaut als ein Recessus der Nasenhöhle hineinzieht. Dieser wird durch Auswachsen des oberen Randes der unteren Muschel zu einer schräg nach unten führenden Spalte. Das ist die Anlage des Sinus maxillaris. Die Spalte zieht im Bogen unter dem Augenhöhlenboden lateralwärts und wird am blinden Ende vom ossifizierenden Oberkieferkörper umgeben. Über dem Eingang der Spalte entsteht im 3. Keimlingsmonat die Anlage der Bulla ethmoidalis.
Im 4. Keimlingsmonat ist die Anlage des Sinus 0,5 mm, im 5. Monat 5 mm tief. Im 4.–5. Keimlingsmonat wird die lateral konvexe Biegung der Knorpelplatte zu einer mächtigen Knickung, wodurch der Recessus an Tiefe zunimmt. Im 6.–7. Keimlingsmonat wird die Epithelauskleidung zu einem langgezogenen Gang, dessen blindes Ende sich in das Bindegewebe des Oberkieferfortsatzes hinein verlagert und vom spongiösen Knochen des Oberkieferkörpers umgeben ist.
Nach anderen Autoren (zit. SCHAEFFER 1910), kann sich der Sinus maxillaris auch durch Ausdehnung des Recessus frontalis, durch Ausdehnung einer Cellula frontalis, durch Ausdehnung des Recessus frontalis und einer Cellula frontalis oder durch Ausdehnung zweier Frontalzellen entwickeln.
Für die Entwicklung des Sinus maxillaris wachsen nach SCHAEFFER (1910) zwei Taschen nebeneinander nach der Seite, die dem späteren primären und sekundären Ostium des Sinus maxillaris entsprechen. Die großen Differenzen der Lage des Ostium sinus maxillaris rühren von den großen Unterschieden der Taschenbildung her. Nach van ALYEA

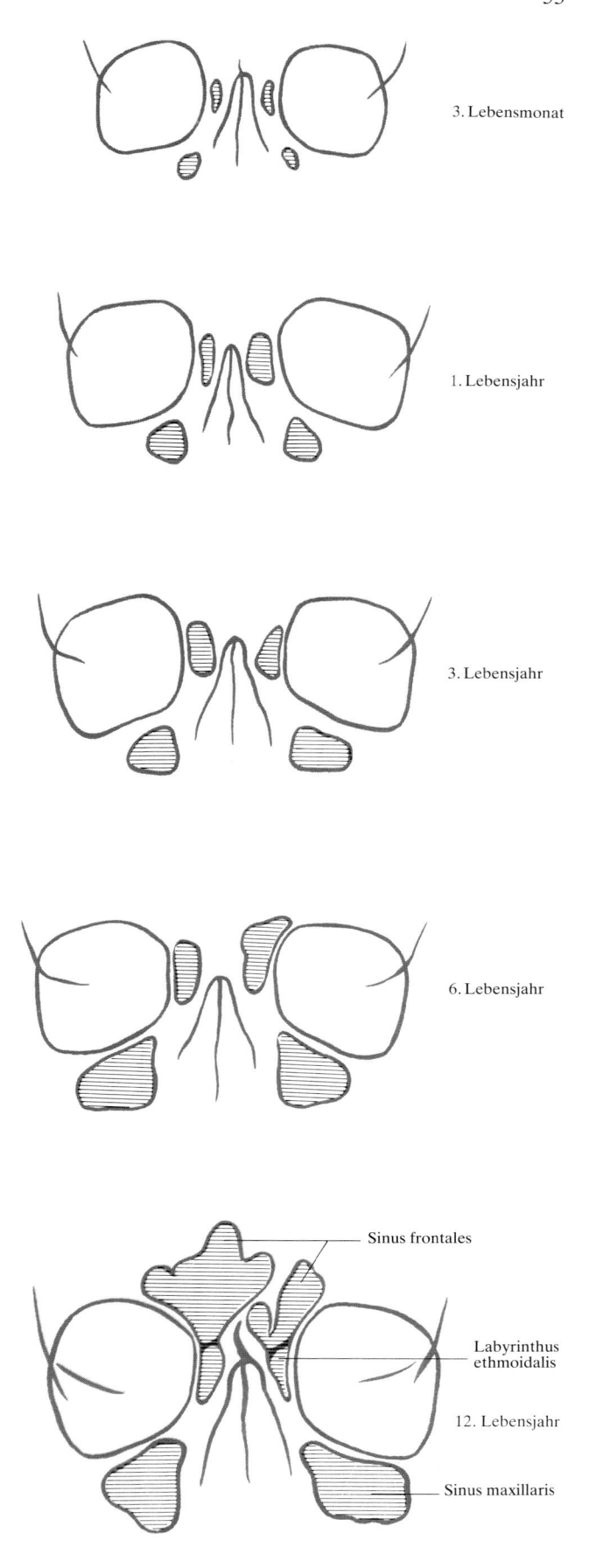

Abb. 36. Sinus paranasales, postnatales Wachstum
(nach SCHMID u. Mitarb. 1973)
Durchzeichnungen nach Röntgenbildern.

(1936) sind der Processus uncinatus, das Infundibulum ethmoidale, die membranöse seitliche Nasenwand sowie die laterale Knorpelplatte der Nasenhöhle an der Entwicklung des Sinus maxillaris wesentlich beteiligt. Das Infundibulum und der noch rudimentäre Processus uncinatus sind bei 3 Monate alten Keimlingen nachzuweisen.

Nach SCHAEFFER (1910) mißt beim 70 Tage alten Keimling die Tasche des Sinus maxillaris in ventrodorsaler Ausdehnung etwa 1 mm, beim 210 Tage alten 5 mm, beim Neugeborenen 7 mm, beim 6 Monate alten Kind 10 mm und beim 20 Monate alten etwa 20 mm in der größten Längsausdehnung. Während des 5. und 6. Lebensjahres, gleichzeitig mit der 2. Dentition, vergrößert sich der Sinus zunächst bis zu den Wurzelregionen der noch im Kiefer liegenden Dentes permanentes, mit denen sich dann sein Boden – diese Lagebeziehung beibehaltend – absenkt.

Der Canalis infraorbitalis liegt nach van ALYEA (1936) in frühen Fetalmonaten lateral und unterhalb des primitiven Sinus maxillaris. Während des 2. Lebensjahres erreicht der Sinus die Kanalebene, im 3. liegt die laterale Grenze unterhalb des Kanals. Im 9. Lebensjahr erreicht der Sinus das Os zygomaticum, anschließend folgt langsames Wachstum bis zum 15. Lebensjahr, während die hintere untere Ausdehnung nach Durchbruch des Weisheitszahnes weiter fortschreitet (Weiteres s. LANG u. PAPKE 1984).

Sinus sphenoidalis

Ähnlich wie die Kieferhöhle ist auch die Keilbeinhöhle schon im 3.–4. Keimlingsmonat angelegt (von MIHALCOVICS 1896; PETER 1925; van GILSE 1926). Sie stellt das hinterste blinde Ende des ethmoidalen Abschnitts der Nasenhöhle über dem Nasen-Rachengang dar. Van GILSE (1926) bezeichnet die Ausstülpung des hinteren Teils der sich entwickelnden Nasenhöhle als Paleosinus. Ihre Höhe beträgt nach verschiedenen Autoren 2,3 mm (1–4 mm), ihre Länge 2,4 mm (1,4–4 mm) und ihre Breite 2 mm. Nach PETER (1938) wächst sie dann nach unten und medial in Richtung Ossicula Bertini, die nach van GILSE die hintere Knorpelkappe der Nasenkapsel ersetzen. Die beim Neugeborenen noch kleine Höhlung beginnt vom 3. Lebensjahr an, stärker zu wachsen. Die sekundäre Pneumatisation beginnt nach ZUCKERKANDL (1893) und anderen im 4.–6. Lebensjahr. Während des 4. Lebensjahres dringt die Schleimhautknospe in das Corpus sphenoidale ein und erweitert sich zum Neosinus (van GILSE 1926). Im 8.–12. Lebensjahr sind die Ossicula Bertini mit dem Corpus sphenoidale verwachsen und bilden den größten Abschnitt der vorderen und eines Teiles der unteren Keilbeinhöhlenwand.

Nach Berechnungen von SCHMID (1973) nimmt die Länge der Keilbeinhöhlen im Mittel pro Jahr um 1,8 mm und die Höhe um 0,97 mm bei den ein- bis 16jährigen zu. Bis zum 11. Lebensjahr vergrößert sich der Sinus sphenoidalis geringfügig, dann rascher und erreicht im 20. Jahr seine endgültige Größe.

Tabelle 7. Sinus sphenoidalis im seitlichen Strahlengang (Nach SCHMID 1973)

Altersklassen	Anzahl der Fälle	Kh		L_k (mm)		H_k (mm)	
		Anz.	%	M	s	M	s
0	39	–	–	–	–	–	–
3/12	41	–	–	–	–	–	–
6/12	38	–	–	–	–	–	–
9/12	40	8	20	6	±2	4	±1
1	45	11	24	7	±4	4	±1
16/12	41	13	32	9	±4	5	±3
2	46	26	57	8	±3	6	±2
3	49	34	69	10	±4	7	±3
4	42	38	90	12	±5	7	±3
5	41	38	93	13	±5	8	±3
6	41	38	93	16	±5	9	±3
7	42	42	100	20	±6	13	±3
8	40			20	±6	13	±4
9	40			23	±6	13	±3
10	42			25	±6	15	±3
11	41			25	±6	15	±3
12	42			26	±6	16	±4
13	40			29	±6	16	±3
14	26			29	±7	17	±3
15	8			31	±9	16	±3
16	8			36	±5	19	±2

Arithmetisches Mittel (M) und Variationsbreite (s) der Länge und Höhe der Keilbeinhöhle Kh (L_k und H_k). Absolute Anzahl und prozentualer Anteil der röntgenologisch nachweisbaren Keilbeinhöhlen.
Als Keilbeinhöhlengrenze wird die innere Kontur betrachtet. Die größte Entfernung in okzipito-frontaler Richtung wird als Länge und die senkrecht dazu stehende größte kraniokaudale Distanz als Höhe gemessen.

Röntgenologisch. Nach BECKER (1960) sind die Keilbeinhöhlen an Schädelübersichtsaufnahmen bei Kindern zwischen 3. und 4. Lebensjahr in 16,1%, zwischen 5. und 7. Lebensjahr in 60%, zwischen 8. und 10. Lebensjahr in 85%, zwischen 11. und 12. Lebensjahr in 100% nachweisbar. Seinen Befunden zufolge besteht zwischen 3. und 7. Lebensjahr eine senkrecht stehende ovale Keilbeinhöhle, zwischen 8. und 12. geht die ovale Form allmählich in eine rundliche über. Gegen Ende des 16. Lebensjahres sei der individuelle Entwicklungsabschluß erreicht, da die Ausdehnung nach kaudal durch die Synchondrosis spheno-occipitalis begrenzt sei. Eine weitere Untersuchung bei 17–20jährigen zeigte, daß der individuelle Wachstumsabschluß zwischen dem 18. und 25. Lebensjahr liegen muß.

Sinus frontalis (s. Abb. 36)

Die Stirnhöhle entsteht nach von MIHALCOVICS (1896) aus einem blinden Fortsatz der Schleimhaut vom Infundibulum ethmoidale aus. Die Sinus frontales entstehen durch sekundäre Auswüchse des Epithels in das schwindende Bindegewebe, das an der inneren Seite der knorpeligen Nasenkapsel liegt. Dieser Recessus frontalis ist im 4. Keimlingsmonat in Seitenwandabschnitten durch Knorpelmassen stellenweise verdickt (Conchae accessoriae). Der Knorpel dient hier als

Vorbau, in den sich die sich entwickelnde Stirnhöhle einlagert. Seine Resorptionstendenz schafft Platz für die Höhle. Die Siebbeinzellen liegen zwischen den enchondral verknöchernden Knorpelbalken. Gegen Ende des ersten Lebensjahres erreicht der Sinus frontalis das Gebiet vor der Incisura ethmoidalis des Stirnbeins (HASSELWANDER 1938).

Ärztliche Bedeutung

Pathologische Veränderungen der Stirnhöhlen sind wegen der Größen- und Formvariation schwieriger zu beurteilen als bei den anderen Nebenhöhlen. Erweiterungen kommen physiologischerweise bei *Hyperpneumatisation* vor, können aber auch bei *Mukozelen, Hydrozelen* und *Pyozelen* auftreten. Unterentwicklungen oder Fehlen der Stirnhöhlen sind keine außergewöhnlichen Befunde beim älteren Kind. Hypoplasien der Stirnhöhlen sollten an die *Kartagenersche Trias* (mit Dextrokardie und Bronchiektasen) denken lassen. Bei einseitigen oder partiellen Verschattungen berücksichtige man stets die verschiedene Tiefe des Stirnhöhlenraumes. Bei der Diagnostik der *Sinusitis frontalis* ist deshalb neben der okzipitofrontalen oder okzipitonasalen Aufnahme eine Profildarstellung empfehlenswert.

Cellulae ethmoidales (s. Abb. 36)

Die Cellulae ethmoidales anteriores entstammen – wie der Sinus frontalis – dem Recessus frontalis des mittleren Nasenganges. Nach KOCH (1930) entwickeln sich die Siebbeinzellen etwa ab der 13. Fetalwoche. Im Dachabschnitt der Nasenhöhle bilden sich im 6.–7. Keimlingsmonat Knorpelbalken, deren Lücken von Bindegewebe ausgefüllt sind. Die Balken verknöchern auf enchondralem Wege zu den Wänden der Siebbeinzellen. Das Epithel entläßt im 7.–8. Keimlingsmonat Fortsätze in das schwindende Bindegewebe hinein. Die sekundäre Pneumatisation beginnt kurz nach der Geburt (SHEA 1927) bis zum 2. Lebensjahr (van GILSE 1922; PETER 1925). Die Cellulae ethmoidales sind zunächst noch klein, wachsen dann aber rasch zu ihrer endgültigen Größe heran. Die Cellulae mediae et posteriores sprossen vom oberen Nasengang aus.

4. Kiemenbogenmaterial und Skeletteile

Der Kiemen- oder Eingeweidekopfteil wird ursprünglich durch eine Reihe aufeinanderfolgender rippenartiger Knorpelspangen versteift. Diese umfassen Mundhöhle und Kopfdarm. Ihre ventralen Enden wachsen zu einer Copula zusammen. Der erste Knorpelbogen ist der Mandibularbogen. An seinem dorsalen Ende verbindet er sich gelenkartig mit dem Neurocranium.

Zwei Knorpelstücke bauen ihn auf: ein oben gelegenes Palatoquadratum und ein unteres Mandibulare. Zwischen diesen Knorpelstücken liegt die ursprüngliche Mundöffnung. Sie stellen so den primitiven Ober- und Unterkiefer dar und artikulieren miteinander im primären Kiefergelenk. Das zweite Spangenpaar ist eine Stütze des Kiemendarmes und ebenfalls gelenkig mit der Schädelbasis verbunden. Die folgenden Spangen haben keine Beziehung zum Schädel, sondern liegen ventral der Wirbelsäule. Sie sind die eigentlichen Kiemenbögen. Zu jedem Kiemenbogen gehören Muskeln, Gefäße und ein eigener, für diesen Kiemenbogen bestimmter Nerv. Je zwei Kiemenbögen begrenzen eine Kiemenspalte. Nachdem die Kiemenatmung durch die Lungenatmung ersetzt worden ist, übernehmen die Skeletteile andere Aufgaben.

1. Kiemenbogen

Quadratum und Articulare rücken dorsalwärts und bilden zwei Gehörknöchelchen, *Amboß* und *Hammer*. Das Hammer-Amboß-Gelenk ist das primäre Kiefergelenk. Die Knorpelspange verlängert sich nach vorne und bleibt eine Zeitlang als Meckelscher Knorpel, der durch eine vordere Spalte am Mittelohr, Fissura petrotympanica, in den Hammer übergeht, erhalten (Abb. 37). An seinem lateralen Umfang bildet sich als Belegknochen ein großer Teil der Mandibula.

Der in der neuen Nomina Anatomica (1977) als Arcus primus (I) bezeichnete Meckelsche Knorpel ist vorknorpelig in der 6., knorpelig in der 7. und 8. Embryonalwoche angelegt. Bei 10 Wochen alten Embryonen ist er deutlich nachweisbar (ANSON u. BAST 1958). Diesen Autoren zufolge lassen sich drei Abschnitte unterscheiden: das dorsale Ende (Pars dorsalis – Cartilago quadrata) ist die Anlage für Malleus und Incus, welche peri- und enchondral ossifizieren. Der Mittelabschnitt wird zum Lig. mallei anterius, dem Lig. sphenomandibulare und benachbarten Abschnitten des Periost der Mandibula. Das ventrale Ende wird in die Mandibula einbezogen. Die ursprüngliche Lage des Meckelschen Knorpels zeichnet etwa die Linea mylohyoidea der Mandibula nach. Vordere Teile des Meckelschen Knorpels werden als ersatzknöcherne Ossicula mentalia in die Mandibula eingegliedert. Sie sollen zur Kinnbildung beitragen. Die zunächst symphysenartig miteinander verknüpften Unterkieferteile beginnen schon im 2. postnatalen Monat miteinander zu verschmelzen.

Der Nerv des 1. Kiemenbogens ist der N. mandibularis (3. Ast des N. trigeminus).

2. Kiemenbogen (Hyoidbogen)

Aus dem Skeletmaterial des zweiten Kiemenbogens werden Steigbügel, Griffelfortsatz, kleines Zungenbeinhorn und ein kleiner vorderer Teil des Zungenbeinkörpers. Der Nerv des 2. Kiemenbogens ist der N. facialis.

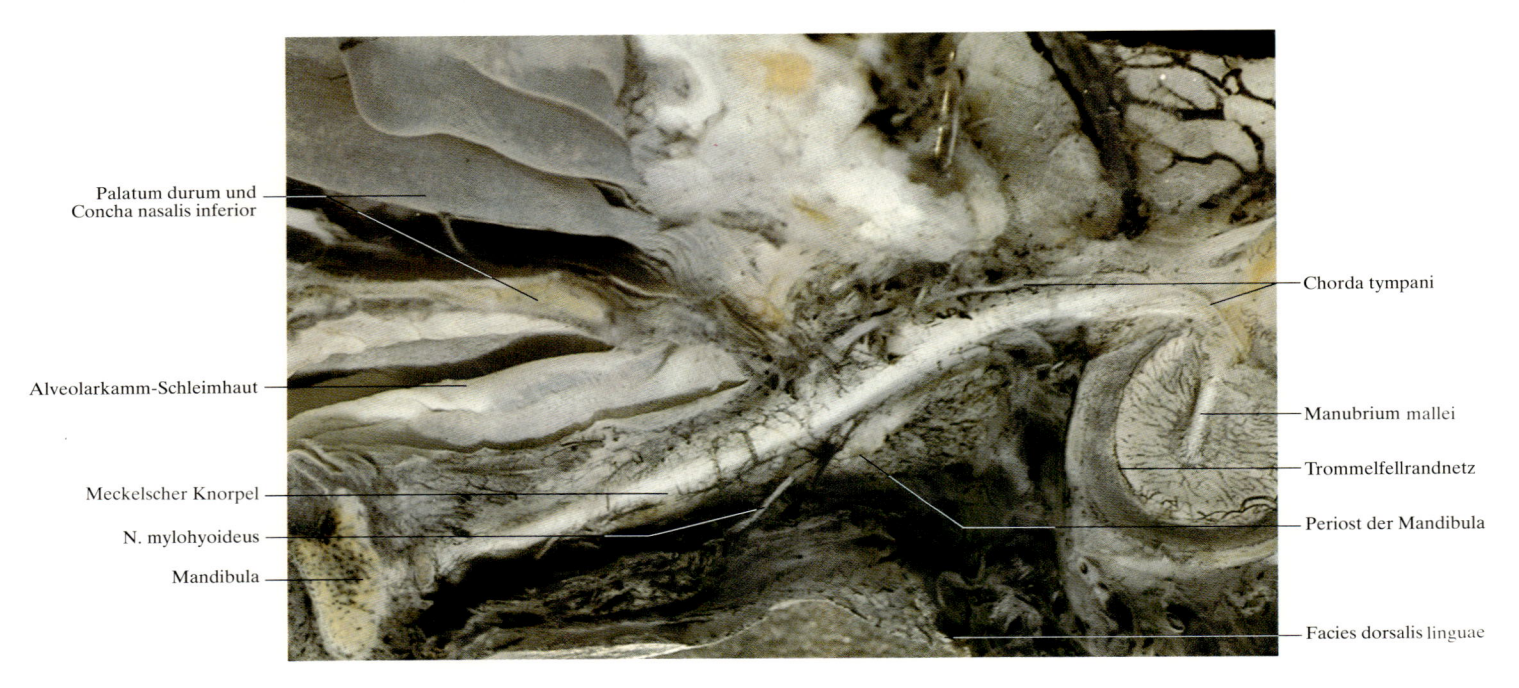

Abb. 37. Meckelscher Knorpel von medial, 22 cm, ♀

3. Kiemenbogen und folgende Abkömmlinge

Der *3. Kiemenbogen* ist der erste definierte Kiemenbogen. Aus seinem Skeletmaterial entstehen das große Zungenbeinhorn sowie der größte Anteil des Corpus ossis hyoidei. Sein Nerv ist der N. glossopharyngeus.
Aus den Skeletteilen des *4. Kiemenbogens* geht die obere Hälfte des Schildknorpels hervor. (Weiteres s. Bd. I/2 Hals.)
Aus dem *5. Kiemenbogen* entsteht die untere Hälfte des Schildknorpels. Der Nerv des 4. und 5. Kiemenbogens ist der N. laryngeus superior n. vagi.
Aus dem *6. Kiemenbogen* entwickelt sich wahrscheinlich die Epiglottis.
Aus dem *7. Kiemenbogen* stammen Ringknorpel, Stellknorpel, Tracheal- und Bronchialknorpel. Der Nerv des 7. Kiemenbogens ist der N. laryngeus recurrens n. vagi.
Die Skeletteile des 8. und 9. Kiemenbogens lassen sich beim Menschen nicht mehr nachweisen.

5. Mandibula

a) Entwicklung

Der Unterkiefer entsteht als Mischknochen: in ihm vereinigen sich desmal und enchondral verknöcherte Abschnitte. Zunächst legt sich im Bereich des späteren Corpus mandibulae eine Knochenhülse der lateralen Fläche des Meckelschen Knorpels an (15 mm–25 mm lange Embryonen).

Nach TOLDT (1884) besteht die Mandibula Ende des 3. Keimlingsmonats jederseits aus einem langen, dünnen Knochenblättchen, das sich nach rückwärts verbreitert und nach hinten und oben in scharfem Rand ausläuft. An diesem Rand setzt der M. temporalis an. Körper und Ast lassen sich voneinander nicht abgrenzen. Die Incisura mandibulae ist angedeutet, die Alveolarrinne medial des Knochenblättchens deutlich ausgebildet. Im vorderen Teil der Mundhöhlenfläche läßt sich eine äußerst dünne Knochenlamelle als mediale Wand der Alveolarrinne erkennen. An ihrer unteren Seite findet sich eine Bucht für den Meckelschen Knorpel. Im 4. Keimlingsmonat werden die Processus coronoideus et condylaris etwas deutlicher, die mediale Wand der Alveolarrinne wächst nach rückwärts bis in die Gegend des Kieferwinkels. Die Alveolen für Dentes incisivi et canini beginnen, sich abzugrenzen. Anfang des 5. Keimlingsmonats prägt sich der Ramus mandibulae deutlicher aus und richtet sich etwas auf. Besonders lang ist der hintere, das Caput mandibulae tragende Teil. Die Incisura mandibulae hat sich etwas vertieft. Ende des 5. Keimlingsmonats ist der Ramus mandibulae mit dem Caput mandibulae, dem Processus coronoideus und der Incisura mandibulae sowie dem Angulus mandibulae entwickelt. Der Unterkieferwinkel ist noch sehr stumpf. Die mediale Alveolarrinne hat sich weiter nach rückwärts verlagert. Die erste Anlage des Canalis mandibulae sowie die Lingula sind nachweisbar, die Fächer für die Dentes molares angedeutet. Beide Schneidezahnanlagen besitzen immer noch eine gemeinsame Alveole. An ihrem Grunde beginnt sich als Leiste die spätere Scheidewand zu entwickeln. Die Wachstumsrichtung des Caput mandibulae liegt in einer geraden, nach hinten und oben aufsteigenden Linie (Abb. 38). Der dort gebildete enchondrale Knochen bleibt medial und

Der Meckelsche Knorpel bleibt bis in das letzte Schwangerschaftsdrittel erhalten. Der größte Teil des Unterkiefers entsteht als Deckknochen. An der Spitze des Processus coronoideus, im Bereich des Processus condylaris, im Kinngebiet sowie innerhalb des Unterkiefers verstreut, treten knorpelartige Gewebereste – „sekundäre Knorpel" – auf, welche sowohl enchondral als auch perichondral verknöchern (LANG 1974) (Abb. 39).

Nach SPYROPOULOS (1977), der 41 menschliche Keimlinge zwischen 6 und 11 Wochen untersuchte, sind die Muskelanlagen des M. temporalis und M. masseter nachweisbar, ehe Skeletanlagen für ihre Ansätze bestehen. Der Processus coronoideus entsteht bei 7–7$\frac{1}{2}$ Wochen alten Keimlingen innerhalb des M. temporalis (23–24 mm Scheitel-Rumpflänge),

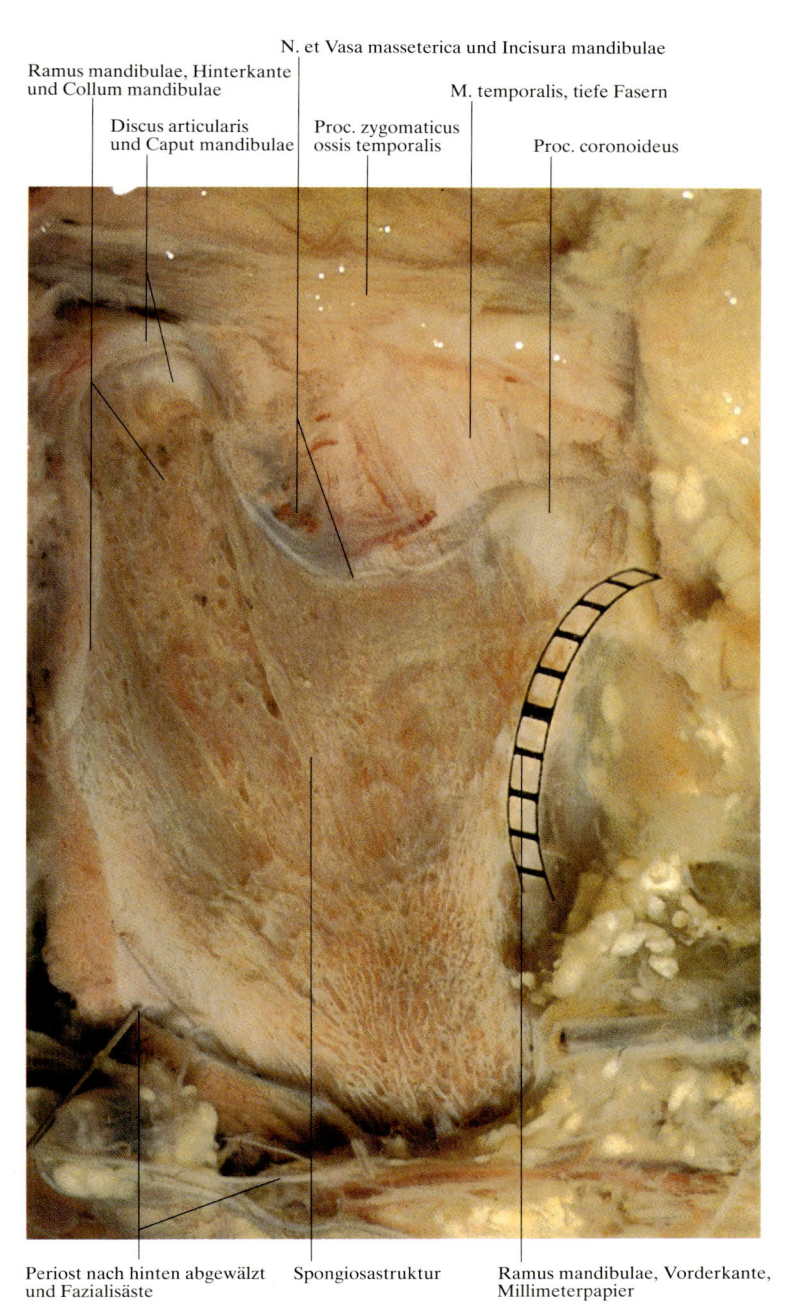

Abb. 38. Ramus mandibulae bei einem 40 cm langen Fetus

lateral von periostalen Knochenbildungen frei. Die Breitenzunahme im unteren Teil des Ramus mandibulae und des Angulus mandibulae erfolgt durch Apposition von Knochenlamellen an der hinteren Seite des enchondralen Knochenteiles, welche mit der hinteren Kontur parallel geht. An der lateralen wie auch an der medialen Seite finden sich am Ramus periostale Knochenlamellen. Durch Osteoklasten wird nach KOELLIKER (1876) die Alveolarrinne erweitert; wenn die Apposition an der Außenfläche des Knochens nicht rasch genug erfolgt, kann im Bereich des Eckzahns oder des ersten Mahlzahns ein Defekt in der lateralen Kieferlamelle zustandekommen, welcher später durch Apposition wieder abgedeckt wird.

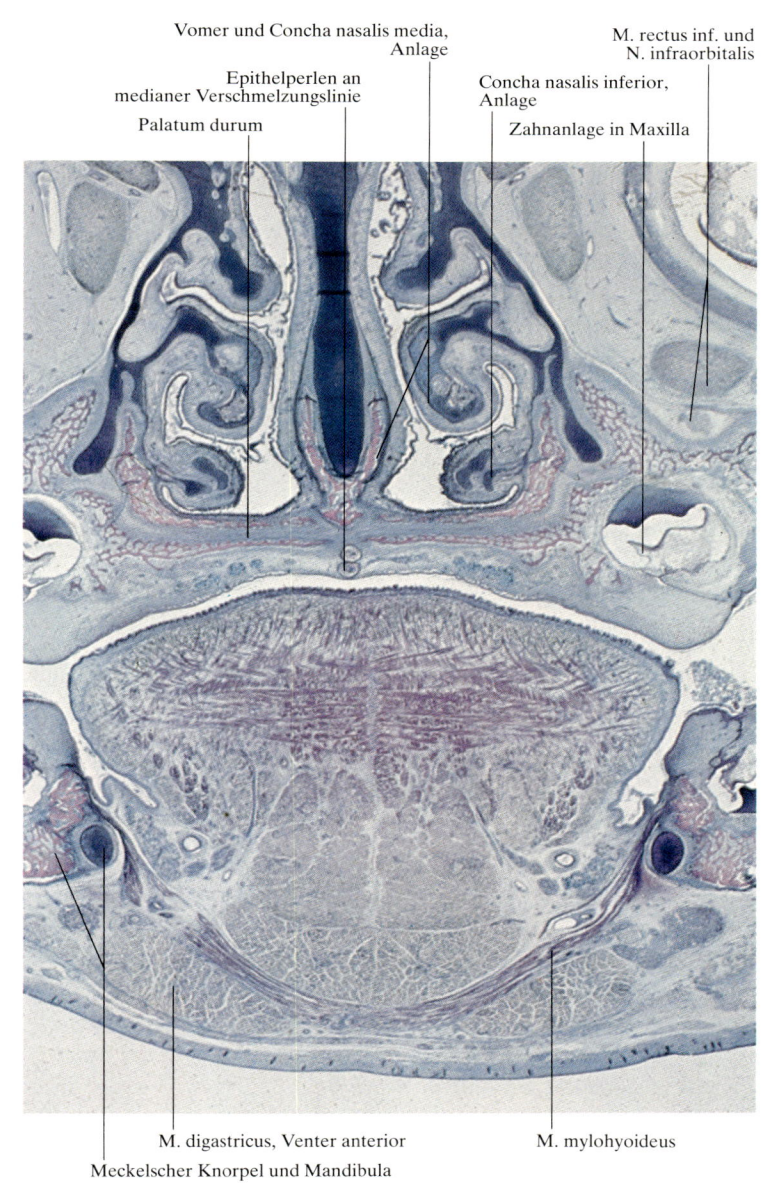

Abb. 39. Meckelscher Knorpel
an Frontalschnitt durch einen 180 mm langen Fetus (Frontalschnitt – Alcianblau, Kernechtrot)

bei 8 Wochen alten Keimlingen vereinigt er sich mit dem Ramus mandibulae.

Gefäßversorgung während der Entwicklung

Während der späteren Fetalzeit wird die Mandibula von einem arteriellen Plexus im Bereich des Processus coronoideus und des Ramus versorgt. Hier beteiligen sich die Aa. facialis, masseterica, transversa faciei und carotis externa. Ein weiterer Gefäßplexus besteht im Bereich des Foramen mentale, an dessen Blutzustrom sich die A. mentalis, der Ramus submentalis sowie der Ramus labialis inferior der A. facialis beteiligen. Die A. alveolaris inferior versorgt den größten Teil des Corpus mandibulae sowie Periostabschnitte am Unterrand der Mandibula, die außerdem aus Muskelgefäßen von an der Mandibula ansetzenden Muskeln ernährt werden (HAMPARIAN 1973).

Entwicklungsgeschichtlicher Defekt der Mandibula

UEMURA u.Mitarb. (1976) prüften 3000 Panoramaaufnahmen und fanden 10 sog. entwicklungsgeschichtliche Defekte der Mandibula. Dabei sind in der Regel aberrierende, ektopische Speicheldrüsen in eine Höhlung oder einen Recessus der Mandibula, und zwar an deren lingualer Seite, eingelagert.
In der von ihnen durchgesehenen Literatur lag eine eindeutige Bevorzugung des männlichen Geschlechts vor (84:16). An der rechten Seite im Angulusbereich waren 66, im Kinnbereich 9 und im linken Angulusbereich 45 Defekte lokalisiert.

b) Kinnbildung

Nach TOLDT (1905) sind die *Ossicula mentalia* seit 1659 (Henricus EYSSONIUS) bekannt. Sie entstehen seiner Meinung nach unabhängig vom Meckelschen Knorpel im vorderen Abschnitt der Symphysis mandibulae und sind bei der Bildung des Kinnvorsprungs beteiligt. TOLDT untersuchte 184 fetale und kindliche Unterkiefer und 19 Horizontalschnittserien und konnte die Ossicula nur bei 28 Unterkiefern nicht nachweisen. Die Ossicula entstehen im straffen Bindegewebe der Symphysis mandibulae, das vorher auffallend stark vaskularisiert ist. Reste des Meckelschen Knorpels finden sich bei 28 cm langen Keimlingen im Bindegewebebereich der Symphyse. Die Kinnknöchelchen verschmelzen miteinander, dann mit den Kieferhälften und beteiligen sich an der Bildung der Kinngegend. Diese setzt in der Regel während des 2. und 3. postnatalen Monats ein. Aus den Ossicula mentalia entsteht vor allem der untere breite Kamm des Kinnes. Den Abschluß der Kinnbildung bewirken periostale Knochenauflagerungen, die jederseits vom vorderen Rand der seitlichen Kinnhälfte und dem primitiven Tuberculum mentale sowie der aus den Kinnknöchelchen hervorgegangenen Knochenmasse auswachsen (TOLDT 1905) (s. Abb. 33).

Bis in das 1. Lebensjahr können beide Teile der Mandibula durch eine mediane Symphyse voneinander abgetrennt bleiben. Außerordentlich komplizierte und bislang nicht erforschte Knochenan- und -umbauvorgänge laufen gleichzeitig nebeneinander ab und lassen aus der embryonalen die kindliche Unterkieferform und schließlich die des Jugendlichen und Erwachsenen entstehen.

c) Gonionwinkel und Kieferform

Tangenten des Unterrandes des Corpus und Hinterrandes des Ramus mandibulae bilden miteinander einen nach vorne offenen Winkel (= *Unterkieferwinkel* = *Gonionwinkel*). Dieser Unterkieferwinkel beträgt in der 11. Keimlingswoche 135°, in der 22. 131°, in der 37. Fetalwoche 139°, in der 40. 148° (= Neugeborener). An unserem Untersuchungsgut beträgt der Winkel bei 0–2jährigen im Mittel 133 (125–141)°, bei 2–4jährigen 132 (123–145)° bei 5–6jährigen 135 (126–146)°, bei 7–10jährigen 128,4 (112–143)° bei Erwachsenen 123,8 (105–139)° und bei Greisen 127,5 (110–160)° (LANG u. ÖDER 1984). (Weiteres s. Bd. I/1, Teil C.)

Die eigenartige Entwicklung des Unterkieferwinkels ist vermutlich ontogenetisch bedingt. Größe und Form der Zähne und des Processus alveolaris sowie deren Korrelation mit Wachstumsvorgängen des Gesichts- und des Gehirnschädels sind mitbestimmend.

Der Beginn der Schmelzentwicklung der Dentes decidui fällt zeitlich mit der Verkleinerung des Gonionwinkels zusammen.

Gleichzeitig mit der Zahnentwicklung erfolgt eine Verlängerung des Unterkieferkörperteiles nach vorne. In der Phase vermehrten Längenwachstums des Unterkiefers verlängert sich auch der Oberkiefer.

Die Wachstumsvorgänge des Unterkiefers sind mit denen des Gesichts- und des Gehirnschädels eng korreliert.

Geschlechtsdimorphismus. Nach ACKERMANN (1788) ist der R. mandibulae beim Mann höher und breiter und steigt steiler in die Höhe als beim weiblichen Geschlecht. Nach WEISBACH (1868) beträgt der Winkel zwischen Körper und Ast bei der Frau im Mittel 123 (115–132)°. Er ist demnach im Mittel um 8° größer als der des männlichen Schädels (115°, 100–137°). Er variiert bei der Frau sehr viel weniger als beim Mann (13,8%: 32,1%). Nach WELCKER (1862) ist der Unterschied geringer.

6. Biomorphose

Während des ganzen Lebens verändern sich Größe und Form zahlreicher Skeletteile. In der Kindheit verursachen enchondrales, suturales und appositionelles Wachstum eine

Vergrößerung der Knochen. Diese Vorgänge sind stets kombiniert mit Resorptionsvorgängen, welche für die Formbildung der Einzelknochen und der Knochenkomplexe beim Wachsen benötigt werden: Remodellierung.

Im mittleren Lebensalter halten sich Apposition und Resorption die Waage. Es kommt gewöhnlich nicht zur Vergrößerung der Knochen. Die Knochen werden jedoch umgebaut. In späteren Lebensjahren überwiegen oft die Rückbildungserscheinungen.

Die funktionelle Stabilität der Knochenkomponenten ist das Resultat verschiedener Faktoren. Der normale Gebrauch ist hierfür entscheidend. Folge einer übermäßigen Beanspruchung sind Hypertrophie und Zunahme der Knochenmasse. Bei Nichtgebrauch kommt es zur Atrophie und Verringerung derselben. Das Wolffsche Gesetz sagt aus, daß jeder Funktionswechsel eines Knochens eine Veränderung seiner inneren Architektur und äußeren Form bedeutet. Betont sei, daß damit nicht alle Knochendeformitäten erklärt werden können.

Das Gesichtsskelet wächst während der Entwicklung in die Höhe, in die Breite und in die Tiefe.

Das *obere Gesichtsskelet* ist ein dreidimensionales Knochenmosaik. Es vergrößert sich in engster Korrelation mit dem Hirnschädel und dem Untergesicht. Die Suturae frontomaxillares sind wichtige Anbauzonen. Die Maxilla wächst nach abwärts und nach vorne. Während sich der harte Gaumen nach unten verlagert, vergrößert sich die Nasenhöhle durch Abbau der Gaumenoberseite und Anbau an seiner oralen Fläche. Das Septum nasi macht diesen Wachstumstrend vermehrt mit. Besonders stark wächst der untere Teil des Oberkiefers kurz vor dem Durchbruch der Zähne nach unten, nach vorne und in die Breite zur Ausformung des Processus alveolaris. Das Mittelgesicht verlängert und verbreitert sich. Auch die Erweiterung der Augenhöhlen, der Nasenhöhlen und der Sinus maxillares, frontales et ethmoidales wirken auf die Gestaltung des Obergesichtes ein. Gleichzeitig wächst der Gaumen in der Sutura mediana palatini in die Breite. Sein Längenwachstum erfolgt in der Sutura palatina transversa sowie am Hinterrand der Lamina horizontalis ossis palatini.

Der obere Gesichtsbereich ist vom Suturenwachstum geprägt, der untere vom regelrechten Wachstum der Mandibula: ihr Hinterrand wächst vermehrt appositionell; am Vorderrand wird gleichzeitig Knochen abgebaut, der Ramus mandibulae wächst nach hinten oben, wobei sich der Unterkiefer nach vorne unten schiebt (ENLOW 1968). Enchondrales Wachstum erfolgt im Condylusabschnitt der Mandibula.

Jede Schädigung, die eine Wachstumsstörung der Knochen zur Folge hat, führt zu Deformitäten in einer oder allen Ebenen des Gesichtsschädels. Tritt die Schädigung zu Zeiten beschleunigten Wachstums auf, können tiefgreifende Mißbildungen entstehen. Deformitäten können die Folge verstärkten oder verminderten Wachstums sein, auch Mischformen beider Typen kommen vor. Disharmonien des Gesichts und häufig auch Okklusionsstörungen der Kiefer entstehen: Dystorsion der Kiefer, offener Biß u.a.

7. Auftreten der primären Ossifikationszentren am Schädel

Tabelle 8. Auftreten der primären Ossifikationszentren (Zusammengestellt nach Angaben von SCAMMON 1933).

Skeletteil	Primäre Ossifikationszentren	Verschmelzung
Mandibula	6.–7. Embryonalwoche	
Maxilla	6.–8. Embryonalwoche	
Os occipitale		
Interparietale	Ende 2. Embryonalmonat	9. Fetalmonat
Supra-occipitale	Ende 2. Embryonalmonat	
Basi-occipitale	3. Embryonalmonat	1.–4. Lebensjahr
Exoccipitalia	3. Embryonalmonat	
Os sphenoidale		
Ala sphenoidalis		
Basisphenoidale	2. Hälfte	4. Fetalmonat
Presphenoidale	3. Embryonalmonat	bis Ende
Lingula sphenoidalis		1. Lebensjahr
Hamulus pterygoideus		
Os ethmoidale	5.–6. Fetalmonat	6.–16. Lebensjahr
Os temporale		
Pars petrosa	5.–6. Fetalmonat	
Pars squamosa	3. Embryonalmonat	1. Lebensjahr
Pars tympanica	4. Fetalmonat	
Os parietale	10. Embryonalwoche	
Squamae frontales	3. Embryonalmonat	Gewöhnlich 1. Lebensjahr
Os nasale	10.–11. Embryonalwoche	
Os lacrimale	Ende 3. Embryonalmonat	
Os zygomaticum	3. Embryonalmonat	
Os palatinum	8.–9. Embryonalwoche	
Vomer	3. Embryonalmonat	
Gehörknöchelchen		
Malleus	2.–6. Embryonalmonat	
Incus	6. Fetalmonat	6. Fetalmonat
Stapes	6. Fetalmonat	
Os hyoideum	8.–10. Fetalmonat	25.–30. Lebensjahr

III. Nasen-Mund-Region

1. Normale Entwicklung

a) Mundspalte

Der von Ober- und Unterkieferfortsatz umfaßte Raum wird in embryonaler Zeit als Mundbucht-Stomatodeum bezeichnet. Wachstumsvorgänge dieser Fortsätze erweitern die undbucht zur primitiven Mundhöhle, die dorsal durch die Rachenmembran abgeschlossen ist. Während der 3. Embryonalwoche reißt die Rachenmembran ein. Dadurch wird die Grenze zwischen ektodermalem und entodermalem Teil der Mundhöhle verwischt. Unmittelbar vor der Rachenmembran wächst die Rathkesche Tasche in Richtung auf das Zwischenhirn nach oben.

Umgrenzung. Von oben her reicht der unpaare Stirnfortsatz bis zur Mundöffnung. Er wird von dem vorderen Hirnende unterfüttert. Die seitlichen und unteren Begrenzungen der Ober- und Unterkieferwülste sind Teile des 1. Kiemenbogens. Die obere Begrenzung der Mundöffnung entwickelt sich komplizierter als die untere. In ihr treten die häufigsten Fehlbildungen des Gesichts auf (s. unten).

b) Nasenhöhle und Lippen

Bei Embryonen von 6 mm Länge (ca. 32 Tage alten) entstehen im Bereich des Stirnfortsatzes die paarigen Riechplakoden, die sich rasch als Riechgruben einsenken und zu Riechschläuchen – Ductus olfactorii – auswachsen. Der zunächst unpaarige Stirnfortsatz wird dadurch in einen medialen Nasenfortsatz, der sich zwischen beiden Riechgruben befindet, und in zwei seitliche Nasenfortsätze, welche die Riechgruben seitlich umfassen, gegliedert. Der mediale Fortsatz ändert nun seine Gestalt. Seine seitlichen Abschnitte wölben sich vor und werden deshalb als *Processus globulares* bezeichnet. Diese begrenzen eine im Wachstum zunächst zurückbleibende mediale Partie des mittleren Nasenfortsatzes, die *Area infranasalis*.

Unterhalb der Riechgrube vereinigen sich Processus globularis des medialen Nasenfortsatzes und lateraler Nasenfortsatz. An der Verbindungsstelle beider Fortsätze entsteht äußerlich eine Rinne, die primitive Gaumenrinne. Sie stellt die Oberflächenregion einer Epithelmauer zwischen beiden Fortsätzen dar, die von Mesenchym durchwachsen wird und sich auflöst. Im dorsalsten Bezirk bleibt das Epithel am längsten als Abschluß des Riechschlauches erhalten und wird zur *Membrana oronasalis* (= *bucconasalis*). Erst wenn diese bei Embryonen von 15 mm Länge einreißt, ist die primäre Choane und primäre Nasenhöhle entstanden.

Lippenentwicklung. Nach LUDWIG (1982) sind bei Embryonen von 8–11 mm SSL (Stadium 16 nach O'RAHILLY u.Mitarb. 1981; 37. Entwicklungstag, nach STREETER 1948) die Riechsäcke ausgebildet. Durch die Vereinigung des Epithels des medianen und lateralen Nasenwulstes mit der Gaumenrinne entsteht die Epithelmauer. Dadurch entsteht eine einheitliche obere Begrenzung der embryonalen Mundspalte: primärer Oberkiefer-Lippen-Wulst (Abb. 40). Über ihm münden die Riechsäcke mit eigenen Ausgängen: primäre

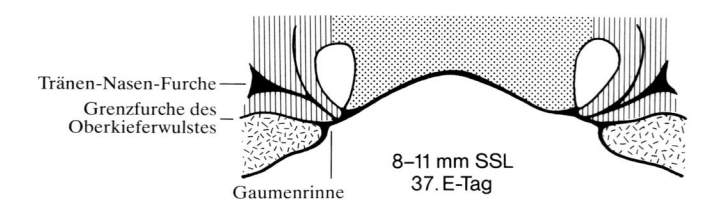

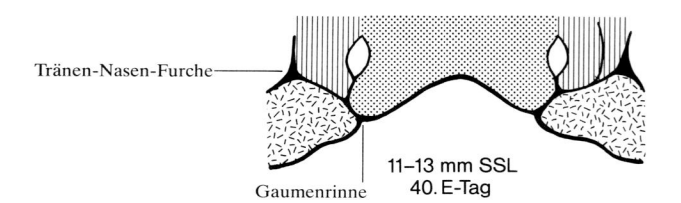

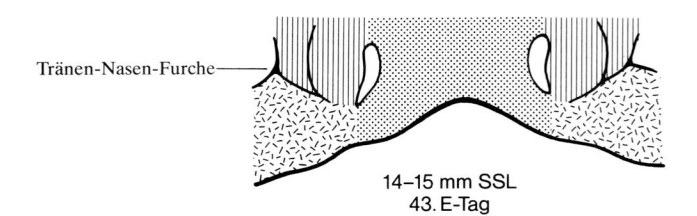

Abb. 40. Oberlippenentwicklung (nach LUDWIG 1982)
- Oberkieferwulst
- Medialer Nasenfortsatz
- Lateraler Nasenfortsatz

Choanen. In der Mitte liegt die Incisura interglobularis, seitlich davon die kleinen Processus globulares, welche nach lateral die Epithelmauer bilden helfen. Seitlich der Epithelmauer befindet sich der laterale Nasenwulst, über den die Tränen-Nasen-Furche, welche an der Epithelmauer beginnt, schief nach lateral und kranialwärts gegen die Augenanlage zieht. Noch weiter seitlich liegt der Oberkieferwulst. Bei 11–14 mm langen Embryonen (Stadium 17 nach O'RAHILLY 41. Entwicklungstag) ist das Ektomesenchym, welches aus der Neuralleiste herstammt, besonders im medialen Teil des Oberkieferwulstes stark proliferiert, wodurch die Grenzfurche zwischen Oberkieferwulst und lateralem Nasenwulst verstreicht. Der Oberkieferwulst wölbt sich weiter nach medial vor, der Processus globularis nach lateral, beide verschmelzen epithelial miteinander. Die Epithelmauer verlängert sich durch diesen Vorgang ventralwärts. Von der Tränen-Nasen-Furche aus entsteht eine Epithelplatte, die in mittleren Abschnitten sehr rasch degeneriert, während ihre medialen in der primären Nasenhöhle die Epithelmauer erreichen. Der laterale Nasenwulst grenzt dann nicht mehr an den Oberkieferlippenwulst. Die Epithelmauer wird von beiden Seiten her durch Einwachsen von Mesenchym zerstört, wodurch der primäre Gaumen entsteht.

Durch diese Vorgänge ist der definitive Oberkiefer-Lippen-Wulst bei Embryonen von 13 bis 16 mm SSL (Stadium 18; 44. Entwicklungstag) entstanden: Die Mundspalte wird oben vom medianen Nasenwulst und seitlich jederseits vom Oberkieferwulst gebildet. Die Incisura interglobularis ist seichter geworden, die Tränen-Nasen-Furche endet seitlich von der Vereinigungszone zwischen lateralen Nasen- und Oberkieferwulst und ist an der seitlichen Begrenzung der Nasenöffnung eben noch beteiligt.

Die Gesichtswülste sind weder durch Nerven- noch durch Gefäß- oder Knochenbeziehungen gekennzeichnet. Sie sind dadurch entstanden, daß in ihrem Gebiet mehr Mesenchym unter das Epithel eingeströmt ist als in die dazwischenliegenden Rinnen. Später werden auch diese Rinnenbezirke von Mesenchym durchwuchert. Dadurch verstreichen die Wülste.

Lippen- und Zahnleistenbildung. Bei 15 bis 18 mm langen (SSL) Embryonen (Stadium 18 und 19; 44.–48. Entwicklungstag) beginnt an der palatinalen Fläche des Oberkiefer-Lippen-Wulstes die Ausbildung der Zahn- und Lippenleisten. Ein Bezirk flach ausgeprägter Deck-Zellen stellt die Anlage der Zahnleiste, eine mit hellen Zellen jene der Lippenleiste dar (AHRENS, 1913).

Bei Stadium 20 (O'RAHILLY u.Mitarb. 1981) sind Zahn- und Lippenleiste deutlich voneinander abgegrenzt.

Oberlippenspalte. Bleibt die Oberkiefer-Wulst-Bildung im medialen Randbezirk aus, dann kann nach LUDWIG (1982) ein Gewebedefekt resultieren und eine isolierte Hasenscharte erzeugen. Dafür spricht auch die Form der Lippenspalten, deren medialer Rand sagittal, deren lateraler schräg nach außen verläuft. Eine andere Theorie besagt, daß wenn die Epithelmauer nicht von Mesenchym durchwachsen wird, Epitheluntergang und anschließend Hasenscharten auftreten. Ist der Gewebedefekt im Oberkieferwulst größer, dann kann auch die Entwicklung der Zahnleiste gestört sein: Lippenspalte mit Zahnanomalien.

Entwicklung der Skeletteile. Bei etwa 15 mm langen Keimlingen werden die Ductus olfactorii vorne von zwei hufeisenförmigen Mesenchymverdichtungen medial, oben und lateral umrahmt. In der Medianen verdichtet sich das Mesenchym zur Anlage des Septum nasi. Dessen Unterrand spaltet sich in zwei kleine Lamellen auf (Trabeculae cranii). In deren unmittelbarer Nachbarschaft legen sich die paraseptalen Knorpelspangen an. Bei 15 mm langen Embryonen entstehen in der Nasenkapselseitenwand die paranasalen Knorpel, die dorsalwärts bis unter die Orbitae reichen. Kurz darauf schließt sich rostral der Nasenkapsel auch unten Knorpelgewebe an: Pars anularis. Beim 17 mm langen (39 Tage alten) Embryo entsteht eine zunächst paarige Vorknorpelspange der Nasenscheidewand, die unten mit den Trabekeln verschmilzt. Auch die paraseptalen Knorpelanlagen gehen kontinuierlich in die Anlage des Septum nasi über. Außer dem Septumknorpel bilden sich nun zwei weitere Chondrifikationszentren: *Cartilago paranasalis* in der Seitenwand und *Cartilago parietotectalis* im Dachabschnitt der Nase. Der Vorknorpel der Cartilagines alares läßt sich beim 26 mm langen (45 Tage alten) Embryo erkennen.

c) Gaumen (Abb. 41, 42, 43)

Von der primitiven Mundhöhle wird ein oberer vorderer Abschnitt durch die Entwicklung des Gaumens der Nasenhöhle zugeteilt. Aus den Seitenwänden der primären Mundhöhle wachsen aus den Oberkieferfortsätzen jederseits Gaumen-

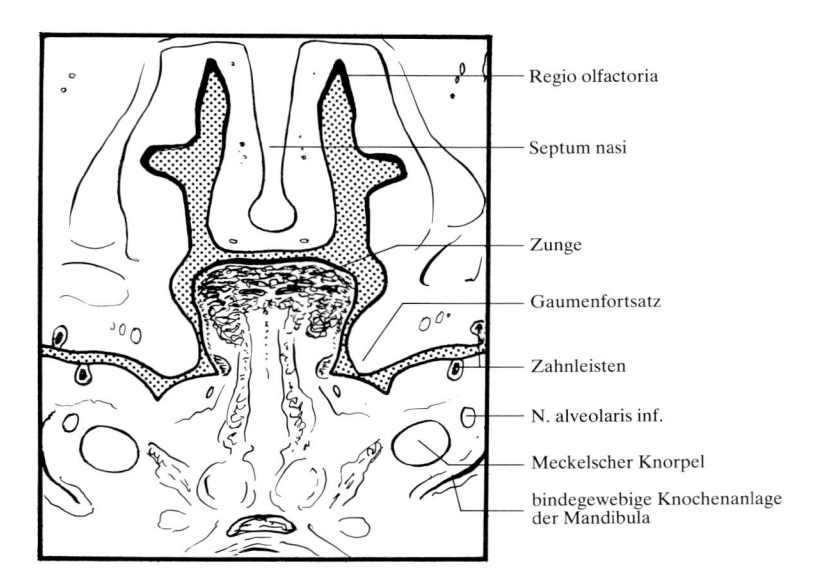

Abb. 41. Frontalschnitt durch Gaumenfortsätze nach abwärts gerichtet
Zunge steht hoch bei einem 19 mm langen menschlichen Keimling (nach PINTHUS 1955)

Labels: Regio olfactoria, Septum nasi, Zunge, Gaumenfortsatz, Zahnleisten, N. alveolaris inf., Meckelscher Knorpel, bindegewebige Knochenanlage der Mandibula

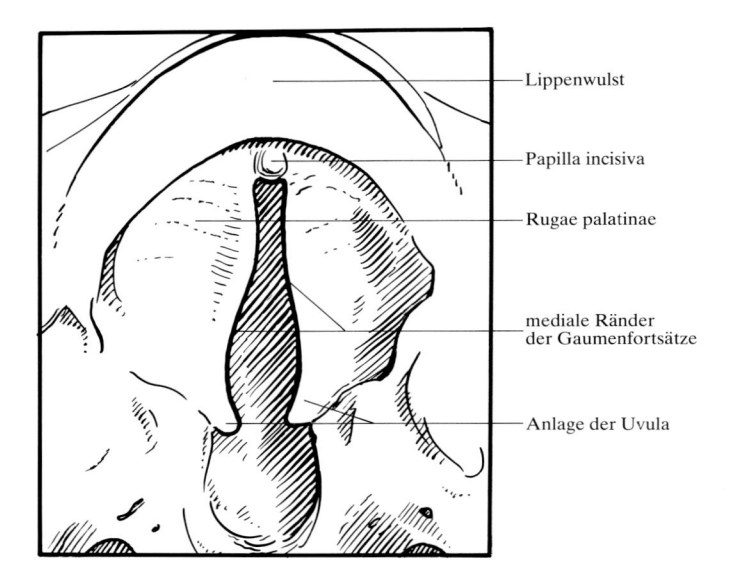

Abb. 42. Ansicht des Gaumens von unten
bei einem 32 mm langen menschlichen Keimling

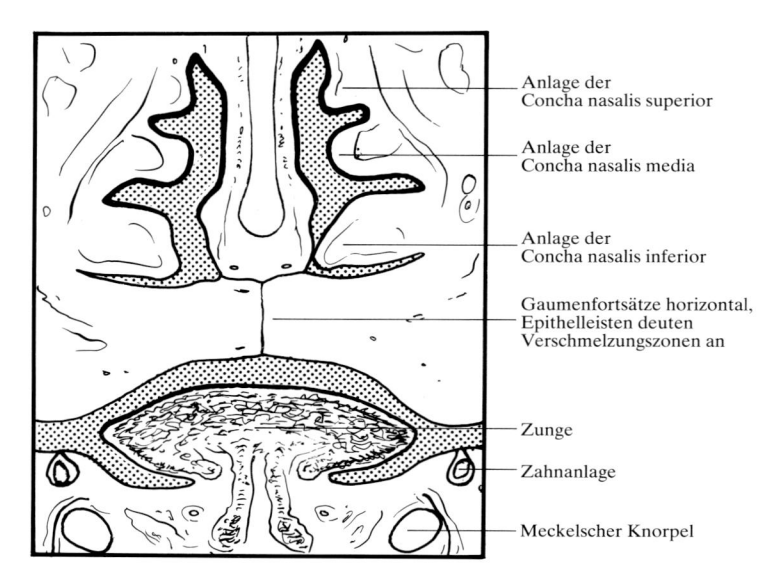

Abb. 43. Gaumenfortsätze horizontal
Verschmelzung mit Septum nasi (35 mm langer Embryo)

fortsätze nach unten. Sie liegen zunächst seitlich neben der Zunge, deren Rücken den unteren freien Rand des Septum nasi berührt. Während sich, gekoppelt mit dem Unterkieferwachstum, die Zunge absenkt, verlagern sich die Gaumenfortsätze beim etwa 30 mm langen Embryo in eine transversale Ebene. In der 9. Woche verwachsen beide Gaumenfortsätze von vorne nach hinten miteinander und mit dem Unterrand des Nasenseptum. An der Grenze zwischen medialem Stirnfortsatz, in dem sich das Os incisivum entwickelt, und Gaumenfortsätzen bleibt ein Epithelstrang bestehen, aus dem sich der Ductus nasopalatinus und das Foramen incisivum entwickeln.

Ende des 2. Monats beginnt im Mesenchym des Gaumens die Knochenentwicklung. Sie reicht dorsalwärts bis zum Hinterrand der Nasenscheidewand. Der verbleibende knochenfreie Teil wird zum weichen Gaumen. Im dorsalen Bezirk unterbleibt zunächst die Verwachsung, so daß die Uvula vorerst paarig bleibt und gewöhnlich erst kurz vor der Geburt zu einem einheitlichen Gebilde verwächst.

Der dorsale Teil des Kopfdarmes wird nicht in zwei Etagen geschieden, sondern bleibt einheitlich. Aus ihm entsteht der Schlundkopf.

2. Mißbildungen

a) Gesichtsmißbildungen und Spaltbildungen

Allgemeines

PFEIFER (1974–1982) befaßte sich eingehend mit der Entstehung von Gesichtsmißbildungen und entwarf ein *Einteilungsschema für Mißbildungen*. Im Anschluß an SPEMANN (1936), der drei Organisationszentren (Induktoren), ein prosenzephales, ein rhombenzephales und spinokaudales voneinander abgrenzte, maß PFEIFER der von ihm sogenannten *Zwischenkopfgrenze*, die der früher angenommenen oberen Organisatorgrenze entspricht, eine große Bedeutung bei. Diese ist am Kopf von 10–16 mm langen Keimlingen deutlich zu erkennen und verläuft im medianen Gebiet von der Scheitelbeuge zu Schläfe und seitlichem Stirngebiet nach abwärts und am medialen Augenhöhlenrand durch den Nasenflügel in Richtung Philtrum. Seitlich und dorsal schließt sich diesem embryonalen Vorderkopfgebiet das embryonale Hinterseitenkopfgebiet an. Im unteren Abschnitt entspricht die Zwischenkopfgrenze der seitlichen Grenze des Zwischenkiefers. Als zentrale Gruppe der *Zwischenkopfanomalien* ordnet PFEIFER die Fehlstellung einer oder beider Orbitae als Weit-, Eng- oder Tiefstand ein. Der Hypertelorismus kann seinen Befunden zufolge symmetrisch oder asymmetrisch auftreten. Hyper- und/oder dysplastische Fehlbildungen behindern die Medialwanderung der Augenanlagen, z.B. bei frontaler Zephalozele, bei Stirn-Nasen-Dysmorphie, Doppel- und Doggennase sowie bei medianer Nasenspalte. Bei prosenzephalen Aplasien und Hypoplasien dagegen kommt Hypotelorismus zustande. PFEIFER betont, daß sich während der Kindheit und Jugend durch Wachstumsvorgänge die Fehlbildung verringern kann.

Als *Zwischenkopfsyndrom* hat seinen Befunden zufolge die linienförmige Ausprägung der Philtrumkante, der Nasenflügelmitte, des Oberlidbereiches und der Stirn-Schläfen-Grenze Bedeutung. In diesen Arealen konnte er Hyper- sowie Hypoplasien von Haut, Knorpel und Knochen nachweisen. Auch Pigmentierungen und Kopfhaargebiete an diesen Zonen (Stirngebiet) kommen vor. Relativ frühe embryonale Störungen haben Aplasien und Defekte zur Folge. Bei spätem oder mildem Störeinfluß entstehen Gewebeüberschuß, Hyperplasie, Zwillings- oder Mehrfachbildungen. Als Fehlbildung der Hinterseitenkopfregion gelten das Franceschetti-Syndrom mit antimongoloider Lidspalte, Unterlidkolobom, Jochbeinhypoplasie, Unterkieferhypoplasie, Mikrotie und Veluminsuffizienz.

Zentrale kraniofaziale Dysostosen umfassen den Hypertelorismus, Morbus Crouzon, Morbus Apért u. a. Schließlich werden noch periphere Lippen-Kiefer-Gaumen-Spaltformen durch das Neungruppenschema voneinander abgegrenzt. Die kraniofazialen prämaturen Synostosen stellen seiner Meinung nach ein zentrales Equivalent der peripheren Oberkiefergaumenspalten dar. PASHLEY u. KRAUSE (1981) sind, wie frühere Forscher, der Meinung, daß die Einwanderung von Mesoderm in bestimmte Gesichtsgebiete wichtig für die normale Entwicklung ist. Bekanntlich wandert das Mesoderm aus hinteren perivertebralen Gebieten über und unter dem Ektoderm des Kopfgebietes in die Gesichtsregion. Im Lippengebiet erscheint es zuerst im Bereich des Foramen incisivum, dann am Nasenboden, dann an der Nasenschwelle, in der Oberlippe und schließlich im Lippenrot. Ein Defizit von Mesoderm im Wangenbereich hat nach ihren Überlegungen das Treacher-Collins-Syndrom (mandibulofaziale Dysostose) zur Folge; wenn im vorderen Gebiet bilaterale Spaltbildungen auftreten, sind Lippenspalte und Lippenfurchen die Folge. PASHLEY u. KRAUSE (1981) betonen, daß bei Entstehen der Lamina dentalis (Zahnleiste) die Mesodermmigration in der Regel abgeschlossen ist. Von der Lamina dentalis geht auch die sog. Lippenleiste ab, die eine späte Mesodermwanderung zu den Philtrumkämmen, zur Philtrumrinne und zum Tuberculum der Oberlippe zur Folge hat.

CRYSDALE (1981) wies darauf hin, daß bei kraniofazialen Mißbildungen Hörstörungen und Mikrotie, insbesondere bei mandibulofazialer Dysostose und hemifazialer Mikrosomie sowie bei Morbus Crouzon und Apért-Syndrom häufig vorkommen. Aquirierter Hörverlust ist oft Folge einer Tubendysfunktion, die bei Spaltbildungen nicht selten ist. Die Nasenatmung ist erschwert bei bilateraler Choanenatresie und Mittelgesichtshypoplasie (Apért-Crouzon). Bei dieser Krankheitsgruppe liegt auch Verengung des Nasopharynx wie bei Glossoptosis vor. Bei kraniofazialen Anomalien kommt es zu Hypernasalität, bei Treacher-Collins-Syndrom zu Hyponasalität, Rückverlagerung des Mittelgesichts, kongenitaler Choanalatresie, Dysphonie bei Stimmbandknötchen, die in 20% bei Kindern mit velopharyngealer Insuffizienz vorliegen.

Auch der Geruchssinn ist bei Patienten mit kraniofazialen Anomalien häufig gestört.

TESSIER (1976) legte nach Durchsicht von 336 ärztlichen Untersuchungen, 292 radiologischen und tomographischen, 2 angiographischen und 254 anatomischen Präparationen während der Operation, eine *Einteilung der Spaltbildungen* vor.

Die Gesichtsspalten betreffen das Orbitagebiet, die Augenlider sowie das Gebiet um Kiefer und Lippen; einige Spalten betreffen beide Regionen. Sie kommen gemeinsam oder auch

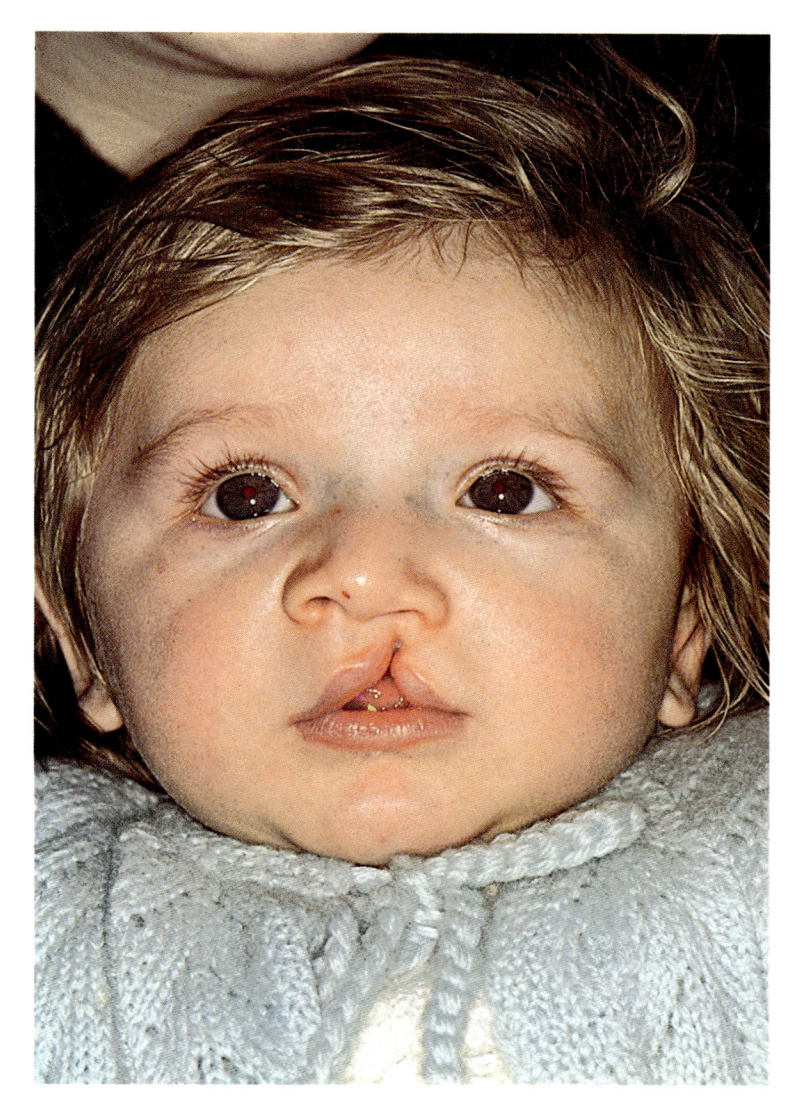

Abb. 44. Cheiloschisis mit Strangbildung im oberen Abschnitt

unabhängig mit Hasenscharten vor und verlaufen entlang bestimmter Achsen. Skelet und Weichteilspalten treffen nicht immer in einer Ebene aufeinander. TESSIER untergliedert die Spalten nach 14 Nummern mit 15 Lokalisationen der Spalten, von denen er selbst 14 beobachtet hat.

Hasenscharte, Cheiloschisis – Schistocheila

Die ursprüngliche Annahme, daß die häufigste Mißbildung, die Hasenscharte (Abb. 44), infolge Nichtverwachsens zweier Fortsätze entstehe, kann heute nicht mehr uneingeschränkt aufrechterhalten werden. HOCHSTETTER (1891 und 1944) wies nach, daß – im Gegensatz zu früheren, unserer Ansicht nach unbelegten, und neueren Meinungen – der mittlere Nasenfortsatz und der Oberkieferfortsatz niemals durch eine Spalte voneinander getrennt sind, die als Mißbildung durch Nichtverwachsen offen bleiben könnte. HOCHSTETTERS Meinung schlossen sich FLEISCHMANN (1910) und POLMANN (1910), VEAU (1938) und TÖNDURY (1955) an. PETER (1906 und 1913) sowie HOEPPKE u. MAUERER (1938) dagegen waren der Meinung, daß bei der Formung des Gesichts primär Spalten bestünden – eine Meinung, die auch heute noch gelegentlich auftaucht.

VEAU (1938) untersuchte 3 Keimlinge zwischen 21,3 mm und 23,3 mm Länge mit Hasenscharten und verfügte über klinische Erfahrungen an 200 Kindern, die Brücken in der Spalte hatten, welche nicht erklärt werden konnten. VEAU betont, daß die Meinung, die Entwicklung der Gesichtsfortsätze vollziehe sich selbständig, ein großer Irrtum sei. Es handele sich um Scheinfortsätze, die weder eine eigene Gefäß- noch eine eigene Nervenversorgung besäßen. Die A. facialis versorgt das ganze Gesicht, der N. facialis alle Muskeln der Lippe, die Nn. alveolares alle Zähne. Er weist außerdem darauf hin, daß der Zwischenkiefer nicht als Knochen des medialen Nasenfortsatzes betrachtet werden kann. Auch PETER betonte mehrfach, man könne nicht sagen, daß dieser oder jener Gesichtsfortsatz diesen oder jenen Knochen bilde. LEUTERT u. HEINER (1962) untersuchten an 15 Präparaten mikroskopisch die Region sog. lateraler Oberlippenfurchen, die als intrauterin verheilte Lippenspalten aufgefaßt wurden (11 linksseitige, 3 rechtsseitige). Sie betonen, daß sich histologisch im Lippeneinziehungsbereich kein Narben- oder Granulationsgewebe nachweisen läßt und deuten die Entwicklungsvorgänge wie HOCHSTETTER. Demnach wächst bei die-

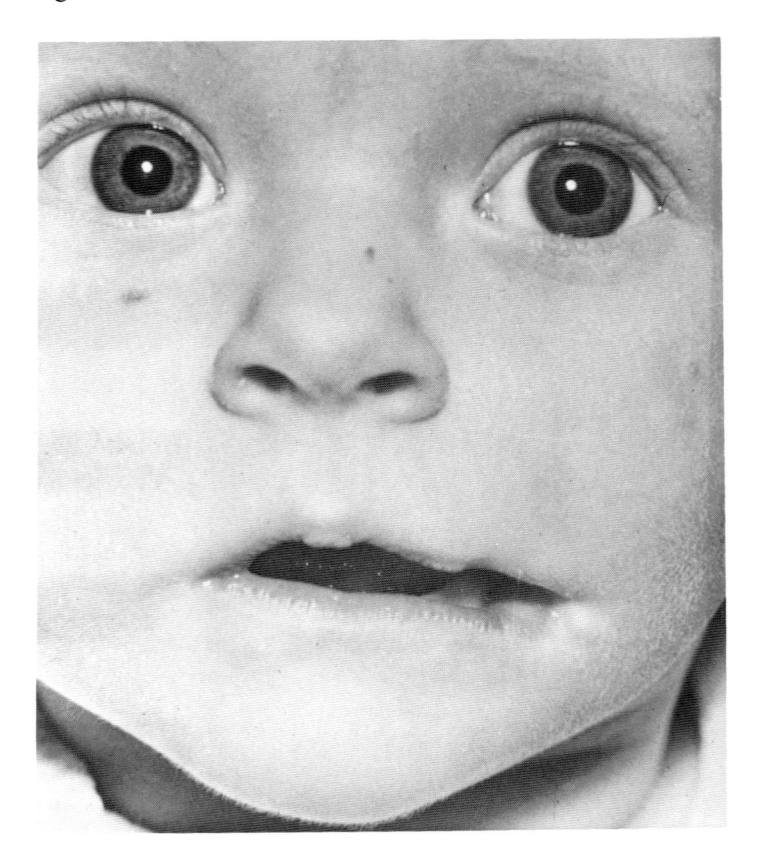

Abb. 46. Quere Gesichtsspalte (Makrostoma)

ser Mißbildung zwischen Epithelmauer und Epidermis kein oder zu wenig Mesenchym ein. Da Epithelmauer und Oberlippenepithel aneinandergrenzen, kommt es zur Spaltbildung, unter Umständen durchzogen von einigen Brücken. GUNDLACH u. PFEIFER (1979) untersuchten das Arrangement von Muskelfasern in Lippenspalten an 58 Kindern (mittleres Alter 6 Monate). Sie fanden 2 Haupttypen von Muskelanordnungen: Entweder reichten die Muskelfasern bis zum Spaltrand und strahlten in diesen ein, oder sie wichen vom Spaltrand, diesen tangential begleitend, ab; gelegentlich fanden sich Kombinationen.

Bei Hautbrücken im Spaltbereich liegt eine mehr oder weniger irreguläre Anordnung der Muskelfasern vor, und zwar besonders bei großen Spalten, bei kleinen können Muskelfasern durch den Brückenbereich hindurchziehen.

Der Begriff „Hasenscharte" oder Lagocheilie taucht zuerst bei GALEN um 177 nach Chr. auf. Er frischte die Spaltränder nach Ablösen vom Kiefer mit dem Messer blutig auf und nähte sie fest zusammen. Um 390 nach Chr. wurden Hasenschartenoperationen in China mit Erfolg durchgeführt, um 950 in England (LORBER 1976).

Doggennase

Eine Doggennase entsteht durch Wachstumsstörungen des medialen Teils des mittleren Nasenfortsatzes. Nasenrückenbereich, vordere Septumabschnitte und das Philtrum, die sich aus diesem Fortsatz bilden, sind unterentwickelt (Abb. 45).

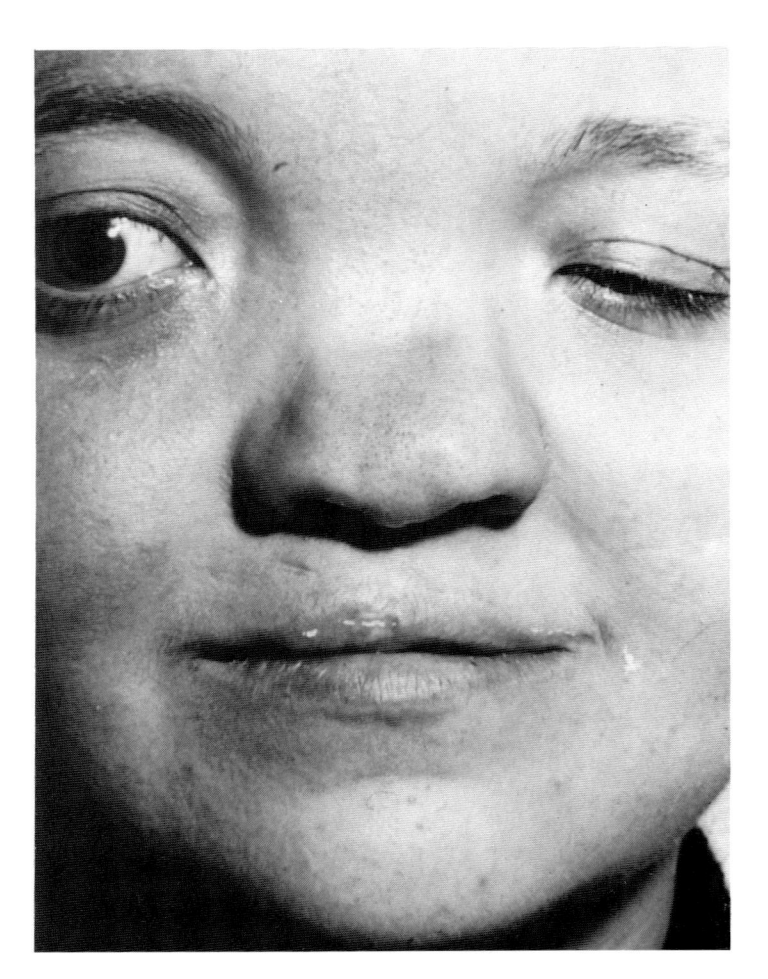

Abb. 45. Doggennase
(kombiniert mit Lippen-Kiefer-Gaumenspalte)

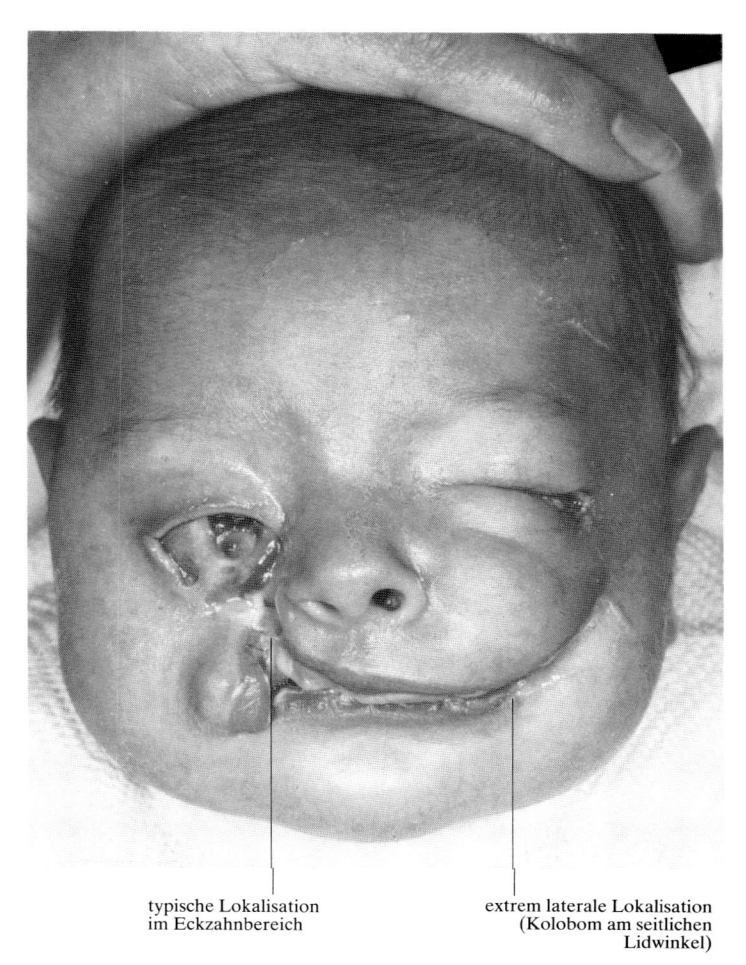

Abb. 47. Schräge Gesichtsspalte und quere Gesichtsspalte mit Lidkolobom

typische Lokalisation im Eckzahnbereich

extrem laterale Lokalisation (Kolobom am seitlichen Lidwinkel)

Störfaktoren (PFEIFER 1967; SCHUCHARDT 1964) werden für die Mißbildung verantwortlich gemacht (UTZ u. HOPPE 1976).

Schräge Gesichtsspalte – Meloschisis

Schräge Gesichtsspalten verlaufen von der Mund- und Nasenwinkelgegend schräg nach außen und oben. Sie entstehen durch sekundäre Rißbildungen im Bereich der Oberkiefer und lateralen Nasenwülste und entsprechen damit nicht der Tränen-Nasen-Rinne oder der Grenze der Oberkieferwülste (POLITZER 1936; PLONER 1958) (Abb. 47).

b) Gaumenmißbildungen

Palatoschisis und kombinierte Gaumenmißbildungen

Verwachsen beide Gaumenfortsätze nicht miteinander, dann kommt es zur Ausbildung einer Palatoschisis (Abb. 48). Häufig ist eine Lippenspaltbildung und eine Kieferspalte mit der Gaumenspalte kombiniert: *Cheilognathopalatoschisis*. Die eigentliche Gaumenspalte beginnt hinter dem Foramen incisivum. Als Kieferspalte, *Gnathoschisis*, wird eine Spaltbildung bezeichnet, die im Bereich des Zwischenkiefers gewöhnlich durch die Anlage des 2. Schneidezahnes verläuft. Sie hält sich demnach nicht an die Grenze zwischen Os premaxillare/Os incisivum und Maxilla.

Lippen und Gaumenspalten traten bei Neugeborenen der estnischen SSR (Untersuchungsgut 51000) in 0,82% auf. Eine Abhängigkeit vom Alter der Mütter ließ sich nicht nachweisen.

Die Cheilognathopalatoschisis kommt als rechts- bzw. linksseitige Totalspalte vor. Ist sie doppelseitig entwickelt, dann entsteht ein Wolfsrachen, die *Uranoschisis*.

Nach TURNER (1884/85) kommen an der linken Seite mehr Gaumenspalten vor als an der rechten, worauf schon KOELLIKER (1882) hingewiesen hatte (113 an der linken und 52 an der rechten Seite). Bei den 8 von TURNER untersuchten linken Alveolarspalten und den 4 rechten (mit einer Ausnahme), wie auch an den 3 Doppelspalten, lag jeweils ein Dens precaninus zwischen Dens caninus und der Spalte vor. Nur in 3 der 15 untersuchten Präparate bildete der Dens caninus die Spaltgrenze an ihrer äußeren Seite. Bei den 28 später von TURNER untersuchten Fällen mit doppelter Spalte fand sich 6mal kein Zahn zwischen Dens caninus und Spalte, 3mal ein Dens precaninus nur einseitig, 19mal war beidseitig ein Dens precaninus ausgebildet. Bei einigen dieser 19 Fälle wurden mit dem Dens precaninus 4 Dentes incisivi beobachtet, in einigen anderen lag ein zusätzlicher Dens incisivus (insgesamt 6 Dentes incisivi) vor. Häufig existierte bei einseitiger Spalte nur 1 Dens incisivus zwischen der Sutura mediana und der Spalte, während der Dens precaninus an der Außenseite lag. Als leichtere Formen von Verwachsungsstörungen treten die Uvula bifida und der gespaltene weiche Gaumen auf.

Quere Gesichtsspalte

Aus den Processus globulares entstehen die medialen und aus den seitlichen Nasenfortsätzen die lateralen Begrenzungen der Nasenlöcher, die Nasenflügel und die Weichteile um die Nasenöffnung herum. Außerdem beteiligen sie sich an der Bildung der Wangen, und zwar oberhalb der Linie, welche vom Mundwinkel ohrwärts verläuft. Die darunter befindliche Wangenpartie sowie die Unterlippen werden aus dem Material des Unterkieferwulstes gebildet. Durch Wachstumsvorgänge im Grenzgebiet des Ober- und Unterkieferwulstes verengt sich die Mundspalte, die beim 20 mm langen menschlichen Keimling relativ breit ist. Bleibt diese Verengung aus, dann entsteht nach HOCHSTETTER (1944) eine besonders breite Mundspalte – die quere Gesichtsspalte (Abb. 46).

Unter 1134 Gesichtsspalten wurde nur zweimal eine quere rechtsseitige Gesichtsspalte, wobei gleichzeitig Aurikularanhänge vorlagen, nachgewiesen und einmal eine rechtsseitige quere in Kombination mit linksseitiger schräger Gesichtsspalte.

Wachstumshemmungen durch häutige Wangenstreifen (SEIFERT 1966), amniotische Strangbildung (GRÜNBERG 1909), Entwicklungshemmung (PETER 1921) und mesenchymale

Mikroformen von Spaltbildungen handle, zu denen auch der kongenitale kurze Gaumen u.a. gehören. Unter 240 Fällen mit velopharyngealen Störungen ohne Lippen- und Gaumenspalten fand er 41 Fälle klassischer submuköser Gaumenspalten und 23 mit okkulten, submukösen Spalten. Kephalometrische Messungen ergaben, daß an seinem Untersuchungsgut die vorgenannten Patienten in 90% einen kurzen Gaumen, in 75% eine große nasopharyngeale Tiefe hatten, der weiche Gaumen war häufig kurz.

Cheilognathopalatoschisis (Abb. 49)

Seit 1901 hat sich die Häufigkeit der Lippen-Kiefer-Gaumen-Spalten nahezu verdoppelt. NEUMANN u.Mitarb. (1973) geben für den deutschen Raum eine Frequenz von 1:579 als statistisch relevant an. Auf dem Land treten die Spalten häufiger auf als bei städtischer Bevölkerung (FRENKEL 1976). Die Spalten entstehen zwischen dem 36. und 42. Tag des embryonalen Lebens. Bei normalen Eltern, die bereits ein Kind mit einer Lippen-Kiefer-Gaumen-Spalte haben, besteht in maximal 5% die Wahrscheinlichkeit, daß ein weiteres Kind mit dieser Mißbildung behaftet ist. Wenn Eltern, von denen ein Teil eine Mißbildung hat, ein Kind mit einer Spalte bekommen, besteht die Wahrscheinlichkeit, daß ein weiteres Kind eine Lippen-Kiefer-Gaumen-Spalte haben wird zu 14%, die einer isolierten Gaumenspalte zu 17%.

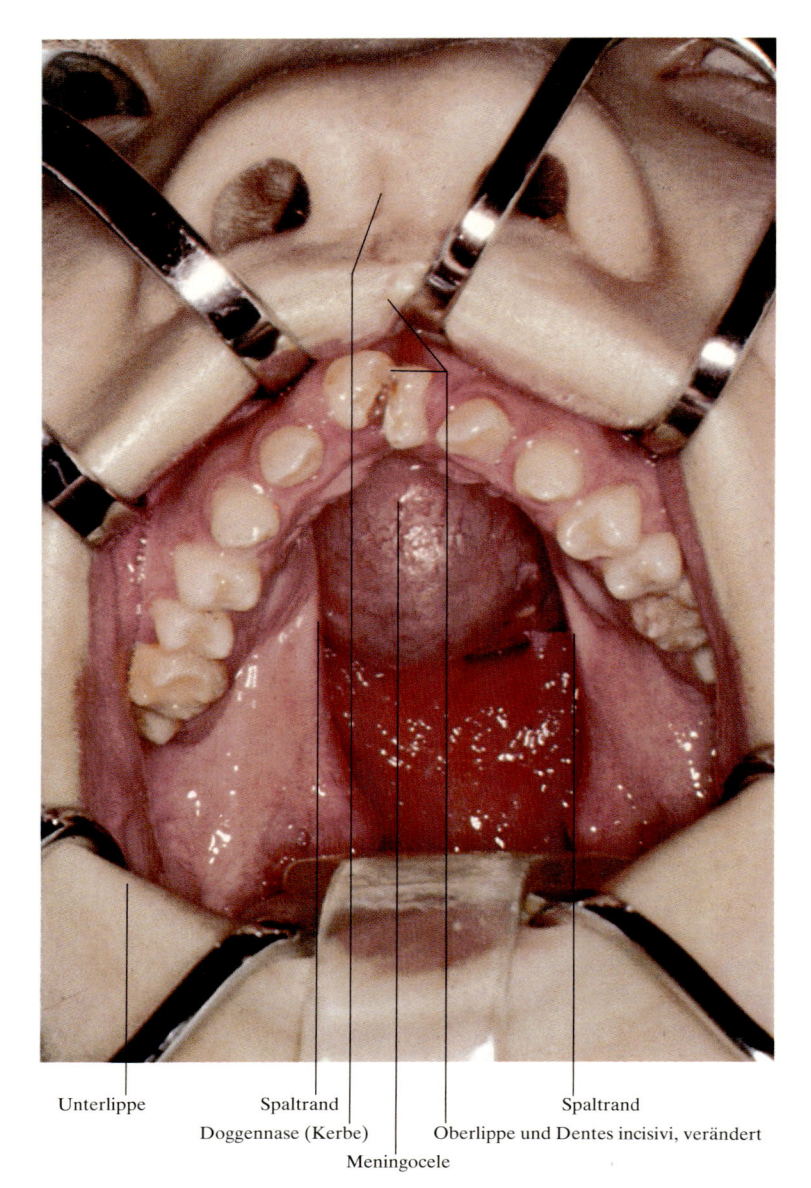

Unterlippe	Spaltrand		Spaltrand
	Doggennase (Kerbe)		Oberlippe und Dentes incisivi, verändert
		Meningocele	

Abb. 48. Palatoschisis (kombiniert mit anderen Mißbildungen) bei geöffnetem Mund von unten

Okkulte submuköse Gaumenspalten

Nach KAPLAN (1975) kann die klassische submuköse Gaumenspalte nachgewiesen werden durch eine Uvula bifida, eine Kerbe in der Mittellinie des weichen Gaumens und eine Rinne am Hinterrand des harten Gaumens. Außerdem inserieren der M. levator veli palatini und andere Gaumenmuskeln am harten Gaumen und bilden nicht eine Schlinge über die Mittellinie hinweg. Nach Ausschluß der Gaumenspalten bei gleichzeitiger Kraniostenose (Apert-Syndrom, Kiemenbogensyndrom, Treacher-Collins-Syndrom, mandibuläre Mikrognathie, Pierre-Robin-Syndrom und Gaumenspalten mit Lippenspalten) kommt nach SHAPIRO u.Mitarb. (1971) eine Uvula bifida in 0,3–10% vor. Nach STEWART u.Mitarb. (1971) besteht eine klassische submuköse Gaumenspalte in 1–10%. KAPLAN ist der Meinung, daß es sich hierbei um

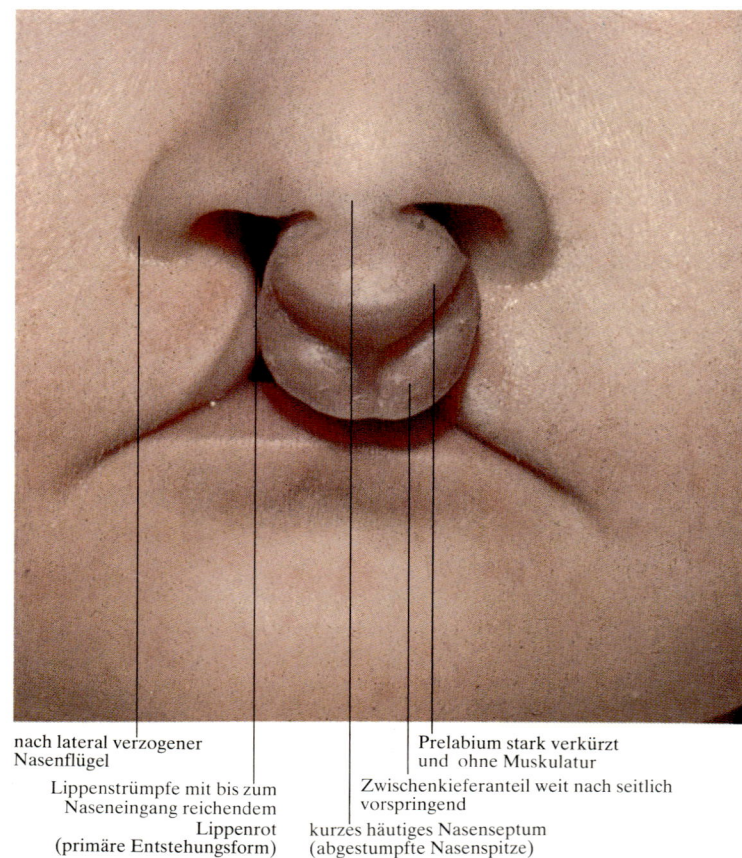

nach lateral verzogener Nasenflügel | Prelabium stark verkürzt und ohne Muskulatur
Lippenstrümpfe mit bis zum Naseneingang reichendem Lippenrot (primäre Entstehungsform) | Zwischenkieferanteil weit nach seitlich vorspringend
| kurzes häutiges Nasenseptum (abgestumpfte Nasenspitze)

Abb. 49. Cheilognathopalatoschisis von vorne

IV. Kopfform und -größe als Ganzes

1. Kopfform bei Feten und Frühgeborenen

Die Entwicklung des Kopfes eilt im Wachstum anderen Körperabschnitten voraus. Im 2. Keimlingsmonat ist er etwa halb so groß wie der ganze Keimling. Im 5. beträgt sein Anteil etwa $1/3$ und beim Neugeborenen knapp $1/4$ (23%) der Körperlänge.

Im 7. Keimlingsmonat hat der Kopf in der Norma verticalis eine pentagonoide Form. Diese kann etwas modifiziert auch während des ganzen Lebens bestehen bleiben. Häufiger jedoch erfolgt eine Umformung zum Ovoid oder Ellipsoid. Auch der Neugeborenenkopf ist in der Ansicht von der Scheitelseite fünfeckähnlich. Vorne bilden die Tubera frontalia, lateral die Tubera parietalia und dorsal das Os occipitale die typischen Formelemente. Die Stirn fällt gewöhnlich steil ab, während das Hinterhaupt weit nach dorsal auslädt. Die Seitenwände des Schädels steigen steil auf und erreichen erst oberhalb des Jochbogens ihre größte Breite.

Größenzunahme des fetalen Kopfumfanges (mm)

4. Monat (intrauterin)	100–140 mm
5. Monat (intrauterin)	130–180 mm
6. Monat (intrauterin)	190–240 mm
7. Monat (intrauterin)	230–280 mm
8. Monat (intrauterin)	250–300 mm
9. Monat (intrauterin)	290–335 mm
10. Monat (intrauterin)	320–370 mm

Kopfform bei Frühgeborenen

Nach SCHMIDT u. HOLTHUSEN (1972) wächst der Schädel von Frühgeborenen nach dem zeitgerechten Geburtstermin anders als normalerweise. Der Kopf vieler Frühgeborenen ähnelt dem eines Puppengesichtes (YLPPÖ 1931). Häufig kommt es auch zur seitlichen Abplattung des Schädels, welche einem Zurückbleiben der Breitenentwicklung entspricht. Diese ist beim Säugling am deutlichsten, beim Kind im Schulalter noch häufig. Die geringe Breitenzunahme wird von einer gleichzeitigen Verlängerung des Frontalhirns und Höhenwachstum der Scheitelgegend begleitet.

Schädelmessungen im Röntgenbild

Die ersten methodischen Messungen von Winkeln und Strecken am Röntgenbild des Schädels bei Kindern und Jugendlichen führten BERGERHOFF u. HÖBLER (1953) durch.
MÜKE u.Mitarb. inaugurierten 1976 eine neue Methode zur Schädelvolumenbestimmung. Sie verwendeten AP- und seitliche Röntgenaufnahmen und bestimmten die größte Schädellänge, die größte Schädelhöhe sowie den größten inneren Querdurchmesser. Das Produkt aus Durchmesser, Medianfläche und einer Konstanten ergab an 20 genau überprüften Volumina eine mittlere Abweichung von 46,7 cm³ (3,4%), für Stereoaufnahmen (seitlich) 34,5 cm³ (2,5%).

2. Kopf- und Gesichtsform bei Neugeborenen

a) Weichteildecke

Das gesunde Neugeborene hat ein reichliches Fettpolster unter der Haut des Gesichtes, dessen Linien weicher als später erscheinen. Wangenform und Kinngrübchen sind schon entwickelt. Unmittelbar nach der Geburt kann die Gesichtshaut dunkelrot erscheinen, etwas später gelblich verfärbt sein (Icterus neonatorum). Nachdem die Haut kurz nach der Geburt gewöhnlich leicht abgeschilfert ist, erhält sie einen rosaroten Farbton. Sie ist von zarten Lanugohaaren bedeckt.
Die Kopfschwarte ist beim Neugeborenen durchschnittlich 2,4 mm dick, wobei die Hautdicke 0,9 mm, die des Fettgewebes 1,3 mm und die der Galea 0,2 mm beträgt (HEIDERICH 1938). Die entsprechenden Maße beim Erwachsenen betragen nach MERKEL (1882): Gesamtstärke 5–6 mm, Haut 2 mm, Fettgewebe 2,5 mm, Galea aponeurotica 1,5 mm.

b) Gesichtsform

Das Gesicht des Neugeborenen ist breit, obwohl die Jochbeingegend noch wenig hervortritt (Abb. 50). Der Kalottenabschnitt des Hirnschädels übertrifft auch beim Neugeborenen noch den des Gesichtsschädels erheblich. Die Schädelba-

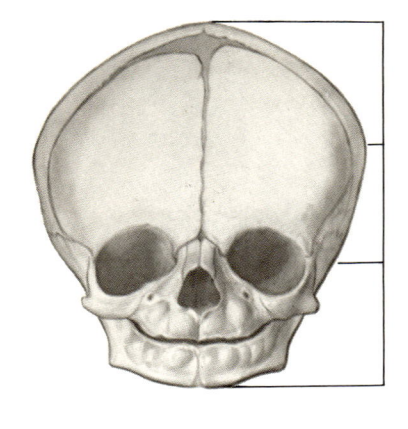

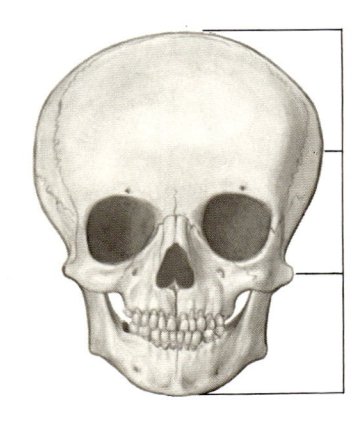

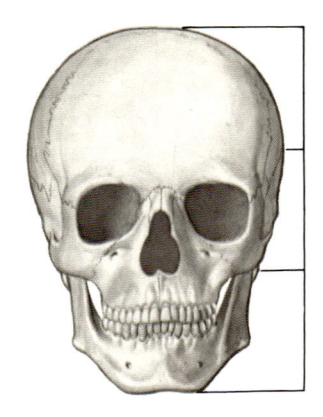

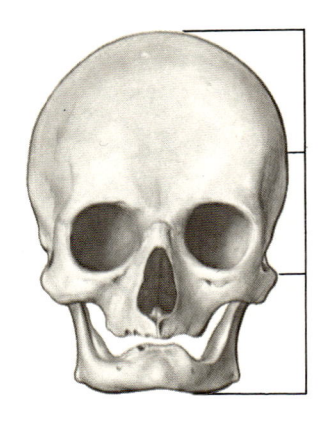

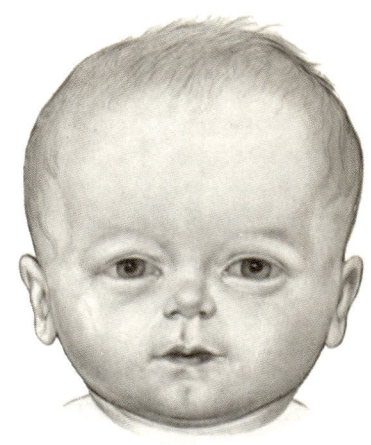

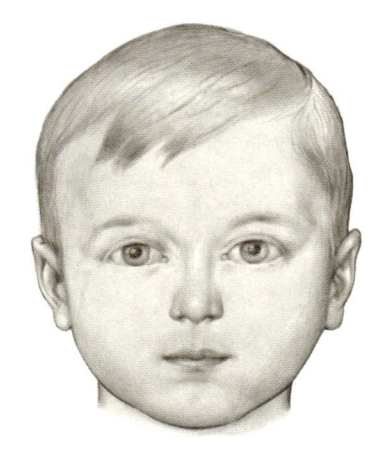

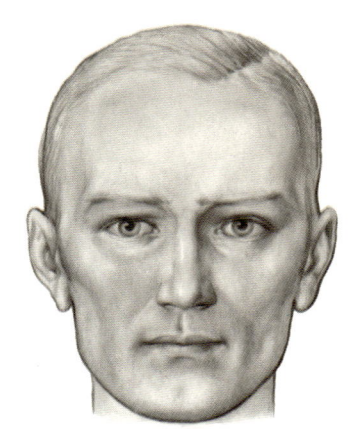

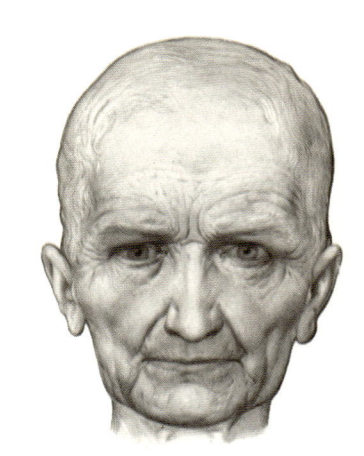

Abb. 50. Schädel und Kopf eines Neugeborenen von vorne
Gesichtsschädel macht ca. $^1/_3$ der Gesamtschädelhöhe aus

Abb. 51. Schädel und Kopf eines 6-Jährigen von vorne
Untere Drittelzone Mitte Arcus zygomaticus

Abb. 52. Schädel und Kopf eines Erwachsenen von vorne
Untere Drittelzone reicht bis Unterrand Os zygomaticum

Abb. 53. Schädel und Kopf eines Greises von vorne
Untere Drittelzone reicht bis Oberrand Arcus zygomaticus

sis des Neugeborenen ist verhältnismäßig klein. Das Volumen des Gesichtsteiles des Kopfes verhält sich zum Gehirnteil beim Neugeborenen wie 1:8, beim Erwachsenen wie 1:2 (FRORIEP, zit. nach HEIDERICH 1938).

Von der Hautoberfläche ist die knöcherne Wand der Schläfengrube beim Neugeborenen 26 mm entfernt (HEIDERICH, 1938). Mund,- Nasen- und Augenregion zeigen schon Teile ihrer individuellen Ausgestaltung.

Da die Processus alveolares erst später verstärkt heranwachsen und der Unterkieferwinkel noch weit geöffnet ist, erscheint der Kieferschädel insgesamt kurz. Die Wangen sind, insbesondere wegen der Entwicklung des Bichatschen Fettpfropfs, stark gewölbt.

Das Corpus adiposum temporale ist beim Neugeborenen verhältnismäßig stark entwickelt und springt oberhalb des Jochbogens 5–8 mm weit nach der Seite vor. Unterhalb des Arcus zygomaticus ist die Ohrspeicheldrüse wie der Wangenfettpfropf gleichfalls nach der Seite zu kräftig entwickelt, so daß der Jochbogen vertieft, und zwar etwa 14 mm unter der Hautoberfläche, liegt (HEIDERICH 1938) und nicht unmittelbar tastbar ist.

Häufig ist die Mundöffnung verhältnismäßig breit. Die Mundwinkel reichen gelegentlich seitlich über die Pupillensagittalebene hinaus. Gewöhnlich überragt die Oberlippe die Unterlippe. Nasen- und Mundöffnung liegen näher zusammen als beim Erwachsenen, da die Oberlippe relativ kurz ist. Mitunter besteht ein Mißverhältnis zwischen Oberlippe, insbesondere deren Schleimhautlänge, und Kieferlänge. So kann es zur Ausformung einer sog. „zweiten Lippe" kommen, die eine vorgeschürzte Schleimhautfalte ist. Die Innenseiten der Lippen sind von zahlreichen Zöttchen besetzt, die bald der Rückbildung anheimfallen.

Nasenregion

Normalerweise ist die Nase des Neugeborenen klein, obwohl ihr Knorpelskelet schon entwickelt ist. Deshalb können sich schon bestimmte Charakteristika der späteren Form abzeichnen. Die Nasenwurzel ist häufig sattelförmig eingesenkt. Breiter als beim Erwachsenen laden die Nasenflügel aus. Nicht selten findet sich an der Nasenwurzel eine querverlaufende Falte, die später wieder verstreicht. In der zarten Nasenhaut lassen sich häufig weiß-gelbliche Talgdrüsen erkennen. (Weiteres u. Maße S. 199 ff.)

Augenregion

Der Bulbus oculi hat zur Zeit der Geburt beinahe seine definitive Größe erreicht. Da die Augenhöhlen noch relativ klein sind, treten beim gesunden Neugeborenen die Augen stärker hervor. Der normale Pupillenabstand des Neugeborenen beträgt zwischen 38 mm und 40 mm. Die Augenlider sind gewöhnlich dick und werden bei leicht entropionierender Stellung reflektorisch geschlossen gehalten. Zilien und Superzilien sind entwickelt. Bei 33% der Neugeborenen (z.B. Bayern) besteht eine Hautfalte (Epikanthus), die von der Nasenwurzel, den medialen Augenwinkel überdeckend, nach lateral aufsteigt und in die Deckfalte des Oberlides ausläuft. 3% der Schulkinder besitzen noch einen Epikanthus. Man nimmt an, daß der Epikanthus normalerweise mit der Hebung der Nasenwurzel verstreicht.

Stirn-Nasen-Winkel

Im Oberprofil des Gesichts können Tangenten entlang der Stirnlinie und des Nasenrückens errichtet werden. Der Winkel zwischen Stirn- und Nasen-Richtung nimmt während der postnatalen Entwicklung deutlich ab, insbesondere durch die zunehmend stärkere Neigung der Stirn nach rückwärts. Bei Mädchen bleibt das Stirn-Nasen-Profil stärker geknickt als bei Knaben (KEITER, 1933).

c) Kopfmaße des Neugeborenen

	∅	U
Kleiner schräger Durchmesser vom Nacken zur Mitte des Fonticulus major	9,5 cm	32 cm
Gerader Durchmesser von Glabella zum vorspringenden Hinterhaupt	12,0 cm	34 cm
Großer schräger Durchmesser vom Kinn zum vorspringenden Hinterhaupt	13,5 cm	35 cm
Kleiner querer Durchmesser von Schläfe zu Schläfe	8,0 cm	
Großer querer Durchmesser von Scheitelhöcker zu Scheitelhöcker	9,5 cm	

∅ = Durchmesser   U = Umfang in dieser Ebene

Maße beim Neugeborenen in Prozent der beim Erwachsenen gefundenen:

Interorbitalbreite	59%
Orbitalbreite	58%
Jochbogenbreite	47%
Gesichtshöhe	42%
Nasenhöhe	38%
Alveolarhöhe	25%

(Nach MARTIN u. SALLER 1959)

Die *Interorbitalbreite* beträgt an unserem Untersuchungsgut (von Dacryon zu Dacryon) bei Neugeborenen im Mittel 11,6 mm (10,5–13,4 mm), bei Erwachsenen 22,1 mm (19,0–25,6 mm) (OEHMANN 1975), der Gesamtzuwachs demnach 89,2%.

Der *Kopfumfang* des Neugeborenen ist in den letzten 40 Jahren annähernd gleich geblieben. Vom 3. Lebensjahr an liegen die neueren Werte jedoch um 1–1,5 cm höher (GROSS 1970).

3. Postnatale Wachstumsvorgänge

a) Formveränderungen des Kopfes

Sowohl das Kopfskelet als auch die Weichteildecke verändern sich während des Wachstums. Insbesondere der Kieferbereich wird erheblich umgeformt. Entsprechend der Entwicklung des Licht- und Geruchssinnesorgans ist die Breite des Obergesichtes bei der Geburt verhältnismäßig weit fortgeschritten. Demgegenüber ist beim Neugeborenen die Kieferregion relativ klein. Ihr erster Wachstumsschub erfolgt mit dem Durchbruch der Dentes decidui.

Breiten- und Höhenwachstum

Im Bereich der Tubera frontalia wächst der Schädel während des extrauterinen Lebens nur um $1/4$ in die Breite, im Bereich der Jochbögen um die Hälfte, während sich die Processus alveolares um das Dreifache vergrößern (Abb. 51). Am meisten vergrößert sich das Gesicht nach der Geburt in der Höhe, weniger in der Breite und am wenigsten in der Längenausdehnung. Das Breitenwachstum erfolgt vor allem in den lateralen Partien, die Höhenausdehnung im Bereich des Untergesichts.

Eine deutlich sich abhebende Jochbogengegend tritt erst im Alter von 10–11 Jahren auf, und zwar beim weiblichen Geschlecht stärker als beim männlichen. KEITER (1933) betont, daß beim Kind das Tragion im allgemeinen wenig vom Jochbogen verdeckt ist, bei Erwachsenen – insbesondere bei Frauen – jedoch eine stärkere Verdeckung in der Vorder- und Halbseitenansicht besteht.

An 201 Kindern vom vollendeten 3. bis zum vollendeten 14. Lebensjahr überprüften wir (LANG u.Mitarb., im Druck) die postnatale Veränderung der Jochbogenbreite, das ist die geradlinige Entfernung beider Zygia (seitlich am weitesten vorspringende Punkte der Jochbogen), mit dem Tasterzirkel. Außerdem wurden an diesem Untersuchungsgut die morphologische Gesichtshöhe (geradlinige Entfernung des Nasion von Gnathion) bestimmt.

Die Jochbogenbreite nimmt zwischen 3. und 14. Lebensjahr kontinuierlich zu. Abgesehen von den Maßen bei Dreijährigen, übertreffen die Werte beim männlichen Geschlecht jene, die beim weiblichen erhoben wurden (Mittelwerte).

Das intensivste Wachstum des Kopfes fällt in das 1. Lebensjahr, wobei der Kopf zunächst mehr an Länge zunimmt. Die Kopfhöhe hat bei 6jährigen um 75% des Neugeborenenwertes zugenommen, der Kopfumfang nur um 45%. Bei 2jährigen beträgt die Kopfhöhe noch $^1/_5$, bei 5–6jährigen noch $^1/_6$ der Körperlänge.

Eigene Untersuchungen (LANG u.Mitarb., im Druck) ergaben, daß die *morphologische Gesichtshöhe* während der postnatalen Zeit annähernd kontinuierlich wächst. Ab dem 3. Lebensjahr ergaben sich beim männlichen Geschlecht höhere Werte als beim weiblichen, besonders deutlich ist dieser Geschlechtsunterschied bei 8jährigen.

Vom 6. Lebensjahr an nimmt die Gesichtsbreite allometrisch mehr als die Gesamtkopfbreite zu. Die Kopfentwicklung ist demnach früher abgeschlossen als die Gesichtsentwicklung. Die Mädchen haben im Verhältnis zur Kopfbreite etwas breitere Gesichter als Knaben. Die Gesichtshöhe wächst allometrisch schneller als die Kopfhöhe. Langköpfe sind im Verhältnis zu ihrer Länge niedriger, relativ zu ihrer Breite höher gebaut als Kurzköpfe.

Durch die Ausbildung der sekundären Geschlechtsmerkmale modelliert sich das Gesicht während der Pubertät weiter: bei Knaben wächst der Schädel zuerst mehr in die Breite und weniger in die Länge. Vom 10. Lebensjahr an beginnt er stärker in die Höhe zu wachsen. Nach dem 10. Lebensjahr nimmt der Kopfumfang nurmehr um etwa 30 mm zu. Eigenartigerweise hat sich herausgestellt, daß trotz erheblicher Zunahme der mittleren Körpergröße die *Nasenlänge* zwischen 1900 und 1982 keine Vergrößerung erfuhr (BACHMANN 1982).

Nasenrückenprofil

Schon vor dem 6.–7. Lebensjahr ist das kindliche Nasenrückenprofil meist gerade oder leicht konkav. Für die geringere Entwicklung der Obernase sind die zunächst sehr kurzen Ossa nasalia verantwortlich. Der Nasenspitzenabschnitt ist gleichsam übergroß. Die für die kindliche Nase charakteristische stark konkave Nasenkontur ist nach KEITER (1933) durch die tiefere Lage des Paranasion bedingt. Konvexe Kindernasen sind nicht ohne weiteres mit konvexen Nasen Erwachsener zu vergleichen, da diese durch starke Entwicklung der Ober- und Mittelnase entstehen, welche bei Kindern schwach entwickelt sind. Vom 6. Lebensjahr an kommt nach KEITER gelegentlich eine sog. gebrochene Form des Nasenrückens vor.

Untergesichtsprofil

Mit Ausnahme der Pubertätszeit ist das *Höhenwachstum* des Untergesichts am größten (gegenüber der Ohr-Augen-Ebene), das des Obergesichts am kleinsten. Die Zahnreihenebene behält ihre Lage im Gesichtsschädel während des Wachstums nicht bei, sondern beschreibt eine Drehung, so daß der Winkel, den die Zahnreihenebene mit der Ohr-Augen-Ebene bildet, sich während des Wachstums verkleinert. Das Gebiß als Ganzes erfährt während des Wachstums eine Ventralverschiebung gegenüber dem Obergesicht. Beim 15jährigen schneidet die untere Drittellinie die unteren Ränder des Jochbogens. Beim 20jährigen sind die endgültigen Maße des Erwachsenen noch nicht erreicht (Abb. 52). Während der postnatalen Entwicklung vertieft sich der Sulcus nasolabialis deutlich. Im Vorschul- und frühen Schulalter läßt sich in der Regel nur eine seichte oder fast fehlende Einziehung erkennen. Bei seichter Kinn-Lippen-Furche wird selten ein sog. fliehendes Kinn beobachtet. Ein stufenförmiger Profilunterabschnitt ist beim männlichen Geschlecht bedeutend häufiger als beim weiblichen und tritt während des späteren Jugendalters auf, wie auch eine hochgelegene Kinn-Lippen-Furche und eine vorgeschobene Hautunterlippe (KEITER 1933). KEITER beobachtete, daß während des Heranwachsens das Zurücktreten des Profilunterabschnitts für das männliche Geschlecht charakteristisch ist und häufig mit der zurücktretenden Stirn beim Mann parallel auftritt, so daß sich beim männlichen Geschlecht eine schwache Vogelgesichtigkeit ergibt. Ein starkes Hervortreten des Kinns über eine durch Nasenwurzel und Stomion gedachte Gerade ist bei beiden Geschlechtern und in allen Altersstufen gleich selten (das Stomion stellt den Schnittpunkt der geschlossenen Mundspalte mit der Mediansagittalebene dar).

Gesichtsform und Proportionen

Die französische Schule unterscheidet das „Ganz-Gesicht" (visage) vom Gesichtsgebiet ohne Stirn, vom Ophryon (Kreuzungspunkt der kleinsten Stirnbreite oder Tangente am Oberrand der Augenbrauen in der Medianen) an abwärts, und bezeichnet diese Zone als face. PÖCH (1916, zit. nach SCHADE 1954) legte die wichtigsten Grundtypen fest, ohne damit sämtliche individuellen Unterschiede einordnen zu wollen. Die wichtigsten *Formtypen* sind: kreisförmig, eiförmig, schildförmig, rautenförmig, sechseckig, fünfeckig, rechteckig. Hierzu kommen ergänzende Aussagen, wie schmal – mittel – breit und hoch – mittel – niedrig. Am häufigsten sind schildförmige, elliptische und ovale Gesichter. Konvergiert das Gesicht spitz nach unten, dann entsteht eine keilförmige Gestalt, die Unterkieferwinkel sind deutlich betont: fünfeckig. Eine Betonung der Jochbogengegend läßt rautenförmige oder auch sechs- bis siebeneckige Gesichtsformen entstehen. Kreisförmige Gesichter und umgekehrt ovale kommen nicht nur bei älteren, dicken Personen, sondern auch bei dickeren Kleinkindern vor.

Sulcus labiomentalis (Kinn-Lippen-Furche)

Der mediale Teil der Furche ist in der Regel tiefer entwickelt und verläuft nach oben konvex. Selten ist eine Winkelung in Richtung Mund entwickelt. Gelegentlich ist die Mittelzone gerade ausgebildet. Nach Auffassung von SCHADE (1954) handelt es sich um eine Stauchungsfurche, die je nach Ausbildung des Kinns mehr oder weniger tief ist. PFANNENSTIEL (1951) grenzt von diesen Furchen scharf gezeichnete Strukturfurchen ab.

Kinn

Nach SCHADE (1954) bestehen unterschiedliche Kinnformen: kreisförmig, querelliptisch, eckig und zwiebelförmig. Bei Kindern ist das Kinn seitlich häufiger und stärker abgesetzt als in zunehmendem Alter. Es kann mehr oder weniger weit vorspringen oder zurückgeneigt sein.

Kopfumfang

MELLINGER (1940) ließ an 1000 Personen den Kopfumfang horizontal, in Höhe der Glabella vorne und dem am weitesten vorspringenden Punkt des Hinterkopfes, vermessen. Dieser beträgt seinen Befunden zufolge bei Halb- bis Einjährigen 43,8 cm beim männlichen und 43,6 cm beim weiblichen Geschlecht. Bei 1–3jährigen ergaben sich mittlere Werte von 47,6 cm bzw. 46,5 cm, bei 3–5jährigen von 50,0 cm bzw. 48,8 cm, bei 5–7jährigen 50,9 cm bzw. 50,2 cm, bei 7–10jährigen 52,1 cm bzw. 51,1 cm, bei 10–15jährigen 53,3 cm bzw. 52,6 cm, bei 15–20jährigen 55,9 cm bzw. 54,0 cm, bei 20–30jährigen fanden sich Mittelwerte von 56,4 cm bzw. 54,0 cm. Im höheren Alter verringerten sich die Mittelwerte (Akzeleration oder Weichteilatrophie). Abgesehen davon verändern sich wegen des Zahnausfalls und Skeletumbauten die Gesichtsproportionen (Abb. 53).

Mikroevolution

Nach ANGEL (1976) ist die Kopfgrößenzunahme seit dem 17. Jahrhundert vergleichsweise minimal. ANGEL verglich 182 Schädel der Neuzeit (Weiße und Schwarze) mit Schädeln aus der Kolonialzeit Amerikas (1675–1879). Deutlich vergrößert haben sich dagegen die Kopfhöhe und die Nase, wobei gleichzeitig eine Retraktion der Gesichtsregion aufgetreten ist. Die Processus mastoidei haben sich verlängert.

b) Relationen

Körpergröße und Kopfumfang

Während der Körper bei der Geburt nur ca. 28% seiner endgültigen Länge besitzt, beträgt die Kopflänge bei Neugeborenen etwa 60% der Kopflänge von Erwachsenen.
Bei männlichen Neugeborenen beträgt der Kopfumfang im Verhältnis zur Körpergröße 69,5%, bei weiblichen Neugeborenen 68,8%, im 15. Lebensjahr sinkt diese auf 35,5% bzw. 35,3%; beim Mann beträgt sie 35% und bei der Frau 34%. Der männliche Schädel ist im allgemeinen größer als der weibliche. Das beruht

a) auf einer absolut und relativ mächtigeren Knochenentwicklung, die wohl auch auf Rechnung der Muskelfortsätze geht;
b) auf einem absolut größeren, relativ jedoch geringeren Schädelinnenraum und Schädelumfang;
c) auf einem absolut und relativ größeren Hinterhauptloch;
d) auf einem absolut und relativ größeren Gesicht.

Die Durchmesser des Schädels sind beim Mann größer. Die Indices scheinen sich wechselnd zu verhalten.

Kopfumfang und Schädelumfang bei Erwachsenen

Nach HARTL u. LUTHER (1953) beträgt der Kopfumfang bei Männern zwischen 18 und 40 Jahren im Mittel 556 mm, bei gleichaltrigen Frauen 526 mm. Der mittlere Schädelumfang mißt bei Männern 534 mm, bei Frauen 514 mm. In höherem Alter nehmen die Mittelwerte von Kopf- und Schädelumfang ab, wobei die Schädelmaße etwa gleich bleiben. Die Autoren weisen darauf hin, daß mit zunehmender Körpergröße der Kopf- und der Schädelumfang zwar zunehmen, daß jedoch kleingewachsene Individuen relativ größere Köpfe haben als Großwüchsige. Dolichozephale haben gewöhnlich einen größeren Horizontalumfang (im Mittel 531 mm) als Brachyzephale (520 mm) (MARTIN u. SALLER 1957).

Schädellänge

SCHULTER (1976) bestimmte die maximale Schädellänge zwischen Glabella und Opisthocranion, dem bei in der DH eingestellten Schädeln hintersten Punkt des Hinterhauptes.
Die maximale Kraniumlänge beträgt demnach nach SCHULTER (1976) bei Weißen 179,3 mm, bei Eskimos 180,5 mm und bei Indianern 177,6 mm; die maximale Kraniumbreite 137,5 mm (Weiße), 138,7 mm (Eskimos) und 133,9 mm (Indianer). Für die Kraniumlänge beträgt der Mittelwert bei Frauen 176,3 mm, bei weißen Männern 182,3 mm; für die maximale Kraniumbreite bei weißen Frauen 134,7 mm, bei Männern 140,3 mm.

Kopfform und Indices

Während des Wachstums findet eine Umgestaltung der Kopfform statt, die bei den einzelnen Rassen unterschiedlich ist. Das Ausmaß läßt sich durch Bestimmung des Längen-Höhen- und des Längen-Breiten-Index erfassen.
Während des intrauterinen Lebens rundet sich zunächst der Kopf. Der Längen-Höhen-Index des Kopfes sinkt während der postnatalen Wachstumsphase etwas ab, und zwar beim männlichen Geschlecht deutlicher als beim weiblichen. In den ersten 6 Lebensmonaten wächst der Hirnschädel stark in die Breite, der Längen-Breiten-Index steigt. Vom Ende des 1. Lebensjahres an überwiegt dann das Längenwachstum; der Längen-Breiten-Index sinkt. Spätere Altersstufen haben einen auch relativ längeren Kopf als jüngere. Bei deutschen Schulkindern zwischen 7. und 13. Lebensjahr nimmt der Index im Mittel ab, z.B. von 84,8 auf 83,9. Vergleicht man das Höhen- mit dem Breiten- bzw. Längenwachstum des Kopfes, so überwiegt beim männlichen Geschlecht bis zum 11. Lebensjahr und beim weiblichen bis zum 8. Lebensjahr das Breiten- das Höhenwachstum. Später nimmt dann die Kopfhöhe beträchtlicher als die Kopfbreite

zu, so daß der Breiten-Höhen-Index im Laufe des Wachstums etwas ansteigt. Im Bereich der kleinsten Stirnbreite erfolgt das Breitenwachstum bei beiden Geschlechtern gleichmäßig.

Die Stirnbreite nimmt jedoch relativ stärker zu als die größte Kopfbreite. Mit der Breitenzunahme vergesellschaftet ist eine Vergrößerung der Pupillardistanz. Diese beträgt nach STEIGER (1913) im 4. Lebensjahr beim männlichen Geschlecht durchschnittlich 49 mm, beim weiblichen 47 mm, im 10. Lebensjahr 55 mm:55 mm, im 15. Lebensjahr 59 mm:58 mm, beim Erwachsenen 63 mm (männlich) und 61 mm (weiblich) (s. auch Tabelle 15 in LANG 1983). Bei Brachyzephalen ist die Pupillardistanz absolut größer als bei Dolichozephalen. Mit zunehmender Pupillardistanz nimmt die Hornhautkrümmung konstant ab.

Korrelation der Indices. Die Maßverhältnisse der Kopfform variieren in unterschiedlicher Korrelation, wobei der einzelne Index jeweils von der Ausprägung eines anderen Index oder mehrerer anderer Indices abhängig ist.

Nicht korreliert sind die Gonionwinkel eines Schädels mit Größenmaßen der Maxilla und Mandibula, relativ jedoch zu vorderen Abschnitten der Schädelbasis und zur Prognathie der Kiefer. Positive Korrelationen bestehen zwischen diesen Indices und der Gesichtshöhe. Streng korreliert sind die Dimensionen von Ober- und Unterkiefer, mit hoher Korrelation zwischen Maxillarhöhe und der Länge des Basicranium und auch des vorderen Kraniumabschnittes (Grenze zur Hypophyse), bestimmenden Größen für Höhe und Tiefe des Nasopharynx und der Cavitas nasi. SOLOW (1976) berichtet über eine negative Korrelation von Maxillarhöhe und Schädelbasiswinkel, und war der Meinung, daß diese einen Kompensationsmechanismus für die Größe des Nasopharynx, speziell der Orientierung seines Daches (=Basicranium) darstelle. Eine negative Korrelation zwischen diesen Dimensionen stellte auch MOORE (1977), jedoch ohne Signifikanzgrad, fest. Auch Beziehungen zwischen der Länge und Breite der Kiefer einerseits und Zahnbogen und Zahngröße andererseits können bestehen. Im Gegensatz zu den Ergebnissen von SOLOW besteht jedoch keine statistische Signifikanz zwischen dem Prognathiegrad, den Zahnbögen und der Zahngröße beim Menschen. Sehr viel enger korreliert fand MOORE Kiefermaße und Dentition bei Menschenaffen.

Die negative Beziehung zwischen maxillärer Inklination und oberer Alveolarhöhe zeigt eine Tendenz zur Konstanthaltung des Winkels der Okklusionsebene an. Am Unterkiefer besteht die Tendenz, daß ein Größerwerden des Processus alveolaris durch Zunahme der mandibulären Inklination kompensiert wird und umkehrt.

Lediglich der Nasenindex und der Ohrindex scheinen sich verhältnismäßig selbständig zu verhalten. Zwischen morphologischem Ohr-Gesichts-Index und Nasen-Index besteht zwar eine deutliche Korrelation, aber vom Längen-Breiten-Index verhalten sich sowohl Nasen- als auch Ohr-Index unabhängig.

Für beide Geschlechter gilt, daß konvexe Nasen länger und zugleich langförmiger sind als gerade und wellenförmige und diese wieder langförmiger als die breitförmigen konkaven Nasen. Während der Wachstumsjahre kommt es durch unterschiedliche Wachstumsschnelligkeit zur Verschiebung einzelner Verhältniszahlen. Die Beziehungen der Kopfmaße zueinander während der Wachstumsjahre und beim Erwachsenen sind aber doch enger als die Beziehungen zur Körpergröße.

Augen- und Haarfarbe sowie Blutgruppen sind unabhängig von Kopfmaßen. Dagegen bestehen deutliche Korrelationen zwischen Augen- und Haarfarbe.

4. Asymmetrien

a) Höhenunterschiede

Porion zu Basion-Spina nasalis posterior-Linie

Um Rechts-Links-Unterschiede der DH sowie des Porion zu ermitteln, errichteten wir eine Hilfslinie in der Schädelmedianen zwischen Basion (Vorderrand des Foramen magnum) und Spina nasalis posterior. Abgesehen von verschiedenen Wachstumsgradienten des Schädels senkt sich die Spina nasalis posterior mit der postnatalen Umformung der Nasenhöhle abwärts. Die Höhe des Porion über dieser Basion-Spina n.p.-Linie beträgt bei Neugeborenen im Mittel rechts 13,0 mm und links 15,5 mm. Bei 2jährigen liegen die Mittelwerte bei 21,6 mm bzw. 22,8 mm, bei 4jährigen bei 28,1 mm rechts und 29,3 mm links. Bei 6jährigen liegt der Mittelwert bei 31,8 mm rechts und 30,8 mm links, bei Erwachsenen rechts bei 32,5 mm (20–41,5 mm), links bei 33,3 mm (21,0–41,5 mm). Der Gesamtzuwachs beträgt 150%.

Zwischen Neugeborenenzeit und 2. Lebensjahr erfolgt ein Zuwachs um 47%, zwischen 2. und 4. ein Zuwachs von 30,6%, zwischen 4. und 7. Lebensjahr ein Zuwachs von 13,7%. Bis zum Erwachsenenalter läßt sich von da an nur ein mittlerer Zuwachs von 6% erkennen, wobei sich mit Ausnahme der Mittelwerte zwischen 5. und 7. Lebensjahr links höhere Porionlagen ergeben als rechts. Das rechte Porion liegt z.B. bei Erwachsenen in 56,8%, bei Kindern in 75,4% tiefer zur DH als das linke. In 25% bzw. 17,1% steht das linke tiefer, in 18,2% bzw. 8,5% (Kinder) liegen die Poria in nahezu gleicher Höhe. Nach BUSSE (1936) soll in 60,1% das linke Ohr höher stehen und auch etwas größer sein. Das rechte Porion steht an den meisten Schädeln unseres Untersuchungsguts gegenüber der Basion-Spina nasalis posterior-Linie tiefer als das linke.

Deutsche Horizontalebene. Nach MARTIN u. SALLER (1959) kommen Seitenunterschiede der DH bis zu 4° vor. An unserem Schädelmaterial (91 Schädel) beträgt der größte Unterschied 3°. Bei Neugeborenen mißt die von uns errechnete Seitendifferenz anhand der Basion-Spina nasalis posterior-

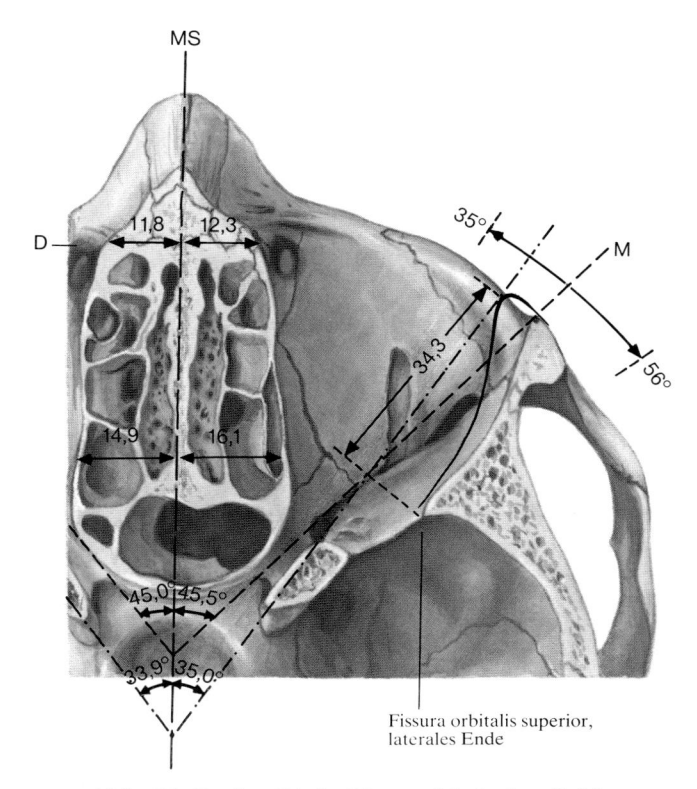

Abb. 54. Rechts-Links-Unterschiede der Orbita
Breite des Labyrinthus ethmoidalis, Winkel des Paries lateralis orbitae im Bereich der größten Orbitabreite (links 45,0°; rechts 45,4°) und im Bereich der Sutura frontozygomatica (links 33,9°; rechts 35,0°). Außerdem ist der mittlere Abstand der Fissura orbitalis superior zum Orbitaseitenrand im Bereich der Sutura frontozygomatica angegeben (34,3° mm)

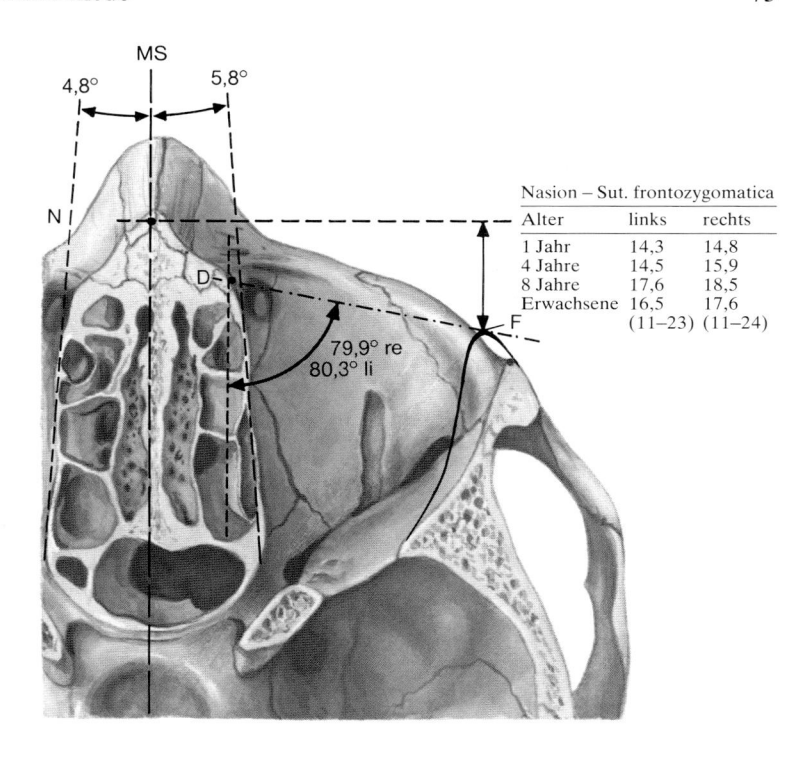

Abb. 55. Rechts-Links-Unterschiede der Orbita
Angegeben sind die mittleren Winkel des Paries medialis orbitae mit der Mediansagittalen sowie die Rechts-Links-Differenzen des sagittalen Abstandes des Orbitaseitenrandes (Sutura frontozygomatica) von einer Frontalebene am Nasion und der frontale Orbitaeingangswinkel vom Dakryon

Nasion – Sut. frontozygomatica		
Alter	links	rechts
1 Jahr	14,3	14,8
4 Jahre	14,5	15,9
8 Jahre	17,6	18,5
Erwachsene	16,5	17,6
	(11–23)	(11–24)

Linie im Mittel 1,2°, ebenso verhalten sich die Werte im 3. Lebensjahr. Bei Erwachsenen macht die errechnete Differenz 0,9° aus. Die gemessene Differenz beträgt 1,0°.

Orbitale

In 79,2% der Erwachsenenschädel und in 68,1% der Kinderschädel steht an unserem Untersuchungsgut das rechte Orbitale tiefer als das linke. Eine Winkeldifferenz von 1° macht unserem Befunden zufolge eine Höhendifferenz zwischen beiden Orbitalia von 1 mm–2 mm aus, da der Abstand Porion-Orbitale bei Erwachsenen 6 cm–7 cm beträgt. Bei 15,8% der Erwachsenen- und 21,3% der Kinderschädel steht das linke Orbitale tiefer als das rechte, und bei 4,9% der Erwachsenenschädel und 10,6% der Kinderschädel stehen beide Orbitalia gleichhöhig.

Auch die Lamina cribrosa rechts steht etwa 1 mm näher an der Deutschen Horizontalebene, und damit tiefer als die Lamina cribrosa links (SCHMIDT 1974). Diese Befunde stehen im Gegensatz zu Angaben von HASSE (1887), der ja der Meinung war, daß die ganze rechte Augengegend bei normalen Individuen höher stehe als die linke. Schon von BARDELEBEN (1909) wies darauf hin, daß der „linke knöcherne ‚Augenbrauenbogen' ebenso wie der Einschnitt (oder das Loch) am oberen Augenhöhlenrand für den Austritt des Stirnastes" links höher steht als rechts.

Frontaler Orbitaeingangswinkel
(s. Abb. 55 und Abb. 166 in Teil B)

Foramina ethmoidalia, Höhenunterschiede;
postnatale Veränderung (s. Teil B)

b) Seitenunterschiede

Allgemeines

Die Auffassung, daß die linke Hälfte des Schädels, der Gehirn- und der Gesichtsteil, gleichsam von hinten nach vorn verschoben seien, während die rechte Hälfte von vorn nach hinten zurückgedrängt sei, wurde in jüngerer Zeit mehrfach überprüft. Eine durch die Suturae internasalis et intermaxillaris gezogene Linie teilt das Gesicht meist in eine größere rechte und eine kleinere linke Hälfte. Das gleiche gilt für die Basis cranii (WEBER 1822; TÖRÖK 1888; zit. nach BARDELEBEN 1909).

KADANOFF u. Mitarb. (1977) bestimmten den schrägen Abstand *Ektokonchion* zur Mediansagittalebene, *Frontomalare orbitale* zur Mediansagittalebene sowie *Frontomalare temporale* zur Mediansagittalebene und stellten fest, daß diese Werte in 49,9% bzw. 52,6% und 54,3% rechts größer sind als links. Auch die schräge Abstandsmessung zwischen Frontomalare temporale und *Rhinion* ergeben in 47,4% rechts größere Werte als links. Ein positiver Größenunterschied zugunsten von links besteht lediglich in 16,2%, 11,8%, 11,6% und 21,3% der Schädel für diese Maße (gleiche Reihenfolge). Beiderseits gleich große Werte liegen an bulgarischen Schädeln in 33,9%, 35,6%, 34,2% und 31,4% vor. Ossa nasalia, Processus frontalis maxillae sowie Processus zygomaticus ossis frontalis tragen deshalb zur Erhöhung der Häufigkeit der Asymmetrie wesentlich bei. Vernachlässigt man Seitenunterschiede von 1 mm, so liegt in 58,8% für den Abstand zwischen Frontomalare temporale und Rhinion, für den Abstand Ektokonchion – Mediansagittale in 66,3%, für den Abstand Frontomalare orbitale – Mediansagittale in 67,8% und für den Abstand Frontomalare temporale – Nasion in 70,5% Symmetrie vor.

Abstandsdifferenzen des Meatus acusticus externus-Vorderrandes zu rostralen Meßpunkten im Gebiet der Orbita (Abb. 56)

HOLL (1916) wies darauf hin, daß eine durch die beiden Ohrpunkte gelegte Aurikularebene häufig nicht senkrecht zur Medianebene des Schädels steht und sprach dann von aurikulärasymmetrischen Schädeln, während MARTIN (1928) diese Asymmetrie als transversale Asymmetrie bezeichnete. An 8 von zunächst 10 von HOLL untersuchten Schädeln lag der linke Ohrpunkt um 3 mm bis 12 mm weiter rostral als der rechte, an 2 der rechte Ohrpunkt um 7 mm bzw. 9 mm weiter rostral als der linke – ein Befund, der auch auf die von uns am häufigsten aufgefundene Asymmetrieform hinweist. Auch KARVÉ (1931), der insgesamt 149 Schädel unterschiedlicher Rassen untersuchte, stellte u.a. fest, daß das linke Porion 55mal, das rechte nur 17mal weiter nach vorne gelagert war. In 25 Fällen lagen beide Poria gleichhöhig. Seinen Angaben zufolge ist der Querdurchmesser der rechten Augenhöhle häufiger größer als der der linken.
In 56,8% liegen bei Erwachsenen unseres (und des Innsbrukker) Untersuchungsgutes (LANG u. KRÄUSSEL 1981) und in 59,5% bei Kindern die Abstände zwischen Vorderrand des Meatus acusticus externus und Orbitameßpunkten rechts unter den Werten von links. Gegensätzliches Verhalten zu diesem Grundmuster der Asymmetrie kommt an unserem Untersuchungsgut bei Erwachsenen in 18,2%, bei Kindern in 14,9% vor. In 22,7% bei Erwachsenen und 10,7% bei Kindern sind 3 der 5 nach rostral gemessenen Abstände links und rechts gleich groß, die beiden anderen rechts kleiner als links. Rechts größer als links fanden sich 2 von 5 Parametern bei 2,3% der Erwachsenen und 14,9% der Kinder. Der rechte Orbitarand steht demnach in 56,8% beim Erwachsenen und 59,5% bei Kindern mehr dem Vorderrand des Meatus acusticus externus angenähert als der linke (Tabelle 8).

Wir haben außerdem nachgewiesen: 1. daß die Länge des Bodens der Fossa cranialis anterior keine signifikanten Seitenunterschiede aufweist; 2. daß der Winkel, den die Crista sphenoidalis mit der Mediansagittalen bildet, ebenfalls keine signifikante Rechts-Links-Differenz zeigt; 3. daß aber der Seitenwinkel der Pars petrosa rechts signifikant größer als links ist! (s. Teil B und LANG 1981, Schema 162).
Auch der Sinus-Spitzenwinkel der Partes petrosae zeigt signifikante Seitenunterschiede: links 52,9°, rechts im Mittel 51,1° (PUTZ 1974). Hieraus erklärt sich auch (z.T.) der rechts größere Inhalt der Fossa cranialis media. Demnach erstaunt es nicht, daß das rechte Porion weiter dorsal liegt als das linke.

Abstandsdifferenzen des Porus acusticus externus zum Opisthocranion

Der Abstand zwischen Hinterrand des Meatus acusticus externus und Okzipitalgegend (Opisthocranion) ist bei Erwachsenen in 54,1%, bei Kindern in 55,2% links geringer als rechts. Bei 16,7% der Erwachsenen und 13,2% der Kinder liegen umgekehrte Verhältnisse vor. In 29,2% bzw. 31,6% bestehen für diese Meßstrecke gleich große Abstände rechts und links. Nach Befunden von BARTELS (1897) übertrifft der Sagittalteil die Basislänge beim weiblichen Schädel weit mehr als beim männlichen. Bei verschiedenen Völkern ist allerdings die Differenz unterschiedlich groß.

Ohrmuscheln

Die Ohrmuscheln rechts und links sind verschieden groß und verschieden modelliert und stehen außerdem unterschiedlich hoch und verschieden weit ab. Dies war schon den alten Anatomen bekannt (WEBER 1822; TÖRÖK 1888; zit. nach BARDELEBEN). Den Autoren zufolge steht auch die rechte Ohrmuschel gewöhnlich erheblich (bis zu $1^1/_2$ cm) weiter nach hinten als die linke.

c) Asymmetrie der Schädelkalotte

Auch verschiedene Einzelknochen des Schädeldaches sollen kennzeichnende Rechts-Links-Unterschiede besitzen. So stellte z.B. WOO (1931) fest, daß die linke Seite des Os occipitale größer ist als die rechte und das linke Os parietale kleiner als das rechte. HADŽISELIMOVIC u. TOMIC (1970) untersuchten die Außenseite der menschlichen Schädelbasis in Bezug auf die Schädelkonfiguration, ohne aber im Einzelnen Maße anzugeben. Im Jahre 1964 studierte HADŽISELIMOVIC zusammen mit ČUŠ die Abstände zwischen Tubera frontalia und Tubera parietalia sowie der Opisthocraniongegend 2 cm seitlich der Protuberantia occipitalis externa. Sie benutzten eine Linie, welche die hinteren Ränder der beiden Pori acustici externi verbindet und 1 cm höher liegt als die Sutura squamosa. In 21,3% bestand eine Symmetrie der Hinterhauptgegend,

Seitenunterschiede

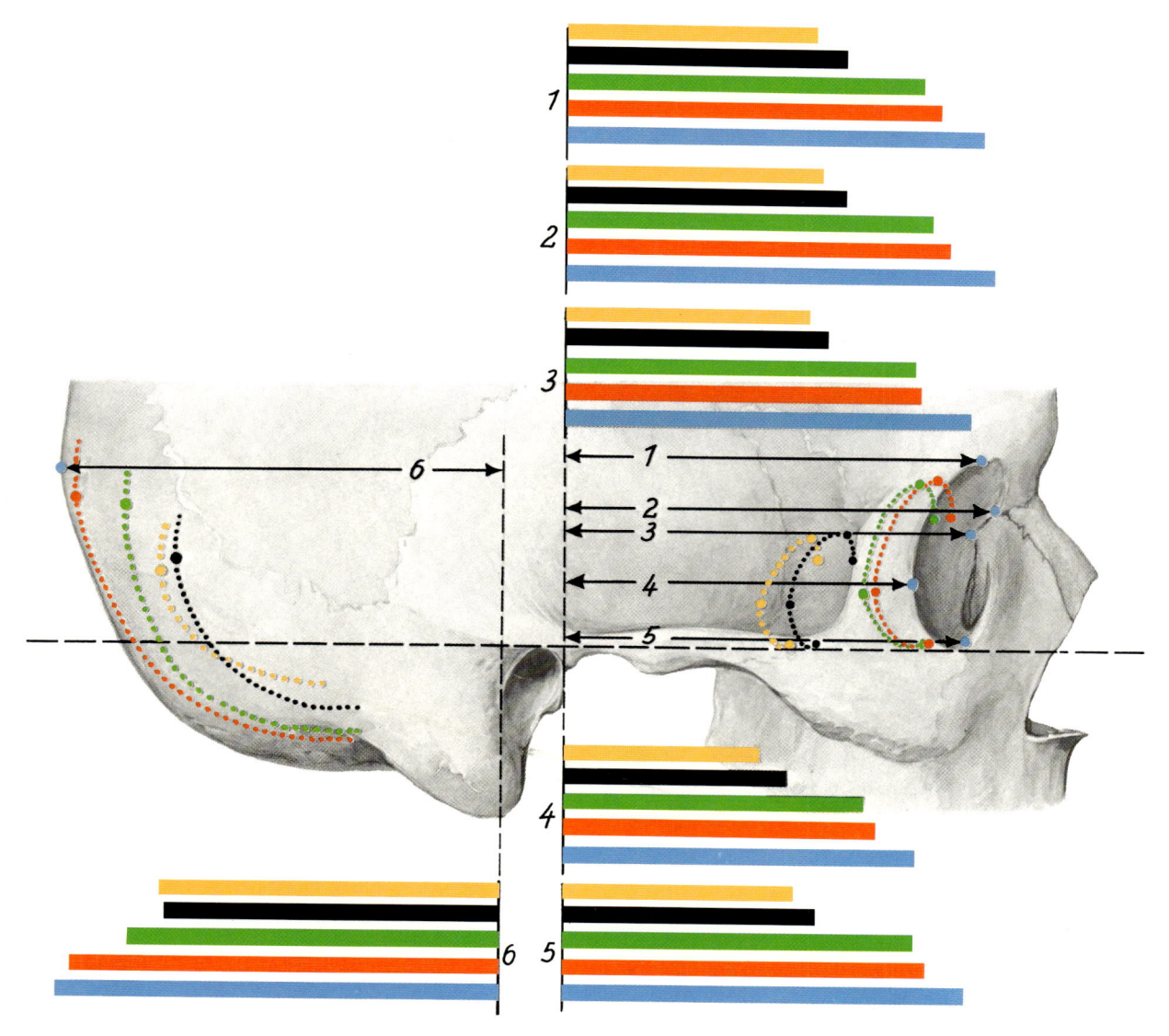

Abb. 56. Postnatales Längenwachstum des Schädels vom Porus acusticus externus, Vorderrand nach vorne und Porus acusticus externus, Hinterrand nach hinten

Neugeborener (*gelb*), ¹/₂ Lebensjahr (*schwarz*), 3. Lebensjahr (*grün*), 7. Lebensjahr (*rot*), Erwachsener (*blau*)

Tabelle 8a. Längenwachstum im Schädelbasisbereich, Messungen vom Vorderrand des Meatus acusticus externus zu Orbitazonen; Maße in mm
(47 kindliche und 44 Erwachsenenschädel). (LANG u. KRÄUSSEL 1981)

	Unterrand (5)	Dacryon (3)	Nasomaxillofrontale (2)	Ektokonchion (4)	Oberrand (1)
Neugeborene	41,2 (37,2–43,2)	43,7 (41,3–45,4)	46,7 (44,2–44,9)	35,0 (31,1–37,2)	45,2 (41,4–47,4)
5 Monate	44,2 (40,0–47,7)	46,7 (43,5–50,3)	49,7 (45,4–54,0)	39,0 (35,4–42,9)	50,2 (45,1–55,0)
2 Jahre	58,6 (58,0–60,1)	59,6 (54,0–60,9)	63,0 (59,7–64,8)	51,0 (50,4–51,7)	62,0 (60,9–63,6)
4 Jahre	58,6 (54,0–61,9)	57,3 (54,0–62,0)	61,3 (60,7–64,9)	49,3 (43,5–53,9)	59,3 (56,0–63,2)
6 Jahre	62,6 (55,6–69,0)	63,6 (56,7–71,0)	67,6 (60,3–74,3)	53,6 (46,8–58,9)	64,6 (57,1–71,3)
9 Jahre	63,6 (60,3–67,0)	63,0 (58,6–67,1)	68,3 (65,2–71,4)	56,3 (51,7–58,7)	66,6 (61,1–69,6)
17 Jahre	64,2 (59,9–70,5)	65,0 (58,6–71,5)	70,2 (63,0–76,4)	54,0 (49,0–58,6)	64,5 (57,3–70,8)
Erwachsene	74,5 (63,3–84,5)	72,7 (63,5–85,2)	76,7 (62,0–89,1)	63,0 (51,1–74,5)	75,0 (62,4–86,0)

Tabelle 8b. Basis cranii – Messungen vom Hinterrand Meatus acusticus externus zum Opisthocranion (6); Maße in mm. Gesamtzuwachs: 31,6%
(s. Abb. 56)

	$\bar{x}$		min.		max.	
	re.	li.	re.	li.	re.	li.
Neugeborene	61,0	60,2	51,4	50,0	69,0	68,9
5 Monate	60,7	58,5	48,8	45,4	63,5	69,2
2 Jahre	67,0	66,6	67,7	67,8	71,1	70,8
4 Jahre	82,0	80,6	76,5	74,0	88,7	87,6
6 Jahre	78,0	76,6	71,1	68,6	83,5	81,1
9 Jahre	76,3	75,0	70,1	69,5	80,2	77,0
17 Jahre	77,5	77,0	69,4	67,6	88,3	88,2
Erwachsene	80,3	80,1	63,7	64,2	93,4	93,4

aber nur 2% von 150 Schädeln zeigten eine vollkommene Symmetrie. Bei den anderen lagen Kombinationen mit Asymmetrie der einen oder anderen Seite in anderen Gegenden des Schädels vor.

Nach MARTIN u. SALLER (1959) ist die Margo coronalis der Ossa frontalia rechts in 80% etwas länger als links.

Außerordentlich umfangreiche und an einem großen Material durchgeführte Untersuchungen zum Rechts-Links-Problem des Schädels stammen von KADANOFF u.Mitarb. (1972). Nach diesen Autoren, die 3280 Schädel des Militärfriedhofs in Sofia untersuchten, liegt eine nicht synostotische Plagiozephalie in 1,86% vor. Von diesen bestand eine Plagiocephalia dextra in 33, eine Plagiocephalia sinistra in 19 Fällen. Bei der Plagiocephalia sinistra ist die überwiegende Vorwölbung des Hinterhauptes links ausgebildet, bei der Plagiocephalia dextra rechts. Am häufigsten waren Mesokrane und flachere Schädel mit etwa 51 cm Umfang (normal beträgt ihr Mittelwert 51,65 cm) betroffen. Nach INGLESSIS (1925) liegt in bis zu 95% eine Asymmetrie des Schädels in schwächerem Grade vor, wobei in 63,5% die linke Hälfte einen kleinen Überhang gegenüber der rechten (10–20 cm^3) aufweist. Gegensätzlich dazu stellte WOO (1931) fest, daß die ganze rechte Schädelhälfte die linke an Größe überträfe und die Maße der einzelnen Schädelknochen in einigen Fällen an der rechten Seite etwas größer seien als an der linken.

d) Asymmetrie der Fossae craniales

Die Fossa cranialis media (ossea et duralis) ist rechts signifikant breiter (53,75 mm zu 51,46 mm) und tiefer. Sämtliche Pforten der Fossa cranialis media (Fissura orbitalis superior, Foramen rotundum, Foramen ovale, Foramen spinosum) sind rechtsseitig mehr an die Mediane gelagert als links. Der rechte Abhang des Türkensattelbereichs steht, wie sich zeigte, signifikant steiler als der linke, und auch die rechte Seitenwand des Sinus cavernosus ist steiler eingestellt. Die Tiefe der mittleren Schädelgrube (gegenüber dem Planum sphenoidale) weist Rechts-Links-Differenzen von 3–4 mm auf, wobei der Boden an der linken Seite im Mittel etwas höher steht (ohne Signifikanz), und zwar im Maximum um 3,8 mm. An einigen Schädeln befand sich der Boden der rechten Fossa cranialis media um bis zu 3,1 mm höher als der der linken.

Im Bereich des Bodens der Fossa cranialis posterior kommen keine signifikanten Seitenunterschiede gegenüber der Deutschen Horizontalebene vor. Im Maximum steht der Boden der linken Fossa cranialis posterior um 4,0 mm höher als der der rechten bzw. der der rechten um 3,8 mm höher als der der linken Seite. Die Höhendifferenz zwischen dem Boden der Fossa cranialis media und dem Boden der Fossa cranialis posterior (jeweils tiefster Punkt) wurde von uns als hintere Terrasse der Basis cranii interna bezeichnet. Ein Vergleich der Einzelwerte für jeden Schädel zwischen rechts und links ergibt annähernd gleichmäßig verteilte Seitendifferenzen, meist bis zu 5 mm; Einzelwerte weichen bis zu 7,5 mm voneinander ab. Das Maximum zugunsten der linken Seite beträgt 6,6 mm, an der rechten 7,5 mm. Auch die Margo superior partis petrosae zeigt Rechts-Links-Unterschiede von in der Regel nur bis zu 1 mm, mit einem Maximum von 3,6 mm. Das gleiche trifft für die Eminentia arcuata zu, an der nur unbedeutende Rechts-Links-Differenzen von höchstens 3 mm bestehen.

Nach WELCKER (1866) besitzt der weibliche Schädel zu beiden Seiten des Hinterhauptlochs in der Regel eine größere Wölbung als der männliche, so daß die Schädelbasis zwischen den Warzenfortsätzen eine stärker nach abwärts gekrümmte Bogenlinie zeigt als beim Mann. Deshalb springen bei der Frau die Processus condylares meist stärker vor, auch weil die weiblichen Warzenfortsätze in der Regel kleiner sind. BARTELS (1897) bestätigt im wesentlichen die Angaben WELCKERS, während REBENTISCH (1892) keine besonderen Geschlechtsunterschiede feststellen konnte.

Die Höhendifferenzen zwischen verschiedenen Knochenzonen der Pars petrosa und Bodenregion der hinteren und mittleren Schädelgrube (arithmetischer Mittelwert aus Höhenlage des Apex partis petrosae, der Eminentia arcuata und der Mitte des Oberrandes der Margo superior partis petrosae und dem Boden der hinteren Schädelgrube) weisen keine signifikanten Werte auf. Gegenüber dem Boden (tiefste Bodenzone) der Fossa cranialis media bestehen im Seitenvergleich links maximal um 3,8 mm größere Werte, rechts um 3,5 mm! Gegenüber dem Boden der Fossa cranialis posterior liegen an unserem Material die Seitendifferenzen zugunsten von links bei 4,1 mm im Maximum, zugunsten von rechts bei 4,0 mm im Maximum. Auch das Tuberculum jugulare, bzw. bei Nichtausbildung seine Zone, zeigt keine signifikanten Rechts-Links-Unterschiede. Im Maximum stand das linke Tuberculum um 3,9 mm höher als das rechte und das rechte 4,0 mm höher als die Spitze des linken Tuberculum jugulare. Der Abstand der Margo superior partis petrosae vom Tuberculum jugulare weist in der Regel nur Seitendifferenzen bis zu 3 mm, in Ausnahmefällen bis zu 5,3 mm auf.

e) Asymmetrie im Viscerocranium

Verschiedene Bezirke des Gesichtsschädels und des Gesichts sind asymmetrisch ausgebildet. Nach KADANOFF u. Mitarb. (1977a und b), die 412 Schädel männlichen Geschlechts untersuchten, sind die Breitenmaße von Maxilla und Os zygomaticum bei etwa der dreifachen Zahl der Fälle an der rechten Seite größer als an der linken, wobei die Unterschiede meist zwischen 1 mm und 2 mm liegen. Bei $^3/_{10}$ bis $^4/_{10}$ besteht eine volle Symmetrie. Bei etwa derselben Anzahl von Schädeln ist nur ein Unterschied von 1 mm vorhanden (annähernde Symmetrie). Bei ausgesprochener Asymmetrie wird meist das größere Maß (3 mm, 4 mm und mehr) auf der rechten Seite gefunden.

KADANOFF u. JORDANOV (1978) befaßten sich mit der Asymmetrie des Mittelgesichts. Sie stellten fest, daß der vom Os zygomaticum und vom oberen Anteil der Maxilla zusammengesetzte obere Abschnitt nur in 28,1% symmetrisch gestaltet ist. Der Mittelgesichtsanteil des Oberkieferbeins ist in 35,1% symmetrisch, der untere Maxillaanteil (Processus alveolaris) ist in 40,4% symmetrisch gestaltet. Die Symmetrie nimmt also von oben nach unten zu. Auch annähernde Symmetrien mit Rechts-Links-Unterschieden von 1 mm zeigen das gleiche Verhalten. Die Asymmetrie verringert sich entsprechend von oberen zu unteren Gesichtsschädelanteilen (Os zygomaticum und Maxilla), und zwar von 47,8% auf 36,8% und 26,2%. Besonders auffallend ist die Abnahme von starken Asymmetrien, welche vom oberen zum mittleren Mittelgesichtsabschnitt etwa auf die Hälfte und zum unteren auf nur $^1/_5$ zurückgehen. Im Gegensatz dazu wird die Gesamtzahl der Schädel mit Unterschieden der Seiten von 1–4 mm und mehr zugunsten der linken Seite von oben nach unten größer, und zwar von 19,9% im oberen auf 21,3% im mittleren und 31,0% im unteren Teil.

Die Anteile der Schädelasymmetrien zugunsten von rechts gegenüber denen zugunsten von links verhalten sich in oberen Mittelgesichtsteilen wie 2,1:1, in mittleren wie 2:1 und im unteren wie 1:1,1. Für die größeren Unterschiede (2 mm, 3 mm, 4 mm und mehr) liegt das Verhältnis im mittleren Abschnitt bei 2,7:1 und im unteren bei 1:1,2. An der Norma lateralis cranii vom Porion bis zum Zygomaxillare (Unterrand der Sutura zygomaticomaxillaris bis Oberrand des Porus acusticus externus) [nach KADANOFF u. JORDANOV (1978) 72,5 mm (60,0–84,0 mm)] liegt für diese Strecke nur in 18,5% eine völlige Symmetrie vor, in 30,5% annähernde Symmetrie und in 51% Asymmetrie (in 22,7% leichte, in 12,5% mittlere und in 15,8% starke). Zugunsten der rechten Seite finden sich zweimal weniger Fälle (27,5%) als zugunsten der linken (54%). Die Höhe des seitlichen Abschnitts der Maxilla ist an den Schädeln des Untersuchungsguts von KADANOFF u. JORDANOV (1978) nur in 28,2% symmetrisch, in 21,4% besteht eine leichte, in 6,2% eine mittelmäßige und in 1,8% eine starke Asymmetrie. Die Schädel mit Unterschieden zugunsten von rechts und links sind gleich zahlreich.

f) Gesichtsasymmetrien

HESS (1938) wies bei Feten, Kleinkindern und älteren Kindern Asymmetrien unterschiedlichen Ausmaßes nach. Wegen des bei Keimlingen und Neugeborenen starken Fettgewebes tritt sie mit zunehmendem Alter deutlicher in Erscheinung. Eine größere Gesichtshälfte rechts lag in 57,5% aller Untersuchten, eine größere Gesichtshälfte links in 42,5% vor. Bei einem symmetrischen Gesicht müßten seinen Vorstellungen nach die Verbindung beider Pupillen, die Verbindungsgerade beider Ohrläppchenränder sowie die Mundachse auf der Mediansagittallinie senkrecht stehen. Derartige Zustände kommen kaum je vor.

Mediansagittale Gesichtslinie. Eine nach rechts konvexe Gesichtslinie stellt BUSSE (1936) in 59,4%, eine nach links konvexe in 40,6% fest. Lediglich in 4,7% liegen gleichgroße Gesichtshälften vor. (Weiteres s. Regio faciei Band I/1, Teil C).

Lidspalte. Die Augenachse steigt nach HESS (1938) in 56,4%, nach BUSSE (1936) in 52,8% von rechts unten nach links oben an. Beim Rest liegt umgekehrtes Verhalten vor.

Ein links sichtbar größeres Auge (Lidspalte) kommt nach BUSSE (1936) in 55,53%, ein rechts sichtbar größeres in 44,47%, bei mittlerem Fehler von ±2,5, vor.

Nach LUDWIG (1932) steht bei den meisten Menschen der linke Bulbus etwa 1 mm weiter nach vorne als der rechte. BUSSE hält diese Angabe für sehr unsicher. An unserem Untersuchungsgut jedoch konnten wir LUDWIGS Angabe bestätigen (LANG u. Mitarb., in Vorbereitung).

Mundachse. Die Mundachse fällt in 39,7% von links nach rechts unten und in 60,3% in umgekehrter Weise ab (BUSSE, 1936). Nach HESS (1938) ist die Mundachse in 58,8% von links oben nach rechts unten gesenkt. Diese Resultate stehen im Gegensatz zu denen von BUSSE, die bezüglich der Mundachse entgegengesetzte Angaben macht.

Krähenfüße. Nach BUSSE (1936) sind die Krähenfüße (Schläfenfalten) an ihrem Untersuchungsgut in 42% nachweisbar. Eine Seitenbevorzugung konnte nicht gefunden werden.

Ohr. Das Außenohr ist nach BUSSE (1936) an der linken Seite in 60,1% größer als rechts, in 39,9% ist das rechte Ohr größer. Das linke Ohr steht in der Regel höher als das rechte; nur in 22,9% steht das linke Ohr tiefer. (Weiteres s. Teil C.)

Sulcus nasolabialis. Der Sulcus nasolabialis ist links mit 66,2% gegenüber rechts mit 33,8% in der Regel stärker ausgebildet. Ein Geschlechtsdimorphismus fand sich nicht.

Wangengrübchen. Nach BUSSE (1936) kommt ein Wangengrübchen in 13,5% vor und tritt in der Regel einseitig auf. Es liegt dann rechts in 45%, links in 55% vor.

Kinn und Unterkiefer. Nach BUSSE (1936) ist bei etwa 90% aller Untersuchten die eine Kinnhälfte breiter als die andere.

Dadurch ergibt sich oft eine Verschiebung der unteren Gesichtspartien nach außen, mitunter gleichzeitig nach unten. In der Regel sind dann Kinn und Unterkiefer der gleichen Seite größer. Gleichseitiges Größersein von Kinn und Unterkiefer ist fast doppelt so häufig rechts (62,6%) wie links (32,7%).

Kinngrübchen. Nach BUSSE (1936) liegt ein Kinngrübchen in 17,7% vor. In 42,1% seines Vorkommens ist es links verschoben, in 21,1% rechts, in der Mitte liegt es in 36,8%.

g) Korrelationen

Die Asymmetrien im Gesichtsbereich sind nur in wenigen Merkmalen korreliert. Lediglich eine breitere Gesichtshälfte und ein breiteres Kinn und Unterkiefer besitzen einen Korrelationsindex von $0,3 \pm 0,13$. Eine schwache Korrelation besteht zwischen größerer Gesichtshälfte und aufsteigender Augenachse, größerer Gesichtshälfte und absteigender Mundachse. Auch bei weiterer Lidöffnung liegt in der Regel eine stärkere Ausbildung der unteren Augenfalten vor. Augenfalten und Schläfenfalten treten jedoch völlig unabhängig voneinander auf. Über dem größeren Auge verläuft die Augenbraue in der Regel höher als über dem kleineren (nicht sehr starke Korrelation). Eine ebenfalls wenig starke Korrelation besteht zwischen Abstehen des Ohres und Ohrgröße. Außerdem steht das größere Ohr in der Regel höher als das andere. Das Durchschnittsgesicht (= Mittelgesicht) müßte nach BUSSE (1936) folgende Merkmalzusammensetzung zeigen: rechte Gesichtshälfte breiter, Mittelachse des Gesichts rechtskonvex, rechter Mundwinkel tiefer, linkes Auge und linkes Ohr größer. Linke Augenfalten tiefer, linke Braue höher, linkes Ohr steht mehr ab. Kinn und Unterkiefer sind auf der rechten Seite breiter, Biegung der Nasenlinie ginge von links nach rechts. (Weiteres s. Teil C.)

5. Geschlechtsdimorphismus

Schon seit langer Zeit ist auf den Geschlechtsdimorphismus des Schädels aufmerksam gemacht worden. Eingehende Schäduntersuchungen stammen von MÖBIUS (1907), der darauf hinweist, daß Größe und Kapazität der Gehirnkapsel ohne Zweifel für die Feststellung des Geschlechtsdimorphismus das wichtigste Merkmal seien. Erst sekundär lassen sich männliche Schädel durch größere Protuberantiae, Processus mastoidei, Lineae temporales, Processus styloidei, Mandibulae etc. von weiblichen unterscheiden. Auch BARTELS (1897) kam schon zu ähnlichen Ergebnissen und wies besonders darauf hin, daß bei Vergleich des Verhältnisses von gesamtem Körpergewicht zu Hirngewicht ein kleiner Unterschied zugunsten der Frau bleibe. Nach LENGERKE (1974), der nach Röntgenbildern das intrakranielle Volumen errechnete, läßt sich der Geschlechtsdimorphismus nach dem 3. Lebensmonat deutlich nachweisen. Das mittlere Schädelvolumen hat sich seinen Befunden zufolge beim männlichen Geschlecht im 7. Lebensmonat verdoppelt, im 31. verdreifacht. Bei Mädchen tritt die Volumenverdoppelung im Mittel im 8. Lebensmonat auf, die Verdreifachung im 3. Lebensjahr. Anschließend vermindert sich die tägliche Zuwachsrate kontinuierlich. Gegen Ende des 3. Lebensjahres beträgt sie ca. 0,1 ml pro Tag. Betont sei, daß die Wachstumsrate des Gehirngewichts beim weiblichen Geschlecht größer ist als beim männlichen (KRETSCHMANN u.Mitarb. 1979). Auch im Bereich der Extremitäten (MANSS 1979) liegt bei Mädchen ein Reifevorsprung bezüglich der Handwurzelknochenentwicklung vor, der vom 10. Lebensjahr an hoch signifikant wird. OLBRICH (1963) untersuchte je 100 männliche und weibliche Schädel des Ossarium Halstatt, deren Geschlecht bekannt war (größte Länge, größte Breite, Stirnenge, Ohrhöhe und Jochbogenbreite). Ein Geschlechtsunterschied ist lediglich bei zwei Korrelationskoeffizienten, nämlich zwischen größter Länge und Jochbogenbreite sowie zwischen größter Breite und Ohrhöhe, zwar angedeutet, erreicht jedoch nicht die konventionelle Signifikanzschwelle. Beim männlichen Schädel ist nach HUSCHKE (1854) das Stirnbein verhältnismäßig groß, beim weiblichen das Scheitelbein. Die Schläfenbeinschuppe besitzt nach HUSCHKE beim Mann einen mittleren Flächeninhalt von 4176 mm^2, bei der Frau von 3549 mm^2. Die Streubreite ist beim Mann bedeutend größer als bei der Frau.

Nach WEISBACH (1868) sind bei weiblichen Schädeln der okzipitale und der Mittelbereich stärker entwickelt, die Schädelbasis ist kürzer und erscheint gestreckter, das Foramen magnum kleiner als bei männlichen. Der Abstand zwischen beiden Foramina stylomastoidea ist geringer, der der Foramina ovalia größer als beim Mann. Zahlreiche Untersucher wiesen darauf hin, daß die Glabella der Frau weniger hervortritt als beim Mann; die Processus styloidei sind in der Regel dünner.

Eine schwache sagittale Erhebung des Scheitels konnte BARTELS (1897) bei Männern in 57,5%, bei Frauen in 21,1% feststellen.

MÖBIUS (1907) weist darauf hin, daß eine Reihe von Merkmalen zusammenkommen müssen, damit ein männlicher Schädel von einem weiblichen unterschieden werden kann. Selbst wenn alle wichtigen Merkmale beachtet werden, „bleiben unter 100 Schädeln immer noch einige, bei denen die Geschlechtsdiagnose nicht mit Sicherheit zu stellen ist". Wichtigstes Merkmal sind Größe und Kapazität der Gehirnkapsel, Größe der Protuberantia occipitalis externa und des Processus mastoideus, Ausbildung der Schläfenlinien und des Processus styloideus, Größe und Form des Gesichts, besonders des Unterkiefers und des Arcus superciliaris. Der Hinterkopf des Mannes ähnele einem Kugelabschnitt, und zwar einer Kugel, die viel größer ist als der Kopf, d.h. der Hinterkopf sei zwar gleichmäßig gewölbt, aber flach. Der Hinterkopf der Frau dagegen springe zwischen Lambdaspitze und Inion weiter vor und scheine auch dadurch verlängert oder zugespitzt, weil die Region um den hinteren unteren Winkel des Scheitelbeins herum eingezogen ist. Unterhalb des Inion ist seiner Meinung nach der weibliche Schädel weniger gewölbt als der männliche. Bezüglich der Variabilität bemerkt er, daß häufiger männliche Schädel einen weiblichen Hinterkopf besitzen.

MÖBIUS war der Meinung, daß die in der Regel vorliegende schwächere Nackenmuskulatur bei der Frau dieses Bild verschärfe (weit vorspringender Hinterkopf), bei kräftigen Männern die Region durch die Nackenmuskulatur jedoch ausgefüllt sei, so daß die Profillinie vom Inion abwärts beim Mann gerade, bei der Frau für Blick und fühlende Hand die Nackenlinie sich stark eingebuchtet darstelle. Im Mittel seien männliche Schädel um etwa 10 mm länger als weibliche (bei gleichartiger Schädelform). MÖBIUS wendete sich gegen die Verwendung des Längen-Breiten-Indexes und schlug vor, ein Verhältnis zwischen Umfang des Schädels und Länge mal 100 zu bilden. Bei 20 männlichen nordeuropäischen Schädeln betrug dieser Index im Mittel 35 (33,5–35,9), bei 20 weiblichen 34,7 (33,1–35,7). Seiner Meinung nach besitzt der geistig hochstehende Mann aber einen breiteren Schädel als der Durchschnittsmensch. Damit nehme sein Umfang-Längen-Index ab. Kant besitzt z.B. seinen Untersuchungen zufolge einen Index von 33,2, Beethoven von 32,4, Möbius von 33,3. MÖBIUS stellte männliche und weibliche Schädel einander gegenüber und ging von einer Vertikalen aus, die durch die Mitte des Meatus acusticus externus führt und senkrecht zur größten Länge des Schädels errichtet wurde. Das Verhältnis der ganzen Länge (größte Länge) zum Hundertfachen der hinteren Länge (Meatus acusticus externus-Mitte bis Schädelhinterrand) ergab bei 20 männlichen Schädeln einen Index von 40,25 im Mittel, bei 20 weiblichen Schädeln von 47,68. Deshalb ist seiner Meinung nach die hintere Länge bei der Frau größer. Nach Untersuchung von weiteren insgesamt 80 Schädeln ergab sich ein Index für die hintere Länge von 45,5 bei Männern und 51,0 bei Frauen.

Gewöhnlich sind weibliche Schädel etwas dünnwandiger als männliche.

Setzt man die Kopfmaße in Relation zur Körpergröße, dann ergeben sich beim Mann meist etwas kleinere Zahlen als bei der Frau. Der männliche Schädel ist gewöhnlich größer und stärker modelliert und schwerer als der weibliche. Das männliche Gebiß ist kräftiger, seine Zahnbögen sind mehr abgerundet. Arcus supercilii, Jochbeine und -bögen treten schärfer hervor, ebenso die Protuberantia mentalis. Ein weiteres männliches Geschlechtsmerkmal ist eine mehr fliehende Stirn.

Die weiblichen Schädel sind gewöhnlich kleiner und niedriger, aber relativ breiter. Der Gesichtsschädel der Frau ist insgesamt schmaler, der Profilwinkel des Gesichts gewöhnlich etwas größer, die Schädelbasis kürzer. Die Nasenwurzel ist beim weiblichen Geschlecht relativ breiter. Nasenhöhle und Sinus paranasales sind weniger stark entwickelt, die Choanen niedriger und enger. Auch die Stirnbeinschuppe ist gewöhnlich breiter und steiler eingestellt. Der weibliche Schädel ist deshalb als ein frontaler, der männliche als parietaler Bautyp bezeichnet worden. Der weibliche Schädel ähnelt in mehrerlei Hinsicht dem kindlichen.

B. Neurocranium

Das Neurocranium hat im Gegensatz zum Extremitätenskelet vor allem statische Aufgaben. Es schützt und umwandet das nervöse Zentralorgan als Hirnkapsel.

I. Schädelhöhle

Schädelkapazität

Als *Schädelkapazität* wird der von Gehirn und Gehirnhäuten, Blut und Liquor cerebrospinalis eingenommene Raum bezeichnet. Er entspricht nicht dem *Hirngewicht* oder dem *Hirnvolumen*, welche stets geringer sind (Tabelle 9).

Seit RANKE (1882) besteht kein Zweifel daran, daß die Größenentwicklung des Gehirns zunächst eine Funktion der Größenentwicklung des Gesamtkörpers ist. Er untersuchte die Ackerbau treibende Landbevölkerung Bayerns, die zu der Zeit mehr Kleinwüchsige (unter 157 cm) als die Industriebevölkerung der Städte aufwies, im Hinblick auf die Größenausdehnung der Gehirnräume. Der Schädelinhalt betrug seinen Befunden zufolge beim Mann im Mittel 1503 cm^3 (1260–1780 cm^3). Bei weiblichen Schädeln war der Mittelwert 1335 cm^3 (1100–1683 cm^3). Bei männlichen Schädeln der Münchner Stadtbevölkerung betrug der Mittelwert 1523 cm^3 (1268–1815 cm^3), bei weiblichen 1361 cm^3 (1103–1728 cm^3). Die Mittelwerte waren bei der Landbevölkerung deutlich geringer als bei der Stadtbevölkerung.

Gegenüber der Schädelkapazität von Neugeborenen von 370–390 cm^3 nimmt der Schädelinnenraum bis zum Erwachsenenalter erheblich zu. Schon bis zum 8. Monat hat sich die Kapazität verdoppelt, im Alter von 3 Jahren verdreifacht. Bei den verschiedenen Rassen finden sich unterschiedlich hohe Kapazitätswerte, und zwar für Europa beim männlichen Geschlecht z.B.

bei schottischen Männern 1478 cm^3,
bei Basken 1584 cm^3,
bei schottischen Frauen 1322 cm^3,
bei baskischen Frauen 1395 cm^3.

Kleinwüchsige Rassen zeigen deutlich kleinere Schädelkapazitäten. Die Variabilität ist aber bei allen Gruppen außerordentlich groß, z.B. beim Europäer 1100–1815 cm^3 für beide Geschlechter.

Der Schädelinhalt bei Homo Neanderthalensis und Homo recens ist jedoch erstaunlicherweise gleichgeblieben. Möglicherweise hat sogar eine gewisse Verringerung der Schädelkapazität bei verschiedenen Rassen stattgefunden. Die Annahme, daß kulturell tiefer stehende menschliche Gruppen mit geringerer mittlerer Schädelkapazität eine geringere Intelligenz aufweisen, wird durch mehrere Beobachtungen gestützt. Der größte Unterschied soll im Bereich der Stirnregion liegen (BROCA 1861).

Innere Schädellänge (s. Abb. 16)

Kopflänge

DEKABAN (1977) untersuchte 1058 Kinder und Jugendliche zwischen dem 7. Lebenstag und 20 Jahren. Seinen Befunden zufolge beträgt die Kopflänge zwischen einem Punkt am unteren Drittel der Glabella vorne und dem Opisthocranion bei neugeborenen Knaben im Mittel 11,9 cm, bei Einjährigen 15,4 cm, bei 5jährigen 17,8 cm und bei 15–16jährigen 19,3 cm. Die Mittelmaße beim weiblichen Geschlecht machen 11,6 cm, 15,6 cm, 17,3 cm, bei 15–16jährigen 18,6 cm und bei 19–20jährigen ebenfalls 18,6 cm aus. Rechnet man die mittlere Schädel- und Kopfschwartendicke der vermessenen Schädelzonen ab, welche bei Neugeborenen etwa 0,365 cm ausmacht, dann ist der Schädelinnenraum dieser Zone bei Neugeborenen etwas über 11 cm lang. Bei 15–20jährigen fand er Schädel- und Kopfschwartendicke von 0,81 cm beim männlichen und 0,70 cm beim weiblichen Geschlecht, so daß im Bereich der angegebenen Meßstrecke für den männlichen Schädelinnenraum ein Mittelwert von 17,9 cm und für den weiblichen ein solcher von 17,2 cm besteht. Direkt mit unseren Messungen vergleichbar sind wegen der anderen Höhenlage der Meßstrecke DEKABANS die Maße nicht.

Dickenwachstum

Im Bereich des Nasion trägt die Entwicklung des Sinus frontalis zur Verdickung des Schädels beim männlichen Geschlecht ab dem Alter von 6,6 Jahren, beim weiblichen von

Tabelle 9. Schädelkapazität und Hirngewicht
(Die Hirngewichte entstammen den Documenta Geigy, 1968; zit. nach BOYD in: ALTMAN u. DITTMER 1962)

Alter	Schädelkapazität (cm^3)		Gehirngewicht (g)	
	♂	♀	♂	♀
Neugeborene	370	390	353	347
2. Lebensmonat	540	510	435	411
Ende 1. Lebensjahr	900	850	877	726
Ende 3. Lebensjahr	1080	1010	1076	1012
10. Lebensjahr	1360	1250	1360	1226
20. Lebensjahr	1450	1350	1430	1294

7,0 Jahren (Mittelwert) bei. Die Sinusvergrößerung erfolgt frühestens mit $3^1/_2$, spätestens mit 12 Jahren. Das Dickenwachstum verläuft beim männlichen und weiblichen Geschlecht annähernd parallel, wobei beim männlichen eine um 8%–11% höhere Dicke als beim weiblichen vorliegt. Bei beiden Geschlechtern ist die Dickenzunahme nach 1 bzw. $1^1/_2$ Lebensjahren weniger stark als später. Beim männlichen Geschlecht setzt sich die Verdickung langsam bis zum 17., beim weiblichen bis zum 15. Lebensjahr fort.

Der nur vom Knochen gebildete Dickenanteil (Sinus frontalis ausgeschlossen) ist beim männlichen und weiblichen Geschlecht während der frühen Kindheit und des Adoleszentenalters gleich dem im 1. Lebensjahr. Die Knochendicke nimmt in diesem Gebiet zwischen dem 1. und 3. Lebensjahr rasch zu (etwa von 4 auf 7 mm). Bis zum Alter von 17 Jahren kommt es zu einer Verdünnung der Knochenteile auf eine mittlere Dicke von 4,1 mm beim männlichen und 4,2 mm beim weiblichen Geschlecht.

Nach MAIR (1926) ist die Vorderwand des Sinus frontalis z.T. verhältnismäßig dick und besitzt am Knochenschliff ausgesprochen parallele Lamellenschichtung. Die Hinterwand weist dagegen an beiden Flächen klare Resorptionszeichen auf. Die Sinushöhle spaltet das Stirnbein innerhalb der Diploe in 2 Teile, so daß die Wände immer mehr auseinanderweichen. Dieses Abdrängen erfolgt an der Hinterwand sehr viel ausgeprägter als an der Vorderwand.

Die Dicke der Squama frontalis, genau in der Mitte zwischen Nasion und Bregma, nimmt zunächst von 1,5 mm bei $^1/_4$jährigen auf 3,7 mm bei 5jährigen rasch zu. Anschließend erfolgt ein sehr langsames Wachstum.

Im Bereich des Vertex kommt es nach ROCHE (1953) bis zum Alter von 4–5 Jahren zu einer raschen, dann zu einer langsamen Verdickung bis zum 17. Lebensjahr. Die Verdickung setzt sich bis ins Alter von 18 bzw. 21 Jahren fort. Geschlechtsunterschiede wurden in diesem Bereich bis zum Alter von 4 Jahren nicht ermittelt.

Im Bereich des Lambda beträgt die Schädeldicke bei $^1/_4$jährigen 1,2 mm ♂ bzw. 1,1 mm ♀, bei 2jährigen 3,2 mm bzw. 3,0 mm, bei 6jährigen 5,1 mm bzw. 4,6 mm, bei 10jährigen 5,9 mm bzw. 5,5 mm und bei 21jährigen 7,0 mm bzw. 6,3 mm. Die Lambdagegend verdickt sich während der ganzen postnatalen Wachstumsperiode annähernd gleichmäßig. Im Alter von 7 Jahren werden etwa 80–85% der Erwachsenendicke beim männlichen und weiblichen Geschlecht erreicht.

II. Fossae craniales

1. Fossa cranialis anterior

Verhältnismäßig selten (vor allem in höherem Lebensalter) ist der Boden der Fossa cranialis anterior stellenweise rarifiziert. Während des postnatalen Wachstums der Sinus paranasales wird er von vorne her in unterschiedlicher Weise vom Sinus frontalis, von medial her von den Cellulae ethmoidales superiores und von dorsal her gelegentlich vom Sinus sphenoidalis erreicht und gedoppelt. Die Ala minor ossis sphenoidalis und ihr seitlicher Auslauf bildet den hintersten Teil des Bodens der Fossa cranialis anterior.

Der Boden der vorderen Schädelgrube wird zum größten Teil von den Partes orbitales ossis frontalis aufgebaut. Zwischen ihnen befinden sich Abschnitte des Siebbeines, und zwar die annähernd horizontal eingestellte Siebplatte und die in der Mediansagittalebene in den Schädelraum aufragende, unterschiedlich große und verschieden dicke Crista galli.

Durch die Öffnungen der Siebplatte ziehen die Nn. olfactorii und Gefäße hindurch. Vor der Crista galli befindet sich das Foramen caecum, das gelegentlich nicht blind endet, sondern auch beim Erwachsenen eine Vene zum Nasenhöhlendach leiten kann.

An seinem Wurzelgebiet wird der kleine Keilbeinflügel vom N. opticus und der A. ophthalmica durchsetzt (Canalis opticus). Diese Stelle weist ihn als ursprünglichen Augenknochen aus.

Nach HABAL u.Mitarb. (1976) ist der Canalis opticus in 25% vollständig von Cellulae ethmoidales umgeben. Der Dachabschnitt des Kanals bildet in 75% den dicksten Wandteil mit 2 (1–3) mm (Weiteres s. Teil B). Zwischen beiden Canales n. optici befindet sich gewöhnlich eine seichte, transversale Rinne: Sulcus prechiasmatis.

Einstellung des Bodens

Laterale Abschnitte des Bodens der vorderen Schädelgrube werden von den Partes orbitales des Stirnbeines gestellt und stehen 1–4 cm höher als mediale. Diese Schrägstellung variiert bei allen Altersstufen stark und ist nicht von der Schädelform abhängig. Sie kann durch sich ins Orbitadach hinein entwickelnde Sinus frontales abgemildert werden. Dabei tritt die Lamina cribrosa relativ tiefer, und es entsteht eine „Fossa olfactoria" (s. Band 1, Teil B). Außerdem bestehen meist eine Fovea endofrontalis medialis und lateralis

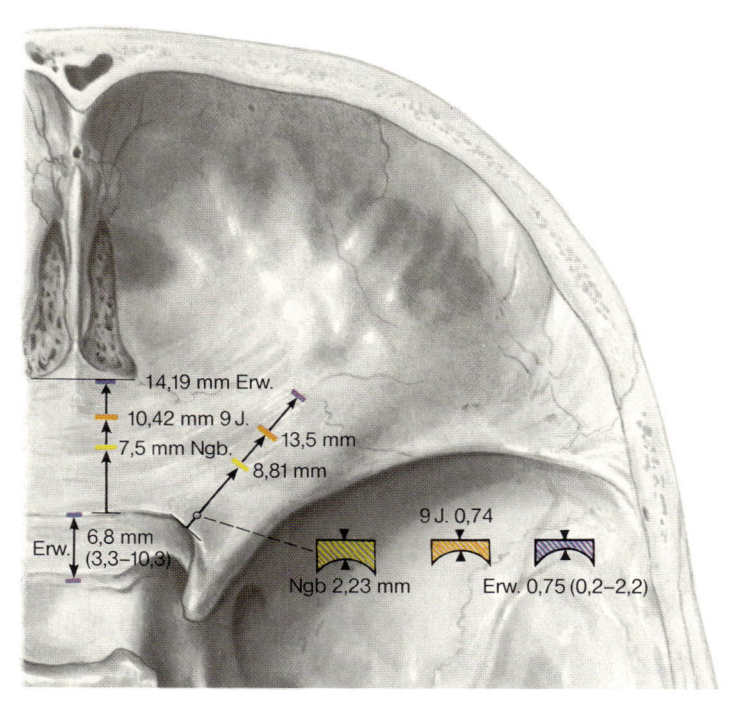

Abb. 57. Dicke (rot) und dünne (orange) Zonen des Bodens der Fossa cranialis anterior
Paramediane Abstände und Dicke in mm. Postnatales Längenwachstum des Planum sphenoidale, kein Längenwachstum des Sulcus prechiasmatis. Längenwachstum der Ala minor ossis sphenoidalis in der Achse des Canalis opticus (beim Erwachsenen ca. 17 mm) und postnatale Verdünnung des Daches des Canalis opticus 2 mm distal der Apertura intracranialis

sowie eine zwischen beiden Foveae aufragende Eminentia endofrontalis. Einige Abstände von Durastrukturen sind an Abb. 57 u. 58 abzulesen.

Der Winkel, den der kleine Keilbeinflügel (vom Seitenrand des Canalis opticus bis zum Pterion mittels einer eingelegten Geraden) an unserem Untersuchungsgut mit der Mediansagittalen bildet (nach vorne zu gemessen), beträgt bei Erwachsenen rechts im Mittel 84,51°, links im Mittel 83,74°. Zwei Drittel der Werte liegen rechts zwischen 78,81° und 90,21°, links zwischen 78,36° und 89,12°. Die Werte schwanken zwischen 73,0° und 100,0°. Der Krümmungsradius der Grenze zwischen vorderer und mittlerer Schädelgrube beträgt bei Neugeborenen 11,8 (11,7–11,85) mm und bei Erwachsenen im Mittel 25,7 (13,0–45,6) mm. In 66% liegen die Radien zwischen 20,5 mm und 30,8 mm (LANG u. GÖTZFRIED 1982).

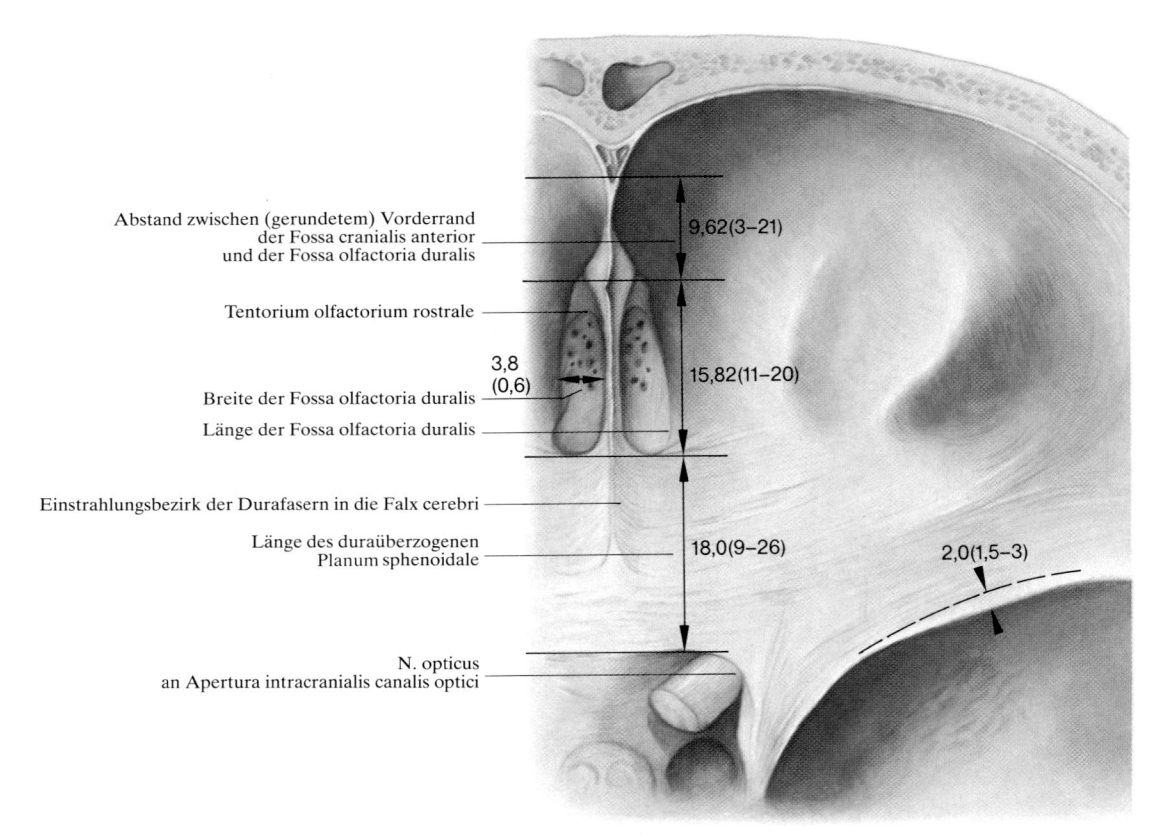

Abb. 58. Fossa cranialis anterior (duralis)
Sagittalabstände in medianen Bezirken und Dicke der Dura am Hinterrand der Ala minor (in $\bar{x}$ mm, Grenzwerte in Klammern)

Entwicklung der Bodendicke (Abb. 57, Tabellen 10 u. 11)

Tabelle 10. Fossa cranialis anterior, dickste Bodenzone ($\bar{x}$ mm)
(Lang u. Brückner 1981)

Kinder	Dicke		Abstände				n
			zur Median-sagittalen		zur Transvers. am Foramen caec.		
	li.	re.	li.	re.	li.	re.	
Neugeborene	1,25	1,30	13,00	13,00	18,50	19,75	4
2+3 Monate	1,61	1,46	16,25	16,75	14,00	13,75	6
4–7 Monate	2,10	1,50	20,50	19,00	18,50	17,20	6
1 Jahr	3,66	3,23	27,00	19,00	6,33	14,00	3
2 Jahre	1,98	1,88	20,40	19,60	18,00	9,80	6
3 Jahre	3,03	3,21	20,66	22,50	14,83	13,50	6
4 Jahre	2,72	2,86	17,50	17,25	15,00	12,00	5
5 Jahre	2,92	2,81	21,00	18,88	15,00	13,00	9
6+7 Jahre	4,00	3,85	28,25	26,50	10,75	10,75	4
8 Jahre	3,65	3,47	28,00	24,00	14,50	17,25	4
9–11 Jahre	3,41	3,04	21,83	23,83	13,33	8,50	6
16–17 Jahre	4,40	4,52	25,50	18,50	12,75	9,25	4

Tabelle 11. Fossa cranialis anterior, dünnste Bodenzone ($\bar{x}$ mm)
(Lang u. Brückner 1981)

Kinder	Dicke		Abstände				n
			zur Median-sagittalen		zur Transvers. am Foramen caec		
	li.	re.	li.	re.	li.	re.	
Neugeborene	0,20	0,20	13,66	11,66	4,66	5,00	4
2–3 Monate	0,23	0,28	10,80	11,60	10,00	10,00	6
4–7 Monate	0,32	0,48	17,50	15,33	5,50	8,00	6
1 Jahr	0,60	0,56	11,00	11,66	13,33	9,33	3
2 Jahre	0,35	0,36	13,00	12,83	12,33	12,33	6
3 Jahre	0,51	0,51	13,60	15,16	11,16	12,80	6
4 Jahre	0,88	0,86	11,80	10,60	15,40	9,60	5
5 Jahre	0,50	0,54	15,33	15,55	20,33	19,22	9
6+7 Jahre	0,62	0,67	15,00	15,75	22,25	20,75	4
8 Jahre	0,65	0,67	15,00	15,75	21,75	20,50	4
9–11 Jahre	0,43	0,33	15,83	15,50	19,00	21,50	6
16–17 Jahre	1,13	0,66	11,00	17,50	20,00	19,50	4

Hypophysenregion

Processus clinoideus anterior

Im lateralen Röntgenbild konnte der Processus clinoideus anterior in 92,5% nachgewiesen werden. In 1,5% lagen Bandverkalkungen (wohl in der Plica petroclinoidea anterior = Sellabrücke) vor. Bruneton u. Mitarb. (1979) sind der Meinung, daß die Processus clinoidei anteriores in 66,5% asymmetrisch ausgebildet seien. Diese Ergebnisse wurden bei frontalen Röntgenaufnahmen erzielt und widersprechen unseren eigenen osteologischen Befunden. Eine unilaterale Pneumatisation des Processus clinoideus anterior wiesen BRUNETON u.Mitarb. (1979) in 10%, eine bilaterale in 19,5% nach. Mediale Kerben für den Ansatz des Lig. interclinoidale wurden von den Autoren in 39,5% aller Fälle aufgefunden. Der mittlere Abstand zwischen beiden Eindellungen beträgt 27,5 mm (25,0–33,0 mm).

Processus clinoideus medius

BRUNETON u.Mitarb. (1979) konnten unilaterale Processus clinoidei medii in 9%, bilaterale in 6% nachweisen. An unserem Untersuchungsgut fand es sich bei bis 4jährigen in 5,7%, bei bis 17jährigen in 10%.

Processus clinoidei posteriores

An den AP-Aufnahmen von BRUNETON u.Mitarb. (1979) waren die Spitzen der Processus clinoidei posteriores in 55,5% spitz ausgezogen und 44,5% rundlich entwickelt. Bandverkalkungen lagen in 33%, Exostosen in 6,5% vor.

Sellabrücken (zwischen Processus clinoidei anteriores et posteriores)

Sog. Sellabrücken zwischen Processus clinoidei anteriores et posteriores wurden von BRUNETON u.Mitarb. (1979) in 3%, zwischen Processus clinoideus anterior und Processus clinoideus medius (Foramina caroticoclinoidea) ebenfalls in 3% und zwischen Processus clinoideus posterior und Processus clinoideus medius in 2% nachgewiesen. (Weiteres, auch über Sellasporne s. LANG 1977 und Bd. I/1, Teil B).

Processus sphenoidales apicis partis petrosae ossis temporalis

Von der massiven Spitze der Pars petrosa gehen 3 Nebenspitzen in Richtung Keilbein ab: eine vordere, eine mittlere und eine hintere, welche gleichartigen Fortsätzen des Os sphenoidale gegenüberstehen. Die vordere Nebenspitze fehlt nur in 10%, die mittlere ist stets ausgebildet, die hintere in 50%. Die vordere Nebenspitze wird von GRUBER (1869) als Processus sphenoidalis anterior bezeichnet und liegt zwischen dem vorderen und hinteren Rand der Ausmündung des Daches des Canalis caroticus und der Dehiszenz seiner oberen Wand. Diesem Fortsatz steht die Lingula sphenoidalis gegenüber oder vereinigt sich mit ihr. Nach GRUBERs Ansicht ist immer das tiefe Durablatt zwischen beide Knochensporne eingeschaltet.

Processus sphenoidalis medius

Als mittlere Nebenspitze bezeichnet GRUBER (1869) die meist einzackige Knochenspitze, die sich fast immer mit dem Körper des Os sphenoidale über einen Nahtknochen vereinigt.

Processus sphenoidalis posterior

Der Processus sphenoidalis posterior stellt jene Ecke dar, welche durch Zusammenstoßen des oberen Randes der Pars petrosa mit dem oberen hinteren Rand des Semisulcus sinus petrosi inferioris, entsteht. Sie ist in Richtung Processus clinoideus posterior inferior des Keilbeins orientiert und kann sich mit diesem verbinden.

2. Fossa cranialis media (ossea)

Der knöcherne Boden der mittleren Schädelgrube wird vom großen Keilbeinflügel und vom Schläfenbein begrenzt; ihr Sagittaldurchmesser ist durch die schräge Einstellung der Pars petrosa ossis temporalis seitlich wesentlich größer als medial, wo die Hypophysenregion zwischen beiden Fossae craniales mediae eingelagert ist.

Die vordere Grenze ist durch den unterschiedlich stark vorspringenden kleinen Keilbeinflügel sowie dessen seitliche Fortsetzung durch das Stirnbein im Bereich des Pterion markiert. Die hintere knöcherne Wannenregion wird durch die duraüberdeckte Facies anterior partis petrosae ossis temporalis gebildet, die unterschiedlich stark und häufig seitendifferent nach vorne abgeneigt ist. Die mediale Durabegrenzung ist unten die *Sagittalplatte des Sinus cavernosus*. Diese ist individuell verschieden stark geneigt oder steht seltener im Mittelabschnitt in einer paramedianen Sagittalebene.

Entsprechend der unterschiedlichen Winkelbildungen der Pars petrosa mit der Mediansagittalen ändert sich auch die Form der Wanne für den Temporallappen sowie dorsaler Abschnitte des Sinus cavernosus. Ihr größerer rostraler Abschnitt grenzt unten an die Fossa infratemporalis: Ursprungsgebiete a) des Caput infratemporale m. pterygoidei lateralis, b) für Nerven und Gefäßbahnen des M. temporalis. Dorsolateral in dem von der Squama temporalis gebildeten Abschnitt grenzt eine dünne Knochenplatte die mittlere Schädelgrube von der Fossa articularis ab. Unmittelbar davor verdickt sich der Knochen zu dem nach unten zu vorspringenden Tuberculum articulare (Eminentia articularis). Rostral grenzt die von oberen Abschnitten der Ala major gebildete Vorderwand der Fossa cranialis media medial an die Orbita, in lateralen Abschnitten an die Außenfläche des Schädels: *Fossa temporalis*. Unterhalb des Pterion findet hier der Übergang in die Seitenwand der Fossa cranialis media statt.

Innere Schädelbreite

Die größte innere Schädelbreite im Gebiet der Fossae craniales mediae zusammengenommen wurde an unserem Untersuchungsgut jeweils im Bereich der Impressiones der Gyri temporales medii vermessen. Während des 1. Lebensjahres nimmt die innere Schädelbreite (im Bereich der Impressio gyri temporalis medii bestimmt) rasch zu. Ein weiterer

Wachstumsschub liegt zwischen dem 3. und 4.–5. Lebensjahr vor. Bei Neugeborenen beträgt die größte Breite im Mittel 6,8 cm, bei 3–5 Monate alten Kindern 9,2 cm (8,7–9,7 cm), bei Einjährigen 10,2 cm (8,6–11,8 cm), bei 2–3jährigen 11,8 cm (10,6–12,9 cm), bei 4–5jährigen liegen die Mittelwerte bei 12,0 cm (11,2–13,2 cm), bei 6–8jährigen 12,45 cm (11,9–13,2 cm), bei 9–11jährigen 12,7 cm (12,2–13,5 cm), bei 15–17jährigen liegt der Mittelwert bei 11,9 cm (10,7–13,0 cm), bei Erwachsenen findet sich der Mittelwert bei 12,9 cm (11,1–14,5 cm) (LANG u. GÖTZFRIED, 1982).

Die sog. *Aurikularbreite*, definiert nach MARTIN u. SALLER (1959), beträgt an unserem Untersuchungsgut im Mittel 12,4 cm (11,7–13,9 cm) bei Erwachsenen (TISCH-ROTTENSTEINER 1975). Dieser, wie auch der vorgenannte Wert, liegen deutlich unter den von SCHULTER (1976) für die maximale Kraniumbreite (Messungen von außen) angegebenen Werte, die bei weißen Männern im Mittel 140,3 mm, bei weißen Frauen im Mittel 134,7 mm betragen. Auch diese Abstandsbestimmungen differieren wegen unterschiedlicher Meßmethoden, der inzwischen abgelaufenen Mikroevolution sowie des unterschiedlichen Untersuchungsguts (Rassenunterschiede).

Nach OKADA (1899) wird die größte Breite des Schädels zwischen 1. und 50. Lebensjahr allmählich größer, und zwar am Übergang vom 1. zum 2. Dezennium ziemlich deutlich. Die Breite zwischen beiden Lineae temporales läuft der Entwicklung der größten Breite parallel. Die Breite zwischen den Warzenfortsätzen und diejenige zwischen den Spitzen der Warzenfortsätze haben im 3. Dezennium ihre endgültige Größe erlangt. Die größte Breite beträgt (bei 48 Männern) im Mittel 14,84 cm, bei 24 Frauen 14,21 cm. Die größte Entfernung zwischen den Lineae temporales beträgt bei Männern 13,93 cm, bei Frauen 13,26 cm, die zwischen beiden Plana mastoidea bei Männern 12,6 cm und bei Frauen 12,04 cm und die Entfernung der Spitzen beider Warzenfortsätze voneinander bei Männern 10,53 cm, bei Frauen 10,24 cm. Dabei ist bei ultra- und hyperdolichokranen Schädeln (5 männliche) jeweils die größte Breite, die Breite zwischen den Lineae temporales und den Plana mastoidea sowie die Breite zwischen den Spitzen der Warzenfortsätze etwas geringer. Ebenso, aber weniger deutlich, weisen die Maße bei mesokranen sowie brachykranen Schädeln (männlich und weiblich gemischt) etwas geringere Werte auf. Die hyper- oder ultrabrachykranen Schädel übertreffen jeweils den Mittelwert bezüglich der Maße. Der Wert dieser Angaben wird etwas eingeschränkt, weil bei den brachykranen Schädeln viele Kinderschädel mitgerechnet wurden.

Fossa cranialis media, Flächenwert (s. LANG 1981).

Seitenwinkel

Der Winkel, den die Ala minor und ihr seitlicher Auslauf mit der Mediansagittalen bildet, verkleinert sich unmittelbar nach der Geburt bis zum 3. Lebensmonat, vergrößert sich dann bis zum 1. Lebensjahr, sinkt dann erneut ab und vergrößert sich dann bis zum Erwachsenenalter stetig (Abb. 59).

Wir bestimmten diesen Winkel durch Anlegen einer Tangente am Hinterrand des kleinen Keilbeinflügels lateral des Processus clinoideus anterior, in Höhe des Eingangs in den Canalis opticus medial und am Übergang zur Crista Sylvii lateral. Beim Neugeborenen bestehen mittlere Winkel von 75,5° (72,0–79,0°). Bei 3–5 Monate alten Kindern betragen die mittleren Winkel 70,8° (68,0–74,0°), bei 7 Monate alten 72,5° (70,0–75,0°), bei Einjährigen 75,5° (71,0–80,0°), bei 2–3jährigen 72,2° (67,0–82,0°), bei 4–5jährigen 75,1° (60,0–87,0°), bei 7–8jährigen 80,2° (71,0–87,0°), bei 9–11jährigen 79,5° (73,0–87,0°), bei 15–17jährigen 83,5° (75,0–92,0°), bei Erwachsenen 84,1° (74,0–100,0°). Bei großer Streuung der Grenzwerte scheint jedoch eine Vergrößerung dieses Winkels postnatal und annähernd kontinuierlich zu erfolgen, d.h. der Hinterrand der Ala minor ist bei Kleinkindern mehr nach vorne seitlich eingestellt und verlagert sich nach dem 10. Lebensjahr weiter nach rückwärts, so daß beim Erwachsenen Mittelwerte von 84,1°, bei Streuungen zwischen 74° und 100°, vorliegen.

Rechts-Links-Unterschied. Der von uns so benannte Seitenwinkel der Ala minor und ihres Auslaufs mit der medianen Sagittallinie fand sich an 46 für diese Untersuchung geeigneten Kinderschädeln rechts in 63,05%, links in 17,40% größer; gleichgroße lagen in 19,55% vor. Im Mittel ist der Winkel um 1,913° rechts größer als links. An den 61 für diese Untersuchung geeigneten Schädeln Erwachsener ist der rechte Seitenwinkel in 59,02% größer als links. In 32,79% lagen links größere Seitenwinkel vor. Links und rechts gleichgroße Seitenwinkel fanden sich in 8,19%. Der Mittelwert dieser Differenz beträgt 0,77°. Wahrscheinlich hängt der rechts größere Seitenwinkel (nach vorne gemessen) mit der häufigsten Asymmetrieform von Schädelbasiszonen zusammen.

Bucht für Polus temporalis

Die vordere Begrenzung der mittleren Schädelgrube ist im allgemeinen unter dem kleinen Keilbeinflügel nach vorne konvex durchgebogen. Diese Bucht unter der Ala minor ossis sphenoidalis ist vorne von der Ala major ossis sphenoidalis begrenzt, welche hier den dorsalen Abschnitt der Seitenwand der Augenhöhle bildet. Über der Ala major befindet sich die unterschiedlich große und sehr unterschiedlich eingestellte Fissura orbitalis superior (s. bei Orbita). Am Würzburger Untersuchungsgut wurden sog. Flächenrisse dieses Unterschnittes unter die Ala minor ossis sphenoidalis konstruiert und vermessen.

Flächenrisse (Mittelwerte in mm^2):
bei Neugeborenen	24,0
bei 3–5 Monate alten Kindern	34,0 (28,0–42,0)
bei 7 Monate alten Kindern	22,0 (20,0–24,0)
bei 1jährigen Kindern	36,0 (30,0–42,0)
bei 2–3jährigen Kindern	54,0 (32,0–76,0)
bei 4–5jährigen Kindern	60,0 (8,0–124,0)
bei 6–7jährigen Kindern	73,0 (32,0–132,0)

Fossa cranialis media (ossea)

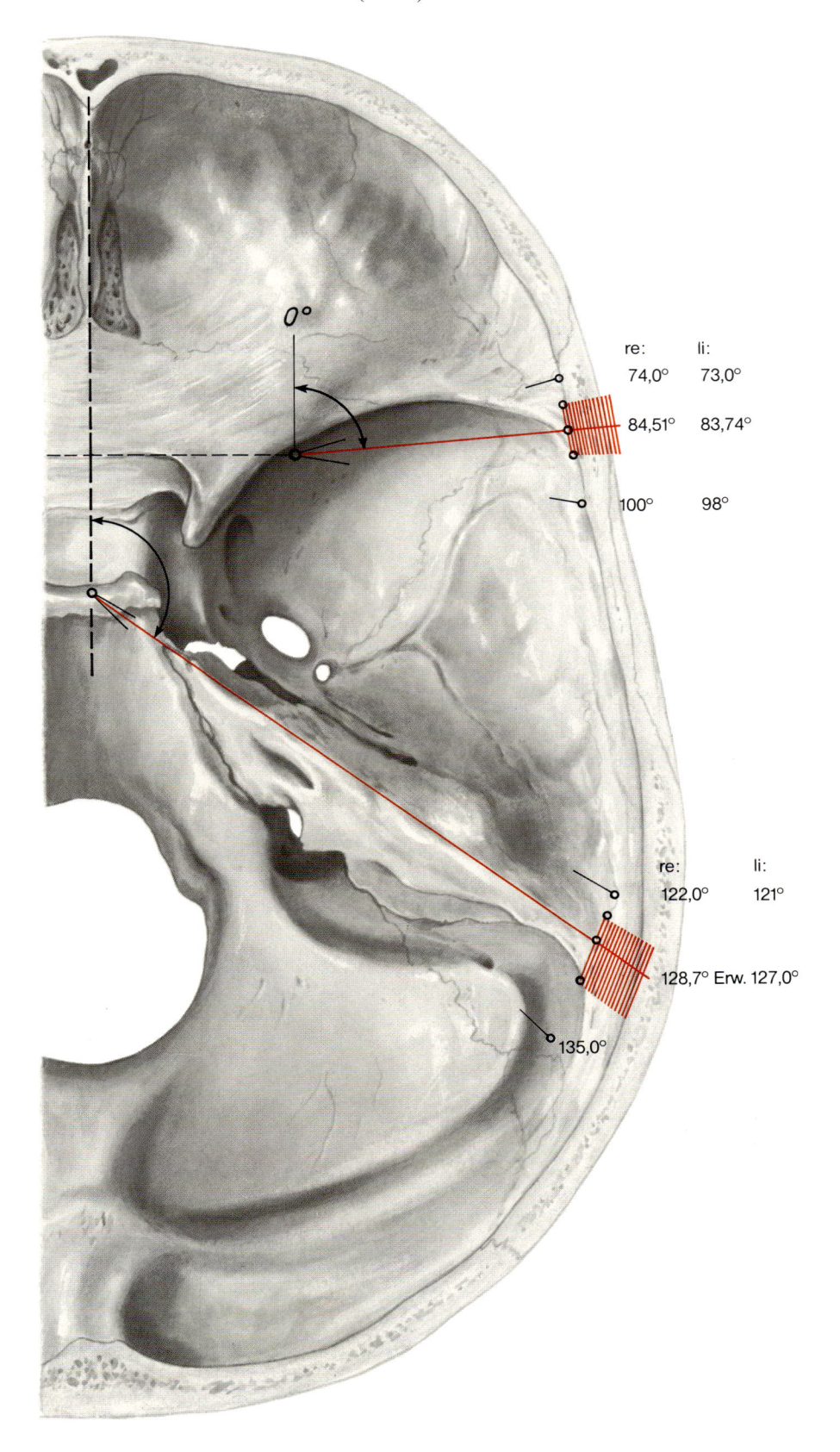

	re:	li:
	74,0°	73,0°
	84,51°	83,74°
	100°	98°

	re:	li:
	122,0°	121°
	128,7° Erw. 127,0°	
	135,0°	

Abb. 59. Seitenwinkel der Ala minor ossis sphenoidalis und der Margo superior partis petrosae
Mittlere Schwankung senkrecht schraffiert

bei 9–11jährigen Kindern   85,0 (53,0–124,0)
bei 15–17jährigen   40,0 (28,0–52,0)
bei Erwachsenen   64,6 (0,0–160,0)

Insgesamt erfolgt demnach in der Regel ein postnataler Zuwachs dieser Unterschnittfläche, wobei außerordentlich große individuelle Schwankungen nachzuweisen sind. Die Tiefe der Bucht vermaßen wir an Endoduralausgüssen. Die häufigsten Formtypen zeigen Abb. 60–63.

Rechts-Links-Unterschiede. Die planimetrierten Unterschnittflächen (unter die Ala minor ossis sphenoidalis und ihren seitlichen Auslauf) waren an 37 Kinderschädeln rechts in 59% größer als links, eine links weiter nach rostral reichende Bucht für den Polus temporalis fand sich in 32%, gleichgroße Abschnitte der Fossa cranialis media lagen in 8% vor. An 58 für die Untersuchung geeigneten Schädeln Erwachsener war eine rechts größere planimetrierte Fläche entwickelt in 62%, eine links größere in 28%, gleichgroße Buchten in 10%.

Die Mittelwerte dieses Unterschnittes betragen bei Erwachsenen rechts 70,24 mm^2, links 58,90 mm^2; die Streuwerte schwanken rechts zwischen 35,8 mm^2 und 104,5 mm^2, an der linken Seite zwischen 25,5 mm^2 und 92,0 mm^2. Ein signifikanter Rechts-Links-Unterschied liegt nicht vor (Abb. 64). Die bei Erwachsenen rechts größere Bucht ist wohl mit dem im Mittel rechts größeren Seitenwinkel der Ala minor und der im Mittel rechts größeren Fossa cranialis media im Zusammenhang zu betrachten.

Auf die postnatale Entwicklung der Bucht für den Polus temporalis hat unserer Kenntnis nach HOCHSTETTER (1946) in seiner kraniozerebralen Topographie erstmals hingewiesen. Er war der Meinung, daß sich diese Bucht während der Fetalzeit und der postnatalen Entwicklung vergrößere. Die osteologisch bestimmten Maße für die unter den kleinen Keilbeinflügel nach vorne ragende Bucht des Polus temporalis sind kleiner als am Kopfpräparat, weil die sagittale Duradicke am Hinterrand des kleinen Keilbeinflügels, in welche der Sinus sphenoparietalis und Zweige der A. meningea media eingewoben sind, im Mittel 2,0 mm (1,5–3,0 mm) beträgt (LANG u. HAAS 1979).

Volumen der Knochenwanne

Die hintere Grenze der Fossa cranialis media läd, infolge der Schrägstellung beider Felsenbeinanteile, lateral weiter dorsalwärts aus als medial. Begrenzt man die Fossa cranialis media vorne oben am kleinen Keilbeinflügel, hinten an der Oberkante der Pyramide, seitlich zwischen Keilbeinrand und seitlicher Pyramidenkante und spart medial die sellanahe Karotisrinne aus, so findet man, daß die rechte Fossa cranialis media meist größer als die linke ist. Der Rauminhalt der linken Fossa cranialis media beträgt durchschnittlich 29 cm^3, der der rechten 32,7 cm^3. Auch der rechte Schläfenlappen ist signifikant breiter als der linke (LANG u. BELZ 1981).

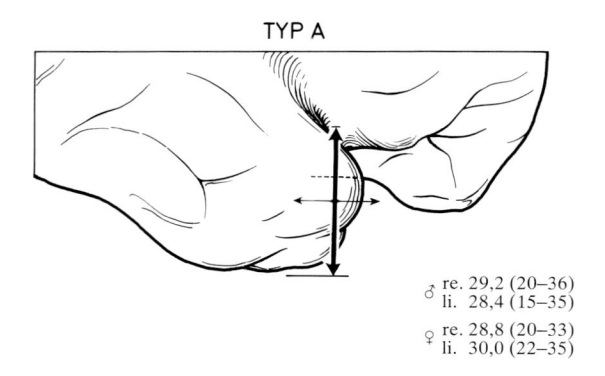

♂ re. 29,2 (20–36)
   li. 28,4 (15–35)

♀ re. 28,8 (20–33)
   li. 30,0 (22–35)

Abb. 60. Bucht für Polus temporalis an Endoduralausgüssen vermessen zwischen tiefstem Punkt der Fossa cranialis media, im Bereich von 1 cm vor und 1 cm hinter dem kleinen Keilbeinflügel und Übergangsgebiet der Fovea endofrontalis lateralis in Crista alaris. Typ A – häufigster Formtyp (LANG 1983)

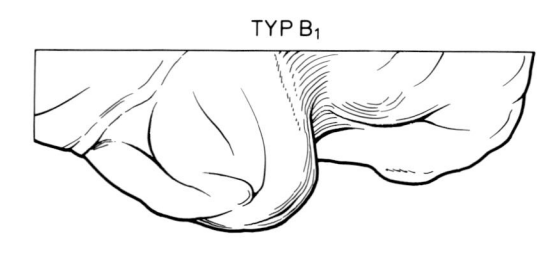

Abb. 61.
Eine Bucht nach vorne für den Polus temporalis besteht nicht = Typ B$_1$ (LANG 1983)

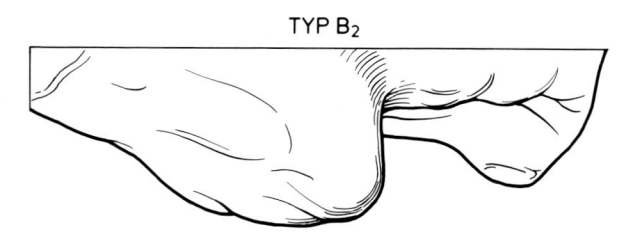

Abb. 62.
Die Bucht für den Polus temporalis reicht weniger als 3 mm nach vorne. Der Winkel zwischen Planum sphenoidale und Polusbucht beträgt (nach vorne und unten bestimmt) 80–90° = Typ B$_2$ (LANG 1983)

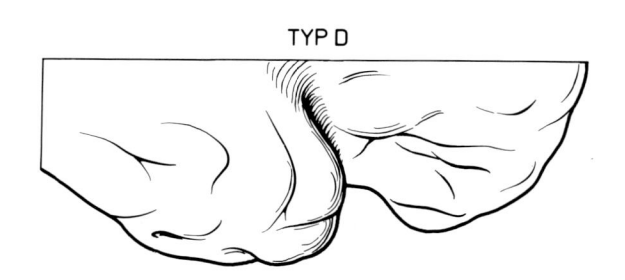

Abb. 63.
Die Bucht für den Polus temporalis ragt im Mittel 15 mm bei dieser Form nach rostral = Typ D (LANG 1983)

Fossa cranialis media (ossea)

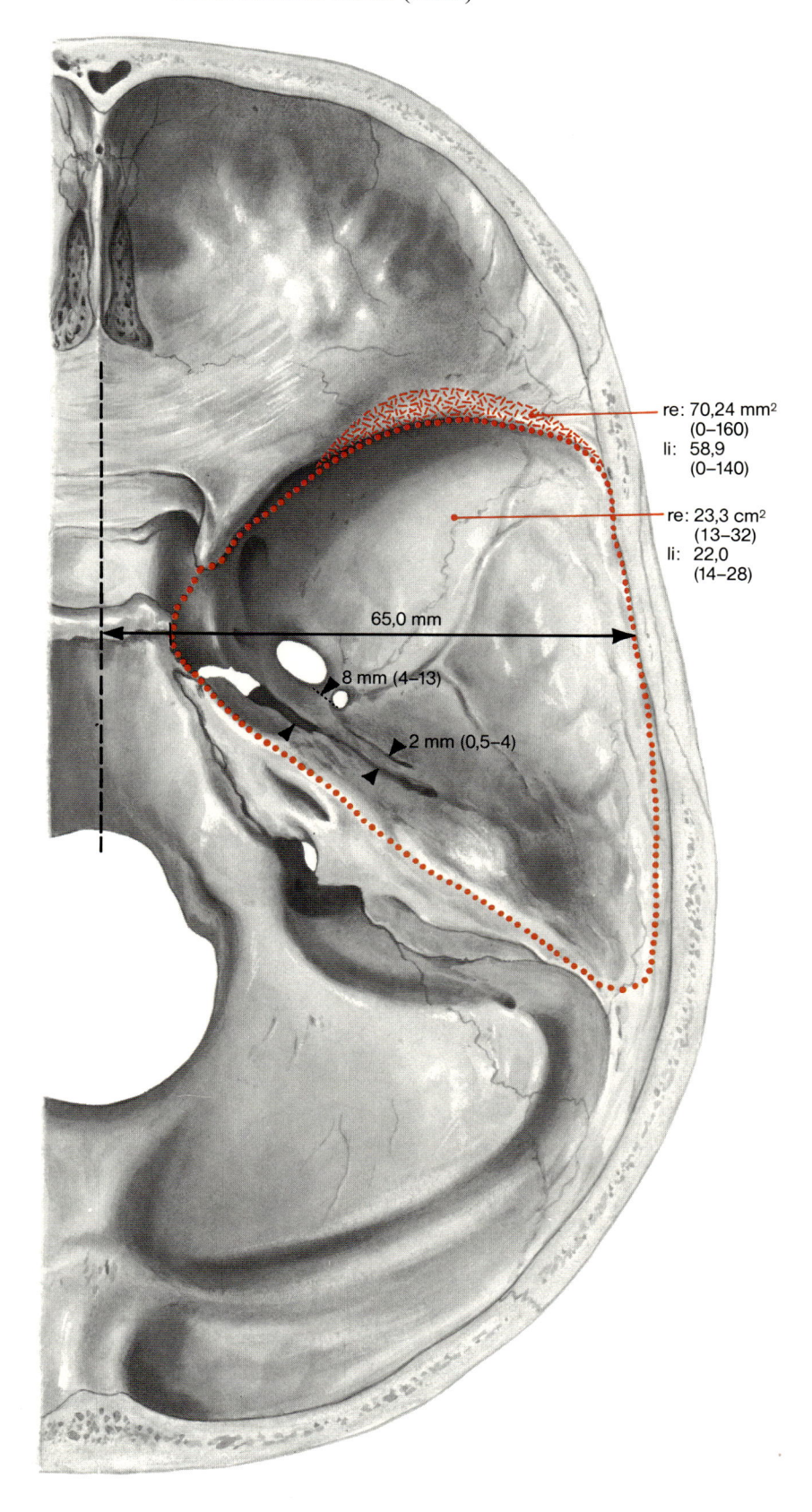

re: 70,24 mm²
(0–160)
li: 58,9
(0–140)

re: 23,3 cm²
(13–32)
li: 22,0
(14–28)

65,0 mm

8 mm (4–13)

2 mm (0,5–4)

Abb. 64. Innere Schädelbreite, Fossa cranialis media
Flächenriß in cm (*gepunktet* vom Hinterrand der Ala minor ossis sphenoidalis aus), Bucht für Polus temporalis in mm². Abstand des Hinterrandes Foramen spinosum zu N. petrosus major (Parisier 1977) und Abstand der Nn. petrosi (Lang u. Strobel 1978)

Lage des Bodens

Nach RANDALL (1895), der 500 Schädel untersuchte, lag bei 80 mesokranen Schädeln der Boden der Fossa cranialis media rechts im Mittel 6,27 mm (0–18 mm) oberhalb der Spina suprameatica. Es handelt sich um ein geringfügig schräg abgenommenes Maß. An der linken Seite betrug der Mittelwert 5,94 mm (1–13 mm). Bei Ultradolichokranen fand sich ein Mittelwert von 5,42 mm (0–14 mm) an der rechten und 5,87 mm (0–14 mm) an der linken Seite. Bei Ultrabrachykranen bestand ein Mittelwert von 6,6 mm (0–15 mm) an der rechten und 6,0 mm (0–15 mm) an der linken Seite.

Tiefste Bodenzone

(a) Zur Deutschen Horizontalebene (DH)

Die tiefste Zone des Bodens der Fossa cranialis media liegt an unserem Untersuchungsgut bei Neugeborenen im Mittel −2,0 mm (0 bis −4 mm) unterhalb der DH, bei 7 Monate alten Kindern −5 mm (+4 bis −6,0 mm) unterhalb, bei Einjährigen −2,0 mm (0 bis −5,0 mm), bei 6–8jährigen −2,6 mm (+0,5 bis −8,0 mm), bei 15–17jährigen −0,1 mm (+2,0 bis −2,0 mm), und bei Erwachsenen im Mittel 0,45 mm (+6,0 bis −8,0 mm) unterhalb der DH. Die tiefste Bodenzone der Fossa cranialis media hebt sich von −2 mm unterhalb der DH bei Neugeborenen auf −0,4 mm bei Erwachsenen diskontinuierlich an. Rechts liegt diese Bodenzone im Mittel −0,45 mm, links bei −0,35 mm zur DH.
Bezüglich der tiefsten Zone des Bodens der Fossa cranialis media stellten wir bereits in einer früheren Untersuchung (LANG u.Mitarb., 1976) am Würzburger und Straßburger Untersuchungsgut fest, daß dieser Punkt bei 1–6jährigen im Mittel 1–2 mm unterhalb der DH liegt, dann bis zum 9. Lebensjahr in Höhe der DH ansteigt und bei Erwachsenen im Mittel 0,2–0,4 mm unterhalb der DH liegt. Der damals festgestellte Variationsbereich lag zwischen −4,9 mm (unterhalb) und +4,3 mm (oberhalb) der Deutschen Horizontalebene (Abb. 65).

(b) Zum Processus zygomaticus

Der tiefste Bodenabschnitt befindet sich bei Erwachsenen im Mittel 0,9 mm über dem Oberrand des Processus zygomaticus im Bereich des Tuberculum articulare (Abb. 66). Die Grenzwerte schwanken zwischen 6 mm oberhalb des Oberrandes und 9 mm unterhalb. Die Mittelwerte dieses Abstands betragen bei Neugeborenen −4,5 mm (+3,0 bis −6,0 mm), bei 3–5 Monate alten Kindern −1,5 mm (+2,0 bis −4,0 mm), bei 7 Monate alten −3,0 mm (+2,0 bis −4,0 mm), bei Einjährigen −4,7 mm (+3,0 bis −7 mm), bei 2–3jährigen liegt der Mittelwert bei −0,8 mm (+2,0 bis −4,0 mm), bei 4–5jährigen bei −1,6 mm (+2,0 bis −5,0 mm), bei 6–8jährigen −2,0 mm (+2,0 bis −6,0 mm), bei 9–11jährigen −2,2 mm (+6,0 bis −5,0 mm), bei 15–17jährigen −0,6 mm (+2,0 bis −6,0 mm). (LANG u. GÖTZFRIED 1982)

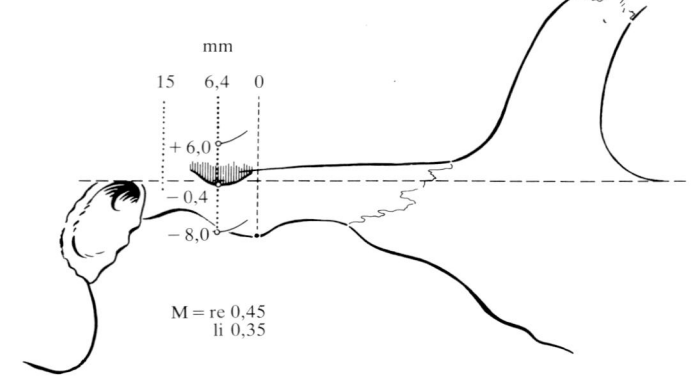

Abb. 65. Fossa cranialis media, tiefster Punkt zur DH und Lage zum Tuberculum articulare (LANG 1981)

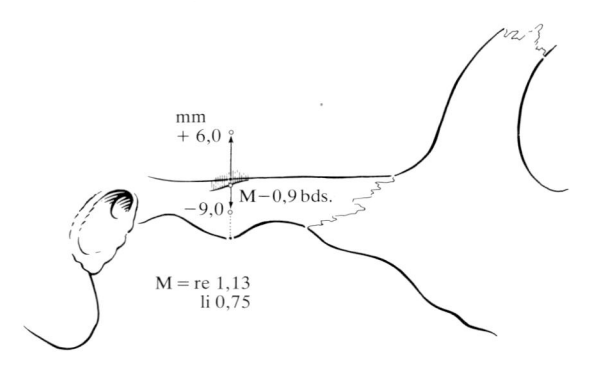

Abb. 66. Fossa cranialis media, tiefster Punkt zum Oberrand des Processus zygomaticus, am Tuberculum articulare (LANG 1981)

Rechts-Links-Unterschiede. Vom Oberrand des Processus zygomaticus in Höhe des Tuberculum articulare liegt der tiefste Punkt der Fossa cranialis media rechts im Mittel 1,13 mm unterhalb, die Grenzwerte bei +5 mm und −8 mm. An der linken Seite findet sich der Mittelwert bei 0,75 mm unterhalb, die Grenzwerte bei +6 mm und −9 mm.

(c) Lage in der Längsrichtung

Diese tiefste Zone der Fossa cranialis media befindet sich stets hinter dem Tuberculum articulare. Der mittlere Abstand vom Tuberculum nach dorsal beträgt bei Neugeborenen etwa 5 mm, bei Erwachsenen ca. 6,4 mm mit Schwankungen zwischen 0 und 15 mm. Rechts beträgt der Mittelwert 6,18 mm (0–13 mm). Links ergibt sich ein Mittelwert von 6,68 mm (0–15 mm).

Fossa temporalis

Die Fossa temporalis läßt sich computertomographisch in der Regel eindeutig nachweisen. Auch die vom M. temporalis und die von Fettgewebe eingenommenen Abschnitte sind abgrenzbar. Durch den vorderen Teil der Fossa temporalis (Pars orbitalis) erfolgt der Zugang zur Orbita von lateral (Krönlein-Berke, s. LANG 1979). Im mittleren und hinteren Bereich liegen die neurochirurgischen Zugangswege zur Fossa cranialis media und zur Regio hypophysialis sowie extradural otologische Zugangswege, insbesondere zum Meatus acusticus internus. Deshalb wurden Tiefenlotungen

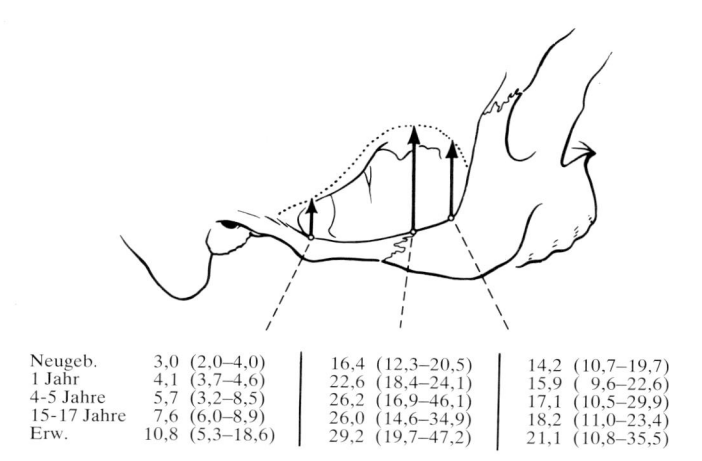

Neugeb.	3,0 (2,0–4,0)	16,4 (12,3–20,5)	14,2 (10,7–19,7)
1 Jahr	4,1 (3,7–4,6)	22,6 (18,4–24,1)	15,9 (9,6–22,6)
4-5 Jahre	5,7 (3,2–8,5)	26,2 (16,9–46,1)	17,1 (10,5–29,9)
15-17 Jahre	7,6 (6,0–8,9)	26,0 (14,6–34,9)	18,2 (11,0–23,4)
Erw.	10,8 (5,3–18,6)	29,2 (19,7–47,2)	21,1 (10,8–35,5)

Abb. 67. Fossa temporalis, postnatale Vertiefung (LANG 1981)

im Bereich der Pars orbitalis, an der Sutura zygomaticotemporalis und oberhalb des Tuberculum articulare durchgeführt. Trotz großer Schwankungen der Mittel- und Grenzwerte während des 1. Lebensjahres (wohl infolge verhältnismäßig geringen Untersuchungsgutes) läßt sich vom 2. Lebensjahr an ein annähernd kontinuierlicher Zuwachs an allen 3 Zonen nachweisen (Abb. 67). Die großen Schwankungen der Grenzwerte, auch bei Erwachsenen, sind unserer Meinung nach sowohl eine Folge des Geschlechtsdimorphismus als auch der unterschiedlichen Schädelformen. Auch Rechts-Links-Unterschiede der Kaumuskeln könnten mit (den geringen) Rechts-Links-Unterschieden der Fossa temporalis kombiniert sein (Rechtskauer – Linkskauer, s. Teil C).

Der seitliche Auslauf der Ala minor in die Schädelseitenwand wird seit SCHWALBE (1902 und 1907) als *Crista alaris* bezeichnet. Von dieser Zone aus erfolgt der kraniale neurochirurgische Zugang zur Regio hypophysialis (z.B. KEMPE 1968). Wir untersuchten (LANG 1984) Formtypen der duraüberzogenen Crista alaris, die Tiefe der Bucht für den Polus temporalis und den Abstand der Schädelinnenwand an der Crista alaris bis zum Seitenrand des N. opticus. Es ergaben sich große Schwankungen für die Tiefe der Fossa temporalis (15–36 mm). Die Distanz zwischen der Fovea endofrontalis lateralis im Bereich der Crista alaris bis zum Seitenrand des N. opticus schwankte zwischen 33 und 43 mm.

Dickste und dünnste Bodenzone der Fossa cranialis media

Die *dickste Bodenzone* liegt bei Kindern in 80% im Bereich der Eminentia mandibularis und in 20% an einem Jugum des Bodens der Fossa cranialis media vor. Bei Erwachsenen findet sich die dickste Zone in 89,9% an der Eminentia mandibularis an der rechten und in 91,84% an der linken Seite. In 10,2% rechts und in 8,16% links betrifft sie ein Jugum, das rechts im Mittel 28,10 mm, links 28,24 mm paramedian liegt. Bei Neugeborenen beträgt die dickste Bodenzone rechts 3,16 mm, links 2,96 mm. Bei Einjährigen finden sich Dickenwerte von 3,90 bzw. 4,40 mm, bei 5jährigen von 6,36 bzw. 6,26 mm, bei 9–11jährigen von 6,92 bzw. 6,82 mm, bei 16–17jährigen betragen die dicksten Bodenzonen der Fossa cranialis media im Mittel rechts 8,12 mm, links 7,66 mm. Die Dickenwerte bei Erwachsenen schwanken zwischen 4,8 mm und 16,5 mm und betragen rechts im Mittel 8,66 mm, links 9,17 mm (Abb. 70).

Die Verdickung dieser Schädelzone erfolgt, was die Mittelwerte angeht, vom Neugeborenen- bis zum Erwachsenenalter kontinuierlich.

Die *dünnsten Zonen* der Fossa cranialis media liegen bei Kindern stets im Gebiet der Fossa mandibularis. Bei Erwachsenen finden sie sich rechts in 62% im Fossagebiet, mit Abständen von 47,46 mm, links in 71,42% im Gebiet der Fossa mandibularis mit Abständen zur Mediansagittalen von 47,10 mm. Rechts lag in 38% die dünnste Bodenzone im Bereich einer der Impressiones gyrorum mit Abständen von 31,05 mm zur Mediansagittalen und in der Regel lateral des Foramen rotundum. An der linken Seite liegt eine ähnliche Situation in 28,58% vor, die Abstände zur Mediansagittalen betragen im Mittel 31,28 mm. Die dünnste Stelle der Bodenregion der Fossa cranialis media liegt an unserem Untersuchungsgut bei Neugeborenen etwa 26 mm paramedian und ist im Mittel rechts wie links 2,25 mm dick (Tabelle 12).

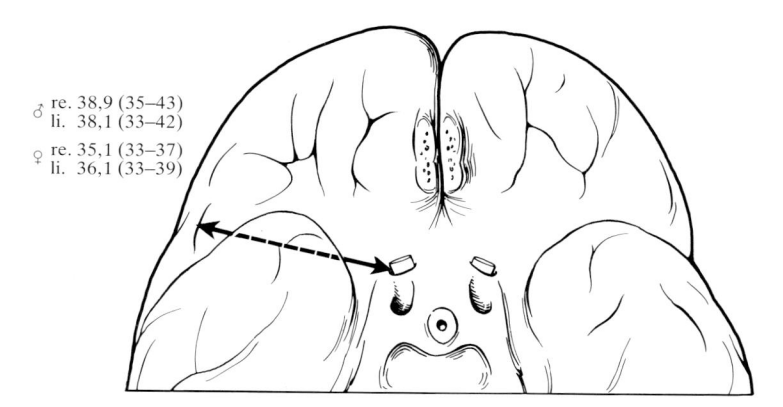

♂ re. 38,9 (35–43)
♂ li. 38,1 (33–42)
♀ re. 35,1 (33–37)
♀ li. 36,1 (33–39)

Abb. 68. Abstand des Eingangs des Canalis opticus zur Pteriongegend
(gemessen von dem dorsalsten Punkt der Fovea endofrontalis lateralis) (aus LANG 1983)

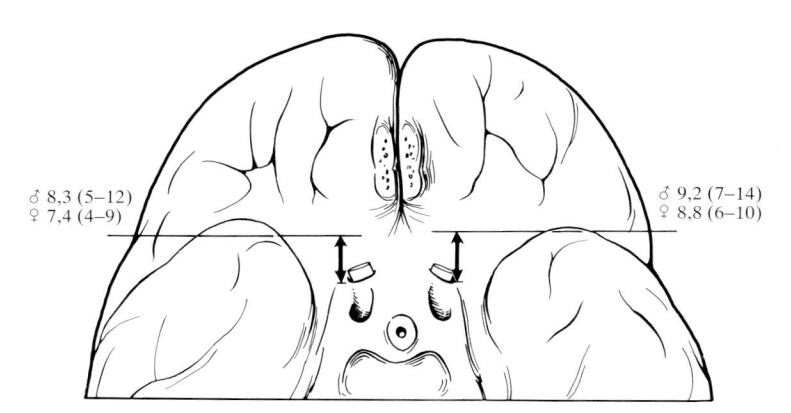

♂ 8,3 (5–12)   ♂ 9,2 (7–14)
♀ 7,4 (4–9)   ♀ 8,8 (6–10)

Abb. 69. Eingang des Canalis opticus dorsal der duraüberzogenen Ala minor
Rechts-Links- und Geschlechtsdifferenzen (aus LANG, 1983)

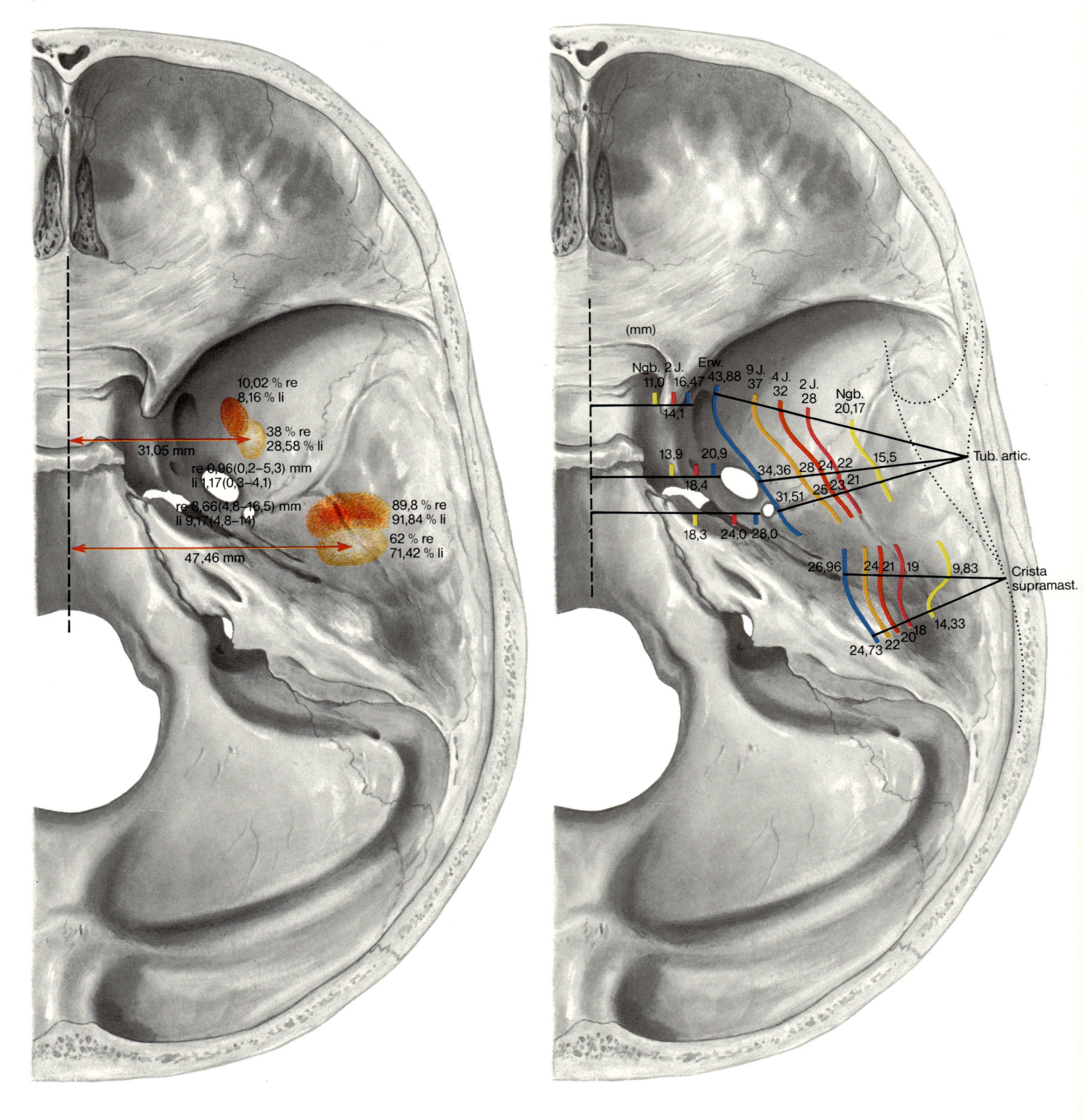

Abb. 70. Dicke (rot) und dünne (orange) Bodenzonen der Fossa cranialis media
Abstände und Dicke in mm. Vorkommen in %

Abb. 71. Postnatale Seitverlagerung der Foramina rotundum, ovale et spinosum sowie postnatale Abstandsvergrößerungen zwischen Seitenrandbezirken des Schädels und den Foramina und dem Hiatus canalis n. petrosi majoris sowie der Eminentia arcuata

Tabelle 12. **Fossa cranialis media, dünnste Bodenzone**

	Fossa mandibularis				
	Dicke in x̄ mm		Abstand zur MS in x̄ mm		
	links	rechts	links	rechts	n
Neugeborene	2,30	2,20	26,20	26,00	5
2.+3. Monat	1,90	2,00	26,50	26,66	4
4.–7. Monat	1,15	1,20	28,66	28,66	5
1. Jahr	0,78	0,83	32,00	32,00	3
2. Jahr	0,73	0,62	36,20	35,40	6
3. Jahr	0,50	0,43	36,60	36,50	6
4. Jahr	0,40	0,44	37,00	37,60	5
5. Jahr	0,46	0,50	39,37	38,62	8
6.+7. Jahr	0,62	0,62	39,75	40,00	4
8. Jahr	0,50	0,50	40,00	40,00	4
9.–11. Jahr	0,55	0,45	41,40	41,50	6
16.–17. Jahr	1,00	0,82	42,75	42,75	4
Erwachsene	1,17	0,96	47,10	47,46	
	$n=49$	$n=50$	Fossa mandibularis 71,42%	Fossa mandibularis 62%	
	$s_x=0,92$	$s_x=0,87$			
Minimum	0,3	0,2			
Maximum	4,1	5,3			
	$\Sigma d^2 = 40,83$	$\Sigma d^2 = 37,19$	Impressio 28,58%	Impressio 38%	
			Abstand zu MS = 31,28 mm	Abstand zu MS = 31,05 mm	

Bei Einjährigen betragen die Dickenwerte dieser dünnsten Zonen im Mittel rechts 0,83 mm, links 0,78 mm, die Abstände zur Mediansagittalen 32,0 mm rechts wie links; bei 5jährigen ist die dünnste Stelle der Basis cranii im Bereich der Fossa cranialis media etwa 0,5 mm dick und liegt rechts 38,62 mm, links 39,37 mm paramedian. Bei 9–11jährigen befindet sich die dünnste Zone 41,5 mm paramedian und weist Dickenwerte von etwa 0,5 mm auf. Bei Erwachsenen schwankt die dünnste Zone zwischen Werten von 0,2 mm und 5,3 mm, ihre Stärke beträgt im Mittel rechts 0,96 mm und links 0,71 mm. Betont sei, daß gelegentlich die dünnsten Zonen der Bodenregion der Fossa cranialis media beim Erwachsenen rarifiziert erscheinen. Auch im Bereich des Tegmen tympani kann die Knochenwand außerordentlich dünn oder gelegentlich rarifiziert sein.

Schon HYRTL (1858) stellte fest, daß das Tegmen tympani häufig papierdünn wird oder an einzelnen Stellen perforiert. Der Knochenabbau erfolgt am häufigsten unmittelbar hinter dem Hammer-Amboß-Gelenk, dessen Zone sich häufig an der Pars petrosa junger Menschen durch eine sanfte Wölbung und gräulich durchscheinende Farbe abhebt. Fast ebenso häufig erfolgt der Abbau im hinteren Abschnitt der oberen Paukenhöhlenwand im Bereich der Sutura petrosquamosa, seltener in der Nähe des Hiatus can. n. petrosi majoris oder längs der oberen Wand der Tuba auditiva. Im Bereich der Basis cranii besteht nach BURKHARDT (1970) auf weite Strecken keine Diploë. Die Strukturschichten entsprechen hier dünnen Laminae externa et interna mit geringem und trägem Umbau durch Haverssche Systeme. Für die Pars petrosa gilt ein abweichender Bauplan.

Basale Pforten

Die *Fissura orbitalis superior* ist die größte, vorderste und zugleich am höchsten gelegene dieser Pforten. Sie führt Nerven und Gefäße in die Augenhöhle. Unten begrenzt sie der mediale Rand des großen und oben der Unterrand des kleinen Keilbeinflügels. Ihre medialen, weiten Bezirke liegen wesentlich tiefer als ihre lateralen und engeren Abschnitte (Abb. 73).

Dorsal der Fissura orbitalis superior öffnet sich das *Foramen rotundum* in einen kurzen Kanal, in welcher der N. maxillaris und Begleitgefäße zur Flügelgaumengrube verlaufen. Hinter und seitlich des Foramen rotundum liegt das *Foramen ovale*, durch welches der N. mandibularis sowie der Plexus venosus foraminis ovalis die Schädelbasis durchsetzen (Abb. 72).

Etwas dorsal und lateral des Foramen ovale befindet sich ein 4–8 mm langer Knochenkanal, das *Foramen spinosum*, welches von der A. meningea media und deren Begleitvenen als Durchtrittspforte benutzt wird. Wie beim Foramen ovale wurde auch beim Foramen spinosum die Lage zur Außenseite des Schädels bestimmt (Abb. 71).

Medial des Foramen ovale und normalerweise etwas dorsal davon befindet sich eine unregelmäßig begrenzte Knochenlücke, die ihrer Form wegen als *Foramen lacerum* bezeichnet wird. Sie ist vorne medial vom Körper des Keilbeines, hinten vom Apex der Pars petrosa ossis temporalis und seitlich vom Hinterrand des großen Keilbeinflügels begrenzt. Die Öffnung ist beim Erwachsenen unten von Bindegewebe mit vereinzelten Knorpelzellen, Fibrocartilago basalis, abgedichtet. An der Schädelinnenseite überbrückt das Lig. sphenopetrosum inferius in wechselnder Ausdehnung die Lücke (Pars transversalis; LANG u. STROBEL, 1978). Dieses Band wird von den Nn. petrosi major et minor und von Venen durchsetzt. Seinem medialen Abschnitt (Pars sagittalis) liegt die A. carotis interna medial, seinem lateralen (Pars transversalis) unten an.

Verhältnismäßig häufig findet sich an der Seite des Keilbeinkörpers ein *Sulcus caroticus*, der seitlich von einer kleinen Knochenlamelle begrenzt wird. Diese *Lingula sphenoidalis* kann bis zur Felsenbeinspitze, die sie unterhalb der Impressio trigemini erreicht, ausgedehnt sein.

Foramen lacerum

Das Foramen lacerum ist bei Neugeborenen ein kleines, rundliches Loch medial und vor der Pyramidenspitze. Die Fissura petrosphenoidalis ist verhältnismäßig breit. Sie mündet vorne in das Foramen lacerum. Von der Schädelinnenseite her ist die Spalte von der Dura abgedeckt. Bei Einjährigen sind im Bereich der Fissura petrosphenoidalis nur enge

Spalten entwickelt. Bei 2¹/₂jährigen Kindern sind die Fissurae petrosphenoidales und petro-occipitales etwa gleich weit.

Foramen lacerum internum. GRUBER (1869) beschrieb das Foramen lacerum anterius internum und verstand darunter einen Defekt des Canalis caroticus an dessen oberer vorderer Seite, der in der Regel ¹/₃–¹/₂ der Pyramidenspitzenfläche einnimmt, und zwar vor der Impressio trigemini. Die Lingula sphenoidalis greift in ¹/₃–¹/₈ über die Öffnung dieses Ausschnittes hinweg. Die Lücke ist im Mittel 8,0 mm (3,0–16,5 mm) lang, gelegentlich 20,5 mm. Die größte Breite beträgt im Mittel 4,5 mm (2,0–7,0 mm), selten nur 1,0 mm.

Foramen lacerum externum. Die zerrissen aussehende Lücke an der Außenseite der Basis cranii zwischen Os sphenoidale vorne, Pars basilaris ossis occipitalis medial und Apex partis petrosae lateral und dorsalwärts wurde von GRUBER (1869) als Foramen lacerum anterius externum bezeichnet.
Der größte Längsdurchmesser beträgt (an 100 Schädeln) im Mittel 9,4 mm (3–16 mm), die größte Breite 7,5 mm (2,5–16,0 mm). Signifikante Seitenunterschiede bezüglich seiner Größe kommen nicht vor. Die Öffnung wird von der Fibrocartilago basalis ausgefüllt.

Foramen petrosphenoideum anomalum

Nähern sich Lingula ossis sphenoidalis und Processus sphenoidalis anterior partis petrosae bis auf eine geringe Distanz oder lagern sie sich einander an, so entsteht ein *Orificium internum canalis carotici*.
Nähern sich Processus petrosus posterior ossis sphenoidalis und Processus sphenoidalis posterior partis petrosae bis auf eine geringe Distanz oder vereinigen sie sich, so wölbt sich über das Ende des Sulcus sinus petrosi inferioris, namentlich über den Sulcus des Keilbeinkörpers, eine Knochenbrücke zur Aufnahme des N. abducens am Übergang von Sinus petrosus inferior in Sinus cavernosus: Foramen petrosphenoideum anomalum = knöcherne Abducensbrücke (s. Abb. 92 in Band I, Teil B).

Pars petrosa ossis temporalis, seltene Variationen

ZUCKERKANDL (1873) beobachtete an der Pars petrosa unmittelbar hinter der Impressio trigemini eine hanfkorngroße, rundliche Lücke, die in einen Kanal führte, der von hinten nach oben vorne und unten die Pars petrosa hinter dem Canalis caroticus durchsetzte und seitlich des Sinus petrosus inferior, im unteren Spitzenbereich der Pars petrosa, endete. Von dieser Zone aus zog in der Fissura petrobasilaris ein 2 mm langer und 1 mm breiter Halbkanal in den Markabschnitt der Pars basilaris ossis occipitalis. Wir fanden an unserem Untersuchungsgut an dieser Zone Granulationes arachnoideales unter dem Cavum trigeminale (Meckeli) und beschrieben die Cartilago supracochlearis (LANG 1977 u. 1983).

Modellierung der Wände

Die Bodenabschnitte der mittleren Schädelgrube sind durch Impressiones gyrorum und starke Juga cerebralia (siehe S. 93) sowie durch Knochenrinnen für die Vasa meningea reich modelliert. Die Sulci arteriosi (et venosi) beginnen am Eingang der zerebralen Fläche des Foramen spinosum. Juga und Impressiones liegen lateral einer Linie zwischen medialem Rand der Fissura orbitalis superior und Foramen ovale. Sie erstrecken sich auch auf die Facies anterior der Pars petrosa. Im Bereich der Felsenbeinspitze findet sich eine etwa 10 mm lange und fast 2 mm tiefe Eindellung, welcher die Pars triangularis und der laterale Poldes Ganglion trigeminale anliegen. An der Felsenbeinvorderfläche sind außerdem für die Nn. petrosi und ihre Begleitgefäße gleichnamige Sulci, die vom Hiatus canalis n. facialis zum Foramen lacerum führen, eingegraben. (Weiteres s. Band I/1, Teil B.)
Die seitlichen Abschnitte der Facies anterior (=cerebralis partis petrosae) sind durch den oberen Bogengang beim Neugeborenen stets, beim Erwachsenen in ca. 70% unterschiedlich weit zur *Eminentia arcuata* vorgewölbt. Vor und lateral der Eminentia bildet eine dünne Knochenlamelle die Grenze zum Cavum tympani und wird deshalb als *Tegmen tympani* bezeichnet.
Seitlich der Eminentia arcuata, im hinteren Abschnitt des Tegmen tympani, grenzt das *Antrum mastoideum* an die mittlere Schädelgrube. Vor der Antrum- und Tegmenregion ist der Boden der Fossa cranialis media meist dünn und etwas aufgewölbt.

Eminentia mandibularis

Sehr häufig ist die der Fossa mandibularis gegenüberliegende Zone der mittleren Schädelgrube in den Schädelinnenraum höckerartig vorgetrieben. SCHWALBE (1902) fand den Höcker in 60%. Gelegentlich befindet sich darüber ein Jugum. Die Eminentia mandibularis liegt rostral der Eminentia arcuata und lateral des Sulcus meningeus für den vorderen Ast der A. meningea media (s. auch bei Schädeldicke).

Sulci arteriosi et venosi

An der Schädelinnenseite ziehen Dura- und Knochengefäße eine sehr unterschiedlich lange Strecke in einer einheitlichen Knochenrinne, dem Sulcus meningeus, entlang, die sich entweder unmittelbar nach Eintritt in das Kranium, meist nach einer 2 mm langen, selten bis zu 33 mm langen Verlaufsstrecke in 2 Rinnen für die beiden Hauptäste der A. meningea media und deren Begleitvenen aufweist.
Nach KREMPIEN (1969) bilden sich während des ersten Lebensjahres unreife Knochenbälkchen anstelle der noch fehlenden Lamina interna: Einfaltungskanäle, durch welche zahlreiche sinusoide Gefäßbrücken eine diffus ausgebreitete Gefäßverbindung zwischen Dura mater und Schädeldachinnenfläche herstellen. Bei der Ausformung einer kompakten Lamina interna während des 2. Lebensjahres verschwinden diese Einfaltungen und mit ihnen die Gefäßverbindungen

durch Knochenumbau. Anschließend entsteht innerhalb der Lamina interna ein tangentiales Blutgefäßnetz ohne stärkere Brücken zum Gefäßnetz der Dura mater. Derartige Verbindungen entstehen erst wieder während der Diploisierung der inneren Knochenschicht im Greisenalter. Die postnatale Entwicklung der Sulci meningei wurde an unserem Untersuchungsgut nach Entwicklungsgraden bestimmt. Bei Neugeborenen liegen höchstens Entwicklungsgrade 1 (ist geringe Tiefe), bei 16–17jährigen nurmehr Entwicklungsgrade 2 und 3 vor.

Im Bereich der Fossa cranialis media sind schon bei Neugeborenen in 8,3% Sulkusentwicklungen nachweisbar, bei 16–17jährigen ist in 87,5% Entwicklungsgrad 3 erkennbar. Im Bereich der Schädelkalotte dagegen lassen sich Sulci meningei bereits bei Neugeborenen stets nachweisen. Vom 6.–7. Lebensjahr an sind sie in 100% an unserem verhältnismäßig geringen Untersuchungsgut zu erkennen.

3. Fossa cranialis posterior

Die *hintere Schädelgrube* ähnelt in ihrer Form einem flachen Trichter, dessen weite Öffnung das *Foramen magnum* ist. Vorne bildet der Clivus die Trichterwand. An dessen Aufbau beteiligen sich Keilbein und Hinterhauptbein. Dorsal wird die Trichterwand von der Schuppe des Hinterhauptbeines gebildet. Die beiden seitlichen Abschnitte bauen vorne die Facies posteriores (cerebellares) partium petrosarum und dahinter die Partes laterales und die Squama occipitalis auf.

Neben dem Foramen magnum führen weitere Öffnungen aus der hinteren Schädelgrube heraus. Medial der Mitte der Hinterfläche der Pars petrosa befindet sich der *Porus acusticus internus,* durch den die Nn. VII, VIII et intermedius sowie die A. labyrinthi in das Felsenbein hineingeleitet werden.

Unter dem Porus öffnet sich das sehr unterschiedlich geformte *Foramen jugulare.* Es wird vom Os occipitale und von der Pars petrosa ossis temporalis begrenzt. Seine Längsachse zieht von lateral unten und dorsal nach vorne oben und medial.

Gewöhnlich wird es von den Processus intrajugulares partis petrosae et ossis occipitalis (seltener) eingeengt oder selten vollständig in eine vordere, kleinere und hintere, größere Öffnung unterteilt.

Durch die rostrale, mediale und kleinere Region ziehen in der Regel der Sinus petrosus inferior sowie der N. glossopharyngeus und die Nn. X. et XI. durch die Schädelbasis (Pars nervosa). Die hintere, größere und seitliche benutzen der Sinus sigmoideus und eine A. meningea posterior, um die Basis cranii zu durchsetzen: Pars vasculosa.

Ungefähr 1 cm unter dem Foramen jugulare und etwas medial seines Hinterrandes führt der *Canalis hypoglossalis* an die Schädelaußenseite. Seine innere Öffnung befindet sich über der vorderen Drittelzone des Foramen magnum. Der Kanal durchbohrt den Gelenkteil des Hinterhauptbeines nach vorne und lateralwärts. Seine Längsachse schneidet die Felsenbeinachse etwa im rechten Winkel und tangiert den äußeren Eingang in den Canalis caroticus an dessen Hinterseite. Der Kanal ist nicht selten innen durch eine unterschiedlich dicke Knochenspange zweigeteilt.

Durch den Kanal treten der N. hypoglossus sowie ein Venenplexus und meist auch eine kleine A. meningea posterior hindurch.

Dickste Bodenzone

Die dickste Bodenzone der Fossa cranialis posterior befindet sich, wenn die Pars petrosa unberücksichtigt bleibt, im Gebiet des Tuberculum jugulare (Abb. 72). Diese Bodenzone muß, da unsere Messungen den gesamten Kondylussockel sowie den darunterliegenden Kondylusabschnitt einbezogen, auch wenn das Tuberculum jugulare nicht nachweisbar ist, den größten Dickenwert besitzen. Sie trifft in der Regel die Gegend der Synchondrosis intra-occipitalis anterior und befindet sich im Bereich oder etwas vor dem Canalis hypoglossalis. Die Verdickung dieses Abschnittes erfolgt von etwa 9 mm bei Neugeborenen bis 19,5 (12,4–25,0) mm bei Erwachsenen. Eigenartigerweise ließen sich keine Rechts-Links-Unterschiede nachweisen (LANG u. BRÜCKNER 1981).

Modellierung

Die *Protuberantia occipitalis interna* bildet die knöcherne Grenze an der Hinterwand des Schädels zwischen Fossa occipitalis (=Fossa cranialis media) und Fossa cerebellaris (=Fossa cranialis posterior) unten. Der Sulcus sinus transversi führt über den Sulcus sinus sigmoidei zur lateralen hinteren und größeren Öffnung des Foramen jugulare: Pars vasculosa. Die Cellulae mastoideae können Knochendehiszenzen zustandebringen im Bereich des Sulcus sinus petrosi superioris, hinter seiner Kreuzung mit dem Canalis semicircularis superior, im Bereich des Sinus sigmoideus, der Pars mastoidea und noch seltener an der äußeren Oberfläche des Schädels (HYRTL 1858). Etwa in der Mitte des absteigenden Schenkels des Sulcus sigmoideus öffnet sich das *Emissarium mastoideum,* durch welches eine große, transbasale Venenanastomose, meist auch eine Dura- und Knochenarterie, den Knochen durchziehen. (Weiteres s. Band I/1, Teil B.)

Schon SCHWALBE (1902) wies darauf hin, daß die Margo superior partis petrosae seitlich stumpfwinkelig nach hinten umknickt und daß diese Kante sowie das Umbiegungsstück des Sinus in seinem transversalen okzipitalen Abschnitt auch der äußersten mastoidalen Ecke des Scheitelbeins angehören können. Hinter dem Sinus sigmoideus begrenzt eine unterschiedlich breite und glatte Fläche des Mastoid die Fossa cerebellaris: Planum cerebellare der Pars mastoidea. Der Pars mastoidea gehören demnach an: 1. ein Teil des Sulcus sinus sigmoidei und 2. das Planum cerebellare.

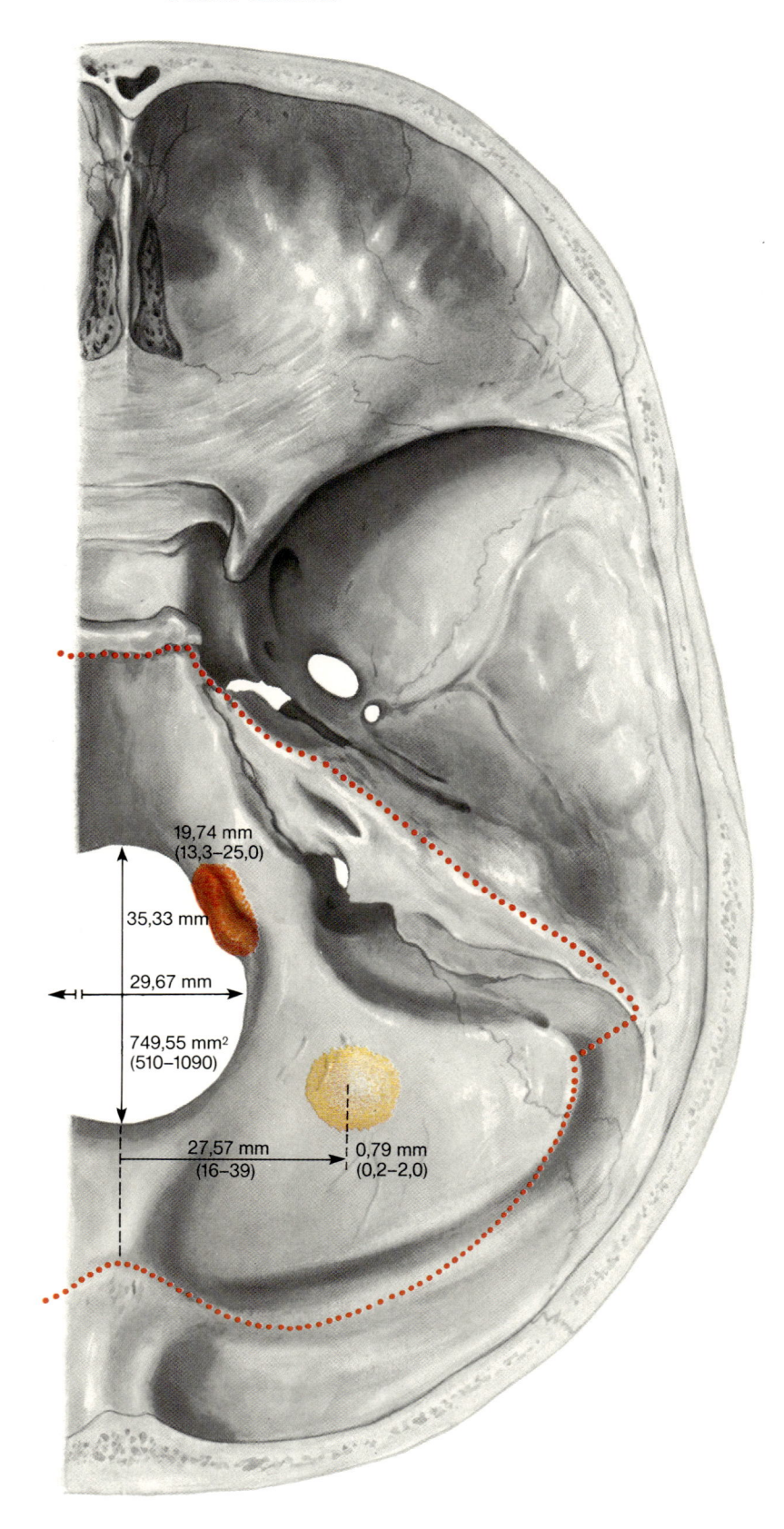

Abb. 72. Fossa cranialis posterior, dicke (rot) und dünne (orange) Bodenzonen
Paramediane Abstände in mm, Dickenwerte in mm. Foramen magnum, Maße

Jugum (cerebellare) terminale

SCHWALBE (1902) wies auf ein Jugum in der Fossa cerebellaris hin, das in der Mitte zwischen oberem Rand der Crista occipitalis interna und lateralem Rand der Squama vom unteren Rand des Sulcus sinus transversi schräg nach unten und medialwärts absteigt, um von lateral auf den hinteren Rand des Sulcus sinus sigmoidei zu stoßen. Mit diesem und dem unteren Rand des Sinus transversus begrenzt es ein mit der Spitze medianwärts gerichtetes dreieckiges Feld. Das Jugum entspricht dem Sulcus horizontalis cerebelli, dessen mediale Strecke sich auf der Kleinhirnoberfläche, dessen laterale Hälfte sich auf der unteren Fläche befindet. Da der Sulcus horizontalis nach der üblichen Einteilung die Lappen der oberen von der unteren Kleinhirnfläche abgrenzt, wurde der Terminus Jugum terminale vorgeschlagen. Ausnahmsweise kann dieses Jugum schon dicht neben der Medianen sich vom Sulcus sinus transversi schräg nach unten abzweigen. In diesen Fällen zieht der Sulcus horizontalis in seinem größeren Teil an der unteren Fläche des Cerebellum.

Crista occipitalis interna

In den Nomina Anatomica 1977 sind eine Eminentia cruciformis und eine Crista occipitalis interna angegeben. HILLER (1903) wies darauf hin, daß die Crista occipitalis interna in der Regel angelegt ist und damit eine Eminentia cruciata besteht, jedoch nicht bis zum Hinterrand des Foramen magnum reicht. Zwischen unterem Ende der Crista und Foramen magnum findet sich das, von ihm so genannte, Planum triangulare cristae occipitalis (int.). Das Planum ist am häufigsten 7–8 mm lang und im unteren Gebiet 5–10 mm breit. HILLERS Angaben zufolge wurde von LOMBROSO (1871) erstmalig auf eine Vertiefung dieser Gegend hingewiesen, die er als Fossula occipitalis mediana und ALBRECHT (1884) als Fossula vermiana bezeichnete. Der Terminus Fossula vermiana ist schlecht, da von ALBRECHT nicht nachgewiesen wurde, daß innerhalb der Fossula Teile des Unterwurmes liegen oder der Sinus occipitalis in ihr verläuft. An einem Präparat von LOMBROSO bestand eine Fossula von 22 mm Höhe und 13 mm Breite. In der Grube lagen vorne Teile des Vermis, im unteren Spitzenbereich Teile der Tonsilla cerebelli. Eine regelhafte Beziehung zwischen Vermis inferior und Fossula besteht sicherlich nicht.
Eine Crista occipitalis interna konnte HILLER (1903) an 2120 Schädeln in 49,38% nachweisen.

Im unteren Abschnitt verstreicht in 34,6% die Crista und es entsteht ein gleichschenkeliges glattes Dreieck von 12–15 mm Höhe und ca. 10 mm Breite.
Eine *Fossula occipitalis mediana* von 1–2 mm Tiefe, welche sich in $2/3$ bis zum Foramen magnum, in $1/3$ bis etwa 5 mm hinter dem Hinterhauptsloch erstreckt, lag an seinem Untersuchungsgut in 11,51% vor. Ihr dorsaler Spitzenbereich liegt im Gebiet der Protuberantia occipitalis interna oder bis im Mittelbezirk der Crista occipitalis interna, welche sich dann in zwei Leisten am Randgebiet der Fossula aufgliedert.
Die Tiefe der Fossula beträgt wenn stark ausgebildet, 4–5 mm, einmal konnte er in ihr deutliche Impressiones digitatae nachweisen. Der Schädel ist im Bereich der Fossula sehr unterschiedlich dick.
Die Grube kann auch durch eine niedrige Leiste in einen rechten und linken Abschnitt zerlegt sein, selten durch eine quere Leiste in zwei übereinanderliegende Gruben untergliedert erscheinen.
Frühere Autoren diskutierten die Entstehung der Grube (Druck des Unterwurms, Fehlen des Ossiculum Kerckringii, Ausbildung von Sinus durae matris occipitalis).

Terrassierung der Basis cranii interna

Wählt man als Bezugspunkt für den Boden der Fossa cranialis anterior die Mitte zwischen dem Hinterrand der Lamina cribrosa ossis ethmoidalis und dem Vorderrand der Sulcus chiasmatis = Planum sphenoidale, dann liegt dieser Bodenabschnitt im Mittel 23,4 mm oberhalb der DH. Genau $2/3$ aller Meßwerte unseres Untersuchungsguts liegen zwischen 2,0 cm und 2,6 cm über der Deutschen Horizontalebene (= DH, FH).
Die Terrassierung der Basis cranii interna ist zwar beim Neugeborenen schon angedeutet, verstärkt sich aber bis zum 9. Lebensjahr erheblich, indem sich die Fossa cranialis posterior umwegig absenkt, der Boden der Fossa hypophysialis und das Planum sphenoidale aufsteigen, wobei dieses beim 9jährigen den durchschnittlichen Erwachsenenwert auch nicht annähernd erreicht.
Auch das Tuberculum sellae steigt von 13,2 mm beim Halbjährigen auf 16,4 mm beim 4jährigen und dann bis annähernd 19 mm beim 9jährigen an. An der Felsenbeinoberkante steht die Eminentia arcuata, wie vom Augenschein her seit langem bekannt, beim Kleinkind verhältnismäßig hoch (11,2 mm); sie sinkt dann relativ ab.

III. Ossa cranii

1. Os sphenoidale (Keilbein)

Das Keilbein bildet den zentralen Knochen der Schädelbasis und steht mit 14 anderen Schädelknochen in Verbindung (Abb. 73). Der annähernd würfelförmige Mittelteil wird als Corpus bezeichnet. Ein kleiner, flügelförmiger Fortsatz, die Ala minor, stellt den ursprünglichen Augenknochen dar und begrenzt dorsal oben die Augenhöhle und gehirnseitig die vordere Schädelgrube. Die Ala major, der große Keilbeinflügel, bildet den vorderen Teil des Bodens der mittleren Schädelgrube. Als *Processus pterygoidei* werden die von der Unterfläche des Keilbeins entspringenden Flügelfortsätze bezeichnet.

a) Corpus ossis sphenoidalis

Die zentrale Region des mit einer fliegenden Wespe vergleichbaren Knochens nimmt sein Körperteil ein. Er ist annähernd würfelförmig gestaltet, bei Erwachsenen in der Regel pneumatisiert.

Bis etwa zum 17. Lebensjahr ist er dorsal mit dem Hinterhauptbein durch die *Synchondrosis spheno-occipitalis* verbunden. Rostral synostosiert der Körper etwa im 15. Lebensjahr mit dem pneumatisierten Siebbein. Die Unterseite des Corpus ist vorne zum *Rostrum sphenoidale* umgestaltet, welches der Verbindung mit den Alae vomeris dient. Dorsal davon bildet das Keilbein den vorderen Abschnitt der knöchernen Pharynxdachregion. Die dem Gehirn zugewendete Seite des Keilbeinkörpers springt, als *Sella turcica* aufragend, zwischen die beiden mittleren Schädelgruben vor. Ihr Zentrum

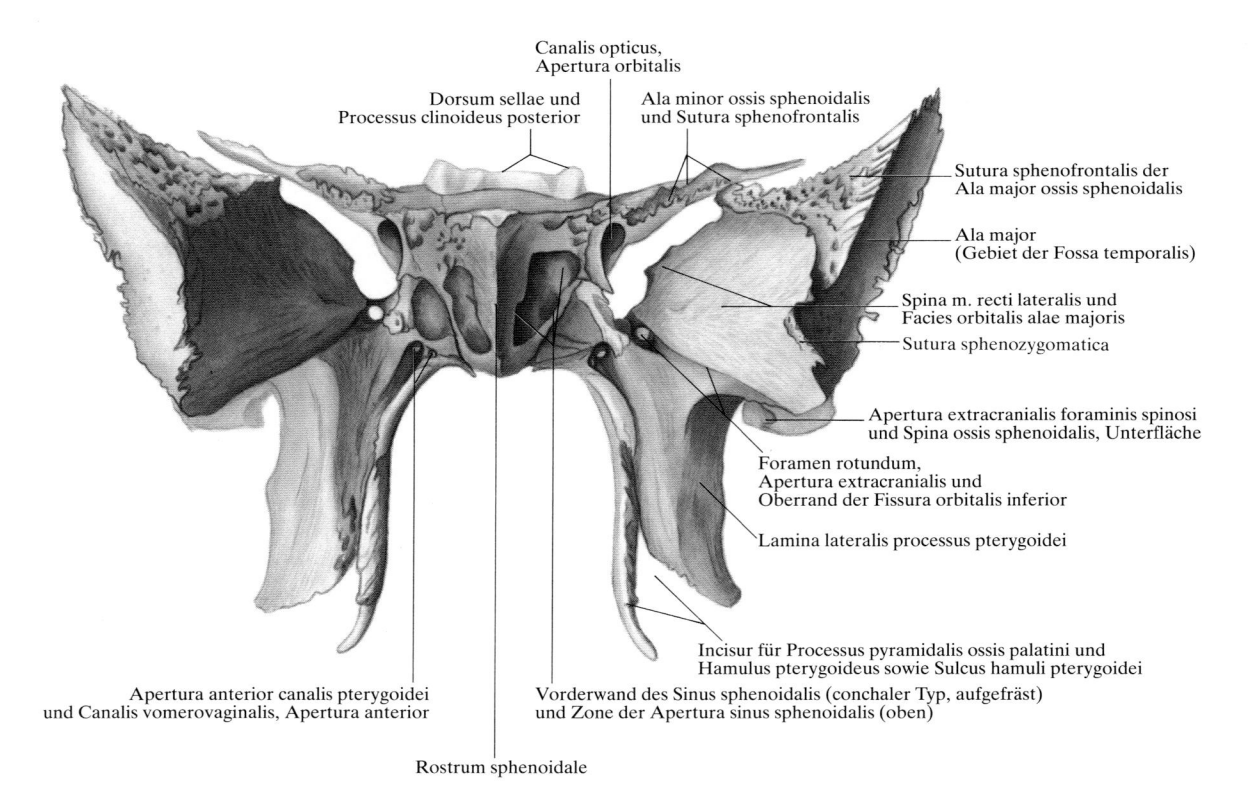

Abb. 73. Os sphenoidale von rostral
(aus dem Schädel eines jugendlichen Erwachsenen)

ist in etwa 50% (LANG 1976) durch eine flache, querovale Delle gekennzeichnet, die als *Fossa hypophysialis* die Hypophyse aufnimmt. Ihren vorderen Rand bildet ein querer Knochenwulst: *Tuberculum sellae*. Als Sellalehne setzt eine dünne, unterschiedlich gestaltete Knochenlamelle die Richtung des Clivus fort: *Dorsum sellae*. An seiner Vorderseite findet sich oft eine kleinere, mehr rundliche Eindellung für die Aufnahme des Hypophysenhinterlappens. Die oberen Ecken des Dorsum sellae sind zu verschieden gestalteten Fortsätzen verdickt: *Processus clinoidei posteriores*. Auch das Tuberculum sellae kann bi- oder unilateral einen kleinen, nach außen gerichteten Knochenstachel tragen, der als Processus clinoideus medius bezeichnet wird. (Weiteres s. Teil B, S. 50ff.).

Der Processus clinoideus posterior inferior ist vom Processus clinoideus posterior unserer Nomenklatur durch einen kleinen Ausschnitt abgegrenzt. Unterhalb und lateral des Processus clinoideus posterior inferior ist ein Processus petrosus medius durch den Sulcus sinus petrosi inferioris abgegrenzt und dieser vom Processus petrosus anterior durch den aufsteigenden Teil des Sulcus caroticus. Der Processus clinoideus posterior inferior begrenzt den Verlauf des N. abducens und kommt in mehr als einem Drittel der Fälle, häufiger bi- als unilateral vor. Gelegentlich ist er doppelzackig ausgebildet, wobei die Zacken bald über-, bald nebeneinander liegen. Er sitzt am unteren Ende oder unterhalb der Mitte des Seitenrandes der Sattellehne, knapp über und am Sulcus sinus petrosi inferioris, und ist nach seitlich und dorsal, gelegentlich auch nach unten orientiert.

Als Sulcus prechiasmatis wird eine transversale, gelegentlich nach hinten durchgebogene Querfurche vor dem Tuberculum sellae bezeichnet, welche zu den Canales optici der kleinen Keilbeinflügel führt. Sein Vorderrand ragt gelegentlich als Limbus sphenoidalis etwas vor. Dadurch erfolgt eine Abgrenzung des Sulcus prechiasmatis gegen das Planum sphenoidale, welches auf einer, im Mittel 14,19 mm langen, Strecke den medianen Abschnitt des Bodens der vorderen Schädelgrube aufbaut. Sein Vorderrand ist meist mit der Lamina cribrosa ossis ethmoidalis verknüpft. In 3% schieben sich schmale Fortsätze der Pars orbitalis des Stirnbeins zwischen Keil- und Siebbeine ein. Ein Mittelabschnitt springt häufig als Spina ethmoidalis etwas weiter vor als seitliche Bezirke.

Die Seitenflächen des Türkensattels bilden die medialen Knochenwände des Sinus cavernosus. Die rechte Seitenwand ist signifikant steiler eingestellt als die linke (LANG u. TISCH-ROTTENSTEINER 1977). Von hinten unten, nach vorne leicht ansteigend, sind die Seitenflächen des Keilbeinkörpers oft von einem etwa 6 mm breiten *Sulcus caroticus* für die gleichnamige Arterie eingedellt. Bezüglich der Eindrücke der A. carotis interna in dorsalen Abschnitten läßt sich sagen, daß diese linksseitig stärker ausgeformt sind als rechts. In vorderen Abschnitten, also im Bereich des Processus clinoideus anterior, waren sie in 53,22% nachweisbar.

In dorsalen Abschnitten wird der Sulcus seitlich durch eine dünne Knochenlamelle, *Lingula sphenoidalis*, zu einem Halb-

gerundeter Übergang 27%   scharfrandiger Übergang 24,5%

stumpfer Winkel insgesamt 51,5%

abgerundetes Tuberculum sellae 20,5%   kantenförmiges Tuberculum sellae 15,5%

spitzwinkeliger Übergang (nie kleiner als 80°) 4,5%   flacher Übergang 1%

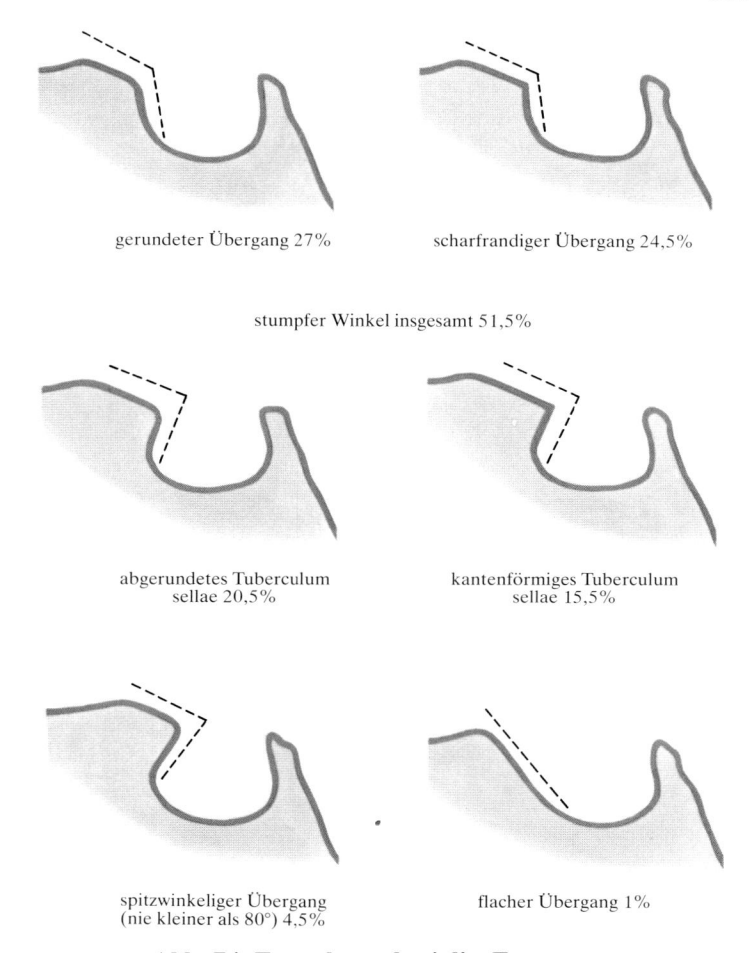

Abb. 74. Fossa hypophysialis, Formtypen
Nach BRUNETON u.Mitarb. (1979). Durchzeichnungen am seitlichen Röntgenbild. Variationen der Vorderwand der Fossa hypophysialis

kanal vervollständigt. Die unterschiedlich ausgebildete Lingula überragt das Foramen lacerum verschieden weit. Sie kann sich bis zur Pyramidenspitze erstrecken und dann den Sulcus caroticus zum Knochenring seitlich der A. carotis interna schließen.

b) Sella turcica

Nach vorne zu wird die Sella turcica (Abb. 74) gewöhnlich von einem queren First, Tuberculum sellae, begrenzt, der seitlich gelegentlich zu Processus clinoidei medii ausgezipfelt ist. Vor diesem Querfirst befindet sich die transversale Rinne: Sulcus prechiasmatis, die niemals das Chiasma opticum aufnimmt.

Verwachsungen zwischen Processus clinoidei anteriores und posteriores werden als Sellabrücken bezeichnet (s. Band I/1, Teil B).

Nach KADANOFF (1939) ist die Sella turcica zwischen Tuberculum sellae und Mittelpunkt des Oberrandes des Dorsum sellae im Mittel 10,76 mm (7,0–14,9 mm) lang. Die Breite der Sella beträgt, seinen Befunden zufolge, im Mittel 12,53 mm (8,5–16,5 mm), die Tiefe 8,46 mm (5,8–12,5 mm). Der Längen-Breiten-Index der Sella beträgt im Mittel 116,4% (67,2–194,1%), der Längen-Tiefen-Index 78,6% (48,3–128,6%). Der Breiten-Tiefen-Index hat ein Mittel von 67,5% (44,1–98,9%). Den Angaben KADANOFFS zufolge besitzt die Sella turcica eine Kapazität von im Mittel 0,89 cm^3 (0,53–1,67 cm^3).

Nach KADANOFF (1939) besteht eine Korrelation zwischen Schädellänge und Sellalänge, jedoch keine Korrelation von Schädelbreite und Schädelhöhe mit Sellabreite bzw. -tiefe. (Weiteres s. Band I/1, Teil B.)

Flächenprofil

HAAS (1954) bestimmte am seitlichen Röntgenbild das Sellaflächenprofil. An der mittleren Kontur des Dorsum sellae, oben durch eine gedachte Verbindungslinie vom Tuberculum sellae zum höchsten Punkt des Dorsum, vorne die Sella umzeichnend, kommt BECKER (1960) zu ähnlichen Werten wie HAAS (1954). Demnach beträgt der Flächenwert des medianen Sellaprofils bei Mädchen und Knaben (Geschlechtsunterschiede konnten nicht festgestellt werden) von 3–5 Jahren 52,5 mm^2 (51,0–75,0 mm^2), bei 6–8jährigen 62,3 mm^2 (47,0–77,0 mm^2), bei 9–11jährigen 68,5 mm^2 (47,9–85,1 mm^2), bei 12–14jährigen 68,0 mm^2 (45,0–91,0 mm^2), bei 15–17jährigen 79,6 mm^2 (53,0–105,7 mm^2) und bei 18–20jährigen 84,0 mm^2 (58,1–109,9 mm^2). Die Schwankungsbreiten liegen zwischen ±14,7 mm^2 und ±26,1 mm^2. Nach BERGERHOFF (1953) und BECKER (1960) liegt demnach in gewissen Grenzen ein schubweises Größerwerden des Sellaprofils von der Geburt bis zum Ende der Pubertät vor. Bis zum 15. Lebensjahr besteht eine mehr rundliche Form, jenseits davon ist das Längenwachstum der Sella die vorherrschende Wachstumsrichtung (der Filmfokusabstand betrug bei den Messungen von BEKKER 100 cm).

Formtypen im seitlichen Röntgenbild

BRUNETON u.Mitarb. (1979) untersuchten röntgenologisch und tomographisch die Sella turcica bei 152 Frauen und 48 Männern zwischen 20 und 43 Jahren. Sie stellten fest, daß in 68% das Planum sphenoidale eben ausgebildet ist (s. Abb. 74). (Weiteres s. Teil B.)

Tuberculum sellae

Nach BRUNETON u.Mitarb. (1979) stellt sich das Tuberculum sellae im seitlichen Röntgenbild in 51,5% stumpfwinklig, in 36% rechtwinklig und in 4,5% spitzwinklig dar. In etwa 1% konnte es nicht nachgewiesen werden. Insgesamt konnten stumpfwinklige Tubercula mit gerundeter Übergangszone in 27%, stumpfwinklige Tubercula mit scharfer Kante in 24,5%, rechtwinklige Tubercula mit gerundeten Ecken in 20,5%, rechtwinklige Tubercula mit scharfem Übergang in die Fossa hypophysialis in 15,5% und scharfe Winkelung dieser Gegend (niemals weniger als 80°) in 4,5% nachgewiesen werden.

Ärztliche Bedeutung

Bei Kraniopharyngeomen von Kindern finden sich häufig Abnormitäten der präsellären Region. Bei Tumoren der hinteren Schädelgrube fehlen diese in der Regel. Bei Hydrozephalus mit vergrößertem Kopfumfang besteht eine direkte Relation zwischen Kopfumfang und Abflachung des Tuberculum sellae. Bei Gliomen des Nervus opticus kommen Fehlinterpretationen der Röntgenaufnahmen häufig vor.

Schrägeinstellung des Sellabodens

DUBOIS u.Mitarb. (1979) untersuchten die Schrägeinstellung des Sellabodens zum Boden der Fossae craniales mediae. In 74% lag der Sellaboden parallel zur Bodenregion beider mittlerer Schädelgruben, in 18% lag eine Schrägeinstellung von weniger als 5°, in 8% von mehr als 5° (bis zu 8°) vor.

Fossa hypophysialis

Seitlicher Winkel. Nach DUBOIS u.Mitarb. (1979) ist der seitliche Rand des Sellabodens in 97% schwach gerundet, in 3% scharf ausgebildet. Einmal bestand eine nach unten konvexe Übergangsregion mit einer Tiefe von 3 mm und in zwei anderen Fällen von 1,5 mm.

Ränder. Vergleicht man beide Ränder der Fossa hypophysialis miteinander, so zeigt sich, daß in 60% der linke Rand tiefer als der rechte steht. In 35% steht der rechte Rand tiefer und in etwa 4% stehen rechter und linker Rand gleich hoch. Die jeweils tiefsten Stellen der lateralen Sellabodenregion liegen links meist etwas weiter rostral als rechts, etwa gleichhöhig mit der tiefsten Zone der sog. Fossa hypophysialis (LANG u. TISCH-ROTTENSTEINER 1977).

Dorsum sellae

Ein symmetrisch entwickeltes Dorsum sellae (s. Abb. 74) konnten BRUNETON u.Mitarb. (1979) in annähernd 60% nachweisen. Eine Verdünnung der Mittelregion, die ein Foramen vortäuschte, lag in 87% vor, und zwar in 44,5% in der Mittelregion, in mittleren unteren Abschnitten in 19%, in oberen mittleren Bezirken in 10%, im obersten Abschnitt in 7% und im untersten in 3%. In 2,5% imponierte das Dorsum sellae in zwei Knochenabschnitte zerlegt, welche durch eine Lücke getrennt waren. Eine Pneumatisation glaubten die Autoren in 2% nachweisen zu können (Weiteres s. Teile B und C). Wir konnten nicht selten Rr. clivi der Karotikokavernosen Äste und Anastomosen zwischen dem Sinus intercavernosus posterior und dem Plexus basilaris durch Lücken im Dorsum sellae ziehend beobachten.

Crista dorsi und Dorsum elongatum

Die Crista dorsi stellt nach PSENNER (1951) eine kleine Knochenleiste an der Vorderfläche der Sattellehne dar, die dem verknöcherten vorderen Ende der Chorda dorsalis entsprechen soll. Ein Dorsum elongatum besteht dann, wenn den Processus clinoidei posteriores ein kappen- oder turmförmiger Knochenfortsatz aufsitzt. Dieser stellt nach KOELLIKER, zit. nach PSENNER (1951), den Rest einer embryonalen Bildung, und zwar eines Gehirnhäutestranges bzw. einer Duraplatte, dar, die von der Dorsumspitze gegen die Hirnbasis zieht. In der Regel werde diese Platte völlig rückgebildet. Bleibe sie bestehen, dann könne sie sekundär verknöchern.

Ärztliche Bedeutung

Bei Clivustumoren kommt es gelegentlich zur Hyperostose des Dorsum sellae sowie des Clivus. Röntgenologisch lassen sich häufig Verdichtungen der Clivusoberfläche sowie darunterliegender Knochenabschnitte nachweisen. Bei Clivuschordomen treten häufig Verdichtungen und noduläre Verkalkungen gemeinsam mit Knochenerosionen auf. Auch das Dorsum sellae sowie der Sellaboden werden manchmal destruiert.

Lingula sphenoidalis

Die Seitenwand des Canalis caroticus wird an der Apertura interna von der variabel ausgebildeten Lingula fortgesetzt (Abb. 75). Der Canalis caroticus kann bis zur Lingula, die dann die vordere, laterale Wand des Felsenbeinkanals bildet, reichen (an unserem Untersuchungsgut 4%). Meist ist die Lingula aber schwach, nadel- oder dornförmig entwickelt, so daß der seitliche Abschluß des Kanals durch das aus parallelen und longitudinalen Fasern bestehende Lig. sphenopetrosum inferius abgedeckt wird. In etwa $1/3$ ragt von der Pars petrosa ossis temporalis eine Knochenleiste der Lingula entgegen und kann mit dieser verwachsen, so daß eine Knochenbrücke entsteht.

Sulcus prechiasmatis

Nach VIRCHOW (1857) beschrieb SCHULTZ (1852) den Sulcus prechiasmatis genauer und schilderte dessen Bedeutung für das Chiasma in einer vielleicht etwas übertriebenen Weise. Die derzeit als Sulcus prechiasmatis bezeichnete Querdelle vor dem Tuberculum sellae läßt sich nach GÖLLNITZ (zit. bei BECKER 1960) bei retardierten Patienten röntgenologisch häufig nachweisen. Es handelt sich möglicherweise um ein Kennzeichen von stehengebliebener Entwicklung auf kindlicher Stufe. Der Hinterrand des Sulcus prechiasmatis ist das Tuberculum sellae. Der Vorderrand wird als Limbus sphenoidalis bezeichnet, vor dem sich das Planum sphenoidale nach vorne bis zum Os ethmoidale erstreckt.

BECKER (1960) untersuchte 181 Röntgenaufnahmen von Kindern und Jugendlichen zwischen 4 und 20 Jahren. Ein Sulcus prechiasmatis ist in 35,9% erkennbar. Während des 4. Lebensjahres ist er in etwa 80%, später sehr viel seltener nachweisbar. Er vermutet, daß die endgültige Rückbildung nach dem 17.–20. Lebensjahr erfolgt und weist auf die große Variabilität der Form des Sulcus hin. In einer Zusammenfassung der Befunde stellt er bei 4–5jährigen in 78,5%, bei 6–

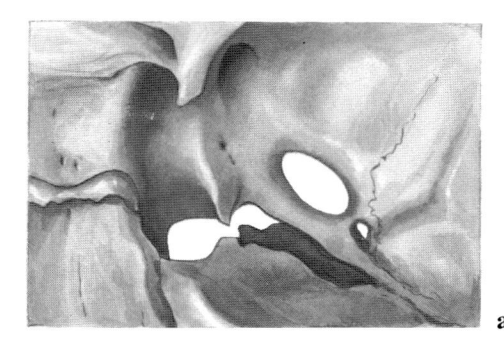

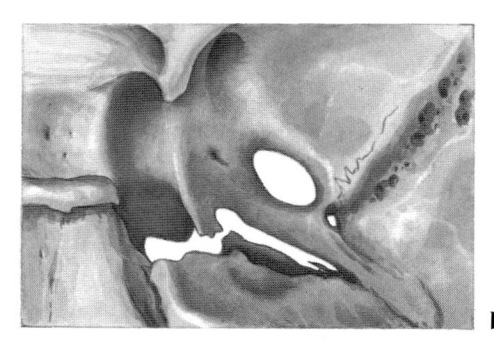

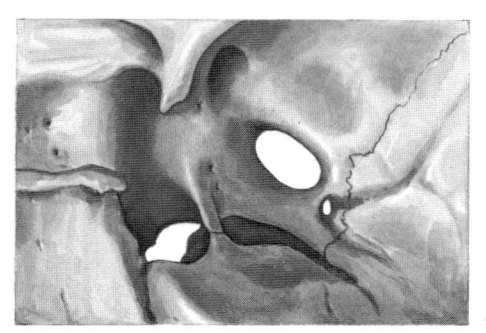

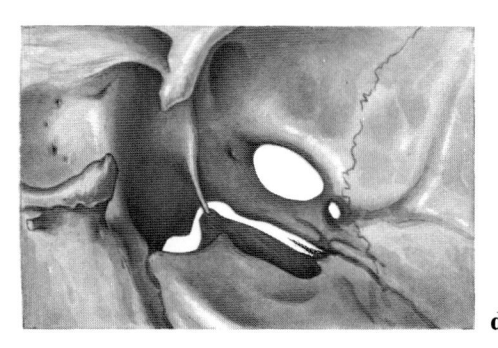

Abb. 75. Lingula sphenoidalis, Formtypen (nach RUTZ 1975) **a)** dornförmige Lingulae (Kinder 9,6%, Erwachsene rechts 26,0%, links 28,5%). **b)** lamellenförmige Lingulae (Kinder 37,6%, Erwachsene rechts 22,9%, links 21,6%). **c)** Lingula mit Pars petrosa in Kontakt oder Synostose (Kinder 4%, Erwachsene rechts 17,7%, links 18,3%). **d)** nadelförmige Lingulae sphenoidales (Kinder 0%, Erwachsene rechts 3,1%, links 4,1%). Leistenförmige Lingula wurden an Kinderschädeln in 48,8% aufgefunden (EIDEIN 1985)

8jährigen in 62,0%, bei 9–16jährigen in 26,0% und bei 17–20jährigen in 5,5% röntgenologisch den Sulcus prechiasmatis fest.

Größe und Form

Nach BECKER (1960) beträgt die Längsausdehnung des Sulcus im seitlichen Röntgenbild im Mittel 7,23 mm (4,0–13,0 mm). Häufungen treten bei seinem Untersuchungsgut bei 5,0–9,0 mm auf. Altersunterschiede sind nicht feststellbar. Der Sulcus prechiasmatis ist nach BRUNETON u. Mitarb. (1979) im Mittel 6,5 mm (2,0–10,0 mm) breit und in 98,5% horizontal eingestellt. Seine Kontur ist ihren Befunden zufolge in der Regel flach (68%), in 22,5% konkav und in 9,5% konvex ausgebildet. Der Abstand des Vorderrandes des Sulcus prechiasmatis vom Tuberculum sellae oder dessen Zone beträgt an unseren Schädelpräparaten bei Neugeborenen 6,14 mm, bei Erwachsenen 6,80 mm (Tabelle 3, S. 27).

Limbus sphenoidalis

Nach BRUNETON u. Mitarb. (1979) beträgt der mittlere Winkel zwischen Sulcus prechiasmatis und Planum sphenoidale 160° (130–180°); ein gerundeter Limbus sphenoidalis besteht in 57%, ein deutlich vorspringender in 20,5% und ein nicht identifizierbarer in 22,5%.

c) Sinus sphenoidalis

Die Entwicklung des Sinus sphenoidalis beginnt im 3. Fetalmonat und ist zur Zeit der Pubertät abgeschlossen. In die Vorderfläche des Corpus ossis sphenoidalis sprossen während des 2. Lebensjahres rechts und links der Medianen zwei Schleimhautknospen ein und vergrößern sich dann zu den Sinus sphenoidales. Sie fassen ein in der Regel schmales, meist schräggestelltes Septum sinuum sphenoidalium zwischen sich.

Septum

Nach BLUMENBACH (1786) ist der größte Teil des Mittelstücks des Keilbeins (die Processus clinoidei ausgenommen) durch die Sinus sphenoidales, die kleiner seien als die Stirnhöhlen, ausgehöhlt. Am häufigsten bestehe eine vertikale Scheidewand, die aber nicht, wie die zwischen den Stirnhöhlen, durchbrochen sei! Zuweilen seien sie durch mehrere Knochenblättchen in Zellen und Fächer abgeteilt. In anderen, weit selteneren Fällen, fehlten Septen.

Der Sinus sphenoidalis entwickelt sich zunächst in den präsphenoidalen Keilbeinabschnitt hinein und verbleibt in diesem bis etwa zur Pubertät (COPE, 1917). Während der Pubertätszeit entwickelt sich die Keilbeinhöhle weiter nach dorsal oder dorsolateral, wobei in der Grenzregion häufig partielle Septa oder Cristae bestehen bleiben. Außerdem wuchern hintere Cellulae ethmoidales in den präsphenoidalen, niemals in den postsphenoidalen Keilbeinabschnitt ein. Beim Erwachsenen reichen etwa die Hälfte der Sinus sphenoidales in den postsphenoidalen, zwischen $1/3$ und $1/4$ nur in den präsphenoidalen Anteil hinein, während in etwas mehr als $1/5$ der Fälle ein sog. Zwischentyp vorkommt (Weiteres s. Teil C).

Apertura sinus sphenoidalis

Die knöcherne Apertur des Sinus sphenoidalis liegt gewöhnlich im oberen medialen Viertel von dessen Vorderwand. Die Öffnung ist rundlich und hat mittlere Durchmesser von 5,03 mm. In $1/3$ ist sie oval gestaltet, mit Durchmessern von 4,2 mm bis 5,8 mm (DIXON, 1937). Der Abstand zum Nasenseptum schwankt zwischen 1 mm und 15 mm und beträgt im Mittel 4,92 mm. Der Abstand zur Lamina cribrosa schwankt zwischen 1 mm und 15 mm (Mittelwert 8,25 mm). Stecknadelkopfgroße Öffnungen fanden sich an unserem Untersuchungsgut (Messungen an der Schleimhaut) in weniger als 15%. Bei rundlichen Öffnungen über 1,0 mm Weite besteht in der Regel ein mittlerer Durchmesser von 2,43 mm, in 70% liegen rundliche Aperturen vor, deren Weite geringer als 3,5 mm mißt. Einige Male konnte die Öffnung nur mit einer dünnen Nadel sondiert werden. In 28% unseres Untersuchungsgutes ist die Öffnung oval gestaltet, der größere Durchmesser liegt in der Vertikalen. Einige Male verlief der größere Durchmesser nicht vertikal, sondern war nach medial und oben geneigt. Die Größe der ovalen Öffnungen schwankt zwischen 1 und 2 mm zu 2,5 und 7,5 mm. Zweimal lag ein schmaler, etwa 3 mm langer und vertikaler Spalt vor. An einem weiblichen Kopf konnte ein 2,5 mm langer transversal orientierter Spalt festgestellt werden.

Tabelle 13. Processus clinoideus anterior, Abstände der Spitze ($\bar{x}$ mm)
(LANG u. BRÜCKNER 1981)

Kinder	zur Mediansagittalen		beiderseitiger
	$\bar{x}$ links	$\bar{x}$ rechts	
Neugeborene	7,06 (n=4)	7,06 (n=4)	14,12
2+3 Monate	8,03 (n=6)	8,22 (n=6)	16,25
4–7 Monate	9,07 (n=6)	8,47 (n=6)	17,54
1 Jahr	10,35 (n=3)	10,25 (n=3)	20,60
2 Jahre	10,26 (n=6)	10,41 (n=6)	20,67
3 Jahre	10,72 (n=6)	10,84 (n=6)	21,56
4 Jahre	10,95 (n=5)	11,18 (n=5)	22,13
5 Jahre	11,18 (n=8)	11,31 (n=8)	22,49
6+7 Jahre	11,10 (n=4)	11,30 (n=4)	22,40
8 Jahre	11,17 (n=4)	11,30 (n=4)	22,47
9–11 Jahre	11,63 (n=5)	11,63 (n=5)	23,29
16–17 Jahre	11,85 (n=3)	12,02 (n=3)	23,87
Erwachsene	12,67	12,49	25,16
	n=39	n=43	
	s_x=1,328	s_x=1,556	
	Σd^2=67,054	Σd^2=101,68	
Minimum	10,4	10,1	
Maximum	16,0	16,0	

Signifikanz: 1,73990$^{li}_{re}$ (32 Paare)

t-Test: 0,00890$^{li}_{re}$

Kein signifikanter Rechts-links-Unterschied.

Canalis craniopharyngeus medianus

In weniger als 1% durchsetzt ein Kanal, vom Boden der Hypophysengrube ausgehend, das Corpus sphenoidale an die Schädelaußenseite. Er enthält Arterien, Venen, Bindegewebe und vielleicht Reste des Hypophysenganges. (Weiteres s. Band I/1, Teil B.)

Canalis craniopharyngeus lateralis

STERNBERG (1890/91) beschrieb den Canalis craniopharyngeus lateralis. Seinen Befunden zufolge geht er vom medialen Winkel der Fissura orbitalis superior, unmittelbar am Ansatz der äußeren und unteren Wurzel der Ala minor, aus. Der Kanal verläuft nach seiner verhältnismäßig weiten Eingangsöffnung schief nach innen und hinten, mündet in die Furche unter dem Processus vaginalis, an der Pharynxregion, aus. Er enthält beim Neugeborenen Bindegewebe und wird vom knorpeligen vorderen Keilbeinkörperabschnitt sowie vom hinteren Keilbeinkörperabschnitt, insbesondere dessen seitlichen Anteilen, sowie vom großen Keilbeinflügel begrenzt. An den vorderen Teil der Kanalbucht legen sich die Anlage des Sinus sphenoidalis sowie die teils knorpelige, teils knöchern entwickelte Concha sphenoidalis an. Häufig wird die Vorderwand des Kanals gegen Ende des 2. Lebensjahres knöchern durchgebaut, im 3.–4. Lebensjahr besteht ein knöchern umwandeter Kanal, an unserem Schädelmaterial bis zum 9. Lebensjahr in 98%, bei 9–17jährigen in 33%. STERNBERG war der Meinung, daß, wenn nur der präsphenoidale Anteil vom Sinus sphenoidalis pneumatisiert wird, der Canalis craniopharyngeus lateralis erhalten bleibt (1% an Schädeln Erwachsener). In der Regel erweitert sich die Keilbeinhöhle im 6.–8. Lebensjahr stärker nach lateral. Der Kanal schließt sich zunächst in der Mittelregion, und sein oberer Teil verläuft mehr sagittal von vorne nach hinten. TOLDT (1905) wies darauf hin, daß vom Kanalgebiet dann eine niedrige Leiste oder vorragende Platte, in deren vorderem Rande der Kanal verläuft, bestehen bleibt. STERNBERG gibt an, daß der Kanal in dieser Weise bei 4% der Erwachsenen für eine dünne Borste durchgängig ist, welche vom Sinus sphenoidalis aus durch die dünne Wand, die ihn vom Antrum sphenoidale trennt, durchschimmert. Bei weitergehender Pneumatisation gelangt die Borste aus der oberen Eingangsöffnung direkt in die Keilbeinhöhle, an deren Seitenwand vom Kanal noch eine Rinne verbleibt, welche sich unten wieder zu einem vollständigen Röhrchen schließt, das in den Canalis basipharyngeus ausmündet.

d) Ala minor

Der kleine Keilbeinflügel stellt vergleichend anatomisch den Augenknochen schlechthin dar. Er wird regelmäßig vom N. opticus und der A. ophthalmica innerhalb des Canalis opticus durchsetzt.
Die längere, obere Kanalwand geht vom Planum sphenoidale aus, die untere etwas seitlich des Tuberculum sellae in den Corpusteil des Os sphenoidale über. Der platte, spießförmige Knochenfortsatz des Keilbeins ist deshalb mit zwei Wurzeln am Corpus befestigt. Sein scharfer, nach vorne und lateral ausschwingender Hinterrand bildet meistens die Grenze des Bodenabschnitts der Basis cranii interna zwischen den Fossae craniales anterior et media: Crista alaris. Ihr mediales Ende bildet, sich abstumpfend, den Processus clinoideus anterior. Dessen Unterseite besitzt medial häufig eine Eindellung entsprechend dem Verlauf der A. carotis interna.

In lateralen Abschnitten begrenzt die Unterseite der Ala minor die Fissura orbitalis superior. Die Oberfläche des kleinen Keilbeinflügels beteiligt sich am Aufbau des Bodens der vorderen Schädelgrube in einem schmalen dorsalen Abschnitt. Ihre Unterseite bildet den hintersten Dachabschnitt der Orbita. Vorne verbindet sich der kleine Keilbeinflügel mit der Pars orbitalis ossis frontalis, lateral mit der Ala major ossis sphenoidalis, gelegentlich lateral auch mit dem Os parietale.

e) Ala major

Der große Keilbeinflügel bildet vordere und laterale Bodenflächen der Fossa cranialis media. Seine Seitenfläche beteiligt sich am knöchernen Aufbau der Fossa temporalis. Seine Unterfläche, die Facies sphenomaxillaris, bildet das Dach der Unterschläfengrube. Vorne und medial werden von der Facies orbitalis alae majoris rückwärtige Abschnitte der Orbitaseitenwand gebildet. Diese synostosieren vom 20. Lebensjahr an mit der Pars orbitalis ossis frontalis. Die Ala major ist in ihrem Ursprungsteil nahe des Corpus durchsetzt vom *Foramen (Canalis) rotundum*, das den N. maxillaris zur Fossa pterygopalatina leitet.

Ein etwa dreieckiger Fortsatz der Ala major erreicht dorsomedial die Pars petrosa ossis temporalis und dorsolateral die Squama ossis temporalis. Dieser Teil wird als *Spina ossis sphenoidalis* bezeichnet. Im Mittelbezirk der Spina liegt das Foramen ovale, durch welches der N. mandibularis und sein begleitender Venenplexus hindurchtreten. Die Längsachse der Öffnung ist meist schräg von vorne medial nach hinten lateral orientiert. Dahinter und seitlich liegt das Foramen spinosum, das in Wirklichkeit einen kurzen Kanal darstellt (s. Tabellen 14 u. 15).

Die Unterfläche der Spina ossis sphenoidalis bildet gemeinsam mit der Pars petrosa ossis temporalis eine Halbrinne, in welcher der knorpelige Tubenteil befestigt ist: der Sulcus tubae auditivae. Der Tubenknorpel geht fast unmittelbar in die Fibrocartilago basalis über, welche die Fissura sphenopetrosa (Foramen lacerum externum) erfüllt. Der sich seitlich anschließende konkave Hinterrand der Ala major ist in medialen Abschnitten mittels einer Sutura serrata, in lateralen über eine Sutura squamosa mit der Squama ossis temporalis verbunden. (Weiteres, insbesondere über die Schädelpforten, Foramen rotundum, ovale und spinosum, s. Fossa cranialis media, Band I/1, Teil B.)

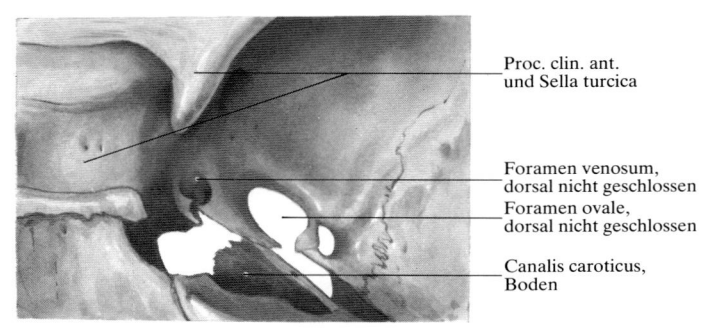

a) Foramen venosum und Foramen ovale, dorsal nicht geschlossen

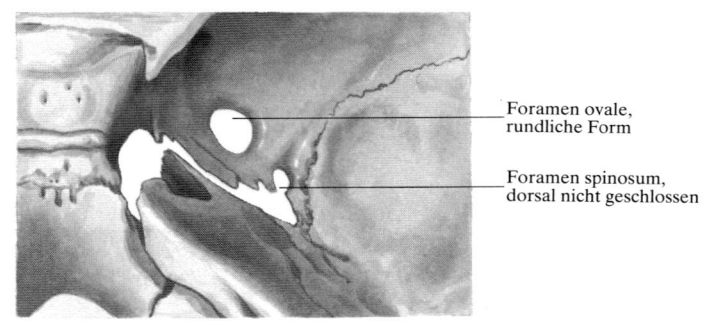

b) Foramen spinosum, dorsal nicht geschlossen (kindlicher Schädel)

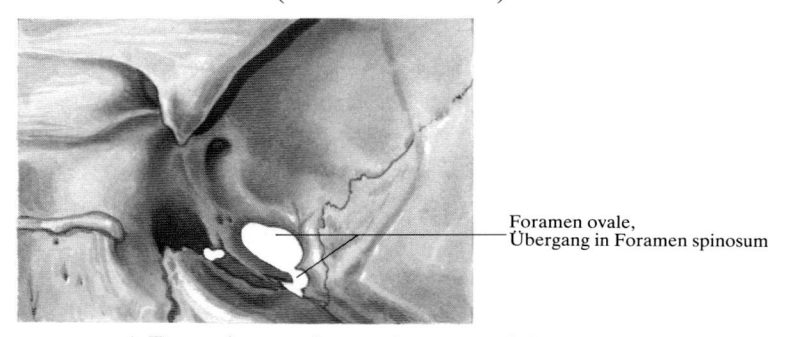

c) Foramina ovale et spinosum, nicht getrennt

Abb. 76

Basale Pforten

Canalis rotundus (Foramen rotundum)

Beim Neugeborenen ist der Canalis rotundus im Mittel 2,5 mm, bei 15–17jährigen 3,0 mm (2,0–4,0 mm) lang. Seine Breite vergrößert sich von 2,06 mm auf ca. 3,45 mm (2,10–5,20 mm) bei Erwachsenen, seine Höhe von 1,82 mm auf 2,73 mm (1,40–3,80 mm). Über die postnatalen Wachstumsvorgänge und Abstandsvergrößerungen zur Medianen und zur seitlichen Schädelwand s. LANG, (1981, Tabellen 50–53).

Foramen venosum (Vesalii)

Dorsal des Canalis rotundus findet sich in 49% rechts und in 36% links ein basales Emissarium, das als *Foramen venosum (Vesalii)* bezeichnet wird, durch das Venen austreten und ein kleiner Nerv in den Sinus cavernosus einzieht (LANG u. TISCH-ROTTENSTEINER, 1976). Bei Kindern kommt das Foramen venosum in etwa der gleichen Häufigkeit vor. (Weiteres s. LANG, 1981, Tabellen 54–56)

Foramen ovale

Beim Foramen ovale Erwachsener beträgt die mittlere Länge rechts 7,26 mm, die mittlere Breite 3,65 mm. Links wurden Werte von 7,15 mm und 3,77 mm ermittelt. Angaben von LINDBLOM (1936), der aufgrund röntgenologischer Untersuchung die Länge mit 8,5 mm und die Breite mit 5,0 mm angibt, konnten somit in direkter Messung nicht bestätigt werden. Auch für den Abstand des Foramen ovale vom Foramen rotundum, der von manchen Autoren mit 1 cm angegeben wird (OERTEL 1927; Graf SPEE 1896), fanden sich in direkter Messung Mittelwerte von 12,58 mm rechts und 12,12 mm links (Abb. 76). (Weiteres s. LANG 1981, Tabellen 57–59).

Canaliculus innominatus (ARNOLD)

Einige Millimeter hinter dem Foramen ovale und medial des Foramen spinosum kann der Canaliculus innominatus den N. petrosus minor durch den Schädel leiten. SONDHEIMER (1971) ist der Meinung, daß außer Fasern aus dem N. glossopharyngeus Filamente des N. facialis und preganglionäre parasympathische Fasern zum Ganglion oticum und zur Glandula parotis ziehen. Fehlt der Kanal, dann verläuft der Nerv durch das Foramen lacerum oder das Foramen ovale. Er weist darauf hin, daß der Canaliculus innominatus von ihm in ca. 20% bei 50 submentovertikalen Projektionen nachgewiesen werden konnte. An unserem Material konnte der Verlauf des Nervs durch diesen Kanal in 15,5% nachgewiesen werden (STROBL 1980).

Foramen spinosum
(Terminus eigentlich unrichtig, müßte „Foramen in spinae" heißen.)

Lage und Abstand. VIRCHOW (1857) wies darauf hin, daß das Foramen ovale und das Foramen spinosum zur Zeit der Geburt in der Regel noch nicht geschlossen sind (Abb. 76). Das meist rundliche Foramen spinosum liegt im dorsolateralen Zipfel der Ala major des Keilbeins hinter und etwas lateral des Foramen ovale. Seine Längsachse ist wie die des Foramen ovale schräg orientiert und zieht von dorsolateral nach rostromedial. (Lage und Größe s. LANG 1981, Tabellen 60–63). Durch das Foramen spinosum treten die A. meningea media und einige Rami durales aus dem N. mandibularis in den Schädel ein, die Vv. meningeae mediae benutzen diese Pforte mit. Die Begleitvenen des vorderen Astes der A. meningea media ziehen häufig in den Sinus sphenoparietalis, andere Abstrombahnen erreichen das Rete foraminis ovalis.

Fehlen. LINDBLOM (1936) konnte in 0,4% kein Foramen spinosum nachweisen. Da auch das Hauptgefäß für Dura und Schädelknochen der A. ophthalmica entstammen kann (s. Entwicklung der Hirnarterien), wurde angenommen, daß in

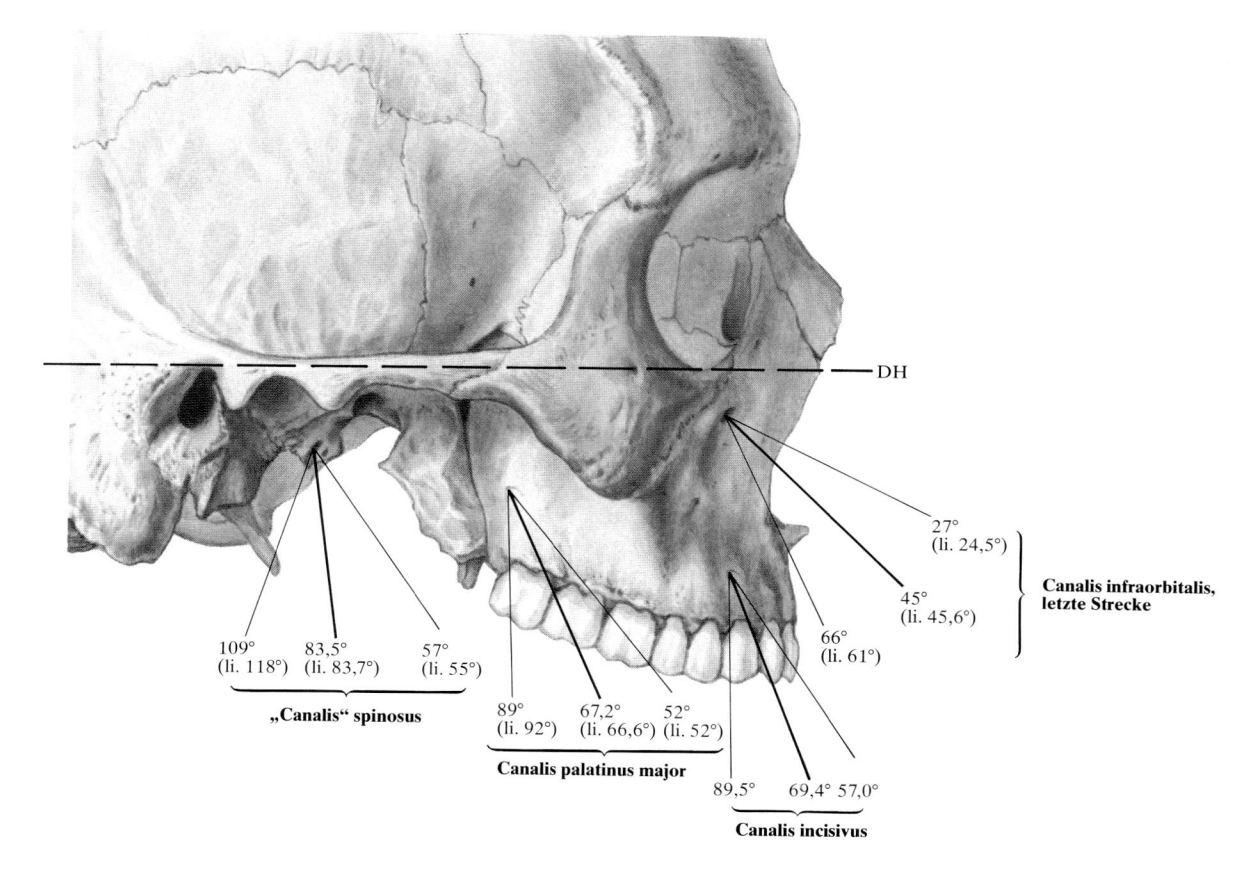

Abb. 77. Basale Schädelkanäle, Achswinkel mit der Deutschen Horizontalebene
Mittelwerte *dicke Linien* und Grenzwerte *dünne Linien* in Grad

diesen Fällen die A. meningea media aus der A. ophthalmica stammt.

Canalis spinosus

Die größte Länge des Kanals befindet sich an unserem Untersuchungsgut an dessen lateralem Umfang (mit einer Ausnahme). Links beträgt sie im Mittel 7,3 mm ± 1,7 (87 Werte), rechts 7,4 mm ± 2,6 (85 Werte). Extremwerte liegen links bei 13,0 bzw. 3,0 mm, rechts bei 15,0 bzw. 2,0 mm. Die geringste Länge des Kanals liegt medial vor und beträgt links im Mittel 5,5 mm ± 2,2 (79 Werte), rechts 5,6 mm ± 2,0 (72 Werte). Extrem ist der Kanal links maximal 10,0 mm und rechts 11,0 mm lang, minimal ist er auf beiden Seiten 2,0 mm lang. Die Diskrepanz zwischen lateraler und medialer Knochenwand läßt sich durch den bindegewebigen Verschluß des medialen Kanalteiles erklären.

Form. Bei 69,4% liegt beiderseits ein rundliches und etwa 2,5–3,5 mm weites Kanallumen vor. In 30,6% hat der Kanal ein ovales Lumen.

Breite an der engsten Stelle. Links ist der Kanal im Mittel 2,36 mm ± 0,42 breit (27 Werte), rechts 2,33 mm ± 0,30 (23 Werte). Extremwerte betragen links 3,1 mm bzw. 1,7 mm und rechts 2,9 mm bzw 1,9 mm.

Verlaufsrichtung (Abb. 77). Einen geraden Verlauf besitzen 66,7% der untersuchten 72 Kanäle. Bei 33,3% ist der Kanal nach lateral durchgebogen.

Tabelle 14. Canalis spinosus. Größte Länge
(HASSMANN 1975)

Alter	Links (18 Werte)		(Rechts (19 Werte)	
2 Jahre	4 mm	(3)	4 mm	(4)
4 Jahre	5,2 mm	(5)	5 mm	(5)
5 Jahre	5,2 mm	(4)	6,5 mm	(4)
6 Jahre	5 mm	(2)	5 mm	(2)
8 Jahre	6 mm	(2)	6 mm	(2)
9 Jahre	9 mm	(1)	9 mm	(1)
14 Jahre	8 mm	(1)	8 mm	(1)

Tabelle 15. Canalis spinosus. Geringste Länge
(HASSMANN 1975)

Alter	Links (13 Werte)		Rechts (13 Werte)	
2 Jahre	4 mm	(2)	3,5 mm	(2)
4 Jahre	3,5 mm	(2)	4 mm	(2)
5 Jahre	4,2 mm	(4)	4,8 mm	(4)
6 Jahre	3,5 mm	(2)	4 mm	(1)
8 Jahre	4,5 mm	(2)	4 mm	(2)
9 Jahre	–		5 mm	(1)
14 Jahre	6 mm	(1)	7 mm	(1)

Winkel zur Ohr-Augen-Ebene. An der linken Seite beträgt der nach vorne unten offene Winkel im Mittel 83,79° ± 11,24 (39 Werte), rechts 83,58° ± 10,32 (38 Werte). Der Maximalwert ist ein stumpfer Winkel, nämlich links 118° und rechts 109°, während der minimale Winkel links 55° und rechts 57° beträgt.

Aperturae intra- et extracraniales foraminis spinosi

Zur Öffnung des Kanals in die mittlere Schädelgrube ist an unserem Untersuchungsgut in 61,1% der laterale Rand der Öffnung durch eine Gefäßfurche ersetzt, der mediale Rand scharf begrenzt. Bei 38,9% ist die Öffnung des Kanals rundum gleichmäßig hoch.
An der Basis cranii externa ist die Kanalöffnung in 52,8% allseits gleichmäßig begrenzt. In 33,3% ist medial eine schmale, lateral eine breitere Knochenleiste entwickelt. Bei 11,1% liegt rechts und links eine verschiedenartige Begrenzung vor. An einem Schädel (2,8%) wurde medial eine breitere Knochenleiste gefunden als lateral (HASSMANN 1975).

Facies orbitalis

Die vierseitig begrenzte Facies orbitalis des großen Keilbeinflügels bildet den hinteren Abschnitt der lateralen Orbitawand und ist glattflächig ausgebildet. Ihr Oberrand verbindet sich vorne seitlich mit dem Os frontale. In medialen Teilen begrenzt er zugeschärft die Fissura orbitalis superior von unten. Unten geht er stumpfwinklig oder scharfkantig (Crista sphenomaxillaris) in die obere laterale Begrenzung der Fissura orbitalis inferior über. Ihre medialen Randbezirke sind dabei zur Crista infra-orbitalis aufgeworfen. Die größte Weite der Fissura orbitalis inferior findet sich in lateralen Abschnitten. Vorne grenzt die Facies orbitalis meist an das Os zygomaticum. (Weiteres s. Band I/1, Teil B.)

Spina m. recti lateralis

Für den lateralen Ursprungsteil des M. rectus lateralis springt aus medialen oberen Abschnitten der Facies orbitalis ein kleiner Knochenstachel vor.

Facies temporalis

Die Facies temporalis baut gemeinsam mit der Squama ossis temporalis den knöchernen Boden der Fossa temporalis in vorderen unteren Abschnitten auf. An der Basis cranii externa liegt eine sehr unterschiedliche Modellierung vor.

Crista infratemporalis

Als Crista infratemporalis wird eine scharfrandige, häufig gezackte Leiste bezeichnet, die den Übergang zwischen Facies temporalis (seitlich) und Facies maxillaris (vorne) bildet. Im vorderen Abschnitt besteht meist eine größere Zacke: Spina infratemporalis (ZENKER 1955) (Tuberculum sphenoidale, POIRIER u. CHARPY 1899; Tuberculum spinosum, Graf SPEE 1909).
Die Spina infratemporalis stellt eine dreiflächige Pyramide dar, in die meist drei Knochenleisten einziehen: von dorsal die Crista infratemporalis, von medial die Crista sphenoma-

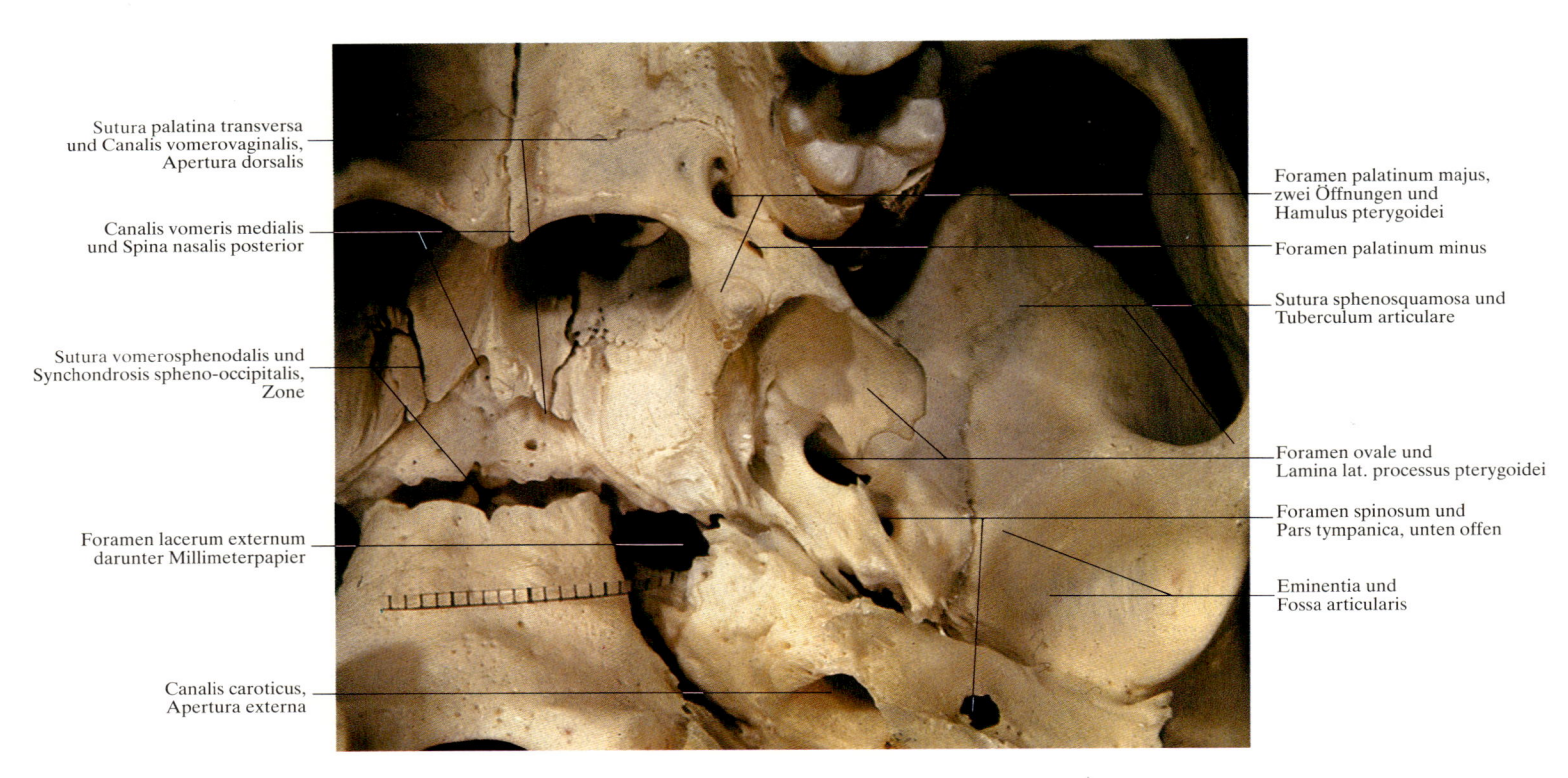

Abb. 78. Basis cranii externa eines 5-Jährigen

xillaris, welche die Facies infratemporalis und die Facies sphenomaxillaris des Keilbeins voneinander abtrennt, sowie (seltener) die von DREXLER (1954) beschriebene Crista temporalis des großen Keilbeinflügels, die nach vorne oben verläuft. Diese Kante zieht, wenn gut entwickelt, unmittelbar hinter dem oberen Rand der Fissura orbitalis inferior zum Processus zygomaticus ossis frontalis. Zwischen ihr und der Knochenkante an der Fissura orbitalis inferior befindet sich fast regelmäßig eine tiefe Furche, die sich bis zur vorderen Öffnung des Canalis rotundus fortsetzen kann: Sulcus temporalis (ZENKER 1955).

Die Crista sphenomaxillaris steigt von dorsal nach rostral, etwas über die Ebene des Arcus zygomaticus an. Die unterschiedlich gestaltete Facies infratemporalis dient dem Caput infratemporale des M. pterygoideus lateralis als Ursprungsort und weist in medial-dorsalen Bezirken die unteren Öffnungen des Foramen ovale und des Foramen spinosum auf. Unmittelbar dorsal des Foramen spinosum kennzeichnet ein Knochenstachel die Region: *Spina angularis*. Dieser dornförmige Knochenstachel dient dem gelegentlich verknöcherten Lig. pterygospinosum als Anheftungszone.

f) Processus pterygoideus

Nach BLUMENBACH (1786) besteht eine Lamina pterygoidea lateralis = Processus pterygoideus major, die außen liegt, und ein Processus pterygoideus minor, der schmaler entwickelt, nach innen und nächst hinter den Gaumenbeinen plaziert ist, so daß er die Choanae mitaufbaut (Abb. 80). Der Processus pterygoideus ossis sphenoidalis geht von der Unterfläche der Ala major ab. Er besteht aus winkelig zusammengefügten Knochenplatten, einer breiteren und kürzeren *Lamina lateralis* und einer schmaleren, längeren *Lamina medialis,* welche in den nach lateral gekrümmten *Hamulus pterygoideus* ausläuft. Beide Laminae begrenzen die nach hinten offene *Fossa pterygoidea*, welche im untersten Teil vom *Processus pyramidalis* des Gaumenbeins vervollständigt wird. Der Processus pterygoideus dient Kaumuskeln und Teilen des M. tensor veli palatini als Ursprungsort und mit dem Hamulus pterygoideus als Sehnenumlenkstelle. Außerdem beteiligt er sich an der Umwandlung von Nerven- und Gefäßkanälchen.

Größe. (Abb. 79) Bei Neugeborenen und bis zu 2 Monate alten Kindern beträgt die Länge des stark nach vorne unten orientierten Processus pterygoideus zwischen kranialstem Punkt des Flügelfortsatzes (im Bereich der Fossa scaphoidea) und kaudalstem Punkt des Processus pyramidalis 15,33 mm (13,0–17,0 mm) an der rechten Seite, bei 2–4jährigen beträgt dieses Maß 23,29 mm (20,0–26,0 mm), bei Erwachsenen 32,82 mm (27,0–39,0 mm) (LANG u. HETTERICH, 1983). Insbesondere mit dem Wachstum des Sinus maxillaris und der Abwärtsverlagerung der Alveolarlinie des Oberkiefers um das 5. Lebensjahr kommt es zur steileren Einstellung des Flügelfortsatzes.

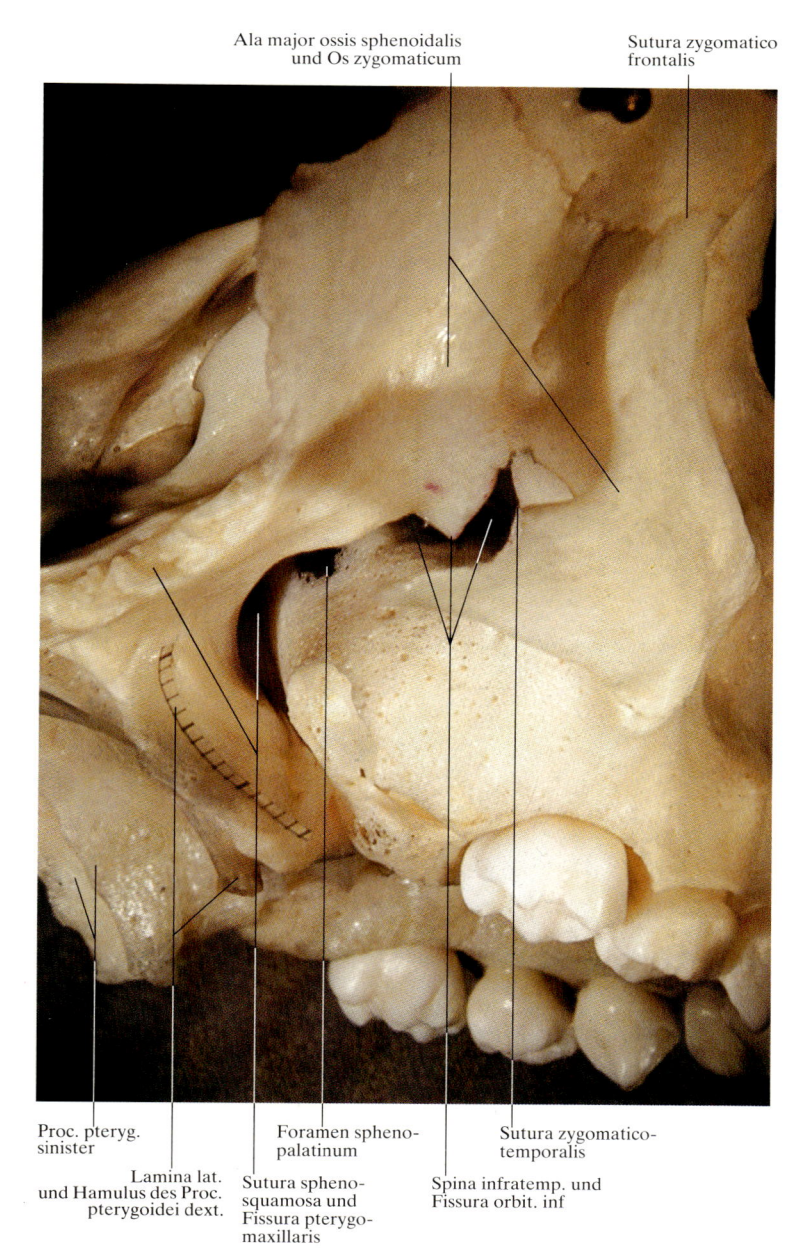

Abb. 79. Processus pterygoideus und Umgebung eines 6-Jährigen von seitlich und unten

Lamina medialis. Die Lamina medialis processus pterygoidei besitzt bei Neugeborenen nur eine anterior-posteriore Ausdehnung von 1,5 mm (0–2,0 mm), bei Erwachsenen beträgt der Mittelwert 6,78 mm (2,0–12,0 mm) (LANG u. HETTERICH, 1983). Von ihr geht unten der nach hinten und lateral gekrümmte und mit einer Gleitfurche versehene Hamulus pterygoidei ab.

Lamina lateralis. Die Lamina lateralis (Abb. 79) processus pterygoidei ist nicht in eine paramediane Sagittale eingestellt, sondern bildet mit dieser bei Neugeborenen nach hinten offene Winkel von 38,35° (27–48°). Diese Winkel betragen bei Erwachsenen rechts im Mittel 41,68° (30–54°), links 39,30° (30–51°). Eigenartigerweise ist der Seitenunterschied signifikant.

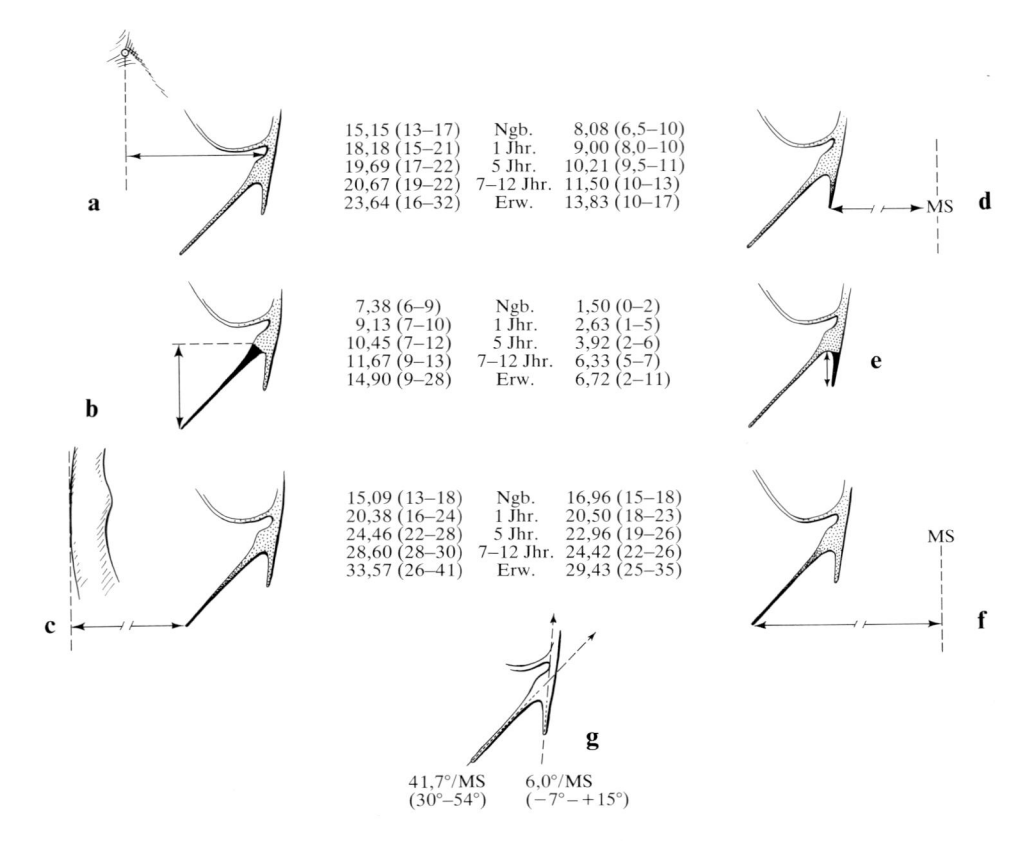

15,15 (13–17)	Ngb.	8,08 (6,5–10)
18,18 (15–21)	1 Jhr.	9,00 (8,0–10)
19,69 (17–22)	5 Jhr.	10,21 (9,5–11)
20,67 (19–22)	7–12 Jhr.	11,50 (10–13)
23,64 (16–32)	Erw.	13,83 (10–17)

7,38 (6–9)	Ngb.	1,50 (0–2)
9,13 (7–10)	1 Jhr.	2,63 (1–5)
10,45 (7–12)	5 Jhr.	3,92 (2–6)
11,67 (9–13)	7–12 Jhr.	6,33 (5–7)
14,90 (9–28)	Erw.	6,72 (2–11)

15,09 (13–18)	Ngb.	16,96 (15–18)
20,38 (16–24)	1 Jhr.	20,50 (18–23)
24,46 (22–28)	5 Jhr.	22,96 (19–26)
28,60 (28–30)	7–12 Jhr.	24,42 (22–26)
33,57 (26–41)	Erw.	29,43 (25–35)

41,7°/MS (30°–54°)   6,0°/MS (−7°–+15°)

Abb. 80. Processus pterygoideus
Abstände und Einstellung seiner Laminae (postnatale Veränderung) in mm und Grad (LANG u. HETTERICH 1983)
Abstände: **a)** Spina infratemporalis – mediale Wand der Fossa pterygopalatina, **b)** Lamina lateralis processus pterygoidei, postnatale Verlängerung in sagittaler Richtung. **c)** Arcus zygomaticus, Abstand zum hinteren Ende der Lamina lateralis. **d)** Lamina medialis processus pterygoidei, Abstand zur MS. **e)** Lamina medialis, postnatale Verlängerung. **f)** Lamina lateralis processus pterygoidei, Abstand zur MS. **g)** Lamina lateralis et medialis, Winkel zur MS

Der größte Abstand der Laminae laterales (beide Seiten zusammengefaßt) zur Mediansagittalen macht an unserem Untersuchungsgut bei Neugeborenen ca. 17,0 mm (15,0–18,0 mm) aus, bei 2–4jährigen ca. 22,45 mm (20,0–26,0) und bei Erwachsenen 29,3 mm (22,0–35,0 mm). Die Werte für die rechte Seite s. Abb. 80.

Lamina lateralis und Foramina

Die kürzere und breitere Lamina lateralis ist nach hinten und auswärts gewendet. Nach GROSSE (1893) geht die obere Zone der Lamina lateralis processus pterygoidei nicht allmählich in den großen Keilbeinflügel über, sondern hört mit einer kleinen, scharfen Spitze auf. Oberhalb davon befindet sich ein halbkreisförmiger Ausschnitt von wechselnder Größe. Dieser ist nicht rauh, sondern geglättet und scheint einen Nerv oder eine Arterie aufzunehmen: *Incisura Civinini*. Die unterhalb davon gelegene Spitze bezeichnet GROSSE als Spina Civinini. In der Regel geht der Einschnitt in die laterale Umgrenzung des Foramen ovale über.
Seltener kommt in der Mitte des Ausschnitts ein kleines Höckerchen vor: *Spina Civinini spuria*. Von der unteren Spitze des Ausschnitts, die zugleich den oberen Rand der Lamina lateralis processus pterygoidei darstellt, geht selten eine Knochenlamelle verschiedener Ausdehnung zur Spina angularis (Ala minor Ingrassiae) ab. Gelegentlich reicht diese nur bis zum vorderen Rand des Foramen spinosum. Auf diese Weise entsteht am oberen Rand der Lamina lateralis processus pterygoidei eine große unregelmäßige Öffnung, die von älteren Autoren als Foramen Civinini bezeichnet wurde. Durch mehrfache Lamellenbildung können zwei, gelegentlich auch drei Abteilungen entstehen. Die Hauptöffnung wurde zuerst von CIVININI (1837) als Foramen pterygospinosum beschrieben. GROSSE (1893) schlägt für die Lamelle den Namen Lamina pterygospinosa vor.
Von der Spina Civinini und der Lamina lateralis processus pterygoidei ziehen wechselnd starke Bindegewebefasern zur Spina angularis: *Lig. pterygospinosum*. An der äußeren Seite des Lig. pterygospinosum verlaufen nach CIVININI (1837) die A. meningea media und auch die Nn. lingualis et alveolaris inferior sowie die mediale Ausbiegung der A. maxillaris (bei medialer Lage zum M. pterygoideus lateralis). Andere Fasern erreichen den medialen Rand des Foramen ovale und die Spina Civinini spuria. Beide Fasermassen stellen eine Fortsetzung der Lamina pterygoidea lateralis nach oben zu dar: *Membrana pterygospinosa*. Von ihr entspringen Fasern des M. pterygoideus lateralis und des M. petrosalpingosta-

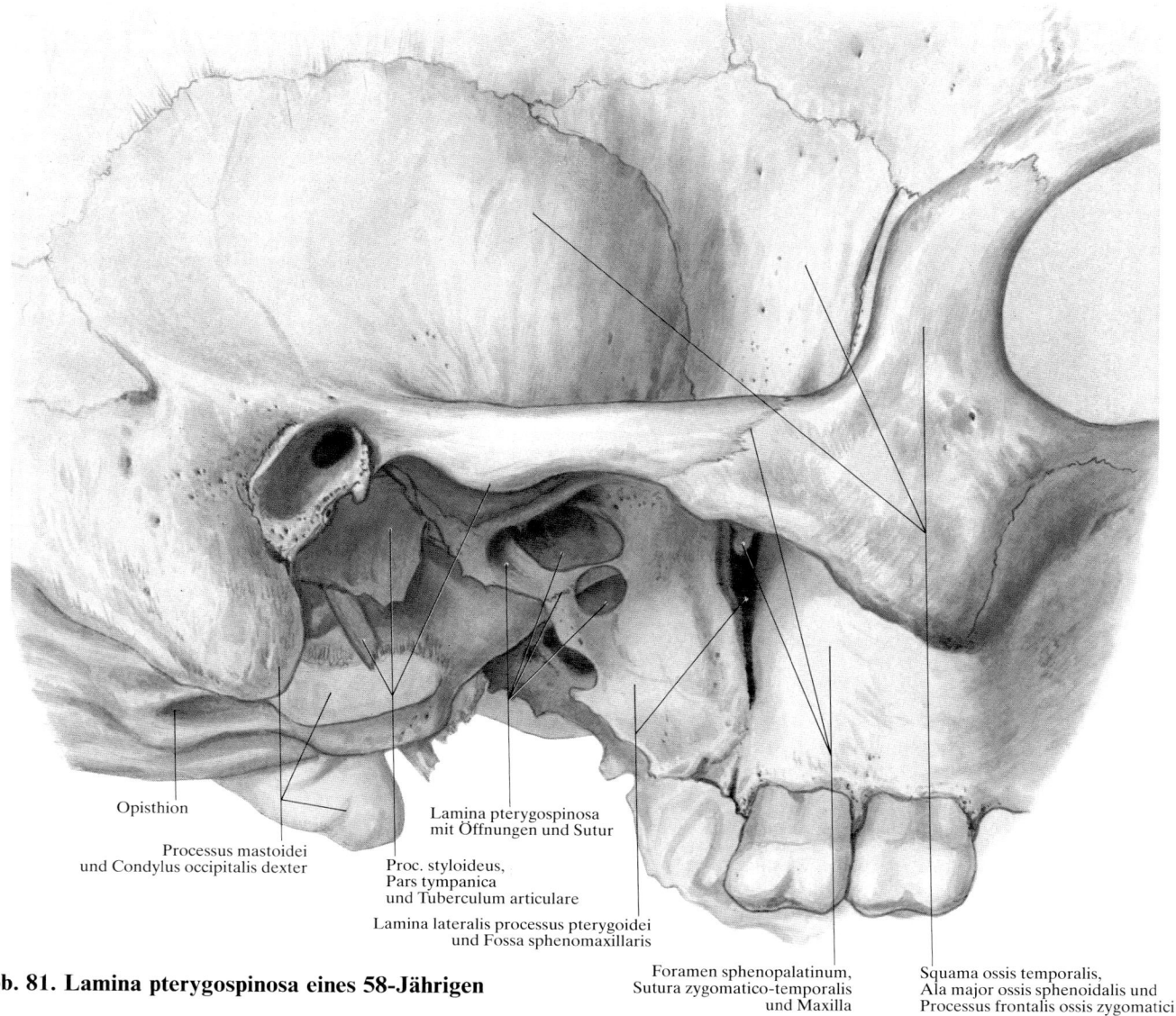

Opisthion
Processus mastoidei und Condylus occipitalis dexter
Lamina pterygospinosa mit Öffnungen und Sutur
Proc. styloideus, Pars tympanica und Tuberculum articulare
Lamina lateralis processus pterygoidei und Fossa sphenomaxillaris
Foramen sphenopalatinum, Sutura zygomatico-temporalis und Maxilla
Squama ossis temporalis, Ala major ossis sphenoidalis und Processus frontalis ossis zygomatici

Abb. 81. Lamina pterygospinosa eines 58-Jährigen

phylinus = M. tensor veli palatini. (Weiteres s. Teil C.) Außerdem trennt die Bandmasse die im Bereich des Foramen ovale ziehenden Nerven von der Tuba auditiva ab. Verknöchern Zonen teilweise oder ganz, dann entstehen Knochenspitzen oder Laminae und zwar eine an der Spina angularis, die andere an der Spina Civinini. Diese Variationen können z.B. beim Versuch einer thermokontrollierten Koagulation des Ganglion trigeminale diese verhindern (Weg zum Foramen ovale) oder zur Ablenkung der Nadel (durch das Foramen lacerum externum oder die Tuba auditiva) zur A. carotis interna führen!

Foramen pterygosphenoideum

Besteht eine Knochenbrücke von der Spina Civinini bis zum lateralen Rand des Foramen ovale, dann kommt ein Kanal zustande, dessen vordere Wand durch die Fläche der Ala major ossis sphenoidalis, dessen hintere durch die Lamina pterygospinosa und dessen obere durch das Foramen ovale gestellt sind. Die untere weite Öffnung ist dann das Foramen pterygosphenoideum (GROSSE 1893) (Abb. 81). Durch diesen Kanal verläuft der N. mandibularis.

Foramen crotaphiticum (von Krotaphos = griech. Schläfe)

Ist von der unteren Öffnung, Foramen pterygosphenoideum, der laterale Teil durch eine weitere Knochenbrücke abgetrennt, dann entsteht der Porus crotaphitico-buccinatorius (HYRTL 1862) = Foramen crotaphiticum. Nach GROSSE (1893) liegt dann meist an der vorderen Wand eine vom Foramen ovale in annähernd frontaler Richtung ziehende Furche, die der Aufnahme des N. temporalis profundus posterior (N. crotaphitico-buccinatorius, der N. buccalis wurde früher als N. buccinatorius bezeichnet), dient: Sulcus crotaphiticus.

In der Regel besteht eine bindegewebige Überbrückung des Sulcus crotaphiticus in der Nachbarschaft des Foramen ovale, welche den motorischen Teil des N. trigeminus vom sensiblen trennt, worauf HYRTL (1862) hingewiesen hat. GROSSE (1893) bezeichnete diese Fasern als Lig. pterygosphenoideum. Selten wird dieser Sulcus von einer Knochenlamelle überbrückt, so daß ein kurzer, elliptischer Kanal, Porus crotaphitico-buccinatorius, für den Nerv entsteht. Erst jenseits dieses Porus kann sich der Zweig in einen R. temporalis anterior und posterior teilen. Einmal ging auch ein R. massetericus durch den kurzen Kanal.

GROSSE (1893) fand unter 600 Schädeln 14 mit einem völlig vom Knochen begrenzten Foramen Civinini, Andeutungen an 60 Schädeln. Ein Foramen crotaphiticum war achtmal, davon dreimal beiderseits völlig knöchern begrenzt, auffindbar. In 42 Fällen war es durch ein oder zwei Knochenspitzen angedeutet. An anderem Untersuchungsgut war ein Foramen Civinini in 3% gut ausgebildet, in 20% angedeutet, ein Foramen crotaphiticum in 1,5% völlig durch Knochen begrenzt, in 5% durch 2 oder auch 1 deutliche Knochenspitze sichtbar. An allen Schädeln konnte ein mehr oder weniger deutlicher Sulcus crotaphiticus nachgewiesen werden.

GROSSE (1893) konnte an seinem Untersuchungsgut (Königsberg) kein völlig geschlossenes Foramen Civinini zusammen mit einem völlig ausgebildeten Foramen crotaphiticum an der gleichen Seite auffinden.

Von BRUNN (1891) fand unter 406 Schädeln 21mal ein geschlossenes Foramen pterygospinosum, darunter dreimal ein doppelseitiges, sehr viel häufiger den oben beschriebenen Kanal und die Rinne für Nn. temporales profundi (und den N. buccalis).

Lamina medialis processus pterygoidei

Aus dem nach hinten zugeschärften Rand der Lamina medialis springt relativ häufig der Processus tubalis oberhalb der Mitte dorsalwärts vor. Oberhalb des kleinen Knochenstachels findet sich eine leicht bogige, ventral-konvexe Eindellung für die Anlagerung der Cartilago tubae.

Eine starke Bindegewebeplatte zieht vom Knochenstachel, die laterale Tubenwand überbrückend, zur Spina angularis. Das Band hält die Tube an der Schädelbasis.

Die Lamina medialis ist an ihrer Innenseite zum Teil von der Lamina perpendicularis ossis palatini überlagert. Mit ihrem freibleibenden Abschnitt bildet diese die hintere laterale Wand der Choana (weiteres Teil C).

Fossa scaphoidea

Gegen die Schädelbasis zu weicht die Lamina medialis in 2 Knochenleisten auseinander, welche eine ovale, beim Erwachsenen 19(10–27) mm lange und 4,4(2,0–6,5) mm breite, seichte Grube zwischen sich fassen. Aus ihr entspringt der vordere Teil des M. tensor veli palatini (weiteres Teil C).

Hamulus pterygoideus

Die Lamina medialis läuft nach unten in den nach hinten und auswärts gekrümmten Hamulus pterygoideus aus. Seine Wurzel ist an ihrer Unter- und Vorderseite durch eine Schleiffurche der Sehne des M. tensor veli palatini geglättet: Sulcus hamuli pterygoidei. Von seiner Spitze entspringen einige Fäserchen des M. tensor veli palatini, andere Fasern des Muskels setzen an (weiteres s. Teil C).

Als *Incisura pterygoidea* wird ein dreieckiger Ausschnitt am unteren Rand des Flügelfortsatzes, in welchen der Processus pyramidalis ossis palatini hineinragt, bezeichnet (weiteres s. Teil C).

Canalis pterygoideus

Der N. canalis pterygoidei entsteht durch Vereinigung des N. petrosus major mit dem vorderen, unteren sympathischen Nervenast an der A. carotis interna. Er dringt dann von dorsal her in die hintere Öffnung des Canalis pterygoideus ein. Diese Öffnung liegt im Mittel 15,2 mm (12,0–19,2 mm) paramedian und ist 1,63 mm (0,7–2,5 mm) weit (LANG u. SCHREIBER 1982). Die vordere Öffnung des Canalis pterygoideus liegt im Mittel 12,3 mm (5,5–17,5 mm) paramedian, jene der Apertura anterior des Canalis rotundus ist 21,5 mm (16,0–27,0 mm) von der Medianen entfernt (LANG u. KELLER 1978). Betont sei, daß der Abstand des Ganglion pterygopalatinum zur Mediansagittalen im Mittel 18,6 mm (13,0–28,0 mm) beträgt (LANG u. KELLER 1978). In 44% verläuft der Canalis pterygoideus von hinten lateral nach vorne medial mit mittleren Winkeln von 14° (5–45°). Mit medialer Durchbiegung fanden wir den Kanal in 32% und genau parallel zur Mediansagittalen, wie dies in den meisten Lehr- und Handbüchern angegeben ist, in 24%. Der Canalis pterygoideus entsteht bekanntlich (Graf SPEE 1896) aus verschiedenen Bauteilen des Keilbeins, und zwar in der hinteren Hälfte vom lateralen Abschnitt des Basisphenoid, Processus alaris, dem Alisphenoid und dem Processus pterygoideus. Vorne umschließen die Unterfläche des Alisphenoid und der Pterygoidknochen den Kanal, der an unserem Untersuchungsgut in 34% nur durch eine dünne Knochenlamelle vom Sinus sphenoidalis abgegrenzt und in 18% deutlich als First an der Keilbeinhöhlenunterseite sichtbar ist. Der Canalis pterygoideus ist an unserem Untersuchungsgut im Mittel 16,2 mm (11,5–23,0 mm) lang (LANG u. KELLER 1978).

Canalis vomerovaginalis

Ein eigenartiger Befund ergab sich an unserem Untersuchungsgut zum Canalis vomerovaginalis, dessen obere Wand von der Unterfläche des Keilbeinkörpers und dessen untere aus dem Processus vaginalis processus pterygoidei gebildet wird. Auch der laterale Rand der Ala vomeris kann am Aufbau der Unterwand beteiligt sein. Der Canalis vomerovaginalis geht an unserem Untersuchungsgut in 60% unterschiedlich weit dorsal der Apertura anterior des Canalis pterygoideus von diesem ab, in 40% von der Fossa pterygopalatina medial der Apertura anterior, wie in den Lehrbüchern beschrieben. Er ist an unserem Untersuchungsgut im Mittel 7,01 mm (0–16,0 mm) lang und bildet mit dem Canalis pterygoideus mittlere Winkel von 52,68° (29–82°), bei Erwachsenen beträgt der Winkel des Canalis vomerovaginalis mit der Mediansagittalen (nach vorne offen) 48,67° (29–70°). Er enthält im Mittel 3 (1–6) Nervenfaszikel mit einer mittleren Dicke von 136 (55–370) µm und 2 (1–3) Arterien mit einem

Tabelle 16. **Wachstumszunahme des Schläfenbeins und seiner Anteile**
(DAHM 1970)

	Geburts-wert	Erwachsenen-wert	Zunahme in %
Länge des Os temporale	43,4 mm	87,1 mm	100,7
Höhe des Os temporale	38,1 mm	74,1 mm	91,9
Länge der Pars squamosa	33,9 mm	69,3 mm	104,0
Höhe der Pars squamosa	31,0 mm	58,6 mm	89,0
Länge des Proc. zygomat.	18,9 mm	41,8 mm	121,2
Länge der Pars petrosa	39,1 mm	63,6 mm	62,7
Höhe der Pars mastoidea	25,5 mm	52,2 mm	104,7
Länge der Pars mastoidea	15,8 mm	27,9 mm	76,6
Höhe des Proc. mastoideus	6,6 mm	22,2 mm	236,4

Tabelle 17. **Länge der Pars petrosa ossis temporalis**
(DAHM 1970)

Alter	Mittel-wert mm	s mm	oGrmS mm	uGrmS mm	oGr mm	uGr mm
Neugeborene	39,1	±1,16	39,9	38,3	40,6	37,8
3 Monate	40,0	1,34	41,5	39,2	42,2	38,7
6 Monate	43,0	0,94	43,6	41,9	43,8	41,6
12 Monate	49,5	2,39	51,3	46,1	52,6	44,8
2 Jahre	54,2	3,13	56,8	51,6	58,8	49,4
4 Jahre	56,7	2,77	59,5	54,5	61,0	53,1
6 Jahre	57,2	1,22	58,2	56,1	58,9	55,0
8 Jahre	59,0	0,86	59,6	57,9	60,0	57,9
9 Jahre	59,3	0,86	59,9	58,8	60,4	58,3
11 Jahre	61,3	1,97	62,7	59,9	62,7	59,9
Erwachsene	63,6	3,52	66,7	60,6	68,6	58,6

oGrmS = ober Grenze der mittleren Schwankungsbreite; uGrmS = untere Grenze der mittleren Schwankungsbreite; oGr = oberer Extremwert; uGr = unterer Extremwert.

mittleren Lumen von 381 (74–814) μm. Nach hinten zu weicht der Kanal mehr in die sagittale Richtung ab und bildet in diesem Abschnitt beim Erwachsenen rechts mittlere Winkel von 12,07° (2–25°), links von 14,6° (1–28°). Auch bei Neugeborenen und Jugendlichen liegen ähnliche Winkelungen vor (LANG u. KELLER 1978).

Canalis palatovaginalis

Der Canalis palatovaginalis wird oben begrenzt von der Unterfläche des Processus vaginalis, die eine Längsrinne aufweist und in vorderen Abschnitten durch den Processus sphenoidalis ossis palatini zu einem Kanal geschlossen wird. Die vordere Öffnung des Kanals liegt an der Hinterwand der Fossa pterygopalatina, die hintere durchzieht gelegentlich die Sutur zwischen dem Processus sphenoidalis der Lamina perpendicularis ossis palatini und den medialen oberen Auslauf der Lamina medialis processus pterygoidei. Durch den Kanal ziehen ein Ramus pharyngeus aus dem hinteren Teil des Ganglion pterygopalatinum und ein Zweig der A. maxillaris zur Schleimhaut der Pars nasalis pharyngis hinter dem Ostium pharyngeum tubae auditivae. Dieser Kanal bildet an unserem Untersuchungsgut bei Erwachsenen nach vorn offene Winkel mit der Medianebene von 31,29° (4–51°) an der rechten und 35,49° (14–57°) an der linken Seite. Die links größeren Winkel lassen sich in fast allen Altersstufen nachweisen.

Als *Canalis vomerobasilaris* wird ein medianes, unpaares Kanälchen zwischen den beiden auseinanderweichenden Alae vomeris und der Keilbeinunterfläche bezeichnet. In ihm liegen Bindegewebe und kleinere Venen, im dorsalen Abschnitt auch die Hypophysis pharyngis.

Fissura sphenomaxillaris

Vorne und oben schließt sich der vordere Teil des Processus pterygoideus nicht der Maxilla unmittelbar an, sondern bildet eine Spalte, die als Fissura sphenomaxillaris bezeichnet wird. Sie stellt die seitliche Grenze der Fossa pterygopalatina dar. In dieser befindet sich das Ganglion pterygopalatinum, die Endstrecke der A. maxillaris, Venen und Fettgewebe.

An unserem Untersuchungsgut ist die Fissura sphenomaxillaris im Mittel zwischen Spina infratemporalis und Beginn der Knochennaht zwischen Processus pterygoideus und Maxilla 19,87 mm (13,0–29,0 mm) lang, ihre größte Breite beträgt 5,66 mm (2,0–12,0 mm). Annähernd geradlinige Fissuren fanden sich an unserem Untersuchungsgut in 37,15%, wobei 16,43% verhältnismäßig schmal und 20,72% breit entwickelt waren. In 37,86% lag eine bogenförmige Fissur, in 24,99% eine abgewinkelte vor (FINK 1978). (Weiteres s. Bd. I/1 Teil C.)

2. Os temporale (Schläfenbein)

Dort, wo sich durch Grauwerden der Haare die Fuga temporis äußerlich zuerst zeigt, bildet das Schläfenbein die Seitenwand des Neurocranium. Innerhalb des Knochens liegen das akustische, das statische und das kinetische Sinnesorgan, der Schalleitungsapparat sowie Gefäß- und Nervenkanäle (Abb. 82).

An seiner Außenfläche ist der Knochen von Muskeln und Gefäßen modelliert, bildet die Pfanne des Kiefergelenks und entsendet nach vorne den Processus zygomaticus, der den größten Teil des Jochbogens aufbaut. Durch diesen werden Kaudruckkräfte von vorne her übermittelt, die auf Basis und Dach des Schädels fortgeleitet werden. Auch der Aufhängeapparat des Zungenbeins findet am Schläfenbein seine Verankerung.

Wachstumszunahme der einzelnen Teile (Abb. 83)

Besonders eindringlich stellen sich die Wachstumstendenzen bei einem Vergleich des Schläfenbeins Neugeborener und Erwachsener dar. (Tabelle 16).

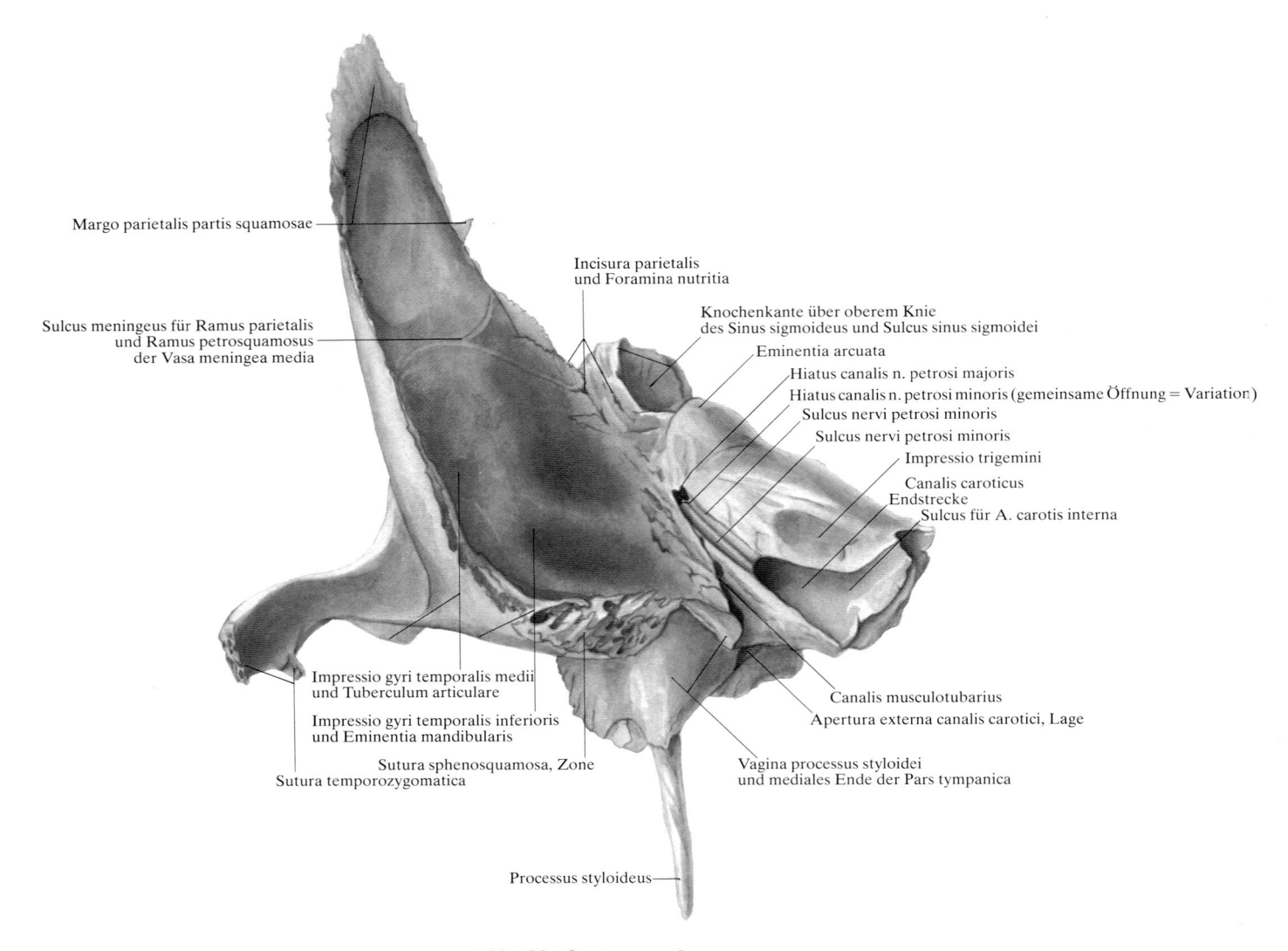

Abb. 82. Os temporale
Ansicht von vorne und etwas medial

a) Pars petrosa

Länge

Die Länge der Pars petrosa vom Apex entlang dem Margo superior bis zur Sutura petromastoidea (Zone) beträgt bei Erwachsenen an unserem Material 63,6 (58,6–68,6) mm. Die Längenentwicklung erfolgt während der ersten beiden Lebensjahre besonders rasch (Längenzunahme 36%). Ab dem 3. Lebensjahr liegt ein gleichmäßiges, weit weniger starkes Wachstum ohne besonders auffallende Wachstumsschübe vor (s. Tabelle 17).

Winkel (Tabellen 18 u. 19)

Bestimmt wurden an unserem Untersuchungsgut:
1. Die Drehung um eine sagittale Achse: die Ausgangsstellung für diese Drehung findet sich bei allen Kindern während des 1. Lebensjahres und besteht darin, daß die Pyramidenkante von lateral nach medial abwärts verläuft. Während

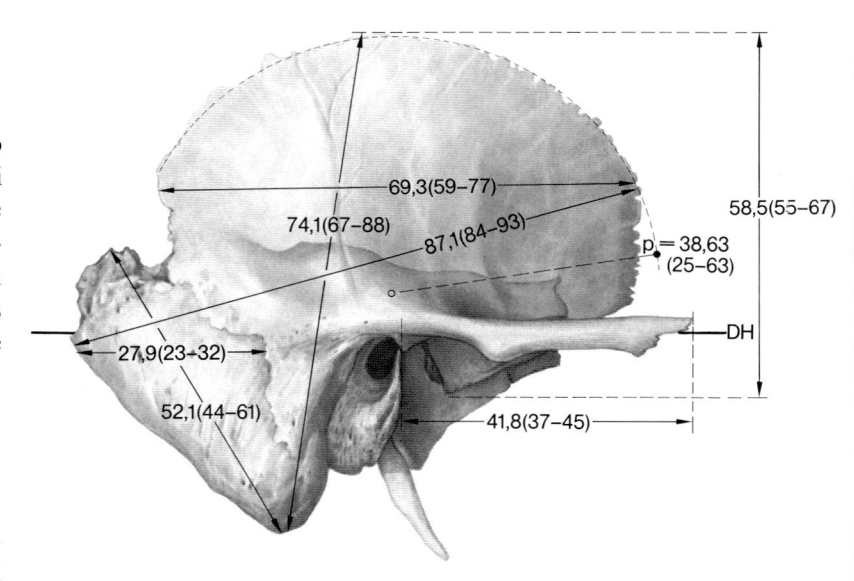

Abb. 83. Os temporale
Maße an der Seitenfläche (nach Dahm 1970)

Tabelle 18. **Winkel zwischen Facies posterior partis petrosae und der DH**
(DAHM 1970)

Alter	Mittelwert Grad	s Grad	Alter	Mittelwert Grad	s Grad
Neugeborene	60,0	±0,00	6 Jahre	70,9	2,90
3 Monate	63,5	4,64	8 Jahre	72,8	5,88
6 Monate	64,2	8,26	9 Jahre	76,3	4,95
12 Monate	66,0	3,80	11 Jahre	78,0	0,00
2 Jahre	67,8	4,62	Erwachsene	79,2	4,64
4 Jahre	68,6	5,26			

Tabelle 19. **Winkel zwischen langem Durchmesser des Porus acusticus externus und der DH**

Alter	Mittelwert Grad	s Grad	Alter	Mittelwert Grad	s Grad
12 Monate	45,0	±5,91	8 Jahre	54,9	3,87
2 Jahre	48,9	6,03	9 Jahre	57,3	4,10
4 Jahre	51,4	6,26	11 Jahre	60,5	15,40
6 Jahre	53,7	3,49	Erwachsene	66,7	5,00

Tabelle 20. **Winkel der Pars petrosa in Abhängigkeit vom Schädeltypus.**
(DAHM 1970)

Schädelform	Seitenwinkel Grad	Höhenwinkel Grad	Dachwinkel Grad
Mesokran	127,4	88,2	69,6
Brachykran	124,0	90,4	70,0
Hyperbrachykran	123,3	90,7	71,8
Ultrabrachykran	120,3	91,5	74,4

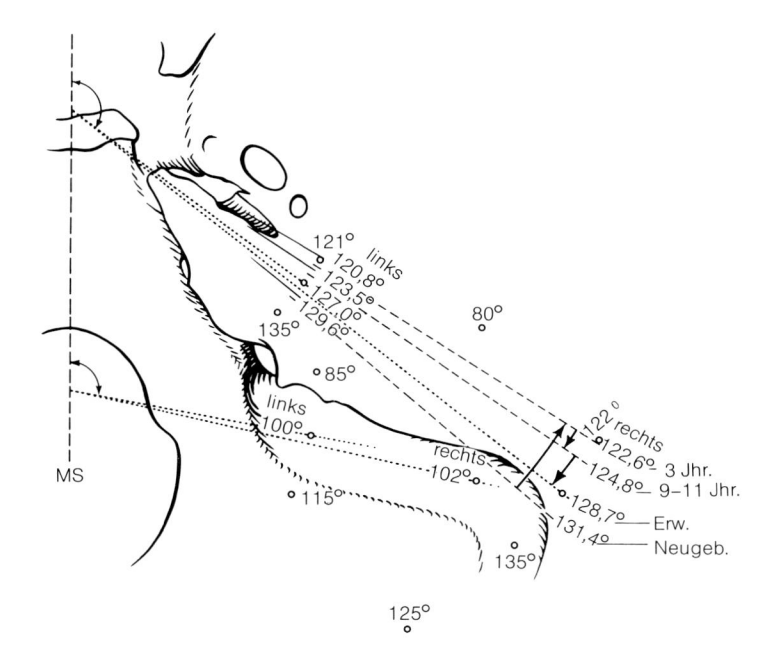

Abb. 84. Pars petrosa, Seitenwinkel, postnatale Veränderung und Sinus sigmoideus, Rechts-Links-Unterschied (aus LANG 1981). Streubreite bei Erwachsenen: Seitenwinkel rechts 122–135°, links 121–135°. Sinuswinkel rechts 80–125°, links 85–115°

des Wachstums dreht sich die Pyramide so, daß die Kante später horizontal oder von lateral nach medial aufwärts verläuft.
2. Die Drehung um eine vertikale Achse, welche durch die Mitte der lateralen Pyramidenbasis gelegt ist.
3. Die Drehung um eine transversale Achse.

Höhenwinkel. An die Pyramidenoberkante angelegte Stäbe bilden mit der Schädelvertikalen während der postnatalen Zeit Winkel von ca. 90°. Mit 84° wurde der geringste Wert für den Höhenwinkel der Pyramide und mit 98° der höchste, jeweils an einem Erwachsenenschädel, gemessen. Die größte Seitendifferenz konnte zweimal festgestellt werden. Sie betrug 7° und wurde an einem Schädel aus der Gruppe der 6 Monate alten Kinder wie an einem aus der Gruppe der 6jährigen gemessen (DAHM 1970).

Der Winkel zwischen langem Durchmesser des Porus acusticus externus und der DH vergrößert sich eindeutig postnatal (Tabelle 19). Sicherlich dreht sich postnatal auch das Bogengangsystem gleichartig, jedoch nicht so stark (DAHM 1970).
Als *Seitenwinkel* wird der nach vorne offene Winkel zwischen Pyramidenoberkante und der Mediansagittalen bezeichnet.

Der Seitenwinkel der Pars petrosa beträgt an unserem Untersuchungsgut rechts im Mittel 128,74°, links 127,00°. Der Seitenunterschied macht demnach 1,74° aus und ist statistisch signifikant. Bei asymmetrischen Schädeln sind die Winkel häufig unterschiedlich groß. Bei Neugeborenen ist er in der Regel größer, sinkt dann ab und vergrößert sich bis zum Erwachsenenalter erneut (Abb. 84).

Winkel und Schädelform (Abb. 84). Die Größe der Winkel des Felsenbeins hängt auch vom Schädelindex ab: s. Tabelle 20.

Facies anterior partis petrosae

Impressio trigemini

Bei Feten, Kindern und Erwachsenen ist die *mediale Begrenzung* der Impressio trigemini gelegentlich vorgebuckelt. Mehrmals fand sich bei Erwachsenen rechtsseitig ein bis zu 3,75 mm langer, nach vorne vorragender Knochensporn, der durch eine feine Sutur vom Apex pyramidum abgesetzt war (LANG u. TISCH-ROTTENSTEINER 1977). Vermutlich handelt es sich bei diesen Knochenspornen um Reste von Cartilagines supracochleares, die sich bei Keimlingen und Neugeborenen fast regelmäßig nachweisen lassen. Seiner Lage nach entspricht der Knochensporn dem Os suprapetrosum, das PSENNER (1966) als manchmal ein- oder beiderseits vorkommendes, akzessorisches Knochenelement beschrieben wird (Weiteres s. Teil B und Abb. 238 in LANG 1981).

Eminentia arcuata

Lateral des Hiatus canalis u. petrosi majoris ist der vordere obere Abschnitt der Pars petrosa – bei Erwachsenen in unterschiedlicher Weise, bei Neugeborenen stets, deutlich hervorspringend – durch den Canalis semicircularis anterior vorgebuckelt. Diese Aufwölbung wird als Eminentia arcuata bezeichnet. Sie ist bei Neugeborenen im Mittel 14,33 mm, bei Erwachsenen 24,73 mm von der Crista supramastoidea entfernt (s. LANG 1981, Tabelle 70).

Tegmen tympani

Lateral und vor der Eminentia arcuata erstreckt sich eine dünne Knochenplatte der Pars petrosa bis zur Pars squamosa, mit der sie sich über eine gleichnamige Knochennaht verknüpft. Dieser Teil bildet den medialen Dachabschnitt des Cavum tympani und wird als *Tegmen tympani* bezeichnet. Als Tegmen antri deckt er auch das Antrum mastoideum ab. Im vorderen Abschnitt bildet das Tegmen tympani die zerebrale Wand des Semicanalis m. tensoris tympani. Die Sutura petrosquamosa grenzt noch beim Neugeborenen den vom Felsenbein herstammenden Teil von dem der Squama zugehörigen Dachabschnitt des Mittelohres ab. Durch beim Neugeborenen und Kleinkind noch weite, später meist engere Knochenkanäle ziehen Mittelohrvenen durch das Tegmen zu verschiedenen Sinus durae matris (s. dort) (Infektionsweg zwischen Brückenvenen und Cavum tympani). Die kleinere Pars tympanalis bildet die laterale obere Wand des Cavum tympani. Sie ist gewöhnlich zum Recessus epitympanicus ausgehöhlt und beherbergt das Caput mallei und das Corpus incudis. Außerdem können Cellulae mastoideae (tegmenales) in den Dachabschnitt einsprossen und ihn weiter verdünnen oder sogar zu einem Knochenschwund führen. Dann grenzen Dura mater und Paukenhöhlenschleimhaut stellenweise direkt aneinander.

Der unter dem Tegmenansatz gelegene dünne Schuppenteil bildet eine Scheidewand zwischen Meatus acusticus externus und Recessus epitympanicus.

Foveolae granulares. Schon ZUCKERKANDL (1873) wies darauf hin, daß in der vorderen Region der Facies anterior partis petrosae häufig Gruben bestehen, in welche Granulationes arachnoideales entweder gruppenförmig oder einzeln und groß entwickelt eingelagert sein können. Auch im Bereich des Apex partis petrosae konnten wir derartige Granulationen und entsprechende Aushöhlungen auffinden.

Variationen. ZUCKERKANDL (1873) beobachtete mehrfach, daß das Tegmen tympani nicht regelhaft entwickelt war und nicht die äußere obere Kante der Pars petrosa erreichte. Zwischen beiden Knochenteilen kann dann eine tiefere Furche bestehen, deren Basis die obere Wand des Canalis caroticus darstellt. Diese anomale Furche vertritt dann den Sulcus n. petrosi majoris.

ZUCKERKANDL (1873) beobachtete an zwei jugendlichen Schädeln, daß das vordere keilförmige Stück des Tegmen tympani mit dem die Fissura tympanosquamosa bildenden Teil zu einem isolierten Knochen geworden war; im einen Fall bestand eine Schuppennaht, im anderen war das Knochenstück in eine tiefe Grube des verdickten Tegmen eingelagert. Er beschrieb außerdem zwei Präparate, an denen der Processus inferior tegminis regelhaft durch die Fissura petrotympanica hindurchgewachsen, jedoch zu einem keil- oder dornähnlichen Knochenvorsprung mit der Spina angularis ossis sphenoidalis verschmolzen war.

Dehiszenzen. Nach FLESCH (1879) konnte BÜRKNER (1878), zum Teil am Würzburger Untersuchungsgut, unter 120 Schädeln 44 mit Rarefikationen des Tegmen tympani nachweisen. Nach JAENICKE (1877) kommt Rarefizierung bei 1–20jährigen in 7,6%, bei 20–40jährigen in 38,1%, bei 40–60jährigen in 23,0%, bei 60–90jährigen in 28,5% vor. FLESCH untersuchte 61 Schläfenbeine von Kindern (meist von Neugeborenen) und konnte Lücken, wie sie bei Erwachsenen vorkommen, nicht feststellen. Lediglich in einem Fall erschien die Knochensubstanz des Tegmen porös, in zwei weiteren war die Kontinuität des Tegmen durch Schaltknochen und Nähte gestört.

Das Tegmen entsteht nach Untersuchungen VROLIKS (1873) im Zusammenhang mit der Pars petrosa. Sein Knochenzentrum liegt zuerst zwischen Meatus acusticus internus und Hiatus canalis n. petrosi majoris. Von ihm aus bilden sich Tegmen und ein Knochenbereich in Richtung Foramen ovale sowie Canalis facialis. Nach BÜRKNER ist die Verdünnung bzw. Dehiszenz des Tegmen häufig mit Verdünnungen anderer Zonen des Bodens der Fossae craniales vergesellschaftet. An 44 Schädeln konnte er 16mal Rarefizierungen des Tegmen und des Orbitadaches, 14mal Rarefizierungen des Tegmen bei sehr dünnem Orbitadach, dreimal ein sehr dünnes Tegmen und ein sehr dünnes Orbitadach nachweisen. Elfmal kam ein sehr dünnes oder perforiertes Tegmen ohne Befund an der Orbita vor, einmal Rarefizierung des Orbitadaches ohne Befund des Tegmen. FLESCH nahm an, daß ein gesteigerter Schädelinnendruck sowie ausgedehnte Pneumatisierung zur Verdünnung bzw. Rarefizierung führen können.

Ärztliche Bedeutung

Entzündliche oder traumatische Duraschädigungen können zu „spontaner" oder traumatischer Otoliquorrhoe führen.

Crista tegminis und Processus inferior tegminis

Eine kleine Knochenleiste an der Unterseite des Tegmen schiebt sich zwischen Gelenkteil der Squama ossis temporalis und Pars tympanica an die Unterfläche des Schädels vor: *Processus inferior tegminis.* Dieses Knochenleistchen begrenzt von rostral her die Fissura petrotympanica.

Fissura petrotympanica (Glaseri)

Zwischen vorderem Umfang der Pars tympanica und Squama ist beim Keimling die Fissura Glaseri weit offen. Durch sie ziehen im Fetalleben Processus longus (Foliani) mallei, Lig. mallei anterius, Chorda tympani und A. tympanica anterior hindurch. In diese weite Spalte wächst im Laufe des 1. Lebensjahres die Crista tegminis (Processus inferior tegminis) hinein und bildet dadurch die endgültige Begrenzung: Petrotympanica. Später verengt sich die Fissura petrotympanica mit Ausnahme eines medialen Teiles, durch welchen die Chorda tympani und die A. tympanica anterior hindurchziehen.

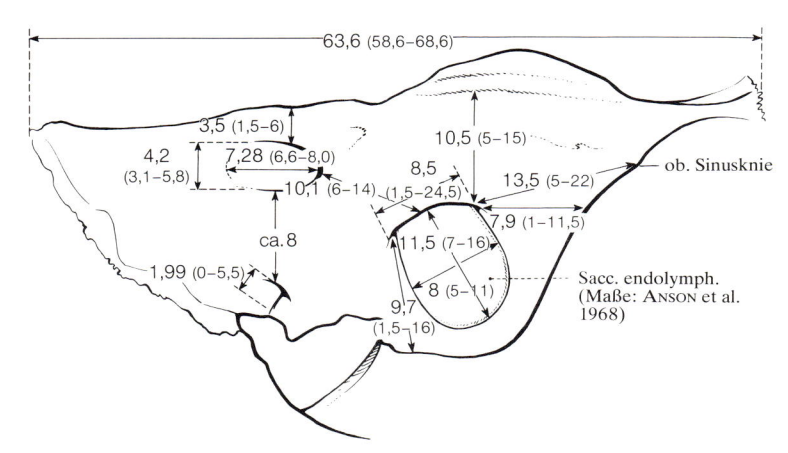

Abb. 85. **Facies posterior partis petrosae** (aus LANG 1981)

Facies posterior partis petrosae

Die Facies posterior partis petrosae bildet die vordere Wand der hinteren Schädelgrube (Abb. 85 u. 86). Ihre Margo superior dient als Anheftungszone des Tentorium cerebelli. Vor allem in Mittelbezirken, oft auch am seitlichen Abschnitt der Margo superior findet sich eine Knochenrinne, in der der Sinus petrosus superior verläuft. Ärztlich wichtige Strukturen der Facies posterior partis petrosae sind der *Porus acusticus internus,* die *Fossa subarcuata,* die *Rima sacci endolymphatici* und die *Apertura externa canaliculi cochleae.* Der untere mediale Rand der Facies posterior grenzt an die Pars basilaris ossis occipitalis (getrennt durch die Synchondrosis petro-occipitalis). Dieser Zone liegt der Sinus petrosus inferior an, für den sowohl von der Pars basilaris als auch von der Pars petrosa je ein Semisulcus ausgebildet ist. Basolateral davon bildet die Pars petrosa die vordere Umgrenzung des Foramen jugulare (s. dort).

Rima sacci endolymphatici

An der Rückfläche der Pars petrosa ragt der Saccus endolymphaticus in die Dura mater der Fossa cranialis posterior hinein. Die osteologische Ausgangspforte dieses platten Sakkes wird als Rima sacci endolymphatici bezeichnet. Ihr kürzester Abstand zum Sinus sigmoideus beträgt beim Erwachsenen 7,9 (1–11,5) mm, der zum Querschenkel des Sinus 9,7 (1,5–16,0) mm und der zum oberen Sinusknie 13,5 (5,0–22,0) mm an der rechten Seite, links 14,45 (9,0–22,0) mm. (Weiteres s. Abb. 85 und LANG u.Mitarb., 1981.)

Fossa subarcuata

Medial des Knochenwulstes des oberen Bogenganges gelangt man beim Neugeborenen stets, beim Erwachsenen seltener, in eine Grube, die als *Fossa subarcuata* bezeichnet wird. Sie ist bei Erwachsenen in etwa 50% nachweisbar und liegt dann

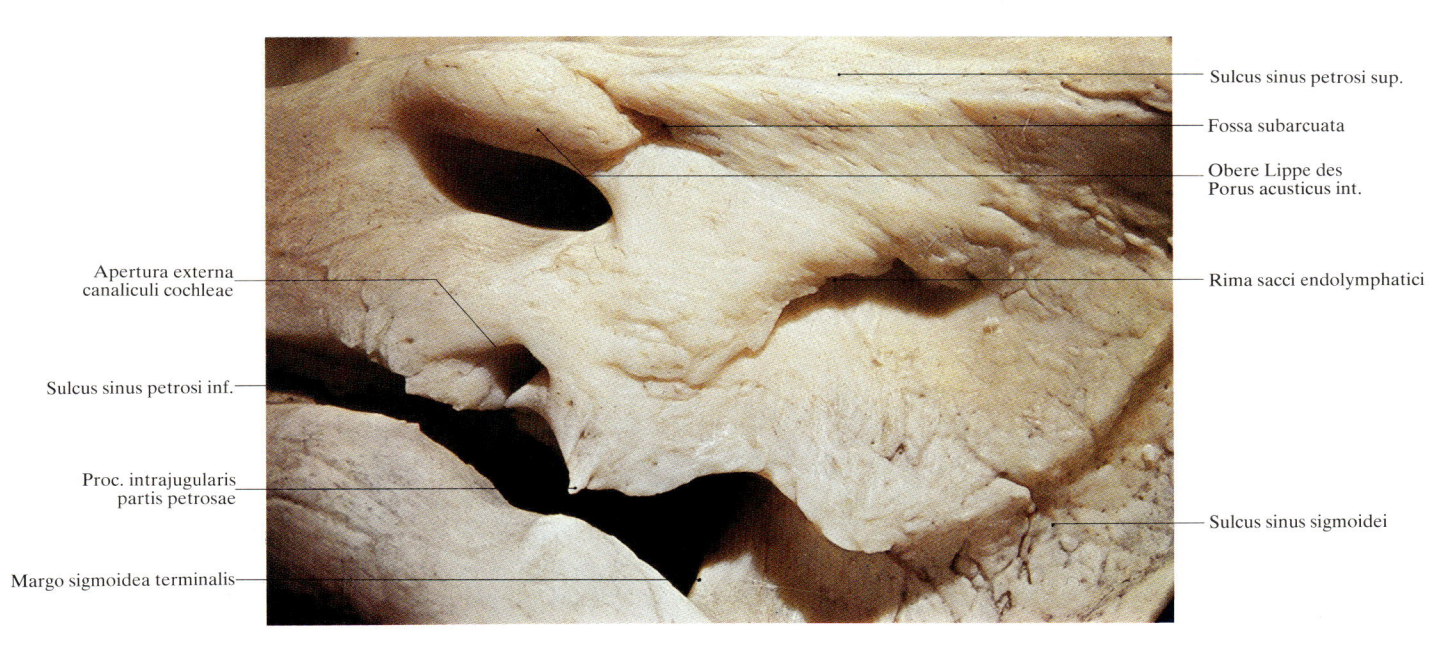

Abb. 86. **Facies posterior partis petrosae von dorsomedial** (aus LANG 1981)

im Mittel 4,27 mm an der rechten und 4,09 mm an der linken Seite unter der Margo superior partis petrosae sowie oberhalb und lateral des Porus acusticus internus. An unserem Untersuchungsgut befindet sich bei Neugeborenen die Grube mehr an der Oberkante. Bei Erwachsenen zieht fast stets die A. subarcuata in diese dann mehr an der Hinterfläche gelegene Spalte ein (Weiteres s. Bd. I/1, Teil C).

Porus acusticus internus

Unter der Margo superior partis petrosae und etwas medial der Mitte öffnet sich der Meatus acusticus internus zur hinteren Schädelgrube. Sein Dachabschnitt ist häufig von einer 2 mm dicken Knochenlamelle überlappt.
Obere Poruslippe: Bei 60% ist oberhalb des Porus ein starker Knochenwulst ausgebildet, bei 40% ist dagegen nur ein schwacher Knochenwulst vorhanden.
Eingangstrichter: In 50% der Fälle ist ein über 1 cm langer Eingangstrichter ausgebildet, während bei der anderen Hälfte der Fälle nur ein kurzer Eingangstrichter besteht.

Durchmesser. Die Breite des Porus acusticus internus wurde zwischen lateralem und medialem Rand an unserem Untersuchungsgut bestimmt. Dieser Durchmesser besitzt annähernd die gleiche Verlaufsrichtung wie die Pyramidenachse. Ähnlich der Entwicklung anderer Teile des Os temporale nimmt der Durchmesser in den beiden ersten Lebensjahren um 39% zu. Die weitere Vergrößerung ist relativ gering (Weiteres s. LANG 1981, Schema 161).

Fundus meatus acustici interni

Der Grund des Meatus ist, wie dessen Eingangsöffnung, rund oder oval geformt und durch eine horizontale Leiste, *Crista transversa,* unterteilt. Diese liegt an einem frei vorspringenden Wandstück der basalen Schneckenwindung. Die Crista zerlegt den Fundus in zwei Abschnitte: im oberen Teilabschnitt tritt medial der N. facialis in seinen Kanal ein – Porus meatalis canalis facialis, lateral liegt die Pars vestibularis superior. Zwischen beiden befindet sich eine vertikale Leiste: Bill's bar. Unter der Crista transversa finden sich medial zahlreiche Einzelöffnungen, durch welche Fasern des N. VIII austreten: Area cochleae medial, Area vestibularis inferior und das Foramen singulare lateral.

Die *Area cochleae* führt über den Tractus spiralis foraminosus zum Beginn des Modiolus und leitet die Cochlearisfasern ab. Diese treten durch eine größere Öffnung, *Foramen centrale,* aus, in welches die Canales longitudinales modioli münden. Das Foramen centrale ist der Anfang des Tractus spiralis foraminosus, der linksseitig eine rechtsgewundene und rechts eine linksgewundene Spirale von Löchern aufweist. (Weiteres s. Teil C.) Unter dem lateralen und dorsalen Auslauf der Crista transversa findet sich ein zweites Grübchen mit perforiertem Boden, welches wegen der zur gleichnamigen Macula dringenden Nervenfäden als *Area saccularis* bezeichnet wird. Unterhalb der Area saccularis führt das *Foramen singulare* zu einer kleinen Gruppe von Öffnungen: *Area ampullaris posterior,* durch welche die Fasern des gleichnamigen Nervs von der entsprechenden Crista ziehen.

Apertura externa canaliculi cochleae vestibuli

Unterhalb des Porus acusticus internus öffnet sich am Unterrand der Facies posterior schlitzförmig der gleichnamige Kanal. (Weiteres s. Bd. I/1, Teile B u. C.)

Processus intrajugularis partis petrosae

Ein Processus intrajugularis der Pars petrosa des Os temporale, der in die hintere Begrenzung der Apertura externa des Aqueductus cochleae ausläuft, ist ein zwar in Form, Länge und Breite sehr variables, jedoch konstantes Gebilde auf beiden Seiten. Dieser Fortsatz konnte an allen von uns untersuchten Schädeln festgestellt werden.

Facies inferior partis petrosae

Die Unterfläche der Pars petrosa ist durch die großen Gefäß- und Nervenkanäle, die Tubenöffnung sowie den Griffelfortsatz besonders stark modelliert.

Processus styloideus

Der Terminus stammt von GALEN, der ihn nicht nach Stylos (= Griffel), sondern als Säule beschrieb (HYRTL 1880). Unmittelbar lateral und etwas vor der Verbindungsstelle mit dem Processus jugularis ossis occipitalis ragt der unterschiedlich lange Processus styloideus nach unten und vorne. Er wird von vorne, lateral und medial von einer Knochenhülse, der Vagina processus styloidei, gestützt. Dieser Abschnitt entspricht dem Tympanohyale und ist bereits im 7. Lebensmonat verknöchert und mit der Pyramide verwachsen.
Der Processus styloideus war an 58 von 150 Kopfhälften, die DAVIS u. Mitarb. (1956) untersuchten, nicht ausgebildet. Seine Länge schwankte in 18 Fällen zwischen 1 und 9 mm. Bei 40 Processus styloidei lag eine Länge zwischen 10 und 19 mm vor. Bei 19 betrug die Länge zwischen 20 und 29 mm,

Tabelle 21. Porus acusticus internus, Entfernung vom Apex partis petrosae
(DAHM 1970)

Alter	Entfernung mm	Index	Alter	Entfernung mm	Index
Neugeborene	14,3	36,57	6 Jahre	22,0	38,46
3 Monate	14,6	36,50	8 Jahre	22,4	37,97
6 Monate	14,7	34,19	9 Jahre	22,4	37,77
12 Monate	17,9	36,16	11 Jahre	23,9	38,99
2 Jahre	21,0	38,78	Erwachsene	25,1	39,47
4 Jahre	21,8	38,45			

Mittelwerte der Entfernung der inneren Gehörgangsöffnung zur Pyramidenspitze und Mittelwerte der Pyramidenspitzenporusentfernungs-Indices

bei 14 zwischen 30 und 39 mm und bei einem 42 mm. Die Processus styloidei fehlten an 18 Schädeln unilateral, an 20 bilateral.

Bei Verknöcherung des Lig. stylohyoideum kann der Griffelfortsatz bis zum kleinen Zungenbeinhorn reichen und verschiedene Beschwerden verursachen. (Weiteres s. Bd. I/1 Teil C.)

Geschlechtsunterschied. Nach BARTELS (1897) beträgt die größte Dicke der Processus styloidei beim Mann im Mittel 4,4 mm, bei der Frau 3,85 mm.

Basale Pforten des Pars petrosa

Foramen stylomastoideum

Zwischen Processus styloideus und Processus mastoideus befindet sich das in ca. 80% runde, seltener ovale, nierenförmige oder dreieckige und bei runder Form im Mittel etwa 2,03 mm (s: ±0,41) weite Foramen stylomastoideum, der Ausgang des Canalis facialis für den gleichnamigen Nerv. Durch dieselbe Pforte, gelegentlich durch ein Knochenlamellchen vom Hauptkanal abgetrennt, tritt die A. stylomastoidea ein und die V. stylomastoidea aus. (Weiteres s.Bd. I/1 Teil C.)

Fossa jugularis

Medial des Griffelfortsatzes ist die Unterfläche der Pars petrosa durch die sehr verschiedenartig geformte, meist querovale Fossa jugularis eingedellt (Abb. 87). Sie ist an unserem Untersuchungsgut im Mittel 10,2 (5,4–15,5) mm lang und 9,1 (4,1–14,1) mm breit. Der höchste Punkt der Fossa liegt im Mittel 32,8 mm paramedian, die laterale Wand ist 22,7 (16–34) mm von der Spitze des Processus mastoideus entfernt. Die Fossa enthält den Bulbus superior v. jugularis internae. Die Höhe ihrer Vorderwand beträgt im Mittel 9,5 mm, die ihrer Hinterwand 12,5 mm bei Erwachsenen. Über und vor der Fossa liegt die Cavitas tympanica (LANG u. SCHREIBER 1982). Die Eindellung kann so tief sein, daß der Boden der Cavitas papierdünn wird, insbesondere wenn große Cellulae soli tympani vorliegen. In 14% ist die Unterwand der Cavitas tympanica durch die Fossa rarefiziert (SOLTER u. PALJAN 1973). An unserem Untersuchungsgut konnten auch Dehiszenzen zur Pars mastoidea des Canalis facialis festgestellt werden (Weiteres s. Bd. I/1 Teil C). Rechts-links-Differenzen der Größe und der Abstände zur seitlichen Schädelwand sind signifikant. (Weiteres s. Bd. I/1, Teil C.)

Praktisch-ärztliche Bedeutung

Bei Mittelohrentzündungen können Entzündungen auf den Bulbus v. jugularis übergreifen und Sinusitis sowie Thrombosen zur Folge haben.

Incisura jugularis ossis temporalis

Der dorsokraniale Rand der Fossa jugularis geht in die Incisura jugularis partis petrosae über. Sie begrenzt gemeinsam mit dem gleichnamigen Einschnitt des Os occipitale das Foramen jugulare. Ihr Mittelabschnitt ist stets durch den pyramidenförmigen Processus intrajugularis partis petrosae nach dorsal ausgezipfelt.

Processus intrajugulares s.S. 134

Canaliculus mastoideus

Der dünne Kanal beginnt in der Fossa jugularis, durchsetzt meist die Pars petrosa zum Canalis facialis in dessen 3. vertikaler Felsenbeinverlaufsstrecke und endet an der Fissura tympanomastoidea. In ihm verläuft der R. auricularis n. vagi, der Teile der Hinterwand des Meatus acusticus externus, Teile des Trommelfells und der Concha auris versorgt. Im Verlauf des dünnen Nervs liegen 2–4 Intumeszenzen, aus denen sich Glomustumoren entwickeln können. (Weiteres s. Bd. I/1, Teil C.)

Apertura externa des Canalis caroticus

Vor und etwas medial der Fossa jugularis befindet sich die äußere Öffnung des Canalis caroticus. Lateral und vorne wird der Eingang durch die Pars tympanica erhöht. Der Längsdurchmesser der ovalen Öffnung ist meist von vorne medial nach hinten lateral orientiert. (Weiteres s. Canalis caroticus.)

Foramen jugulare
n = 178

Breite:
links 8,7 (4,1–14,1) mm
rechts 9,5 (6,0–13,6) mm
p < 0,0025

Länge:
links 16,8 (8,9–23,6) mm
rechts 17,4 (11,8–22,2) mm
p < 0,05

Fossa jugularis

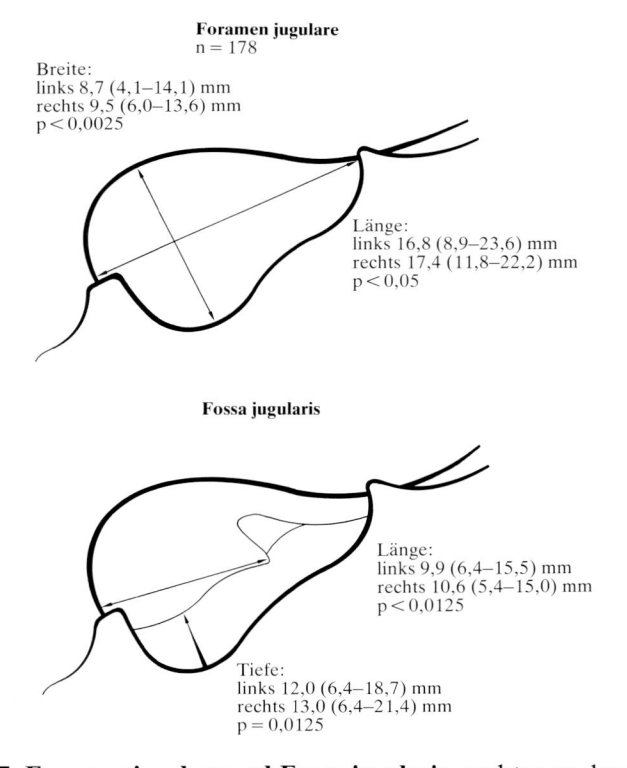

Länge:
links 9,9 (6,4–15,5) mm
rechts 10,6 (5,4–15,0) mm
p < 0,0125

Tiefe:
links 12,0 (6,4–18,7) mm
rechts 13,0 (6,4–21,4) mm
p = 0,0125

Abb. 87. Foramen jugulare und Fossa jugularis, rechts von basal. Maße aus LANG u. SCHREIBER (1983)

Apertura externa canaliculi cochleae

Dorsal der Apertura externa des Canalis caroticus und medial der Fossa jugularis findet sich eine unterschiedlich weite, trichterförmige Grube, in welcher der Canaliculus cochleae ausmündet. Sie ist schädelinnenseitig knöchern von der Janua arcuata überlappt (s. Abb. 85 u. 86).

Fossula petrosa

Etwas lateral und basal der Mündungsstelle des Canaliculus cochleae ist der Knochen meist für die Aufnahme des Ganglion inferius n. glossopharyngei vertieft: Fossula petrosa. Hier endet bzw. beginnt der Canaliculus tympanicus für den gleichnamigen Nerv.

Tuberositas m. levatoris veli palatini

Unmittelbar vor der Apertura externa canalis carotici findet sich eine vierseitig begrenzte Rauhigkeit, welche dem gleichnamigen Muskel zum Ursprung dient.

Canalis musculotubarius (s. Abb. 82)

Einige Millimeter vor und medial der Apertura externa canalis carotici öffnet sich der Canalis musculotubarius (s. Abb. 82). Die vordere, untere Wand des Kanals ist hier häufig dünn (s. auch Paries labyrinthicus in Band I/1 Teil C).

Paries labyrinthicus

(s. Band I/1, Teil C, Kap. Auris media.)

Kanäle der Pars petrosa

Canalis caroticus

Der Canalis caroticus zieht von der Unterseite der Pars petrosa bis zur Lingula sphenoidalis, ist an unserem Untersuchungsgut bei Erwachsenen im Mittel 31,5 (22,1–48,8) mm lang und etwa 5 mm weit (Tabelle 22). Er enthält die A. carotis interna, ihr umgebendes Venengeflecht sowie ihre sympathischen Begleitnerven. Sein erster vertikaler Abschnitt steigt an der vorderen Wand (Paries caroticus) der Paukenhöhle aufwärts gegenüber der DH etwas nach vorne 99,1 (86–114)° und beherbergt die Pars petrosa ascendens a. carotis internae. Die Pars petrosa des Neugeborenen ist relativ länger und breiter als die Erwachsener; ihre untere Fläche ist mehr nach dorsal gewendet. Die Pars ascendens des Canalis caroticus verläuft deshalb bei Neugeborenen mehr nach vorne oben, bei Einjährigen z.B. mit Winkeln von 121°. (LANG u. SCHREIBER, 1983).

Unterhalb der medialen Tubenöffnung und lateral der Cochlea biegt der Kanal rechtwinklig nach vorne und medial um. In diese Strecke ist die Pars petrosa transversalis a. carotis internae eingelagert. Die Pars transversalis buchtet den Ca-

Tabelle 22. Canalis caroticus, Maße (Nach RUTZ 1975)

		n	$\bar{x}_{mm}$	s	$s_{\bar{x}}$
1. Canalis caroticus					
Länge	l	98	31,21	4,23	0,427
	r	98	31,51	4,50	0,455
2. Breite	l	57	6,62	0,72	0,095
a) Pars petrosa ascendens	r	52	6,59	0,74	0,103
b) Querschnitt an der Curvatura	l	59	4,80	0,655	0,085
petrosa in Querrichtung	r	56	4,72	0,630	0,084
c) Querschnitt an der Curvatura	l	53	7,20	0,679	0,093
petrosa in Längsrichtung	r	51	7,19	0,756	0,106
Breite	l	61	6,04	0,700	0,090
c) Pars petrosa transversalis	r	56	5,91	0,088	0,661
Breite	l	61	6,70	0,770	0,099
e) Pars cavernosa ascendens	r	54	6,74	0,672	0,091
3. Winkel zur Mediansagittalebene	l	63	56,98°	6,59	0,830
	r	60	56,17°	6,19	0,799

nalis musculotubarius, sich oft stärker vorwölbend, ein und geht mit ihrer Apertura interna, medial der Lingula sphenoidalis, in den Sulcus caroticus des Keilbeinkörpers (die Pars cavernosa ascendens) über. (Weiteres s. Bd. I/1, Teil B u. Teil C.)

FRIEDLOWSKY (1868) beobachtete mehrfach statt eines Canalis caroticus einen Sulcus caroticus, wobei die untere Kanalwand nicht abgeschlossen war. Er wies darauf hin, daß bei gewissen Manipulationen an der Tuba auditiva die unmittelbare Nachbarschaft der A. carotis interna bedeutsam werden kann. Auch an unserem Untersuchungsgut ist der Canalis caroticus in ca. 3% unten nicht geschlossen (Abb. 88).

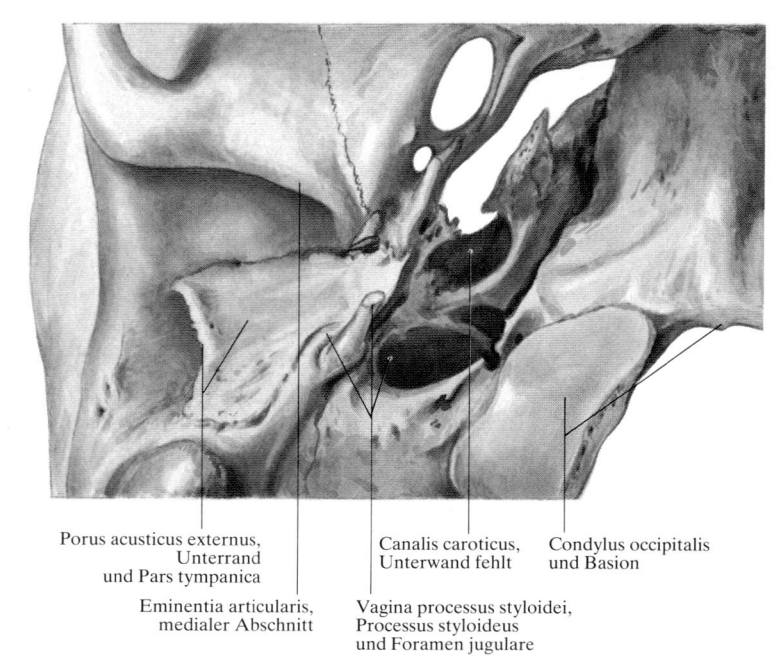

Porus acusticus externus, Unterrand und Pars tympanica — Canalis caroticus, Unterwand fehlt — Condylus occipitalis und Basion
Eminentia articularis, medialer Abschnitt — Vagina processus styloidei, Processus styloideus und Foramen jugulare

Abb. 88. Canalis caroticus, unten nicht geschlossen

Ärztliche Bedeutung

a) Nach PSENNER (1951) kann der Canalis caroticus so weit sein, daß er auf der sagittalen Schädelübersichtsaufnahme mit dem Porus acusticus internus verwechselt werden kann.
b) Selten kommen Aneurysmen der A. carotis in der Kanalstrecke vor.
c) Über die Nachbarschaftsbeziehungen des Canalis caroticus zur Cavitas tympanica und zum Canalis musculotubarius und Verletzungen der A. carotis interna s. Bd. I/1, Teil C.

Canaliculi caroticotympanici

Im ersten Knie innerhalb der Felsenbeinstrecke des Canalis caroticus gehen 1–2 feine Kanälchen ab, die Canaliculi caroticotympanici, welche gleichnamige Nerven und Gefäßchen in die Cavitas tympanica führen. (Weiteres s. LANG 1981 und Bd. I/1, Teil C.)

Canalis facialis (Fallopi)

Der Canalis facialis ist etwa 20 mm lang und etwa 2 mm weit. Seine Engstelle ist der Eingang in die Pars labyrinthica mit einer Breite von 1,19 (0,6–2,0) mm. Er beginnt am Fundus meatus acustici interni, oberhalb der Crista transversa am Porus meatalis und medial von „Bill's bar". Von dort zieht er zunächst, quer zur Margo superior partis petrosae, zwischen Cochlea und Bogengängen nach vorne und gelangt nahe an die Facies anterior partis petrosae: *Pars labyrinthica*. Sie ist 2,81 (1,5–5,2) mm lang. Dort öffnet er sich zum Hiatus canalis n. petrosi majoris und biegt mit einem Winkel von 69,1 (45–97,5)° nach hinten-seitlich um: *Geniculum canalis facialis*. Anschließend zieht er oberhalb der Fenestra vestibuli dorsolateralwärts und etwas nach unten: *Pars tympanica can. facialis*. An der Pforte des Antrum mastoideum springt er deutlich unterhalb des Wulstes des lateralen Bogenganges gegen die Paukenhöhle vor: *Prominentia canalis facialis*. In über 50% ist dieser Wandabschnitt des Kanals dehiszent, so daß Nervenhüllgewebe und Paukenhöhlenschleimhaut unmittelbar aneinandergrenzen. Anschließend biegt der Fazialiskanal innerhalb dicker Kompaktaschichten der Pars mastoidea bogenförmig nach abwärts (Curvatura pyramidalis canalis facialis). Hier beginnt die 3. vertikale Strecke des Kanals. Der Fazialiskanal öffnet sich schließlich am Foramen stylomastoideum. Meist medial seltener rostral der 3. vertikalen Verlaufsstrecke des Facialiskanals liegt der M. stapedius – durch eine perforierte, gelegentlich auch fehlende, Knochenlamelle getrennt vom Nervenkanal. (Weiteres s. Bd. I/1, Teil C.)

Inhalt und Entwicklung. ANSON u.Mitarb. (1973) studierten osteologische und histologische Präparate von Neugeborenen und Erwachsenen. Ihren Befunden zufolge beginnt die Ossifikation des Canalis n. facialis (Pars mastoidea) zwischen 4. und 5. Lebensmonat. Nerv, Arteriolen und Venulen sowie der M. stapedius oder dessen Sehne setzen zunächst einen Sulcus an der kanalikulären Wand der Ohrkapsel und sind in lockeres, mesenchymales Gewebe eingebettet, das sich später in Bindegewebe umbildet. Beim 34 Wochen alten Feten beginnt sich eine Schicht äußeren periostalen Knochens an der Pars tympanica auszubilden und zu einem partiellen Verschluß des Sulcus beizutragen. Beim Erwachsenen ist nach ANSON u.Mitarb. (1973) fast das ganze Kanallumen im Bereich der Anfangsstrecke des horizontalen Abschnittes vom Nerv ausgefüllt. In der Mitte und unterhalb des Übergangs von horizontaler in vertikale Verlaufsstrecke befinden sich die Gefäße der Bindegewebeschicht innerhalb des Periostanteils. Der M. stapedius und seine Sehne bedingen einen weiteren Umbau. Für Nerv und Muskel liegt ein Semikanal vor. Durch beide Anteile ziehen Blutgefäße, mehr im Nervenabschnitt als im Muskelabschnitt. Ihren Befunden zufolge liegen im Nervenkanal die Gefäße zahlreicher an der tiefen Nervenschicht als an der oberflächlichen. Verbindungen der Nervengefäße bestehen untereinander und mit Gefäßen der Cavitas tympanica durch Foramina der Kanalwand oder entlang des Verlaufs der Sehne des M. stapedius. Sie erreichen den Stapeskopf und ziehen dann medial seiner Crura zur Fußplatte und nach lateral zu Hammer und Amboß sowie zur Membrana tympani und zu Schleimhautfalten des Cavum tympani. Weitere Verbindungen der Gefäße des Cavum tympani bestehen mit Zweigen der Aa. tympanica anterior und superior der A. maxillaris, dem R. tympanicus posterior der A. auricularis posterior und der A. tympanica inferior der A. pharyngea ascendens. Andererseits bestehen Gefäßverbindungen mit Arterienzweigen des umgebenden Knochengewebes, der Schleimhaut des Cavum tympani sowie der Cellulae mastoideae und der Membrana tympani. Beim Neugeborenen ist der Fazialiskanal, mit Ausnahme der Pars mastoidea, komplett ausgebildet und enthält Nerv, Gefäßbindegewebe und M. stapedius. Auffällig sind zahlreiche plexusförmig entwickelte Venen, die den Nerv umfassen. Diese ergießen sich in die Vv. stylomastoidea und petrosae. Die Vasa stylomastoidea und petrosa sind die wesentlichen Begleitgefäße von Nerv und Muskel. Außerdem bestehen jedoch zahlreiche Verbindungen mit anderen Arterien und Venen. (Weiteres s. Bd. I/1, Teil C.)

Canaliculi chordae tympani posterior et anterior

(HUGIER, Pierre Charles, 1804–1874, Pariser Chirurg und Anatom: Hugiers Kanal, der vordere Canaliculus für die Chorda tympani.) Der englumige hintere Kanal beginnt meist oberhalb des Foramen stylomastoideum an der lateralen Wand des Fazialiskanals und steigt zum Sulcus membranae tympani auf, an dessen Innenrand er, gegenüber der Eminentia pyramidalis, in die Cavitas tympanica mündet. Die Chorda tympani zieht an der Innenfläche der Membrana tympani und zwischen Manubrium mallei und Crus longum incudis in nach oben konvexem Bogen zum vorderen Kanal, der zur Fissura petrotympanica führt.

Canaliculus tympanicus

Der Canaliculus tympanicus beginnt in der Fossula petrosa und durchsetzt die Pars petrosa zur Cavitas tympanica. Dann leitet eine Rinne (Sulcus promontorii) oder Knochenröhre Nerv und Begleitgefäße in ein Kanälchen durch den Ansatz der Scheidewand des Canalis musculotubarius an deren Paukenhöhlenende und gelangt durch das Tegmen tympani. Dort beginnt der Sulcus petrosi minoris, in welchem der nun gleichnamige Nerv sowie die A. tympanica superior ziehen. Der N. tympanicus zweigt vom Ganglion inferius des N. glossopharyngeus und vom N. X ab und setzt sich am Sulcus promontorii nach Vereinigung mit Nn. caroticotympanici in den N. petrosus minor fort. Ein starker Zweig erreicht die Tuba auditiva, schwächere Äste versorgen die mediale Wand der Paukenhöhle.

b) Pars squamosa

Die Pars squamosa ossis temporalis, die Schläfenbeinschuppe, beteiligt sich am Aufbau der *Schädelseitenwand*, bildet die Pfanne des *Kiefergelenks* sowie das Dach des *äußeren Gehörganges*. Nach vorne und seitwärts springt der Processus zygomaticus vor, der, sich mit dem gleichnamigen Fortsatz des Jochbeins vereinigend, den Jochbogen aufbaut. Die Squama füllt die Lücke des Schädelmosaiks zwischen Ala major ossis sphenoidalis, Os parietale und Processus mastoideus ossis temporalis an der Schädelseitenwand aus. Im Bereich der Schädelbasis besetzt sie den Abschnitt zwischen Spina angularis der Ala major ossis sphenoidalis und der Pars petrosa ossis temporalis. An der Unterfläche der Schädelbasis grenzt der Squamateil dorsolateral an die Pars tympanica, dorsomedial an den Processus inferior tegminis und nach medial und vorne an den großen Keilbeinflügel. Die plane Außenfläche der Squama dient dem M. temporalis als Ursprungsfläche.

Sutura squamosa. Der Krümmungsradius der Sutura squamosa erfährt eine zweiphasige Größenzunahme. Beim älteren Feten, Neugeborenen und bis zum 2. Lebensmonat erfolgt eine auffällige Zunahme des Krümmungsradius. Zwischen 4. und 5. Monat bleibt die Krümmung gleich oder verstärkt sich im 4. Lebensmonat kurzfristig wieder. Anschließend vergrößert sich der Krümmungsradius langsam, aber stetig bis ins Erwachsenenalter. Diese Zunahme des Krümmungsradius bedingt eine Abflachung des konvexen Scheitelbogens der Sutura squamosa. Die Naht ist beim Kind am stärksten gekrümmt und wird im fortschreitenden Entwicklungsalter immer gestreckter. (SCHMIDT 1974)

Variationen. 1. An zwei Erwachsenenschädeln unseres Untersuchungsgutes wurde keine bogenförmige Krümmung der Schuppennaht gefunden, sondern ein geknickter Verlauf der Naht. Die Schenkel der scheitelwärts gerichteten Nahtstrecken bilden einen Winkel von 91,8°. Die Schädel gehören der hyper- bzw. ultrabrachyzephalen Gruppe an.

2. An einem dolichozephalen Schädel eines Erwachsenen ist beiderseits keine Krümmung feststellbar. Die Schuppennaht verläuft zwischen den Meßpunkten völlig gestreckt, konvergiert aber auf die DH in einem oralwärts gerichteten spitzen Winkel (SCHMIDT 1974).

3. Die Behauptung, die Sutura squamosa des neugeborenen Europäers habe einen gestreckten, die des erwachsenen Europäers einen stark gekrümmten Verlauf, wurde von SCHMIDT (1974) widerlegt. Messungen und Berechnungen an Schädeln verschiedener Altersstufen beweisen das Gegenteil.

4. Gelegentlich verbindet sich beim Menschen die Squama ossis temporalis mit dem Os frontale entweder direkt oder über einen Fortsatz (GRUBER 1874) = Variation des Pterion.

An der Innenfläche der Squama findet sich gewöhnlich eine vom Foramen spinosum nach vorne und oben und dann nach rückwärts gewendete, tiefe Gefäßfurche, in welche der R. parietalis der A. meningea media sowie seine Begleitvenen eingelagert sind. Außerdem sind von der mittleren und unteren Schläfenwindung Impressiones gyrorum ausgebildet. Der Knochen kann sich hier bis auf 1 mm verdünnen.

Dicke. Eine genaue Bestimmung der Dicke der Pars squamosa ist nicht möglich, da die Schädel jeder Altersstufe verschieden lokalisierte dünne Stellen besitzen (= Impressiones gyrorum: s. dort). Ihre Ausdehnungen sind nicht altersabhängig. Die dicksten Stellen der einzelnen Schläfenbeinschuppen liegen zwischen den Impressionen und betragen an unserem Untersuchungsgut bei Erwachsenen im Mittel 5,43 mm (Tabelle 23).

Processus zygomaticus

Der dreikantig begrenzte Processus zygomaticus schwenkt, stumpfwinklig abgebogen, von der Squama nach vorne lateral ab, um sich dann, in der Vertikalen abgeplattet, mit dem Os zygomaticum zu verbinden. In dorsalen Abschnitten ist er horizontal abgeplattet. Sein Oberrand verstreicht, als *Crista supramastoidea* sich abflachend, über dem äußeren Ohrloch und geht schließlich in die Linea temporalis über.

Tabelle 23. Größte Dicke der Schläfenbeinschuppe (DAHM 1970)

Alter	Mittelwert mm	s mm	oGrmS mm	uGrmS mm	oGr mm	uGr mm
Neugeborene	1,68	±1,25	3,15	0,20	3,4	0,2
3 Monate	1,90	0,35	2,10	1,50	2,4	1,5
6 Monate	2,25	0,64	2,40	1,90	2,4	1,5
12 Monate	2,95	1,05	3,60	1,65	3,8	1,3
2 Jahre	3,04	0,69	3,38	2,53	4,0	1,9
4 Jahre	3,58	0,63	3,97	2,88	4,2	2,3
6 Jahre	3,60	0,45	3,80	3,40	3,8	3,4
8 Jahre	3,78	0,72	4,30	3,25	4,8	3,2
9 Jahre	3,78	0,13	3,86	3,60	3,9	3,6
11 Jahre	4,25	0,49	4,60	3,90	4,6	3,9
Erwachsene	5,43	1,65	7,00	4,65	9,2	3,7

Postnatale Längenentwicklung. Die Länge des Processus zygomaticus wurde vom oralsten Punkt der Sutura temporozygomatica bis in Höhe des Hinterrandes der Fossa mandibularis als aboralster Begrenzung an unserem Untersuchungsgut gemessen. Der weiter nach dorsal ziehende Ausläufer in Form der Crista supramastoidea blieb unberücksichtigt, da eine sichere Bestimmung seiner hinteren Grenze nicht möglich ist.

Den geringsten Wert der Länge des Processus zygomaticus besitzt ein Neugeborenenschädel mit 16,8 mm, den höchsten ein Erwachsenenschädel mit 45,9 mm. Die größte Seitendifferenz lag am Schädel eines 4jährigen vor – sie betrug 2,5 mm. Von der Geburt bis zur Vollendung des 2. Lebensjahres verlängert sich der Processus zygomaticus um annähernd 50%. Ein zweiter, pubertärer Wachstumsschub vollzieht sich zwischen dem 11. Lebensjahr und dem Erwachsenenalter. Die Zunahme ist hier vergleichsweise geringer; sie beträgt ca. 23%.

Crista supramastoidea

Die *Crista supramastoidea* wird als Zugtrajektorium der hinteren Abschnitte des M. temporalis aufgefaßt. Oberhalb von ihr entspringt der M. temporalis. Unterhalb bildet die Pars squamosa das Dach des Meatus acusticus externus (Abb. 89). Die Crista supramastoidea stellt den lateralen freien Rand einer Knochenplatte dar, welche Antrum und Cellulae mastoideae von oben her abdeckt.

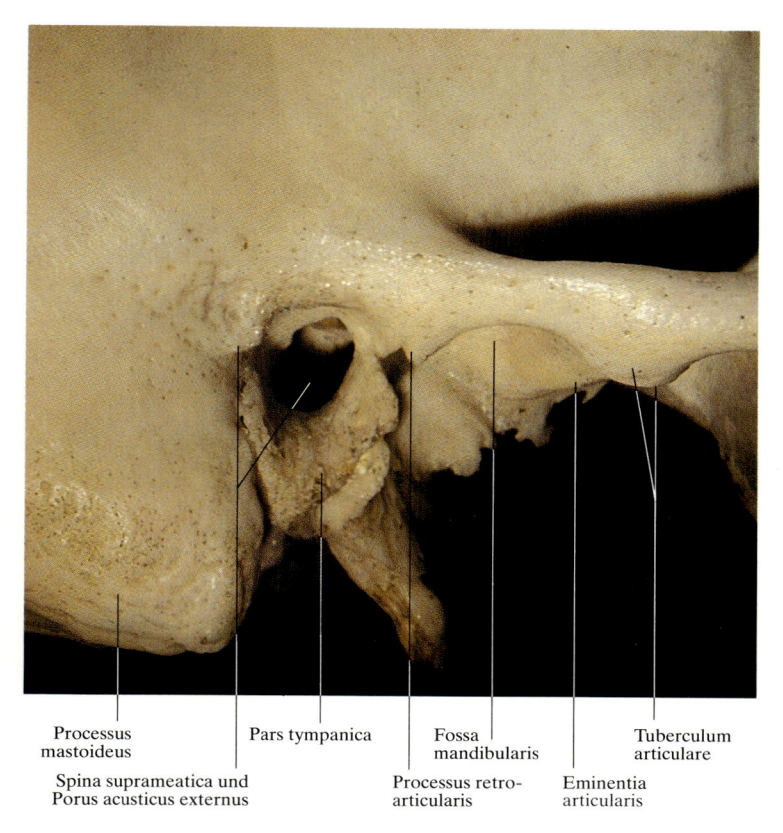

Abb. 89. Porus acusticus externus und Umgebung von lateral

Processus mastoideus | Spina suprameatica und Porus acusticus externus | Pars tympanica | Fossa mandibularis | Processus retroarticularis | Eminentia articularis | Tuberculum articulare

Spina suprameatica

Die Spina suprameatica gehört der Pars squamosa an. Nach OKADA (1899), der 15 Kinderschädel untersuchte, lagen an diesem Material fünfmal rechts und dreimal links derartige Spinae vor. Beim Erwachsenen fehlte sie bei 99 Schädeln nur einmal. Form, Größe und Lage sind sehr variabel, gelegentlich ist sie spitz und bis zu 0,5 cm lang, bald niedrig und breithöckrig oder als längliche, schmale, saumartige Erhabenheit an der hinteren Gehörgangswand angedeutet. Manchmal treten auch 2 Spitzen auf. Die Spina kann mehr lateral oder mehrere Millimeter medial vom Eingang des Gehörgangs oder mehr zum oberen Rand des Meatus acusticus externus rücken. Nach OKADAS Befunden liegt bei Schädeln, an denen die Distanz zwischen Sinus sigmoideus und Zugangsweg zu den Cellulae mastoideae größer als 10 mm ist, in der Regel Lateralstellung der Spina vor; die Ungefährlichkeit des Schläfenbeins soll demnach in 72,36% an der Lateralstellung der Spina erkannt werden können. (Weiteres s. Bd. I/1, Teil C.)

Facies articularis

An der Schuppenunterseite ist die etwa 2 cm breite und 1 cm lange *Fossa mandibularis* eingedellt. Unmittelbar vor ihr springt der annähernd quergestellte Knochenwulst der *Eminentia articularis* vor, der lateral in das *Tuberculum articulare* übergeht. Dorsal begrenzt ein unterschiedlich hoher Processus retroarticularis die Kiefergelenkpfanne. Nach IDE (1975) besitzt die *Fossa mandibularis* beim 5 Monate alten Keimling eine Längsausdehnung von 2,21 mm und eine mediolaterale Ausdehnung von 2,61 mm in ihrem größten Abschnitt. Nach dem 6. Fetalmonat kommt es zu einem raschen Zuwachs, so daß die Breite im 10. Fetalmonat 8,34 mm, die Länge 9,32 mm beim Neugeborenen ausmacht. Die Tiefe der Fossa beträgt im 5. Keimlingsmonat 0,29 mm in der Sagittalen und 0,35 mm in der Frontalen (tiefster Abschnitt). Im 10. Fetalmonat liegt in der Sagittalen eine Tiefe von 0,88 mm, in der Frontalen von 0,94 mm vor. Während die Fossa im 6. Fetalmonat nur $1/20$ bis $8/20$ des Caput mandibulae überlagert, dehnt sie sich im 8. Keimlingsmonat von $1/20$ bis $16/20$ an der Außenseite aus. Im 10. Keimlingsmonat überdacht sie $19/20$ des Caput mandibulae (IDE 1975).

Der Außenumfang der Fossa mandibularis ist vor dem ersten Zahndurchbruch U-förmig, während der Durchbruchzeiten der Dentes decidui dreieckig, in der Zeit der gemischten Dentition ellipsoid oder dreieckig und erneut triangulär begrenzt während des Durchbruchs der Dentes permanentes. Vor dem Zahndurchbruch ist der seitliche Rand der Fossa mandibularis 10 mm lang, der vordere 14 mm und der mediale 10,5 mm. Die transversale Länge des Caput mandibulae beträgt etwa $3/4$ der transversalen Länge der Fossa mandibularis während des Durchbruchs der Dentes decidui und der gemischten Dentition. Von dieser Zeit an bis zum Erwachsenenalter vergrößert sich die transversale Länge des Caput

Tabelle 24. Mittlere Flächenwerte der Articulatio temporomandibularis: Statistische Aufschlüsselung der Gelenkflächenwerte des Kiefergelenks (LANG u. NIEDERFEILNER 1977).

Pars discosquamalis	Squamale Gelenkfläche	417 mm²
	obere Gelenkspaltfläche inklusive Recessus	581 mm²
	untere Gelenkspaltfläche	501 mm²
Pars discomandibularis	obere Gelenkspaltfläche	396 mm²
	untere Gelenkspaltfläche	367 mm²
	Caput mandibulae (Knorpelfläche)	204 mm²

mandibulae bis auf $^4/_5$ der Querausdehnung der Fossa mandibularis (KAMIJO 1974).
Die squamale Gelenkfläche der oberen Kiefergelenkspalte bei Erwachsenen umfaßt durchschnittlich 417 mm². Als obere und untere Grenzwerte wurden Flächen mit 524 mm² und 329 mm² ermittelt. Die Schwankungsbreite beträgt etwa 195 mm². Bei der Berechnung der oberen Gelenkspaltfläche an Ausgußpräparaten ergeben sich Durchschnittswerte von 581 mm² (Tabelle 24). Da die squamale Fläche des oberen Gelenkspalts im Mittel um $^1/_4$ kleiner ist als die kraniale Fläche des Ausgusses, beträgt die Gesamtfläche der Recessus dieses Gelenkspalts etwa 25%. Diese Spaltabschnitte außerhalb der Pfanne nach medial und lateral sind von Kapselteilen umgrenzt. Die untere Fläche der Pars discomandibularis besitzt durchschnittliche Flächenwerte von 367 mm² (LANG u. NIEDERFEILNER 1977), die des angrenzenden Caput mandibulae Mittelwerte von 203,8 mm² (LANG u. SCHILLER 1976). Von der unteren Gelenkspalte grenzen demnach etwa 55,5% an den Knorpelüberzug des Caput mandibulae.

Tuberculum articulare und Eminentia articularis

Profilwinkel. LUBOSCH (1906) stellte unter 300 Schädeln 10,3% mit hoher Eminentia articularis, 70,4% mit normal entwickelter und 19,3% mit niedriger fest und wies darauf hin, daß infantile Schädel häufiger eine niedrige oder fehlende Eminenz besitzen und beim zahnlosen Greis auch hohe Eminentiae vorkommen. Bei hoher Eminentia articularis liegt seinen Befunden zufolge häufig ein Camperscher Profilwinkel von 80,0–84,9°, bei Schädeln mit niedriger Eminenz einer von 75–79,9° vor, außerdem gibt es flache Eminentiae. Er führt die phylogenetische Entwicklung der Eminentia und des Tuberculum articulare auf die Umgestaltung des Gebisses, insbesondere im Bereich der Dentes incisivi, zurück, da beim menschlichen Gebiß – im Gegensatz zu Anthropoiden – eine Mahlbewegung nur bei Senken des Unterkiefers möglich erscheint. Weiterhin spielen die beim Menschen erworbene orthognathe Gesichtsform und die Rückbildung der hinteren Molaren eine Rolle.

Höhenwachstum. Beim Neugeborenen sind Eminenz, Fossa und Tuberculum noch sehr flach. Von eineinhalb bis zwei Jahren erfolgt ein rasches Wachstum, vom 2.–9. Lebensjahr ein langsameres. Beim Erwachsenen ist die Niveaudifferenz zur DH durchschnittlich größer, die Extremwerte streuen sehr. Die Niveaudifferenz Tuberculum-Eminentia bleibt während des Schädelwachstums annähernd gleich. Die arithmetischen Mittelwerte schwanken geringfügig zwischen 1,33 mm und 2,57 mm. Bei 2jährigen und bei Erwachsenen findet sich eine große Streubreite (LANG u. NIEDERFEILNER 1977). Bei völligem Zahnverlust folgt oft ein Abbau des Gelenkreliefs.

Postnatale Umformung. Der Abstand des Scheitelpunktes der *Fossa mandibularis* zur DH verringert sich an unserem Untersuchungsgut zunächst bis zum 6. Lebensjahr, vergrößert sich dann bis zum 8. Lebensjahr, um sich erneut bis zum 9. Lebensjahr zu verkleinern. Es liegt deshalb ein zweiphasiger Wachstumsvorgang während der Entwicklung der Kiefergelenkpfannenregion vor.
Der Scheitel der Fossa befindet sich bei 1½jährigen im Mittel 1,85 mm (links) und 1,90 mm (rechts) über der DH, sinkt beim 6jährigen auf 0,69 mm (links) und 0,77 mm (rechts) ab und steigt bis zum 8. Lebensjahr auf 2,54 mm (links) und 2,58 mm (rechts) an, um beim Erwachsenen seinen definitiven Wert von durchschnittlich 2,8 mm (links) und 2,38 mm (rechts) zu erreichen (NIEDERFEILNER, 1975). Der Scheitelpunkt der Fossa mandibularis nähert sich im 6. Lebensjahr der DH. RICKETTS (1950) untersuchte diesen Abstand röntgenologisch und gibt eine kontinuierliche Zunahme des Abstandes an, faßt jedoch mehrere Altersstufen in Gruppen (von 5 Jahren) zusammen. Geringere Werte bei Erwachsenen fand MÜLLER (1934) mit 1,9 mm links und rechts. Die Dentition bleibt auf das Kiefergelenk sicher nicht ohne Einfluß (ESCHLER 1952; PUFF 1963). Mit dem Durchbruch des 6 Jahr-Molaren, der sehr pünktlich eintritt, erfolgt die 2. physiologische Bißhebung (SCHWARZ 1944). Es ist daher mit großer Wahrscheinlichkeit anzunehmen, daß der 1. bleibende Molar die Lage der Fovea articularis beeinflußt.
Die Knorpeloberfläche ist ähnlich der des Caput mandibulae von einer Bindegewebelage bedeckt. Bei Neugeborenen und Kleinkindern ist diese vaskularisiert. Mit zunehmendem Alter formieren sich in ihr Bindegewebefasern, die von vorne nach hinten verlaufen. Zur Zeit der Geburt liegt eine transitorische Knorpellage insbesondere im Bereich der Eminentia articularis vor. Diese Knorpelzone verdünnt sich bald, was in der Fossa articularis nicht nachweisbar ist. Im Bereich der Eminentia, besonders in deren unterem Abschnitt, bleibt eine dünne Knorpellage bestehen. Ihre Zellen sind weniger zahlreich und kleiner als die am Caput mandibulae. Um die Zeit der Pubertät verdickt sich die Proliferationszone, welche bis zum 17.–18. Lebensjahr bestehen bleibt. Im Bereich des Tuberculum und der Eminentia bleiben bis ins Erwachsenenalter hinein einige Knorpelzellen nachweisbar. An der Fossa articularis lassen sich Umbauvorgänge von der frühen Kindheit bis ins Erwachsenenalter nachweisen.

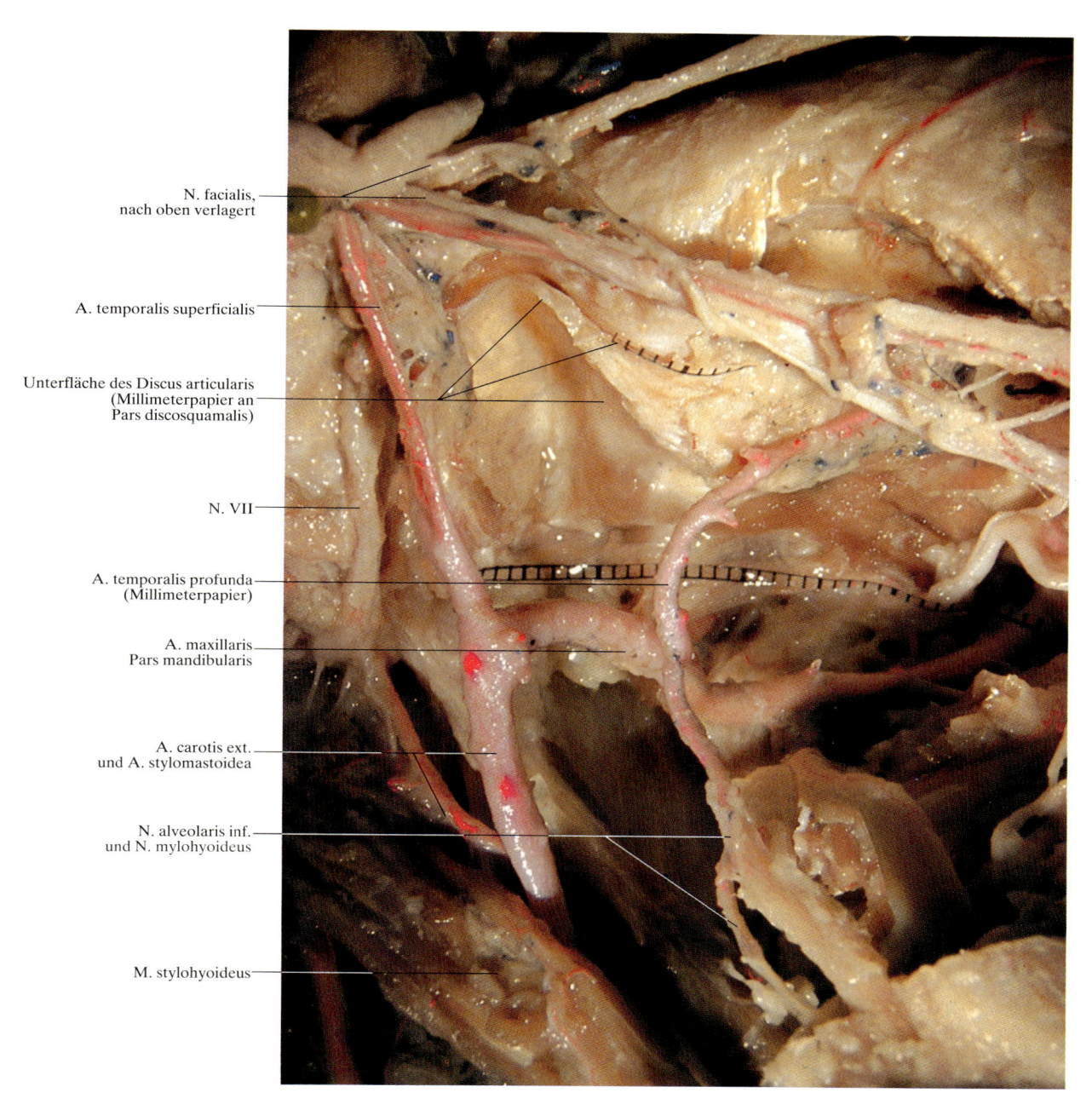

Abb. 90. **Discus articularis,** von unten und vorne

Processus retro-articularis, Tuberculum retromandibulare

In der Nomina Anatomica (1977) sind weder ein Processus retro-articularis noch ein Tuberculum retromandibulare erwähnt. OLIVEIRA (1979, São Paulo) untersuchte Ossa temporalia von 386 Weißen und 245 Negern, 138 Mulatten und 42 Japanern. Bei 1591 der 1622 untersuchten Ossa temporalia ließ sich ein deutlicher Processus retro-articularis feststellen. Er untergliederte in mamilläre, pyramidale, tuberkuläre, cristaähnliche oder molare Formen sowie in große, mittlere und kleine. Bei 98,4% ist ein Processus retro-articularis entwickelt – etwa ebenso häufig symmetrisch wie asymmetrisch. Wesentliche Unterschiede des Vorkommens bei verschiedenen Rassen finden sich nicht. Bei weißrassigen Männern kommt am häufigsten der mamilläre Typ (57,5%), anschließend ein pyramidenförmiger mit 22,7%, der tuberkuläre Typ (13,7%), dann ein zweizackiger Typ mit 4,5% und ein mahlzahnähnlicher mit 1,6% vor. Die Ausbildung der Fortsätze bei Frauen ist ähnlich.

Kleine Processus retro-articulares kommen bei weißen Männern in 64,3%, bei weißen Frauen in 85,3% vor. Eine mittlere Ausbildung liegt bei weißen Männern in 29,1%, bei weißen Frauen in 12,5% vor, eine große bei weißen Männern in 6,6%, bei weißen Frauen in 2,3%.

Discus articularis

Um die Zeit der Geburt ist der Diskus überall etwa gleich dick. Postnatal wird der zentrale Abschnitt dünner, die vorderen und speziell der hintere Abschnitt werden dicker. Während der ersten Lebensjahre ist der Diskus zellreich und gut vaskularisiert. Später vermehren sich die kollagenen Fasern, die Zellen vermindern sich und verschwinden vom Diskuszentrum aus peripherwärts. Zur Zeit der Geburt liegen im Diskus insbesondere Fibroblasten vor, später vermehren sich chondroide Zellen. Mit zunehmendem Alter bildet sich aus dem zuerst in Längsrichtung verlaufenden Fasersystem ein festes kollagenes, dreidimensionales Fasernetz aus, besonders in vorderen und hinteren Diskusabschnitten (THILANDER u. Mitarb. 1976 und eigenes Untersuchungsgut) (weiteres Bd. I/1, Teil C).

c) Pars tympanica

Beim Neugeborenen ist die Membrana tympani in einen hufeisenförmigen Deckknochenring, den Annulus tympanicus, eingefaßt. Das Wort Membrana tympani stammt von Albrecht von HALLER (1708–1777), der erstmalig ein Cavum tympani sive cavitas tympanica von einer Membrana tympani abgrenzte. Die offenen Enden des Annulus tympanicus verwachsen mit der Squama und fassen deren Incisura Rivini zwischen sich (RIVINUS, Augustus Quirinus, 1652–1723, deutscher Anatom und Botaniker in Leipzig, Originalname Bachmann, von seinem Vater latinisiert: Rivinische Lücke ist der defiziente Teil des Annulus tympanicus). Hier heftet sich die Pars flaccida membranae tympani an. Während der ersten Lebensjahre bilden sich mehrere Knochenspangen, die zeitweise unten offen bleiben und schließlich, durch hufeisenförmige Knochenappositionen nach der Seite zu auswachsend, die untere, die vordere und die rückwärtige Wand des Meatus acusticus externus bilden (HUSCHKE, Emil, 1797–1858, Professor der Anatomie in Jena: Huschkesches Foramen, Lücke am Boden des knöchernen Meatus acusticus externus, stets bei Kindern bis zu 6 Jahren, gelegentlich bei Erwachsenen). Durch Knochenanbau nach medial und vorne bilden sich das Solum tympani sowie die Unterwand des Canalis musculotubarius ebenfalls aus der Pars tympanica. Auch die sich früh entwickelnde Vagina processus styloidei gehört diesem Knochenteil an (s. dort).

Ärztliche Bedeutung

Kombinierte Defekte und Exostosen des äußeren Gehörganges fanden sich insbesondere an amerikanischen Schädeln. Defekte betrafen immer die der Fossa mandibularis zugekehrte Wand der Pars tympanica (ca. 60%), die Exostosen und Verdickungen dagegen den hinteren Umfang der Pars tympanica (ca. 45%). Der Meatus acusticus externus kann bis zu einer, nur 0,5 mm engen, halbkreisförmigen Spalte verengt sein. (Weiteres s. Bd. I/1, Teil C.)

Tabelle 25. Durchmesser des Parus acusticus externus (DAHM 1970)

Alter	Mittelwert mm	s mm	oGrmS mm	uGrmS mm	oGr mm	uGr mm
a) Langer Durchmesser des Porus acusticus externus						
12 Monate	7,37	±0,51	7,8	7,1	8,0	6,6
2 Jahre	7,44	0,89	8,2	6,8	8,7	6,0
4 Jahre	8,13	0,57	8,5	7,7	9,1	7,0
6 Jahre	8,24	0,28	8,4	8,1	8,9	7,8
8 Jahre	8,29	1,34	9,8	7,4	11,0	7,0
9 Jahre	8,55	0,40	8,8	8,1	9,0	7,9
11 Jahre	8,72	0,72	9,2	8,2	10,0	8,0
Erwachsene	10,43	1,19	11,5	9,7	12,2	8,9
b) Kurzer Durchmesser des Porus acusticus externus						
12 Monate	3,81	±0,71	4,4	3,2	4,8	3,0
2 Jahre	4,54	0,47	5,0	4,2	5,5	3,8
4 Jahre	5,19	0,41	5,4	4,8	6,0	4,2
6 Jahre	5,23	0,31	5,5	5,0	5,6	4,7
8 Jahre	5,50	0,55	6,0	5,0	6,2	4,6
9 Jahre	5,98	0,45	6,3	5,7	6,6	5,3
11 Jahre	6,03	1,09	6,9	5,2	7,4	4,8
Erwachsene	7,69	1,00	8,4	7,0	9,8	5,9

Porus acusticus externus

Der Porus acusticus externus ist oval (s. Abb. 89). Hingewiesen sei auf Rassen, deren äußere Gehörgangsöffnungen rundlich sind (MARTIN u. SALLER 1959). Am Würzburger Untersuchungsgut (DAHM, 1970) wurde ein langer Durchmesser, der von vorne und oben nach hinten und unten verläuft, von einem kurzen Durchmesser, der senkrecht zu ihm orientiert ist, unterschieden. Diese Durchmesser wurden vom 1. Lebensjahr an ermittelt (s. Tabelle 25).

Umbildung des Annulus tympanicus zum Porus acusticus externus

Die Werte für die Durchmesser der Öffnung des Annulus tympanicus am Schädel eines 6 Monate alten Kindes liegen bei etwa 8 mm und 10 mm. Ein halbes Jahr später – nach Ausbildung des Porus acusticus externus – haben dessen Durchmesser Werte von ca. 4 mm und etwas mehr als 7 mm. Es ist also innerhalb von 6 Monaten eine deutliche Verengung der äußeren Gehörgangsöffnungen eingetreten (Abb 91). Diese Feststellung wirft die Frage nach den Ursachen dieser Umwandlung auf: die Umwandlung der Öffnung des Annulus tympanicus zum Porus acusticus externus vollzieht sich durch Auswachsen von Knochenvorsprüngen, die vom vorderen, oberen und hinteren, unteren Rand des Annulus tympanicus ausgehen. Diese verwachsen innerhalb des 1. Lebensjahres miteinander und bilden so den oberhalb der entstandenen Knochenbrücke gelegenen Porus acusticus externus. Dabei verringert sich die Fläche des vom Gehörgang umgriffenen Lumens, z.B. von 63,3 mm^2 am Schädel eines 6 Monate alten Kindes auf 22,2 mm^2. Dies ist der Wert des

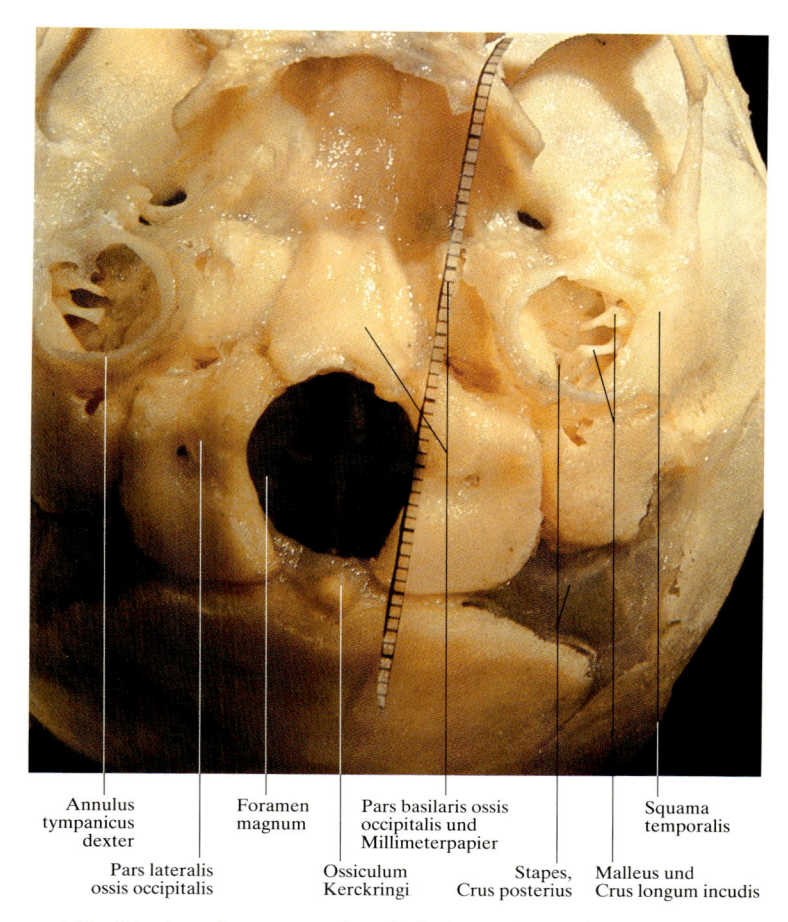

Abb. 91. **Annulus tympanicus** bei einem 45 cm langen Feten

Porus acusticus externus am Schädel eines Einjährigen. Die Pars tympanica umsäumt mit ihrem nach außen und unten umgebogenen Rand den Meatus und seitlich den Porus acusticus externus. Den oberen Umfang bildet die Squama. Lateral des Sulcus membranae tympani bildet die Pars tympanica die untere Wand des Meatus. Am Trommelfell biegt die Platte stumpfwinklig nach medial-kaudal und rostral ab und begrenzt als kaudal-laterale Wand den Canalis musculotubarius. Ihr oberer Rand trifft in der Fissura petrotympanica (Glaseri) auf die Fossa mandibularis der Schuppe bzw. den Processus inferior tegminis. Vorder- und Hinterwand der Pars tympanica verschmelzen mit der Pars petrosa. Mit dem Processus mastoideus begrenzt die Pars tympanica die Fissura tympanomastoidea, in welcher sich die Öffnung des Canaliculus mastoideus für den R. auricularis n. vagi befindet.

Da ein Porus acusticus externus erst ab dem 12. Lebensmonat ausgebildet ist, wurde für die Zeit davor die Größe der Öffnung des Annulus tympanicus festgestellt (Tabelle 26). Der Ring des Annulus ist oval. Es wurden die sagittalen und frontalen Durchmesser bestimmt.
Der frontale Durchmesser der Öffnung des Annulus tympanicus ist etwa $^1/_5$ größer als der sagittale. Beide Durchmesser unterliegen in den ersten 6 Monaten des Lebens keinen großen Schwankungen. Sie nehmen ebenso wie der aus ihnen gebildete Index von der Geburt bis zum 6. Lebensmonat geringfügig ab.

d) Cavum tympani

Die Paukenhöhle des Neugeborenen ist annähernd gleichgroß wie die des Erwachsenen, weicht in ihrem oberen Ende aber erheblich weiter lateralwärts ab als später und steht deshalb im ganzen tiefer. Der Recessus epitympanicus ist entwickelt und sehr ausgedehnt, hat aber seine endgültige Größe noch nicht erreicht. Der Recessus hypotympanicus fehlt beim Neugeborenen häufig, ist aber gelegentlich gut ausgebildet und von Schleimhautpolstern ausgefüllt (HEYDERICH 1938). Das Antrum mastoideum ist bei einer Länge von 5 mm (–12 mm) absolut größer als bei Erwachsenen und steht durch eine außerordentlich weite Öffnung mit der Paukenhöhle in Verbindung. Cellulae mastoideae fehlen bei Neugeborenen, Cellulae squamosae sind eben angedeutet (HEYDERICH 1938). (Weiteres s. Bd. I/1, Teil C.)

Paries labyrinthicus

Bei erhaltenem Annulus fibrocartilagineus und Blick auf den Paries labyrinthicus ist die Fenestra vestibuli (Foramen ovale) etwa im Mittelbezirk der medialen Paukenhöhlenwand plaziert (Abb. 91). Die ovale, etwa in der Horizontalen orientierte Öffnung führt in das Vestibulum des knöchernen Labyrinth und liegt im Bodenbereich der Fossula fenestrae vestibuli. Das Promontorium über der basalen Schneckenwindung wölbt sich in die Cavitas tympanica vor. Unterhalb und hinter dem Promontorium befindet sich die Fossula fenestrae cochleae, durch das Subiculum promontorii begrenzt, welches außerdem dorsal den Unterrand des Sinus tympani bildet. Der Sinus tympani geht oben unmittelbar in die Fossula fenestrae vestibuli über und verläuft medial zur Eminentia pyramidalis sowie der Eminentia canalis facialis. Seine mediale Begrenzung ist der Canalis semicircularis posterior auf seinem Weg zum Vestibulum. Gelegentlich besteht eine Aussackung des Sinus tympani, medial des Canalis n. facialis am Übergang von dessen horizontalem in das vertikale Segment.
Die Fossula fenestrae cochleae setzt sich nach vorne und etwas nach aufwärts medial zur Fenestra cochleae fort, die

Tabelle 26. **Horizontaler und vertikaler Durchmesser der Öffnung des Annulus tympanicus und deren Indices** (DAHM 1970)

Alter	Mittelwert sagittaler Durchmesser mm	s mm	Mittelwert frontaler Durchmesser mm	s mm	Index
Neugeborene	8,46	±0,66	10,11	±0,27	83,68
3 Monate	8,47	0,61	10,20	0,31	83,04
6 Monate	8,07	1,02	9,98	0,83	80,86

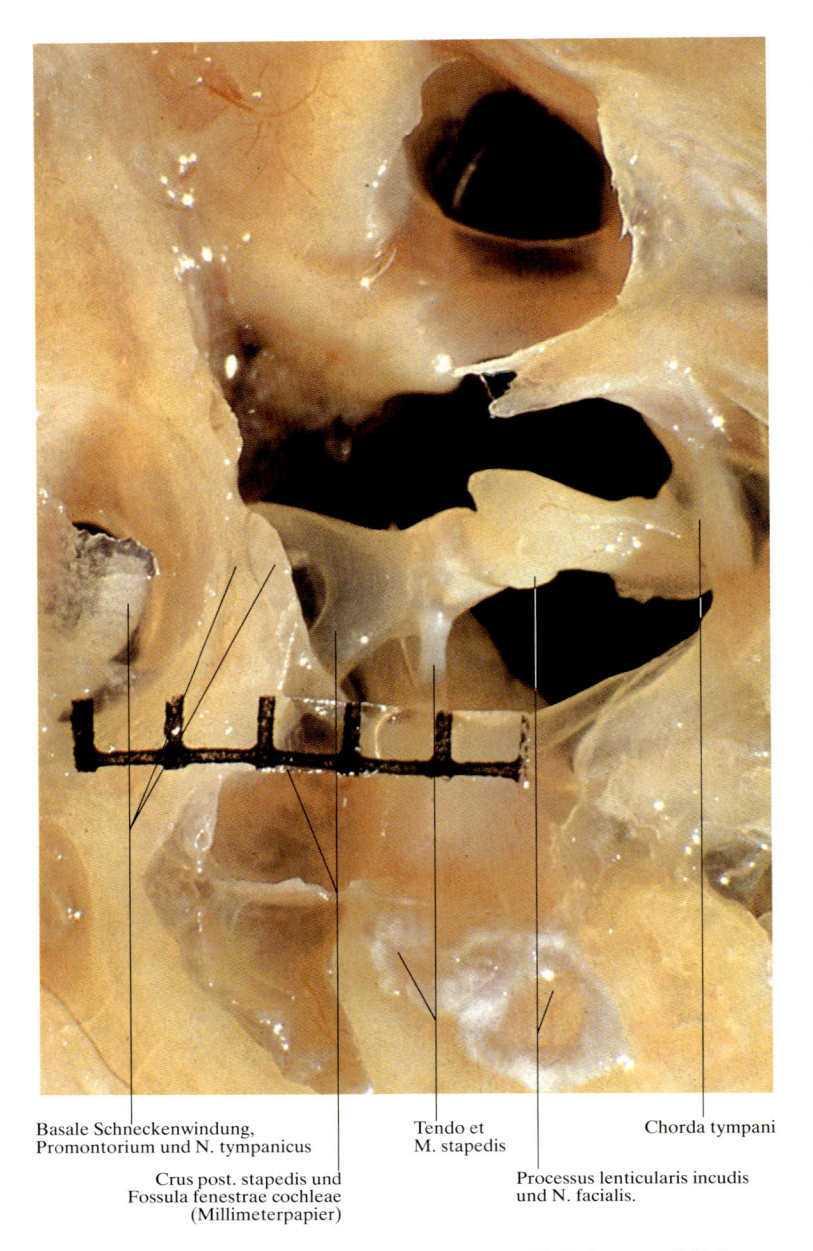

Abb. 92. Cavitas tympanica von unten, 70 Jahre, weiblich

Basale Schneckenwindung, Promontorium und N. tympanicus
Crus post. stapedis und Fossula fenestrae cochleae (Millimeterpapier)
Tendo et M. stapedis
Processus lenticularis incudis und N. facialis.
Chorda tympani

ren Gehörknöchelchen plaziert sowie deren Bänder, die häufig von Schleimhautfalten begleitet werden. Zwischen diesen Falten und den Gehörknöchelchen kommen komplizierte Taschen zur Ausbildung, während der dazwischenliegende Raum nicht von Schleimhautduplikaturen in kleinere Teile zergliedert wird. Am Boden des Aditus ad antrum findet sich die *Fossa incudis*, welche in der Regel das am meisten zergliederte Gebiet des Mittelohrs darstellt. Nach PROCTOR (1964) liegen in der Cavitas tympanica 4 Elementartaschen vor: Saccus anterior, Saccus medius, Saccus superior und Saccus posterior. Der kleinste dieser Nebenräume stellt den vorderen Teil der Tröltsch'schen Tasche dar. Der Saccus medius ist der Recessus epitympanicus, mit einem vorderen, einem mittleren und einem hinteren Sacculus. Aus dem Saccus posterior entwickelt sich das Zellensystem der Pars petrosa und des Processus mastoideus. Der Saccus superior bildet den hinteren Teil der Tröltsch'schen Tasche. Als Isthmus anterior bezeichnet PROCTOR (1964) den zwischen Stapes und Tendo m. tensoris tympani gelegenen Raum. Der Isthmus posterior liegt zwischen Crus breve incudis und Tendo m. stapedii. Auch die meso-ähnlichen Bänder der Gehörknöchelchen werden von PROCTOR erwähnt. Nach BOLLOBAS u. HAJDU (1971) ragen in den oberen Abschnitt der Fossa incudis 3 sog. Haken hinein. Als Hamulus medialis wird ein Fortsatz der Prominentia canalis semicircularis lateralis angesprochen. Als Hamulus lateralis posterior verläuft von der lateralen Wand aus dem Antrum ein Fortsatz und als Hamulus lateralis anterior von der lateralen Wand der Paukenhöhle einer in diesen Raum hinein. Die Lamina basalis bildet den Boden der Fossa incudis, ihr liegt der kurze Fortsatz des Amboß auf. Zwischen Lamina basalis und Lamina terminalis liegen Lamina et Trabeculae interlaminares. Fehlen sie, dann befindet sich zwischen Lamina basalis und terminalis nur ein einziger lufthaltiger Raum: Sinus interlaminaris. Die Lamina terminalis trennt die Fossa incudis von dem hinter der Eminentia pyramidalis befindlichen Luftraum (weiteres Bd. I/1, Teil C).

von der Seite her durch den Annulus nicht beobachtet werden kann. Die Fenestra cochleae öffnet sich in die basale Schneckenwindung. Ihre Öffnung ist von einem schmalen Knochenring, Crista fenestrae cochleae, umgeben, an den sich die Membrana tympani secundaria anheftet. Der Canalis n. facialis läßt sich über die ganze Strecke zwischen Geniculum canalis facialis bis zum Foramen stylomastoideum von der Seite her darstellen. Das Geniculum liegt höher als der laterale Bodenabschnitt des Meatus acusticus internus (weiteres Bd. I/1, Teil C).

Aditus ad antrum

Der Aditus ad antrum ist der engste Raum im Höhlensystem des Mittelohrs. Er verbindet die viel weitere Paukenhöhle mit dem Antrum (Abb. 93). Im Aditus sind die beiden äuße-

Sinus tympani posterior

Als Sinus tympani posterior wird der Raum zwischen Eminentia pyramidalis und Annulus fibrocartilagineus bezeichnet.

Cellulae paralabyrinthicae

Als Cellulae paralabyrinthicae wird jene Zellreihe angesprochen, die in der Knochensubstanz entwickelt ist und den Winkel zwischen Canalis semicircularis lateralis und Fossa incudis ausfüllt.

Antrum mastoideum

Rückwärts und oberhalb der Paukenhöhle liegt das Antrum mastoideum, dessen Wand siebartig durchlöchert ist. Über diese Öffnung stehen die Cellulae mastoideae mit dem

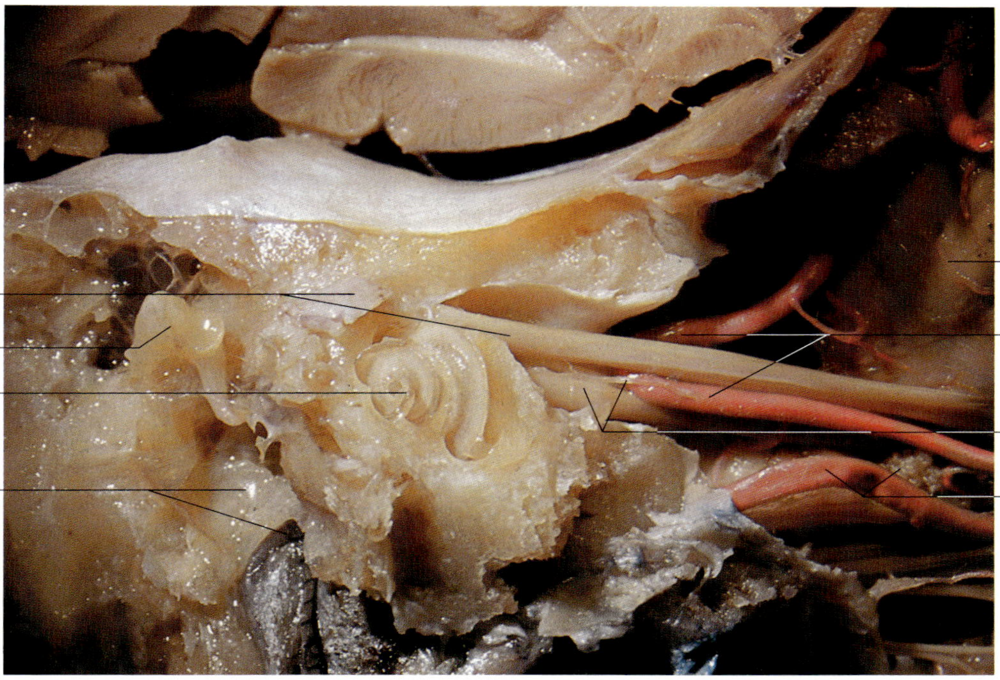

Abb. 93. Cavum tympani, Cochlea und Nn. VII et VIII
von vorne und seitlich

Antrum und der Paukenhöhle in Verbindung. Beim Neugeborenen ist das Antrum mastoideum bereits erbsengroß hinter dem Aditus und in gleicher Höhe mit dem Recessus epitympanicus angelegt. Es steht durch einen kurzen Kanal, den Aditus ad antrum, mit dem Cavum tympani in Verbindung. Dessen Querschnitt ist dreieckig, er führt wie ein Steg aus der Paukenhöhle über deren dicke und hohe Hinterwand in das Antrum. Beim Erwachsenen ist das Antrum etwa kleinbohnengroß (Höhe im Mittel 10 mm). Auf die Oberfläche der Squama temporalis projiziert, entspricht ihm eine leicht vertiefte Zone hinter der Spina suprameatica, die von zahlreichen Gefäßöffnungen durchsetzt ist. Der Processus mastoideus vergrößert sich durch appositionelles Wachstum an der äußeren Oberfläche, so daß seine das Antrum begrenzende Wand an Dicke postnatal zunimmt.

Beim Neugeborenen mißt sie 1–2 mm, bei 5jährigen ca. 6 mm, bei 9jährigen ca. 10 mm und besteht aus meist spongiösem, nicht lufthaltigem Knochen (SYMINGTON 1885, 1887). BUCK (1881) fand bei einem 5jährigen Kind erstmals lufthaltige Zellen an dieser Zone. SCHWARTZE (1885) beschrieb einen bis zur Spitze pneumatisierten Warzenfortsatz ebenfalls bei 5jährigen. Die Knochendicke in diesem Bezirk beträgt gelegentlich bis zu 2 cm. Das Tegmen antri bildet seitlich der Eminentia arcuata einen Teil des knöchernen Bodens der Fossa cranialis media.

e) Pars mastoidea (s. Abb. 83)

Länge. Die Länge der Pars mastoidea wurde an unserem Untersuchungsgut in der DH bestimmt. Als oralen Begrenzungspunkt verwendeten wir die Sutura squamosomastoidea beim Kleinkind bzw. deren bis ins hohe Alter noch erkennbaren Rest. Den aboralen Begrenzungspunkt bildete die Sutura occipitomastoidea.

Die Pars mastoidea macht während der beiden ersten Lebensjahre einen deutlichen Wachstumsschub durch. Die Länge nimmt um ca. 46% zu. Noch mehr als bei den anderen Teilen des Os temporale ist die verstärkte Längenzunahme innerhalb des 1. Jahres, insbesondere zwischen dem 6. und dem 12. Lebensmonat, zu erkennen. Nach dem 2. Lebensjahr

Tabelle 27. Pars mastoidea, Länge der (DAHM, 1970)

Alter	Mittel- wert mm	s mm	oGrmS mm	uGrmS mm	oGr mm	uGr mm
Neugeborene	15,8	±1,17	16,8	14,8	17,3	14,0
3 Monate	15,8	0,60	15,6	15,4	16,7	14,9
6 Monate	16,3	0,69	17,2	15,9	17,2	15,4
12 Monate	22,6	3,86	26,9	19,8	27,8	18,2
2 Jahre	23,0	2,18	24,7	21,0	26,4	18,7
4 Jahre	23,0	4,07	26,3	19,7	31,2	15,8
6 Jahre	23,4	3,31	26,2	20,7	29,4	19,1
8 Jahre	24,9	1,17	25,8	24,0	27,0	23,6
9 Jahre	25,6	1,67	27,7	24,6	27,8	24,0
11 Jahre	26,2	2,64	29,4	24,6	30,0	23,7
Erwachsene	27,9	2,54	30,4	26,0	32,5	23,9

erfolgt ein gleichmäßiges, weniger starkes Wachstum. Weitere Perioden verstärkten Wachstums konnten nicht festgestellt werden (Tabelle 27).

Höhe. Die Höhe der Pars mastoidea (s. Abb. 83) wurde von oben hinten nach vorne unten bestimmt: zwischen dem am weitesten oben gelegenen Punkt der Sutura parietomastoidea und der Spitze des Processus mastoideus bzw. vor dessen Erscheinen innerhalb des 1. Lebensjahres bis zum am weitesten nach unten ragenden Anteil der Pars mastoidea. Dieses Maß stellt die größte Höhe dar und wurde nicht von irgendeiner Bezugslinie abhängig gemacht. Die geringste Höhe der Pars mastoidea beträgt 23,5 mm an einem Neugeborenenschädel, der größte Wert 61,0 mm an einem Erwachsenenschädel. Ebenfalls am Schädel eines Erwachsenen wurde die größte Seitendifferenz mit 5,6 mm gemessen. Die Höhe der Pars mastoidea nimmt von der Geburt bis zum zweiten Lebensjahr unverhältnismäßig stark zu. Der Zuwachs ist fast derselbe wie bei der Längenzunahme für diesen Zeitraum: er beträgt 44% (Längenzunahme 46%). Bis zum 11. Lebensjahr erfolgt ein gleichmäßiges, doch beträchtlich stärkeres Höhenwachstum als Längenwachstum. Auch später bestehen unterschiedliche Wachstumstendenzen. Der Längenzuwachs beträgt bis zum 11. Lebensjahr 6,5%, der Höhenzuwachs 17,3%.

Processus mastoideus (s. Abb. 83)

Der Warzenfortsatz entsteht aus einem der Pars petrosa und aus einem der Pars squamosa ossis temporalis zugehörigen Abschnitt. Die Pars petrosa des Processus mastoideus ist knorpelig vorgebildet, die Pars squamosa entsteht aus Bindegewebeknochen. Eine äußerlich sichtbare Trennungslinie besteht gelegentlich. Bei einjährigen Kindern ist die äußerlich sichtbare Trennungslinie in 3,85%, bei 2jährigen in 53,9% und bei 16–19jährigen in 66,6% vollständig geschlossen. KIRCHNER (1879) konnte die Sutur an 300 Schädeln Erwachsener in 5% beiderseits ausgebildet nachweisen. Angedeutete Spalte ließen sich in höherem Prozentsatz erkennen. Beide Anteile wachsen gemeinsam und als Ganzes zum definitiven Processus mastoideus. KULENKAMPFF (1949) konnte nach mehrtägigem Einweichen in Leitungswasser an einem der Würzburger Präparate den Schuppenteil ohne Gewaltanwendung vom Felsenbeinteil abtrennen. Die beiden Anteile hatten vollkommenen Flächenschluß „wie zwischen einem Kolben und einem Zylinder, wobei in diesem Fall die Pars petrosa den Kolben und die Pars squamosa den Zylinder darstellt". Die Längsachse der zylindrisch gekrümmten Berührungsflächen entspricht einer Linie, welche die kleine, unter dem Tegmen antri gelegene Zelle mit dem Punkt an der Oberfläche des Warzenfortsatzes verbindet, von dem ab die Fissura petrosquamosa in fast senkrechter Richtung verläuft. KULENKAMPFF (1948) konnte auch ein zweiblättriges Septum röntgenologisch abbilden und weist auf die Möglichkeit einer Verwechslung mit einem vorgelagerten Sinus sigmoideus erneut hin.

BARTELS (1897), der 40 Männer- und 40 Frauenschädel miteinander verglich, gab an, daß die Processus mastoidei bei Männern in 82,5% stark entwickelt seien; bei Frauen fiel eine starke Entwicklung nur in 22,5% auf.

Pneumatisation und Cellulae mastoideae (Abb. 94). Im Inneren des Processus mastoideus befinden sich unterschiedlich zahlreiche und verschieden große Hohlräume, welche über das Antrum mastoideum von der Paukenhöhle her pneumatisiert worden sind. Diese Schleimhautknospen sprossen auch in andere Knochenteile vor. Fehlen sie, dann ist der Warzenfortsatz mit rotem Knochenmark erfüllt. GÜNNEL (1957) untersuchte die Pneumatisation der Warzenfortsätze

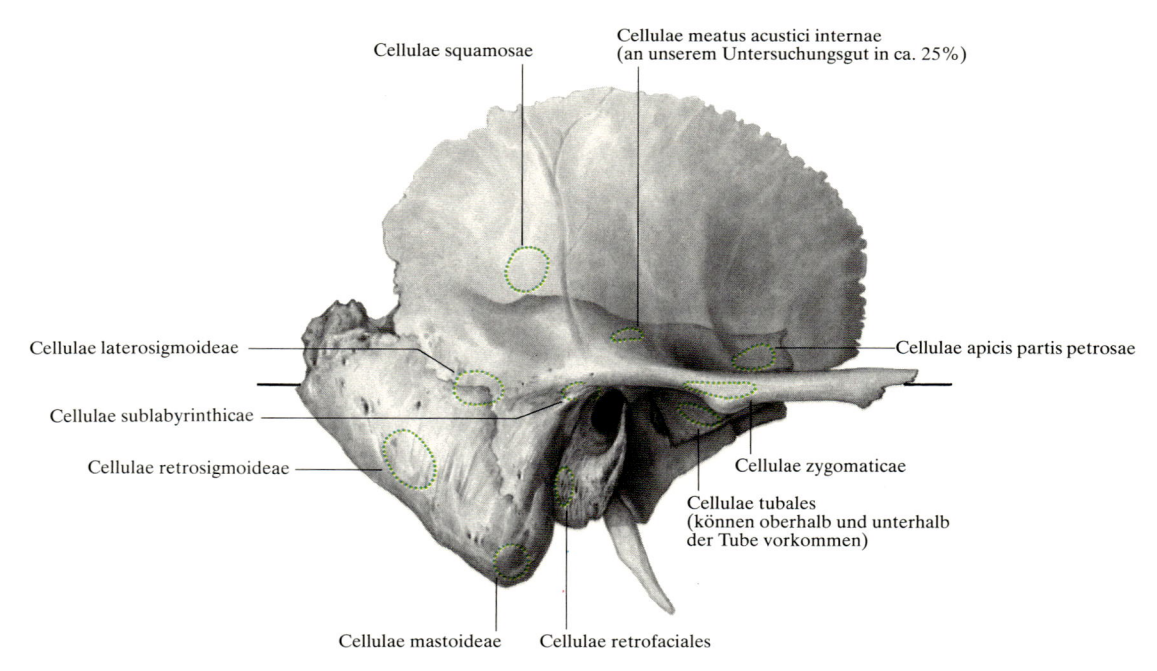

Abb. 94. Os temporale, Möglichkeiten der Pneumatisation

an Röntgenbildern (Stenvers −45° gegen die Sagittale geneigt). Die Warzenfortsatzfläche, nach seiner Methode vermessen, geht vom Bereich des vorderen, oberen vertikalen Bogengangs und von einer Zone des lateralen Bogengangs (seitversetzt) annähernd senkrecht durch die Pars petrosa hindurch. Leider faßte GÜNNEL sehr große Altersgruppen zusammen, z.B. 1–5 Jahre, bei denen die Fläche 5,66 cm² beträgt; 6–10 Jahre, Fläche: 7,49 cm²; 11–14 Jahre, Fläche 8,96 cm² und über 15 Jahre, Fläche 10,72 cm². Nach seiner Ansicht hängt der Pneumatisationsgrad des Processus mastoideus nicht so sehr von der absoluten Größe des Warzenfortsatzes, sondern von seinem Wachstumstempo ab: der sich während der Kindheit rasch vergrößernde Warzenfortsatz bildet offenbar schnell Luftzellen in seinem Innern (Frühentwickler). Bei in der Kindheit langsam wachsenden, gesunden Warzenfortsätzen besteht offenbar eine geringere Pneumatisationstendenz. Diese wachsen häufig erst nach dem 15. Lebensjahr zu ihrer endgültigen Größe heran (Spätentwickler).

An unserem anatomischen Untersuchungsgut (SCHMIDT u. DAHM 1977) beträgt der Flächenwert der Pars mastoidea (von außen planimetrisch abgenommen) bei Neugeborenen im Mittel 3,32 cm², bei Einjährigen 6,72 cm², bei 11jährigen 11,65 cm² und bei Erwachsenen 15,99 cm². Ein erster Wachstumsschub liegt demnach zwischen 6. Lebensmonat und 1. Lebensjahr, anschließend erfolgt kontinuierliches Wachstum bis zum 8. Lebensjahr. Nach dem 11. Lebensjahr findet noch ein Wachstum um ca. 4 cm² statt. Diese Werte stimmen überraschend gut mit den von GÜNNEL (1957) ermittelten überein. Als gut pneumatisierte Warzenfortsätze bezeichnet GÜNNEL (1957) solche, bei denen bei Stenvers-Aufnahme die Flächengröße des Warzenfortsatzes praktisch gleich der Flächengröße des Zellsystems (gemessen in mm²) ist. Zu dieser Gruppe zählt er auch Zellsysteme, die $^3/_4$ der Warzenfortsatzfläche ausmachen. Gut pneumatisierte Warzenfortsätze haben demnach z.B. bei Kindern zwischen 1 und 5 Jahren einen mittleren Flächenwert von 5,94 cm², schlecht pneumatisierte (spongiöse) von 5,42 cm². Zwischen 6 und 10 Jahren betragen die entsprechenden Flächenwerte 7,83 cm² und 7,02 cm², zwischen 11 und 14 Jahren 9,17 cm² und 7,77 cm², und bei 15jährigen und Erwachsenen besteht mit 10,83 cm² und 10,33 cm² kein signifikanter Unterschied. Entsprechend der groben Einteilung von GÜNNEL (1957) finden sich bei Kindern zwischen 1 und 5 Jahren in 46% schlecht pneumatisierte Warzenfortsätze, bei Kindern zwischen 6 und 10 Jahren in 35%, zwischen 11 und 14 Jahren in 29% und bei über 15jährigen und Erwachsenen in 19,6%. Er weist darauf hin, daß nicht gesicherte Unterschiede zwischen den Altersklassen 6–10 Jahre und 11–14 Jahre bestehen, da die Größenentwicklung der Pyramidenspitze vorweg bestimmt werden sollte.

GÜNNEL betont, daß die bedeutendste Größenzunahme des gesunden und auch des mangelhaft pneumatisierten Warzenfortsatzes erst nach dem 15. Lebensjahr stattfindet. Seine Befunde stellen in etwa einen Mittelwert der bislang durchgeführten anatomischen Untersuchungen dar (ZUCKERKANDL 1879: mangelhafte Pneumatisation in 24,4%; CEATLE 1910: An 500 Ossa temporalia − 22%; TURNER u. PORTER 1922: 300 − 20%; LOEBELL 1931: 200 − 23%; SCHMIDT 1937: 600 − 10%; SILBIGER 1951: 200 − 20%). Andere röntgenologischen Untersuchungsreihen geben teilweise sehr viel geringere Prozentzahlen an (KANEDA u. TAKASHIMA 1936: 200 − 4,5%).

SILBIGER (1951), der 200 Präparate Erwachsener anatomisch untersuchte, wies auf einen geringen Geschlechtsdimorphismus nach Luft- und Wasserfüllung des pneumatischen Systems beider Warzenfortsätze hin. Bei Männern umfaßte das Hohlraumsystem 19,3 (6,7–34,8) cm³, bei Frauen 17,6 (5,8–32,3) cm³.

Ärztliche Bedeutung

GÜNNEL (1957) bestimmte außerdem die mittleren Flächenwerte bei lange bestehender Otitis media. Bei 6–10jährigen beträgt der Mittelwert der Warzenfortsatzfläche 6,63 cm², bei symptomfrei schlecht pneumatisierten 7,02 cm². Bei 11–14 Jahre alten Kindern beträgt der Flächenwert 7,60 cm², bei schlecht pneumatisierten 7,77 cm² und bei über 15jährigen und Erwachsenen 9,49 cm² sowie 10,33 cm². Demnach sind bei chronischer Otitis media die mittleren Größen der Warzenfortsätze in allen Altersklassen kleiner als die mittleren Größen von Personen mit gesunden und gut pneumatisierten Warzenfortsätzen und ebenfalls kleiner als bei gesunden, aber schlecht pneumatisierten Warzenfortsätzen. GÜNNEL betont, daß in der Altersklasse zwischen 6 und 10 Jahren kein signifikanter Unterschied zwischen krankem und gesundem Warzenfortsatz bestehe. Bei Erwachsenen beträgt der Mittelwert der schlecht pneumatisierten 10,33 cm², bei kranken Warzenfortsätzen 9,49 cm². Die Differenz von 0,84 cm² ist signifikant. Beim Vergleich der gesunden mit der kranken Seite bezüglich der Warzenfortsatzgröße läßt sich mit statistischer Wahrscheinlichkeit von 95% ein Unterschied nur in der Gruppe der Erwachsenen nachweisen.

3. Os occipitale (Hinterhauptbein)

Der größte Teil der Fossa cranialis posterior wird vom Os occipitale umwandet, das im ganzen etwa trichterförmig, innen konkav, außen konvex gestaltet ist.

a) Pars basilaris

Eine Pars basilaris erstreckt sich vom vorderen Umfang des Foramen magnum als mehr oder minder viereckiger Körperteil nach aufwärts und vorne zum Corpus ossis sphenoidalis. Beim Jugendlichen, gelegentlich auch beim Erwachsenen, ist die obere Verbindungszone rauh und uneben als Grenze an

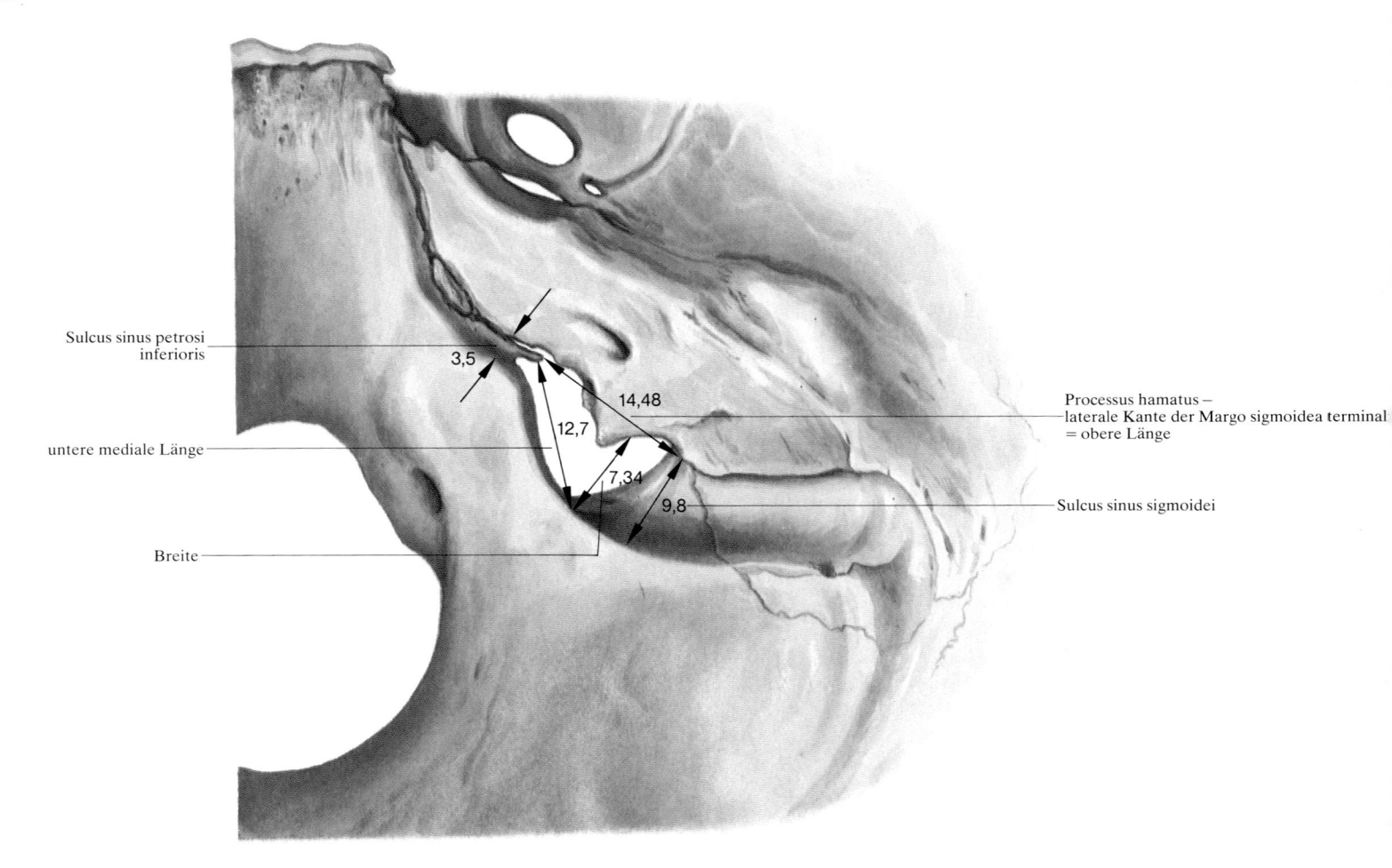

Abb. 95. Foramen jugulare und Nachbarstrukturen. Maße in x̄ mm von hinten und oben

der Synchondrosis spheno-occipitalis gestaltet. Die obere Seite des Knochens stellt den Hauptteil des Clivus und ist in der Längs- sowie in der Querrichtung etwas eingedellt: *Clivusdelle*. Der Clivusteil ist im Mittel $3,2\pm0,3$ cm (SCHMIDT u. FISCHER 1960) lang. In seitlichen und oberen Abschnitten für die Aufnahme des gleichnamigen Sinus findet sich der Semisulcus sinus petrosi inferioris. An der Unterfläche der Pars basilaris ist etwa 1 cm vor dem Vorderrand des Foramen magnum das *Tuberculum pharyngeum* für den Ansatz der Raphe pharyngis markiert. Lateral davon bestehen meist Tubercula für den Ursprung des M. longus capitis und einige kleine Dellen für den Ursprung des M. rectus capitis anterior. (Weiteres s. Band I/1, Teil B.)

Nach GRUBER (1889) kann das Tuberculum pharyngeum durch eine mediale Furche in 2 Tubercula zergliedert sein oder selten eine hintere Foveola („Thierbildung") bestehen. In der Regel liegt an der unteren Fläche der Pars basilaris eine ankerförmige Furche mit größerem Schenkel nach vorne vor. In 10% liegt im vorderen Schenkelbereich die *Foveola pharyngea* in verschiedener Ausbildung vor: Foveola infundibuliformis posterior, Foveola vera mediana, Foveola infundibuliformis anterior.

Unter ca. 400 Schädeln von Japanern fand HORI (1925) eine Foveola (rundlich oder elliptisch, 4–6 mm lang und 3–4 mm breit sowie 3–4 mm tief) siebenmal ($=1,75\%$). Die Länge des Grübchens schwankte zwischen 2 und 5 mm, die Breite zwischen 1 und 4 mm, die Tiefe zwischen 1 und 5 mm. An Schädeln von Europäern wies ROSSI (zit. n. HORI, 1925) das Grübchen in 1,13%, bei Nichteuropäern in 3,87% nach; besonders hoch war der Prozentsatz bei Papuas (4,16%).

Tuberculum jugulare

In etwa 84% ist medial des Foramen jugulare im Gebiet der Synchondrosis intra-occipitalis anterior ein deutliches Tuberculum jugulare ausgebildet. Seine Spitze steht im Mittel 2,0 mm bzw. 2,2 mm ($-9,4$ mm bis $+4,9$ mm) – links/rechts unterhalb der DH-Ebene (siehe postnatale Entwicklung).

b) Foramen jugulare

Processus hamatus (s. Abb. 95)

Meist wird das Foramen jugulare vorne und medial durch einen angelhakenförmigen Fortsatz des Os occipitale begrenzt, der sich aus dem Semisulcus sinus petrosi inferioris ossis occipitalis abgliedert (Abb. 95). Bei schmaler Fissura petro-occipitalis ist er nur von der äußeren Schädelbasis her zu sehen. Verwachsungen mit der Pars petrosa kommen vor. Auch HENLE (1871) beschreibt den knöchernen Vorsprung: „In der Regel springt diese Spitze seitlich in Form eines Fortsatzes vor, welcher sich genau der Schläfenbeinpyramide anlegt und das Foramen jugulare begrenzt". WEBER (1830) nannte ihn „Processus jugularis accessorius", GRUBER (1849, nach HENLE) „Processus jugularis anterior". Da neben dem eigentlichen Processus intrajugularis noch weitere Knochensporne vorkommen, wird der Fortsatz, seiner Form wegen, von uns Processus hamatus genannt.

In 18% fehlt der Fortsatz. Doch zeigte sich bei den untersuchten Schädelhälften relativ häufig eine Synostosierung der Synchondrosis occipitopetrosa, so daß eine usprüngliche Anlage nicht auszuschließen war (BONORDEN 1976)

Form

Trotz der zahlreichen Abwandlungen läßt sich die Form des Foramen jugulare, *von der inneren Schädelbasis aus gesehen*, in der Mehrzahl der Fälle auf ein spitzgewinkeltes Dreieck reduzieren. Seine Basis verläuft über der Margo sigmoidea terminalis, die das Foramen oft scharfkantig gegen den Sulcus sinus sigmoidei abgrenzt. In der Regel bildet die Basis des Dreiecks zu einer gedachten Frontalebene durch den Schädel einen spitzen Winkel (antero-laterale Basis), der sich nach vorn und seitlich öffnet. Weniger häufig entsprechen sich gedachte Ebenen und Basis in ihrer Richtung (laterale Basis) und stehen im rechten Winkel zur Mediansagittalen. Ganz selten ist die Grundkante des Dreiecks nach hinten und seitlich ausgerichtet und bildet einen nach hinten geöffneten spitzen Winkel zur Frontalebene (postero-laterale Basis). Letztere Form bedingt einen weit geschwungenen Sulcus sinus sigmoidei. Der laterale Schenkel des Dreiecks verläuft in Höhe der Margo posterior partis petrosae von hinten nach vorne. Er überschneidet in jedem Fall den immer stark ausgebildeten Processus intrajugularis partis petrosae ossis temporalis. Der mediale Schenkel deckt sich mit der Geraden, die in Höhe der Margo sigmoidea terminalis vom medialen Rand des Sulcus sinus sigmoidei zur Spitze des Dreiecks zieht, die der Mündungsstelle des Sulcus sinus petrosi inferioris in das Foramen jugulare entspricht. Da der laterale Schenkel höher als der mediale verläuft und die Spitze über der Basis liegt, muß das gedachte Dreieck in einem dreidimensionalen Koordinatensystem in zwei Richtungen schräg ansteigend eingeordnet werden. Die Mittelachse des Dreiecks verläuft dem nach vorn ansteigenden Relief der inneren Schädelbasis entsprechend von seitlich hinten unten nach medial und vorn oben.

Die Messungen am Foramen jugulare erlauben an unserem Untersuchungsgut eine Einteilung in *drei Formtypen* (Abb. 96) (s. auch Bd. I/1, Teil B, S. 258):

1. Am häufigsten ist an der Schädelinnenseite eine dreieckige Form ausgebildet. Sie konnte rechts in 55,55%, links in 51,85% bestimmt werden. In 33,33% tritt sie auf beiden Seiten gleichzeitig auf.
2. An zweiter Stelle der Häufigkeit liegt die ovale Form. Rechts liegt sie in 32,09%, links in 37,03% vor. In 16,04% ist sie auf beiden Seiten gleichförmig angelegt.
3. Die geteilte Form, meist auch dreieckig, tritt rechts in 12,34%, links in 11,11% auf. In 3,70% ist sie auf beiden Seiten gleichzeitig entwickelt. Die Teilung wird rechts dreimal durch aneinanderstoßende Processus intrajugulares erzielt, links einmal. In den übrigen Fällen bestand eine vollständige Teilung durch miteinander synostosierende Processus intrajugulares (BEHRENS, 1975).

Der Abstand der medialen Spitzen des Foramen jugulare Erwachsener zur Mittellinie beträgt im Mittel rechts 20,85 mm (16,4–29,3 mm), links 20,45 mm (13,4–26,7 mm). Die hintere obere und laterale Spitze ist rechts im Mittel 31,71 mm (23,3–39,4 mm), links 31,12 mm (25,1–37,3 mm) von der Medianen entfernt.

An den Schädeln von Hawaii fand WOOD-JONES (1931) lediglich in 6% gleich weite Foramina an beiden Seiten. An der rechten Seite war das Foramen jugulare in 80% weiter als an der linken, umgekehrte Verhältnisse lagen in 14% vor. Auch nach OLIVIER u. DEMOULIN (1975) ist bei Männern in 45,5%, bei Frauen in 59,6% das rechte Foramen jugulare größer als das linke. Gleichgroß stellten sich die Foramina bei Männern in 26,5%, bei Frauen in 12,3% dar (Weiteres s. LANG u. SCHREIBER 1982).

Processus intrajugularis (s. auch Bd. I/1, Teil B)

Der Processus intrajugularis des Os occipitale soll vom Hinterrand des Foramen jugulare nach vorne entwickelt sein. Meist läßt sich allerdings kein Fortsatz, sondern nur ein mehr oder weniger groß ausgebildeter Kegel feststellen, der sich in die Lichtung des Foramen jugulare vorwölbt.

An 81 Schädeln unseres Untersuchungsgutes finden sich rechts 11, links 7 Processus intrajugulares des Os occipitale, die näher zur Schädelinnenseite liegen, rechts dreimal und links siebenmal solche, die mehr zur Schädelaußenseite hinragen. Im Gegensatz zum konstant vorkommenden Processus intrajugularis der Pars petrosa des Os temporale wurde der Processus intrajugularis des Os occipitale insgesamt rechts vierzehnmal, links zehnmal nachgewiesen (Weiteres LANG u. SCHREIBER 1982).

Einstellung des Foramen jugulare
(s. auch Bd. I/1, Teil B)

Zur Winkelbestimmung waren 53 Schädel unseres Materials geeignet. An 8 Schädeln war der Winkel der Foramen jugulare-Ebene zur Augen-Ohr-Ebene so flach, daß eine Messung ohne Zerstörung des Felsenbeins nicht möglich war. Deshalb konnten die Winkel an insgesamt nur 45 Schädeln bestimmt werden. Nur mit dieser Einschränkung sind nachfolgende Befunde zutreffend.

Der Neigungswinkel des Foramen jugulare zur Augen-Ohr-Ebene rechts hat einen Mittelwert von $36{,}51 \pm 0{,}54°$. Der

134   Ossa cranii

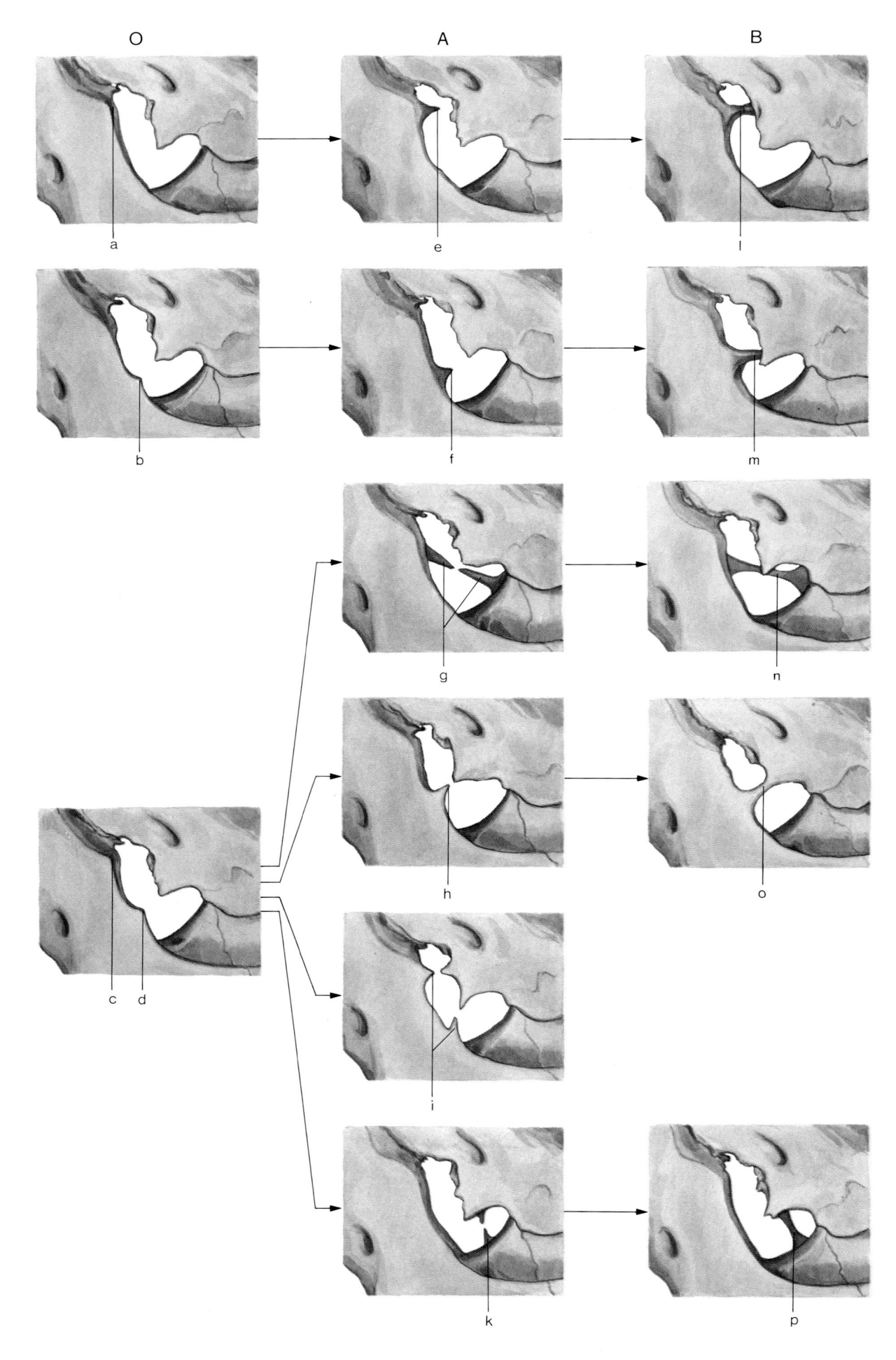

O   A   B

a   e   l

b   f   m

                                       g   n

                                       h   o

c d   i

                                       k   p

Maximalwinkel beträgt 54°, der Minimalwinkel 28°, die Schwankungsbreite 26°.

Canalis glossopharyngei et Sinus petrosi inferioris

Einen eigenen knöchernen Kanal für den Durchtritt des N. glossopharyngeus durch das Foramen jugulare beschreibt v. HAYEK (1929): „Man findet nicht selten, daß die von der hinteren Kante des Petrosum ausgehende Furche, die der Einlagerung des Glossopharyngeus dient, von dorsal aus von einer Knochenzacke überragt wird, die bis nahe an den ventralen Rand der Furche reichen kann. An Stelle der Furche kann auch ein vollständig abgeschlossener Kanal gelegen sein. Aus dem Vergleich der Lage dieses Kanals mit der Lage des Glossopharyngeus an normalen Schädeln glaube ich mit Sicherheit annehmen zu dürfen, daß der Kanal dem Glossopharyngeus zum Durchtritt gedient haben wird, und ich nenne ihn daher Canalis glossopharyngei". Bei der Untersuchung von etwa 100 Schädeln des Würzburger Untersuchungsgutes hat v. HAYEK (1929) den Kanal viermal beobachtet (Abb. 97).

An unserem derzeitigen Untersuchungsgut fand sich an 150 Schädelhälften ein Kanal neunmal (6%). An 2 Schädeln war er beiderseitig angelegt. Das Rechts-Links-Verhältnis lag bei 6:3 (BONORDEN 1976). Betont sei, daß der Kanal den N. IX, den Sinus petrosus inferior oder beide enthalten kann (LANG u. WEIGEL 1983).

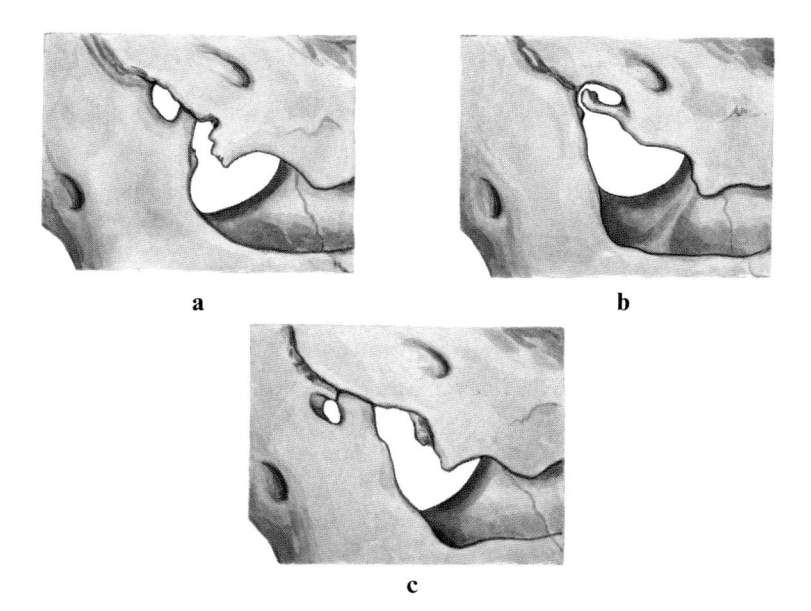

Abb. 97. Canales sinus petrosi inferioris oder Canales glossopharyngei, Wandanteile
a) mediale, untere und laterale Wand des Kanals gehören der Pars lateralis ossis occipitalis an.
b) Wand des Kanals ist von der Pars petrosa ossis temporalis gebildet.
c) Die ganze Wand des Kanals gehört der Pars lateralis ossis occipitalis an, beachte Sutur am Oberrand

Abb. 96. Teilungstypen des Foramen jugulare, Erklärungsversuch
0 ungeteilte Foramina jugularia mit verschiedenen Knochenspornen
a) Endhöckerchen am unteren Ende des Sulcus sinus petrosi inferioris. b) Endhöckerchen gegenüber dem Processus intrajugularis partis petrosae. c, d) Beide Endhöckerchen entwickelt.
A angedeutete Teilungen des Foramen jugulare
e) Spornbildung des Endhöckerchens am unteren Ende des Sulcus sinus sigmoidei. f) Processus intrajugularis ossis occipitalis. g) 2 Processus intrajugulares ossis occipitalis in tiefer Ebene des Foramen jugulare. h) Processus intrajugularis ossis occipitalis schädelinnenseitig. i) Spornbildung am unteren Ende des Sulcus sinus petrosi inf. und Processus intrajugularis ossis occipitalis (gedoppelter Processus intrajugularis partis petrosae). k) Knochensporne an tiefer Ebene des Foramen jugulare im lateralen Abschnitt
B Foramen jugulare, unterschiedliche Teilungsformen
l) Knochenbrücke in tiefer Ebene des Foramen jugulare (Canalis sinus petrosi inferioris – wohl entstanden durch Knochensporn am Unterrand des Sulcus sinus petrosi inferioris). m) Geteiltes Foramen jugulare durch Processus intrajugularis ossis occipitalis und Processus intrajugularis partis petrosae (Kanal für Sinus petrosi inf. und N.IX). n) Transversale Teilung in tiefer Ebene des Foramen jugulare, durch tiefe Spornbildungen entstanden. o) Schädelinnenseitige Processus intrajugulares partis petrosae et ossis occipitalis miteinander verbunden. p) Schädelaußenseitige Sporne im lateralen Abschnitt des Foramen jugulare in tiefer Ebene miteinander verwachsen

c) Pars lateralis

Die Pars lateralis ossis occipitalis bildet den Seitenrand des Foramen magnum und enthält den Canalis hypoglossalis, der von innen hinten und medial nach vorne lateral und außen den Knochenteil durchzieht. Der Kanal leitet den N. hypoglossus, oft auch den R. meningeus der A. pharyngea ascendens und ein Venengeflecht durch den Schädel. (Weiteres s. Kap. Fossa cranialis posterior und Teil B.)

Canalis hypoglossalis

Nach LUSCHKA (1862) zieht der Canalis hypoglossalis von innen nach außen (Abb. 98). Die obere Wand ist seiner Meinung nach im Mittel 12 mm lang, die untere 4 mm kürzer. Diese wird ergänzt durch einen 2 cm langen und 2 mm dikken Strang, der als Lig. s. tenaculum n. hypoglossi bezeichnet wird. Er geht von einer knapp vor dem Gelenkfortsatz befindlichen Grube aus und heftet sich etwa in der Mitte des freien Randes der Incisura jugularis des Hinterhauptbeins an.

Porus intracranialis

Form und Lage des Porus intracranialis canalis n. XII wurden in Formtypen gegliedert. Der Eingang ist rundlich oder oval. Der Oberrand der Öffnung (Margo superior) kann scharfkantig oder rundlich ausgebildet sein und sich auch als schwache Leiste zum Seiten- und Hinterrand des Fora-

Canalis hypoglossalis und Sulcus sinus sigmoidei

Der Sulcus sinus sigmoidei biegt im letzten Teil seiner Strecke nach vorne ab und zieht – häufig über eine Leiste, die Margo terminalis – ins Foramen jugulare. Dieser letzte Teil schwingt manchmal so weit zum Canalis hypoglossalis aus, daß nur noch eine dünne Lamelle zwischen beiden besteht. Gelegentlich ist ein Teil der medialen Hinterwand des Foramen jugulare abgebaut, und es besteht nur noch eine schmale Leiste zwischen beiden Mündungen. In ca. 5% steht der Sulcus sinus sigmoidei dann über den Dachabschnitt oder über die Hinterwand mit dem Canalis hypoglossalis in Verbindung. (s. Abb. 3 in LANG u. WEIGEL 1983)

Canalis condylaris

Lateral des Tuberculum jugulare findet sich ein Einschnitt, die Incisura jugularis, die den Endabschnitt des Sinus sigmoideus aufnimmt. In etwa 64% geht der Kanal von der Incisura jugularis bzw. von der Crista terminalis in den Knochenteil und mündet an der Schädelunterseite, hinter dem Condylus occipitalis, aus. Die innere Öffnung des Canalis condylaris befindet sich meist an der medialen Biegung des Sulcus sinus sigmoidei, kurz vor oder hinter (13,5%) dem Foramen jugulare. Der Kanal zieht in der Regel in spitzem Winkel zum Sinus. Mit nach medial konvexem Bogen verläuft er wendeltreppenartig nach hinten unten durch das Os occipitale und mündet hinter dem Condylus in der Fossa condylaris. Das intrakranielle Dach des Kanals ist meist sehr dünn und oft perforiert. Die V. emissaria condylaris geht in die V. cervicalis profunda über, womit die Verbindung zwischen dem intrakraniellen Sinus und extrakraniellen Venensystem geschaffen ist. Der Querschnitt des Kanals ist bei 51% der Schädel rund, bei 49% oval.

An zwei von 173 Schädelhälften ($\triangleq$ 1,2%) unseres Untersuchungsgutes mündet der Canalis condylaris vorne in den *Canalis hypoglossalis*.

Bei Ausbildung eines Kanals können zweierlei Arten von Verbindungen mit dem *Canalis hypoglossalis* vorkommen: entweder er zieht zusammen mit dem Canalis hypoglossalis in eine erweiterte Mündungsregion, bei der sich die einzelnen Mündungsteile nicht mehr klar trennen lassen (Typ A), oder er mündet direkt in die seitliche Hälfte des Canalis hypoglossalis ein und der Canalis hypoglossalis setzt ihn eindeutig fort (Typ B).

Der *Canalis condylaris posterior inferior* (HENLE, 1871) entspricht einer Venenan- bzw. -einlagerung in die äußere Schädelbasis. Nach v. LUSCHKA (1862) verläuft in ihm „eine aus dem Circellus hypoglossi ($\triangleq$ Plexus venosus canalis n. XII) hervorgehende Vene nach rückwärts". An 87 linken und 86 rechten Schädelseiten unseres Materials ist links 74mal und rechts 76mal ein *Canalis condylaris posterior inferior* an der Schädelunterseite lateral des Condylus occipitalis als Kanal oder Sulcus ausgebildet, insgesamt in 86,7% (Abb. 99).

(Weiteres s. Bd. I/1, Teil B u. C.)

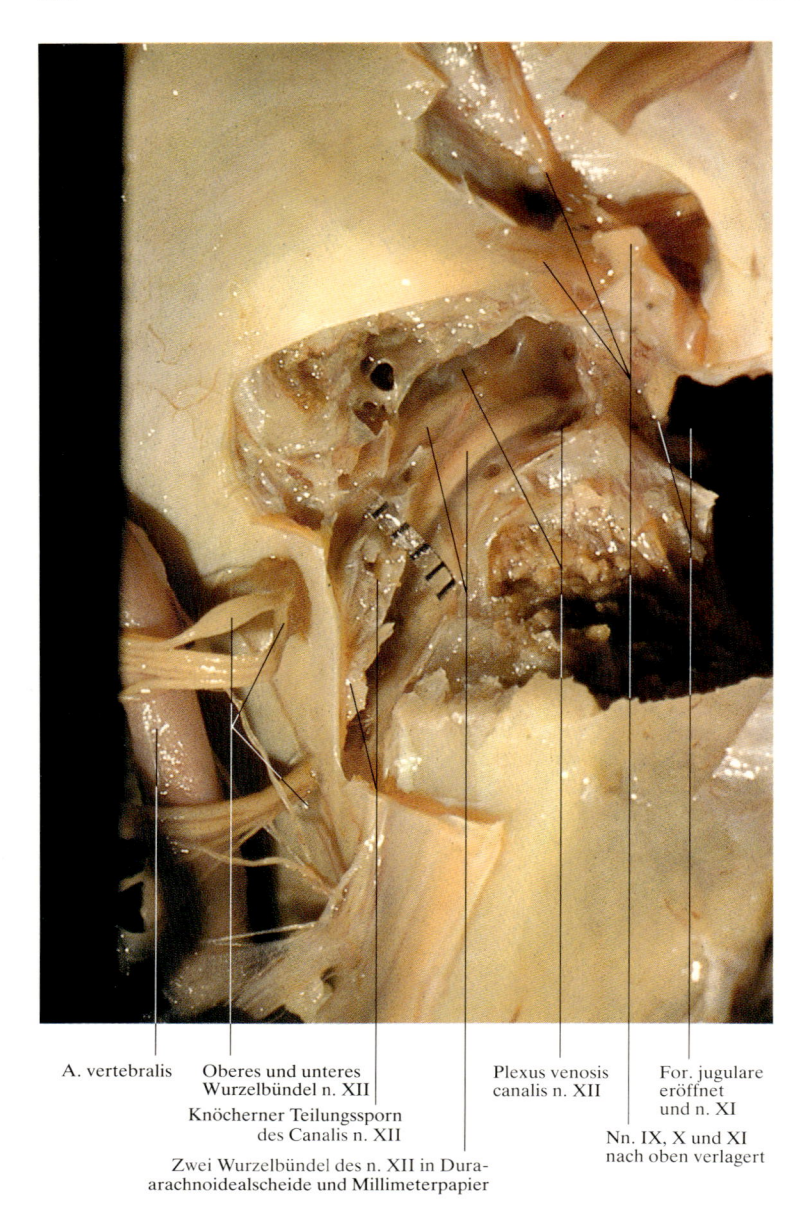

A. vertebralis | Oberes und unteres Wurzelbündel n. XII | Plexus venosis canalis n. XII | For. jugulare eröffnet und n. XI
Knöcherner Teilungssporn des Canalis n. XII | Nn. IX, X und XI nach oben verlagert
Zwei Wurzelbündel des n. XII in Dura-arachnoidealscheide und Millimeterpapier

Abb. 98. Gedoppelter Canalis n. XII, von oben eröffnet

men magnum oder clivuswärts fortsetzen. In etwa 40% überlappen unterschiedlich geformte und lokalisierte Knochenlippen (Lingulae) den Kanaleingang. Bei den Mehrfacheingängen können auch unterschiedliche Formtypen festgestellt werden. (Weiteres s. Bd. I/1, Teil B.)

Mehrfacheingänge

Am Würzburger Untersuchungsgut finden sich bis zu 3 Eingänge in den Canalis n. XII. Von je 142 linken und rechten Canales n. XII weisen links 39 (27,46%) und rechts 21 (14,79%) Mehrfacheingänge auf, davon links einmal und rechts zweimal dreifache Eingänge.

Betont sei, daß an unserem Untersuchungsgut in 65% 2 Pori durales für den 12. Hirnnerv vorliegen. Ihre Abstände betragen 4,16 (0,5–9,0) mm. Signifikant größere Abstände fanden sich links. (LANG u. REITER i. Druck).

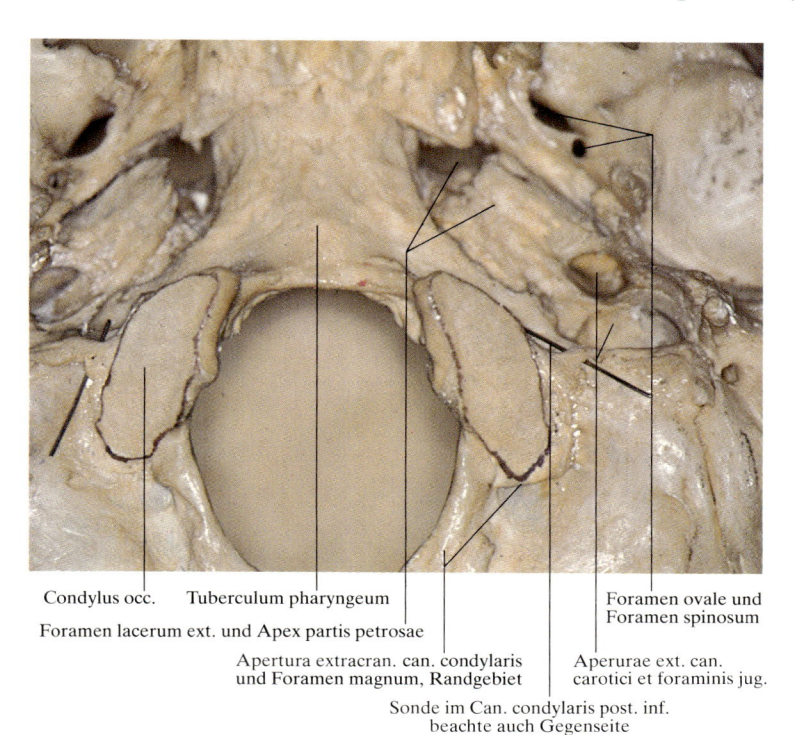

Abb. 99. Canales condylares posterior inferior

Labels: Condylus occ.; Tuberculum pharyngeum; Foramen ovale und Foramen spinosum; Foramen lacerum ext. und Apex partis petrosae; Apertura extracran. can. condylaris und Foramen magnum, Randgebiet; Aperurae ext. can. carotici et foraminis jug.; Sonde im Can. condylaris post. inf. beachte auch Gegenseite

4. Os parietale (Scheitelbein)

Seiten- und Dachabschnitte des Schädels werden von den vierseitig begrenzten Ossa parietalia gebildet. Die äußere konvexe und glatte Oberfläche ist in der Nachbarschaft ihres Knochenzentrums zum *Tuber parietale* vorgebuckelt. Weiterhin markieren die *Lineae temporales* superior und inferior bogenförmig die Mittelzone der Seitenfläche. Die obere Linie dient der Befestigung der *Fascia temporalis*. Die tiefere kennzeichnet den Oberrand des Ursprungsgebietes des M. temporalis. Oberhalb dieser Zone ist das Os parietale von Periost, einer subgaleotischen Verschiebeschicht und der Galea aponeurotica abgedeckt. Im Bereich der Sutura sagittalis und etwas hinter der Mittelzone ist das sehr unterschiedlich große *Foramen parietale* entwickelt, durch welches Venen und Arterienästchen den Schädel durchziehen.

Die innere konkave Fläche des Os parietale ist häufig durch flache Impressiones gyrorum sowie fast immer durch Halbkanäle für Äste der A. meningea media und deren Begleitvenen gekennzeichnet. Entlang der sagittalen Knochengrenze ist in einer seichten Grube der Sinus sagittalis superior eingelagert. Beiderseits des Sulcus sinus sagittalis superioris finden sich Foveolae granulares. Der sagittale Rand ist der längste und dickste und trifft über eine in unterschiedlichen Zonen verschieden gezähnelte Naht auf das gegenseitige Os parietale. Der Unterrand bildet großteils mit der Squama ossis temporalis die Sutura squamosa und läßt sich in drei Abschnitte zergliedern. Der vordere, kürzere und dünnere wird vorne von der Endregion des großen Keilbeinflügels (Pterion) überlappt. Verhältnismäßig häufig finden sich hier Ossa suturalia. In einem größeren mittleren Abschnitt überlagert der zugeschärfte Rand der Squama ossis temporalis den Unterrand des Os parietale, dessen hinterer Rand, dicker und mehr gezahnt, mit der Pars mastoidea ossis temporalis in Verbindung steht. Der vordere Knochenrand ist mit dem Os frontale über die stark gezähnelte Sutura coronalis vereinigt. Der hintere, beim Jugendlichen ebenfalls stark gezähnelte Rand steht mit der Squama ossis occipitalis in Verbindung.

Mit der starken Entfaltung des Gehirnschädels haben die Scheitelbeine eine bedeutende Flächenvergrößerung erfahren. Sie besitzen eine mittlere Bogenlänge von 126 mm, eine Sehnenlänge von 112 mm. (MARTIN u. SALLER 1957). Sie hängt ab von der Länge der Schädelbasis und ist beim weiblichen Geschlecht meist geringer als beim männlichen.

Processus asteriacus

HAFERLAND (1905) beschrieb im Bereich des Asterion ein Tuberculum des Scheitelbeins, das er als Processus asteriacus bezeichnete. Er liegt meist in unmittelbarer Nachbarschaft der Sutura parietomastoidea und kann sich wie eine aufgeworfene Lippe über diese Naht hinwegwulsten.

Tuber parietale

Nach v. EICKSTEDT (1937–1943) ist das Tuber parietale bei Kindern, Jugendlichen und Frauen stärker entwickelt als bei Männern. Am Tuber parietale beträgt die mittlere Dicke an unserem Untersuchungsgut bei Neugeborenen etwa 1,1 mm, bei Einjährigen ca. 1,6 mm, bei 2–4jährigen zwischen 2,0 mm und 2,5 mm, bei 6–8jährigen etwa 3 mm und beim Erwachsenen im Mittel 5,75 mm (3,0–12,0 mm) (LANG u. BRÜCKNER 1981).

Während der postnatalen Entwicklung werden die Parietalhöcker zunehmend eingeebnet, und zwar bei Langköpfigen stärker als bei Rundköpfigen.

Fossa parietalis

In der Gegend des Tuber parietale ist häufig der Schädel von innen her eingedellt. SCHWALBE (1902) bezeichnete diese Zone als Fossa parietalis und wendet sich gegen die Meinung von Graf SPEE (1896–1909), der annahm, daß das Tuber parietale die dickste Stelle des Scheitelbeins sei, während französischen und englischen Forschern diese dünne Knochenzone schon bekannt war. Der größte Durchmesser der Fossa parietalis beträgt seinen Befunden zufolge 45–55 mm. Der Knochen in diesem Gebiet kann bis auf 2 mm verdünnt sein, während er im Bereich der Sagittalnaht wesentlich dicker ausgebildet ist. Auch an unserem Material ist das Os parietale abseits des Tuber dicker als in dessen Bereich.

Foramina parietalia

Die das Emissarium parietale durchziehende Vene wurde von RIOLAN (1577–1657, Paris), der scharfe Auseinandersetzungen mit HARVEY führte, als V. Jesue bezeichnet. Nach HYRTL (1880) gab es keinen arabischen Arzt dieses Namens, der sich mit dem Emissarium befaßte, jedoch zwei namens Mesoe (gestorben 857). Die erste medizinische Anwendung fand HYRTL bei SCRIBONIUS LARGUS, einem Arzt, der während der Regierungszeit des Tiberius ein Buch geschrieben hat.

Die an der hinteren Drittelzone des Os parietale gelegenen Foramina parietalia sind die Reste der Fontanella sagittalis s. parietalis s. obelica, von deren queren Zwickeln bzw. Spalten sie sich vom 7. Monat an abschnüren. Sie können asymmetrisch liegen und sehr verschieden groß sein: von Punktgröße bis 36 mm. Gelegentlich liegen sie innerhalb der Sagittalnaht, häufig sind sie beiderseits oder nur einseitig entwickelt. Sie können auch vollständig fehlen.

An unserem Untersuchungsgut sind bei Neugeborenen keine Foramina parietalia ausgebildet. Einmal fand sich ein Fonticulus parietalis mit seitlichen Knochenrinnen. Im Alter zwischen 2 und 3 Monaten lagen an 8 Schädeln viermal keine Andeutungen von Foramina parietalia vor, einmal fand sich eine Einkerbung links, zweimal waren beiderseits der Sutura sagittalis Rinnen entwickelt, einmal lag beiderseits je ein Foramen parietale vor, welches durch Rinnen mit der Sutura sagittalis in Verbindung stand. Im Alter zwischen 4 und 7 Monaten bestanden etwa gleiche Anlage- bzw. Bildungsformen. Bei Kindern, die älter als 1 Jahr waren, fanden sich an unserem Untersuchungsgut in 53,2% beiderseits Foramina parietalia, in 23,4% kein Foramen parietale und in ebenfalls 23,4% jeweils ein Foramen parietale, und zwar häufiger rechts (17,02%) als links (6,38%). Eine postnatale Größenzunahme der Foramina parietalia ist an unserem Untersuchungsgut nicht erkennbar. Bei Kindern sind die Foramina parietalia zwischen 0,4 mm und 1,1 mm breit. Der Mittelwert bei Erwachsenen beträgt an unserem Untersuchungsgut 0,91 mm an der linken und 1,00 mm an der rechten Seite. Die Grenzwerte schwanken zwischen 0,2 mm und 2,9 mm (LANG u. BRÜCKNER 1981). (Weiteres s. Bd. I/1, Teil B.)

Abstand zu Suturen. Bei Erwachsenen beträgt der Abstand eines Foramen parietale zur *Sutura sagittalis* an unserem Untersuchungsgut im Mittel rechts 7,11 mm, links 7,22 mm. Die Grenzwerte des gegenseitigen Abstandes schwanken zwischen 7 und 25 mm. Auch während des postnatalen Schädelwachstums ließ sich keine signifikante Abstandsänderung nachweisen (LANG u. BRÜCKNER 1981). Von der *Sutura lambdoidea* ist an unserem Untersuchungsgut das Foramen parietale rechts im Mittel 31,14 mm, links 32,56 mm entfernt. Auch bei Kindern finden sich ähnliche Abstandswerte. Der Links-Rechts-Unterschied von 1,4221 mm ist signifikant. Das linke Foramen parietale liegt demnach in der Regel weiter rostral als das rechte. Foramina parietalia permagna sind in der Regel durch eine Membran verschlossen, größere Gefäßdurchtritte wurden nicht beobachtet (s. Bd. I/1, Teil B).

Ärztliche Bedeutung

Durch die Foramina parietalia treten Vv. et Aa. emissariae (LANG 1979) unterschiedlicher Größe hindurch. Betont sei, daß derartige intra-extra-kranielle Gefäßanastomosen auch in der Nachbarschaft der Foramina parietalia bestehen.

5. Os frontale (Stirnbein)

Das Os frontale umwandet einen großen Teil des Stirnhirns, bildet Dachabschnitte der Orbita und faßt mit seiner Incisura ethmoidalis das Siebbein zwischen sich (Abb. 100). Außerdem stellt es den größten Bodenabschnitt der Fossa cranialis anterior. Die äußere Oberfläche der Squama frontalis ist, insbesondere beim weiblichen Geschlecht, etwa 3 cm oberhalb der Margo supra-orbitalis zum Tuber frontale vorgewölbt. Unterhalb folgt nach einer kleinen Einsenkung der *Arcus superciliaris*. Dort, wo sich beide Arci der Medianen nähern, befindet sich die Glabella als mediane, flache Vertiefung über der Nasenwurzel. Sie kann glatt oder mit Bildung eines Knochenwalls in die Ebene der Nasenbeine übergehen.

Unmittelbar unterhalb geht die Squama frontalis über die *Margo supra-orbitalis* in den Dachabschnitt der Orbita (Pars orbitalis) über. Die lateralen $2/3$ der Margo sind scharf, das mediale Drittel ist meist gerundet. Im Gebiet der medialen Drittelzone finden sich die Incisura sive Foramen frontale sowie das Foramen sive Incisura supra-orbitalis.

Seitlich geht die Margo supra-orbitalis in den *Processus zygomaticus*, der mit dem gleichnamigen Knochen in Verbindung steht, über. An der Außenfläche des Schädels reicht die *Linea temporalis superior* dicht an die Margo supra-orbitalis heran.

Gelegentlich ist auch eine Linea temporalis inferior in diesem vorderen Abschnitt ausgebildet. Der zwischen beiden Margines supra-orbitales gelegene Abschnitt der Squama wird als Pars nasalis bezeichnet und grenzt über eine Sutura serrata nach abwärts an die Ossa nasalia und lateral an den Processus frontalis maxillae und unterstützt das Knochenskelet der Nase und des Oberkiefers. Er endet meist in Form einer Spina, die sich am Aufbau des Septum nasi beteiligt und vorne mit der Crista der Ossa nasalia, hinten mit der Lamina perpendicularis ossis ethmoidalis in Verbindung steht.

Die seitlichen Flächen der Squama bilden vordere Abschnitte der Fossae temporales und sind Ursprungsflächen des M. temporalis. An der inneren und hinteren, gehirnseitigen Fläche ist das Os frontale konkav ausgeformt. Die Innenseite der Squama ist in der Medianen durch den Sulcus sinus sagittalis superioris gekennzeichnet, welcher unten zur Crista frontalis ausläuft. Deren unterer Teil ist gelegentlich auch durch den Sulcus sinus sagittalis superioris ausgekehlt und geht in das Foramen caecum über. Seitlich davon erfolgt gerundet der Übergang der Squama in die Partes orbitales

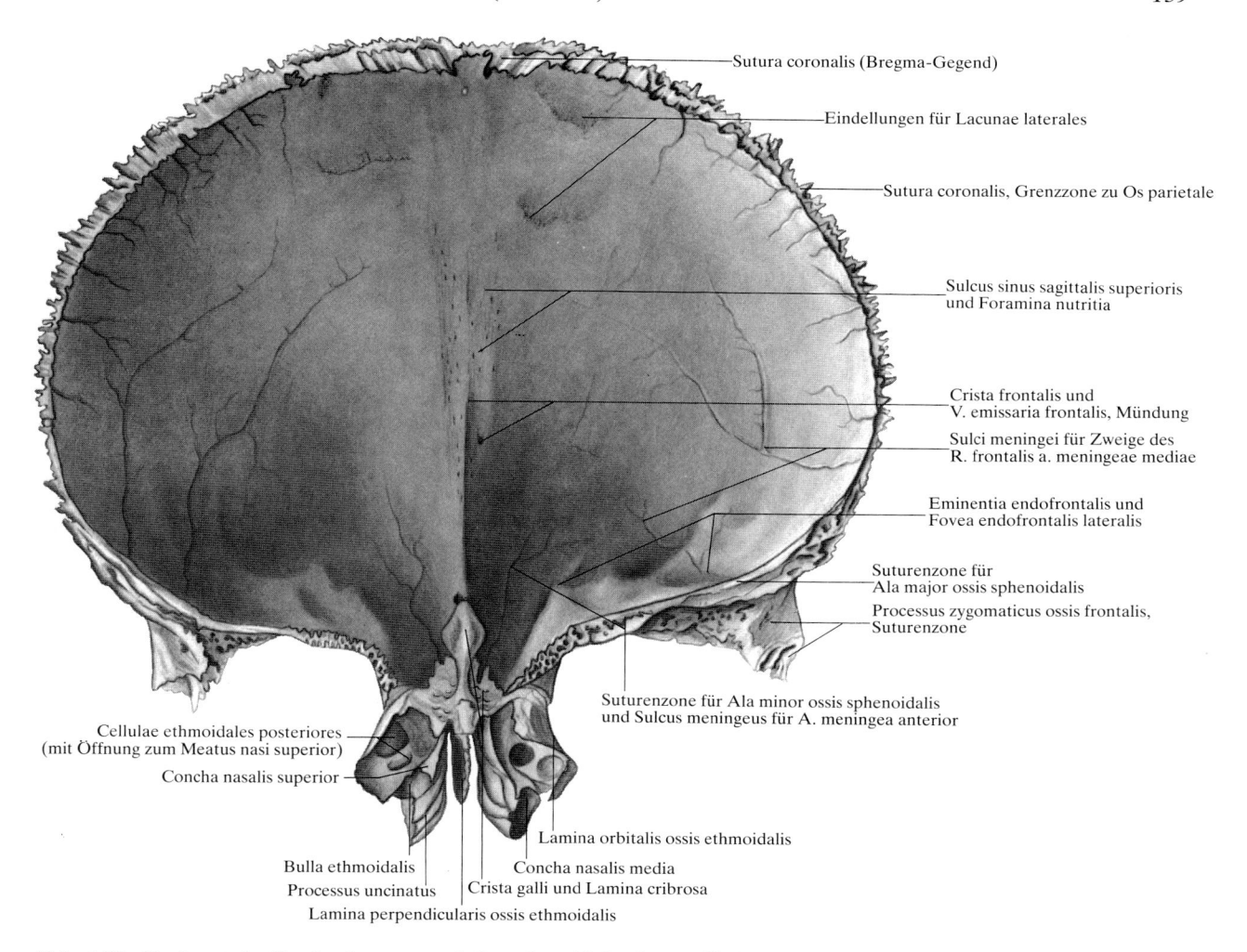

Abb. 100. Os frontale, Facies interna und Os ethmoidale (jugendlicher Erwachsener)

ossis frontalis, welche die Incisura ethmoidalis zwischen sich fassen und dorsal medial jederseits an die Ala minor ossis sphenoidalis dorsolateral an die Ala major heranreichen. In medialen Abschnitten verbindet sich der Knochen dorsal der Incisura ethmoidalis in sehr unterschiedlicher Weise mit dem Planum sphenoidale. Der Orbitadachabschnitt des Os frontale steht medial tiefer als lateral. Meist ist außerdem eine Fovea endofrontalis medialis durch eine Eminentia endofrontalis von einer Fovea endofrontalis lateralis abgegrenzt.

Fläche. Nach HUSCHKE (1854) beträgt die Fläche des männlichen Stirnbeins im Mittel 15 000 (12 500–18 200) mm². Bei der Frau besteht ein Mittelwert von 13 000 (10 600–14 700) mm².

Glabella

An den insgesamt 80 von BARTELS (1897) untersuchten Schädeln war die Glabella in 85% bei Männern und 22,5% bei Frauen deutlich entwickelt.

Arcus superciliaris

Nach GEGENBAUR (1888) und KEITER (1933) ist der Arcus superciliaris bei älteren Menschen deutlicher ausgebildet als bei jüngeren. Gut entwickelte Arci superciliares fand BARTELS (1897) bei Männern in 95%, bei Frauen in 12,5% (Deutsche). Kennzeichnend für den männlichen Schädel sind damit stärker ausgeprägte Arci superciliares.

Nach VIRCHOW (1910) lassen sich am Arcus superciliaris zwei Facetten unterscheiden, eine obere gewölbte und mehr mediale sowie eine untere schrägstehende, mehr laterale, plane und glatte, die er als Facies corrugatoria bezeichnet. Der M. corrugator supercilii entspringt am medialen Rand der Facies corrugatoria und ruht dem lateralen Teil derselben auf, der somit eine Gleitmarke darstellt. Gelegentlich ist diese Zone leicht ausgehöhlt oder rinnenförmig gestaltet. Unmittelbar unterhalb des Corrugatorfeldes zur Seite der Nasenwurzel findet sich zuweilen eine schwache rundliche Grube, an der nach VIRCHOW (1910) der M. depressor supercilii entspringt.

Tuber frontale

Jederseits ist im Mittelbezirk der Squama frontalis ein mehr oder weniger deutlicher Stirnhöcker (Tuber frontale) entwickelt. Nach GEGENBAUR (1888) rückt dieser mit zunehmendem Alter nach oben und flacht sich ab (zit. nach SCHADE 1954). Nach von EICKSTEDT (1937–1943) ist der Höcker bei Kindern und Frauen deutlicher entwickelt. Gut entwickelte Tubera frontalia fand BARTELS (1897) in 75,0% bei Männern und 81,6% bei Frauen.

Postnatale Verdickung. Beim Neugeborenen ist das Tuber frontale etwa 1,1 mm dick. Im 1. und 2. Lebensjahr beträgt der mittlere Dickenwert annähernd 2 mm, im 5. 3 mm, im 9.–11. Lebensjahr etwa 3,5 mm, bei Erwachsenen im Mittel 6 mm (3,3–12,1 mm). Eigenartigerweise ist die Squama frontalis an unserem Untersuchungsgut abseits des Tuber frontale vom 9. Lebensjahr an häufig dicker als im Tuberbereich. Bei Erwachsenen beträgt der Mittelwert 6,72 mm (3,2–12,6 mm) (LANG u. BRÜCKNER 1981).

Margo supra-orbitalis

Bei Neugeborenen ragt bei Einstellung des Schädels in die DH die Margo supra-orbitalis weiter nach vorn als bei Erwachsenen. Dieser sagittale Orbitaeingangswinkel beträgt im Mittel 69,2°. Eine Vergrößerung des Winkels um 14% auf 79° erfolgt bis zum 2. Lebensjahr, er sinkt dann auf 77° ab. Zwischen 6. und 8. Lebensjahr vergrößert er sich um 5% auf 80,3° – ein Wert, der um 3,5° unter dem mittleren Erwachsenenwert liegt (OEHMANN 1975).

Pars nasalis (Nasion)

BARTELS (1897) bestimmte den Abstand des Nasion (BROCA) von einer Tangente am oberen Rand der Augenhöhle. Dieser Abstand beträgt bei Männern im Mittel 5,9 mm, bei Frauen 7,4 mm. Die Entfernung des Nasion bis zu dem am meisten medial gelegenen Zipfel des Processus frontalis maxillae beträgt bei Männern nach BARTELS im Mittel 7,2 mm, bei Frauen 5,5 mm.

Spina nasalis

Vom unteren Rand der Pars nasalis des Os frontale ragt nach vorne und etwas nach unten ein kurzer breiter Knochenstachel als Tragpfeiler für die Nasenbeine herab. Rostral ruhen dem Fortsatz die Ossa nasalia und die Processus frontales maxillae auf, nasal der obere Rand der Lamina perpendicularis. Häufig besitzt die Spina zwei flügelförmig abstehende Lamellen und zu beiden Seiten ihres medianen Firstes zwei kleine Öffnungen, welche die Fortsetzung des von der Schädelhöhle durch die Sinus frontales in die Nasenhöhle abgehenden Foramen caecum darstellen: *Porus cranionasalis* (HYRTL 1885).

Tabelle 28. Incisura frontalis, Abstand des medialen Randes zur Medianen (STUBBE 1976)

Alter	n	x̄	x_{supr}	x_{inf}
Neugeborene	8	13,84	15,7	12,0
1 Jahr	6	16,59	18,0	14,2
2 Jahre	11	17,15	19,8	15,0
3 Jahre	5	18,56	19,4	17,7
4 Jahre	12	18,21	20,6	17,0
5 Jahre	13	18,67	20,4	16,5
6 Jahre	6	18,14	20,3	14,8
8 Jahre	5	20,18	21,3	18,0
9 Jahre	4	18,85	21,0	17,4
Erwachsene	89	re. 19,71	26,0	13,0
	94	li. 19,15	25,0	15,0

n = Umfang der Stichprobe
x = arithmetischer Mittelwert

Supra-orbitale Foramina und Inzisuren
(s. auch Bd. I/1, Teil B) (Tabelle 28)

An 106 fetalen und kindlichen Orbitae (bis zum 11. Lebensjahr) ist am Würzburger Untersuchungsgut eine Incisura frontalis in 66,04%, eine Incisura supra-orbitalis in 23,58% entwickelt. Ein Foramen supra-orbitale fand sich in 15,09%, ein Foramen frontale in 1,89% (STUBBE 1976)

Überzählige Öffnungen

Überzählige Foramina respektive Incisurae supra-orbitales wurden von ZWEIBACK (zit. nach MERKEL u. KALLIUS 1910) rechts in 1,6%, links in 0,75% aufgefunden. Gedoppelte Canales supra-orbitales lagen rechts in 0,18%, links in 0,47% vor. Vier Canales supra-orbitales wurden rechts in 0,09% nachgewiesen. (Weiteres s. MERKEL u. KALLIUS 1910.)

Foramen caecum

Nach HYRTL (1885) gehört das Foramen caecum entweder dem Stirnbein allein oder zugleich dem Siebbein an. An unserem Material wird meist der vordere Rand vom Stirnbein gestellt, während Hinter- und Seitenränder dem Siebbein angehören. Es mündet stets in einen, sich in die Nasenhöhle öffnenden, Gang, durch welchen ein sehr feines Emissarium zieht (Abb. 101a, b). HYRTL schlug den Terminus Porus cranionasalis vor. Nach BOYD (1930/31) besitzt das Foramen caecum eine unterschiedliche Größe und ist durch einen zapfenförmigen Ausläufer der Dura mater ausgefüllt, worauf HOLL (1893) besonders hinwies. BOYD konnte niemals eine (Venen-) Öffnung vom Sinus sagittalis superior aus sondieren. Lediglich in 1,4% lag ein deutlicher Knochenkanal vor. Einer dieser Kanäle war 3 cm lang, sehr eng und öffnete sich an der äußeren Fläche des linken Nasenbeins, unmittelbar oberhalb der Zone, an der das normale Foramen nutricium liegt. In einem anderen Fall verlief der Kanal zur Außenfläche des rechten Nasenbeins, in einem 3. zog er ins

Os frontale (Stirnbein)

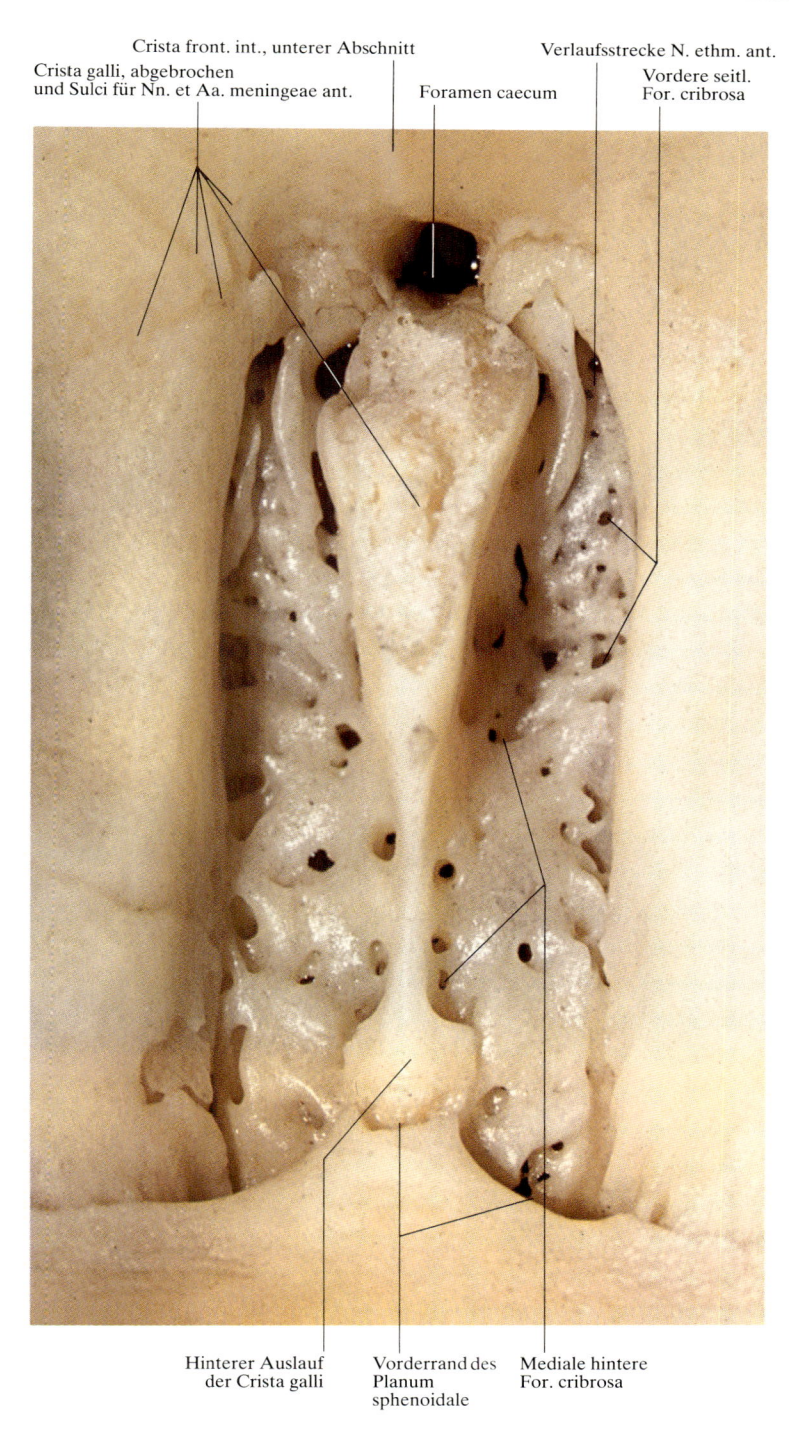

Abb. 101 a. Offenes Foramen caecum eines 5-Jährigen von oben

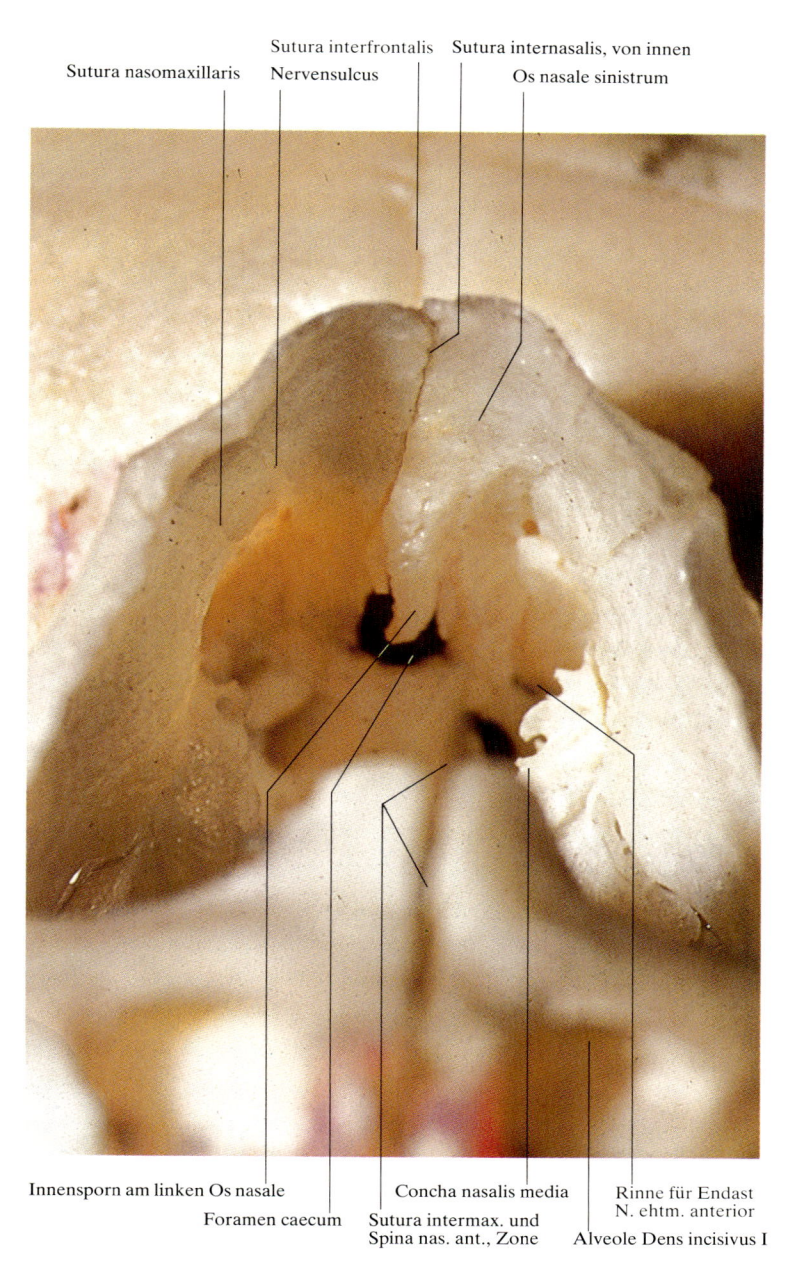

Labels (linkes Bild): Crista galli, abgebrochen und Sulci für Nn. et Aa. meningeae ant. – Crista front. int., unterer Abschnitt – Foramen caecum – Verlaufsstrecke N. ethm. ant. – Vordere seitl. For. cribrosa – Hinterer Auslauf der Crista galli – Vorderrand des Planum sphenoidale – Mediale hintere For. cribrosa

Abb. 101 b. Offenes Foramen caecum eines 5-Jährigen von unten

Labels (rechtes Bild): Sutura nasomaxillaris – Sutura interfrontalis – Nervensulcus – Sutura internasalis, von innen – Os nasale sinistrum – Innensporn am linken Os nasale – Foramen caecum – Concha nasalis media – Sutura intermax. und Spina nas. ant., Zone – Rinne für Endast N. ehtm. anterior – Alveole Dens incisivus I

Septum sinuum frontalium und öffnete sich im Dach der Nasenhöhle, dicht an der linken Septumseite. Der ganze Kanal war vom Os frontale umwandet. Ein weiterer abnormer Kanal war (am Schädel eines etwa 25jährigen) – 17 mm lang, etwas aufgewunden und öffnete sich innenseitig im Sulcus sinus sagittalis, 20 mm oberhalb des Foramen caecum. Die äußere Öffnung befand sich 7 mm rechts der Medianen und 5 mm oberhalb der Margo supra-orbitalis. Jede der Öffnungen war 1,5 mm weit. HOLL (1893) war der Meinung, daß sich durch diese Pforte bei mangelhaftem Verschluß nasoethmoidale Zelen entwickeln können.

Ärztliche Bedeutung

Intranasale Enzephalozelen. WALKER u.Mitarb. (1952) betonen, daß sie bis zu diesem Zeitpunkt 37 Fälle von intranasalen Enzephalozelen im Schrifttum auffinden konnten. Sie sollen etwa 10% aller kongenitalen Schädelhernien umfassen. Mit dem Schädelinhalt kommuniziert der Zysteninhalt durch die Zone der Lamina cribrosa. Liquorrhinorhöe kommt häufig spontan vor, die Nasenatmung ist gestört, Verwechslungen mit Nasentumoren (Polypen und Neoplasmen) kommen vor. Häufig dringt der Tumor nach vorne bis zu einem Nasenloch vor oder gelangt nach hinten bis in den Pharynx.

IV. Calvaria

a) Bau der Schädelknochen

An den meisten Knochen des Schädeldaches Erwachsener lassen sich eine äußere Schicht kompakten Knochens, *Lam. externa*, eine mit rotem Knochenmark und Canales diploici ausgestattete *Diploë* und eine *Lam. interna*, ebenfalls eine kompakte Knochenschicht, nachweisen.
Die Lam. interna ist dünner und brüchiger als die Lam. externa und wurde deshalb als Lam. vitrea bezeichnet. An verschiedenen Schädelknochen gibt es stellenweise keine Diploë und entsprechend auch keine Laminae (Vomer, Sinuswände, Lamm. proc. pterygoidei, Keilbeinhöhlenwandabschnitte).
Schon beim einjährigen Kind ist nach BERNSTEIN (1933), mit Ausnahme des Schuppenrandes, das Scheitelbein aus Diploë und zwei kompakten Tafeln zusammengesetzt. Jede dieser Tafeln ist jedoch nicht wie früher aus Spongiosa durch Vermauerung ihrer Zwischenräume entstanden, sondern dadurch, daß sowohl vom Pericranium als auch von der Dura aus parallel zur Oberfläche lamellierter, primär völlig kompakter Knochen entstanden ist. In diesem sind nur wenige und sehr enge Volkmannsche Kanäle ausgespart. Während der ersten Lebensjahre lagert sich dieser primäre Knochen ohne Unterbrechung verhältnismäßig schnell ab. Überraschend an BERNSTEINS Präparaten war, daß der Anbau primären Knochens nicht nur perikraniell, sondern auch von der Duraseite her erfolgt, was dem Schädel- und Gehirnwachstum zu widersprechen scheint. Der durale Anbau ist durch deutlichen Osteoid- und Osteoblastensaum erkennbar. Die Vergrößerung des Schädelinnenraums erfolgte im Kalottengebiet ausschließlich durch Randwachstum. An unserem Material lassen sich jedoch auch an der Innenseite des Schädels eindeutig Osteoblasten und Howshipsche Lacunen nachweisen. Dies spricht für kompliziertere Remodellierungsvorgänge (s. auch DAVID u.Mitarb. 1982). Der sekundäre Knochen in der Lamina externa ist bei 22jährigen gelegentlich, bei 33jährigen in großer Ausdehnung ausgebildet. Hier fehlt der Achatknochen selbst in Form von Schaltlamellen auf weite Strecken vollständig. Bei 77jährigen fehlt primärer Knochen als eigene Oberflächenschicht mitunter ganz. An Präparaten von anderen Personen dieses Alters oder älterer Menschen sind Reste von Schaltlamellen jedoch nachweisbar.

Diploë. Diploë bezeichnet eigentlich die doppelte Tafel des Neurocranium (HIPPOCRATES, GALENUS). Erst RUFUS EPHESIUS übertrug den Terminus auf den Zwischenraum zwischen beiden Tabulae (HYRTL 1880). Die Diploë ist nach BERNSTEIN (1933) beim einjährigen Kind noch sehr grobbalkig und dicht. Bälkchen und Markräume sind überwiegend parallel zum Schädeldach angeordnet. Beim 7jährigen besteht die Diploë spongiosa aus dünneren und wirr angeordneten Bälkchen. Neben rotem Knochenmark enthält sie einzelne Fettzellen, meist in der Peripherie, seltener im Zentrum der Spongiosamarkräume und in der Nähe der Sutura sagittalis etwas zahlreicher.

Lamina interna und Lamina externa. Die früheste Lamina interna primitiva entsteht durch Zumauerung der primordialen Markräume zwischen den Bälkchen an der äußeren Oberfläche der Dura. Nach BERNSTEIN (1933) ist zuerst der Bereich des Tuber parietale dreischichtig aufgebaut, beim Neugeborenen jedoch kaum mehr als 1 mm dick. Während des 1. Lebensjahres findet sich hier bereits Diploë als Markraum mit knöchernen Spreizbälkchen zwischen äußerer und innerer kompakter Schicht. Die Lamina externa primitiva wird durch Apposition von durchgehenden Knochenlamellen (Generallamellen) zur Lamina externa definitiva. Sie wird während der ersten Lebensjahre durch Apposition diskontinuierlich periodisch verdickt und färbt sich mit Hämatoxylin dunkelblau. Auch nach weiterer Apposition ist sie als scharf herausfärbbare Trennlinie zwischen älteren und jüngeren Knochenlamellen zu erkennen (Erdheimsche Haltelinien). KREMPIEN (1967) ist der Meinung, daß sich während des 1. Lebensjahres an Stelle der noch fehlenden Lamina interna des Schädels unreife Knochenbälkchen befänden, die als Einfaltungskanäle bezeichnet werden. Durch diese Zonen treten zahlreiche sinusoide Gefäßbrücken von der Schädelinnenfläche zur Dura mater. Während des 2. Lebensjahres verschwinden diese Einfaltungen und mit ihnen die Gefäßverbindung durch Knochenumbau, wodurch die Ausformung einer kompakten Lamina interna zustande kommt. Beim einjährigen Kind ist nach BERNSTEIN (1933) die Lamina interna wesentlich dünner als die Lamina externa, reich an engen Gefäßkanälen und deswegen auch viel weniger kompakt. Sie ähnelt einer dichten Spongiosa, deren Bälkchen nicht parallel, sondern schräg zum Schädeldach und dabei dachziegelartig angeordnet sind.

b) Dicke der Calvaria

Beim kindlichen Schädel ist der Basisteil der Schädels über große Abschnitte dicker als das Dach. Im Säuglingsalter ist z.B. das Schädeldach über weite Strecken nicht dicker als 1 mm. Lediglich am Tuber parietale befinden sich eine Lamina externa und eine Lamina interna sowie eine Diploë, die allerdings nur aus einem einzigen parallelrandigen Markraum, durch den nur einige senkrechte Bälkchen hindurchziehen, besteht. In den Nahtgebieten entwickeln sich aus zunächst parallelen Bälkchen, die in das Nahtbindegewebe einziehen, Geflechtknochenabschnitte (BERNSTEIN 1933). Vom 3. Lebensjahr an verdickt sich die Calvaria mehr als die basalen Schädelteile. Um das 10. Lebensjahr verbreitern sich die Diploë und die Lamina externa vermehrt. Nach Beendigung des Randwachstums der Schädelknochen verdicken sich auch die Suturenabschnitte.

Bei der Frau ist die Schädelwand um $1/3$–$1/4$ dünner als beim Mann.

Die Dicke der *Lamina externa* verhält sich zur Dicke der Diploë und der Lamina interna nach DIETRICH (1959) beim Kind wie 1:2:1, beim Mann wie 1:3:2, bei der Frau 1:2:2. Jenseits des 60. Lebensjahres soll (nach BERGERHOFF 1964) das Verhältnis bei beiden Geschlechtern 1:5:1 betragen. Nach an Schnitten errechneten Flächenwerten (10 mm hinter dem Bregma) im Bereich der Sutura sagittalis ist die Fläche in 64% größer als an angrenzenden (gleichgroße) Abschnitten der Ossa parietalia. Meist ist die Festlegung der Grenzen zwischen Lamina externa und Diploë sowie Lamina interna ohne Hilfsmittel nicht exakt möglich. Der Flächenanteil der Lamina externa nimmt bis zum 25. Lebensjahr gleichmäßig zu und verringert sich dann allmählich wieder. Die Mittelwerte für 8–35jährige liegen über dem allgemeinen Mittel (1–91 Jahre), und zwar um 33,8%. Die Verringerungstendenz zwischen dem 36. Lebensjahr und dem Greisenalter ist nicht so deutlich ausgeprägt, da hier individuelle Besonderheiten einen größeren Einfluß gewinnen.

Im Bereich des *Nasion* trägt nach ROCHE (1953) die Entwicklung des Sinus frontalis zur Verdickung des Schädels bei, und zwar beim männlichen Geschlecht im Mittel vom Alter von 6,6 Jahren an, beim weiblichen von 7,0 Jahren (frühestens von 3,5 Jahren, spätestens von 12 Jahren an). Das Dickenwachstum verläuft beim männlichen und weiblichen Geschlecht annähernd parallel, wobei beim männlichen eine um 8–11% größere Dicke als beim weiblichen vorliegt. Bei beiden Geschlechtern ist die Dickenzunahme nach dem 1. bzw. nach $1^1/2$ Lebensjahren weniger stark als später. Beim männlichen setzt sich die Verdickung langsam bis zum 17., beim weiblichen bis zum 15. Lebensjahr fort.

Der nur vom Knochen gebildete Dickenanteil (Sinus frontalis ausgeschlossen) ist beim männlichen und weiblichen Geschlecht während der frühen Kindheit und des Adoleszentenalters gleich dem im 1. Lebensjahr. Die Knochendicke in diesem Gebiet entwickelt sich rasch zwischen 1. und 3. Lebensjahr (etwa von 4–7 mm), anschließend kommt es zu einer Verdünnung der Knochenanteile dieses Gebietes auf einen mittleren Dickenwert von 4,1 mm beim männlichen und 4,2 mm beim weiblichen Geschlecht im Alter von 17 Jahren, der zeitlebens erhalten bleibe. Eigenartigerweise ist im Alter von 17 Jahren die alleinige Knochendicke im Nasionbereich gleich der im 6. Lebensmonat.

Die Dicke der *Squama frontalis*, genau in der Mitte zwischen Nasion und Bregma, nimmt zunächst von 1,5 mm bei $1/4$jährigen auf 3,7 mm bei 5jährigen rasch zu. Anschließend erfolgt ein sehr langsames Wachstum.

Im Bereich des *Vertex* kommt es nach ROCHE (1953) bis zum Alter von 4–5 Jahren zu einer raschen, dann zu einer langsamen Verdickung bis zum 17. Lebensjahr. Die Verdickung setzt sich bis ins Alter von 18 bzw. 21 Jahren fort. Geschlechtsunterschiede wurden in diesem Bereich bis zum Alter von 4 Jahren nicht ermittelt. Im Gebiet des Vertex, seitlich der Sutura sagittalis, kann das Schädeldach sehr dünn sein und gelegentlich opak erscheinen. Dies ist im Nahtbereich der Sutura sagittalis weit weniger oft der Fall.

Im Bereich des *Lambda* beträgt die Schädeldicke bei $1/4$jährigen 1,2 (♂) bzw. 1,1 mm (♀), bei 2jährigen 3,2 bzw. 3,0 mm, bei 6jährigen 5,1 bzw. 4,6 mm, bei 10jährigen 5,9 bzw. 5,5 mm und bei 21jährigen 7,0 bzw. 6,3 mm. Die Lambdagegend verdickt sich demnach während der ganzen postnatalen Wachstumsperiode annähernd gleichmäßig. Im Alter von 7 Jahren werden etwa 80–85% der Erwachsenendicke beim männlichen und weiblichen Geschlecht erreicht.

Nach CREUTZ (1977) ist der Schädel an der Basis-Kalottengrenze (Eröffnungszone) bei Sektionen nicht überall gleich dick. Die okzipital seitlichen Partien und die frontalen sind dicker als die anderen Abschnitte.

Der allgemeine Flächenanteil der Diploë beträgt am gesamten Meßbereich im Mittel 41,8%. Die Tendenz einer Zunahme der Diploë von Altersgruppe zu Altersgruppe ist nach CREUTZ (1977) nachweisbar.

Die Lamina interna nimmt im Mittel 23,2% der Schliffflächen ein. Der kleinste mittlere Flächenanteil findet sich bei 45–46jährigen, der größte bei Kindern unter 7 Jahren.

Nach DOMINOK (1959), der 300 Schädelkalotten untersuchte, erfolgt die Dickenzunahme des Schädeldaches bis zum 4. Dezennium. Die Diploë sei bis zum 30. Lebensjahr noch nicht überall ausgebildet und wüchse mit zunehmendem Lebensalter auf Kosten beider kompakter Tafeln, und zwar jener der Lamina interna vom 40., der Lamina externa vom 50. Lebensjahr an. Daß in höherem Alter außerordentlich große individuelle Unterschiede der Schädeldachdicke bestehen, ist seit langem bekannt.

Hyperostosis frontalis interna

Schon 1719 wies MORGAGNI auf die Hyperostosis frontalis interna hin, welche er bei einer 75 Jahre alten, sehr fettleibigen Frau von männlichem Aussehen diagnostizierte. HENSCHEN (1937) schlug vor, diesen Krankheitsprozeß (feste Verwachsungen der Dura mater mit durch Knochenexkrezenzen verdickter Squama ossis frontalis) als *Morgagni-Syn-*

drom zu bezeichnen. Abgesehen von dieser nodulären Verdickung im Bereich der Squama gibt es glattflächige (Nebula frontalis) sowie eine *Hyperostosis calvariae diffusa,* bei der alle platten Knochen des Schädels verdickt erscheinen, und eine *Hyperostosis frontoparietalis.* SALMI u.Mitarb. (1962) haben erneut darauf hingewiesen, daß die Hyperostosis cranii interna in 94–99% (je nach Autor) bei Frauen vorkäme. Der Meinung STEWARTS (1928), daß Hyperostosis, Fettsucht und Virilismus auf eine Hypophysenstörung zurückzuführen seien, wird heute nicht mehr zugestimmt. Aus den Untersuchungen von SALMI u.Mitarb. (982 Schädelaufnahmen gesunder Personen) geht hervor, daß Hyperostosis bei 12,2%, und zwar insbesondere bei Frauen während der Menopause, vorkommt.

GRISCOM u. SANG (1970) wiesen darauf hin, daß mehrere Autoren bei cerebraler Atrophie eine Verdickung des Cranium festgestellt hatten. Sie wählten 5 Kinder unter 140 Fällen nach Hydrozephalus-Shunt-Operationen aus und stellten eine deutliche Verkleinerung des antero-posterioren Durchmessers des Schädels fest (z.B. von 20,3 cm auf 18,2 cm im Verlauf von ca. 3 Jahren). Insbesondere die Lamina interna wächst ihren Befunden zufolge nach innen, während die Lamina externa kein oder nur ein geringes Wachstum aufweist. Das laterale Sellaprofil verkleinert sich in Höhe und Länge und erweiterte sich in diesen Fällen etwas.

Vv. diploicae

Kaliber und Anordnung der die Vv. diploicae enthaltenden Knochenkanäle variieren in hohem Maße (WISCHNEWSKI, 1925). Ihr Querschnitt ist dem Lebensalter direkt, der Zahl ihrer Verzweigungen nach umgekehrt proportional. Jedoch weisen nicht selten Schädel von Greisen mit wenigen Knochenkanälen ganz enge Kanaldurchmesser auf. Andererseits wurden Schädel Jugendlicher mit stark verzweigten Venen und einem Kanaldurchmesser von 0,3–0,4 cm, gelegentlich sogar 0,5 cm, aufgefunden (WISCHNEWSKI, 1925). Ihre Wand besteht aus einer dünnen Endothelschicht, die direkt an Knochen bzw. Markräume grenzt.

Die zentral in der Diploë verlaufenden Venen sind von einer Knochenmarkschicht umgeben, die peripheren von Compacta.

Die Venen der Stirnbeindiploë können varikös erweitert sein und im Bereich des Angulus oculi medialis unter der Haut eine dicke Vene austreten lassen.

Die Vv. diploicae frontalis, temporalis anterior, temporalis posterior und die V. diploica occipitalis sind individuell verschieden entwickelt. Rechts-Links-Unterschiede kommen fast regelmäßig vor. Die Vv. diploicae überschreiten die Suturen und können in die Sinus durales (Vv. diploicae occipitalis, frontalis et temporalis posterior) oder in Begleitvenen des R. frontalis der A. meningea media (V. diploica temporalis anterior) münden. Auch Verbindungen mit Vv. emissariae (parietalis, mastoidea und occipitalis) wurden nachgewiesen.

Die V. diploica frontalis (anterior) mündet nicht selten in den Sinus sagittalis superior. Die Verbindungen mit den Venen des Mucoperiost des Sinus frontalis sind in der Regel außerordentlich dünn. Über diese Zuströme entstehen nach einem Empyem der Stirnhöhlen gelegentlich Osteomyelitiden. Von der V. diploica occipitalis kann eine Verbindungsvene in das Emissarium occipitale einziehen. Die V. diploica temporalis posterior besitzt mitunter Verbindungen mit der V. emissaria mastoidea.

Röntgenologischer Nachweis. Im Bereich der Kalotte treten vom 5. Lebensjahr an röntgenologisch nachweisbare Canales diploicae für die gleichnamigen Venen – zunächst vereinzelt – auf. Zwischen dem 10. und 15. Lebensjahr sind sie in 50% nachweisbar. Später scheinen sie sich teilweise zurückzubilden (BERGERHOFF 1964).

Nach PSENNER (1951) sind Diploëvenen am häufigsten hinter und unterhalb des Tuber parietale in sternförmiger Anordnung röntgenologisch zu erkennen. Er warnt vor einer Verwechslung mit pathologischen Veränderungen, insbesondere bei symmetrischer Ausbildung. Besonders an Schädeln älterer Menschen beobachtet er variköse Ausweitungen der Diploëvenen, die röntgenologisch multiplen Metastasen ähneln. Gelegentlich treten auch solitäre variköse Ausweitungen in größerer Ausdehnung auf (rundlich oder oval ausgebildete Varixknoten).

Schädeldicke und spezifisches Knochengewicht

Nach HARTL u. BURKHARDT (1952) zeigen Dickenmessungen der Schädelkalotte, daß mit zunehmendem Lebensalter die Variationsbreite der Maße zunimmt, während sich die Mittelwerte im ganzen weniger stark verändern, aber wohl eher zu- als abnehmen. Beim weiblichen Geschlecht sind größere Schwankungen des spezifischen Knochengewichtes nachgewiesen worden (BURKHARDT 1968).

BURKHARDT u. HARTL sprechen von einer rarefizierenden Hyperostose. Das Schädeldach fällt dabei durch sein besonders niedriges spezifisches Gewicht gegenüber einer sklerosierenden-kondensierenden Enostose auf, welche die eigentliche Altersveränderung des Schädels darstellt.

Schädeldach und Gravidität

Während der Gravidität besitzt das Schädeldach in der Regel ein relativ hohes spezifisches Gewicht, dem histologisch eine weitgehende Zumauerung der Diploëräume entspricht (kondensierende Enostose). BURKHARDT (1970) betont, daß dieser Prozeß weder für die Schwangerschaft noch für den Schädel spezifisch sei.

Altersumbau des Schädels

Nach BERNSTEIN (1933) kommt es während des 6.–9. Lebensjahrzehnts zu einer Dickenzunahme der Diploë auf Kosten der Lamina interna et externa. Während die Lamina externa schon Ende des 3. Jahrzehnts in großer Ausdehnung von sekundärem Knochen von der Diploë her durchsetzt werde, lägen zwischen 3. und 5. Lebensjahrzehnt im Bereich der Lamina interna stets noch umbaufreie, primäre Knochenschichten vor. Besonders im Bereich der Schädelkalotte bestünde ein außerordentlich träger Umbau. Bei der sog. senilen, konzentrischen Atrophie des Schädeldaches mit der Verschiebung gehirnwärts komme es zu überwiegendem Knochenabbau an der Schädelaußenfläche und Knochenanbau an der duralen Oberfläche mit Zunahme der Diploë auf Kosten der Lamina interna. Durale Knochenresorptionsvorgänge im Erwachsenenalter kämen normalerweise nur im Schädelbasisbereich vor. Die konzentrische Atrophie der Schädelkalotte hänge sicherlich mit dem Rückgang des Gehirnvolumens zusammen, der oft, wenn nicht schon in der Regel, im 3. Lebensjahrzehnt beginne (SOEMMERING, zit. nach JACOB, 1979). Während der offenbar kurzen Umbauphasen kommt es zu typischer Adhärenz der Dura. Besonders starke Umbauzonen finden sich im Bereich der Sella, die nach vorderen Schädelabschnitten und insbesondere nach hinten zu abnehmen (BURKHARDT u.Mitarb. 1966). In höherem Alter bestehen große, individuelle Unterschiede der Schädeldicke. Häufig kommt es zur *Atrophie des Schädeldaches*. Die Atrophie beginnt gewöhnlich an der Schädelaußenfläche. Der Schädel nimmt dabei an Dicke ab und wird leichter. Diese Reduktion der Knochendicke kann auch nur regional auftreten, besonders im Bereich oberer Abschnitte der Ossa parietalia und rechtsseitig.

Kraniotabes

Die Altersatrophie des Schädeldaches wird als Craniotabes senilis bezeichnet. Die Knochensubstanz, insbesondere der Lamina externa der Ossa parietalia, wird dabei abgebaut. Nach CHIARI (1912 und 1914) verursacht auch das ständige Gleiten der Galea aponeurotica auf der Knochenunterlage eine Art Druckusur. Es entstehen flache und längs ausgedehnte Mulden mit starker Verdünnung der Kalotte, welche an diesen Zonen transparent und papierdünn wird oder gelegentlich sogar Lücken aufweist. Die dann freiliegende Diploë erzeugt eine rauhe, knochenmarkähnliche Oberfläche. Wird auch diese Schicht abgebaut, tritt durch Knochenanbau erneut Glättung dieser Zone auf. Weiterhin sind Knochenabschnitte im Bereich des Planum temporale, der Ossa parietalia sowie der Squama ossis temporalis und Seitenabschnitte der Squama frontalis betroffen. Auch im Bereich der Sutura coronalis wird eine senile Muldenbildung beobachtet. Das Schädeldach wird rauh und erscheint porös: *Cribra cranii*.
Der Meinung BURKHARDTs (1970), daß auch sämtliche Cribra cranii und die Cribra orbitalia diesen senilen Abbauvorgängen zuzuordnen seien, kann nicht zugestimmt werden, da Cribra orbitalia auch bei Jugendlichen angetroffen werden.

Osteopetrosis

BEIGHTON u.Mitarb. berichteten 1977 über das Albers-Schönberg-Syndrom (1904), das sie als Osteopetrosis bezeichneten. Dabei kommt es zu Knochenverdickung und zur Lähmung von Hirnnerven. Bei bestimmten Knochenerkrankungen von Erwachsenen treten Hörstörungen auf: Otosklerosis; bei Erkrankungen des Os temporale: Osteogenesis imperfecta (van der Hoeve-Syndrom, blaue Sclerae, fragile Knochen u.a.) und Ostitis deformans (Paget-Disease: verdickte, jedoch weiche Knochen, die selten den N. facialis komprimieren). (Weiteres s. Bd. I/1, Teil C.)

c) Suturen des Schädeldaches, Besonderheiten (Abb. 102)

(1) Sutura coronalis

Nahe dem Bregma befindet sich ein etwa 2 cm langer Abschnitt, Pars bregmatica, in deren Strecke die Sutur geradlinig verläuft. Lateral davon bildet sich gewöhnlich eine Zakkennaht aus: Sutura serrata. Im temporalen Bereich besteht zwischen Os parietale und frontale eine Sutura squamosa, wobei das Os parietale das Stirnbein nach vorne zu überlappt.

(2) Sutura sagittalis

Bis etwa 2 cm hinter dem Bregma besteht normalerweise eine Sutura harmonia, im dorsal davon gelegenen Scheitelabschnitt eine Sutura serrata. Im Bereich der Foramina parietalia ist die Sagittalnaht auf einer Strecke von 17–20 mm Länge als Sutura plana entwickelt: Pars obelica. Nahe der Sutura lambdoidea entwickelt sich erneut eine Sutura serrata.

(3) Sutura interparietalis

SCHÜCK (1912) beobachtete am Schädelmaterial von Bologna (Kinderschädel) im linken Os parietale eine Sutura interparietalis. Die Naht begann in der Mitte zwischen Bregma und Obelion und etwa 5 mm von der Sutura sagittalis entfernt, zog über das Tuber parietale und anschließend schief okzipitalwärts zur Sutura lambdoidea (Kind, 3–4 Monate). Bei Kindern und Erwachsenen werden weitere überzählige Nähte im Bereich des Os parietale beobachtet (s. LANG 1981).

(4) Sutura lambdoidea

Im medialen Bereich der Lambdanaht findet sich eine starke Zähnelung, in Seitenabschnitten eine weniger starke.

(5) Sutura mendosa

(Sutura mendosa sollte nach HYRTL (1880) Sutura mendax heißen, da Mendosus [von mendum = Fehler] fehlerreich bedeutet.)

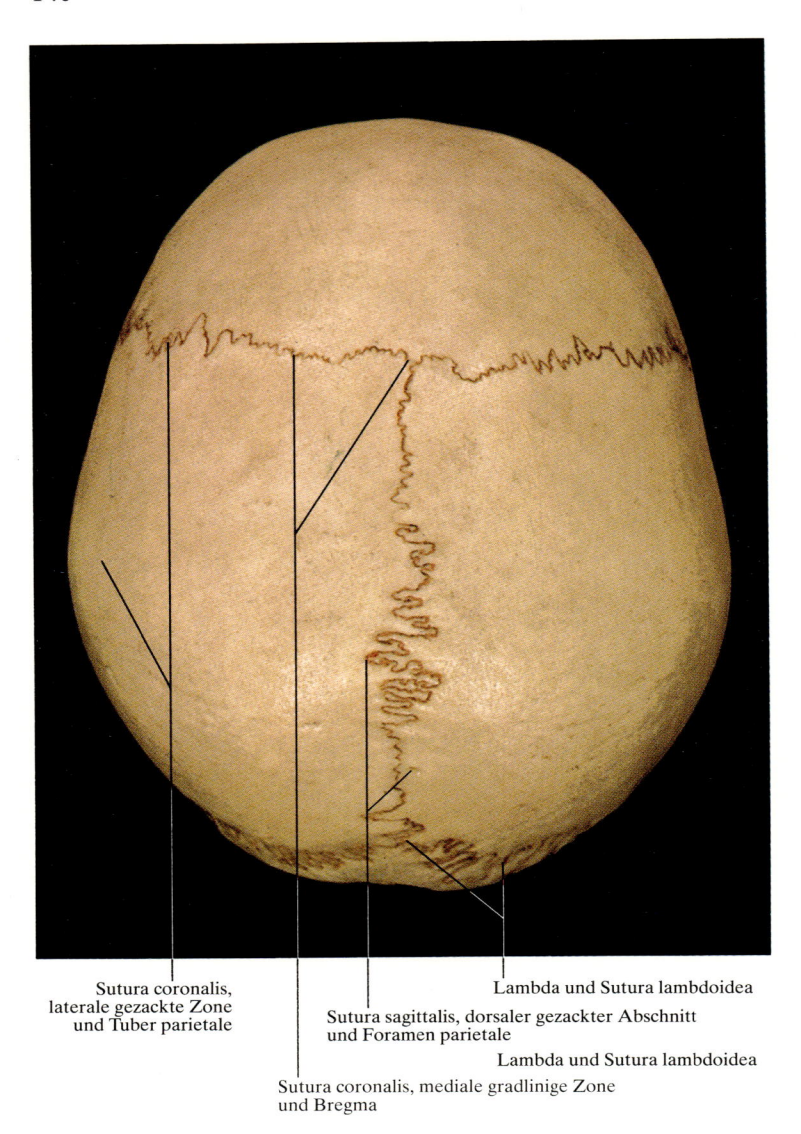

Sutura coronalis, laterale gezackte Zone und Tuber parietale
Sutura sagittalis, dorsaler gezackter Abschnitt und Foramen parietale
Lambda und Sutura lambdoidea
Lambda und Sutura lambdoidea
Sutura coronalis, mediale gradlinige Zone und Bregma

Abb. 102. Schädeldach von oben

VIRCHOW (1857) weist auf die Sutura mendosa hin, die in der Regel genau im Sulcus sinus transversi (Linea cruciata transversa) oder etwas über dieser Zone verläuft. Im letzteren Fall kommt es seiner Meinung nach nicht selten vor, daß alle über ihr gelegenen Teile unregelmäßig ossifizieren und sich mehrere große Schaltknochen oder auch nur ein einziger bleibend erhalten.
Die Naht verläuft von der Sutura lambdoidea meist etwas oberhalb des Sinus transversus nach dorsal. Im 2. Lebensjahr ist sie noch in $^2/_3$ der Fälle, im 3. und 4. Lebensjahr in etwa 25% nachweisbar. Vereinzelt läßt sie sich noch bei 10jährigen nachweisen. Während des 16. bis 20. Lebensjahres soll sie noch in 10% vorkommen (PAWLIK, zit. nach BERGERHOFF 1957). Bei Offenbleiben der Sutura mendosa besteht die Verwechslungsgefahr mit einer Fraktur.

(6) Suturae sphenofrontalis et sphenoparietalis

Zwischen großem Keilbeinflügel und Stirnbein lassen sich zwei Suturenabschnitte unterscheiden:

eine Pars temporalis und eine Pars orbitalis. Der große Keilbeinflügel überlappt in beiden Abschnitten das Os frontale von dorsal her. Hinter der Sutura sphenofrontalis grenzt der große Keilbeinflügel an das Os parietale, das er schuppenförmig von unten und außen her etwas überlappt: Sutura sphenoparietalis.

(7) Sutura sphenosquamosa

Der dorsale Rand der Ala major ossis sphenoidalis steht annähernd vertikal und ist nach vorne konvex durchgebogen. Im oberen Bereich ist die Sutura sphenosquamosa schuppenförmig entwickelt. Hier überlappt die Squama ossis temporalis die Seitenfläche der Ala major. Im unteren Bereich besteht meist eine Sutura plana zwischen beiden Knochen.

(8) Suturae parietomastoidea et occipitomastoidea

Die Sutura parietomastoidea zeigt gewöhnlich nur im vorderen Abschnitt starke Zackenbildung.
Insbesondere im Mittelabschnitt der Sutura occipitomastoidea sind die Knochen stärker ineinander verzahnt. Ober- und unterhalb dieser Zone grenzen die Knochen glattflächig aneinander.

(9) Sutura squamosa

Bei vorwiegend hyperbrachyzephalen Schädeln des Würzburger Untersuchungsgutes wurde der Krümmungsradius der Schuppennaht bestimmt (SCHMIDT 1974). Der Krümmungsradius vergrößert sich stark bei älteren Feten und Neugeborenen bis zum 2. Lebensmonat. Zwischen 4. und 5. Lebensmonat bleibt er gleich und verkleinert sich nach dem 4. Lebensmonat kurzfristig wieder. Anschließend vergrößert sich der Krümmungsradius langsam, aber stetig bis zum Erwachsenenalter. Die Größenzunahme bis zum Erwachsenen beträgt 72,5%. An 2 Erwachsenenschädeln ließ sich keine bogenförmige Krümmung der Schuppennaht auffinden, sondern ein geknickter oder völlig gestreckter Nahtverlauf (SCHMIDT 1974).

(10) Pterion

Als Pterion bezeichnen wir jene Fläche der Schädelseitenwand, an der die Ossa frontale, parietale, die Ala major ossis sphenoidalis und die Squama ossis temporalis H-förmig zusammentreffen. In der Pteriongegend können nach LANGE (1924) entweder Squama temporalis und Os frontale zusammenstoßen, wie es gewöhnlich bei Nagern, vielen Huftieren, Gorillas und Schimpansen und zuweilen auch beim Menschen der Fall ist, oder es können, wie beim Menschen meist (auch Raubtieren, Westaffen), Ala major und Os parietale sich in einer verschieden langen Sutura sphenoparietalis berühren. Os temporale und frontale weichen in solchen Fällen mehr auseinander. LANGE untersuchte 150 Schädel von

Europäern, 65 von Australiern und 33 von afrikanischen Negern. Eine Sutura frontotemporalis (vollständiger Processus frontalis ossis temporalis) fand sich an 7,9% der Schädel von Australiern, in 12,3% bei Negern und 1,3% bei Europäern.

Nach LANGE (1924) ist die Pterionlänge bei Dolichokranen größer als bei Brachykranen. Die rassischen Unterschiede der Pterionlänge erklären sich nicht aus der Allgemeinform des Schädels.

(11) Sutura interfrontalis (– metopica = Kreuzschädel)

Nach BLUMENBACH (1786) hat schon VESALIUS (1552) darauf hingewiesen, daß die Sutura interfrontalis häufiger bei breiter als bei schmaler Stirn auftritt, jedoch keine Geschlechtsunterschiede erkennbar sind.

LUCAE (1857) wies darauf hin, daß beim Offenbleiben der Stirnnaht die Stirn breiter wird und außerdem eine Erhebung in der Mittellinie, insbesondere in deren mittlerem Abschnitt, erfolgt: es entsteht eine kammartige Leiste längs dieser Naht. Bei etwa 10% (7–12,5%) der Deutschen kommt eine *Sutura frontalis metopica* (Metopica – Kreuzschädel) vor. Verwachsen nur obere Zonen der Sutura interfrontalis miteinander, kann vorübergehend ein Fonticulus metopicus entstehen. Gelegentlich kommt zwischen Stirn- und Nasenbein ein kleiner Fonticulus nasofrontalis vor.

TORGERSEN (1949–1951) untersuchte 778 Schädel röntgenologisch auf eine Sutura metopica und fand sie in 7,2%. Die persistierende Sutura interfrontalis beginnt sich bei Männern im Alter zwischen 30 und 40 Jahren zu schließen, bei Frauen etwas später (HILTEMANN 1954). Bei Hydrozephalus kommt nach TORGERSEN die Sutura metopica nicht gehäuft vor, bei Kindern mit retardierter geistiger Entwicklung jedoch in 18%, mit erstaunlich häufiger Abweichung der Sutur nach rechts. HILTEMANN demonstrierte einen rechtsseitigen, zweigeteilten Fonticulus metopicus mit persistierender Sutura interfrontalis, kombiniert mit kleiner Sella und tiefer, knöcherner Sellabrücke und Hyperostosis cranii interna. Die Sutura metopica begünstigt offensichtlich ein Breitenwachstum der Stirnregion und die Ausbildung brachykraner Schädelformen. Auch bei Anthropomorphen ließ sich eine Sutura interfrontalis nachweisen. Bei Nagern entsteht im Bereich der Sutura metopica eine Brücke sekundären Knorpels, der während der Verknöcherung untergeht und auf der Endokraniumseite einen Knochenfirst stehenläßt. Beim Menschen sollen ähnliche Verhältnisse vorliegen. Eine prämature Fusion der Sutura metopica (interfrontalis) sei stets mit einer abnormen Schädelbasisknickung kombiniert (MOSS 1957).

(12) Supranasales Dreieck

Das supranasale Dreieck wurde von SCHWALBE (1901) als Verknöcherung des supranasalen Teils der Stirnnaht an der Stelle der sog. Glabellafontanelle beschrieben. Die Verknöcherung erfolgt in der Regel nicht in einer Schicht, sondern besteht aus mehreren schuppenförmigen Fortsätzen der Ossa frontalia, die sich überlagern. SCHÜCK (1912) beobachtete unter 50 Schädeln von Kindern und Feten der Sammlung des anthropologischen Instituts der Universität Bologna viermal ein deutliches supranasales Dreieck, zweimal nur eine leichte Andeutung desselben.

In einem anderen Fall war in der Medianebene eine tiefe Rinne ausgebildet, deren Ränder sich nasalwärts zu einem Dreieck erweiterten. Die Basis bildete die Sutura nasofrontalis. Auch 3 Lagen können unterschieden werden. Die tiefste bildet dann in der Mitte das supranasale Feld. Die Lamellen der 2. Schicht vereinigen sich distal zur Sutura interfrontalis (metopica), die nicht obliteriert ist (2jähriges Kind, männlich).

Am Schädel eines 12 Monate alten Kindes beobachtete SCHÜCK (1912) eine nicht obliterierte Sutura interfrontalis (Ausnahme: kleiner Teil an der Stelle des „Ophryon" der französischen Anthropologen). An der Basis des Dreiecks der Sutura nasofrontalis fanden sich beiderseits 2 kleine Öffnungen, die jeweils vom Os frontale, vom Processus frontalis maxillae und vom Os nasale umgrenzt waren.

d) Ossa suturalia (Schaltknochen, Nahtknochen)

Allgemeines

BLUMENBACH (1786) bezeichnete die Ossa suturalia als Zwickelbeinchen, die nicht selten zwischen den echten Nähten eingeflickt sitzen. Sie werden – seiner Meinung nach irrigerweise – auch *Ossicula Wormiana* genannt, als ob sie Ole Worm erfunden hätte. Sie wurden jedoch schon fast 100 Jahre vorher von Paracelsus beschrieben.

Starke örtliche Vergrößerungen des Schädels können auch Folge von Anlagen von Ossa suturalia sein, deren Nähte lange offfenbleiben; ein Befund, auf den auch LUCAE (1857) hingewiesen hat. LUCAE, der zahlreiche Schädel untersuchte, widersprach VIRCHOW (1857), der annahm, daß die Entwicklung der Ossa suturalia in der Regel zu einer Verengung des Schädelraums führen.

An zahlreichen Stellen des Schädeldaches (auch der Orbita und im Bereich der Schädelbasis) können in Suturenzonen oder in benachbarten Gebieten Ossa suturalia vorkommen. Eine ärztliche Bedeutung besitzen sie – abgesehen von Lokalisationsbestimmungen an Suturen – nicht.

Nach KADANOFF u. MUTAFOV (1968) kommen außer den bekannten 4 Ossa fonticulorum (Os bregmaticum, Os apicis, Os asteriacum, Os epiptericum), die sich im Bereich der 4 ehemaligen Fonticuli zwischen 4 oder 3 Schädelknochen befinden, auch andere Nahtknochen vor, die sie als Ossa interfonticulorum cranii bezeichnen (Ossa suturalia im engeren Sinne). Zu ihnen gehören die Ossa suturalia postfrontale, interparietale, paramendosum et supramastoideum. Für die Ossa paramendosum et supramastoideum nehmen die Autoren an, daß sie sich anstelle kleiner Inselchen des häutigen

Schädeldaches der sich schließenden Nahtzone oder Spalte entwickeln. Die eigentlichen Fontanellenknochen sollen aus einem oder mehreren Knochenkernen entstehen.

Im Bereich der Lambdanaht sind an fast 40% der Schädel Schaltknochen nachgewiesen worden. Insgesamt sollen an 9 von 10 (89,4%) Schädeln Schaltknochen an irgendwelchen Stellen vorhanden sein. Ihr häufiges Auftreten weist ihnen keinerlei klinische Bedeutung zu.

Nach EL NAJJAR u.Mitarb. (1977), die 120 erwachsene und 80 fetale Schädel untersuchten, kommen Ossa suturalia an deformierten Schädeln nicht häufiger als an nicht deformierten vor.

(1) Os postfrontale

Das Os postfrontale ist zwischen Sutura coronalis und einem Os parietale eingeschaltet (2,76%, meist beiderseits, KADANOFF u.Mitarb. 1968). Am Londoner Untersuchungsgut von BERRY u. BERRY (1967) (186 Schädel) fand sich kein Os suturale im Bereich der Sutura coronalis, an mexikanischen Schädeln dagegen in 20,8% bei Männern und in 17,2% bei Frauen.

(6) Os interparietale

Dieser Schaltknochen ist zwischen den beiden Scheitelbeinen lokalisiert (0,17% bei KADANOFF u.Mitarb. 1968; und ähnlich bei SRIVASTAVA 1977).

(3) Os paramendosum

Das Os paramendosum befindet sich in der Sutura lambdoidea nahe der Stelle der verschwindenden Sutura mendosa (5,48%, meist eindeutig links lokalisiert, KADANOFF u.Mitarb. 1968). Ossa suturalia im Bereich der Sutura occipitomastoidea lagen an Schädeln von Hawaii nach WOOD-JONES (1930/31) in 16% vor, in 8% beiderseits.

(4) Os supramastoideum

Das Os supramastoideum befindet sich in der Incisura parietalis ossis temporalis und kommt in 5,89% (meist einseitig rechts) vor (KADANOFF u.Mitarb. 1968).

(5) Os bregmaticum

Dieser Schaltknochen ist meist median in der Gegend des Fonticulus anterior als viereckiger, rhombischer oder rundlicher Knochen in 1,16% ausgebildet (KADANOFF u.Mitarb. 1968). Am Londoner Untersuchungsgut von BERRY u. BERRY (1967) fand es sich in 1,3% bei Männern, in 0% bei Frauen.

(6) Os apicis

Das Os apicis wird in 4% in der Gegend des Fonticulus posterior angetroffen, ist gelegentlich als Os apicis bipartitum oder multipartitum ausgebildet (KADANOFF u.Mitarb. 1968).

(7) Os asteriacum

Das Os asteriacum befindet sich anstelle des Fonticulus mastoideus zwischen Os parietale, Squama occipitalis und Os temporale (6,51%, meist einseitig, häufiger links [KADANOFF u.Mitarb. 1968]). Am Londoner Schädelmaterial (BERRY u. BERRY 1967) fand sich der Schaltknochen in 1,59% bei Männern, in 5,2% bei Frauen.

(8) Os epiptericum

Im Bereich der vorderen Seitenfontanelle kommt es häufig zur Nahtknochenbildung: *Os epiptericum*. Der Schluß der Fontanelle erfolgt durch verschieden schnelles Wachstum der Ossifikationskerne in den Anlagen der sie umgebenden Knochen: Os frontale, Os parietale, Os temporale, Os sphenoidale – und auch durch Bildung eines überzähligen Knöchens, der von den zusätzlichen Verknöcherungskernen in der Fontanelle selbst herrührt (KADANOFF, MUTAFOV u. KANDOVA 1965).

Im Bereich des Pterion (Regio pterica) besteht nach KADANOFF u.Mitarb. (1968) ein Os epiptericum verum, das mit seinen Außenrändern an alle 4 umliegenden Schädelknochen (Ossa frontale, parietale, temporale et sphenoidale) grenzt. Dieses kommt in 9,77% vor. In 12,62% liegen in diesem Gebiet ungeteilte oder von 2 oder mehr Teilstücken (Os partitum oder multipartitum) zusammengesetzte Ossa suturalia, die mit ihren Außenrändern nicht mit den 4, sondern mit 3 der erwähnten Schädelknochen Kontakt haben. Diese werden von KADANOFF u.Mitarb. (1968) als Ossa epiterica spuria bezeichnet.

Nach LANGE (1924) sind die Ossa epiterica an den Schläfen von Australiern in 23%, von Negern in 13,8%, von Europäern in 14,8% ausgebildet. Werden mehrfach ausgebildete Schaltknochen einbezogen, so liegen die Zahlen bei 29,3%, 15,4% und 22,6% (Australier, Neger, Europäer).

Bei männlichen Londoner Schädeln (BERRY u. BERRY 1967) ließ sich in 4,9%, bei weiblichen in 12,6% ein Os epiptericum nachweisen. Ossa suturalia epiterica lagen an Schädeln von Hawaii in uni- und bilateral in 24% vor (29% weibliche und 19% männliche Schädel [WOOD-JONES 1930/31]). Außerordentlich selten kommt es zur Verschmelzung des Os asteriacum mit dem Os supramastoideum und Os epiptericum verum oder spurium.

(9) Os lambdoideum

Entwicklung. Nach SRIVASTAVA (1977) liegen an 620 indischen Schädeln 25 Anomalien der Squama ossis occipitalis vor, und zwar 18mal ein Os pre-interparietale, dreimal ein komplettes separiertes Os interparietale, zweimal ein Os interparietale in der Mittelregion zwischen beiden Ossa parietalia. Andere Anomalien wurden nur jeweils in einem Fall festgestellt. Der Autor nimmt an, daß der interparietale Abschnitt der Squama ossis occipitalis aus 3 paarigen Bindegewebeknochen-Zentren entsteht. Ein Paar entwickelt sich in den Seitenplatten, ein Paar im Zentralabschnitt und ein 3. im pre-interparietalen Teil. Der supraokzipitale Abschnitt entwickelt sich seiner Meinung nach aus 5 Zentren im Knorpelteil des Os occipitale, wobei 2 in jedem lateralen Segment, ein einziges im zentralen Teil vorlägen. Der supraokzipitale Abschnitt erstreckt sich nach SRIVASTAVA (1977) vom Hinterrand der Fossa condylaris, etwa 2 cm über die Protuberantia occipitalis externa aufwärts sowie 0,4 cm oberhalb der Linea nuchae superior bis in die Nähe der Sutura lambdoidea.

WOOD-JONES (1930/31) wies an Schädeln aus Hawaii in 23% (13% bei männlichen und 33% bei weiblichen Schädeln) Ossa suturalia lambdoidea nach. Multiple und bilaterale Knochenstücke in der Gegend lagen in 10% vor. Innerhalb der Sutura lambdoidea kommen bis zu 12 Einzelknochen ein- oder beiderseits vor (BERRY u. BERRY 1967).

Nach EL NAJJAR und DAWSON, die 1977 deformierte und nicht deformierte Indianerschädel untersuchten, fanden sich die häufigsten Ossa suturalia im Bereich der Sutura lambdoidea bei symmetrisch deformierten Schädeln (76%), die wenigsten an fetalen Schädeln (11,3%). Das Vorkommen dieser Einzelknochen an fetalen Schädeln zeige die hohe genetische Komponente ihrer Ausbildung an. Artefizielle Deformation des Schädels beeinflußt nicht die Ausbildung der Ossa suturalia; wenn überhaupt, nur in untergeordneter Weise.

(10) Os incae

Wenn beiderseitige Suturae mendosae in der Medianen zusammentreffen und von der Oberschuppe ein dreieckiges Stück abgrenzen, wird dieses als Incabein bezeichnet, das sich aus dem Bindegewebeanteil des Hinterhauptbeines entwickelt. Die so entstandene Quernaht wird als Sutura occipitalis transversa bezeichnet.

Ein Os incae fanden KADANOFF u. MUTAFOV 1963 in 2,84%. In zusätzlich 0,62% kommen abgesonderte Knochenstücke der Hinterhauptschuppe vor, die nach KADANOFFs Meinung anormale Formen des gleichen Knochens sind. Es fanden sich ein Os incae totum in 1,74%, ein Os incae bipartitum in 0,82%, ein Os incae tripartitum in 0,14%, ein Os incae multipartitum in 0,14%. An anormalen Formen fanden sich ein Os incae lateralis sinistrum in 0,14%, ein Os incae lateralis dextrum in 0,20%, ein Os incae duplex in 0,25%, ein Os incae duplex asymmetricum in 0,03%; außerdem eine Pars incoidea squamae occipitalis in 0,93%.

Ossa suturalia im Bereich des Lambda ließen sich an männlichen und weiblichen Schädeln des Londoner Untersuchungsgutes (vergangenes Jahrhundert) in etwa 8%, bei Burmanern in 19,2% und Burmanerinnen in 8,0% und bei Mexikanern in 36,4% (Männer) und 28,4% (Frauen) nachweisen (BERRY 1975).

V. Modellierung der Außenfläche

a) Protuberantiae gyrorum

Protuberantia gyri frontalis inferioris

Der Schläfengrubenteil des Stirnbeins, der angrenzende Teil des Os parietale und der obere Abschnitt der Ala major stellen das Stirnlappengebiet der Fossa temporalis dar. Häufig besteht eine halbkugelige, konvexe Vortreibung verschiedener Ausbildung: Protuberantia gyri frontalis inferioris (Abb. 103). Bei starker Ausbildung wird die Protuberanz oben durch eine seichte Rinne von der Linea temporalis inferior getrennt. Unten fällt sie rasch zur Außenmulde der Ala major ab. Der vertikale Durchmesser der Protuberanz kann 20 mm, die Höhe über dem Niveau des Sulcus Sylvii 5 mm betragen. An der Innenseite des Schädels liegt eine entsprechende Eindellung vor: Impressio gyri frontalis inferioris.
Der Schädel ist in dieser Zone verdünnt. Unter diesem Gebiet liegt das Brocasche motorische Sprachzentrum des Gyrus frontalis inferior. Im 1. Lebensjahr ist die Impressio schon an der Innenseite, vom 2. Lebensjahr an die Protuberanz an der Außenseite immer häufiger und vom 4. Lebensjahr an deutlicher nachweisbar.
Beim Mann ließ sich die Protuberantia gyri frontalis inferioris in 87,4%, bei der Frau in 93,5% erkennen. Diese Vorwölbungen finden sich schon beim Schädel von BRÜCKS und sind vermutlich schon beim Homo Neanderthalensis vorhanden.
Die Protuberanz fehlt am Untersuchungsgut von SCHWALBE (1907) (65 elsässische Männer) in 17,6%, in 82,4% ist sie sicher nachzuweisen. Bei Frauen fehlt sie häufiger links als rechts (bei Männern ist es umgekehrt). Gelegentlich ist diese Protuberanz gedoppelt. Sie gehörte in einem Fall den vorderen Abschnitten der Pars triangularis des Gyrus frontalis inferior an; bei dreifacher Ausbildung wurde sie einmal dorsal der Pars opercularis dicht vor dem Basalgebiet des Gyrus precentralis gefunden.
An unserem Untersuchungsgut (62 Kinderschädel) (LANG u. BRÜCKNER 1981) findet sich eine Andeutung der Protuberantia gyri frontalis inferioris im 1. Lebensjahr in 16,6%, im 4. Lebensjahr in 35,71%. Entwicklungsgrade 2 und 3 sind im 4. Lebensjahr in jeweils 7,14% nachweisbar. Im 8. Lebensjahr zeigt sich Entwicklungsgrad 1 in 50%, Entwicklungsgrad 2 in 12,5%. Im 16. und 17. Lebensjahr sind an 33,3% der Schädel Entwicklungsgrad 1, in je 16,6% Entwicklungsgrade 2,3 und 4 nachweisbar. In ebenfalls 16,6% fehlen die Protuberantiae gyri frontales inferiores.

Nach SCHWALBE (1907) lassen sich durch Palpation die Lage der 3. Stirn-, der 2. Schläfenwindung sowie die Grenze zwischen Stirn- und Schläfenlappen am Lebenden erkennen.

Protuberantia gyri temporalis superioris

Selten kann auch das Gebiet des Gyrus temporalis superior nach der Seite zu als Protuberantia vorgewölbt sein. Der Schädel ist in dieser Zone in der Regel nicht verdünnt. Wenn entwickelt (an unserem Untersuchungsgut nur einmal), dann liegt die Protuberanz im Bereich des oberen Nahtrandes der Sutura squamosa und erstreckt sich längs des oberen Endes der Sutura sphenotemporalis, dann längs der vorderen Hälfte der Sutura squamosa nach dorsal und oben als untere Begrenzung des Sulcus Sylvii. Unten ist sie durch eine seichte Rinne von der Protuberantia gyri temporalis medii getrennt. Die Nahtlinien liegen etwa in Höhe ihrer größten Wölbung. Hinten verstreicht die Protuberanz im Gebiet des Os parietale (SCHWALBE 1907).
Eine dem Gyrus temporalis superior entsprechende Vorwölbung ließ sich (SCHWALBE 1907) nur in 46% andeutungsweise nachweisen. An unserem Untersuchungsgut konnte eine Protuberantia temporalis superioris lediglich einmal an 62 untersuchten Kinderschädeln erkannt werden.

Protuberantia gyri temporalis medii

Die Protuberantia gyri temporalis medii ist häufig in ihrem hinteren Abschnitt stärker entwickelt als in ihrem vorderen, oder sie ist nur hinten ausgebildet. Der Wulst entspricht der stärksten lateralen Konvexität der Schläfenfläche der Squama ossis temporalis, die an dieser Zone verdünnt ist. Bei dickwandigen Schädeln ist die Protuberanz am schlechtesten ausgebildet.

Vorkommen. Eine Protuberantia gyri temporalis medii für den gleichnamigen Gyrus findet sich häufiger an Frauen- als an Männerschädeln (bei Negern in 26,1%, bei Europäern in 60,7%, bei Elsässern in 88,1% [JACOBIUS, zit. nach SCHWALBE 1907]). Eine Protuberantia gyri temporalis medii stellten wir vom 2. Lebensjahr an mit 19,7% (Entwicklungsgrad 1) fest. Im 5. Lebensjahr liegen bereits 35% mit Entwicklungsgrad 1, je 20% mit Entwicklungsgraden 2 und 3 sowie 5% mit Entwicklungsgrad 4 vor. Bei 16–17jährigen fanden sich in je 33,3% Entwicklungsgrade 1 und 2 und in 16,6% Entwicklungsgrad 3.

Protuberantia gyri frontalis inf. ossis front.

Fossa alaris

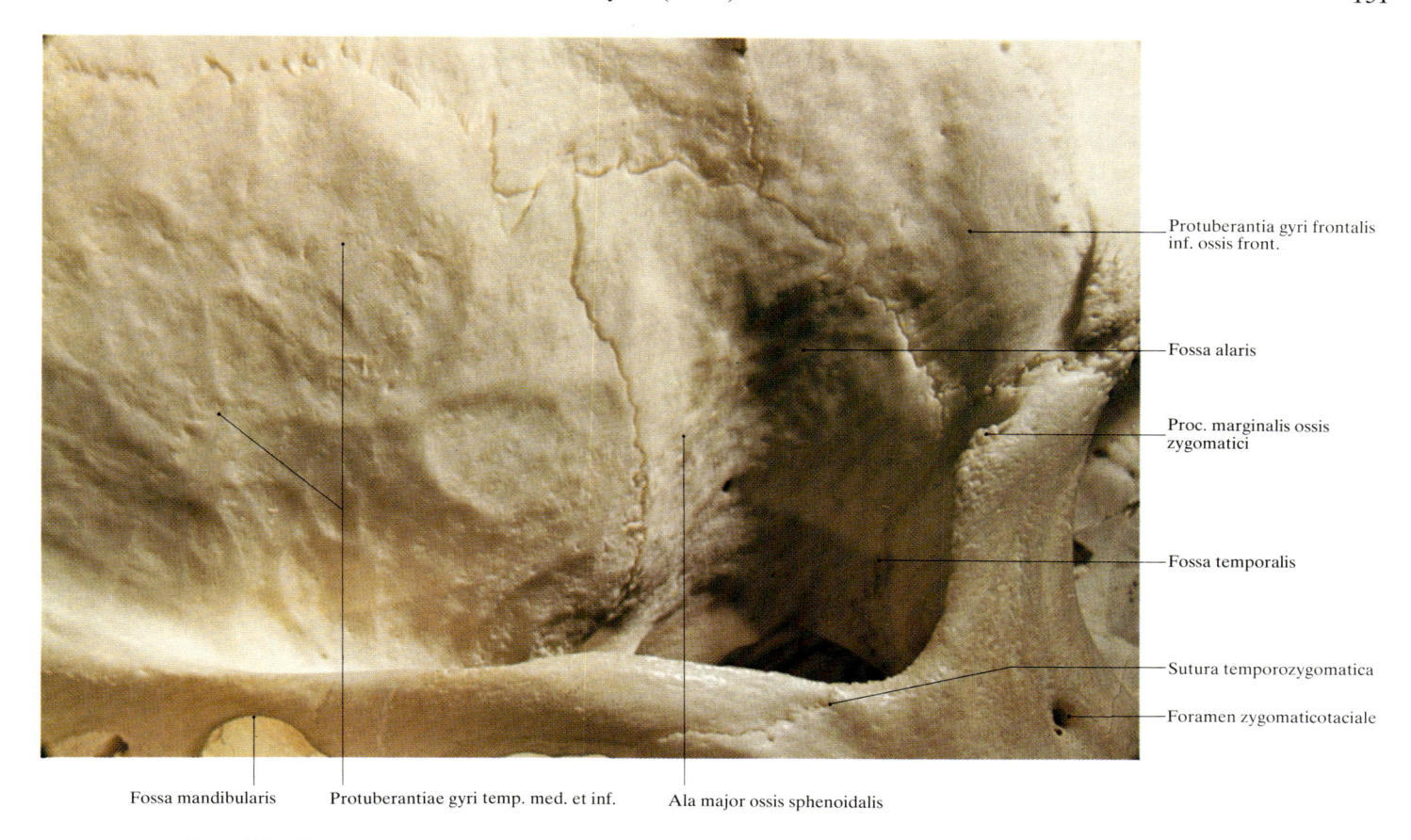

Proc. marginalis ossis zygomatici

Fossa temporalis

Sutura temporozygomatica

Foramen zygomaticotaciale

Fossa mandibularis   Protuberantiae gyri temp. med. et inf.   Ala major ossis sphenoidalis

Abb. 103. Fossa alaris und Protuberantiae gyrorum, Schädel – Seitansicht (aus LANG 1981)

b) Sulcus Sylvii (alaris) cranialis

Definition. An der Innenseite des Schädels schwingt die Crista sphenoidalis (alaris) des kleinen Keilbeinflügels lateralwärts zu einer Crista Sylvii aus, die von der Ala major, der Squama frontalis oder dem Os parietale gebildet wird. Dieser Crista entspricht an der Außenseite eine nicht immer vorhandene Eindellung: Sulcus Sylvii (alaris) cranialis (SCHWALBE, 1907).

Anfang. Der Sulcus Sylvii oder die *Fossa alaris* (Terminus von SCHWALBE) wird unten hinten durch die Crista infratemporalis, vorne durch den oberen Rand der Fissura orbitalis inferior begrenzt. Die Crista infratemporalis endet vorn mit einem stärkeren Höcker: Tuberculum spinosum, der unterschiedlich stark ausgebildet ist. Unmittelbar vor diesem Tuberculum spinosum schneiden eine mehr oder weniger tiefe Rinne und Kante in den oberen Rand der Fissura orbitalis inferior ein.
Die Crista postorbitalis, eine Leiste dicht hinter dem vorderen absteigenden Teil der Sutura sphenofrontalis, gehört zum Muskelrelief und grenzt ein besonderes Gebiet des M. temporalis nach dorsal zu ab (vorderes und oberflächliches Schläfenmuskelgebiet). Der tiefste Teil der Fossa alaris jedoch enthält keine Muskelursprungsfasern, sondern eine Fettmasse, und zwar einen Ausläufer des Wangenfettpfropfens (FORSTER 1904 = Bichat).

Auslauf. Die Fossa alaris setzt sich in den Sulcus Sylvii (sphenoparietalis) fort, der in 83,5% nachweisbar ist. Die Pars sphenoidalis des Sulcus Sylvii läuft in Richtung parietaler Zipfel der Ala major steil nach oben und etwas nach hinten. Dann folgt im Gebiet des Os parietale die Pars parietalis, welche in der Regel nicht auf den Angulus sphenoidalis ossis parietalis übergeht, sondern etwas dorsal davon an den unteren Rand des Scheitelbeins zieht.
SCHWALBE (1907) bezeichnet mit dem Grad 0 das Fehlen jeglicher Vertiefung (oder Erhabenheit); mit Grad 1 flach, ziemlich flach, sehr flach, mäßig sanft usw.; mit Grad 2 mittel, mäßig tief, ziemlich tief usw.; mit Grad 3 tief entwickelt, ansehnlich; mit Grad 4 sehr tief, sehr ansehnlich usw.
Die Fossa alaris ist rechts in der Regel tiefer als links ausgebildet. An die Fossa alaris schließt sich nach oben und hinten der Sulcus Sylvii an, dessen Anfangsteil auf dem Processus parietalis der Ala major oder den dort gelegentlich befindlichen Epipterica liegt, während das Ende in das Scheitelbein ausläuft. Der Sulcus Sylvii ist nach Befunden von SCHWALBE bei Dolicho- oder Mesokranen in der Regel tiefer als bei Brachykranen, von denen einzelne allerdings höhere Tiefengrade besitzen können.
SCHWALBE bezeichnet die scharfe Kante des kleinen Keilbeinflügels im seitlichen Teil, auch die Fortsetzung durch

Teile des Os frontale, als *Vallecula Sylvii* oder auch als *Truncus fissurae Sylvii* (quere Rinne an der Hirnbasis). Sie stellt seiner Meinung nach eine progressive menschliche Bildung dar, die mit der Knickung der Schädelbasis und der stärkeren Entfaltung des Stirnlappens Hand in Hand geht.

Crista Sylvii (alaris). An der Innenseite setzt sich die Crista Sylvii in die Crista Sylvii (alaris) ossis parietalis fort. Fehlt diese, dann liegt eine Verdickung des Scheitelbeins an dieser Zone vor, die dem Anfangsteil des R. posterior sulci cerebri lateralis entspricht (20mal bei 33 Scheitelbeinen deutlich ausgeprägt). SCHWALBE betont, daß diese Crista Sylvii ossis parietalis in ihrem Verlauf der hinteren der beiden von LUCAE (1857) bei Feten und Neugeborenen erwähnten Durafalten entspricht. Eine vordere derartige Durafalte verläuft im Bereich der Sutura coronalis, eine hintere auf das Tuber parietale zu. SCHWALBE konnte derartige Falten in dieser Gegend nicht unterscheiden. Die im Bereich der Koronalnaht ziehende deutet er als Zusammenziehung des Nahtgewebes, welche bei normalem intrakraniellem Druck ausgeglichen werde.

Fossa alaris und Sulcus Sylvii s. sphenoparietalis erlauben es, außen am Schädel Stirn- und Scheitellappen vom Schläfenlappen abzugrenzen. Vor dem 4. Lebensjahr lassen sich diese Reliefbildungen nicht oder nur selten nachweisen.

c) Lineae temporales

Beim Neugeborenen ist an der Seitenfläche des Os parietale eine Linie entwickelt, welche fälschlicherweise als Linea temporalis bezeichnet wird. Erst im 3. Lebensjahr tritt die eigentliche *Linea temporalis inferior* auf. Der Anfang der Crista frontalis lateralis (Schläfenlinie) geht aus dem Gebiet ab, wo der Processus frontalis ossis zygomatici an das Stirnbein greift: kleinste Stirnbreite. Sie verstärkt sich während der 2. Dentitionsperiode und breitet sich während dieser Zeit auch am weitesten aus. Am spätesten erscheint sie im hinteren unteren Abschnitt und wird dort als Crista supramastoidea squamae temporalis bezeichnet. Nach VIRCHOW (1910) entspricht die Linea temporalis inferior dem oberen Rand des Ursprungsfeldes des M. temporalis. Sie ist fast stets an der Stelle, wo sie die Sutura coronalis übergreift, nach unten abgebogen. Im Anschluß zieht sie erneut nach oben und umfaßt in gleichmäßigem Bogen das Os parietale nach hinten. Beim Übertritt auf das Os temporale verläuft sie in der Regel nach vorne unten und bildet die unterschiedlich kräftige Crista supramastoidea, manchmal auch ein Tuberculum supramastoideum anterius aus.

VIRCHOW (1910) weist darauf hin, daß HYRTL eigenartigerweise keinen Unterschied zwischen der Linea temporalis superior und dem oberhalb davon gelegentlich bestehenden Wulst (Torus temporalis) beschreibt. Nach VIRCHOW ist der Wulst jedoch glattflächiger gestaltet. Die Linea temporalis superior biegt in halber Länge im Scheitelbeinbereich nach unten aus. VIRCHOW bestreitet, daß an der Linea temporalis superior die Fascia temporalis befestigt sei, stimmt jedoch mit HYRTL darin überein, daß an ihr Periost und Galea nicht fester anhaften als an anderen Stellen. Die Linea temporalis superior erscheint erst mit dem Zahnwechsel und entwickelt sich okzipitofrontalwärts. Der knöcherne Ursprung des M. temporalis vergrößert sich also durch Vergrößerung der knöchernen Unterlage, durch adäquates Wachstum sowie durch progressives Wachstum des Muskels selbst, der seine Ursprungstelle immer weiter scheitelwärts schiebt.

Beim Erwachsenen variieren die Schläfenlinien von einer kaum merkbaren leichten Andeutung bis zu leisten- und wulstartigen Erhebungen. Nur beim Menschen ist die Linea temporalis inferior in ihrem ganzen Verlauf gelegentlich deutlich entwickelt. Die Linea temporalis superior verliert sich dorsal am Os parietale. Im Bereich des Os parietale kann die Linea temporalis superior eine sattelförmige Einziehung aufweisen. Ferner können beide Linien tiefer verlaufen oder hoch hinaufrücken oder aber sich weit dorsalwärts bis über die Lambdanaht hinaus ausbreiten.

Planum temporale

Die Lineae temporales begrenzen die Fossa temporalis (=Planum temporale) nach oben hin. Bei brachykranen Schädeln ist das Planum temporale relativ länger und höher als bei dolichokranen. Bei Dolichokranen ist es meist abgeflacht.

Tubera frontalia

Die beim kindlichen Schädel auffallenden Tubera frontalia und parietalia verschwinden während des Schädelwachstums vor allem beim männlichen Geschlecht durch Verdickung der Schädelwand in ihrer Umgebung meist weitgehend.

Rinnenförmige Auskehlungen. Rinnenförmige Impressionen finden sich am häufigsten seitlich der Mittellinie in der Frontalregion. Sie sind durch Verzweigungen des N. supra-orbitalis bedingt, unterschiedlich tief und stellenweise von Knochen überbrückt. Einfach oder verzweigt erreichen sie selten die Sutura coronalis. Weitere rinnenförmige Auskehlungen bestehen oft an der Squama temporalis für die Aufnahme der A. (et N.) temporalis profunda. (Protuberantia occipitalis und Lineae nuchae s. Kap. Os occipitale).

d) Variationen

Sagittalwulst

Ein ausgeprägter Sagittalwulst kommt nach SCHWIDETZKY (1953 u. 1954) bei Männern in 4%, bei Frauen in 1% vor, schwächer ausgebildet in 12% bzw. 5% (s. auch prämature Synostose der Sutura sagittalis).

Bregmaaufwölbung

SCHWIDETZKY (1953 u. 1954) fand bei 22% der männlichen und 11% der weiblichen Bevölkerung eine sog. quere Bregmaaufwölbung, die, wenn bei Kindern vorhanden, in 60% auch bei einem der Elternteile vorhanden war.

Lambdaabflachung

Eine Lambdaabflachung, am Übergang vom Scheitel- ins Hinterhauptgebiet, findet sich verhältnismäßig häufig. SCHWIDETZKY (1953 u. 1954, zit. nach SCHADE 1954) fand sie, wenn kein Elternteil damit behaftet war, bei Kindern in 25%; war ein Elternteil Merkmalsträger, in ca. 40%; waren es beide, in ca. 60%.

VI. Modellierung der Innenseite

Impressiones digitatae und Juga cerebralia

In Impressiones digitatae sind Gyri eingebettet. Juga cerebralia ragen in die Hirnfurchen hinein. Die normalerweise starke Modellierung der Partes orbitales ossis frontalis wird als Zeichen einer phylogenetischen Weiterentwicklung des orbitalen Stirnhirns gedeutet (SPATZ 1970). Oft kommt sie allerdings mit anderen Hirndruckzeichen gemeinsam vor (s. Bd. I/1, Teil B).

Etwa zur Zeit des Verschlusses des Fonticulus anterior zwischen 18. und 24. Lebensmonat beginnen sich an der Innenseite des Schädels Impressiones digitatae sowie Juga cerebralia auszubilden. Sie erreichen ihre größte Intensität im 4.–5. Lebensjahr. Nach dem 10. Lebensjahr ist ihre Entwicklung wieder rückläufig, so daß das Innenrelief des Schädels bei Abschluß des Wachstums wieder flacher erscheint (BURKHARDT 1970). Ihre diagnostische Bewertung bei erhöhtem intrakraniellem Druck wird sehr unterschiedlich beurteilt. Unbestritten ist die Meinung von MAIR (1926), daß dort, wo eine Hirnwindung vorspringt, die Lamina interna in bogenförmigen Lamellen herumgelegt ist und in die Furche Lamellen hineinwachsen. „Der Knochen wächst hin, wo sich ihm Raum bietet – er ist ein Passivorgan", wie schon FICK (1857 u. 1858) formulierte (Zitat nach MAIR 1926).

WOLF-HEIDEGGER u. JOSET (1951) bliesen, um diese Angaben zu überprüfen, die Basalpartie des Stirnhirns von den Orbitae her über spaltförmige Düsen mit Kohlensäure an und erreichten auf diese Weise am uneröffneten Schädel einen oberflächlichen Gefrierprozeß des Stirnhirns. Nach Eröffnen der Schädelhöhle und Verflüssigen des Liquor wurden von der orbitalen Stirnhirnfläche sowie von der Basis cranii anterior Gipsabdrücke angefertigt und die Abdrücke miteinander verglichen. An den untersuchten 6 Leichen (19–67 Jahre) ergab sich, daß die Juga cerebralia der Fossa cranialis anterior wie die Windungen und Sulci des orbitalen Stirnhirns nie symmetrisch angelegt waren. Dura- und Gehirnabdrücke zeigten eine deutliche Übereinstimmung zwischen Furchen und Windungen einerseits und Juga cerebralia und Impressiones gyrorum andererseits. Unter einer Furche liegt nicht unbedingt der ganzen Länge nach ein Jugum; ist jedoch ein solches vorhanden, so kann stets eine entsprechende Gehirnfurche festgestellt werden.

JENSEN (1967) wies darauf hin, daß die Impressiones während des 1. Lebensjahres im okzipitalen Bereich röntgenologisch sichtbar seien und sich im 3. nach frontal ausbreiten. Bis zum 6. Lebensjahr verstärkten sie sich in frontalen Gebieten, bis zum 14. Lebensjahr seien sie vorwiegend frontal, wie bei Erwachsenen, lokalisiert.

Bei anhaltender Steigerung des Schädelinnendrucks liegen in den Vertiefungen der Impressiones gyrorum innerhalb der Tabula interna Abbauprozesse mit lakunärer Resorption vor (ERDHEIM 1935; WIEGAND 1955, 1957).

Eine handfingerförmige Anordnung der *Juga cerebralia* ist häufig im Bereich des Orbitadachabschnittes zu erkennen. Die Finger ziehen, teils parallel, teils divergent nach vorne auseinander. Eine besonders stark eingedrückte Grube findet sich lateral der Eminentia endofrontalis. Diese steigt an der Seitenwand der Pars temporalis des Stirnbeines empor und kann in ihrem Grunde schwächere, sekundäre Juga bergen. Sie entspricht der 3. unteren Stirnwindung und wurde von uns als *Fovea endofrontalis lateralis* bezeichnet.

Auch an der unteren Hälfte der Innenfläche des Os parietale kommen Impressiones digitatae und Juga cerebralia vor, an der oberen in der Regel nicht. Selten finden sich Windungseindrücke im Gebiet des Angulus mastoideus.

Röntgenologische Beurteilung

Nach PSENNER (1951) bilden sich die Impressiones digitatae in der Regel nach dem 18. Lebensjahr, mitunter sind sie schon bei Neugeborenen, und zwar bei intrauteriner Kopflage, an den Scheitelbeinen zu erkennen. Beim Erwachsenen sind sie nach diesem Autor insbesondere an der Schläfenbeinschuppe röntgenologisch nachweisbar. Lediglich bei einseitig stärkerer Ausprägung stellten sie einen verwertbaren Hinweis auf pathologische Veränderungen dar. Im Alter wird durch Abbauvorgänge die Schädelbasis wieder eingeebnet.

Für eine exakte Bewertung der Impressiones digitatae im Röntgenbild empfiehlt sich, nach dem Schema von MACAULAY (1951) zu verfahren. Danach werden im seitlichen Röntgenbild die sichtbaren Impressiones in drei Intensitätsgrade eingeteilt (0 = nicht vorhanden, 1 = schwach, 2 = deutlich, 3 = stark ausgeprägt) und die Schätzung für die frontale, parietale, temporale und okzipitale Region getrennt durchgeführt. Teilt man die Summe der Intensitätsgrade durch die 4 beurteilten Areale, so erhält man einen Index, der bis zum Wert 1 stets im Rahmen der physiologischen Schwankungsbreite liegt.

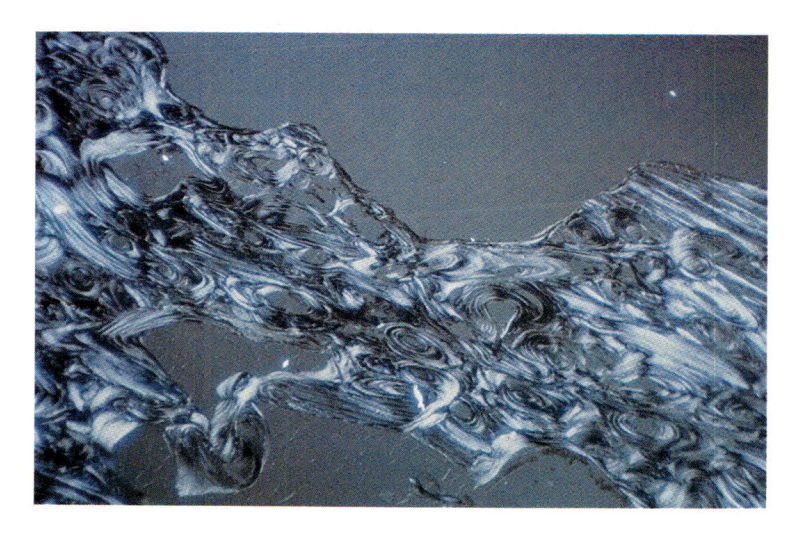

Abb. 104. Foveola granularis
histologischer Schnitt, Polarisation. Beachte Randzonen der Foveola (Lamellensysteme und Osteone sind unterbrochen)

Foveolae granulares und Lacunae laterales

An der Innenseite des Schädeldaches sind die Nahtstellen der Schädelknochen weniger scharf gezackt als außen. In der medianen Sagittalen ist der *Sulcus sinus sagittalis superioris* in das Schädeldach eingefurcht. Er verbreitert sich von vorne nach hinten. Beiderseits von ihm bilden sich mit zunehmendem Alter Foveolae granulares aus.

Auch die *Lacunae laterales* des Sinus sagittalis superior lassen an der Innenseite des Schädeldaches mehr oder minder tiefe Gruben mit abgestumpften Rändern entstehen. Die Foveolae granulares dagegen sind stets schärfer begrenzt, tiefer und mehr rundlich. Ihr Durchmesser überschreitet nie 7,5 mm. Sie sind am Schädel des Erwachsenen beinahe regelmäßig vorhanden.

Biomorphose. Bei Jugendlichen finden sich keine Foveolae granulares im Schädeldach ausgebildet. Bei Erwachsenen ergibt sich keine eindeutige Abhängigkeit zwischen Zahl der Grübchen und Lebensalter.

Im Gegensatz zur Entstehung der Sulci arteriosi et venosi an der Innenseite des Schädels stellen die Foveolae granulares durch Knochenresorption entstandene Gruben dar. Dies zeigt sich an scharf abgeschnittenen Lamellensystemen am Schädelknochen. Bei älteren Foveolae sind diese Resorptionsflächen wieder von Parallellamellen überlagert, die sich ein Stück weit in die Vertiefung hineinziehen und dann spitzwinklig aufhören. Der Grubengrund wird von diesen Lamellen in der Regel nicht erreicht. Die Grubeneingänge können sich durch Knochenanbau verengen (Abb. 104).

Tiefe. Mit zunehmendem Alter vertiefen sich die Foveolae bei gleichzeitiger Verdickung des Schädeldaches. Die Tiefe der Foveolae schwankt zwischen 0,5 und 5 mm. Durchschnittstiefe: 1,7 mm (MAYET u. HEIL 1971).

Vorkommen. Die Mehrzahl der Foveolae granulares des Schädeldaches liegt paramedian neben dem Sinus sagittalis superior. Sie bevorzugen vor allem die Lacunae laterales dieses Sinus. Im Bereich der Sutura coronalis und unmittelbar vor und hinter ihr sind die Foveolae granulares besonders zahlreich ausgebildet.

Ebenso finden sich Foveolae granulares über die gesamte Länge des Sinus sagittalis superior gleichmäßig verteilt. Weniger häufig sind sie in 2 nicht zusammenhängenden Gruppen angeordnet, eine vor der Sutura coronalis und eine unmittelbar hinter ihr. Gleich häufig liegt die Mehrzahl der Foveolae hinter der Kranznaht. Selten sind Grübchen über den gesamten Bereich der Schädelkalotte verteilt.

An der Basis cranii interna, insbesondere am Boden der Fossa cranialis media, finden sich, wenn auch seltener, Foveolae granulares. ZUCKERKANDL (1873) wies darauf hin, daß in der vorderen Region der Pars petrosa häufig Gruben bestehen, in welche Granulationes arachnoidales entweder gruppenförmig oder einzeln und groß eingelagert sind. Auch im Bereich des Apex partis petrosae konnten wir derartige Granulationen und entsprechende Aushöhlungen auffinden.

Sulci arteriosi et venosi

In die Schädelwände sind unterschiedlich tiefe Sulci arteriosi (et venosi) für Stamm und Äste der Vasa meningea und auch häufig für den Sinus meningeus eingeschnitten (Abb. 105).

Schon SCHULTZE (1899, Würzburg) beschrieb an der Innenseite der Calvaria Sulci venosi meningei, die seiner Meinung nach nur Vv. meningeae entsprechen konnten. Dort, wo sie entfernt vom Sinus sagittalis superior endigten, stünden sie durch zahlreiche Foramina diploica mit Vv. diploicae in Verbindung. Andere dieser Venenstraßen ziehen in die Lacunae laterales des Sinus sagittalis superior ein. Eine scharfe Grenze zwischen Vv. meningeae und Vv. diploicae existiert nicht,

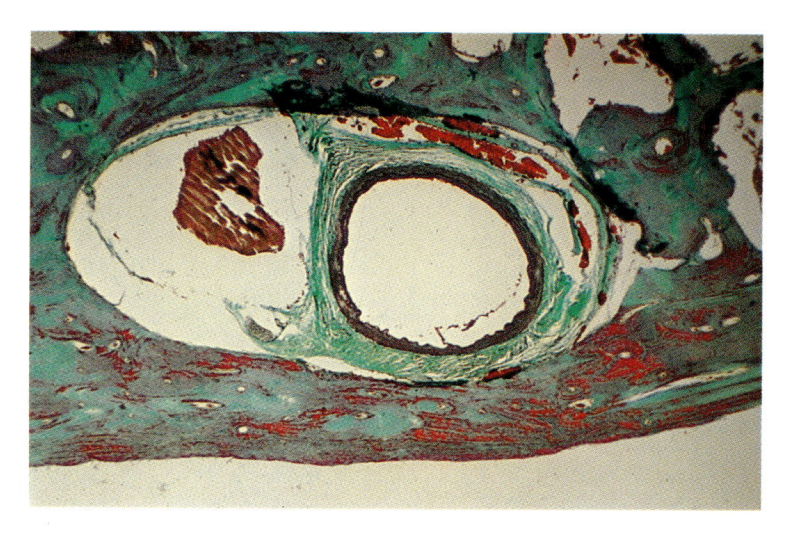

Abb. 105. Ramus frontalis der A. meningea media (und V. meningea), von Knochen im Bereich des Pterion umwachsen – Lamellensysteme sind nicht unterbrochen

da im Bereich der fraglichen Sulci die Lamina interna fehlt und feine Vv. diploicae frei zutage liegen. Da auch schon in der damaligen anatomischen Nomenklatur an der Innenfläche des Hirnschädels nur von Sulci arteriosi und Sulci venosi die Rede war (in der derzeitigen fehlen auch die Sulci meningei), empfiehlt Schultze, die Sulci venosi weiter in Sulci sinuum venosi und Sulci venosi meningei zu untergliedern. Die Vv. meningeae sind nicht von Arterien begleitet und münden in die Sinus. Am Schädeldach zeichnet sich die Bahn oft nur bis zu den Lacunae laterales, ihren letzten intraduralen Verlaufsstrecken oder zu Foveolae granulares, ab. Der Sinus sphenoparietalis von Breschet (1774–1845), der den vorderen Ast der A. meningea media begleitet und von der Spitze des kleinen Keilbeinflügels aufwärts strebt, war Schultze ebenfalls bekannt. Unter 110 Schädeldächern konnte er zweimal reine Venenfurchen nachweisen. Auch am Untersuchungsgut von Stephens und Stilwell 1969 und an unserem (s. Abb. 26 in Lang 1981) konnten Sinus meningei eindeutig nachgewiesen werden.

Nach Mair (1926) werden die Sulci arteriosi et venosi nicht durch Eingraben = Resorption des Knochens gebildet, da die Lamellen des Knochens fortlaufend die Sulci umfassen und Resorptionsvorgänge deshalb ausgeschlossen erscheinen. Die während der Alterung zunehmende Vertiefung der Furchen wird durch Überhöhung der Ränder erreicht, wobei keine Knochenresorption stattfindet.

Die postnatale Entwicklung der Sulci arteriosi wurde an unserem Untersuchungsgut nach Entwicklungsgraden bestimmt. Bei Neugeborenen liegt höchstens Entwicklungsgrad 1, bei 16–17jährigen nurmehr Entwicklungsgrad 2 und 3 vor (s. Tabelle 29–31).

Tabelle 29. Sulci meningei der Fossa cranialis anterior, (Vasa meningea media et ethmoidalia) postnatale Bildung. Entwicklungsgrade in % (Lang u. Brückner 1981)

	0	1	2	3	4	Mittel	n
Neugeborene	100	0	0	0	0	0	5
2 + 3 Monate	87,5	12,5	0	0	0	0,12	4
4–7 Monate	90,0	10,0	0	0	0	0,10	5
1 Jahr	83,3	16,7	0	0	0	0,16	3
2 Jahre	75	25	0	0	0	0,25	6
3 Jahre	48,3	41,7	0	0	0	0,41	6
4 Jahre	16,7	66,7	16,6	0	0	1,00	6
5 Jahre	27,8	61,1	11,1	0	0	0,83	5
6 + 7 Jahre	25	75	0	0	0	0,75	8
8 Jahre	12,5	75	12,5	0	0	1,00	4
9–11 Jahre	16,7	83,3	0	0	0	0,83	4
16–17 Jahre	0	87,5	12,5	0	0	1,12	6

Tabelle 30. Sulci meningei (Vasa men med.) der Fossa cranialis media, postnatale Bildung. Entwicklungsgrade in % (Lang u. Brückner 1981)

Mittlere Schädelgrube							
	Grad 0	1	2	3	4	Mittel	n
Neugeborene	91,7	8,3	0	0	0	0,08	5
2 + 3 Monate	91,0	9	0	0	0	0,08	4
4–7 Monate	80	20	0	0	0	0,20	5
1 Jahr	66,7	33,3	0	0	0	0,33	3
2 Jahre	0	66,6	33,3	0	0	1,33	6
3 Jahre	0	58,33	41,66	0	0	1,41	5
4 Jahre	0	41,66	41,66	16,6	0	1,75	6
5 Jahre	0	33,3	50	16,6	0	1,83	5
6 + 7 Jahre	0	25	50	25	0	2,0	8
8 Jahre	0	12,5	50	37,5	0	2,25	4
9–11 Jahre	0	8,3	16,7	75	0	2,66	4
16–17 Jahre	0	0	12,5	87,5	0	2,87	6

Tabelle 31. Sulci meningei (Vasa men. med.) der Schädelkalotte. Entwicklungsgrade in % (Lang u. Brückner 1981)

	0	1	2	3	4	Mittel	n
Neugeborene	0	83,3	16,7	0	0	1,16	5
2 + 3 Monate	0	81,25	18,75	0	0	1,18	4
4–7 Monate	0	80,0	20,0	0	0	1,20	5
1 Jahr	0	33,3	66,7	0	0	1,66	3
2 Jahre	0	0	83,3	16,7	0	2,16	6
3 Jahre	0	0	66,7	33,3	0	2,33	6
4 Jahre	0	0	25	75	0	2,75	5
5 Jahre	0	0	16,7	83,3	0	2,83	7
6 + 7 Jahre	0	0	0	100	0	3,0	4
8 Jahre	0	0	0	100	0	3,0	4
9–11 Jahre	0	0	0	100	0	3,0	6
16–17 Jahre	0	0	0	100	0	3,0	4

Streckenweise sind die Äste der A. meningea media und deren Begleitvenen vollständig in die Knochen eingelagert, so daß Canales arteriosi (et venosi) entstehen.

Häufig ist der vordere Ast der A. meningea im Bereich des Pterion (jene Fläche der Schädelseitenwand, an der die Ossa frontale et parietale, großer Keilbeinflügel und Squama temporalis H-förmig zusammentreffen) in einen Knochenkanal eingemauert. Auch der Sinus meningeus ist fast regelmäßig in einen Halbkanal eingebettet.

Die Sulci arteriosi reichen mit ihren Endabschnitten gelegentlich bis an den Sinus sagittalis superior. Die Knochenfurchen der A. meningea media und ihrer Begleitvenen sind vom 2. Lebensjahr an röntgenologisch nachweisbar. (Weiteres s. Bd. I/1, Teil B.)

VII. Festigkeit und Elastizität

Allgemeines

Das Mosaik der zum Hirnschädel vereinigten 6 Schädelknochen baut die unterschiedlich dicke Hirnkapsel auf. Die Suturen bilden weder Grenzen für Gefäßstrecken, noch für Impressiones digitatae, noch für Sulci arteriosi, venosi oder Diploevenen und normalerweise auch keine bevorzugten Bruchstellen oder Versteifungszonen des Schädels. Auch die Nebenhöhlen der Nase, welche in die Knochen der Schädelbasis eindringen, halten sich nicht an Knochengrenzen, sondern überschreiten diese.

Schädelbasis und Knochenpfeiler

Schädelbasis

Die *Squama frontalis* ist in einer medianen Zone verdickt. Auf sie folgt ein dünner Abschnitt, die Lamina cribrosa, während das Planum sphenoidale – sofern nicht eine besonders starke Pneumatisation vorliegt – erneut verdickt ist.
Auch die *Türkensattelregion* und der *Clivus* sowie die *Crista occipitalis interna* und die Umrandung des *Foramen magnum* zählen zu den dickeren Schädelabschnitten. Besonders dünnwandig sind Seitenteile der Squamae des Schläfen- und Hinterhauptbeines sowie große Teile des Bodens der vorderen, der mittleren und hinteren Schädelgrube. Lediglich deren Grenzzonen sind dicker (Hinterrand des kleinen Keilbeinflügels, Pars petrosa ossis temporalis, Rand des Foramen magnum).

Längspfeiler

Die verdickten Abschnitte in der *Medianen des Schädels* wurden als Längspfeiler bezeichnet. Dieser überträgt vor allem den Zug der Nackenmuskulatur, außerdem Drücke von der Wirbelsäule.

Transversalpfeiler

Über transversale Pfeiler der Basis cranii werden Längspfeiler und Kaudruckpfeiler mit den anderen Abschnitten des Schädels verknüpft. Die verdickten Schädelabschnitte lassen sich röntgenologisch und auch einfach im durchfallenden Licht erkennen. Auch die Spaltlinien des Schädels verlaufen im wesentlichen längs zu den verdickten Schädelzonen und zeichnen so die Pfeiler nach. Als Transversalpfeiler gelten die *Alae minores ossis sphenoidalis* sowie die *Partes petrosae der Ossa temporalia*.

Kaudruckpfeiler

Ein *vorderer Kaudruckpfeiler*, der Stirn-Nasen-Pfeiler, verteilt Druckkräfte vom Schneide- und Eckzahnbereich aufwärts. Seine Trajektorien umgreifen die Apertura piriformis und ziehen über den Processus frontalis maxillae zur Stirn.
Ein *seitlicher Kaudruckpfeiler* leitet aus dem Processus alveolaris des Oberkiefers im Prämolaren- und Molarenabschnitt zum Jochbein und von dort über den lateralen Orbitarand in die Gegend der Lineae temporales und über den Arcus zygomaticus in die Basis des Warzenfortsatzes hinein.
Im *Flügelfortsatzpfeiler* wird der Kaudruck außerdem auf das Corpus ossis sphenoidalis fortgeleitet.

Stärke. An 3 mazerierten, aber unentkalkten Schädeln sind von WETZEL u. SCHRÖDER (1925) die Pfeilerquerschnitte bestimmt worden. Der vordere Kaudruckpfeiler (Stirn-Nasen-Pfeiler, Ossa nasalia und Processus frontalis maxillae) besitzt etwa 110 mm^2 Querschnittsfläche, die seitlichen (Jochbein-) Pfeiler (Processus zygomaticus ossis zygomatici et ossis temporalis) zwischen 134 mm^2 und 176 mm^2 Querschnittsfläche, die Flügelfortsatzpfeiler (Processus pterygoidei) etwa 130 mm^2 Querschnittsfläche.
Die Summe aller Pfeilerquerschnitte beider Seiten beträgt etwa 400 mm^2. Der theoretisch berechnete Kaudruck (WINKLER 1921) beträgt für beide Seiten 200 kg (SCHUMACHER u.Mitarb. 1974/76) bis 232 kg (WETZEL 1951). Die Zertrümmerungsfestigkeit der Kaudruckpfeiler übertrifft nach WETZEL u. SCHRÖDER (1925) die einwirkenden Quetschdruckkräfte erheblich, so daß ein Sicherheitsgrad von 26–29fach angenommen wird. Die Zertrümmerungsfestigkeit sämtlicher Pfeiler zusammen beträgt theoretisch etwa 6000 kg, der Kaudruck 77,7 kg, so daß Sicherheitsgrade von etwa 80fach entwickelt sind (die Angabe bezieht sich auf Berechnungen nach FICK 1921 u. WINKLER 1921).
Nach STAUDENRAUS (1939, zit. nach KNESE 1970) sind die Verstrebungen des Gesichtsschädels nach einem reziproken Kräfteplan aufgebaut. Für ein Fachwerk aus Stäben wird verlangt, daß der Reihe nach für jeden Knotenpunkt von Stäben ein geschlossenes Krafteck für das Gleichgewicht der inneren und äußeren Kräfte zu entwerfen ist. Die Kaudruckpfeiler weichen dem Auge und der Nasenhöhle aus. Die Nebenhöhlen sind das Produkt dieser Umgehungskonstruktion und erscheinen funktionell passiv. Ein grundsätzlicher Unterschied zwischen pneumatisierten Räumen und Markräumen bestehe nicht.

Elastizität

Der gesamte Schädel besitzt eine gewisse Elastizität, welche möglicherweise durch seinen Mosaikbau und den Einbau der Sinus paranasales erhöht wird.

An nicht mazerierten Schädeln (nach Entfernung der Weichteile) führte MESSERER (1880) Druckversuche durch. Der Druck auf den Schädel erfolgte zwischen ebenen Platten. In transversaler Richtung traten dabei Verkleinerungen um 5 mm, in sagittaler um 2,77 mm auf. Die maximale Formänderung bis zum Bruch betrug 8,8 mm, bis zur mutmaßlichen Elastizitätsgrenze 4,5 mm. Die Bruchlast betrug in sagittaler Richtung 650 kg (400–1200 kg), in querer 520 kg (350–800 kg). Ein Druck auf die Schädelbasis über die ersten 4 Halswirbel führte zu einem Bruch bei der Last von 270 kg (225–300 kg). Condyli, Sella und Pyramide wurden nach innen gedrückt. Die Energie zur Erzeugung eines Rißmusters ist nach Schädel- und Schlagregion sehr unterschiedlich, für die okzipitale Region kleiner als für die parietale und wesentlich kleiner als für die frontale Region. Auf der Tabula interna sind zirkuläre und an der Außenseite radiäre Dehnungen zu beobachten (GURDJIAN u. Mitarb. 1947; nach KNESE 1970).

Von SCHUHMACHER u. Mitarb. (1975) wurden konservierte Schädel in frontodorsaler Richtung belastet. Nach einer Vorlast von 200 kp, die bezüglich der Verkürzung des Schädels nicht einbezogen wurde, erfolgt bei einer Belastung von 750 kp eine Verkürzung des Schädels um 3,2 mm, dann trat ein leises Knistern auf. Bei weiterer Belastung bis zu 1200 kp erfolgte Verkürzung auf insgesamt 5,5 mm. Bei Belastung mit 1250 kp wuchs die Verkürzung proportional schneller als die Lastvermehrung auf 7 mm. Im Anschluß daran erfolgte Bruch. Bei einem weiteren Versuch erreichte die Verkürzung bei einer Belastung von 500 kp bereits 12 mm. Die Krafteinleitung erfolgte auf ein Feld von 12×12 cm = 144 cm^2. Pro cm^2 wirkten deshalb etwa 8,5 kp ein, bis Bruch eintrat.

EHLER u. Mitarb. (1976) untersuchten die *Bruchfestigkeit* menschlicher Köpfe (durchschnittlich 72jähriger). Bei in sagittaler Richtung einwirkenden Drücken auf ganze, formalinfixierte Köpfe barsten die Schädel bei Einwirkungen zwischen 276 kp und 700 kp, bei frontaler Einwirkung zwischen 554 kp und 785 kp. Dabei wirkten zwischen 0,80 kp und 1,50 kp auf 1 mm^2 bei frontalen, zwischen 1,01 kp und 1,75 kp auf 1 mm^2 bei sagittalen ein.

Wenn die verhältnismäßig geringe Zahl der Versuche (insgesamt 8 Köpfe) Rückschlüsse zuläßt, dann ist, wie zu vermuten war, die einwirkende Druckfläche von entscheidender Bedeutung. Bei Einwirkung von 785 kp auf eine relativ große Fläche von 660 mm^2 resultierte eine Stauchung von 7,1 mm. Bei Einwirkung von 276 kp auf eine Fläche von 240 mm^2 trat der Bruch bei einer Stauchung von 4,7 mm ein.

Insgesamt ist die Belastbarkeit des Hirnschädels individuell außerordentlich unterschiedlich. Bei frontalem Krafteinsatz und sagittaler Kraftrichtung betrugen die Maximallasten 1100 kp, bei transversaler 1450 kg (EHLER u. Mitarb., 1976). Bei einer langsamen Drucksteigerung von innen her hingegen werden an jugendlichen Schädeln die Nähte gesprengt.

Schädelverletzungen durch Auftreffen auf ein Armaturenbrett benötigen höhere Energien und Geschwindigkeiten, da bestimmte Energiemengen absorbiert werden (FORD 1958). Riß- und Zertrümmerungsfrakturen entstehen bei einer Geschwindigkeit von 12,96–29,96 m/sec und einer kinetischen Energie von 37–80 kgm.

VIII. Bruchlinien

Statistische Untersuchungen an Verstorbenen nach Verkehrsunfällen zeigen eindeutig, daß Schädel-Hirn-Traumata die häufigsten Todesursachen sind. Dabei gehen die Bruchspalten bei Schädelbasisbrüchen oft nicht durch bevorzugte Zonen: Ausnahme = Pars petrosa. Offenbar ist die Schädelbasis bei dynamischer, schlagartiger Beanspruchung ziemlich gleichmäßig widerstandsfähig (ZIFFER 1964). Die Verstärkungszonen (Pfeiler) sind gegen im normalen Leben auftretende Zug- und Druckkräfte angelegt. Aus praktisch-ärztlichen Bedürfnissen werden jedoch verschiedene Bruchformen voneinander unterschieden.

Schußverletzungen von Schädeldurchschüssen lassen gewöhnlich einen größeren Defekt an der Schädelinnenseite als an der Schädelaußenseite entstehen. Kommt es zu Frakturen der Schädelbasis, dann werden die Pfeilerregionen im allgemeinen quer durchbrochen.

(1) Ringbrüche

Ringbrüche im Bereich der hinteren Schädelgrube können durch Stauchungen der Halswirbelsäule in die Schädelbasis hinein oder durch Überstreckung der Halswirbelsäule und Kopfschleudern erfolgen.

Für Extensionsfrakturen sollen insbesondere dünne Schädel prädisponiert sein, eine vordere Bruchlinie scheint dabei häufig im Bereich der Synchondrosis spheno-occipitalis zu liegen.

(2) Querdurchbrüche

Querdurchbrüche der Schädelbasis (Scharnierbrüche) treten bevorzugt bei bitemporaler oder biparietaler Schädelbelastung auf.

(3) Expressionsfrakturen

Die dünnsten Knochengebiete im Bereich der Schädelbasis frontal und temporal haben eine praktische Bedeutung bei den „Contrecoup Schädelfrakturen". Es handelt sich häufig um Expressionsfrakturen infolge einer Gewalteinwirkung, die sich durch die Gehirnsubstanz im Bereich der Schädelbasis auswirkt (vgl. HIRSCH u. KAUFMANN 1975). Die dünnwandigen und weniger widerstandsfähigen Knochenteile werden u.U. nach außen oder (selten) zur Orbita hin durchbrochen.

(4) Impressionsfrakturen

Geburtstraumatische Frakturen der Schädelknochen sind heute selten. Impressionsfrakturen der Ossa parietalia kamen früher gelegentlich (Zangenhilfe) vor, ebenso Osteodyasthesis und Frakturen des Os occipitale im Bereich der Synchondrosis intra-occipitalis posterior.

(5) Otobasale Frakturen

Am Schläfenbein sind alle denkbaren Bruchformen möglich. Es hat sich als zweckmäßig erwiesen, zwischen Längs- und Querfrakturen zu unterscheiden. Die Längsfraktur verläuft meist an der Vorderseite der Pars petrosa ossis temporalis durch Dachabschnitte von Tube, Mittelohr, Pars labyrinthica can. facialis, häufig auch durch den Meatus acusticus externus osseus. Luxationen und Frakturen der Gehörknöchelchen, Trommelfellrisse, Einrisse der Membrana fenestrae rotundae und des Lig. anulare kommen u.a. vor. Querfrakturen ziehen meist senkrecht zur Pyramidenachse, am häufigsten im Bereich des Meatus acusticus internus. Gewöhnlich ist das häutige Labyrinth mitbetroffen, seltener der Paries labyrinthicus tympani oder das Mittelohr selbst. Bei Querfrakturen im Bereich der Pyramidenspitze kommt es zu Schädigungen des N. trigeminus und N. abducens.

Behandlung. Bei otobasalen Frakturen handelt es sich meist um indirekt offene Schädelverletzungen, wobei der Schädelinnenraum über das pneumatische System mit der Außenwelt in Verbindung steht. Bei lebensbedrohlicher Hirndrucksteigerung und unstillbaren Blutungen sowie offenen Hirnverletzungen soll innerhalb der ersten 24 Std. nach Schockbekämpfung revidiert werden.

Frühoperationen (48–96 Std. nach dem Trauma) sind bei zunehmendem Hirndruck und Frühmeningitis, bei Fazialislähmung und Liquorabfluß aus dem Ohr sowie Trümmerfrakturen angezeigt.

Zwischen 5. und 8. Tag nach dem Trauma soll bei Zerreissungen des Trommelfells und geschädigtem Mittelohr sowie bei Fazialisspätlähmungen operativ revidiert werden.

Spätoperationen sind angezeigt bei Schalleitungsschwerhörigkeiten durch Luxation oder Frakturen der Gehörknöchelchen sowie bei posttraumatischer Gehörgangatresie.

(6) Rhinobasisfrakturen

Mehr als $1/3$ aller schweren Gesichtsschädelverletzungen stellen Frakturen der sog. Rhinobasis und der Maxilla dar (BAUMANN 1977). (Weiteres s. Bd. I/1, Teil C u. Schädel-Hirntrauma.)

C. Splanchnocranium

Das Splanchnocranium bildet in erster Linie die Wandungen für die Anfangsstrecken der Luftwege sowie des Verdauungstraktes und mit seinen oberflächlichen Abschnitten auch die Grundlage der Physiognomie des Gesichtes. 9 Knochen sind an der Oberfläche des Gesichtes mosaikartig zusammengefügt (Abb. 106). Die Mandibula als Skeletteil des Untergesichtes artikuliert mit einem Schläfenbeinabschnitt über die *Articulatio temporomandibularis* (= Kiefergelenk).

Größen und Proportionen

Wie beim Gehirnschädel schwanken Größe und Form des Gesichtsschädels außerordentlich. Höhe, Breite und Länge bzw. Tiefe sind unterschiedlich mit der Körpergröße korreliert. Einige dieser Korrelationen haben sich im Laufe der Entwicklung als Rassenformen fixiert. Diese lassen sich erst beim Erwachsenen endgültig beurteilen, da das Viscerocranium erst nach Abschluß der zweiten Dentition seine definitive Gestalt annimmt. Der Gesichtsschädel vergrößert sich postnatal am meisten in der Höhe, weniger in der Breite und am wenigsten in der Länge und wird ständig umgeformt.

Bei Brachykranen ist die Gesichtslänge im allgemeinen absolut gering, groß ist sie bei den Negriden Afrikas und Ozeaniern sowie bei den Eskimos. Unverkennbar ist ihre Abhängigkeit von der Kieferentwicklung und der Knickung der Schädelbasis. Im Rassenmittel schwankt die Gesichtshöhe etwas weniger als die Gesichtslänge. Die Gesichtsbreite mißt im Bereich der Jochbogenbreite 13,8 (12,1–15,3) cm, bei Frauen 13,2 (12,1–14,5) cm, bei Männern 14,1 (12,4–15,3) cm (LANG u. Mitarb. in Vorbereitung).

Eine sehr große Gesichtsbreite ist charakteristisch für Eskimos und nordamerikanische Indianer. Das Gesichtsskelet variiert mehr in seinen Höhen- als in seinen Breitendimensionen. Dabei gibt die Kiefer- und nicht die Nasenregion den Ausschlag.

Zu den kurzgesichtigsten Rassen gehören die Australier, die Maori und die Ainu.

Die längsten Gesichtsformen finden sich bei Europäern, Japanern und Altägyptern.

Eine strenge Korrelation zwischen Ganzgesichts- und Obergesichtsindex besteht nicht.

Größen und Proportionen

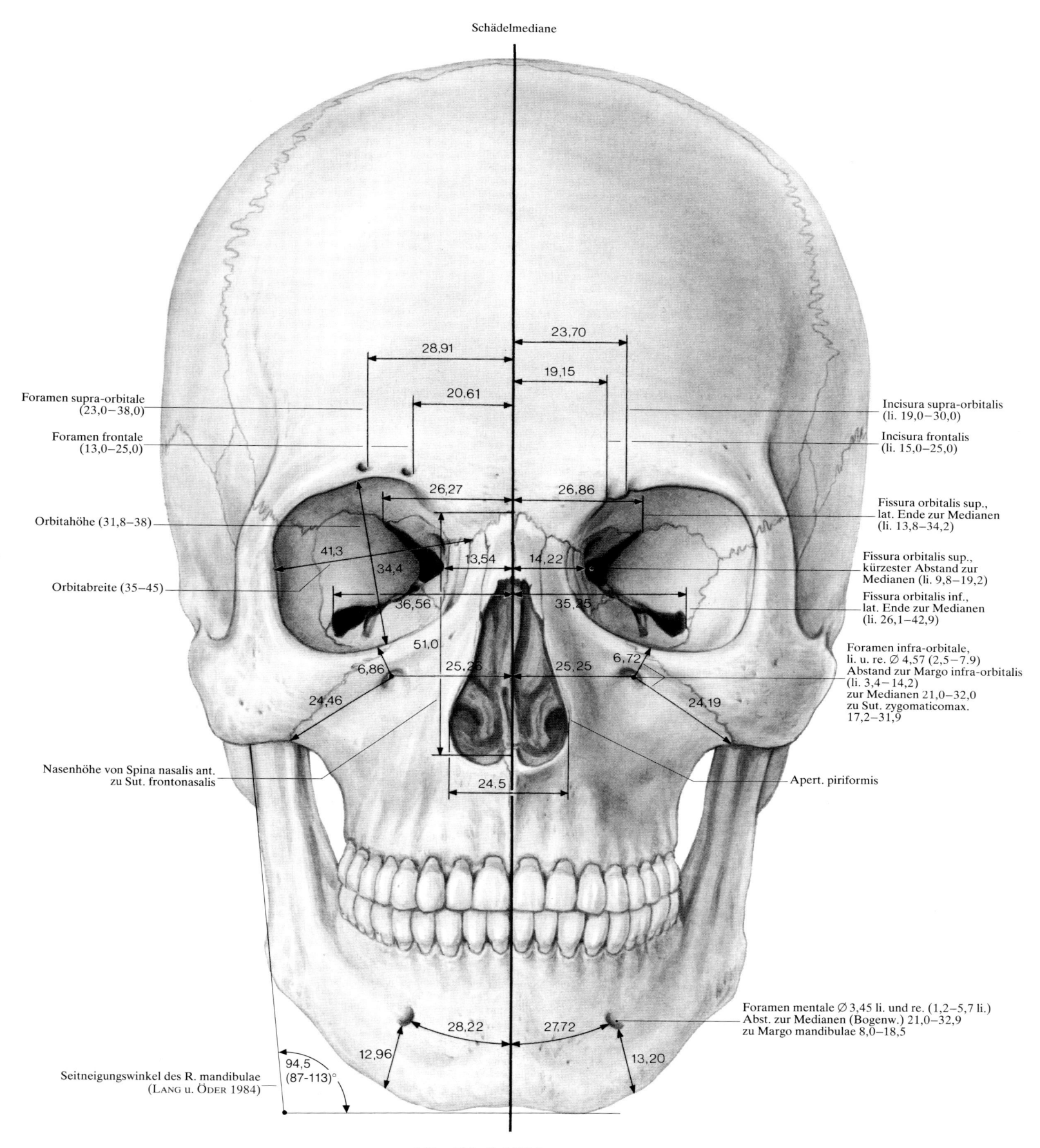

Abb. 106. Schädel von vorne
Ärztlich wichtige Maße, insbesondere Schädelpforten. Mittelwerte der Abstandsmaße in mm an den Meßlinien eingetragen, Grenzwerte an den Hinweislinien

I. Os ethmoidale und Nasenskeletteile

Nach Verknöcherung der knorpeligen Nasenkapsel entsteht als obere und laterale Begrenzung der Nasenhöhle das *Os ethmoidale* (Abb. 107).

Seinen Namen erhielt dieser ursprüngliche Nasenknochen von der Siebplatte, welche in einem etwa 2 cm langen und 1 cm breiten Abschnitt sowohl das Nasenhöhlendach als auch einen Teil des Bodens der vorderen Schädelgrube bildet (siehe dort).

Der Nasenschleim sollte nach Meinung alter griechischer Ärzte (und bis ins 17. Jahrhundert in der abendländischen Medizin) nicht ein Sekret der Nasenschleimhaut, sondern ein Exkrement des Gehirns darstellen. Dieses werde durch das Infundibulum aus der mittleren Hirnkammer zum Hirnanhang geleitet (Glandula pituitaria cerebri) und von ihr durch das Siebbein und das Keilbein in die Nasenhöhle filtriert. Beide Knochen wurden deshalb nach HYRTL (1880) von den Latino-Barbari als Colatoria (barbarisch für Cola-Collum-Sieb) bezeichnet.

Nach BROMAN (zit. nach MORITZ 1937) ist beim Neugeborenen der Ethmoidalanteil der Nasenhöhle doppelt so hoch wie der Maxillarteil. Die Choanen sind niedrig, aber relativ breit; der untere Nasengang ist unwegsam und wird erst im 3. Lebensjahr durchgängig; bis zum 7. Lebensjahr bleibt er sehr eng. Von dieser Zeit an nimmt der Maxillarteil stark an Höhe zu und besitzt beim Erwachsenen dieselbe Höhe wie der Ethmoidalanteil. Über die Höhenentwicklung der Innennase gibt Abb. 109 Auskunft.

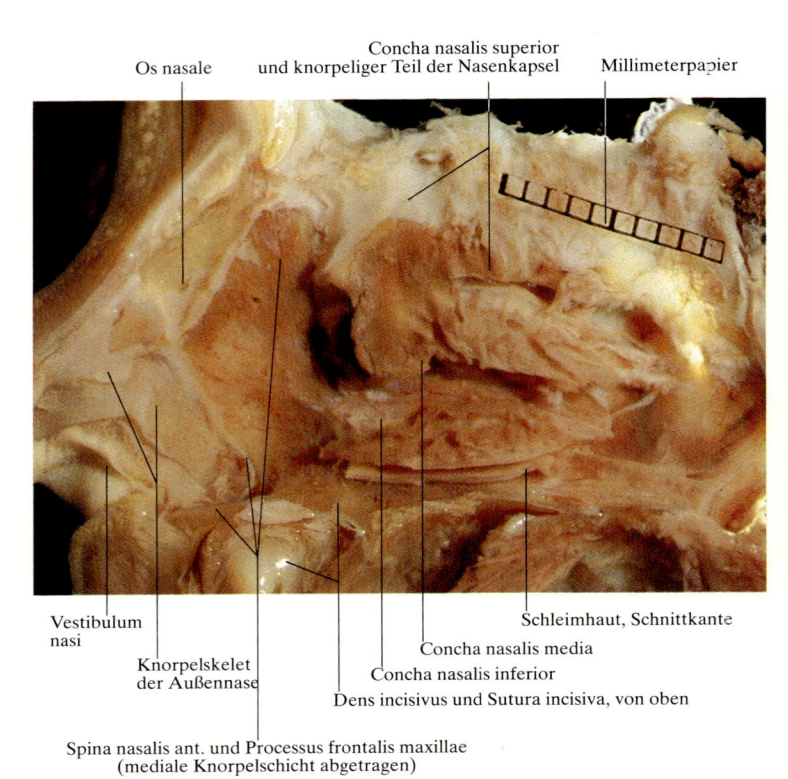

Abb. 108. Verknöcherungsstadium der Nasenhöhlenseitenwand, 40 cm, weiblich

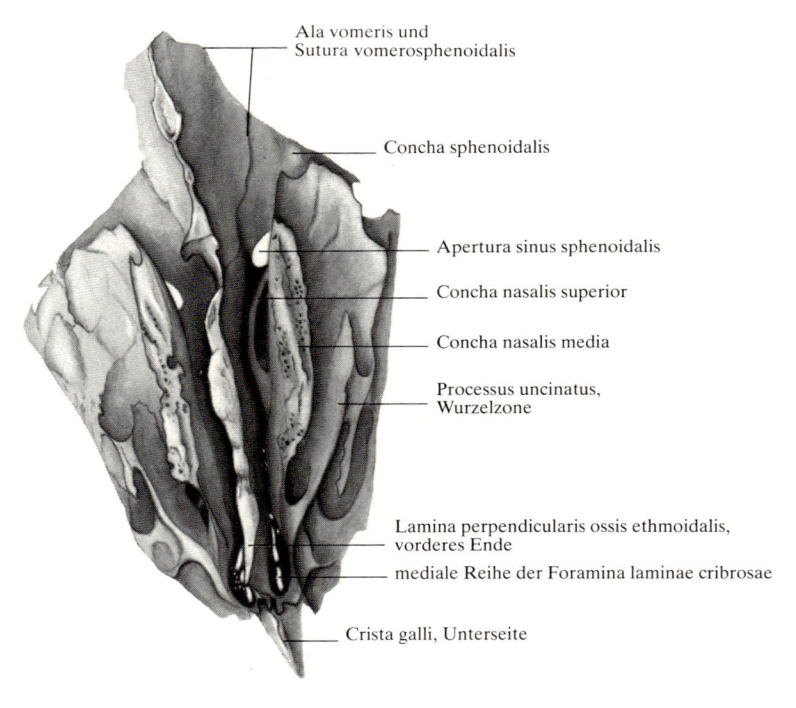

Abb. 107. Os ethmoidale (von unten)

1. Cavitas nasi

Der obere Abschnitt der Nasenhöhlenseitenwand wird vom Os ethmoidale gestellt. Sein oberster und medialster Abschnitt ist zur *Concha nasalis superior* entwickelt, die gewöhnlich schmal nach dorsokaudal absteigt. Oberhalb der Concha nasalis superior kann eine *Concha nasalis suprema* entwickelt sein. Unterhalb der Concha nasalis superior springt die größere und regelmäßig entwickelte *Concha nasalis media* vor. Das schleimhautüberzogene *Dach* jeder Nasenhöhle ist etwa 3 mm breit und entspricht dem medialen Teil der Lamina cribrosa. (Weiteres s. Bd. I/1, Teil C.)

Neben dem Siebbein, dem ursprünglichsten Nasenknochen, beteiligen sich am Aufbau der *Nasenseitenwand* im vorderen, größeren Abschnitt die Maxilla, in einem hinteren, kleineren das Os palatinum sowie als dorsale Grenze die mediale Fläche der Lamina medialis processus pterygoidei. Kleinere Abschnitte stellen die Innenfläche des Os nasale und ein Teil des Os lacrimale. Zu den 2, gelegentlich 3 oberen Muscheln, welche dem Siebbein angehören, gesellt sich die Concha nasalis inferior, die als eigener Knochen entsteht und komplizierte Anheftungszonen am Skelet der Nasenseitenwand besitzt. (Weiteres s. Teil C.)

Die vom Oberkieferbein gestellte Seitenwandfläche der Cavitas nasi erstreckt sich von der Apertura piriformis vorne und der Sutura nasomaxillaris bis zum Hiatus maxillaris dorsalwärts. Der Nasenhöhlenboden geht gerundet in die Nasenseitenwand über. Für die Anheftung der Concha nasalis media et superior sind gewöhnlich 2 übereinanderliegende, sagittal eingestellte Cristae ethmoidales entwickelt.

2. Lamina cribrosa

Horizontale Platte. Von der Geburt bis zum 9. Lebensjahr verlängert sich die Lamina cribrosa. Beim Erwachsenen ist sie im Mittel wieder etwa so lang wie beim Neugeborenen. Im Bereich der Sutura spheno ethmoidalis überlagert postnatal das Keilbein die Lamina cribrosa von dorsal her. Die Breite der Lamina cribrosa vermindert sich in rostralen Abschnitten bis zum Erwachsenenalter im Mittel um 1,6 mm, in okzipitalen Anteilen vergrößert sie sich um 0,5 mm. Ursachen der Verschmälerung sind: Verdickung der Crista galli medial und Entwicklung der oberen Siebbeinzellen lateral. Die Siebplatte ist in die Incisura ethmoidalis ossis frontalis eingefügt. Paramedian finden sich jederseits 30–40 Löcher, welche in verschiedenen Ebenen liegen. Die Platte ähnelt deshalb einem mehrschichtigen Sieb. Im vordersten Abschnitt der Lam. cribrosa führt eine größere, schlitzförmige Öffnung für den Durchtritt von N. und A. ethmoidales anteriores in die Nasenhöhle: Foramen cribro-ethmoidale. (Weiteres s. Bd. I/1, Teil B, S. 32 und Abb. 10b)

Höhenlage der Lamina cribrosa zu verschiedenen Meßpunkten. Beim Erwachsenen liegt die Lamina cribrosa im Mittel 8 mm unterhalb des Nasion. Bei Neugeborenen ist die Siebbeinplatte im Mittel 0,3 mm unterhalb des Nasion, bei 8jährigen etwa 0,7 mm unterhalb dieses Meßpunktes eingestellt. Der Mittelteil der Lamina cribrosa liegt an unserem Untersuchungsgut bei Neugeborenen etwa 12 mm oberhalb der DH. Dieser Abstand vergrößert sich bis zum 9. Lebensjahr auf 21,7 mm und sinkt dann auf einen Mittelwert von 20,99 mm (18,5–23,5 mm) beim Erwachsenen ab (SCHMIDT 1975).

Vertikale Platte. Der horizontalen Lamina cribrosa sind in der medianen Sagittalen 2 plattenförmige Fortsätze angefügt. Nach oben ragt in die vordere Schädelgrube die unterschiedlich ausgeformte, meist dreieckige *Crista galli* hinein. An ihr entspringt die Falx cerebri. Im 1. Lebensjahr tritt in die Crista galli ein erster, im 2. Lebensjahr ein weiterer Knochenkern auf, der im 3. und 4. Lebensjahr mit dem ersten verschmilzt. In ca. 10% wird die Crista galli durch Pneumatisation von der Stirnhöhle aus verdickt.

Vom vorderen Ende der Crista galli zweigt jederseits ein kurzes Plättchen ab, das als *Processus alaris* bezeichnet wurde (ZUCKERKANDL 1893). Beide Processus alares bilden eine Rinne, die mit einer korrespondierenden Furche des Os frontale das Foramen caecum ergänzt. Nach unten zu ragt die *Lamina perpendicularis*, welche einen Teil des Septum nasi bildet. Vorne steht die Lamina perpendicularis mit der Spina nasalis ossis frontalis sowie mit der Sutura internasalis zwischen beiden Ossa nasalia in Verbindung. Nach hinten und unten trifft sie mit dem Rostrum sphenoidale und mit dem Vomer zusammen. Nach TOLDT (1905) reicht der Unterrand der Lamina perpendicularis nicht vor dem 4., oft erst während des 6. und 8. Lebensjahres bis zur Höhe der Concha nasalis inferior nach abwärts. Nach SCHULTZ-COULON u. EKKERMEIER (1976), die Nasenscheidewände von 18 Kindern zwischen 0 und 10 Jahren untersuchten, erfolgt die Ossifikation der Lamina perpendicularis zuerst im dorsokranialen Abschnitt des Septum nasi. Die stärksten Strukturveränderungen finden innerhalb der ersten 6 Lebensjahre statt. Da die enchondrale Ossifikationszone an der Knochen-Knorpel-Grenze einer Epiphysenfuge ähnelt, wird angenommen, daß ausgedehnte Verletzungen in diesem Bereich zu Wachstumsstörungen der inneren und äußeren Nase führen können. Die Wachstumszone des kindlichen Septums soll deshalb geschont werden. Auch die Lamina perpendicularis kann (selten) von der Stirnhöhle aus pneumatisiert werden. Mitunter erfolgt diese Pneumatisation beidseitig und führt zur Entstehung eines medianen Septum zwischen den paarigen Sinus septi.

Tuberculum septi. Zuerst wurde das Tuberculum septi von MORGAGNI (1716) beschrieben. Am Eingang in die Riechspalte ist das Septum nasi zwischen beiden Conchae nasales mediae in der Regel symmetrisch verdickt, und zwar in individuell unterschiedlichem Ausmaß. (Weiteres s. Teil C.)

Die *Nasenhöhlenseitenwand* ist im Gegensatz zu Boden- und Septumabschnitten durch die Nasenmuscheln und Nebenhöhleneingänge kompliziert gestaltet.

3. Conchae nasales

MORGAGNI (1716) beschrieb als erster 2 Muscheln des Siebbeins. Nach SANTORINI (1724) liegen an der medialen Fläche des Os ethmoidale 3 typische Muscheln vor. BLUMENBACH (1790) erwähnte den *Processus uncinatus*, ZOJA (1870) die *Eminentia fossae nasalis*, welche ZUCKERKANDL (1893) als *Bulla ethmoidalis* bezeichnete (zit. nach ZUCKERKANDL 1892 und 1893).

Den *Agger nasi* beschrieb MEYER (1784) am Ansatz der Concha nasalis media. Diese Vorbuchtung am Vorderrand der Concha nasalis media bezeichnete SCHWALBE (1882) als Tuberculum ethmoidale anticum. Der Ausdruck Maxilloturbinale (Kiefermuschel) stammt von SCHWALBE, der auch die Siebbeinmuscheln als Ethmoturbinalia bezeichnete. Der Agger nasi sei der Pars libera des Nasoturbinale der Säugetiere analog und die Pars tecta entspräche dem Processus uncinatus. 1882 veröffentlichte ZUCKERKANDL die Befunde bei einem 5jährigen Kind, das 4 Siebbeinmuscheln besaß. Dieser Concha ethmoidalis quarta kam vor allem vergleichend anatomisches Interesse zu.

Die schleimhautüberzogenen Conchae erreichen in der Regel das Septum nasi nicht, so daß medial von ihnen ein einheitlicher Raum, der Meatus nasi communis, für den Luftdurchgang bereitsteht. Da die 3 Nasenmuscheln von ihren Anheftungszonen an der Nasenseitenwand nach medial und unten vorragen, entstehen zwischen den lateralen Muschelflächen und der Nasenseitenwand normalerweise 3 mit dem Nasenhauptgang in Verbindung stehende Meatus nasi (superior, medius und inferior), in welche gewöhnlich Cellulae ethmoidales anteriores und posteriores, die Sinus maxillaris et frontalis, sowie der Ductus nasolacrimalis ausmünden.

Entwicklung (histologisch)

Nach MORITZ (1937) sind die Nasenmuscheln Reste der usprünglichen seitlichen Nasenwand, in welche sich durch Epithelwachstum Furchen eingesenkt haben. Zunächst entstehen mesoderm unterfütterte Wülste, die vom embryonalen Epithel überzogen sind. Bei 28 mm langen Keimlingen sind die Seitenwände der knorpeligen Nasenkapsel lateral bauchig vorgewölbt und krümmen sich mit den freien ventralen Rändern nach innen zur Cavitas nasi, so daß die freien unteren Ränder der lateralen Nasenhöhlenwände die beiden unteren Muscheln (Maxilloturbinalia) bilden. Die untere Muschel erhält auf diese Weise eine Knorpelstütze aus der unteren Grenze der Nasenseitenwand. Der Verknöcherungsprozeß beginnt im 5. Keimlingsmonat in der Gegend des Übergangs des Muschelknorpels in die seitliche Nasenhöhlenwand. Kurz vorher verdickt sich das Perichondrium um das Vierfache, darunter bilden sich großblasige Knorpel, Osteoblasten und dann Knochen. An der unteren Muschel beginnt die Knochenbildung an 3 Zonen: 1. Dort, wo sie in die seitliche Nasenhöhlenwand übergeht; 2. An Stellen des primären Knorpels, von denen Verzweigungen in sekundäre Knorpelspangen ausgehen; 3. dort, wo infolge Gefäßarmut besonders dicke und kaum verzweigte Knorpelspangen erhalten sind. Diese Zonen werden von Ossifikationsrändern umgeben.

Nach PETER (1913) verknöchert die Concha nasalis media im 5., die Concha nasalis superior im 7. Fetalmonat (Abb. 108). Nach PEDZIWIATR (1972) sind bei Keimlingen des 4. und 5. Monats an der medialen Oberfläche der seitlichen Knorpel der Nasenkapsel oberflächliche Furchen erkennbar, die auf die Ausbildung von drei oder vier Muscheln hindeuten. Im 6. Keimlingsmonat zeigen sich röntgenologisch erste Anzeichen der Verknöcherung, vor allem im Bereich des Processus uncinatus und des Agger nasi. Während des 7. Keimlingsmonats kommt es unter dem medialen Perichondrium, unterhalb der Lamina cribrosa, zur Ausbildung einer Knochenlamelle: Lamina medialis labyrinthi.

Dann entstehen primäre Markhöhlen mit primärem Knochenmark, später endostal-spongiosaartiger Knochen. Bis zum 2. Lebensjahr besteht in den Muschelknochen keine bestimmte Lamellenanordnung. Dann wird von den Spongiosahöhlen her neuer Knochen in Form von Lamellen angebaut. Osteone sind selten nachweisbar. Außer den Spongiosaräumen entstehen sog. Knochenräume, die von Periost ausgekleidet sind und im menschlichen Körper sonst nicht vorkommen. Sie entstehen aus sekundären, knorpelig vorgeformten Spangen und besitzen stets Öffnungen zur Schleimhaut, die Gefäße durchtreten lassen. In der Regel finden sich in diesen Räumen keine Fettzellen, sondern nur Arterien, Venen und Nerven. Das Periost der Muschelknochen besteht aus einer inneren zellreichen Schicht und einer äußeren faserreichen (elastische und kollagene).

Concha nasalis inferior

Die 47,7 (35–58) mm lange und 4–24,5 mm hohe Concha nasalis inferior stellt eine nach medial konvexe, vorn stumpfe, hinten zugeschärfte Platte dar, deren Unterrand seitwärts etwas eingerollt ist (Abb. 109). Sie entwickelt sich als Ersatzknochen des unten offenen und nach innen umgebogenen Randes der knorpeligen Nasenkapsel und entspricht vergleichend-anatomisch dem Maxilloturbinale. Ihre konvexe, dem Meatus nasi communis zugewendete Fläche ist durch Drüsen und Gefäße fein ziseliert. Ihre laterale, glattwandige Fläche begrenzt gemeinsam mit der Nasenhöhlenseitenwand den langen und unterschiedlich weiten Meatus nasi inferior. Ihr vorderes Ende reicht fast bis zur Apertura piriformis, ihr dorsales zugespitztes an die Choana. Das Vorderende der Concha nasalis inferior ist regelmäßig nach medial abgebogen, so daß, durch die Apertura piriformis betrachtet, deren seitliche, dem Meatus nasi inferior zugewendete Fläche sichtbar ist. Diese Zone wurde von PEROVIC (1940) als Sattel bezeichnet. Unmittelbar dorsal davon weichen Concha inferior und laterale Maxillawand weiter auseinander, so daß ein Sinus conchae (ZUCKERKANDL 1893) entsteht. Der untere Rand der Nasenmuschel nimmt von hinten nach vorne an Mächtigkeit zu und darf als Verstre-

mit dem Processus uncinatus ossis ethmoidalis und schließt so den Hiatus semilunaris.

Vor dem Processus ethmoidalis schmiegt sich ein Processus lacrimalis an das Tränenbein und setzt die mediale Wand des Ductus nasolacrimalis nach unten zu fort. Die Öffnung des Tränen-Nasen-Ganges wird dadurch unter die untere Muschel verlegt.

Der Processus ethmoidalis grenzt außerdem die vordere von der hinteren Nasenfontanelle ab.

Agenesie. ZUCKERKANDL (1893), der viele Hunderte von Neugeborenen und Embryonen untersuchte, konnte niemals auch nur eine Spur einer „rudimentären Nasenmuschel" auffinden. Nach ZAUFALS u. MICHEL (1875) braucht jedoch eine Atrophie nicht kongenital vorzuliegen, sondern diese kann sich erst im Verlauf der Entwicklung des Schädels manifestieren. In diesem Sinne seien die atrophischen Veränderungen des Knochens bei der Ozaena als primäre aufzufassen. Von anderen Autoren werden Osteomalazie und Rachitis in Erwägung gezogen, ohne daß dies wirklich nachgewiesen worden wäre. Wir (LANG u. KLEY 1981) konnten sowohl Aplasie als auch Hypoplasie von Conchae nasales nachweisen (weiteres Teil C).

Conchae nasales superior et media

Die *Nasenseitenwand* wird im oberen Bereich von zwei bis drei Conchae nasales des Siebbeins mitgestaltet. Regelmäßig sind eine Concha nasalis media und eine Concha nasalis superior angelegt, seltener auch eine Concha nasalis suprema.

Die konvexen Flächen der Conchae sind durch Anlagerung von Gefäßen und Drüsen fein modelliert. Ihre konkaven, den Meatus nasi superior et medius zugewandten Seiten sind glatt.

Die *Concha nasalis media* hängt über den unteren Rand der Lamina orbitalis ossis ethmoidalis abwärts und überlappt den Zugang zum Sinus maxillaris. Ihr vorderes Ende springt rechtwinklig vor, ihr hinteres, zugeschärftes verstreicht mit dem Niveau der seitlichen Nasenwand. Vorne stützt sich die Concha media auf die Crista ethmoidalis des Processus frontalis maxillae, hinten auf eine Crista conchalis ossis palatini.

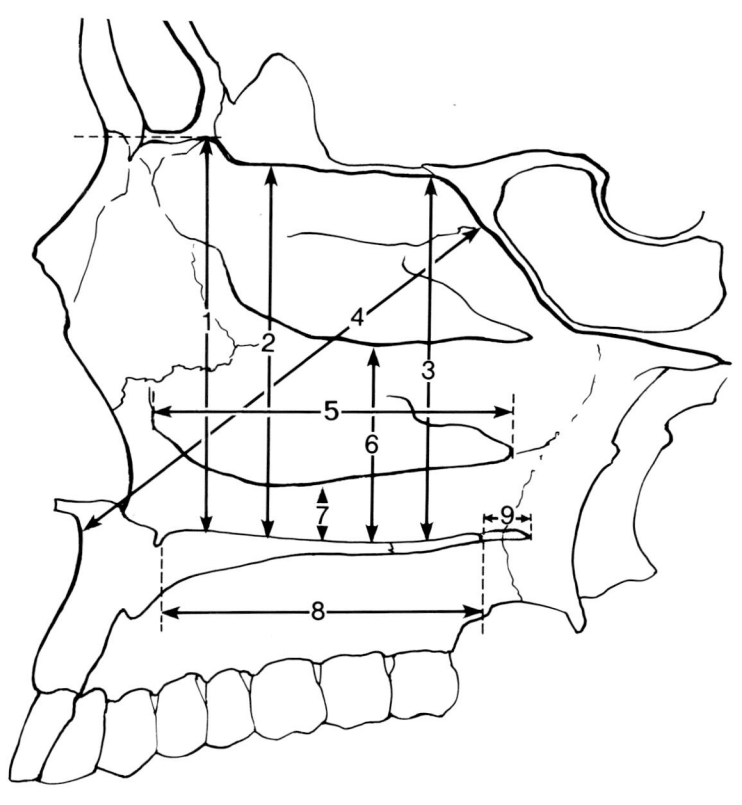

1 Höhe an Sut. nasofrontalis	2 Vordere Höhe	3 Hintere Höhe	4 Subspinale-Apert. sin. sphen., Abstand	5 Concha nas. inf. Länge
Ngb. 16,0	Ngb. 19,21	Ngb. 16,08	Ngb. 27,50	Ngb. 20,50
2 J. 29,96	1 J. 28,55	1 J. 26,60	1 J. 36,61	1 J. 29,52
5 J. 33,42	5 J. 34,57	5 J. 31,25	5 J. 42,0	5 J. 33,31
Erw. 49,11	Erw. 45,73	Erw. 44,93	Erw. 53,68	Erw. 43,43

6 Concha nas. med. ↔ Palat. dur.	7 Concha nas. inf. ↔ Palat dur.	8 Can. incisiv. ↔ Palat. dur. seitlich Spina	9 Spina nas. post., Länge
Ngb. 8,50	Ngb. 1,35	Ngb. 18,80	Ngb. 0,86
1 J. 12,71	1 J. 4,02	1 J. 23,04	1 J. 1,55
5 J. 15,23	5 J. 4,57	5 J. 25,11	5 J. 1,64
Erw. 21,52	Erw. 6,79	Erw. 32,80	Erw. 3,91

Abb. 109. Cavitas nasi, postnatales Wachstum
(Mittelwerte in mm nach LANG u. SAKALS 1981 und LANG u. BAUMEISTER 1982)

bung aufgefaßt werden, die sich zwischen Crista conchalis ossis palatini bis zur Crista conchalis maxillae erstreckt. Die eigentümliche Form der Concha nasalis inferior (Pars evoluta) läßt sich bereits an menschlichen Keimlingen feststellen. Die Knorpelzone im vorderen Abschnitt ragt bei 240 mm langen Keimlingen (Scheitel-Steiß-Länge) fast rechtwinklig nach medial; hintere Abschnitte sind nach unten zu orientiert (PEROVIĆ 1940).

Von ihrem oberen Rand lappt ein breiter, dreieckiger Teil, der *Processus maxillaris*, in den Hiatus sinus maxillaris ein, bedeckt dachziegelartig den vorderen Teil des entsprechenden Gaumenbeinfortsatzes und dient außerdem der Befestigung der Muschel. Ihr *Processus ethmoidalis* verknüpft sich

Nach ZUCKERKANDL (1893) stellt sie eine dreieckige, muschelähnliche Knochenplatte dar. An ihr lassen sich eine mediale und eine laterale Fläche sowie ein oberer und unterer, längerer und ein vorderer, kürzerer Rand und eine hintere Spitzenregion unterscheiden. In ihrer Form und Oberflächenmodellierung ähnelt die mediale, konvexe Muschelfläche der der Concha nasalis inferior. Die laterale, konkave Fläche ist mit Ausnahme des verdickten Randes, der porös erscheint, glatt. Ihre Aushöhlung wurde als Sinus bezeichnet und ist nur im mittleren und hinteren Muscheldrittel deutlich ausgebildet. Das vordere Drittel stellt eine leicht gebogene, gelegentlich gerade Platte dar. Im Bereich des Muschelsinus sind nicht selten kleine „Knochenbälkchen" vorhanden, welche die Mulde überspannen und kleine Schleimhautnischen bilden. Das vordere Muschelende ist vertikal abgestützt und bildet einen 10–12 mm langen vorderen Muschelrand, der die Basis des Muscheldreiecks darstellt. Dieser vordere Rand besitzt einen kurzen, scharfkantigen oberen und einen langen, dicken und wulstigen unteren, eingerollten Abschnitt. Beide gehen in gerundetem Winkel ineinander über, der gleich einem Deckel den Eingang in den Meatus nasi medius verschließt und von SCHWALBE (1882) als Operculum meatus narium medii bezeichnet wurde. Das vordere Ende der Concha nasalis media liegt 1–2 cm mehr dorsalwärts als das das der Concha nasalis inferior (ZUCKERKANDL 1893). An unserem Material ist die Concha media 40,6 (30–54) mm lang und im vorderen Drittel 14,5 (3–22) mm hoch.

Durch den hakenförmigen Umschwung des oberen Muschelrandes entsteht eine taschenförmige Ausbuchtung des Meatus nasi medius, deren Kuppe nahe zum Boden der Stirnhöhle hinaufreicht: Recessus meatus medii, Recessus frontalis. Das hintere Ende der Concha nasalis media ist in der Regel spitz ausgeformt und liegt annähernd in der Ebene des Unterrandes des Foramen sphenopalatinum und der Crista ethmoidalis ossis palatini an.

Die vordere Ansatzstelle der Concha nasalis media geht in einen kurzen, wulstartigen, am Processus frontalis maxillae fixierten Vorsprung über. Dieser wurde als *Agger nasi* bezeichnet. Der obere Rand der Concha nasalis media begrenzt von unten her die untere Siebbeinspalte und biegt unter stumpfen Winkel in den Boden dieser Fissur um.

Die *Concha nasalis superior* ist schmal und steigt nach dorsokaudal ab. Ihre Oberfläche ist durch die marklosen Fila olfactoria zu vertikalen Rinnen modelliert. Sie ist an unserem Material 16,8 (7–27) mm lang und 1–17 mm hoch (LANG u. SAKALS 1981).

Concha nasalis suprema

Vorkommen. An unserem Untersuchungsgut Erwachsener konnte – im Gegensatz zu früheren Untersuchungen – die Concha nasalis suprema wesentlich seltener als in der Literatur aufgeführt, nämlich in 17,7% nachgewiesen werden (LANG u. SAKALS 1982). Nach von MIHALKOVICS (1896) wird das Vorkommen einer Concha nasalis suprema (SANTORINI) gewöhnlich als Varietät angesehen. Seiner Meinung nach aber sollte man ihre Gegenwart als Regel nehmen und das Fehlen als Variation, da sie nach ZUCKERKANDL (1892), mit allerdings schwieriger und nicht unbestrittener Bestimmungsmethodik, in 80% bei Erwachsenen ausgebildet sei. Bei Negern, Feten und Kleinkindern ist die Concha nasalis suprema nach SÖMMERING (1809) stets ausgebildet. Ist nur eine obere Muschel entwickelt, dann liegt diese nach von MIHALKOVICS entsprechend höher als in der Regel – ein Befund, den wir bestätigen können. (Über Lage und Form s. Bd. I/1, Teil C.)

4. Meatus nasi

Postnatale Vergrößerung. Nach DISSE (1889), der die Nasenhöhlen von 20 Kindern im 1. und 2 Kindern im 2. Lebensjahr sowie Kindern des 4.–7. Lebensjahrs untersuchte, nimmt der *Meatus nasi communis* von der Geburt ab an Höhe langsam bis zum Ende des 2. Lebensjahres zu. Von da an wächst er rasch bis zum 7. Lebensjahr. Im 1. Monat beträgt die Höhe des Siebbeinabschnitts $2/3$ der Gesamthöhe der Nasenhöhle, vom 2.–5. Monat $3/5$, im 6. Monat $13/22$, also etwas mehr als die Hälfte. Von da an bis zum Ende des 2. Lebensjahres bleibt das Verhältnis zwischen Siebbeinabschnitt und gemeinsamem Nasengang gleich. Im 1. und 2. Lebensjahr nimmt vor allem der Kieferabschnitt in der Höhe zu. Zwischen 3. und 8. Lebensjahr vergrößert sich die Höhe der Nasenhöhle von 24 mm auf 41 mm, die Maße des Kieferabschnitts allein von 11 mm auf 21 mm.

Wir untersuchten das postnatale Wachstum der Nasenhöhle in einem vorderen und einem hinteren Abschnitt (LANG u. BAUMEISTER 1982). Beim Neugeborenen ist die Nasenhöhle vorne im Mittel 19,2 mm, hinten 16,1 mm hoch, die entsprechenden Werte bei Einjährigen betragen 25,1 mm und 23,0 mm, bei Dreijährigen 30,1 und 26,7 mm, bei Achtjährigen 38,0 und 38,0 mm und bei Erwachsenen 45,7 (38–52) mm vorne und 44,9 (36–52) mm hinten. Der untere Nasengang ist für die Atmung erst nach dem 1. Lebensjahr wesentlich durchgängig. Ein mit dem gemeinsamen Nasengang offener unterer Nasengang besteht bei der Geburt noch nicht. Der freie Rand der von Schleimhaut überzogenen unteren Muschel liegt dem Boden der Nasenhöhle auf. Zwischen 2. und 5. Lebensmonat kann sich ein schmaler Spalt als Eingang in den unteren Nasengang vorfinden. In der 2. Hälfte des 1. und zu Beginn des 2. Lebensjahres bleibt der Eingang in den unteren Nasengang niedrig. Ende des 2. Lebensjahres erweitert er sich etwas: das Kind atmet in den ersten beiden Jahren durch den gemeinsamen und den mittleren Nasengang.

5. Recessus spheno-ethmoidalis und Apertura sinus sphenoidalis

Nach von MIHALCOVICS (1896) begrenzt der vordere Abschnitt des Keilbeins von hinten her den Recessus sphenoethmoidalis. Dieser wird von der Keilbeinmuschel – Concha sphenoidalis (BERTINI 1712–1781) – gebildet. Die Öffnung der Keilbeinhöhle liegt an der hinteren Wand des Recessus spheno-ethmoidalis und ist am Schädel größer als im frischen Zustand, weil die Schleimhaut sich klappenartig über die Öffnung legt und diese einengt. Das Schleimhautostium variiere von der Größe eines Stecknadelkopfes bis zu dem einer Linse und darüber. Ihre Weite stehe im entgegengesetzten Verhältnis zur Größe der Keilbeinmuschel. Es gibt nach von

MIHALCOVICS Fälle, wo die letztere ganz fehlt und die Keilbeinhöhle in die hinterste Siebbeinzelle mündet. Im Gegensatz dazu könne auch eine hintere Siebbeinzelle sich an die Öffnung der Keilbeinhöhle anlegen und diese einengen (ZUCKERKANDL 1892). Der Regel nach liegt die Öffnung gleich unter der horizontalen Siebbeinplatte, seltener in der Mittelhöhe des Keilbeinkörpers. Die Entfernung von der Siebbeinplatte beträgt nach von MIHALCOVICS 4–17 mm.

Vorkommen. Wir bezeichnen den hinter der Concha nasalis superior et suprema seitlich ausladenden Blindsack der Nasenhöhlenschleimhaut als Recessus spheno-ethmoidalis. An unseren Präparaten konnte dieser Definition nach ein Recessus spheno-ethmoidalis nur in 48,3% nachgewiesen werden. In der Regel fällt das Nasenhöhlendach im dorsalen, oberen Abschnitt bogig mit flacher Krümmung nach hinten und unten ab. Der Übergang von der seitlichen Wand der Cavitas nasi in den Recessus spheno-ethmoidalis erfolgt meist in mehr oder weniger stumpfem Winkel. Bei einem Seitenvergleich zeigte sich, daß die Recessus spheno-ethmoidales bei Mann und Frau in der Regel symmetrisch ausgebildet sind.

Maße. Der Recessus spheno-ethmoidalis ist im Mittel bei beiden Geschlechtern (Erwachsene) 10,47 mm (8,0–14,5 mm) hoch. Seine Tiefe in transversaler Richtung beträgt im Mittel 4,43 mm (1,5–12,0 mm), seine sagittale Ausdehnung 5,45 mm (2,0–15,0 mm).

6. Ductus nasolacrimalis

Entwicklung. Nach LEGAL (1883), der die Entwicklung der Nasenhöhlen und des Tränennasengangs der Amnioten untersuchte, bildet sich der Ductus nasolacrimalis als solide, von der tiefen Epidermisschicht des Tränennasenfurchengrunds ins Bindegewebe einwuchernde Leiste. Diese schnürt sich bis auf das hinterste Ende am inneren Augenwinkel von der Epidermis ab und verbindet sich über das vordere, stark auswachsende Ende mit der Nasenhöhle. Der abgelöste solide Epithelstrang stellt den späteren einfachen Tränennasengang und den Canaliculus lacrimalis superior dar. Der Canaliculus lacrimalis inferior sproßt aus diesem aus, bleibt aber, da er die freie Lidfläche zuerst nicht erreicht, funktionell eine Zeitlang uneröffnet. Die Lumenbildung setzt am Augenende ein und beruht auf einem Auseinanderweichen der Epithelzellen.

Nach SCHÄEFFER (1912) besteht beim Keimling zunächst eine Fissura naso-optica zwischen medialer Augenregion und Nasengrube. Diese wird oben begrenzt vom Processus nasalis lateralis und unten vom Processus maxillaris. Während des Wachstums der benachbarten Strukturen verschwindet die Furche zunehmend. Die Epidermis entlang des Bodens der Furche wird zur Anlage des Ductus nasolacrimalis und ähnelt zunächst einem Epithelzellstrang, dessen erste Anlage bei einem 12 mm langen (etwa 34 Tage alten) Embryo nachgewiesen wurde. Die Anlage wächst schnell heran und reicht ins darunterliegende Mesenchym, besitzt aber weiterhin Verbindung mit der Oberfläche. Später löst sich die Verbindung mit der Epidermis, die zentralen Zellen des Stranges lassen sich schwächer färben (34 Tage), und es beginnt sich ein Lumen zu bilden (35 Tage). Die Canaliculi lacrimales beginnen seiner Meinung nach vom okulären Ende auszusprossen, haben aber die freien Augenlidränder zu dieser Zeit noch nicht erreicht. Zu Beginn des 3. Keimlingsmonats, in einigen Fällen früher, kommen die Ductuli in Kontakt mit dem Augenlidepithel, sind aber noch aus soliden Strängen gebildet, während der Ductus nasolacrimalis, speziell der Saccusabschnitt, jetzt sein Lumen auszubilden beginnt. Der nasale Abschnitt hat die Membrana mucosa noch nicht vollständig erreicht. Bei 100 Tage alten Feten ist dies der Fall.

Im Saccus lacrimalis und Ductus nasolacrimalis sind deutlich irreguläre Lumina an unterschiedlichen Stellen entstanden.

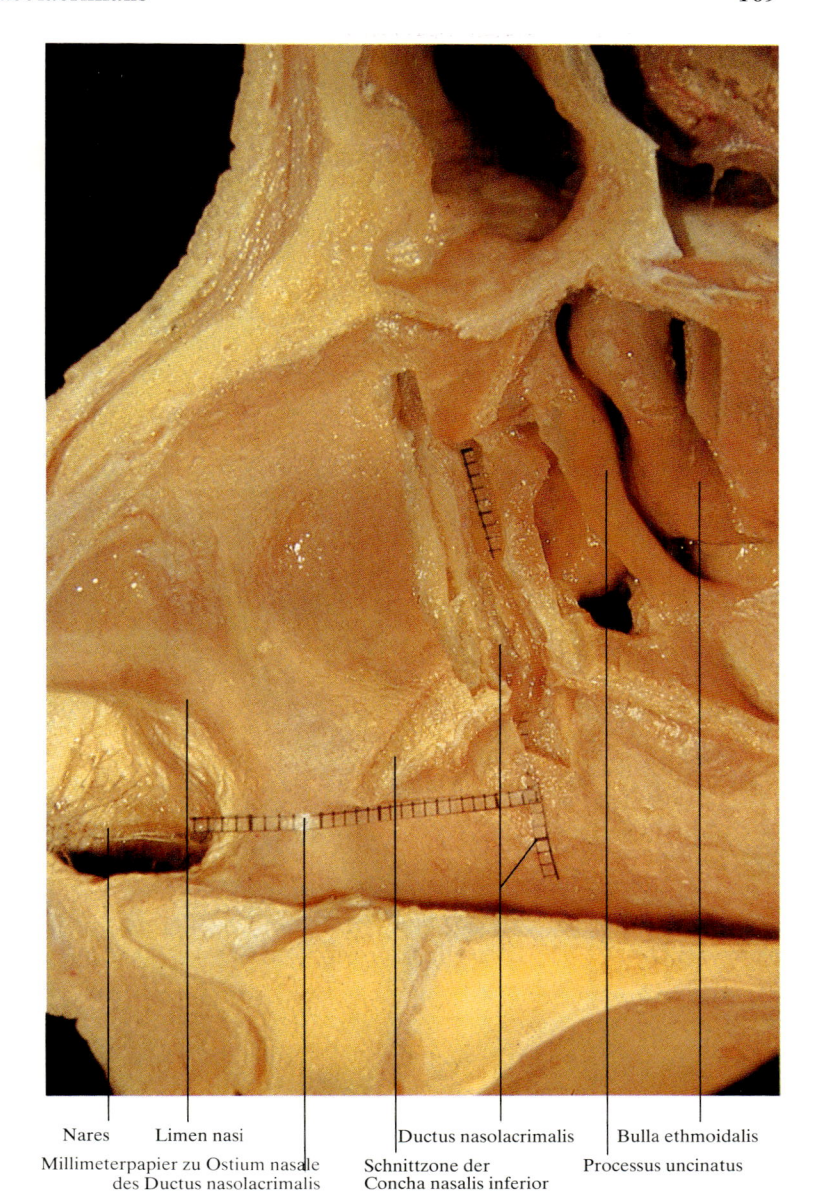

Abb. 110. Ductus nasolacrimalis
von der Nasenhöhle her freipräpariert

Nares   Limen nasi   Ductus nasolacrimalis   Bulla ethmoidalis
Millimeterpapier zu Ostium nasale   Schnittzone der   Processus uncinatus
des Ductus nasolacrimalis   Concha nasalis inferior

Zuletzt erhält der Mittelabschnitt des Ductus sein Lumen. Form und Lage des Ostium nasale hängen von der Winkelbildung des Zellstranges des Ductus nasolacrimalis mit der Nasenschleimhaut ab. Liegt das Ostium am höchsten Punkt des Meatus nasi inferior, unmittelbar unterhalb der Anheftung der unteren Muschel, dann ist es in der Regel groß und nicht von Mukosafalten bedeckt. Bei mehr nach unten gelagertem Ostium ist es in der Regel spaltförmig und mehr oder weniger von Schleimhautfalten überlagert (Abb. 110).

Ductus nasolacrimalis bei Neugeborenen. Nach BUSSE u.Mitarb. (1977) besteht bei Neugeborenen in mehr als 50% eine ein- oder beiderseitige Ausgangstenose des Ductus nasolacrimalis durch Persistenz der sog. Hasnerschen Membran. Nach anderen Autoren ist der Tränennasengang zwischen 6% und 73% bei der Geburt verschlossen und öffnet sich während der 1. Lebenswochen, am häufigsten zwischen der 3. und 4. Woche. (Weiteres bei Nasenschädel, Bd. I/1, Teil C.)

7. Labyrinthus ethmoidalis und Cellulae ethmoidales

Vom rechten und linken Seitenrand der Lamina cribrosa hängt jederseits ein Labyrinthus ethmoidalis herab. Dieser Siebbeinabschnitt fügt sich am Schädel des Erwachsenen zwischen Nasenseitenwand und Orbita ein.

Ein Labyrinth wird von meist drei Reihen übereinanderliegender Siebbeinzellen gebildet. Diese stehen oft untereinander, stets mit dem oberen und mittleren Nasengang in Verbindung. Betrachtet man die Zwischenwände der Siebbeinzellen als bogenförmig angeordnetes Stützsystem für vordere Schädelbasispartien (SCHÖNEMANN 1922), dann läßt sich von proximalen und distalen Hauptzügen der Cellulae ethmoidales sprechen.

Bei frontipetaler Hirn- und Schädelform sind nach SCHÖNEMANN die Stützsysteme kräftig, bei okzipitopetaler schwächer und graziler entwickelt.

Gegen die Augenhöhle hin werden sie durch eine papierdünne Knochenwand – *Lamina orbitalis ossis ethmoidalis* – abgeschlossen. Außerdem beteiligen sich am knöchernen Abschluß der Cellulae ethmoidales sämtliche Nachbarknochen: Os frontale, Os lacrimale, Maxilla, Os palatinum, Os sphenoidale. Die in Nachbarknochen durch die Siebbeinzellen entstehenden Dellen werden als Foveolae ethmoidales bezeichnet. Das Siebbeinlabyrinth hat ein Volumen von etwa 10 cm³.

Entstehung. Die Cellulae ethmoidales entstehen nach RICHTER (1932) durch aktives Einwachsen des Nasenhöhlenepithels in das embryonale Bindegewebe gegen Ende des 4. Keimlingsmonats. Sie gehen vom Meatus nasi medius, superior und supremus aus (Abb. 111).

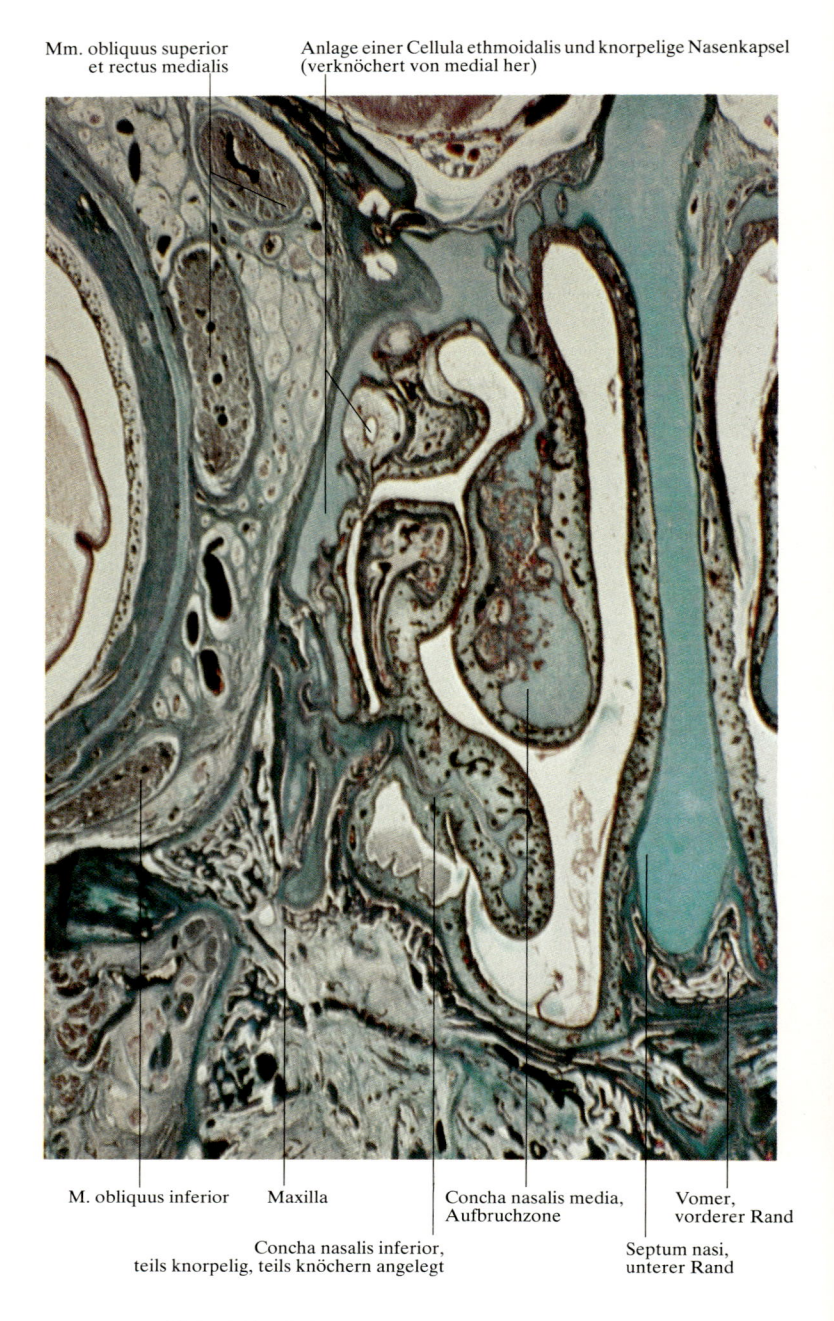

Abb. 111. Cellulae ethmoidales, Entstehung
Frontalschnitt durch den Kopf eines 35 cm langen Feten

Die ersten Verknöcherungszeichen im späteren Os ethmoidale konnte RICHTER im 6. Keimlingsmonat an den späteren Ausführgängen der Cellulae ethmoidales nachweisen. Im 1. Lebensjahr hat sich die Schleimhaut der Siebbeinzellen zunehmend verdünnt, die Volumina der Cellulae ethmoidales sind größer als vorher. Das Blutgefäßsystem der Siebbeinschleimhaut ist vorwiegend zweischichtig (subepithelial und paraossal) angeordnet. Vom 7. Lebensmonat an vergrößern sich die Cellulae ethmoidales durch Resorptionsvorgänge an der Innen- und durch Knochenneubildung an der Außenwand. Im Gebiet der Knochenresorption ist die Schleimhaut niedriger als an anderen Zonen.

II. Vomer und Septum nasi

1. Vomer

Der Vomer bildet den hinteren, unteren Teil der Nasenscheidewand (Abb. 112). Der obere Rand der unregelmäßig vierseitigen Knochenplatte verbreitert sich zu den Alae vomeris, welche das Rostrum sphenoidale von unten her umfassen und den Canalis vomerovaginalis (in höherer Ebene) sowie den Canalis palatovaginalis (in tieferer Ebene) mit begrenzen.

Rechts und links grenzen die Alae vomeris an den Processus vaginalis des Processus pterygoideus und vor diesem an den Processus sphenoidalis ossis palatini. Dorsal ist der Vomer leicht nach vorne konvex durchgebogen und bildet die medialen Ränder der Choanen. Nach vorne und oben steht der Vomer mit der Cartilago septi nasi, welche in zwei auseinanderweichende Lamellen des Knochens eingefalzt ist, in Verbindung.

Sein Unterrand ist mit der Crista nasalis des Palatum durum mit einer Naht verbunden und schiebt sich, rechtwinkelig

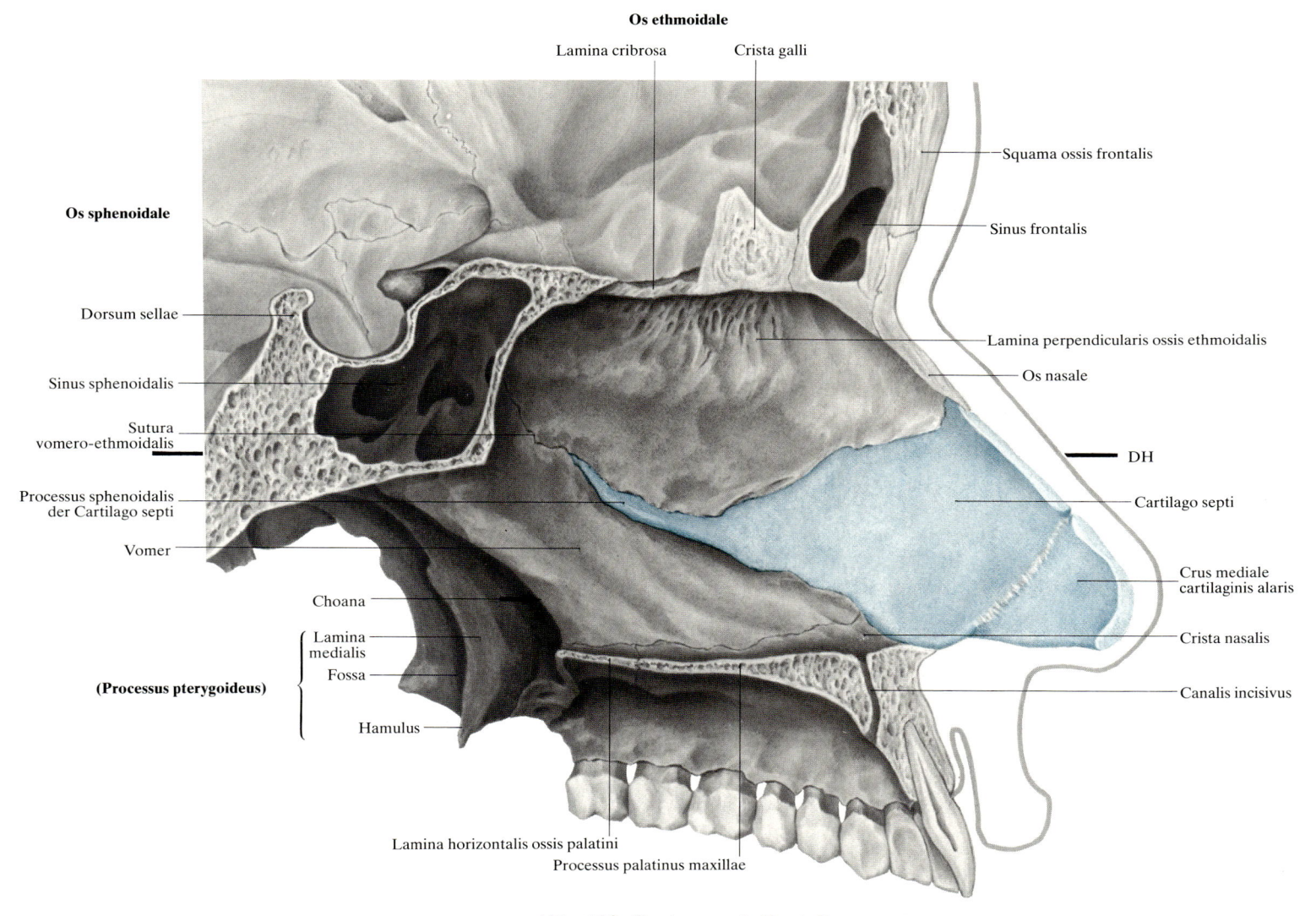

Abb. 112. Septum nasi, Bauteile

abgebogen, in die Stufe zwischen Pars incisiva und Pars palatina der Crista nasalis, so wie eine Pflugschar in die Erde einschneidet. Der vordere Rand ist mit der Lam. perpendicularis ossis ethmoidalis verknüpft. Die Alae vomeris besitzen von oben betrachtet keine parallelen Seitenränder, sondern medialwärts gerichtete Knickungen. Der Abknickungswinkel schwankt um einen Mittelwert von 30° und wurde als Angulus alae vomeris bezeichnet. Bis zu diesem Winkel reicht von vorne her der Processus sphenoidalis ossis palatini und von hinten her der Processus vaginalis der medialen Lamelle des Processus pterygoideus. Der Angulus alae vomeris stellt deshalb die genaue Grenze zwischen Cavitas nasi und pharyngis dar. Von der Knickungsstelle an zieht eine Knochenleiste an der Seitenwand der Choana bis etwa zur Choanenmitte abwärts, die von PEROVIC (1940) als Crista choanalis bezeichnet wurde und als seitliche Grenze der Choana gelten sollte.

Processus sphenoidalis cartilaginis septi. ZUCKERKANDL (1893) weist darauf hin, daß ein Teil des bei Neugeborenen zwischen beiden Platten des Vomer eingeschalteten Knorpels häufig persistiert. Dieser Knorpelrest ist bei Erwachsenen infolge von Dehiszenz der einen oder anderen Platte des Vomer nicht mehr allseitig von Knochen eingeschlossen. Nach Abtragen der Schleimhaut des Nasenseptum ist er deshalb teilweise sichtbar. Gewöhnlich befindet er sich zwischen Vomer und Lamina perpendicularis ossis ethmoidalis, in einer gegen die Nasenhöhle mehr oder minder vorspringenden Halbrinne, und reicht von der Spina nasalis anterior bis an das Rostrum sphenoidale als schräge, der Nasenscheidewand aufsitzende Kante. Der Querdurchmesser des Septum wird dadurch nicht unwesentlich vergrößert und kann zu einer Septumdeviation führen.

Postnatales Wachstum

MELSEN (1977) untersuchte Nasensepten von 66 Jungen und 57 Mädchen von 0–20 Jahren, histologisch und mikroradiographisch.

Der Vomer vergrößert sich seinen Befunden zufolge postnatal hauptsächlich durch Apposition an der oberen Fläche und am Hinterrand. Das vertikale Wachstum des Nasenseptum an der oberen Fläche läßt sich bei allen Jungen bis zum 17. Lebensjahr, in einem Fall noch im Alter von 20 Jahren, nachweisen. Bei Mädchen wurde diese Wachstumstendenz stets bis zum 15. Lebensjahr beobachtet. Der Hinterrand des Vomer wächst appositionell bei Jungen bis zum 17., bei Mädchen bis zum 14. Lebensjahr. Der Vorderrand dagegen scheint bei Jungen im 13., bei Mädchen im 12. Lebensjahr vollständig ausgebildet zu sein. Das Wachstum im Bereich der Sutur, zwischen Crista maxillaris und Unterrand des Vomer ist bei Jungen mit 14, bei Mädchen mit 12 Jahren abgeschlossen.

In allen postnatalen Entwicklungsstadien ist der Oberrand des Vomer durch eine V-förmige Grube, in welcher das Rostrum des Corpus sphenoidale liegt, nachweisbar. Der

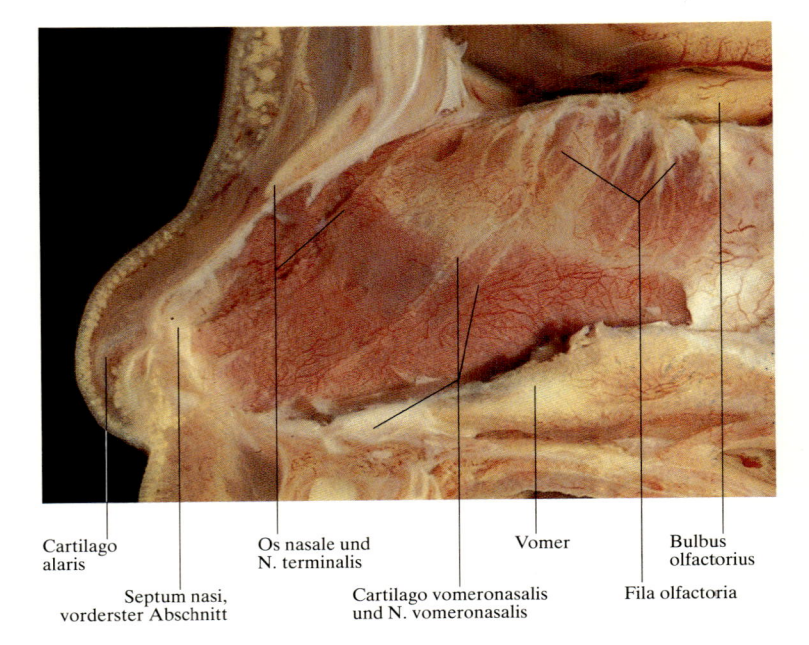

Abb. 113. Nn. terminalis, vomeronasalis und Fila olfactoria von medial

vordere Abschnitt dieser medianen Crista ist häufig stark vorgewölbt und endet mit einer dünnen Kortikalisplatte, welche vom Vomer umgeben ist. Bei Kindern unter 13 Jahren findet sich stets Knorpel zwischen Rostrum sphenoidale und Vomer. Medial liegt lockeres Bindegewebe zwischen beiden Anteilen vor. Bei jüngeren Kindern liegt zwischen Vomer und Os sphenoidale eine Schyndilesis vor, bei älteren ist diese nach vorne verlagert und enger, ähnlich einer Sutur.

Der Vorderrand des Vomer grenzt teilweise an die Lamina perpendicularis ossis ethmoidalis, teilweise an die Cartilago septi. Bei Kindern unter 6–7 Jahren liegt der Septumanteil innerhalb einer Rinne des Vomer eingeschlossen und ist mit diesem durch wenig lockeres Bindegewebe verknüpft. In vorderen Abschnitten ist die Rinne seichter als dorsal. Mit zunehmendem Alter vertieft sich die Rinne – auch in jenem Abschnitt, der die Lamina perpendicularis umgibt. In ihr bleiben längere Zeit Knorpelinseln bestehen.

Die beiden knöchernen Falzränder des Vomer verwachsen ab dem 3.–4. Lebensjahr mit den beiden Blättern der von oben nach unten ossifizierenden Lamina perpendicularis des Siebbeins. Nach ZUCKERKANDL (1883) kann dies schon im 4. Lebensjahr erfolgen; im 14. Lebensjahr sei es in 14,7%, bei Erwachsenen in 38% der Fall (PETER 1913).

Hypoplasie

Nach STUPKA (1938) beschrieben HOPMAN u. FRANKE (1938) Hypoplasien des Vomer. Von anderen Autoren wurden Asymmetrien des Vomer sowie teilweise Aplasien einer Vomerhälfte beobachtet. Bei Hypoplasien liegt der freie Vomerrand nicht, wie in der Regel, an der Spina nasalis posterior, sondern vor dieser (bis zu 25 mm vor der Plica salpingopalatina) an. Dadurch entsteht eine sehr verkürzte Nasenscheide-

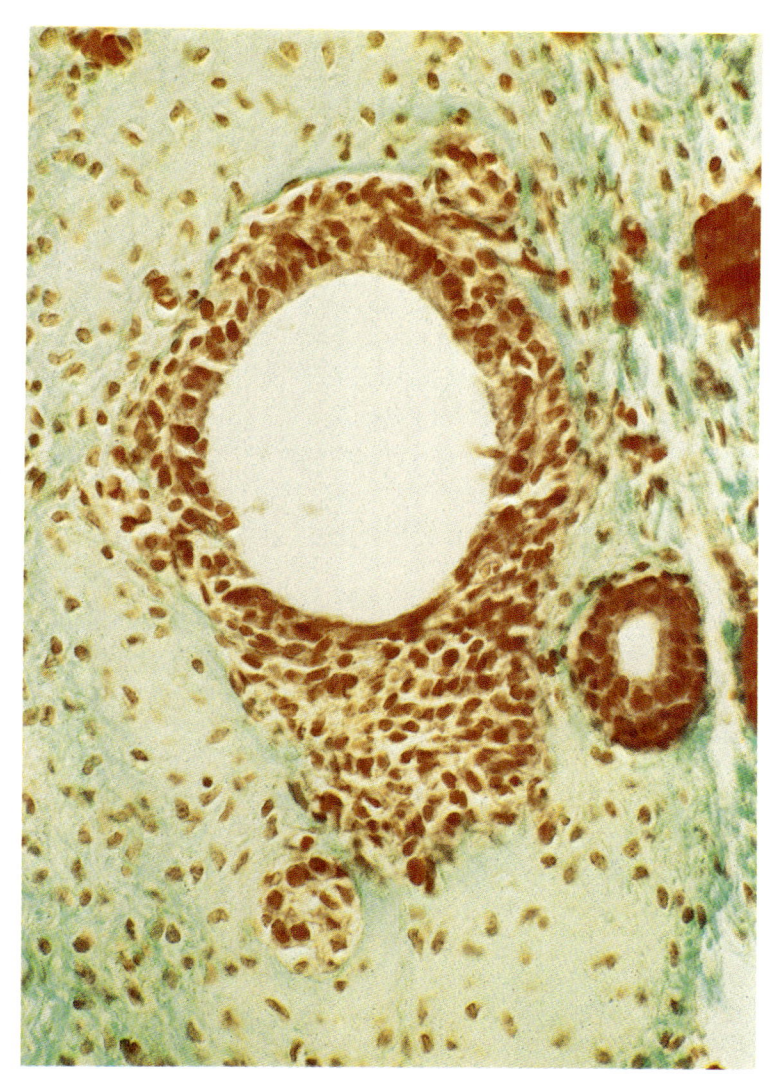

Abb. 114. Organon vomeronasale bei einem 40 cm langen Feten, ♂ (Querschnitt, Goldner-Elastica)

wand, eine atypische Form der Choanae und ein verlängerter Nasopharynx. Auch vollständige Aplasien des Vomer (und der Lamina perpendicularis) wurden beschrieben (LANG u. KLEY 1981).

2. Organon vomeronasale
(Jacobsonsches Organ)

(JACOBSON, Ludwig Lewin, dänischer Anatom, 1793–1843: N. tympanicus des N. glossopharyngeus und Jacobsonsches Organ.) Nach PEARLMAN (1934) hat RUYSCH (1703) zuerst das Jacobsonsche Organ beim Menschen untersucht und nachgewiesen (Abb. 114). SÖMMERING bildete es 1809, MEKKEL 1820 ab. KOELLIKER (1877) fand es beim Keimling, bei Kindern und bei Erwachsenen. Seinen Befunden zufolge ist es beim Embryo zwischen 2 und 7 mm lang, die Kanalweite beträgt nach ANTON (1895) 1 mm. Bei jungen Keimlingen konnte es PARKER (1922) stets nachweisen. Seinen Befunden zufolge ist es bei Neugeborenen 0,5–2,5 mm lang und im vorderen, unteren Teil des Septum nasi plaziert (s. Abb. 113 am unteren Ende des N. vomeronasalis). Es öffnet sich in die Nasenhöhle.

ZUCKERKANDL (1910) weist darauf hin, daß POTIQUET (1891) betont, die Mündung des Jacobsonschen Organs sei beim Menschen nicht selten zu erkennen. Ihm erschien es nicht unwahrscheinlich, daß eine Affektion des Kanals zu Entzündungen und gelegentlich zu Perforation des Septum nasi führen könne. In jüngerer Zeit wurde das Organ bei Versuchstieren eingehend untersucht. (BREIPOHL u. Mitarb. 1982.)

3. Cartilago vomeronasalis
(Jacobsonscher Knorpel, Huschkescher Knorpel, Basalknorpel)

Nach SPURGAT (1893), der das an der lateralen Fläche des Vomer und des Septum nasi liegende Knorpelstückchen untersuchte, ist der Knorpel auch bei alten Menschen (im Gegensatz zur Ansicht Henles) nachweisbar. Häufig findet sich eine dünne, sich eng an den Oberkiefer anschmiegende Knorpelspange, deren hintere Begrenzung vom hinteren, unteren Winkel des Septum nasi in sehr scharfen Bogenlinien sich nach vorn und lateral hinzieht und bis an den vorderen Rand des Canalis incisivus (nasopalatinus), der halbbogenförmig umkreist wird, reicht. Er endet vorn, außer einem schmalen, spitzen Ausläufer, am Septum mit einer Lingula in der an wohlerhaltenen Präparaten sichtbaren Facette der Spina nasalis anterior (Ala incisiva). Die medialen Teile der Knorpelplatte grenzen ans Septum. HUSCHKE (1854) schlug die Bezeichnung Spina cartilaginea für den vorderen und Vomer cartilagineus für den hinteren Abschnitt vor. An unserem Untersuchungsgut Erwachsener sind die Knorpelspangen ca. 20 mm lang und in mehrere Einzelknorpel zergliedert; ihnen und den Alae ruht das verdickte untere Septumende auf. (Weiteres s. Bd. I/1, Teil C.)

4. Septum nasi

Das Skelet des Septum nasi besteht aus dem Vomer, der Lamina perpendicularis ossis ethmoidalis und der Cartilago septi (s. Abb. 112). Am Nasensteggebiet besteht ein Septum mobile, das, wie das Vestibulum nasi, von äußerer Haut überzogen ist.

Trajektorien. SERCER (1938) beschrieb ein Trajektorium vomerale, das innerhalb des Septum nasi vom Rostrum sphenoidale zur Spina nasalis anterior verläuft. Ein Trajektorium nasale erstreckt sich von der Spina nasalis anterior fächerförmig nach vorne oben und stützt die Schädelbasis sowie die äußere Nase (Spaltlinienuntersuchungen nach BENNINGHOFF

1925). Seiner Meinung nach können bei genauer Analyse verschiedener Septumdeformitäten alle Abweichungen von der geraden Form auf zwei Kräfteeinwirkungen reduziert werden: Kräfte in sagittaler und in vertikaler Richtung. Bei Auswirkung der Kraft in vertikaler Richtung kommt es nach SERCER zu Luxationen des unteren Randes der Lamina quadrangularis (=Cartilago septi) oder wenigstens des Processus sphenoidalis der Lamina quadrangularis oder auch zu Luxationen des unteren Randes der Lamina perpendicularis ossis ethmoidalis (welche wie eine Muschel eingerollt werden kann). Auf diese Weise kommen Cristae und Spinae zustande. Auch Krümmungen des Vomer in sagittaler Richtung sowie in horizontaler kommen vor. SERCER betont, daß Septumdeviationen bei Kindern seltener als bei Erwachsenen und bei Frauen seltener als bei Männern vorkommen und bringt dies mit dem sich verkleinernden Clivuswinkel in Zusammenhang.

Septumluxationen. Betont sei, daß während der Geburt gelegentlich Septumluxationen vorkommen.
Nach JEPPESEN u. WINDFELD (1972) kommt eine *Dislokation der Cartilago septi* in 1,45% vor. Nach rhinologischer Untersuchung von 907 Neugeborenen konnte sie in 3,19% nachgewiesen werden. Die Autoren betonen, daß mit der Dislokation nicht notwendigerweise eine Deviation der Außennase kombiniert ist. Es soll möglichst innerhalb von 24 Std reponiert werden.

Wachstum. Nach SARNAT (1970) hat im Tierversuch die Entfernung des Septum nasi ein verlangsamtes Wachstum der Schnauze zur Folge. Es entsteht eine relative mandibuläre Prognathie, die Ossa nasalia und Premaxillae sind kleiner, ebenso die Nasenhöhle und die Apertura piriformis, als bei Kontrolltieren (Kaninchen). Wir selbst (LANG u. KLEY 1981) fanden eine fast vollständige Aplasie des Septum nasi bei kaum veränderter Außennase.

Deviationen. Nach THEILE (1855) sind nur etwa 25% der Septen nach der einen oder anderen Seite zu gebogen. ZUKKERKANDL (1877) untersuchte 370 Schädel und stellte 140 verbogene Septa, darunter 107 mit hakenförmigen (leistenförmigen) Fortsätzen, fest. Die meisten Deviationen betreffen lediglich die vorderen zwei Drittel der Nasenscheidewand. Bei wenig starken Deviationen ist nur der vordere, untere Abschnitt des knöchernen Septum betroffen. Der dorsale Scheidewandabschnitt steht meist in der Medianen. Durch die häufig einseitige Verbiegung der Nasenscheidewand wird eine der Nasenhöhlen enger, die andere weiter. Bei doppelter Skoliose liegen gewöhnlich die engeren und weiteren Zonen beider Nasenhöhlen an entgegengesetzten Seiten in vorderen und hinteren Abschnitten. Meist sind die Verbiegungen mit leistenförmigen Vorsprüngen kombiniert. Diese liegen der konvexen Seite an. An der Gegenseite findet sich häufig eine furchenartige Einziehung. Verhältnismäßig selten gibt es Vorbuckelungen, die gleichartig an beiden Seiten entwickelt sind. Dann sind jene an der konkaven Seite

niedriger. Diese leistenartigen Verdickungen des Septum nasi kommen im unteren und mittleren Scheidewandabschnitt am häufigsten vor. Meist sind sie am vorderen und oberen Rand des Vomer als Auswuchs dieses Knochens oder des Scheidewandknorpels entwickelt (s. Processus sphenoidalis cartilaginis septi u. Bd. I/1, Teil C).
JOSEPH (1967) diskutiert das Problem des *dicken Septum.* Er vermaß bei 300 Patienten die Gesamtseptumdicke im Klappengebiet und unter Ausschluß der Septumdeformationen bei leptorhinen Nasen mit 5–8 mm, bei platyrhinen mit 10–13 mm, im Mittel mit 9 mm. Bei Kindern finden sich verhältnismäßig breite Septa mit 4–8 mm Dicke.

5. Cavitas nasi: Boden und Suturen

Bei Kindern ist der Bodenabschnitt der Nasenhöhle verhältnismäßig dicker, bei Greisen ist der mittlere Bodenteil lateral der Sutura intermaxillaris oft zu einer durchscheinend dünnen Platte atrophiert. Defekte kommen gelegentlich vor. Hinter dem Unterrand der Apertura piriformis sinkt der Nasenhöhlenboden unterschiedlich stark nach unten ab (s. auch S. 182 und 186, weiteres Teil C).

Verlagerte Zähne und Zahngeschwülste. Schon ZUCKERKANDL (1893) war bekannt, daß sich vom Nasenboden aus gelegentlich Schneidezähne, der Norm entgegen, mit der Krone voraus in die Nasenhöhle hinein entwickeln (verlagerte Zähne). Auch ein Eckzahn kann in die Nasenhöhle vordringen. Als extremste Verlagerung fand MECKEL (1748) einen Bicuspidus mit Krone aufwärts gegen die Orbita und Spitze nach unten gerichtet. Auch ALBINI (1754) beschrieb Eckzähne, die total verkehrt lagen, nämlich mit der Krone am Infraorbitalrand.

Suturen

Sutura incisiva. Der vordere Abschnitt des harten Gaumens und damit auch des Nasenhöhlenbodens entwickelt sich aus dem medialen Stirnfortsatz. Sein Nasenhöhlenbodenanteil kann nur grob mit dem Os incisivum (Goethei) gleichgesetzt werden und ist auf einer meist kurzen Strecke durch die Sutura incisiva von den Processus palatini maxillae abgegrenzt.
Das Os incisivum bildet den vordersten Abschnitt des knöchernen Nasenhöhlenbodens, ist aber auch an Kinderschädeln von der Nasenhöhlenseite her nur im Mittelabschnitt (Canalis incisivus) abgrenzbar. Eine wichtige Stützfunktion für die Cartilago septi und den Vomer erfüllen auch beim Neugeborenen die sog. Alae der Premaxilla.

Sutura intermaxillaris. In der Sutura intermaxillaris treffen beide Processus palatini maxillae in der Medianen aufeinander. Die Knochenverbindung verläuft meist geradlinig vom Foramen incisivum bis zur Knochenverbindung mit der Lamina horizontalis ossis palatini dorsalwärts.

Cavitas nasi: Boden und Suturen

Os nasale
Foramen incisivum
Arcus superciliaris
Margo supra-orbitalis
Foramen infra-orbitale
Aditus orbitae
Processus palatinus maxillae
Lamina horizontalis ossis palatini
Fissura orbitalis inferior
Spina nasalis posterior
Foramen palatinum majus
Arcus zygomaticus
Foramina palatina minora
Crista infratemporalis et Planum infratemporale
Choana
Hamulus pterygoideus, Lamina medialis, Fossa pterygoidea et Lamina lateralis processus pterygoidei
Sutura vomerosphenoidale
Vomer
Foramen ovale
(Eminentia) Tuberculum articulare
Foramen spinosum
Fossa mandibularis
Foramen lacerum externum
Processus inferior tegminis et Fissura petrotympanica (GLASER)
Canalis caroticus, Apertura externa
Tuberculum pharyngeum
Fossula petrosa et Fossa jugularis
Processus inferior tegminis et Fissura petrotympanica (GLASER)
Eingang in Meatus acusticus externus (Pfeil), et Pars tympanica ossis temporalis
Condylus occipitalis
Foramen stylomastoideum
Processus mastoideus
Canalis condylaris inferior (60%)
Incisura mastoidea
Foramen magnum
(Sulcus art. occipitalis)
Canalis condylaris, Apertura externa
Foramen mastoideum
Linea nuchae inferior
Planum nuchale
Squama occipitalis
Linea nuchae superior
Linea nuchae suprema
Planum occipitale
Protuberantia occipitalis externa

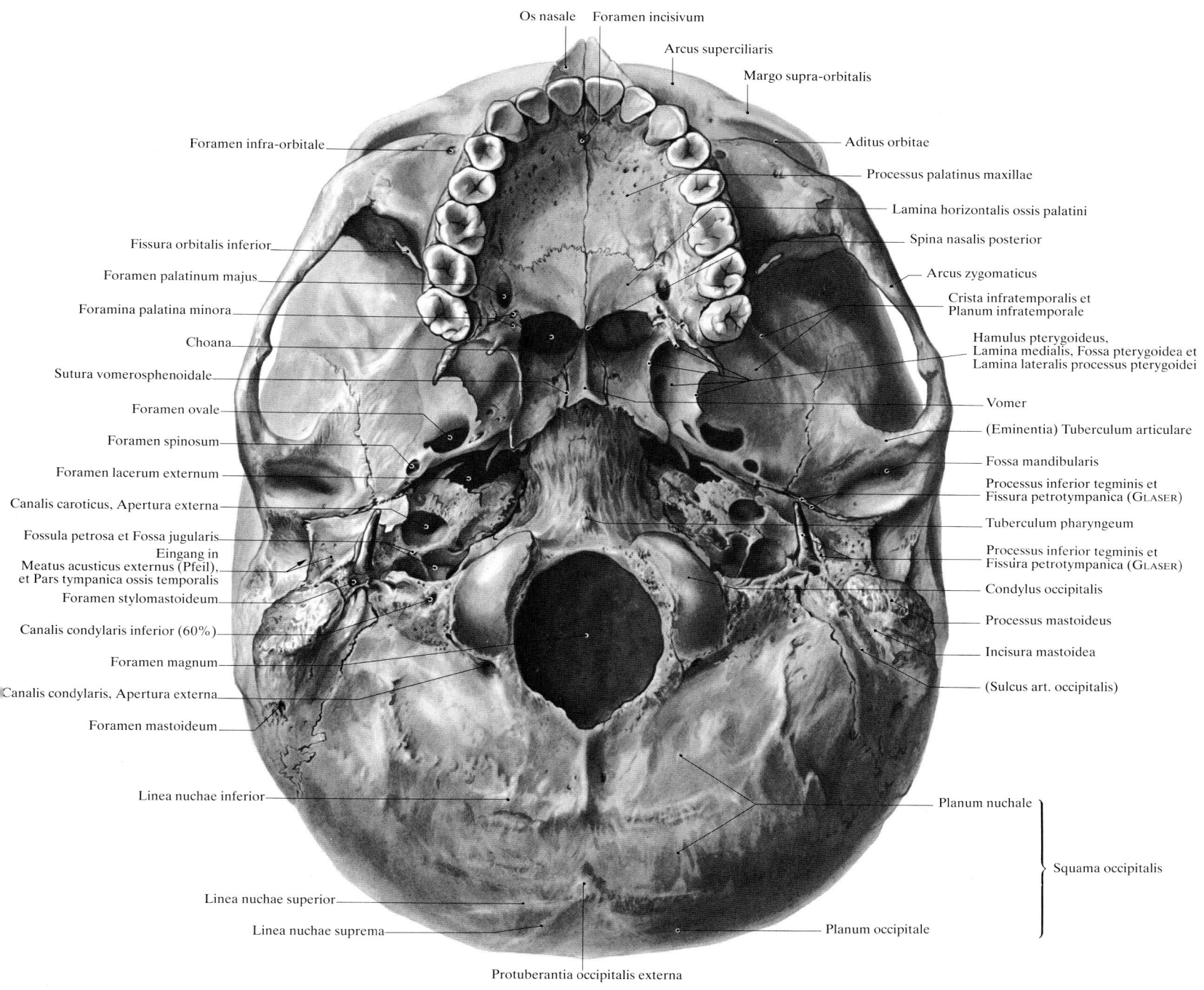

Abb. 115. Basis cranii externa, äußere Schädelbasis

Sutura palatina transversa. Die Grenzlinie zwischen Processus palatini maxillae und Laminae horizontales ossis palatini kann rein transversal verlaufen, nach vorne gekrümmt oder nach hinten einspringend ausgebildet sein. Nach KADANOFF u.Mitarb. (1969/70) verläuft die Sutur in 63,2% annähernd geradlinig in der Frontalebene, in 27% ist sie nach vorne, in 9,4% nach hinten gerichtet. Häufig ist die Horizontalplatte des Gaumenbeins außerdem auf einer Seite etwas mehr als auf der Gegenseite entwickelt, so daß die beiden Quernähte nicht am selben Punkt der Sutura mediana palatina zusammenlaufen. Selten (0,15%) schiebt sich ein Fortsatz, der aus beiden Processus palatini maxillae besteht, zwischen die Laminae horizontales der Gaumenbeine ein und bildet so einen Processus interpalatinus posterior completus. Beide Gaumenbeine stehen in solchen Fällen nicht miteinander in Verbindung. Gewöhnlich überlappen die Processus palatini der Maxilla die Gaumenbeinfortsätze, so daß eine besondere Suturform, nämlich eine Schyndilesis, vorliegt.

Die vorderen $3/4$ des Nasenhöhlenbodens sind von den Processus palatini maxillae, das hintere Viertel von den Laminae horizontales palatini gestellt. 11,6 (8–18) mm dorsal des Vorderendes des Nasenhöhlenbodens (Subspinale) findet sich in der Nasenhöhlenschleimhaut eine kleine Einsenkung, die den Canalis incisivus überlagert.

6. Choana

Am Aufbau der Choana sind knöchern beteiligt: das Os sphenoidale, das Os palatinum sowie der Vomer (Abb. 115). Am Schädel wird die Choana unten von der Lamina horizontalis ossis palatini und der Crista nasalis ossis palatini, medial vom Hinterrand des Vomer, oben von den Alae vomeris und vom Processus vaginalis des Processus pterygoideus begrenzt. Lateral bildet die Lamina perpendicularis ossis palatini die Knochengrenze. Die hintere Partie der Lamina medialis processus pterygoidei ist samt Processus tubarius meist etwas lateralwärts umgebogen und beteiligt sich deshalb nicht an der Begrenzung der Choana. (Weiteres s. Bd. I/1, Teil C.) (Choanenhöhe und -breite, postnatale Vergrößerung s. Abb. 116 u. 117.)

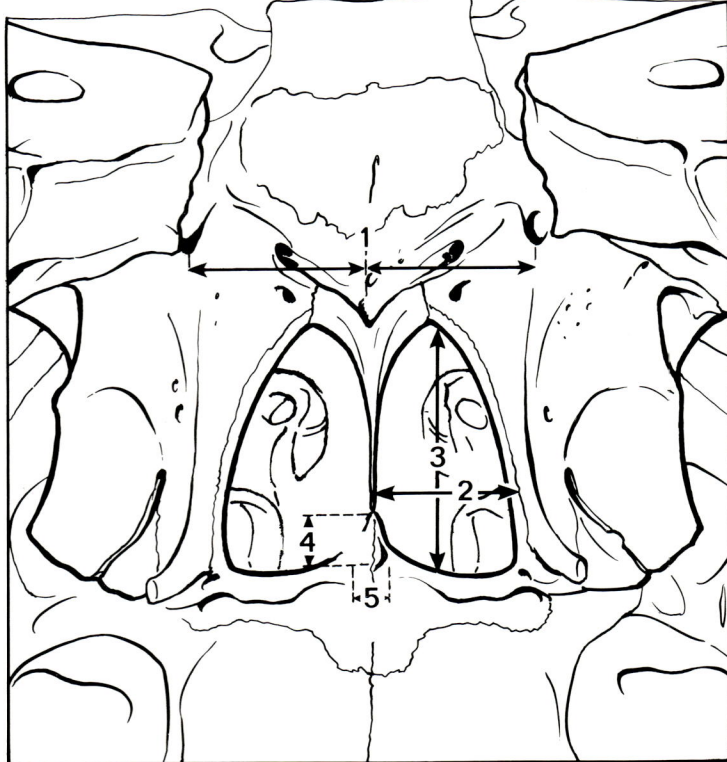

1	Canalis pterygoideus, paramedianer Abstand		Choana	
			2 Breite	**3** Höhe
	li.	re.		
	1 J. 9,5 (8-10)	1 J. 9,6 (7-10)	5,94 (5-6)	8,0 (7-9)
	5 J. 11,3 (9-12)	5 J. 11,5 (10-13)	8,0 (7-8)	11,6 (10-14)
	Erw. 15,1 (12-19)	Erw. 15,3 (12-19)	10,35 (9-14)	16,35 (14-19)
			13,49 (10-19)	25,44 (21-33)

	Spina nasalis post.	
	4 Höhe	**5** Breite
	Ngb. 1,6 (1-2)	2,16 (1-3)
	1 J. 2,1 (1-3)	2,30 (2-3)
	5 J. 3,23 (0-6)	3,36 (0-6)
	Erw. 5,57 (3-10)	5,35 (2-8)

Abb. 117. Choana, Crista nasalis ossis palatini und Apertura posterior canalis pterygoidei
postnatale Vergrößerung und Seitenverlagerung. (Maße nach LANG u. BAUMEISTER 1982, Grenzwerte in mm)

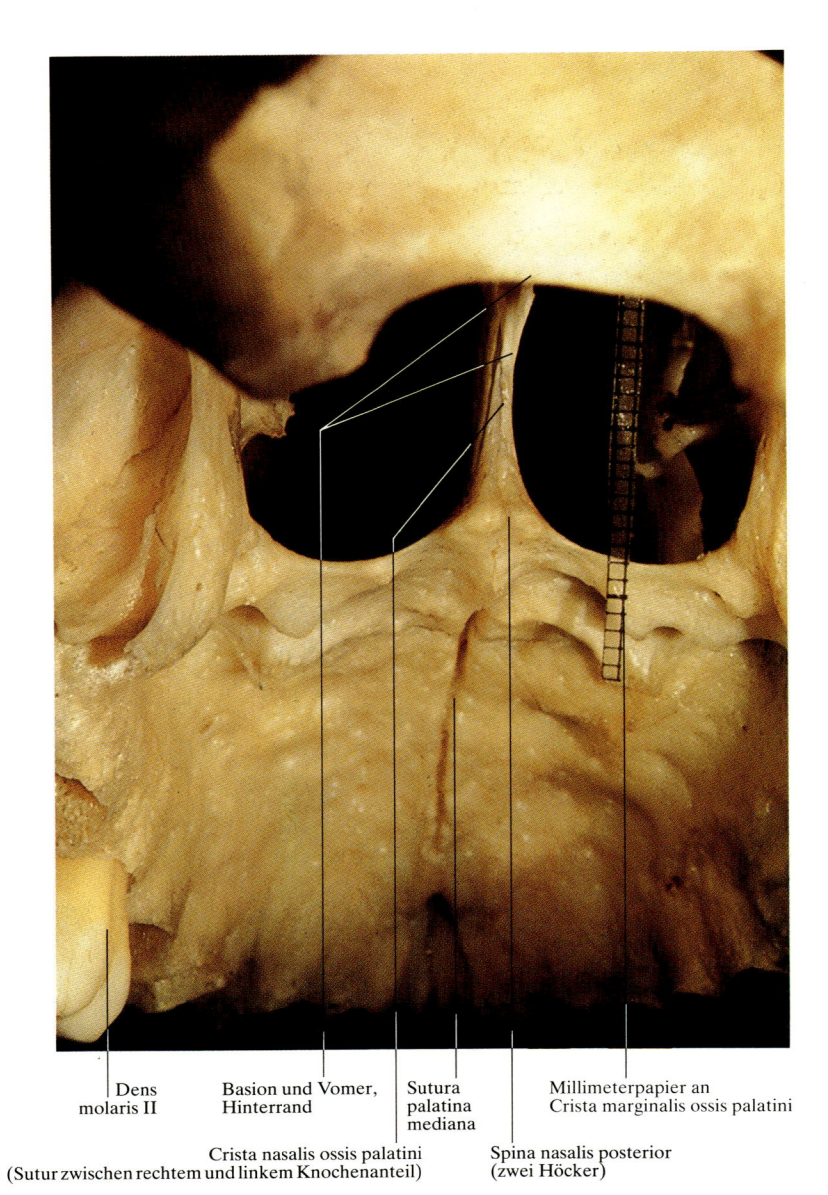

Choanalatresie. EMMERT (1851) operierte nach FRÄNKEL (1879) erstmalig einen derartigen Fall (7jähriger Knabe) mit Erfolg. Dieser konnte von Geburt an nie durch die Nase atmen und deshalb als Säugling nur mit großer Mühe ernährt werden; im Schlaf bestanden häufig Erstickungsanfälle. Der Verschluß war durch eine auf beiden Seiten mit Schleimhaut überzogene knöcherne Wand bedingt. LUSCHKA (1868) beobachtete einen ähnlichen Fall an der Leiche eines bald nach der Geburt gestorbenen Mädchens. Die knöchernen Grundlagen waren in diesem Fall von beiden Seiten her durch die Gaumenbeine bedingt: der hintere, normalerweise freie, ausgeschweifte Rand der Pars horizontalis ossis palatini setzte sich in eine dünne, kompakte Lamelle fort, die in etwas schie-

Dens molaris II | Basion und Vomer, Hinterrand | Sutura palatina mediana | Millimeterpapier an Crista marginalis ossis palatini

Crista nasalis ossis palatini (Sutur zwischen rechtem und linkem Knochenanteil) | Spina nasalis posterior (zwei Höcker)

Abb. 116. Crista nasalis ossis palatini und Palatum durum
(Erwachsener, von dorsal)

fer Richtung nach aufwärts und rückwärts zur unteren Fläche des Keilbeinkörpers emporstieg und an diesen mit gezähneltem Rand anschloß. Seitlich lehnte sich die Knochenplatte mit zugeschärftem Rand an die mediale Seite der Lamina medialis processus pterygoidei. Im unteren Bereich der Mittellinie standen die beiden Laminae in Zusammenhang, während oben eine sehr enge Spalte zwischen beiden bestand, in welche sich der hintere Rand des rudimentären Vomer einschob.

FRÄNKEL konnte bei einem jungen Mann den Verschluß einer rechten Choana nachweisen. BEINFIELD (1959) untergliedert die *Atresien* in membranöse, komplette oder inkomplette knöcherne und solche an einer oder an beiden Seiten. Bei kompletten knöchernen Atresien wird die Knochenplatte vorne von Nasenschleimhaut und hinten von Pharynxschleimhaut überdeckt. Er ist der Meinung, daß die Atresie auf einer Nichtöffnung der Membrana stomatopharyngealis beruhe. Bei inkompletter knöcherner Atresie stammt die Knochenplatte von der lateralen Nasenwand ab. Der Rest ist membranös ausgebildet und erstreckt sich zum Septum nasi. BEINFIELD weist darauf hin, daß bei allen Asphyxien der Neugeborenen auf eine bilaterale Atresie der Choanen geachtet werden solle. (Weiteres s. Bd. I/1, Teil C.)

7. Ostium pharyngeum

ARISTOTELES (384–322 v.Chr.) war die *Tuba auditiva* bekannt. „Regio intima auris (Trommelhöhle) meatum nullum ad cerebrum, sed in palatum oris habet" (HYRTL, 1880). Die Syrinx (= Tuba des GALEN) hat mit der Tuba auditiva nichts zu tun. EUSTACHIUS (1513–1574) untersuchte die Tube (und den M. tensor tympani, die Cochlea und den Larynx) sowie die Zähne genauer.

Nach KUNKEL (1870/73), der sich mit der postnatalen Verlagerung des Ostium pharyngeum tubae befaßte, beträgt der Abstand der Öffnungen beider knöcherner Tuben bei Neugeborenen 33 mm, bei Halbjährigen 46 mm, bei Vierjährigen 51 mm und bei Erwachsenen 60 mm. Seit den Untersuchungen KUNKELS ist bekannt, daß die Tubenmündung beim Fetus hinter und unterhalb des Gaumens liegt, bei Neugeborenen über das Niveau desselben aufsteigt und bei 4jährigen 3–4 mm oberhalb desselben steht. Bei Erwachsenen macht der Abstand etwa 10 mm aus. (Weiteres s. Bd. I/1, Teil C.)

III. Maxilla

Die Maxilla ist der zentrale Knochen des Obergesichtes. Sie bildet einen Teil der Nasenhöhlenseitenwand, den größten Bodenabschnitt der Nasenhöhle sowie des harten Gaumens und untere und seitliche Teile der Apertura piriformis.
Außerdem beteiligt sie sich am Aufbau der unteren Orbitawand. Gemeinsam mit der Zunge ist sie zur Artikulation der Sprache notwendig. Ihr Processus alveolaris hat große Bedeutung beim Kauakt.

1. Corpus

Das Corpus maxillae ist der voluminöseste Teil des Oberkieferbeines. Mit seiner Facies medialis begrenzt es den unteren und lateralen Abschnitt der Nasenhöhle. Die Facies superior bildet den größten Teil des Bodens der Orbita, die Facies malaris die Grundlage der Wange, mit seiner Facies infratemporalis begrenzt es vorne die Unterschläfengrube und die Fossa pterygopalatina.
Lateralwärts hebt sich vom Corpus maxillae, das die Form eines abgeschrägten Tetraeders besitzt, der Processus zygomaticus ab.
Das Corpus maxillae beherbergt den größten Sinus paranasalis: *Sinus maxillaris*. Auch seine Form ähnelt einem Tetraeder.
Vor dem, am isolierten Knochen weiten Zugang zum Sinus maxillaris (Hiatus sinus maxillaris), befindet sich zunächst eine etwa 4–8 mm breite, glattflächige Knochenoberfläche und anschließend eine rinnenförmige eingedellte: *Sulcus lacrimalis*. Von vorne her überlagert die Margo lacrimalis des Processus frontalis die Furche, von dorsal her überlappt eine kleine Lunula die Rinne.
Beide stehen mit dem Os lacrimale in Verbindung, das gemeinsam mit dem Processus lacrimalis conchae inferioris die mediale Wand des Canalis nasolacrimalis aufbaut. Etwa 1 cm dorsal des Hiatus maxillaris grenzt die nasale Fläche der Maxilla an die Lam. perpendicularis ossis palatini.
Oberhalb des Hiatus maxillaris bilden 2–3 flache Foveolae ethmoidales die knöchernen Grenzen der unteren Cellulae ethmoidales. Dorsokranial legt sich der Processus orbitalis ossis palatini mit seiner medialen Seite an die Maxilla an. Seine Fläche bildet einen Teil des Orbitabodens, gelegentlich auch der medialen Orbitawand.

2. Facies orbitalis

Die obere Fläche des Corpus maxillae ist als dreiseitig begrenzte Knochenfläche in den Boden der Orbita einbezogen. Die Facies orbitalis fällt vorne schräg nach lateralwärts zur Fissura orbitalis inferior ab, deren mediale Begrenzung sie bildet. Vor der Fissur verbindet sich der Knochen mit dem Os zygomaticum. Medial grenzt er an die Pars orbitalis ossis ethmoidalis, medial vorne an das Os lacrimale, ganz rostral an das Os nasale.
Aus der Fissura orbitalis inferior führt eine seichte Furche durch den Maxillaabschnitt des Orbitabodens, welche schließlich von oben her umwandet und zu einem Kanal *Sulcus und Canalis infra-orbitalis* wird. Betont sei, daß N. et A. infra-orbitalis während der fetalen Entwicklung von einer Knochenlamelle der Maxilla von seitlich umwachsen werden und an Kinderschädeln meist, an Erwachsenenschädeln selten eine Sutur zwischen Sulcus infra-orbitalis und Margo infra-orbitalis besteht: Sutura infra-orbitalis des Proc. zygomatico-orbitalis. Im Sulcus und im Kanal ziehen der N. infra-orbitalis des N. maxillaris und seine Begleitarterie. Ehe der Kanal am Foramen infra-orbitale endet, zweigen von ihm Canaliculi alveolares anterior (et medii) ab, in welchen Nervenästchen zu den Dentes incisivi und zur Nasenhöhle (LANG u. PAPKE 1984) absteigen (s. Kieferschädel). Der vordere Abschnitt der Facies orbitalis verstärkt sich zur Margo infra-orbitalis, die etwa in Orbitamitte mit dem Os zygomaticum verbunden ist.
Die Sutura zygomaticomaxillaris der Margo orbitalis inferior ist am Lebenden als Eindellung oder, seltener, als kleine Erhebung tastbar. Unter ihr öffnet sich das Foramen infraorbitale.

Maße. ZUCKERKANDL (1893) hat folgende Übersicht über die Höhe und Breite einiger von ihm gemessener Oberkiefer in den verschiedenen Lebensaltern zusammengestellt (Tabelle 32).
KUNKEL (1870–1873) zitiert Angaben von ENGEL (1863), der die Oberkieferhöhe zwischen einer Verbindungslinie der Margines orbitales inferiores und der Spina nasalis anterior vermaß. Bei Neugeborenen beträgt die Strecke seinen Befunden zufolge 2,75 mm, im Alter zwischen 2 und 14 Jahren 11,75 mm und bei Erwachsenen 20,0 mm.
Nach KADANOFF u. JORDANOV (1978) ist die Maxilla in medialen Abschnitten (zwischen Prosthion und Maxillofron-

Tabelle 32. Maxilla: Höhen- und Breitenentwicklung

Lebensalter	Höhe mm	Breite mm	Lebensalter	Höhe mm	Breite mm
Neugeboren	25	32	6 Jahre	48	42
1 Jahr	41	38	7 Jahre	50	43
2 Jahre	41	38	8 Jahre	56	47
2½ Jahre	40	38	9 Jahre	52	45
3½ Jahre	48	44	10 Jahre	51	44
4 Jahre	46	40	11 Jahre	50	45
4 Jahre	44	42	12 Jahre	55	45
5 Jahre	45	44	Erwachs. Mann	64	52

Es ist daraus eine Umkehr des Verhältnisses von Höhe und Breite ersichtlich.

tale) beim männlichen Geschlecht im Mittel 65,0 mm (55,0–76,5 mm) hoch. Der s-Wert liegt bei 3,68, der $s\bar{x}$-Wert bei 0,18.
Die Höhe der Maxilla seitlich bestimmten KADANOFF u. JORDANOV zwischen Orbitale und Zygomaxillare mit 24,6 mm (18,5–33,5 mm). Die Breite des Processus frontalis maxillae beträgt nach KADANOFF u. JORDANOV im Mittel 9,5 mm (5,0–20,5 mm).

Margo infra-orbitalis. Nach GRUBER (zit. nach MERKEL u. KALLIUS 1910) liegen zwei Gruppen von anormal zusammengesetzten Margines infra-orbitales vor: 1. solche, bei denen die Maxilla beteiligt ist, 2. jene ohne Beteiligung der Maxilla. Zur ersten Gruppe gehören die Fälle, wo sich außer den Hauptknochen das Os lacrimale, das Ossiculum canalis nasolacrimalis oder das Ossiculum infra-orbitale marginale (vorn am Eingang des Canalis nasolacrimalis) beteiligen.
Der zweiten Gruppe gehören jene Fehlbildungen an, bei denen die Margo infra-orbitalis
a) von einem Knochen gebildet ist: Vom Os zygomaticum, Processus marginalis; oder
b) von zwei Knochen: Os zygomaticum und Hamulus lacrimalis, Os zygomaticum und Ossiculum canalis nasolacrimalis, Os zygomaticum und Ossiculum infra-orbitale marginale; oder
c) aus drei Knochen gebildet wird. GRUBER fand Fälle, wo das Os zygomaticum, der Hamulus ossis lacrimalis und das Ossiculum infra-orbitale marginale am Aufbau beteiligt waren und solche mit Beteiligung des Os zygomaticum, Ossiculum canalis lacrimalis und Ossiculum infra-orbitale marginale.

3. Facies malaris

Fossa canina

Unterhalb des unteren Orbitarandes sinkt die Facies malaris in individuell unterschiedlicher Weise während des 12. Lebensjahres zur Fossa canina ein. Beim 7–8jährigen Kind liegt unter dieser Zone die Anlage des Dens caninus permanens.

Diese Fossa stellt den vorderen Zugangsweg zum Sinus maxillaris (Ausräumung, Endoskopie nach DRAF 1982) dar.

Foramen infra-orbitale

Lage. An der Wangenseite des Oberkieferknochens öffnet sich der Canalis infra-orbitalis zum Foramen infra-orbitale, das an unserem Material im Mittel 6,8 mm (3,2–14,2 mm) unterhalb der Sutura zygomaticomaxillaris am Orbitarand und ca. 25 mm seitlich der Medianen (21–32 mm) liegt (STUBBE 1976). Vom Foramen infra-orbitale steigt die Sutura infra-orbitalis (HENLEI) nach oben. (Über die postnatale Vergrößerung und Verlagerung s. Tabellen 33 u. 34.)

Tabelle 33. Foramen infra-orbitale, kürzester Abstand zur Margo infra-orbitalis. (Nach STUBBE 1976)

Alter		n	x	mS_o	mS_u	R_o	R_u
Neugeborene	re	11	3,2	3,94	2,60	4,9	1,5
	li	11	3,05	3,58	2,40	4,4	1,4
2–4 Monate	re	10	4,19	4,94	3,44	5,4	3,0
	li	10	4,23	5,2	3,58	5,7	3,0
1 Jahr	re	3	3,43	3,7	3,3	3,7	3,1
	li	3	3,27	3,3	3,2	3,3	3,2
2 Jahre	re	6	4,52	4,97	4,07	5,3	3,8
	li	6	4,65	5,03	3,09	5,4	3,8
4 Jahre	re	10	5,25	5,9	4,7	6,3	4,2
	li	11	5,14	6,17	3,79	6,1	4,6
5 Jahre	re	8	5,75	7,0	4,5	8,5	3,5
	li	8	5,5	6,93	4,64	8,0	4,1
6 Jahre	re	5	6,42	7,47	4,85	8,3	4,8
	li	5	6,18	8,1	4,9	8,4	4,3
8 Jahre	re	4	5,48	6,2	5,0	6,2	4,8
	li	4	5,5	6,2	5,03	6,6	4,7
9–11 Jahre	re	3	4,85	6,3	4,37	6,3	3,7
	li	3	5,07	5,4	4,4	5,5	4,5
Erwachsene	re	110	6,86	8,3	5,7	13,6	3,2
	li	111	6,72	8,2	5,6	14,2	3,4

Der Abstand des Foramen infra-orbitale zur Margo infra-orbitalis nimmt an unserem Untersuchungsgut vom Fetalalter an bis zu 2–4 Monate alten Säuglingen um ca. 1,7 mm zu. Anschließend verkleinert er sich bei Einjährigen und vergrößert sich dann bis zum 6. Lebensjahr um ca. 3 mm. Die Werte bei Erwachsenen sind im Mittel um 0,5 mm größer als bei 6jährigen Kindern. Signifikante Rechts-Links-Unterschiede bestehen an unserem Untersuchungsgut nicht (STUBBE 1976).

Abstand zur Medianen (Tabelle 34). Von der Kopfmedianen ist das Foramen infra-orbitale an unserem Untersuchungsgut bei Neugeborenen ca. 12,5 mm, bei zwei bis vier Monate alten Kindern ca. 14 mm, bei Einjährigen ca. 17 mm, bei 4jährigen etwa 18 mm, bei 5jährigen etwa 19 mm, bei 8jähri-

Tabelle 34. Foramen infra-orbitale, Abstand zur Medianen. (Nach STUBBE 1976)

Alter		n	$\bar{x}$ mm	max.	min.
Neugeborene	re	11	12,78	14,4	11,3
	li	11	12,29	13,9	10,5
2–4 Monate	re	10	14,2	17,5	12,6
	li	10	13,82	17,0	11,4
1 Jahr	re	3	17,57	19,7	14,6
	li	3	16,33	18,5	13,3
2 Jahre	re	6	17,8	19,8	15,8
	li	6	16,97	18,1	15,0
4 Jahre	re	11	18,11	20,2	16,4
	li	10	17,7	20,0	16,3
5 Jahre	re	8	19,1	20,0	17,2
	li	8	19,18	20,7	17,0
6 Jahre	re	5	18,34	20,5	17,0
	li	5	18,1	20,5	16,0
8 Jahre	re	4	19,82	22,4	17,8
	li	4	20,48	22,4	19,0
9–11 Jahre	re	3	20,9	24,7	17,5
	li	3	21,23	22,3	20,4
Erwachsene	re	114	25,26	32,0	21,0
	li	112	25,25	32,0	21,0

Tabelle 35. Foramen infra-orbitale, größter Durchmesser in mm (Nach STUBBE 1976)

Alter		n	$\bar{x}$ mm	max.	min.
Neugeborene	re	11	2,17	2,8	1,3
	li	11	2,30	2,8	1,9
2 Monate	re	8	2,45	3,4	1,4
	li	8	2,45	3,1	1,3
4 Monate	re	2	2,6	3,0	2,2
	li	2	2,9	3,2	2,6
1 Jahr	re	3	2,97	3,4	2,5
	li	3	2,83	3,0	2,7
2 Jahre	re	6	2,95	3,5	2,4
	li	6	2,65	3,2	2,4
4 Jahre	re	11	3,59	4,3	2,6
	li	11	3,63	4,4	2,5
5 Jahre	re	8	3,78	5,3	3,0
	li	8	3,94	5,2	3,2
6 Jahre	re	5	3,18	3,6	3,0
	li	5	3,58	4,3	3,3
8 Jahre	re	4	4,43	5,0	3,8
	li	4	4,30	5,0	3,9
9–11 Jahre	re	3	4,10	4,5	3,5
	li	3	3,97	4,3	3,6
Erwachsene	re	110	4,57	7,9	2,5
	li	110	4,56	7,5	2,6

Fissura orbitalis inferior und Sutura zygomaticomaxillaris

Sulcus und Sutura infra-orbitalis

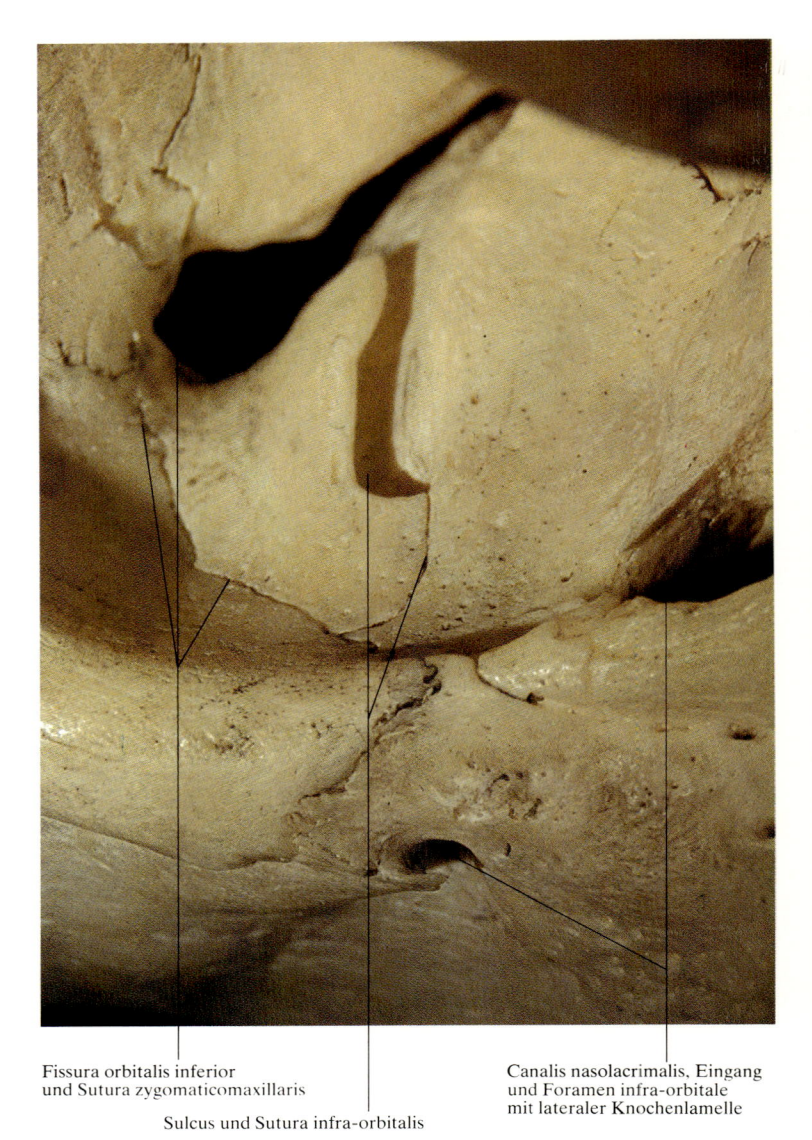

Canalis nasolacrimalis, Eingang und Foramen infra-orbitale mit lateraler Knochenlamelle

Abb. 118. Foramen infra-orbitale und Sutura infra-orbitalis von oben und vorne, bei Erwachsenen

gen etwa 20 mm und bei 9–11jährigen etwa 21 mm entfernt (STUBBE 1976). (S. auch Abb. 115, S. 175.)

Durchmesser (Abb. 118). Die Durchmesserentwicklung des Foramen infra-orbitale zeigt 3 Wachstumsphasen vor dem 6. Lebensjahr, dann folgt ein Wachstumsschub bis zum 8. Lebensjahr. Bei Erwachsenen ist der Durchmesser im Mittel größer als bei Kindern (Tabelle 35). Er beträgt rechts im Mittel 4,57 mm, links 4,56 mm (2,5–7,9 mm). Signifikante Rechts-Links-Unterschiede bestehen nicht.

Form. BRAUS-ELZE (1954) beschreiben das Foramen als unregelmäßig rundes Loch. Eine umfangreiche Untersuchung an 1 446 Bulgarenschädeln über die Variationen des Foramen infra-orbitale führten KADANOFF u.Mitarb. (1970) durch. Sie fanden in 90,2% ein Foramen und unterschieden halbmondförmige, rundliche, spaltförmige, birnenförmige, rosettenförmige und Kleeblattformen. GOZDZIEWSKI u.Mitarb. (1979) weisen außerdem auf dreieckige und viereckige Formtypen hin. Während KADANOFF u.Mitarb. in 67,4% die Foramina infra-orbitalia dem halbmondförmigen Typ zuordneten, besteht diese Form nach GOZDZIEWSKI u.Mitarb. in 10%. Rundliche Öffnungen wurden von KADANOFF u.Mitarb. in 16,5%, von GOZDZIEWSKI u.Mitarb. in etwa 68% beobachtet. Die übrigen Formtypen sind, mit Ausnahme der dreieckigen, welche nach GOZDZIEWSKI u.Mitarb. in 12,4% rechts und 7,0% links vorliegen, in geringerem Prozentsatz beobachtet. Symmetrisches Auftreten der Formabwandlungen fand sich bei GOZDZIEWSKI u.Mitarb. in 61,8%, beim Rest Asymmetrie der Ausbildungstypen – in einem bedeutend höheren Prozentsatz als am (bulgarischen) Material von KADANOFF u.Mitarb. (1970).

Rand. Bei tiefer, stark ausgeprägter Fossa canina ist der Infra-orbitalrand etwas vorgewölbt. Dabei überlappt an unserem Untersuchungsgut meist eine Lingula das Foramen von lateral und oben (Häufigkeit 67,5%).
Eine weniger profilierte Fossa canina liegt in 32,5% vor. Auch der Infra-orbitalrand ist schwach ausgeprägt. Die Umgrenzung des Foramen infra-orbitale ist dann glattflächig (HASSMANN 1975).

Variationen. Ein gedoppeltes Foramen infra-orbitale kommt in 9%, ein drei- oder vierfaches in 0,8% vor (KADANOFF u.Mitarb. 1970). An den Schädeln von Hawaii (WOOD-JONES 1931) lag ein Foramen infra-orbitale in 71% vor, kleinere akzessorische Foramina, in der Regel medial von der Hauptpforte, in 23%. Eine Doppelung wies er einseitig in 6% nach, und zwar sechsmal häufiger an der rechten als an der linken Seite. Ein akzessorisches Foramen infra-orbitale fand sich an englischen Schädeln des vergangenen Jahrhunderts in 2,2% bei Männern und in 4,8% bei Frauen, an Schädeln aus Burma in 6,4% bei Männern und in 8,7% bei Frauen, an Schädeln von der Nordwestküste Amerikas in 12,5% bei Männern und in 7,9% bei Frauen, an Schädeln aus Mexiko in 18,2% bei Männern und in 12,5% bei Frauen (BERRY 1975). Gelegentlich ist das Foramen infra-orbitale verhältnismäßig weit von der Apertura piriformis entfernt, insbesondere an der linken Seite (GOZDZIEWSKI u.Mitarb., 1979).

Canalis infra-orbitalis, Verlauf und Lage (S. Bd. I/1, Teil B.)

Canalis infra-orbitalis bei Kindern

Bei Neugeborenen beträgt die Gesamtlänge von Sulcus und Kanal etwa 13 mm, im 3. Lebensmonat 16 mm, bei 1½ und 2jährigen 18–19 mm, bei 4–5jährigen 20–21 mm, im 8. Lebensjahr 24 mm. Dieser Wert bleibt bis zum 14. Lebensjahr (wenige Fälle) erhalten (HASSMANN 1975).

Apertura piriformis

Postnatale Vergrößerung (Abb. 119 u. Tabellen 36 u. 37).

Form des Bodenabschnittes. Als Affenrinne wird nach HOLL (1882) das Planum praenasale oder der Clivus naso-alveolaris nach SERGI (1904) oder das Planum naso-intermaxillare nach ZUCKERKANDL (1893) bezeichnet. Nach Untersuchungen von HOVORKA (1893) kommt die Forma antropina in 57%, eine Forma infantilis in 22%, eine Fossa praenasalis in 12% und eine Affenrinne in 8% bei unterschiedlichen Rassen vor. An einem anderen Untersuchungsgut, das aus Schädeln von Deutschen, Tschechen, Italienern, Griechen und Negern bestand, lagen 61% als Forma antropina, 26% in der Forma infantilis, 7% mit Affenrinnen und 5% mit einer Fossa praenasalis vor.

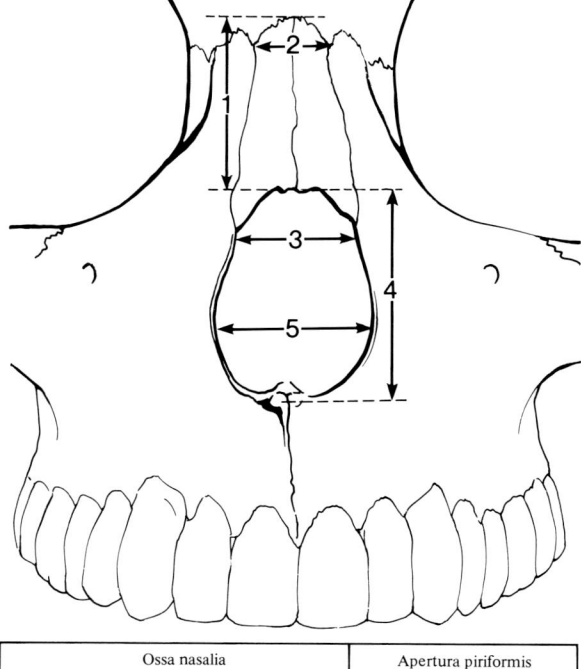

	Ossa nasalia			Apertura piriformis	
1 Länge	**2** obere Breite	**3** untere Breite		**4** Höhe	**5** größte Breite
Ngb. 8,33	Ngb. 8,38	Ngb. 9,75		Ngb. 11,33	Ngb. 12,38
2 J. 13,63	2 J. 11,25	2 J. 12,17		2 J. 18,14	2 J. 17,00
5 J. 16,19	5 J. 11,42	5 J. 13,29		5 J. 22,59	5 J. 18,20
Erw. 24,87	Erw. 13,02	Erw. 16,30		Erw. 29,08	Erw. 23,63

Abb. 119. Ossa nasalia und Apertura piriformis postnatales Wachstum (Mittelwerte in mm nach LANG u. BAUMEISTER 1982)

Tabelle 36. Rhinion-Nasospinale, Abstand [mm] Apertura piriformis, Höhenentwicklung (LANG u. BAUMEISTER 1982)

Alter	n	$\bar{x}$	s	$s\bar{x}$	inf.	supr.
Neugeborene	6	11,33	1,53	0,62	10	13
3 Monate	8	13,94	1,52	0,54	11,5	16
6 Monate	6	14,40	1,52	0,62	12	16
9 Monate	5	16,25	0,94	0,42	15	17
1 Jahr	5	17,40	1,52	0,68	15	19
2 Jahre	11	18,14	1,79	0,54	16	21
3 Jahre	5	20,17	2,25	1,01	18	22,5
4 Jahre	7	21,43	1,17	0,44	20	23
5 Jahre	8	22,59	4,12	1,46	20	33
6 Jahre	6	22,88	1,84	0,75	20,5	25
8 Jahre	6	24,83	4,31	1,76	21	29,5
13 Jahre	6	26,00	1,41	0,58	25	27
Erwachsene	66	29,08	3,56	0,44	21	37

Tabelle 37. Apertura piriformis, Breitenentwicklung [mm] (LANG u. BAUMEISTER 1982)

Alter	n	$\bar{x}$	s	$s\bar{x}$	inf.	supr.
Neugeborene	5	12,38	1,10	0,50	11	13,5
3 Monate	8	14,00	2,54	0,90	11,5	18
6 Monate	8	13,77	1,44	0,51	12	14
9 Monate	4	15,38	1,25	0,63	14	17
1 Jahr	5	16,50	0,87	0,39	16	18
2 Jahre	13	17,00	1,47	0,41	15	20
3 Jahre	5	18,00	1,22	0,55	17	20
4 Jahre	10	18,10	1,52	0,48	16	21
5 Jahre	12	18,20	1,81	0,52	14	20
6 Jahre	5	19,08	0,95	0,42	17	20
8 Jahre	4	19,28	0,96	0,48	17	20
13 Jahre	5	19,67	0,58	0,26	19	21
Erwachsene	76	23,63	1,77	0,20	20	28

Forma antropina. Nach HOVORKA (1893) liegt bei der weißrassigen Bevölkerung in der Regel eine sog. Forma antropina vor, die durch einen in der Regel scharfen Rand – Margo limitans – den Übergang von der Gesichtsfläche zur Nasenbodenfläche bildet. Die Margo limitans kann bogenförmig oder herzförmig gestaltet sein.

Forma infantilis. Nach HOVORKA (1893) besteht in solchen Fällen in dieser Zone noch kein abgeschlossener Rand, da ein medialer und ein lateraler Bereich sich gleichsam einander zu nähern trachten, aber noch nicht sich vereinigt haben.

Fossa praenasalis. Gelegentlich findet sich an der unteren, normalerweise scharfen Umrandung der Apertura piriformis jederseits eine seichte, gegen die Juga alveolaria der Dentes incisivi verstreichende Grube, die als *Fossa praenasalis* bezeichnet wird (Primatenmerkmal). Diese ist, auch wenn sie sich der Horizontalebene nähert, nicht mehr nur der Nasenhöhle zuzurechnen, Medial gehen beide Kanten in die Spina nasalis anterior über. Lateral verstreicht die vordere Kante mit dem Processus frontalis maxillae, die hintere an dessen medialer Seite.

Spina nasalis anterior. Der Unterrand der Apertura piriformis ist aus dem Zwischenkiefer entstanden. Unmittelbar paramedian ragen zwei unterschiedlich große, dreieckige Knochenstachel nach vorne: *Spinae nasales anteriores*. Bei Neugeborenen ist die Spina nasalis anterior im Mittel 2,13 mm (0–3,0 mm), bei Erwachsenen 4,07 mm (0–9,0 mm) lang (LANG u. BAUMEISTER 1982).

Crista zygomatico-alveolaris

Die seitliche Grenze der Facies malaris wird von der Crista zygomatico-alveolaris gebildet, welche von der Wurzelgegend des ersten Molaren zum Processus zygomaticus aufsteigt und von außen her den Mahlzahnpfeiler markiert.
Die Crista zygomatico-alveolaris läßt sich vom Vestibulum oris aus tasten. Sie bildet die Grenze zwischen Facies malaris und Facies infra-orbitalis des Corpus maxillae.

4. Processus frontalis

Nach oben und medial steigt vom Corpus der kräftige Processus frontalis zum Stirnbein auf. Er überträgt den Kaudruck aus dem Eckzahnbereich auf das Neurocranium. Seine Verbindung mit der Pars nasalis ossis frontalis erfolgt in der tief gezähnelten Sutura frontomaxillaris.
Der Vorderrand des Processus frontalis steht über die wenig gezähnelte Sutura nasomaxillaris mit dem Os nasale in Verbindung. Die Innenfläche des Processus frontalis begrenzt die Nasenhöhle. Für die Anheftung der Conchae nasales media et superior sind gewöhnlich 2 übereinanderliegende und sagittal orientierte Cristae ethmoidales entwickelt. An der Außenseite des Processus frontalis finden sich zahlreiche kleinere Gefäß- und Nerveneintrittsstellen. Sehr selten findet sich eine senkrechte Sutur im Processus frontalis, die den von der Prämaxilla gebildeten Abschnitt abgrenzt.

5. Processus alveolaris

Der Processus alveolaris entwickelt sich gleichzeitig mit der Bildung der Milchzahnwurzeln und vergrößert sich beim Durchbruch der Dentes premolares. Nach Zahnverlust im Senium bildet er sich zurück. Das Gesicht des Kindes und des Greises ähneln sich deshalb in den Proportionen des Gesichts und Kieferschädels (s. S. 68).
Der aus spongiösem Knochen bestehende Processus alveolaris setzt den maxillären Basalbogen vom Bereich der Molaren und Prämolaren zum Frontzahngebiet gerade nach vorne unten fort.
Nach MELLINGER (1940; 200 Schädel) schwankt der Abstand zwischen Processus alveolaris (oberhalb des 2. zweiwurzeligen Zahns) und der Margo infra-orbitalis bei Erwachsenen zwischen 30 und 49 mm und beträgt im Mittel 39,2 mm. Nach Zahnverlust verringerte sich der Abstand in einem Fall, bei dem mehr als 50 Jahre Zahnverlust bestand, bis auf 14 mm. Bei Neugeborenen beträgt der Abstand ca. 12 mm.

Sulcus basio-alveolaris anterior

Der Sulcus folgt konsequent den Wurzelspitzenabschnitten des Oberkiefers und ließ sich an 612 (312 männlichen und 300 weiblichen) Schädeln 72mal in ganzer Ausdehnung, 199mal im Frontzahnbereich, 303mal im Prämolarenbereich und 135mal in der Regio molaris nachweisen. Bei 254 Schädeln war kein Sulcus zu sehen, 133mal war er in mehr als einer Region unvollständig nachweisbar (INKE 1972).

Sulcus basio-alveolaris posterior

An der palatinalen Seite begrenzt ein ähnlicher Sulcus die Wurzelspitzenregion; im Bereich der Spitzen der Dentes canini ist er stets nach oben durchgebogen, zum 2. Molaren steigt er abwärts.

Juga alveolaria

Die Facies malaris des Processus alveolaris ist oberhalb der mesialen Zähne von Knochenleisten, *Juga alveolaria*, vorgebuckelt. Über dem 2. Prämolaren fehlt gewöhnlich das Jugum, oberhalb des Dens molaris I beginnt die Crista zygomatico-alveolaris, der hintere Kaudruckpfeiler. Oberhalb der Molaren II und III finden sich nur schwache oder gar keine Juga alveolaria. Das stärkste Jugum besitzt gewöhnlich der Wurzelbereich des Dens caninus.

Zahnbogen

Nach KOLLMANN (1892) ist bei leptoprosopen Schädeln der harte Gaumen in der Regel lang und schmal, die Alveolarfortsätze bilden – der Form des Oberkieferkörpers entsprechend – einen in die Länge gestreckten Bogen: leptostaphyliner Gaumen. Bei chamaeprosopem Gesichtsskelet besteht in der Regel ein brachystaphyliner Gaumen, der breiter und weniger hochgewölbt ist (Abb. 120). Auch der Unterkieferzahnbogen ähnelt, entsprechend abgewandelt, den Oberkieferzahnbögen der beiden Oberkiefer- und Gesichtsformtypen.

Der Zahnbogen des Oberkiefers ist am männlichen Untersuchungsgut (603 Schädel) von KADANOFF u.Mitarb. (1969/70) in 50,6% halbelliptisch, in 34,1% halbsphärisch, in 11,3% parabolisch und in 4% U-förmig ausgebildet. An plagiozephalen Schädeln liegt auch eine Asymmetrie der Gaumenbildung vor.

An 35 Gipsmodellen Erwachsener waren 34 = 97,14% der Zahnbögen einer Parabel 3. Grades angenähert. In einem Fall = 2,86% bestand annähernd eine Parabel 2. Grades (SCHUMACHER u.Mitarb. 1975). Zwischen Zahnbögen und Alveolarfortsatzbögen des Oberkiefers bestanden weitgehende Übereinstimmungen.

Die Breite des Processus alveolaris maxillae wurde von KADANOFF u. JORDANOV (1978) als Abstand der Außenzone des 7. Zahns bis zur Sagittallinie mit im Mittel 50,03 mm (31,0–58,0 mm) bestimmt(?). Er ist an unserem Material geringer.

Bei Okzipitopetalie ist der Processus alveolaris maxillae gleichseitig rückverlagert. Bei Temporoparietopetalie und Frontopetalie auf derselben Seite ist er nach vorne seitlich verlagert (HADŽISELIMOVIĆ u. TOMIĆ 1971).

Alveoläre Prognathie. Die alveoläre Prognathie kann durch ein Winkelmaß mit der Horizontalebene des Schädels bestimmt werden. Sie beträgt bei Europäern zwischen 60° und 80°. Als dentale Prognathie wird eine schiefe Einfügung der Dentes incisivi in den Processus alveolaris bezeichnet (MARTIN u. SALLER 1959).

Alveolen

An der Unterfläche des Processus alveolaris liegen bei Erwachsenen die Eingänge in die 8 Alveoli dentales, die durch Septa interalveolaria voneinander abgegrenzt werden. Die

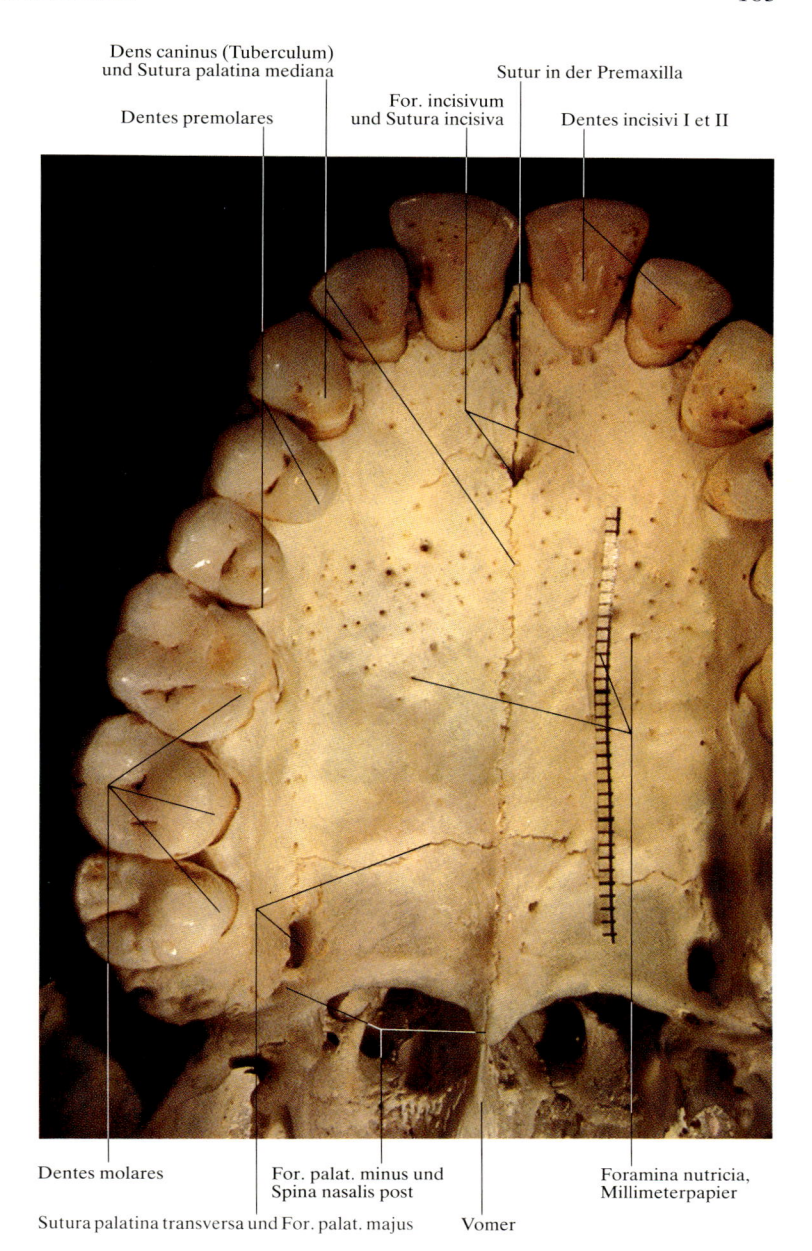

Abb. 120. Palatum durum eines Erwachsenen

Alveolen entsprechen in ihrer Form den Wurzeln der zugehörigen Zähne. Im Mahlzahnbereich sind die Einzelwurzeln durch Septa interradicularia voneinander abgegrenzt. Einem palatinalen stehen gewöhnlich 2 bukkale Wurzelfächer des Mahlzahnes gegenüber (Abb. 121).

Im Prämolarenbereich finden sich von mesiodistal vorspringende Leisten, die entsprechend der unterschiedlich geformten Zahnwurzeln mehr oder minder hoch werden können.

Die Alveoli für Dentes canini und incisivi beherbergen einwurzelige Zähne. Die Schneidezahnalveolen enden mit konvexem Knochenrand, entsprechend den konkaven Schmelzrändern der gleichnamigen Zähne. Im Molarenbereich ist die Konvexität schwächer ausgebildet oder fehlt vollständig. Die Septa interalveolaria sind im Mahlzahnbereich oft dicker als im Frontzahnbereich.

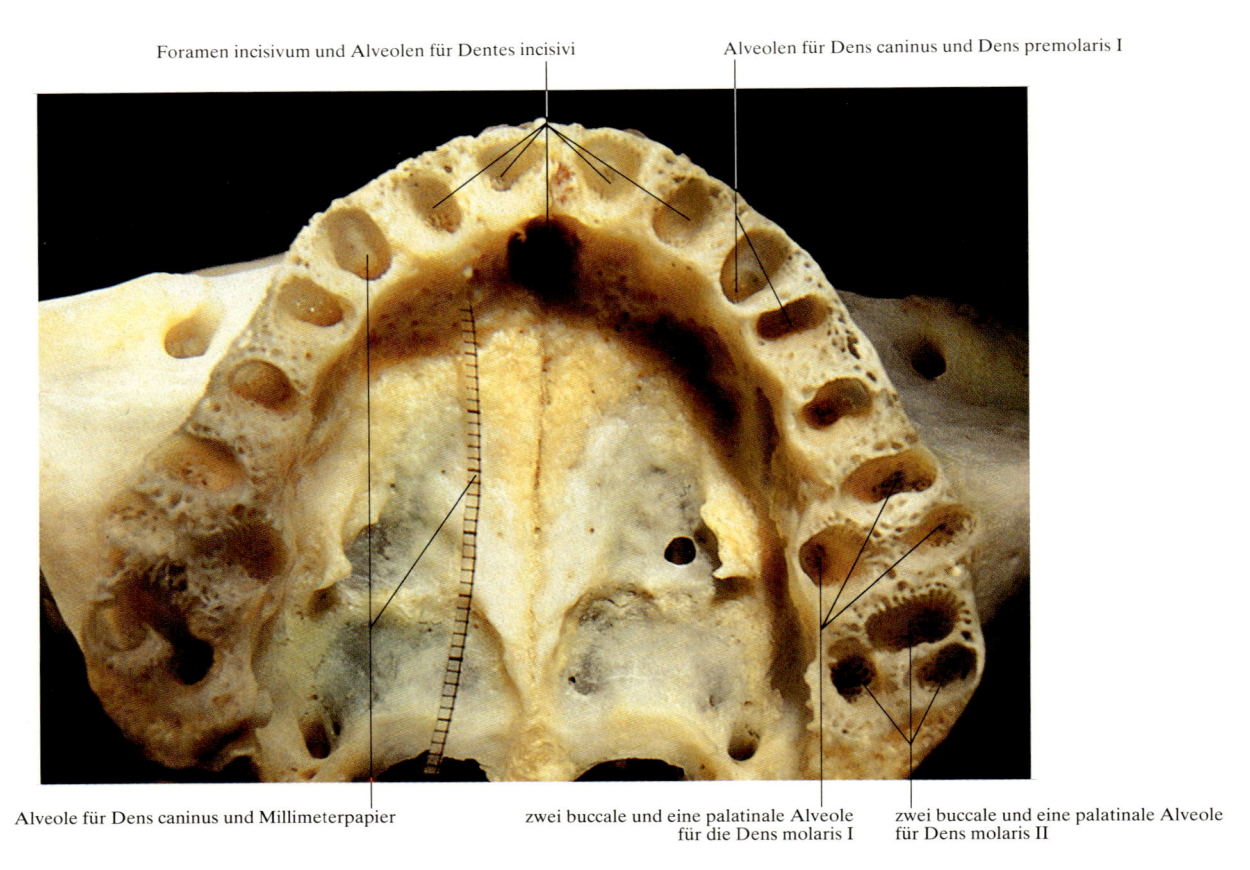

Foramen incisivum und Alveolen für Dentes incisivi

Alveolen für Dens caninus und Dens premolaris I

Alveole für Dens caninus und Millimeterpapier

zwei buccale und eine palatinale Alveole für die Dens molaris I

zwei buccale und eine palatinale Alveole für Dens molaris II

Abb. 121. Alveolen des Oberkieferzahnbogens eines Erwachsenen (aufgesägt)

Alveolenform. Die Alveolen der Dentes incisivi haben einen rundlichen Querschnitt. Die Alveole des Dens caninus ist weiter, ihre Seitenflächen konvergieren nach palatinal, so daß eine abgerundete, dreiseitige Höhlung entsteht. Die Alveolen der Prämolaren sind oval, mit bukkopalatinal verlaufenden Längsachsen. Sind zweiwurzelige Prämolaren vorhanden, dann entstehen Septa interradicularia, welche in mesial-distaler Richtung orientiert sind.

Die Alveoli der Molaren sind durch Septa interradicularia unterteilt. Stets läßt sich ein in mesial-distaler Richtung verlaufendes Innenseptum erkennen, welches palatinal ein einfaches Nebenfach abgrenzt. Der bukkale Alveolenteil ist durch ein Septum interradiculare in bukkopalatinaler Richtung geteilt.

Der Gesamtgrundriß der Mahlzahnalveole ähnelt einem Rechteck mit längeren bukkalen und abgerundeten palatinalen Ecken. Die Zahnscheidewände verdicken sich nach der Tiefe zu. Die Septa interradicularia dagegen nehmen, wenn sich die Zahnspitzen einander nähern, nach der Tiefe wieder an Substanz ab. Sie können am Alveolengrund vollständig durchbrochen sein.

Die Alveolen der Mahlzähne sind keine geraden Trichter, sondern meist nach hinten zu konkav. Der äußere und innere freie Rand, die Margines alveolares, sind innen und außen im Bereich eines jeden Zahnfaches oft konkav geformt, also umgekehrt wie die Zahnscheidewände.

Dorsal der Alveole des Dens serotinus ist der Processus alveolaris maxillae durch spongiöse Knochensubstanz vorgebuckelt. Diese Erhebung wird als *Tuber postmolare* bezeichnet.

6. Canales alveolares

Canales alveolares superiores posteriores

Die Kanäle beginnen an der äußeren Fläche der hinteren seitlichen Wand des Sinus maxillaris. Ihr Anfang liegt gegenüber dem Wurzelgebiet des 8. Zahnes und ist etwa 21,6 (17–26) mm vom Alveolarrand und 23,9 (20–29) mm vom untersten Punkt der Sutura zygomaticomaxillaris entfernt. Die Foramina sind von zahlreichen kleineren Öffnungen umgeben, die zur inneren Oberfläche der Hinterwand des Sinus maxillaris führen. Die Foramina liegen an unserem Untersuchungsgut rechts 20,4 (11,1–36,0) mm links 20,9 (12,8–35,0) mm von der Oberwand des Sinus maxillaris entfernt (LANG u. PAPKE 1984). In 90% verläuft ein Kanal dann abwärts nach vorne und erreicht seine tiefste Ebene in Höhe des 6. Zahnes, in einer Entfernung von 15,3 (10–20) mm vom Alveolarrand. Anschließend verläuft der Kanal etwas nach aufwärts bis in Höhe des 3. oder 4. Zahnfaches und vereinigt sich mit dem Canalis alveolaris superior anterior in einer Entfernung von 29,3 (24–37) mm vom Alveolarrand und 15,2 (11–21) mm vom höchsten Punkt der Sutura zygomaticomaxillaris an der Margo infra-orbitalis. In 6% erreicht

besitzt entweder eine eigene Öffnung unmittelbar unterhalb des Kanals oder geht als Ast vom Hauptkanal ab (GABALLAH u.Mitarb. 1973).

Canalis alveolaris superior medius

In 53,6% besteht ein mittlerer Kanal für obere Zahnnerven und Gefäße, der in 1–3 mm Abstand seitlich des Sulcus infraorbitalis beginnt, nach unten und vorne in der vorderen und seitlichen Sinuswand verläuft und sich mit dem Hauptkanal vereinigt. Die Vereinigungszone liegt in 40% in Höhe des Zahnfaches V, in 33% in Höhe des Zahnfaches VI und in 27% in Höhe des Zahnfaches IV. In 35,7% fanden sich 2 Canales alveolares superiores medii, die entweder selbständig oder durch Teilung entstanden. Diese Kanäle vereinigen sich in Höhe des 3. oder 5. Zahnfaches mit dem Hauptkanal. In 10,7% fand sich kein mittlerer Kanal.

Canalis alveolaris superior anterior

An unserem Material ist der Kanal regelmäßig entwickelt. Er zweigt etwa 15 mm hinter dem Foramen infra-orbitale vom Canalis infra-orbitalis ab, verläuft dann nach vorne, nach unten und schließlich nach medial (weiteres LANG u. PAPKE 1984 und Bd. I/1, Teil C).

Variationen

1. Ein Canalis alveolaris superior medius, zusammen mit einem Canalis molaris, fand sich in 25%.
2. Ein Canalis alveolaris superior medius ohne Canalis molaris fand sich in 28,5%.
3. 2 Canales alveolares superiores medii bei Vorliegen eines Canalis molaris kamen in 21,4% vor.
4. 2 Canales alveolares superiores medii bestanden ohne Canalis molaris in 14,3%.
5. Der Canalis alveolaris superior medius fehlte in 10,7%

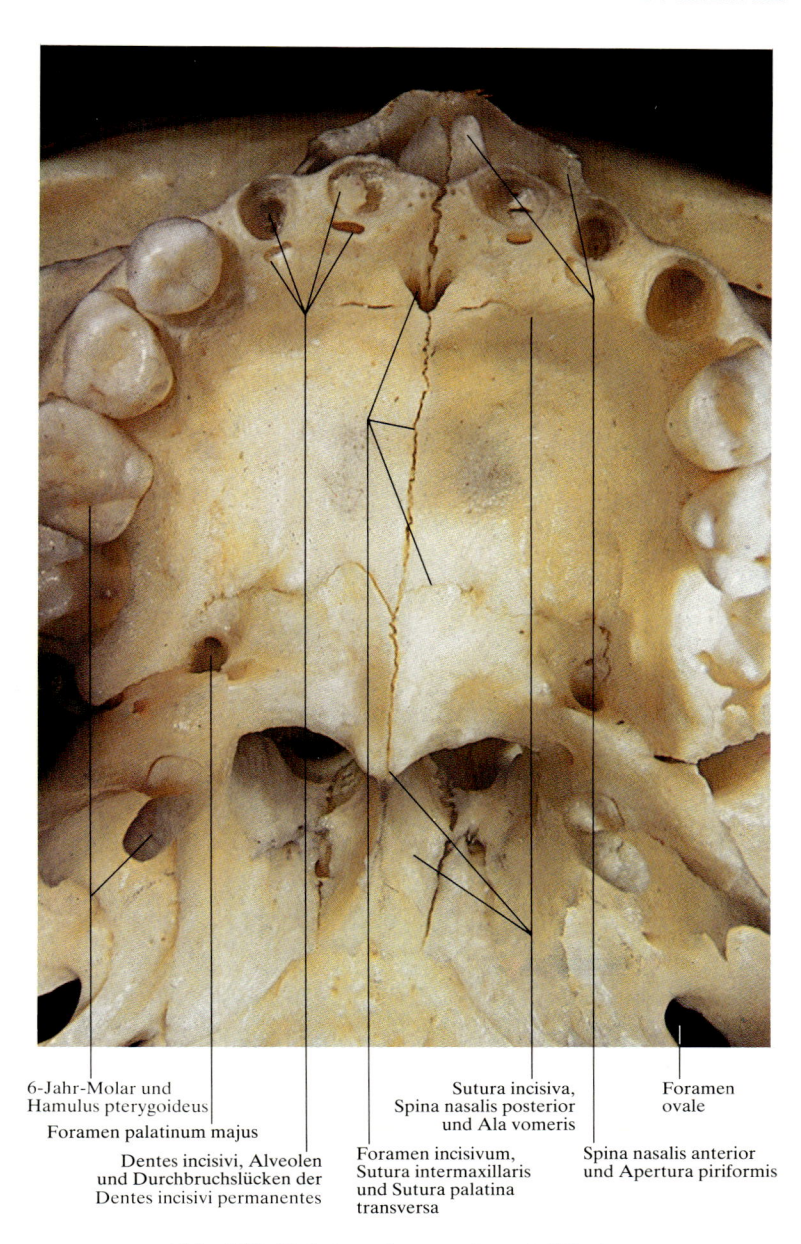

Abb. 122. Palatum durum eines 6-Jährigen

Bildbeschriftung:
- 6-Jahr-Molar und Hamulus pterygoideus
- Foramen palatinum majus
- Dentes incisivi, Alveolen und Durchbruchslücken der Dentes incisivi permanentes
- Sutura incisiva, Spina nasalis posterior und Ala vomeris
- Foramen incisivum, Sutura intermaxillaris und Sutura palatina transversa
- Foramen ovale
- Spina nasalis anterior und Apertura piriformis

der Kanal die tiefste Ebene in Höhe des 7. Zahnfaches, in 4% in Höhe des 5. (GABALLAH u.Mitarb. 1973).
Bei Kindern unter 12 Mon. verläuft der Kanal mehr gestreckt, ohne nach unten ausgebogen zu sein. Er beginnt an der äußeren Fläche der Hinterwand des Sinus maxillaris dicht an der Margo alveolaris und verläuft dann nach unten und medial innerhalb dichter Knochensubstanz, um sich an der inneren Fläche der seitlichen Sinuswand zu öffnen. Der weitere Verlauf nach vorne erfolgt innerhalb einer Rinne. (Weiteres s. Bd. I/1, Teil C.)

Canalis molaris

In 50% findet sich ein zusätzlicher Kanal, dessen Durchmesser nur etwa $^1/_3$ des Canalis posterior superior beträgt. Er verläuft nach vorne und unten dicht an den Wurzeln der Dentes molares bis zum 1. Molar. Dieser Canalis molaris

7. Os incisivum – Os Goethei (Abb. 122)

Das Os incisivum entsteht als selbständig angelegter Bindegewebeknochen im medialen Nasenfortsatz.
Normalerweise synostosiert es an der Außenfläche schon bei 20 mm langen Embryonen mit der Maxilla. Rechtes und linkes Os incisivum grenzen in der Medianen, breitflächig über die Sutura incisiva gelegt, aneinander. Ihnen gehören an: ein Körperteil der Maxilla, der die Schneidezähne tragende Alveolarfortsatz, ein Nasenfortsatz, der den lateralen Rand der Apertura piriformis bis zu den Ossa nasalia bildet, und ein Gaumenfortsatz, der bis zum Foramen incisivum nach hinten reicht. Bei Säugetieren ist der Knochen stets selbständig. Er entstammt nicht dem Kiemenbogenskelet.
Die seitliche, dorsale und gaumenseitige Grenze des Os incisivum verläuft mitten durch oder dicht hinter dem Fach des Dens incisivus II nach lateral. Nach KADANOFF u.Mitarb.

(1969/70) zieht die Sutura incisiva in die Gegend zwischen 2. und 3. Zahn. Die beiden Teile des Os incisivum sind zunächst durch die Sutura intra-incisiva zwischen 2. und 1. Schneidezahn voneinander getrennt. Unter 2741 Schädeln des Militärfriedhofs Sofia lag eine Incisura incisiva in 4%, beiderseits in 3%, einseitig in 1,05% vor, und zwar häufiger rechts als links. Reste der Sutur fanden sich in 7%. Die Sutura intraincisiva wurde an 603 Schädeln in 4,31% nachgewiesen.

In der Medianen ist die dorsale Grenze des Zwischenkiefers zeitlebens der Canalis incisivus, der eine Verbindung zwischen Mund- und Nasenhöhle schafft. Nasenhöhlenwärts gabelt und öffnet sich der Kanal fast immer jederseits neben dem Septum.

Selten findet sich eine Zwischenkieferhälfte als Spaltbildung. Sie liegt dann lateral von der Kieferspalte. Verläuft die Spalte so, daß dadurch das Anlagenmaterial für den Dens incisivus II in 2 Teile geschieden ist, so können in dem betroffenen Kieferteil 2 Dentes incisivi II – einer medial der Spalte und der andere lateral der Spalte gelegen – entstehen. Die Zugehörigkeit der gelegentlich nachweisbaren Zwischenkiefernaht wird diskutiert. (Weiteres s. LANG u. BAUMEISTER 1982).

Crista incisiva

Im Bereich des Os incisivum springt nasenhöhlenseitig ein stärkerer, oben ausgekehlter Knochenkamm vor: *Crista incisiva* mit seitlichen Alae. Sie dient der Anlagerung des knorpeligen Septum. Die Crista incisiva fällt rückwärts stufenförmig gegen die nasale Fläche des Palatum durum ab. Nach vorne bildet sie einen mehr oder weniger weit ausgezogenen Stachel: *Spina nasalis anterior* (s. S. 182).

8. Processus palatinus

Der Processus palatinus maxillae springt aus der Nasenfläche des Corpus maxillae als querer Fortsatz nach medial vor. Mit dem gegenseitigen steht er durch die mediane Sutura intermaxillaris in Verbindung. Gegen den Zwischenkiefer ist der Processus palatinus zunächst durch die Sutura incisiva, gegen das Gaumenbein durch die Sutura palatina transversa (Schyndilesis) in einer meist transversalen Naht abgegrenzt. Nasenhöhlenseitig bildet der Processus palatinus den Bodenabschnitt der Cavitas nasi. Er ist hier als longitudinal eingedellte, breite Rinne ausgebildet, welche gegen die Mediane zu einem Grat, der Crista nasalis maxillae, in 2 Lamellen auseinanderweichend, aufsteigt. Diese verbindet sich mit dem Vomer. Mundhöhlenseitig zeigt der Processus palatinus zahlreiche Eindellungen von Drüsen. In lateralen Abschnitten formen gewöhnlich 2 Längsleisten Rinnen für die Nn. und Vasa palatini majores. (Weiteres s. Bd. I/1, Teil C.)

Torus palatinus. An der Unterseite der Sutura palatina mediana bildet sich gelegentlich ein Längswulst – der Torus palatinus (s. Bd. I/1, C). Nach VIDIC (1971) kann die Länge des Torus 38 mm, die Breite 16 mm, die höchste Erhebung vom harten Gaumen 12 mm breit und hoch sein.

Unter 603 männlichen Schädeln (KADANOFF u.Mitarb. 1969/70) lag ein Torus palatinus in 17,7% vor. Darunter waren stark vorspringend 6,7%, flach ausgebildet 61%, im vorderen Teil stärker entwickelt 11,2%, im hinteren Teil stärker entwickelt 20,6%. Seltener ist statt eines Torus eine Vertiefung an der medianen Gaumennaht nachgewiesen worden. Ein Torus palatinus fand sich am Londoner Untersuchungsgut (Schädel des vergangenen Jahrhunderts) bei Männern in 29,0%, bei Frauen in 48,0%. An burmanischen Schädeln ließ er sich niemals auffinden (51 Schädel; BERRY 1975).

9. Canalis incisivus

Der Canalis incisivus enthält die beiderseitigen Endäste der Nn. nasopalatini sowie Begleitgefäße. Daneben findet sich oft ein rudimentärer Schleimhautkanal (Ductus incisivus). BRAUS u. ELZE (1954) betonen: „Jeder Gaumenfortsatz hat einen Sulcus incisivus, beide vereinigen sich zum gleichnamigen Kanal". Der Canalis incisivus wird von der Maxilla gebildet und erstreckt sich vom Nasenboden bis zum Alveolarfortsatz. Die Vorder- und die Seitenwand, gelegentlich auch die Rückwand des Kanals, werden gaumenseitig von der Premaxilla gebildet.

Länge. Gemessen wurde vom vorderen und hinteren unteren Rand des trichterförmig gestalteten Ausgangs des Canalis incisivus bis zu seinem Beginn am Nasenhöhlenboden. Bei zahnlosem Kiefer kann der Alveolarkamm so weit atrophiert sein, daß beide Punkte zusammenfallen.

Größte Länge vorne: Der Kanal ist an unserem Untersuchungsgut bei Erwachsenen vom höchsten Punkt des Trichters aus im Mittel $17,6 \pm 3,7$ mm (76 Werte) lang, maximal 26,0 und minimal 8,0 mm.

Geringste Länge hinten: Von der tiefsten Stelle des Trichters an ist der Kanal im Mittel $11,6 \pm 2,6$ mm (79 Werte) lang, bei Extremschwankungen von 17 bzw 6 mm.

Längenwachstum. Das *Wachstum* konnte erst nach den ersten beiden Lebensjahren untersucht werden (Tabelle 38).

Tabelle 38. **Maximale bzw. minimale Länge des Canalis incisivus.**
(Nach HASSMANN 1975)

Alter	Max. Länge in $\bar{x}$ mm	Min. Länge in $\bar{x}$ mm
2 Jahre	15 (1)	7 (1)
4 Jahre	14,5 (4)	9,5 (4)
5 Jahre	14,5 (4)	10,2 (4)
6 Jahre	15 (1)	12 (1)
8 Jahre	16 (2)	11,5 (2)
9 Jahre	15,7 (3)	9,3 (3)
14 Jahre	14 (1)	8 (1)

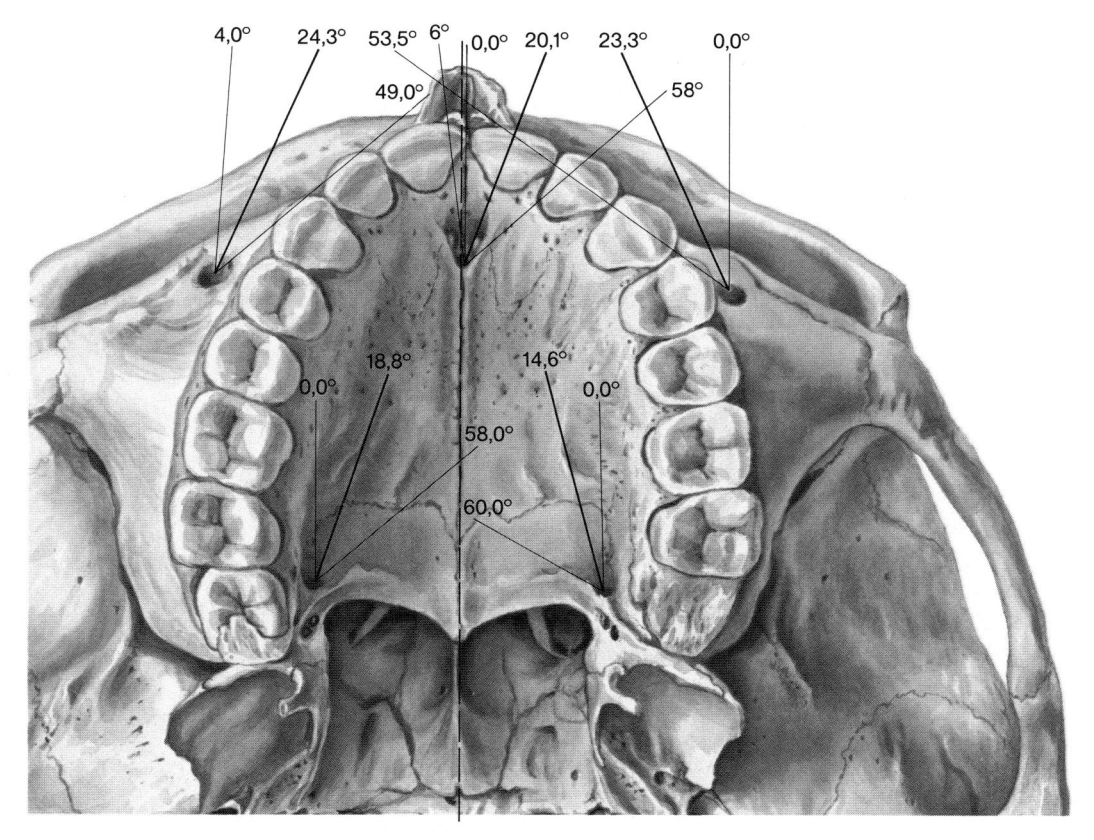

Abb. 123. Canales incisivus, infra-orbitalis und palatinus major, Winkel mit der Mediansagittalen

Wie ein Vergleich dieser Werte mit Erwachsenen zeigt, lassen sich keine großen Unterschiede feststellen. Der größte Wachstumsschub muß vor dem 3. Lebensjahr erfolgen.

Form. Die Formbestimmung wurde anhand von 34 Xantopren-Blau-Ausgüssen in Verbindung mit Inspektion der Knochenkanäle durchgeführt. Drei Typen lassen sich voneinander abgrenzen:

Typ 1. Der Kanal besteht aus 3 Teilkanälen, wobei vorne eine dünne und hinten 2 dickere Rinnen verlaufen. Dicke und Lage der einzelnen Teilkanäle können dabei geringfügig variieren, Häufigkeit 44,1%.

Typ 2. Die Anordnung der Teilkanäle ist umgekehrt. Vorne verlaufen zwei dicke, hinten eine dünne Rinne; Häufigkeit 26,5%. In drei Fällen waren sogar nur die zwei vorderen Rinnen vorhanden.

Typ 3. Vorne verläuft ein dicker, hinten ein dünner Teilkanal. Dabei zeigt der Kanal oft eine Ausbuchtung etwas oberhalb des Foramen incisivum; Häufigkeit 23,55%. In einem Fall wurde ein Kanal mit 2 dicken Teilkanälen und starker Ausbuchtung gefunden.

Ein Kanal zeigte keine Aufteilung in Teilkanäle.

Breite hinter dem Foramen: der Kanal ist im Mittel 4,49 ± 0,89 mm (32 Werte) breit mit Extremwerten von 7,0 bzw. 3,0 mm. Breite vor der Aufteilung: Der Kanal ist vor der Aufteilung im Mittel 4,18 ± 1,58 mm (29 Werte) breit. Die Extremschwankungen betragen 7,8 bzw. 1,8 mm. Der Kanal wird vom Foramen incisivum bis zur Aufteilung geringfügig enger (im Mittel etwa 0,3 mm).

Winkel zur Mediansagittalen (Abb. 123): Insgesamt wurden 38 Schädel untersucht. Bei 12 Kanälen läuft von palatinal die Achse des Kanals genau in der Mediansagittalen oder parallel dazu. Nur ein Kanal verläuft nach links oben (6°). Schräg nach rechts oben verlaufen 26 Kanäle mit im Mittel 20,12° und dem größten Wert von 58°.

Werteverteilung der schräg nach rechts oben verlaufenden Winkel (HASSMANN 1975):

1–10°/9 ×	31–40°/2 ×
11–20°/7 ×	41–50°/1 ×
21–30°/5 ×	51–58°/2 ×

Winkel zur Deutschen Horizontalen

57–60°/8 ×	76 –80°/8 ×
61–65°/7 ×	81 –85°/1 ×
66–70°/6 ×	89,5– /1 ×
71–75°/8 ×	

Weite des Kanals und Umgebung des Foramen. Nach KADANOFF u.Mitarb. (1969/70), die 603 männliche Schädel untersuchten, ist in 4,3% das Foramen incisivum nicht regelhaft ausgebildet. Davon waren in 53,9% außerordentlich breite (bis 5 mm) Foramina incisiva nachweisbar. Eine Verbreiterung nur am Ausgang des Kanals lag in 26,9%, eine starke

Verengung in 19,2% und in 3 Fällen lag eine zweigeteilte Öffnung (Foramen incisivum bipartitum) vor.

Am Untersuchungsgut von HASSMANN (1975) ließ sich an 19 von 34 Schädeln ein etwa 3,5–5 mm weites Lumen bis zum Nasenhöhlenboden sondieren. Dagegen verengte sich in 15 von 34 Fällen das Lumen des Kanals zum Nasenhöhlenboden so, daß die etwa 2 mm dicke Sonde nicht bis zum Nasenhöhlenboden geführt werden konnte. Der Querschnitt des Kanals war bei 70,59% der Fälle rundlich, bei 29,41% oval. In 52,94% der Fälle war ein kurzer Ausgangstrichter vorhanden, während bei 47,06% palatinal ein etwa 10 mm und längerer Ausgangstrichter gefunden wurde. Bei zahnlosem Kiefer und atrophiertem Alveolarkamm war der Ausgangstrichter kürzer oder nicht entwickelt, so daß hier das Gefäß/Nervenbündel oberflächlich verlief.

Ärztliche Bedeutung

REICHENBACH (1959) beschreibt bei der *Stammanästhesie* im Canalis incisivus, daß die Nadel bis zum Nasenhöhlenboden hochgeführt und die Richtung der Nadel dabei der Achse der mittleren Schneidezähne entsprechen müsse. FRENKEL (1969) empfiehlt, seitlich der Papilla incisiva in den Kanal einzudringen. Betont sei, daß der Kanal nicht immer in der Mediansagittalen verläuft; die Nadel sollte von der linken Seite in den Kanal vorgeschoben werden. Die Achse des Kanals kann bis zu 58° von der Mediansagittalen abweichen. Mit der Ohr-Augen-Ebene bildet die Kanalachse an 39 Schädeln einen mittleren Winkel von 69,46° ± 8,08. Die Extremwerte betragen 89,5 und 57,0°.

10. Processus zygomaticus

Nach der Seite zu verbindet sich das Corpus maxillae breitflächig mit dem Vorderrand des Os zygomaticum. Die Unterkante des Processus zygomaticus geht in die Crista zygomatico-alveolaris, den hinteren Kaudruckpfeiler über. KADANOFF u. JORDANOV (1978) bestimmten den Abstand zwischen Zygomaxillare (unterer Punkt der Sutura zygomaticomaxillaris) und Mediansagittaler mit im Mittel 54,0 (45,0–67,0) mm. Der s-Wert beträgt 3,09, der $S_{\bar{x}}$-Wert 0,15.

11. Sinus maxillaris

Die Pneumatisation der Kieferhöhle beginnt nach SCHUMACHER (1965) bereits im 2. Embryonalmonat an der Seitenwand des Meatus nasi medius. Im 5. Fetalmonat deutet sich der Sinus maxillaris als kleine Einbuchtung an. Beim Neugeborenen ist er etwa erbsengroß. Später buchtet er das Corpus maxillae nach hinten und außen vor und verdünnt dabei seine Wände. Nach Durchbruch der Dentes incisivi erhöht und vertieft sich die Oberkieferhöhle weiter, insbesondere dorsalwärts zum Tuber maxillae.

Rostralwärts umgreift sie die Wurzeln des ersten Prämolaren, gelegentlich auch die des Dens caninus. Im Bereich der Molaren und Prämolaren erreicht sie die Alveolen, die buckelartig in die Oberkieferhöhle vorspringen können und gelegentlich dehiszent werden, so daß die Wurzelspitzen direkt an die Schleimhaut grenzen. Ossa suturalia (oder Teildoppelungen des Os zygomaticum) können sich am Aufbau der Wand des Sinus maxillaris beteiligen (HYRTL 1861). (Weiteres Teil C.)

Kaudruck und Alterung. Den Processus palatinus maxillae erreichen direkte und indirekte Schübe auch von der Gegenseite. Drei Kraftlinienzüge lassen sich am Gesichtsskelet nachweisen: ein frontomaxillärer, ein zygomatikomaxillärer und ein pterygomaxillärer Zug. Der Sinus maxillaris liegt zwischen dem Processus palatinus maxillae, der Vorderfläche und der Basis des Processus alveolaris. Er besetzt somit die Überkreuzungszone der Kaudruckpfeiler (s. S. 157). Die Kaudrücke können die Architektur des Sinus maxillaris beeinflussen. An den Wänden des Antrum und des Bodens des Sinus maxillaris greifen mit Ausnahme der Pars tuberalis des M. pterygoideus medialis keinerlei Muskelursprünge an. Die Kaudrücke werden deshalb als die wichtigsten funktionell formenden Kräfte aufgefaßt. Nach der Extraktion von Oberkieferzähnen vermindern sich die auf den Sinus wirkenden Kräfte. Anschließend verdünnen sich seine Wände, und er wird während der Alterung größer. Die Volumenzunahme erfolgt nicht deshalb, weil vorher Zähne in das Antrum des Sinus hineinprojiziert werden, sondern durch Absinken des gesamten Zahnbogens.

12. Facies infratemporalis

Die beim Erwachsenen nach dorsomedial leicht vorgewölbte Facies infratemporalis begrenzt gemeinsam mit Processus pterygoideus und Gaumenbein die Fossa pterygopalatina. Mit der stärkeren Entfaltung des Sinus maxillaris, nach Durchbruch des Dens molaris III, buchtet sich die Oberkieferhöhle blasenartig dorsalwärts zum *Tuber maxillae* vor. In seine obere Hälfte führen von dorsal her 1–3 kleine Öffnungen, die Foramina alveolaria, in welche die gleichnamigen Nerven und Arterien einziehen, um innerhalb der Canales alveolares zu den Oberkieferzähnen abzusteigen. Häufig sind die sinusseitigen Wände abgebaut, so daß die Nerven und Gefäße nur von Schleimhaut bedeckt sind.

IV. Os palatinum

Das Os palatinum besteht aus 2 dünnen Knochenplatten, welche sich am Aufbau der Nasenseitenwand und des Nasenbodens beteiligen und in einem nasalwärts offenen Winkel von etwa 80° aufeinandertreffen.
Die vertikal stehende Lamina perpendicularis ist dünner und schwingt kranialwärts in die Processus orbitalis et sphenoidalis aus. Die kräftigere Lamina horizontalis bildet den hinteren Abschnitt des Palatum durum im Anschluß an den dorsalen Rand des Processus palatinus maxillae.

1. Lamina horizontalis

Der Gaumenfortsatz des Os palatinum setzt an der Nasenhöhlenseite den Processus palatinus maxillae dorsalwärts fort und bildet den unteren Rand der Choana. Oralseitig erscheint die Lamina horizontalis durch Drüsen- und Gefäßstraßenanlagerungen rauhflächig. Nach vorne zu vereinigt sich die Lamina horizontalis über eine Schyndilesis mit dem Gaumenfortsatz des Oberkiefers: Sutura palatina transversa.
Mit der gegenseitigen Lamina horizontalis besteht über die geradlinig verlaufende Sutura palatina mediana Knochenkontakt. Beide Laminae horizontales sind in der Medianen unterschiedlich weit nach dorsal ausgezipfelt und bilden miteinander die *Spina nasalis posterior*. Die Facies nasalis wulstet sich in der Medianen zur Crista nasalis für die Anlagerung des Vomer vor. Im seitlichen Hinterrandbezirk ragt häufig eine Leiste nach unten vor.

Crista marginalis (posterior, para-alveolaris). Nach KADANOFF u.Mitarb. (1969/70) liegt in 51,9% eine dünne, unmittelbar hinter der großen Gaumenöffnung gelegene, vorspringende Leiste vor, die parallel zur Stirnebene verläuft und in Richtung der medianen Gaumennaht langsam niedriger wird. Auch ein gegen das laterale Ende der Crista sich erhebender dreieckiger Fortsatz ist in diese Prozentzahl einbezogen. Die Leiste wurde zuerst von STIEDA (1891) beschrieben (s. S. 176, Abb. 116).

2. Palatum durum

Der Boden der Cavitas nasi wird vom Processus palatinus maxillae und der Lamina horizontalis ossis palatini gebildet. Das Os incisivum ist bei Erwachsenen in die Maxilla einbezogen. Abgesehen vom Torus palatinus ist die paramediane Partie des Processus palatinus in der Regel am dünnsten, bei Greisen ist er häufig lateral der Sutura palatina mediana defekt oder zu einer durchscheinend dünnen Knochenplatte rückgebildet (s. Abb. 121).

Maße

Nach VIDIC (1968) besteht das Palatum durum stets aus zwei Kompaktaschichten – einer nasalen und einer oralen, die durch mehr oder weniger entwickelten spongiösen Knochen voneinander abgetrennt sind. Die *Dicke* des harten Gaumens schwankt zwischen 1 und 3,5 mm.
Nach MARTIN u. SALLER (1957) wird die *Länge* des Palatum durum in der Regel als geradlinige Entfernung des Orale (Ol) vom Staphylion (Sta) bestimmt. Außerdem kann die geradlinige Entfernung des Orale von der Spina nasalis posterior, die jedoch sehr unterschiedlich ausgebildet ist, herangezogen werden.
a) Orale – Staphylion. Die Entfernung des Orale vom Staphylion beträgt an unserem Untersuchungsgut im Mittel 46,0 (33,0–58,0) mm. Bei Männern ist das Orale vom Staphylion im Mittel 47,12 (36,5–58,0) mm entfernt, bei Frauen 44,83 (33,0–58,0) mm. Der Geschlechtsdimorphismus ist signifikant. (t-Wert – 2,6325 bei 88 Freiheitsgraden (LANG u. SAKALS 1981.)
b) Foramen incisivum – Staphylion. Um einen Anhalt für die postnatale Verlängerung des knöchernen sekundären Gaumenabschnittes zu gewinnen, bestimmten wir den Abstand zwischen Hinterrand des Foramen incisivum und Staphylion. Dieser beträgt bei Neugeborenen im Mittel 18,8 (16,0–22,0) mm, bei 1jährigen ergibt sich ein Mittelwert von 20,95 (17,5–23,0) mm. Schon bei 2jährigen hat sich der Mittelwert auf 23,04 (21,0–25,0) mm vergrößert. Bei 5jährigen liegt ein Mittelwert von 25,11 (22,5–27,0) mm vor, das Mittel bei 13jährigen macht 27,50 (22,5–29,0) mm aus. An 76 Schädeln Erwachsener ergibt sich eine mittlere Länge für diese Distanz von 32,80 (28,0–38,0) mm (LANG u. BAUMEISTER 1982).

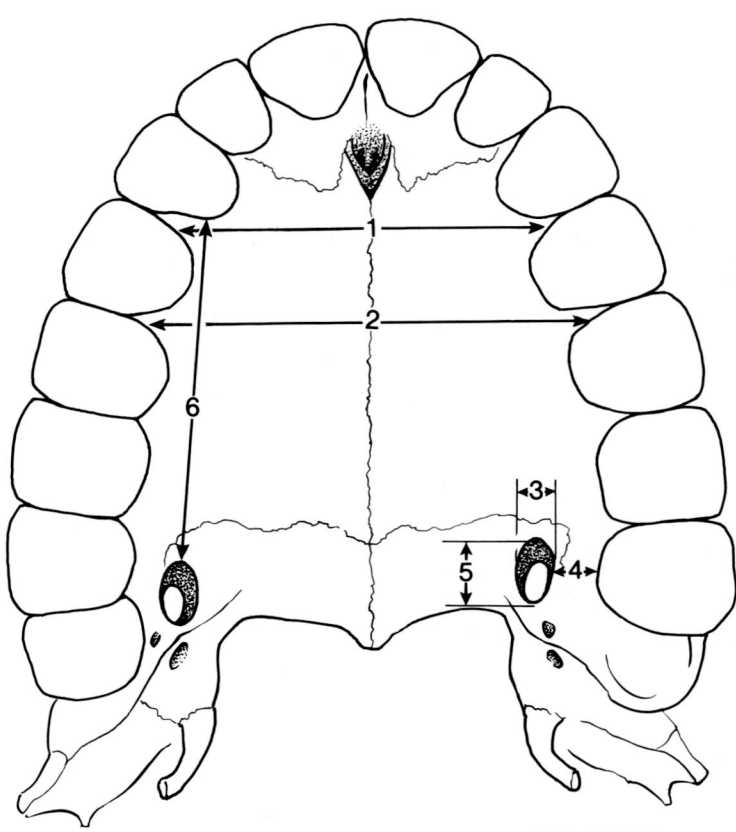

Breite des Gaumens zwischen Dentes canini und Dentes premolares I bzw. molares decidui I (Abb. 124): Beim Neugeborenen beträgt die Gaumenbreite zwischen den medialen Alveolarrandgebieten dieser Oberkieferzone im Mittel 18,21 (14,5–21,0) mm. Bei Einjährigen ergibt sich ein mittlerer Abstand von 20,75 (19,0–22,0), im 2. Lebensjahr beträgt der Abstand 21,75 (18,0–26,0) mm, im 2. Lebensjahr 24,60 (23,0–26,0) mm und im 5. Lebensjahr 25,63 (24,0–30,0) mm. Den mittleren Erwachsenenwert bestimmten wir mit 27,65 (21,0–33,0) mm.

Breite zwischen Dentes premolares II und Dentes molares I bzw. den dorsalen medialen Randgebieten der Alveolen der Dentes molares decidui I: Beim Neugeborenen beträgt der Abstand zwischen den oben genannten Meßzonen im Mittel 22,04 (17,0–25,0) mm, beim 1jährigen macht er 24,73 (23,0–26,0) mm aus. Der mittlere Abstand zwischen diesen beiden Meßzonen wurde bei 3jährigen mit 28,53 (26,0–32,5) mm bestimmt. Im 5. Lebensjahr findet sich der Mittelwert bei 30,42 (26,0–39,0) mm, im 13. bei 31,33 (28,0–37,0) mm. Der Mittelwert an 75 Schädeln Erwachsener wurde mit 35,47 (28,0–43,0) mm bestimmt (LANG u. BAUMEISTER 1982).

Gaumenhöhe. Die schwieriger zu ermittelnde Gaumenhöhe wird nach MARTIN-SALLER (1957) mit dem Palatometer hinter dem 1. Molaren bestimmt. Die Autoren betonen, daß bei senil-atrophischen Alveolarrändern die Messung zu unterlassen ist. Deshalb sind auch in unserer Untersuchung etwas weniger Erwachsenenschädel ausgewertet worden. Bei Neugeborenen beträgt die Gaumenhöhe, an 6 Schädeln bestimmt, im Mittel 4,72 (3,5–6,5) mm. Im 1. Lebensjahr findet sich eine mittlere Gaumenhöhe von 5,87 (4,0–7,5) mm, im 2. von 6,0 (4,5–10,0) mm, eine deutliche Vergrößerung der Gaumenhöhe liegt im 5. Lebensjahr mit einer mittleren Höhe von 7,68 (5,0–11,0) mm vor. Im 8. Lebensjahr liegt die mittlere Gaumenhöhe bei 8,38 (7,0–9,5) mm, bei Erwachsenen wurde der Mittelwert mit 11,30 (8,0–16,0) mm bestimmt (LANG u. BAUMEISTER 1984).

Gaumenbreite			Foramen palatinum majus		
1 vordere	2 hintere	3 Breite	4 Abstand zu dorsalstem Zahnfach (medial)	5 Länge	6 Abstand zwischen Dens caninus und Vorderrand Foramen palatinum majus
Breite zwischen Dentes canini und Molares decidui bzw. premolaris	Breite zwischen Dentes molares I und II (decidui) bzw. Dentes premolares	Foramen palatinum majus			
Ngb. 18,21 (14-21)	Ngb. 22,04 (17-25)	Ngb. 1,0 (0,5-1,5)	Ngb. 2,25 (2-3)	Ngb. 2,50 (2-3)	Ngb. 14,66 (11-15)
1 J. 20,75 (19-22)	1 J. 24,73 (23-26)	1 J. 1,51 (1-2)	1 J. 3,90 (3-5)	1 J. 3,22 (2-5)	1 J. 16,63 (15-18)
5 J. 25,63 (24-30)	5 J. 30,42 (26-39)	5 J. 1,79 (1-2)	5 J. 3,48 (2-5)	5 J. 3,52 (2-4)	5 J. 22,27 (19-25)
Erw. 27,65 (21-33)	Erw. 35,47 (28-43)	Erw. 3,26 (2-6)	Erw. 3,45 (1-8)	Erw. 5,02 (3-8)	Erw. 29,21 (21-40)

Abb. 124. Palatum durum und Foramen palatinum majus postnatale Vergrößerung (LANG u. BAUMEISTER 1982)

c) Foramen incisivum – Spina nasalis posterion, Spitze. Der Abstand zwischen Spina nasalis posterior und Foramen incisivum beträgt bei Neugeborenen im Mittel 19,50 (16,0–22,0) mm. Bei 1jährigen hat sich der mittlere Abstand auf 22,0 (20,0–24,0) mm vergrößert, bei 3jährigen liegt die Distanz im Mittel bei 24,45 (21,0–26,5) mm, der Mittelwert macht bei 13jährigen 30,0 (29,0–32,0) mm aus, bei Erwachsenen (71 Schädel) ergibt sich eine mittlere Distanz von 36,65 (29,0–43,0) mm (LANG u. BAUMEISTER 1982).

3. Canalis palatinus major (Canalis pterygopalatinus)

Der Kanal wird von 3 Knochen begrenzt, die mit Sulci ausgestattet sind: Processus pterygoideus hinterer oberer Teil, Os palatinum medial und unten-hinten und lateral von der Maxilla. Er führt von der Fossa pterygopalatina zum harten Gaumen und mündet am Foramen palatinum majus. Im Kanal ziehen aus der Fossa pterygopalatina der N. palatinus major des N. maxillaris und die A. palatina descendens zum Gaumen. Oberhalb des Foramen majus zweigen die Nn. palatini minores ab und treten dorsal davon durch eigene Öffnungen aus.

Ärztliche Bedeutung: perorale Stammanästhesie des N. maxillaris CARRBA 1921; GÜNTERT 1951; LEICHER u. HAAS 1959; FRENKEL 1969.

Form

Aufgrund von Untersuchung an 74 Xantopren-Ausgüssen lassen sich vereinfachend 3 Typen unterscheiden: 1. Der Kanal beginnt an der Fossa pterygopalatina mit längsovalem und engem Querschnitt, nach palatinal behält er den längsovalen Querschnitt bei, erweitert sich aber. Häufigkeit 43,2%. 2. Der Kanal beginnt längsoval und eng, nach palatinal wird er rundlich und weiter. Häufigkeit 32,4%. 3. Der Kanal beginnt rundlich und eng, nach palatinal wird er längsoval und weiter. Häufigkeit 24,3% (HASSMANN 1975).

Maße

Die *Länge* des Kanals beträgt von seinem Beginn als Fortsetzung der Fossa pterygopalatina bis zum Foramen palatinum majus links im Mittel $14,5 \pm 2,6$ mm, rechts $14,6 \pm 2,6$ mm (86 Meßwerte). Die Extremwerte betragen links 20 mm bzw. 7 mm, rechts 20 mm bzw. 9 mm (HASSMANN 1975).
Länge des Kanals bei Kindern (Tabelle 39).

Tabelle 39. Länge des Canalis palatinus major bei Kindern in $\bar{x}$ mm.
(Nach HASSMANN 1975)

Alter	Links mm	(23 Werte)	Rechts mm	(24 Werte)
2 Jahre	6,8	(4)	6,2	(4)
4 Jahre	8,6	(5)	9	(6)
5 Jahre	8,8	(5)	8	(5)
6 Jahre	11	(3)	11,3	(3)
8 Jahre	9	(2)	9,5	(2)
9 Jahre	9	(3)	9	(3)
14 Jahre	13	(1)	14	(1)

Folgende *Maße* wurden ermittelt:
1. Die transversale Breite am Foramen palatinum majus;
2. die transversale Breite an der engsten Stelle des Kanals;
3. die sagittale Länge am Foramen;
4. der sagittale Durchmesser an der engsten Stelle des Kanals.

Links ist der Kanal am Foramen im Mittel $4,15 \pm 0,77$ mm breit (34 Werte), rechts $4,21 \pm 1,02$ mm (36 Werte). Die Maximalwerte betragen 5,8 mm links und 8,0 mm rechts, die Minimalwerte links und rechts 2,8 mm.
An der transversal engsten Stelle ist der Kanal links im Mittel $2,15 \pm 0,52$ mm (33 Werte), rechts $2,24 \pm 0,57$ mm (36 Werte) breit. Die Extremwerte betragen links 3,4 mm bzw. 1,4 mm rechts 3,6 bzw. 1,4 mm.
Die sagittale Ausdehnung am Foramen beträgt links $6,55 \pm 1,19$ mm (34 Werte), rechts $6,40 \pm 1,20$ mm (36 Werte). Maximal ist der Kanal links und rechts 9,0 mm, minimal links 4,0 mm und rechts 4,5 mm breit.
In der Sagittalen ist der Kanal an der engsten Stelle links im Mittel $3,29 \pm 0,61$ mm (33 Werte) und rechts $3,35 \pm 0,64$ mm (36 Werte) weit. Die Extremwerte betragen links 5,0 bzw. 2,0 mm und rechts 5,4 bzw. 2,5 mm.

Aus den Messungen geht hervor, daß der Kanal in der Sagittalen weiter ist als in der Transversalen.

Richtung, Biegungen und Winkel

Anhand von 74 Xantopren-Ausgüssen ließen sich 4 verschiedene *Verlaufstypen* unterscheiden. Es fanden sich:
1. Nach medial durchgebogen: 37,8%;
2. nach rostral durchgebogen: 21,6%;
3. nach lateral durchgebogen: 18,9%;
4. beim Rest lagen seltenere Variationen vor, z.B.: zwei Kanäle verliefen gerade, während ein Kanal einen s-förmigen Verlauf zeigte.

Winkel zur Mediansagittalen. Nimmt man die Mediansagittale als feststehenden Schenkel, dann verläuft die Achse des Kanals von palatinal machmal nach schräg oben lateral (Mediansagittale und Achse bilden einen nach oben offenen Winkel) manchmal nach schräg oben medial (Mediansagittale und Achse bilden einen nach unten offenen Winkel) und einige Male parallel zur Mediansagittalen.

Winkel zur DH. Links beträgt der mittlere Winkel $66,60 \pm 9,04°$ mit den Extremwerten 92 bzw. 52°. Rechts ist der Winkel $67,28 \pm 8,33°$ groß mit den Extremwerten 89 bzw. 52° (HASSMANN 1975).

4. Foramen palatinum majus
(s. Abb. 122–124)

Am kindlichen Schädelmaterial läßt sich eindeutig nachweisen, daß der vordere mediale Rand des Foramen palatinum majus stets von der Lamina horizontalis ossis palatini gestellt wird. Der hintere Randbezirk gehört der Wurzelregion des Processus pyramidalis ossis palatini an, während der laterale in unterschiedlicher Ausdehnung dem Alveolarfortsatz der Maxilla (Molarengebiet) angehört. Seltener bildet eine Lamelle der Lamina verticalis ossis palatini auch das laterale Randgebiet des Foramen palatinum majus.
Auch nach hinten und lateral offene Foramina palatina majora ließen sich feststellen. In diesen Fällen reicht die Fissura sphenomaxillaris bis zum Oberkiefergebiet nach unten.

Langer Durchmesser. Während bei Erwachsenen und älteren Kindern der lange Durchmesser des Foramen palatinum majus in der Regel in sagittaler Richtung eingestellt ist, fanden sich bei Neugeborenen und jüngeren Kindern häufig Foramina palatina majora, deren lange Durchmesser mehr oder minder stark von vorne medial nach hinten lateral orientiert waren. Der mittlere lange Durchmesser bei Neugeborenen beträgt an unserem Untersuchungsgut 2,50 (2,0–3,0) mm, bei 1jährigen findet sich ein Mittelwert von 3,22 (2,0–5,0) mm, im 6. Lebensjahr beträgt der mittlere Durchmesser 3,62 (3,0–4,5) mm, im 8. 4,25 (2,0–6,0) mm. An 153 Foramina majora Erwachsener bestimmten wir einen mittleren Längsdurchmesser von 5,02 (3,0–8,0) mm.

Kurzer Durchmesser. Der kurze, in der Regel transversal orientierte Durchmesser des Foramen palatinum majus beträgt bei Neugeborenen im Mittel 1,00 (0,5–1,5) mm, bei 4jährigen ergibt sich ein mittlerer kurzer Durchmesser von 1,74 (1,0–3,0) mm, bei 6jährigen von 2,00 (1,5–2,5) mm und bei 13jährigen von 2,37 (2,0–3,0) mm. Der Mittelwert an 147 Foramina palatina majora von Schädeln Erwachsener beträgt 3,26 (2,0–6,0) mm.

Abstand des Vorderrandes zum medialen hinteren Alveolenrand des Dens caninus. Dieser für verschiedene ärztliche Eingriffe wichtige Abstand beträgt bei Neugeborenen im Mittel 14,66 (11,0–15,5) mm. Bei 1jährigen hat sich der mittlere Abstand um ca. 2 mm vergrößert (16,63 mm), bei 5jährigen ergibt sich ein mittlerer Wert von 22,27 (19,0–25,0) mm, bei Erwachsenen beträgt er (vermessen an 150 Foramen palatina majora) 29,21 (21,0–40,0) mm.

Abstand des lateralen Randes zum medialen Rand der benachbarten Alveole des Dens molaris (in transversaler Richtung). Bei Neugeborenen beträgt der transversale Abstand zwischen lateralem Rand des Foramen palatinum majus und dem palatinalen Alveolarfirst hinter der Alveole des Dens molaris deciduus II im Mittel 2,25 (2,0–3,0) mm. Bei 1jährigen hat sich dieser Abstand auf einen Mittelwert von 3,90 (3,0–5,0) mm vergrößert, ein Wert, der mit großen individuellen Schwankungen bis ins Erwachsenenalter annähernd gleich bleibt. Der mittlere transversale Abstand bei Erwachsenen wurde an 147 Foramina palatina majora mit 3,45 (1,0–8,0) mm ermittelt (LANG u. BAUMEISTER 1984).

5. Foramina palatina minora

Anzahl

An 69 Gaumenhälften von kindlichen Schädeln und 74 von Erwachsenenschädeln wurden an der rechten Seite im Mittel bei Kindern 2,37, bei Erwachsenen 2,42 Foramina palatina minora nachgewiesen. Die Minimal- bzw. Maximalwerte bettragen 1–5 bei Kindern und 1–6 bei Erwachsenen. An den linken Gaumenhälften finden sich im Mittel 2,45 (1,0–4,0) Foramina palatina minora, bei Erwachsenen 2,42 (1,0–5,0) Foramina. Signifikante Seitenunterschiede konnten nicht nachgewiesen werden.

Durchmesser

Die Foramina palatina minora sind meist schlitzförmig entwickelt. Ihre Durchmesser wurden nur an Erwachsenenschädeln und jeweils in der Querrichtung zur Längsausdehnung der Schlitze bestimmt. Diese betragen rechts im Mittel 0,90 (0,5–2,0) mm, links 0,89 (0,5–2,0) mm.

Lage

Unserer Kenntnis nach beschrieb STIEDA (1891) erstmalig eine *Crista marginalis* ossis palatini, die sich von der Lamina horizontalis ossis palatini nach unten gratförmig vorwölbt (s. Abb. 116). Wir bezeichnen auch kleine Firste dieser Zone als Cristae marginales, um die Lage der Foramina palatina minora zu kennzeichnen. Nach der Medianen und der Spina nasalis posterior zu flacht sich dieser Grat regelmäßig ab. Die vor dieser Crista marginalis befindliche Grube bezeichnete STIEDA (1891) als *Fovea glandularis*, in der ein Drüsenpaket der Glandulae palatinae plaziert ist. Betont sei, daß sich diese Crista marginalis ossis palatini und auch die Fovea glandularis schon bei Neugeborenen nachweisen lassen.

Typen

Typ I. Als Typ I der Plazierung der Foramina palatina minora bezeichnen wir das Vorkommen eines der Foramina im Bereich zwischen Processus alveolaris maxillae und Processus pyramidalis ossis palatini. An der rechten Seite fanden sich derartige Foramina palatina minora in 16,41%, an der linken in 22,76%.

Typ IIa. An der rostralen und an der dorsalen Seite der Crista marginalis ossis palatini lagen an unserem Untersuchungsgut in 68,75% an der rechten und in 80,49% an der linken Seite Foramina vor. Die Zahl der Foramina an der oralen Seite erwies sich rechts und links als geringer als jene an der dorsalen Seite. Rechts lagen 70 Foramina rostral und 111 dorsal der Crista, links macht das Verhältnis 76:142 aus.

Typ IIb. Die Crista marginalis ossis palatini kann sich in ihren lateralen Bezirken in 2 kleinere Leisten, eine rostrale und eine dorsale aufgliedern. Beide verlaufen zum unteren Gebiet des Processus pyramidalis. Foramina palatina minora können rostral der vorderen Leiste, zwischen beiden Leisten sowie dorsal der hinteren Leiste plaziert sein. Derart gelagerte Foramina palatina minora fanden sich an der rechten Seite in 15,63%, an der linken in 13,0%. Die meisten der Foramina lagen jeweils zwischen beiden Leisten, weniger zahlreich fanden sie sich vor der vorderen Leiste oder dorsal der hinteren. Zwischen beiden Leisten lagen rechts 30 der insgesamt 42 aufgefundenen Foramina palatina minora, links 22 von 33 nachgewiesenen Foramina palatina minora. An der rostralen Seite der vorderen Leiste lagen rechts 7, links 6 derartige Löcher, an der dorsalen rechts 5, links ebenfalls 5 Foramina minora.

Typ IIc. Bei Typ IIc spaltet sich die Crista marginalis ossis palatini an der Sagittalebene des Foramen palatinum majus und seitlich davon in 2 Schenkel zur Unterfläche des Processus pyramidalis ossis palatini auf. Foramina palatina minora können zwischen den beiden Leisten, rostral oder dorsal davon liegen. An der rechten Seite kommt eine derartige Anordnung in 1,56%, an der linken Seite in 0,81% vor.

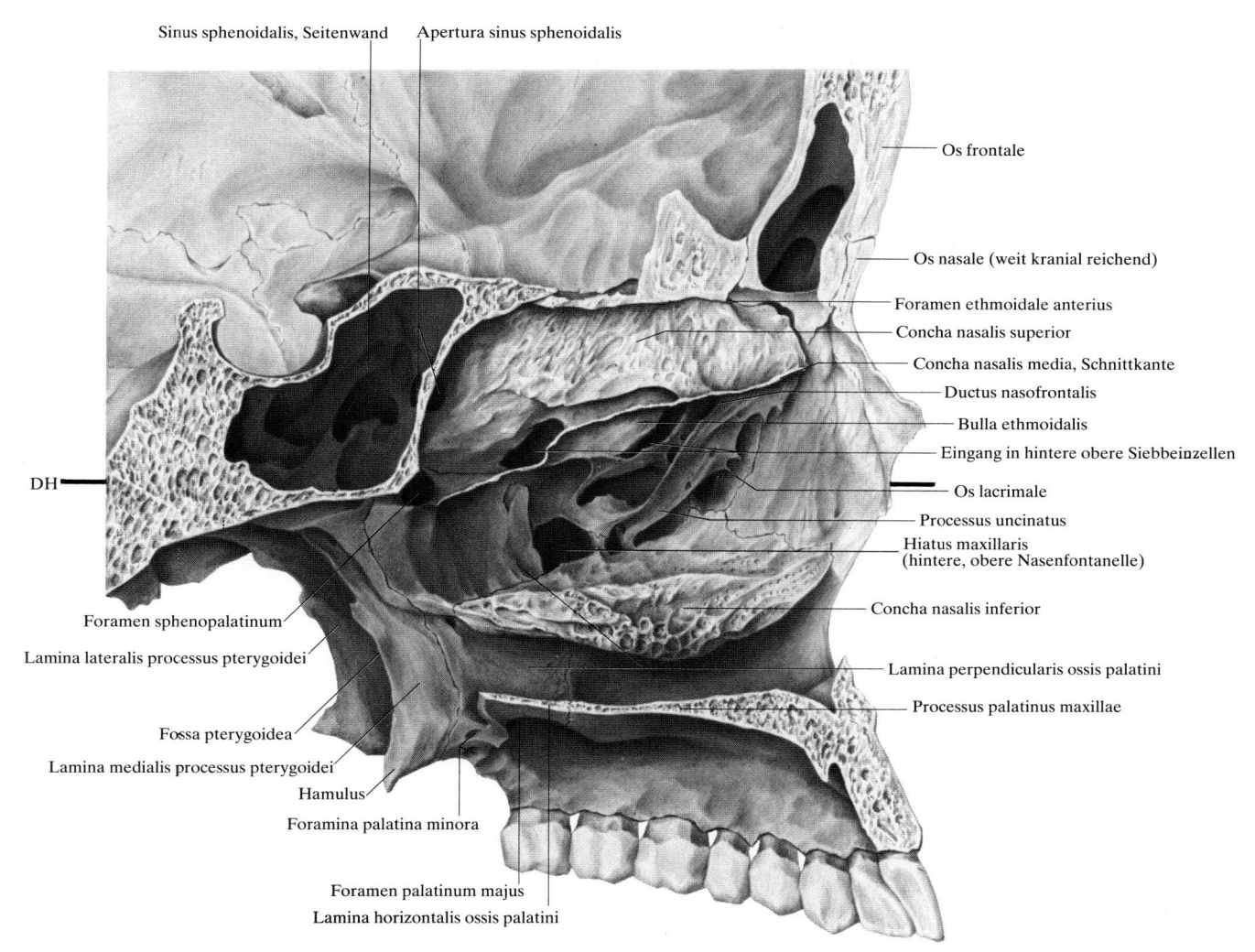

Abb. 125. Nasenseitenwand und Os palatinum.
(Concha nasalis media abgetragen)

Typ III. Bei Typ III der Foramina palatina minora liegen deren basale Pforten im Bereich des Foramen palatinum majus. An 2 Schädeln lagen jeweils 2 Foramina palatina minora im Öffnungstrichter des Foramen palatinum majus. Insgesamt ließen sich an der rechten Seite unter 128 Schädeln 8 derartige Foramina palatina minora (eines zweifach) im Bereich des Foramen palatinum majus-Öffnungstrichters nachweisen. Ein derartiges Verhalten liegt demnach an unserem Untersuchungsgut in 5,47% vor. An 123 linken Schädelhälften wurde diese Anordnung in 3,25% beobachtet (LANG u. BAUMEISTER 1984).

6. Lamina perpendicularis

Die Lamina perpendicularis des Gaumenbeins strebt an der seitlichen Choanenwand nach aufwärts und läuft in den Processus orbitalis und in den Processus sphenoidalis aus. Ihr Oberrand ist zwischen den beiden Fortsätzen durch die *Incisura sphenopalatina* mittlings tief eingeschnitten (Abb. 125).

Processus orbitalis

In der Regel baut der Fortsatz einen kleinen Teil des Orbitabodens auf. RUSSELL (1939/40) konnte an 5 von 148 Schädeln australischer Ureinwohner und an einem von 8 Schädeln von Neuseeland-Maoris Anlagerungen des Processus orbitalis ossis palatini an die Pars orbitalis ossis frontalis nachweisen. In der Mehrzahl dieser Fälle reichte der Processus orbitalis ossis palatini weit nach aufwärts, einmal ein Fortsatz des Os frontale nach abwärts. Auch früher wurden schon am europäischen Untersuchungsgut derart große Processus orbitales festgestellt. An unserem Material wurde die Fläche des Processus orbitalis in der Augenhöhle ermittelt (OEHMANN 1975) Zwischen 4. und 9. Lebensjahr fanden sich Flächenwerte wie bei Erwachsenen, bei denen ein Processus orbitalis in ca. 66% nachweisbar war. Die Fläche macht 20 (0–70) mm² aus (weiteres siehe Augenhöhle).

Processus sphenoidalis

Hinter der Incisura sphenopalatina schwenkt der Processus sphenoidalis nach oben und medial ab, um sich mit der Unterfläche des Corpus ossis sphenoidalis zu verbinden. (Weiteres s. Bd. I/1, Teil C.)

Processus pyramidalis

An der Abwinkelungsstelle zwischen Lamina perpendicularis und Lamina horizontalis ossis palatini springt der etwa dreikantige Processus pyramidalis vor, um sich in die Incisura pterygoidea des Processus pterygoideus einzufügen. Er beteiligt sich am Aufbau der Fossa pterygoidea im unteren Abschnitt.
Er verankert sich an den beiden Lamellen des Processus pterygoideus. Palatinal ist der Processus pyramidalis häufig mit Leisten (Cristae marginales) versehen. In diesem Abschnitt können die Foramina palatina minora liegen oder (seltener) zwischen Maxilla und Processus pyramidalis. (Weiteres LANG u. BAUMEISTER 1982.)

Cristae conchales

An der Facies nasalis der Lamina perpendicularis ossis palatini springen 2 Querleisten vor, deren obere der Abstützung der Concha nasalis media, deren untere der Anlagerung der Concha inferior dient (Cristae conchales inferior et media).

Die Crista conchalis media grenzt in der Regel den Processus orbitalis ab und reicht dorsalwärts bis zum Foramen sphenopalatinum.

Fossa pterygopalatina

Die Außenfläche der Lam. perpendicularis bildet die mediale Wand der Fossa pterygopalatina. Im unteren Teil zieht eine Furche, die nach unten zu tiefer wird. Sie schließt in der Regel mit einer ähnlichen Furche des Corpus maxillae den schräg nach vorne unten führenden Canalis palatinus major ab. Gelegentlich verläuft die Nerven-Gefäß-Straße durch unterbliebene Annäherung beider Knochen (häufiger bei Kindern) in einer weit nach unten reichenden Fossa pterygopalatina frei. NICOLIC' und JO (1967) stellten unterschiedliche Dehiszenzen der Lamina perpendicularis ossis palatini in 45%, fest. Im Bereich der Fossa pterygopalatina und dem Canalis palatinus major lagen derartige Dehiszenzen in ca. 20% vor.

7. Foramen sphenopalatinum

Die Incisura sphenopalatina des Gaumenbeines umwandet unten, vorne und hinten eine Öffnung, die von oben her durch den Keilbeinkörper zu einem Foramen abgeschlossen wird. Dieses Foramen sphenopalatinum liegt in Höhe des hinteren Endes der Concha nasalis media und wird von Gefäßen und Nerven, welche den hinteren Abschnitt der Nasenhöhle von der Fossa pterygopalatina aus erreichen, durchzogen. Nasenhöhlenseitig wird es von Schleimhaut abgeschlossen. Gelegentlich ist die unterschiedlich geformte Öffnung zwei- oder mehrgeteilt (weiteres Bd. I/1, Teil C).

V. Os nasale

Die größtenteils von der Maxilla umrahmte Apertura piriformis wird von oben her von den Vorderrändern der Ossa nasalia begrenzt. Sie fügen sich zwischen Processus frontales maxillae und Stirnbein ein. Ihre variable Länge, Form und Einbaurichtung bestimmen wesentlich die Gestalt der äußeren Nase. Die Ossa nasalia sind unterschiedlich lange, annähernd rechteckig begrenzte und meist in ihren Mittelbezirken eingeschnürte Knochenplatten. Ihre dem Stirnbein anliegenden Bereiche sind dicker. Sie verknüpfen sich über die Sutura nasofrontalis in breiter Zackennaht mit der Pars nasalis ossis frontalis.

Die Außenfläche des Knochens ist quergewölbt. Beide Ossa nasalia lagern sich dachförmig zusammen und stehen in der Medianen über die *Sutura internasalis* miteinander in Verbindung. Die Innenseite des Abschnittes der Sutura internasalis ist für die Verbindung mit der Lamina perpendicularis ossis ethmoidalis und der Spina nasalis ossis frontalis leistenförmig vorgebuckelt. Selten reicht die Spina nasalis des Stirnbeins zwischen den Nasenbeinen nach vorne und bildet einen Teil des äußeren Nasenskelets (ADOLPHI 1910). In seitlichen Teilen ist das Os nasale normalerweise dünner und verbindet sich mit dem Processus frontalis maxillae. Bei besonders langen Ossa nasalia überragt das Nasenbein an der Apertura piriformis die Stirnfortsätze der Maxilla.

Gegen die Nasenhöhle hin bilden die medialen Ränder beider Ossa nasalia je eine Lamelle, die aneinandergeschlossen eine niedrige Knochenleiste, die *Crista nasalis interna*, aufbauen. Diese Crista beteiligt sich an der Bildung des Septum nasi. An der nasalen Fläche liegt eine Rinne für den N. ethmoidalis anterior und eine Begleitarterie vor. Außerdem finden sich an ihr gelegentlich rundliche oder polygonal geformte platte, bis hanfkorngroße Knöchelchen, die von ZUCKERKANDL (1893) als *Ossicula subnasalia* bezeichnet wurden. Sie können mit den Ossa nasalia selbst oder mit der Lamina perpendicularis ossis ethmoidalis verwachsen sein.

Die zugeschärften Unterränder überragen die Cartilago nasi lateralis und lassen sich deshalb durch die Haut abtasten.

Da die Seitenbezirke beider Ossa nasalia in der Regel länger als ihre mittleren sind, entsteht zumeist eine Apertura piriformis im wörtlichen Sinne. Deren obere Breite wird durch die unteren Ränder der Ossa nasalia mitbestimmt. Kombiniert mit Gesichtsasymmetrien weicht die Sutura internasalis häufig aus der Medianebene ab.

Postnatales Längenwachstum s. Tabelle 39 u. Abb. 126

Als größte Länge der Ossa nasalia stellte HOVORKA (1893) die Nasenbeine am Schädel eines Kopten aus Kairo mit 31 mm, die größte Breite bei einem Russen mit 17 mm fest. An unserem Untersuchungsgut sind die Ossa nasalia bei Neugeborenen im Mittel 8,33 mm, bei sechs Monate alten Kindern 12,40 mm, bei Vierjährigen 16,10 mm, bei Achtjährigen 19,88 mm und bei Erwachsenen 24,87 mm (18,0–31,0 mm) lang (LANG und BAUMEISTER 1982).

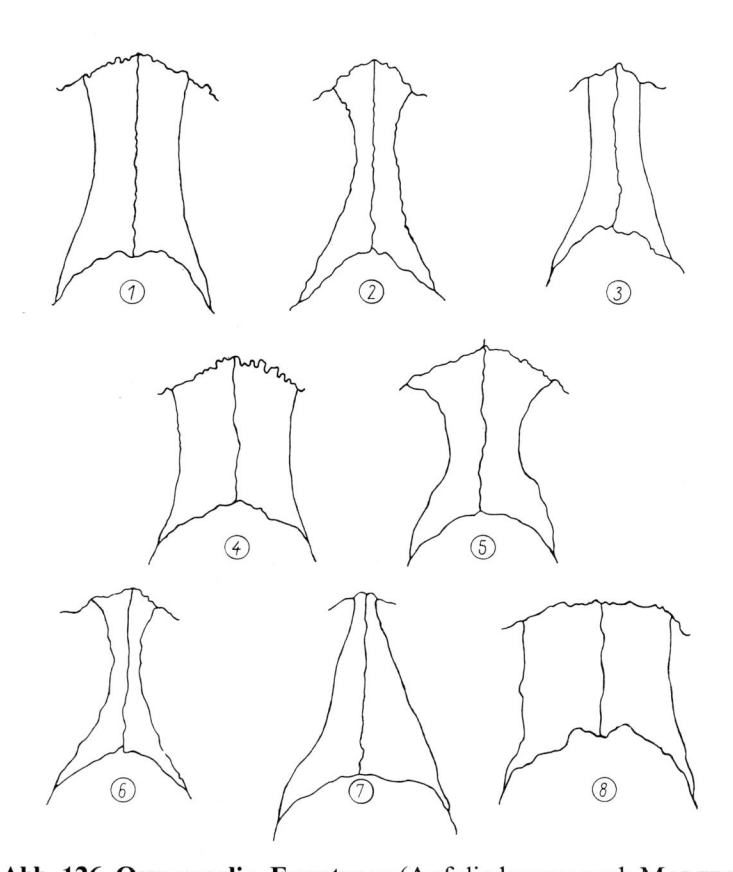

Abb. 126. Ossa nasalia, Formtypen (Aufgliederung nach MARTIN u. SALLER 1959)

Werte von Erwachsenen (*E*) und Kindern (*K*) nach LANG u. BAUMEISTER (1982):

		E	K			E	K
①	Typ I	55,7%	46,7%	⑤	Typ V	10,1%	5,3%
②	Typ II	7,6%	12,0%	⑥	Typ VI	2,5%	4,0%
③	Typ III	12,6%	22,7%	⑦	Typ VII	1,3%	1,3%
④	Typ IV	8,7%	8,0%	⑧	Typ VIII	1,3%	0%

Tabelle 40. Ossa nasalia, Länge [mm] (LANG u. BAUMEISTER 1982)

Alter	n	$\bar{x}$	s	$s\bar{x}$	inf.	supr.
Neugeborene	5	8,33	1,35	0,60	7,5	9
3 Monate	8	10,00	1,28	0,45	8,5	12
6 Monate	5	12,40	1,08	0,49	10,5	13
9 Monate	5	12,50	0,95	0,43	11	13
1 Jahr	4	12,80	1,30	0,65	11	14
2 Jahre	12	13,63	2,59	0,75	10	15
3 Jahre	4	14,17	1,53	0,76	12,5	15,5
4 Jahre	10	16,10	1,08	0,63	13	19
5 Jahre	8	16,19	1,77	0,63	13	19
6 Jahre	3	16,83	2,75	1,59	13	18
8 Jahre	5	19,88	1,44	0,72	18	21
13 Jahre	4	22,75	0,75	0,37	22	24
Erwachsene	55	24,87	3,20	0,43	18	31

Winkelung. Nach HOVORKA (1893) sind beide Ossa nasalia immer in einem nach hinten offenen Winkel zueinander eingestellt. Dieser schwankt in breiten Grenzen. Nähert er sich mehr einem spitzen Winkel, so springt der Nasenrücken und besonders die Gegend der Nasenwurzel vor. Bei stumpfem Winkel ist die Nasenrückenregion flach gewölbt. Auch die Winkelung gegen das Os frontale ist außerordentlich unterschiedlich.

Hypoplasie. Enden die Nasenbeine noch unter dem Nasion, so kommt naturgemäß eine Berührung der beiden Processus frontales maxillae zustande. Gelegentlich schiebt sich dann ein Teil der Spina nasalis ossis frontalis (superior) oder der Lamina perpendicularis ossis ethmoidalis dazwischen. Nach RANKE (Zit. nach MARTIN u. SALLER 1959) liegt eine starke Rückbildung der Ossa nasalia bei der bayerischen Bevölkerung in 0,13%, eine schwächere in 1,3% vor (Katarhinie).

Totale Aplasie. Außerordentlich selten sind die Ossa nasalia einseitig oder beidseitig nicht angelegt.

Sulcus ethmoidalis. An der Innenfläche des Os nasale findet sich eine zarte Längsrinne, in welcher der R. externus des N. ethmoidalis anterior und dessen Begleitgefäße abwärts steigen. Durch kleine Löcher treten Gefäße und Nervenästchen an die Haut des Nasenrückens.

1. Suturen

Sutura frontonasalis (Sutura nasofrontalis). Nach HOVORKA (1893) ist die Sutura frontonasalis am Lebenden mit ziemlicher Sicherheit zu tasten und gibt eine wichtige Meßmarke ab. Sie bildet die eigentliche Grenze zwischen Nase und Stirn und beeinflußt die Bildung der Radix nasi. Die Sutur kann zackenlos oder mit Zacken ausgestattet sein und ist unter 489 Schädeln 455mal bogenförmig, 28mal geradlinig und 16mal unregelmäßig entwickelt (Asiaten).

HOVORKA (1893) untersuchte 408 Schädel von Europäern und fand die Sutur nach oben bogenförmig in 93,13%, geradlinig war die Sutur in 4,41% ausgebildet und unregelmäßig in 2,45%. Eine Verknöcherung dieser Sutur ergab sich bei der Untersuchung von 3180 Schädeln der Anthropologischen Sammlung des Wiener Hofmuseums nur in einem einzigen Fall, eine partielle dreimal. Unter 1500 Schädeln des Anatomischen Museums lag weder eine partielle, noch eine totale Synostose in diesem Gebiet vor. Bei Asiaten scheint die geradlinige Ausbildung der Sutura nasofrontalis, wie auch die unregelmäßige, etwas häufiger vorzukommen.

Die Sutura internasalis ist häufiger asymmetrisch als symmetrisch ausgebildet. Partielle Synostosen finden sich sehr selten, noch seltener ist totale Verschmelzung der Ossa nasalia im Nahtbereich.

Ossa suturalia

Ossa suturalia kommen gelegentlich in der Sutura internasalis vor, und zwar unpaar oder paarig, im Mittelbereich oder am oberen Ende. Auch im Bereich der Sutura nasomaxillaris, und zwar meist am unteren Ende, wurden Ossa suturalia nachgewiesen. Komplette Synostosierung der Sutura internasalis ist selten.

Ossicula subnasalia

Nicht selten ist im vorderen Rand der Lamina perpendicularis ein selbständiges Knöchelchen angelagert, das nach beiden Seiten hin in kleine flügelförmige Fortsätze ausläuft. ZUCKERKANDL ist der Meinung, daß es sich dabei um besondere Bildungen der Ossicula subnasalia handelt.

Ärztliche Bedeutung

Nach GÜLZOW (1979) ist die Nasenbeinfraktur die häufigste Gesichtsschädelfraktur überhaupt. Sie wird durch Schiefstand der äußeren Nase, Einsinken der Außennase, Behinderung der Nasenatmung, Herabsetzung des Riechvermögens und selten durch Krepitation sowie äußere Wunden und Gesichtshämatome nachgewiesen (=einfache Nasenbeinfraktur). Bei komplizierter Nasenbeinfraktur können aufgehobene Nasenatmung, Rötung der Außennase und Schmerzen sowie durch Tamponade unstillbares Bluten, Brillenhämatom, Liquorabfluß und meningitische Zeichen, Septumhämatom und Septumabszeß hinzukommen.

2. Cartilagines nasi

Das knöcherne Nasenskelet wird nach vorne zu durch ein kompliziertes Knorpelskelet ergänzt, welches, spitzenwärts zunehmend, der Nase eine größere Beweglichkeit verschafft.

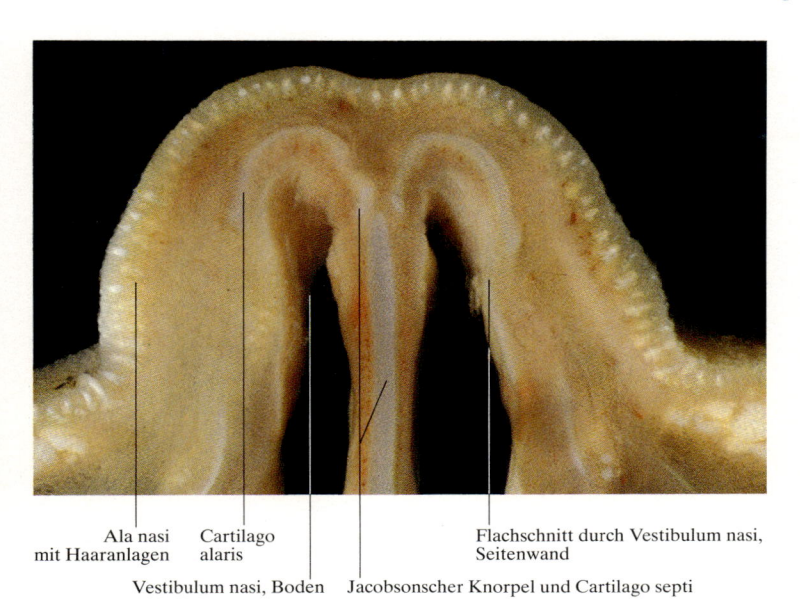

Ala nasi   Cartilago   Flachschnitt durch Vestibulum nasi,
mit Haaranlagen alaris   Seitenwand
       Vestibulum nasi, Boden Jacobsonscher Knorpel und Cartilago septi

Abb. 127. Horizontalschnitt durch die Nase eines 40 cm langen Feten, Ansicht von oben

Die Cartilago septi nasi beteiligt sich am Aufbau der Nasenscheidewand. Die Nasenknorpel bestimmen entscheidend die Außenform der menschlichen Nase. Ihre Grundform wird durch die Ausbildung der Apertura piriformis bestimmt. Sie ähnelt einer dreiseitigen Pyramide, welche durch rassische und individuelle Merkmale zahlreiche Abwandlungen erfährt.

Entwicklung. Nach PETER (1913) gliedern sich bei Keimlingen zwischen 75 mm und 275 mm SSL (13.–14. und 30.–32. Woche) vom lateralen Rand des Seitenwandknorpels der Nase 3 Zipfel aus: eine lange Spange wächst medial vom Nasenvorhof ins Nasenseptum herein, seitlich vom Vorhof bilden sich ein stumpfer und weiter hinten ein spitzer Fortsatz. Der mediale Zipfel wird durch Bindegewebe mit dem vordersten Teil der Seitenwand bis zu dem seitlichen stumpfen Vorsprung abgelöst und liefert die Cartilago alaris major, welche sich halbringförmig um das Vestibulum nasi von medial, oben und lateral her legt. Anschließend verbreitert sich die schmale Spange und schiebt sich über den Seitenwandknorpel hinweg. Erst mit der Pubertät verschwindet diese Überlagerung durch die Flügelknorpel (Abb. 127).
Nach PIRSIG (1977) lassen sich die Crura lateralia der Cartilagines alares erst vom 6. Lebensjahr an erkennen. An unserem Material sind sie (histologisch) bei Feten einwandfrei nachweisbar. Sie sind während der Kindheit außerordentlich weich und dünn.
Vom medialen oberen Winkel der Cartilago alaris major gliedern sich nach PETER (1913) zwischen der 13. und 32. Keimlingswoche auch die Cartilagines alares sesamoideae sowie die Cartilagines alares minores ab.
Bei Feten sind die Cartilagines nasi laterales noch nicht von der Cartilago septi abgetrennt. Sie gehen ohne Grenze in die knorpelige Nasenkapsel über.

Cartilago septi nasi

Das größte Knorpelstück der Nase entsteht durch Verschmelzung der 2 medialen Nasenkapsellamellen im 4. Keimlingsmonat; es beteiligt sich am Aufbau des Septum nasi und des Nasenrückens. Der septale, unregelmäßig viereckig geformte, plattenförmige Teil füllt den Einschnitt zwischen Lamina perpendicularis ossis ethmoidalis und Vomer aus und bildet den vorderen Teil des Septum nasi. Dieser Anteil ist etwa 1,5 mm dick (siehe Abb. 111, Seite 170).
Zwischen Vomer und Lamina perpendicularis reicht ein unterschiedlich geformter Fortsatz häufig bis an die Unterfläche des Corpus sphenoidale nach dorsal: *Processus posterior* (sphenoidalis). Vorne und unten reicht die Cartilago septi nasi an die Crista nasalis des Zwischenkiefers.
Im Bereich der Spina nasalis anterior ist die Cartilago straffer befestigt. Dorsal davon ist der Unterrand der Cartilago in eine gelenkartige Knorpelwanne eingelagert. Die Seitenwülste der Wanne werden durch paramedian eingelagerte Knorpelstäbchen gebildet. Innerhalb der Wanne sind, in vorderen Abschnitten mehr als dorsal, kleine Bewegungen der Cartilago septi möglich (HARTMANN 1972).

Variationen. Nach KRAUSE (1880) liegen in 72% Deviationen des Knorpels vor. Außerordentlich selten finden sich angeborene Löcher in der Cartilago septi. HYRTL (1861) beobachtete dies im ganzen dreimal.

Cartilago nasi lateralis (triangularis)

Im nasenwurzelnahen Abschnitt weicht die Cartilago septi keilförmig auseinander und geht bogig in die Cartilago lateralis nasi über. Die Cartilago septi ist an der Unterseite der Ossa nasalia durch straffe Bindegewebezüge befestigt. Auch die Cartilago lateralis grenzt an seitliche Abschnitte des Nasenbeines. In der Verbindungszone finden sich zahlreiche Gefäßchen. Die Lamina lateralis stützt die Seitenfläche der Nase bis zur Nasenflügelwurzel. (Weiteres Bd. I/1, Teil C.)

Cartilagines vomeronasales (s. S. 172 u. 173)

Cartilago alaris major

Die vorderen Hälften eines jeden Nasenflügels werden durch 2 Cartilagines alares majores versteift. Jeder Knorpel besteht aus einem schmaleren Crus mediale, welches den unteren Rand der Cartilago septi nach vorne zu fortsetzt, und einem breiteren Crus laterale, das den Nasenflügel versteift.
Der vom Crus mediale gebildete Abschnitt des Septum wird als *Pars mobilis septi nasi* (=Nasensteg) bezeichnet. Bindegewebefasern verknüpfen beide Crura medialia miteinander.
Im vorderen Abschnitt ist die Cartilago septi nasi durch einen unterschiedlich schmalen Bindegewebespalt von der Cartilago nasi lateralis abgetrennt. Dadurch wird die Mobilität beider Knorpelplatten gesteigert.
Die Crura medialia der Flügelknorpel sind locker mit der Cartilago septi verbunden. Straffere Bindegewebezüge strah-

len, sich dachziegelartig überlappend, in den freien Unterrand der Cartilago septi nasi ein. (Weiteres s. Bd. I/1, Teil C.)

GUNTER (1969) untersuchte an 34 Leichen die Cartilagines alares majores. Er betont, daß diese Knorpel sich aus der knorpeligen Nasenkapsel absondern, welche im 3. Keimlingsmonat gut entwickelt ist. Während des 6. Keimlingsmonats ossifizieren bestimmte Zentren, die den Knochenrahmen der Nase darstellen. Gleichzeitig wächst Bindegewebe in verschiedene Abschnitte der knorpeligen Nasenkapsel ein und sondert die Cartilagines alares ab. Etwa im 6. Fetalmonat lassen sich an unserem Untersuchungsgut (s. Abb. 127) die Cartilagines alares deutlich nachweisen. Bis zur Pubertät erhalten sie ihre definitive Form und Größe. Nach GUNTER sind die Crura lateralia der Cartilagines alares häufig mit den Cartilagines alares minores durch straffes Bindegewebe verknüpft, so daß beide als eine strukturelle und funktionelle Einheit wirken.

Die longitudinale Achse des Crus laterale verläuft mehr vertikal als in der Regel abgebildet und ist auch größer als meist angenommen. Der Übergang zwischen Crus laterale und Crus mediale ist häufig medial des sog. *Domes* plaziert, so daß das Crus laterale auch einen Teil der medialen Wand des Domes bildet. Die Crura medialia der Cartilagines alares sind schmaler als die Crura lateralia und erstrecken sich auf eine unterschiedliche Länge in die Columella. Zwischen Spina nasalis anterior und Crura medialia liegt Fett-Bindegewebe. Die Crura medialia verlaufen mehr horizontal als die Crura lateralia. (Weiteres s. Bd. I/1, Teil C.)

Cartilagines alares minores

Unterschiedlich geformte Knorpelplättchen lagern sich zwischen Crus laterale der Cartilago alaris major, Cartilago nasi lateralis und Rand der Apertura piriformis ein. Lockere Bindegewebefasern verknüpfen sie mit benachbarten Skeletteilen. Der untere Rand des Crus laterale cartilaginis alaris entspricht der Furche am Nasenflügel. Die Haut distal davon enthält keinen Knorpel.

Cartilagines nasales accessoriae

Kleine Knorpelstückchen fügen sich häufig zwischen Cartilagines alares minores und Apertura piriformis in das Bindegewebesystem ein.

3. Äußere Nase

Radix nasi

Nach HOVORKA (1893) stellt die Radix nasi den obersten, zwischen den Augenhöhlen befindlichen Teil dar. Die obere Grenze der Radix ist die Sutura frontonasalis. Nach außen reicht sie zu den beiden inneren Augenwinkeln. Nach unten geht sie ohne scharfe Grenze in das Dorsum nasi über.

Dorsum nasi

Die ganze vordere Fläche von der Radix nasi bis zum Apex nasi wird als Dorsum nasi bezeichnet. Außen geht der Mittelbezirk in die Wangenregion über. Nach unten ist sie durch die Flügelfurche gegen die Nasenflügel scharf abgesetzt. Der vorderste Abschnitt wird als Nasengiebel oder -grat bzw. Fastigium nasi bezeichnet, die beiden Seitenteile als Partes laterales nasi. Der Nasengiebel liegt höchst selten in einer Ebene mit der Stirn. Lediglich bei Idealköpfen griechischer Götter, bei Mikrozephalen und sog. Flat head-Indianern ist dies gelegentlich der Fall. In der Regel bildet er mit der Stirn mehr oder weniger ausgeprägte Winkel (10–50°).

Postnatale Umformung. Kennzeichnend für die Nasen von Kleinkindern ist nach KEITER (1933), daß der Nasenrücken sich nur wenig von der Wangenfläche abhebt. Gelegentlich stark abgehobene Nasenrücken lassen das Gesicht älter erscheinen als das Kind ist. Dies liegt auch bei vorzeitiger Vergreisung (Progerie) vor, welche LEBZELTER (1926) als Konstitutionsanomalie auffaßte. In der Regel sind bei heranwachsenden Knaben die Nasenrücken schmaler als bei Mädchen. Ähnlich verhält es sich mit der Breite der Nasenwurzelgegend.

Insbesondere die Nasenrückengegend und die Gegend der Nasenwurzel erhalten verhältnismäßig spät ihre charakteristische Form. Das Paranasion verschiebt sich während der postnatalen Entwicklung nach aufwärts. Die horizontale Nasenbasis, beim Kleinkind fast regelmäßig nach vorne aufsteigend, senkt sich beträchtlich nach vorne und unten ab.

Sella nasi

Eine starke Einsenkung zwischen Nase und Stirn wird als Nasenjoch, Nasensattel oder Sella nasi bezeichnet.

Keystone-Area

COTTLE (1955) bezeichnete die Region zwischen unterem Ende der Ossa nasalia, oberen und vorderen der Cartilagines laterales und Septum als Keystone-Area. HINDERER (1971) bezeichnet sie als Befestigungszone.

Apex nasi

Die Nasenkuppe wird als Apex nasi bezeichnet und ist außerordentlich unterschiedlich gestaltet: breit, schmal, stumpf, spitz, kantig, kugelig aufgetrieben, in der Mitte eingesunken usw.

Die amerikanischen Autoren bezeichnen den Übergang von Crus laterale in Crus mediale der Cartilago alaris als *Dome*.

Die Nasenspitze wird beiderseits von den Nasenflügeln flankiert, die nur lateral deutlich abgegrenzt sind.

Weiches Dreieck

Der Übergang zwischen lateralen und medialen Fortsatz der Cartilagines alares beiderseits stellt eine trianguläre Delle dar, die durch Bindegewebe ausgefüllt ist und von amerikanischen Autoren als Soft triangle bezeichnet wurde.

Lobulus nasi

Wir bezeichnen – wie HOVORKA (1893) – den unteren Rand der Nasenflügel als Nasenläppchen. Sie gehen spitzenwärts in den Nasensteg, seitlich in die Nasenflügelfurche über und enthalten keine Knorpeleinlagerung.

Flügelfurche

Die Flügelfurche ist eine mit ihrer Konkavität nach unten gerichtete Furche, die als Hautrinne die Ala nasi nach oben abgrenzt und unten in den Sulcus nasolabialis ausläuft. Gewöhnlich endet sie über der Mitte des Nasenläppchens, manchmal reicht sie weiter apikalwärts oder hört schon früher auf. Fehlt sie, dann geht die Ala nasi ohne Grenze in die Seitenteile der Nase über.

Basis nasi

Die Nasenlochfläche wird als Basis nasi bezeichnet. In der Regel ähnelt sie einem mehr oder minder hohen gleichschenkeligen Dreieck, dessen Spitze gegen den Apex nasi weist. Die Basis schließt sich an die Oberlippe an. Selten stellt sie eine wirkliche Ebene dar. Außerdem ist sie unterschiedlich gegen die Frontalebene geneigt.

Nares

Nach GRAY (1974) beträgt der größte Durchmesser des Nasenlochs beim Neugeborenen im Mittel 6 mm. Nach JERVEY (1944) ist der kongenitale Verschluß der Nares verhältnismäßig selten. Er ist der Meinung, daß die Mißbildung durch eine Nichtauflösung von Gewebeteilen (ähnlich wie am unteren Ende des Ductus nasolacrimalis) bedingt ist.

Nasenformen (Abb. 128)

Entwicklung. Schon BLIND (1890) betonte, daß die Form der äußeren Nase im allgemeinen vererbt ist. Die Kindheitsform der europäischen Nase ist in der Regel breit und wenig hoch und erinnert an chamärhine, stumpfe, australoide Nasenformen. Im Laufe des Wachstums kommt eine Umbildung zur mesorhinen bzw. leptorhinen Nase in der Regel zustande. Die Form der äußeren Nase verändert sich während der ersten 9 Lebensjahre am stärksten. Ab dem 25. Lebensjahr bleibt ihre Form annähernd konstant (LEICHER 1928). Die äußere Nasenform hängt mit von der Höhe der Apertura piriformis ab. Bei breiten Nasen ist diese in der Regel niedrig, bei schmalen Nasen hoch.

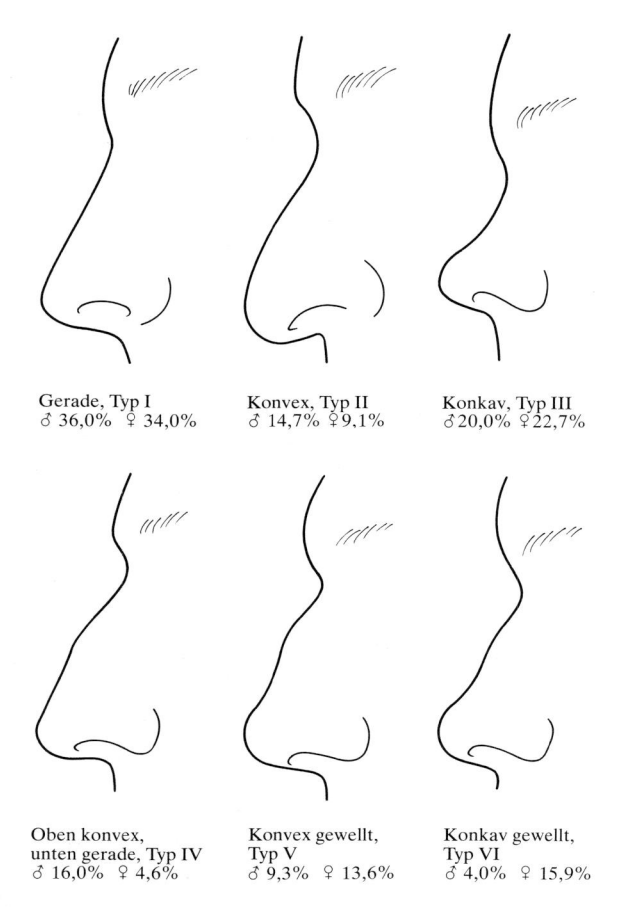

Abb. 128. Nasenformen an 119 Würzburger Studenten männlichen und weiblichen Geschlechtes (LANG u.Mitarb. in Vorbereit.)

Nach HOYER (1895), der die Form 300 männlicher und 300 weiblicher Nasen (Leichenmaterial, Straßburg) auswertete, sind zwischen der Neugeborenenzeit und dem 4. Lebensjahr 62,3 bzw. 54,7% (♂:♀) der Nasen konkav, zwischen 4. und 20. Lebensjahr 16 bzw. 18,3% und zwischen 20. und 80. Lebensjahr 1,6 bzw. 10%. Gerade Nasen liegen bei Kleinkindern in 14 bzw. 19,7%, bei 4–20jährigen in 68 bzw. 66,6%, bei 20–80jährigen in 65 bzw. 68,4% vor. Die Prozentzahlen für konvexe Nasen lauten 7,5 bzw. 9,3%, 4 bzw. 4,5% und 18,3 bzw. 3,3%. Übergänge zwischen konkaven und geraden Nasen wurden bei 0–4jährigen in 12,9 bzw. 12,8%, bei 4–20jährigen in 10,4 bzw. 9,1% und bei 20–80jährigen in 5 bzw. 8,4% festgestellt. Übergangsformen zwischen geraden und konvexen Nasen fanden sich beim männlichen Geschlecht in 3,2, 1,3 und 10%; beim weiblichen in 2,3, 0 und 3,3%. Außerdem wurden sinuöse Nasen beim weiblichen Geschlecht beschrieben. Bei Frauen wurden deutlich weniger konvexe Nasen aufgefunden. An unserem Untersuchungsgut (119 Würzburger Studenten) ergaben sich andere Zahlen (Tabelle 41).

TOPINARD (zit. nach HOVORKA 1893) unterschied a) eine gebogene b) eine gerade, c) eine Stumpfnase, d) eine Habichtsnase, e) eine Judennase, wobei die weiße Rasse vorzugsweise leptorhine, die gelbe und schwarze Rasse eine mesorhine be-

Tabelle 41. Nasenformen, anthropologisch, Erwachsene (Würzburger Untersuchungsgut – BACHMANN 1982)

	Index	Vorkommen	
		Männer (%)	Frauen (%)
Hyperleptorhine Nase	X –54,9	4,1	4,5
Leptorhine Nasen	55,0–69,9	68,5	79,5
Mesorhine Nasen	70,0–84,9	24,7	15,9
Chamärhine Nasen	85,0–99,9	2,7	0,0
Hyperchamärhine Nasen	100,0–X	0,0	0,0

Tabelle 42. Nasenrückenformen, Entwicklung (Würzburger Untersuchungsgut – RAABE 1983)

Alter	Typ I	II	III	IV	V	VI	n
Mädchen							
3 Jahre	–	–	100%	–	–	–	11
4 Jahre	9,1%	–	81,8%	–	–	9,1%	11
5 Jahre	–	–	81,3%	–	–	18,7%	16
6 Jahre	33,3%	–	55,6%	–	–	11,1%	9
7 Jahre	11,1%	–	44,4%	–	–	44,5%	9
8 Jahre	–	–	42,9%	–	–	57,1%	7
9/10 Jahre	20,0%	–	26,6%	6,7%	6,7%	40,0%	15
11/12 Jahre	40,0%	–	30,0%	–	–	30,0%	10
13/14 Jahre	37,5%	–	37,5%	–	–	25,0%	8
Jungen							
3 Jahre	–	–	75,0%	–	–	25,0%	4
4 Jahre	–	–	90,0%	–	–	10,0%	10
5 Jahre	20,0%	–	80,0%	–	–	–	10
6 Jahre	6,3%	–	75,0%	–	–	18,7%	16
7 Jahre	8,3%	–	66,7%	–	–	25,0%	12
8 Jahre	21,4%	–	50,0%	–	–	28,6%	14
9/10 Jahre	40,0%	–	30,0%	–	–	30,0%	10
11/12 Jahre	20,0%	–	45,0%	–	–	35,0%	20
13/14 Jahre	33,3%	11,1%	–	–	–	55,6%	9

sitzen sollen. HOVORKA unterschied dann Typen der gebogenen Nase (Adler-, Geier-, Habichtnase ect.), wobei die Konvexität des Dorsum nasi unterschiedlich stark entwickelt ist. ZIEGELMAYER (1969) unterscheidet 6 Typen: I gerade, II konvexe, III konkave, IV oben konvex, unten gerade, V konvex gewellte, VI konkav gewellte Nasenformen.

Wir untergliederten die Nasenrückenformen nach ZIEGELMAYER: s. Tabelle 42

Höhen-Breitenindex der Nase (Nasenindex)

Der Nasenindex wird ermittelt aus Maßen der Nasenflügelbreite und Nasenhöhe:

$$\text{Nasenindex} = \frac{\text{Nasenflügelbreite} \times 100}{\text{Nasenhöhe}}$$

Weiteres s. Tabelle 41.

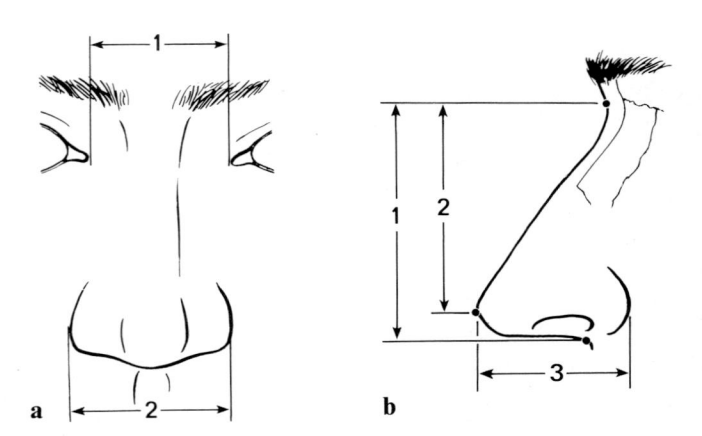

Abb. 129 a. ① **Nasenwurzelbreite** und ② **Nasenflügelbreite**, nach LANG u. Mitarb. (in Vorbereit.)

Nasenwurzelbreite (cm) 1 (Distantia intercanthalis medialis)	Nasenflügelbreite (cm) 2 (Distantia alaris), postnatale Vergrößerung
3 J. ♂ 2,58 (2,3-2,8) ♀ 2,53 (2,1-2,8)	3 J. ♂ 2,6 (2,2-2,9) ♀ 2,55 (2,3-2,8)
6 J. ♂ 2,85 (2,4-3,3) ♀ 2,82 (2,5-3,2)	6 J. ♂ 2,89 (2,6-3,2) ♀ 2,79 (2,6-2,9)
13-14 J. ♂ 3,12 (2,8-3,3) ♀ 3,09 (2,8-3,4)	13-14 J. ♂ 3,31 (3,1-3,6) ♀ 3,2 (2,8-3,6)
Erw. ♂ 3,0 (2,5-3,8) ♀ 2,8 (2,4-3,1)	Erw. ♂ 3,5 (2,8-4,4) ♀ 3,2 (2,8-3,8)

Abb. 129 b. ① **Nasenlänge,** ② **Nasenrückenlänge,** ③ **Nasentiefe,** postnatale Vergrößerung nach LANG u. Mitarb. (in Vorbereit.)

1 Nasenlänge (cm)	2 Nasenrückenlänge (cm)	3 Nasentiefe (cm)
3 J. ♂ 3,5 (3,4-3,7) ♀ 3,41 (2,8-4)	3 J. ♂ 3,17 (2,9-3,3) ♀ 2,94 (2,14-3,4)	3 J. ♂ 2,10 (2-2,3) ♀ 1,91 (1,5-2,3)
6 J. ♂ 3,89 (3,2-5,1) ♀ 4,13 (3,7-4,5)	6 J. ♂ 3,48 (2,9-4) ♀ 3,67 (2,9-4,2)	6 J. ♂ 2,22 (1,7-2,8) ♀ 2,48 (2,1-2,8)
13-14 J. ♂ 4,73 (4,1-5,5) ♀ 4,86 (4,4-5,4)	13-14 J. ♂ 4,22 (3,6-4,8) ♀ 4,48 (3,9-5)	13-14 J. ♂ 2,89 (2,6-3,3) ♀ 2,96 (2,6-3,3)
Erw. ♂ 5,3 (3,8-6,1) ♀ 5,0 (4,4-6)	Erw. ♂ 4,8 (3,6-5,8) ♀ 4,5 (3,8-5,2)	Erw. ♂ 3,3 (2,5-3,9) ♀ 2,9 (2,3-3,6)

Nasen – Maße (Abb. 129 a, b)

Unter *Nasenbreite* wird die geradlinige Entfernung beider Alaria (= Punkte der größten seitlichen Ausladung der beiden Nasenflügel) verstanden.

Bei Neugeborenen beträgt die Nasenbreite nach HOYER 18,8 mm, bei Erwachsenen 37,4 mm.

Der Abstand der inneren Augenwinkel als seitlicher Grenze der Nasenwurzel beträgt nach HOYER (1895) bei Neugeborenen 19,4 mm, bei 20–30jährigen im Mittel 31,2 mm, bei 50–60jährigen 32,0 mm und bei 70–80jährigen 32,4 mm. Unsere Werte übertreffen jene von HOYER etwas und liegen geringfügig unter denen von DEKABAN 1977 siehe LANG 1981, Seite 36 (s. Abb. 129 a).

Nasentiefe. Die projektivische Entfernung der Nasenspitze vom hinteren Punkt des Ansatzes der Nasenflügel an der Wangenhaut. Die Nasentiefe bestimmten wir mit 3,3 cm für Männer und 2,9 cm für Frauen.

Nasenhöhe. Die Nasenhöhe wird zwischen Nasion (Sutura nasofrontalis) und Subnasale (ein Punkt am einspringenden Winkel zwischen Nasensteg und Haut der Oberlippe) gemessen.

PELLNITZ (1962) berichtete über das postnatale Wachstum der Nasenhöhe zwischen der tief eingesattelten Stelle der Nasenwurzel und dem Punctum subnasale (Übergang vom Nasensteg in die Oberlippe). Bei Halb- bis Einjährigen macht diese Nasenhöhe im Mittel beim männlichen Geschlecht 26,2 mm, beim weiblichen 25,4 mm aus. Bei 1–3jährigen betragen die Maße 27,9 und 27,1 mm, bei 3–5jährigen 33,3 und 31,6 mm, bei 5–7jährigen 35,6 und 34,4 mm, bei 7–10jährigen 39,3 und 37,9 mm, bei 10–15jährigen 44,0 und 43,7 mm, bei 20–30jährigen 51,5 und 48,2 mm.

PELLNITZ betont, daß sich die Nase auch über den Abschluß der Reifungsperiode hinaus während des ganzen Lebens verlängert, da bei 60–70jährigen Männern die mittlere Nasenlänge 54,4 mm, bei gleichalten Frauen 49,7 mm und bei 80jährigen und älteren 55,2 bzw. 54,0 mm beträgt.

Nach HOYER macht für das männliche Geschlecht die Länge der Nasenbasis zwischen Sutura nasofrontalis und Spina nasalis anterior bei Kindern zwischen 0 und 4 Jahren im Mittel 29,4 mm, zwischen 4 und 20 Jahren 42 mm und zwischen 20 und 80 Jahren 52,3 mm aus. Die Länge des Nasenrückens, zwischen Radix nasi und Nasenspitze, während dieser Zeiträume vergrößert sich von 26,1 mm auf 38,2 mm und 52,25 mm. Auch beim weiblichen Geschlecht übertrifft das postnatale Längenwachstum der Nase alle anderen Gradienten. Es differiert jedoch die Länge des Nasenrückens stets um ein geringes von der Länge der Nasenbasis. Die Länge der Nasenbasis zwischen Neugeborenenzeit und 4. Lebensjahr beim weiblichen Geschlecht beträgt im Mittel 29,3 mm, zwischen 4. und 20. Lebensjahr 40,4 mm und zwischen 20. und 80. Lebensjahr 47,6 mm. Die entsprechenden Maße des Nasenrückens betragen 26,0 mm, 36,7 mm und 46,1 mm. An unserem Untersuchungsgut ergaben sich geringfügig höhere Werte (Kinder u. Jugendliche). Nach dem 20. Lebensjahr nehmen die Länge der Nasenbasis und der Augenwinkelabstand nur wenig, die Nasenbreite aber um 4 mm zu.

Höhen-Breiten-Index der Nase (Nasenindex)

Elevationsindex der Nase

Asymmetrie

Nach BUSSE (1936) liegt eine Gesamtabweichung der Nasenrückenlinie nach rechts oder links viel häufiger vor als eine gegensätzliche Abweichung von Knochen- und Knorpelteil. Eine Gesamtabweichung kommt in 81,7% vor. Knöcherne und knorpelige Nase weichen in 18,3% in verschiedener Weise voneinander ab.

Abweichung der Nase nach links fand BUSSE in 40,3%, nach rechts in 39,5%, knöcherner Teil rechts-links, knorpeliger Teil links-rechts, also linkskonvex in 10%, rechtskonvex in 8,3%.

Nares. Nach BUSSE (1936) ist das rechte Nasenloch in 68,1% größer als das linke. Das linke ist in 31,9% größer als das rechte ($\pm 3,8\%$). Zahlreiche Formen der Nasenlöcher wurden beschrieben (s. Bd. I/1, Teil C).

Tabelle 43. Nasenindex $\dfrac{\text{Flügelbreite} \times 100}{\text{Nasenhöhe}}$ (LANG u.Mitarb. in Vorbereitung)

	3 Jahre		4 Jahre		5 Jahre		6 Jahre		7 Jahre		8 Jahre		9–10 Jahre		11–12 Jahre		13–14 Jahre		Jugendliche Erwachsene	
	♀	♂	♀	♂	♀	♂	♀	♂	♀	♂	♀	♂	♀	♂	♀	♂	♀	♂	♀	♂
$\bar{x}$	75,52	75,23	71,33	73,74	69,80	72,59	68,32	74,24	70,22	72,94	71,87	71,10	69,44	65,60	68,73	70,28	67,37	69,34	63,34	66,06
s	9,53	10,30	8,75	10,01	6,97	7,65	3,20	4,82	5,74	10,42	3,70	4,33	7,13	4,12	6,29	7,73	6,97	7,59	6,20	7,87
$s_{\bar{x}}$	2,87	5,95	2,64	4,09	1,80	2,42	1,13	1,45	2,03	3,01	1,51	1,20	1,98	1,30	1,99	1,77	2,64	2,68	0,93	0,92
n	11	3	11	6′	15	10	8	11	8	12	6	13	13	10	10	19	7	8	44	73
x_{min}	62,16	64,71	61,36	65,79	59,09	64,29	64,44	62,50	63,64	61,36	68,18	65,12	54,17	59,18	57,45	52,94	59,26	58,49	53,3	52,6
x_{max}	92,86	85,29	90,32	83,78	80,56	88,24	74,36	81,08	81,58	100,00	77,50	78,57	82,05	72,09	80,00	81,40	76,09	78,26	82,2	92,9

Tabelle 44. Elevationsindex $\dfrac{\text{Nasentiefe} \times 100}{\text{Flügelbreite}}$ (LANG u.Mitarb. in Vorbereitung)

	3 Jahre		4 Jahre		5 Jahre		6 Jahre		7 Jahre		8 Jahre		9–10 Jahre		11–12 Jahre		13–14 Jahre		Jugendliche Erwachsene	
	♀	♂	♀	♂	♀	♂	♀	♂	♀	♂	♀	♂	♀	♂	♀	♂	♀	♂	♀	♂
$\bar{x}$	73,40	81,50	80,30	73,03	80,09	77,21	83,02	76,69	82,38	80,34	81,23	78,05	81,45	82,93	87,05	83,87	93,95	87,50	92,90	95,71
s	11,97	9,17	9,20	10,24	10,60	6,42	6,18	9,34	4,85	7,57	4,42	5,33	8,34	4,89	5,09	6,69	8,73	8,27	9,38	10,43
$s_{\bar{x}}$	3,79	4,59	3,07	3,41	2,65	2,27	2,52	2,33	1,62	2,28	1,80	1,61	2,31	1,73	1,61	1,58	3,30	2,76	1,41	1,20
n	10	4	9	9	16	8	6	16	9	11	6	11	13	8	10	18	7	9	44	75
x_{min}	51,85	68,96	67,85	61,29	61,53	67,85	75,00	58,62	73,33	66,66	76,66	68,96	68,75	77,41	81,25	74,28	81,25	75,00	74,20	72,90
x_{max}	88,00	90,90	92,00	88,46	96,66	83,33	92,85	93,33	88,88	93,10	86,66	86,20	96,42	93,54	96,42	96,42	106,45	100,00	109,40	118,70

VI. Os zygomaticum

Das Os zygomaticum ist so in das ganze Gesichtsskelet eingebaut, daß es infolge seiner Lage außerordentlichen Druck- und Spannungskräften ausgesetzt ist und für den wachsenden Nachbarknochen gleichsam eine Ausgleichsstelle bildet (TOLDT 1905).

Aus einer vierseitig begrenzten Grundplatte springen 2 Fortsätze vor, nach der Seite: *Processus temporalis* und nach oben: *Processus frontalis*. Die größte Höhe des Knochens (Abstand des höchsten Punktes der Sutura zygomaticofrontalis vom weitest entfernten Punkt am unteren Jochbeinrand) beträgt zwischen 39 und 61 mm, am häufigsten zwischen 42 und 53 mm. Die niedrigsten Werte kommen u.a. bei Deutschen vor. Die größte Breite (Entfernung des unteren Endes der Sutura zygomaticomaxillaris vom unteren Orbitarand) schwankt zwischen 37 und 71 mm, oft zwischen 48 und 57 mm (MARTIN u. SALLER 1959). Meist ist die Höhe des Jochbeines geringer als seine Breite. Der Angulus ist oft rechtwinklig, häufig auch stumpf-, seltener spitzwinklig. Nach KADANOFF u. JORDANOV (1978), die insgesamt 412 männliche Schädel (Militärfriedhof Sofia) untersuchten, beträgt der reine Seitenabstand zwischen Jugale und Sagittallinie, welche durch die Punkte Nasion, Prosthion und Gnathion gelegt wurde, beim Mann im Mittel 68,5 (55,5–81,5) mm; $s=4,04$, $s_{\bar{x}}=0,20$.

Der Abstand vom Zygion zur sog. Sagittallinie beträgt im Mittel 91,9 mm (54,0–106,0) mm, die s-Werte liegen bei 5,27, die $s_{\bar{x}}$-Werte bei 0,27. Betont sei, daß nach unseren Messungen am Lebenden die geradlinige Entfernung beider Zygia bei Männern 14,1 (12,4–15,3) cm und bei Frauen 13,2 (12,1–14,5) cm beträgt (BACHMANN 1982).

Die Höhe des Os zygomaticum, gemessen zwischen Jugale und Zygomaxillare, macht nach KADANOFF u. JORDANOV (1978) beim Mann im Mittel 27,8 (18,0–36,5) mm aus. Das Jugale ist der Punkt des Os zygomaticum, der zwischen Processus zygomaticus und hinterem senkrechtem Rand liegt, das Zygomaxillare der tiefste Punkt der Sutura zygomaticomaxillaris.

Nach LIEBREICH (1908) geht der rechte Jochbogen meist annähernd rechtwinklig, der linke in mehr gerundetem Bogen ab.

Die Vorderfläche der Grundplatte wird als *Facies malaris* bezeichnet. Sie ist mehr oder minder glatt und zeigt gelegentlich auch einen kleinen Höcker für den Ursprung des M. zygomaticus major. Ihr Unterrand dient dem M. masseter als Ursprungsfläche und ist durch mehr oder weniger tiefe Dellen und einige Gefäßlöcher gekennzeichnet. Nach dorsal reicht sie an den Processus zygomaticus ossis temporalis heran, mit dem sie sich in breiter Zackennaht verbindet. Nach aufwärts bildet sie den Processus frontosphenoidalis, der mit beiden Knochen in Verbindung steht.

Facies orbitalis

Die Facies orbitalis ossis zygomatici bildet Abschnitte des Orbitabodens, der Orbitaseitenwand, die vordere Umrahmung der Fissura orbitalis inferior sowie den kräftigen lateralen Teil der Margo orbitalis. Dorsomedial grenzt die Facies orbitalis an die Maxilla, dorsolateral an die Ala major ossis sphenoidalis. Die Knochenverbindung zwischen Maxilla und Os zygomaticum läßt sich an der Margo orbitalis inferior am Lebenden tasten (Bestimmung des Foramen infra-orbitale).

Facies temporalis

Die Rückfläche der die Seitenwand der Orbita bildenden Abschnitte des Os zygomaticum wird als Facies temporalis bezeichnet. Sie begrenzt vorne die Fossa temporalis und dient dem M. temporalis auch mit als Ursprungsfläche.

Processus temporalis

Der plattgedrückte Schläfenfortsatz des Os zygomaticum vereinigt sich mit dem vorne dreikantigen Processus zygomaticus ossis temporalis mit einer Sutura serrata.

Gemeinsam mit dem Schläfenbeinfortsatz bildet der Processus temporalis den *Arcus zygomaticus*, welcher den M. temporalis überbrückt und dem M. masseter als Ursprungsfläche dient. An der Oberkante des Arcus zygomaticus setzen Fascia und Aponeurosis temporalis an.

Sutura zygomaticotemporalis

Die Sutura zygomaticotemporalis tritt in 5 verschiedenen Formen auf. Meist verläuft sie geradlinig geneigt (etwa 35%), seltener geradlinig horizontal (etwa 14%), bogenförmig mit Konkavität zum Jochbeinkörper (etwa 14%), winkelförmig mit Öffnung zum Os zygomaticum (etwa 6%) oder stumpfwinklig mit temporalwärts offenem Winkel (etwa 30%) (MARTIN u. SALLER 1959).

Sutura zygomaticomaxillaris

Die Verbindung des Wangenbeins mit dem Oberkiefer erfolgt in der Regel über einen vom Wangenbein ausgehenden starken Zapfen, der in eine taschenartige Vertiefung des Oberkiefers eingekeilt ist (SCHULTZ, zit. nach MERKEL u. KALLIUS 1910).

Processus frontalis (frontosphenoidalis)

Der Processus frontosphenoidalis reicht nach seit- und aufwärts. Er verbindet sich im Bereich zwischen Orbitaseitenwand und Orbitadach mit dem Os frontale in einer etwa 1 cm breiten Sutura serrata und dahinter mit der Ala major ossis sphenoidalis. Unten kann der Knochenteil einen kleinen Abschnitt der Fissura orbitalis inferior begrenzen. Seine vordere, seitliche Fläche kann als Facies malaris bezeichnet werden, seine mediale baut die Seitenwand der Orbita auf, seine dorsolaterale das vordere, transversale Teilstück der Fossa temporalis.

Processus marginalis

Bei 50% der Europäer ist am hinteren Rand des Processus frontalis ein kleines Höckerchen oder ein Fortsatz als Sehnenverknöcherung der Aponeurosis temporalis zu erkennen. Diese wird als Processus marginalis bezeichnet.
PANICHI (1892) machte nach BARTELS (1897) auf den Processus marginalis ossis zygomatici, der von der lateralen Kante des Processus frontalis ossis zygomatici abgeht, aufmerksam (Apofisi pyramidale). STIEDA (1870) nannte ihn Processus Sömmeringii. BARTELS fand ihn bei 40 deutschen Männern 16mal stark, 14mal mäßig und 10mal nicht entwickelt; bei Frauen war er 18mal stark, 9mal mäßig und 13mal nicht entwickelt (s. Abb. 42 u. 43 in LANG 1981).

Tuberculum orbitale

Einige Millimeter hinter der Margo orbitalis kommt bei Erwachsenen in 95% (WHITNALL 1921) ein Knochenhöcker vor, an dem Haltebänder des Lides, das Retinaculum bulbi und die Aponeurose des M. levator palpebrae superioris ansetzen. (Weiteres s. Augenschädel, Bd. I/1, Teil B.)

Foramina zygomatico-orbitale et -temporale

Der N. zygomaticus dringt in die orbitale Fläche des Jochbeines in einem einfachen oder doppelten Foramen zygomaticoorbitale ein. Innerhalb des sich anschließenden Knochenkanales teilt sich der Nerv in den N. zygomaticofacialis und den N. zygomaticotemporalis auf. Die Nerven verlaufen mit Begleitgefäßen in gleichnamigen Kanälchen zum Foramen zygomaticofaciale, welches sich an der Facies malaris öffnet, und zum Foramen zygomaticotemporale, dessen Öffnung an der Facies temporalis liegt.

Os zygomaticum und Kaudruck

Der hintere Kaudruckpfeiler wird in der Crista zygomaticoalveolaris auf das Jochbein und über diesen kräftigen Knochen sowohl nach vorne und medial über die Maxilla und deren Processus frontalis auf das Os frontale als auch über den Processus temporalis und den Arcus zygomaticus auf das Schläfenbein übermittelt.

Os zygomaticum und Orbita

Die Orbita als Schutzeinrichtung des Bulbus oculi ist am kräftigsten im Bereich des vom Os zygomaticum gebildeten Seiten- und Unterrandes.

Variationen

Das Os zygomaticum kann gelegentlich durch transversal oder vertikal verlaufende Nähte in 2 oder selbst 3 Knochen geteilt sein: *Os zygomaticum bipartitum* und *tripartitum*. Am häufigsten findet sich eine Querteilung des Knochens, bei welcher eine feingezackte Sutura transversozygomatica (VIRCHOW 1876) auf der Facies malaris, von der Sutura zygomaticotemporalis zur Sutura zygomaticomaxillaris, läuft und einen größeren oberen von einem schmaleren unteren Teil trennt.
Die Naht kann schräg von der Sutura zygomaticomaxillaris zum Hinterrand des Processus frontosphenoidalis ansteigen und oberhalb der Sutura zygomaticotemporalis den Knochenrand erreichen. Gelegentlich kann der Processus frontosphenoidalis an seiner Wurzel durch eine Naht abgetrennt sein. Hintere und vordere Ritzen können als kurze Nahtstücke von der Sutura zygomaticomaxillaris auf der Vorderfläche ein Stück weit in den Knochen einschneiden und dann verschwinden. Sie werden als Reste einer Quernaht aufgefaßt. Diese Jochbeine haben häufig eine größere Höhen- und eine geringere Breitenentwicklung.

Ärztliche Bedeutung

Gesichtsschädelfrakturen betreffen vor allem die prominenten Regionen. STRUPLER (1975), der 571 Gesichtsschädelbrüche untersuchte, stellte in 41% Nasenbrüche inkl. Septum und Processus frontalis maxillae, in 28,9% Jochbeinbrüche (allein und mit anderen Brüchen), in 13% zentrale Mittelgesichtsbrüche (ohne Jochbeinbrüche), in 11% Kieferbrüche (allein oder mit anderen Brüchen) und in 7% Stirnbeinfrakturen, frontobasale Brüche, evtl. mit Mittelgesichtsbrüchen, fest. Das Os zygomaticum bildet einen verhältnismäßig starken Strebepfeiler im Gebiet der Gesichtsbreite, zwischen Oberkiefer und Hirnschädel. Seine kreuzförmig ausstrahlenden Fortsätze sind wegen ihrer schmalbasigen, z.T. lamellären Insertion an den Nachbarknochen gegenüber bestimmten Gewalteinwirkungen sehr empfindlich. Die solideste und größte Verbindung besteht zur Maxilla, deren Pneumatisation sich erheblich in das Corpus ossis zygomatici hinein erstrecken kann (Recessus zygomaticus des Sinus maxillaris).

Das Jochbein bildet $^1/_3$–$^2/_5$ des gesamten Orbitarandes sowie die vordere Hälfte der seitlichen Orbitawand. Dislokationen des Os zygomaticum wirken sich deshalb rasch auf den Orbitainhalt aus, mit konsekutiver Störung des Lidapparates, des Bulbus und dessen Lage sowie der Augenmuskeln. Verlagerung von Fragmenten nach dorsal oder nach medial hat eine Einengung der Fossa temporalis zur Folge, bei welcher der Processus coronoideus mandibulae blockiert werden kann. Auch eine Einknickung des Arcus zygomaticus kann gleichartige Symptomatik hervorrufen. Schließlich können Frakturen des Os zygomaticum die untere, dünne Orbitawand betreffen und den N. infra-orbitalis schädigen: Oberkiefer-Jochbein-Fraktur. Häufig ist die Sutura zygomaticofrontalis gleichsam gesprengt.

Neben der Oberkiefer-Jochbein-Fraktur als häufigster Form ist das Os zygomaticum beim Abriß des Gesichts- vom Hirnschädel (Le Fort III) mit betroffen. (Weiteres s. Bd. I/1, Teil C.)

VII. Orbita

Bei den meisten Säugetieren fehlt eine knöcherne Begrenzung der seitlichen Augenhöhlenabschnitte. Erst bei den Affen entsteht die orbitale Fläche des Keilbeins. Insgesamt ist die seitliche Begrenzung der Augenhöhle beim Menschen kürzer geworden. Der Canalis opticus führt bei Säugetieren und beim Menschen durch den ursprünglichen Augenhöhlenknochen, die Ala minor ossis sphenoidalis. (Weiteres s. Bd. I/1, Teil B.)

Form

Beim Erwachsenen besitzt der Frontalschnitt der Orbita hinter der Margo orbitalis eine annähernde Kreisform, beim Neugeborenen ähnelt er einem langgestreckten Oval, dessen stumpfer Pol nach lateral und oben weist (MERKEL u. KALLIUS 1910). Während des folgenden postnatalen Wachstums bleiben nur die medialen, oberen Teile der Orbita in ihrer Proportion ziemlich unverändert. Mit dem Wachstum des Gesichtes, besonders nach unten, wächst auch die Orbita in gleicher Richtung. In späteren Kinderjahren, während sich das Gesicht mehr verbreitert, vergrößert sich der laterale Orbitaabschnitt. Die Höhe der Gesichtsöffnung der Orbita wächst nach MERKEL u. KALLIUS so rasch, daß schon beim 5jährigen Kind nur noch 2–3 mm zur vollständigen Ausbildung fehlen, welche beim 7jährigen Kind meist erreicht ist. – An unserem Untersuchungsgut beträgt die Orbitahöhe bei 8jährigen 32,4 (31,0–32,6) mm, bei Erwachsenen 34,4 (31,8–38,0) mm. Auch das Breitenwachstum ist zu diesem Zeitpunkt nicht abgeschlossen.

Volumen

Das Orbitavolumen vergrößert sich an unserem Untersuchungsgut vom Neugeborenen- bis zum Erwachsenenalter um 326,7%. Zwischen der Neugeborenenzeit und dem 2. Lebensjahr erfolgt ein Wachstumsschub, der zu einer Zunahme von 133% führt. Ein weiterer Wachstumsschub erfolgt zwischen dem 6. und 8. Lebensjahr und führt zu einer Zunahme von 25%. Das Orbitavolumen bei Neugeborenen beträgt im Mittel 6,36 (5,30–7,00) cm^3, bei Vierteljährigen 7,98 cm^3, bei Einjährigen 12,2 cm^3, bei 2jährigen 14,6 cm^3, bei 4jährigen 16,0 cm^3, bei 5jährigen 15,97 cm^3, bei 6jährigen 16,92 cm^3, bei 8jährigen 19,97 cm^3, bei 9jährigen 20,28 cm^3 und bei 11jährigen 21,0 cm^3. Zwischen den beiden Wachstumsschüben – Neugeborenenzeit und 2. Lebensjahr sowie zwischen 6. und 8. Lebensjahr – stagniert die Volumenentwicklung der Orbita fast vollständig.

Möglicherweise findet nach dem 11. Lebensjahr noch ein 3. Wachstumsschub statt, da bis zum Erwachsenenalter noch eine Volumenzunahme von 29% erfolgt (OEHMANN, 1975). Bei Erwachsenen beträgt das Orbitavolumen an unserem Untersuchungsgut im Mittel 27,14 (22,8–31,0) cm^3. Nach anderen Forschern soll das Orbitavolumen bei männlichen Europäern im Mittel 29,6 cm^3, bei weiblichen 26,2 cm^3, bei Negern 26,7 cm^3, bei Indianern 28,1 cm^3 betragen (ZEILLER 1899).

Breite

Die Orbitabreite wurde an unserem Untersuchungsgut zwischen dem anthropologischen Meßpunkt Maxillofrontale und Ektokonchion bestimmt. Zwischen der Neugeborenenzeit und dem 4. Lebensjahr erfolgt ein Breitenzuwachs um 30%, wobei die größte Wachstumsgeschwindigkeit zwischen 3 Monaten und 1 Jahr erfolgt. Zwischen dem 6. und 8. Lebensjahr erfolgt ein zweiter Zuwachs um 5%, ein dritter, bedeutenderer um 9% tritt zwischen dem 9. und 11. Lebensjahr auf, in welchem der Erwachsenenwert erreicht wird. Bei Neugeborenen beträgt die mittlere Orbitabreite 27,2 (25,0–29,3) mm, bei Erwachsenen 41,3 (35,0–45,0) mm (OEHMANN 1975).

Die Orbitabreite bei Erwachsenen beträgt an unserem und dem Straßburger Untersuchungsgut rechts im Mittel 40,6 (36,0–47,0) mm, links 40,48 (36,5–46,0) mm (FÜTTERER, 1980; andere Meßpunkte).

Die Schädel mit gleichgroßen Orbitabreiten und die mit einem Unterschied von 1 mm, zugunsten von rechts und links zusammen, lagen in 64,8% beim Untersuchungsgut von KADANOFF u. Mitarb. (1977) vor. In 11,7% betrugen die Seitenunterschiede 3 mm und mehr.

Interorbitalbreite. OEHMANN (1975) bestimmte an unserem Untersuchungsgut die interorbitale Breite (geradliniger Abstand beider Dakrya). Beim Patienten kann die Crista lacrimalis anterior getastet werden, was für die Auswahl dieses Meßpunktes maßgebend war. Bei Neugeborenen beträgt die Interorbitalbreite im Mittel 11,6 (10,5–13,4) mm. Der Mittelwert bei Erwachsenen liegt bei 22,1 (19,0–25,6) mm. Zwischen der Neugeborenenzeit und dem 2. Lebensjahr erfolgt ein Zuwachs von 13,6%, insbesondere während der ersten 3 Lebensmonate. Dann folgt ein fast vollständiger Wachstumsstillstand, darauf zwischen dem 5. und 6. Lebensjahr ein Wachstumsschub, dem zwischen dem 8. und 9. Lebensjahr ein zweiter bedeutender Wachstumsschub folgt.

Augenregion. DEKABAN (1977) bestimmte an insgesamt 1058 weißrassigen Individuen die *Distantia orbitalis lateralis.* Er vermaß sie mit einem Gleitzirkel an der inneren Fläche der Sutura frontozygomatica (=Frontomalare), die sich palpieren läßt. Als mediale *intercanthale Distanz* bestimmte er die Abstände zwischen beiden Anguli oculi mediales, außerdem den Abstand zwischen beiden Mittelpunkten der Pupillen (interpupilläre Distanz) beim Blick nach vorne.

DEKABAN betont, daß die *Distantia interpupillaris* häufig für die Diagnostik von Hypertelorismus und Hypotelorismus sowie für genetische und Rassenstudien benutzt wird; da gerade bei diesem Abstand individuelle Meßfehler einfließen können, bestimmte er die Abstände der lateralen Orbitaränder sowie die Distantia intercanthalis medialis, welche einen größeren klinischen Wert besitzen. Diese Indices sind für Rassen- und genetische Studien gebräuchlich. Unterschiedliche Grade von *Hypertelorimus* sollen, je nach Alter, mit einer Vergrößerung der Distantia canthalis medialis von 10–20% kombiniert sein. Der interokuläre Index läßt die Diagnose eines Hypertelorismus zu, wenn die Distantia orbitalis lateralis für das jeweilige Alter im Regelbereich liegt. Von Hypotelorismus spricht man, wenn der Index kleiner als der Mittelwert ist, und zwar um 10–20%.

Wir bestimmten an unseren Probanden auch die sog. Distantia intercanthalis medialis (die auch als anthropologischer Meßpunkt der Nasenwurzelbreite verwendet wird). Bei offenem Lidspalt fanden wir bei 3jährigen Mädchen z. B. Abstände von 2,53, bei 3jährigen Jungen von 2,58 cm und damit geringere Werte als DEKABAN (1977). Bei 6jährigen liegen unsere Mittelwerte etwas oberhalb von jenen DEKABANS (2,82 bei Mädchen und 2,85 cm bei Jungen). Bei 9–10jährigen Mädchen fanden wir einen Mittelwert von 2,80, bei 9–10jährigen Knaben von 2,97 cm. Bei 13–14jährigen stimmen unsere Mittelwerte mit denen DEKABANS gut überein (Mädchen 3,09, Jungen 3,12 cm). Unser Mittelwert bei jugendlichen Erwachsenen macht 3,0 (2,5–3,8) cm aus. Bei erwachsenen Frauen 2,8 (2,4–3,1) cm. Sie liegen damit deutlich unter den von DEKABAN für 19–20jährige angegebenen Maßen.

Höhe

Die Orbitahöhe, senkrecht zur Orbitabreite gemessen, beträgt bei Neugeborenen im Mittel 19,5 mm, bei 3 Monate alten Säuglingen 24,0 mm, im 1. Lebensjahr 26,4 mm, im 2. Lebensjahr 27,5 mm, im 4. 28,7 mm, im 5. 29,0 mm, im 6. 29,1 mm, im 8. 32,4 mm, im 9. 32,5 mm und im 11. Lebensjahr 34,0 mm. Ein erster Wachstumsschub erfolgt während der ersten 3 Lebensmonate (um 41%), ein zweiter bis zum 2. Lebensjahr, dem sich ein Wachstumsstillstand bis zum 4. Lebensjahr anschließt. Zwischen dem 6. und 8. Lebensjahr erfolgt ein weiterer Wachstumsschub mit einer Zunahme von 11% innerhalb von 2 Jahren. Zwischen dem 9. und 11. Lebensjahr findet ein weiterer Zuwachs um 5% statt, in welchem die Erwachsenenwerte erreicht werden. Die Orbitahöhe, senkrecht zur Orbitabreite an unserem Untersuchungsgut vermessen, beträgt im Mittel bei Erwachsenen 34,4 (31,8–38,0) mm. Die Werte entsprechen etwa den von anderen Forschern für Europäer und Japaner angegebenen Maßen.

Eingangsfläche

An unserem Untersuchungsgut entwickelte OEHMANN (1975) ein besonders exaktes Verfahren zur Bestimmung der Orbitaeingangsfläche. OEHMANN konnte 3 Wachstumsschübe bezüglich der Orbitaeingangsfläche nachweisen. Zwischen der Neugeborenenzeit und dem 2. Lebensjahr erfolgt ein Zuwachs um 81%, wobei zu Beginn dieser Periode der 13fache Wert der mittleren Steigung erreicht wird. Zwischen dem 2. und 4. Lebensjahr erfolgt eine weitere Vergrößerung der Fläche des Aditus orbitae um 10%, dann folgt Wachstumsstillstand bis zum 6. Lebensjahr, anschließend ein Wachstumsschub zwischen dem 6. und 8. Lebensjahr mit einer Zunahme von 19%. Nach einer weiteren Wachstumsruhe erfolgt zwischen dem 9. und 11. Lebensjahr ein erneuter Wachstumsschub, der zu einer Zunahme der Orbitaeingangsfläche um 9% führt. Bei Neugeborenen umfaßt die Orbitaeingangsfläche ein Areal von 406 (340–465) mm^2, bei Erwachsenen liegt der Mittelwert bei 1178 (1081–1310) mm^2.

Orbitaindex. Nach HOLL und PARSON (1921; zit. nach EISLER 1930) ist der Orbitaeingang bei Neugeborenen verhältnismäßig niedrig, Ende des 1. Lebensjahres jedoch liegt eine Hypsikonchie vor. Später erniedrigt sich der Orbitaindex wieder. Die Orbita wird im Vergleich zum übrigen Gesicht verhältnismäßig kleiner, nach dem 6. Lebensjahr jedoch nurmehr um wenige Einheiten des Index.

Nimmt man Orbitabreiten- und Höhenwerte jeweils von der Orbitamitte ab, dann ergibt sich an unserem Untersuchungsgut rechts ein Orbitaindex von im Mittel 82,39 (68,5–106,5), links ein Mittelwert von 82,56 (66,5–107,5).

Sagittaler Neigungswinkel. In einer früheren Untersuchung des sagittalen Neigungswinkels der Orbitaeingangsebene wurde das (schräge) anthropologische Orbitahöhenmaß für die Winkelbestimmung zugrunde gelegt (OEHMANN 1975). Dabei fanden sich Neugeborenenwerte von im Mittel 69,2°, bei Einjährigen von 77°, bei 2jährigen von 79° und damit 94,3% der Erwachsenenwerte von im Mittel 83,8°. Legt man einen Winkel genau vertikal zur Orbitamitte, dann kommt es zu einer Winkelvergrößerung von im Mittel 75° bei Neugeborenen auf 88° bei Erwachsenen mit gleichartig nachweisbaren Wachstumsschüben. Bei Neugeborenen beträgt der so vermessene sagittale Neigungswinkel im Mittel rechts 75,0°, links 74,6°. Bei 2jährigen liegt der Winkel rechts im Mittel bei 81,0°, links bei 83,2°, die Grenzwerte betragen 79,0 und 83,5°. Bei 4jährigen liegen die Mittelwerte rechts bei 85,5°, links bei 87,2°, bei Erwachsenen bei 88,2 (80,0–95,0)° rechts und 87,7 (79,5–96,0)° links. Signifikante Rechts-Links-Unterschiede liegen an unserem Untersuchungsgut nicht vor.

Die Zunahme des sagittalen Neigungswinkels der Orbitaeingangsebene ist auf eine verhältnismäßig starke Längenentwicklung des Paries inferior orbitae zurückzuführen. Der Orbitaunterrand z.B. wächst gegenüber dem vorderen Umfang des Porus acusticus externus um 80,8%, der Orbitaoberrand um 66% nach vorne (LANG u. KRÄUSSEL 1981). Ein starker Wachstumsschub liegt zwischen der Neugeborenenzeit und dem 4. Lebensjahr vor. Bis zum 10. Lebensjahr besteht dann eine relative Wachstumsruhe, anschließend erfolgt bis zum 11. Lebensjahr ein weiterer Wachstumsschub, der sogar Werte über dem Mittelwert Erwachsener erzielt.

Sagittaler Neigungswinkel an der Orbitamitte.

Der rein sagittale Orbitaeingangswinkel an Schädeln Erwachsener beträgt rechts im Mittel 93,88 (85–106)°, links besteht ein Mittelwert von 94 (85,0–106)° (FÜTTERER, 1980). Auch bei Kindern und Erwachsenen (Untersuchungen am Lebenden) überprüften wir den sagittalen Orbitaeingangswinkel (gemessen von einer Tangente an der Mitte des oberen und unteren Orbitarandes zur DH). Schon bei Dreijährigen finden sich, bis zum 14. Lebensjahr annähernd gleichbleibend, mittlere Winkel von 68,1 bis 71,2°, bei erwachsenen jugendlichen Männern macht der mittlere Winkel 71,3 (60–85)° aus. Bei jugendlichen Frauen 72,8 (50–85)°. Der Winkelunterschied zu den Knochenmaßen ist auf die unterschiedliche Weichteildicke am oberen und unteren Augenhöhlenrand zurückzuführen.

Frontaler Neigungswinkel. Nach MERKEL u. KALLIUS (1910), die Befunde von BROCA (1875) und EMMERT (1888) anführen, ist der frontale Orbitaeingangswinkel bei Leptoprosopen größer als bei Chamäprosopen und beträgt im Durchschnitt 18–20°. Der nach hinten offene Winkel, den beide Orbitaeingangsebenen miteinander bilden, umfaßt nach EMMERT bei Männern im Mittel 147°, bei Frauen 146,5°, nach Messungen von MERKEL u. KALLIUS 140°.

Seitenunterschied. Der Neigungswinkel zwischen Frontalebene und der Orbitabreitentangente beträgt an unserem Untersuchungsgut bei Neugeborenen rechts im Mittel 23,7°, links 22,9°. Bei 2jährigen liegen die Mittelwerte bei 22,5° bzw. 21,5°, bei 4jährigen liegt rechts der Mittelwert bei 20,6°, links bei 19,8°, bei 6jährigen beträgt der Mittelwert rechts 23,0° und links 24,7°, bei Erwachsenen liegen die Mittelwerte rechts bei 20,8° (17,5–26,5°), links bei 20,8 (17,5–26,0)°.

Ärztliche Bedeutung

Da auch das Frontomalare rechts im Mittel 1,1 mm weiter dorsal steht als links, muß diese häufigste Asymmetrie bei der Exophthalmometrie beachtet werden (s. LANG 1982).

1. Orbitawände

Die Einzelknochen der Orbita zeigen postnatal ein außerordentlich unterschiedliches Wachstumsverhalten. Während sich die Höhenentwicklung des Os lacrimale z.B. annähernd gleichmäßig zwischen Neugeborenenzeit und 12. Lebensjahr verteilt, erfolgt die Längenentwicklung im wesentlichen zwischen Neugeborenenzeit und 2. Lebensjahr, bei außerordentlich großen individuellen Schwankungen. Der Flächenwert des Os lacrimale nimmt von im Mittel 28,5 auf 98,3 mm² zu. Bei Erwachsenen schwanken die Flächenmaße zwischen 40,0 und 170,0 mm². Der Gesamtzuwachs beträgt im Mittel 244,9%. Auch für die Lamina orbitalis ossis ethmoidalis wurden 2 Wachstumsperioden festgestellt. Zwischen Neugeborenenzeit und 4. Lebensjahr erfolgt ein Zuwachs um 87%, wobei 76% der endgültigen Höhe von 13,7 mm (=Mittelwert Erwachsener) erreicht werden.

Ein zweiter Wachstumsschub erfolgt zwischen 8. und 9. Lebensjahr mit einem Zuwachs von 14%, womit 92% des Endwertes erreicht sind. Die Längenzunahme der Lamina orbitalis ossis ethmoidalis erfolgt annähernd gleichmäßig bis zum 11. Lebensjahr, wobei 98% des endgültigen Mittelwerts von 25,5 mm erreicht werden.

Der Processus orbitalis ossis palatini erreicht im Verlauf des 1. Lebensjahres Flächenwerte wie beim Erwachsenen. Seine unterschiedliche Ausdehnung deuten die Extremwerte zwischen 0 und 70 mm² an. An unserem Untersuchungsgut ist die Lamina orbitalis ossis palatini in etwa $^2/_3$, nach ONO (1928) bei erwachsenen Japanern in 70,9%, bei Kindern in 93,4% nachweisbar.

Außerordentlich eigenartig verhält sich die Beteiligung der Facies orbitalis alae minoris ossis sphenoidalis. Bei 2jährigen besitzt sie einen Mittelwert von 80,4 mm². Die Fläche verkleinert sich bis zum 11. Jahr um 23%. Wir nehmen an, daß ein Teil der Fläche in den sich entwickelnden Canalis opticus, und zwar in dessen Oberwand, eingebaut wird. Möglicherweise werden andere Abschnitte in die Fissura orbitalis superior einbezogen.

Die Flächenentwicklung der Facies orbitalis alae majoris ossis sphenoidalis zeigt einen stetigen Anstieg von der Neugeborenenzeit bis zum Erwachsenenalter. Der Flächenzuwachs der Facies orbitalis ossis zygomatici zeigt einen starken Wachstumsschub zwischen Neugeborenenalter und 2. Lebensjahr und einen weiteren zwischen 6. und 8. Lebensjahr, dann einen langsamen Zuwachs bis zum Erwachsenenalter. Der Neugeborenenwert liegt bei 150 mm², der Erwachsenenwert im Mittel bei etwa 400 mm².

Die Facies orbitalis ossis frontalis vergrößert sich insbesondere zwischen Neugeborenenzeit und 2. Lebensjahr und erfährt dann einen langsamen Zuwachs bis zum Erwachsenenalter. Der mittlere Neugeborenenwert liegt bei etwa 650 mm², der Erwachsenenwert bei 1 507 mm². Bei Neugeborenen umfaßt die Fläche der Facies orbitalis maxillae einen Mittelwert von etwa 160 mm². Ein starker Wachstumsschub erfolgt bis zum 4. Lebensjahr, dann folgt eine Ruheperiode und zwischen 6. und 8. Lebensjahr ein weiterer Wachstumsschub, anschließend eine noch deutliche Zunahme des Mittelwertes auf etwa 530 mm^2.

Paries lateralis

Bei Neugeborenen ist der Paries lateralis orbitae im Mittel 29,82 mm lang. Der Gesamtzuwachs beträgt 58,1%. Ein erster Wachstumsschub erfolgt zwischen Neugeborenenzeit und 2. Lebensjahr, danach tritt bis zum 6. Lebensjahr eine relative Wachstumsruhe ein. Zwischen 6. und 8. Lebensjahr erfolgt ein weiterer Wachstumsschub, wobei eine Verlängerung auf im Mittel 43 mm erfolgt. Während der späteren Entwicklung wächst die seitliche Orbitawand langsamer bis zum Erwachsenenwert heran. Die Facies orbitalis alae majoris vergrößert ihre Fläche dabei während der ersten zwei Lebensjahre rasch, dann langsamer bis zum Erwachsenenwert. Die Facies orbitalis ossis zygomatici weist außer dem ersten Wachstumsschub (0–2. Lebensjahr) zwischen dem 5. und 6. Lebensjahr einen weiteren Wachstumsschub auf (OEHMANN, 1975).

Paries inferior

Die untere Augenhöhlenwand wird zum größten Teil von der Facies orbitalis des Corpus maxillae gebildet. Vorne seitlich beteiligt sich am Aufbau ein Teil des Os zygomaticum, der im Bereich des unteren Augenhöhlenrandes in der Regel bis zur Mitte der Margo infra-orbitalis reicht. Unter dieser Suturenzone liegt das Foramen infra-orbitale. Im dorsalsten Abschnitt beteiligt sich in sehr unterschiedlicher Weise der Processus orbitalis der Lamina perpendicularis ossis palatini am Aufbau der unteren Orbitawand. Seitlich besteht dorsal eine scharfe Grenze zur lateralen Orbitawand (Fissura orbitalis inferior). Vorne geht die untere Augenhöhlenwand gerundet in die seitliche über. Im hinteren Abschnitt verläuft in der Regel geradlinig oder etwas nach vorne medial der Sulcus infra-orbitalis, der meist in Orbitamitte nach unten absteigt und von oben zum Canalis infra-orbitalis umwandet wird. Der tiefste Bodenabschnitt liegt in der Regel seitlich und vorne, unmittelbar vor dem Vorderende der Fissura orbitalis inferior. Der ganze Augenhöhlenboden kann an Nebenhöhlen grenzen und sich bis auf weniger als 0,5 mm verdünnen oder dehiszent werden (weiteres LANG u. PAPKE 1984). Der vordere Abschnitt des Canalis infra-orbitalis, in den gelegentlich Anaestheticum eingebracht wird, besitzt an unserem Untersuchungsgut rechts Winkel mit der Mediansagittalen von im Mittel 24,3 (4–49)°, links von 23,35 (0–53,5)°.

Defekte. In der Sammlung des Göttinger Anatomischen Instituts liegt ein Schädel vor, an dem beiderseits an der vordersten Ecke der unteren Augenhöhlenwand ein ovales Loch von 13 mm Länge und 6 mm größter Breite besteht, das eine Kommunikation der Orbita mit dem betreffenden Sinus maxillaris bedingt. Weitere Öffnungen des Paries inferior beobachtete SCHWEGEL (zit. n. HENLE) in der Naht zwischen Trä-

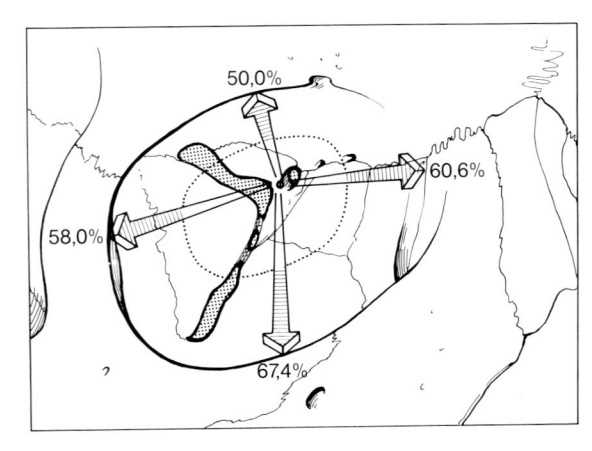

Abb. 130a. Orbitawände, unterschiedliches postnatales Längenwachstum
Laterale Wand (58,1%), obere Wand (49,2%), mediale Wand (60,6%), untere Wand 67,4%

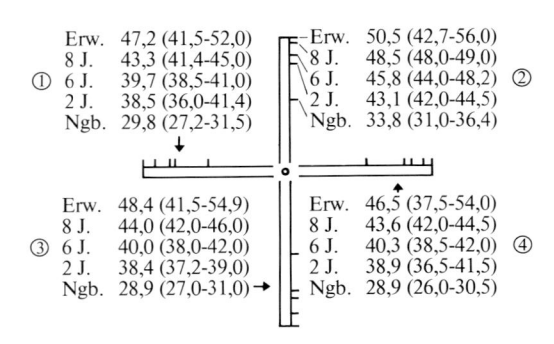

Abb. 130b. Orbitawände, postnatales Längenwachstum (Maße der rechten Orbitae in mm nach LANG u. OEHMANN 1975)
① Paries lateralis orbitae, ② Paries superior orbitae, ③ Paries inferior orbitae, ④ Paries medialis orbitae

nenbein und Oberkiefer und HENLE (1876) zwischen Oberkiefer und Os ethmoidale; mehrfach auch ZUCKERKANDL (1893).

Bei Neugeborenen geht der Vorderrand der unteren Augenhöhlenwand mit schärferer Kante als bei Erwachsenen auf die Gesichtsregion über, da mit dem später einsetzenden Kieferschädelwachstum die Gesichtsflächen von Os zygomaticum und Maxilla nach vorne verlagert werden. Der Paries inferior steht im Mittelbezirk bei Neugeborenen waagerecht, bei Erwachsenen steigt er leicht nach dorsal an. Bei Neugeborenen ist er im Mittel 28,90 mm, bei Erwachsenen 48,40 mm lang. Der Hauptzuwachs erfolgt während der ersten zwei Lebensjahre, besonders nach dem 3. Lebensmonat (OEHMANN 1975).

Zunächst steht die Lamina orbitalis ossis ethmoidalis schräg. Mit der Entwicklung der Oberkieferhöhle hebt sich der Boden der Orbita und geht in die Facies orbitalis ossis ethmoidalis mehr winkelig über. Der Augenhöhlenboden ist beim Neugeborenen, auch wegen der schon breiten Fissura orbitalis inferior, verhältnismäßig schmal, sein Jochbeinanteil jedoch gut entwickelt (HEIDERICH 1938).

Paries medialis und Foramina ethmoidalia

Von vorne nach hinten bilden der Processus frontalis maxillae, das Os lacrimale, die Lamina orbitalis des Labyrinthus ethmoidalis und das Corpus ossis sphenoidalis die mediale Orbitawand, welche gerundet oben in die Orbitadachregion und unten in die Orbitabodenregion übergeht. Lamina orbitalis ossis ethmoidalis und Os lacrimale sowie die Maxilla sind außerordentlich dünn. Der Paries medialis ist bei Neugeborenen 28,95 mm, bei Erwachsenen im Mittel 46,52 (38,0–52,0) mm lang. Die Fossa sacci lacrimalis stellt eine 4–6 mm breite und annähernd senkrecht orientierte Rinne für den Tränensack dar, die dorsal durch die Crista lacrimalis posterior ossis lacrimalis und rostral durch die Crista lacrimalis anterior des Processus frontalis maxillae begrenzt wird. Am Unterrand ist die Rinne etwa 4 mm tief, ihre Höhe beträgt ca. 14 mm. Unten geht sie in den Canalis nasolacrimalis über.

Foramina ethmoidalia. Am Übergang des Paries medialis in den Paries superior orbitae führen in der Regel das Foramen ethmoidale anterius et posterius Gefäße und Nerven in gleichnamige Kanäle ein. Meist werden die Anfangsstrecken der Kanäle von Sieb- und Stirnbein gemeinsam, im weiteren Verlauf dann insbesondere vom Stirnbeinanteil, umwandet. Häufig findet sich eine 3. seltener eine 4. oder auch 5. Gefäßnervenpforte am Paries medialis orbitae. Schon BLUMENBACH (1786) waren die Foramina ethmoidalia bekannt (Foramina orbitalia interiora). Das vordere ist seiner Meinung nach meistens ein Foramen proprium, das den Knochen selbst durchsetzt. Die hinteren seien Foramina communia, die durch Verbindung zweier aneinanderstoßenden Knochen gebildet werden. Auch das Foramen caecum kann als Foramen proprium oder als Foramen commune ausgebildet sein.

Der hinterste Abschnitt des Paries medialis zwischen Foramen ethmoidale posterius und Canalis opticus weist beim Neugeborenen eine Länge von 3,19 mm auf. Das Wachstum dieses Teils findet mit einer Zunahme von 1,76 mm ($\cong 93\%$ des Gesamtwachstums!) fast völlig im 1. Lebensjahr statt. Merkwürdig ist, daß die folgenden Altersgruppen nahezu alle höhere Mittelwerte besitzen als die Gruppe der Erwachsenen. So ergeben alle Meßwerte von 2–9jährigen zusammengefaßt im Mittel 5,43 mm, während der entsprechende Erwachsenenwert nur 5,08 mm beträgt. Wir vermuten, daß diese leichte Abstandsverringerung auf eine sekundäre Einbeziehung der hintersten Anteile der medialen Orbitawand in den Bereich des Canalis opticus zurückgeführt werden kann.

Ebenfalls frühzeitig stellt der zwischen den Foramina ethmoidalia anteriora et posteriora gelegene Teil der medialen Orbitawand sein Wachstum ein. Der Zuwachs im 1. Lebensjahr beträgt 1,8 mm ($\cong 65\%$ des Gesamtwachstums). Bis zur Gruppe der 2jährigen ist bereits der Erwachsenenwert erreicht, dem auch das Mittel aller Einzelwerte von 2–9jährigen entspricht. Erheblich ausgiebiger und anhaltender ist das Wachstum der vorderen Anteile des Paries medialis orbitae

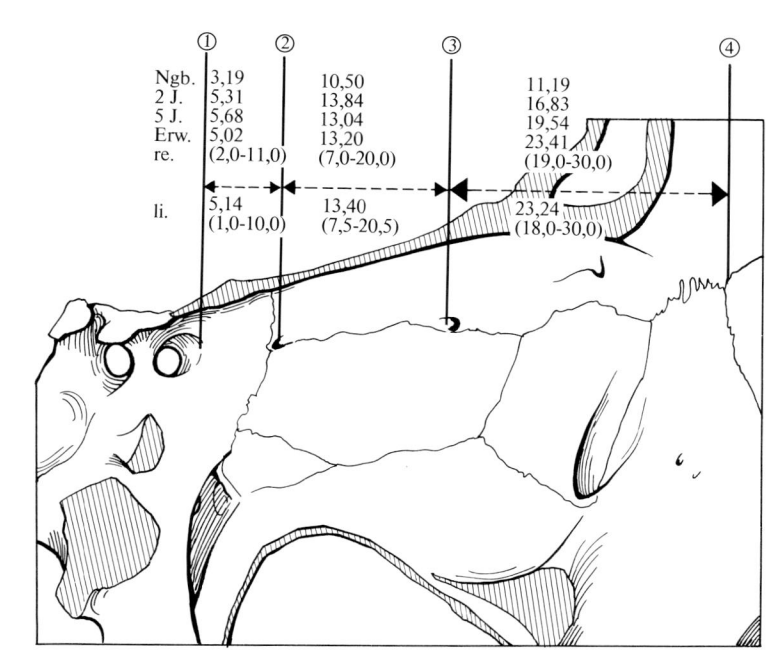

Abb. 131. Foramina ethmoidalia, postnatale Lageveränderungen zu Nasomaxillofrontale
① Apertura orbitalis canalis optici; ② Foramen ethmoidale posterius; ③ Foramen ethmoidale anterius; ④ Nasomaxillofrontale

zwischen Foramen ethmoidale anterius und Dacryon bzw. Nasomaxillofrontale. Auch bei diesem Teilstück findet der größte Zuwachs mit etwa 5 mm ($\cong 41\%$ des Gesamtwachstums) im 1. Lebensjahr statt. In der Folgezeit verlangsamt sich die Entwicklung; es wechseln Phasen geringeren und stärkeren Wachstums. Zwischen 6. und 9. Lebensjahr liegt nur ein geringes Wachstum an den vorderen Teilen des Paries medialis orbitae vor, es tritt jedoch keine völlige Wachstumsruhe ein, wie MERKEL (1882) annahm. Nach dem 9. Lebensjahr verzeichnen wir noch einen mittleren Zuwachs von etwa 1,8 mm, was einem Anteil von 15% am Gesamtwachstum entspricht (LANG u. SCHLEHAHN, 1981). Nach SATAKE (1927) hat die mediale Orbitawand ihre definitive Länge zwischen dem 14. (Frauen) und 20. (Männer) Lebensjahr erreicht. Um das 20. Lebensjahr finden sich die ersten Verwachsungen der Orbitanähte (ONO, 1928). „Im allgemeinen beginnt die Synostosierung der Nähte im hinteren Teil der Orbita und tritt um so später ein, je weiter die Nähte nach vorne liegen. Gewöhnlich verwächst ein und dieselbe Naht auch von hinten nach vorn." Denselben Verlauf der Verwachsungen beobachtete auch SATAKE (1925). Folglich verläuft die Verknöcherung der Orbitanähte parallel zur Beendigung des Wachstums der entsprechenden Abschnitte der medialen Orbitawand. Die Zeitspanne zwischen Synostosierung hinterer und vorderer Orbitasuturen beträgt etwa 2 Jahrzehnte.

Über die postnatale Abstandsvergrößerung der Foramina zum Nasomaxillofrontale und zum Canalis opticus gibt Abb. 131 Auskunft.

Paries superior

Der Paries superior wird vom Os frontale und der Ala minor ossis sphenoidalis gebildet. Bei Neugeborenen beträgt die Länge des Dachabschnittes der Orbita im Mittel 33,84 mm, bei Erwachsenen 50,49 mm. Das Orbitadach wächst postnatal um 49,2% seiner Länge und besitzt damit den geringsten Gesamtzuwachs aller Orbitawände. Durch den kleinen Keilbeinflügel, der den hinteren, kleineren Dachabschnitt bildet, ziehen innerhalb des Canalis opticus der N. opticus und die A. ophthalmica. Der weitaus größte Dachabschnitt ist die Facies orbitalis ossis frontalis. (Weiteres s. S. 138 ff.)

Fovea trochlearis. Die Fovea trochlearis ist nach MERKEL u. KALLIUS (1910) 4–5 mm vom oberen medialen Augenhöhlenrand entfernt und besitzt einen Durchmesser von ca. 3–5 mm. In annähernd 8% läßt sich außerdem eine Spina trochlearis nachweisen, die über eine Sutur mit dem Os frontale verbunden ist. Wir konnten die Entstehung der Spina aus einem Knorpelstück wahrscheinlich machen (LANG, 1982).

Cribra orbitalia. Nach TOLDT (1886) kommen die Cribra orbitalia, mehr oder weniger scharf umschrieben, kreisrund oder oval oder unregelmäßig eckig, in einer Ausdehnung von 1–3 cm im vorderen Drittel des Augenhöhlendaches vor. Das Orbitadach ist dann bis zu 1 cm verdickt. Bei höheren Graden wird die Pars orbitalis ossis frontalis diploëtisch. TOLDT fand die Cribra orbitalia am häufigsten an Schädeln jugendlicher Menschen zwischen 17 und 30 Jahren. Fehlen sie, dann ist das entsprechende Knochengebiet glatt und höchstens durch feine Gefäßöffnungen oder durch eine Gefäßfurche gekennzeichnet. Die Gefäßkanäle führen in die Diploë. Nach TOLDT handelt es sich keineswegs um einen krankhaften Zustand, sondern um sog. „Osteophytenbildung."

Ossa suturalia. HYRTL (1861) unterscheidet zwischen wahren und falschen Schaltknochen in der Orbita. Die wahren bilden einen vollkommenen Dachabschnitt, die falschen stellen Knochenanlagerungen an der Innenseite der Orbita dar und sind nicht durchgehend an der Wandbildung beteiligt.

2. Canalis opticus

Postnatale Entwicklung

Der kleinste *Kanalquerschnitt* liegt nicht an der Apertura orbitalis, sondern im Bereich der Opticustaille. Diese ist bei Neugeborenen 3,56 (2,7–4,5) mm breit. Eine Verbreiterung des Kanals erfolgt postnatal um etwa 30%. Zwischen der Neugeborenenzeit und 12 Monaten erfolgt ein Zuwachs um 26,4%. Damit sind 97,2% des Erwachsenenwertes von 4,63 mm erreicht.

Die Höhe des *Canalis opticus*, wiederum an der Opticustaille und parallel zur Orbitahöhe bestimmt, beträgt bei Neugeborenen 4 (3,5–5,6) mm. Der Zuwachs von 27,5% erfolgt wiederum während der ersten Lebenszeit, und zwar zwischen 0 und 2 Jahren um 23%, womit 96,5% des Erwachsenenwertes von 5,1 mm erreicht sind (LANG u. OEHMANN 1976). Breite und Höhe des Canalis opticus sind praktisch nach dem 2. Lebensjahr voll entwickelt. (Weiteres s. Bd. I/1, Teil B.)

Die *Länge der unteren Kanalwand* beträgt bei Neugeborenen 4 (3,5–5,0) mm, ihr Gesamtzuwachs während des postnatalen Lebens 20,7%. Dabei erfolgt während des 1. Lebensjahres eine Längenzunahme von 14,5%, womit 95% des Erwachsenenwertes von 4,83 mm erreicht sind. Die *obere Kanalwand* dagegen ist bei Neugeborenen im Mittel 5,13 (4,5–6,0) mm, bei Erwachsenen 9,8 (7,3–12,0) mm lang. Der erforderliche Gesamtzuwachs um 91% erfolgt insbesondere durch zwei Wachstumsschübe, deren erster zwischen der Neugeborenenzeit und dem 2. Lebensjahr liegt (30%). Nach einer Ruhepause bis zum 8. Lebensjahr schließt sich zwischen dem 8. und 9. Lebensjahr ein weiterer Wachstumsschub an, der 21% ausmacht.

Bis zum 11. Lebensjahr werden durch langsames Wachstum 93% des Erwachsenenwertes von 9,8 mm erreicht, weshalb ein weiterer Wachstumsschub unwahrscheinlich ist. Der Gesamtzuwachs der Kanaloberwand von 91% übertrifft die kaudale Längenentwicklung um mehr als das Vierfache. Er erfolgt wohl vorwiegend durch Einbeziehung eines Teils der orbitalen Fläche der Ala minor ossis sphenoidalis und durch Knochenentwicklung der zerebralen Fläche des kleinen Keilbeinflügels nach dorsal und dorsolateral (LANG u. OEHMANN, 1976).

Formentwicklung (Abb. 132). Bei Neugeborenen ähneln die Aperturae orbitales in ihrer Querschnittsform denen Erwachsener. In der Seitenansicht jedoch stellen unsere Ausgußpräparate gedrungene Zylinder dar, die erst während der postnatalen Entwicklung zu langgestreckten und am intrakraniellen Ende abgeplatteten Zylinderformen bei Erwachsenen werden. Die intrakranielle Pforte verändert dabei ihren Querschnitt von einer abgerundet dreieckigen Form bei Neugeborenen zu einer flachen Dreiecksform bei Erwachsenen. Der orbitale Querschnitt behält seine längsoval-eiförmige Gestalt während der postnatalen Umgestaltung bei.

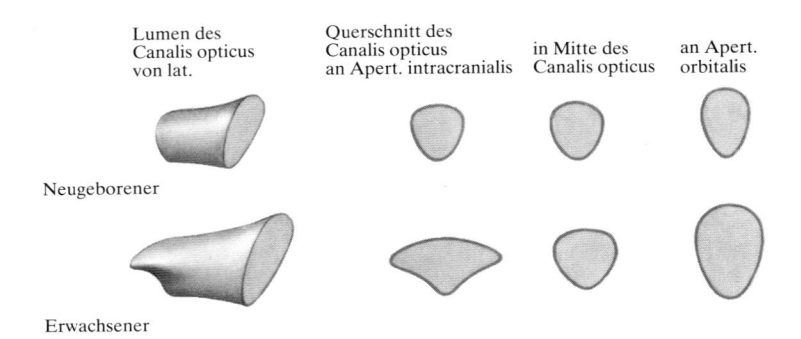

Abb. 132. Canalis opticus, postnataler Formwandel

Apertura intracranialis canalis optici

Der Abstand zwischen Canalis opticus und seitlicher Spitze der Ala minor beträgt an unserem Untersuchungsgut (Erwachsene) rechts im Mittel 31,07 (15,0–44,0) mm, links 30,21 (14,0–44,0) mm. Eine Lingula am lateralen Eingang in den Canalis opticus kommt an unserem Untersuchungsgut rechts gut ausgebildet in 9,80%, links in 12,74% vor. Eine angedeutete Lamelle ist rechts in 36,27%, links in 31,37% ausgebildet.

Postnatale Veränderung. Schon im Jahre 1976 haben wir darauf hingewiesen, daß die Apertura intracranialis des Canalis opticus sich während der postnatalen Entwicklung von einer zunächst rundlichen Pfortengegend zu einem von oben nach unten abgeplatteten Kanaleingang umbildet (LANG u. OEHMANN, 1976). Nach der Geburt verlängert sich die obere Kanalwand, offenbar gleichzeitig mit dem Längenwachstum des Planum sphenoidale. Außerdem wird das Dach der Apertura intracranialis canalis optici bei Erwachsenen im Mittel von einer etwa 3 mm langen (maximal 8,5 mm) Duralamelle überlappt, in welche seitlich 1–3 mm lange, dünne Lingulae aus Knochensubstanz hineinragen können. Es ist zu vermuten, daß dieser Dachabschnitt während der Alterung rückgebildet wird und an seiner Stelle die Duralamelle (Canalis opticus membranaceus) entsteht. Deshalb wurde die Dicke des Dachabschnittes des Canalis opticus 2 mm rostral der Apertura intracranialis canalis optici vermessen. Dieser Dachabschnitt ist während der Neugeborenenzeit im Mittel 2,23 mm dick und verdünnt sich anschließend – insbesondere während der ersten 3 Lebensjahre – stark und dann wieder nach dem 7. Lebensjahr auf einen mittleren Wert von 0,75 mm bei Erwachsenen.

Einstellung zur Transversalen. An unserem Untersuchungsgut ist die Eingangsrichtung in den Canalis opticus außerordentlich unterschiedlich eingestellt. Die Dachregion ist außerdem in der Regel nach vorne und seitlich durchgebogen. An der medialen und an der lateralen Dachhälfte wurden Tangenten angelegt und deren Winkel mit der Schädeltransversalen bestimmt. Die mediale Dachregion bildet an unserem Untersuchungsgut mit der Transversalen rechts Winkel von im Mittel 3,40 (−45 bis +30)°. An der linken Seite beträgt der Mittelwert 1,16 (−45 bis +31)°. Die Tangente an der seitlichen Hälfte des Eingangs des Canalis opticus bildet an unserem Untersuchungsgut rechts im Mittel mit der Transversalen Winkel von 58,61 (32–90)°. An der linken Seite beträgt der Mittelwert 62,93 (30–118)°.

Lage in der Ala minor ossis sphenoidalis. Der Mittelbezirk des Daches besitzt einen sagittalen Abstand von der Sutura sphenofrontalis von im Mittel 9,5 (4,0–18,0) mm. Signifikante Seitenunterschiede liegen nicht vor. Mißt man den schrägen Abstand (in Richtung der Achse des Canalis opticus) zur vorgenannten Sutur, dann beträgt der Mittelwert an der rechten Seite 10,45 (3,0–24,0) mm, an der linken 11,48 (3,0–22,0) mm.

Apertura intracranialis canalis optici und Vorderrand der Fossa cranialis anterior. Diese praktisch-ärztlich wichtige Distanz bestimmten wir mit 44,9 (36–54) mm (s. Bd. I/1, Teil B).

3. Fissurae orbitales (Abb. 133)

a) Fissura orbitalis inferior

Die untere Augenhöhlenspalte ist in der Regel oben von der Ala major ossis sphenoidalis und unten von dorsal nach rostral von der Lamina orbitalis ossis palatini, von der Maxilla und vom Os zygomaticum begrenzt, das auch den Vorderrand bildet.

b) Fissura orbitalis superior

Die obere Augenhöhlenspalte wird oben von der Ala minor ossis sphenoidalis und seitlich davon vom Os frontale, unten von der Ala major ossis sphenoidalis begrenzt. Über die postnatalen Wachstumsvorgänge der Fissuren unterrichtet Abb. 133.

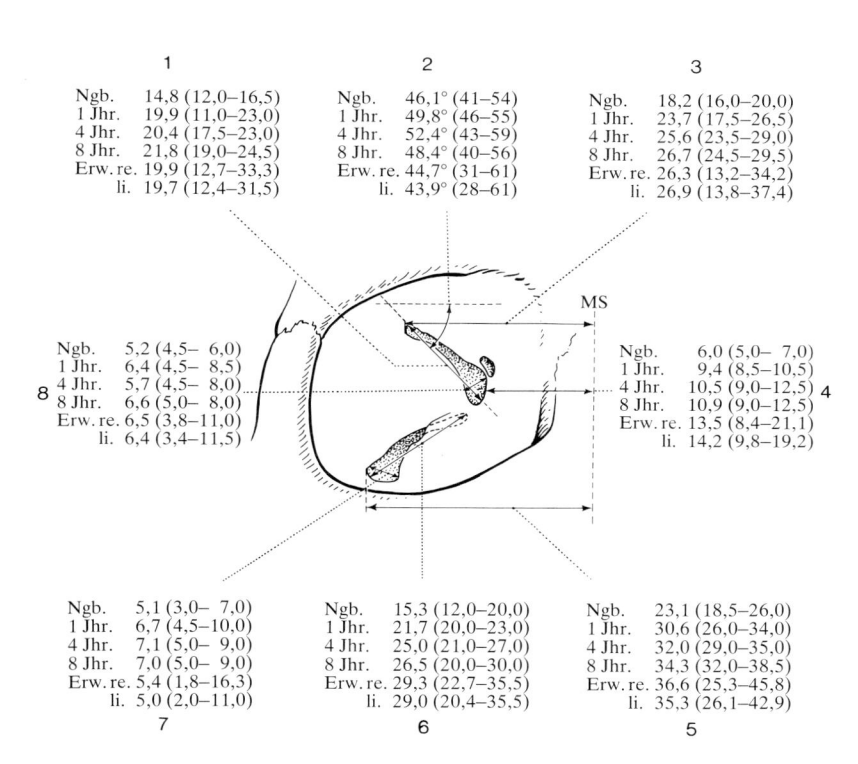

1	2	3
Ngb. 14,8 (12,0–16,5)	Ngb. 46,1° (41–54)	Ngb. 18,2 (16,0–20,0)
1 Jhr. 19,9 (11,0–23,0)	1 Jhr. 49,8° (46–55)	1 Jhr. 23,7 (17,5–26,5)
4 Jhr. 20,4 (17,5–23,0)	4 Jhr. 52,4° (43–59)	4 Jhr. 25,6 (23,5–29,0)
8 Jhr. 21,8 (19,0–24,5)	8 Jhr. 48,4° (40–56)	8 Jhr. 26,7 (24,5–29,5)
Erw. re. 19,9 (12,7–33,3)	Erw. re. 44,7° (31–61)	Erw. re. 26,3 (13,2–34,2)
li. 19,7 (12,4–31,5)	li. 43,9° (28–61)	li. 26,9 (13,8–37,4)

8		4
Ngb. 5,2 (4,5–6,0)		Ngb. 6,0 (5,0–7,0)
1 Jhr. 6,4 (4,5–8,5)		1 Jhr. 9,4 (8,5–10,5)
4 Jhr. 5,7 (4,5–8,0)		4 Jhr. 10,5 (9,0–12,5)
8 Jhr. 6,6 (5,0–8,0)		8 Jhr. 10,9 (9,0–12,5)
Erw. re. 6,5 (3,8–11,0)		Erw. re. 13,5 (8,4–21,1)
li. 6,4 (3,4–11,5)		li. 14,2 (9,8–19,2)

7	6	5
Ngb. 5,1 (3,0–7,0)	Ngb. 15,3 (12,0–20,0)	Ngb. 23,1 (18,5–26,0)
1 Jhr. 6,7 (4,5–10,0)	1 Jhr. 21,7 (20,0–23,0)	1 Jhr. 30,6 (26,0–34,0)
4 Jhr. 7,1 (5,0–9,0)	4 Jhr. 25,0 (21,0–27,0)	4 Jhr. 32,0 (29,0–35,0)
8 Jhr. 7,0 (5,0–9,0)	8 Jhr. 26,5 (19,0–30,0)	8 Jhr. 34,3 (32,0–38,5)
Erw. re. 5,4 (1,8–16,3)	Erw. re. 29,3 (22,7–35,5)	Erw. re. 36,6 (25,3–45,8)
li. 5,0 (2,0–11,0)	li. 29,0 (20,4–35,5)	li. 35,3 (26,1–42,9)

Abb. 133. Fissurae orbitales. Maße, Abstände zur MS und Einstellung, Mittelwerte in mm und Grad (Grenzwerte).
1 Fissura orbitalis superior, postnatale Längenentwicklung. *2* Fissura orbitalis superior, Winkel mit der Transversalen. *3* Fissura orbitalis superior, Abstände des seitlichen Endes zur MS. *4* Fissura orbitalis superior, Abstände des medialen Endes zur MS. *5* Fissura orbitalis inferior, Abstände des seitlichen Endes zur MS. *6* Fissura orbitalis inferior, Länge. *7* Fissura orbitalis inferior, Breite im lateralen Teil. *8* Fissura orbitalis superior, Breite im medialen Teil (aus LANG 1981)

Sehr selten ist die Spalte durch eine bis zu 10 mm breite Knochenspange vollständig in zwei Abteilungen zerlegt. GENNA (1923) konnte diesen Befund unter 2400 Schädeln einmal nachweisen. Die Knochenspange erstreckte sich vom Processus orbitalis ossis palatini zu einem kurzen, dicken Fortsatz der Margo inferior alae majoris ossis sphenoidalis und war über eine Sutur mit dieser verknüpft. Der N. zygomaticus kann die Spange durchbohren.

Das Os zygomaticum ist *gelegentlich* an der Begrenzung der Fissura orbitalis inferior nicht beteiligt. Ein Fortsatz der Ala major verbindet sich dann mit dem Processus zygomaticus maxillae über eine Sutura sphenomaxillaris (MERKEL u. KALLIUS 1910; COHN 1915). Dieser ungewöhnliche Abschluß der Fissura orbitalis inferior findet sich in 53,4% bei Japanern (ADACHI, 1904).

Er kommt bei Russen in 50%, in 48,2% bei Deutschen und in 35% bei Italienern vor (NICOLA, 1902), in 32,5% bei Franzosen (LE DOUBLE, 1903), in 24,5% bei Koreanern (SATAKE, 1922), in 9,4% bei Lappen (LASSILA, 1923).

VIII. Mandibula

Als einziger beweglicher Gesichtsknochen ist der Unterkiefer mit dem Schädel gelenkig verbunden. Der vordere, einem aufgebogenen Hufeisen vergleichbare Abschnitt wird als *Corpus* mandibulae, der von diesem aufstrebende Fortsatz als *Ramus* mandibulae bezeichnet. Fast ohne scharfe Begrenzung sitzt dem Corpus mandibulae die *Pars alveolaris* auf.

1. Ramus

Der *Processus coronoideus* steckt innerhalb der Sehne des M. temporalis und wird als Sehnenverknöcherung aufgefaßt. Sein vorderer Rand gilt als Zugtrajektorium des Muskels und setzt sich in die Linea obliqua des Unterkieferkörpers fort. Ein weiteres Trajektorium soll an der Innenseite des Processus coronoideus ausgebildet sein (Abb. 134A).

Der *Processus condylaris* verjüngt sich zunächst zum *Collum* mandibulae und geht dann in das quer ausladende *Caput* mandibulae über; dessen Längsachse steht meist nicht rein frontal, sondern bildet mit der anderen Seite einen stumpfen, nach vorne offenen Winkel von 132–180°. Das Caput mandibulae ist nach vorne abgebogen: Anteversio capitis mandibulae. Die Facies articularis sieht deshalb nach oben und vorne. Die Dorsalfläche des Caput geht abwärts gerundet in den R. mandibulae über.

Der Rand der *Incisura* mandibulae schwingt gegen das laterale Ende des Caput aus, das deshalb im wesentlichen an der Innenseite des Ramus liegt.

Die vertikale Höhe des Ramus mandibulae im Bereich des Processus coronoideus (einschließlich) beträgt bei Neugeborenen bis 2jährigen an unserem Untersuchungsgut im Mittel 35,3 mm, bei 2–4jährigen 38,1 mm, bei 5–6jährigen 38,3 mm, bei 7–10jährigen 47,5 mm, bei Erwachsenen 62,9 mm und bei Greisen 60,2 mm.

Wir bestimmten außerdem eine vertikale Höhe im Bereich der tiefsten Zone der Incisura mandibulae sowie im Bereich des Caput mandibulae (s. Abb. 134a und c). Vermißt man entlang der Achse des Ramus mandibulae den Abstand zwischen Inzisur und Mandibulaunterrand, dann ergibt sich an unserem Untersuchungsgut bei 0–2jährigen ein Mittelwert von 28,0 mm, bei 2–4jährigen von ca. 30,7 mm, bei 5–6jährigen von 29,6 mm, bei 7–10jährigen von 35,9 mm, bei Erwachsenen von 49,6 mm und bei Greisen von ca. 48,2 mm (s. Abb. 134b).

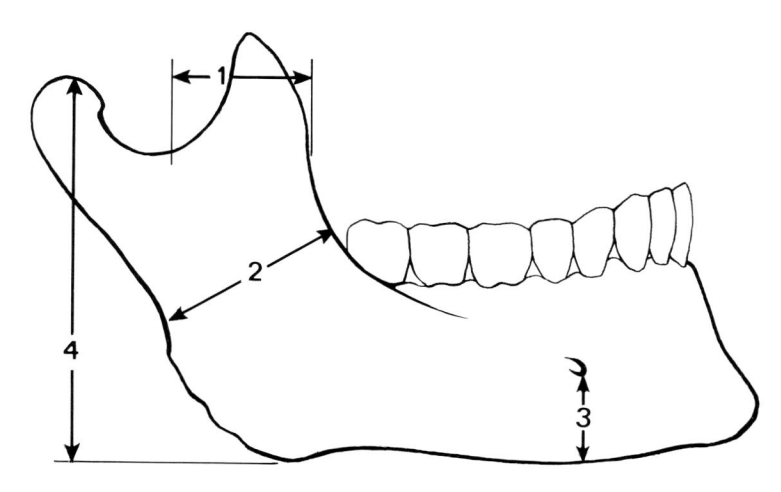

1 Proc. coronoideus, Breite	2 Ramus mandib., Breite
0- 2 J. re. 14,8 (13-16)	0- 2 J. re. 23,1 (21-25)
li. 14,3 (13-15)	li. 22,5 (20-24)
2- 4 J. re. 15,25 (12-17)	2- 4 J. re. 24,37 (20-26)
li. 14,83 (13-18)	li. 23,63 (19-25)
5- 6 J. re. 15,9 (13-19)	5- 6 J. re. 24,0 (22-26)
li. 15,2 (13-18)	li. 24,4 (23-26)
7-10 J. re. 16,0 (13-19)	7-10 J. re. 26,96 (23-34)
li. 16,45 (14-21)	li. 26,77 (23-34)
Erw. re. 20,41 (14-25)	Erw. re. 31,30 (20-39)
li. 20,30 (14-26)	li. 31,07 (20-39)
Gr. re. 19,25 (16-25)	Gr. re. 27,73 (12-33)
li. 19,22 (14-24)	li. 27,56 (12-34)

3 For. ment., Abstand zu Basis	4 Ramus mandib., vertik. Höhe
0- 2 J. re. 7,3 (6-8)	0- 2 J. re 29,6 (25-36)
li. 7,9 (5-9)	li 29,6 (26-34)
2- 4 J. re. 8,91 (7-10)	2- 4 J. re. 30,6 (25-38)
li. 8,83 (7-10)	li 31,9 (25-39)
5- 6 J. re. 8,6 (6-10)	5- 6 J. re. 28,8 (26-32)
li. 8,7 (7-10)	li 29,4 (26-33)
7-10 J. re. 10,17 (8-12)	7-10 J. re. 35,8 (32-53)
li. 10,07 (8-13)	li 38,6 (33-58)
Erw. re. 14,11 (11-17)	Erw. re 56,7 (38-75)
li. 14,32 (11-18)	li 56,2 (42-74)
Gr. re. 13,06 (8-15)	Gr. re 52,8 (37-68)
li. 13,06 (9-15)	li 53,2 (37-66)

Abb. 134a. Mandibula, postnatale Wachstumsveränderungen ① Processus coronoideus, postnatale Breitenentwicklung; ② Ramus mandibulae, postnatale Breitenentwicklung; ③ Foramen mentale, postnatale Aufwärtsverlagerung; ④ Caput mandibulae, postnatale Aufwärtsverlagerung gegenüber Basis mandibulae

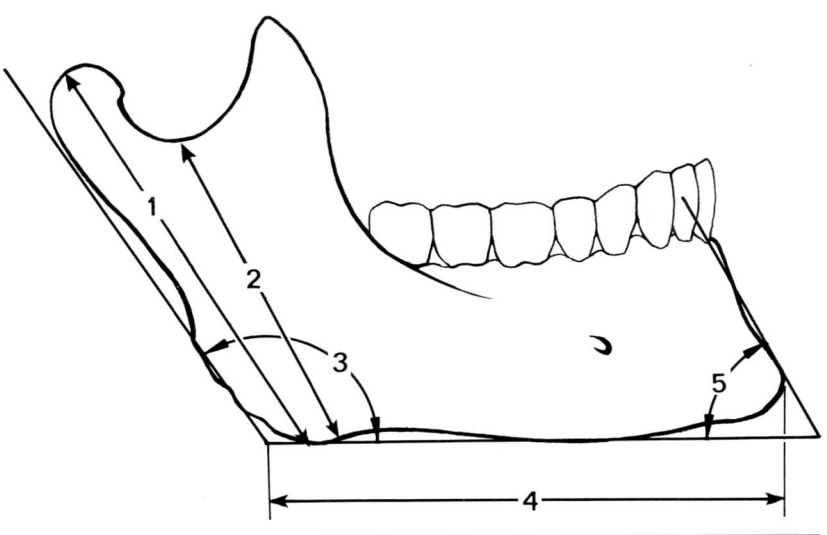

1 Ramuslänge	2 Länge bis Incisur	3 Gonionwinkel
0- 2 J. re. 42,0 (38-45) li. 42,6 (39-47) 2- 4 J. re. 44,62 (39-51) li. 44,83 (38-52) 5- 6 J. re. 43,4 (39-46) li. 43,9 (41-46) 7-10 J. re. 51,09 (44-62) li. 50,87 (46-63) Erw. re. 69,92 (54-82) li. 69,70 (60-79) Gr. re. 68,55 (55-77) li. 69,64 (55-77)	0- 2 J. re. 27,8 (25-32) li. 28,1 (25-31) 2- 4 J. re. 30,21 (25-34) li. 31,15 (25-38) 5- 6 J. re. 29,6 (26-33) li. 29,6 (27-31) 7-10 J. re. 35,86 (30-44) li. 35,91 (31-45) Erw. re. 49,54 (36-61) li. 49,71 (38-59) Gr. re. 47,80 (37-58) li. 48,64 (35-58)	0- 2 J. re. 132,2 (125-137) li. 133,8 (126-141) 2- 4 J. re. 130,5 (123-138) li. 133,58 (127-145) 5- 6 J. re. 135,0 (127-142) li. 134,78 (126-146) 7-10 J. re. 128,3 (112-143) li. 128,6 (112-138) Erw. re. 123,63 (105-139) li. 124,0 (107-137) Gr. re. 127,23 (113-160) li. 127,67 (110-146)

4 Corpuslänge	5 Kinnwinkel
0- 2 J. 47,2 (44-50) 2- 4 J. 50,13 (46-55) 5- 6 J. 50,9 (46-54) 7-10 J. 60,9 (54-73) Erw. 73,84 (62-85) Gr. 71,87 (60-82)	0- 2 J. 75,0 (70-80) 2- 4 J. 72,5 (64-85) 5- 6 J. 74,8 (67-84) 7-10 J. 69,8 (60-78) Erw. 62,71 (47-85) Gr. 52,57 (21-80)

Abb. 134b. **Mandibula,** postnatale Wachstumsveränderungen in mm und Grad (Lang u. Öder 1984)
① Ramus mandibulae bis Caput, postnatale Verlängerung; ② Ramuslänge bis Incisura mandibulae, postnatale Veränderung; ③ Kinnwinkel, postnatale Veränderung; ④ Basis mandibulae, postnatale Verlängerung; ⑤ Gonion-Winkel, postnatale Veränderung

Die geringste Breite des Ramus mandibulae (quer zur Längsachse gemessen) macht bei 0–2jährigen an unserem Untersuchungsgut ca. 23 mm, bei 2–4jährigen ca. 24 mm, bei 5–6jährigen 24,2 mm, bei 7–10jährigen 26,8 mm, bei Erwachsenen rechts 31,3 (20,8–39,4) mm, links 31,1 (20,3–39,1) mm aus. An zahnlosen Unterkiefern fand sich die geringste Ramusbreite rechts bei 27,73 (12,5–33,1) mm, links bei 27,56 (12,3–34,1) mm (s. Abb. 134a).

Caput mandibulae

Maße. Ehe die Dentes decidui durchbrechen, beträgt die Längsausdehnung des Caput 6,5 mm, während der gemischten Dentition 7,3 mm. Die Querausdehnung des Caput ver-

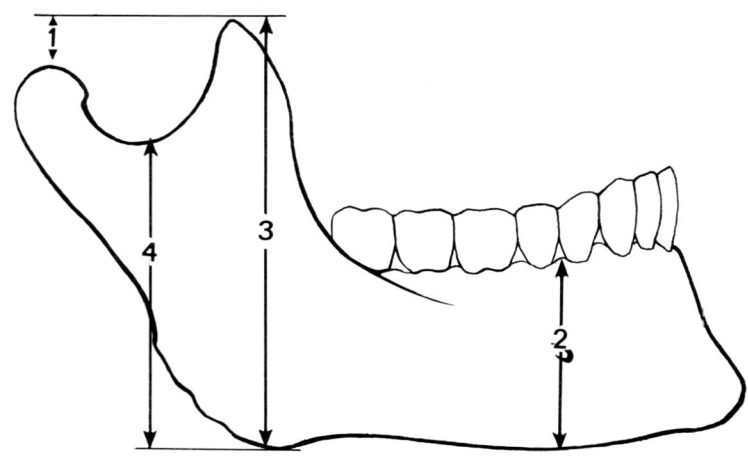

1 Proc. coron., kon. Caput – Höhendifferenz	2 Mandibula, Höhe
0- 2 J. re. 5,4 (1- 9) li. 5,9 (3- 8) 2- 4 J. re. 7,14 (3-10) li. 7,09 (1-10) 5- 6 J. re. 9,6 (7-12) li. 8,8 (5-10) 7-10 J. re. 8,85 (6-13) li. 9,20 (6-14) Erw. re. 6,94 (-6-15) li. 7,38 (-3-16) Gr. re. 6,98 (-1-15) li. 9,02 (1-16)	0- 2 J. re. 16,0 (13-19) li. 16,8 (14-19) 2- 4 J. re. 18,23 (12-21) li. 18,37 (13-21) 5- 6 J. re. 18,8 (15-20) li. 18,7 (17-20) 7-10 J. re. 21,54 (19-24) li. 20,72 (19-24) Erw. re. 28,83 (22-35) li. 28,61 (22-33) Gr. re. 23,39 (10-35) li. 22,90 (12-32)

3 Ramushöhe an Proc. coronoideus	4 Ramushöhe bei Incisura mand.
0- 2 J. re. 35,0 (32-40) li. 35,5 (33-39) 2- 4 J. re. 37,77 (32-43) li. 38,45 (33-45) 5- 6 J. re. 38,3 (34-42) li. 38,3 (34-41) 7-10 J. re. 47,35 (40-60) li. 47,8 (42-65) Erw. re. 62,41 (22-71) li. 63,27 (51-77) Gr. re. 59,82 (47-76) li. 60,67 (46-72)	0- 2 J. re. 25,3 (21-29) li. 24,9 (23-28) 2- 4 J. re. 26,92 (22-32) li. 27,63 (22-34) 5- 6 J. re. 26,3 (23-29) li. 26,1 (23-30) 7-10 J. re. 32,75 (27-44) li. 33,55 (28-48) Erw. re. 46,43 (30-63) li. 46,08 (33-60) Gr. re. 42,90 (30-56) li. 43,82 (31-55)

Abb. 134c. **Mandibula,** postnatale Wachstumsveränderungen in mm (aus Lang u. Öder 1984)
① Höhendifferenz zwischen Spitze Processus coronoideus und Oberumfang des Caput mandibulae; ② Höhenentwicklung am Foramen mentale; ③ Höhenentwicklung des Processus coronoideus; ④ Höhenentwicklung der Incisura mandibulae (von Basis mandibulae)

größert sich im Präeruptionsstadium um die Mitte der gemischten Dentition. Während einer 2. Wachstumsphase vergrößert sich die Längsausdehnung des Caput merklich um das Ein- bis Eineinhalbfache in der Transversalen und um das Ein- bis Eineindrittelfache in der anterior-posterioren Länge während der Entwicklung der zweiten Dentition (Kamijo, 1974).

Querachse. Williamson u. Mitarb. (1976) ermittelten den Winkel der Querachse des Caput mit einer genau definierten Schädeltransversalen. Er beträgt beim Lebenden im Mittel

24,59° mit einer Streubreite von 0–48°. Dreimal ließ sich ein sog. negativer Winkel am osteologischen Material feststellen, bei dem der mediale Pol vor dem lateralen plaziert war. Rechts-Links-Unterschiede kommen häufig vor. Die Autoren bestimmten außerdem den Abstand der Mitte des Caput mandibulae zur Mediansagittalen. Rechts-Links-Differenzen dieses Abstandes von 0,5 cm und mehr fanden sich in 28%. Das Caput-Zentrum lag beim Lebenden (Röntgenaufnahmen) im Mittel 5,10 cm, an Schädelmaterial 4,73 cm von der Medianen entfernt (4,2–6,3 und 3,8–5,4 cm). Der Abstand des Caput-Zentrums zur Außenfläche des Arcus zygomaticus betrug im Mittel 1,20 (0,5–2,2) cm am Lebenden und 1,01 (0,6–1,4) cm an Schädelmaterial. Die Weichteildecke über diesem Gebiet beträgt nach WILLIAMSON u.Mitarb. zwischen 0,5–0,7 cm, so daß der Abstand des Caput-Zentrums von der Oberfläche zwischen 1,7 und 1,9 cm ausmacht.

Anteversio. Der Winkel der Anteversio capitis mandibulae gegenüber der hinteren Ramustangente beträgt links 30,10°, rechts durchschnittlich 30,35°. Die Werte schwanken links zwischen 4° und 52,5°, rechts zwischen 9,5° und 49,2°.
Die beiden Minima entstammen einem zahnlosen Unterkiefer mit sehr starker Alveolarkammatrophie. Möglicherweise sind durch Zahnverlust und Nichttragen einer totalen Prothese diese extremen Veränderungen eingetreten. 77% der Werte liegen zwischen 20–40°, 95% zwischen 16–48° (LANG u. SCHILLER 1976).

Gonionwinkel – Anteversionswinkel des Caput mandibulae (Abb. 134b). Ein Vergleich der Ast- und Anteversionswinkel beider Seiten des Unterkiefers ergibt, daß in 56% auf der Seite mit größerem Astwinkel auch ein größerer Anteversionswinkel vorliegt. An 34% ist an der Seite des kleineren Astwinkels die Anteversio größer als auf der Gegenseite. An 10% wurden bei gleichem Unterkieferwinkel verschieden große Anteversionswinkel bestimmt. Aus diesen beiden Ergebnissen einer Unterkieferseite läßt sich durch Subtraktion des Anteversionswinkels vom Astwinkel die Neigung des Gelenkköpfchens gegen die Unterkieferbasis errechnen: dieser Winkel beträgt links durchschnittlich 96,70°, rechts 96,64° (LANG u. SCHILLER 1976).
Der *Inklinationswinkel* der Facies articularis des Caput mandibulae beträgt vor dem ersten Zahndurchbruch 79°, gegen Ende der ersten Dentition 63° und 50° bei bleibendem Gebiß (KAMIJO 1974).

Knorpelüberzug als Wachstumszone. Nach KURODA (1974) hat vor allem BJÖRK (1963 u. 1968) darauf aufmerksam gemacht, daß das Wachstum der Mandibula während der Adoleszentenzeit vom Condylus mandibulae ausgeht. KURODA weist darauf hin, daß nicht nur ein Wachstum nach vorne oder rückwärts erfolgt, sondern 3 verschiedene Wachstumstypen vorliegen: a) fast gestreckt; b) gekrümmt nach vorne; c) gekrümmt nach hinten.
Nach THILANDER u.Mitarb. (1976) besteht der Überzug des Caput mandibulae während des Wachstums in der Regel aus 4 Zonen. Die Oberfläche bildet eine Bindegewebelage: oberflächliche Gelenkzone. Darunter liegt eine stark zellhaltige intermediäre Schicht, die proliferierende Zellen in einer tieferen Lage enthält. Diese Schicht stellt eine Übergangszone zwischen Fibroblasten und Knorpelzellen dar: Übergangszone der Proliferationszone. Eine darunter befindliche Knorpelzellage enthält hypertrophische Knorpelzellen: Zona hypertrophica und in einer tieferen Schicht mineralisierten Knorpel. Unter dieser Schicht liegt subchondraler Knochen vor: Knochenbildungszone.
Bei Neugeborenen ist die oberflächliche Bindegewebeschicht gut vaskularisiert. Die Gefäße reichen durch die verschiedenen Knorpelzonen hindurch. Die Knorpelzone bildet einen großen Teil des Caput. Mit dem Rückgang der Vaskularisation vermindert sich die Dicke des Knorpels und ist bei 5–6jährigen halb so groß wie bei 6 Monate alten Kindern. Die Knorpeldicke vermindert sich später noch mehr. Die Proliferationszone ist verhältnismäßig dünn, am dicksten an der Condylenspitze! Ihr breiterer oberflächlicher Abschnitt enthält zahlreiche kleine Zellen und Mitosestadien und wenig Interzellularsubstanz. Die untere Zellage ist etwas größer und rundlich, sie stellt eine Übergangszone zwischen undifferenzierten Zellen und Knorpelzellen dar. Nach dem 15. Lebensjahr vermindern sich die Dicke dieser Zone und die Zellzahl, während die Interzellularsubstanz sich vermehrt. Im Gegensatz zu den Epiphysen langer Knochen bilden die Chondrozyten in der hypertrophischen Zone keine Säulen, sondern liegen irregulär angeordnet vor. Während des 1. Lebensjahres ist diese Zone verhältnismäßig breit, später vermindert sie sich in ihrer Dicke; beim 10–11jährigen ist sie nicht viel breiter als die Proliferationszone. Die Zellen im oberen Abschnitt dieser Zone sind klein und rundlich, gegen das Gelenkzentrum hin werden sie zunehmend hypertrophisch. Im tiefsten Abschnitt der Zone erfolgt eine perizelluläre Mineralisation. Die Zona hypertrophica wurde in 2 Abschnitte abgegrenzt: eine obere, nicht mineralisierte und eine tiefere, mineralisierte. Bis etwa zum 13.–15. Lebensjahr besitzt die mineralisierte Zone eine fast konstante Breite, weil die tiefste Schicht von Chondroklasten resorbiert wird. Nach dem 13.–15. Lebensjahr vermindert sich die Dicke der hypertrophischen Zone, bei 19–27jährigen lassen sich in ihr nurmehr vereinzelt chondroide Zellen im oberen und vorderen Abschnitt des Caput mandibulae nachweisen.
Nach DURKIN u.Mitarb. (1973) darf der Knorpelüberzug des Caput mandibulae nicht mit einer Epiphysenfuge langer Röhrenknochen verglichen werden, die echte Wachstumszentren darstellen. Diese Autoren nehmen an, daß der Knorpelüberzug des Caput mandibulae wie in Gelenkknorpelabschnitten langer Röhrenknochen der Anpassung der Gelenkfläche an die Nachbarstrukturen dient.
Nach THILANDER (1976) kommt in der ersten postnatalen Periode zunächst appositionelles Wachstum an der lateralen Seite und Knochenresorption an der medialen Seite vor. Osteoblastenaktivität ließ sich auch an der vorderen Knochenfläche nachweisen. Unseren Untersuchungen zufolge werden Teile des Meckelschen Knorpels in die Mandibula

einbezogen. Die Mandibula ist deshalb ein Mischknochen und wächst sicherlich nicht nur im Bereich des Caput und Collum mandibulae.

Das Längenwachstum der Mandibula hängt primär von einem koordinierten Knochenanbau im hinteren Abschnitt der lateralen Ramusfläche ab. Dazu gehören der hintere Rand vom Caput bis zum Angulus und ein Gebiet, das nach vorne bis zu einer schrägen Linie vom Caput bis zur Basis des Processus coronoideus reicht. Auch ein vorderer Teil der medialen Fläche zwischen Crista temporalis und Linea obliqua und einer schrägen Linie vom Caput bis zur Fossa sublingualis durch den Hinterrand des Foramen mandibulae gehören zu diesem Wachstumsgebiet (ENLOW u. HARRIS 1964).

Nach MOSS u. SALENTIJN (1970) ist für das Wachstum der Mandibula die Lage der Foramina ovale, mandibulae et mentale wichtig. Sie geben den Verlauf des Nervengefäßbündels des Unterkiefers an. Von Feten bis zu Erwachsenen liegen diese Pforten entlang einer gemeinsamen logarithmischen Spirale, deren Beginn vorne und unten am Foramen mentale liegt.

Foramen mandibulae

Doppelung. In 4,5 ($\pm$1,67)% tritt bei Japanern eine Doppelung des Foramen mandibulae auf. In 2,6 ($\pm$1,28)% ist die Doppelung beiderseits entwickelt. Der Durchmesser der Hauptöffnung beträgt bei Männern durchschnittlich 2,58 mm an der rechten und 2,42 mm an der linken Kieferseite. Das zusätzliche Foramen ist gleichweit (SEKIGUCHI 1973).

Lage. Im Mittelpunkt der Ramusbreite ist das Foramen mandibulae in 20,3% an der linken und in 22,6% an der rechten Seite plaziert. In 75,1% links und 71,9% rechts liegt es bis zu 1 cm vor dem Torus verticalis, hinter der Ramusmitte liegt es in 4,5% links und 5,4% rechts (BALOGH u. CSIBA 1972).

An unserem Untersuchungsgut liegt das Foramen mandibulae bei Neugeborenen bis 2jährigen z.B. vom Vorderrand des Ramus mandibulae im Mittel 13,9, vom Hinterrand 10,2 mm entfernt. Bei 2–4jährigen betragen diese Abstände 14,8 bzw. 10,9 mm, bei Kindern vom 5.–6. Lebensjahr 14,8 bzw. 10,6 mm, bei 7–9jährigen 16,3 bzw. 11,7 mm, bei Erwachsenen 18,3 bzw. 14,3 mm, bei Greisen 16,3 bzw. 13,3 mm im Mittel.

Lingula mandibulae

Nach BALOGH u. CSIBA (1972) bestehen 5 Typen in der Ausbildung des Foramen mandibulae:

Typ 1 stellt ein Foramen dar, das trichterförmig ist und vorne und am Boden von einem zungenförmigen Fortsatz überlappt ist. Der untere Teil des Tunnels setzt sich im Sulcus mylohyoideus fort.

Typ 2 stellt einen offenen Trichter ohne Lingula dar, der in den Sulcus mylohyoideus übergeht.

Typ 3 besitzt Lingula und trichterförmige Einsenkung, der Sulcus mylohyoideus fehlt.

Typ 4 ähnelt Typ 1, aber das Foramen ist geschlossen. Die Lingula deckt die trichterförmige Einsenkung ab. Das Foramen beginnt am Sulcus mylohyoideus.

Typ 5 ähnelt Typ 4. Die Lingula fehlt.

Unter 40 Mandibeln, deren Areae perilinguares untersucht wurden, gehören 24 dem Typ 1, 6 dem Typ 2, 7 dem Typ 3, 2 dem Typ 4 und eine dem Typ 5 an. Es bestehen geringe Seitenunterschiede. Über die postnatale Entwicklung der Lingula mandibulae und ihrer Formtypen konnten wir in der Literatur nur allgemeine Angaben auffinden. Bei Neugeborenen bis 2jährigen fehlt die Lingula etwa in der Hälfte der Fälle, bei 2–4jährigen besteht am häufigsten eine zungenförmige Lingula, gelegentlich fehlt sie. Bei 5–6jährigen ist diese ebenso wie bei 7–10jährigen am häufigsten nachweisbar (=Typ 1). An Unterkiefern Erwachsener wurde am häufigsten Typ 1, nächsthäufig eine fehlende Lingula und selten die anderen Lingulatypen nachgewiesen, ebenso an den Unterkiefern von Greisen (LANG u. ÖDER 1984).

Antilingula

Die Antilingula ist eine knöcherne Prominenz an der Seitenfläche des Ramus mandibulae. HALL u.Mitarb. (1975) und BEHRMAN (1974) nehmen an, daß sie Hinweise auf die Position des Foramen mandibulae bei der Mundchirurgie geben kann. Es wird angenommen, daß Eingriffe am Knochen hinter diesem Punkt eine Verletzung der Nervengefäßstraße vermeiden lassen. YATES u.Mitarb. (1976) untersuchten 70 mazerierte Mandibeln (19. Jahrhundert, verschiedene Rassen). Die Autoren stellten in 44% eine deutliche Antilingula fest, in 15% fehlte sie vollständig, in 41% war sie nicht deutlich zu erkennen. Eine Antilingula konnten wir bei Neugeborenen in 20%, bei 2–6jährigen in ca. 50% und im gleichen Prozentsatz bei Erwachsenen nachweisen (LANG u. ÖDER 1984). Die Gegenüberstellung der Antilingula und des Foramen mandibulae zeigte, daß das Foramen meist hinter und unter der Antilingula liegt (80%). Ein 5 mm-Radius in diesem Bezirk umfaßt 37,1%, 35,5% der Foramina liegen zwischen 5 und 10 mm von der Antilingula entfernt. Nur in 18% war das Foramen innerhalb eines Radius von 3 mm gegenüber der Antilingula plaziert.

Foramina mandibularia posteriora

Nach CARTER u. KENN (1971), die 62 Mandibeln untersuchten, fanden sich diese Foramina an der Oberfläche des hinteren Abschnittes der Mandibula. Werden alle Öffnungen (größer als 0,1 mm) erfaßt, so kommen diese regelmäßig im Bereich der Nachbarschaft des Collum, des Foramen mandibulae und der Fossa retromolaris vor. Das größte dieser inneren Foramina (0,4 mm oder größer) fand sich in der Fossa retromolaris (bei $^1/_3$ der Mandibeln) und in der Nachbarschaft des Collum ($^1/_5$ der Mandibeln). Weitere Foramina liegen stets im Bereich von Muskelansätzen. Es wird vermutet, daß durch diese Öffnungen neurovaskuläre Bündel hindurchziehen.

2. Corpus mandibulae

Der weiter als im Oberkiefer gespannte Basalbogen des Unterkiefers besteht nur in Randbezirken aus kompakter Knochensubstanz. Er bildet mit gerundetem unterem Rand die Grundlage des Corpus: *Basis mandibulae*.

Maße (Abb. 134b und c)

Länge. Vom Kinn bis zum Angulus mandibulae ist an unserem Untersuchungsgut bei 0–2jährigen das Corpus mandibulae 47,2 (44–50) mm lang. Bei 2–4jährigen ergab sich eine Länge von 50,1 (46,0–55,0) mm, bei 5–6jährigen von 50,9 (46,0–54,5) mm, bei 7–10jährigen fand sich eine Corpus-Länge von 60,9 (54,5–73,0) mm, bei Erwachsenen mit bezahnten Unterkiefern betrug die Corpus-Länge 73,8 (62,0–85,0) mm und bei zahnlosen Greisen 71,9 (60,0–82,0) mm.

Höhe. Die vertikale Corpus-Höhe im Bereich des Foramen mentale und einschließlich des Processus alveolaris macht an unserem Untersuchungsgut bei Neugeborenen bis 2jährigen im Mittel 16,4 (13,7–19,6) mm aus, bei 2–4jährigen 18,3 (12,6–21,2) mm, bei 5–6jährigen 18,8 (15,3–20,3) mm, bei 7–10jährigen 21,0 (19,5–24,10) mm, bei Erwachsenen 28,7 (22,5–35,4) mm und beim zahnlosen Greis 23,2 (10,3–35,5) mm.

Winkel. Der Winkel, den die beiden Corpushälften miteinander bilden, macht bei Neugeborenen bis 2jährigen im Mittel 80,5°, bei 2–4jährigen 81,13°, bei 5–6jährigen 78,4°, bei 7–10jährigen 73,25°, bei Erwachsenen 73,03° und bei Greisen 73,18° aus. Mit der Mediansagittalen bildet jeweils die linke Corpushälfte etwas größere Winkel als die rechte (LANG u. ÖDER 1984).

Foramina lingualia

ENNIS (1937) demonstrierte Öffnungen oberhalb der Spina mentalis, die als Foramina lingualia bezeichnet werden und Zweige der Anastomose zwischen A. incisiva und A. lingualis in die Mandibula einleiten. NOVITSKY (1938) präparierte feine Zweige des N. mylohyoideus, welche durch eine Pforte unterhalb der Spinae in die Mandibula einzogen. Nach PORTER u. SWEET (1942) sowie SICHER (1950) kommen an 28% (500 Mandibeln) röntgenologisch nachweisbare Foramina in der Regio incisiva lingualis vor. SHILLER u. WISWELL (1954), die 126 mazerierte Mandibeln untersuchten, konnten Foramina lingualia mediana oberhalb der Spina in 88,9% nachweisen. Diese Foramina sind im Mittel 0,54 (0,1–1,5) mm weit und ziehen senkrecht in die linguale Fläche der Mandibula ein. Sie liegen im Mittel 13,7 mm oder an der $^2/_5$-Zone der Strecke zwischen Unterrand der Symphysis mandibulae und Crista alveolaris.

Ein Foramen linguale inferius (zur Spina) findet sich in 76%. Sein Durchmesser beträgt im Mittel 0,45 (0,1–1,0) mm; in 12% liegen zwei Öffnungen vor. In 31% liegt das Foramen paramedian. In der Regel kommt ein bisher unbenanntes Foramen an der lingualen Seite beider Areae bicuspidales, nahe dem Unterrand der Mandibula, vor (63,5%). Sein Durchmesser beträgt im Mittel 0,45 mm. Diese Foramina sind stets nach dorsal geöffnet.

Pars alveolaris und Alveoli

Die Pars alveolaris enthält beim Erwachsenen jederseits 8 Alveolen, welche im Arcus alveolaris zusammengefaßt sind. Ähnlich wie im Oberkiefer grenzen *Septa interalveolaria* die einzelnen Alveoli voneinander ab. *Septa interradicularia* greifen in die Zwischenräume der Wurzeln mehrwurzeliger Zähne ein.

Die *Septa interalveolaria* enden an den Dentes incisivi stark konvex, zwischen den Molaren dagegen meist plan. Die Alveolendicke nimmt von vorne nach hinten zu. Die Margo alveolaris ist konkav geformt. An der Außenfläche finden sich, wie am Oberkiefer und besonders im Bereich der Dentes incisivi und canini, vorspringende Juga alveolaria.

Der Basisbogen des Corpus und Arcus alveolaris ist – in der Aufsicht – meist parabelförmig gestaltet.

Vergleicht man die Parabeln, welche die Basis mandibulae und der Arcus alveolaris bilden, dann weichen die Schenkel der Basis mandibulae dorsal weiter auseinander als die Enden der durch den Processus alveolaris gelegten Parabel: Die Pars alveolaris schwenkt hinten im Bereich der Mahlzähne einwärts.

Alveolen und Zahnwurzeln in dorsalen Abschnitten sind deshalb vom äußeren Rand des Unterkiefers nach medial abgerückt. Außen sind sie von einer kräftigen, lingual von einer verhältnismäßig dünnen, gelegentlich durchscheinenden Knochenplatte abgedeckt.

Die Alveolen der Dentes incisivi mandibulae sind oval. Ihre Längsachsen stehen in der Sagittalen. Auch die Eckzahnalveolen sind schmaler als die entsprechenden der Maxilla. Im Prämolarenbereich besitzen die Alveolen einen rundlichen, in mesiodistaler Richtung einen breiteren Querschnitt als die des Oberkiefers. Septa interradicularia finden sich an ihnen niemals.

Die Alveoli molares sind rechteckig. Ihre lange Achse steht in mesiodistaler Richtung.

Quere Septa interradicularia untergliedern sie in vordere und hintere Teilalveolen für die entsprechenden Zahnwurzeln. Die Eingangsebene der Alveolen der Molaren ist im Gegensatz zu den Oberkieferalveolen einwärts geneigt. (Weiteres s. Bd. I/1, Teil C.)

Fenestrationen und Dehiszenzen. LARATO (1970) untersuchte an 108 Schädeln mexikanischer Indianer (20–70 Jahre) die Lokalisation der Fenestrationen und Dehiszenzen an der Außenseite der Alveolarfortsätze. Er fand in 4,3% Fenestrationen und in 3,2% Dehiszenzen. Fenestrationen waren an den vorderen Zähnen und am Oberkiefer häufiger anzutreffen als am Unterkiefer, während sich Dehiszenzen häufiger an den Unterkieferzähnen nachweisen ließen.

Processus zygomaticus, abgesägt, und Tuberculum articulare
Fossa mandibularis
Porus acusticus externus
Squama ossis temporalis
Spina suprameatica
Crista infratemporalis
Ala major ossis sphenoidalis

Processus frontalis ossis zygomatici
Fissura orbitalis inferior
Foramen sphenopalatinum
Fossa pterygopalatina
Tuber maxillae
Processus pterygoideus, Lamina lateralis
Hamulus pterygoideus

DH

Processus mastoideus
Pars tympanica ossis temporalis
Processus styloideus und Vagina
Caput mandibulae, Collum und Processus condylaris
Ramus mandibulae, vorderer Abschnitt mit Processus coronoideus, abgesägt
Foramen mandibulae
Angulus mandibulae
Linea obliqua (Crista buccinatoria)
Corpus mandibulae
Pars alveolaris
Foramen mentale

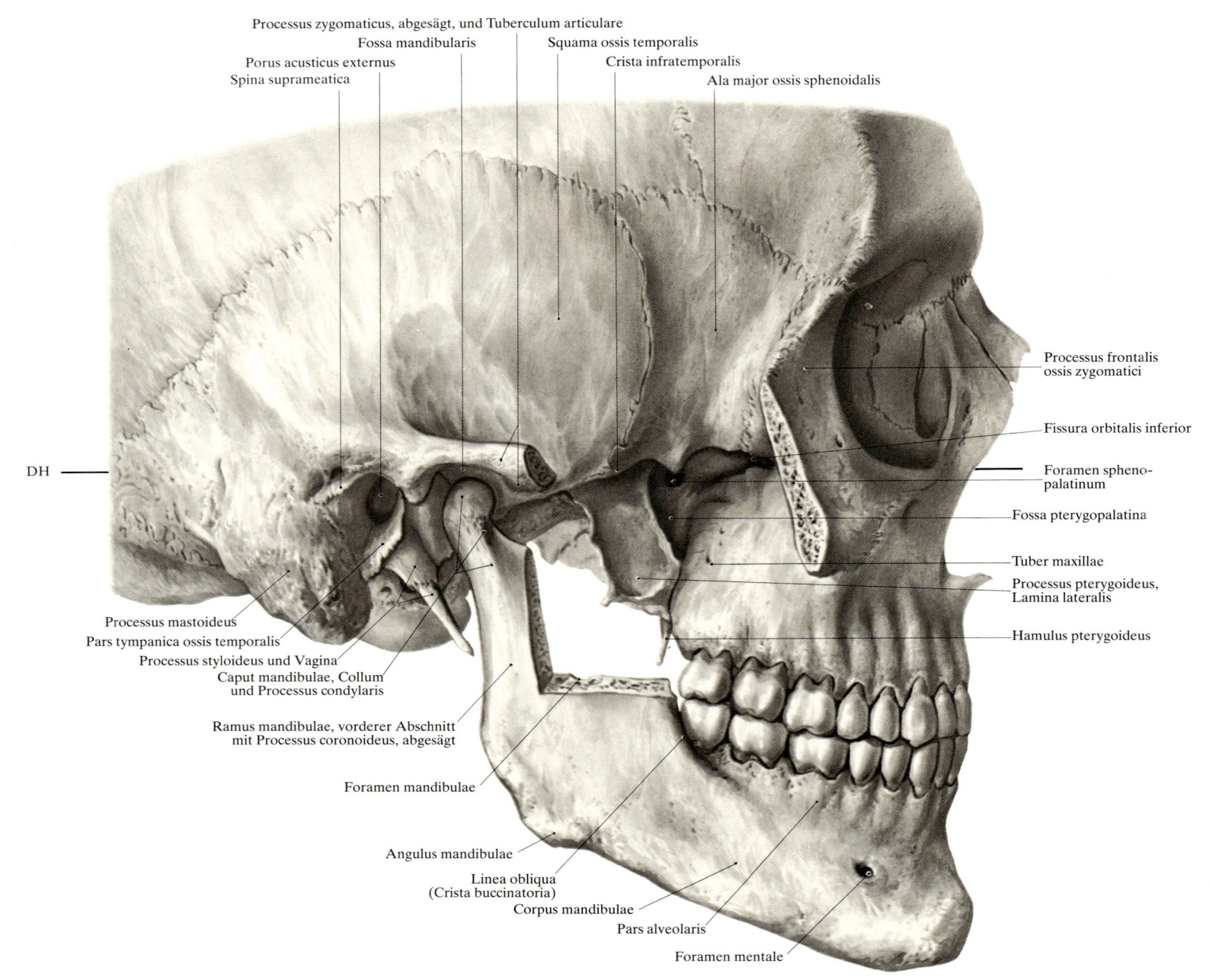

Abb. 135. Kieferschädel von der Seite
Processus coronoideus und Ramus mandibulae (teilweise) abgetragen

Arcus zygomaticus, Mandibula nach Zahnverlust

Nach Verlust der Zähne wird der Processus alveolaris des Unterkiefers abgebaut, das Foramen mentale wandert dadurch verhältnismäßig höher, und zwar an den oberen Rand des Unterkiefers. Der Unterkieferwinkel öffnet sich auf bis zu 160°. Der Processus condylaris neigt sich rückwärts, so daß die Incisura mandibulae im allgemeinen weiter wird.
Die Linea mylohyoidea mandibulae an der Innenseite springt nach Abbau der Pars alveolaris deutlicher als die Crista des Restkammes vor und gelangt an den Oberrand des hinteren Corpusabschnittes. Sie begrenzt schließlich den lingualen Rand des Restkammes und endet distal in einer Vorwölbung, welche als Tuberositas lingualis bezeichnet wird. Der Canalis mandibulae wandert nahe an die zahnlose Kaufläche heran.

Die Bruchfestigkeit des Knochens nimmt dabei kontinuierlich ab, seine Strahlendurchlässigkeit zu. Die Corticalis wird verschmälert, die Spongiosa zarter und lockerer. Bei Veraschung zeigt sich eine Verminderung des Aschegehalts während der Alterung. Der an der Kaufläche verbleibende Knochenkamm wird als *Restgrat* oder *Restkamm* bezeichnet (Alveolarkamm, Zahnkamm, Gingivakamm).
Die Fossa sublingualis des Unterkiefers verkleinert sich beim Abbau des Processus alveolaris, die Zunge tritt im Greisenalter relativ höher. Das Kinn erscheint beim zahnlosen Unter-

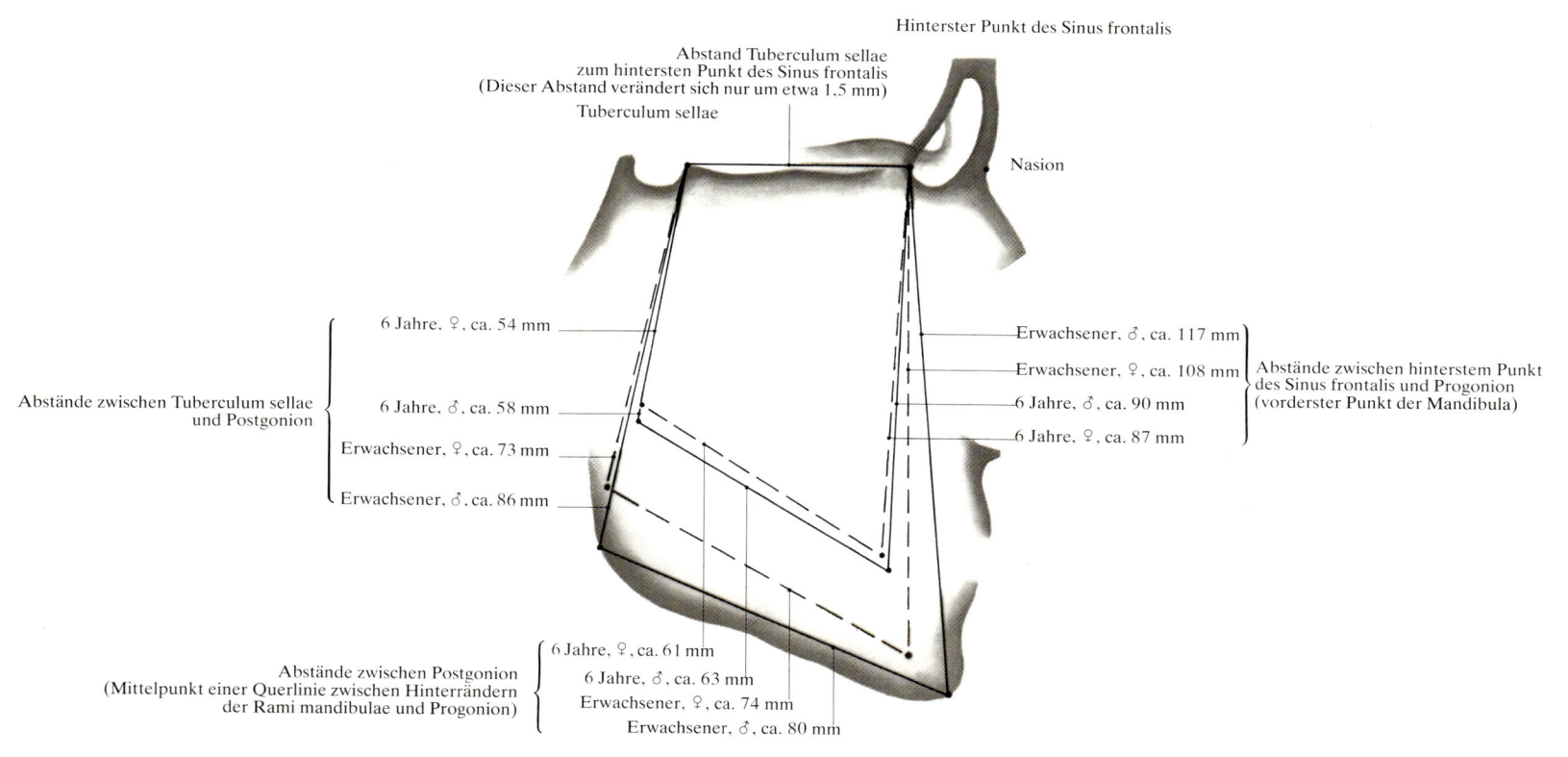

Abb. 136. Wachstum des Splanchnokranium und der Mandibula nach Merkpunkten am seitlichen Röntgenbild (nach KNOTT 1973)
Die Linien geben Mittelwerte in mm bei 6-Jährigen und bei Erwachsenen (26 Jahre) an.

kiefer vorspringend, insbesondere wenn in der Regio incisiva längere Zeit Zahnverlust bestand (s. Abb. 134b).
Beiderseits der Unterkiefermitte besteht bei erhaltenem Processus alveolaris an der Gesichtsfläche eine Eindellung, die *Fossa incisiva*, aus welcher die Mm. mentales und quadratus labii inferioris entspringen. An der zahnlosen Mandibula mit rückgebildetem Processus alveolaris ist die Fossa verkleinert und abgeflacht, ihre Fläche mehr nach oben als nach vorne gewendet. Die genannten Muskeln entspringen dann an der Crista des Restkammes.
Im Querschnitt ist der verbliebene Mandibularest oben oval umgrenzt, unten mehr gerundet und dicker. Die Protuberantia mentalis weist deshalb mehr nach oben als nach vorne. Wahrscheinlich wird auch der Corpusteil der Mandibula in die Rückbildungsprozesse einbezogen.
Als *Area buccalis* wird eine flache, gelegentlich gehöhlte Fläche zwischen der Linea obliqua und der Crista des Alveolarkammes in der Regio molaris bezeichnet. Zweifellos besteht sie bei normaler Bezahnung. Nach Abbau der Pars alveolaris aber wird sie rückgebildet und wahrscheinlich in den Restkamm einbezogen, der sich dort nicht kammartig, sondern breit und flach zwischen Linea obliqua und Tuberositas lingualis erstreckt.

An der zahnlosen Mandibula entspringen die Fasern des M. buccinator vom abgeflachten Restkamm. An der medialen Vorderseite des Ramus mandibulae findet sich eine Linea obliqua interna (Crista temporalis), welche beim zahntragenden Unterkiefer etwas abgerundet erscheint und dem M. temporalis als tiefste Ansatzzone dient. Diese *Crista temporalis* begrenzt die Area retromolaris von medial her. Beim Lebenden liegt ihr ein Bindegewebepolster auf: Pulvinar retromolaris. An der zahnlosen Mandibula verschärft sich die Crista temporalis; die Area retromolaris vertieft sich zu einer Fossa.
Der Sagittaldurchmesser des Kopfes verkleinert sich an der zahnlosen Mandibula, die Facies articularis besetzt mehr die obere als die rostrale Fläche. Der seitliche Teil des Kopfes (Ansatzort des Lig. temporomandibulare) springt vermehrt vor. Nach längerem Kauen ohne prothetischen Zahnersatz scheint das Caput mandibulae rascher diese alterstypische Form anzunehmen.
Die *Area retromylohyoidea* ist eine glatte Oberfläche an der medialen Seite des Ramus mandibulae zwischen Sulcus mylohyoideus und Tuberositas lingualis. Beim Lebenden bildet sie die laterale Grenze der Fossa retromylohyoidea, welche als taschenähnliche Eindellung am distalen Ende des Sulcus alveololingualis erscheint. Dieser Bezirk ist am zahnlosen Unterkiefer sehr schmal. Wahrscheinlich beteiligt sich an der Rückbildung auch der Ramus mandibulae, dessen Vorderrand sich zuschärft.

3. Angulus mandibulae

Am Unterrand des Corpus und am Hinterrand des R. mandibulae angelegte Tangenten bilden miteinander einen nach vorne offenen Winkel (Unterkieferwinkel = Gonionwinkel). Dieser Winkel beträgt in der 11. Keimlingswoche 153°, in der 22. 131° in der 37. Fetalwoche 139° und in der 40. (Neugeborenes) 148°.

Zwischen 7. und 8. Lebensmonat verkleinert sich der Unterkieferwinkel von 148° auf 140°. Untersuchungen von BROCHE (1941) an der heranwachsenden Mandibula ergaben, daß der Gonionwinkel an 3 Monate, zweieinhalb und acht Jahre alten Kindern keine Veränderung aufwies. Der Sechsjahrmolar steht innerhalb der Mandibula in einer konstanten Relation. Der Abstand dieses Zahnes zum Hinterrand des Ramus und zum Unterrand des Corpus mandibulae beträgt stets 3:2. Der Gonionwinkel macht an unserem Untersuchungsgut bei 0–2jährigen im Mittel 133 (125–141)° aus, bei 2–4jährigen fand sich ein mittlerer Winkel rechts bei 130,5°, links bei 133,6 (123–145)°, bei 5–6jährigen lag rechts der mittlere Winkel bei 135,0, links bei 134,8 (126–146)°, bei 7–10jährigen bestand ein mittlerer Winkel von 128,45 (112–143)°, bei Erwachsenen einer von 123,6° an der rechten und 124,0° an der linken Seite, die Grenzwerte betragen 105–139°. Bei Greisen fand sich ein mittlerer Winkel rechts bei 127,2°, links bei 127,7° mit Schwankungen von 110–160°. BOGOEFF (1933) ermittelte einen Durchschnittswert von 122°, MARTIN u. SALLER (1959) einen von 128° und EHARA (1964) einen von 125,7°.

Ärztliche Bedeutung

Bei der echten und unechten Progenie sowie beim progenen Zwangsbiß ist der Unterkieferwinkel häufig abgeflacht. Diese Abflachung wird als Folge der durch den Fontzahnüberbiß andersgearteten funktionellen Beanspruchung des Unterkiefers gedeutet (Abb. 136). (Weiteres s. Bd. I/1, Teil C.)

4. Modellierung der Außenseite

Kinn

Kinnbildung. Nach WALKHOFF (1900/1901) ist „neben der formgestaltenden Tätigkeit der Muskeln an der hinteren Seite des Vorderkiefers ... für die Entstehung des Kinnes gleichzeitig und gleichwertig noch eine fortschreitende Reduktion der Kiefer und Zähne" verantwortlich. Die verstärkte Tätigkeit der Zungenmuskeln läßt nach WALKHOFF das Trajektorium des M. genioglossus besser hervortreten und trägt durch Erhaltung des Unterkieferkörpers und der Symphyse gleichzeitig mit der Tätigkeit der Mm. geniohyoideus et digastricus zur Entstehung des Kinnes bei. Diese Auffassung ist heute nicht unbestritten.

Positivkinn, Neutralkinn, Negativkinn. Individuell und rassisch unterschiedliche Kinnformen lassen sich anthropologisch mit Hilfe eines Winkelmaßes festlegen. Als Horizontale wird der Alevolarhorizont angenommen. Eine von dieser Horizontalen am Infradentale (Inzision) gezogene Senkrechte berührt das Kinn entweder überhaupt nicht: Negativkinn, oder es wird ein Teil des über die Linie nach vorne hinausragenden Kinnvorsprunges von der Linea durchschnitten: Positivkinn. Berührt die Senkrechte den Kinnvorsprung als Tangente, dann besteht ein Neutralkinn. Das Infradentale liegt vorne oben an der Mandibula zwischen den Schneidezähnen in der Medianen.

Negative Kinnformen kommen bei Australiern, Negern, beim Pithecanthropus, Sinanthropus und Homo Heidelbergensis vor. Neutrale Kinnformen finden sich bei Malaien, Polynesiern und Mongoloiden. Ein ausgesprochenes Positivkinn ist für Europäer charakteristisch.

Der *Kinnwinkel*, gemessen zwischen Basis mandibulae und Kinntangente, macht an unserem Untersuchungsgut Neugeborener bis 2jähriger im Mittel 75° aus, bei 2–4jährigen 72,5°, bei 5–6jährigen 74,8°, bei 7–10jährigen 69,8°, bei Erwachsenen 62,7 (47–85)° und bei Greisen 52,6 (21–80)° aus.

„Makrogenie" ist ein allgemeiner Ausdruck für Vergrößerung des Kinnes, und zwar des knöchernen und der Weichgewebeanteile (HOHL u. Mitarb. 1976). Die vordere Konkavität (Incurvatio mandibularis = down B-Point) verstärkt sich während des Wachstums, während der Kinnpunkt (Progonion) sich gegenüber der Basis cranii mehr nach vorne verlagert (MEREDITH 1957). Nach ENLOW (1968) erfolgt Knochenanlagerung im Kinnbereich und am Unterrand der Mandibula und vermehrte resorptive Aktivität am vorderen Abschnitt des Processus alveolaris im Bereich der Symphysis mandibulae.

Kinnhöhe. SCHURICHT (1952) nahm an, daß seit dem Palaeolithicum die mittlere Kinnhöhe (Infradentale-Gnathion) von 27,7 mm auf 31,6 mm angestiegen sei (=15%). Nach GRIMM (1972) hat sich diese Höhe eher rückgebildet. Diesem Autor zufolge beträgt die Kinnhöhe im Mittel bei Neandertalern 34,6 mm, bei Spätsteinzeitmenschen 31,3 mm, bei den Wikingern von Haithabu (9. bis 11. Jahrhundert) 30,2 mm, bei Leipziger Mönchen (13. bis 16. Jahrhundert) 27,9 mm.

Altersveränderungen. Die scheinbare Vergrößerung des Greisenkinns und somit die Veränderung des Profils alter Menschen ist nicht nur die Folge der Rückbildung des Processus alveolaris mandibulae, deren Zahnbogen kleiner als ihr Basalbogen ist. Bei der Maxilla liegen die Verhältnisse umgekehrt. Schwinden beide Processus alveolares nach Zahnverlust im Greisenalter, so wird der Oberkiefer scheinbar kleiner, der Unterkiefer scheinbar größer. Im Profil sinkt die Oberlippe ein und das Kinn springt noch mehr hervor (POMAROLI 1978).

Ärztliche Bedeutung

Kieferretrognathien kommen nach SOLOW u. TALLGREN (1976) häufiger bei gestreckter Kopfhaltung und Kieferprognathien häufiger bei gebeugter individueller Kopfhaltung vor. Bei beträchtlicher Streckung des Kopfes in bezug auf die Halswirbelsäule ist die vordere Gesichtshöhe in der Regel groß, die Unterkieferneigung stark und eine faziale Retrognathie ausgebildet. Bei ausgeprägter Flexion des Kopfes in bezug auf die Halswirbelsäule (bequemene Kopfhaltung) besteht häufig eine kleine vordere Gesichtshöhe, eine geringe Unterkieferneigung und eine faziale Progenie. Auch nach BJÖRK (1955/1961) tragen Menschen mit abgeflachtem Schädelbasiswinkel und Gesichtsretrognathie den Kopf häufiger in gestreckter Haltung, solche mit stärkerem Schädelbasisknick und Gesichtsprognathie den Kopf häufiger in gesenkter Gesichtshaltung.

Incisura submentalis. Als Incisura submentalis wird ein flacher, konkaver Einschnitt am unteren Kinnrand bezeichnet, der bei einigen Rassen häufiger vorkommt.

Impressio subincisiva. Eine flache Einsenkung vorne, unter der Mitte des Alveolarrandes, wird als Impressio subincisiva bezeichnet.

Tuberculum submentale = Tuberculum mentale posterius. Die gelegentlich vorkommende Vorbuckelung entspricht dem seitlichen Rand der Incisura submentalis.

Tuberculum mentale (anterius). Das Tuberculum mentale anterius befindet sich vor der Mitte der Digastricusansätze.

Trigonum mentale. Als Trigonum mentale wird eine dreieckige Fläche bezeichnet, mit der Spitze zwischen den Juga der medialen Incisivi und der Basis am unteren Rand der Tubercula mentalia. Über den Seitenflächen des Kinndreieckes findet sich jederseits eine bis zum Jugum alveolare des Dens caninus hinaufreichende Grube als Ursprungsort des M. mentalis.

Foramen mentale

Die Lage des Foramen mentale ist außerordentlich variabel. Bei Erwachsenen besteht normalerweise eine ellipsenförmige Öffnung mit größter Ausdehnung nach lateral oben. Der größte Durchmesser schwankt zwischen 1,1 und 6 mm. Durchschnittswert: 3,5 mm.
Die vertikale Ausdehnung der Öffnung schwankt zwischen 1,1 und 6,6 mm. Durchschnittswert: 3,45 mm. (Weiteres s. Bd. I/1, Teil C und Tabelle 45.)

Öffnungsrichtung. Bei Kindern bis zum 7. Lebensjahr ist die noch kleinere Öffnung meist nach vorne gerichtet. Bei Erwachsenen weist sie in der Regel nach distal und oben. Die Verschiebung der Eingangspforte hängt mit Wachstumsverschiebungen des Unterkiefers zusammen. Der vordere und untere Rand bei Erwachsenen wird von einer scharfen, sichelförmigen Knochenleiste gebildet. Nach hinten und oben geht die Öffnung allmählich an die Außenfläche des Knochens über. Betont sei, daß wir auch bei bis zu 4jährigen Kanalöffnungen nach vorne oben wie auch in 17% bei Erwachsenen nachgewiesen haben (LANG u. ÖDER 1984). (Weiteres s. Bd. I/1, Teil C.)

Tabelle 45. Foramen mentale, größter Durchmesser (Nach STUBBE 1976)

Alter		n	$\bar{x}$	sup.	inf.
Neugeborene	re	8	2,18	3,2	1,3
	li	9	1,99	2,7	0,9
2–4 Monate	re	4	2,28	3,4	1,7
	li	4	2,13	3,4	1,5
1 Jahr	re	3	2,37	2,8	1,8
	li	3	2,17	2,3	2,0
2 Jahre	re	6	2,13	2,5	1,7
	li	6	2,2	2,4	2,0
4 Jahre	re	9	2,36	3,4	1,4
	li	9	2,3	4,0	1,5
5 Jahre	re	7	2,54	3,7	1,8
	li	7	2,46	3,8	2,0
6–7 Jahre	re	6	2,32	2,9	2,0
	li	6	2,32	2,7	2,2
8 Jahre	re	4	2,75	3,1	2,5
	li	4	2,8	3,2	2,1
9–11 Jahre	re	6	3,53	5,2	2,3
	li	6	3,58	6,1	2,6
Erwachsene	re	140	3,5	6,0	1,1
	li	137	3,39	5,7	1,2

Tabelle 46. Lokalisation des Foramen mentale, anatomische und röntgenologische Studien (in %)

	MATSUDA 1927 329 Mandibeln		TEBO u. TELFORD 1950 100 Mandibeln		Sweet 1959 585 Patienten	FISHEL u. Mitarb. 1976 1000 Patienten	
	links	rechts	links	rechts		links	rechts
Lokalisation mesial des 1. Premolaren	–	–	–	–	2,5	2,1	0,9
Area apicalis des 1. Premolaren	0,9	5,5	1,2	2,3	7,9	2,9	3,5
zwischen den 2 Premolaren	11,3	20,7	20,4	25,3	63,3	72,6	68,1
Area apikalis des 2. Premolaren	69,9	67,2	52,8	46,0	22,9	17,2	20,7
distal des 2. Premolaren	17,9	6,6	25,6	26,4	3,4	5,2	6,8

Lage zu den Zähnen. In 62% liegt an unserem Untersuchungsgut das Foramen mentale unter dem 2. Premolaren, in 26% zwischen 1. und 2. Premolaren, in je 6% unter dem 1. Premolaren und zwischen dem 2. Premolaren und 1. Molaren. Bei Kindern findet es sich in der Mehrzahl der Fälle unter dem 1. Milchmolaren, in etwa 17% zwischen 1. und 2. Milchmolaren.

Nach MATSUDA (1927) ist das Foramen mentale rechts in 67,17%, links in 69,91% unter dem 2. Premolaren lokalisiert. In 20,67% rechts und 11,25% links liegt es zwischen dem 1. und 2. Premolaren, in 4,56% rechts und 7,60% links zwischen 1. Molaren und 2. Premolaren, in 1,52% rechts und 6,69% links zwischen 1. Molaren und seiner mesiobukkalen Wurzel, in 5,47% rechts und 0,91% links unter dem 1. Premolaren und in 0,61% rechts und 3,65% links zwischen der mesiobukkalen und der distobukkalen Wurzel des 1. Molaren (Tabelle 46).

Mehrfachbildungen. In 1.2% nach LENHOSSÉK (1922) und in 19,1% nach KADANOFF u.Mitarb. (1970) finden sich gedoppelte Foramina mentalia, in 0,7% ein mehrfaches Foramen, wobei in 95,2% jederseits gleiche Variationen vorliegen. Bei Japanern liegt ein gedoppeltes Foramen mentale in 6,5% der männlichen Mandibeln ($\pm 0,38$) vor und in 2,1% ($\pm 1,41$) bei Frauen (SEKIGUCHI 1973).

Fehlen. INKE (1968) fand unter 2500 menschlichen Unterkiefern einmal keine Spur eines Foramen mentale. Der Canalis mandibulae endete am mesialen Rand des 3. Molaren.

Röntgenologischer Nachweis. FISHEL u.Mitarb. (1976) untersuchten die Lage des Foramen an 1 000 intraoralen Röntgenaufnahmen: 1) Das Foramen mentale lag in 70,4% zwischen 1. und 2. Premolaren (rechts 68,1%, links 72,6%). 2) In 18,9% (rechts 20,7%, links 17,2%) war das Foramen mentale in der Wurzelspitzengegend des 2. Premolaren lokalisiert. 3) Distal des 2. Premolaren lag das Foramen mentale in 6% (rechts 6,8%, links 5,2%). 4) In der Spitzenregion des 1. Premolaren lag das Foramen mentale in 3,3% (rechts 3,5%, links 2,9%). 5) Mesial des 1. Premolaren lag das Foramen mentale in 1,5% (rechts 0,9%, links 2,1%).

Höhenlage. An unserem Untersuchungsgut Neugeborener bis 2jähriger liegt das Foramen mentale im Mittel 7,6 mm oberhalb der Basis mandibulae, bei 2–4jährigen ca. 8,9 mm oberhalb, bei 5–6jährigen 8,6 mm, bei 7–10jährigen 10,2 mm, bei bezahnten Erwachsenen 14,2 (11,0–18,9) mm und bei unbezahnten Unterkiefern von Greisen 13,06 (8,6–15,5) mm.

Mit der Abnahme der Kieferhöhe nimmt auch der Wert dieser Foramenhöhe geringfügig ab. Je höher das Foramen im Unterkiefer steht, desto eher besteht die Tendenz, daß es auch weiter mesial gelegen ist. Bei hohen Kiefern liegt es tiefer als die Wurzelspitze, bei Unterkiefern mit mittlerer Höhe knapp unterhalb der Wurzelspitze, bei niedrigen sogar oberhalb der Spitze des 2. Premolaren. Die Wurzellänge ist ohne Einfluß auf die Lage des Foramen. Bei langer Wurzel und einem niedrigen Kiefer wird das Foramen mentale nicht etwa verdrängt, sondern liegt dann einfach weiter oberhalb des Wurzelspitzenniveaus (HARTMANN 1966).

FISHEL u.Mitarb. konnten an 936 intraoralen Röntgenaufnahmen die Lage des Foramen mentale in Höhe oberhalb des Apex des 1. Prämolaren in 46,0%, in Höhe des Apex in 15,4% und unterhalb der Höhe des Apex der Zähne in 38,6% nachweisen. Das Foramen mentale ließ sich in 46,8% nachweisen. In 30% war es bilateral röntgenologisch auffindbar, unilateral in 33,6%.

Ärztliche Bedeutung

Vom Vestibulum oris aus läßt sich etwas unterhalb der Krone des 2. Premolaren das Foramen mentale für die Injektion von Anästhetikum aufsuchen. Ein nach der Lippe zu strahlender Schmerz entsteht bei richtiger Lage der Nadelspitze. Die Injektion in den Kanal führt zur vollständigen Anästhesie im Bereich des Dens caninus sowie der Dentes incisivi.

Sulcus mentalis. Der Sulcus mentalis ist eine oft ausgebildete, unterhalb des Foramen mentale verlaufende, flache Rinne.

Spina subcanina. Sie ist eine kleine Leiste, die den Sulcus mentalis und die Alveole des Dens caninus begrenzt.

Tuberositas masseterica. Die Rauhigkeit an der Außenseite des Angulus für den M. masseter wird als Tuberositas masseterica bezeichnet.

Incisura premuscularis. Der untere Rand des Corpus mandibulae ist gewöhnlich unmittelbar vor dem Masseteransatz etwas eingezogen. Diese Zone wird als Incisura premuscularis oder premasseterica bezeichnet.

Linea obliqua. Der vordere Rand des R. mandibulae setzt sich als Linea obliqua an der Außenseite der Molaren entlang auf das Corpus mandibulae fort. Bei guter Ausbildung ist diese Kompaktaleiste vom Vestibulum oris aus tastbar. Wir gliederten 7 Formtypen der Linea obliqua voneinander ab (LANG u. ÖDER 1984).

TOLDT (1904) beschrieb eine Reihe sog. *Winkelfortsätze* des Unterkiefers (vom Angulus mandibulae nach hinten ragende Fortsätze) und deren Lagebeziehungen zu den Mm. masseter et pterygoideus medialis.

5. Modellierung der Innenseite

Linea mylohyoidea. An der Innenseite des Corpus mandibulae verläuft schräg von hinten oben nach vorne unten eine in dorsalen Abschnitten stets ausgebildete Muskelleiste, die *Linea mylohyoidea.*

Sie steigt von der Gegend des letzten Molaren bei vollständiger Ausbildung (selten) bis zur Fossa digastrica ab. An ihr, oberhalb und unter ihr entspringt der M. mylohyoideus (weiteres Band I/1 Teil C).

Oberhalb der Leiste und vorne ist eine Fovea sublingualis, unterhalb eine Fovea submandibularis für die Einlagerung der gleichnamigen Drüsen in die Innenseite eingedellt.

Sulcus mylohyoideus. Als Sulcus mylohyoideus wird eine unterhalb der Linea mylohyoidea, in der dorsalen Hälfte des Corpus mandibulae, in derselben Richtung absteigende Furche bezeichnet. Sie leitet den gleichnamigen Nerv und Begleitgefäße und ist bei Erwachsenen 9,58 (6,5–12,5) mm unterhalb der Linea mylohyoidea plaziert (LANG u. ÖDER 1984).

Crista temporalis. Die Crista temporalis besteht aus teils spongiösem, teils kompaktem Knochen und steigt an der vorderen Innenseite des R. mandibulae gegen die Alveole des Dens serotinus ab.

Crista mandibulae. Als Crista colli mandibulae wird ein nicht stets entwickeltes versteifendes Leistchen an der Innenseite des Collum mandibulae bezeichnet, das über dem Foramen mandibulae gegen den Gelenkfortsatz aufsteigt.

Spinae mentales und Foveae digastricae. An der Mundhöhlenseite des Kinns springen häufig 2 Knochenstacheln nach dorsal vor, welche dem M. genioglossus jederseits als Ursprungsort dienen.

Unmittelbar unter ihnen sind gewöhnlich zwei kleine Leistchen für den M. geniohyoideus entwickelt. Jederseits der Ursprungsleiste des M. geniohyoideus liegen 2 kleine, nach unten und rückwärts gewendete Dellen, die Foveae digastricae als Ursprungsort für die vorderen Digastricusbäuche. (Weiteres s. Bd. I/1, Teil C.)

6. Knochenstruktur

Nach TOLDT (1904b) sind Corpus und R. mandibulae außen und innen von zwei kompakten Knochenplatten mit dazwischenliegendem Knochenmark aufgebaut (Abb. 137). Am unteren und hinteren Kieferrand biegen beide Platten ineinander um. Am oberen Rand des Processus alveolaris liegen in ihnen die Zahnfächer. Im unteren Bereich des Corpus, wo die Platten ineinander übergehen, und im Kinnbereich ist die Knochensubstanz am stärksten. Das vorkommende Knochenmark wird – abgesehen vom Alveolenbereich – von spongiöser Knochensubstanz durchsetzt. Sie besteht aus Knochenblättchen, die fächerförmig und quer im Mahlzahnbereich oder stäbchenförmig oder auch sehr dicht wie im Kinnabschnitt ausgebildet sein können.

TOLDT unterscheidet verschiedene Gruppen oder Züge spongiöser Substanz, möchte aber den Ausdruck „Trajektorien" vermeiden: im Bereich der Premolaren und Molaren finden sich horizontal eingestellte und unter sich durch schräg und senkrecht gerichtete dünne Stäbchen verbundene Blättchen, welche die dünnen Wände der Wurzelfächer gegeneinander und gegen die kompakten Kieferplatten verspreizen und stützen. Im Bereich der Alveolen gehen diese Strukturen in netzförmige über, die auch an die Compacta des Canalis mandibulae greifen. Im vorderen Abschnitt besitzt der Kanal keine kompakte Knochenlamelle und wird von einem Gitterwerk dünner Knochenbälkchen begrenzt. Im Bereich der Schneidezahnalveolen liegen in den Wandabschnitten dünne spongiöse Blättchen dicht beieinander und verlaufen zum Teil nahezu senkrecht.

Im Kieferwinkelgebiet ziehen dünne und vielfach miteinander verbundene Blättchen tangential zum Bug des Kieferwinkels von Compacta zu Compacta. Nach TOLDTs Meinung sollen sie Zugwirkungen der Mm. masseter und pterygoideus medialis entgegenwirken.

Im Ramus mandibulae erstreckt sich eine Spongiosastruktur vom Caput mandibulae durch den Processus condylaris zum hinteren Ende des Processus alveolaris. Dieser Spongiosastruktur entspricht an der medialen Fläche des Ramus ein mehr oder weniger deutlich ausgeprägter First, der vom Ca-

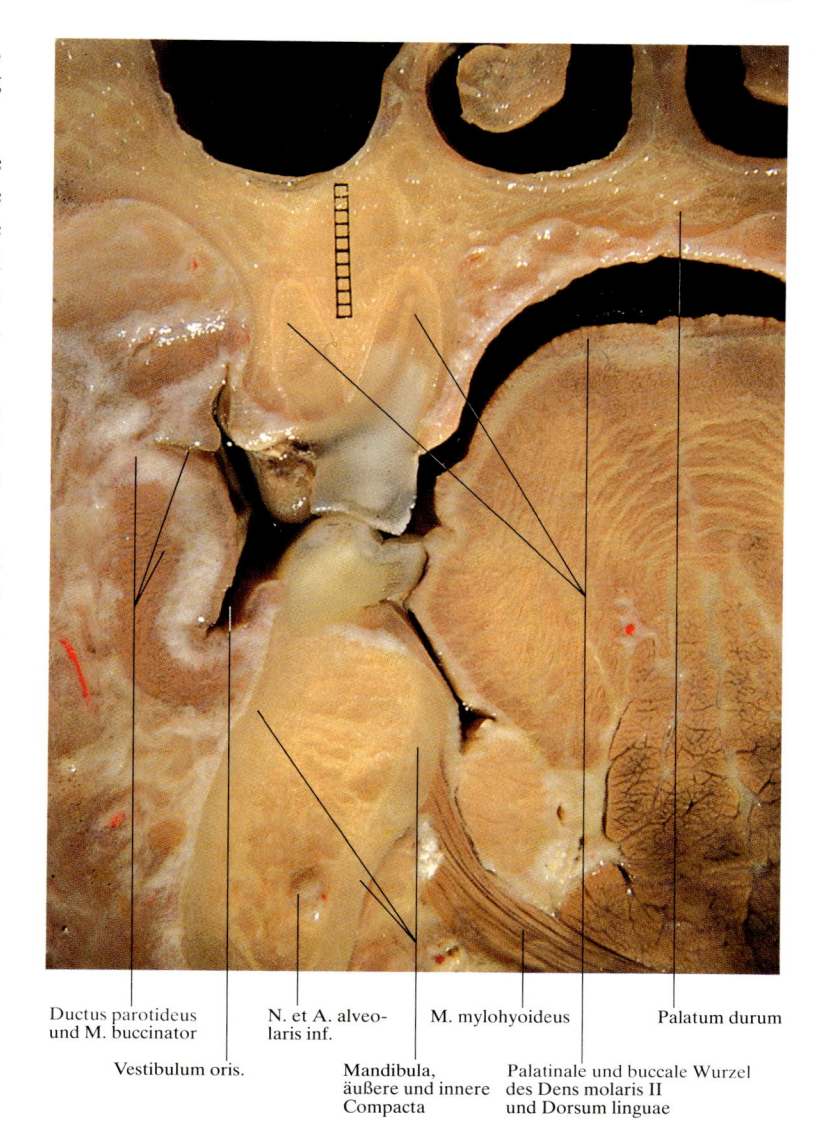

Abb. 137. Corpus mandibulae in Höhe der Dentes molares II, Frontalschnitt, 35 Jahre, männlich

Ductus parotideus und M. buccinator — N. et A. alveolaris inf. — M. mylohyoideus — Palatum durum

Vestibulum oris. — Mandibula, äußere und innere Compacta — Palatinale und buccale Wurzel des Dens molaris II und Dorsum linguae

put mandibulae oder vom Foramen mandibulae schief gegen den lingualen Rand des Processus alveolaris absteigt. Die Spongiosastruktur sieht im Querschnitt röhrenförmig aus und entspricht der Wachstumsrichtung des Gelenkfortsatzes. Die Spongiosa im Kinnbereich ist nicht immer gleich angeordnet. In der Mittelebene besteht in der Regel ein Zapfen dichter Knochensubstanz oberhalb der Spina mentalis, der von der lingualen Kieferplatte ausgeht und schief nach vorne in Richtung Markraum absteigt und sich am vorspringendsten Punkt des Kinnwulstes der labialen Compacta vereinigt. Nicht selten verbindet sich mit ihm im spitzen Winkel ein weiterer, unter der Spina mentalis hervortretender, nach vorne und oben gerichteter Knochenzapfen. In beiden können Blutgefäße verlaufen, nach von SCHUMACHER (1906) auch Nerven. Im Bereich der Protuberantia mentalis ist die Spongiosa in der Regel dicht, aber außerordentlich unterschiedlich ausgebildet: in vielen Fällen finden sich Spongiosablättchen, die sie von vorne nach hinten durchsetzen bis in das Gebiet des Dens caninus oder Dens premolaris I. In anderen Fällen liegen quer orientierte Spongiosaplatten vor. TOLDT nimmt an, daß die Form des Kinnes für die unterschiedliche Ausbildung des Knochens verantwortlich ist. Trajektorien für bestimmte Muskeln gibt es seiner Ansicht nach nicht. Gegensätzlicher Meinung sind KÜPPERS (1971) und TILLMANN u. Mitarb. (1983), die Druck- und Zugtrajektorien voneinander abgrenzten. (Weiteres Bd. I/1, Teil C.)

Spongiosa findet sich vor allem an der inneren Seite der Prämolaren und an der Innenseite des 1. Mahlzahnes. Weiter dorsal überwiegt die Spongiosa an der Außenseite der Dentes molares II und III.

Die Wurzeln des Dens serotinus sind daher vom Boden der Mundhöhle her nur durch eine einfache Knochenplatte getrennt, welche allerdings durch die gelegentlich zu einer Crista aufgeworfene Linea mylohyoidea verstärkt wird. Die Wurzelspitzen liegen jedoch unterhalb der Linie.

Ärztliche Bedeutung

Wurzelspitzeneiterungen brechen daher mit Vorliebe ins Spatium submandibulare durch.

Canalis mandibulae

Der Canalis mandibulae durchsetzt die Spongiosa des Unterkieferkörpers, knapp unterhalb der Alveolen, mehr an der Innen- als an der Außenseite.

Er setzt sich entweder gedoppelt oder ungefähr gleichweit bleibend bis zum Foramen mentale fort.

Nachdem er den 3–6 mm langen Seitenkanal für den N. mentalis und seine Begleitgefäße abgegeben hat, verengt er sich und führt lediglich Nerven und Gefäße für den Dens caninus und die Dentes incisivi und endet dann blind.

Nach Graf v. SPEE (1896) findet sich in der Tiefe des Foramen mentale vorne ein kleines Loch für Nerv und Gefäße des Dens premolaris I, lateral davon ein weiteres für den Dens caninus und die Dentes incisivi.

Nach OLIVIER (1927) besteht in 66,0% ein einheitlicher Canalis mandibulae. Nach STARKIE u. STEWART (1930/31) liegt in den hinteren $2/3$ des Kanals eine kompakte Knochenlamelle zwischen Spongiosa und Gefäß-Nerven-Bündel, das von einer Bindegewebeschicht umgeben ist. CARTER und KEEN (1971) stellten 3 Typen des Nerven- und Kanalverlaufs fest. Der Nerv kann als einzelner dickerer Stamm im Kanal direkt unter den Wurzeln der Molaren nach abwärts zum Foramen mentale verlaufen. Er kann einen deutlichen, nach unten konvexen Bogen machen und in der rostralen Hälfte gleichhöhig das Foramen mentale erreichen oder deutlich tiefer – in größerem Abstand von den Wurzeln der Dentes molares – ziehen. An unserem Material (BAST 1982) ist der Kanal 1,0 cm vor dem Gonion im Mittel 16,22 (9,8 bis 28,0) mm oberhalb der Basis mandibulae aufgefunden worden und im Mittel 4,0 mm hoch. Im Mittelbezirk des Corpus mandibulae fand sich ein Abstand zur Basis mandibulae von 6,59 (4,0–12,0) mm und eine mittlere Weite von 3,3 mm. Im Bereich des Foramen mentale ergab sich ein Abstand von der Basistangente von 8,91 (7,0 bis 13,5) mm (Abb. 26). Der Kanaldurchmesser macht an dieser Zone im Mittel 3,2 mm aus. Vollkommen knöcherne Abgrenzungen der A. alveolaris inferior und des Nervenstranges konnten nur an 2 von 26 Präparaten mit gedoppelten Strecken von 14 und 27 mm festgestellt werden, an 2 weiteren nur 3 bzw. 4 mm lange Teilungsleisten, und 1mal war der proximalste Ramus alveolaris der A. alveolaris inferior kurz nach seinem Ursprung auf einer Strecke von 5 mm durch eine Knochenleiste von der Hauptarterie und dem Nerven abgetrennt. Diese Befunde widersprechen denen von OLIVIER (1927), der in annähernd 33,0% gedoppelte Canales mandibulae feststellte. An unserem Untersuchungsgut verläuft die A. alveolaris inferior in 16,7% während ihres ganzen Verlaufs im Dachabschnitt des Canalis mandibulae, in rostralen Gebieten jedoch in 60,0%. KUBIK (1976) zeigte verschiedene Bautypen der Spongiosa und des Canalis am zahntragenden und zahnlosen Unterkiefer und betonte, daß der Canalis mandibulae im Ramus schräg nach abwärts und vorne verläuft. Im Bereich von Dens molaris III und II fand er Abstände zwischen Kanal und Wurzelspitzen von 1,0 mm; beim Dens molaris I von 1,0–2,0 mm, beim Dens premolaris II von 2,0–3,0 mm. Diese Maße sind deutlich geringer als die früher in der Literatur angegebenen. Während MERCIER et al. (1970) annahmen, daß beim zahnlosen Kiefer der größte Teil der Spongiosa durch kompakte Substanz ersetzt wird, bleibt nach KUBIK die Spongiosa in den meisten Fällen erhalten, wird aber zu einem feinmaschigen Gerüstwerk mit zirkulärem Lamellensystem um den Canalis mandibulae umstrukturiert.

Je nach Rückbildungsgrad der Pars alveolaris nach Zahnausfall beträgt die Distanz zwischen Canalis mandibulae und Alveolarrand nach KUBIK zwischen 3,0 und 14,0 mm. Schon frühere Autoren – z.B. GABRIEL (1958) – beobachteten, daß der Canalis mandibulae in der Gegend zwischen II. und III. Molaren oben nur von einer dünnen Knochenlamelle abgedeckt war. Rostral davon lag anstelle des Kanals eine Rinne

vor, die in der prämolaren Region undeutlicher wurde. Nervenzweige zogen in den Knochen, ein größerer in das Gebiet des Dens caninus und der Hauptstamm entlang der Oberfläche der rückgebildeten Mandibula. Ähnliche Befunde konnten auch wir während früherer Präparationen beobachten.
Betont sei, daß nach KUBIK der gewöhnlich runde Canalis mandibulae eine Weite von 2,0–2,5 mm besitzt und eine geschlossene Kanalwand durchgehend zu erkennen ist. Er verweist auch auf den unterhalb des Canalis mandibulae ziehenden transitorischen Kanal (*Canal de la dentition temporaire*). Dieser sei bei Neugeborenen voll ausgebildet und führe eine Vene. Nach der Geburt obliteriere er und verschwinde nach der ersten Dentition. Ein weiterer nach ROBINSON (1906) genannter Kanal führe eine Arterie und einen Nervenast von der Lingula mandibulae zur Alveole des 3. Molaren. An unserem Untersuchungsgut (BAST 1982) verläuft ein Ramus retromolaris aus der Arterie im scharfen Bogen nach oben und dorsal in die Regio retromolaris zur gleichnamigen Fossa oder weiter nach dorsal zur Crista temporalis. Er gibt Zweige zum Alveolarfortsatz und zum M. temporalis ab. Sein Durchmesser beträgt 0,58 (0,3 bis 1,38) mm. Einmal war der Knochenkanal 3,0 mm weit. In ca. 10% konnte das Gefäß nicht nachgewiesen werden.

D. Systema nervorum – Das Nervensystem des Kopfes

I. Gehirn

Das gesunde menschliche Gehirn als Zentralstation des Nervensystems hat die Fähigkeit, auf Zustandsänderungen mannigfacher Art – der Außenwelt sowie des Körperinneren – zu reagieren und den Gesamtorganismus darauf einzustellen. Aus bestimmten Zellen und Zellgruppen werden im Laufe der Entwicklung die unterschiedlichsten Reizaufnahmeorgane (Rezeptoren) aufgebaut. Sie wandeln die aus der Umwelt und im Körperinneren entstehenden Reize zu systemeigenen Vorgängen um. Innerhalb zentripetaler afferenter Nervenbahnen werden alle Arten von Informationen chiffriert und als Nervenimpulse dem nervösen Zentralorgan zugeleitet. Träger der Information ist die Zahl der in der Zeiteinheit über das Axon laufenden Impulse oder der Abstand zwischen aufeinanderfolgenden Impulsen. Die Reizstärke läßt sich in kontinuierlich-variabler Weise verschlüsselt zentralwärts und auch peripherwärts leiten. Abgesehen von den in die Peripherie vorgeschobenen Ganglien des vegetativen Nervensystems ist es die Hauptaufgabe des zentralnervösen Systems, die ankommenden Reize zu verarbeiten.

Die dem Zentralnervensystem aus dem Körperinneren und aus Muskeln, Sehnen, Gelenken sowie dem Gleichgewichtsapparat zufließenden Erregungen (Afferenzen) werden kaum bewußt. Sie orientieren über die Lage unseres Körpers im Raum, die Spannung der Muskeln und die jeweilige Stellung der Gelenke und lösen ohne Einschaltung des Bewußtseins sinnvolle Impulse aus, welche für das Zusammenspiel von Muskeln zu koordinierten Bewegungen und für das Körpergleichgewicht notwendig sind. Auch die von den Eingeweiden und den Blutgefäßen entstehenden Erregungen dringen normalerweise nicht in das Bewußtsein. Sie dienen der Regelung von Lebensvorgängen und deren Anpassung an die wechselnde Umwelt.

Das nervöse Zentralorgan sichtet, vergleicht und verbindet die eintreffenden Impulse miteinander zu Erregungseinheiten (Integration) und stimmt sie gegenseitig ab (Koordination). Neue Verbindungen werden unentwegt geknüpft und gelöst. Aus der Masse der Einzelempfindungen und Wahrnehmungen entwickeln sich Begriffe und Vorstellungen und werden als solche aufbewahrt. Um als „vernünftige Lebewesen" reagieren und handeln zu können, bedarf es bisher unbekannter Vorgänge des zentralnervösen Systems. Sie vollziehen sich unbewußt, obgleich aus ihnen das Erleben, das Bewußte, das Verstehen, das Empfinden, das Seelische entsteht. Bewußtes und Unbewußtes wirken in ständig wechselnder Weise aufeinander ein. Alle Erregungen, die das nervöse Zentralorgan getroffen haben, erzeugen in ihm Veränderungen, welche eine gewisse Zeit, mitunter das ganze Leben, als Teil desselben erhalten bleiben als latent fixierte Spuren oder Eindrücke (Engramme). Diese lassen sich unter bestimmten Bedingungen nicht nur wieder erwerben, sondern auch als historische Erinnerungen im Vergleich zu gegenwärtigem Wahrnehmen zu neuen Entschlüssen verarbeiten. Als Resultat seiner Tätigkeit entläßt das nervöse Zentralorgan Impulse in die Körperperipherie: Efferenzen. Sie lösen Bewegungen, Änderung der Muskelspannung, Verengung oder Erweiterung von Gefäßen, Steigerung oder Hemmung der Drüsenfunktion u.a. aus.

a) Hirngewicht

HUSCHKE (1854) erwähnte, daß das Gehirn von Lord Byron 2238 g, das von Cromwell 2233 g, das von Cuviér 1829 g und das von Dupuytren 1436 g wog. Letztere Zahl übersteige zwar das damalige französische Mittelmaß, nicht jedoch das germanische. Das größte mittlere Gehirngewicht

Tabelle 47. Gewicht des Groß- und Kleinhirns
(Nach BOYD u.Mitarb., ELLIS 1920)

Alter (Monate)	Geschlecht	Encephalon	Cerebellum	Gewicht des Cerebellum in %
0 (Geburt)	♂	385	22	5,7
	♀	350	20	5,7
2	♂	490	36	7,4
	♀	452	33	7,4
4	♂	585	50	8,5
	♀	545	46	8,5
6	♂	690	63	9,2
	♀	635	58	9,2
9	♂	790	79	10,0
	♀	730	73	10,0
12	♂	860	89	10,4
	♀	795	83	10,4
18	♂	970	103	10,6
	♀	875	93	10,6
24	♂	1055	112	10,6
	♀	950	101	10,6

liege um das 30. Lebensjahr beim Mann mit 1424 g, bei der Frau mit 1272 g vor. Davor und danach sei es bei beiden Geschlechtern geringer. Im höheren Alter steige es erneut an.

Bei Feten, Tot- und Neugeborenen ist beim männlichen Geschlecht das Gesamtgehirn- und Kleinhirngewicht um 2% größer als beim weiblichen (Tabelle 47). Bei Kindern beträgt die Differenz 8% für das Gesamthirngewicht, 10% für das Kleinhirngewicht und bei Erwachsenen 14% bzw. 12%. (Dabei wurden die Kleinhirnschenkel unmittelbar medial des Trigeminusstammes durchschnitten.)

Das Frischgewicht von Gehirnen Erwachsener zwischen 25 und 80 Jahren (vorwiegend 66–75jährige) beträgt 1307,9 (± 28) g (18 männliche) und 1203,0 (± 30) g (13 weibliche). Die weichen Hirnhäute (2–3% nach VIERORDT, 1906) sind einbezogen. Das Frischvolumen des gesamten Gehirns beträgt heute im Mittel 1338 (± 27) cm^3 beim männlichen und 1196 (± 30) cm^3 beim weiblichen Geschlecht (PAUL, 1971).

Hirngewicht und Körpergröße. Nach CHRZANOWSKA u. KRECHOWIECKI (1975) beträgt bei zwischen 165 und 169 cm großen Männern das Hirngewicht im Mittel 1402,57 g, bei gleichgroßen Frauen 1292,62 g. Mit jedem Zentimeter zunehmender Körperlänge vergrößert sich das Hirngewicht bei Frauen um 3,09 g, bei Männern um 2,15 g.

Auch KRETSCHMANN u.Mitarb. (1979) weisen darauf hin, daß bei allen untersuchten Populationen das Hirngewicht beim weiblichen Geschlecht eine größere Wachstumsrate besitzt als beim männlichen.

Hirngewicht und Akzeleration. Der Kopfumfang des Neugeborenen ist nach GROSS (1970) während der letzten 40 Jahre annähernd gleich geblieben. Ab dem dritten Lebensjahr sind jedoch die jüngeren Werte um 1,0–1,5 cm höher. MANSS (1979) weist mit Recht darauf hin, daß z.B. das nach Befunden zwischen 1933 und 1958 zusammengetragene Material (über Größenmessungen der Ossifikationskerne im Extremitätenbereich) nur noch sehr bedingt verwertbar ist. Auch KRETSCHMANN u.Mitarb. (1979), die die Gehirnwachstumsraten im 19. und 20. Jahrhundert miteinander verglichen, konnten nachweisen, daß die Wachstumsraten im 20. Jahrhundert größer sind als im 19. Nach HAUG (1975, s. bei KRETSCHMANN u.Mitarb. 1979) ist eine allgemeine Akzeleration des Gehirnwachstums während der letzten 80 Jahre festzustellen. Am Untersuchungsgut von BISCHOFF (1880) z.B. betrug das mittlere Hirngewicht erwachsener Männer 1370 g, 1902 nach MARCHAND 1401 g, 1979 nach KRETSCHMANN u.Mitarb. 1439 g. Seit langem ist bekannt, daß mit zunehmender Körpergröße auch der mittlere Kopfumfang zunimmt (PFITZNER 1901).

Kleinhirngewicht. Das Kleinhirn des Menschen wächst postnatal stärker als andere Hirnabschnitte. Bei Neugeborenen wiegt es zwischen 24 und 28 g, bei Einjährigen zwischen 69 und 85 g, bei 3–4jährigen zwischen 117 und 125 g, bei 10–11jährigen 137 g. Während es bei Neugeborenen 6% des Gesamthirngewichts ausmacht, beträgt sein Anteil bei 10–11jährigen ca. 11% – ein Wert, der im Erwachsenenalter beibehalten wird (ELLIS 1920/21).

Nach Abtrennen lateral des N. vestibulocochlearis wurden für das Kleinhirn Erwachsener mittlere Gewichte von 121 g ermittelt; das sind etwa 10,5% des Gesamtgehirngewichts (JENKINS u. TRUEX 1963). An unserem Untersuchungsgut ergab sich ein mittleres Gewicht für eine Kleinhirnhälfte von 60,03 (31,5–77,0) g und ein mittleres Volumen von 57,85 (43,0–78,0) cm^3 an formalinfixierten Gehirnen.

Gewichte und Volumina von Gehirnabschnitten. Das Frischvolumen des Prosencephalon wurde für Männer mit 1158 (± 24) cm^3, für Frauen mit 1033 (± 26) cm^3 bestimmt. Die Frischvolumina der Großhirnrinde betragen beim männlichen Geschlecht 612 (± 15) cm^3, beim weiblichen 546 (± 14) cm^3 (PAUL 1971).

HAUG (1975) berechnete bei einem Durchschnittsgehirngewicht von 1500 g einen Großhirnanteil von 87%, einen Großhirnrindenanteil von 47,5% und einen Hirnstammanteil von 13,0%. Die Frischvolumina der Großhirnrinde von 31 menschlichen Gehirnen betrugen durchschnittlich 585 (485–755) cm^3. Das errechnete Frischvolumen des Cortex cerebri an männlichen Hemisphären umfaßt 273 cm^3, das weiblicher 235 cm^3 (LANGE u.Mitarb. 1977).

Tiefere Hirnteile. Als Nicht-Großhirn-Anteile werden von PAUL (1971) das Mark, die Basalganglien und die Ventrikel zusammengefaßt, deren Frischvolumina im Mittel 521 (± 11) cm^3 ausmachen.

Geschlechtsdimorphismus. Die Gehirnhälften nach PAUL (1971) sind bei Männern rechts (Hemisphäre) größer als links (Frischvolumen rechts 588 [± 12]) cm^3, bei Frauen 510 (± 14) cm^3, links bei Männern 570 (± 12) cm^3, bei Frauen 510 (± 13) cm^3.

Großhirn, spezifisches Gewicht. An frischen Gehirnen beträgt das spezifische Gewicht nach PAUL (1971) 1,0299 ($\pm 0,0018$) g/cm^3, mit einer Schwankungsbreite von 1,0244–1,038 g/cm^3. Die Werte liegen etwas unter denen vergleichbarer früherer Angaben.

b) Bau und Funktion

Das Neuron

Eine Nervenzelle, einschließlich ihrer Fortsätze, wird als *Neuron* bezeichnet, das den Zellkern umgebende Protoplasma als *Pericaryon*.

Innerhalb des nervösen Zentralorgans liegen die Nervenzellen in der grauen Substanz. Sie sind entweder in bestimmten Schichten angeordnet (Hirnrinde) oder zu makroskopisch oder mikroskopisch abgrenzbaren Kerngruppen, den Hirnnervenkernen und den Grisea, zusammengefaßt. Außerhalb des nervösen Zentralorgans kommen Nervenzellen in den Ganglien, innerhalb von Nerven sowie in den Sinnesorganen (Auge und Ohr) vor.

Jede Nervenzelle hat mindestens einen Fortsatz, der als *Neurit* oder *Axon* nach kürzerem oder längerem Verlauf, sich verästelnd, endet. Liegt diese Endformation innerhalb des zentralen oder peripheren Nervensystems, dann tritt sie mit anderen Nervenzellen oder deren Zellfortsätzen über *Synapsen* in Kontakt. Diese Schaltstellen übertragen Erregungen von Zelle zu Zelle. Mehr oder minder kompliziert gestaltete Grenzmembranen, gehäuftes Auftreten von Mitochondrien und synaptischen Bläschen kennzeichnen nebst einem synaptischen Spalt diese Schaltstellen.

Zwei Grundtypen. Nervenzellen des *Golgityps* haben einen kurzen Neuriten, der sich unter wiederholter Teilung bereits nahe dem Zellkörper in seine Endverzweigungen aufsplittert. Die Golgizellen verknüpfen als Schaltzellen insbesondere benachbarte Neuronen miteinander.

Nervenzellen des *Deitersschen Typs* besitzen lange Neuriten, die zum wesentlichen Bestandteil der Nervenfasern werden; während ihres Verlaufs innerhalb der grauen Substanz geben sie häufig feine Kollateralen ab, die unter weiterer Verästelung an anderen Nervenzellen enden.

Paraneurone

UECK u. WAKE (1980) wiesen darauf hin, daß bestimmte Charakteristika der Nervenzellen (Fibrillen, Nissl-Substanz, Ergastoplasma, transmitter- und hormonhaltige Vesikel bzw. Granula) nicht auf Nervenzellen beschränkt sind. FUMITA (1977) und andere haben diese Zellen deshalb als Paraneurone bezeichnet. Außer Melanozyten, Mastzellen u.a. gehören dazu Peptidhormone synthetisierende endokrine Zellen sowie Sehsinneszellen und Pinealozyten. Die meisten Paraneurone scheinen – mit Ausnahmen – neuroektodermaler Herkunft zu sein.

Nervenwachstumsfaktor

Im Anschluß an Untersuchungen von HARRISON (Gewebekultur), HAMBURGER u. BUEKER (1948) untersuchten LEVI-MONTALCINI u. CALISSANO (1979) den Nervenwachstumsfaktor. Sie stellten fest, daß die sympathischen Ganglien nach Implantation verschiedener Tumoren sehr viel stärker als in der Regel heranwachsen, obwohl ihre Fasern mit den Tumorzellen keine Synapsen ausbilden (Kükenembryonen). COHEN (zit. bei LEVI-MONTALCINI u. CALISSANO 1979) konnte aus Zellen von Sarkomen, aus Schlangengift und insbesondere aus Glandulae submandibulares von Nagetieren ein Protein, das aus 118 Aminosäuren besteht, isolieren, welches dem sog. Nervenwachstumsfaktor entspreche. Dieser erhöht die Zahl der Neurone in den sympathischen Ganglien, indem er unreife Neurone, die normalerweise im Laufe der Entwicklung absterben, überleben läßt. Weiterhin scheint er für die Führung der Nervenfasern zu ihren Zielorganen von Bedeutung zu sein. Das periphere Gewebe, welches vom sympathischen Ganglion innerviert wird, produziert kleine Mengen des Nervenwachstumsfaktors und lockt auf diese Weise die Nervenfasern an. Ist das Zielgewebe erreicht, so bilden sich Synapsen aus. Der Wachstumsfaktor wird in den Nervenfasern zum Pericaryon transportiert. Wird dieser Transport unterbunden, so sterben die zugehörigen Neurone in den Ganglien ab. Werden diese auf andere Weise mit dem Faktor versorgt, dann überleben sie. Auch unreife chromaffine Zellen der Nebennieren nehmen biochemische und morphologische Eigenschaften sympathischer Neurone an, wenn sie mit Nervenwachstumsfaktoren in Berührung kommen.

Dendrit und Neurit

Die meist zahlreichen Dendriten leiten in der Regel zu Zellkörpern hin (zellulipetal), die Neuriten leiten vom Zellkörper weg (zellulifugal). Seitlich vom Neuriten abgehende Kollateralen bezeichnet man als Axonkollaterale oder als Paraxone.

Transport

Axonaler anterograder Transport

WEISS u.Mitarb. (1948) erbrachten den Nachweis dieses Transportmechanismus durch Abschnüren von einzelnen Nervenfasern. Proximal der Schnürstelle schwillt diese an, distal zeigen sich Degenerationserscheinungen. WEISS fand eine Wanderungsgeschwindigkeit von 1–2 mm pro Tag. Er wies darauf hin, daß die wandernden Substanzen aus den Pericaria stammen (Gengehalt, Baupläne für Eiweißmoleküle). SCHWARTZ (1980) betont, daß innerhalb einer Nervenfaser (Trockengewicht) 80% Proteine, im übrigen Fette, Eiweiße und Zucker vorliegen. Einige Proteine sind in der Zellflüssigkeit gelöst, andere mit Fetten in die Membran eingebaut, eine 3. Proteingruppe bildet Mikrotubuli, Neurofilamente und Mikrofilamente. An den röhrenförmigen Mikrotubuli werden derzeit Alpha- und Beta-Tubulin-Untereinheiten unterschieden. Die Neurofilamente enthalten 3 Untereinheiten. Die Untereinheit der kürzeren Mikrofilamente ist das neurale Aktin, das dem Muskelaktin ähnelt. Die Proteine der 3 Faserarten (Mikrotubuli, Mikrofilamente, Neurofilamente) machen 80% jener Eiweißstoffe aus, die mit dem *langsamen Transport* wandern. Die restlichen 20% sind vor allem lösliche Enzyme und bestehen aus verschiedenen Proteinen. Interessant ist, daß die von Spinalganglienzellen in die Peripherie ziehenden Fasern einen zwei- bis dreimal so schnellen langsamen Transport besitzen, wie die ins Rückenmark verlaufenden. Durch den langsamen Transport wird das Axoplasma ständig erneuert. Dabei sind die Faserproteine in ein räumliches Netz eingebunden. Der *schnelle Transport* macht bei Hunden ca. 22 mm pro Tag aus (Acetylcholinesterase) und ist damit etwa zehnmal so schnell wie der langsame Transport (LUBINSKA u.Mitarb. – Deutung von Abschnürungsversuchen). Nach SCHWARTZ (1980) berücksichtigen diese Autoren nicht, daß nur etwa 10% der Acetylcholinesterase in der Nervenfaser transportiert werden und daß die Abschnürungen die Transportgeschwindigkeit beeinflussen. Seiner Meinung nach ist die Transportgeschwindigkeit noch zehnmal größer als angenommen, nämlich ca.

200 mm pro Tag. Betont sei, daß der schnelle Transport auch dann noch erfolgt, wenn keine Verbindung mehr zum Zellkörper besteht. Sind die zu transportierenden Substanzen synthetisiert und in die Nervenfasern gelangt, bewegen sie sich selbständig und aktiv (wenn ausreichend Energie und Sauerstoff für die Fasern vorliegen) zum Faserende. Beim schnellen Transport werden vor allem Membranbestandteile verlagert. Ein großer Teil setzt sich in der Nervenfaser ab, bevor das Faserende erreicht ist und dient vermutlich der Erneuerung des Axolemma. Der Rest besteht wahrscheinlich aus mit Neurotransmittern gefüllten Bläschen und ihren Vorstufen. Die Neurotransmitter werden in den synaptischen Spalt ausgeschüttet, durchwandern diesen und heften sich an die gegenüberliegende Membran einer Nerven- oder Muskelzelle an.

Retrograder Transport

Ein Teil der bei Signalübertragung an der Synapse angelangten Membranen wird dem Pericaryon der Nervenzelle wieder zugeführt. Dies erfolgt in Lysosomen mit Membranmaterial. Wahrscheinlich wird nach dem Entleerungsprozeß die synaptische Membran wieder eingestülpt und abgeschnürt, wobei das Bläschen Flüssigkeit aus dem synaptischen Spalt und darin verbliebene Neurotransmittermoleküle enthält. Es kann sich bei Ankunft neuer Nervensignale wieder öffnen, leeren und rückbilden, bis es von einem Lysosom ergriffen und in den Zellkörper zurückbefördert wird.
Tollwut- und Herpesviren sowie Tetanusgift sollen aus der Flüssigkeit des synaptischen Spalts in die Neurotransmitterbläschen gelangen und von dort zu den Pericarya der Nervenzellen geleitet werden, in denen sich die Viren vermehren bzw. das Tetanustoxin den Starrkrampf auslöst.
Der rückläufige Transport kann mit der Meerrettich-Peroxydase nachgewiesen werden. Sie wird von einem Bläschen, das sich an der synaptischen Membran bildet, leicht aufgenommen und läßt sich im Gewebe durch eine chemische Reaktion einfach nachweisen (HOLTZMAN u.a., zit. n. Schwartz 1980). Über die Gechwindigkeit des rückläufigen Transports können mit dieser Methode keine Aussagen gemacht werden. FORMAN u.Mitarb. (zit. n. Schwartz 1980) konnten rückläufig wandernde Lysosomen, die unregelmäßige Folgen von Sprüngen längs der Nervenfaser machen, beobachten. Die Geschwindigkeit soll $1/2$–$2/3$ so groß sein wie die des schnellen Transports.

Synapsen

Die Synapsenregionen der Axone stellen kleine, meist kolbenförmige Auftreibungen dar, die als Endknöpfchen oder Boutons terminaux bezeichnet werden.
Der Bouton ist frei von Neurofilamenten und Neurotubuli, enthält aber Mitochondrien und Vesikel, die dicht an der präsynaptischen Membran liegen. Im synaptischen Spalt, der mit dem extrazellulären Raum kommuniziert, lassen sich häufig filamentöse Einlagerungen erkennen. Die postsynaptische Membran ist meist elektronendichter und breiter als die präsynaptische.
Im menschlichen zentralnervösen System kommen am häufigsten *axo-somatische* Synapsen vor: Axone enden am Pericaryon einer Nervenzelle.
Axo-dendritische Synapsen stellen Endigungen von Axonen am Dendriten dar.
Axo-axonale Synapsen sind Kontaktstellen zweier verschiedener Axone.
Interaxonale Synapsen kommen meist im Bereich des vegetativen Nervensystems vor. Es handelt sich um synaptische Anschwellungen im Verlauf eines Axons ohne Kontakt mit anderen Fortsätzen.
Parallelkontakte: In der Kleinhirnrinde (und an anderen Zonen) gibt es reihenförmig angeordnete synaptische Verbindungen parallel verlaufender Dendriten untereinander oder zwischen Neuritenaufzweigungen und Dendriten.

Dornsynapsen und Glomeruli. Neben Parallelkontaktzonen kommen Dornsynapsen oder glomerulusartige Komplexe vor, welche die Feinabstimmung der Erregungsübertragung bewirken sollen und vorwiegend in der Kleinhirnrinde, im Thalamus und im Rückenmark nachgewiesen wurden.
Als *komplexe Synapsen* bezeichnet man mehrfache Dendriten- und Neuritenenden, die sich an eng umschriebenen Stellen miteinander verknüpfen. Diese kommen in subkortikalen Bereichen vor, wobei Seriensynapsen und reziproke Synapsen unterschieden wurden (WINKELMANN 1982). Einfache Synapsen liegen im Cortex cerebri und im Neostriatum vor.
Invaginierte Synapsen finden sich an den Photorezeptoren der Netzhaut. Die Kontaktstellen liegen dabei nicht an der Zelloberfläche, sondern sind gleichsam in das Zytoplasma eingestülpt.
Motorische Endplatten (myoneuronale Synapsen) werden unter dem Begriff *Neuroeffektoren* zusammengefaßt.

Nicht-neuronale Synapsen. Im zentralnervösen System bestehen in der Regel neuro-neuronale Synapsen. Eine Ausnahme bilden präsynaptische Neuritenstrecken, die mit verschiedenen Teilen nicht neuronaler Zellen (z.B. periventrikuläre Organe) in Verbindung stehen. Die präsynaptischen Strecken gehen von nichtmyelinisierten Nervenfasern ab und übertragen wahrscheinlich Monoamine. Die postsynaptischen Zellen gehören dem Ependym-Astrozytentyp (meist Tanyzyten, Ependymzellen, Pituizyten und typischen Astrozyten) an. Ähnliche Kontakte mit Mikrogliazellen oder Oligodendrozyten wurden lichtmikroskopisch wahrscheinlich gemacht. Bei der Ratte gehen z.B. von der Eminentia mediana Tanyzyten von der Oberfläche des 3. Ventrikels zu den Portalgefäßen. Die präsynaptischen Elemente zeigen Varikositäten von 0,15–0,5 µm Dicke (nicht markhaltige Axone). Sie besitzen Fortsätze mit hellen und dunklen (dense core) Vesikeln. Das postsynaptische Gliaelement stellen Tanyzyten und Astrozyten dar, der synaptische Spalt ist etwa 10 (8–14) Å breit.

Erregende und hemmende Synapsen. Erregende (exzitatorische) und hemmende (inhibitorische) Synapsen lassen sich

voneinander abgrenzen. Die erregenden liegen meist an Dendriten, die hemmenden an den Pericarya und den Abgangszonen der Axone. Die hemmenden sollen häufiger als die erregenden ovale bis längliche Vesikel enthalten.
Ihre Transmittersubstanzen sollen entweder vollständig oder in Vorstufen in den Pericarya gebildet und in den Vesikeln gespeichert vorliegen. Die endgültige Synthese der Transmitter erfolgt wahrscheinlich im Bereich der Synapse.
Die wenig elektronendichten kleinen Vesikel enthalten wahrscheinlich Acetylcholin, die länglichen in hemmenden Synapsen Gamma-Amino-Buttersäure, kleine granulierte Vesikel Noradrenalin und große granulierte DE. Außerdem wurden u.a. Katechol-Amine (Adrenalin, Dopamin) und Serotonin nachgewiesen. Beim Transport der Transmitter oder Transmittervorstufen von den Pericarya zu den Synapsen sollen die Neurotubuli als eine Art Transportschiene wirken.

Entwicklung. In der menschlichen Hirnrinde treten die ersten Synapsen zwischen der 8. und 9. Schwangerschaftswoche auf, und zwar unterschiedlich tief zur Kortikalplatte des Endhirns über dem Ganglienhügel (8,5 Wochen, 37 mm SSL). Innerhalb der Kortikalplatte sind die ersten Synapsen bei 216 mm langen (23 Wochen alten) Keimlingen nachweisbar (MOLLIVER u.Mitarb. 1973). CHUNG u. HASSLER (1981) unterscheiden im Pallidum z.B. 7 Synapsentypen, die sich nicht gleichzeitig entwickeln.

Transmitter

Neuronengruppen mit gleichem Transmitter werden, insofern Axonbündel gleicher Art vorliegen, in Systemen zusammengefaßt.

Cholinerges System

Das cholinerge System des Parasympathikus leitet z.B. Impulse aus dem zentralnervösen System zu den peripheren Ganglien, in denen sie wiederum auf cholinerge Neurone fortgeleitet werden.
Auch die das Rückenmark verlassenden Neurone des Sympathikus sind cholinerg, die Umschaltung in den peripheren Ganglien erfolgt auf noradrenerge Neurone.

Erinnerungsvermögen und cholinerges System. Nach DRACHMANN u. LEAVITT (1974) blocken Skopolamin und Metskopolamin sowie Physostigmin den Effekt von Acetylcholin des Nervensystems ab. Skopolamin wirkt zentral und peripher. Metskopolamin überschreitet nicht die Bluthirnschranke und wirkt deshalb nur an der peripheren Synapse. Es ist wahrscheinlich, daß cholinerge Substanzen am Lernprozeß beteiligt sind. Das cholinerge System des Gehirns erreicht auch das limbische System, dessen Beziehung zum Erinnerungsvermögen klinisch und experimentell nachgewiesen sein soll (GROSSMAN 1972). Die Untersuchungen von DRACHMAN u. LEAVITT (1974) zeigen, daß Skopolamin lediglich die Speicherung neuer Informationen signifikant abschwächt, während das Langzeitgedächtnis weniger stark betroffen ist. Nach experimentellen Untersuchungen sind das limbische System und das aszendierende retikuläre, aktivierende System die wichtigsten cholinergen Bahnen im Gehirn. Die Blockierung hat auch Erkenntnisstörungen verschiedener Art zur Folge.

Monaminerge Neuronensysteme

Die monoaminen Neurotransmitter umfassen: *Katecholamine* (Dopamin, Noradrenalin) und *Indolamine* (Serotonin oder 5-Hydroxytryptamin). Es wird angenommen, daß eine Reihe von Neuronengruppen innerhalb des Hirnstammes diese Monamine bilden und über ihr feines Fasersystem verschiedenen Hirnregionen und Rückenmarkabschnitten übermitteln. Im Rattengehirn wurden 15 katecholaminerge und 9 serotoninerge Zellgruppen nachgewiesen.

Katecholaminerge Neurone (melaninhaltige Neurone). BOGERTS (1981) untersuchte vier menschliche Gehirne auf die Lage neuromelaninhaltiger Nervenzellen. Das Neuromelanin entsteht auf einem Seitenweg der Katecholaminsynthese (GRAHAM 1978). BOGERTS fand Neuromelanin in der Formatio reticularis der Medulla oblongata bis in Höhe der unteren Olive, nicht aber im dorsalen Vaguskern, der den cholinergen Kernen (preganglionärer parasympathischer Kern) angehört. Im Pons fanden sich neuromelaninhaltige Zellen im Locus caeruleus und subependymal unter den Pedunculi cerebellares craniales sowie basal der Decussatio pedunculorum cerebellarum superiorum, die ohne scharfe Grenze in die Substantia nigra übergehen. Im Mesencephalon gehörten die Pars compacta der Substantia nigra, der Nucleus pedunculopontineus und der Nucleus interpeduncularis zu diesem Zellsystem. Dorsomedial des Nucleus ruber und der Kreuzung der oberen Kleinhirnstiele liegt eine gleichartige Zellgruppe vor, die bis ins Zwischenhirn reicht. Im Diencephalon finden sich regelhaft melaninhaltige Neurone im Verlauf des nigrostriatalen Bündels.

Dopaminerge Zellgruppen und -bahnen. Dopaminsynthetisierende Zellen und Bahnen wurden im Mesencephalon, Diencephalon und Telencephalon nachgewiesen. Serotoninerge Zellgruppen und -bahnen liegen im Mesencephalon, im Pons und in der Medulla oblongata vor.

GABA, Gamma-Aminobutyrat

Gamma-Aminobuttersäure gehört zu den inhibitorischen Transmittern und wird im mesolimbischen System in relativ großen Mengen nachgewiesen. Bei verstorbenen Schizophreniepatienten wird ein Mangel von GABA-synthetisierendem Enzym postuliert. Möglicherweise ist dieser jedoch auf eine antemortale Hypoxie zurückzuführen. Nach PERRY u.Mitarb. (1979) liegen im Nucleus accumbens und im Thalamus signifikant niedrigere GABA-Werte als bei Normalen vor.

Endorphine (endogenes Morphin)

Als Opioide werden alle Substanzen mit opiatähnlicher Wirkung bezeichnet, d.h. Endorphine und Opiate. Die Dichte der Opiatrezeptoren im zentralnervösen System variiert außerordentlich. Eine besonders hohe Konzentration besteht in der Region um den Aqueductus mesencephali, im limbischen System und in der Substantia gelatinosa des Rückenmarks. Im Kleinhirn fehlen die Opiatrezeptoren weitgehend. Es wird derzeit angenommen, daß die Opioide ihre pharmakologischen Wirkungen über mehr als eine Rezeptorpopulation vermitteln, wie dies auch für andere endogene Substanzen (Katecholamine) der Fall ist. Im Putamen und Pallidum wurden nur Methionin-Encephalin, im Thalamus nur β-Endorphin nachgewiesen. Encephaline in hoher Konzentration kommen in der Lamina I und II sowie in der Substantia gelatinosa des Rückenmarks vor. Diese Strukturen spielen bei der Schmerzübermittelung eine Rolle. Encephalin und Endorphin wurden bisher nicht gemeinsam in einer Nervenzelle nachgewiesen.

Endorphine sind innerhalb des Gehirns an spezifische Rezeptoren gebunden. In ihrem Aufbau ähneln sie dem Morphin, deshalb werden sie auch als endogene Opiate bezeichnet. Endorphinrezeptoren finden sich an Neuronen der Schmerzleitungsbahn, entlang des paleospinothalamischen Systems. Dieses geht von der Substantia gelatinosa aus, welche als erste Relaisstation des Rückenmarks für sensorische Information aus der Peripherie zuständig ist. Nach aufwärts wird die Schmerzempfindung durch das periaqueductale Grau des Mittelhirns zum medialen Thalamus und dann zur Hirnrinde geleitet. Gleichartige Rezeptoren wurden auch im Striatum und dem Corpus amygdaloideum und im Hypothalamus nachgewiesen. Es wird angenommen, daß das paleospinothalamische System einen dumpfen, chronischen und nicht exakt definierbaren Schmerz relativ langsam fortleitet. Diese Art von Schmerzen wird auch durch Opiate gelindert. Chronischer Schmerz scheint demnach mit Mangelzuständen im Endorphinsystem zusammenzuhängen. Analgesien dagegen werden auf Freisetzung endogener Liganten beruhen. Im Extremfall besteht eine kongenitale Schmerzunempfindlichkeit. Bisher wurde nur ein derartiger Fall beschrieben. Die Schmerzschwelle dieses Patienten ließ sich mit dem Opiatantagonisten Naloxon senken (SNYDER 1977).

Funktion. Die Endorphine können sowohl als Neurotransmitter als auch endokrin wirken (TESCHEMACHER 1978). Für eine Neurotransmitter- oder Neuromodulatorfunktion spricht die elektrische Stimulation des Auerbachschen Plexus (Meerschweinchen-Ileum) oder von Schnitten des Corpus striatum, an denen eine Freisetzung von Encephalin erfolgt. Encephalin wird sehr schnell enzymatisch gespalten und somit inaktiviert. Das höhermolekulare β-Endorphin besitzt möglicherweise eine hormonale Funktion, da es keiner so raschen Spaltung unterliegt. Hohe β-Endorphinkonzentrationen wurden im Hypothalamus und in der Hypophyse nachgewiesen. Alle durch Endorphine induzierten pharmakologischen Effekte sind auch durch Opiate erzielbar. Eine analgetische Wirkung wird deshalb angenommen, weil bei Reizung des Graugebietes um den Aqueductus mesencephali bei Mensch und Tier eine starke Analgesie ausgelöst wird. Endorphine scheinen außerdem in die Regulation der Wasser- und Nahrungsaufnahme einzugreifen. Neuesten Untersuchungen zufolge wird vermutet, daß Endorphin auch aus der Hypophyse zusammen mit ACTH durch einen bestimmten Releasing-Faktor freigesetzt wird.

Peptiderge Neurone

In jüngerer Zeit werden ständig mehr peptiderge Neurone, auch außerhalb des Hypothalamus, nachgewiesen. Die in diesen Zellen vorhandenen Peptide sind möglicherweise den Neurohormonen oder Neurotransmittern bzw. Neuromodulatoren zuzurechnen. Sie kommen im Gehirn und im Gastrointestinaltrakt vor. OKSCHE (1981) gliederte im Wirbeltiergehirn Grundtypen der neurosekretorischen Elemente voneinander ab. Das Neurohormon kann in den Körperkreislauf (Hinterlappensystem), in den portalen Kreislauf (Vorderlappensystem) der Hypophyse, in den Liquor cerebrospinalis (zirkumventrikuläre Organe) über ependymale Tanyzyten sowie über neurohumorale Kontakte mit Epithelzellen (Pars tuberalis der Hypophyse) abgegeben werden.

Erkrankungsformen der peripheren Nervenfasern

Nach KRÜCKE (1967) werden im Anschluß an SEDDON (1943) 3 Haupttypen der Funktionsstörungen unterschieden:
Die *Neurapraxie* läßt sich bisher anatomisch nicht definieren und entspricht etwa der Commotio cerebri.
Bei der *Axonotmesis* besteht eine Achsenzylinderdurchtrennung mit Erhaltenbleiben der Endoneuralrohre. In der Peripherie erfolgt die sekundäre Wallersche Degeneration.
Unter *Neurotmesis* versteht man die Durchtrennung der Achsenzylinder und des endoneuralen und perineuralen Hüllgewebes. In der Peripherie entsteht eine sekundäre Wallersche Degeneration.

Neuronale Atrophie. Bei hochsitzender Totaldurchtrennung oder Wurzelausriß, auch bei Schädigung der motorischen Vorderhorn- oder Spinalganglienzellen, fehlender oder fehlerhafter Reinnervation des distalen Nervenabschnittes nach Nervennähten oder Neurombildung entsteht eine neuronale Atrophie.

Wallersche Degeneration an peripheren Nerven

Wird eine Nervenfaser in der Peripherie *durchschnitten*, so zerfällt zunächst die Markscheide. Der Zelleib und der Zellkern der zugehörigen Nervenzelle schwellen an, der Kern wandert an den Rand des Pericaryon, die Nissl-Substanz verschwindet: aufsteigende Degeneration. Distal der Schnittstelle kommt es zur absteigenden Degeneration. Während der ersten 3 Tage nach Verletzung fragmentiert sich die Faser, in den folgenden 2–3 Wochen zerfällt die Markscheide, meist unter Bildung knotenförmiger Anschwellungen. Schwannsche Zellen phagozytieren in den folgenden 1–2 Monaten die Zelltrümmer. Auch die Zellen des Endoneuriums gruppieren sich zu Makrophagenreihen und beteiligen sich beim Abräumen der Lipoid- und Eiweißreste der Markscheiden. Dabei wandeln sie sich meist zu großen, schaumigen Zellen um. Aus den Schwannschen Zellen entstehen langgestreckte, zellige Bänder (Büngnersche Bänder), in welche die Plasmaströme aus den zentralen Stümpfen wieder einwachsen können. Sie bilden für die neuen Axone Leitstrukturen zu ihren Erfolgsorganen hin. Deren Vorwachsen erfolgt mit einer Geschwindigkeit von etwa 1 mm pro Tag. Nach Einwachsen der Axone erfolgt die Regeneration der Markscheiden.

Einfluß der Temperatur. GAMBLE u. IHA (1958) untersuchten bei jungen Ratten den Degenerationsvorgang von Nervenfasern bei unterschiedlichen Temperaturen. Die Wallersche Degeneration verläuft ihren Befunden zufolge bei höherer Temperatur rascher als bei niedrigerer (Temperaturunterschied ca. 15° C).
Nach KRÜCKE (1967) erfolgt bei der Wallerschen Degeneration: 1. Axolyse und physikalische Fragmentation der Nervenfasern während der ersten 8 Tage nach der Durchtrennung. 2. Chemischer Abbau, zwischen 8. und 12. Tag läßt sich das sog. Marchi-Stadium, zwischen 15. und 20. Tag das Scharlachrot-Stadium (histologische Methoden) erkennen. Während dieser Zeit kommt es zur Zellproliferation, zu Mitosen der Lemmozyten sowie zum Auftreten ektodermaler und mesenchymaler Körnchenzellen und Wucherungen von Fibroblasten. 3. Im Endstadium der Wallerschen (sekundären) Degeneration entstehen sog. Büngnersche Bänder der Lemmozyten und endoneurale Fibrose. Innerhalb der von den betroffenen Nerven innervierten Muskeln erfolgen neurogene Muskelatrophie sowie Atrophie der Endorgane und inkonstant vasomotorische und trophische Störungen.

Zeitfaktor. THOMAS (1964) durchschnitt die Rr. musculares zu den Capita medialia des M. gastrocnemius an erwachsenen Albinokaninchen. 7–10 Tage nach der Durchschneidung zeigt sich an myelinisierten Nervenfasern Wallersche Degeneration: Die Endoneuralscheiden werden undeutlich. Der Nerv ist makroskopisch angeschwollen, das Endoneurium ödematös, die Kollagenfasern sind weniger dicht angeordnet als am nicht durchschnittenen Nerv.
Das Myelin erscheint in ovoiden Komplexen und enthält Achsenzylinderreste (Axonreste), die Basalmembran um die Schwannschen Zellen bleibt intakt (im Gegensatz zu Ergebnissen von CAJAL 1928 sowie SUNDERLAND u. BRADLEY 1950). Die aus Schwannschen Zellen bestehenden Tubi sind kollabiert, gelegentlich eingefaltet und enthalten granuläres Material. Bei späteren Degenerationsstadien findet sich zunehmender Abtransport von Myelin und Axonresten. Dies erfolgt gleichzeitig mit Proliferation der Schwannschen Zellen innerhalb der Schwannschen Tubi, welche die Büngnerschen Bänder aufbauen (von BÜNGNER 1891). 21 Tage nach der Durchschneidung ist der Tubus mit dichtgepackten Zellfortsätzen angefüllt, die möglicherweise von Schwannschen Zellen herstammen. 14–28 Tage nach der Durchschneidung sind Myelinreste enthaltende und mit zahlreichen Vakuolen versehene Zellen nachweisbar. Ähnliche Zellen liegen oft angehäuft um benachbarte Blutgefäße.

Wallersche Degeneration innerhalb des ZNS

Bei der Wallerschen Degeneration innerhalb des ZNS sollen nach JAKOB (1913) hämatogene Zellen den Myelinabbau und Abtransport übernehmen. COLONNIER (1964) und COOK u. Mitarb. (1973) – letztere nach Durchschneidung des N. opticus – sind der Meinung, daß die Oligodendroglia sowohl für den Aufbau als auch für den Abbau des Myelins normaler Axone durch ihre Phagozytosefähigkeit verantwortlich sei. Auch Astrozyten beteiligen sich am Abbau und können, insbesondere im Bereich der Nervenendigungen sowie an den Ranvierschen Schnürringen, phagozytieren. Ihre begrenzte Phagozytoseaktivität erklärt jedoch nicht die Hypertrophie und Hyperplasie dieser Zellen und ihrer Fortsätze. Es ist möglich, daß der sich vergrößernde extrazelluläre Raum während der Degeneration einen Stimulus für diese Reaktion darstellt. Vielleicht besteht eine 3. multipotente Gliazellart, die der Mikroglia der lichtmikroskopischen Klassifikation entspricht (VAUGHN u. Mitarb. 1970). Auch das Vorkommen von 2 Typen von Oligodendrogliazellen mit unterschiedlicher Zytoplasmadichte und Funktion wird diskutiert. Nach COOK u. Mitarb. (1973) sind die multipotenten Gliazellen von VAUGHN u. Mitarb. (1970) Oligodendrogliazellen.

BARRON u. Mitarb. (1975) führten Funikulotomien in Höhe von C 2 an Katzen durch und studierten im Anschluß die Degenerationserscheinungen elektronenoptisch am Tractus rubrospinalis. 10–14 Tage nach der Durchschneidung lassen sich deutliche Veränderungen an Neuronen mittleren und großen Durchmessers (Pericarya von 800 µm^2 oder größer) nachweisen. Besonders auffallend ist eine neurofilamentöse Hyperplasie, endoplasmatisches Reticulum ist selten, Mitochondrien, Dense-Bodies und Golgi-Komplexe sind stets nachzuweisen. Das tubulovesikuläre, glatte endoplasmatische Reticulum enthält stellenweise vakuoläre Dilatationen. In der Nachbarschaft finden sich zahlreichere und elektronendichtere Mitochondrien mit deutlicher ausgebildeten Cristae. Feine Seitenarme und Querverbindungen der Neurofilamente werden aufgefunden, sowie Autophagen mit Lysosomen in der Nähe des Golgi-Apparates. 21 Tage nach der Durchschneidung finden sich sog. dunkle Neurone, die von den Autoren als nekrotisch interpretiert werden. In deren Zytoplasma sind sog. „Clear spaces" = dilatiertes endoplasmatisches Reticulum, nachweisbar, die Kerne erscheinen dicht und granuliert. 30 Tage nach dem Eingriff ist die neurofilamentöse Hyperplasie immer noch festzustellen, proliferiertes, glattes endoplasmatisches Reticulum dagegen nicht mehr. 65 Tage nach dem Eingriff sind im Nucleus ruber nur wenige Veränderungen zu erkennen. Die Nervenzellen erscheinen geschrumpft mit hyperplastischem, glattem, endoplasmatischem Reticulum. Verschiedene Neurone enthalten eine große Menge vakuolisierter Lysosomen (Lipofuszin) (BARRON u.Mitarb. 1975).

Leitungsgeschwindigkeit im regenerierenden Nerv

Nach MCDONALD (1967) haben zuerst GUNTHER u. SCHÖN (1840) darauf hingewiesen, daß die Nervenleitung bei Nervendegeneration aufgehoben ist. Derzeit ist man der Meinung, daß nach Durchtrennen eines peripheren Nervs nach 72 Stunden die Nervenleitung sistiert. Zwischen 24 und 40 Std. kann vorübergehend im distalen Abschnitt des Stumpfes ein erhöhtes Aktionspotential nachgewiesen werden. Dann kommt es zur Reduktion der Aktionspotentiale zentrifugalwärts. Verschiedene Autoren wiesen darauf hin, daß Aktionspotentiale (zentrifugalwärts) im regenerierenden Nerv nachweisbar waren, ehe lichtmikroskopisch Myelinscheiden ausgebildet waren. Das Maximum der Faserdurchmesser im distalen regenerierenden Nervenabschnitt ist 12 Monate nach der Nervennaht noch reduziert, im proximalen Abschnitt jedoch normal ausgebildet. Beim Menschen soll die Leitungsgeschwindigkeit im regenerierenden Nerv weniger als 15% der normalen betragen. Bei weitergehender Regeneration (über ein Jahr) werden nicht über 60% der Leitungsgeschwindigkeit erreicht. Regenerierende Nerven ohne Nervennaht können jedoch normale Leitungsgeschwindigkeit aufweisen.

Untergang von Nervenzellen

Während der Alterung gehen ständig Ganglienzellen zugrunde. Abgesehen davon erfolgen erhebliche Formveränderungen. Der Umfang der Dendriten nimmt z.B. im Vergleich zum Pericaryon beträchtlich zu, während ihre Anzahl abnimmt (LEVI 1934). Die großen und mittelgroßen Nervenzellen des Corpus geniculatum laterale (WAHREN 1956) und des Nucleus tuberomamillaris lagern frühzeitig Lipofuszin ein. Die Zellen des Nucleus centralis thalami und des Nucleus ansae lenticularis gehen häufig in beträchtlichem Umfang zugrunde (CLARA 1959), während die Zellen des Nucleus paraventricularis sehr spät altern. In der Großhirnrinde sollen 9–14 Milliarden Ganglienzellen entwickelt sein, deren Gesamtgewicht etwa 21,5 g beträgt. Das Verhältnis der Pericarya zu anderen Elementen der Rinde (Gliazellen, Dendriten, Neuriten, Kapillaren u.a.) soll 1:27 betragen.

Nach ECCLES (1976) soll eine Nervenzelle absterben, wenn ein Großteil der auf ihr liegenden Synapsen degeneriert ist. Offenbar benötigt ein Neuron den trophischen Transport von den auf ihm gelegenen Synapsen, um am Leben zu bleiben.

Dendritenuntergang. Die Dendriten der Pyramidenzellen im Neocortex gehen in höherem Alter zugrunde. SCHEIBEL u.Mitarb. (1975) stellten fest, daß insbesondere das horizontale Dendritensystem betroffen ist. Auch die Pyramidenzellen im Hippocampusgebiet zeigen irreguläre Anschwellungen und Dendritenausfälle. Deutliche Dendritenuntergangserscheinungen ließen sich auch an granulären Zellen des Gyrus dentatus nachweisen (SCHEIBEL u. SCHEIBEL 1976).

Regeneration

Innerhalb des zentralnervösen Systems des Erwachsenen ließ sich bislang keine Regeneration von Nervenzellen nachweisen. In den Pericarya sind Zentriolen nicht mehr erkennbar. Durchschnittene Neuriten *in der Peripherie* können aber regenerieren. Eine Neubildung von Nervenzellen findet dabei allerdings nicht statt. Der vom Zelleib abgetrennte Nervenfortsatz bildet sich durch Auswachsen von der Nervenzelle her neu.

Es entstehen Mesaxone und Membranen wie in der Embryonalzeit. Auch die Bildung der Ranvierschen Schnürringe erfolgt an den Enden benachbarter Schwannscher Zellen. Erst im Anschluß an die morphologische Wiederherstellung der gesamten Axonstrecke und seines Endorgans wird die Erregungsleitung wieder in Gang gesetzt.

KREUTZBERG (1981) wies darauf hin, daß z.B. nach Durchschneidung des N. facialis in den Nervenzellen des Fazialiskerns eine Vermehrung von Ribonukleinsäuren (granuläres endoplasmatisches Reticulum und freie Ribosomen) und anderer Organellen mit der Anschwellung der Nervenzellen einhergehen. Auch eine Aktivitätsvermehrung von Enzymen wurde nachgewiesen. Schon 2–4 Tage nach der Durchschneidung vermehren sich die benachbarten Mikrogliazellen deutlich und nehmen Kontakt mit der Zellmembran, anstelle von anderen Synapsen auf. Im proximalen Nervenstumpf lassen sich axonale Endkolben feststellen, die durch Nachschub von Axoplasma erklärt werden. Aus diesen Endkolben sprossen feinste Fasern aus, die ihren Weg gebündelt in die Peripherie suchen. Diese können aberrieren, besitzen jedoch eine gewisse Präferenz für den distalen Stumpf. Im distalen Stumpf konnte KREUTZBERG erste Veränderungen schon Stunden nach der Durchschneidung nachweisen (Axolyse).

Innerhalb des zentralnervösen Systems gibt es keine Schwannschen Zellen. Die zentralen Bahnen regenerieren nach Durchtrennen in der Regel nicht. Wahrscheinlich hängt die Regeneration von Nervenfasern vom Bestehenbleiben von Leitstrukturen ab.

Neue Befunde. KREUTZBERG (1981) durchschnitt motorische Hirnnerven bei Versuchstieren und stellte 2–4 Tage nach dem Eingriff einen dramatischen Anstieg der mitotischen Aktivität von Gliazellen im Bereich der betreffenden Hirnnervenkerne fest (30mal höher als an der Kontrollseite). Die Mikrogliazellen bedecken dann große Areale der Oberfläche des Pericaryon sowie der Stammdendriten (an jenen Zonen, an denen sonst die Synapsen der afferenten Fasern liegen). Wahrscheinlich wird der axosomatische Input dadurch vermindert. Nach einigen Wochen wandern die Mikrogliazellen zu benachbarten Gefäßen, und es erfolgt die Wiederherstellung synaptischer Kontakte. Die Kapillaren der betreffenden

Kerngebiete weisen einen deutlichen Anstieg des alkalischen Phosphatasegehalts im Endothel auf. Da nach einer zweiten Nervenläsion das geschädigte Pericaryon bereits alle Voraussetzungen zur Regeneration eingespielt hat, läuft möglicherweise dann der axonale Transport und damit die Regeneration rascher ab.

Aberrierende Nervenfasern. NORTON u. WETZIG (1954) und KEANE (1975) betonen, daß GOWERS (1879) erstmals während der Regeneration des 3. Hirnnervs auf aberrierende Nervenfasern hinwies. Unter anderem schloß sich dieser Meinung BIELSCHOWSKY (1935) an. CAJAL (1928) konnte zeigen, daß während der Regeneration verletzter Nerven neugebildete Achsenzylinder ungeordnet in den distalen Stumpf einwachsen und Muskeln erreichen, die ursprünglich nicht von diesem Nerv versorgt worden waren. Ausführlicher befaßten sich BENDER u. FULTON (1938) mit diesem Problem. Bei Affen konnten sie abnormale Lidbewegungen schon einen Monat nach intrakranialer Durchschneidung des N. III feststellen, Pupillenabnormitäten etwas später. In der Regel traten folgende Erscheinungen auf: 1) Lidhebung bei Adduktion des Auges; 2) Lidhebung bei Absenkung des Augapfels = Pseudo-Graefe-Phänomen; 3) Adduktion des Augapfels mit gleichzeitiger Blickwendung nach unten: 4) Keine Vertikalbewegungen des Augapfels wegen gleichzeitiger Kontraktion der Elevatoren und Depressoren; 5) Pupillenkonstriktion bei Stimulation des M. rectus medialis, M. rectus inferior oder der Elevatoren des Auges.
NORTON u. WETZIG (1954) demonstrierten einen 50jährigen nach Verletzung des N. III, bei dem außer Sehstörungen eine mäßige Pupillenreaktion auf Lichteinfall und Akkommodation und eine bilaterale Ptosis vorlag, welche bei Abduktion des Bulbus zunahm und bei Adduktion abnahm.
Allgemein wird angenommen, daß keine Funktionswiederkehr nach Durchschneidung des Rückenmarks bei höheren Tieren vorkommt. DRUCKMAN u. MAIR (1953) führten Untersuchungen nach Schädigung des Rückenmarks durch Protrusionen von Disci intervertebrales im cervicalen Bereich sowie nach Myelomen und bei Syringomyelie durch. Aberrierende Nervenfasern konnten sie bei Syringomyelie zwischen dem 5. und 7. Zervikalsegment nachweisen, und zwar im lateralen Bereich der Fissura mediana ventralis, seltener am Rückenmarkrand oder entlang der Gefäße der Columna lateralis. Die Fasern waren von meist myelinisierten Zellen – ähnlich den Schwannschen – abgedeckt.
FREEMAN (1961) berichtete nach Wiedervereinigung des 8. und 10. Interkostalnervs mit verschiedenen Sakralnervenwurzeln ein Einwachsen der Axone in die Substanz der Medulla spinalis (bislang umstritten). Es ist anzunehmen, daß alle intrazisternal wiedervereinigten Hirnnerven (mit nachfolgender Funktionswiederkehr) im sog. peripheren Segment, das von Schwannschen Zellen und nicht von Oligodendrozyten umhüllt ist, vernäht wurden.

Gliazellen

Allgemeines. Die Gliazellen des zentralnervösen Organs sind innig mit den Nervenzellen verknüpft. Sie übernehmen Stoffwechselaufgaben und stützen das nervöse Zentralorgan wie Bindegewebezellen in der Peripherie. Sie sind zur Phagozytose fähig sowie zur Regeneration und Narbenbildung. Ihre Anzahl übertrifft die der Nervenzellen. Die Spalten zwischen Gliazellen und Pericarya der Nervenzellen sind etwa 200 Å (HORSTMANN u. MEVES 1959) weit.

Ependymzellen

Alle Hohlraumsysteme des Gehirns sind in fetaler Zeit von hochprismatischen Zellen mit Kinozilien ausgekleidet. Ihre Fasern treten durch das Nervensystem hindurch an die Oberfläche des zentralnervösen Organs. Bei Erwachsenen sind die Ependymzellen meist isoprismatisch und tragen nurmehr vereinzelt Flimmerhaare. Ihre ursprüngliche Lage und Faseranordnung behalten sie nur im Septum medianum posterius des Rückenmarks bei. Im Bereich der Plexus chorioidei bilden sie die Lamina ependymalis, das sog. Plexusependym.

Astrozyten

Die größten der Gliazellen (Makroglia) besitzen verhältnismäßig große, chromatinarme und kugelige Kerne und schmale, in der weißen Substanz längere und in der grauen kürzere Fortsätze. Stützende Aufgaben übernehmen Gliafibrillen, ähnlich wie Tonofibrillen in Epithelzellen. Sie reichen an Nervenzellen, insbesondere aber an Kapillaren heran und bilden dort mit ihren Nähr- und Stützfüßchen etwa 85% der Membrana perivascularis gliae. An die ventrikelseitigen und oberflächlichen Teile des Gehirns reichende Astrozytenfortsätze bauen die Membranae limitantes gliae superficiales mit auf und beteiligen sich so am Aufbau der Hirn-Liquor-Schranke. Die Langstrahler besitzen 20–40 dünne Fortsätze; die Kurzstrahler innerhalb der grauen Substanz können Pigmente und Lipoide speichern, hypertrophieren und sich dabei abrunden.

Corpora amylacea

Die Corpora amylacea stellen rundliche, intrazytoplasmatische Körper dar, die innerhalb von Astrozytenfortsätzen liegen und sich während der Alterung vermehren. Sie finden sich im Bereich der zentralen Strecken der Hirnnerven, des Hippocampus, in subependymalen Zonen der Ventriculi laterales et tertii, am Boden des vierten Ventrikels, innerhalb der Medulla oblongata sowie in der Medulla spinalis, in der Regel entlang der Blutgefäße oder der Pia mater. SAKAI u. Mitarb. (1969) untersuchten das Gebiet des Hippocampus alter Menschen ohne neurologische Erkrankungen sowie 2 Fälle mit Alzheimerscher Erkrankung und hepatozerebraler Degeneration (Inose-Typ). Ihren Befunden zufolge enthalten die Corpora amylacea *Polyglukosane* (Glukose-Polymer).

Ihre rotbraune Farbe nach Jodierung zeigt an, daß Glukoseketten unterschiedlicher Länge vorliegen. Auch Phosphate und/oder Sulfatazidgruppen sind offenbar eingelagert, möglicherweise verästelt an die Polyglukosangruppen. Die Phosphatkonzentration innerhalb der Corpora amylacea ist etwa 1,3mal höher als im umgebenden Hirngewebe. Die Autoren betonen, daß die Corpora amylacea ein halbes lösliches Aggregat von ungewöhnlichen Glukosepolymeren enthalten, das nichtsauren Mukopolysacchariden entspricht. Amylopektin und Glykogen lassen sich nachweisen. Die Kettenlänge ist verhältnismäßig kurz, aber unterschiedlich und an Proteinen zumindest teilweise gebunden. Die Ablagerungen der Polyglukosane scheinen mit dem Kohlenhydratmetabolismus gekoppelt bei alten Menschen vorzukommen.

Oligodendroglia

Die kleineren Oligodendrogliazellen besitzen einen meist exzentrisch gelagerten, kugelförmigen Kern, der von einem schmalen Zytoplasmasaum umgeben ist. Ihre wenigen und kurzen Fortsätze stehen in enger Beziehung zu den Pericarya von Nervenzellen und werden deshalb auch innerhalb der grauen Substanz Trabantenzellen genannt. In der weißen Substanz bilden sie Reihen zwischen den Nervenfasern. Vereinzelt kommen sie in der Nachbarschaft von Blutkapillaren vor. Die Myelinbildung innerhalb des zentralnervösen Systems ist Aufgabe der Oligodendrogliazellen; die Markscheiden entstehen aber nicht durch Umwickelung von Gliazellen wie in der Peripherie.

Hortegazellen (= Mikroglia = Mesoglia)

Mit den Blutgefäßen wandern während der Entwicklungszeit mesenchymale Zellen in das zentralnervöse Organ ein. Sie sind in der Lage, Lipoide, Eisen und Pigmente zu speichern und gelten als Abräumzellen des zentralnervösen Systems. Ihre länglichen Kerne liegen innerhalb eines elektronendichten Zytoplasma, das feinverzweigte Ausläufer besitzt. Am Aufbau der Membranae perivascularis und limitantes gliae sind sie, wie die anderen Gliazellen, beteiligt. Neuere Forscher nehmen an, daß diese Zellen aus den Blutgefäßen ausgewanderte Monozyten sind (Fujita 1973).

Periphere Gliazellen

Als *Mantelzellen (Amphizyten, Gliozyti ganglii)* werden platte, epithelartig um Nervenzellen der Peripherie, insbesondere in Ganglia spinalia gelegene Gliazellen bezeichnet. Die *Schwannschen Zellen* (Neurolemmocyti) stellen eine andere Form peripherer Glia dar und bilden die Scheiden der Nervenfortsätze markhaltiger und markloser Fasern. Sie entstammen der Ganglienleiste und dem Neuralrohr selbst.

Myelin und Myelinisierung

Nach MORELL u. NORTON (1980) macht die weiße Gehirnsubstanz beim Menschen etwa 40% eines Gehirnquerschnittes aus (Axone und Myelinscheiden). Den Terminus „Myelin" prägte VIRCHOW (1864). Eine Nervenfaser mit doppeltem Durchmesser leitet die Signale etwa doppelt so schnell wie eine halb so dicke. Eine nackte Faser müßte bei einer Körpertemperatur von 37 °C mehrere Millimeter dick sein um Nervensignale mit der Geschwindigkeit von 100 m/sec zu leiten. Eine myelinisierte Faser braucht dafür nur eine Dicke von 20 µm. Myeliniserte Nervenfasern beanspruchen deshalb bei gleicher Geschwindigkeit der Signalleitung wesentlich weniger Raum als Fasern ohne Myelinhülle. Bestünde das Rückenmark aus nichtmyelinisierten Fasern, so müßte es einen " Durchmesser von mehreren Metern haben, um seinen Aufgaben gerecht zu werden" (MORELL u. NORTON 1980). Ohne Myelin hätten sich die komplexen, schnell reagierenden und doch kompakten Gehirne der heutigen Säugetiere nicht entwickeln können.

Schon vor Bildung der Markscheiden befinden sich innerhalb der weißen Substanz einige Oligodendrozyten, die sich dann vermehren und licht- und elektronenmikroskopisch nachweisbar sind. Sie nehmen Kontakt mit den Axonen auf und hüllen deren Achsenzylinder ein – zunächst in Form eines lockeren Spiralsystems, in dem Zytoplasma und Zellmembranen wechseln. Anschließend erfolgt Obliteration der intrazellulären Bestandteile: die inneren Flächen der Zellmembranen verschmelzen und bilden die dichteren Linien der Scheide, während sich die äußeren nur berühren und helle Linien ergeben (im peripheren Nerv). Innerhalb des zentralnervösen Systems bilden die Oligodendrozyten, die 4–40 Fortsätze haben, Myelinscheiden, die wahrscheinlich mit bis zu 40 Axonen in Verbindung treten. Jedes Myelinsegment einer Nervenfaser wird von einer anderen Stützzelle gebildet (PETERS u. MUIR 1959). Autoradiographisch und enzymhistochemisch lassen sich dann vermehrte Aktivitäten, wohl induziert durch Wachstum und Verdickung der Axone, nachweisen (FRIEDE u. SAMORAJSKI, 1968). Schon während der 14. Schwangerschaftswoche erhalten die hinteren und vorderen Wurzeln der Nn. spinales, Fasciculi gracilis et cuneatus, die Tractus spinocerebellares sowie als erste die Grundbündel, die Fasciculi longitudinales mediales und alle Hirnnerven, mit Ausnahme von N. vestibulocochlearis, N. opticus und des sensiblen Trigeminusanteils, ihre Markscheiden. Unmittelbar vor der Geburt beginnt die Myelinisierung des Lissauerschen Bündels, der Tractus cortico- et rubrospinalis sowie der Fibrae arcuatae externae, der Fibrae pontinae transversae et corticocerebellares, der striothalamischen Bündel, der Meynertschen Kommissur, des N. und Tractus opticus sowie der Radiatio optica. Die Myelinisierung der weißen Substanz innerhalb der Hemisphären schreitet während der ersten zwei Lebensjahre weiter fort und erstreckt sich bis ins Jugendalter. Postnatal erfolgt die Myelinisierung zwischen dem 5. und 9. Lebensmonat innerhalb des Fasciculus retroflexus, des Tractus olivospinalis und des Fornix

(FRIEDE 1975). Die Markscheidenbildung der peripheren Nerven setzt während der Fetalzeit etwa zwischen 14. und 16. Woche innerhalb der Plexus brachialis et lumbosacralis ein (CRAVIOTO 1965).

c) Entwicklung des Gehirns

Nach WASHBURN (1979) wurde erst kürzlich im Afar-Gebiet von Äthiopien das Becken eines frühen Hominiden (Australopithecus) ausgegraben, das mindestens 3 Mill. Jahre alt ist. Vor etwa 2,5 Mill. Jahren begannen die Zweibeiner Werkzeuge aus Stein für die Jagd herzustellen. Alle frühen Zweibeiner weisen ein kleines Hirnvolumen von durchschnittlich 450 cm^3 auf. Vor etwa 2 Mill. Jahren existierten Hominiden mit größerem Gehirn, vor 1,5 Mill. Jahren der Homo erectus, dessen Hirnvolumen 1000 cm^3 umfaßte. WASHBURN nimmt an, daß sich mit der Verdoppelung des Hirnvolumens die zunehmende Verfeinerung der gebrauchten Werkzeuge erklären läßt. Auch die Komplexität des Gehirns habe zugenommen.

Allgemeine Frühentwicklung

Das Zentralnervensystem entwickelt sich aus dem äußeren Keimblatt, dem Ektoderm. Dieses verdickt sich im Bereich eines dorsalen Längsstreifens.
Schon vor Abschluß der Gastrulation ist bei 0,4 mm langen (16 Tage alten) Embryonen im vorderen Abschnitt dieser Bezirk zu erkennen, der als Nervenplatte: *Neuralplatte* bezeichnet wird. Er besteht zunächst aus einer einfachen Lage hoher Zellen, wandelt sich bald in mehrschichtiges Epithel um, das seitlich unvermittelt in das einschichtige des Ektoderms übergeht. Schon in diesen frühen Entwicklungsstadien sind die einzelnen Abschnitte des Nervensystems topisch gegliedert. Das Zellgut für die primäre Augenblase z.B. liegt genau am vordersten Teil der Nervenplatte zu beiden Seiten der Medianebene. Die vordere, breitere Hälfte der Neuralplatte wird zur Gehirnanlage, die hintere, schmalere zur Rückenmarkanlage. Während sich die Seitenteile der Nervenplatte verdicken und dadurch die Neuralwülste entstehen lassen, bildet sich mittlings die Neuralrinne. Der kraniale Teil der beiden Nervenwülste ist durch den queren Hirnwulst miteinander verknüpft.
Die kaudalen Abschnitte weichen etwas auseinander und umfassen das Vorderende des Primitivstreifens. Durch Höherwerden der Neuralwülste vertieft sich die Neuralrinne, bis sich schließlich die Wülste berühren und miteinander vereinigen und so zur Entstehung des Neural- oder Medullarohrs führen. Die Neuralfalten beginnen sich bei 2–3,5 mm langen und ca. 22 Tage alten Keimlingen mit 6–8 Somitenpaaren zu schließen, zunächst in Höhe von Somit 3. Der rhombenzephale Bereich wird bei Keimlingen von 8–12 Somitenpaaren erreicht. Von dieser Stelle aus schreitet der Zusammenschluß der Neuralwülste in kranialer und kaudaler Richtung fort. Bevor die Vereinigung rostral und kaudal vollständig stattgefunden hat, bleiben diese Stellen unverschlossen. So entstehen der kraniale und der kaudale Neuroporus. (Aus der vorher abgegliederten Ganglienleiste entstehen die den dorsalen Wurzeln vergleichbaren Hirnnerven, die Schwannschen Zellen sowie der Truncus sympathicus.) Durch Dünnbleiben dorsaler und ventraler Abschnitte des Nervenrohres entstehen Deck- und Bodenplatte, während sich die Seitenwände des Nervenrohres durch Zellvermehrung verdicken. Ein Sulcus limitans grenzt bald einen Flügel von einem Grundplattenabschnitt ab.
In den Grundplatten entwickeln sich die motorischen, in den Flügelplatten die sensiblen Nervenzellbereiche. Am Gehirnteil läßt sich diese Gliederung nicht so scharf durchführen wie im Rückenmark.

Somatotopische Gliederung

Wie im Rückenmark läßt sich am Gehirnrohr eine Gliederung in *Grundplatte* (Lamina ventralis) und *Flügelplatte* (Lamina dorsalis = alaris) durchführen. Ein mehr oder weniger ausgeprägter *Sulcus limitans* grenzt stellenweise beide Bezirke voneinander ab. Die Grundplatte umgrenzt den Zentralkanal bzw. den Ventrikel unten oder bei aufgeklapptem Bodenabschnitt (Rautengrube) medial, die Flügelplatten oben bzw. lateral.
Innerhalb der Grundplatten kann weiter in somatomotorische mediale bzw. tiefste Abschnitte und viszeromotorische, etwas oberhalb oder lateral davon gelegene Kerngebiete unterschieden werden.
Im Flügelplattengebiet ist eine entsprechende Gliederung in somatosensible, dorsolateral und viszerosensible, an den Sulcus limitans angrenzende Flügelplattenabschnitte durchführbar.

Hirnbläschen

Schon mit Verschluß der Nervenwülste zum Neuralrohr entstehen 2 seitliche, rundliche Ausbuchtungen: die *Augenblasen*, welche durch den Sehventrikel mit dem Hohlraum der Hirnanlage in Verbindung stehen. Im Stadium der Augenbecherbildung rücken die Abgangsstellen der Augenanlagen mehr an die Unterseite des Vorderhirnbläschens und werden dem Zwischenhirnanteil zugeteilt. Durch Schluß des rostralen Neuroporus entsteht das *Telencephalon* medium. Seine Grenzlinie soll etwa vom Hinterrand der Foramina interventricularia zum Hinterrand des Chiasma reichen. Durch seitliches Auswachsen entstehen bei 5–7 mm langen (32 Tage alten) Keimlingen die Endhirnbläschen. Nach KAHLE (1969) finden sich Andeutungen von Endhirnbläschen bei Keimlingen von 8 mm Länge, bei 11–12 mm sind sie gut entwickelt. Am vorderen Teil der Neuralplatte läßt sich schon bei noch offener Rinne eine Gliederung in 3 annähernd gleichgroße Teile erkennen. Am breitesten ist die Anlage des Vorderhirnbläschens: *Prosencephalon*.

Aus dem mittleren, etwas schmaleren Abschnitt gehen *Mesencephalon* und vorderer Abschnitt des *Rhombencephalon* hervor. Aus dem kaudalen Teil, der bis zum 4. Ursegment reicht, wird der untere Abschnitt des Rhombencephalon. Unmittelbar nach Schluß des Neuralrohres verwischt sich die Dreigliederung zunächst etwas. Das vordere Hirnende ist ventralwärts abgebogen. Unmittelbar davor verdickt sich der dorsal des Lumens befindliche Anteil: Tectumabschnitt des Mesencephalon. Im Bereich des Rhombencephalon verdicken und verbreitern sich zunächst die basalen Anteile, insbesondere im Gebiet des 8. Hirnnervs.

Neuroporus rostralis (cranialis). Der rostrale Neuroporus schließt sich bei Keimlingen mit ca. 18. Somitenpaaren (2,5–4,5 mm = ca. 24 Tage) (STERNBERG 1927). Der Schluß des rostralen Neuroporus ist für verschiedene Teratogenesefragen (Anencephalie) wichtig. Er erfolgt in 2 Richtungen: rostral des Hirnstamms und kaudal der Regio optica. Die Primordia optica erscheint bei Stadium 10, die Kanten der Neuralfalten wachsen vor dem Torus opticus, bilden die Endrinne und schließlich die embryonale Lamina terminalis bei 17 Somitenpaaren (Stadium 11). Ungeklärt ist, ob die endgültige Schlußregion des rostralen Neuroporus im Bereich der Lamina terminalis oder rostral der Comissura rostralis zu lokalisieren ist.

Neuroporus caudalis. Der Neuroporus caudalis schließt sich etwa bei ca. 25 Tage alten Keimlingen von ca. 4 mm Länge (25–27 Somiten).

Krümmungen. Die drei Bläschen liegen zunächst hintereinander. Bei ca. 2 mm langen und 20 tage alten Embryonen wächst das Gehirn vor das Vorderende des Körpers und über den Dottersack hinaus, wodurch es sich vorne zu einer Scheitel- und hinten zu einer Nackenbeuge krümmt. Die vordere Biegung (Flexura mesencephalica) ist fast rechtwinklig, die hintere entsteht im Myelencephalon (Flexura cervicalis). Etwas später erscheint die Brückenbeuge (Flexura pontina) mit ventralwärts gerichteter Konvexität innerhalb des Rautenhirns. Sie zeichnet sich im Gegensatz zur Scheitel- und Nackenbeuge nach außen hin nicht ab. Die Brückenbeuge verstärkt sich, so daß sich der rostrale und der kaudale Abschnitt des Rhombencephalon nahezu berühren. Später gleichen sich alle Beugen mehr oder weniger aus.

Gehirnform und -abschnitte

Entstehung. Der vordere Teil des Prosencephalon wird als *Telencephalon* bezeichnet. Es enthält phylogenetisch alte, primäre und sekundäre Riechzentren. In der aufsteigenden Wirbeltierreihe, insbesondere beim Menschen, wird es im wesentlichen Integrationsgebiet der auf sensorischen und sensiblen Bahnen eintreffenden Empfindungen sowie übergeordnetes, pyramidales und extrapyramidales motorisches Zentrum. Ursprüngliche Riechhirnanteile bleiben als Palaeopallium erhalten, die Hauptmasse des Endhirnanteiles wird zum *Neopallium*.

Die anfangs halbkugeligen, später eiförmigen, glattwandigen Hemisphärenbläschen umwanden die Cavitas prosencephalica, dehnen sich nach allen Richtungen aus und überlagern während ihres Wachstums alle kaudal folgenden Hirnabschnitte von oben. Ihr Wachstum erfolgt zunächst vor- und abwärts: Polus frontalis, dann nach rück- und abwärts: Polus occipitalis, und schließlich nach ab- und vorwärts: Polus temporalis.

Während des 3. Keimlingsmonats z.B. vergrößert sich die Hemisphärenblase stark und überlagert das Zwischenhirn fast völlig. An ihrer Seitenfläche entsteht eine Einsenkung, die Fossa lateralis cerebri; durch Vorwachsen des Temporallappens nach basal und – Ende des 3. Monats – nach rostral umwächst die dünne Hemisphärenblase kreisförmig dieses Gebiet. So entsteht ein vorn und unten nicht geschlossener Ring um ein im Wachstum zurückbleibendes Inselfeld. Die Wachstumsrichtung des Endhirnbläschens läßt sich am Erwachsenenhirn noch an dem vom Archipallium stammenden Anteil der medialen Hemisphärenwand, an der Form des Nucleus caudatus, des Fornix sowie der Capsula interna erkennen. Auch die Gestalt der Seitenventrikel zeichnet die Entwicklung nach.

Im 5. Keimlingsmonat wölben sich die Ränder der anfangs seichten Fossa lateralis steil empor, so daß eine deutlich markierte Grube entsteht (Abb. 138). Während des 6. und 7. Monats wird sie von parietalen und temporalen Opercula überwachsen und zum Sulcus lateralis cerebri geschlossen. Noch bei Neugeborenen bedeckt das Operculum frontale die Insula nur unvollständig (Abb. 139).

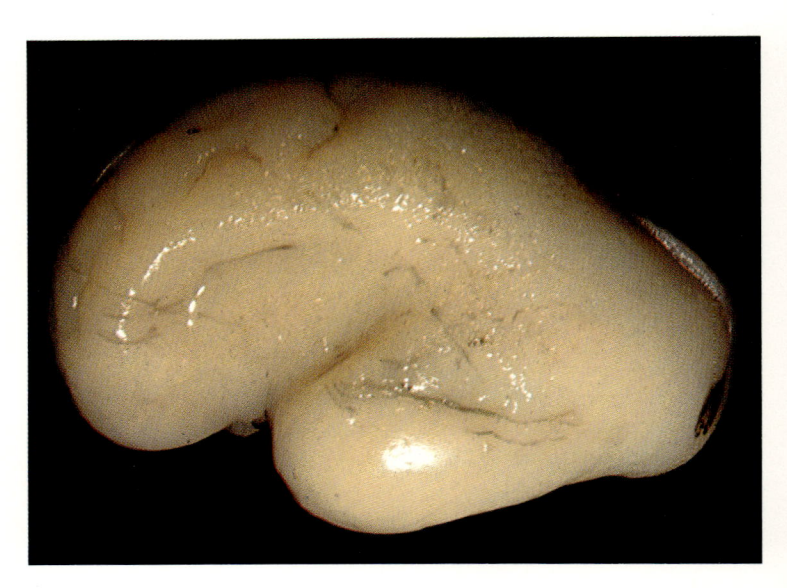

Abb. 138. Facies superolateralis hemispherii bei einem 5 Monate alten Feten
Fossa lateralis und Polus temporalis angedeutet, Entstehung des Sulcus centralis

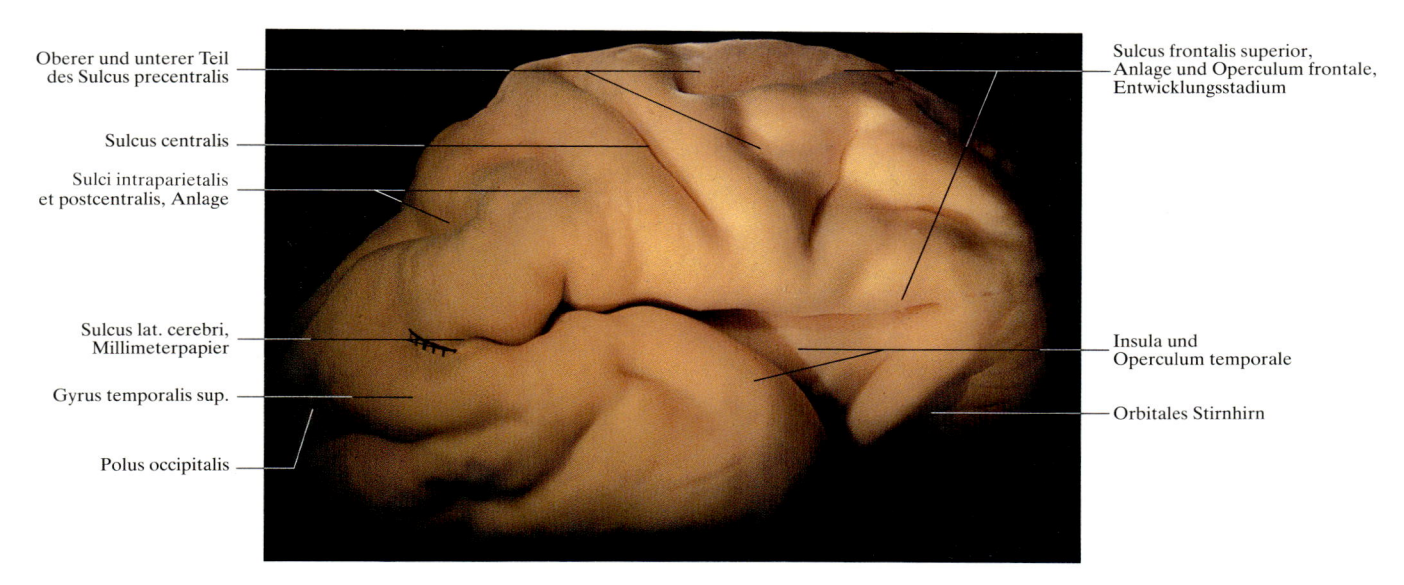

Abb. 139. Sulci cerebri bei einem 40 cm langen Feten

Die medialen Wände der Hemisphärenbläschen rücken während ihres Wachstums zunehmend aneinander und begrenzen eine immer enger werdende Mantelspalte: Fissura longitudinalis cerebri. Das dazwischenliegende mesenchymale Gewebe differenziert sich zur Falx cerebri und Arachnoidea sowie an der Hirnoberfläche zur Pia mater.
Bei Keimlingen von 85–113 mm SSL ist der Stirnteil der Falx cerebri bereits 2,5 mm, der Scheitelteil 5 mm, in dorsalen Abschnitten, wo sie mit dem Kleinhirnzelt zusammenhängt, bereits 15 mm breit.

Differenzierung der Bläschenwände

Ganglienhügel. Schon bei ca. 37 Tage alten Embryonen von 10 mm Länge ist die Wand des Endhirnbläschens basal verdickt. Diese Vorwölbung des Hemisphärenstieles in den Ventrikelraum wird als Ganglienhügel bezeichnet. Aus ihm entwickeln sich Putamen und Nucleus caudatus. Bei Keimlingen (50 Tage alten) von 19 mm SSL ist der Ganglienhügel in 2 Wülste geteilt, einen medialen und einen lateralen. Der mediale ist die erste Anlage des Paleocortex. Er liegt noch weitgehend im 3. Ventrikel und bildet den unteren Rand des Foramen interventriculare. Erst später wird er in die Hemisphäre einbezogen.
Der laterale Wulst ist Anlage des künftigen Striatum und läßt auch 2 Teile erkennen (Vestigium striatum mediale et laterale) (Abb. 140).

Abb. 140. Frontalschnitt durch den Ganglienhügel eines 22 mm langen Embryos

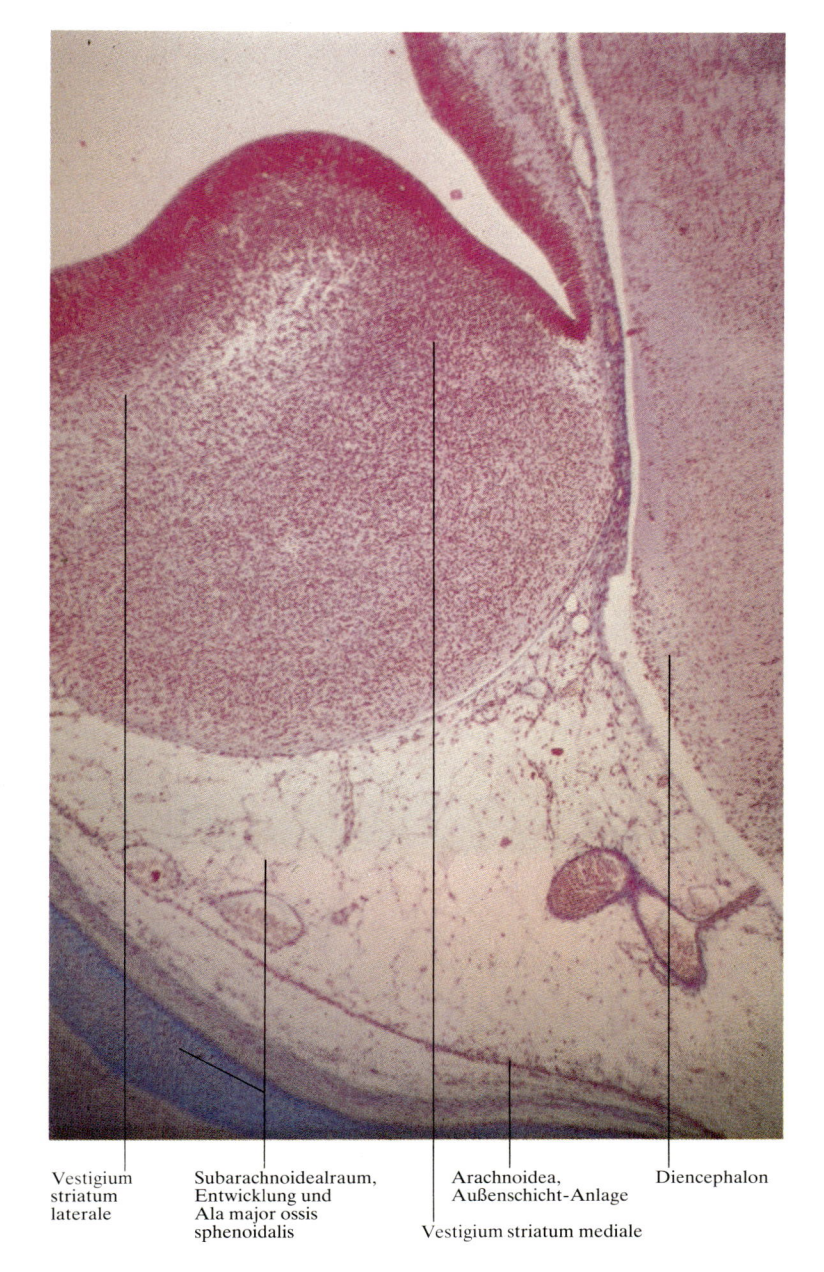

Im unteren und medialen Bereich der Hemisphärenwand bildet sich früh eine Verdickung, die den bogenförmigen Verlauf des Endhirnwachstums nachzeichnet: Hippocampuswulst (Hippocampus primitivus). Die dorsolateral gelegenen Mantelbezirke verdicken sich durch Zellvermehrung der Matrix später zum Neopallium mit typischem Schichtenbau.

Hemisphärenblasenstiel. Der ursprünglich weite Hemisphärenblasenstiel zwischen Telencephalon medium und laterale umfaßt eine weite Verbindung zwischen medianen und lateralen Hohlraumsystemen des menschlichen Gehirns. Mit fortschreitender Entwicklung verengt sich diese Verbindung zum Foramen interventriculare.

Cortex cerebri

Neocortex. Am Endhirnbläschen bestehen zunächst eine die Ventrikel umgebende Zellschicht und eine oberflächliche lokker gestaltete Zone. Aus der ventrikulären Matrix (Basalschicht) schwärmen Zellen in oberflächlichere Schichten aus, die sich unter der äußersten Grenzschicht ansammeln.
KIRSCHE (1974) wies darauf hin, daß bei Testudo am 27. Entwicklungstag eine deutliche laminäre Anordnung von Zellen im lateralen Hemisphärengebiet nachweisbar ist. Dieser primitive Cortex entsteht durch Migration aus dorsalen und ventralen Matrixzonen und ist der ontogenetisch zuerst entstehende Cortex telencephali im Bereich der Pars ventralis und der Pars dorsalis telencephali. Zwischen Matrix und diesen beiden zuerst entstehenden Cortexabschnitten haben sich das Striatum und das Epistriatum entwickelt. Der Neocortex von Säugern und Mensch differenziert sich zuletzt und kann deshalb nach KIRSCHE als phylogenetisch jüngster Cortexabschnitt angesehen werden. (Weiteres s. bei KIRSCHE, 1974.)
MARIN-PADILLA u. MARIN-PADILLA (1982) betonen, daß die Schicht 1 des Cortex cerebri 3 Entwicklungsstadien durchmacht: Embryonale, fetale und neonatale. Die embryonale Periode umfaßt die Zeit zwischen 7. und 11. Gestationswoche, die fetale von 11. bis 28. und die neonatale von der 28.– zur 40. Woche der Gestation. Die oberflächliche Zellschicht des Cortex cerebri (Lamina corticalis – primordiale plexiforme Schicht – marginale Zone) läßt sich von der 7. Gestationswoche bis zur 8.–10. Woche nachweisen. Während der fetalen Periode kommt es zu Wachstum und Reifung der Kortikalplatte, während der neonatalen Zeit erfolgt eine Reifung der neuronalen und fibrillären Strukturen im Bereich des motorischen Cortex.
Bis Ende des 2. Monats ist die ganze Wand des menschlichen Pallium dünn, in der 6. Woche besteht sie aus einer inneren Matrix und einem äußeren Randschleier. In der 8. Woche schwärmen Neuroblasten aus, so daß ein Dreischichtbau entsteht (Cortex trilaminaris primarius) (Abb. 141) Im 3. Monat differenziert sich der Hirnmantel weiter durch Einwanderung von Neuroblasten in oberflächlichere Schichten, so daß eine oberflächliche granuläre und eine tiefere subgranuläre Schicht abgrenzbar werden. Vom 4. Monat an verdickt sich die Wand des Pallium rasch, weil nun zahlreichere

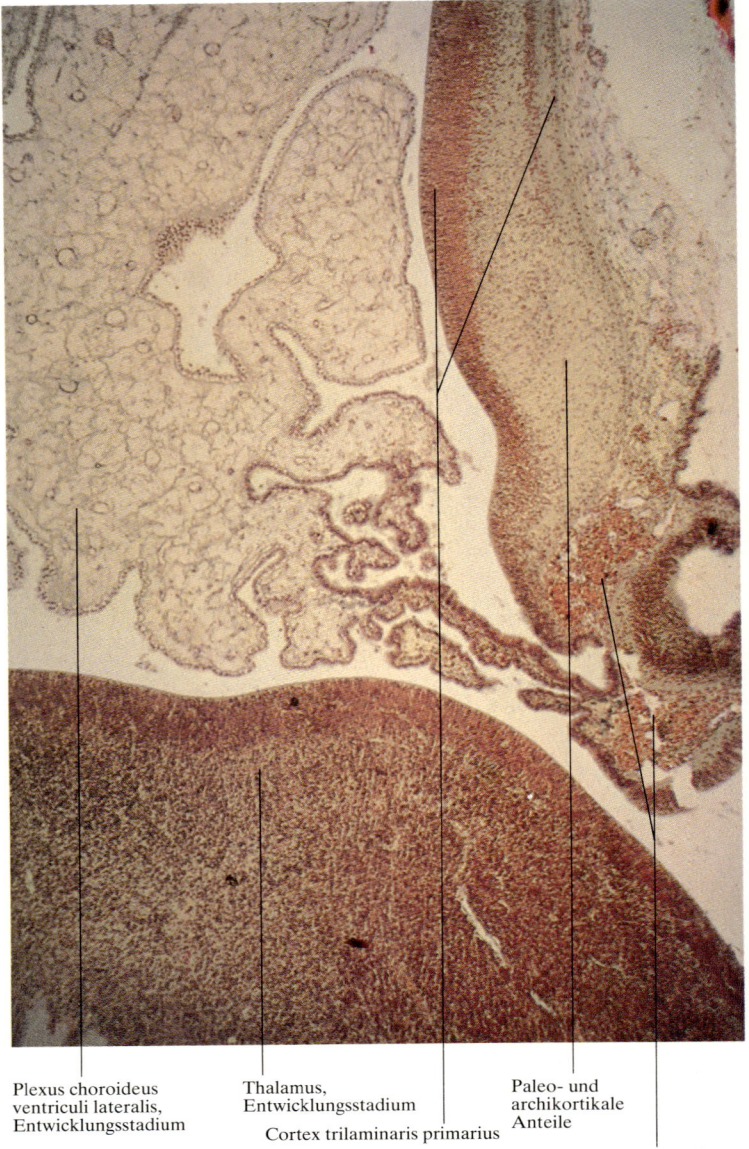

Plexus choroideus ventriculi lateralis, Entwicklungsstadium
Thalamus, Entwicklungsstadium
Cortex trilaminaris primarius
Paleo- und archikortikale Anteile
subfornikales Organ
(Anlage und Übergang des Plexus choroideus ventriculi tertii in Plexus choroideus ventriculi lateralis)

Abb. 141. Frontalschnitt durch Foramen interventriculare eines Embryos

Neuriten in die Zwischenschicht einwachsen (Cortex stratificatus definitivus).
Im Endhirn entwickelt sich aus dieser Faserschicht durch mächtige Entfaltung das weiße Marklager. Im Archipallium bleibt die Differenzierung auf dieser Stufe stehen. Im Neopallium erfolgt zwischen 6. und 8. Monat eine weitere Gliederung, so daß schließlich im Grundplan eine sechsschichtige Rinde (Isocortex) zu erkennen ist, die vom Allocortex des Archipallium deutlich abgrenzbar ist.
Aus dem zunächst im ganzen Neopallium annähernd gleichartig entwickelten Grundtyp entstehen durch Verschmelzung, Ausfall und Verdoppelung einzelner Schichten die zyto-, angio-, myelo-, pigment- und gliaarchitektonischen Rindenfelder. Ihre Ausbildung erfolgt zum großen Teil erst

nach der Geburt und erstreckt sich bis in das 2. und 3. Lebensjahr. In ventralen, an den späteren Hippocampus anschließenden Bezirken besteht die Hirnbläschenwand lediglich aus Matrix und Mantelzone (Zwischenschicht), ohne einen Randschleier zu bilden. Hier differenziert sich der Palaeocortex. Dieser und der Hippocampus bleiben später gegenüber dem Neocortex im Wachstum zurück.

Palaeocortex. Paläokortikale Hirnteile entstehen aus ventrikulären Ursprungsgebieten (medialer Teil des Ganglienhügels) und dem sog. Angulus ventralis. In beiden Abschnitten kommen geringere Zellmigrationen vor als in anderen. Die Matrix verschmälert sich während des 7. Keimlingsmonats und läßt embryonales Ependym entstehen.
Im 2. Monat bildet sich der Bulbus olfactorius, der als Wandabschnitt des Palaeocortex in der Entwicklung vorauseilt und vorher einen großen Teil des Hemisphärenbodens einnimmt. Er umwandet die Cavitas rhinencephalica. Während des 3. und 4. Monats wölbt sich das Tuberculum olfactorium nach außen vor. Ende des dritten Monats beginnt sich das diagonale Band von Broca vom Tuberculum olfactorium abzugrenzen. Im Corpus-Amygdaloideum-Komplex treten einzelne Kerne auf, die durch die Entfaltung des Neopallium vom 4. Monat an in die Tiefe verdrängt werden. In der Regio prepiriformis des Gyrus olfactorius lateralis und der Inselbasis entwickelt sich primitive paläokortikale Rinde.

Archicortex. Das Archipallium nimmt zunächst den größten Teil der medialen Hemisphärenwand ein. Sein kaudaler Teil folgt der Rotation des Hemisphärenbläschens und formt einen Halbkreis, der sich als Ammonshorn stark gegen das Ventrikellumen vorwölbt. Der orale Abschnitt erstreckt sich über das Foramen interventriculare nach rostral. Später wird auch diese Region vom Ventrikellumen abgetrennt. Die Einrollung des Ammonshorns ist im 4. Keimlingsmonat vollendet. Vom 5. Fetalmonat an kommt es zu einem sog. Matrixaufbruch und einer Differenzierung des Archicortex, die im weiteren der des Neocortex voraneilt („sprunghafte Entwicklung"). Zur gleichen Zeit reduziert sich der paläo- und archikortikale Anteil in oralen und mittleren Abschnitten. Betont sei, daß auch verschiedene Rindenzonen weiter untergliedert werden, insbesondere am Übergang vom paläo- und archikortikalen Gebieten (z.B. Peri- und Para-archicortex).

Dünnbleibende Teile des Telencephalon

Vorderwand und Decke des unpaaren Prosencephalon medium bleiben als Lamina terminalis vorne und Lamina tectoria (Tela choroidea) ventriculi III dünn. Oberhalb und hinter dem Foramen interventriculare bleibt ein medialer Randstreifen des Hemisphärenbläschens ebenfalls dünn und wird zur Area choroidea. Sie begrenzt die Partes parietalis und temporalis des Ventriculus lateralis. Wird dieser dünne Streifen herausgerissen, so entsteht ein bogenförmiger Spalt: Fissura choroidea, der in den Seitenventrikel hineinführt. Die Area choroidea stülpt sich zusammen mit Gefäßen und Mesenchym als Plica choroidea in den Seitenventrikel ein. Aus beiden entwickelt sich der Plexus choroideus ventriculi lateralis. Am Foramen interventriculare geht der Plexus ventriculi lateralis in den Plexus choroideus ventriculi tertii über, dessen Zotten und Falten durch Einwuchern von pialen Gefäßen entstehen.

Innerer und äußerer Randbogen

Der obere Rand der Area choroidea wird vom inneren Randbogen begrenzt, einem rindenfreien Markstreifen des Endhirns, der nach Abriß des Plexus choroideus als Taenia fornicis bezeichnet wird, die sich unten in die Fimbria hippocampi fortsetzt. Der äußere Randbogen ist mit dem Archipallium identisch und liefert vorne den Gyrus subcallosus und über dem Balken das Indusium griseum, die Striae longitudinales und dahinter und unterhalb davon den Gyrus dentatus sowie den Hippocampus.

Gyrierung des Telencephalon

Entstehung der Fissuren und Sulci

Die Fissurae cerebri, die Sulci cerebri sowie die Fossa lateralis cerebri entstehen nicht durch Einfaltungen, sondern stellen Bezirke primär oberflächlicher Hirnteile dar.
Mit zunehmender Ausdehnung der Hemisphärenbläschen rücken ihre einander zugekehrten medialen Flächen immer mehr zusammen und begrenzen miteinander die *Fissura longitudinalis cerebri.* Die *Fissura transversa cerebri* entsteht durch das dorsalwärts gerichtete Wachstum des Corpus callosum über Fornix, Diencephalon und mesenchymales Bindegewebe hinweg.
Während des 5. Keimlingsmonats entstehen der Sulcus calcarinus und der Sulcus parieto-occipitalis, Ende des 5. und zu Beginn des 6. Monats die Sulci centralis et occipitalis transversus als flache Einsenkungen durch Wachstum benachbarter Windungen (CUNNINGHAM 1891). Diese, wie auch der Sulcus cinguli, der Sulcus pericallosus sowie der Sulcus olfactorius posterior, werden wegen ihres frühen Auftretens als *Primärfurchen* von den sich später entwickelnden *Sekundärfurchen* unterschieden. Der Sulcus pericallosus soll sich nach HOCHSTETTER (1898–1924) erst bei Feten von 125 mm Länge entwickeln und geraume Zeit nach Auftreten des Balkens sichtbar werden. Nach STEPHAN (1975) kann er als flache Einkerbung bereits früher angelegt sein.
Die *Tertiärfurchen* entstehen zum Teil erst nach der Geburt. Gleichzeitig tritt eine weitere Differenzierung der Rindenbezirke auf. Gegen Ende des 6. und 7. Monats vertiefen und verlängern sich die bestehenden Furchen. Zusätzlich entwickeln sich die Sulci precentralis, frontalis inferior, temporalis inferior et frontalis superior. Im basalen Neocortexbereich treten Furchen und Windungen am spätesten auf.
Während des letzten Schwangerschaftsmonats bilden sich vorwiegend Verzweigungen und Verbindungen vorhandener Furchen (Sekundärfurchen) aus.

Alle Sulci entstehen nicht durch Einfaltungen, sondern durch streifenförmiges Dickenwachstum der Hemisphärenwand in benachbarten Bezirken. Diese modellieren als wulstartige Erhebungen die Oberfläche des Endhirns: *Gyrierung*.

Insula. An der Seitenfläche des Colliculus ganglionaris wird die Hirnrinde weniger weit von durchwachsenden weißen Fasermassen nach der Seite abgedrängt als in übrigen Endhirnabschnitten. Dieser zurückbleibende Hirnteil wird von benachbarten Teilen der Lobi frontalis, parietalis et temporalis überwachsen (Opercula). Das Feld sinkt scheinbar in die Tiefe und wird deshalb als Insula bezeichnet. Zwischen den aufeinander zuwachsenden Opercula entsteht der *Sulcus lateralis cerebri*. Zuerst bildet sich das Operculum temporale, dann das Operculum parietale, schließlich das Operculum frontale.

Entwicklung der Gyri. Nach RÜDINGER (1882) entwickeln sich im 7.–9. Fetalmonat die Gyri insulae und stellen sich radiär ein. GULDBERG (1887) u. CUNNINGHAM (1891) konnten schon bei früheren Stadien die Ausbildung der Inselgyri nachweisen (5. Monat). Sie entstehen nicht durch Eindrücke von Arterienzweigen, sondern durch stärkeres Wachstum der Oberfläche. Nach der Geburt erscheinen 5–7 einzelne Erhöhungen.

Postnatale Entwicklung der Sulci cerebri

Im frühen postnatalen Stadium vertieft sich der Sulcus precentralis, der immer noch einen oberen und unteren Teil besitzt. Der Sulcus frontalis medius wird deutlicher, die Insel ist nun von den Opercula vollständig bedeckt. Lediglich im Bereich des Operculum frontale besteht eine Lücke zwischen frontoparietalem und temporalem Operculumabschnitt, während der Hauptstamm des Sulcus lateralis vollständig entwickelt ist. Das Gebiet über dem Stamm des Sulcus lateralis cerebri ist wesentlich komplexer als in früheren Stadien aufgebaut. Im Bereich des Operculum orbitale entsteht ein deutlicher Ramus anterior (horizontalis). Ein in Richtung Polus frontalis aufsteigender Schenkel wird als Ramus ascendens bezeichnet (wobei der Pol ziemlich weit oben angesetzt werden muß). Im Bereich des Gyrus subcentralis, welcher von vorderen und hinteren Sulci begrenzt wird, hat ein deutliches Größenwachstum des Operculum frontoparietale stattgefunden. Im Operculum frontoparietale läßt sich der Sulcus diagonalis, welcher nach aufwärts in einer Linie mit dem – und möglicherweise als Teil des – Sulcus precentralis inferior vorliegt, erkennen. Hinter dem Sulcus diagonalis ist selten eine andere kleine Einsenkung, der Sulcus subcentralis anterior, zu erkennen, der die vordere Grenze des Gyrus subcentralis bildet.

Später (zwischen 2jährigen- und Erwachsenenalter) werden die Sulci tiefer, der Sulcus precentralis bleibt unterteilt in einen oberen und unteren Abschnitt. Zwischen beiden kann sich ein Sulcus precentralis medius (inkonstant) entwickeln. Der obere Abschnitt des Sulcus precentralis superior ist nach rückwärts gewendet. Die horizontalen Abschnitte der Sulci sind relativ lang und komplexer geformt. Der *Sulcus frontalis superior* und der Sulcus frontalis inferior schneiden in die Sulci precentrales superior et inferior ein. Zwischen beiden liegt oft ein deutlicher Sulcus frontalis medius, der sich in der Regel vorne und hinten aufspaltet. Der Sulcus precentralis medius (EBERSTALLER 1890) verbleibt in der ursprünglichen Form. Es erscheint jedoch ein eigener Sulcuszweig aus dem Sulcus precentralis inferior.

TURNER (1948) untersuchte 39 Gehirne (Neonatus bis 20 Jahre) und bezog außerdem Daten anderer Autoren ein. Seinen Befunden zufolge besteht während der ersten 6 Lebensjahre ein außerordentlich starkes Wachstum der freien Gehirnoberfläche. Ein erster Wachstumsschub erfolgt zwischen Geburt und 2. Lebensjahr (Verdreifachung der kortikalen Fläche). Eine zweite, nicht ganz so starke Wachstumsphase liegt zwischen dem 2. und 6. Jahr vor; während dieser Zeit nimmt die Oberfläche des Gehirns um etwa 25% zu. Zwischen Geburt und 6. Lebensjahr vervierfacht sich deshalb die Gesamtoberfläche des Cerebrum.

Capsula interna, Zwischen- und Endhirnkerne

Im Zentrum der Mantelzonenmasse ist nach HEWITT (1961) schon bei 7,5 mm langen Keimlingen gegenüber dem großen Foramen interventriculare unter der Oberfläche des kaudalen Endes des sich entwickelnden Caput nuclei caudati eine streifenartige Schicht aus dichter gepackten Zellen nachweisbar. Dieser Streifen verläuft nach rückwärts und medial an die Seitenwand des Diencephalon und enthält ein dünnes Faserbündel, das in den Pedunculus cerebri einzieht: Capsula interna. Bei 25 mm langen (ca. 50 Tage alten) Keimlingen ist die Capsula interna dicker und besteht aus einem parallel ziehenden oberen und unteren Anteil, erreicht aber noch nicht das Pallium. Zwischen beiden Komponenten ließ sich ein drittes intermediäres Bündel feststellen, dessen Zellen bis zum Pallium nach aufwärts reichen. Die Fasern dieses Bündels vermengen sich mit der unteren Kante der Lamina medialis und dem Zentrum der Lamina lateralis. Unterhalb und seitlich der sich entwickelnden Capsula interna besteht zu diesem Zeitpunkt eine dreieckige Masse von Mantelzonenzellen. Der Komplex ähnelt in seiner Form dem Nucleus lentiformis Erwachsener an Frontalschnitten. Nach den Befunden von HEWITT scheint demnach die sich entwickelnde Capsula interna aus Zellen zu bestehen, die innerhalb zweier Laminae gelagert sind und ventrikelseitig an den Nucleus caudatus grenzen und solchen, die den Nucleus lentiformis an der Unterseite begrenzen.

Bei 35 mm langen (ca. 60 Tage alten) Keimlingen besteht die Capsula interna aus einem einzigen dicken Faserbündel, vom Diencephalon durch die Pedunculi cerebri und schräg nach vorne und lateral in die Hemisphärenblasenwand. Bei 70 mm und 135 mm langen Keimlingen ähneln Capsula interna, Nucleus caudatus und lentiformis denen Erwachsener. KRMPOTIĆ u.Mitarb. (1981) konnten bei 16–18 Wochen alten Feten Hörbahnfasern durch die Capsula interna enzymhistochemisch (Azetylcholinesterase) nachweisen.

Kerngebiete des End- und Zwischenhirns werden dadurch voneinander abgegliedert. Die so entstandene weiße Faserplatte mit nach außen offenem Winkel ist die Capsula interna. Ihr vorderer Schenkel trennt das Caput nuclei caudati vom Putamen, ihr hinterer Putamen und Globus pallidus lateral vom Thalamus medial ab. Der Colliculus ganglionaris wird in eine dorsomedial gelegene Portion, *Nucleus caudatus*, und in eine ventrolateral gelegene, *Putamen*, getrennt; beide Abschnitte sind jedoch auch bei Erwachsenen in rostralen und basalen Bezirken durch Zellstränge miteinander verbunden. Vor allem auf Transversalschnitten sieht deshalb dieses Gangliengebiet streifig aus: *Corpus striatum*. Mediobasal des Putamen liegt der *Globus pallidus,* ein subthalamisches Zwischenhirnkerngebiet, das durch das Vorwachsen der Projektionsfasern unmittelbar an der medialen Seite des Putamen liegenbleibt. Beide Kerne zusammen werden ihrer Form wegen als Nucleus lentiformis bezeichnet. Der Sulcus terminalis zwischen Thalamus und Nucleus caudatus, entsteht zwar frühzeitig, hat aber für die Zergliederung der Kerngebiete keine Bedeutung. Durch Ausbildung von Fasermassen (Stria terminalis) und Einlagerung der V. thalamostriata superior wird er zunehmend flacher.

Allocortex, Bulbi olfactorii und Palaeocortex

Der ursprünglich sehr ausgedehnte Palaeocortex liegt den Basalganglien auf und erstreckt sich bis an den rostralen Hemisphärenblasenpol (KAHLE, 1962, 1969). Rostromedial entsteht zunächst die Eminentia und aus dieser der Bulbus und Tractus olfactorius. Hinter der Eminenz entsteht ein Feld, aus dem später die präpiriforme Rinde hervorgeht, welche den Gyrus olfactorius lateralis bildet; dahinter ein Gebiet, das der periamygdalen Rinde zugeordnet wird; kaudolateral eine Zone, aus dem der Periarchicortex (Schizocortex) entsteht. Medial vom präpiriformen Gebiet entwickelt sich die Substantia perforata rostralis (anterior) mit dem Tuberculum olfactorium und dem diagonalen Band.

Bulbus olfactorius

BOSSY (1980) untersuchte (an Embryonen der Carnegie-Sammlung) die olfaktorischen Strukturen zwischen Stadium 11 und 23. Bei Stadium 11 (2,5–4,5 mm, 13–20 Somitenpaare – 24 Tage) findet sich in der Regel jederseits des Neuroporus rostralis eine leichte Verdickung des Ektoderm, dessen Zellkerne nicht mehr oberflächentangential, sondern oberflächensenkrecht eingestellt sind. Bei Stadium 12 (3–5 mm, 21–29 Somitenpaare – 26 Tage) ist die Placoda nasalis zwischen Neuroporus rostralis und Linsenbecher als zwei- bis dreischichtige Zellage nachweisbar. Am Endhirnbläschen findet sich eine Verdickung des Neuroepithels am Nasenfeld mit zahlreichen Mitosen. Bei Stadium 13 (4–6 mm, 30 oder mehr Somitenpaare – 28 Tage) ist eine Gefäßschicht zwischen Olfaktorius- und Nasenfeld nachweisbar, ebenso bei Stadium 14 (5–7 mm, 32 Tage). Bei Stadium 15 (7–9 mm, 33 Tage) besteht eine Fovea nasalis, das Olfaktoriusfeld des Gehirns hat sich verdickt und beginnt einen kleinen lateralen Wulst zu bilden. Bei Stadium 16 (8–11 mm, 37 Tage) ist ein deutlicher Saccus nasalis entwickelt, an dessen medialer Wand in der Regel die vomeronasale Rinne nachweisbar ist. Die Anlagen der Nn. olfactorii sind zwischen Epithelium olfactorium und Olfaktoriusfeld nachweisbar. Letzteres hat sich verdickt und eine deutliche Mantelschicht erhalten.

Bei 13–14 mm langen Keimlingen (SSL) (HUMPHREY 1966) entsteht die Eminentia olfactoria, an der sich ein Bulbus abzeichnet, der durch einen Stiel (Pedunculus) mit den übrigen Abschnitten des Palaeocortex verbunden ist. Die aussprossenden Bulbi olfactorii lassen sich erst nach Eindringen der Riechnervenfasern, welche aus den primären Sinneszellen des Riechepithels hervorgehen, erkennen. Wenn diese nicht in die Wand des Endhirnbläschens eindringen, ist ein Bulbus olfactorius noch nicht entwickelt (GIROUD u. Mitarb. 1965).

Nach BOSSY (1980) werden bei Stadium 17 (11–14 mm, 41 Tage) die Fasern der Nn. olfactorii von Zellen umgeben, welche dem Saccus nasalis entstammen und wahrscheinlich die Neuroglia ausbilden. Aus dem terminalen vomeronasalen Cristagebiet entsteht ein faserhaltiger Strang in Richtung Gehirn mit Ganglienzellen, der dorsalwärts zur Anlage des Bulbus olfactorius orientiert ist. Die Anlage des Bulbus olfactorius zeigt gelegentlich 2 Sulci. Seine Mantelzone enthält hochprismatisches Epithel. (Gleichzeitig entsteht das Primordium des Corpus striatum und medial des Bulbus olfactorius die Nuclei septi, welche jedoch keine Verbindung zum terminalen vomeronasalen System besitzen).

Bei Stadium 18 (13–17 mm, 44 Tage) zeigt das Olfaktoriusfeld zwei transversale Sulci. Es besteht ein Ventriculus olfactorius. Stets ist der terminale vomeronasale Komplex mit einem deutlichen Ganglion terminale angelegt. Der Bulbus olfactorius ist größer geworden. Bei Stadium 19 (16–18 mm, 48 Tage) sind die Nn. olfactorii sowie der terminale vomeronasale Komplex deutlich entwickelt, ebenso das Ganglion terminale. Der Tractus olfactorius erstreckt sich bis zum Primordium hippocampi. An einem Präparat ließen sich zu diesem Zeitpunkt Fasern der Nn. terminalis et vomeronasalis nachweisen. Die Fasern gehen von der ganzen Länge des Nasendaches abwärts und sind mit Olfaktoriusfasern vermischt. Darüber ziehen sie jedoch hinter den Olfaktoriusfasern und medial des Bulbus olfactorius in die Area septi dorsal des Nucleus olfactorius ein.

Bei Stadium 20 (18–22 mm, 51 Tage) und Stadium 21 (22–24 mm, 52 Tage) sind die Nn. olfactorii innerhalb des Mesenchymgebiets der künftigen Lamina cribrosa deutlich zu erkennen und ziehen in den Bulbus olfactorius ein. Am N. terminalis läßt sich sein intrakranieller Verlauf nachweisen: Beide Nn. terminales berühren sich in der Medianen und kreuzen sich möglicherweise. Alle Fasern des N. terminalis ziehen zur Area septi medialis, in der ein Kern erscheint.

Innerhalb des Bulbus olfactorius lassen sich zu diesem Zeitpunkt eine oberflächliche Fibrillenfaserschicht, eine plexiforme und teilweise ein Velum marginale, die Schicht der

Mitralzellen, eine zellarme Schicht und die Ependymschicht nachweisen.

Bei Keimlingen von 25 mm SSL ist der Riechfortsatz des Gehirns basal und etwas kaudalwärts gerichtet. Sein Wurzelgebiet ist in querer Richtung wesentlich breiter als in sagittaler. Nach der Seite zu geht der Riechfortsatz in die Stria olfactoria lateralis über. In der Gegend der Fossa lateralis cerebri biegt er in einem annähernd rechten Winkel okzipitalwärts um. Dorsale und ventrale Abschnitte des Nucleus olfactorius anterior sind zu erkennen.

Bei Stadium 23 (27–31 mm, 57 Tage) ist das Ganglion terminale kleiner geworden. Die Fila olfactoria sind in eine mediale und laterale Gruppe gegliedert. Die vomeronasalen Fasern sind in Form zweier hinterer Fäden erkennbar, die das Ganglion vomeronasale erreichen (an der dorsomedialen Seite des Bulbus olfactorius). Die Fasern des N. terminalis, speziell die hinteren, erreichen die Mucosa des Nasenseptum in kaudaleren Abschnitten (s. Abb. 113, S. 172).

Bei 30 mm langen Keimlingen entsteht nach HUMPHREY (1966b) eine frontale Furche zwischen Riechfortsatz und Stirnhirn. Das vordere Ende der Riechhirnausladung wendet sich stärker medianwärts. Bei Keimlingen von 31,4 mm SSL zieht die Riechhirnausladung nur noch basal- und medialwärts, jedoch nicht mehr kaudalwärts. Der Ventriculus olfactorius läßt deshalb eine annähernd rechtwinklige Biegung erkennen, so daß sein rostralster Teil beinahe quer steht. Die Lamina cribrosa ist zu diesem Zeitpunkt noch nicht entwickelt.

Bei Keimlingen von 34 mm SSL orientiert sich der Riechfortsatz nach vorne und medial, sein vorderes Ende verdickt sich zum Bulbus olfactorius. Später vermindert sich der Konvergenzwinkel beider Bulbi und Tractus. Bei 70 mm langen Feten bedeckt der Bulbus den dorsalen Teil der Lamina cribrosa, bei 210 mm langen die dorsale Hälfte (Abb. 142).

Bulbus olfactorius accessorius. Die Ausbildung eines Nebenbulbus bei Erwachsenen wird bestritten. Da aber das Organon vomeronasale in frühen Stadien angelegt wird (KOELLIKER, 1882) und manchmal sogar bei Erwachsenen aufgefunden wurde (KALLIUS, 1905), ist sein gelegentliches Vorkommen nicht unwahrscheinlich. Ähnlich wie aus der normalen Riechschleimhautanlage wächst aus dem Organon vomeronasale ein Nerv aus, der sich den Riechnerven anlegt und zu dem an der dorsalen Bulbusseite sich entwickelnden „Bulbus accessorius" verläuft.

Ventriculus olfactorius. Der Ventriculus olfactorius beginnt sich durch Wucherung der ependymalen Wandauskleidung bei Keimlingen von 73,5 mm SSL allmählich zu verschließen.

Es entsteht eine niedrige, lumenwärts gerichtete, pilzförmige Ausladung des Ependyms, welche spitze Fortsätze nach vorne und hinten besitzt, die das Lumen zu einem Zylinder einengen. Sie mißt von vorne nach hinten etwa 0,44 mm.

Bei Keimlingen von 91,5 mm SSL ist die Wucherung mächtiger geworden und mißt rechts 1,2 mm, links 1,74 mm in der Längsrichtung. Stellenweise entstehen 2 Lumina innerhalb des Riechnervs.

Bei Keimlingen von 130 mm SSL nimmt die Zahl der Einzellumina weiter zu, der ependymale Charakter der Zellen geht verloren. Bei 143 mm SSL sind alle Lumina verschwunden. Bei 193 mm SSL ist auch der Lumenteil des Tractus in Rückbildung begriffen, und zwar von vorne nach hinten.

Bei Keimlingen von 220 mm SSL fehlt jede Spur eines Hohlraumes. Bei Keimlingen von 135 mm und 210 mm SSL füllen die Bulbi olfactorii etwas mehr als die okzipitalen Hälften der Fossae olfactoriae aus.

Diagonales Band von Broca

Nach HUMPHREY (1967a) ist das diagonale Band Mitte des 2. Monats nachweisbar.

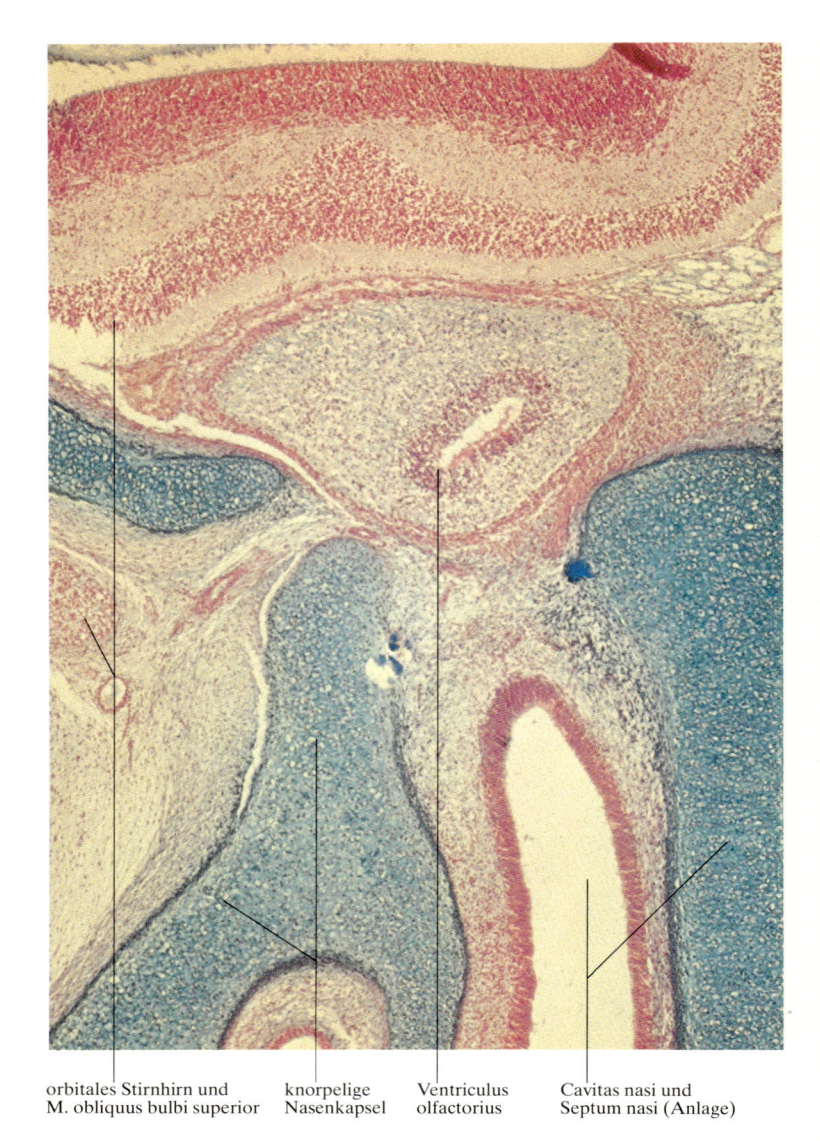

orbitales Stirnhirn und M. obliquus bulbi superior — knorpelige Nasenkapsel — Ventriculus olfactorius — Cavitas nasi und Septum nasi (Anlage)

Abb. 142. Ventriculus olfactorius bei einem 70 mm langen menschlichen Feten

Regio prepiriformis

Nach STEPHAN (1975) besteht Übereinstimmung darin, daß die Area prepiriformis temporalis medial von der Verwachsungsstelle zwischen Temporal- und Frontallappen liegt. ECCONOMO u. KOSKINAS (1925) gliederten sie nach topographischen Gesichtspunkten, BROCKHAUS (1942) nach strukturellen Merkmalen in 3 Felder. Die präpiriforme Rinde soll als Verknüpfungszone und Modifizierungseinrichtung zwischen olfaktorischen Zuflüssen dienen und Anschluß an Assoziationssysteme zum Vorderhirnbündel in diencephale Zentren bilden (Sexualverhalten, Fortpflanzung u.a.).

Sulcus rhinalis

Bei menschlichen Keimlingen soll sich nach RETZIUS (1896) und HIS (1904) ein vorderer Sulcus rhinalis lateralis bis zum 5. Keimlingsmonat nachweisen lassen. HOCHSTETTER (1898 bis 1924) sowie STEPHAN (1975) konnten eine seitliche Begrenzung des Sulcus olfactorius lateralis niemals feststellen. Ein Unterabschnitt dieses Sulcus dient als Begrenzung des Gyrus parahippocampalis und tritt Anfang des 6. Keimlingsmonats auf. Der Sulcus semilunaris ist nach ZIEHEN (1906) im 5. Keimlingsmonat nachzuweisen, nachdem im 4. das Wachstum des Schläfenlappens in rostraler Richtung erfolgt ist. Der Sulcus limitans trigoni olfactorii und der Sulcus parolfactorius posterior wurden von HOCHSTETTER erstmalig bei einem 49 mm langen Keimling (SSL) nachgewiesen. An der medialen Hemisphärenfläche kerbt dieser Sulcus etwas ein, setzt sich aber erst bei 5 Monate alten Feten als Sulcus parolfactorius posterior fort. Bei Erwachsenen liegt er kaudal des präkommissuralen Hippocampus und markiert dessen Grenze zum Gyrus paraterminalis.

Der Gyrus fasciolaris tritt nach RETZIUS schon Anfang des 5. Keimlingsmonats als selbständige Bildung auf.

Corpus amygdaloideum

Die periamygdale Rinde stellt das oberflächliche Gebiet des Mandelkernkomplexes dar, der sich nach STEHAN (1975) aus einem Gebiet zwischen entorhinaler und präpiriformer Rinde entwickelt und den Hauptteil der periamygdalen Rinde stellt. Nach lateral, an der Grenze zur entorhinalen Rinde hat sich ein ganz seichter Eindruck gebildet: Fissura amygdaloidea = Sulcus semiannularis von RETZIUS (1896).

Nach HUMPHREY (1968) läßt sich die erste Anlage des Corpus amygdaloideum schon bei Beginn des Aussprossens der Endhirnbläschen (Stadium von 8–9 mm) nachweisen. Das Corpus amygdaloideum ist bei 239 mm langen Feten deutlich nachweisbar.

STEPHAN u. ANDY (1977) führten vergleichend anatomische Untersuchungen des Corpus amygdaloideum durch. Sie betonen, daß nach JOHNSTON (1923) am menschlichen Gehirn bestimmte Teile des Kerngebietes rückgebildet sind. Nach CROSBY u. HUMPHREY (1944) sind laterale, basale und akzessorische Basalkerne beim Menschen relativ größer entwikkelt, der Nucleus medialis und der Kern des Tractus olfactorius lateralis sind diesen Autoren zufolge eher rückgebildet. HUMPHREY (1936) gliederte eine Pars corticomedialis (zentromediale Gruppe) von einer Pars basolateralis (corticobasolateralis) ab. Der Kern des Tractus olfactorius lateralis gehört zur zentromedialen Gruppe, die in den derzeitigen Nomina Anatomica als Pars corticomedialis (olfactoria) bezeichnet wird. Der großzellige Teil des Nucleus basalis wurde von diesem Autor der Pars basolateralis zugeordnet, deren kleinzelliger Kern in der aufsteigenden Tierreihe eine progressive Entwicklung zeigt.

Nach STEPHAN u. ANDY (1977) beträgt das Volumen des gesamten Corpus amygdaloideum 3106 mm^3, die Pars corticomedialis (olfactoria) 586 mm^3 (der Kern des Tractus olfactorius lateralis ist der Rückbildung anheimgefallen). Die Pars basolateralis besitzt ein Volumen von 2520 mm^3, der großzellige Basalkern eines von 256 mm^3, der kleinzellige Kern dieser Gruppe 2264 mm^3 (bei einem mittleren Körpergewicht von 65 kg).

Substantia perforata rostralis (anterior)

Ende des 3. Keimlingsmonats wölbt sich ein Tuberculum olfactorium deutlich hervor, später wird die ganze Substantia perforata rostralis kleiner, wobei sich das Verhältnis zwischen Tuberculum und diagonalem Band noch zugunsten des letzteren verschiebt. Ende des 4. Keimlingsmonats ist keine Vorwölbung, sondern eher eine Einsenkung erkennbar (MACCHI 1951).

Fissura hippocampi

Nach HUMPHREY (1967, 25 menschliche Keimlinge zwischen 9,0 mm und 261,0 mm) ist bei 20,0–32,0 mm langen Keimlingen eine breite, seichte Rinne entlang der Formatio hippocampalis angelegt. Bei 37 mm langen Keimlingen läßt sie sich sicher im hinteren lateralen Abschnitt des dem Diencephalon gegenüberliegenden Endhirnabschnitts nachweisen. Sie liegt dem Primordium des Gyrus dentatus gegenüber. Es wird angenommen, daß der sich verdickende Gyrus dentatus zur Entwicklung des Sulcus hippocampalis beiträgt. Bei Keimlingen mit 61,5 mm und 79,0 mm Länge (12–13 Wochen alt) ist die Fissura hippocampi durchgehend ausgebildet und vertieft, bei 112 mm langen Keimlingen ist sie im temporalen Abschnitt der Hippocampusformation deutlich entwickelt. Vor diesem Abschnitt ist der Gyrus dentatus klein geblieben, die Fissur seicht und halbmondförmig. Während sich der Gyrus dentatus in dorsalen Abschnitten verdickt, vertieft sich auch dort die Fissur. Bei 143 und 144 mm langen Keimlingen (18$^1/_2$ Wochen) besteht in der Spitzenregion des Polus temporalis eine seichte Fissura hippocampi, dorsal vertieft sie sich zunächst und verengt sich dann, so daß ihre beiden Seiten in Kontakt geraten. Nachdem die beiden Wände sich berührt haben, beginnt die Fusion und verstärkt sich nach dorsal zu. Die Pia mater läßt sich oberflächlich und auch tief zu den Blutgefäßen nachweisen. Spä-

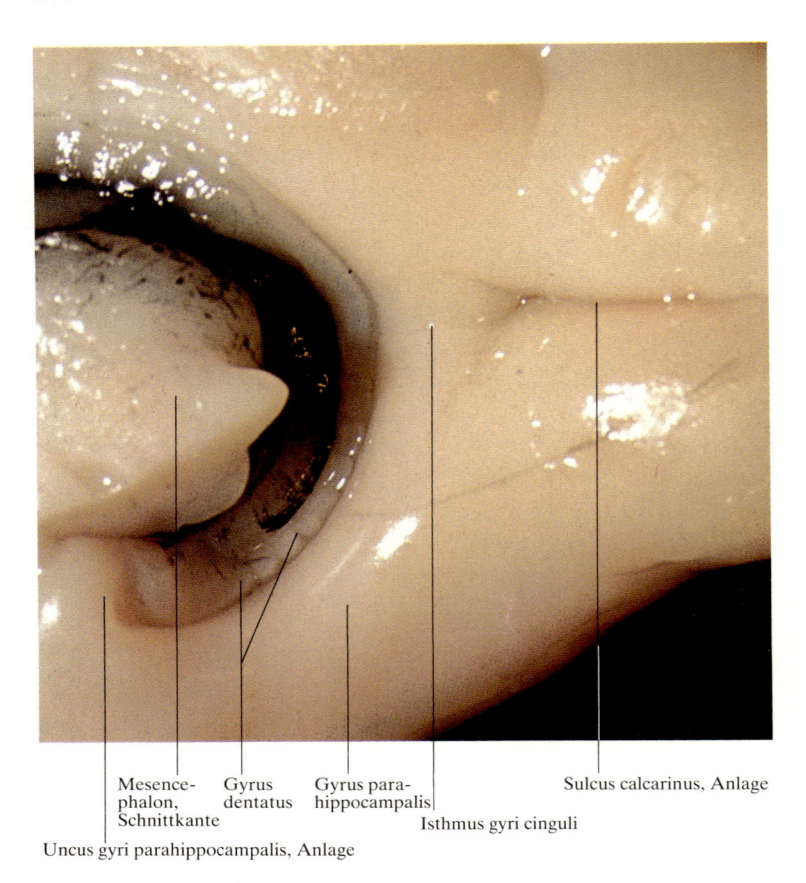

| Mesence- | Gyrus | Gyrus para- | | Sulcus calcarinus, Anlage
| phalon, | dentatus | hippocampalis |
| Schnittkante | | | Isthmus gyri cinguli
Uncus gyri parahippocampalis, Anlage

Abb. 143. Gyri parahippocampalis et dentatus, Anlagen beim 220 mm langen Feten

ter verschwinden die weichen Hirnhäute in der Fissur. Bei $20^1/_2$ Wochen alten Keimlingen läßt sich die Fissura hippocampi mit der Erwachsener vergleichen. Sie besteht als eine Spalte zur oberflächlichen Identifikation zwischen Gyrus dentatus und Übergang in den Cortex entorhinalis subicularis (Abb. 143). In vorderen Abschnitten ist eine tiefe Fissur noch nachweisbar. Wenn der Gyrus dentatus eine weitere Einfaltung erfahren hat und sich auch der tiefe Abschnitt der noch offenen Fissur schließt – wie in dorsalen Abschnitten seine Wände fusionieren –, bleibt auch dort nur eine schmale Oberflächenfurche zwischen Gyrus dentatus und Presubiculum zurück. Bei 30 Wochen alten Keimlingen (262,0 mm) ähnelt die Region der Erwachsener.

Nucleus caudatus

Nach HEWITT (1958) beginnen sich die Basalganglien bei Keimlingen von 7,5 mm in der Seitenwand der Endhirnbläschen zu entwickeln. Bei 15 mm, 25 mm und 35 mm langen Keimlingen sind zwei benachbarte Aufwölbungen sichtbar, die vorne durch eine Rinne voneinander abgetrennt sind. In dorsalen Abschnitten, die sich als gemeinsamer Stamm zum künftigen Polus temporalis erstrecken, ist diese nicht nachweisbar. Aus diesem Teil entwickeln sich die Cauda nuclei caudati und das Corpus amygdaloideum. Bei den jüngeren Keimlingen erstreckt sich die mediale Eminenz in Richtung Tuberculum olfactorium. Sie wird später zum Caput nuclei caudati, während die laterale den Hauptteil der Cauda bildet, welche bei 45 mm langen Keimlingen noch verhältnismäßig breit ist.

Die frühesten Zellwanderungen des Striatumkomplexes erfolgen nach HUMPHREY (1968) vom Keimepithel in der Region des Foramen interventriculare nach lateral zur primordialen Hippocampusanlage. Die 3 Hauptkerngebiete (anteriores, corticomediales und basolaterales) sind bereits bei 9,5 mm langen Keimlingen nachweisbar, das zentrale Kerngebiet erst bei 22,2 mm langen, das des Tractus olfactorius lateralis bei 27,4 mm langen Keimlingen. Während der ersten Entwicklungsstadien stammen alle Zellen des Komplexes vom lateralen Striatumhügel ab, später (bei 20,7 mm langen Keimlingen) auch vom medialen Striatumhügelfirst.

Nucleus lentiformis und Striatum

Die Zellen der Pallidumanlage entstehen sehr früh (RICHTER 1965) während der 4. Schwangerschaftswoche. Während dieser Zeit sind die meisten Zellgruppen des Thalamus schon nachzuweisen (DEKABAN 1954). Die größeren Zellen des Striatum verharren während dieser Zeit im Neuroblastenstadium und reifen während der 28. und 30. Schwangerschaftswoche, die kleineren nicht. Undifferenzierte Zellen dieser Art bleiben bis in die ersten Lebensmonate bestehen. Ende des 1. Lebensjahres ist die Entwicklung des Striatum annähernd abgeschlossen. Die Myelinisierung des Pallidum geht der des Striatum um etwa 5 Monate voraus (RICHTER 1965). Die Neurone des Pulvinar thalami wachsen nicht aus dem Stratum germinativum der Wand des 3. Ventrikels, aus dem der übrige Thalamusabschnitt entsteht. Dessen Keimzone verschwindet bei $9^1/_2$ Wochen alten Keimlingen. Deshalb wurde angenommen, daß das Pulvinar thalami aus der kissenartigen Matrix des Ganglienhügels herstammt (RAKIĆ u. SIDMAN 1969).

Kommissuren

Durch sich verdickende obere Abschnitte der Lamina terminalis wachsen Fasern von einer Hemisphäre zur anderen: Kommissurenplatte. Schon früh treten Fasersysteme auf, die basale Endhirnteile miteinander verbinden: Commissura rostralis. Etwas später erscheint im oberen Abschnitt der Kommissurenplatte die Commissura hippocampi, in der sich Fasern der Hippocampusformation kreuzen. Noch später ziehen durch den rostral und dorsal der Commissura hippocampi gelegenen Bezirk die ersten Kommissurenfasern des Corpus callosum hindurch. Die Kommissurenplatte verschiebt sich dabei in okzipitaler Richtung. Nach HOCHSTETTER (1919) entsteht auch der dorsale Abschnitt des Corpus callosum aus der Kommissurenplatte. Nach RAKIĆ u. YAKOVLEV (1968) soll dieser Abschnitt aus einer Verschmelzung von Wandteilen des Telencephalon impar hervorgehen. Demnach sollen sich Commissura rostralis und Corpus callosum völlig unabhängig voneinander entwickeln, worauf die

ten Lamina reuniens. Diese Fasern stellen die „Pionierfasern" der Commissura rostralis dar: Area precommissuralis.

Commissura hippocampi. Die Commissura hippocampi beginnt sich bei 43 mm langen Keimlingen (HINES, 1922) am 55. Gestationstag zu entwickeln. Bei 45–50 mm langen Keimlingen (10–11 Wochen alt) läßt sich das Corpus callosum in dorsalen Abschnitten der Lamina precommissuralis noch nicht nachweisen.

Fornix. Bei 40 mm langen Keimlingen (etwa 9 Wochen alt) lassen sich 2 lockere Bündel, die von der Area precommissuralis ausgehen und nach dorsal divergierend in die Lamina reuniens verlaufen, verfolgen (HINES, 1922). Sie verlaufen in den medialen Wänden jeder Hemisphärenblase und stellen die Primordia der Fornices dar: der dorsale Abschnitt der Lamina reuniens kann deshalb von diesem Zeitpunkt an als Primordium hippocampi bezeichnet werden. Bei 45–55 mm langen Keimlingen läßt sich eine Faserung innerhalb des Fornix nachweisen. Bei 55–60 mm langen Keimlingen entsteht das Psalterium hippocampi mit der Commissura hippocampi.

Die Commissura fornicis liegt Anfang des 4. Monats oral des Foramen interventriculare. Mit zunehmender Entfaltung des Corpus callosum wird diese rückwärts verschoben und bildet schließlich eine dünne Platte zwischen den Fornixschenkeln und unter dem Balkenwulst aus. Die gekreuzten und ungekreuzten Fasern des Fornix lassen dann die Columnae fornicis entstehen, die im Hypothalamus abwärts zum Corpus mamillare wachsen.

Corpus callosum. Vom Corpus callosum ist bei 11 Wochen alten Feten noch nichts zu erkennen. Durch verschiedene Umbauvorgänge, auch im Bereich der Meninx primitiva, entsteht die Massa commissuralis in dorsalen Abschnitten der Lamina reuniens. Bei Keimlingen von 50–60 mm (11–12 Wochen) treten aus den Hemisphärenblasen „Pionierfasern" in das prospektive Corpus callosum ein. Dieses Einwachsen erfolgt ins Zellbett der Massa commissuralis des Primordium hippocampi, während die Commissura rostralis bereits in die Area precommissuralis nach abwärts gewandert ist. Bei Keimlingen von 60–80 mm (12–13 Wochen) zieht eine zunehmende Anzahl von Balkenfasern ein und bildet die Kommissurenplatte des Corpus callosum. Bei Keimlingen von 90–100 mm Scheitel-Steiß-Länge (13–15 Wochen) sind alle Stadien von Zellproliferation nachweisbar; die vorher ablaufenden degenerativen Vorgänge sind nicht mehr erkennbar. Schon bei einem 51 mm langen Keimling (SSL) konnte HOCHSTETTER (1929) die Balkenanlage von der Commissura fornicis deutlich unterscheiden. An anderen Keimlingen ließ sie sich erst bei 85 mm Länge nachweisen.

Bei Keimlingen von 122–147 mm SSL mißt der Balken bereits 14 mm in seiner Längsausdehnung und hat sich schon über mehr als die Hälfte des vorher hochstehenden Zwischenhirndaches mittelhirnwärts vorgeschoben (Abb. 144). Dabei wird gleichsam das Dach des 3. Ventrikels durch die am Splenium haftende Verbindungsplatte zwischen den bei-

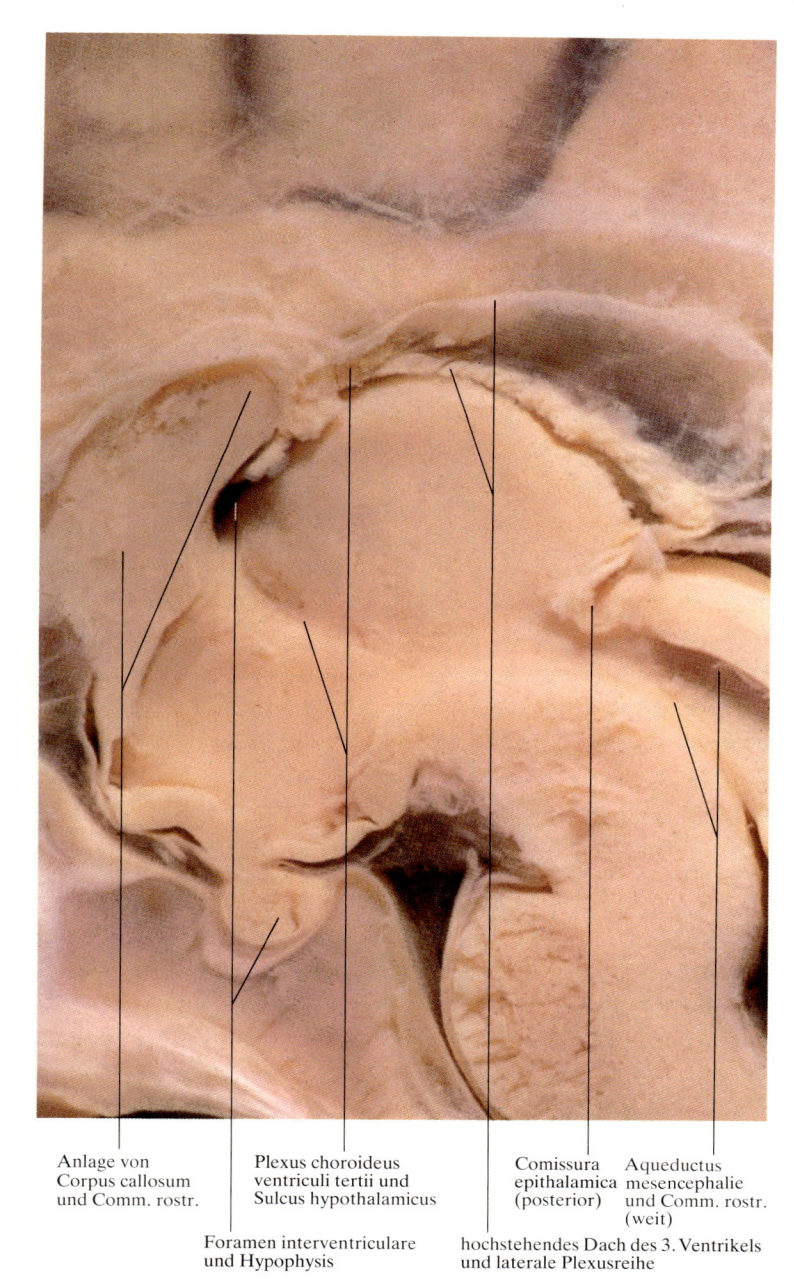

Anlage von Corpus callosum und Comm. rostr. | Plexus choroideus ventriculi tertii und Sulcus hypothalamicus | Foramen interventriculare und Hypophysis | Comissura epithalamica (posterior) | Aqueductus mesencephalie und Comm. rostr. (weit) | hochstehendes Dach des 3. Ventrikels und laterale Plexusreihe

Abb. 144. Anlage der Commissura rostralis und des Corpus callosum bei einem 120 mm langen menschlichen Keimling

gute Entwicklung der Commissura rostralis bei Balkenmangel hinweise. Die Fornixfaserung verläuft aus der Hippocampusformation des Schläfenlappens in Richtung Kommissurenplatte und bildet eine Commissura fornicis aus.

Commissura rostralis (Abb. 144). Nach PROBST (1973) beginnt sich die Commissura rostralis beim 36-mm-Stadium in unteren Abschnitten der Kommissurenplatte zu entwickeln und verbindet temporale Hirnabschnitte und Teile des Corpus amygdaloideum beider Seiten miteinander. Bei 40 mm langen Keimlingen (10 Wochen) sind diese Faserbündel bis zur Mittellinie und etwas darüber hinaus vorgesproßt und kreuzen sich in einer tiefen Zone der dicken und zelldich-

den Fornices bei der Überwachsung herabgedrückt. Nur okzipital vom Balkenwulst wölbt sich das Zwischenhirndach noch stärker vor, als dies bei jüngeren Keimlingen der Fall ist. Dort entsteht ein zunächst großer Recessus suprapinealis, der später vom Splenium corporis callosi nach abwärts und dorsal verlagert wird.

Die Abbiegung des Genu corporis callosi nimmt zwischen dem 18-Wochen-Stadium und der Neugeborenenzeit deutlich zu, wobei der Querschnitt des Corpus callosum in der Mediansagittalen annähernd die Gestalt wie bei älteren Keimlingen und Feten besitzt. Zwischen dem 5. Keimlingsmonat und Neonatus nimmt die Stärke des Truncus corporis callosi um weniger als 30% zu, während sich die Stärke des Genu und des Splenium corporis callosi annähernd verdoppelt. Zwischen der Neugeborenenzeit und dem fertig ausgebildeten Corpus callosum bei Erwachsenen vergrößert sich die Stärke etwa zweieinhalbfach im Truncusbereich, während das Splenium corporis callosi seine Stärke verdreifacht (RAKIĆ u. YAKOVLEV, 1968).

Septum pellucidum

Entwicklung. Im Gebiet zwischen Commissura rostralis und Balkenanlage bleibt die Kommissurenplatte frei von Fasern. Dieser Teil wird durch das Auswachsen des Balkens zu einer dünnen Platte, dem *Septum pellucidum,* das sich zwischen den Säulen des Fornix und dem vorderen Abschnitt des Balkens ausspannt (HOCHSTETTER 1929). Die Mehrzahl der Forscher nimmt wie HOCHSTETTER an, daß das Septum pellucidum durch mechanische Streckung der Matrix der Kommissurenplatte zwischen Corpus callosum und Columnae fornices entstehe. Nach RAKIĆ u. YAKOVLEV (1968) entsteht das Septum aus einem eingefalteten Streifen der Lamina reuniens (Hochstetters Kommissurenplatte) bei Keimlingen von 20–40 mm Scheitel-Steiß-Länge. BROWN (1975) nimmt an, daß sich der präkommissurale Teil des Septum pellucidum beim Menschen durch Migration von Neuroblasten aus dem Neuroepithel ventromedialer Hemisphärenwandabschnitte bilde. Beim 8 Wochen alten Keimling (22,2 mm) bestehe es aus einem schmalen Neuroblastenband, das rostral breiter als kaudal ist.

Das Septum pellucidum entsteht nach MACCHI (1951) Ende des 3. Keimlingsmonats als schmale Zone zwischen Corpus callosum und Commissura hippocampi und vergrößert sich dann während des Balkenwachstums auf eine Fläche, die von keinem anderen Säugetier, auch beim Menschenaffen nicht, erreicht wird (STEPHAN 1975). Nach MACCHI stammt das Septum pellucidum hauptsächlich vom Archipallium ab. Eine progressive Entwicklung des Genu corporis callosi, verknüpft mit einer Vergrößerung des Septum pellucidum, läßt sich bei Hund und Katze nachweisen. Diese rostrale Ausdehnung des Corpus callosum erreicht bei Primaten ihren Höhepunkt und ist mit der starken Entwicklung der Lobi frontales korreliert. Durch die Aufwärtsentwicklung des Genuabschnittes werden nach ABBIE (1939) die Lamina terminalis sowie der Fornix nach aufwärts gezogen und verdünnt.

Kern- und Faserentwicklung. Medial und unten grenzt das Septum an das diagonale Band, lateral an den Nucleus accumbens. Bis zur 10. Keimlingswoche ziehen die meisten Septumfasern in der Nachbarschaft des medialen Vorderhirnbündels zum Tuberculum olfactorium. Bei $10^1/_2$ Wochen alten Keimlingen verlaufen präkommissurale Fornixfasern in zellarmen Regionen ein, bei $11^1/_2$ Wochen alten sind die Nuclei septi mediales, der Nucleus medialis partis anterioris et posterioris und der Nucleus des diagonalen Bandes entwickelt. Das große seitliche Kerngebiet ist relativ wenig differenziert. Bei $12^1/_2$ Wochen alten Keimlingen haben sich die Fornixfasern vermehrt, aus der seitlichen Kernregion ist der Nucleus lateralis partis internae abgegliedert (BROWN 1975).

Cavum septi pellucidi. Bei der Katze ist das Septum noch solide. Durch die weitere Ausdehnung während der Phylogenese komme es (ABBIE 1939) zur Kondensierung des Septum in 2 Laminae und zur Bildung des Cavum septi pellucidi. Eine gegensätzliche Theorie für die Entstehung des Cavum septi besagt, daß das Cavum durch 2 Schichten der paraterminalen Körper entstehe und sich nach dorsal in die Fissura longitudinalis cerebri öffne, welche nach ABBIE jedoch niemals bei Säugern ohne Corpus callosum demonstriert werden konnte. Nach RAKIĆ u. YAKOVLEV (1968) stellt das sich entwickelnde Cavum septi pellucidi eine nach dorsal offene Tasche dar, welche zur Zeit der Geburt (bei Karnivoren und Rhesusaffen) noch offen ist. An unserem menschlichen Untersuchungsgut konnte dies nicht festgestellt werden.

Bei Keimlingen von 60–90 mm fusionieren nach RAKIĆ u. YAKOVLEV (1968) dorsal der Area commissuralis Abschnitte der medianen Hemisphärenrinne zunächst nach rostral und später nach abwärts, erreichen aber nicht die Area precommissuralis. Diese Rinne bleibe jedoch vorne offen und bilde die zunächst seichte Fissura longitudinalis zwischen den kurzen Lobi frontales der Hemisphärenbläschen aus. Bei 12–14 Wochen alten Keimlingen kreuzen die Fasern am Vorderrand des Corpus callosum in der Massa commissuralis und verengen die mediane Rinne zu einem Schlitz unterhalb des Vorderrandes des heranwachsenden Corpus callosum. Diese Spalte wird von der Meninx primitiva ausgefüllt und öffnet sich in die Fissura longitudinalis. Bei älteren Keimlingen jedoch bilden sich Kommissurenfasern rostral dieser Zone aus, unterhalb davon entsteht eine Lücke in der Bodenregion der medianen Rinne zwischen den gegenseitigen Flächen des eingefalteten Primordium hippocampi. Zunächst wird eine kleine dreiseitig begrenzte Tasche ausgebildet, deren Spitze in Richtung Area precommissuralis weist. Die dreieckige Lücke im Bereich der medianen Rinne ist zunächst offen und wird dann wahrscheinlich vom herabwachsenden Rostrum corporis callosi abgeschlossen. Auf diese Weise entsteht das Cavum septi pellucidi als eine sekundär abgeschlossene, subkallöse Tasche des Sulcus medianus telencephali. Die beiden Wände des Septum pellucidum sind zunächst verhältnismäßig dick. Später, als Folge des raschen Wachstums der Hemisphären und des Corpus callosum, verdünnen sie sich. Dabei erweitert sich das Cavum septi in der Transversalen und verlängert sich. Mit Ausbildung der Fasermassen der Großhirnhemisphären verringert sich der Querdurchmesser relativ, so daß das Cavum septi schließlich eine schmale Spalte in der Mediansagittalen zwischen den zwei dünnen Platten des Septum pellucidum wird: ein Septum pellucidum und ein Cavum septi können ohne Entwicklung des Corpus callosum nicht entstehen.

Nach HOCHSTETTER (1924) besteht das Cavum septi pellucidi bei etwa 130 mm langen Keimlingen aus 2 getrennten größeren Spalträumen. Der kleinere liegt scheitelwärts der Commissura rostralis und ist annähernd dreiseitig begrenzt, während der andere größere, parietal von ihm gelegene, durch einen sagittal eingestellten Streifen von nicht zerstörter Septumsubstanz von ihm getrennt ist und das Areal zwischen Genu corporis callosi, Truncus und Splenium einnimmt. Die Seitenwand dieses Raumes ist in okzipitalen Abschnitten von zahlreichen Bälkchen und Fäden durchzogen, zwischen denen seichte Buchten die Flächen des Hohlraumes unregelmäßig gestalten. Bei Keimlingen von 180–210 mm SSL hat sich der Balken mit seinem Splenium so weit okzipital vorgeschoben, daß er nahezu seine definitiven Beziehungen zum okzipitalen Abschnitt der Falx cerebri und dem Rand des Tentorium erlangt hat. Das nun glattwandige Cavum septi pellucidi reicht okzipital nicht mehr an das Splenium heran, sondern endet 10 mm rostral davon. Die Verbindungsplatte zwischen beiden Fornices, welche die basale Wand des Cavum septi bildet, hat sich normalerweise bereits an die basale Fläche des Balkens angelegt und ist in okzipital-frontaler Richtung mit diesem verwachsen. Ein Cavum septi ist bei Neugeborenen regelmäßig entwickelt.

Ärztliche Bedeutung. Der Ausdruck Cavum septi sollte nach klinischen Befunden dann verwendet werden, wenn Kommunikation des Hohlraumes mit dem Ventrikelsystem besteht. Als Septumzyste würde entsprechend ein abgeschlossener, flüssigkeitsgefüllter Hohlraum im Septum pellucidum gelten, wenngleich zystische Geschwülste im Cavum septi von manchen Autoren (BROBEIL, 1947 u.a.) abgetrennt werden.

Cavum septi pellucidi und Cavum Vergae. Erstmalig wurden diese Cava von Silvio de la OEBOE (1671), Vicq d'AZYR (1786) und VERGA (1851) beobachtet.

Die Rückbildung des ursprünglich weiten Cavum septi erfolgt unabhängig von der Anlagerung des Fornix an die Unterfläche des Balkens. Bleibt sie aus, dann kann, wenn sich der Fornix mehr rostral hochwölbt, ein enger Gang zwei „Cava" verbinden, dessen hinteres dann entsprechend dem ersten Beschreiber als Cavum Vergae, der Gang als Aqueductus Vergae bezeichnet wird. Bleibt der mehr embryonale Zustand erhalten, dann liegt ein Hohlraumsystem vor, das beide Räume umfaßt oder ein großes Cavum septi darstellt. Zahlreiche Termini sind für diesen weit nach dorsal greifenden Nebenraum des Cavum septi in Verwendung: Ventriculus fornicis, Ventriculus triangularis, Ventriculus Strambio u.a. Es wird oben begrenzt von der Unterfläche des Truncus corporis callosi, hinten vom Splenium corporis callosi und unten von der Commissura fornicis sowie von den Crura fornicis.

Cavum Vergae, Variation. Unter 200 Gehirnen konnten wir ein eigenartiges und bisher nicht beschriebenes Cavum Vergae zweimal feststellen. In beiden Fällen stand es breit mit dem Cavum septi pellucidi in unmittelbarem Zusammenhang und stellte somit eine embryonale Form dar. Es kommunizierte jeweils mit dem linken Seitenventrikel (LANG 1972). An einem dieser Präparate reichte die Commissura fornicis nicht bis zum hinteren Ende des Cavum Vergae, so daß die Cisterna fissurae transversae mit ihrer Oberwand unmittelbar an die Unterseite des Cavum Vergae grenzte. Die Dehiszenz war etwa 1,0 cm breit. Am anderen Gehirn erwies sich die Commissura fornicis als mehrfach perforiert, so daß durch 1–1,5 mm weite Öffnungen die Auskleidung des abnormen Ventrikels unmittelbar an die Cisterna fissurae transversae grenzte. Ist es schon normalerweise schwierig, ein Cavum Vergae röntgenologisch von einer Cisterna fissurae transversae zu unterscheiden, so wird zumindest in diesen beiden Fällen die unmittelbare Nachbarschaft beider Flüssigkeitsräume eine genauere Diagnose meist verhindern. Wahrscheinlich können in solchen Fällen nur Bewegungsaufnahmen unter Beobachtung des vordringenden Luftkontrastes Aufschluß geben. Es ist auch denkbar, daß die außerordentlich dünnen Wandungen im Bereich der Perforation oder der dorsal fehlenden Commissura fornicis während einer Luftfüllung durchreißen (LANG 1972).

Rarefikationen des Septum pellucidum. In jüngeren Untersuchungen wird u.a. auf die Zyklopenventrikel aufmerksam gemacht, die wohl insbesondere bei perforierten Septum pellucidum-Abschnitten vorkommen (Abb. 145). An unserem

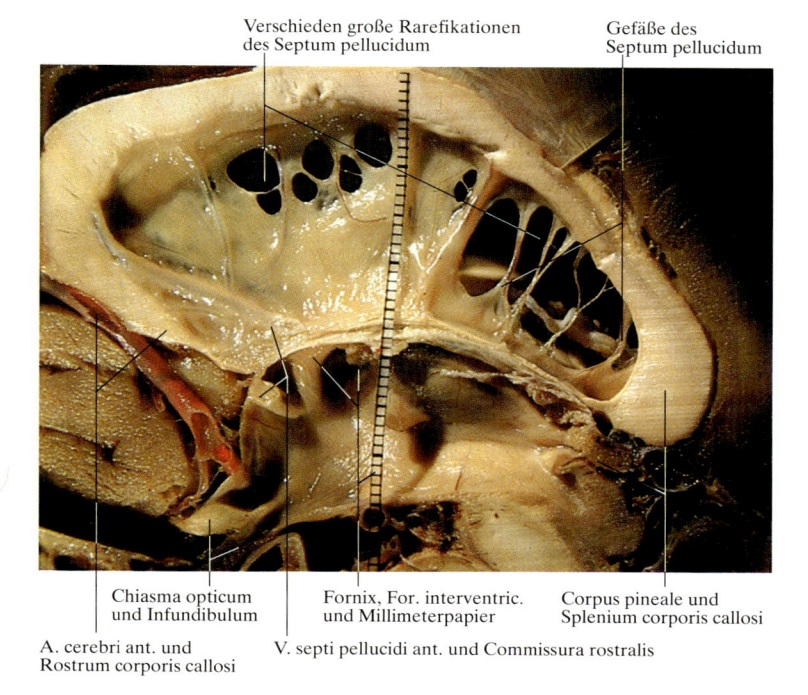

Abb. 145. Septum pellucidum, Rarefikation bei altem Menschen, 92 Jahre, männlich

Untersuchungsgut fanden sich eine ganze Reihe rückgebildeter Septa, bei denen nur einzelne Gefäßstränge entsprechend den Ästen von Vv. septi pellucidi als Überreste vorhanden waren. Ein perforiertes Septum pellucidum wurde erstmalig von GIBSON (1924) beschrieben und ebenfalls als Rückbildungserscheinung gedeutet. Insgesamt aber ist dieses Verhalten nicht so selten. Die Rückbildung betrifft meist die oberen und hinteren Abschnitte des Septum pellucidum, da offenbar die Kerngebiete des Septum stets erhalten bleiben. Sie werden als Septum verum (ANDY u. STEPHAN 1968) dem eigentlichen Septum pellucidum gegenübergestellt (LANG 1972).

Diencephalon und Hypophyse

Entwicklung. Das Diencephalon entwickelt sich aus dem mittleren Abschnitt des Prosencephalon. Durch starke Zellvermehrung in seitlichen und basalen Abschnitten bildet sich sein Hohlraumsystem zu einem sagittal gestellten Spalt, dem Hauptteil des Ventriculus tertius, um. Die dünnbleibende Decke entwickelt sich gemeinsam mit umgebenden Mesenchymteilen zum Dach und zum Plexus choroideus ventriculi tertii, im dorsalen Teil zum Corpus pineale. Dessen Anlage besteht zunächst in einer Verdickung in der Medianlinie und stülpt sich in der 7. Woche zu einem soliden Fortsatz aus, der über dem Dach des Mesencephalon liegt und bei 7–9 mm langen Keimlingen (33 Tage) deutlich zu erkennen ist. Aus der Deckplatte soll außerdem der anfangs verhältnismäßig große Epithalamus entstehen, aus dem sich später die Nuclei habenulares und Kerngebiete der Commissura epithalamica entwickeln.

An der medialen, den 3. Ventrikel begrenzenden Oberfläche des Zwischenhirns bei 5–7 mm langen Keimlingen (32 Tage) entsteht eine Längsrinne: *Sulcus hypothalamicus,* welche nicht ganz exakt einen dorsalen Flügel- von einem basalen Grundplattenanteil abgrenzt. Er darf nicht mit dem Sulcus limitans kaudaler Abschnitte des zentralnervösen Systems verglichen werden.

Neben dem späteren Sulcus hypothalamicus tritt ein weiterer, oberhalb gelegener *Sulcus diencephalicus medius* bei 25 mm langen menschlichen Keimlingen auf. Der Thalamus dehnt sich in ca 75% so stark medialwärts aus, daß die rechte und linke Anlage miteinander verschmelzen und die Adhesio interthalamica bilden.

Thalamus

Formentwicklung. Durch die Entwicklung der Capsula interna wird das Basalgangliengebiet gegliedert. Die Vorderfläche des Thalamus wächst dann stark heran; seine freie Seite verschwindet. Länge und Verlaufsrichtung des Sulcus terminalis ändern sich dabei entscheidend: Zunächst bildet er mit der Transversalen, später mit der Longitudinalen spitze Winkel.

YAMADORI (1965) konnte die Anlagen der Hauptkerngebiete des Thalamus bei 43,1 mm langen menschlichen Keimlingen nachweisen. Die definitive Gliederung wird bei 108 mm Scheitel-Steiß-Länge erreicht. Innerhalb des Thalamus sind schon bei 5,0 mm langen Embryonen Fasern erkennbar. Am frühesten entwickelt sich die Faserung der Radiatio thalami, welche mit den Fasern der Capsula interna zu den Basalganglien und Hirnwänden zieht.

Pulvinar thalami. Nach RAKIĆ u. SIEDMANN (1969), die Gehirne von Feten zwischen 5 und 40 Wochen untersuchten, enthält der Ganglienhügel des Endhirns gegen Ende der Schwangerschaft zahlreiche proliferierende Zellen, die das Corpus gangliothalamicum aufbauen – eine Struktur, die den Autoren zufolge zwischen 18. und 34. Schwangerschaftswoche besteht und von ihnen erstmalig beschrieben wurde. Während der 22. Keimlingswoche scheinen zahlreiche Zellen aus dem Ganglienhügel in das Pulvinar zu wandern. Ein Teil des menschlichen Thalamus entsteht demnach aus dem Telencephalon und erreicht dienzephale Gebiete zwischen dem 5. und 8. Schwangerschaftsmonat.

Corpora geniculata

Die dorsalen Thalamusanteile gliedern sich in das Corpus geniculatum laterale und mediale auf: Metathalamus.
Die ersten Anlagen der Corpora geniculata mediale et laterale wies DEKABAN 1954 bei 29 mm langen ($8^1/_2$ Wochen alten) Embryonen nach.

Großhirnrelation. Die Relation Thalamusvolumen zu Großhirnvolumen nimmt während der Entwicklung ab, da zunächst die Großhirnentwicklung langsamer abläuft als die Thalamusentwicklung. Während die Entwicklung der dorsalen Thalamuskerngruppe relativ weniger vorangeht, nehmen die Volumina der hinteren Kerngruppen und des Nucleus reticularis während der Entwicklung zu. Die übrigen Kerngruppen behalten ihre Volumenrelationen bei (YAMADORI, 1965).

Boden des Diencephalon. Der Boden des Neuralrohrs im Bereich des Diencephalon läßt vorne den Augenblasenstiel aussprossen (s.S. 239). In seiner Nachbarschaft differenziert sich bei 7–9 mm langen (33 Tage alten) Keimlingen die Chiasmaplatte als Anlage des Chiasma opticum, während der Augenblasenstiel später in die Seitenwand des Hypothalamus einbezogen wird. Vor dem Chiasma biegt die dem Telencephalon zugehörende rostrale Begrenzung des 3. Ventrikels scharf aufwärts und geht am Recessus opticus in die Lamina terminalis über.

Hinter der Chiasmaplatte entsteht das Infundibulum, das sich an der Bildung der Neurohypophyse beteiligt. Bei etwa 44 Tage alten (13–17 mm langen) Keimlingen verschwindet die Rathkesche Tasche, die Anlage der Adenohypophyse, wieder. Dorsal des Infundibulum wölben sich die Corpora mamillaria an der ventralen Oberfläche des Hypothalamus beiderseits der Medianen vor.

Tractus habenulo-peduncularis. Der Tractus habenulo-peduncularis ist bei 20,2 mm langen Keimlingen noch marklos, bei 94 mm langen Keimlingen vollständig entwickelt (YAMADORI 1965).

Abb. 146. Hypophysenentwicklung und Entstehung intrasellärer Zysten (nach FAGER u. CARTER 1966, sowie nach BANNA 1976)
a) Feten 8–11 mm (ca. 37 Tage). Es beginnt die Evagination der Neurohypophyse (STREETER 1948; YOKOH 1968). Adenophyse sichtbar bei 11–14 mm langen Embryonen (ca. 41 Tage) (nach O'RAHILLY u. GARDNER 1971)
b) Etwas späteres Stadium: Chorda dorsalis liegt im künftigen Dorsum sellae. Saccus hypophysealis im unteren Abschnitt (knorpelige Basis cranii) obliteriert
c) Embryonen von ca. 30 mm (56 Tage). Reste der Rathkeschen Tasche im Chondrokranium, Rotation der Pars tuberalis nach oben. Bei Embryonen von 18–22 mm. Pars intermedia der Adenohypophyse beobachtet (O'RAHILLY 1971)
d) Hypophyse beim ca. 11 Wochen alten Feten. Hypophysenstiel steht nach vorne oben, Diaphragma sellae, Entwicklungsstadium
e) Hypophyse des Erwachsenen schematisch, Hypophysenstiel steht nach hinten oben.

⎯⎯⎯⎯⎯⎯⎯⎯⎯⎯⎯⎯⎯⎯⎯▶

Tractus mamillothalamicus. Der Tractus mamillothalamicus tritt zuerst bei 20,2 mm langen Keimlingen auf; seine Fasern entwickeln sich thalamopetal und sind bei Keimlingen von 103 mm Scheitel-Steiß-Länge vollständig ausgebildet (YAMADORI 1965).

Hypophyse (Abb. 146)

Entwicklung. Der Gehirnanhang wurde von GALEN (129–199) schlicht als Glandula oder als Glandula quae infundibulum cerebri (Hirntrichter) excipit bezeichnet. Dieses und eine Reihe anderer Organe sollten die Excrementa cerebri ab- und ausführen. Die französischen Anatomen hielten sich lieber an Glandes pituitaires (HYRTL 1880).

Nach RATHKE (1838) entsteht bei den Säugern ganz hinten in der Mundhöhle, unterhalb der Grundfläche des Schädels, eine kleine unregelmäßige, rundliche Vertiefung, die der Schleimhaut angehört und offenbar eine dünnwandige Aussackung derselben darstellt: Rathkesche Tasche. Diese dringt, indem sie an Tiefe zunimmt, in Richtung Hirntrichter (Infundibulum) vor und berührt schließlich diesen. Beim Schaf und Schwein lassen sich noch vor der völligen Abschnürung (von der Mundbucht) 2 länglich ovale Seitenhälften bemerken, die mit ihrem dickeren oder unteren Ende ineinander übergehen.

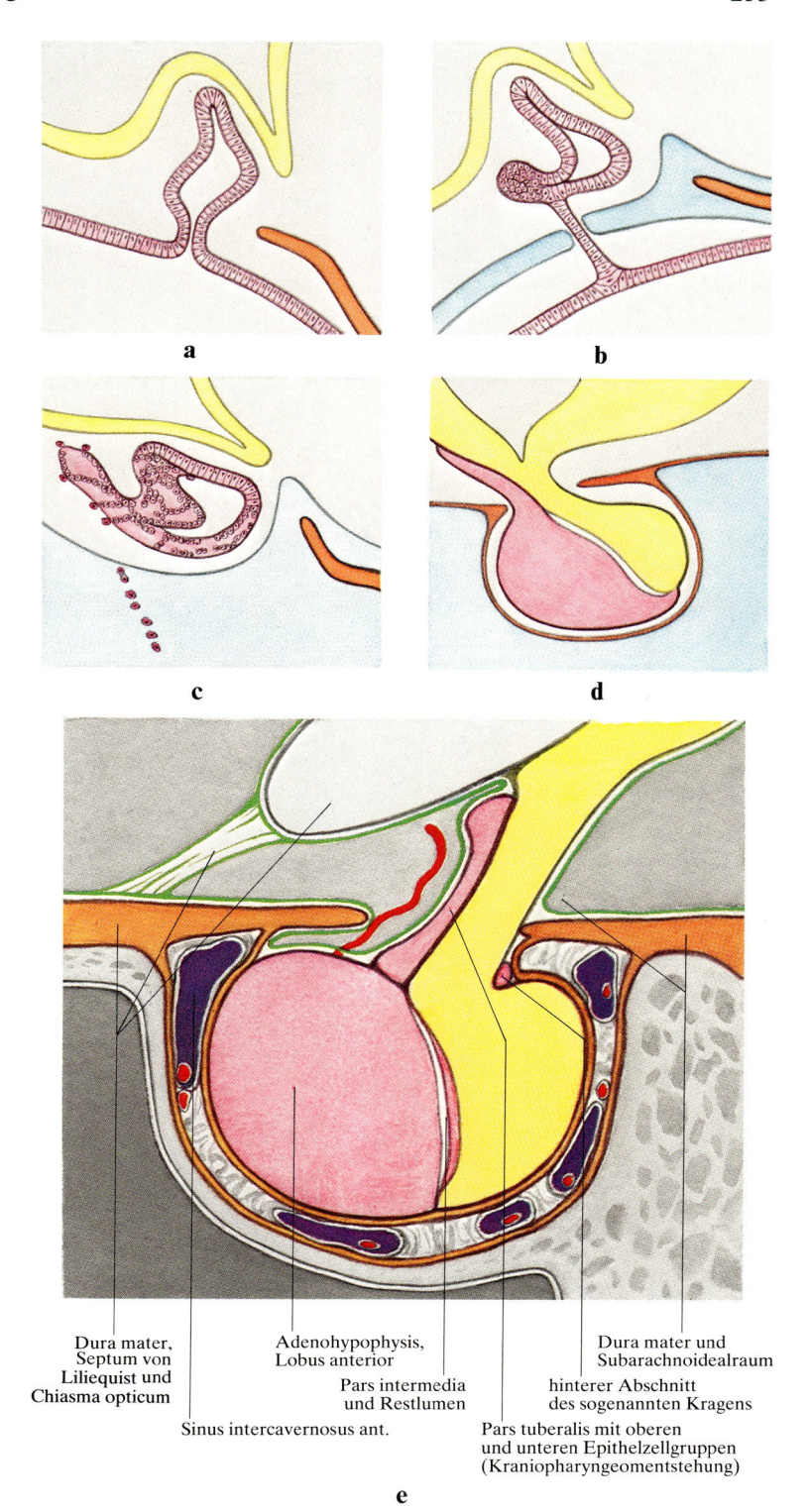

Die Kavität der Rathkeschen Tasche wird zu einer spaltähnlichen Struktur: Rathkesche Spalte. Diese kann bis ins Erwachsenenalter bestehen bleiben und Zysten bilden. Bei Größenzunahme der Rathkeschen Tasche und möglicherweise auch durch Drücke gegen den Schädel verlagert sich das Bläschen nach vorne und wird später U-förmig. Die Folge dieser Formänderung wird gelegentlich als Rotation der Hypophyse beschrieben. Nach BARTELMEZ u. DEKABAN (1962) ist die Adenohypophyse schon bei 3,5 mm langen (22 Tage alten) Embryonen nachweisbar. Jene Zellen, die ursprünglich am Übergang in den Ductus craniopharyngealis lagen, werden nach vorne und oben verlagert und kommen damit in eine neue Lagebeziehung zum übrigen Hypophysenvorderlappen (am vorderen Umfang des Infundibulum). Nach NAIKEN u.Mitarb. (1961) entwickelt sich der Hypophysenvorderlappen aus der Pars buccalis des Stomatodeum (Rathkesche Tasche) und wächst aufwärts zur ventralen Fläche des Neuralrohrs. Nach ATWELL (1926), der einen 4,68 mm langen Keimling untersuchte, gibt es keinerlei Anzeichen, wo das Ektoderm endet und das Entoderm beginnt. Die vordere Taschenfläche des oberen Abschnitts wird zur Pars anterior, die hintere Fläche zur Pars intermedia der Hypophyse, während der Hohlraum als Hypophysenspalte zwischen Pars anterior und Pars intermedia beim Menschen eine Zeitlang, bei den meisten Tieren während des ganzen Lebens bestehen bleibt.

Hypophysenentwicklung und Kraniopharyngeome. BANNA (1976) betont, daß diese Verlagerung erklärt, warum die meisten Kraniopharyngeome oberhalb der Fossa hypophysialis entstehen und nur wenige primär innerhalb der Sella turcica.
Größere Zellhaufen fand ERDHEIM (1904) erstmals bei älteren Menschen entlang der Vorderfläche des Infundibulum. Die Struktur der Zellen erinnert an geschichtetes Plattenepithel. Gelegentlich enthalten diese Zellhaufen kleine Zysten, jedoch keine Haarfollikel, Talg- oder Schweißdrüsen. Wegen ihrer Ähnlichkeit mit verschiedenen Hypophysentumoren (nicht benannt zu dieser Zeit) bezeichnete ERDHEIM diese als Hypophysenganggeschwülste. KIYONO (1924) und CARMICHAEL (1931) fanden Verhornungserscheinungen und Keratohyalin in einzelnen Plattenepithelinseln, und SUSMAN (1932) fand einige Plattenepithelzellen bei Kindern (nach Untersuchung von 230 Hypophysen). Nachdem ATWELL (1926) die Entwicklung der Pars tuberalis beschrieben hatte, vermutete er, daß zumindest einige der Hypophysengangtumoren in Wirklichkeit Tumoren der Pars tuberalis darstellen. HUNTER (1955) postulierte, daß diese Tumoren aus Plattenepithelzellen hervorgingen und metaplastische Hypophysenvorderlappenzellen seien. Derzeit jedoch wird angenommen, daß ERDHEIMS Meinung richtig ist.
Kraniopharyngeome wurden am häufigsten in der 2. Lebensdekade nachgewiesen, frühestens bei Neugeborenen. Mit zunehmendem Alter treten sie seltener auf, jedoch in 27% bei Patienten von über 40 Jahren (BANNA 1976).

Hypophyse, Spaltbildungen und Zysten

Nach dem 16. Lebensjahr sind nach NAIKEN u. Mitarb. (1961) die Spalten in der Hypophyse obliteriert und nur in Form von Trabeculae oder kubischen Epithelsträngen oder kolloidgefüllten Zysten nachweisbar. Nach BAILEY (1932) ist die Hypophysenspalte entweder komplett obliteriert oder besteht als isolierte zystische Kavität mit Flimmerepithel. Er war weiterhin der Meinung, daß die Zellen der Rathkeschen Tasche potentiell alle Strukturen des *Stomatodeum* (Membrana mucosa, Plattenepithel, Zähne, Speicheldrüsen) zu bilden in der Lage sind.
RASMUSSEN (1929) konnte Flimmerepithel und schleimhautproduzierende Zellen in menschlichen Hypophysen nachweisen. Er fand in nur 2 von 200 Hypophysen hochprismatische Flimmerzellen einzeln und in der Nachbarschaft des Vorderlappens. GILLMAN (1940) fand Flimmerepithel und Becherzellen sowie Zysten in 16 von 80 Hypophysen von Bantus. Die Zysten hatten Durchmesser von 200 µ–1 mm und fanden sich bei Menschen zwischen 23 und 53 Jahren.

FAGER u. CARTER (1966) befaßten sich mit sog. intrasellären epithelialen Zysten. Sie weisen auf die Seltenheit dieser Zystenbildung hin sowie auf die Deutung als Überrest der Rathkeschen Tasche. Dieser Sacculus hypophysialis schließt sich in der frühen Embryonalzeit; möglicherweise bleibt sein apikales Ende postnatal spaltförmig zwischen Vorder- und Hinterlappen der Hypophyse erhalten.
Die Spalte ist von kubischem oder hochprismatischem Epithel (häufig mit Cilien oder Becherzellen besetzt) ausgekleidet. Epidermoidzysten in Höhe des Hypophysenstiels dagegen weisen Nester von Plattenepithelzellen, ebenfalls Überreste der Rathkeschen Tasche, auf. Nach SHANKLIN (1949–1951) fanden sich unter 100 Hypophysen 13 mit derartigen Spaltbildungen (bei Menschen zwischen 11 und 20 Jahren). FAGER u. CARTER stellten unterschiedlich große Zysten innerhalb der Hypophyse, auch inmitten des Vorderlappens, fest. Sie sind der Meinung, daß sie sich während des Lebens durch Vermehrung des Zysteninhalts vergrößern.

Neurohypophyse

Allgemein wird angenommen, daß die Neurohypophyse durch Aussprossen unterer Zwischenhirnabschnitte bei 8–11 mm langen ca. 37 Tage alten Embryonen entsteht. GILBERT (1935) kommt zu dem Schluß, daß die Pars neuralis der Hypophyse sich (bei Katze, Hund, Ratte, Kalb, Schwein und Mensch) nicht durch aktives Auswachsen aus dem diencephalen Bodenabschnitt entwickelt, sondern eine Reaktion auf die Wachstumsprozesse in der Umgebung des Gehirns darstelle.

Corpus pineale

O'RAHILLY (1968) wies die erste Anlage des Corpus pineale bei 7–9 mm langen und ca. 33 Tage alten Embryonen im Dachabschnitt des Diencephalon nach. Nach COOPER (1933) findet sich bei 25 mm langen Keimlingen die Andeutung einer Falte vor der kleinen Invagination der Commissura posterior. Bei 30 mm langen Keimlingen besteht die Anlage des Corpus pineale in einer dorsalen Ausbuchtung: Diverticulum pineale, im hinteren Dachabschnitt des Diencephalon, etwas vor der Commissura posterior. Die Commissura habenularum-Anlage ist nachweisbar. Zwischen dieser und der Commissura posterior besteht die Pinealisfalte.
Bei 35 mm langen Keimlingen (COOPER 1925 und KRABBE 1917; zit. nach COOPER 1933) besteht eine dorsale Aussakkung des Daches des 3. Ventrikels unmittelbar vor der deutlich sichtbaren hinteren Kommissur, die die hintere Anlage repräsentiert. Unmittelbar benachbart und vereinigt damit liegt eine Zellmasse vor, die die vordere Anlage darstellt. Zwischen dem 3. und 4. Keimlingsmonat vergrößert sich die vordere Anlage der Epiphyse, das Diverticulum pineale bleibt in Verbindung mit dem 3. Ventrikel und wird durch Vereinigung mit der Commissura epithalamica (posterior) in diese einbezogen, die sich dann nach vorne in den 3. Ventrikel vorwölbt. Eine Abgrenzung zwischen Zellen der 2 Anlagen ist nicht möglich. In der Abbildung 3 von COOPER (1933) eines Keimlings zwischen dem 3. und 4. Monat steht

das Diverticulum mit dem 3. Ventrikel in Verbindung und die Commissura habenularum mit der vorderen Epiphysenanlage, während die hintere am Hinterrand des Diverticulum (schmächtig) ausgebildet ist. Das Diverticulum (Cavum pineale) war an einem anderen Präparat vom 3. Ventrikel durch Pinealiszellen abgegrenzt. COOPER (1933) nahm an, daß ein Teil des Diverticulum in das Cavum, der andere in den Recessus pinealis umgewandelt werde. Während des 5. Keimlingsmonats kommt es zu einer deutlichen Vaskularisation der Epiphyse und zur Entwicklung zweier Zelltypen. Im späteren Keimlingsalter bestehen keine Unterschiede zur Epiphyse postnataler Stadien. Der Recessus pinealis ist von Ependym ausgekleidet, ein Bindegewebeseptum zwischen den beiden pinealen Anlagen ist nachweisbar. Während des 8. Fetalmonats wandeln sich die undifferenzierten Epiphysenzellen in sog. Epiphysenparenchym um. An kindlichen Epiphysen wies COOPER an einigen Präparaten vollständig obliterierte Cava pinealia, in anderen Fällen kleine Cavitäten innerhalb der Drüse nach. An der Epiphyse eines 8jährigen Kindes bestanden 4 Hohlräume, deren größter sich in der langen Achse des Organs erstreckte. Während der Pubertät hat die Epiphyse ihre endgültige Größe (anterior – posteriorer Durchmesser 8,5 mm) erreicht. Alle Zysten des Corpus pineale waren von einer Gliawand umgeben, gelegentlich ragen zungenförmige Fortsätze des umgebenden Gewebes in die Zysten hinein. Auch an unserem Untersuchungsgut Erwachsener liegen nicht selten Zystenbildungen in Epiphysen vor (Abb. 147).

Ventriculus tertius

Formgestaltung. Während der hintere Abschnitt des 3. Ventrikels einen Formwandel durch die Entwicklung des Cerebrum und der Kommissuren erhält, verändert sich der vordere weniger stark, und zwar durch Bildung und Verlagerung des Chiasma opticum, des Tuber cinereum, des Saccus hypophysialis und der Recessus opticus und infundibuli. Der Recessus opticus scheint eine Folge der Entwicklung des Chiasma opticum, das sich gleichsam nach aufwärts verlagert und in den 3. Ventrikel einstülpt, darzustellen. Der Recessus infundibuli dagegen ist eine echte untere Ausdehnung des 3. Ventrikels.

Untere Recessus. Bei menschlichen Keimlingen von 6 mm Länge erscheint eine primäre Chiasmaplatte (YOKOH 1975). Während der 6. Keimlingswoche wölbt sich das Chiasma in den Boden des 3. Ventrikels vor, wodurch der Recessus opticus entsteht. Dieser stellt eine Grenze zwischen telenzephalen und dienzephalen Ventrikelabschnitten dar und markiert gleichzeitig jenen Punkt, von dem die Augenbläschen ausgingen (PATTEN 1968). Der Recessus infundibuli entsteht aus dem Boden des dienzephalen Ventrikelabschnittes und gelangt während der 4. Keimlingswoche in Kontakt mit dem Saccus hypophysialis (Rathkesche Tasche) (STREETER 1912). Während der Entwicklung der Neurohypophyse verengt sich der Recessus infundibuli. (KÜHNE u. SCHWARZ 1975).

Plexus chor. Ventr. III
R. chor. post. med., Zweige
V. cerebri int.
Commissura epithalamica und Lamina tecti
Corpus callosum
Zyste des Corpus pineale und Millimeterpapier
Aqueductus mesencephali und Lobulus centralis cerebelli

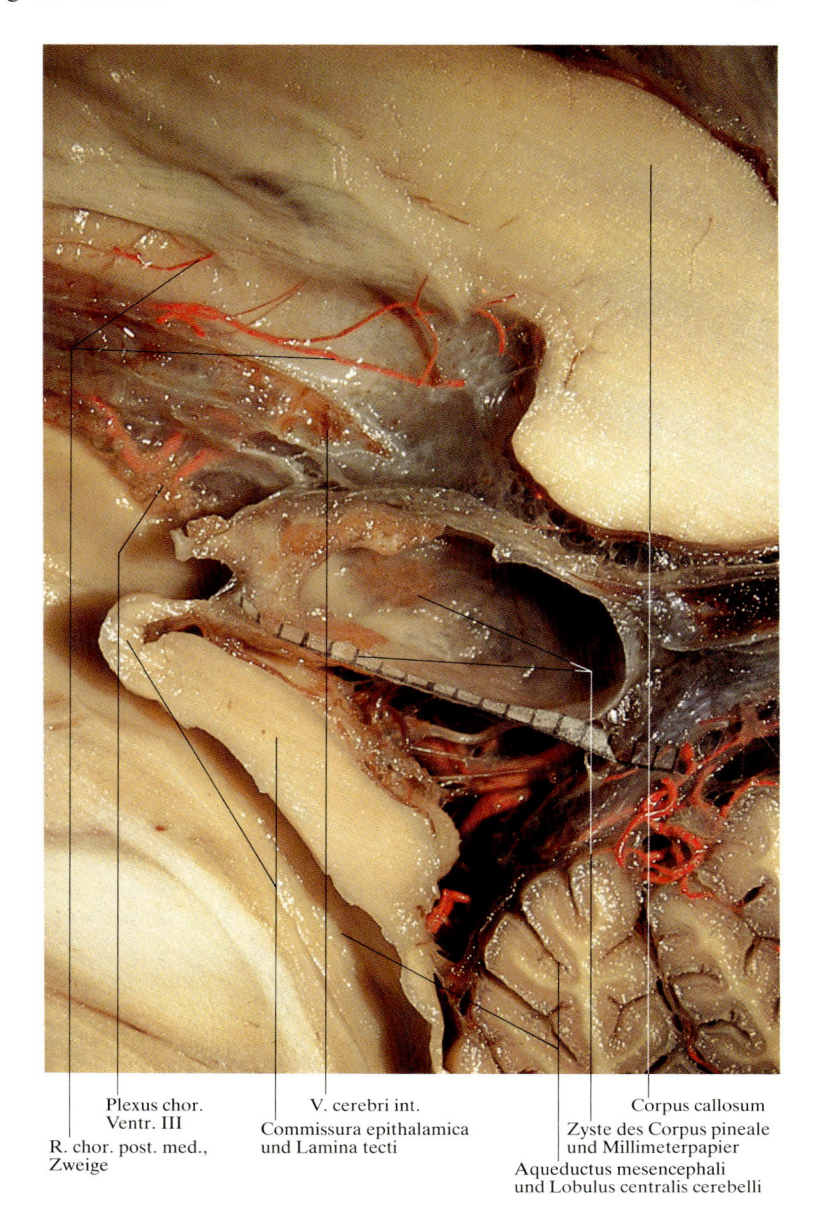

Abb. 147. Zyste des Corpus pineale

Längsausdehnung des Bodens. Während der posteriore Durchmesser des Erwachsenenventrikels doppelt so groß wie der eines 30 Wochen alten Keimlings ist, ist der Längsdurchmesser im Bodenabschnitt bei 30 Wochen alten Keimlingen und Erwachsenen gleichgroß.

Mesencephalon

Das Mesencephalon erfährt während seiner Entwicklung, verglichen mit den anderen Hirnabschnitten, die geringsten Gestaltänderungen. Die Grundplatte wird zum Tegmentum mesencephali, in dem sich Kerne des N. trochlearis und N. oculomotorius bereits bei 32 Tage alten Keimen erkennen lassen sowie extrapyramidalmotorische Kerne: Nucleus ruber und Nucleus niger, sich differenzieren. Durch den ventral des Substantia nigra befindlichen Randschleier wachsen die langen Großhirnbahnen hindurch und buckeln die Mittelhirnbasis beiderseits zu den Pedunculi cerebri vor. Die Grundplatte rückt deshalb vom 4. Keimlingsmonat an immer mehr aufwärts. Die Flügelplatten bilden das Tectum mesencephali.

Zunächst entwickeln sich seitlich je eine rostrale und eine kaudale paarige Ausladung: Colliculi craniales et caudales. Der ursprünglichen Deckplatte entspricht eine Einsenkung in der Medianen. Bei 18–20 mm langen Keimlingen (51 Tage) sondert eine Querfurche die Colliculi craniales von den Colliculi caudales ab. Der zunächst weite Hohlraum des Mittelhirns (s. Abb. 144) wird in der 2. Hälfte der Fetalzeit zum Aqueductus mesencephali eingeengt. Die somatomotorischen Kerngruppen der Nn. III und IV liegen medial. Eine kleine parasympathische Kerngruppe baut den Nucleus Westphal-Edinger auf, der den M. sphincter pupillae innerviert.

Kerngebiete der Colliculi caudales treten in den Dienst akustischen Reflexgeschehens, diejenigen der Colliculi craniales sind Korrelations- und Reflexionszentren für visuelle Impulse. Die Colliculi entstehen durch mehrere Proliferationsschübe aus dem darunterliegenden Neuroepithel, dessen auswandernde Neuroblasten sich in mehrere Schichten formieren. Einige Forscher nehmen an, daß Nucleus ruber und Substantia nigra ebenfalls Flügelplattenabkömmlinge sind.

Lamina tecti. Die mittlere *Länge* der Lamina tecti (zwischen den am weitesten rostral und kaudal gelegenen Punkten der Colliculi cranialis et caudalis) beträgt nach LOETZKE u.Mitarb. (1978) bei 14–18 Wochen alten Feten im Mittel 6,8 mm, bei 19–20 Wochen alten im Mittel 7,7 mm, bei 21–23 Wochen alten im Mittel 8,6 mm, bei 24–28 Wochen alten im Mittel 9,2 mm und bei 29–40 Wochen alten im Mittel 10,1 mm. Bei Erwachsenen macht die mittlere Länge 13,3 mm (8,0–17,0 mm) aus (siehe LANG 1981).

Fossa interpeduncularis (Abb. 148). Nach LOETZKE u.Mitarb. (1978) beträgt die *Länge* der Fossa interpeduncularis bei 14–18 Wochen alten Feten im Mittel 2,6 mm, bei 19–20 Wochen alten im Mittel 3,2 mm, bei 21–23 Wochen alten im Mittel 3,7 mm, bei 24–28 Wochen alten im Mittel 4,6 mm und bei 29–40 Wochen alten im Mittel 5,5 mm. An unserem Untersuchungsgut Erwachsener fand sich eine Länge von 11,72 mm (7,0–20,0 mm) (s. LANG 1981).

Aqueductus mesencephali. Während der Entwicklung der menschlichen Mittelhirnabschnitte kommt es zu gegensätzlichen Wachstumsvorgängen. Der ursprünglich große Tectumabschnitt verkleinert sich relativ zur Lamina tecti. Der Tegmentumteil bildet Boden- und Seitenwände sowohl des 4. Ventrikels als auch des Aqueductus mesencephali und stellt eine Fortsetzung der motorischen Kernzone der Medulla oblongata dar. Bei menschlichen Keimlingen sind die Tegmentumabschnitte bereits in der 12. Keimlingswoche entwickelt (STREETER 1912). Die Pedunculi cerebellares entwikkeln sich während des 4. Keimlingsmonats rasch (WARWICK u. WILLIAMS 1973). Bei jungen Keimlingen besteht innerhalb des Mittelhirns ein großes Lumen (Mesocele), welches von einer dünnen Wand umgeben wird. Erst durch Entwicklung der Kernmassen des 3. Hirnnervs, des Nucleus ruber und des Tectum verkleinert sich die Höhle während des 2., 3. und 4. Keimlingsmonats (FRAZER 1932). Die endgültige Form erhält der Aqueductus mesencephali 2 Monate vor der Geburt. Bemerkenswert ist, daß während des 2. Trimesters der Schwangerschaft das Lumen nicht kleiner als bei Erwachsenen aufgefunden wird (MILLEN u. WOOLLAN 1962). Nach SPIEGEL u. WYCIS (1952) ist der Aqueductus bei Erwachsenen 15,6 mm (14,0–17,5 mm) lang.

Rhombencephalon

Allgemeine Gliederung. Das Rautenhirn ist ursprünglich ein gerade verlaufendes Rohr mit weiter Lichtung. Zwischen der 3. und 5. Keimlingswoche treten an seinen Seitenwänden 5–7 grubenartige Vertiefungen auf, die in der 3. Woche außen, in der 4. Woche nur mehr innen sichtbar sind und dann verschwinden. Die ventralkonvexe Brückenbeuge zergliedert das Rhombencephalon in einen vorderen Abschnitt, Metencephalon, und einen kaudalen, Myelencephalon.

Besonders die basalen Abschnitte verbreitern und verdicken sich zunächst. Die Knickfurche selbst wird als Sulcus transversus rhombencephali bezeichnet. Ihre lateralen Abschnitte stimmen mit der späteren Lage der Recessus laterales ventriculi IV überein.

Die dünn bleibende, dorsale Wand im kaudalen Bereich des Rohres wird zur Lamina epithelialis, an die sich von außen gefäßreiches mesenchymales Gewebe anlegt. Später stülpen sich beide Anteile faltenartig in das Hohlraumsystem ein und bilden den Plexus choroideus ventriculi IV. Mit der Einlagerung der Pyramidenbahnen verdickt und streckt sich der Boden des 4. Ventrikels.

Die meisten Kerne von Mesencephalon, Rhombencephalon und Medulla oblongata sind während des 2. Schwangerschaftsmonats nachweisbar. Verhältnismäßig spät lassen sich die Nuclei pontis erkennen, die in der 25.–26. Woche noch

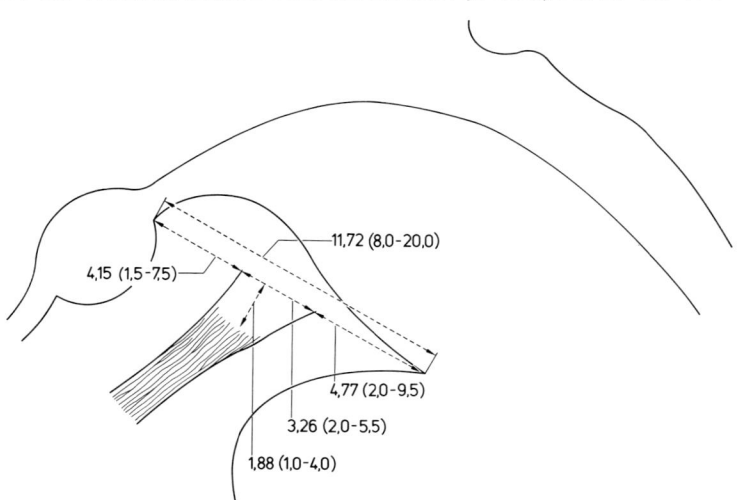

Abb. 148. Fossa interpeduncularis beim Erwachsenen, Länge und N. oculomotorius-Austrittszone
Das zentrale Segment des N. III ist an unserem Untersuchungsgut 1,88 (1,0–4,0) mm lang (LANG 1982)

auf dem Neuroblastenstadium verharren. Innerhalb der Medulla oblongata ist zu diesem Zeitpunkt, mit Ausnahme einiger Reste, kein Matrixgewebe mehr nachzuweisen. In den Nuclei cochleares, der Substantia nigra, dem Kern des Locus coeruleus sowie dem Nucleus dorsalis n. vagi und anderer Zellgruppen erscheinen Melaningranula während der ersten 5 Lebensjahre. Sie vermehren sich dann während der Kindheit, wobei diese Melaninbildung bei Albinos ebenso wie bei Normalen erfolgt (FOLEY u. BAXTER 1958).

Grundplatte und Flügelplatte. Im myelenzephalen Anteil des Rhombencephalon lassen sich Grund- und Flügelplattenkerngebiete mit denen des Rückenmarks vergleichen. Die Seitenwände des Rückenmarkskanals sind gleichsam um eine Längsachse in der Bodenplatte nach außen gekippt, wie die Seiten beim Öffnen eines Buches. In der Medianen grenzt ein Sulcus longitudinalis die beidseitigen Grundplattenbezirke voneinander ab.

Motorische Grundplatte. In der Grundplatte des Myelencephalon entstehen wie im Rückenmark die motorischen Kerne. Ein medialer Teilbereich enthält somatomotorische, ein lateraler Teil parasympathische viszeroafferente, ein intermediärer Teil viszeroefferente Kerngebiete. Die somatomotorische Kerngruppe bildet die Fortsetzung der Columna ventralis des Rückenmarks und versorgt die von den Kopfmyotomen abstammenden Muskeln. Ihre Axone verlaufen im N. hypoglossus zur Zungenmuskulatur, die Abkömmlinge von wahrscheinlich 4 okzipitalen Myotomen enthält. Im Bereich des Metencephalon und Mesencephalon ziehen ihre Fasern in die Nn. abducens, trochlearis und oculomotorius zu den Augenmuskeln, welche von präotischen Myotomen abstammen.

Auch die intermediäre, visceroefferente Kerngruppe läßt sich bis ins Metencephalon verfolgen. Ihre Fasern ziehen zur quergestreiften, aus dem Mesenchym der Kiemenbogen hervorgehenden Muskulatur. Ihre Kerne gehören im myelenzephalen Bereich den Nn. accessorius, vagus und glossopharyngeus an und werden als Nucleus ambiguus von den Nn. vagus und glossopharyngeus in Anspruch genommen, im Bulbusgebiet als Abschnitt des Akzessoriuskernes.

Die laterale, parasympathische visceroefferente Kerngruppe entläßt ihre Axone als präganglionäre Fasern zu parasympathischen Ganglien. Diese versorgen die autonome Muskulatur des Respirations- und des Magen-Darm-Traktes sowie des Herzens; außerdem innervieren sie die Speicheldrüsen. Im Myelencephalon gehören dieser Kerngruppe an: Nucleus dorsalis n. vagi und Nucleus salivatorius inferior.

Sensible und sensorische Flügelplatte. Die Flügelplattenkerne lassen sich wie die Grundplattenkerne in 3 kürzere Säulen gliedern. Am weitesten lateral liegen eine sensorische Kerngruppe des N. vestibulocochlearis sowie Kerne des N. trigeminus (Nucleus principalis). Die intermediäre sensorische Kerngruppe wird von Neuronen der Geschmacksknospen der Zunge, des Gaumens, mittlerer Pharynxabschnitte und Epiglottis erreicht: Nucleus tractus solitarii. Die mediale parasympathische, viszeroafferente Kerngruppe erhält interozeptive Impulse aus dem Magen-Darm-Kanal und vom Herzen: umstrittener dorsaler, sensibler Vaguskern. Ein Teil des Flügelplattenmaterials wandert an der Seite abwärts und bildet den Olivenkernkomplex.

Pons. Der größte *Sagittaldurchmesser* des Pons beträgt nach LOETZKE u.Mitarb. (1978) bei Feten zwischen 14 und 18 Wochen im Mittel 5,4 mm, bei Feten zwischen 19 und 20 Wochen im Mittel 7,5 mm, bei Feten von 21–23 Wochen im Mittel 9,0 mm, bei Feten von 24–28 Wochen im Mittel 10,8 mm und bei Feten von 29–40 Wochen im Mittel 13,5 mm.

Beispiel einer Kernentwicklung: Nucleus spinalis trigemini. Bei 10,0–11,8 mm langen Keimen (6 Wochen) ist der Nucleus spinalis n. V nicht nachweisbar, bei $6^1/_2$ Wochen (Menstruationszeit) läßt sich in der Mantelzone der Lamina alaris ein Zellverband, der wahrscheinlich die früheste Differenzierung des Subnucleus caudalis darstellt, erkennen. Bei 14 mm langen Keimen ($6^1/_2$ Wochen) liegt das Kerngebiet unmittelbar medial der Zona marginalis, in der HUMPHREY (1954) Fasern des Tractus spinalis n. V nachwies (BROWN 1956). Nach BROWN ist der Nucleus spinalis n. trigemini einschließlich des Subnucleus caudalis bei menschlichen Feten der 14. Woche entwickelt. Lediglich die Pars marginalis ist weniger gut abgrenzbar. Zum gleichen Zeitpunkt ist der Subnucleus interpolaris deutlich, der Subnucleus rostralis nur in kaudalen Abschnitten einwandfrei nachzuweisen. Bei $18^1/_2$ Wochen alten Feten ist der ganze Subnucleus differenziert.

Cerebellum

Entwicklung. Schon beim 12 mm langen (ca. 40 Tage alten) Keimling bildet sich während der Entwicklung der Brückenbeuge im Dachabschnitt des Rhombencephalon ein Wulst, die *Kleinhirnplatte.* Diese verdickt sich anschließend an ihrem unteren Ende an beiden Seiten zu Cristae cerebellares, die im Bereich der Rautenlippen des Metencephalon entstehen. Ihre zugeschärften Hinterränder gehen in die Lamina tectoria ventriculi IV über.

Während sich die Brückenbeuge verstärkt und das Rhombencephalon verbreitert, wachsen die Kleinhirnleisten der Quere nach und gleichzeitig über das Rhombencephalon hinweg.

Kraniale Schenkelanteile rücken näher zusammen und bilden eine quergestellte Platte, die Lamina cerebellaris, aus welcher sich der Wurm entwickelt. Beim 12 Wochen alten Keimling läßt sich ein kleinerer, mittlerer Vermis von 2 seitlichen größeren Hemisphärenbezirken abgrenzen. Die unteren Schenkelabschnitte schlagen sich durch Wachstumsvorgänge nach außen um, so daß ein äußerer und ein innerer Kleinhirnwulst entstehen. Zwischen beiden erfolgt der Übergang in die Lamina tectoria.

Nach Mitte des 3. Keimlingsmonats wachsen die Kleinhirnwülste verstärkt aus. Im Laufe des 3. Monats gliedert sich

Das Kleinhirn füllt bei Neugeborenen den dafür bestimmten Raum kaudal des Tentorium cerebelli noch lange nicht völlig aus und sein Culmen monticuli vermis ist noch weit vom Splenium corporis callosi entfernt. Deshalb besteht noch keine nachbarliche Beziehung zwischen diesem und der V. cerebri magna.

Wie das Pallium des Großhirns besteht die Kleinhirnplatte zunächst aus Neuroepithel, einer Mantel- und einer Marginalschicht. Während des 2. und 3. Monats wandern vom freien Rand der Kleinhirnplatte und von der Mantelzone Neuroblasten in den Randschleier ein und entwickeln sich zu den verschiedenen Zellformen des Cortex cerebelli. Anders als bei den Neuroblasten des übrigen zentralen Nervensystems bleibt bei den das Stratum moleculare aufbauenden Zellen die Fähigkeit zur Teilung länger erhalten. Die in dieser „Granularis externa" entstandenen Zellen wandern nach einwärts und entwickeln sich zu Nervenzellen des Stratum granulosum. Zusammen mit Purkinje-Zellen, die zunächst nicht in diese Schicht gelagert sind, und Golgi-II-Neuronen bilden sie die definitive Kleinhirnrinde.

Dicht an der Ventrikeloberfläche gelegene Neuroblasten der Mantelschicht bilden die Kleinhirnkerne, von denen der Nucleus dentatus, möglicherweise als Abkömmling des Nucleus vestibularis lateralis, gegen Ende des 3. Monats bereits angelegt ist.

Die Markscheidenentwicklung beginnt im Anschluß an die Markreifung der Fasern der Pars vestibularis des N. vestibulocochlearis. Sie setzt, wie die Rindenreifung in stammesgeschichtlich alten Anteilen, früher ein.

Die von und zum Kleinhirn ziehenden Nervenfasern bilden die Kleinhirnstiele: Pedunculi cerebellares.

Das Velum medullare craniale entwickelt sich aus dem vor dem Kleinhirnwulst gelegenen Abschnitt, das Velum medullare caudale entsteht zusammen mit der Pars noduloflocularis aus dem kaudalen Gebiet der Kleinhirnplatte, dem sog. Kleinhirnrandstreifen. Es stellt eine nicht von Rinde überzogene Marklamelle dar, die bei zunehmender Vorwölbung des Kleinhirns mit dem Nodulus nach einwärts gerollt wird und dabei im fertigen Zustand die hintere, gegen die Ventrikellichtung vorgewölbte Wand des Fastigium bildet.

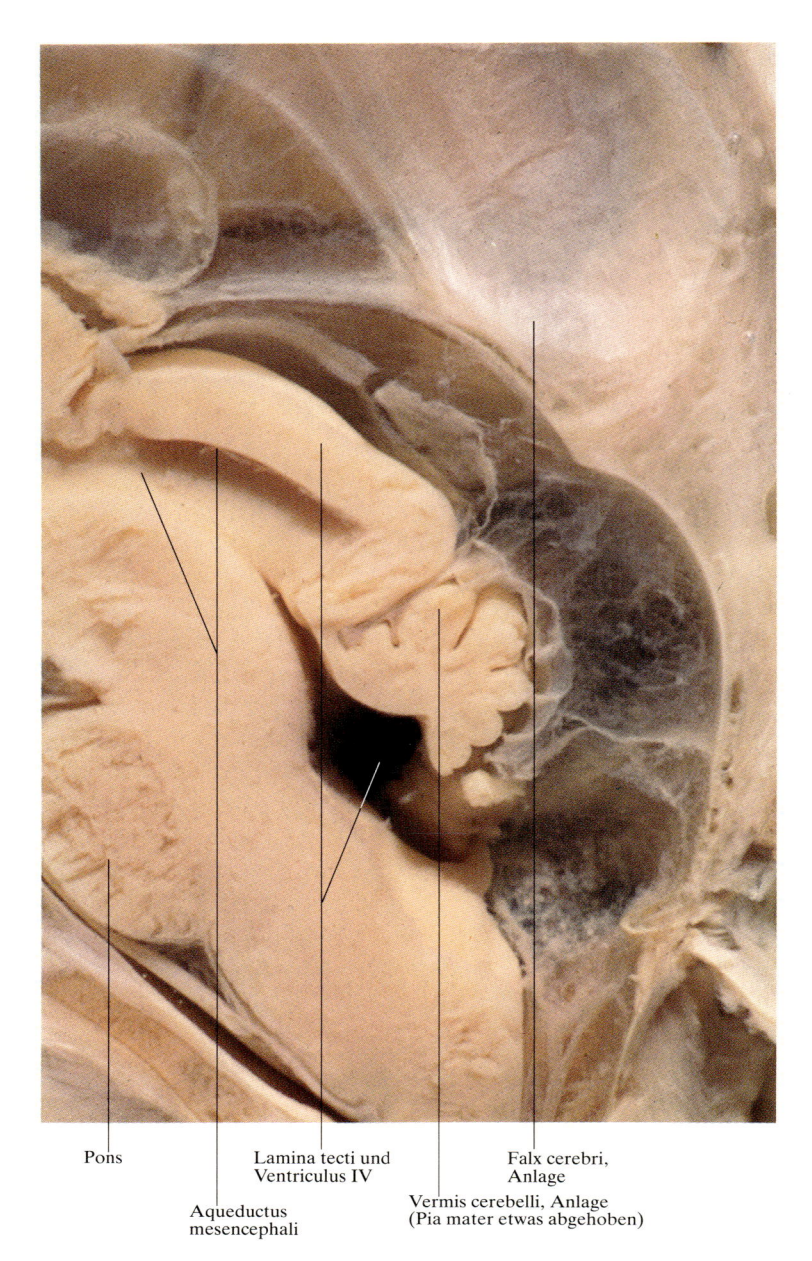

Pons — Lamina tecti und Ventriculus IV — Falx cerebri, Anlage
Aqueductus mesencephali — Vermis cerebelli, Anlage (Pia mater etwas abgehoben)

Abb. 149. Cerebellum bei einem 120 mm langen Feten

das unpaarige Wurmgebiet von den paarigen Kleinhirnhemisphären weiter ab. Im Bereich des Wurmes treten zur selben Zeit die ersten Furchen auf (Abb. 149). An den Hemisphären entstehen diese nicht vor dem 5. Keimlingsmonat. Eine transversale Furche trennt bald Nodulus von Vermis und Flocculus lateral von den Hemisphären ab. Dieser Nodulus-Flocculus-Lappen ist phylogenetisch der älteste Abschnitt des Kleinhirns und behält seine ursprüngliche Verbindung zum Vestibularisgebiet bei. Die erste Furche bildet die Grenze zwischen Lobus rostralis und Lobus medius. Kurz darauf tritt der Sulcus flocculonodularis auf. Ende des 7. Monats hat das Kleinhirn seine endgültige Ausgestaltung – früher als das Großhirn, aber relativ kleiner als dieses – erreicht (Abb. 150).

Größenentwicklung. Während des 2. Embryonalmonats wuchern außen die Zellen der Mantelzone stark, und es entwickeln sich die sog. Kleinhirnwülste. Ende des zweiten bzw. zu Beginn des dritten Entwicklungsmonats verschmelzen die beiden symmetrischen Kleinhirnanlagen medial zum Wurmgebiet, in dem später auch die ersten Furchen auftreten. Bei einem 37 mm großen Keimling betrug die größte absolute Hemisphärenbreite 2,84 mm, die Gesamtoberfläche beider Hemisphären 26,99 mm^2 und der mittlere durchschnittliche Umfang 4,76 mm. Die Gesamtoberfläche des Kleinhirns eines 63 mm langen Embryos betrug 190 mm^2. Während des 5. und 6. Fetalmonats setzt eine starke Oberflächenvergrößerung der Kleinhirnhemisphären ein. Im Wurmgebiet entstehen zahlreiche weitere quere Furchen, welche in der Mehrzahl als Fortsetzung der im Wurmgebiet aufgetretenen Pri-

Corpus callosum
und Septum pellucidum

Gyrus cinguli und
präsphenoidaler Knochenkern

Crista galli
und Palatum durum

Os nasale
und Septum nasi

Oberlippe
und Dens incisivus

Chiasma opticum,
Infundibulum,
Steilstellung und
Knochenkern im
Corpus sphenoidale

Aqueductus mesencephali
und Pons

Culmen und
Ventriculus quartus

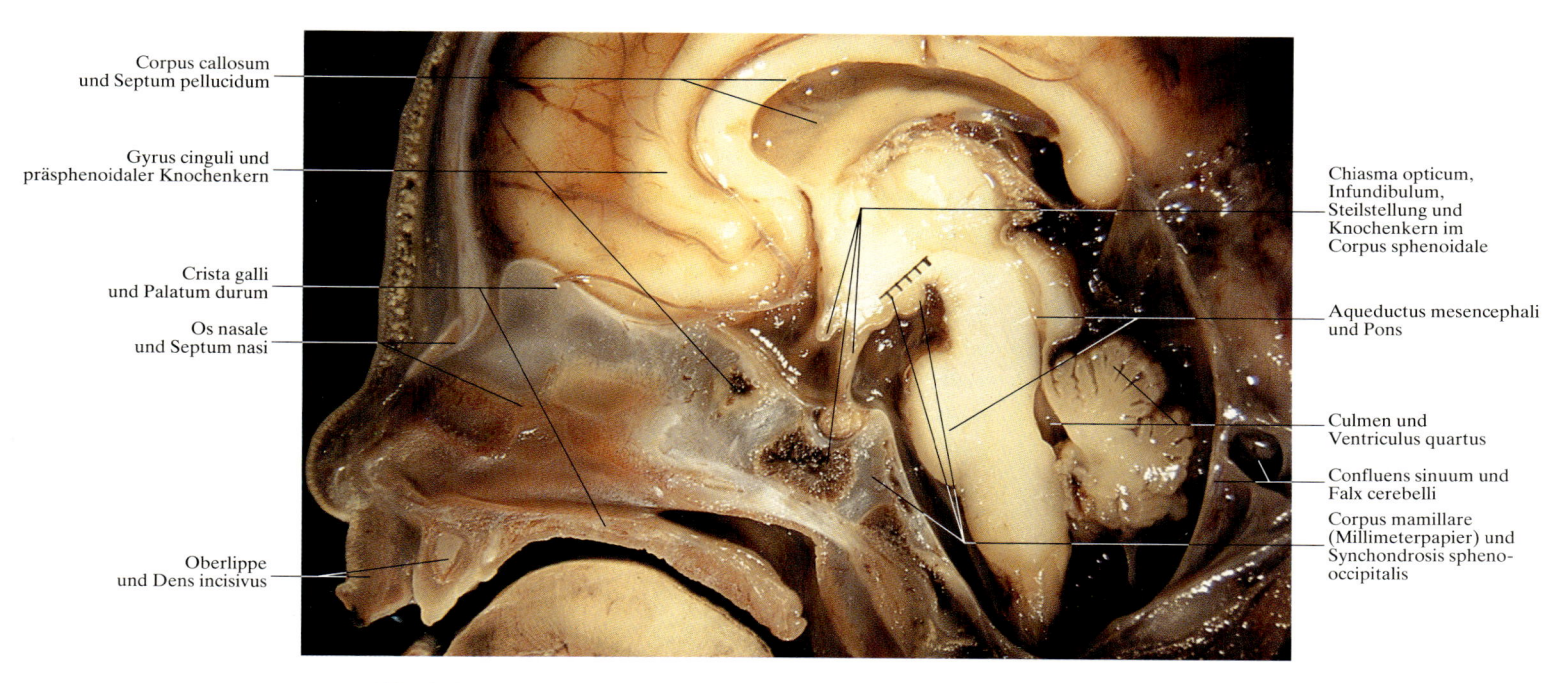

Confluens sinuum und
Falx cerebelli

Corpus mamillare
(Millimeterpapier) und
Synchondrosis spheno-
occipitalis

Abb. 150. **Medianer Sagittalschnitt durch den Kopf eines 40 cm langen Feten**

märfurchen aufgefaßt werden. Bei Erwachsenen beträgt die größte Kleinhirnbreite (über beide Seiten gemessen) 9,8 cm, die Gesamtoberfläche 63 167 mm^2. Das Kleinhirnvolumen betrug bei einem 37 mm langen Keimling 13,24 mm^3, bei einem 63 mm langen 120,96 mm^3, bei einem Erwachsenen machte es 144 256,0 mm^3 aus.

Während des Kleinhirnwachstums werden durch die Entwicklung der Furchen immer mehr Kleinhirnrindenteile in die Tiefe verlagert. Bei einem Erwachsenen betrug die freie Oberfläche in der Medianebene 13,00 cm^2, paramedian 17,78 cm^2, in Hemisphärenmitte 14,06 cm^2. Die in die Tiefe verlagerten Abschnitte besaßen eine Oberfläche in der Medianen von 57,31 cm^2, paramedian 55,37 cm^2 und in Hemisphärenmitte 64,91 cm^2 (MENKE 1950).

Cerebellum – Cerebrum – Relation. Das Wachstum des Kleinhirns ist, verglichen mit dem der Großhirnhemisphären, vor dem 5. Schwangerschaftsmonat verhältnismäßig gering. Die endgültigen Proportionen werden im 18. Lebensmonat erreicht (SCAMMON u. DUNN 1924). Bei Neugeborenen macht das Kleinhirngewicht 5,7% des Gehirngewichtes aus, bei 2 Monate alten Kindern 7,4%, bei 4 Monate alten 8,5%, bei 9 Monate alten 10%, bei 18 Monate alten 10,6% wie bei Erwachsenen (ELLIS 1920).

Cortex cerebelli. Die Purkinje-Zellen entwickeln sich während der frühen Embryonalzeit aus der periventrikulären Matrix und wandern von ihr in Richtung Cortex cerebelli aus. Die oberflächliche Zellage entsteht aus der Matrixzellschicht der Kleinhirnwülste, welche während der ersten Fetalperiode zum Cortex cerebelli gelangen und noch lange nach Verschwinden der periventrikulären Matrix proliferieren. Das Stratum granulosum entwickelt sich aus proliferierten Zellen der superfiziellen granulären Zellschicht und gelangt in tiefere Abschnitte des Cortex offenbar unter Vermittlung der Gliazellfortsätze.

Nach RAKIĆ (1971, Untersuchungen an Rhesusaffen) entwickeln sich nach den Endomitosen die Körnerzellen, welche vorher rundlich gestaltet waren, in einer oberflächlichen Zone der äußeren Körnerschicht zu horizontalen, bipolaren Zellen mit langen Fortsätzen, welche longitudinal zum Folium eingestellt sind, im Außenbezirk des Stratum moleculare. Andere, nach der Tiefe zu wachsende Fortsätze und Pericarya werden platt pyramidenförmig und breiten sich longitudinal zum jeweiligen Folium aus. Der Kern verlagert sich in den deszendierenden Fortsatz, der Zelleib verändert sich in eine vertikal orientierte Spitze und wandert in die vorher ausgebildete Parallelfaserschicht tieferer Molekularschichten ein. Die Zellform wird schließlich rundlich und liegt tief zur Purkinje-Zellschicht.

Longitudinal orientierte Mikrotubuli konzentrieren sich in den vertikal verlaufenden Fortsätzen und verschwinden an der Grenze des Stratum granulare. Die schlanken Fortsätze verlieren die meisten zytoplasmatischen Organellen, erhalten Mikrotubuli, und zusammen mit den horizontalen Fortsätzen bilden sie die charakteristischen T-förmigen Axone. Anschließend erscheinen die Körnerzellen direkt kombiniert mit den vertikal orientierten Bergmann-Fasern, die den Golgi-Zellen angehören. Diese stellen protoplasmatische Astrozyten dar. Bergmann-Fasern lassen sich in allen Entwicklungsstadien und stets in der Nachbarschaft von Körnerzellen nachweisen.

Seit langer Zeit wird angenommen, daß die Golgi-Zellen des Cortex cerebelli eine besondere Astrozytenform darstellen. Die Astrozyten sollen sich aus einer subventrikulären Zone während der Entwicklung des zentralnervösen Systems abgliedern. Das Cerebellum macht hierin eine Ausnahme, da sich die Astrozyten theoretisch auch aus der äußeren granulären Schicht ableiten können. Astrozyten liegen sowohl als protoplasmatische Form innerhalb des Stratum granulare als auch als Faserform in der weißen Substanz vor, ehe sich die sog. Golgi-Zellen epithelialen Typs entwickeln. Bei unreifen Formen bestehen Übergänge zwischen dem protoplasmatischen und dem Golgi-Typ. RAKIĆ (1971) nimmt an, daß die Golgi-Zellen sich aus unreifen Astrozyten entwickeln und möglicherweise aus tiefen subventrikulären Schichten des Cerebellum herstammen. Außerdem gelangen beim Affen diese Zellen aus der äußeren granulären Schicht nach innen und erscheinen als Gliaderivate der äußeren granulären Schicht. Die Herkunft der protoplasmatischen Astrozyten sowie der Golgi-epithelialen Zellen von bipolaren Vorläufern läßt sich nur indirekt nachweisen.

Nuclei cerebelli. Die Nuclei cerebelli bestehen nach FRIEDE (1975) bei Neugeborenen aus disseminierten Zellnestern oder Streifen innerhalb des Neuropils oder in der Umgebung von Gefäßen. An unserem Untersuchungsgut läßt sich beim 8 Monate alten Feten der Nucleus dentatus eindeutig darstellen. Er soll sich vergleichend-anatomisch aus dem Nucleus vestibularis lateralis ableiten.

Hemisphären – Gyrierung. Bei 100 mm langen Feten treten die ersten Furchen auf. Die Fissura posterolateralis greift auf die seitlichen Teile über und grenzt das alte Vestibularisgebiet gegenüber dem übrigen Kleinhirn ab. Die Fissura prima entsteht etwa gleichzeitig als Grenze zwischen Lobus anterior und medius.
Nach STREETER (1912) kommt es in Rindenabschnitten des Wurmgebietes zu starker Zellvermehrung, insbesondere in longitudinaler Richtung. Deshalb verlaufen die Fissuren zwischen den Lobuli vorwiegend transversal. Die Fissura posterolateralis zwischen Pars flocculonodularis und übrigen Cerebellumabschnitten erscheint als erste. Die Folia vermis entwickeln sich bei Keimlingen zwischen 13 und 14 Wochen rasch. Ende des 4. Keimlingsmonats sind die neuen Abschnitte des Vermis entwickelt (LOESER u. Mitarb. 1972, zit. nach KIER). Bei 11 Wochen alten Keimlingen ist das Cerebellum noch verhältnismäßig klein und ohne Folia, bei 15 Wochen alten haben sich Lobuli und Fissurae entwickelt, der Ventriculus quartus ist relativ weit. Bei 24 Wochen alten Keimlingen ist die Längsausdehnung des Cerebellum ebenso groß wie die der Medulla, wobei der Nodulus mehr zentral im Cerebellum liegt und sich der 4. Ventrikel verkleinert hat. Bei 32 Wochen alten Keimlingen ist der anterior-posteriore Durchmesser des Cerebellum größer als der der Medulla, da sich Wurmabschnitte und das Velum medullare craniale vergrößern, zu einem nach vorne konvexen Bogen entwickeln und der Nodulus weiter nach aufwärts gewandert ist: Formveränderung des Ventriculus quartus, der außerdem in der Fossa cranialis posterior mehr nach oben rückt. Die Anzahl der Folia vermis bei 2 Monate alten Kindern ist, obwohl das Wachstum postnatal nicht beendet ist, annähernd dieselbe wie die bei Erwachsenen.

Ventriculus quartus und Aperturae

Die früheste Anlage des 4. Ventrikels erfolgt durch dorsales Auswachsen der Seitenwände des Rhombenzephalon zu den sog. Flügelfortsätzen, die im rhombenzephalen Abschnitt auseinanderweichen. Der zunächst tiefe Bodenabschnitt (Flexura rhombencephali) des 4. Ventrikels flacht sich durch weiteres Wachstum der Laminae basales et alares mit ihren viszeralen Gebieten sowie den Brückenkerngebieten zunehmend ab. Die Zone der Kerne des 8. Hirnnervs verdickt sich in der Gegend des Recessus lateralis ventriculi IV. Schon bei 30 mm langen Keimlingen ist der Akustikuskernkomplex in eine mediale und eine laterale Gruppe gegliedert. Diese weichen durch Wachstum des Pedunculus cerebellaris caudalis zunehmend auseinander. Während die Cochleariskerne ihre Hauptverbindungen innerhalb des Bodens der Rautengrube erhalten, sprossen diejenigen des Vestibulariskerngebietes in das Cerebellum, welches sich ebenfalls aus dem Flügelfortsatzabschnitt entwickelt, aus.

Recessus posterior superior

Bei 13 Wochen alten Keimlingen besteht eine große Aussparung zwischen dem noch kleinen Vermis und dem Recessus lateralis. Die kleine Oberfläche ist noch glatt, lediglich die Pars noduloflocularis läßt sich abgrenzen. Die große laterale Ausdehnung des 4. Ventrikels ist nach KIER (1977) als Vorläufer des Recessus posterior superior zu betrachten: Fossa posterior superior.
Durch Wachstum des Wurms und des Nucleus dentatus verkleinert sich diese Fossa und bildet sich zum Recessus posterior superior ventriculi quarti um.

Recessus lateralis

Die lateralen Lippen der Rautengrube entwickeln sich mit der Brückenbeuge und erzeugen die rhombische Form des Bodens des 4. Ventrikels. Sie begrenzen seine laterale Ausdehnung, den Recessus lateralis. Aufgrund vergleichend-anatomischer Studien wird angenommen, daß die Rautengrubenlippen eine Folge des Überwachsens des 4. Ventrikels durch die Kleinhirnwülste darstellen (FRAZER 1932). Nach anatomischen und radiographischen Studien von KIER (1977) ist schon während der frühesten Entwicklungsstadien des Kleinhirns ein großer 4. Ventrikel angelegt, der sich während des Kleinhirnwachstums relativ verkleinert. Das Cerebellum, befestigt an seinen Pedunculi, vergrößert sich auch in zirkulärer Richtung um die Medulla herum. Folge dieses Wachstums sind die Verlagerungen des Flocculus und Recessus lateralis nach vorne und unten. Bei 22 mm langen Keimlingen ($7^1/_2$ Wochen) läßt sich die erste Anlage des Recessus lateralis ventriculi quarti feststellen. Dieser ist zunächst von einer dicken Ependymlage abgeschlossen.

Aperturae ventriculi IV

Die kaudale Hälfte des rhombenzephalen Dachabschnittes besteht aus einem zentralen, dorsalwärts orientierten Divertikel, dessen Membran dorsal lückenhaft ist. BROCKLEHURST (1969) nimmt an, daß vor der 8. Keimlingswoche das Dach des 4. Ventrikels aus 2 dünnen Membranflächen besteht: Area membranacea superior und Area membranacea inferior (WEED 1917), die durch den Plexus choroideus voneinander geschieden sind. Bei 8 Wochen alten Keimen (31 mm und 32,5 mm Länge) verdickt sich die Area membranacea superior. Ihre isoprismatischen Zellen gehen in den sich entwickelnden Wurmabschnitt über. Die Area membranacea inferior hat sich auf eine Fläche von 70 µm Breite, später in einem größeren Feld, aufgelöst. Bei 90 mm langen Keimlingen ($15^1/_2$ Wochen) ist der Vermis cerebelli gut entwickelt und überdeckt die Area membranacea superior, die in ihn einbezogen wird, sowie den Recessus dorsalis ventriculi IV. Eine Überlagerung der *Apertura mediana* von oben her erfolgt erst viel später. Die Angabe, daß die Area membranacea inferior bei 20 mm langen Keimlingen ein anatomisches Foramen während der 8. Woche ausbildet, steht im Gegensatz zur Meinung von HAMILTON u. Mitarb. (1952) sowie SCHALTENBRAND (1955), welche annehmen, daß die Apertura mediana im 4. Keimlingsmonat oder gegen Ende des 3. Monats auftritt. WATERSTON (1923) jedoch konnte bei 26 mm und 20 mm langen Embryonen, BARTELMEZ u. DEKABAN (1962) bei 18–23 mm langen einen Locus aperturae medialis ventriculi IV mit sehr dünnem Epithel nachweisen.
Nach CAMMERMEYER (1971) bildet sich die Apertura mediana infolge Ruptur des membranösen Dachabschnittes, durch vermehrte Bildung von Liquor cerebrospinalis. Bei 220 mm langen (26 Wochen alten) Keimlingen entsteht nach BROKKLEHURST (1969) die *Apertura lateralis,* nach CAMMERMEYER (1971) durch Atrophie der Wände des Recessus lateralis wenige Stunden vor der Geburt. Gewisse Merkmale bei der Arnold-Chiari und Dandy-Walker-Erkrankung mögen die Folge fehlerhafter Entwicklungsvorgänge sein (GARDNER 1973).

Plexus choroideus ventriculi IV

Während das Kleinhirn dorsokaudalwärts wächst, tritt im Bereich der Lamina tectoria ventriculi IV zunächst eine quergestellte, faltenartige Einsenkung auf: *Plica choroidea*. Sie liegt etwa in der Mitte des dünnen Dachabschnittes des 4. Ventrikels. Anschließend sprossen aus ihrem oberen und unteren Blatt zunehmend kleinere Fältchen und Zotten aus. Mit dem Breitenwachstum des Rautenhirns geht eine Verbreiterung des Plexus choroideus einher. Neben Querzügen entstehen anschließend paramedian eingestellte und meist kürzer bleibende Längszüge.

Synoptik der Entwicklungsvorgänge (Tabelle 48)

Nach O'RAHILLY u. GARDNER (1971) ist bei 0,4 mm langen (16 Tage alten) Embryonen die Neuralplatte, bei 1,0–1,5 mm langen (18 Tage alten) die Neuralrinne entwickelt. Mit 1,5–2,5 mm Keimlingslänge (20 Tage) treten 1–3 Somitenpaare auf. Am Gehirnteil lassen sich Prosencephalon, Mesencephalon und Rhombencephalon sowie Rhombomeren unterscheiden.

Tabelle 48. **Synopsis der Hirnentwicklung.** (Nach ROHEN 1971)

Primäre embryonale Hirnbläschen	Sekundäre embryonale Hirnbläschen	Hirnabschnitte	Kerne	Ventrikel	Hirnnerven
Prosencephalon	Telencephalon	Endhirn	Großhirnrinde Nucleus caudatus Corpus striatum Putamen	Ventriculi laterales et pars impar	I. (Fila olfactoria)
	Diencephalon	Zwischenhirn	Globus pallidus Thalamus Hypo- und Metathalamus Sehorgan Epiphyse Epithalamus	Ventriculus III	II. (N. opticus)
Mesencephalon	Mesencephalon	Mittelhirn	Tectum (Colliculus cranialis et caudalis) Tegmentum Pedunculi cerebri	Aqueductus mesencephali	III. (N. oculomotorius) IV. (N. trochlearis)
Rhombencephalon	Metencephalon	Hinterhirn	Cerebellum Pons		V. (N. trigeminus) VI. (N. abducens)
	Myelencephalon	Nachhirn	Medulla oblongata Oliven	Ventriculus IV	VII. (N. facialis) VIII. (N. vestibulocochlearis) IX. (N. glossopharyngeus) X. (N. vagus) XI. (N. accessorius) XII. (N. hypoglossus)

Bei 2,0–3,5 mm langen (22 Tage alten) Keimlingen bestehen 4–12 Somitenpaare. Die Neuralrinne beginnt sich zu schließen, zunächst in Höhe des 2.–7. Somitenpaares. Am Prosencephalon kommt die Adenohypophyse in Kontakt mit dem Infundibulum. Augenblase und Sulcus sowie die künftige Chiasmagegend sind angedeutet. Die Brückenbeuge erhält ihre charakteristische Form, die Ohrplakode ist differenziert.

Bei 2,5–4,5 mm langen (24 Tage alten) Embryonen liegen 13–20 Somitenpaare vor. Im prosenzephalen Bereich schließt sich der rostrale Neuroporus; das Augenbläschen ist ausgebildet, ebenso der Recessus mamillaris und das Telencephalon medium.

Bei 3–5 mm langen (26 Tage alten) Keimlingen sind 21–29 Somitenpaare entwickelt. Innerhalb der primären efferenten Neuroblasten treten Neurofibrillen auf. Im prosenzephalen Gebiet entstehen die Nasenfelder, im mesenzephalen ist das Tegmentum zu erkennen; im rhombenzephalen verdünnt sich das Dach des dorsalen Hirnabschnittes. Die Ohrblasen entwickeln sich. Die Neuriten des Vestibulum sprossen von der Wand der Ohrblase bei 12–16 Somitenpaaren aus. In der Halsregion kommt es zur massiven Entwicklung der Neuralleiste.

Neugeborenenreflexe

YANG (1962) legte eine gründliche Untersuchung über den neurologischen Status Neugeborener zwischen 1. und 3. Lebenstag vor. Sie beschrieb insgesamt 29 Reflexe, die überprüft werden können und deren Erscheinen am 3. Lebenstag wesentlich häufiger vorliegt als am 1.

Babinski-Phänomen. Nach WAGGONER u. FERGUSON (1930) erfolgt die Dorsalflexion der Großzehe vor dem 4. Lebensmonat nach Art einer athetotischen Bewegung, später liegt eine reine Dorsalflexion vor. Nach ZADOR (1927, zit. nach WAGGONER u. FERGUSON 1930) wurde eine Dorsalflexion bei Kindern bis zum 6. Lebensmonat in 60%, zwischen 6. und 9. Lebensmonat in 40%, zwischen 9. und 14. Lebensmonat in 5% nachgewiesen. WAGGONER u. FERGUSON (1930) stellten mit besonderer Methodik fest, daß bei Kindern im Alter bis zu 72 Std. in 61,7% eine reine Extension der Großzehe, in 18,6% eine Flexion der Großzehe und der anderen Zehen und in 14,3% eine reine Flexion nachzuweisen war. Bei stärkeren Stimuli kommen häufiger Flexionsbewegungen vor. Sie untersuchten außerdem die Zehenreflexe, die während des Wach- und Schlafzustandes an verschiedenen Zonen der Fußsohle ausgelöst wurden.

Hirnwachstum bei Frühgeborenen. Die Neuroblasten vermehren sich hauptsächlich zwischen der 11. und 19. Schwangerschaftswoche, während der 20. Woche hat der Keimling die Neuronenzahl des Erwachsenen erreicht. Anschließend vermehren sich Gliazellen und Dendriten, und es bilden sich die Synapsen aus. Nach BRANDT (1980) kommt $1/3$ aller Frühgeborenen, zahlreiche perinatal verstorbene Kinder oder solche mit zerebralen Schäden als Mangelgeborene auf die Welt: Geburtsgewicht unterhalb der zehnten Perzentile von Normalkurven. Sie nimmt an, daß unzureichende perinatale Nahrungszufuhr nicht nur das Körpergewicht und die Körperlänge, sondern auch das Zell- und Hirnwachstum beeinflussen. Zur Berechnung des Hirngewichts gibt sie folgende Formel an:

$$\frac{\text{Kopfumfang}^3}{100} - \frac{3000}{2 \times \text{Kopfumfang}}$$

Diese Gleichung gilt ihrer Meinung nach für den Zeitraum zwischen der 28. Schwangerschaftswoche und dem 2. postnatalen Lebensjahr. Zwischen der 33. und 40. Woche post menstruationem verdoppelt sich das Gehirngewicht, ebenso in den ersten 6 postnatalen Monaten. Bis zum 18. Lebensmonat wird das Gehirn dann nur noch um $1/3$ schwerer. BRANDT schlägt vor, Frühgeborene und Mangelkinder direkt postpartum energiereich zu ernähren, wodurch bis zum Alter von 6 Monaten die Kopfumfangsdifferenzen ausgeglichen und häufig auch Intelligenzdefekte vermieden werden können.

Entwicklungsstörungen des Gehirns
(s. Spezialliteratur)

Corpus callosum, Agenesie

Ein Balkenmangel wird als Entwicklungsstörung in Verbindung mit anderen Gehirnmißbildungen beobachtet (Arhinenzephalie, Zyklopie). Er kann aber auch Folge einer meist durchblutungsbedingten intrauterinen oder frühkindlichen Gewebezerstörung sein. Gelegentlich ist der Balkendefekt durch Tumoren, in erster Linie Lipome, auch Meningeome oder Zysten des 3. Ventrikels und der Arachnoidea ausgefüllt. Gemeinsam mit dem Balken fehlt in der Regel das Kommissurensystem des Fornix. Die Commissurae rostralis et hippocampi können ausgebildet sein oder fehlen (LOESER u. ALVORD 1968). Die beiden Hälften des Fornix und beide Hälften des Septum pellucidum sind vorhanden, aber vollständig voneinander getrennt und je einer Großhirnhemisphäre zugeschlagen.

Der Gyrus cinguli besitzt meist radiär verlaufende Furchen und ist in eine Anzahl getrennter Bestandteile zerlegt.

Häufig ist der Balkenmangel mit anderen Hirnmißbildungen kombiniert: Zytoarchitektonische Anomalien, Mikro- und Polygyrie, Mikrozephalie, Porenzephalie, meist mäßiger Hydrocephalus internus, auch Augenfehlbildungen wie Iriskolobom, Opticusatrophie und Hypertelorismus.

Klinisch muß der Balkenmangel nicht in Erscheinung treten. Krankhafte Symptome sind meist Folge begleitender Fehlbildungen (ZELLWEGER 1952; LOESER u. ALVORD 1968): Schwachsinn, Epilepsie, Sehstörungen, spastische Hemi- oder Diplegie und Athetosen.

Die Diagnose wird mit Hilfe der Computertomographie gestellt, wobei die breite Verbindung der Ventriculi laterales leicht zu erkennen ist. Bei der Pneumenzephalographie findet man im sagittalen Strahlengang stets eine obere Ausdehnung des 3. Ventrikels zwischen die Seitenkammern, die vor allem im Vorderhorngebiet weit auseinanderweichen können, wobei sie medial konkav begrenzt sind und die Vorderhörner eine dorsale Zuspitzung zeigen (Stierhornform). Im Karotisangiogramm fehlt das Balkenknie der A. cerebri anterior, und die A. pericallosa verläuft tief am Dach des 3. Ventrikels.

Balkenlängsbündel

Bei vollständigem oder teilweisem Balkenmangel entsteht das sog. Balkenlängsbündel = Probst-Bündel (PROBST 1901). Dieses fronto-okzipitale Assoziationsbündel erstreckt sich vom Lobus frontalis zum Lobus occipitalis und geht dort ins sog. Tapetum über.
Fasern, die aus der Großhirnrinde entspringen und die Balkenkommissur bilden sollen, verlaufen statt quer, in Längsrichtung umgebogen: *verhinderte Balkenfasern*. Das Balkenlängsbündel läßt sich bis in frontale Regionen verfolgen; die Balkenfasern bilden einen Teil des Daches der Seitenventrikel und haben sich anstelle von Kommissurenfasern zu Assoziationsfasern entwickelt.

Verschlußstörungen des Schädels und des Gehirns

Eine große Gruppe verschiedenartiger Fehlbildungen im Bereich des Zentralnervensystems, seiner Hüllen und des Achsenskelets einschließlich des Schädels beruhen auf einer Verschlußstörung des Neuralrohres zweier Entwicklungsphasen:
1. Während der Bildung des Neuralrohres aus der Neuralplatte, etwa in der 2.–3. Embryonalwoche, und
2. bei der Bildung der Hirnkammern und des Zentralkanals sowie bei Abgliederung des Zentralnervensystems von der Epidermis und Verlagerung in die Tiefe, etwa um die 4. Embryonalwoche.
Es werden araphische und hypo- oder dysraphische Fehlbildungen unterschieden. Zum Erscheinungsbild dysraphischer Störungen gehören im Rückengebiet die verschiedenen Formen der Spina bifida und im Bereich des Kopfes die Zephalozelen im weiten Sinne. Die kausale Genese kann endogen (erblich) oder exogen sein. Familiäre Häufung ist bekannt. Die Wahrscheinlichkeit einer solchen Fehlbildung bei nachfolgenden Geschwistern liegt nach bisher vorliegenden Untersuchungen um etwa 8% (GERLACH 1960).

Myeloschisis, Entstehung

Nach OSAKA u.Mitarb. (1978) bestehen zwei Theorien zur Entwicklung der Myeloschisis:
1. Fehlerhafter Schluß des Neuralrohrs;
2. Ruptur des vorher geschlossenen Neuralrohrs.

Die meisten Autoren neigen der ersten Theorie, weniger zahlreiche, aber nicht unbedeutende (GARDNER 1960 u. 1973, sowie PADGET 1968 u. 1970) der zweiten Entstehungstheorie zu. Die Voraussetzung für die Ruptur-Theorie ist, daß das geschlossene Neuralrohr durch hydrodynamische Faktoren (abnorme Zunahme intraventrikulärer Drücke) einen Hydrozephalus oder eine Hydromyelie zur Folge haben könnte. Nach GARDNER führe diese Druckzunahme z.B. sekundär zum Zerreißen des dünnen Dachabschnittes des 4. Ventrikels. OSAKA u.Mitarb. fanden keine Hinweise auf Verdünnungen des Dachabschnittes des 4. Ventrikels und der perineuralen primitiven Cavitas subarachnoidealis bei Myeloschisis. Andererseits bestand Myeloschisis auch bei Embryonen vor den Stadien 17 und 18, während derer das Austreten von Liquor cerebrospinalis aus dem 4. Ventrikel erst erfolgt (OSAKA u.Mitarb. 1977). Auch PADGET war der Meinung, daß eine Neuroschisis (Spaltbildung im dorsalen Neuroektoderm) der embryonale Vorläufer einer Meningozele und Anenzephalie sei. Ihrer Meinung nach ist die Neuroschisis durch eine Ruptur des Neuralkanals entstanden, mit Austritt zerebrospinaler Flüssigkeit in den subektodermalen Spaltraum. Danach würde das Ektoderm selbst rupturieren und das zentralnervöse System nach der Oberfläche hin freigelegt sein.

Zephalozelen

Die Zephalozelen beruhen auf einer Entwicklungsstörung in der 2. Phase des Neuralrohrverschlusses durch kleinere oder größere anlagebedingte Lücken, meist in der medianen Sagittalen des Schädels. Am häufigsten an der Grenze von Chondro- und Desmocraniumabschnitten treten Teile des Schädelinhalts hernienartig hervor. Im Bereich der Schädelkalotte haben die geschwulstartigen Fehlbildungen in der Regel eine kugelige Form und sind häufig wesentlich größer als die meist glattrandigen, runden Knochenlücken, in deren Bereich sie stielartig eingeengt sind. Die bedeckende Haut kann unverändert oder mehr oder weniger verdünnt sein. Angiomatöse Gefäßmißbildungen und Ulzerationen der Haut werden nicht selten beobachtet. Die frontobasalen Zephalozelen sind entsprechend ihrer Lage meist mit Schleimhaut bedeckt, wobei neben den meist ovalen Austrittspforten auch erhebliche Fehlbildungen der Gesichtsschädelknochen auftreten. Liquorfisteln sind nicht selten. Die Häufigkeit der Zephalozelen wird zwischen 1:2500–25000 normaler Geburten angegeben, wobei die okzipitalen Formen am häufigsten sind.

Einteilung der Zephalozelen

1. Nach den beteiligten Geweben

Bei der *Meningozele* besteht ein mit Liquor gefüllter Bruchsack, der lediglich von Meningen und Haut überzogen ist.
Bei der *Meningoenzephalozele* findet sich auch Hirngewebe im Bruchsack.
Bei der *Enzephalozele* ist nur Hirngewebe im Bruchsack, und die Dura geht am Rand der Knochenlücke gewöhnlich in das äußere Periost über. Bei der *Enzephalozystozele* sind außer Hirngewebe auch Ventrikelanteile beteiligt. ZELLWEGER

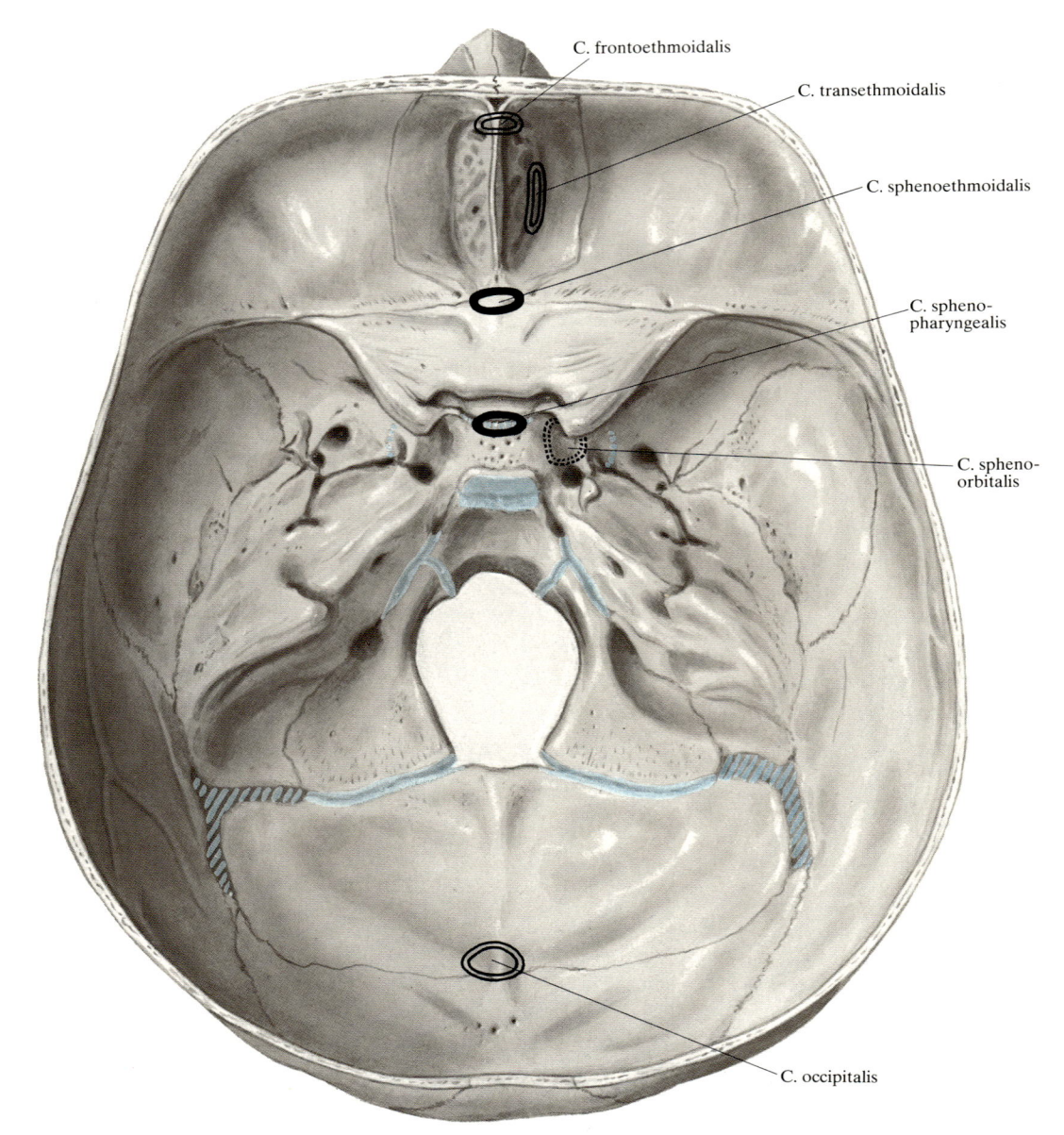

Abb. 151. Durchtrittspforten für Encephalo- und Meningocelen am Schädel eines Neugeborenen (in Anlehnung an GERLACH 1960)
schwarz-dicke Linien: häufige und ungünstige Celen
schwarz-doppelkonturiert: häufige und günstige Celen
doppelt gestrichelt: seltene und günstige Prognose

(1952) z.B. wies pneumenzephalographisch an 2 Kindern eine große einheitliche Ventrikelhöhle nach, die den 3. Ventrikel sowie die Vorderhörner und die Pars centralis der Seitenventrikel umfaßte (Zykloenzephalie).

Kombinationsformen sind die *Meningoenzephalozele und Meningoencephalocystocele occipitocervicalis*.

Klinisch ist die Unterscheidung nicht immer möglich, da das Gewebe im Bruchsack in der Regel schwer verändert ist und oft nur histologisch identifiziert werden kann, weshalb meist alle genannten Formen als *Zephalozelen* zusammengefaßt werden. Auch intrakraniell finden sich nicht selten erhebliche Veränderungen des Hirngewebes.

2. Nach der Lokalisation (Abb. 151 u. 152)

Als *Konvexitätszephalozelen* werden unterschieden: die *Cephalocele occipitalis superior*, die oberhalb des Tentorium cerebelli austritt und gegebenenfalls Großhirngewebe enthält, und die *Cephalocele occipitalis inferior*, die unterhalb des Tentorium austritt und häufig Kleinhirngewebe enthält. Beide Formen treten auch kombiniert auf, wobei der Bruchsack außer Groß- und Kleinhirngewebe auch Teile des Tentorium cerebelli enthalten kann. Die Austrittspforte kann dabei im Bereich der Squama occipitalis sehr groß sein (Cephalocele occipitalis magna) und bis zum Foramen magnum reichen.

L. sagitalis

C. interfrontalis
C. nasofrontalis
C. naso-orbitalis
C. spheno-orbitalis
C. naso-ethmoidalis
C. sphenomaxillaris

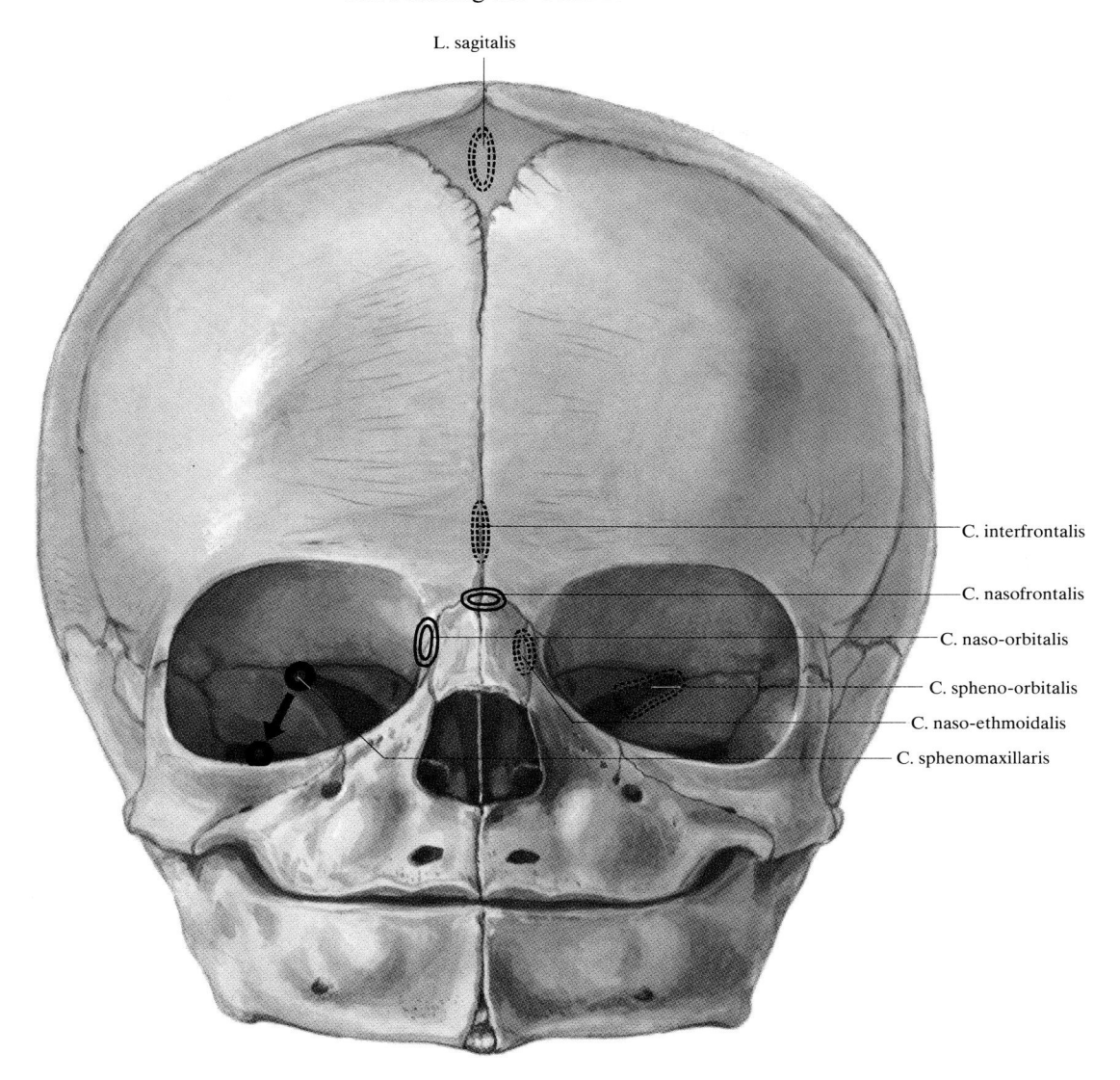

Abb. 152. Legende wie Abb. 151

Selten sind *sagittale Zephalozelen*, die gewöhnlich im Bereich der großen Fontanelle oder weiter vorne als *interfrontale* Zephalozelen auftreten.

Bei den *basalen Zephalozelen* unterscheidet man die *frontoethmoidalen Zephalozelen*, die unmittelbar vor oder seitlich der Lamina cribrosa ossis ethmoidalis in der Nähe des Foramen caecum austreten. Nach weiterem Vordringen unterscheidet man nasofrontale Zephalozelen, die über der Nasenwurzel in Erscheinung treten, wobei die Nasenbeine oder der Stirnfortsatz des Oberkiefers nicht selten gespalten bzw. auseinandergedrängt sind. Etwas lateral davon dringen nasoethmoidale Zephalozelen zwischen Siebbein einerseits und Stirn- und Nasenbein andererseits nach unten. Sie sind häufig mit Asymmetrien der vorderen Schädelgrube verbunden (Abb. 153).

Bei der nasoorbitalen Zephalozele gelangt der Bruchsack zwischen Stirn-, Sieb- und Tränenbein in den vorderen Abschnitt der Augenhöhle (vordere orbitale Zephalozele), wobei der Bulbus oculi nach lateral und unten und der Tränensack nach medial verdrängt werden können.

Während alle bisher genannten Formen von außen zu erkennen sind, lassen sich die basalen Zephalozelen nur aufgrund röntgenologisch nachweisbarer Knochenlücken vermuten. Eindeutige Diagnose gelingt in der Regel nur mit Hilfe der Computertomographie oder NMR-Techniken.

Die *sphenoorbitale Zephalozele* tritt zwischen Stirn- und Keilbein entweder durch die Fissura orbitalis superior oder durch den Canalis opticus und gelangt in den hinteren Anteil der Orbita (hintere orbitale Zephalozele), wo sie die Symptomatik eines retrobulbären Tumors verursacht, die allerdings gelegentlich erst im Erwachsenenalter in Erscheinung tritt.

Die *Cephalocele sphenomaxillaris* hat dieselbe Austrittspforte wie die hintere orbitale, dringt dann jedoch durch die Fissura orbitalis inferior in die Fossa pterygopalatina.

Bei den *nasopharyngealen Zephalozelen* unterscheidet man die transethmoidale Zephalozele, welche durch die Lamina

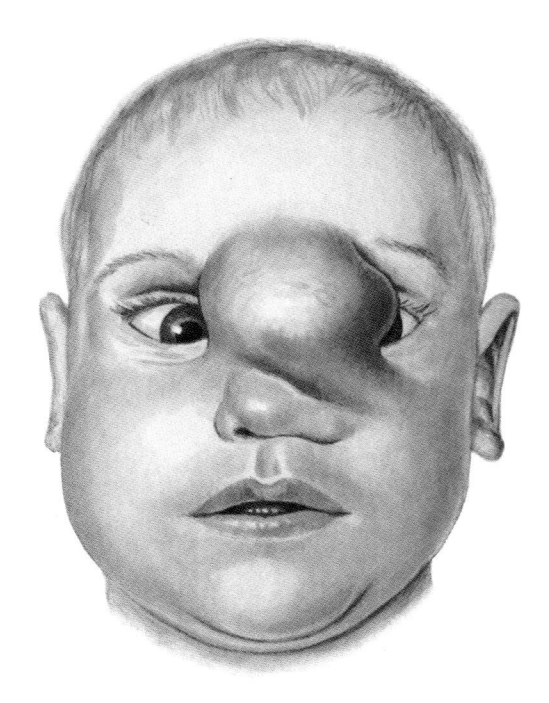

Abb. 153. Nasofrontale Cephalocele, Erscheinungsbild

cribrosa in die Nasenhöhle gelangt, und die *sphenoethmoidale Zephalozele*, welche zwischen Planum sphenoidale und Siebbeinplatte entweder in den Nasen- oder in den Rachenraum vordringt.
Die *sphenopharyngeale Zephalozele* dringt durch das Keilbein hindurch, oft im Bereich der Sella turcica, wobei die Hypophyse im Zelensack enthalten sein kann.

Dermalsinus

Zu den dysraphischen Störungen kann auch der Dermalsinus – Folge einer Störung der Ablösung des Neuralrohres von der Hautoberfläche – gerechnet werden. Durch Verlagerung von Epidermisteilen in die Tiefe bleibt ein Strang oder ein mehr oder weniger dicker Schlauch erhalten, der von der Hautoberfläche unterschiedlich tief reicht und gelegentlich durch eine kleine Knochenlücke in der medianen Sagittalen in den intrakraniellen Raum gelangt. Häufiger als im kranialen, vorwiegend im okzipitalen Bereich sind Dermalsinus am kaudalen Ende des Zentralnervensystems entwickelt. An der Hautoberfläche findet sich eine kleine Fistelöffnung, häufig eine rötliche Verfärbung und eine Anomalie der Behaarung. Klinisch sind rezidivierende Meningitiden typisch. Auch Hirn- bzw. Kleinhirnabszesse, Dermoid- und Epidermoidzysten werden beobachtet und führen zum Bild eines intrakraniellen Tumors.

Arnold-Chiari-Syndrom

Beim typischen Arnold-Chiari-Syndrom sind die Kleinhirntonsillen zungenartig nach unten verlängert und reichen oft bis zum 3. oder 4. Halswirbel abwärts. Ebenfalls nach unten verlängert sind Medulla oblongata, 4. Ventrikel und Pons. Die hintere Schädelgrube ist meist abnorm klein, die Cisterna cerebellomedullaris schmal, die unteren Hirn- und die oberen Zervikalnerven sind verlagert. Durch derbe Adhäsionen der weichen Hirnhäute sind die Kleinhirntonsillen mit den Dorsal- und Seitenflächen der Medulla oblongata verwachsen. Fast konstant ist die Mißbildung mit einer lumbalen oder lumbosakralen Spina bifida und meist mit einem Hydrozephalus internus kombiniert.

Dandy-Walker-Syndrom

Das Dandy-Walker-Syndrom beruht auf einer Atresie der Aperturae mediana et laterales ventriculi IV. Der 4. Ventrikel ist extrem erweitert, die Kleinhirnhemisphären, der Ansatz des Tentorium und die Protuberantia occipitalis interna sind nach oben verlagert und der Kleinhirnwurm ist atrophisch. Regelmäßig besteht auch ein Hydrozephalus der vorderen 3 Ventrikel.

Porenzephalie

Der Terminus Porenzephalie wurde von HESCHL (1859) eingeführt. Als Porenzephalie bezeichnet man eine oder mehrere zystische Zerfallshöhlen im Bereiche der Großhirnhemisphäre. Sie beruhen auf der Zerstörung von Hirnparenchym während der Entwicklung, wobei meist Sauerstoffmangel, aber auch Infektionen, Intoxikationen oder Traumen die Ursache sein können.
Bei der „echten Porenzephalie" ist der Schädigungszeitpunkt in der fetalen Entwicklungsperiode anzunehmen. Infolge der besonderen Reaktionsweise des fetalen Hirngewebes können große nekrotische Bezirke ohne sichtbare Narbenbildung spurlos verschwinden. Die entstehenden Höhlen sind glattwandig, von Ependym ausgekleidet und häufig von feinen, gefäßführenden Strängen durchzogen. Sie reichen vom Subarachnoidealraum bis zum Ventrikel. In ihrer Wand finden sich graue Massen fehlgebildeter Rinde (Heterotopien, versenkte Windungszüge). Die meist kleine Öffnung der Höhlen an der Hirnoberfläche, den „Porus" erkennt man häufig an radiär zu ihm gestellten mikrogyren Windungszügen.
Schädigungen, die während der späteren Entwicklungsphase oder bei der Geburt auftreten, sind häufiger und führen zur sog. enzephaloklastischen Porenzephalie. Die Höhlen sind vielgestaltiger, vorwiegend in der noch unreifen Marksubstanz. Wenn sie keine Verbindung zu den inneren und äußeren Liquorräumen haben, enthalten sie eine gelbliche, eiweißreiche Flüssigkeit. Arterielle Durchblutungsstörungen infolge thrombotischer Gefäßverschlüsse oder venöse Abflußbehinderung zum Sinus sagittalis superior oder der V. cerebri magna sind die häufigsten Ursachen.

Hydranenzephalie

Bei Einschmelzung des gesamten Versorgungsgebiets beider Aa. carotides internae entsteht die *Hydranenzephalie*. Die

Hemisphären sind bis auf basale Anteile und Stammganglien einschließlich der Rinde und Ventrikelwand zugrunde gegangen, und es bestehen lediglich zwei große, mit Liquor gefüllte Blasen. Dura mater und Arachnoidea sind erhalten.

Arachnoidalzysten

Arachnoidalzysten sind abgeschlossene, mit klarer oder milchiger Flüssigkeit gefüllte Hohlräume im Subarachnoidealraum und werden vorwiegend im Bereich der großen Zisternen beobachtet. Die äußere und innere Arachnoidea umgreifen die Zyste.

Glioependymale Zysten

Glioependymale Zysten sehen ähnlich wie Arachnoidalzysten aus. Ihre Wände bestehen jedoch aus Gliagewebe ohne Ependymauskleidung. Als Ursache ihrer Entstehung wird eine Dysgenesie des Neuroektoderm vermutet, während bei Arachnoidalzysten eine Dysgenesie des Mesoderm besteht.

Subependymale Zysten

SIEVERS u. Mitarb. (1981) weisen darauf hin, daß beim Organwachstum seit langem auf Zellproliferation aufmerksam gemacht wird, seltener auf regelhaft ablaufende Zelluntergänge (physiologische Pyknose). Erstmals beschrieb den Autoren zufolge ESSICK (1915) zwei Zysten im Corpus striatum menschlicher Keimlinge von 15–20 mm Länge. Auch HOCHSTETTER (1929) fand symmetrische subependymale Zysten bei 26–56 mm langen Keimlingen, BOYD (1969) in der Cerebellumanlage zwischen Ependym und Mantelzone der medialen Kante ihrer intraventrikulären Projektion. SIEVERS u. Mitarb. konnten bei der Ratte regelmäßig zwei bilateral symmetrische Zystenhöhlen im rhombenzephalen Bereich nachweisen.

Kortikale Heterotopie

Heterotop gelagertes Hirnrindengewebe fand sich im Centrum semiovale oder in unmittelbarer Nachbarschaft des Ependyms, oft an der lateralen ventrikulären Fläche des Seitenventrikels. Sie werden durch Stillstand der Migration der primitiven Neuroblasten während der fetalen Entwicklung verursacht. An unserem Untersuchungsgut fand sich heterotopes Hirnrindengewebe z.B. am N. vagus.

Hydrozephalus

Beim Hydrozephalus liegt meist eine Vermehrung der Liquormenge vor. Der Liquordruck ist oft erhöht, eine Ausweitung der Liquorräume auf Kosten der Hirnsubstanz ist die Folge. Erweiterungen der Liquorräume aus anderen Ursachen lassen sich bei dieser Definition abgrenzen, z.B. porenzephale Zysten oder Erweiterungen der Ventrikel und der Subarachnoidealräume nach Hirnatrophie (=Hydrocepha-

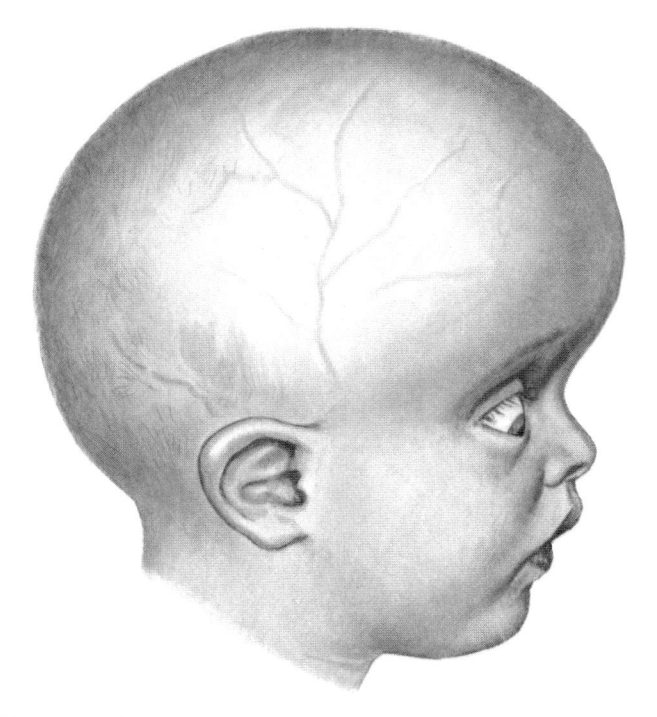

Abb. 154. Sonnenuntergangsphänomen bei Hydrozephalus

lus e vacuo). Die Entstehung des Hydrozephalus beruht entweder auf einer Störung der Liquorzirkulation oder auf einem Mißverhältnis zwischen Liquorproduktion und Liquorresorption. Eine Verlegung der Liquorstrombahn führt zu einer hydrozephalen Erweiterung des vorgeschalteten Hirnabschnittes.

Betont sei, daß auch ein familiär vorkommender Megalencephalus, eine Achondroplasie (mit Venenabflußbehinderung), Mucopolysaccharidose, Sinusthrombose u.a. einen Hydrozephalus vortäuschen können (GAAB u. KOOS 1984).

Diagnose. Bei Neugeborenen und Kleinkindern ist der Hydrozephalus leicht zu erkennen. Der Gehirnschädel ist im Verhältnis zum Gesichtsschädel auffallend groß und rund, die Fontanellen sind verbreitert und vorgewölbt. Oft finden sich Venenstauungen in der verdünnten Kopfhaut. Meist besteht ein „Sonnenuntergangsphänomen", wobei die Bulbi nach unten gedreht, die Pupillen teilweise durch das untere Lid bedeckt sind, so daß nur die obere Hälfte der Augäpfel sichtbar ist. In der weiteren Entwicklung weichen die Kopfumfangmaße zunehmend von den Normalmaßen ab. Diagnostische Maßnahmen zielen vorwiegend auf die Erkennung der Ursache des Hydrozephalus (Abb. 154).

Fehlbildungen

Aquäduktstenosen

Der Aqueductus mesencephali kann in Form eines Blindsakkes enden oder aufgegabelt sein, wobei sich die einzelnen Kanäle im neuralen Gewebe verlieren und alle zusammen nicht in der Lage sind, genügend Liquor vom 3. in den 4.

Ventrikel abzuleiten. Auch alle Grade einer Verengung des normal angelegten Aquäduktes kommen vor, wobei für die Liquorpassage auch die Länge des Aquäduktes und die Viskosität des Liquors von Bedeutung sind.

Makrozephalus

Vergrößerung des Schädels und Gehirns gegenüber den Normwerten bei normaler Ventrikelgröße.

Bei Frühgeburten können der Gehirnschädel auffallend groß, die Fontanellen mäßig gespannt und die Schädelknochen weich sein. Die Ventrikel sind nicht erweitert und die „hydrozephale Kopfform" gleicht sich im weiteren Wachstum aus.

Eine *echte Hyperplasie* der nervösen Elemente von Groß- und Kleinhirn mit abnormer Schwere des Gehirns und vergrößertem Kopfumfang kommt familiär vor. Die spätere Entwicklung ist in der Regel normal.

Megalenzephalie

Nach FLETCHER (1900) ist der Ausdruck Megalenzephalie von diesem Autor geprägt worden. Kennzeichnend sind ungewöhnliche Größe des Gehirns, ohne daß eine Volumenvermehrung durch Tumoren oder Hydrozephalus vorliegt. Seltener als disharmonische Megalenzephalien kommen harmonische Formen mit verbreiteter Rinde vor (PETERS u. LUND 1958); es wurden auch Fälle mit einem Mißverhältnis von grauer und weißer Substanz und umschriebenen Hyperplasien und Furchungsanomalien sowie interstitiellen Gliahyperplasien beschrieben.

Chondrodystrophie

Bei der fetalen Form dieses Erbleidens ist der Kopf häufig abnorm groß. Es besteht eine Einziehung der Nasenwurzel und später ein verzögerter Verschluß der Fontanellen. Gelegentlich ist die Chondrodystrophie jedoch auch mit echtem Hydrozephalus kombiniert.

Rachitis

Der rachitische Schädel ist mehr viereckig, zeigt oft periostale Wucherungen, die Fontanellen sind weniger stark gespannt. Die absolute Vergrößerung des Schädels und vor allem die Zunahme des Schädelumfangs sind weniger ausgesprochen als beim Hydrozephalus.

Frühkindliche Hirnschäden

Schädigungen, die das Zentralnervensystem in Entwicklungsphasen starker Volumenzunahme treffen, führen in der Regel zu komplexen Krankheitsbildern. Je früher die Läsion in der embryonalen, fetalen oder frühinfantilen Gehirnentwicklung bis etwa zum Ende des 3. Lebensjahres liegt, um so ausgedehnter und mehrschichtiger sind die Ausfälle. Die Ätiologie und Morphologie sind uneinheitlich. Oft stellen die Läsionen Endzustände abgelaufener Prozesse dar und zeigen keine Progredienz (infantile Zerebralparesen). Andere Schäden infolge angeborener Stoffwechselanomalien oder mancher Infektionen können zu fortschreitenden Abbauprozessen führen. Diesen stehen die degenerativen Erkrankungen des Zentralnervensystems gegenüber, welche nach einer zunächst normalen Entwicklung schon im Säuglingsalter auftreten können.

Intrauterine oder pränatale Hirnschäden

Während besonders starker Wachstumsphasen bestimmter Hirnabschnitte besteht ein erhöhter Stoffwechselbedarf. Trifft den Keim während dieser „kritischen Phase" eine Schädigung (Sauerstoffmangel, Infektion, Intoxikation, Stoffwechselanomalie), dann kann der jeweils im starken Wachstum befindliche Abschnitt mißgebildet werden.

Die teratogenetische Determinationsperiode des Gehirns liegt zwischen Mitte der 2. und Ende der 11. Woche. Abwehrreaktionen, wie Entzündung und Narbenbildung, gibt es zu diesem Zeitpunkt noch nicht. Statt dessen kommt es zu Hemmungsmißbildungen. Während der späteren Fetalzeit führen zunehmend Abwehrreaktionen zu narbigen Veränderungen. Häufige Ursachen sind Hypoxämie bei Plazentainsuffizienz, Nabelschnurkomplikationen und Schwangerschaftstoxikosen.

Gehirnschwellung und Herniationen bei Neugeborenen

Nach PRYSE-DAVIES u. BEARD (1973) lag bei 183 Sektionsfällen Neugeborener 67mal eine Abplattung der Gyri vor. In $1/3$ der Fälle mit Abplattung der Gyri konnte kein anderer Hinweis auf Kompressionen gewonnen werden. In $1/3$ waren Unkuskerben, verkleinerte Zisternen oder beides vorhanden. In einem weiteren Drittel lagen zerebellare Herniation und andere Kompressionszeichen vor. Nach TOWBIN (1964) ist die zerebellare Herniation bei Neugeborenen durch exzessive Traktion und Flexion der fetalen Wirbelsäule verursacht. Die Autoren nehmen deshalb an, daß die Hirnschwellung bereits vor dem Geburtstrauma bestand oder Herniation durch die von TOWBIN beschriebenen Vorgänge unterstützt wurde. Auch bei Frühgeburten wurden Hirnschwellung und Coni cerebellares beobachtet. Ein Zusammenhang von ischämischer Nervenzellschädigung mit Hirnschwellung oder zerebraler Herniation ließ sich auffinden.

Marie-Seé-Syndrom

Eine Vitamin-A-Überdosierung kann beim jungen Säugling zu einer Liquorhypersekretion mit beträchtlicher Vorwölbung der Fontanellen führen. Erbrechen, Exsikkose, Somnolenz, Oligurie, bisweilen geringe Hämaturie und Proteinurie sowie Temperatursteigerungen weisen auf das Krankheitsbild hin, welches sofort nach Absetzen der Vitamin-A-Medikation verschwindet.

Frühkindliche Subduralergüsse

Nach Geburtstraumen, bei frühkindlichen Schädeltraumen und bakterieller Meningitis tritt häufig ein ein- oder doppelseitiger Subduralerguß auf, unter Umständen mit Vergrößerung des Kopfumfangs. Eine subdurale Fontanellenpunktion klärt das Krankheitsbild.

1. Cerebrum
a) Lobi, Gyri, Sulci

Lobi cerebri, Volumen und Gewicht

Um die Angaben über Größe der Lobi cerebri zu überprüfen, stellten wir *Gewichte und Volumina* an 81 formalinfixierten Hemisphären fest. Der Frontallappen wurde am Sulcus centralis abgetrennt, die Insel umschnitten und der Nucleus caudatus abgetragen, der Lobus occipitalis zwischen Sulcus parieto-occipitalis und Sulcus pre-occipitalis abgetrennt, der Lobus parietalis einschließlich des Splenium corporis callosi entlang des Sulcus lateralis cerebri. Der unterhalb davon gelegene Endhirnabschnitt = Temporallappen wurde einschließlich Hippocampus vermessen (LINDNER 1980).

Unseren Messungen zufolge macht das Gewicht des Frontallappens im Mittel 41,0%, sein Volumen 40,8% der Großhirnhemisphärenanteile aus. Das Gewicht des temporo-occipitalen Anteils wurde mit 35,7%, das Volumen mit 35,9%, der Anteil des Lobus parietalis mit 23,3% Gewicht und 23,3% Volumen bestimmt.

Der rechte *Lobus frontalis* hat ein mittleres Volumen von 188,24 (146–252) cm³, der linke eines von 196,28 (140–274) cm³. Das Volumen des *Lobus parietalis* macht rechts 107,80 (80–156) cm³ aus, das des linken 112,13 (88–151) cm³. Der *Lobus occipitalis* hat rechts ein Volumen von 55,88 (40–74) cm³, links eines von 50,93 (36–76) cm³. Beim *Lobus temporalis* ergaben sich Volumina von rechts 114,63 (90–156) cm³, links solche von 112,05 (85–163) cm³. Die Gewichtsbestimmungen der Lobi frontales ergaben ein Überwiegen der linken Seite, ebenso das Gewicht des Lobus parietalis.

Nach EGGERS u.Mitarb. (1981) zeigt während der *Alterung* der Lobus frontalis eine deutliche Volumenabnahme von etwa 7%. Der Gyrus cinguli und der Lobus temporalis weisen eine weniger deutliche Volumenverminderung auf. Eine relative Volumenzunahme konnte beim Gyrus precentralis und den Lobi parietalis und occipitalis mit etwa 6%, bei der Area striata mit über 10% errechnet werden. Es wird angenommen, daß die Volumina der 3 letztgenannten Hirnteile eine geringere Volumenverminderung während der Alterung besitzen als die vorgenannten. Beim Thalamus ist mit 14% die stärkste Verminderung, beim Nucleus caudatus, Putamen und Globus pallidus eine von 11–12% festgestellt worden. Die Volumenzunahme des Ventrikelraums macht etwa 75% aus.

Gyri und Sulci, Bedeutung

In jüngerer Zeit gewinnen Form und Lage der Gyri und Sulci cerebri durch zunehmende Verfeinerung der diagnostischen Methoden an Bedeutung. Nach SANIDES (1963), bestehen sehr enge Beziehungen zwischen Furchen und Windungsbild sowie zyto- und myeloarchitektonischen Felderkarten. „Die große Mehrzahl der Feldergrenzen des menschlichen Gehirns liegt z.B. in Einsenkungen der Rindenoberfläche oder in tieferen Furchen im Grundbereich oder in dessen Nähe. Diese Zonen erscheinen häufig architektonisch indifferenter."

HOPF 1954, konnte z.B. am menschlichen Isokortex temporalis 60 sich myeloarchitektonisch deutlich unterscheidende Rindenfelder nachweisen, die er in 7 Regionen mit 20 Subregionen zusammenfaßte. Auch er war der Meinung, daß die konstant vorkommenden Furchen des Schläfenlappens nahezu immer mit Feldergrenzen zusammenfallen. Schon SMITH (1907) wies auf dieses Verhalten hin und bezeichnete jene Sulci, die Feldergrenzen darstellen, als Fundi limitantes. In neuerer Zeit bemühte sich in Deutschland insbesondere BRAAK mit seinen Mitarbeitern um die feinere Aufklärung verschiedener Kortexgebiete. LASSEN u.Mitarb. (1978) legten vor kurzer Zeit ihre faszinierenden Befunde zur Hirndurchblutung bestimmter Areale bei funktioneller Aktivität und in Ruhephasen (500 Patienten) vor. Sie konnten z.B. nachweisen, daß bei akustischer Stimulation eine Mehrdurchblutung im oberen Abschnitt des Lobus temporalis beidseitig erfolgt. Ein deutlicher Wechsel des Blutdurchstroms liegt auch im Gebiet dicht an der Mittellinie, wo motorische und sog. supplementär motorische Area aneinandergrenzen. Bei Willkürbewegungen werden die supplementär motorische Hirnrinde und der umgebende prämotorische Cortex deutlich vermehrt durchblutet, und zwar stärker bei dynamischen Muskelbewegungen als bei Dauerkontraktion. Auch für die angiographische Diagnostik sowie für die Deutung von Computertomogrammen sind Maße von Gyri und Sulci in jüngerer Zeit von immer größerem Interesse. Deshalb bilden SZIKLA u.Mitarb. (1977) auch Schemazeichnungen von EBERSTALLER (1890), von ECONOMO u. KOSKINAS (1925), von ECONOMO (1927) und SANIDES (1962) ab. Diese Forscher befaßten sich vorzüglich mit der Form der Sulci cerebri, in welche an unterschiedlichen Zonen verschieden weit Arterienäste eindringen, und beschreiben mit Hilfe eines besonderen Koordinatensystems, das sich an der Commissura rostralis (anterior) und epithalamica (posterior) orientiert, die Lage der wichtigsten Sulci cerebri. Auch die grundlegenden Ergebnisse von RETZIUS (1896) fanden bei SZLIKLA u.Mitarb. (1977) Berücksichtigung.

Besonderheiten

RIESE u. GOLDSTEIN (1950) untersuchten das Gehirn des Anatomen Ludwig Edinger, der außerordentlich große geistige Fähigkeiten besaß und *Linkshänder* war. Das Gehirn wog 1223 g, zeigte keine Atrophie und war eugyrenzephal ausgebildet (RETZIUS 1896). Die Gyri waren relativ breit, die Sulci tief und an der linken Hemisphäre deutlich einfacher gestaltet als an der rechten, die auch um 5 g schwerer als die linke war. Der rechte Sulcus centralis erreichte die Mantelkante hinter dem linken Sulcus centralis, der Gyrus lingualis links war schmaler. Im Planum supratemporale lagen links 2 einfache Gyri transversi und 2 Sulci transversi. An der rechten Seite bestanden 3 Gyri, wobei der Sulcus zwischen 2. und 3. Gyrus nicht vollständig ausgebildet war. Ludwig Edinger war ein ausgesprochen origineller Denker und galt als Typ eines modernen Biologen mit einer großen visuellen Begabung und manuellen Geschicklichkeit. Die Oberflächen der rechten Lobi frontalis, parietalis und occipitalis waren eindeutig größer als die der linken Seite. Die Gyri postcentrales waren breiter als in der Regel, am Lobus parietalis speziell der untere Abschnitt.

AUERBACH (1906–1911) wies nach, daß bei musikalischen Menschen die akustische Sphäre größer und differenzierter entwickelt ist als bei anderen. KLOSE (1920) stellte am Gehirn von Goswin Soekeland einen außerordentlich groß entwickelten Gyrus temporalis superior und auch große Gyri centrales, besonders Gyri precentrales in deren mittlerem Drittel fest. Auch der Gyrus supramarginalis war deutlich entwickelt und wurde als Substrat einer speziellen Begabung für musikalisches Verständnis gedeutet.

SPITZKA (1907) untersuchte die Gehirne von visuell Begabten, bei denen der Lobus occipitalis größer war und komplexere Gyri vorlagen. Das Gehirn von Ernst Haeckel zeigte eine Vielzahl von Windungen an der Außenfläche des Lobus occipitalis und eine groß entwickelte „Fissura" calcarina. Er war ein ausgesprochen visueller Typ. Auch der Gyrus angularis von Haeckel war außerordentlich groß.

Das Gehirn von Adolph Menzel wies Seitendifferenzen auf: die linke Hemisphäre wog 565 g, die rechte 574 g. Deutliche Gemeinsamkeiten zeigen sich zwischen der rechten Hemisphäre Edingers und der linken Haeckels im Bereich des Lobus frontalis. Auch das Gehirn von Monakow, das ANTHONY (1935) untersuchte, zeigte ein deutliches größeres Volumen und Gewicht an der linken Hemisphäre und kompliziertere Sulci an der linken als an der rechten Seite. Am Gehirn von Pilsuzky stellte SCHAFFER (1939) fest, daß links frontal 4 Sulci transversi und 3 atypische frontopolare Gyri transversi bestanden.

α) **Facies superolateralis**

Allgemeines s. Abb. 155

Lobus frontalis

Gyrus precentralis

Variationen. (LANG u. BELZ 1981)

1. An 2 rechten und 6 linken Hemisphären unter 50 rechten und 50 linken Hemisphären erreichte der Gyrus precentralis, nach Sulcusgrenzen bestimmt, die Mantelkante nicht.
2. Ein kleiner Parallelgyrus zum Gyrus precentralis lag einmal rechts und einmal links vor.
3. Sechsmal – jeweils an linken Hemisphären – bestand ein Sulcus zwischen Sulcus centralis und precentralis, so daß eine oberflächliche Unterbrechung des Gyrus precentralis vorlag.
4. Ein Gyrus transitivus zum Gyrus frontalis superior konnte einmal an einer rechten Hemisphäre nachgewiesen werden, an einer anderen linken Hemisphäre bestanden zweifach ausgebildete Gyri transitivi zum Gyrus frontalis superior.
5. Einmal lag ein tiefer Gyrus transitivus zum Gyrus frontalis medius vor.
6. Selten fehlt eine Verbindung zwischen Gyrus precentralis und Gyrus frontalis medius.

Sulcus centralis (Fissura Rolandi)

CUNNINGHAM betont, daß die französischen, italienischen und englischen Ärzte den Terminus Fissura Rolandi erwähnen, obwohl der Sulcus centralis von VICQ d'AZYR (1796) sowie von GALL u. SPURZHEIM (1810) bereits gut beschrieben wurde und Rolando (1831) nur wenig hinzufügte. Der Terminus Zentralfurche stammt von HUSCHKE (1854).

Oberes Ende. Nach CUNNINGHAM (1891), der 52 Hemisphären von Kindern und Erwachsenen untersuchte, erreichte der Sulcus centralis in 60% die Facies medialis hemispherii, in 21% die Mantelkante und in 19% endete er kurz vor der Mantelkante.

In keinem Fall erreichte der Sulcus centralis an der Facies medialis hemispherii den Sulcus callosomarginalis, wie dies BENEDIKT (1879) einmal beschrieb.

Betont sei, daß der Sulcus centralis an unserem Untersuchungsgut (100 Hemisphären Erwachsener) in 88% in die Facies medialis hemispherii einschneidet.

Unteres Ende. An den 52 Hemisphären von CUNNINGHAM (1891) endete der Sulcus centralis in der Regel oberhalb des Sulcus lateralis cerebri. In 19% bestand eine seichte Rinne zwischen beiden.

GIACOMINI (1882) fand an 336 Hemisphären 21mal eine Verbindung zwischen Sulcus centralis und Sulcus lateralis cerebri.

Untere Querfurche. EBERSTALLER (1890) betonte, daß an den meisten Hemisphären eine kleine tertiäre Furche unter dem unteren Ende des Sulcus centralis vorkommt: *Sulcus transversus inferior* des Sulcus centralis. Dieser verläuft in der Regel schräg nach vorne und aufwärts und erreicht nicht das untere Ende des Sulcus centralis, sondern ist von diesem durch einen superfiziellen Gyrus, der den Gyrus pre- und postcentralis miteinander verbindet, geschieden. Gelegentlich jedoch öffnet sich der Sulcus centralis in den unteren Quersulcus, der auch mit dem Sulcus lateralis in Verbindung stehen kann. Diese Querfurche läßt sich nach CUNNINGHAM an Gehirnen während der letzten 2 Keimlingsmonate gut erkennen.

Die *Tiefe* des Sulcus centralis bei in Chlorzink gehärteten und in 50%igem Alkohol aufbewahrten Gehirnen beträgt bei Polen im Mittel 19,1 mm (15–22 mm) (WEINBERG 1905).

Sulcus precentralis

Nach SERNOFF (1877, zit. nach SERNOFF 1896) ist der Sulcus precentralis in 66,5% zweigeteilt, bei Verbrechern in 42%. Ein 2. Typ, der durch das Auftreten eines 3. Furchenelements zwischen beiden Teilen des typischen Sulcus precentralis ausgezeichnet ist, kommt am normalen Gehirn in 15,5%, in 34% am Verbrechergehirn vor. Ein einheitlicher Sulcus precentralis liegt bei normalen Menschen in 12,5%, bei Verbrechern in 24% vor. SERNOFF weist darauf hin, daß die Diagnostik der Sulcusunterschiede außerordentlich schwierig sei und Übergangsformen vorkommen, was die Bedeutung dieser Statistik einschränkt.

Der Sulcus precentralis superior hat (an konservierten Gehirnen) nach WEINBERG (1905) bei Polen eine mittlere Tiefe von 17,1 (11–22) mm, der Sulcus precentralis inferior von 17,8 (14–22) mm.

Gyrus frontalis superior

Variationen (LANG u. BELZ 1981)

1. Zweimal an der rechten und 6mal an der linken Hemisphäre unter 100 Hemisphären bestand ein Übergang in den Gyrus precentralis.
2. Einmal fand sich ein tiefer Übergangsgyrus zum Gyrus precentralis an einer rechten Hemisphäre.
3. Einmal bestand ein Übergangsgyrus zum Gyrus frontalis medius im vorderen Drittel (ebenfalls rechte Hemisphäre).
4. Etwa im Mittelbezirk des Gyrus frontalis superior lagen Übergänge zum Gyrus frontalis medius an 11 rechten und 3 linken Hemisphären vor.

Sulcus frontalis superior

Der Sulcus frontalis superior ist nach SERNOFF (1877) durch das Auftreten von 2 Typen gekennzeichnet. Bei Typ 1 erstreckt sich die Furche nur über einen Teil der Länge des Stirnlappens, und zwar bei Verbrechern in 52% (ununterbrochen in 38%, mit Überbrückung in 14%). Bei Normalen liegt dieser Typ in 51% vor (16,5% unüberbrückte, 34,5% überbrückte Typen). Bei Typ 2 erstreckt sich der Sulcus frontalis superior über die ganze Länge des Gehirns, und zwar bei Normalen in 21,5% in reiner Form, mit Modifikation in 6,5%; bei Verbrechern in 42%, davon in 24% rein und in 18% modifiziert.

Der Sulcus frontalis superior besitzt nach WEINBERG (1905) eine mittlere Tiefe von 15,3 (11–19) mm, der Sulcus frontalis medius eine von 15,5 (10–19) mm, der Sulcus frontalis inferior eine von 16,3 (9–21) mm.

Gyrus frontalis medius

Variationen:

1. Ein Übergang in den Mittelbezirk des Gyrus frontalis superior konnte unter 100 Hemisphären an 4 rechten und 5 linken Hemisphären nachgewiesen werden. (Weiteres s. LANG u. BELZ 1981).
2. Ein oberflächlicher Übergang zum Gyrus frontalis superior fand sich rechts sechsmal, links achtmal im hinteren Drittel.
3. Ein Übergang zur Pars triangularis des Gyrus frontalis inferior lag an 3 rechten und 6 linken Hemisphären vor.
4. Der Länge nach zweigeteilt erschien der Gyrus frontalis medius an einer rechten Hemisphäre.
5. Ein Übergang in die Pars opercularis des Gyrus frontalis inferior konnte an einer rechten und einer linken Hemisphäre nachgewiesen werden.
6. Eine Verbindung mit dem Gyrus precentralis fehlte an einer rechten Hemisphäre.
7. Zwei Gyri transitivi zum Gyrus precentralis lagen einmal an einer linken Hemisphäre vor.
8. An 2 rechten Hemisphären erreichte der Gyrus frontalis medius nicht das Polgebiet, sondern zog ununterbrochen zur Facies orbitalis lobi frontalis weiter.

Gyrus frontalis inferior

Defekte. ZUCKERKANDL (1883) und RÜDINGER (1882) beschrieben an geistig Unterentwickelten und Taubstummen eine Reihe von Defekten im Bereich des Gyrus frontalis inferior, des Operculum frontoparietale, des Schläfenlappens u.a.

Variationen: s. LANG u. BELZ (1981).

Sulcus frontalis inferior

Einen Sulcus frontalis inferior konnte SERNOFF (1877) an 16% der Gehirne normaler Menschen und an 4% bei Verbrechergehirnen nicht nachweisen.

Sulcus frontalis tertius

Ein Sulcus frontalis tertius wurde von SERNOFF (1877) in 14,5%, von GIACOMINI (1884) in 13,5% aufgefunden. Dieser Vierwindungstyp ist nach HANOT u. BENEDIKT zit. n. SERNOFF (1877) bei Verbrechern in 30–40% ausgebildet, nach SERNOFF in 14–20%.

Sulcus lateralis cerebri

ZUCKERKANDL (1883) erklärt im Anschluß an PANSCH (1879), daß am Übergang des Sulcus lateralis zur konvexen Großhirnfläche der R. anterior des Sulcus lateralis cerebri abgeht, der in der Regel den Gyrus frontalis inferior bis an den Stammlappen einschneidet. Der von ihm als R. anterior horizontalis bezeichnete Furchenteil schneidet den Gyrus frontalis inferior vor dem R. anterior ascendens ein. ZUCKERKANDL erwähnt, daß beide Schenkel selbständig aus dem Sulcus lateralis oder auch aus einem gemeinsamen Stamm hervorgehen können, so daß eine Y-Figur entsteht. Der Ramus anterior grenzt nach vorne und unten die Pars orbitalis des Stirnhirns ab (CLARA 1959). Zwischen diesem R. anterior und dem R. ascendens des Sulcus lateralis cerebri ist die

Tabelle 49. Sulcus lateralis, Längen seiner Rami (LANG u. BELZ 1981)

			$\bar{x}$ mm	Sb mm	s_{n-1} mm	$s_{\bar{x}}$ mm
Ramus anterior	Länge	rechts	17,7	8–28	4,18	0,59
		links	19,2	11–28	4,15	0,59
Ramus ascendens	Länge	rechts	20,6	13–33	4,20	0,59
		links	20,7	10–35	4,56	0,65
Ramus posterior	Länge	rechts	50,6	40–72	8,84	1,25
		links	56,7	51–95	9,86	1,39
Pars ascendens	Länge	rechts	20,3	8–29	fehlt in 7%	
		links	20,8	7–35		

Pars triangularis des Gyrus frontalis inferior eingeschlossen. Längen der Rami des Sulcus lateralis s. Tabelle 49.
Nach WEINBERG (1905) beträgt die mittlere Tiefe des Sulcus lateralis cerebri bei Polen 25,6 (21–36) mm, bei Letten 30,5 (31–33) mm.
Nach CUNNINGHAM (1891) ist bei Neugeborenen und Kleinkindern der *Ramus posterior* oberhalb der Ebene der Sutura squamosa, bei Erwachsenen im Bereich oder etwas oberhalb oder etwas unterhalb davon plaziert. Bei 5 Hemisphären von Kindern zwischen 11 und 15 Jahren waren 3,3, bei 5 Kindern von 4–5 Jahren 6,5, bei 3 Hemisphären von Kindern im 1. Lebensjahr 13,6 und bei 6 Hemisphären von Neugeborenen relativ 20,3 (relative Distanz) oberhalb lokalisiert. Die Abstände wurden als Verhältniszahl zwischen Gesamthöhe von Oberrand zum unteren lateralen Rand der Hemisphäre, wobei diese Distanz gleich 100 ist, errechnet.
Nach CUNNINGHAM (1891) wird als *Sylvischer Punkt* jene Zone bezeichnet, an dem der Stamm des Sulcus lateralis cerebri an der Außenfläche der Hemisphäre erscheint. Postnatal wandert diese Zone nach vorne und hat ihren endgültigen Platz etwa im 11. Lebensjahr. Rechts- und Linksunterschiede bezüglich des Sylvischen Punktes konnte er nicht feststellen, bei Negern sah er weiter dorsal plazierte als bei Europäern.

Variationen. Eine Verschmälerung der Pars triangularis beruht nach Meinung ZUCKERKANDLs (1883) meist auf einer Verlagerung der vorderen Schenkel des Sulcus lateralis cerebri:

1. Je kleiner die Pars triangularis, desto größer ist die Pars ascendens. Dies wird erreicht durch Verschiebung des aufsteigenden Fortsatzes nach vorne, wobei die Pars ascendens verbreitert, die Pars triangularis verschmälert wird.
2. Bei abnorm langer Pars orbitalis kann die Pars ascendens verbreitert, die Pars triangularis verschmälert sein.
3. Bei Verschmälerung der Pars ascendens kann der Gyrus precentralis verbreitert sein, weil der Sulcus precentralis nach vorne verlagert ist.
4. Der Gyrus precentralis ist basal schmal, die Pars ascendens dagegen beinahe 1,5 cm breit.
5. Der Sulcus precentralis fehlt, die Pars ascendens ist mit der vorderen Zentralwindung verwachsen.

Weitere Variationen kommen vor.
Ein 3. Schenkel des Sulcus lateralis cerebri liegt, wenn entwickelt, unterhalb des R. horizontalis. Der Gyrus frontalis inferior zerfällt dann nach ZUCKERKANDL in 4 Abschnitte: die Pars ascendens, die Pars triangularis, ein zwischen R. horizontalis und 3. Windungsschenkel eingeschaltetes Stück und in den Hauptteil.
Die Pars ascendens kann durch eine mehr oder minder frontale oder schräg gerichtete Nebenfurche in 2 Lappen – einen vorderen und einen hinteren – geteilt sein. Häufiger reicht der hintere nicht an die Gehirnoberfläche, sondern ist in die Tiefe verlagert (Tiefenwindung).

6. Der Sulcus postcentralis schneidet an unserem Untersuchungsgut (100 Hemisphären) an 11 rechten und 9 linken Hemisphären in den R. posterior des Sulcus lateralis cerebri ein.
7. Der Sulcus precentralis verbindet sich an 5 rechten und 7 linken Hemisphären mit dem Sulcus lateralis cerebri.
8. Der Sulcus centralis schneidet an 2 rechten und 2 linken Hemisphären in den R. posterior sulci lateralis ein.
9. Die Sulci pre- et postcentralis erreichen beide an 3 linken Hemisphären den Sulcus lateralis cerebri.

Pars opercularis

Schneidet der Sulcus centralis bis zum Sulcus lateralis cerebri nach unten ein, dann gehört die Pars opercularis entsprechend den Nomina Anatomica nur dem Stirnlappen an (Operculum frontale). Wir haben auch bei Fehlen dieses Einschnittes diese Zone vermessen. Die Breite der Pars opercularis beträgt an unserem Untersuchungsgut an der rechten Hemisphäre im Mittel 11,9 (6–31) mm, an der linken Seite bestehen Mittelwerte von 11,3 (6–22) mm.

Pars triangularis

Die Breite der Pars triangularis macht an rechten Hemisphären an unserem Untersuchungsgut im Mittel 18,9 (10–29) mm aus, an der linken 19,9 (14–34) mm.

Lobus parietalis

Gyrus postcentralis

Variationen:

1. Ein Übergang in den Gyrus frontalis superior konnte unter 100 Hemisphären an 2 rechten und 6 linken Hemisphären nachgewiesen werden.
2. Ein Parallelgyrus des Gyrus postcentralis bestand an 2 rechten und 4 linken Hemisphären.
3. Einmal (rechte Hemisphäre) erreichte der Gyrus postcentralis die Mantelkante nicht.

4. Einmal an einer linken Hemisphäre zog ein tiefer Sulcus durch den Gyrus postcentralis hindurch, so daß eine Verbindung zwischen Sulcus postcentralis und Sulcus centralis vorlag.

Sulcus postcentralis

SERNOFF (1877) gliederte 3 Formtypen des Sulcus postcentralis voneinander ab. Seinen Befunden zufolge besteht in 31% (Typ 1) eine selbständige Furche, die keine Verbindung mit dem Sulcus intraparietalis besitzt (bei Verbrechern in 18%). Typ 2 des Sulcus postcentralis besteht bei Normalen in 44% und ist mit dem Sulcus intraparietalis verbunden. Typ 3 (25%) weist sich durch Fehlen eines durchgehenden Sulcus postcentralis aus. Nach WEINBERG (1905) ist der Sulcus postcentralis im Mittel 19,3 (13–25) mm tief.

Sulcus intraparietalis

Der Sulcus intraparietalis grenzt den Lobulus parietalis superior vom Lobulus parietalis inferior ab. An unserem Untersuchungsgut beträgt die Länge des Sulcus intraparietalis der rechten Hemisphäre 48,9 (26–77) mm, an der linken Hemisphäre 45,4 (20–89) mm. Rechts ist er in 64%, links in 62% nachweisbar.
SERNOFF (1877) untergliederte 3 Typen des Sulcus intraparietalis. Sein Typ 1, der bei 57% normaler Menschen entwickelt ist, erstreckt sich über die gesamte Ausdehnung des Lobus parietalis und reicht bis zur Hälfte in den Lobus occipitalis hinein. Sein Typ 2 (29,5%) ist in 2 Segmente zergliedert. Typ 3 ist durch Fehlen der vorderen Furchenhälfte gekennzeichnet; die hintere durchzieht einen Teil des Lobus parietalis und einen Teil des Lobus occipitalis (12,4%) bei Normalen. Seinen Befunden zufolge fehlt der Sulcus bei Normalen in 1%, bei Verbrechern in 4%. Nach WEINBERG (1905) ist der Sulcus intraparietalis im Mittel 19,6 (13–26) mm tief.

Gyrus supramarginalis

Der Gyrus supramarginalis gehört dem Lobulus parietalis inferior an. Er umfaßt den Ramus posterior des Sulcus lateralis cerebri. An unserem Untersuchungsgut ließ sich dieser Gyrus in 94% an der rechten Hemisphäre und in 86% an der linken deutlich nachweisen.

Gyrus angularis

Der Gyrus angularis umfaßt das hintere obere Ende des Sulcus temporalis superior und gehört zu hinteren Abschnitten des Lobulus parietalis inferior. In 52% an der rechten und in 66% an der linken Hemisphäre konnte dieser Gyrus einwandfrei abgegrenzt nachgewiesen werden. Seine Länge beträgt rechts im Mittel 27,4 (8–40) mm, seine Breite 19,6 (13–28) mm. An der linken Seite ist der Gyrus angularis an unserem Untersuchungsgut im Mittel 26,5 (16–41) mm lang und 20,3 (8–30) mm breit.

Lobus occipitalis

Der rechts im Mittel 30 mm, links 27 mm lange Lobus occipitalis (projektivische Länge zwischen Sulcus parieto-occipitalis und Polus occipitalis) besitzt ein außerordentlich unterschiedliches Windungsrelief. Einwandfrei nachweisbar ist in allen Fällen seine mantelkantennahe Grenzregion zum Lobus parietalis. Einen Arcus parieto-occipitalis konnten wir an rechten Hemisphären in 86%, an linken in 76% nachweisen, ein Sulcus occipitalis anterior lag rechts in 64%, links in 62% vor.
Nach WEINBERG (1905) ist der Sulcus occipitalis transversus im Mittel 16,9 (12–21) mm tief.

Sulcus lunatus. DIETEL (1931) konnte am Würzburger Untersuchungsgut (25 Gehirne) einen mehr oder weniger deutlich ausgebildeten Sulcus lunatus in 58% auffinden.

Lobus temporalis

Dem Schläfenlappen gehören an der Facies superolateralis die durch entsprechende Furchen getrennten Gyri temporales superior, medius et inferior an. Der Gyrus temporalis superior wird oben vom Sulcus lateralis begrenzt.

Sulcus temporalis superior

Zwischen Gyrus temporalis superior und Gyrus temporalis medius ist der nach WEINBERG (1905) im Mittel 20,2 (16–26) mm tiefe Sulcus temporalis superior entwickelt. Dieser wurde von SERNOFF (1877) als Fissura temporalis prima bezeichnet und fehlt seinen Untersuchungen zufolge in 6%. Eine Auflösung in 2 Fragmente kommt bei Normalen in 4,5% vor.
Nach KOPP u.Mitarb. (1976) kommt eine Brücke zwischen Gyrus temporalis superior und Gyrus temporalis medius häufiger an der linken als an der rechten Seite vor.

Variationen:

1. Unter 100 Hemisphären bestand im Mittelbezirk 15mal ein Übergang vom Gyrus temporalis superior in den Gyrus temporalis medius. Der Sulcus temporalis superior war unterbrochen.
2. Ein Übergang in den Gyrus temporalis medius im vorderen Drittel erfolgte an 6 rechten und 5 linken Hemisphären.

Gyri temporales transversi

An der oberen Fläche des Gyrus temporalis superior liegt im Bereich der Gyri transversi das primäre kortikale Hörzentrum. Nach KAKESHITA (1925) sowie ECONOMO u. HORN (1930) und GESCHWIND u. LEVITSKY (1968) sind das Planum temporale und die Gyri transversi (HESCHL 1878) asymmetrisch ausgebildet, und zwar sind sie an der linken Seite größer. Auch SZIKLA u.Mitarb. (1975) wiesen Rechts-Links-Differenzen an 3 Gehirnen sowie an 39 bilateralen, stereotak-

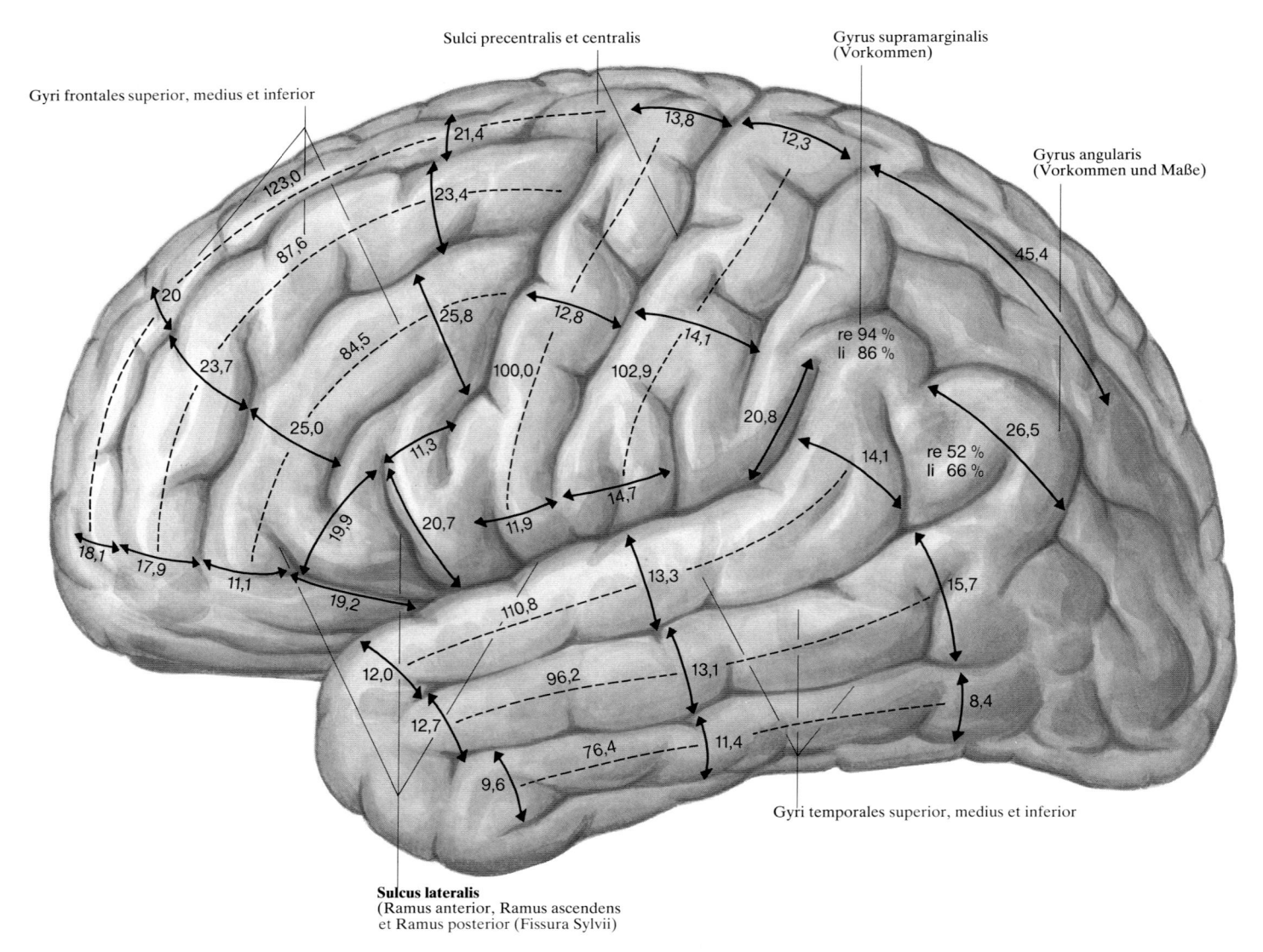

Abb. 155. Gyri et Sulci cerebri an der Facies superolateralis (nach Lang u. Belz 1981)

tisch vermessenen Angiogrammen nach. Die Inselregion sei in der Regel symmetrisch ausgebildet, die postinsuläre dagegen asymmetrisch. Das linke Planum temporale stehe tiefer und mehr dorsal, die Oberfläche des retroinsulären Dreiecks sei links größer als rechts, die Einstellung des linken Planum temporale entspreche etwa dem Eingang in den Sulcus lateralis cerebri, während an der rechten Seite das Planum deutlich höher stehe und einen größeren Winkel mit dem Sulcus lateralis cerebri bilde.

Gyrus temporalis medius, Variationen

1. Ein Übergang in den Gyrus temporalis inferior lag unter 100 Hemisphären an 4 rechten und 1 linken Hemisphäre im Bereich der vorderen Hälfte des Gyrus temporalis medius vor.
2. An 1 rechten und 4 linken Hemisphären wurden Übergänge sowohl in den Gyrus temporalis superior als auch in den Gyrus temporalis inferior, ebenfalls im Mittelbezirk, nachgewiesen.

Sulcus temporalis inferior

Der Gyrus temporalis inferior wird durch den Sulcus temporalis inferior vom Gyrus temporalis medius abgegrenzt. Dieser ist nach Weinberg (1905) im Mittel 12,4 (8–17) mm tief.

Gyrus temporalis inferior, Variation. Die größte Breite des Gyrus temporalis inferior war an unserem Untersuchungsgut rechts an 3, links an 4 Hemisphären der Facies inferior hemispherii zugewendet.

Insula

Nach Hadžiselimović (1968) ist die Insel bei Neugeborenen verhältnismäßig groß, besitzt aber wenige Windungen. Der Sulcus centralis insulae ist entwickelt und grenzt den vorderen von einem hinteren Inselabschnitt ab, in welchem 2 kleinere Windungen vorliegen. Das Limen insulae ist nicht deutlich entwickelt.

Gewichtsanteile der Lobi cerebri (nach Fixierung) (LINDNER 1980)

	Gramm	Gewichts-prozent	Volumen-prozent	Volumen cm³
Lobus frontalis	199	41,0	40,8	192
Lobus temporalis et occipitalis	173	35,7	35,9	169
Lobus parietalis	113	23,3	23,3	110
	485	100	100	471

Gyri insulae

Das Gewicht der Inselrinde beträgt rechts 16,03 (10–26) g, links 15,85 (10–25) g (LINDNER 1980).

Nach EBERSTALLER (1887) gehen die vorderen Gyri insulae regelmäßig in den Stirnlappen, die hinteren in den Temporal- und den Parietallappen über. Die vorderen 3 Gyri breves (anteriores) fließen oberhalb der Inselschwelle zu einem sog. Inselpol zusammen und gehen dann in eine schwach geschlängelte Windung über (Gyrus transversus insulae), die, von der Pars orbitalis der 3. Stirnwindung ganz oder teilweise bedeckt, schließlich in diese einbiegt. Sie begrenzt hierdurch den Sulcus Reili anterior gegen die Vallecula sylvii. Weiterhin beteiligt sich am Aufbau dieses Gyrus ein aus der Tiefe des Sulcus Reili anterior kommender kleiner Gyrus (Gyrus brevis accessorius). Zur vorderen Insel gehören demnach die Gyri breves anteriores, der Inselpol sowie der Gyrus transversus insulae und der Gyrus brevis accessorius.

Der stärkste dieser Gyri ist der Gyrus brevis anterior, der Gyrus brevis secundus ist der schwächste, und der Gyrus brevis tertius (posterior), der sich häufig wie der 1. nach oben in 2 divergierende Gyri gabelt, wird hinten vom Sulcus centralis insulae begrenzt.

Der Gyrus transversus insulae hat nicht selten an der orbitalen Hirnfläche eine oberflächliche Lage und bildet, wenn der Eingang in die Vallecula sylvii erst hinter und unter der Kante der Ala minor ossis sphenoidalis liegt, mit dem Pol des Temporallappens zusammen eine schnabelartige Verlängerung: Lippe der Vallecula.

Variationen. Einer der Gyri breves kann als wohlausgebildete Windung in benachbarte Mantelregionen übergehen. Insbesondere der Gyrus brevis anterior kann mit der Pars triangularis, der Gyrus brevis accessorius mit der Pars orbitalis der unteren Frontalwindung zusammenhängen (EBERSTALLER 1887).

Die hintere Insel ist durch den Sulcus centralis insulae vom vorderen Inselabschnitt getrennt. Sie besteht nach EBERSTALLER aus 2 Windungen, deren vordere von GIACOMINI (1884) als Gyrus longus insulae bezeichnet wurde. Nach hinten oben spaltet sich dieser Gyrus longus gabelig, zuweilen dreiteilig, und alterniert meist zackenförmig mit dem Operculum parietale der hinteren Zentralwindung. Die 2. Windung stellt einen flachen Windungszug dar und wird von der hinteren

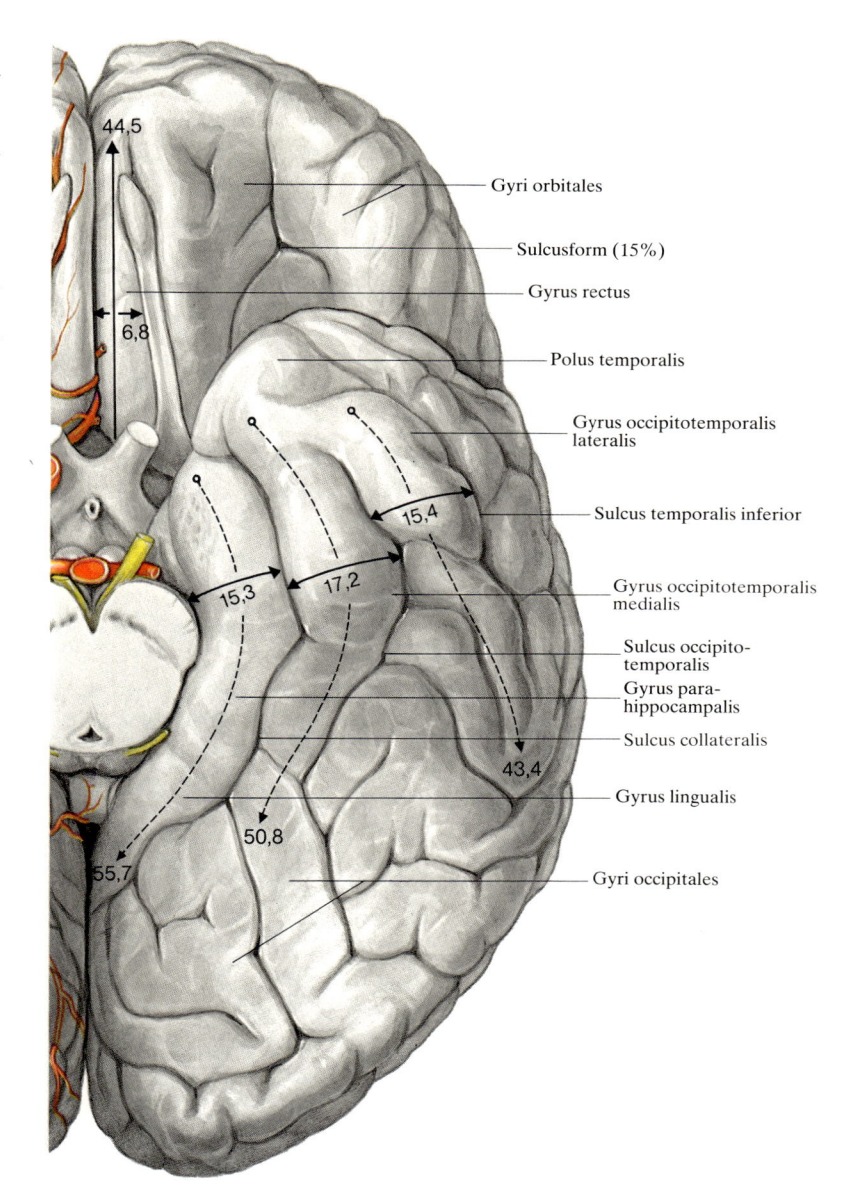

Abb. 156. Gyri et Sulci cerebri der Facies inferior hemispherii, Maße (nach LANG u. BELZ 1981)

Inselecke durch den Gyrus longus fast vollständig abgedrängt. Nach vorne unten fließen beide zu gemeinsamer Spitze zusammen. Diese Spitze erreicht nie den Inselpol, sondern geht stets auf die Oberseite des Temporallappens über (wie auch der benachbarte Abschnitt des Sulcus circularis insulae).

β) Facies inferior

Der Sulcus collateralis begrenzt in vorderen Abschnitten den Gyrus parahippocampalis, in hinteren den Gyrus lingualis nach lateral. Der Übergang zwischen beiden Gyri erfolgt kontinuierlich. Wir haben die Gesamtlänge des medial des Sulcus collateralis gelegenen Gyrus vermessen. Der Gyrus parahippocampalis ist diesen Kriterien zufolge an der rechten Hemisphäre im Mittel 57,1 (38–82) mm lang, seine Breite beträgt im Mittel 13,7 (8–23) mm. An der linken Hemisphäre beträgt die Gesamtlänge dieses Gyrus im Mittel 55,7 (15–72) mm, die Breite 15,3 (9–24) mm. (Weiteres s. Abb. 156.)

Sulcus collateralis

Der Sulcus collateralis wurde von SERNOFF (1877) offensichtlich als Sulcus occipitotemporalis medialis (Fissura temporalis quarta) bezeichnet. Dieser sei im mittleren Drittel konstant entwickelt. Ein hinteres und vorderes Drittel können fehlen. SERNOFF gliederte deshalb 4 Typen voneinander ab:

1. Die Furche erstreckt sich über die ganze Länge des Schläfen- und Hinterhauptlappens in 58,5% bei Normalen.
2. Der Sulcus erstreckt sich nur über das mittlere und hintere Drittel bei 33%.
3. Der Sulcus ist nur im vorderen und mittleren Drittel entwickelt (3,5%).
4. Der Sulcus besteht nur im mittleren Drittel in 4,5%. Die außerordentlich großen Längenunterschiede des Gyrus parahippocampalis (15–82 mm) weisen auf die häufige Unterbrechung und damit verknüpfte fehlende Abgrenzung gegen den Nachbargyrus hin.

Gyrus occipitotemporalis medialis

Der Gyrus occipitotemporalis medialis wird medial vom Sulcus collateralis und lateral vom Sulcus occipitotemporalis begrenzt. Er läuft hinten in den Gyrus fusiformis aus, der nach KOPP u.Mitarb. (1976) rechts in 22%, links in 53% größer als der Gegenseitige ist. (Länge und Breite s. Abb. 156.)

Gyrus occipitotemporalis lateralis

Zwischen Sulcus occipitotemporalis und Sulcus temporalis inferior erstreckt sich der Gyrus occipitotemporalis lateralis (Länge und Breite s. Abb. 156).

Sulcus temporalis inferior

Der Gyrus occipitotemporalis lateralis wird nach lateral vom Sulcus temporalis inferior abgegrenzt, der von SERNOFF (1877) als Fissura temporalis tertia bezeichnet wurde.
Seinen Befunden zufolge ist er (bei Normalen) nur in 13,5% in ganzer Länge ausgebildet, in 3,5% erstreckt er sich über $^2/_3$ der Gehirnbasis, in 20% über $^1/_3$ der Basislänge. Er kann durch einige schräge Sulci ersetzt sein. Rein ausgeprägt fand er sich an SERNOFFs Untersuchungsgut nur in 38%, Furchenfragmente unterschiedlicher Anordnung lagen in 35% vor.

Uncus gyri parahippocampalis

Der Uncus gyri parahippocampalis ist in der Ansicht von unten kaum sichtbar. Seine Maße wurden vorwiegend von der medialen Hemisphärenseite abgenommen.

Facies inferior lobi frontalis

An der Facies inferior lobi frontalis werden nach den derzeit gültigen Nomina Anatomica der Gyrus rectus und Gyri orbitales sowie der Sulcus olfactorius und Sulci orbitales u.a. voneinander abgegrenzt. Wir bestimmten Länge und Breite des Gyrus rectus sowie Formtypen der Sulci (und damit der Gyri) orbitales (s. Abb. 156).

Gyrus rectus

Der Gyrus rectus ist an unserem Untersuchungsgut rechts im Mittel 44,5 (37–57) mm lang und 6,8 mm breit. An der linken Seite beträgt der mittlere Längenwert 44,6 (33–67) mm, die Breite 6,8 (5–9) mm.

Gyri orbitales, weit nach dorsal reichendes Stirnhirn

Von HAYEK (1938) wies darauf hin, daß bei Chinesen in etwa 90% an der Unterfläche des Lobus frontalis ein quer vorspringender Wulst vorkommt, der die orbitale Fläche vom Limen insulae trennt. Der Wulst ist hinten vom vorderen Teil des Sulcus circularis sowie vom lateralen Schenkel des Sulcus olfactorius begrenzt. Frontal liegen unterschiedlich geformte Gyri orbitales, die verschieden weit in den Wulst einschneiden können. In situ ragt der Wulst über den duraüberzogenen kleinen Keilbeinflügel hinweg in die Fossa cranialis media hinein. Die Crista sphenoidalis (und ihr Duraüberzug) schneiden nicht wie sonst in die Fissura lateralis cerebri, sondern in den Stirnlappen zwischen Querwulst und orbitale Fläche. WEINBERG (1905) konnte ein derartiges Verhalten an Gehirnen von Polen in 8%, EBERSTALLER (1890) in 1,5% bei Österreichern nachweisen. Nach von HAYEK entwickelt sich der Wulst in der perinatalen Periode. Er hält die bei Chinesen unterschiedliche Form der Basis cranii für die Ursache dieser Bildung, da bei Chinesen 1. die Fossa cranialis media im allgemeinen sowohl in transversaler als auch in sagittaler Richtung relativ flach sei und 2. die Fovea endofrontalis lateralis (für den Gyrus frontalis inferior) nahe am Rand des kleinen Keilbeinflügels liege (bei Europäern weiter rostral).

Sulci orbitales

Formtypen

1. An 30 rechten und 27 linken Hemisphären fand sich eine H-förmige Figur der Sulci orbitales (= häufigste Variation mit 57%).
2. In 15% (rechts zwei, links 13 Hemisphären) beobachteten wir im rostralen Gebiet der Facies inferior lobi frontalis einen Sulcus, der sich nach dorsal in 3 Arme verzweigte.
3. In insgesamt 9% (5 rechte, 4 linke Hemisphären) lagen Sulci orbitales in einer H-Form vor, die zusätzlich durch einen longitudinalen Sulcus untergliedert war, und

4. In 9% (3 rechte und 6 linke Hemisphären) gliederten sich von einem longitudinalen Sulcus orbitalis nach vorne, nach medial und nach okzipital mehrere Sulci ab. An den rechten Hemisphären kamen außerdem 10 seltenere und kompliziertere Sulcus- und Gyrusbildungen vor.

γ) Facies medialis

Der *Sulcus pericallosus* kann angiographisch durch den vorderen Abschnitt der A. cerebri anterior und hinten durch den R. pericallosus posterior bestimmt werden. Der *Sulcus cinguli* läßt sich an seitwärts gerichteten Gefäßschlingen der Äste der A. cerebri anterior bestimmen: 5 oder 6 Gefäßschlingen reichen in den Sulcus hinein und geben seine Lage an. Der hintere Abschnitt bzw. der R. marginalis des Sulcus cinguli begrenzt den Lobulus paracentralis dorsal. In ihm verläuft ein Ast der Arterie des Lobulus paracentralis, häufiger jedoch der R. cingulomarginalis der A. cerebri anterior.

Der *Sulcus paracentralis* bildet die vordere Grenze des Lobulus paracentralis und enthält stets einen Ast eines R. frontalis internus posterior. Der Stamm der Arterie des Lobulus paracentralis verläuft gewöhnlich etwas hinter diesem Sulcus, seltener in ihm selbst.

Der *Sulcus calcarinus* wird rasch nach dem Ursprung vom R. calcarinus aus der A. occipitalis medialis erreicht, die in der Spalte bis zum Polus occipitalis verläuft.

Sulcus rostralis superior

Vorne unterhalb des Genu corporis callosi verläuft ein Längssulcus gestreckt nach aufwärts und teilt den subkallösen Abschnitt des medialen Stirnhirns in 2 übereinanderliegende Teile. Sein hinteres Ende liegt unter dem Gyrus cinguli, sein vorderes spaltet sich oft in 2 Furchen auf, die mantelkantenwärts verlaufen. An unserem Untersuchungsgut konnte stets ein derartiger Sulcus rostralis superior aufgefunden werden. An der Aufzweigungszone ist der Sulcus rechts im Mittel 4,71 (2–8) mm tief, an der linken 5,06 (0–10) mm. Im hinteren Drittel des Sulcus beträgt seine mittlere Tiefe rechts 8,38 (4–13) mm, an der linken Hemisphäre 7,72 (2–14) mm.

Sulcus rostralis inferior (Nach EBERSTALLER 1911)

Zwischen Sulcus rostralis superior und Gyrus rectus erstreckt sich als seichte und unbeständige Hirnfurche der Sulcus rostralis inferior. Er besteht oft aus 2 Teilstrecken, deren vordere die Mantelkante erreichen kann. An unserem Untersuchungsgut ist der Sulcus rechts in 66%, links in 55,5% nachweisbar. Entsprechend den obengenannten Meßpunkten ist er rechts an der Aufzweigung 2,6 (0–6) mm, links 2,10 (0–6) mm tief. Im hinteren Drittel beträgt seine mittlere Tiefe rechts 4,93 (2–9) mm, links 4,75 (2–7) mm.

Area adolfactoria

Die Area adolfactoria (parolfactoria) vermaßen wir nach Höhe, Breite und Tiefe des Sulcus parolfactorius anterior an 70 Hemisphären. Die longitudinale Breite der Area adolfactoria (zwischen Lamina terminalis und Sulcus parolfactorius anterior) beträgt an unserem Untersuchungsgut 11,22 (6–18) mm. Die Tiefe des Sulcus adolfactorius anterior beträgt im Mittel 2,81 (1–6) mm.

Rostrum corporis callosi Unterfläche – vertikaler Abstand zur Hirnbasis (mediale Kante des Gyrus rectus)

Diesen ärztlich wichtigen Abstand bestimmten wir an 71 Gehirnen. Rechts beträgt der Mittelwert für dieses Maß 21,69 (18–25) mm, s beträgt 1,73. An der linken Seite ergab sich ein Abstand von 20,95 (17–24) mm, $s = 2,11$.

Sulcus und Gyrus cinguli
(LANG u. GATZENBERGER 1980)

In 51,1% rechts und in 46,6% links liegt der Sulcus cinguli durchgehend ausgebildet vor. In 24,4% rechts und in 31,1% links ist dieser Sulcus unterbrochen, und zwar meist oberhalb des Genu corporis callosi. Der Gyrus cinguli ist deshalb in diesem Bereich zergliedert, wobei sich in 45% rechts und in 16% links der obere der beiden Sulci in die Pars cingulomarginalis fortsetzt. In 24,4% rechts und in 22,2% links ist der Sulcus cinguli mehrfach zergliedert, wobei verschiedene Variationen vorliegen. In 91,1% rechts und in 86,6% links erreicht die Pars cingulomarginalis mit einer mittleren Tiefe von 11,5 mm rechts und 11,7 mm links die Mantelkante und grenzt von hinten her den Lobulus paracentralis ab. In 8,8% rechts und in 13,3% links endet sie unterhalb der Mantelkante.

Breite (Abb. 157)

Im Bereich des Genu corporis callosi ist der Gyrus cinguli an unserem Untersuchungsgut rechts im Mittel 11,24 (6–18) mm breit, an der linken Seite liegt ein Mittelwert von 12,09 (5–19) mm vor. In der Ebene der Commissura rostralis beträgt die Breite des Gyrus cinguli an unserem Untersuchungsgut rechts im Mittel 14,18 (6–20) mm, an der linken Seite beträgt der Mittelwert 13,26 (9–19) mm. In Höhe der Commissura epithalamica beträgt die mittlere Breite rechts 17,58 (13–25) mm, links liegen Mittelwerte von 16,89 (9–28) mm vor. Im Gebiet des Splenium corporis callosi (bis zum Sulcus subparietalis) beträgt rechts die mittlere Breite des Gyrus cinguli 10,8 (5–19) mm, links 11,49 (6–19) mm. Die Breite des Isthmus gyri cinguli haben wir von der Mitte des Splenium corporis callosi und parallel zur CA-CP-Linie

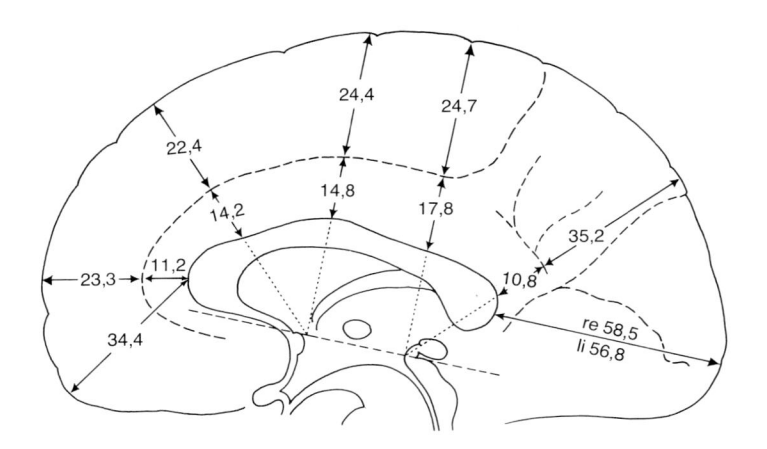

Abb. 157. Facies medialis hemispherii
Abstandsmaße vom Corpus callosum zum Sulcus cinguli und zur Mantelkante. Mittelwerte der rechten Hemisphäre in mm (LANG 1981)

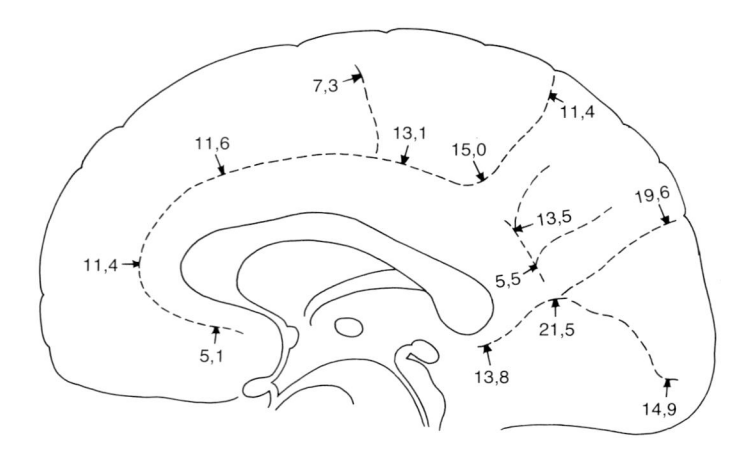

Abb. 158. Facies medialis hemispherii
Tiefe der Sulci in $\bar{x}$ mm (nach LANG u. GATZENBERGER 1980)

mit im Mittel 12,46 mm an der rechten und 13,60 mm an der linken Seite bestimmt. Die Abstände des Sulcus cinguli zur Mantelkante wurden an unserem Untersuchungsgut (50 Hemisphären) bestimmt. In Höhe des Genu corporis callosi ergeben sich Mittelwerte rechts von 23,27 (15–33) mm, links von 22,47 (16–33) mm. An der vorderen Vertikalen durch die Commissura anterior beträgt der entsprechende Abstand rechts 24,38 (18–32) mm, links 25,58 (17–30) mm. Im Gebiet der hinteren Vertikalen macht dieser Abstand 24,73 (16–32) mm an der rechten und 24,76 (15–41) mm an der linken Hemisphäre aus. Der Abstand zwischen Splenium corporis callosi und Polus occipitalis wurde erneut an dem vorliegenden Untersuchungsgut vermessen. Er beträgt rechts im Mittel 58,47 (50–64) mm, links 56,76 (50–65) mm.

Sulcus precunei arcuatus = Sulcus subparietalis
(von BROCA 1861)

Der Sulcus subparietalis verläuft an der Oberfläche des Precuneus parallel zum Balken und setzt sich bisweilen aus dem horizontalen Stück des Sulcus cingulomarginalis nach hinten fort. SERNOFF (1877) unterscheidet mehrere Typen:

1. Die Furche liegt in einer Flucht mit den Sulcus cingulomarginalis;
2. sie ist von letzterer isoliert,
3. in 2 Fragmente aufgelöst oder
4. durch unregelmäßige Furchenelemente ersetzt.

Typ 1 kommt bei Normalen in 36,5%, bei Verbrechern in 44% vor; Typ 2 bei Normalen in 40%, bei Verbrechern in 36%; Typ 3 bei Normalen in 11%, bei Verbrechern in 12%. Die Furche fehlt bei Normalen in 12,5%, bei Verbrechern in 8%.

Sulcus centralis (LANG u. GATZENBERGER 1980)

Der Sulcus centralis übergreift stets die Mantelkante in der Nachbarschaft der sog. hinteren Vertikalen, die an der Commissura epithalamica (posterior) senkrecht zur Intercommissurallinie errichtet wird. Diese Linie schneidet den Sulcusteil in 66,7% rechts und 53% links. Im Einschnittsbereich in die Mantelkante ist dieser Abschnitt des Sulcus centralis rechts im Mittel 6,1 (2–10) mm, links 5,6 (2–11) mm tief.
In 19,4% rechts und in 20,5% links liegt dieser Sulcusteil vor der hinteren Vertikalen. In 13,9% rechts und in 26,5% links liegt er hinter dieser Bezugslinie.
Wir sind der Meinung, daß diese Lageverschiebung von frontipetalen bzw. okzipitopetalen Kopfformen (FRORIEP 1897) abhängt.

Sulci parieto-occipitalis et calcarinus
(LANG u. GATZENBERGER 1980)

In der Regel (rechts in 95,4%, links in 98%) gehen die Sulci parieto-occipitalis et calcarinus aus einem gemeinsamen Stamm hervor, der unter dem Splenium corporis callosi rechts im Mittel 13,9 mm, links 11,7 mm tief ist. An der Aufzweigungsstelle in die beiden vorgenannten Sulci beträgt die Tiefe rechts wie links im Mittel 21,5 mm. In diesen Sulcus ist in der Regel die A. occipitalis medialis eingelagert. In 4,6% rechts und in 2% links fehlt dieser gemeinsame Stamm, so daß beide Sulci nebeneinander zur Facies inferior hemispherii verlaufen.

Sulcus parieto-occipitalis. Von dem im Bereich der Mantelkante im Mittel rechts 19,6 mm, links 18,5 mm tiefen Sulcus parieto-occipitalis zweigt rechts in 18,3%, links in 11,1% ein Nebensulcus, der den Cuneus in etwa longitudinaler Richtung durchschneidet, nach occipital ab (LANG u. GATZENBERGER 1980). Der Sulcus parieto-occipitalis hat nach WEINBERG (1905; Polengehirne – fixiert) eine mittlere Tiefe von 20,3 (16–28) mm. Der Sulcus calcarinus besitzt nach WEINBERG eine mittlere Tiefe von 21,4 (16–29) mm. Nach

SZIKLA u.Mitarb. (1975) ist der Sulcus parieto-occipitalis 20–25 mm tief.
Nach SERNOFF (1877) gibt es nur äußerst selten Formvarietäten des Sulcus parieto-occipitalis.
Nach Untersuchungen von FRORIEP (1897) liegt in 33,3% das *obere Ende* des Sulcus an der Spitze der Squama occipitalis (Lambda). Die Extremwerte schwanken jedoch bis zu 26 mm rostral und 10 mm kaudal dieses Punktes. Das Zusammentreffen mit dem Lambda kommt am häufigsten bei okzipitopetalen Typen, jedoch gar nicht bei frontipetalen vor. FRORIEP stellte außerdem fest, daß der Sulcus parieto-occipitalis im Mantelkantenbereich bei frontipetalen Schädel- und Gehirntypen im Mittel 68 mm oberhalb der Deutschen Horizontalebene und bei okzipitopetalen Gruppen 57 mm oberhalb dieser Bezugsebene liegt.

Sulcus calcarinus. Der Sulcus calcarinus ist nach SZIKLA u.Mitarb. (1977) 25–30 mm tief und wird zum Polus occipitalis hin seichter. In der Regel endet er dort in Form einer Bifurkation. In seiner Tiefe kommen 1 oder 2 Gyri transversi vor. Rostral der Vereinigung mit dem Sulcus parieto-occipitalis erstreckt sich die Area striata lediglich im unteren Lippengebiet des Sulcus etwas auf den gemeinsamen Stamm.
Von dem an unserem Untersuchungsgut (LANG u. GATZENBERGER 1980) dorsal im Mittel rechts 14,5 mm und links 13,0 mm tiefen Sulcus calcarinus zweigt rechts in 11,1%, links in 8,9% ein Nebensulcus unterschiedlicher Ausbildung im Cuneus nach oben zu ab. Im Bereich des Sulcus calcarinus liegt an unserem Untersuchungsgut in je 37,7% (rechts und links) ein oberflächlicher Verbindungsgyrus vor.
Am Sulcus calcarinus grenzte SERNOFF (1877) 4 Formtypen voneinander ab:

1. Der Sulcus liegt in gewöhnlicher Form bei Normalen in 76%, bei Verbrechern in 62% vor.
2. Der Sulcus endet dorsal frühzeitig bei Normalen in 22%, bei Verbrechern in 28%.
3. Der Sulcus besitzt Überbrückungen unterschiedlicher Art bei Normalen in 1%, bei Verbrechern in 2%.
4. Der Sulcus ist vom Sulcus parieto-occipitalis isoliert – bei Normalen in 1%, bei Verbrechern in 8% (es wurden 100 normale Gehirne und 50 Hemisphären von Verbrechern untersucht).

b) Griseum, das Grau

Das Gesamtgrau des Gehirns zerfällt in vier Graulager:

1. *Rindengrau* (=plattenförmige Grisea sowie die größeren und kleineren Kerngebiete) und
2. *Nuclei* (=Graubezirke im Inneren des Gehirns).
3. *Subnuclei* sind feinere zytologisch, fasersystematisch und somatotopisch abgrenzbare Teile der Nuclei. Daneben gibt es Mischzonen zwischen grauer und weißer Substanz, die bei den normalen Färbungen gitterförmig aussehen und deshalb als
4. *Substantiae reticulares* bezeichnet werden. Dieser Aufbau kommt in Zwischen-, Mittel- und Rautenhirn sowie im Rückenmark vor.

α) Kortikale, plattenförmige Grisea

Die plattenförmigen Grisea umfassen die Hirnrindenabschnitte, das Tectum mesencephali sowie den Nucleus dentatus und die Oliva inferior. Allen gemeinsam ist eine richtungsmäßig spezialisierte, synaptische Verknüpfungsart senkrecht zur Plattenebene. Oberflächentangential bestehen weitere Faserverzweigungs- und -verknüpfungsarten in ihr. Innerhalb der Kleinhirnrinde sind die Verknüpfungen entlang zweier rechtwinkliger Koordinaten zu einer Ebene entfaltet. Als Zwischenstufen zwischen plattenförmigen und nicht plattenförmigen Grisea dürfen Corpus geniculatum laterale und Claustrum gelten.

Großhirnrinde (Cortex cerebri)

Dicke. Die Großhirnrinde ist nach Alkoholfixierung zwischen 1,59–3,01 mm dick, in frontalen und okzipitalen Gebieten nur etwa 2,6 bzw. 2,36 mm, im Bereich des Gyrus precentralis 3,01 mm. Auf den Windungskuppen ist die Rinde stets dicker als im Bereich der Sulci (GLEZER 1958).

Fläche. Durch die Gyrierung, welche in der 2. Hälfte der Keimlingszeit beginnt, entstehen Fissuren und Sulci. Die Großhirnoberfläche vergrößert sich dadurch etwa auf das Dreifache: nur $^1/_3$ der Gesamtrinde liegt von der Oberfläche her sichtbar vor. Die restlichen $^2/_3$ liegen innerhalb der Sulci und Fissurae.
Nach einer Reihe von Autoren finden sich Mittelwerte des gesamten Großhirnrindengebiets von etwa 2200 cm². Die von außen sichtbaren Flächenteile umfassen ca. 550 cm². Die Relation zwischen sichtbarer und nicht sichtbarer Fläche des Cortex cerebri beträgt demnach etwa 1:4. Nach TURNER (1950), der wie viele frühere Autoren (R. WAGNER 1862; H. WAGNER 1864) die sog. Goldplättchenmethode zur Flächenbestimmung benutzte, zeigte sich, daß pränatal im 4.

Tabelle 50. Oberflächenentwicklung des Großhirns. Nach HESDORFFER u. SCAMMON (1935); zusammengestellt von TURNER (1950)

Alter	Fläche gesamt cm²	freie Oberfläche cm²
Neugeborener	697,75	230,5
2. Monat	724,10	249,9
4. Monat	954,1	333,2
5,3 Monate	944,1	294,8
2 Jahre	1664	457,3
26 Jahre	1635,3	552,9
44 Jahre	1610,1	568,7
49 Jahre	1468,7	523,1
Erwachsener unbekannten Alters	1437,2	494,0

Lunarmonat eine starke Wachstumsphase einsetzt. Ein weiterer Wachstumsschub liegt im 7. und 8. Lunarmonat vor sowie zwischen 8. Monat und der Geburt. Während des postnatalen Lebens verdoppelt sich die Oberfläche des Gehirns nach zahlreichen Autoren, wobei die freie Oberflächenentwicklung dasselbe Muster wie das der Gesamtoberfläche bis zum 8. Lunarmonat besitzt. Später wächst die freie Oberfläche bis zum 2. Jahr mehr, anschließend weniger stark heran (Tabelle 50).

Volumen. Die Großhirnrinde hat ein Volumen von etwa 47,5% des gesamten Gehirns (HAUG 1969). Das Volumen der Großhirnrinde umfaßt beim Mann etwa 612 (493–755) cm^3, bei der Frau 546 (465–623) cm^3 (KRETSCHMANN u. WINGERT 1970).

Das errechnete Frischvolumen des Cortex cerebri an männlichen Hemisphären umfaßt nach LANGE u.Mitarb. 1977 273 cm^3, das weiblicher 235 cm^3.

Die äußere Gliadeckschicht ist nach BRAAK (1976) 5–25 µm breit. Auf sie folgt mit einer relativ scharfen Grenze das kräftig gefärbte Neuropil der ersten Rindenschicht. Unmittelbar an der Unterfläche liegen die Kerne bislang nicht gedeuteter Zellen sowie Astrozyten, deren Zytoplasma sich nicht besonders von der Umgebung abhebt, jedoch große Lipofuszingranula enthält. Elektronenoptisch stellt sich die Gliadeckschicht als Vielzahl sehr verschieden geformter Astrozytenfortsätze dar. Ihre Oberfläche ist von einer Basallamina vom Subarachnoidalraum abgegrenzt. Gelegentlich finden sich fingerartige Fortsätze oder Einstülpungen, die ebenfalls von Basallamina bedeckt werden.

Die Schichtdicke der Gliazellen schwankt im Bereich des Temporallappens zwischen 15 und 25 µm. In der Nachbarschaft von Blutgefäßen vermindert sich die Dicke auf 5 µm und besteht aus einer unterschiedlichen Zahl von Gliafortsätzen. Die meisten der Gliazellen dieser Schicht werden von BRAAK (1975) als spezialisierte Faserastrozyten gedeutet. Die 4 Fortsatzarten besitzen füßchenförmige, tangentiale, radiäre sowie irreguläre Fortsätze. Die füßchenförmigen Fortsätze ziehen zur Oberfläche des Cortex und verbreitern sich unmittelbar unter der Basalmembran. Die tangentialen Fortsätze ziehen oberflächenparallel in der mittleren und tiefen äußeren Gliaschicht; sie enthalten zahlreiche Filamente. Die übrigen Gliazellfortsätze sind irregulär gestaltet und unterschiedlich groß. Sie enthalten weniger Filamente und verlaufen in allen Richtungen. Innerhalb der tiefsten Schicht der äußeren Glialage liegen die Zytoplasmaregionen der Astrogliazellen und reichen ins Neuropil der Molekularschicht hinein, wo sie radiäre Fortsätze, die in tiefere Cortexschichten einstrahlen, entlassen. Außerdem kommen innerhalb dieser Schicht weitere Gliazelltypen – weniger zahlreich – vor. Die Neuriten der Nervenzellen ziehen oberflächenparallel und bilden mit Endverzweigungen der Assoziations- und Kommissurenfasern die oberflächliche Tangentialfaserschicht. Auch Dendriten und Neuriten der Lamina granularis externa schwenken teilweise in diese Tangentialfaserschicht ein.

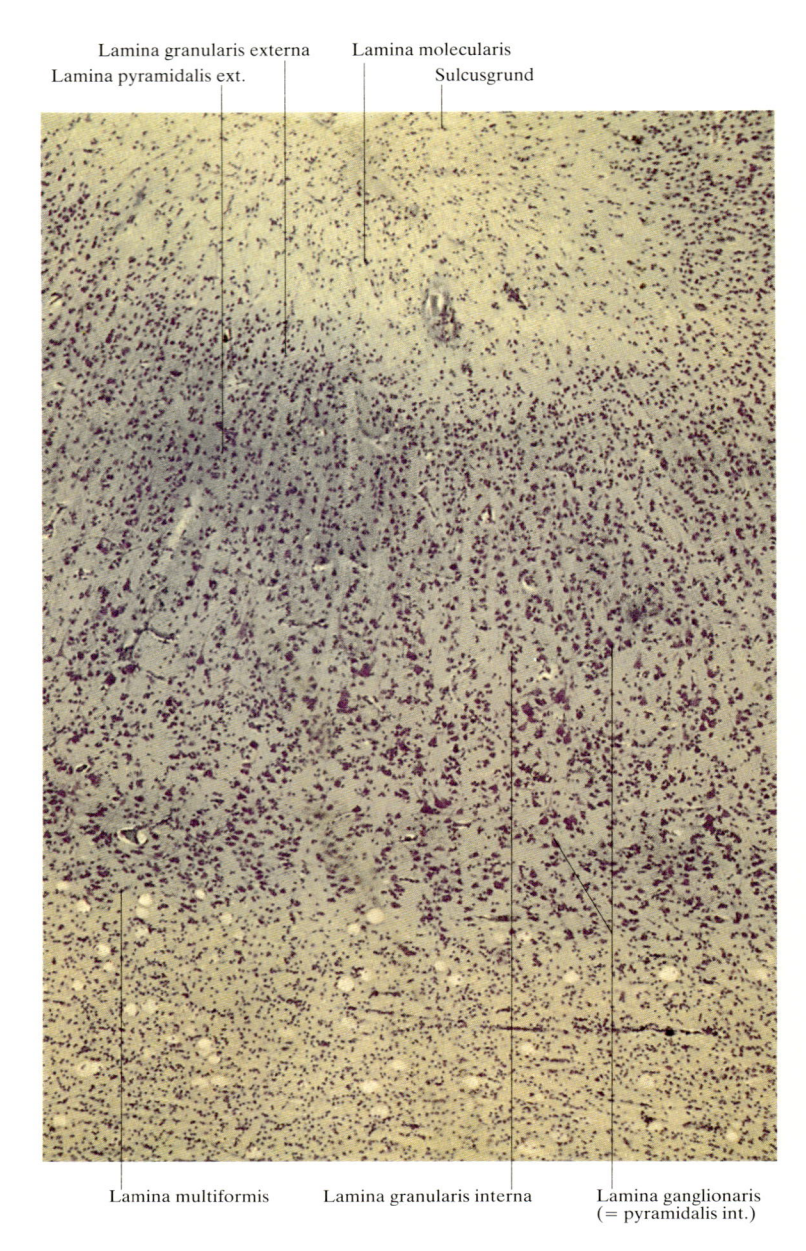

Abb. 159. Isocortex vom Grunde eines Sulcus parietalis

Isocortex

Der größte Teil der menschlichen Großhirnrinde ist aus 6 übereinanderliegenden Ganglienzellschichten (Laminae) aufgebaut (Abb. 159). Die Einzelschichten werden von außen nach innen numeriert und nach der vorherrschenden Zellart benannt:

1. Lamina molecularis (I)

Die äußerste Schicht ist die Lamina molecularis (zonalis). Verhältnismäßig wenige kleinere Nervenzellen von spindelförmigem Bau und Astrozyten kennzeichnen diese Außenschicht.

2. Lamina granularis externa (II)

Die Neurozyten der Lamina granularis externa sind kleine, kugelige, gelegentlich pyramidenförmige Ganglienzellen. Ihre Fasern ziehen oberflächenwärts in die Lamina molecularis sowie in die tiefere Rindenschicht ein.

3. Lamina pyramidalis (III)

Die Lamina pyramidalis führt ihren Namen von pyramidenförmigen Nervenzellen, deren Spitzen oberflächenwärts weisen. Ihr Längsdurchmesser beträgt 10–40 μ. Aus den Basen der größeren Pyramidenzellen entspringende Neuriten ziehen als markhaltige Assoziations- oder Kommissurenfasern in die weiße Substanz ein. Die seitlich austretenden Nebendendriten verästeln sich nach kurzem, tangentialem Verlauf. Der apikale Dendrit verläßt die Pyramidenspitze und verzweigt sich vor allem in der Lamina molecularis. Im äußeren Abschnitt der Lamina pyramidalis bilden die Fasern ein supraradiäres Flechtwerk; aus der weißen Substanz ziehen Fortsätze in Form von Markstrahlen bis in die Lamina pyramidalis ein.

Nach BRAAK (1974) lassen sich die Pyramiden- und Sternzellen aufgrund ihrer verschiedenartigen Pigmenteinlagerungen voneinander unterscheiden. In der Regel sind die Lipofuszinkörner in Pyramidenzellen locker verteilt und färben sich nur schwach an. Die Sternzellen enthalten grobe, kräftig gefärbte Körnchen oder sind frei von Aldehydfuszin-positivem Pigment.

4. Lamina granularis interna (IV)

Die Lamina granularis interna besteht aus dicht gelagerten kleineren Ganglienzellen unterschiedlicher Form. Die Neuriten dieser Zellen verzweigen sich innerhalb der Rinde (Schaltzellen). Die Schicht ist im Bereich des Gyrus postcentralis stark entwickelt, in der Area striata durch den Vicq d'Azyrschen Streifen in 3 Zonen gegliedert, im Gyrus precentralis fehlt sie meist.

5. Lamina ganglionaris (V)

Die Lamina ganglionaris enthält die von BETZ (1873) entdeckten und bis zu 100 μm langen Riesenpyramidenzellen (Neurocyti gigantopyramidales), deren Neuriten 3–4% der Pyramidenbahn aufbauen. Außerhalb des Gyrus precentralis finden sich in dieser Schicht nur mittelgroße Pyramidenzellen.

6. Lamina multiformis (VI)

In der Lamina multiformis kommen mittelgroße, unterschiedlich geformte, häufig aber spindelförmige Ganglienzellen vor. In einer äußeren dichteren Zone (VI A) überwiegen größere, in einer inneren Zone liegen die Nervenzellen weniger dicht gepackt (VI B). Diese Schicht geht ohne scharfe Grenze in die weiße Substanz über und enthält im wesentlichen kleinere, multipolare Ganglienzellen. Ihre Neuriten ziehen in die weiße Substanz, ihre Dendriten in die Lamina molecularis bzw. Lamina multiformis selber ein.

Nach BRAAK (1974) besteht die Spindelzellschicht (VI) des menschlichen Isocortex aus modifizierten Pyramiden – dreieckigen und keulenförmigen Zellen. Außerdem kommen in ihr verschiedene Zelltypen mit kurzem Achsenzylinder vor. Die Zelltypen unterscheiden sich außerdem in ihrem Pigmentgehalt voneinander.

Faserbau. Oberflächentangentiale Faserschichten kommen in der Lamina molecularis als Tangentialfaserschicht, in der äußeren Schicht der Lamina pyramidalis als supraradiäres Flechtwerk (äußerer bzw. innerer Baillargerscher Streifen) vor. Diese Tangentialfaserschichten sind feinere intrakortikale Verbindungen. Auch der Vicq d'Azyrsche Streifen entspricht dem äußeren Baillargerschen Streifen. Er soll unter anderem die Endverzweigungen afferenter markhaltiger Fasern bilden, während der innere durch Kollateralen von markhaltigen Neuriten der Pyramidenzellen aufgebaut sein soll.

Nach HOPF (1955) kann die Hypothese aufgestellt werden, daß zahlreiche und rasch durch die Radiärbündel einströmende Afferenzen über entsprechend zahlreiche und schnell leitende Horizontalfasern ihre weitere Ausbreitung in der Rinde erfahren. Im Schläfenlappen ist dies besonders der Bereich der Heschlschen Windungen (Regio temporalis transversa). Mit wachsender Entfernung von den Querwindungen nehmen Gesamt-, Einzel- und Radiärfasergehalt ab.

Areae

Volumen und Geschlechtsdimorphismus. LANGE u. ALBRING (1979) untersuchten 33 *isokortikale Areale* der Großhirnrinde. Diese machen zusammen zwischen 51 und 58% des Prosencephalon aus. Das Prosencephalon besitzt bei Männern 13 bis 15% mehr Volumen als bei Frauen. Bei allen Cortex-Arealen mit Ausnahme der Area striata fand sich ein deutlicher Geschlechtsdimorphismus. 92% des Cortex entfielen auf den Isocortex ohne Proisocortex, wobei dem frontalen Gebiet 35%, dem parietalen und temporalen 20–25%, dem okzipitalen 13% zugeordnet wurden. Die Area gigantopyramidalis macht 2%, die Regio postcentralis 4,8%, die Area striata 2,3% bei Männern und 3% bei Frauen aus (Tabelle 51).

Der Sechsschichtenbau läßt sich schon beim älteren Fetus nachweisen. Nach der Spezialisierung verschiedener Hirnregionen ist dieser Typ lediglich im Frontal- und Occipitallappen zu erkennen (Abb. 160 u. 161).

In anderen Abschnitten hat die Ausbildung der Areae zu einer weitgehenden Modifizierung geführt. In motorischen Rindenfeldern sind die Schichten II, IV und VI schwach entwickelt (agranulärer Rindentyp), in sensorischen Rindenbezirken Riechrinde, Heschlsche Windungen und Area striata sind die Pyramidenschichten zugunsten von Körnerschichten rückentwickelt (granulärer Rindentyp). Zwischen

Tabelle 51. Frischvolumen der Hirnregionen in cm³ (linke Hemisphäre). (Aus Lange u. Albring 1979)
1. Zeile Männer (n = 7), 2. Zeile Frauen (n = 6)
Minimum – Mittelwert (Standardabweichung) – Maximum

Prosencephalon			Cortex			Isocortex			
487	532 (39)	608	235	281 (28)	313	210	257 (26)	284	♂
417	466 (49)*	544	228	284 (22)	286	204	230 (20)	262	♀
Isocortex frontalis	78.	98. (12.)	114.	Isocortex parietalis	29.	41. (3.9)	51.		
	73.	86. (10.)	95.		30.	35. (4.6)*	42.		
– – medialis	19.	23. (3.2)	28.	– – medialis	9.9	13. (2.0)	16.		
	16.	20. (2.2)	22.		8.5	11. (2.1)	13.		
– – convex.	48.	60. (6.2)	66.	– – convex.	12.	22. (2.7)	29.		
	45.	53. (5.3)*	58.		17.	20. (2.6)	24.		
– – opercul. dorsalis	2.6	3.4 (.53)	4.1	– – opercul.	4.9	6.0 (.83)*	7.3		
	2.4	3.0 (.46)	3.7		3.3	4.3 (.61)*	5.0		
– – opercul. basalis	.47	1.7 (.39)	2.1						
	.93	1.2 (.36)*	1.9						
– – basalis	7.4	10.6 (2.5)	13.6						
	7.4	9.0 (1.4)	10.9						
A. gigantopy. medialis	1.0	1.4 (.32)	1.9	R. postcentr. medialis	1.6	2.1 (.43)	2.7		
	1.0	1.4 (.30)	1.9		1.1	1.6 (.33)*	2.0		
A. gigantopy. convex.	3.9	4.3 (.29)*	4.7	R. postcentr. convex.	9.3	11.4 (1.1)*	13.		
	2.9	3.5 (.44)*	4.1		8.7	9.3 (.66)*	11.		
A. gigantopyramidalis	4.9	5.7 (.59)	6.6	R. postcentralis	11.	13. (1.2)*	16.		
	3.9	4.9 (.70)*	5.9		10.	11. (.87)*	13.		
Isocortex temporalis	41.	49. (4.8)	56.	Isocortex occipitalis	30.	36. (4.8)	48.		
	33.	43. (6.2)	51.		28.	35. (4.4)	39.		
– – dorsalis	6.8	8.5 (1.5)	11.9	A. 18 + 19	24.	29. (4.5)	41.		
	5.9	6.9 (1.2)	9.1		22.	27. (3.4)	32.		
R. transv. 1	1.3	1.8 (.32)	2.3	A. 17	5.4	6.4 (1.0)	7.9		
	1.5	1.7 (.20)	2.0		5.6	7.6 (1.2)	9.0		
R. transv. 2	.63	1.1 (.35)	1.7						
	.58	.9 (.29)	1.3						
R. transv. 1 + 2	2.3	2.9 (.61)	3.7						
	2.2	2.5 (.32)	3.0						
Pari.-tempor. Konvexität	23.	34. (5.8)	39.						
	22.	31. (6.6)	41.						
Claustrocortex temporalis	.60	1.0 (.24)	1.3	Claustrocortex	6.0	7.2 (.61)	8.0		
	.57	1.0 (.31)	1.4		5.4	6.3 (.61)*	6.9		
PRP. fron. + Peripalaeoc. frontalis	.48	.7 (.25)	1.2	PRP. temporalis + Periamygdal.	.44	.57 (.13)	.77		
	.55	.7 (.20)	1.0		.43	.54 (.08)	.63		
G. cing. fron. + A. adolfact.	4.1	5.5 (.97)	7.8	G. cinguli parietalis	2.9	4.8 (1.3)	6.6		
	2.8	4.6 (1.4)	6.2		3.6	4.3 (.73)	5.6		
Hippo. + G. parahippocamp.	5.6	6.3 (.74)	7.9						
	4.3	6.1 (1.1)	7.3						

A. = Area, G. = Gyrus, R. = Regio, Hippo. = Hippocampus, PRP. = R. praepiriformis

agranulären und granulären Anteilen bestehen viele Übergangstypen.
Areae sind Hirnrindenbezirke, die gleichartig gebaut sind (Smith 1907, Campell 1905, Brodmann 1909) oder funktionelle Einheiten bilden (Vogt u. Vogt 1919). Die Größenordnungen der architektonischen Felder stimmen nicht ganz mit denen physiologischer Lokalisationen überein.

Die örtliche Verschiedenheit der Architektur wird als Ergebnis von Trennung, Vermischung und Überschneidung dreier architektonischer Haupttypen beschrieben:

1. eulaminärer Typ mit 4 Varianten,
2. konioser Typ,
3. agranulärer Typ mit 3 Varianten.

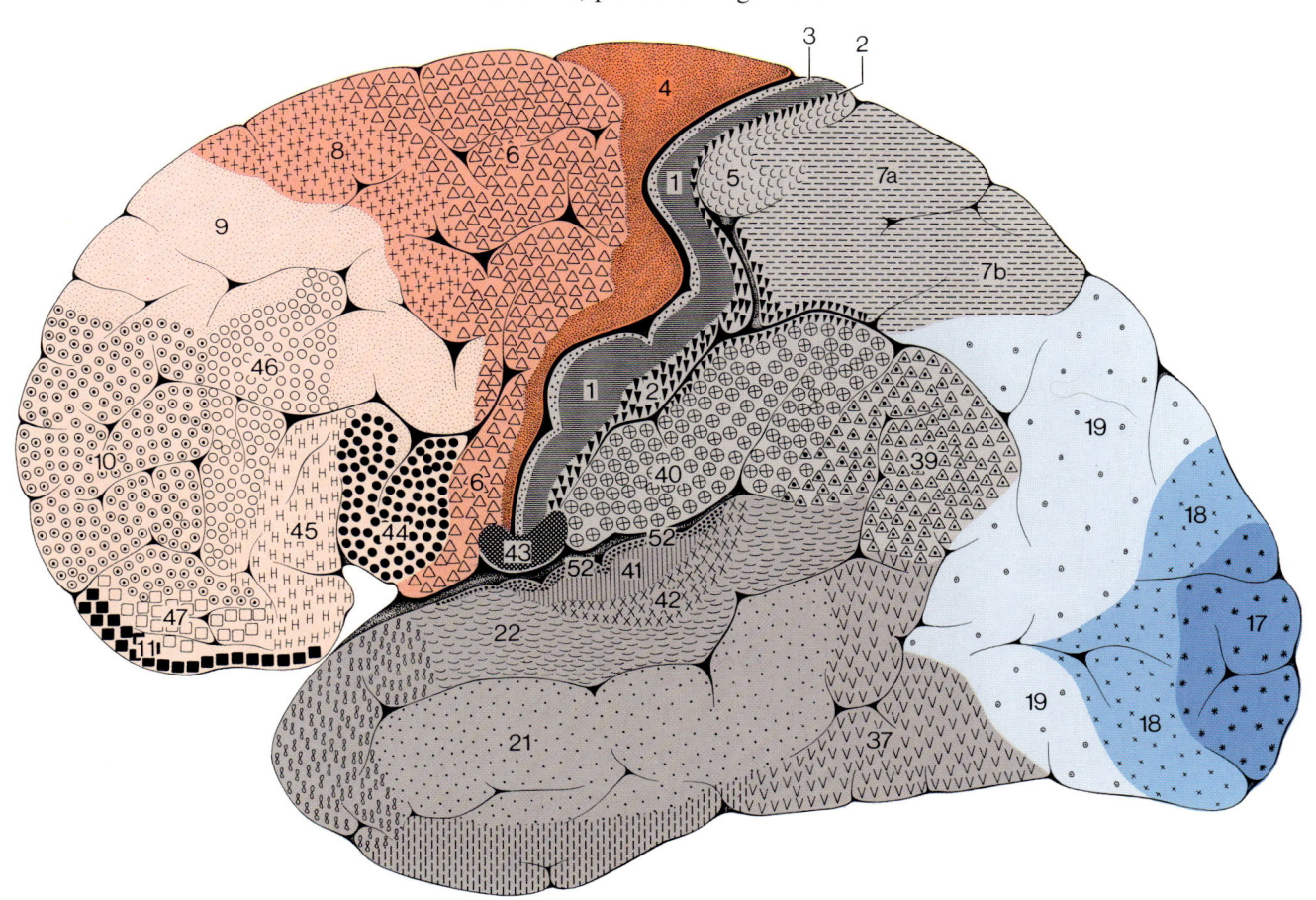

Abb. 160. Neurozytoarchitektonische Hirnrindenfelder von lateral
Die Areae neurocytoarchitectonicae corticis sind nach Brodmann (1909) gekennzeichnet

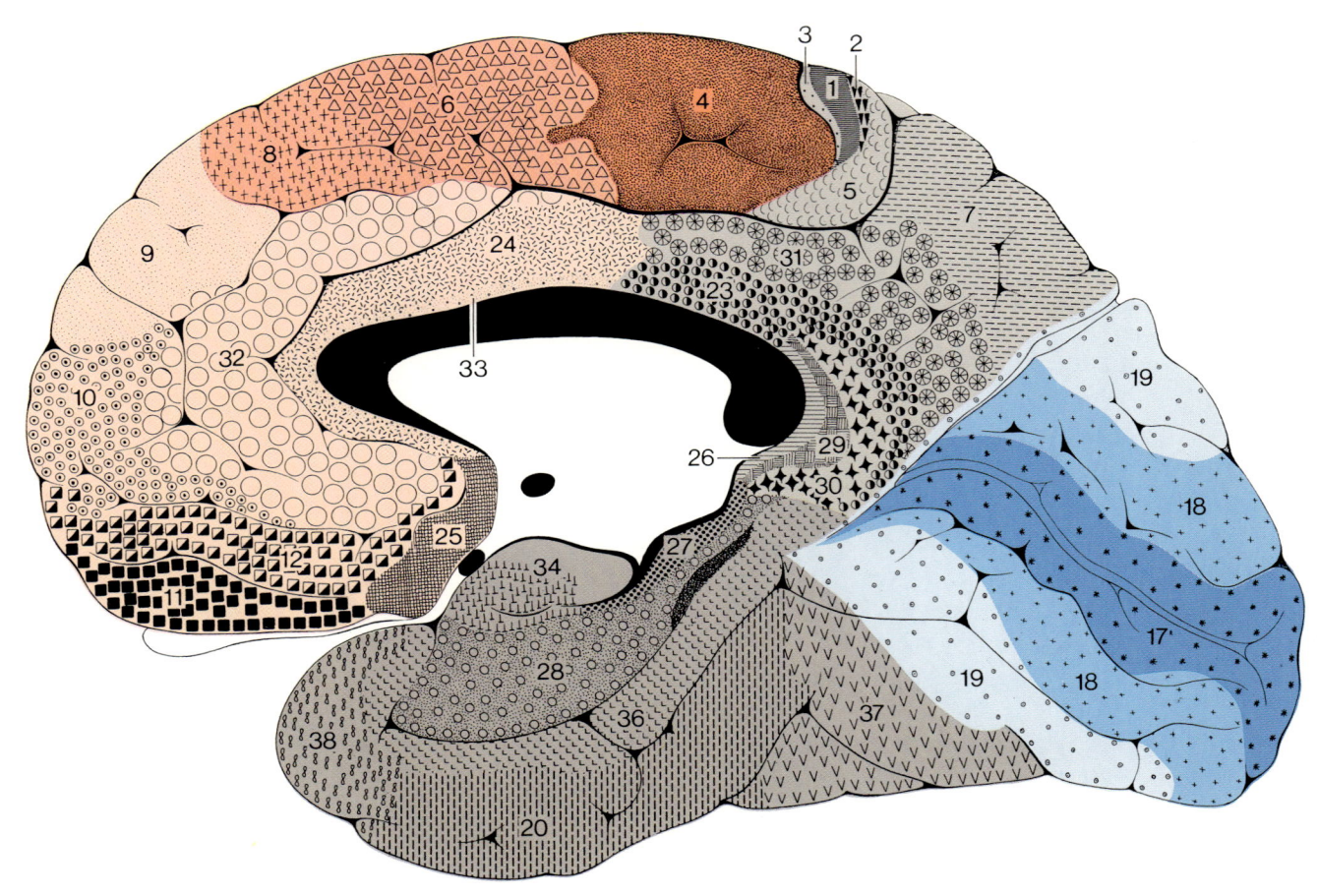

Abb. 161. Neurozytoarchitektonische Hirnrindenfelder von medial
Die Areae neurocytoarchitectonicae corticis sind nach BRODMANN (1909) gekennzeichnet

Nach SANIDES (1962) verläuft die große Mehrzahl aller Feldergrenzen der menschlichen Großhirnrinde innerhalb der Sulci cerebri, und zwar an ihrem Grund, bei tieferen Furchen in der Nähe des Grundes, während dieser selbst topistisch mehr oder minder indifferent erscheint. Soweit sich Feldergrenzen an den Windungskuppen finden, handelt es sich zumeist um Fortsätze von Brüchen oder Muldenabschnitten der gleichen Grenze zwischen den betreffenden Feldern. Deshalb ist die Kenntnis von Gyri und Sulci der Hirnrinde ärztlich wichtig.

Gradation. Zytoarchitektonische und myeloarchitektonische Felder decken sich weitgehend. Ihre Grenzen stehen in enger Beziehung zu Einsenkungen der Rindenoberfläche in Form von Furchen, Mulden und Rinnen. Gegenüber den Nachbarfeldern erfolgt ein stufenartiger Wandel der architektonischen Eigenschaften, deren Grenzen demnach nicht fließend sind.

Nach C. u. O. VOGT (1919) unterscheiden sich eine Reihe benachbarter Rindenfelder durch eine quantitative Abstufung ihrer architektonischen Eigenschaften. Mit Ausnahme der Grenzfelder des Frontallappens stellt jedes Frontalrindenfeld eine architektonische Zwischenstufe zwischen seinen Nachbarfeldern dar. Es ergeben sich 3 Gradationsrichtungen: eine mediale und eine laterale Urgradation und eine sagittale oder polwärtige Gradation (SANIDES 1962). Die mediale Urgradation geht vom Gyrus cinguli aus, der als eine Vorstufe des Isocortex (Proisocortex – O. VOGT 1910) aufgefaßt wurde.

Vergleichend morphologisch wird seine Rinde dem Periarchicortex zugeordnet, da er sich im Anschluß an einen phylogenetisch alten Archicortex entwickelt. Die laterale Urgradation hat ihre Ausgangsbasis in der dorsalen Insel, die ebenfalls einen Proisocortex darstellt, und vergleichend morphologisch einen Peripalaeocortex, da sie sich im Anschluß an den Palaeocortex, die phylogenetisch alte, primäre Riechrinde, entwickelt (s. S. 296). Zwischen beiden Gebieten entsteht (vergleichend anatomisch) oral keilförmig die erste Anlage des Neocortex als Rindenverarbeitungsstätte neothalamischer Afferenzen. Da die Gradationen der Frontalrinde, von phylogenetisch älteren Rinden ausgehend, die Gestaltung von phylogenetisch jüngeren Rinden bestimmen, sind sie zugleich als evolutionäre Differenzierungseinrichtungen aufzufassen.

Variabilität (Abb. 162–164). Insbesondere in den phylogenetisch jungen Formationen des Neocortex besteht eine große Variabilität der Areae 10 (2, 3), außerdem in der Regio occipitalis, Regio parietalis superior und inferior sowie der Regio temporalis und frontalis. Etwas geringere Variabilität weisen die Areae 8, 9, 44, 45, 46 und 47 auf. Eine geringe Variabilität kennzeichnet die phylogenetisch älteren Areae, z.B. 32. Im

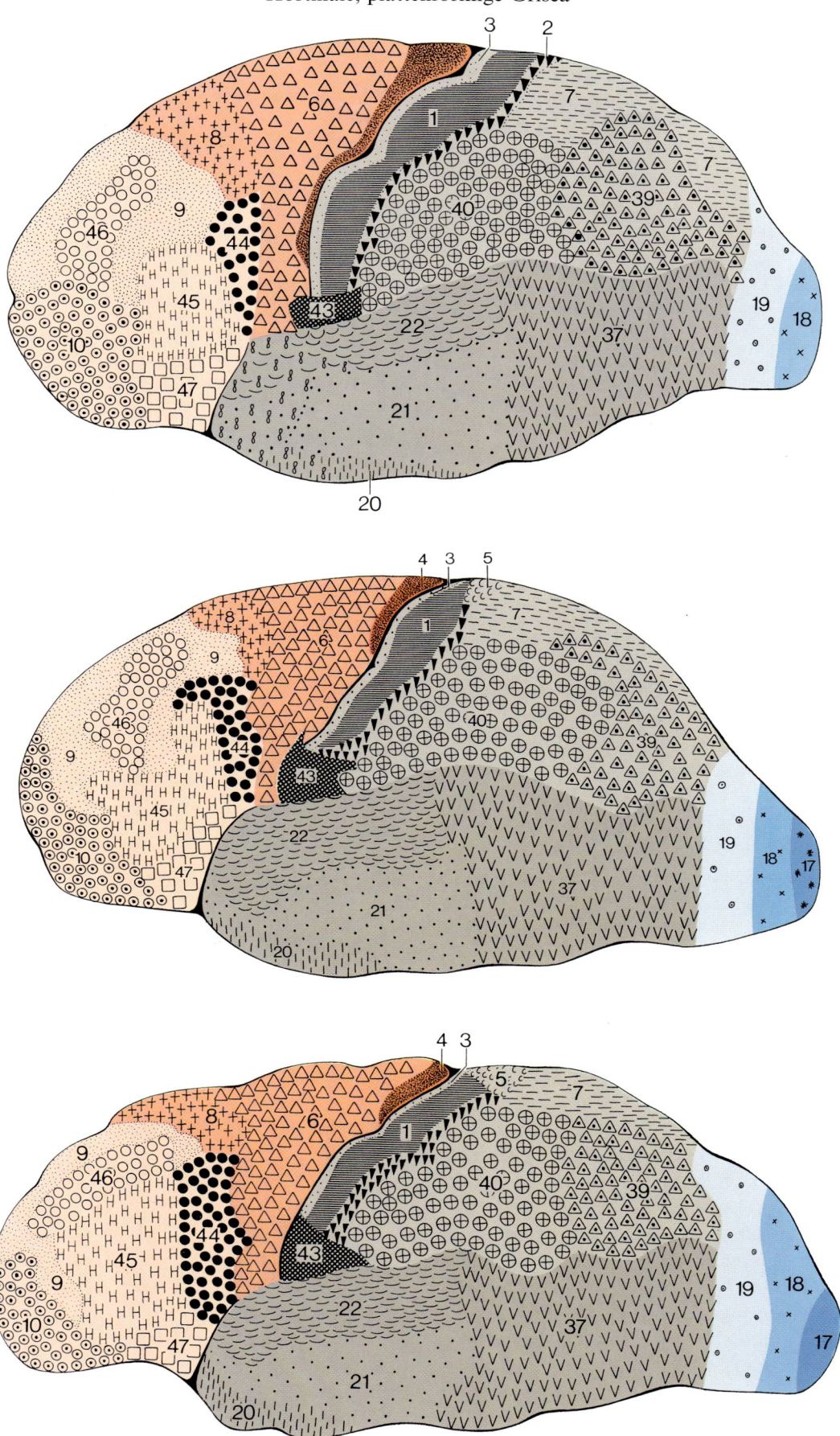

Abb. 162, 163, 164. Variabilität der Areae corticales
(nach Preobrashenskaja u. Mitarb. 1973)

okzipitalen Bereich ist z.B. die Variabilität der Area 17 anderthalbfach geringer als die Variabilität der Area 18 und zweifach geringer als die der Area 19 (PREOBRASHENSKAYA u.Mitarb. 1973 s. Abb. 162–164).

Funktionelle Spezifität. Nach SCHEMM (1961) scheint die Spezifität des kortikalen Lokalisationsmusters eine Funktion der peripheren neuronalen Innervation zu sein. Er vernähte z.B. den distalen Abschnitt des N. facialis mit dem N. hypoglossus oder dem N. accessorius; nach kortikaler Reizung von deren Feldern (und nicht des Fazialisfeldes) erfolgten mimische Bewegungen.

Alterung

Bei der präsenilen, spongiösen Dystrophie (Jacob-Creuzfeldt), die schichtgebunden in neozerebralen, isokortikalen Großhirnrindenbezirken auftritt und an allokortikalen Hippocampusformationen fehlt, zeigte sich ein bevorzugter Befall der Astrozyten der 2. und 3. Schicht der 6schichtigen isokortikalen Großhirnrinde. Die Neuro- und Spongioblastenbesiedelung der vielschichtigen Rindentypen erfolgt nach LIEBALDT (1973) entgegen der peripher ansetzenden Vaskularisation zentrifugal. Die oberflächlichen Rindenschichten werden demnach zuletzt besiedelt und stellen die ontogenetisch jüngeren Anteile dar. Im Allocortex sind naturgemäß bei der verringerten Schichtenzahl spongioblastische Besiedelungsstörungen weniger möglich. In vielen Fällen stehen die groben spongiösen Veränderungen, in anderen mehr die fasergliösen Formen des Creuzfeldt-Jacob-Syndroms im Vordergrund. Systemhafte, präsenile, primär neuronale atrophierende Prozesse sind z.B. die Picksche und die Alzheimersche Atrophie; systemhafte, präsenile, primär astrozytär-spongio-dystrophische Prozesse Jacob-Creuzfeldt- und Heidenheim-Syndrom.

Intelligenz

Psychopathologisch werden Intelligenzmängel quantitativ mit den Begriffen debil, imbezill und idiotisch umrissen. Darüber hinaus kann qualitativ unterschieden werden (Stoffwechselanomalien: Phenylketonurie, amaurotische Idiotie, angeborene und stoffwechselbedingte Schwachsinnzustände, s. Tabelle 1 in LIEBALDT 1973). Nach LIEBALDT sind menschliche Idiotiezustände keine Hemmungszustände einer phylogenetisch begründbaren psychischen Entwicklung. Intelligenz ist auch ein Leistungsbegriff (bessere Anpassung an wechselnde Umweltbedingungen). Das typisch Menschliche gipfelt in einer komplexen psychischen Aktivität, mit der Fähigkeit, einen Gedanken oder einen Begriff ohne direkten äußeren Reiz hervorzurufen, sowie mit vermehrten psychischen Freiheitsgraden, vorausschauend neue Lebensbedingungen zu bewältigen (STERN 1923). Das Tier reagiert nur im Sinne eines Reiz-Reaktions-Schemas (BERES 1970). Denken ist nicht nur ein Spiel der freien Fantasie, sondern die Vergegenwärtigung von aktuellen Sachinhalten oder von bereits längst vergangenen Ereignissen. Dazu gehören Merkfähigkeits- und Gedächtnisleistungen. Störbarkeitsbereiche für die Sprache sind im Gehirn z.B. das Brocasche und Wernickesche Sprachzentrum, die außerdem die expressive Lautsprache ermöglichen. Das höhere begriffliche Denken kann auch als inneres Sprechen aufgefaßt werden. Die oft begleitende Sprachgestik stammt aus dem vorsprachlichen motorischen Handlungsbereich und stellt sozusagen einzelne Szenen oder Fragmente einer ursprünglich einheitlichen Gesamthaltung dar, die nunmehr mit sprachmotorischen Handlungen zu einem Ausdrucksphänomen vermischt wurde (LORENZER 1970). Zum Wirksamwerden von Intelligenzfaktoren gehört die Wachheit. Diese Wachheit ist nicht wie das Bewußtsein in der neozerebralen Hirnrinde, sondern nur im Stammhirn störbar. Bei Fällen von Apallischem Syndrom ist deshalb die Wachheit erhalten und nur das in der Hirnrinde zu störende Bewußtsein erloschen. Im Hirnstamm sind auch die Funktionen des Antriebs lokalisiert, der durch corticothalamische Bahnen (zweiwegig) in die kortikale Bewußtseinsebene psychischer Strebungen emporgehoben wird. Bei Stirnhirnprozessen aller Art liegt zumeist eine Wesensänderung im Sinne von Aspontaneität der Person vor (Echophänomene – Echopraxie, Echolalie und allgemeine Bejahungstendenz).

Gedächtnis

Die komplexe Leistung Gedächtnis setzt sich aus vielen Einzelleistungen zusammen. So gibt es z.B. ein überdurchschnittliches Gedächtnis für Zahlen oder Töne, ein spezielles Ortsgedächtnis oder eine besondere Begabung, physiognomische Eindrücke nach langer Zeit sicher wiederzuerkennen (Personengedächtnis; LIEBALDT 1970). Grundlage für das Gedächtnis ist sowohl die Lernfähigkeit als auch die Merkfähigkeit. Auch Gedächtnisleistungen sind in bestimmten Hirnstrukturen, wie z.B. in den Hippocampusformationen, den Corpora mamillaria, den Fornices und den sog. Assoziationsfeldern der Hirnrinde, störbar. Diese Hirnstrukturen stellen einen Teil des sog. mnestischen Systems dar, das eine Ergänzung in Thalamusverbindung und deren Rindenprojektionen findet. Die Störbarkeitsbereiche stellen nur wichtige Schaltstellen für eine entsprechende Leistung dar und sind nach heutiger Ansicht nicht der Ort der Leistung selbst.

Repräsentationsfelder

ZÜLCH (1973) betonte, daß Termini wie Repräsentationsfelder oder Koordinationsbezirke fast semiphilosophische Ausdrücke seien. Andererseits ist nicht daran zu zweifeln, daß Läsionen bestimmter Hirnregionen immer wieder dieselben Syndrome hervorrufen (z.B. frontoorbitales Stirnhirn). Er erwähnt den Begriff „Plastizität", unter dem BETHE (1903) die Reorganisation von Funktionen nach permanenter Läsion kennzeichnete und betont, daß auch eine morphologische Umorganisation einsetzen könne: die funktionelle Organisation des Cortex cerebri könne sich ändern.

Motorische Rindenregion

Nach ECCLES (1976) ist die motorische Rinde zwar eine sehr wichtige Struktur, aber nicht der primäre Initiator einer Bewegung, sondern nur die feste Relaisstation. Die Pyramidenzellen entlassen einen direkten Weg vom Gehirn zu den Motoneuronen. Zweifellos sind bestimmte Pyramidenzellen für bestimmte Bewegungen zuständig, z.B. für Flexion oder Extension. Werden andere als diese durchgeführt, so sind ihre Entladungen nicht wie im ersten Fall gleichsam gekoppelt, sondern erfolgen unabhängig voneinander schnell oder langsam. Wahrscheinlich müssen bis zu 100 Pyramidenzellen Impulse abgeben, um eine Bewegung hervorzurufen. Von den kleinen Pyramidenzellen gehen dünnere Nervenfasern aus, die der motorischen Innervation der Muskelspindeln dienen (extrafusale Fasern) = Gammaaxone. Werden intrafusale Fasern durch gammamotorische Impulse zur Kontraktion veranlaßt, so kommt es zu einer starken Erregung der anulospiralen Endigungen und damit zu einer Intensivierung der monosynaptischen Aktivierung der Alphamotoneurone. Bei der Ausführung einer willkürlichen Bewegung werden sowohl Alpha- als auch Gammamotoneurone zur Entladung veranlaßt. Aus den anulospiralen Endigungen der Muskeln treten Ia-Fasern aus und erreichen über verschiedene Relaisstationen die Gehirnrinde, der sie Informationen über Bewegung und Lage der Extremitäten übermitteln.

Primäre motorische Region (= Area 4)

An der präzentralen motorischen Rindenregion lassen sich primäre Felder abgrenzen, denen sekundäre und tertiäre beigeordnet sind. Von den primären Feldern (Area 4) erfolgen isolierte Innervationen einzelner Muskeln und differenzierte Innervationskombinationen, die z.B. beim Sprechen und besonderen Fingerfertigkeiten notwendig sind. Die verschiedenen Innervationsgebiete sind in einer somatotopischen Ordnung entsprechend dem Körperschema im Gyrus precentralis der Gegenseite repräsentiert, wobei kleine Muskelgruppen mit besonders differenzierten Möglichkeiten (Zunge, Hand, Finger) größere Felder einnehmen als z.B. die mächtigen Muskeln der Beine, mit denen vorwiegend gröbere Bewegungen ausgeführt werden. Das projizierte Körperschema steht Kopf, d.h. die Innervationsgebiete für Genitale, Fuß, Unterschenkel liegen an der Mantelkante „oben" und die für Rumpf, Arm und Kopf anschließend in Richtung nach „vorn-unten" zum Sulcus lateralis cerebri.

Zentren für Arm und Hand. Nach CUNNINGHAM (1902, zit. nach von BARDELEBEN 1909) ist das linke Rindenzentrum für den rechten Arm nicht größer, sondern eher etwas kleiner als das rechte für den linken Arm (bei Menschen und Affen).
Läsionen der linken Hemisphäre im Rindengebiet oder nahe der Rinde haben nicht nur eine Lähmung der gegenseitigen Hand zur Folge, sondern auch unterschiedlich ausgebildete Apraxie der linken Hand: die Erinnerung für bestimmte erlernte Bewegungsformen ist beeinträchtigt, ebenso das Nachvollziehen bestimmter Bewegungsbilder. Wahrscheinlich steht das rechtshirnige Zentrum für den linken Arm dauernd in einer gewissen Abhängigkeit vom linkshirnigen Zentrum. Die Vermittlung soll über die Balkenfaserung erfolgen (LIPPMANN 1910 und von BARDELEBEN 1909).

Ärztliche Bedeutung. Isolierte Rindenausfälle führen daher nur zu partiellen motorischen Lähmungen, etwa des kontralateralen Beines oder Armes (Monoplegia cruralis oder brachialis), der Gesichtsmuskulatur allein (Ausnahme Stirnmuskeln) oder der Gesichts- und Zungenmuskulatur oder der Gesichts- und Handmuskulatur (Monoplegia facialis, faciolingualis, faciobrachialis). Bei sehr kleinen Herden können Teillähmungen an den Extremitäten auftreten (Verwechslung mit peripheren Lähmungen), da auch schlaffe Rindenlähmungen vorkommen, wenn der Herd ausschließlich die Area 4 betrifft. Da Hirnnervenkerne der Augenmuskeln, der oberen Facialismuskulatur, der Kau-, Zungen-, Schling-, Schluck- und Kehlkopfmuskeln sowie des M. sternocleidomastoideus von beiden Hemisphären stammen, sind diese Muskeln bei einseitiger Lähmung weniger stark betroffen.

Sekundäre motorische Region. Den sekundären motorischen Rindenfeldern fehlt der unmittelbare Bezug zum Körperschema. Sie schließen sich frontal an den Gyrus precentralis an und umfassen die Areae 6, 8 und 44. „Pyramidale" Bewegungsformen können von hier wahrscheinlich nur indirekt über die primären Felder der Area 4 ausgelöst werden. Es sind hauptsächlich sog. „extrapyramidale" motorische Funktionen, spezialisierte Bewegungskombinationen für bestimmte, meist erlernte Handlungsfolgen, wozu auch Sprechen und Schreiben gehören. Als direkte Funktion werden „extrapyramidale" motorische Effekte ausgelöst wie synergistische Bewegungskomplexe, Beuge- und Strecksynergien, Zuwende- und Abwendebewegungen sowie Blickbewegungen.

Repräsentationsbezirke der Augenbewegung. Frontales motorisches Augenfeld im hinteren Abschnitt des Gyrus frontalis medius (Brodmanns Feld 8, möglicherweise auch Teile der Felder 6 und 9). Dieses Gebiet löst bei Reizung Augen- und Kopfbewegungen nach der Gegenseite aus. Benachbarte Zonen unterstützen vertikale und schräge Augenbewegungen (PENFIELD u. RASMUSSEN 1950). Vielleicht werden alle willkürlichen konjugierten Augenbewegungen von dieser Zone ausgelöst. Bei Zerstörung des Gebiets kehrt nach einer unterschiedlich langen Latenzzeit die Augenbeweglichkeit wieder.

Auch die Rinde des Lobus occipitalis ist eng mit visuellen Reflexen der Fixation, Akkommodation und Konvergenz gekoppelt.

Andere Repräsentationsbezirke von Augenbewegungen. Nach KÖRNER u. KOMMERELL (1975) ist die Frage, ob es ein frontales Augenfeld für willkürliche Augenbewegungen und ein okzipitales Augenfeld für reflektorische Bewegungen gibt, bis heute umstritten. Auch die Angabe, daß ein frontales

Zentrum für sakkadische, also rasche Augenbewegungen, und ein okzipitales für langsame Augenfolgebewegungen besteht, ist gegenwärtig nicht geklärt. Nach elektrischen Reizversuchen gibt es nur wenige Großhirnareale, von denen keine Augenbewegungen ausgelöst werden können. Die Autoren weisen auf die okzipitomesenzephalen und frontopontinen Bahnen hin. Diese Faserzüge verbinden subkortikale Blickzentren des Pons und des prätektalen Gebiets mit der Hirnrinde. Ausfall der frontopontinen Verbindung bewirkt eine Blickparese zur Gegenseite und eine Déviation conjugée zur Herdseite. Im Gegensatz zu subkortikalen Läsionen sind solche Blickparesen jedoch flüchtig und dauern nur Stunden bis wenige Tage. Bei Läsionen hinterer Großhirnabschnitte werden Ausfallerscheinungen der Okulomotorik beobachtet. Eine einseitig gerichte Sakkadierung der Führungsbewegungen läßt den Verdacht auf einen ipsilateralen Herd im parietotemporookzipitalen Gebiet aufkommen. Häufig besteht gleichzeitig Spontannystagmus.

Eine Verlangsamung der Blickzielbewegungen tritt gelegentlich bei Großhirnprozessen auf, jedoch auch bei homonymer Hemianopsie: normale Leserucke der Augen erfordern ein perizentrales Restgesichtsfeld von beiderseits mindestens 2–3°. Reicht ein homonymer Gesichtsfelddefekt näher an den Fixierpunkt heran, so kommt es zu Störungen der Lesemotorik. Bei rechtsseitiger homonymer Hemianopsie wird eine größere Anzahl von Leserucken pro Zeile benötigt, bei linksseitiger kommt es zu Schwierigkeiten beim Auffinden des nächsten Zeilenanfangs.

Die Ablenkung der Augen in Richtung eines Hörstimulus ist wahrscheinlich von temporalen Rindengebieten aus gesteuert. Diese spezifischen Rindenabschnitte sind jedoch unabhängig von anderen Gebieten, die höchstwahrscheinlich deren Funktionen übernehmen können. Tiefere Koordinationszentren für konjugierte Augenbewegungen, in welche frontomesenzephale und okzipitomesenzephale Bahnen einziehen, sollen im Tectum mesencephali unter dem Colliculus cranialis für Vertikalbewegungen vorliegen.

Ein ähnliches Zentrum soll im Mittelbezirk des Mittelhirns für Abwärtsbewegungen verantwortlich sein. In der Nachbarschaft des Nucleus trochlearis sind möglicherweise Zentren für Auf- und Abwärtsbewegungen lokalisiert. Im unteren Ponsabschnitt (in Höhe des Nucl. abducentis) soll ein Zentrum für konjugierte Seitbewegungen der Augen vorliegen, ebenso in der Formatio reticularis.

Motorisches Sprachzentrum. Das motorische Brocasche Sprachzentrum liegt im hinteren unteren Abschnitt des Gyrus frontalis inferior. Hier werden die Aktivitäten der verschiedenen Sprachhilfsmuskeln gesteuert: Zungen-, Lippen-, Gaumen-, Kehlkopf- und Respirationsmuskeln. Bei Zerstörung dieses Zentrums sind die Muskeln nicht gelähmt, es kommt jedoch zur motorischen vokalen Aphasie. Möglicherweise sind das Corpus striatum und andere subkortikale Zentren in die Rhythmik und Ausdrucksform der Sprache eingeschaltet.

Rechts-links-Unterschied. RASMUSSEN u. MILNER (1975) und WADA u. RASMUSSEN (1960) führten an 371 Patienten eine von WADA, J. (1949) angegebene intrakarotische Injektion von 10%igem Amytal durch, um die Lateralisation der zerebralen Sprachfunktionen zu studieren. Bei 262 Patienten lagen keine Hinweise auf frühere Schädigungen der linken Hemisphäre vor. Bei 140 Rechtshändern befand sich 134mal (96%) das Sprachzentrum links, bei 6 rechts (4%), in keinem Fall bilateral. Bei 122 Links- oder Beidhändern war das Sprachzentrum an der linken Seite in 86 Fällen (70%), bei 18 (15%) bilateral und bei ebenfalls 18 (15%) an der rechten Seite lokalisiert.

Ein isolierter Rindenausfall, z.B. in der Area 44, verursacht „motorische Aphasie", akut meist mit völligem Fehlen von spontanen sprachlichen Äußerungen, später mangelhaften Sprechantrieb, Agrammatismus, literale Paraphasien. Als Ausdruck einer Mitschädigung der „inneren Sprache" finden sich auch Störungen des Lesens, Schreibens, Rechnens und des Symbolverstehens.

Echolalie. Echolalische Phänomene treten nach LIEBALDT u.Mitarb. (1975) im Bereich der Areae 44b und 45a nach einem gefäßabhängigen und begrenzten Rindenausfallherd im „Präbrocabereich" auf. Das Phänomen der Echolalie beruht dabei offenbar auf der Unfähigkeit, mit Hilfe von Binnenreizen aus der sprachlichen Sphäre und ihrem personalen Umfeld den differenzierten inneren Sprachantrieb zu gewährleisten.

Andere Sprachareae der Großhirnrinde. Nach RASMUSSEN u. MILNER (1975) lassen sich durch Stimulation der Gesichtsareae des Gyrus precentralis und weniger häufig aus korrespondierenden Gebieten des Gyrus postcentralis der dominanten und nichtdominanten Hemisphäre Sprachbewegungen auslösen. Das gleiche glückt, wenn auch weniger oft, an der medialen Fläche des Lobus frontalis, unmittelbar vor dem Fußgebiet und oberhalb des Gyrus cinguli: supplementäre, motorische Area. Niemals dagegen ließen sich Sprachbewegungen durch Stimulation anderer frontaler, temporaler oder parietaler Sprachzonen auslösen.

Akustisches Sprachzentrum. Das akustische Sprachzentrum läßt sich wahrscheinlich in mittleren und hinteren Abschnitten des Gyrus temporalis superior lokalisieren, in der Nachbarschaft der Gyri temporales transversi (HESCHL 1878), mit denen es innig verknüpft ist. Schädigungen dieses Gebietes verhindern oder vermindern das Verständnis gesprochener oder geschriebener Sprache: sensorische Aphasie – Wortblindheit.

Motorisches Schreibzentrum (Cheiro – kinästhetisches Zentrum). Im Gyrus temporalis medius soll ein Zentrum für die Aktivitäten von Hand und Arm beim Schreiben vorliegen. Schädigung des Gebietes führt zur Agraphie.

Temporale Spracharea. Im Gebiet des Gyrus temporalis medius, etwa 2–3 cm hinter der Ebene des Gyrus postcentralis, liegt die temporale Spracharea.

Sprachfelder, Verbindungen. Nach den Befunden von PENFIELD u. ROBERTS (1959) werden 2 Arten von Sprachstörungen unterschieden: Sprachverlust oder -verlangsamung der willkürlichen Muskelaktion, und Aphasie.

Auch nach van BUREN u.Mitarb. (1956) ist es schwer, die Sprachschwierigkeiten und Störung spezifischer Sprechmechanismen oder mehr generalisierten Hemmungen der motorischen Funktion zu unterscheiden. Die Häufigkeit der Sprachfehler während einer Serie von Stimuli war z.B. verhältnismäßig gering (20–40%).

Das Sprachfeld umfaßt ein großes Gebiet der dominanten Hemisphäre und ist verantwortlich für einfache Kontrolle und bilaterale Koordination des Muskelapparates für die Sprache. Die Fasern müssen zum motorischen Gebiet der untergeordneten Hemisphäre durch vordere Abschnitte des Corpus callosum verlaufen. Das wichtigste Zentrum liegt nach Sir William BROADBENT (1872–1879) an der Außenseite der linken Hemisphäre zwischen Gyrus angularis dorsal und Gyrus frontalis inferior rostral; es umfaßt außerdem die Außenfläche des Lobus temporalis sowie die Insula.

In diesem Gebiet erfolgt die Markreifung lange nach der Geburt. Seine Fasern stehen nicht mit den Basalganglien und nicht mit dem Pyramidensystem in Verbindung, sondern gehören zu Assoziationsfasersystemen. Der hintere Abschnitt – so wird vermutet – besitzt rezeptive Funktionen im oberen Bereich für visuelle, im unteren Bereich für Höreindrücke. Der vordere Teil stellt ein essentielles Zentrum für motorische Aktivitäten und Ausdrücke dar. Durch das ganze Gebiet laufen kinästhetisch-assoziative Mechanismen, die eintreffende sensible und sensorische Muster zu Bewußtseinseindrücken integrieren und mit kinästhetischen Engrammen assoziieren sowie die motorischen Muster für die Aktivität der motorischen Zentren vorbereiten. Kennzeichnend ist, daß niemals bei Hirnrindenschädigungen individuelle Sprachteile ausfallen; wohl aber kann eine Reduktion der Sprachfunktion vorliegen. In dorsalen Teilen des Gebietes sind Sprachverständnis und Begriffe lokalisiert: sensorische Aphasie, in vorderen die Motorik (motorische Aphasie).

Ärztliche Bedeutung der Areae 4 und 6

Die isolierte Zerstörung der Area 4 führt zu einer atonischen Lähmung mit leichter Steigerung der Muskeldehnungsreflexe. Die isolierte Zerstörung der Area 6 verursacht eine spastische Lähmung mit Reflexsteigerung und Zwangsgreifen. Spastik und Reflexsteigerung verstärken sich, wenn zusätzlich Area 4 zerstört wird. Babinskische, Oppenheimsche und Gordonsche Zehenphänomene treten bei isolierter Zerstörung der Area 4, auch bei gleichzeitiger Zerstörung der Area 6 auf, niemals dagegen bei isolierter Zerstörung der Area 6 auf (FULTON 1949).

Rindenreizung und Jackson-Anfälle. Die Reizung der intakten Rinde des Gyrus precentralis führt zu einem tonischen oder tonisch-klonischen Krampf in dem entsprechenden umschriebenen Körper- oder Gliedabschnitt. Schreitet die Krampferregung auf die Nachbargebiete fort, dann dehnt sich das Krampfgeschehen entsprechend im Bereich der kontralateralen Körperseite aus. Bei Fortleitung der Krampferregung über die Kommissurenbahnen via Balken in die kontralaterale Hemisphäre entstehen sekundäre generalisierte Anfälle. Beim Übergreifen der Erregung auf Area 6 und 8 geht der fokale Jackson-Anfall in einen Adversivanfall über, mit Augen-, Kopf- und Rumpfdrehung nach der dem Krampfherd entgegengesetzten Seite. Erfolgt die Rindenreizung ausschließlich im Bereich der Area 6, dann entwickeln sich primär Adversivanfälle. Da die extrapyramidalen Rindenfelder der Area 6 mit den Hirnnervenkernen und den Vorderhornsäulen beider Seiten verbunden sind, ist das Krampfgeschehen stets doppelseitig, wobei an den oberen Extremitäten wegen der entsprechenden Muskelmassen synergistische Beugekrämpfe und an den unteren Extremitäten Streckkrämpfe vorherrschen. Die Krampferregung des frontalen Augenfeldes der Area 8 führt zu einem Anfall, der mit konjugierten klonischen Zuckungen der Bulbi nach der dem Herd kontralateralen Seite beginnt. Darauf folgt, je nach Erregungsausbreitung in Richtung zur Area 6 oder Area 4, der Adversivkrampf oder ein Krampf der benachbarten Hals-, Nacken-, Gesichts- und Handmuskulatur. Die Reizung des Feldes 6b am Fuße der Präzentralwindung führt zu Kau-, Leck-, Schluck- oder Schmatzbewegungen, weshalb dieses Gebiet als „Mastikationsfeld" bezeichnet wird.

Sensible Jackson-Anfälle. Während die motorischen Jackson-Anfälle seit langem bekannt sind (BRAVAIS 1827; JACKSON 1870), sind sensible Jacksonanfälle verhältnismäßig selten beschrieben worden. LENDE u. POPP (1976) erstellten nach dem Studium von 42 Fällen innerhalb von 20 Jahren aufgrund der Daten einen sensiblen Homunculus im Bereich des Gyrus postcentralis.

Tertiäre motorische Region

Als tertiäre motorische Region können die frontal der Präzentralregion gelegenen Rindenfelder der Stirnhirnkonvexität angesehen werden (Areae 9, 10, 45 und 46). Von diesen Gebieten werden weder isolierte noch komplexe Bewegungsformen induziert, sondern die individuelle Intention für jede Form aktiver Handlungsweisen. Läsionen in diesem Gebiet können schwer faßbare Veränderungen zur Folge haben, welche die „individuelle und persönlichkeitseigene Handlungsgesinnung" (KLEIST 1934) betreffen. Umfangreiche beiderseitige Zerstörungen führen zum Verlust des Eigenantriebs und der Aktivität (Aspontaneität), welcher sich auf alle Lebensbereiche erstrecken kann – auch geistige wie Denken, Produktivität der Phantasie, Vorstellungs- und Willenstätigkeit, Aufmerksamkeit, Interesse, Zuwendung, Entscheidungs- und Durchhaltekraft. Häufiger sind Stirnhirnkonvexitäts-Syndrome mit Symptomen der Präzentralregion oder der Orbitalregion kombiniert.

Area motoria supplementaria

Nach HORSLEY u. SCHÄFER (1888) besteht an der Medialfläche des Gyrus frontalis superior ein Rindenfeld, von dem bei elektrischer Reizung zusätzliche motorische Aktivitäten ausgelöst werden können (an der unteren Extremität). Vor diesem Feld liegt ein akzessorisches, motorisches Rindenfeld für den Rumpf und rostral davon für Arm und Kopf (bei Affen).

Diese Befunde wurden durch VOGT u. VOGT (1919), GRÜNBAUM u. SHERRINGTON (1901/1903) sowie WOOLSLEY u.Mitarb. 1950) erweitert. Neuerdings wird diese Rindenzone als supplementäre motorische Area bezeichnet. VOGT (1910) und FOERSTER (1936) haben in diesem Gebiet Flexoren- und Extensoren-Synergismen der Gliedmaßen nachgewiesen. WOOLSLEY u.Mitarb. beschrieben die Regio precentralis und motoria supplementaria bei Macaca mulatta (1950 und 1952). Es wird angenommen, daß in den Areae perirolandicae motorische und sensible Funktionen in unterschiedlichem Ausmaß repräsentiert sind. Nachdem die Rinde des Gyrus precentralis und auch der supplementären Felder entfernt worden ist, lassen sich vom Gebiet des Gyrus postcentralis fokale Bewegungen von Regionen auslösen, die den Gebieten der sensiblen Repräsentation des Gyrus weitgehend entsprechen. Außerdem sind bestimmte Bewegungen nach Entfernung der Rinde des Gyrus precentralis von der erhaltenen Rinde der supplementären motorischen Gebiete auslösbar. WOOLSLEY u.Mitarb. nehmen daher an, daß detaillierte Bewegungen, die durch elektrische Stimulation des Gyrus postcentralis und der supplementären motorischen Area ausgelöst wurden, nicht von der Regio precentralis mit ihrem Riesenpyramidenzellgebiet abhängen, sondern von den absteigenden Bahnen des Tractus corticospinalis, der ein größeres Einzugsgebiet besitzt. Schon LEVIN u. BRADFORD (1938) wiesen nach, daß nach Durchschneidung des Tractus corticospinalis etwa 20% der Zellen des Lobus parietalis degenerieren. Nach PEELE (1942) degenerieren nach Läsionen des Lobus parietalis Fasern des Tractus corticospinalis, insbesondere, wenn die Area somatica secundaria beeinträchtigt ist (WOOLSLEY u.Mitarb.). Der ganze Lobus parietalis sowie die Area precentralis und die supplementär motorischen Gebiete werden bei elektrischer Stimulation des Tractus corticospinalis in der Medulla gegenläufig aktiviert. Nach Durchschneidung des Tractus corticospinalis in Höhe des Corpus trapezoideum bei Affen konnten WOOLSLEY u.Mitarb. an der betroffenen Seite lediglich Flexionen und Extensionen des Knie- und Ellbogenbereichs, Protraktionen des Oberschenkels und Retraktionen der Schulter, Pronation des Unterarms und Extension des Handgelenks auslösen. An den Fingern ließen sich fast keine Bewegungen induzieren, die Gesichtsregionen waren nicht betroffen.

Van BUREN u. FEDIO (1976) stimulierten die Facies medialis des Lobus frontalis an 7 Patienten. Ihren Befunden zufolge sind in der supplementären motorischen Area komplexe Haltungs- und Stellungssynergismen repräsentiert, speziell für Rumpf und proximale Extremitäten. Extremitätenbewegungen sind, wie PENFIELD u. JASPER (1954) angegeben haben, häufig bilateral (jedoch variabel) auslösbar. Eine streng kontralaterale Auslösung von Kopf- und Augendeviation – wie früher angenommen wurde – ließ sich an den nicht narkotisierten Untersuchungspersonen nicht nachweisen. Sensible Sensationen ließen sich von diesem Gebiet an großen Körperregionen häufig am Rumpf und an proximalen Extremitäten und oft bilateral auslösen. Bei unilateraler Reizung lagen sie an der kontralateralen Seite der Stimulation. Auch bei Impulsen, die von Elektroden über dem Gyrus cinguli ausgingen, traten sie auf. Außerdem wurden schwer definierbare Sprachstörungen beobachtet.

Die Folgen der Stimulation der supplementären motorischen Area ähneln einer ähnlichen Stimulation der frontostriatalen Region in der Tiefe der Hemisphäre. Dabei treten Hemmung der Willkürbewegungen bei Sprache, einfache Handbewegungen und u.a. kontralaterale Kopf- und Augenbewegungen, gelegentlich auch Gefühlsstörungen auf. Selten erfolgten nach der Stimulation Verwirrungszustände, verstümmelte Sprache und Gefühlsschwankungen (VAN BUREN u.Mitarb. 1956).

Parapyramidales System

Nach ZÜLCH (1975) besteht möglicherweise ein *parapyramidales System,* das aus der Formatio reticularis des Mesencephalon und unter Zwischenschaltung von Neuronen bis in spinale Ebenen absteigt. Nach einer massiven Schädigung des Tractus corticospinalis im Bereich des Cortex, der Capsula interna oder in mesencephalopontinen Abschnitten erfolgt in der Regel eine Hemiplegie, die später in eine Spastik übergeht, wenn die Reflexe wiederkehren und sich verstärken. Die Rückkehr der ersten Willkürbewegungen findet 4–6 Wochen später statt. Kurz vorher können sog. Semireflexe nachgewiesen werden (ZÜLCH 1942), später Beugebewegungen des Beins und Extension der Arm- und Fingergelenke. Die ersten Willkürbewegungen dagegen sind Verkürzungssynergismen der unteren Extremität (Flexorensynergismen von FOERSTER 1936). In den distalen Extremitätenabschnitten, speziell in den Figern lassen sich keine isolierten Willkürbewegungen nachweisen. Erfolgt die Beeinträchtigung des Tractus corticospinalis im Kindes- oder Jugendalter, dann entwickeln sich diese Synergismen verhältnismäßig gut. Erstaunlicherweise verschwinden die mimischen Bewegungen im Gesichtsbereich nach einer reinen Pyramidenbahndestruktion nicht; auch nicht nach Hemisphärektomie, bei welcher nach MONRAT-KROHN (1954) eine Hypermimik bei Lachen vorkommt. Nach NOTNAGEL u. NAUNYN (1887) sind die mimischen Bewegungen im Thalamus und in den Basalganglien „lokalisiert". Nach Hemisphärektomie, einschließlich des ganzen Thalamus, ließen sich mimische Bewegungen nach geringsten Emotionen bei einem Kind nachweisen (ZÜLCH 1969).

Lobulus paracentralis

Der Lobulus paracentralis enthält streifenförmige Rindengebiete der Area premotorica, der Area motorica und der sensiblen Rinde, in der Regel in Form von 3 Gyri, die vorne vom Ende des Gyrus frontalis superior und hinten vom Ramus marginalis des Sulcus cinguli begrenzt sind. Die Länge beträgt 3,75–5,00 cm. Die vordere Grenze liegt etwa im Bereich der Sutura coronalis.

Die Kenntnis der Lage und Ausdehnung des Lobulus paracentralis erscheint funktionell bedeutsam für die Lage des Sulcus centralis im Mantelkantengebiet, da dieser in der Regel in den hinteren Teil des Lobulus paracentralis einschneidet. Der Gyrus precentralis geht unmittelbar ins kortikale Gebiet des Lobulus paracentralis über. Diese Zone gilt als Repräsentationsort der unteren Extremität und der Regio perinealis der Gegenseite. Klinische Beobachtungen weisen darauf hin, daß in dieser Zone Kontrollzentren für die Defäkations- und Miktionsreflexe lokalisiert sind. Im Lobulus paracentralis finden sich auch und besonders zahlreich die Betzschen Pyramidenzellen. Der Lobulus paracentralis gilt außerdem als supplementäre motorische Region ebenso wie Teile des Gyrus frontalis medius (Area 6 und möglicherweise ein Teil der Area 8) für die kontralateralen Extremitäten (möglicherweise auch für die homolateralen).

Die vordere Grenze des Lobulus paracentralis ist an unserem Untersuchungsgut in 95,5% rechts und in 91,1% links durch einen Sulcus paracentralis angedeutet, der rechts in 60%, links in 84,4% mit dem Sulcus cinguli in Verbindung steht. Die Pars cingulomarginalis des Sulcus cinguli, welche den Hinterrand des Lobulus paracentralis begrenzt, wurde an unserem Untersuchungsgut rechts in 91,1%, links in 86,6% mit Einschnitt in die Mantelkante aufgefunden. In 8,8% rechts und in 13,4% links erreicht der Sulcus die Mantelkante nicht.

Lobus parietalis

Allgemein wird darauf hingewiesen, daß ein intakter Lobus parietalis für gnostische Fähigkeiten wichtig ist. Ihm gehört der Gyrus postcentralis mit den Feldern 3, 1, und 2 als somatosensibles Gebiet an. Dorsal davon befinden sich die Lobuli parietalis superior et inferior mit den Gyri supramarginalis et angularis.

Rindenfelder. BATSCH (1956) gliederte aufgrund von myeloarchitektonischen Untersuchungen den Isocortex parietalis in eine Regio centralis posterior und eine Regio parietalis, im Anschluß an die Feldergliederung von VOGT u. VOGT (1919). Zur Regio centralis posterior, die den Gyrus postcentralis und die auf dem Lobulus paracentralis gelegenen Felder umfaßt, gehören nach diesem Autor auch das Operkulargebiet der Subregio opercularis und die Area 75 (= 5 nach BRODMANN 1909).
Die Regio parietalis wurde in Subregionen untergliedert, die mit der Vogtschen Einteilung weitgehend übereinstimmen.

Nur das Gebiet der Felder 86 und 87 bezeichnet BATSCH als Subregio intermedia, die Felder 77–80 als Subregio paracingularis oralis, wobei die Areae 76 und 81 als Subregiones paracingularis oralis et paracingularis caudalis bezeichnet werden. Die Felder der Subregio postcentralis haben eine weniger breite Rinde als die der Regio parietalis. Ihr Faserreichtum nimmt von oral nach kaudal ab. Die Rinde ist bistriär. In der Subregio opercularis treten die beiden Streifen nicht mehr so deutlich hervor.

Funktion. GERSTMANN (1924) beschrieb die Fingeragnosie als Ausfallsymptom. Nach KINSBOURNE u. Mitarb. (1963) gehören außer der Fingeragnosie eine Rechts-Links-Fehlorientierung, eine Dyskrasie und eine Dyskalkulie mit zu dieser Syndromgruppe, die auf Erkrankungen des Lobus parietalis der dominanten Hemisphäre hinweist. GERLACH u. Mitarb. (1977) betonten, daß die optisch-räumliche Orientierung im Außenraum ihren Störbarkeitsbereich offenbar in den okzipitalwärtigen, vorzugsweise rechtsseitigen, parietalen Hirnanteilen besitzt.

Die der hinteren Zentralregion benachbarten parietalen Rindenanteile dienen der räumlich organisierten Tastempfindung. Optisch räumliche und Tastraumorientierung haben also verschiedene Störbarkeitsbereiche. Rechenstörungen treten hauptsächlich bei Läsionen der linken Hemisphäre und hier besonders bei Läsionen der subparietalen oder parieto-okzipitalen Abschnitte auf (LURIA 1970; u.a.).

Gerstmann-Syndrom. BENTON (1961) spricht von der Fiktion des Gerstmann-Syndroms nach parieto-okzipitalen Schädigungen der Gehirnrinde, da dieses Syndrom eine Kombination verschiedener Symptome darstellt: Rechts-Links-Desorientierung, Akalkulie, Agraphie und Fingeragnosie. Dem Autor zufolge beschrieb GERSTMANN zunächst die Fingeragnosie, 1927 bezog er die Agraphie ein und 1930 die Rechts-Links-Desorientierung und die Akalkulie bei Schädigung der parieto-okzipitalen Region der dominanten Hemisphäre.

Wernickesches Rindenfeld. Der Gyrus angularis am dorsalen Ende des Sulcus temporalis superior und der Gyrus supramarginalis, der den oberen Auslauf des Sulcus lateralis umfaßt (Feld von Wernicke 1874), stellen wichtige visuelle Erkennungsfelder dar. Nach RASMUSSEN u. MILNER (1975) besteht im Lobulus parietalis inferior und bis zum Gyrus postcentralis nach vorne, in einem Gebiet 2–4 cm hinter dem Sulcus postcentralis und 1–4 cm oberhalb des Sulcus lateralis cerebri, die parietale Sprachzone (WERNICKE), welche offenbar mit dem hinteren Abschnitt der frontalen Sprachzone in Verbindung steht. Sie weisen darauf hin, daß nach kortikaler Exzision im Gebiet der frontalen Sprachzone praktisch immer eine temporäre Dysphasie unterschiedlichen Ausmaßes während der Periode des postoperativen Ödems besteht. Werden die beiden Gyri operculares vor dem unteren Ende des Gyrus precentralis nicht traumatisiert und ihre Gefäßversorgung nicht gestört, kehrt die Sprache nach dem postoperativen Ödem wieder. Wir deuten diesen Befund als temporäre Schädigung der Assoziationsbahnen zwischen beiden Rindengebieten.

Der Lobulus parietalis inferior und benachbarte Teile des Lobus temporalis enthalten Repräsentationsfelder für Hören, Geruch, Equilibration sowie Erinnerungsfelder.

Bei Schädigung der Area parietotemporalis können Agnosie, Apraxie und Aphasie, häufig kombiniert mit Hemianopsie, entstehen.

Gleichgewichtsfeld. DEECKE u. SCHWARZ (1970) konnten bei Affen einen dem Vestibularissystem zugehörigen Thalamuskern nachweisen, der zur Hirnrinde (wohl zwischen Sulcus postcentralis und intraparietalis) projiziert (WAGNER u. Mitarb. 1980).

Hemianopsie. Die Hemianopsie bei Schädigung des Lobus parietalis ist homonym, typischerweise symmetrisch und beginnt als untere Quadrantenanopsie. Bei Schädigung auch der oberen Quadranten entsteht schließlich eine komplette Hemianopsie mit Aussparung der Macula. (Bei Schädigungen des Lobus temporalis dorsal des Polus temporalis ist der Gesichtsfeldausfall häufig asymmetrisch und beginnt im oberen Quadranten, um sich anschließend zu einer kompletten Hemianopsie zu entwickeln.) Weiterhin wurden Augenmuskelstörungen bei Schädigungen des Lobus parietalis beobachtet. Wird das Auge gegen Widerstand geöffnet, dann entsteht anstelle des Bellschen Phänomens eine konjugierte Deviation der Augen zur Gegenseite der Schädigung. (Weiteres s. S. 314 u. 322.)

Agnosie, Definition. Der Terminus „Agnosia" ist von FREUD (1891) eingeführt worden und beschreibt das Fehlen des Erkennens sensibler und sensorischer Eindrücke, obwohl deren Perzeption intakt ist.

Schädigungen der dominanten Hemisphäre, speziell im Wernickeschen Feld, haben typischerweise einen Verlust visuellen Erkennens von Symbolen zur Folge (Alexie). Dem Patienten ist es nicht möglich, diese zu formulieren (Agraphie). Auch kann das Erkennen von Teilen des eigenen Körpers gestört sein (korporale Agnosie, Somatoagnosie). Ist die nicht dominante Hemisphäre geschädigt, dann entsteht häufig eine topographische Agnosie sowie eine konstruktionale Apraxie. Bei bilateralen Ausfällen kann der Schaden nicht kompensiert werden. Es entsteht eine totale (globale) Agnosie. Gelegentlich besteht außerdem eine Astereognosie. Die Patienten können nach Schädigung des Lobus parietalis die betasteten Gegenstände nicht erkennen.

Die *taktile Agnosie* wird als Astereognosia bezeichnet, dabei können betastete und in die Hand genommene Gegenstände nicht erkannt werden, wobei Form, Konsistenz, Gewicht, Größe etc. wahrgenommen werden. Die Störung beruht wahrscheinlich auf Schädigung der parietalen Region, möglicherweise speziell des Gyrus supramarginalis.

Auditive Agnosie umfaßt das Fehlen der Erkennung von Tönen, obwohl der Patient nicht taub ist. Wahrscheinlich ist der hintere Teil des Gyrus temporalis superior von einer Schädigung betroffen.

Visuelle Agnosie wird untergliedert in:
a) visuelle Objektagnosie,
b) visuelle Agnosie für Farben,
c) visuelle Agnosie für Raumempfinden.

Somato-Agnosie: Das Erkennen von Existenz und Identität von Körperteilen ist unmöglich.

Anosognosie: Defektstörungen der Funktionen des Körpers oder von Körperteilen liegen vor, werden jedoch nicht wahrgenommen.

Alexie (Wortblindheit). Die Wortblindheit läßt sich untergliedern in eine motorische vokale Aphasie und eine Wortblindheit als Agraphie. Die Schädigungen sind in vorderen parietalen Abschnitten lokalisiert. Ontogenetisch entwickelt sich zuerst das Zentrum für Hören, das das Sprachzentrum beeinflußt. Während der schulischen Ausbildung wird das visuelle Sprachgefühl entwickelt und allmählich dominant.

Dyslexie und Beispiele von Schädigungen und deren Folgen: ETTLINGER u. HURWITZ (1962) stellten bei einem 33jährigen nach bilateraler parieto-okzipitaler, kortikaler Atrophie unbekannter Genese als Hauptsymptom eine Dyslexie, Leseunfähigkeit, fest. Dem Patienten war es nicht möglich, Worte und Buchstaben zu identifizieren. Das Lesen von Zahlen war verhältnismäßig gut. Außerdem bestand eine untere Quadrantenhemianopsie und die Unfähigkeit, Gesichter wiederzuerkennen. Bei einem zweiten, 63jährigen Mann lag eine Thrombose der A. basilaris vor. Er hatte ähnliche Schwierigkeiten, Wörter und Buchstaben zu lesen; das Zahlenlesen war möglich. Auch bei ihm bestand eine rechtsseitige homonyme Hemianopsie und gestörte Beweglichkeit der Augen. Bei einem dritten, 45jährigen Mann mit zerebralem Infarkt lagen Leseschwierigkeiten vor; eine rechtsseitige homonyme Anopsie und ein Ausfall der Bilddeutung waren nachweisbar. Die Autoren weisen darauf hin, daß Lesestörungen bei unterschiedlichen Erkrankungen auftreten können.

KREINDLER u. IONÀSESCU (1961) berichteten über einen Fall von reiner Wortblindheit (62jähriger rechtshändiger Mann). Sie weisen darauf hin, daß zahlreiche Autoren den Terminus reine Wortblindheit oder reine Alexie für ungerechtfertigt halten, da Alexie häufig mit anderen Symptomen (homonyme Hemianopsie, Farbagnosie, spatielle Agnosie, konstruktive Apraxie, Anomie, Dysgraphie und Dyskalkulie) kombiniert sind. In der Regel wird angenommen, daß reine Wortblindheit nach einer Hirnverletzung auftrete. DEJERINE (1892) fand Läsionen an der Basis des Cuneus, wobei die Gyri lingualis et fusiformis betroffen waren. Andere Autoren wiesen Läsionen des linken Okzipitallappens bis zum Okzipitalpol nach (u.a.). Nach de MASSARY (1932) soll reine Wortblindheit nach Schädigungen der Gyri lingualis et fusiformis auftreten. FOIX u. HILLEMAND (1925) konnten in einigen Fällen Schädigungen des Corpus callosum nachweisen (auch KLEIST 1934, und GLONING u. TSCHABITSCHER 1955). Bei einem Fall lag wahrscheinlich eine Schädigung des linken Okzipitallappens und wohl der Areae peri- und parastriatae vor (BRODMANN 1909). Die Autoren weisen darauf hin, daß

KROLL (1930) eine Thrombose der linken A. lingualis aus der A. cerebri posterior für die Schädigung verantwortlich machte. Bei dem Patienten handelte es sich um eine Alexie als Folge einer visuellen Agnosie, kombiniert mit einer rechtsseitigen homonymen Hemianopsie, Dysgraphie, Farbagnosie, konstruktiver Apraxie, aber keiner Störung der rezeptiven Sprache.

Ursensomotorik. SANIDES u. Gräfin VITZTHUM (1965) bezeichnen das an den Sulcus lateralis cerebri angrenzende parainsuläre Gebiet als Area der Ursensomotorik, die wohl der klassischen Sensibilitätszone des Gyrus postcentralis als phylogenetisch älteres Gebiet beigeordnet ist.

Planum temporale und Hörzentrum, anatomisch

Am Operculum temporale lassen sich 3 Abschnitte voneinander abgliedern. Der Mittelbereich besteht aus den Gyri transversi (HESCHL), die mehr oder weniger schräg von der freien Kante des Gyrus temporalis superior in Richtung Insel verlaufen (Area 41). Vor den Gyri transversi befindet sich die Konkavität des Planum polare, welches die Konvexität der Insel abdeckt. Dahinter besteht das Planum temporale, das vorne vom Gyrus transversus principalis, hinten vom dorsalen Ende des Sulcus lateralis cerebri begrenzt wird, der dann nach aufwärts verläuft. Die vordere und hintere Grenze des Planum temporale verlaufen schräg und treffen in der Tiefe mit einem mehr oder minder spitzen Winkel aufeinander. Die Ausdehnung der dreieckigen Facies opercularis hängt mit der mehr oder weniger starken Schrägeinstellung dieser zwei Grenzen zusammen (SZIKLA u. Mitarb. 1977). (Weiteres bei Hörbahn.) BECK (1955) stellte fest, daß die Profilierung der Gyri und Sulci transversi an der linken Seite im allgemeinen stärker als an der rechten ist. Auch GESCHWIND u. LEVITSKY (1968) fanden ein links größeres Planum temporale in 65%, ein rechts größeres in 11%. Im Mittel ist das linke Planum $3{,}6\pm1{,}0$ cm, das rechte $2{,}7\pm1{,}2$ cm lang.

Tiefe Temporalis-Stimulation beim Menschen. STEVENS u. Mitarb. (1969) stimulierten bei 2 Patienten die dorsale Hippocampusregion sowie die lateralen Bereiche des Corpus amygdaloideum über Elektroden und konnten zweierlei Folgen beobachten:

1. Eine sog. Kurzlatenzantwort (0,5 s nach dem Reiz) nach Art eines einfachen, stereotypen Musters in Form von Sehstörungen und anderem;
2. 10–30 s nach der Stimulation kompliziertere, auch intellektuelle Störungen: Depersonalisation, Irrealitätsbegriffe, tranceähnliche Zustände, bizarre Störungen der Körperempfindlichkeit, extrapersonelle Störungen u.a.
Die Autoren nehmen an, daß der Spätzeiteffekt auf Sekretion biologisch aktiver Transmitter der Areae periamygdalaris und hippocampalis beruht.

Temporallappenepilepsie. Nach PENFIELD (1954) führt eine komplette Zerstörung oder Entfernung von Hirnarealen nicht zur Epilepsie. Inkomplette Läsionen der grauen Substanz können dagegen epileptogen wirken (PENFIELD u. JASPER 1954). Nach Untersuchungen von 157 Fällen subtotaler temporaler Lobektomie wegen Temporallappenepilepsie zeigte sich, daß bei einigen Patienten Tumoren, Hirnabszesse oder Gefäßstörungen vorlagen. In 63% jedoch bestand eine lokalisierte Cortexatrophie, die als Folge einer Kompression während der Geburt aufgefaßt wurde. Die benachbarte Pia mater und die Piagefäße waren häufig verdickt, der Cortex in diesem Bereich in seiner Konsistenz verändert (mehr gelblich als normal), die Gyrusbreite verschmälert. Eine Zunahme von Faserastrozyten in der grauen und weißen Substanz sowie Verringerung oder Schwund der Ganglienzellen waren nachweisbar. Die Vermehrung der Faserastrozyten kann so stark sein, daß eine fehlerhafte Interpretation (Astrozytom) möglich erscheint. Diese Schädigungen fanden sich an der freien Kante des Tentorium (Plica petroclinoidea anterior) und betrafen im wesentlichen den Uncus sowie den Gyrus parahippocampalis. Möglicherweise waren auch die über diese Zone hinwegziehenden Arterien – zumindest zeitweise – komprimiert worden (A. choroidea anterior und Zweige der Rr. choroidei posteriores). Die Autoren betonen, daß die A. choroidea anterior schon zur Zeit der Geburt verhältnismäßig weitlumig ist, möglicherweise auch andere Zweige der A. cerebri media, die den Kernkomplex des Corpus amygdaloideum versorgen. Sie schlagen den Terminus Sclerosis incisuralis vor.

SMITH u. SMITH (1966) berichteten bei einem Tumor des linken Lobus temporalis und des Hippocampus über den spezifischen Verlust des Erinnerungsvermögens für jüngere Ereignisse. KORSAKOW (1877) berichtete bei Alkoholikern über den Verlust von Erinnerungen neuerer Erlebnisinhalte, wobei unmittelbare Wiederholung von Worten und Zahlen nicht betroffen war. Zeitliche und selten auch örtliche Desorientierung lagen neben Konfabulationen vor. Nach SMITH u. SMITH wurde lange Zeit angenommen, daß die Corpora mamillaria für das Erinnerungsvermögen eine entscheidende Rolle spielen. Neuerdings wird der Nucleus dorsalis medialis des Thalamus auch dafür verantwortlich gemacht, ebenso wie die Hippocampi, insbesondere der linke.

Hörzentrum, Rechts-links-Unterschied

In hinteren Abschnitten der rechten Hemisphäre liegen offensichtlich komplexere räumliche Repräsentationsgebiete vor, die es erlauben, etwa seinen Weg von einem Platz zu einem anderen zu finden oder ein Modell nach einem zweidimensionalen Plan oder einem Bild zu bauen. Auch die Fähigkeit, etwa einen Punkt auf eine Ebene zu lokalisieren, wird der rechten Hemisphäre vermehrt zugesprochen. Nach HERMELIN u. O'CONNOR (1974) können Blinde in der Regel mit der linken Hand rascher Punkte in der Braille-Schrift lokalisieren als mit der rechten. Da für die kortikoafferenten und kortikoefferenten Bahnen eine Kreuzung vorliegt, wird angenommen, daß die rechte Hemisphäre für die Raumwahrnehmung wie auch für die optisch-motorische Koordination die maßgeblichere sei.

Offensichtlich ist für verschiedene Aufgaben die rechte Hemisphäre beim Mann besser trainiert. So kann z.B. ein Punkt, der dem linken Gesichtsfeld angeboten wird, rascher und besser von Männern als von Frauen lokalisiert werden. Dasselbe gilt für bestimmte visuell-räumliche Aufgaben. Bei Frauen scheint Raumwahrnehmung häufiger in der linken Hemisphäre lokalisiert zu sein. Andererseits sind Frauen in Tests der Wortflüssigkeit den Männern oft überlegen. Ihr Sprachzentrum differenziert sich früher als das der Männer.

Nach KIMURA (1974) liegt im linken Schläfenhirn offenbar ein Zentrum für Wort- und Zahlfolgen vor, und zwar für die mit dem rechten Ohr vernommenen Worte. Es wird angenommen, daß die Verbindung zum Sprachzentrum an der rechten Seite offensichtlich besser ist als die zum linksseitigen. Vokale sollen rechts und links gleich gut verarbeitet werden, während die linke Hemisphäre (= vorwiegend rechtes Ohr) für Wörter und einsilbige Signale der rechten überlegen ist. Melodien dagegen werden von der rechten Gehirnhälfte besser erkannt; das gleiche gilt für nicht verbale Signale wie Husten, Lachen oder Weinen. Die Fähigkeit, sprachliches Material optisch zu erkennen, ist dann besser, wenn die Signale zuerst der linken Hemisphäre zufließen.

Lobus occipitalis

Rindengebiet. Im Bereich des Lobus occipitalis sind an der Facies superolateralis und an der Facies inferior keine konstanten, am Windungsbild ablesbaren Grenzen nachweisbar. An der Facies medialis ist der Sulcus parieto-occipitalis eine architektonisch beständige Grenzfurche.
Jene Sulci, welche Feldergrenzen darstellen, bezeichnete SMITH (1907) als Fundi limitantes. Diese Regel gilt nicht für die Area striata des Okzipitallappens, da diese Rindenzone als Ganzes eingefaltet ist und einen Sulcus axialis (Smith 1907) darstellt, dessen Fundus inmitten eines Feldes liegt, wie es sonst nur noch für die Einteilung des Archicortex in der Tiefe der Fissura hippocampi zur Hippocampusformation vorliegt. In beiden Fällen handelt es sich um sehr dünne Rindenzonen, die diese Art Supprimierung unter Einstülpung der Ventrikelwand – hier in Form der Digitationes hippocampi und des Pes hippocampi, dort in Form des Calcar avis – begünstigen.

Area striata. Auch die Sehrinde besitzt nach SANIDES u. Gräfin VITZTHUM (1965) ein Urgebiet, das im Bereich des Isthmus gyri cinguli beginnt und als geschlossener, architektonisch verwandter Feldergürtel den Periarchicortex parasplenialis und die entorhinale Region umsäumend etwa bis zum Uncus gyri parahippocampalis reicht. Das Urgebiet des Sehens ist im isthmischen (und temporalen Bereich tierexperimentell) in seiner optischen Funktion grundsätzlich gesichert. Die Area striata ist nicht ringförmig von parastriatalen und peristriatalen Feldern umschlossen, sondern geht rostral unmittelbar in das limbische und retrospleniale Feldergebiet über. Der temporale Halbmond des Gesichtsfeldes, der dem Rest monokulären Sehens der höheren Primaten entspricht, wird in den rostralsten Abschnitt der Area striata lokalisiert. Nach dorsal werden immer mehr zentrale Teile des Gesichtsfeldes angeschlossen. Die Makula besitzt eine Doppelrepräsentation in beiden Striatae und beansprucht den größten Teil des Rindengebietes von mehr als dem dorsalen Drittel, wozu die Polzone hinzukommt. Myeloarchitektonisch ergeben sich an der menschlichen Sehrinde verschiedene Feldstufen eines cingulostriären Charakters. An den Rändern der Area striata findet sich ein schmales, Balkenfasern empfangendes, Gebiet von 2–3 mm Länge am Rande der Repräsentation der Makula lutea. Dieses Gebiet wurde als Area juxtastriata 18 bezeichnet und besitzt nach SANIDES u. Gräfin VITZTHUM (1965) die Aufgabe, benachbarte Punkte beiderseits des vertikalen Meridians der Retina in ihrer Rindenrepräsentation über das Splenium des Balkens hinweg miteinander zu verbinden. Betont sei, daß die sog. x-Zellen der Retina in die Area striata projizieren, die sich mehr phasisch entladenden y-Zellen (nach Blitz – evozierten Potentiale in das extrastriäre okzipitale Gebiet: Unbewußtes Sehen von Blinden mit grober Raumorientierung (HESS u.Mitarb. 1982).

Area striata und Rindenblindheit. Bei Zerstörung der Area striata (Feld 17) besteht homonyme Hemianopsie des kontralateralen Gesichtsfeldes. Schädigungen kleinerer Gebiete der Area striata führen zu entsprechenden Gesichtsfeldausfällen, wobei das Sehen für einige Farbqualitäten fehlen kann (Hemidyschromatopsia) oder Farbverschiebungen wahrgenommen werden (Dysmorphopsia). Kennzeichnend ist, daß der Patient subjektiv die Schädigung nicht empfindet (Anosognosia): Er ist blind für seine Blindheit. Leitsymptome sind: Blindheit, Erhaltung der Pupillenreaktion für Licht, normales ophthalmoskopisches Bild. Außerdem kommen durch kortikale Irritation optische Halluzinationen vor. Psychooptische Reflexe können fehlen (Fixation und Refixation-Reflexe, Konvergenzreflexe, Blinzelreflexe und Akkommodation) bei normaler Beweglichkeit der Augen. Der optokinetische Nystagmus fällt aus, ist aber bei Verletzungen des Tractus opticus und der Radiatio erhalten.

Seelenblindheit. Visuelle Objektagnosie: Das Erkennen gesehener Objekte ist unmöglich, obwohl die Objekte klar gesehen werden. Häufig besteht eine partielle Objektagnosie.
Nach NISSL u. v. MAYENDORF (1905–1927) entsteht Seelenblindheit nur bei linksseitigen Läsionen, bei denen die Radiatio optica ebenfalls geschädigt ist. Seiner Meinung nach ist das makuläre Repräsentationsfeld für die linke Gesichtsfeldhälfte gleichzeitig Rezeptorfeld und Speicher für Eindrücke. Gelegentlich entsteht die Schädigung auch bei Betroffensein der nicht dominanten Hemisphäre und umgekehrt. Nach HEAD (1926) muß eine bilaterale und ausgiebige Zerstörung bestehen, wenn Seelenblindheit entsteht. Nach BRAIN (1961) führt Zerstörung des 2. und 3. Gyrus occipitalis der dominanten Hemisphäre zu Seelenblindheit. Demnach muß diese

Gegend mit dem ipsilateralen visuellen Cortex (Area 17) zusammengeschaltet sein und von den Gyri occipitales aus über das Splenium corporis callosi mit der kontralateralen Hemisphäre verbunden.

Wortblindheit. Reine *Wortblindheit* ist häufig die Folge einer Schädigung des Splenium corporis callosi. Besteht zusätzlich Nummernblindheit und Notenblindheit, so deutet dies auf subkortikale Läsion des Gyrus lingualis hin (HOFF u.Mitarb. 1962).

Farbenblindheit kommt zusammen mit anderen gnostischen Störungen, auch bei Schädigungen der Sehbahn zwischen Netzhaut und Area striata, vor. Dabei bestehen die unterschiedlichsten Kombinationen und Abstufungen.

Raumblindheit (KLEIST 1934): Stereoskopische Agnosie ist ein sehr seltener Typ von Raumagnosie (dazu gehören Telopsie, Makropsie, Mikropsie).

Zusätzliche Funktion. RIECK (1959) nimmt nach Untersuchungen an Affen an, daß im Lobus occipitalis ein Muster zusätzlicher motorischer Bewegungen ausgelöst werden kann, und zwar von der medialen, lateralen und unteren Fläche der Hemisphäre. Von der lateralen Oberfläche des Lobus occipitalis, unterhalb der Fissura occipitalis lateralis, lassen sich dieselben Muster wie in dem vorne angrenzenden Lobus temporalis auslösen. Das Heben des Kopfes nach oben und Wenden nach rückwärts läßt sich von kaudoventralen Flächen des Lobus occipitalis auslösen und wird als eine Komponente des normalen Bewegungskomplexes beim Aufwärtsblicken gedeutet. Ein Teil der Efferenzen des Lobus occipitalis zum Tegmentum mesencephali scheint über das Corpus callosum und über die kontralaterale Capsula interna zu verlaufen. Der Lobus occipitalis ist mit dem primären Augenfeld (Area 8) über den Fasciculus occipitofrontalis superior verknüpft. Die vom Lobus occipitalis auslösbare Motorik ist jedenfalls schwächer als die von anderen Zentren auslösbare. An der unteren Extremität ließen sich keinerlei Bewegungen durch elektrische Reizung der medialen, lateralen oder unteren Fläche des Lobus occipitalis auslösen.

Nach METTLER (1934), der Untersuchungen an Affen durchführte, verlaufen von der oberen Kalkarinalippe Fasern zur unteren Hälfte der Sehrinde, zum hinteren Schenkel des Gyrus angularis und zum kaudalen Ende des Gyrus parietalis (posterior superior). Auch die Area parastriata und peristriata der medialen Seite, der Lobulus parietalis superior (laterale und mediale Fläche) sowie der Lobulus paracentralis und ein Teil des Gyrus postcentralis werden erreicht. Andere Fasern wurden zu den Repräsentationsgebieten von Arm und Bein des Gyrus precentralis, zum Gyrus angularis und zum Gyrus supramarginalis nachgewiesen. Auch innerhalb des Cingulum sowie in der lateralen Hälfte des vertikalen Schenkels der Radiatio optica verlaufende Fasern sind vorhanden.

Die Fasern zum Corpus callosum gehen von der oberen Lippe des Sulcus calcarinus sowie von den Areae 18 und 19 ab. Nicht nachgewiesen werden konnten derartige Fasern von Area 17. Nach Schädigungen der Areae 17 und 18 wurde Chromatolysis im Pulvinar thalami aufgefunden. Von der oberen und der unteren Lippe des Sulcus calcarinus ziehen Fasern zum Corpus geniculatum laterale. Auch kortikomesenzephale Fasern gehen von der oberen Kalkarinalippe sowie von den Areae para- et peristriata ab. Bei Schädigung der oberen Lippe des Sulcus calcarinus wurden Degenerationen von Fasern nachgewiesen:

1. zu den hinteren $^2/_3$ des Nucleus lateralis thalami und zum Pulvinar,
2. zum sog. Haubenfeld,
3. zum zentralen Grau des Aqueductus mesencephali,
4. zum Nucleus n. III,
5. zum Nucleus ruber,
6. zum Nucleus n. IV,
7. zum Fasciculus longitudinalis medialis und zu unteren Augenmuskelkernen,
8. zum Tegmentum,
9. fragliche Fasern zum Nucleus subthalamicus und zum Globus pallidus.

Hemisphärendominanz

Nach DREIFUSS (1963) sind 90–95% der Menschen rechtshändig. Die Linkshändigkeit wird in erster Linie vererbt oder nach Verletzung der linken Hemisphäre während oder nach der Geburt erzeugt. Die meisten Untersucher haben nach unilateralen linksseitigen Läsionen Sprachstörungen aufgefunden (bei Rechtshändigen). Gelegentlich jedoch fand sich die Aphasie nach rechter Hemisphärenstörung auch bei Rechtshändigen (ETTLINGER u.Mitarb. 1955). Studien an Kindern, die eine Läsion der einen oder der anderen Hemisphäre erlitten, sprechen dafür, daß zur Zeit der Geburt beide Hemisphären die gleichen Potenzen für die Sprachentwicklung besitzen. Tritt die Läsion der dominanten Hemisphäre nach der Sprachentwicklung ein, dann entsteht Aphasie, die sich allerdings in früher Kindheit außerordentlich rasch rückbildet. Nach DREIFUSS lernen die Kinder zwischen 12 und 15 Lebensmonaten Mundbewegungen, koordinierte Lippen-, Gaumen-, Zungen-, Pharynx- und Larynxbewegungen, um die unterschiedlichen Konsonantenkombinationen, Silben und Wörter zu formen. Zwischen 18 und 24 Monaten bilden sie Teilsätze, in der Folge dann ganze Sätze mit steigender Komplexität. Er stellt die Hypothese auf, daß sich in der Kindheit die zerebrale Dominanz so lange entwickelt, wie eine Hemisphäre intakt ist. Wenn aber beide entsprechenden Hemisphärenabschnitte zerstört sind, wird ein Kompromiß folgen.

An hemisphärischen Organisationen werden symmetrische und asymmetrische Gruppen unterschieden. Die einfachste Form einer symmetrischen Organisation liegt in der Area striata vor. Ein Beispiel für selektives intellektuelles Defizit eines streng kontralateralen Musters wurde an Patienten mit einer unilateralen Gehirnverletzung, bei denen jede Hand für eine Reihe taktiler Erkennungstests untersucht wurde, gefunden.

Die fehlende Übungsfähigkeit stand in keiner Beziehung zum sensiblen Ausfall im Handbereich, gleichgültig, ob die Läsion an der linken oder rechten Hemisphäre vorlag. Diese Befunde entsprechen Tierversuchen, nach denen unimanuales, taktiles Lernen bei kontralateraler, parietaler Läsion verschlechtert ist, nicht jedoch bei ipsilateraler (ETTLINGER u. KALSBECK 1962).

Eine komplexere Art eines kontralateralen Musters scheint ein selektiver Defekt visueller Diskrimination von Eingelerntem bei örtlicher Läsion der Regio temporalis inferior bei Affen zu sein. Gewöhnlich muß der Ausfall bilateral vorliegen, damit der Defekt in Erscheinung tritt. Unilaterale Läsion hat einen geringeren Ausfall des sensorischen Input an der verletzten Hemisphäre zur Folge. Es wird deshalb angenommen, daß die Hirnregion primär mit der Organisation der Information aus der kontralateralen Gesichtsfeldhälfte befaßt wird, und außerdem, daß bei intakten Tieren eine effektive Duplikation der Funktion in den zwei Hemisphären vorliegt, wobei in der Regel beide vom sensorischen Input erreicht werden. Nachfolgende Unterbrechung des Corpus callosum hat einen Defekt zur Folge, der einer bilateralen Läsion gleichkommt. Beim Menschen scheint eine ähnliche Duplikation der Funktion im Erinnerungsfeld des Hippocampus vorzuliegen, das erst bei bilateraler Läsion, nicht bei unilateral erfolgtem Ausfall in Erscheinung tritt.

Nach SHANKWEILER (1964) sind die Ausfälle bei rechtsseitiger temporaler Lobektomie stärker als bei linksseitiger.

Nach SEMMES u. Mitarb. (1960) sind sensible Ausfälle im Handbereich bei rechtsseitigen Hirnläsionen stets nur an der linken Hand, bei vergleichbaren Defekten an der linken Hemisphäre beidhändig aufgefunden worden.

Konstruktive Apraxie wird häufiger und stärker mit rechtsseitigen Hemisphärenläsionen als mit linksseitigen beobachtet. Eine besondere Spezialisierung scheint in der linken Hemisphäre vorzuliegen. Nach Ausfall tritt Dysphasie und Störung der verbalen Ausdrucksfähigkeit auf. An der rechten Hemisphäre treten nach Temporallappenläsionen vermehrt Erkennungsstörungen musikalischer Aptytiden und Störungen der optischen Begriffsbildung auf, in dem Sinne, daß wiederholt gezeigte unbekannte Abbildungen nicht erkannt werden. Spezialisierung für bestimmte Funktionen scheint in beiden Hemisphären vorzukommen, wohl in einem größeren Maße in der linken Hemisphäre. Nur in diesem Sinne ist die rechte der linken untergeordnet. Die unbestrittenste Dominanz der linken Hemisphäre besteht in der verbalen, während nicht verbale Fertigkeit viel mehr von der Integrität der rechten als der linken Hemisphäre abhängt (PIERCY 1967).

NIELSEN (1937) war der Auffassung, daß ein Lobus occipitalis gegenüber dem gegenseitigen dominant sei. CRITCHLEY (1953) betonte die unterschiedliche Funktion beider Lobi parietales. PATTERSON u. ZANGWILL (1944) waren der Meinung, daß die rechte Hemisphäre eine wesentliche Bedeutung für die Entstehung der konstruktiven Apraxie besitze, eine Meinung, die PIERCY u. SMYTH (1962) unterstützen. Auch HÉCAEN u. ANGELERGUGUS (1962) fanden unter 18 unilateralen Agnosien 16 durch die rechte Hemisphäre verursacht. Von den restlichen 2 Patienten war einer Linkshänder. Zu ähnlichen Ergebnissen kam TEUBER (1963). BOGEN u. GAZZANIGA (1965) betonen die visospatielle Überlegenheit der rechten Hemisphäre, z.B. durch KOHS-Block-Design-Tests (1923), die 1941 durch WECHSLER modifiziert wurden.

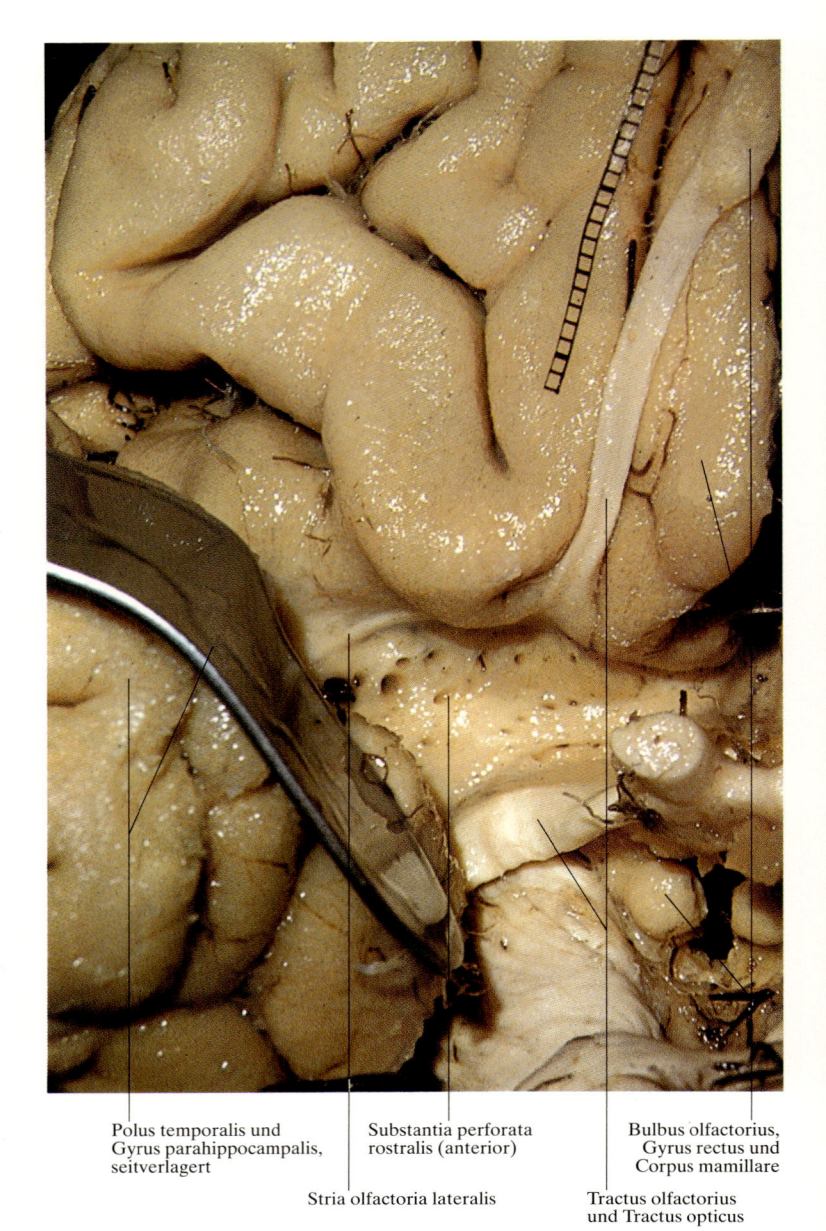

Abb. 165. Riechbahnen von basal

Polus temporalis und Gyrus parahippocampalis, seitverlagert — Substantia perforata rostralis (anterior) — Stria olfactoria lateralis — Bulbus olfactorius, Gyrus rectus und Corpus mamillare — Tractus olfactorius und Tractus opticus

Allocortex, Palaeocortex und Archicortex

Der phylogenetisch ältere Rindenteil wird als Allocortex bezeichnet. Seine Struktur erinnert auch beim Menschen an den ursprünglichen Zwei- oder Dreischichtentyp des Cortex niederer Wirbeltiere. Er umfaßt die sog. Riechhirnabschnitte.

A. Allocortex bulbi olfactorii
- Bulbus olfactorius
- Bulbus olfactorius accessorius

B. Allocortex primitivus

I. Palaeocortex
1. Palaeocortex I oder Semicortex
   - Regio retrobulbaris
   - Regio periamygdalaris
   - Tuberculum olfactorium
   - Septum mit Regio periseptalis
   - Regio diagonalis
2. Palaeocortex II oder Eupalaeocortex
   - Regio praepiriformis

II. Archicortex
- Subiculum ⎫
- Cornu ammonis ⎬ des Hippocampus retrocommissuralis
- Fascia dentata ⎭
- Hippocampus supracommissuralis
- Hippocampus praecommissuralis

C. Periallocortex

III. Peripalaeocortex
- Regio peripalaeocorticalis claustralis

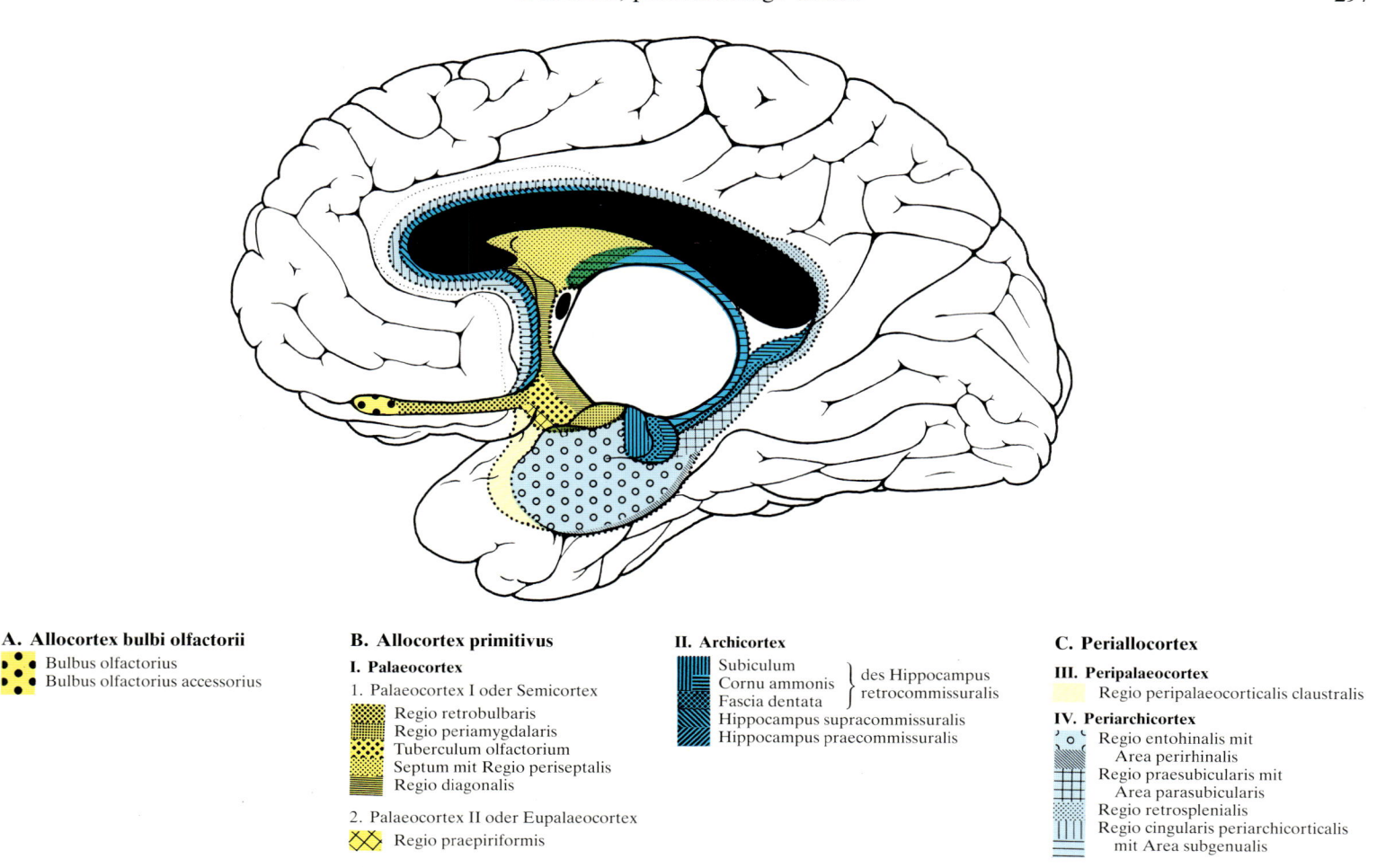

IV. Periarchicortex
- Regio entorhinalis mit Area perirhinalis
- Regio praesubicularis mit Area parasubicularis
- Regio retrosplenialis
- Regio cingularis periarchicorticalis mit Area subgenualis

Abb. 166. **Gliederung des Allocortex beim Menschen** aus STEPHAN 1976. Medialsicht, etwas von unten
Gelb = Allocortex bulbi olfactorii und Palaeocortex, *blau* = Archicortex, *hellgelb* = Peripalaeocortex, *hellblau* = Periarchicortex

---

Das Verhältnis zwischen Oberfläche des Neocortex und des Palaeocortex beträgt nach KESSAREW (1970) beim Menschen 95,9:0,6%. Palaeocortex, Archicortex und Cortex intermedius machen beim Menschen insgesamt 4,1% aus.

VOGT (1910) verstand unter Allocortex die Gesamtheit nicht isokortikaler Rindenbezirke. Er entsteht phylo- und ontogenetisch auf verschiedene Weise und besitzt verschiedenartige Grundstrukturen (STEPHAN 1976). Im Allocortex kommt nicht die typische Sechs- oder Siebenschichtung des Isocortex vor. Palaeocortex und Archicortex werden auch als Allocortex primitivus bezeichnet und dem Isocortex, zu dem es Übergänge gibt, gegenübergestellt. Diese „mesokortikalen Gebiete" können noch einmal in Typen gegliedert werden, die dem Isocortex ähneln und ihm benachbart liegen: Proisocortex und solche, die vom Isocortex stärker abweichen: Periallocortex. Nach jeweiliger Nachbarschaft wird dieser Periallocortex weiter in Peripalaeo- und Periarchicortex untergliedert. Der Allocortex umfaßt nach STEPHAN (1976) den Allocortex primitivus und den Periallocortex, während der Proisocortex seiner Auffassung nach zum Isocortex im weiteren Sinne zu rechnen ist.

Zum Nicht-Isocortex gehört in rostralen Bezirken überwiegend das Rhinencephalon, in dorsaleren das limbische System (Abb. 166).
Zum Allocortex gehören:

1. Bulbus und Tractus olfactorius,
2. Tuber olfactorium (beim Menschen stark rückgebildet),
3. Substantia perforata rostralis (anterior) und Gyrus subcallosus,
4. Gyrus olfactorius medialis an der Area parolfactoria, der etwa bis zum Balkenrostrum reicht,
5. Septum pellucidum,
6. Gyrus olfactorius lateralis (Tractus),
7. Regio hippocampica: Cornu ammonis, Fascia dentata, Indusium griseum und Uncus,
8. Gyrus semilunaris,
9. Gyrus ambiens,
10. fast der ganze Gyrus parahippocampalis.

Auch beim menschlichen Embryo lassen sich Teile dieser Gebiete noch abgrenzen. Medial des aussprossenden Bulbus und Tractus olfactorius befindet sich ein Gebiet, das dem Archicortex zugerechnet wird. Lateral davon kommt ein Palaeocortex vor, rostral – ins Stirnhirngebiet reichend – ein Peripalaeocortex und dorsomedial – im Bereich des späteren Hippocampus – ein Periarchicortex (Abb. 166, nach STEPHAN 1975).

Trigonum olfactorium

Zwischen Stria olfactoria lateralis und unscheinbarer Stria olfactoria medialis liegt ein kleines dreieckiges Feld: Trigonum olfactorium, das nach dorsal in die höher gelegene Substantia perforata rostralis übergeht. Die Rinde des Trigonum ist wenig differenziert und wird in lateralen Abschnitten von STEPHAN zu präpiriformen und in medialen zu präkommissuralen Archicortexstrukturen gerechnet. Ein dazwischenliegender Teil gehört wahrscheinlich der retrobulbären Rinde an und geht nach kaudal in das Tuberculum olfactorium über. Nach hinten wird das Trigonum durch den Sulcus limitans trigoni olfactorii (HOCHSTETTER 1919) begrenzt. Dieser bildet gleichzeitig die rostrale Grenze der Substantia perforata rostralis.

Regio entorhinalis

Zur Regio entorhinalis des menschlichen Gehirns gehören Rindengebiete des Gyrus ambiens und ein großer Teil des Gyrus parahippocampalis. BRAAK (1972) konnte in dieser Zone 16 verschiedene Felder pigmentarchitektonisch voneinander abgliedern, von denen 11 vollständig als Allocortex, 5 als Übergangszone zum Isocortex gedeutet wurden. Der Gyrus parahippocampalis besitzt 7 rein allokortikale Felder.

Außer Pyramidenzellen mit fortleitenden Axonen (Golgi-1-Typ) und Sternzellen mit kurzem Axon (Golgi-2-Typ) können Nervenzellen mit fortleitendem Axon sternförmig und solche mit kurzem Axon pyramidenförmig entwickelt sein. Diese finden sich unter anderem als Zellinseln der Regio entorhinalis, welche die Schicht der Lamina principalis externa aufbauen. Sie kommen in der Nähe des Sulcus collateralis vor und werden als modifizierte Pyramidenzellen aufgefaßt. (Weiteres s. BRAAK u.Mitarb. 1976.)

Hippocampus, Exstirpation

PENFIELD u. MATHIESON (1974) waren der Meinung, daß nach unilateraler, temporaler Lobektomie in der Regel kein Gedächtnisverlust erfolge. Sie nahmen an, daß bei Entfernung nur einer Area hippocampalis die gegenseitige deren Funktion voll übernehmen kann. Nach MILNER (1970) steht jedoch fest, daß die Ausfälle bei Entfernung des linken Hippocampus andere sind als nach Entfernung des rechten. Auch PENFIELD beobachtete nach Entfernen des linken Hippocampusgebietes zunächst eine retrograde Amnesie, auch für neuere Erinnerungsinhalte, bei erhaltener Intelligenz und Sprache. Bei der Sektion des Gehirns ergab sich viele Jahre später, daß im rechten Hippocampus typische Ammonshornsklerose (SPIELMEYER) vorlag. Es wird diskutiert, ob der Schädigung eine sog. Inzisurensklerose nach EARLE u.Mitarb. (1953) zu-

grunde lag (Folge einer Herniation des Temporallappens während der perinatalen Zeit). An der linken Seite fand sich eine Gliose des Alveus sowie eine Verdünnung des Fornix, die als Folgen der Operation aufgefaßt wurden. Gedächtnisverlust trat u.a. auch nach Entfernen des linken vorderen Hippocampus auf (bei einem Mann, dessen rechtsseitiger Hippocampus nicht funktionsfähig war). Betont sei, daß nach PRYSE-DAVIES u. BEARD (1973) bei 183 Sektionen Neugeborener 67mal eine Abplattung der Gyri nachgewiesen werden konnte. Bei $1/3$ waren sog. Uncuskerben zu erkennen.

β) Subkortikale Grisea

Die differenzierte Leistung der verschiedenen Rindenareale wird als Folge unterschiedlicher neuronaler Anordnungen und verschiedener Konvektionen gedeutet. Im Gegensatz dazu wird die Leistung subkortikaler Nuclei als Summe unterschiedlicher Elementarfunktionen aufgefaßt. Auch innerhalb einiger Kerne finden sich feinere Unterschiede, ähnlich den arealen Rindenunterschieden. Sie werden als Subgrisea oder Subnuclei bezeichnet (VOGT u. VOGT 1942). Wie in Rindenbezirken sollen auch diese mehr durch ihre unterschiedlichen Faserbeziehungen und Transmittersubstanzen als durch verschiedene Nervenzellen bewirkt werden.

Laminäre Grisea

Die Grisea sind außerordentlich unterschiedlich gestaltet und ähneln keineswegs der üblichen Vorstellung von einem Kern. Ihre Grenzen zu benachbarten Bereichen sind gelegentlich scharf. Häufig strahlen sie auch diffus in die Umgebung aus. Der Nucleus dentatus und die untere Olive sind ebenso wie die Kleinhirnrinde als gefaltete laminäre Grisea aufzufassen.

Im Putamen und Pallidum wiederholt sich die schalenförmige Ausgestaltung allerdings dickerer Gebiete subkortikaler Grisea, ebenso wie in der Ruberschale (HASSLER 1937). Hierzu gehören die Nuclei lamellaris medialis und ventralis, das Centrum medianum des Thalamus sowie der Nucleus tractus spinalis trigemini. Die medialen Anteile des Tractus selbst werden wegen ihres Nervenzellgehaltes als Griseum gedeutet.

Nuclei

Form. Die Kurvengestalt des Nucleus caudatus und des vorderen Thalamus ist überwiegend entwicklungsmechanisch bedingt, da ihre ventrikelnahen Gebiete (Fornix, Stria terminalis und das gesamte Pallidum) wie auch der Seitenventrikel in ihrer Form einer logarithmischen Spirale vergleichbar sind.

Auch die sog. welligen Grisea sollen durch mechanische Faktoren verursacht sein (JELGERSMA 1934).

Aufbau. Verschiedene Kerne bestehen nur aus einer einzigen Zellart:

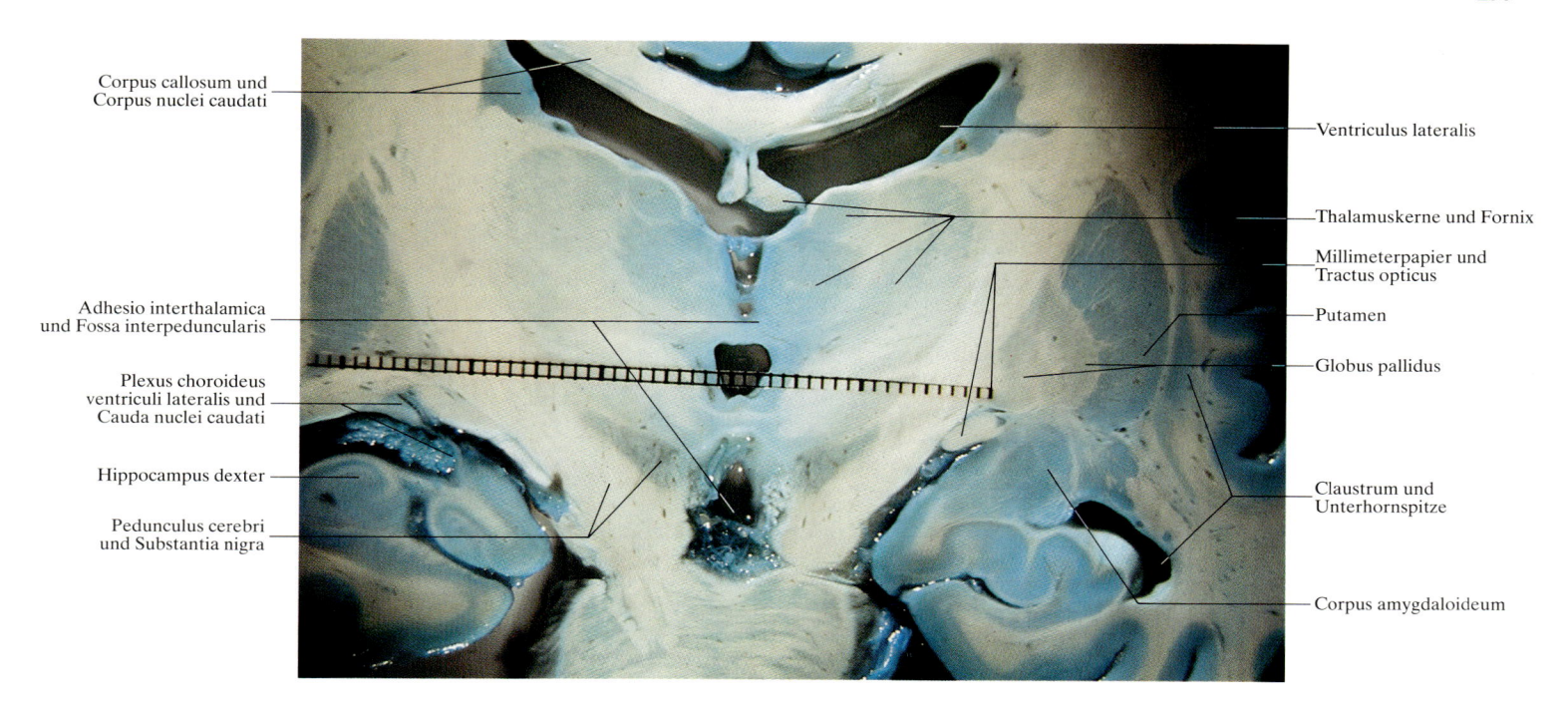

Abb. 167. Frontalschnitt durch das Cerebrum von vorne
Grisea in unterschiedlichen Blautönen angefärbt

Isomorphe Kerne (KOHNSTAMM 1910). Ihre Zellen sind zumeist in gleicher Dichte über das ganze Kerngebiet verteilt und von angrenzenden Strukturen scharf abgesetzt. Zu ihnen gehört die Mehrzahl großer subkortikaler Grisea: Claustrum, Teile des Corpus amygdaloideum, Pallidum, thalamische und hypothalamische Kerne, Corpus Luysi, Substantia nigra, Pars compacta, neuer und alter Kernmantel des Nucleus ruber und andere. Betont sei, daß mit zunehmend verfeinerter Technik auch innerhalb eines Kerns immer mehr Zellformen aufgefunden wurden!

In den *allomorphen Kernen* liegen zwei oder mehr Zellarten vermischt vor. Als Untergruppe gilt das Striatum, in dem eine größere Anzahl kleinerer Nervenzellen und eine kleinere Anzahl großer Elemente gleichmäßig verstreut vorliegen. Es wird angenommen, daß die Allomorphie des Striatum seiner besonderen Funktion entspricht.

Eine weitere Gruppe allomorpher Kerngebiete liegt im Basalkern und im Hypothalamus vor. In ihnen sind die Gebiete gleichartigen Baues unscharf begrenzt, die Nervenzellen unterschiedlich verteilt. Die architektonische Vermischung der Zellarten von außerhalb gelegenen isomorphen Nestern erfolgt in einem der Entfernung proportionalen Dichtegefälle.

Solche architektonischen Situationen finden sich im paraventrikulären Bereich des 3. Ventrikels, welche außerdem noch von kleineren Grundgrauelementen überlagert sein können. Ihr eigenartiger Aufbau wird entwicklungsmechanisch gedeutet.

Nuclei telencephali, Endhirnkerne

Zu den Endhirnkernen gehören das *Claustrum* und das *Corpus amygdaloideum,* die sich vom Nucleus epibasalis ableiten, sowie der Basalkernkomplex und das Striatum. An 2 Stellen des Endhirns bestehen Zusammenhänge zwischen diesen subkortikalen Grisea und der Rinde: die Rinde des Gyrus parahippocampalis hängt mit dem Corpus amygdaloideum, die Rinde der Area olfactoria mit dem Fundus striati zusammen.

Claustrum (Abb. 167)

Zwischen Putamen und Inselrinde breitet sich als 1–2 mm dicke graue Platte das Claustrum (Vormauer) aus. Von der Inselrinde wird es durch die Capsula extrema, vom Putamen durch die Capsula externa abgetrennt. Die mediale Claustrumfläche ist glatt und ausgekehlt, die laterale weist zahlreiche, dem Relief der Inselgyri entsprechende Leisten und seichte Vertiefungen auf. Der rostrale Bezirk ist dicker als der dorsale. Er hängt außerdem mit der Area olfactoria sowie mit der Stria olfactoria lateralis zusammen. Da auch die Capsula extrema rostral dicker ist, liegt der vordere Abschnitt von der Inselrinde weiter entfernt und geht hier außerdem in das Corpus amygdaloideum über. Basale Teile grenzen an Fasern des Fasciculus uncinatus, die teilweise auch in ihm verlaufen und seine Struktur netzartig auflockern. Dorsal steht es mit der Cauda nuclei caudati in Verbindung. Das Claustrum läßt sich in 3 Teile gliedern: Claustrum dorsale, Claustrum ventrale und Claustrum parvum (RAE 1954). Das *Claustrum dorsale* erstreckt sich unter die Insel und ragt etwas nach vorne und hinten vor. Das *Claustrum ventrale* liegt eine kurze Strecke im Temporallappen und berührt den Mandelkern. Das *Claustrum parvum* erreicht als ununterbrochener Zellstreifen vor dem vorderen und unteren Winkel des Claustrum ventrale den Temporalpol. Nach RAE (1954) entstammt das Claustrum nicht dem darüberliegenden insulären Cortex, von dem es sich grundlegend unterscheidet, sondern muß als Teil der basalen Ganglien aufgefaßt werden. Nach STELMASIAK (1952, 1954) beträgt das Volumen des Claustrum bei Männern 0,481 cm^3 an der linken und 0,433 cm^3 an der rechten Seite.

Faserverbindungen. Direkte, monosynaptische Verbindungen bestehen mit dem frontalen Isocortex (Area 9 und 11), dem temporalen Isocortex (Area 22) und dem insulären Cortex sowie dem Allocortex. Außerdem ist das Claustrum wahrscheinlich mit dem Olfactoriusgebiet sowie mit dem Thalamus verknüpft. Gemeinsam mit Verbindungen zum Corpus amygdaloideum, dem Putamen und dem Nucleus niger stellen diese Fasern die wenigen bisher bekannten Verbindungen des Claustrum dar. Seine physiologische Bedeutung ist weitgehend unbekannt.

Corpus amygdaloideum

Der rundliche hellgraue Zellkomplex des Mandelkerns liegt vor der Spitze des Cornu temporale ventriculi lateralis, in unmittelbarer Nachbarschaft des Schläfenpoles. Im vordersten Teil des Unterhorns buckelt er dessen obere seitliche Wand ein und ist vom Ventrikellumen durch das vor dem rostralen Ende des Hippocampus gelegene und teilweise verklebte Uncusdivertikel getrennt. Medioventral grenzt es an die Regio entorhinalis des Gyrus ambiens; medial geht es mit seinem zugehörigen periamygdalären Rindenbezirk in den Gyrus semilunaris über. Dorsalwärts erreicht es den Basalkernkomplex; dorsolateral grenzt es an das Marklager des Schläfenlappens. Seine obere Fläche ist stark zerklüftet. Ein horizontaler, kegelförmiger Fortsatz senkt sich zwischen Putamen und Dach der Vallecula ein und grenzt ans vordere Ende des Claustrum (s. Abb. 167).
Der Mandelkern kann in 2 Abschnitte, eine basolaterale und eine kortikomediale Kerngruppe, gegliedert werden. Sein basolateraler Abschnitt ist weiter in einen lateralen, einen basalen und einen akzessorischen, basalen Teil untergliedert.
Unmittelbar medial des medialen Kernes liegt der Kern der lateralen Olfactoriuswurzel. Er enthält wenige, stark färbbare Zellen und fehlt gelegentlich.
In mittleren Kerndrittel wird der Nucleus centralis zum Übergangsgebiet zur Substantia innominata und dem Bettkern der Stria terminalis. Rostralwärts geht er in den vorderen Kern über. Dorsalwärts verliert er sich im substriären Grau. Seine Ganglienzellen sind kleiner als die des Basalkernes, aber größer als die des lateralen Mandelkernabschnittes und reichlich mit Fasern untermischt. Im vorderen Abschnitt des Mandelkernes findet sich ein Gebiet, das nicht weiter in einzelne Subnuclei unterteilt werden kann und den frontalen Pol des Mandelkernkomplexes einnimmt.

Afferente Fasern. Fasern des Tractus olfactorius lassen sich in kortikale, mediale und zentrale Kerngebiete verfolgen. Der basolaterale Anteil erhält Impulse aus temporopolaren, postorbitalen und vorderen insulären Rindengebieten.

Efferente Fasern des Mandelkerns ziehen vorwiegend in die Stria terminalis und über diese zu septalen präoptischen, hypothalamischen und thalamischen Kerngebieten. Innerhalb der Commissura rostralis gelangen Mandelkernfasern zur Gegenseite und zu den Gyri orbitales (BROCKHAUS 1938; SANIDES 1957; NAUTA 1962; KRETTEK und PRICE 1974).

Nuclei basales

Der Basalkernkomplex erstreckt sich zwischen Substantia perforata rostralis und vorderen Pallidumabschnitten und reicht medial an die Septumregion. Er läßt sich in 3 voneinander abgrenzbare Kerngruppen gliedern: Am weitesten *medial und rostral* liegt die Kerngruppe des diagonalen Bandes von Broca (*Nucleus diagonalis*), die sich nach dorsal bis zur Septumregion, nach basal zu den Fasern des diagonalen Bandes von Broca zur Substantia perforata rostralis ausdehnt. Sie läßt sich in einen Nucleus diagonalis septalis, einen Nucleus diagonalis angularis und einen Nucleus diagonalis ventralis unterteilen. Ein *mittlerer Abschnitt* wird der Area olfactoria zugeordnet und ist am Menschengehirn unscheinbar. Eine *laterale Kerngruppe* besitzt große Nervenzellen mit langen, wenig verzweigten Dendriten und einem dicken Neuriten. Ihr lateraler kompakter Abschnitt liegt ventral des Pallidum und stellt den eigentlichen Kern der Substantia innominata dar. Der mediale, mehr diffuse Abschnitt greift bis in das Gebiet der diagonalen Kerngruppe über und liegt vor dem Nucleus diagonalis angularis und Nucleus diagonalis septalis. Faserverbindungen sollen von der Substantia innominata zum Nucleus caudatus, zum Putamen, zum Pallidum und zum Lateralkern des Hypothalamus, zur vorderen Kommissur und zur Capsula externa ziehen. Die Substantia innominata ist in das vegetative und extrapyramidale Nervensystem eingebaut.

Physiologische Bedeutung. Bahnverbindungen sind zum Teil umstritten. Der Hauptteil des Basalkerns zeigt eine starke Altersinvolution mit hochgradiger Lipofuszinspeicherung sowie Zellausfall. Bei der Paralysis agitans ist die normale Involution pathologisch gesteigert und verfrüht (HASSLER 1938).

Striatum (Abb. 168)

Zum Striatum (Streifenkörper) gehören *Nucleus caudatus* und *Putamen* sowie die sie verbindenden Zellbrücken, welche auf Schnitten dem ganzen Kernkomplex ein streifiges Aussehen und den Namen gegeben haben. Außerdem wird ihm der *Fundus striati* beigeordnet. Bei niederen Formen, deren innere Kapsel weniger ausgebildet ist, bilden die Kerne eine einheitliche Kernmasse. Später durchwächst die sich vergrößernde innere Kapsel das Kerngebiet und trennt es in den

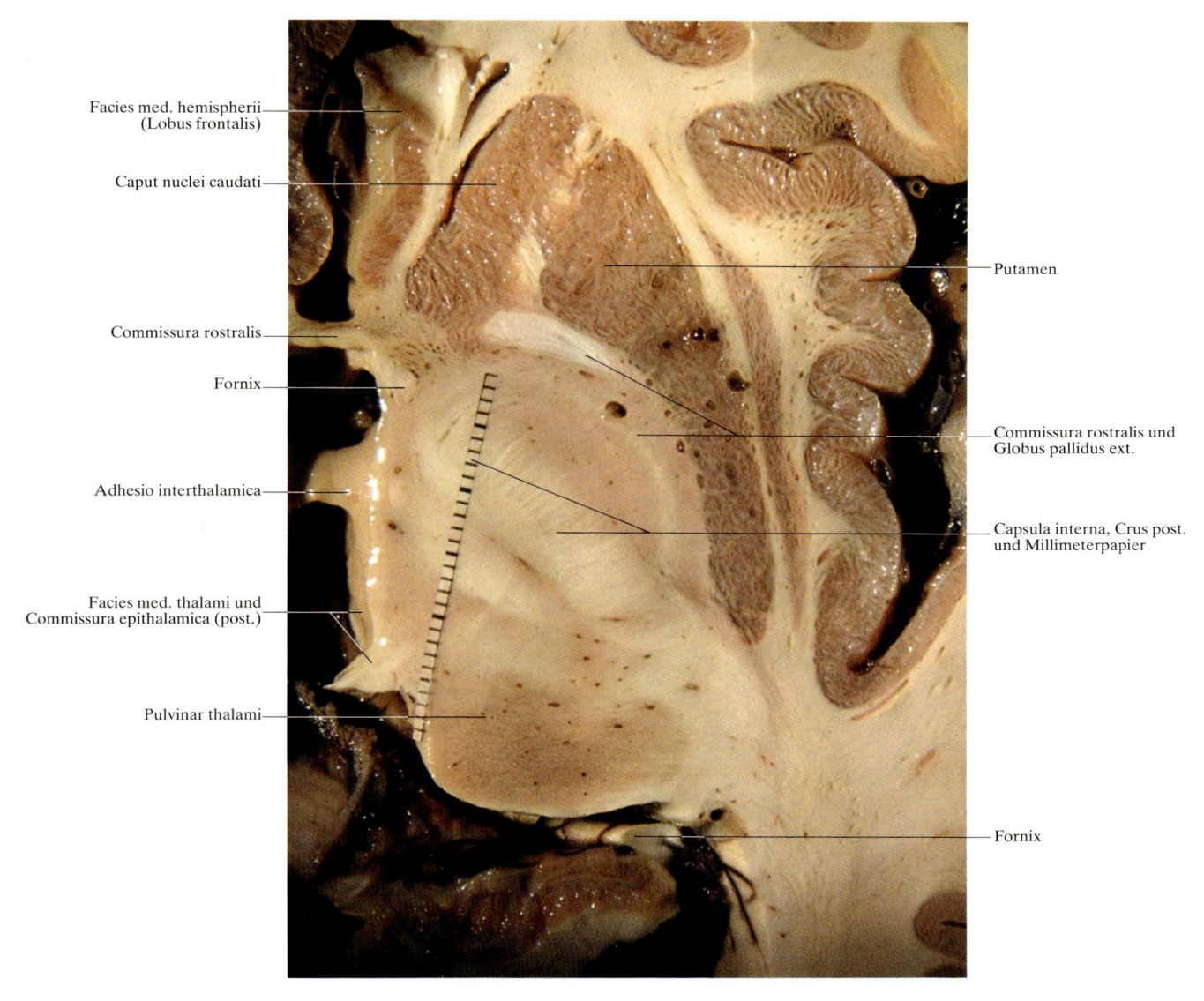

Abb. 168. Transversalschnitt durch Hirnstamm unterhalb Adhesio interthalamica

mediodorsalen Caudatus- und den lateralen Putamenabschnitt. Das Striatum entwickelt sich aus dem Ganglienhügel, der ursprünglich die untere Wand des Hemisphärenbläschens in den Seitenventrikel hinein vorbuchtet.

Zytoarchitektonik. Im Striatum kommen 2 Zellarten vor:

1. Zahlreiche dicht stehende, kleine und unterschiedlich geformte Zellen des Golgityps und
2. große, multipolare Zellen vom Deiterstyp.

Nach TABUCHI (1969/70), der Gehirne von 5 Menschen mittleren Lebensalters untersuchte (zwischen 1308 und 1530 g) steigert sich im Nucleus caudatus die Zelldichte von oral nach kaudal und sinkt dann in Höhe des Pulvinar thalami nach ventral wieder etwas ab. Im Putamen liegt eine etwas größere Zelldichte als im Nucleus caudatus vor. Hierbei handelt es sich um die sog. großen Nervenzellen. Bezüglich der kleinen Nervenzellen im Nucleus caudatus kommt der Autor zu dem Ergebnis, daß im Nucleus caudatus rechts und im Putamen links etwas mehr Zellen vorliegen als an der jeweiligen Gegenseite. Insgesamt stellen sich die Nervenzellen im Nucleus caudatus etwas größer als die im Putamen dar. Große und kleine Zellen sind beim Menschen in beiden Kerngebieten annähernd gleichmäßig verteilt.

Die Neuriten der kleinen Ganglienzellen enden ausnahmslos innerhalb des Striatum, die des Deiterstyps ziehen zum Pallidum und zu anderen Regionen. An den kleinen Golgizellen enden die afferenten Fasern, deren Impulse wahrscheinlich den großen efferenten Zellen übermittelt werden.

Das Striatum ist arm an markhaltigen, aber reich an marklosen Fasern; seine Farbe ähnelt daher der Hirnrinde (Abb. 168).

Volumen. Das Striatum besitzt mittlere Frischvolumina beim Mann von 10,2 cm^3, bei der Frau von 9,0 cm^3 (JENKINS und TRUEX 1963).

Nucleus caudatus (Schweifkern)

Der einer bogenförmig gekrümmten Keule ähnelnde Kern grenzt im weitesten Abschnitt an den Seitenventrikel. Sein mächtiger Kopf liegt vor dem Thalamus und erreicht basalwärts im Bereich der Area olfactoria die freie Oberfläche des Gehirns. Der Corpusteil grenzt seitlich an den Thalamus. Caput und Corpus nuclei caudati bilden Bodenabschnitte des Seitenventrikels. Die dünn auslaufende Cauda nuclei caudati erstreckt sich im Dach des Cornu inferius ventriculi lateralis seitlich der Stria terminalis und verbindet sich an seinem vorderen Ende hakenförmig mit dem Claustrum. Die laterale Fläche des Nucleus caudatus grenzt an die Capsula interna. Im Nucleus caudatus lassen sich ein größerer medialer und ein kleinerer lateraler Unterbezirk voneinander abgrenzen. An unserem Untersuchungsgut wiegt der herauspräparierbare Nucleus caudatus rechts 3,96 (2,2–6,0) g, links 4,14 (2,5–7,5) g (LINDNER 1983). Sein Volumen beträgt nach BLINKOV u. GLEZER (1968) 4–5 cm^3.

Putamen (Schalenkern)

Das dunklere Putamen umfaßt schalenförmig das blasse, graugelbe Pallidum, welches es vorne und hinten überragt. Rostral steht es durch mehrfache Substanzbrücken mit dem Nucleus caudatus in ausgedehnterer Verbindung als basal mit der Cauda nuclei caudati. Medial ist es durch die Lamina medullaris lateralis vom Pallidum abgegrenzt. Seine gewölbte laterale Fläche steht parallel zur Inselrinde und wird durch die Capsula externa vom Claustrum geschieden. Die äußere Oberfläche des Putamen hat rechts eine größte Höhe von 20,29 (15–25) mm, links eine von 20,98 (16–25) mm. Die größte Länge wurde an unserem Material mit 37,46 (28–46) mm an beiden Seiten ermittelt (LINDNER 1983) (s. Abb. 168).

Fundus striati

Der Fundus striati umfaßt rostrale Abschnitte des Striatum, und zwar dessen ventromediales Gebiet. Er verknüpft Nucleus caudatus und Putamen miteinander. Eine mediale, großzellige Kerngruppe ist in mehrere, verschieden große Zellinseln untergliedert, die mit kleinzelligen Inseln verschmelzen und einen Komplex im Bereich der Substantia perforata rostralis bilden.

Der von BROCKHAUS (1942) als Fundus striati beschriebene Grauanteil zwischen Caput nuclei caudati und Septum pellucidum wurde von KAPPERS und THEUNISSEN (1907) als Nucleus accumbens septi bezeichnet. Die Mehrzahl seiner Nervenzellen ist etwas kleiner und dichter gelagert als im Striatum, dem er angehört. FUXE u. Mitarb. (1974) ordneten den Kern in das mesolimbische dopaminerge System ein und diskutierten seine Bedeutung u.a. bei Stimmungs- und Gedankenstörungen und bei Schizophrenie.

Nach HASSLER u. Mitarb. (1978) gehören der Nucleus caudatus, das Putamen und der Fundus striati zu den Integrationskernen. Sicherlich erreichen Bahnen aus der Substantia nigra, aus kortikalen Feldern sowie aus dem Komplex der Nuclei parafasciculares und des Centrum medianum des Thalamus, wahrscheinlich auch aus den Raphekernen und dem Corpus amygdaloideum das Striatum, dessen interneuronaler Apparat die Integration übernimmt und Impulserien zu nachgeschalteten Zentren, insbesondere zur Substantia nigra (Pars compacta und Pars reticularis) sowie zu beiden Anteilen des Pallidum entläßt. Im Fundus striati lassen sich 9 verschiedene Typen von Synapsen nachweisen. Nach Befunden von HASSLER u. Mitarb. (1978) bleibt ein Teil der Synapsen innerhalb des Fundus striati und des Nucleus caudatus nach deren vollständiger Isolierung erhalten. Deshalb darf angenommen werden, daß ihre Pericarya innerhalb der Kerngebiete liegen und die betroffenen Neurone Schaltzellen zwischen den kleinen und großen Striatumzellen darstellen (Synapsentyp IX nach HASSLER u. Mitarb.). Eine Reihe anderer Synapsen geht zugrunde, Astrozytenfortsätze schieben sich zwischen Zelloberfläche und Dendritenoberfläche ein. Diese Degenerationen sprechen dafür, daß es sich um Synapsen von Fasern aus der Substantia nigra, dem Centrum medianum und dem parafaszikulären Kernkomplex oder dem Cortex handelt.

Die langsame oder unvollständige Degeneration bestimmter Synapsentypen weist darauf hin, daß es sich um Axonkollateralen großer efferenter Nervenzellen aus dem Fundus striati handelt. Diese zweigen kurz nach Abgang des Axons aus der Nervenzelle ab.

Bei Typ VIII der Synapsen (nach HASSLER u. Mitarb.) handelt es sich um dendritische Fortsätze von Nervenzellen, die zahlreiche synaptische Vesikel enthalten und nach Abtrennung nicht zugrunde gehen. Möglicherweise gehören sie zu den neuronalen Gebilden, welche den Bereich des Fundus striati nicht verlassen, zumindest nicht mit dem entscheidend wichtigen neuritischen Fortsatz. Die Zellen gehören wahrscheinlich dem Golgi-Typ II an, von denen kein Fortsatz den Bereich des Kerns, in dem sich die Zelle befindet, verläßt.

Innerhalb des Fundus striati kommen bei Versuchstieren wie im übrigen Striatum Dopamin, Acetylcholin, GABA und Noradrenalin als Transmitter vor. Gegenüber Putamen und Nucleus caudatus unterscheidet sich deren Anteil nur quantitativ, z.B. Dopamin im Fundus striati nur 60% gegenüber demjenigen des Putamen und Nucleus caudatus, Noradrenalin viermal so hoch, GABA doppelt so hoch wie im Putamen und Nucleus caudatus. Applikation von Dopamin bilateral in den Fundus striati führt bei nicht narkotisierten Ratten zu einem starken Anstieg der lokomotorischen Aktivität, wahrscheinlich über eine direkte Reizung der Dopaminrezeptoren im Fundus striati (Abb. 169).

Die Bezeichnung strio-nigraler Neuronenkreis (strionigral circuit) wird fast allgemein gebraucht, obgleich sie den neuronalen Tatbestand nicht richtig wiedergibt. Dieser Erregungskreis, der von efferenten Striatumzellen ausgeht, wird monosynaptisch über den hemmenden Transmitter GABA den Nigrazellen zugeleitet und nach Umschaltung wieder dem entsprechenden Abschnitt des Striatum zugeführt. Dort verteilen sich die dopaminergen Endigungen der Nigrazellen

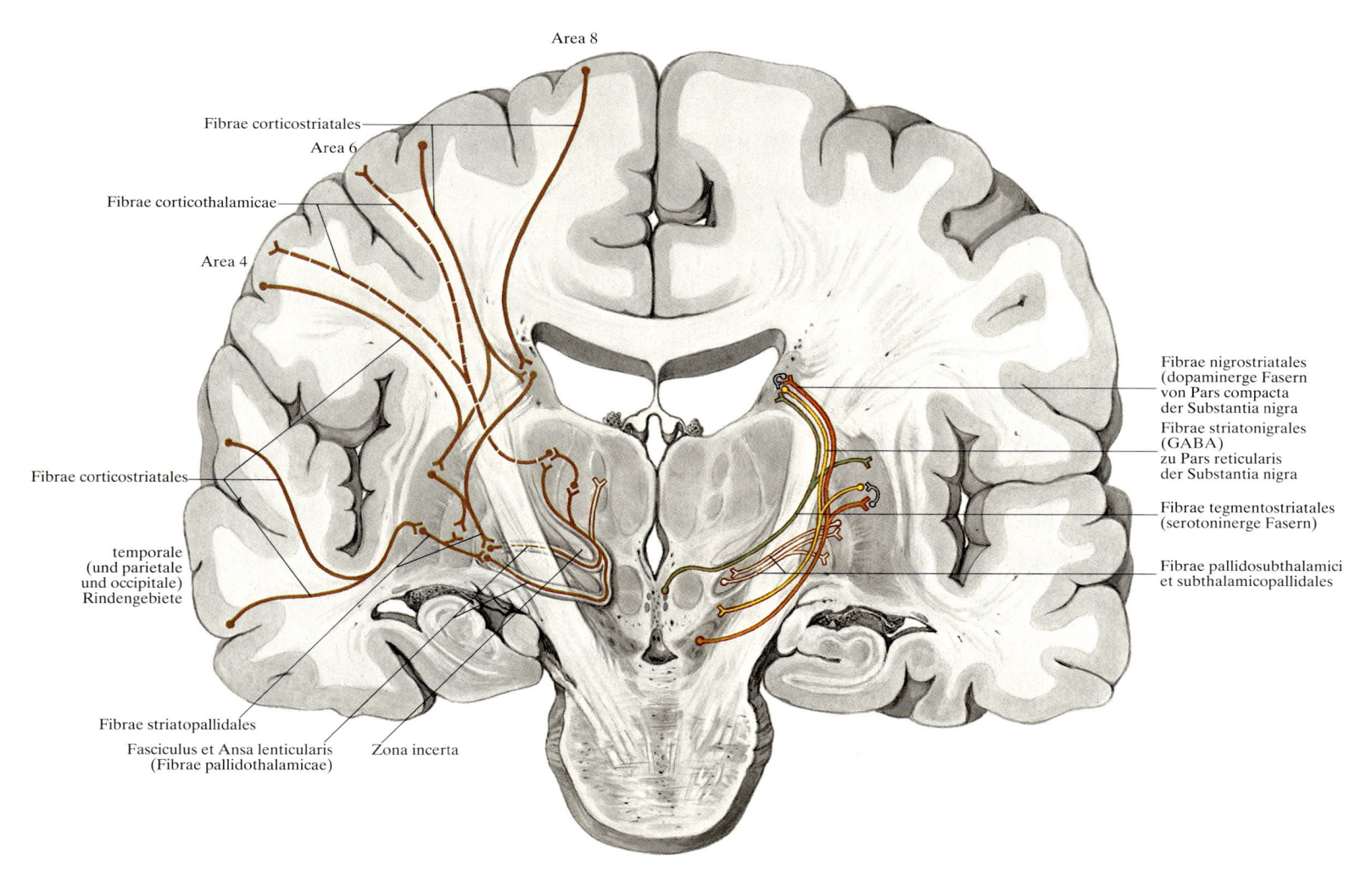

Abb. 169. Extrapyramidalmotorisches System. Hauptregelkreis (*links*) und akzessorische Regelkreise (*rechts*)

auf viele kleine Striatumzellen, welche aber gleichzeitig von Verzweigungen der glutamatergen kortikostriatalen Neurone und der cholinergen Nervenzellen aus dem Centrum medianum und Parafaszikulariskomplex Erregungen empfangen. Es handelt sich also nicht um einen einfachen Neuronenkreis, sondern um einen vermaschten Erregungskreis (HASSLER u.Mitarb.). Die Fortleitung erfolgt nicht einspurig, sondern jedes kleine cholinerge Neuron geht wieder mit mehreren efferenten großen Striatumzellen konvergierend und überlappend Verbindungen ein, ebenso wie jedes efferente Neuron von mehreren Neuronen Erregungen erhält. Diese doppelte Vermaschung der Erregungskreise von den medialen Nigrazellgruppen zum Fundus striati besteht ebenso zwischen den kaudolateralen Zellgruppen der Substantia nigra und dem Putamen wie zwischen den rostralen Zellgruppen der Substantia nigra und dem Nucleus caudatus.

Afferenzen

Fasern aus der Area frontalis ziehen nach METTLER (1936) durch den Fasciculus subcallosus (MURATOW 1893) zum Nucleus caudatus. Das Claustrum erhält Fasern aus der Regio frontalis, die innerhalb der kurzen Assoziationsbahnen verlaufen.

1. Kortikostriäre Bahnen erreichen aus der Area 8 das Caput nuclei caudati, aus der Area 4 das Corpus und aus der Area 2 die Cauda nuclei caudati. Das Putamen erhält Fasern aus der Area 4 und 6.

2. Aus dem großzelligen Teil des Nucleus centralis thalami ziehen Fasern zum Nucleus caudatus, aus dem kleinzelligen Anteil des thalamischen Zentralkerns zum Putamen; aus dem Nucleus parafascicularis sind Bahnverbindungen zum Fundus striati bekannt.

3. Aus dem Mesencephalon erreichen Fibrae reticulostriatales sowie Fibrae rubrostriatales et nigrostriatales das Striatum.

Nach USUNOFF, HASSLER u.Mitarb. (1976) ziehen Fasern von der medialen Zellgruppe des vorderen Abschnittes der Substantia nigra zu medialen und lateralen Teilen des Caput nuclei caudati. Diese dopaminergen Fasern gehen synaptische Verbindungen mit Dendriten der kleinen Striatumzellen ein, welche über cholinerge Synapsen zu großen Striatumzellen, die GABA als Transmitter produzieren, überleiten. Die

efferenten Fasern dieser großen Striatumzellen teilen sich dichotomisch in einen deszendierenden Ast zu Nigrazellen, von wo sie Impulse erhalten, und in einen anderen Ast zum Pallidum externum. Von der medialen Zellgruppe dorsaler Nigraabschnitte gelangen dünne efferente Fasern zum Fundus striati und umgekehrt. Die größten Zellen der Substantia nigra liegen im seitlichen, hinteren Abschnitt und besitzen doppelläufige Faserverbindungen mit dem Putamen. Sie sind mit GABA-Transmittern ausgestattet. Die Untersuchungen sprechen dafür, daß vom dorsalen Nigraabschnitt efferente deszendierende und dopaminerge Fasern zur Formatio reticularis des Hirnstammes oder der Medulla spinalis über die Commissura colliculorum zur Gegenseite gelangen.
4. Aus hypothalamischen Gebieten strahlen Fibrae hypothalamostriatales ein.

Efferenzen

1. Tractus striatopallidalis

a) Die mit dünnen Markscheiden ausgestatteten Neuriten der großen Striatumzellen vom Deiterstyp enden im äußeren Pallidumabschnitt der gleichen Seite: Tractus striatopallidalis.
b) Die aus dem Nucleus caudatus stammenden Fasern durchqueren die Capsula interna und ziehen dann in der Lamina medullaris basalwärts und in das Pallidum ein.
c) Fasern aus dem Putamen verlaufen ebenfalls in der Lamina medullaris lateralis basalwärts und strahlen in das Pallidum ein.

2. Fasciculus caudatopallidalis

a) Aus dem Caudatusgebiet, unmittelbar hinter dem Foramen interventriculare, schwenkt der Fasciculus caudatopallidalis ab und steigt bogenförmig hinter der Commissura rostralis ab, um dann gemeinsam mit den anderen Faserzügen das Pallidum zu erreichen.
b) Andere efferente Fasern des Striatum erreichen den Substantia nigra (rote Zone), die Nuclei pontis sowie die ventralen Haubenkerne. Die ganze Fasergruppe zieht entweder mediodorsal am Pallidum vorbei oder durch das Pallidum hindurch medialwärts und liegt dann dicht unter dem Nucleus subthalamicus (Luysi).

3. Fibrae striatopontinae und andere. Die Fibrae striatopontinae ziehen zu dorsalen und dorsomedialen Nuclei pontis, die Fibrae striatotegmentales zu ventralen Nuclei reticulares tegmenti.
Weitere Fasern gelangen als Fibrae striatohypothalamicae zu Kerngebieten des Hypothalamus.

Funktion

In orokaudaler Richtung ist das Striatum verantwortlich für extrapyramidale Motorik: Sprechen, Kauen, Schlucken, Mimik, Motorik des Armes, des Rumpfes und – in der Cauda nuclei caudati – des Beines.

Durch Rückkoppelung mit motorischen Rindenbezirken ist das Striatum auf das engste mit der Hirnrinde verknüpft, deren Impulsabgabe es beeinflußt. Kortikal ausgelöste Bewegungen werden bei gleichzeitiger Reizung des Striatum unterdrückt. Die automatischen Reaktionsbewegungen werden an die jeweilige motorische Gesamtsituation angepaßt. Außerdem wirkt es sicherlich regulierend auf vegetative Funktionen ein und kontrolliert Pallidum und Substantia nigra.
Zentren für Augenbewegungen und Blasen- und Darmfunktion sind im Striatum wahrscheinlich, aber noch nicht lokalisiert. Die Blasenfunktion fällt nur bei gleichzeitiger symmetrischer Erkrankung beider Striata aus.
Nach Striatumausfällen treten als vegetative Störungen vermehrte Speichel- und Tränenabsonderung sowie Hyperhidrosis auf.
Bei großen Schädigungen des Nucleus caudatus liegt eine Tendenz zur Augenbewegung nach lateral vor. Die Augen folgen sich bewegenden Objekten. Die Tiere wenden Kopf, Hals und Schultergürtel miteinander, anstatt die Augen innerhalb der Augenhöhlen zu bewegen. Außerdem scheint eine Tendenz zu bestehen, in Richtung Licht zu wandern. Diese Defekte können nicht auf Unterbrechung kortikofugaler Fasern zurückgeführt werden. Es wird angenommen, daß dafür striointerstitiale bzw. striookulomotorische Fasern, die in der Regel vom Lobus parietalis abgehen sollen, verantwortlich sind. Zumindest einige stammen aus dem Cortex temporalis und ziehen durch das Striatum (METTLER 1935). Diesem Autor zufolge haben kleine Läsionen des Pallidum keine Bewegungsstörungen der Augenmuskeln und Pupillenveränderungen zur Folge. Bei Störungen des Diencephalon wurden jedoch eigenartige Augenstörungen beobachtet.
Nach DIECKMANN u. HASSLER (1968) erfolgt nach elektrischer Reizung des Putamen sofortige Unterbrechung aller spontanen Bewegungen: Inaktivierungssyndrom. Bei mittelfrequenter Reizung erfolgen ipsiversive Kopfwendungen, seltener ipsiversive Körperwendungen, welche die Autoren als Hemmung der tonischen kontraversiven Wendeaktivität des reizseitigen Pallidum deuten, so daß die tonische kontraversive Aktivität des ungehemmten reizgegenseitigen Pallidum überwiegt.
Dem Putamen und Nucleus caudatus, welche morphologisch und ontogenetisch eng verwandt sind, wird eine hemmende Funktion auf die Motorik zugeschrieben. Gegensätzlich wirke der Globus pallidus, der die Motorik aktiviere.

Ärztliche Bedeutung

Beim Ausfall von Putamen und Nucleus caudatus entsteht *Chorea Huntington* mit starkem Überschuß von Bewegungen. Auch bei Reizungen des Nucleus caudatus wurden kontraversive Kopf- und Körperwendungen beschrieben sowie ein hemmender Einfluß auf die spontane oder kortikal induzierte motorische Aktivität wahrscheinlich gemacht. Auch WHITTIER u. ORR (1962) stellten bei der Albinoratte nach Ausschaltung des Nucleus caudatus eine Hyperkinesie (außer einer Zunahme der Histamintoleranz u.a.) fest.

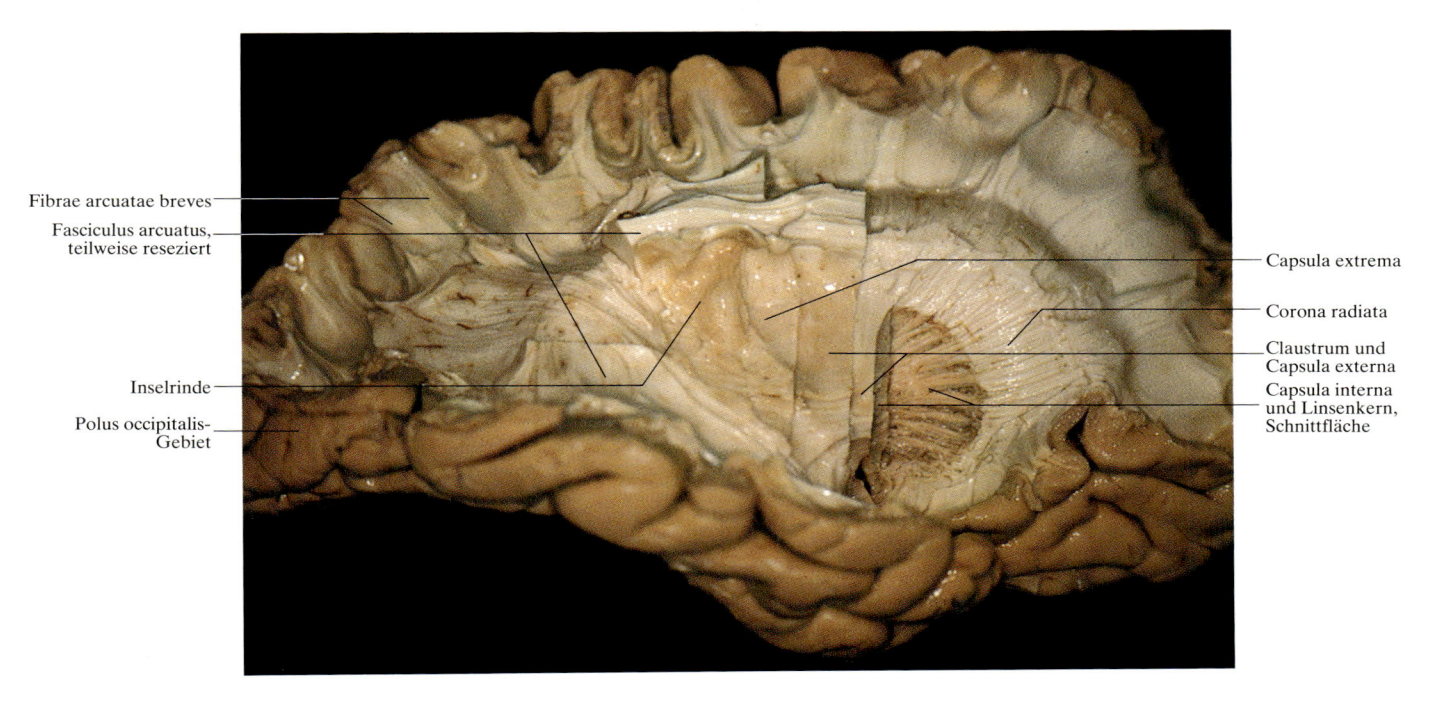

Abb. 170. Assoziations- und Projektionsbahnen von lateral. (Präparat Prof. SCHMIDT, Würzburg)

Area preoptica

Kerngebiete in der Seitenwand des 3. Ventrikels der Pars telencephalica ventriculi tertii werden als Area preoptica bezeichnet. Ihr vorderes Ende bilden die Lamina terminalis und die Commissura rostralis, das hintere liegt im Bereich der Pars tecta columnae fornicis und der Area preoptica des Hypothalamus. In der Area preoptica werden nach BROCKHAUS (1942) eine kleinere periventrikuläre Kerngruppe und eine größere laterale Hauptgruppe unterschieden: in der periventrikulären kommen einheitlich kleine Zellen vor, deren dorsale Abschnitte mäßig markhaltige Fasern besitzen, während die ventralen nahezu markfrei sind. Die laterale Kerngruppe besteht aus etwas größeren Zellen; in sie strahlen von der Stria terminalis her Faserzüge ein.

Eine Zellgruppe in der Nähe der Commissura rostralis entspricht dem bei niederen Säugetieren beschriebenen Bettkern der Stria terminalis (nach KUHLENBECK 1954). Die laterale Hauptgruppe wird von dem medialen Vorderhirnbündel durchzogen und ist deswegen auch als ein Schaltkern dieses Fasersystems gedeutet worden.

c) Album, weiße Substanz

Alle Markfaserbezirke werden zum Album zusammengefaßt. Sein größter Abschnitt sind die subkortikalen Markmassen.
Am dicksten ist die weiße Substanz dorsolateral des Corpus callosum. Von außen nach innen folgen Fibrae arcuatae, Markzungen des Stabkranzes, Centrum semi-ovale und zentrales Mark aufeinander.

Die Fasern lassen sich in Assoziations-, Kommissuren- und Projektionsfasern gliedern.

α) Assoziationsfasern

Die Assoziationsfasern verbinden Rindenbezirke einer Hemisphäre miteinander. Sie sind beim Menschen besonders stark entwickelt (Abb. 170).

Ärztliche Bedeutung

SCHNEIDER u. Mitarb. (1961) weisen auf die Bedeutung der Assoziationsbahnen bei operativen Beeinträchtigungen des Lobus frontalis hin und nehmen an, daß bei Störung dieser Bahnen (Fasciculus uncinatus, Fasciculus longitudinalis superior, Fasciculus longitudinalis fronto-occipitalis inferior) möglicherweise verschiedene Ausfälle zustande kommen.
LUTTENBERG (1972) untersuchte die laminäre Verteilung von Assoziationsfasern in der frontalen Cortexregion bei Katzen. Anders als die Kommissurenfasern besitzen die Assoziationsfasern keine spezifischen oder individuellen organisatorischen Unterschiede in den verschiedenen Regionen. Sie ziehen schräg, radiär und tangential zur Oberfläche des Cortex, bilden häufig Netze innerhalb verschiedener Schichten und lassen sich deshalb nicht mit der Organisation von Kommissurenfasern vergleichen.

Fibrae arcuatae cerebri. Die Fibrae arcuatae cerebri (= U-Fasern) werden in Fibrae breves et longae gegliedert. Sie verknüpfen benachbarte Windungsbezirke einer Seite miteinander.

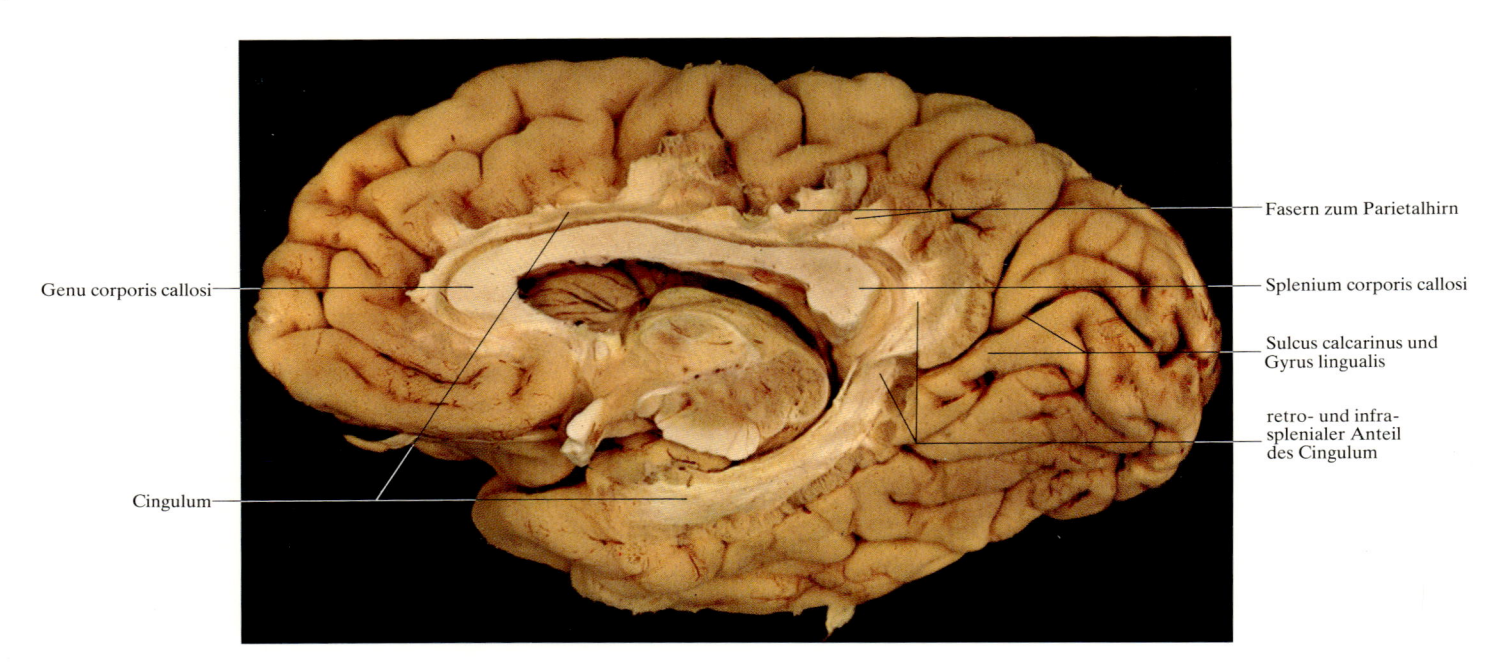

Abb. 171. Das Cingulum
Ansicht von medial und etwas basal

Das Cingulum (Gürtel) zieht als kräftiges Faserbündel aus der Gegend des Gyrus paraterminalis und der Area adolfactoria, bedeckt vom Rindengrau des Gyrus cinguli um das Corpus callosum herum. Über den Isthmus gyri cinguli gelangt es in den Markteil des Gyrus parahippocampalis. Es umfängt somit das Corpus callosum in weiterem Bogen. Seine Fasern verknüpfen Stirnhirnrindengebiete mit Kerngebieten des Corpus amygdaloideum und der Hippocampusformation. Während seines ganzen Verlaufes entläßt es Faserzüge zu benachbarten Hirnwindungen, insbesondere zum Precuneus und zum Gyrus cinguli selbst. Etwas vor und oberhalb des Genu corporis callosi strahlt der Tractus thalamocingularis in das Cingulum ein (Abb. 171). Er stammt aus der rostralen Kerngruppe des Thalamus und durchdringt die Balkenstrahlung von lateral und unten. Sein Endigungsgebiet liegt im Bereich der Felder 24 und 32 des Gyrus cinguli. Außerdem ziehen Fasern vom Fornix durch das Corpus callosum hindurch und schmiegen sich Cingulumfasern an.

Durch seine wahrscheinlich in beiden Richtungen leitenden Fasersysteme verknüpft das Cingulum jüngste Hirnrindenanteile (Stirnhirnrinde) mit phylogenetisch älteren Endhirngebieten der Hippocampusformation.

Zingulotomie. BALLANTINE u.Mitarb. (1967) berichteten über die Ergebnisse von vorderer Zingulotomie bei 69 Patienten. Sie setzten bilaterale Bohrlöcher 1,3 cm paramedian und 9 cm hinter und oberhalb des Nasion. Nach mäßiger Luftfüllung der Seitenventrikel zerstörten sie 5 mm lateral der Medianen den medialsten Abschnitt des Cingulum beiderseits. Insgesamt wurden mit befriedigendem Erfolg die Resultate bei 95 bilateralen, anterioren, stereotaktischen Zingulotomien an 57 Patienten mit psychischen Erkrankungen oder unbeeinflußbaren Schmerzen bei Karzinomen festgestellt. Intraoperative Komplikationen traten nicht auf.

Der Fasciculus longitudinalis superior verknüpft unter der seitlichen Hemisphärenfläche mittlere Stirnhirnrindengebiete der Area 8 mit Rindengebieten an der Außenfläche des Lobus occipitalis (Area 18) sowie angrenzenden Gyri der Lobi parietalis und temporalis. Er liegt oberflächlicher als der Fasciculus arcuatus.

Der Fasciculus longitudinalis inferior verbindet Rindengebiete des Lobus temporalis mit seitlichen Rindengebieten des Lobus occipitalis an der Seitenwand des Cornu inferius. Er baut zusammen mit der Gratioletschen Sehstrahlung das Stratum sagittale auf, in dem außerdem noch thalamo-okzipitale Fasern verlaufen.

Der Fasciculus uncinatus („Hakenbündel") verbindet orbitale Stirnhirnrindengebiete mit dem Schläfenpol. Seine vorne und schläfenwärts divergierende Fasermasse liegt zu einem sehr dichten Bündel versammelt und hakenartig gekrümmt unmittelbar unter der Rinde der Inselschwelle.

Fasciculus arcuatus. Der kräftige Fasciculus arcuatus umfaßt bogenförmig den Sulcus circularis insulae der Insel. Seine mächtige Fasermasse verknüpft die Gyri frontales medius und inferior mit den Gyri temporales superior et medius. Zahlreiche Abstrahlungen kennzeichnen den gesamten Verlauf. Eine besonders mächtige Faserplatte zieht in den Gyrus temporalis superior ein.

Fasciculus occipitalis verticalis. Der variabel ausgebildete Fasciculus occipitalis verticalis verknüpft Rindengebiete der

Außenfläche des Lobus occipitalis und hintere Teile des Lobus temporalis mit dorsalen Abschnitten des Lobus parietalis.

β) Kommissuren

Kommissurenfasern verknüpfen meist identische Bezirke beider Hemisphären miteinander. Neben den *Commissurae rostralis* (anterior) und *epithalamica* (posterior) und dem *Corpus callosum* ziehen kleinere Kommissuren im Bereich des Hypothalamus, des Tectum mesencephali, der Sehbahn sowie der Riechbahn quer durch das Gehirn.

Commissura rostralis (anterior)

Die Commissura rostralis entwickelt sich aus rostralen Teilen der Kommissurenplatte oder als eigene Anlage (s.S. 248 ff.) und verbindet Rindenabschnitte des Palaeopallium und des Neocortex miteinander. Sie besteht aus kräftigen weißen Faserbündeln, die als torquierter, am Querschnitt ovaler Strang das Gehirn in querer Richtung durchziehen. In der Medianen springt das Bündel von vorne oben in den 3. Ventrikel ein. Dieser Abschnitt der Kommissur läßt sich deshalb röntgenologisch als kleine Eindellung in der Vorderwand des 3. Ventrikels, 3,49 (2,0–5,0) mm oroventral des Foramen interventriculare darstellen. An medianen Sagittalschnitten unseres Untersuchungsgutes ist diese Kommissur im Mittel 4,35 mm hoch und 2,58 mm breit (LANG u.Mitarb. 1983). Die kleinste Höhe an einem Erwachsenengehirn betrug 2,0 mm, die kleinste Breite 1,0 mm.

Die Querschnittsfläche schwankt zwischen 3 und 5 mm². Durch 1 mm² Querschnittsfläche ziehen 98000–772000 Fasern. Insgesamt durchziehen die Kommissur 2,4–4,16 Millionen (davon 66% markscheidenhaltige) Fasern (TOMASCH 1957).

Seitlich des 3. Ventrikels zieht die vordere Kommissur in rostral-konvexem Bogen zunächst durch den basalen Teil des Caput nuclei caudati und anschließend in einer Rinne an der Unterseite des Linsenkernes zu Rindengebieten des Lobus piriformis und des Corpus amygdaloideum sowie zur Schläfenregion. Dieser als Pars posterior bezeichnete stärkere Faserzug wird durch ein zartes Bündel, die Pars anterior, ergänzt: während des Verlaufs durch den Nucleus caudatus zweigen einige Fasern abwärts zur Area olfactoria und zum Basalkernkomplex ab (Abb. 172).

Veränderungen. Nach PROBST (1973) bestehen gelegentlich Hyperplasie, Hypoplasie oder vollständiges Fehlen der Commissura rostralis. Bei Hyperplasie wurde angenommen, daß Balkenfaserung innerhalb der Kommissur verläuft. Hypoplastische Commissurae rostrales wurden gelegentlich mit und ohne Balkendefektbildungen nachgewiesen (UNTERHARNSCHEIDT u.Mitarb. 1968).

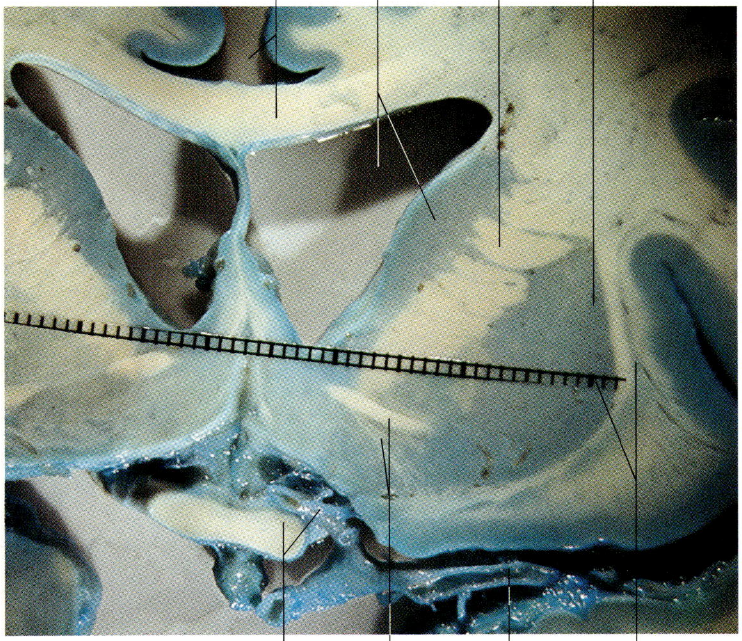

Corpus callosum, der Balken

Am Sagittalschnitt ist das vordere Ende des Corpus callosum scharf nach unten umgebogen: *Genu* corporis callosi. Als Rostrum corporis callosi setzt es sich, dünner werdend, bis zur Commissura anterior fort (Lam. rostralis). Selten ist das Rostrum durch eine dünne Membran ersetzt (Abb. 177 in LANG 1981). Der Hauptabschnitt des Balkens über dem 3. Ventrikel wird als *Truncus*, sein hinteres, verdicktes Ende als *Splenium* corporis callosi bezeichnet.

Maße

Fläche. Die Querschnittfläche des Corpus callosum beträgt an unserem Untersuchungsgut (Männer und Frauen aller Altersstufen) im Mittel 622 mm² (± 35,95). Die Grenzwerte schwanken zwischen 330 und 900 mm² (LANG und EDERER 1980).

Im Anschluß an Untersuchungen von TOMASCH (1957) errechnete BLINKOV eine Gesamtfaserzahl von im Mittel 250 (200–350) Millionen. Nach unseren Berechnungen ergibt sich eine Zahl von im Mittel 210236000 Balkenfasern.

Länge. Nach HUSCHKE (1854) verlängert sich der Balken von der Zeit der Geburt bis zum Erwachsenenalter von 42 auf 101 mm beim Mann und auf 94 mm bei der Frau. Seine größte Länge hänge nicht mit der Hemisphärenlänge zusammen.

Abb. 172. Commissura rostralis (anterior), Fasern zu Trigonum olfactorium

Nach unseren Untersuchungen (LANG u. EDERER 1980) beträgt die Länge des Corpus callosum zwischen Vorderrand des Genu corporis callosi und Hinterrand des Splenium im Mittel 73,67 mm (±3,63), die Grenzwerte liegen bei 62 und 86 mm.
Der an einem anderen Teil unseres Untersuchungsgutes ermittelte Längenwert beträgt 72,55 (60–82) mm (52 Gehirne; LANG und HÄCKEL 1980).

Höhe. Die Höhe des Corpus callosum (bestimmt zwischen Basislinie am Unterrand des Corpus callosum und höchstem Punkt des Truncusoberrandes) beträgt 22,06 mm (±2,87), die Grenzwerte liegen bei 16 mm und 31 mm.

Abstände. Für den Abstand Genu corporis callosi Vorderrand – Polus frontalis ergab sich an unserem Untersuchungsgut ein Mittelwert von 34,36 (28–41) mm. Der Abstand Splenium Hinterrand – Polus occipitalis beträgt 58,06 (43–78) mm (LANG und HÄCKEL 1980); neuerdings stellten wir einen Rechts-links Unterschied dieses Maßes fest (rechts 48,47, links 58,76 mm – GATZENBERGER 1982).
MCRAE u. CASTORINA (1963) untersuchten an 35 Gehirnen Form, Länge und Abstände zur Hirnoberfläche des Corpus callosum. Die Gehirne waren in isotoner Formalinlösung fixiert und wenig verformt.
Der geringste Abstand zwischen Hirnoberfläche und Oberfläche des Corpus callosum, gemessen an dessen oberster Zone und rechtwinklig zur Ebene der Gehirnbasis (zwischen Unterfläche des Lobus frontalis und des Lobus occipitalis errichtet) beträgt nach MCRAE u. CASTORINA im Mittel 44 (40–53) mm). Die Abstände zu anderen Bezirken der Mantelkante und zur bestimmten Sulci sind den Abb. 157, S. 278 u. 175, S. 310 zu entnehmen.

Dicke (Abb. 173). Die Dicke des Truncus bei Neugeborenen beträgt etwa 2,5 mm, die Dicke des Genu 5,0–5,5 mm.
Im Bereich des Genu corporis callosi beträgt die mittlere Dicke des Balkenquerschnittes bei Erwachsenen 11,68 mm, die Extremwerte liegen bei 7,5 und 20,0 mm (LANG u. EDERER 1980). Im vorderen Truncusdrittel ist diese Dicke (senkrecht zur größten Dickenausdehnung gemessen) an unserem Untersuchungsgut im Mittel 6,11 (4,5–8,0) mm, in der Balkenmitte beträgt seine mittlere Dicke 5,66 (3,0–8,5) mm und

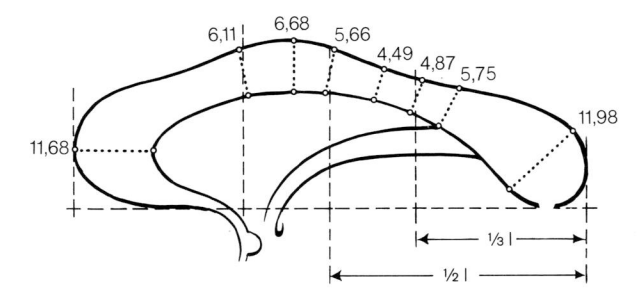

Abb. 173. Corpus callosum
Maße in $\bar{x}$ mm (Erwachsene) (LANG u. EDERER 1980)

Tabelle 52. Corpus callosum, prä- und postnatales Wachstum.
(Nach RAKIĆ u. YAKOVLEV 1968)

Alter (Wochen)	Anzahl	Länge mm	Genu Breite mm	Truncus Breite mm	Splenium Breite mm	Fläche am Mediansagittal-Schnitt mm^2
22–26	4	24,87	1,86	1,14	2,18	37,0
26–30	8	26,72	2,30	1,11	2,63	52,0
30–34	7	29,07	2,77	1,08	2,47	51,8
34–38	9	31,17	2,86	1,09	2,55	55,6
38–42	11	33,32	3,35	1,30	2,79	67,2
Kinder bis 24 Monate	4	44,80	5,57	1,99	3,97	147,9

an der hinteren Zweidrittelzone 4,87 (3,5–9,0) mm. Die größte Dicke des Truncus corporis callosi findet sich an unterschiedlichen Zonen mit im Mittel 6,68 (4,5–10,5) mm, die geringste Dicke weist Mittelwerte von 4,49 (2,5–7,0) mm auf. Am vorderen Punkt der Anlagerung des Fornix an die Unterfläche des Balkens ist dieser im Mittel 5,75 (3,0–11,5) mm dick. Unser mittlerer Dickenwert für das Splenium beträgt 11,98 (±2,09, 6,5–17,5) mm (LANG u. EDERER 1980).

Prä- und postnatales Wachstum s. Tabelle 52

Form. Die vordere Kontur des Genu corporis callosi geht in den Truncus corporis callosi, in der Regel in einer schwächer werdenden Krümmung, über. Die untere und innere Kontur von Genu und Truncus corporis callosi sind in Form von unterschiedlichen Parabeln ausgeprägt. Lediglich in vordersten und in hintersten Abschnitten kommen häufiger Abweichungen vor. Besonders unterschiedlich erwies sich die Kontur der Truncusoberfläche.

Formabweichungen der Trunkuskontur: An unserem Untersuchungsgut findet sich am häufigsten, und zwar in 39%, eine Abwandlung des konvexen Verlaufs der oberen Kontur des Truncus callosi in Form einer vorderen Abplattung bzw. Einziehung des Balkenquerschnittes und einer hinteren Abplattung bzw. Einsenkung. Die vordere liegt an der Übergangszone zwischen Genu corporis callosi und Truncus corporis callosi und ist am häufigsten Ausdruck der hier geringeren Dicke des Truncus corporis callosi. Die hintere deuten wir als Folge der Dickenzunahme des Balkenquerschnittes am Übergang von Truncus in Splenium corporis callosi sowie als Ausdruck der Dickenzunahme des Truncus corporis callosi hinter der Balkenmitte.
Nächsthäufig findet sich, und zwar in 37%, nur eine hintere Einziehung der oberen Truncuskontur am Übergang in das Splenium corporis callosi. Gelegentlich ist nur eine vordere Einziehung stark ausgeprägt, und zwar am Übergang von Genu in Truncus corporis callosi (durch Verdünnung des Balkenquerschnitts bedingt) in 11%.
Der in Lehrbüchern dargestellte Verlauf der oberen Balkenkontur in Form von unterschiedlichen, aber konvexen Seg-

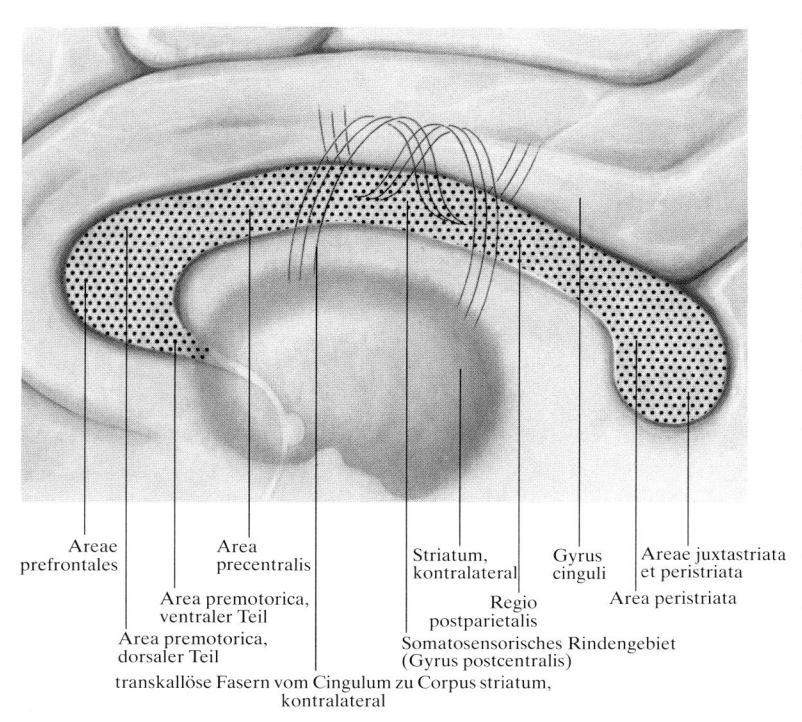

Abb. 174. Corpus callosum, Commissurenfasern
Somatotopische Gliederung der Fasern. (Nach LOCKE 1965; PANDYA u.Mitarb. 1971)

mentabschnitten liegt an unserem Untersuchungsgut nur in 13% vor.
Der Übergang vom Truncus corporis callosi ins Splenium durch Auseinanderweichen an oberer und unterer Balkenkontur in diesem Abschnitt ist in 82% ausgebildet. In 14% erfolgt die Verdickung zum Splenium nur durch Absinken der unteren Kontur, während die obere gleichförmig nach hinten und oben durchgekrümmt weiter verläuft. In 4% findet sich ein fast kontinuierlicher Übergang vom Truncus ins Splenium. In diesen Fällen ist der Querschnitt des Spleniums nur geringfügig dicker als der des hinteren Truncusviertels.

Somatotopische Gliederung (Abb. 174)

Die markhaltigen Balkenfasern bilden miteinander die *Radiatio corporis callosi*, welche – Assoziations- und Projektionssysteme durchziehend, in der Mitte fächerförmig, im Stirn- und Hinterhauptspol bogenförmig, rostral und dorsalwärts ziehend (Forceps rostralis und Forceps occipitalis) – Endhirnrindengebiete erreicht.
In Rostrum und Genu corporis callosi verlaufen Verbindungsfasern beider Lobi frontales, im Truncus Fasern der Gyri pre- et postcentralis, der Parietal- und Temporalregion, im Splenium hauptsächlich Fasern der Lobi occipitales. In ihm kreuzen außerdem Fasern, welche bogenförmig den Thalamus erreichen, sowie Fasern der Sehbahn.
PANDYA u.Mitarb. (1971) untersuchten die Topographie der Fasern im Corpus callosum beim Rhesusaffen. Sie unterschieden eine rostrale und eine kaudale Hälfte. In der rostralen liegen Verbindungen zwischen dem Lobus frontalis (Areae precentralis, premotorica und prefrontalis), in der kaudalen Hälfte Fasern aus den Regiones parietales, temporales, occipitales sowie aus der insulo-operculären Region vor. Die Autoren weisen darauf hin, daß verschiedene Hirnrindengebiete innerhalb des Corpus callosum deutlich überlappt sind und außerdem Fasern aus den präfrontalen und prämotorischen Gebieten oberhalb und unterhalb der Schenkel des Sulcus arcuatus ihre Kommissurenfasern in das Genu corporis callosi entlassen. Die perizentralen Opercula erhalten ihre Fasern über den vorderen Teil der kaudalen Hälfte des Corpus callosum, die des Lobus parietalis verlaufen etwas mehr rostral als jene des Lobus temporalis. Diese Befunde stehen im Gegensatz zu denen von SUNDERLAND (1940), der ebenfalls die Balkenfasern beim Affen untersuchte und annahm, daß die parietalen Kommissurenfasern hinter jenen des Lobus temporalis auf die Gegenseite überkreuzen. Die Läsionen, welche er am Lobus temporalis durchführte, lagen jedoch im rostralen Abschnitt des Gyrus temporalis superior. In jüngerer Zeit wird angenommen, daß aus dieser Region verhältnismäßig wenige Kommissurenfasern über den Balken verlaufen, da die meisten dieser Fasern über die Commissura rostralis (anterior) ziehen.
Fasern des Lobus occipitalis ziehen durch das Splenium corporis callosi, jene der Area juxtastriata, des unteren Teils der Area peristriata sowie poststriataler Regionen besetzen den ventralsten Abschnitt des Splenium corporis callosi.
Bei Reizungsversuchen (SCHALTENBRAND u.Mitarb. 1970) zeigte sich, daß die Balkenfaserung im Zentralbereich eine somatotopische Gliederung aufweist. Die Querverbindungen für die Sensibilität liegen am weitesten hinten, davor kommen die motorischen Verbindungen für die unteren, dann die für die oberen Extremitäten. Rostral davon liegt das Gesicht, und weiter rostral werden bei der Reizung Sprechen und Denken gehemmt. Auch hinter der motorischen und sensiblen Region scheint eine Zone zu liegen, deren Reizung Denkstörung verursacht.

Projektionsfasern. LOCKE u. YAKOVLEV (1965) untersuchten das Gehirn eines chronischen Alkoholikers, bei dem ein Infarkt am rechten Seitenrand des Corpus callosum bestand. Die anterograd degenerierten Fasern, welche transkallös zogen und vom Cingulum stammten, wurden verfolgt. Diese transkallösen Projektionsfasern entstehen als Kollateralen des Cingulum einer jeden Hemisphäre und durchqueren das Corpus callosum mit einem scharfen medialen und weniger starken kaudalwärtigen Knick und verlaufen zum kontralateralen Striatum und der Capsula interna.

Nachbarschaft. Ein schmaler Abschnitt an der oberen Balkenfläche ist am herausgeschnittenen Gehirn durch Auseinanderdrücken der Hemisphären sichtbar. Er wird überzogen von den Striae longitudinales und dem Indusium griseum. Der hintere Teil der Balkenunterfläche begrenzt gemeinsam mit dem Fornixgebiet die Cisterna fissurae transversae in einem dreieckigen Abschnitt von oben her. Weiter seitlich gelegene Gebiete der Balkenfasern bilden das Dach der Seitenventrikel. Vordere Abschnitte beteiligen sich am Aufbau der Vorderwand der Cornua frontalia ventriculi lateralis, das Rostrumgebiet am Aufbau medialer Wandabschnitte des Vorderhorns.

Funktion. Nach ECCLES (1976) gibt es im menschlichen Balken etwa 250 Millionen Fasern, von denen jede wohl 20 Impulse pro Sekunde leitet. In einer Sekunde würden 5 Milliarden Impulse befördert werden. In der rechten Hemisphäre spielen sich offenbar verstandesmäßige Handlungen ab: das Lesen eines Wortes, das Erkennen des durch das Wort bezeichneten Gegenstandes, das sich an der Suche und der Entdeckung dieses Gegenstandes zeigt. Die dominante, in der Regel linke Hemisphäre kann sich allein mit Hilfe der Sprache mitteilen. Gelangen bildmäßige Eindrücke auf die rechte (untergeordnete) Hemisphäre, dann entstehen unklare emotionale Reaktionen, deren Ursache die Person nicht verstehen kann. ECCLES nimmt an, daß die emotionale Reaktion der untergeordneten Hemisphäre zum Hypothalamus gelange und von dort wieder zur linken Hemisphäre aufsteige.

Zugangsweg zum Ventriculus III und Corpus callosum
(Abb. 175)

LIEPMANN (1905) und LANGE (1936) nahmen an, daß Schädigungen des Corpus callosum (und des Gyrus supramarginalis) Apraxien oder Dyspraxien zur Folge haben. Eine Reihe anderer Forscher konnte nach chirurgischer Durchtrennung des Balkens keine oder nur vorübergehende Dyspraxien an der von der untergeordneten Hemisphäre versorgten Hand feststellen (AKELIATIS u.Mitarb. 1942).
MILHORAT u. BALDWIN (1966) schlugen nach Untersuchungen bei Affen einen transkallösen Zugang zu Tumoren und Mißbildungen der Mittellinie vor, insbesondere Zysten des 3. Ventrikels, Plexuspapillome, Zysten des Septum pellucidum und Astrozytome, Thalamustumoren, Pinealome, Ependymome und große Tumoren der Sella turcica, die sich in den 3. Ventrikel erstrecken und auf diesem Wege erreicht werden können.

GESCHWIND u. KAPLAN (1962) beschrieben einen Patienten mit einem in das Corpus callosum einwachsenden Tumor, GAZZANIGA u.Mitarb. (1962) die Ausfälle bei einem Patienten nach Durchschneidung des Corpus callosum. Den Patienten war es nicht möglich, Objekte, die mit der linken Hand getastet wurden, zu benennen, jedoch solche, die sie mit der rechten Hand abtasteten. Es wird vermutet, daß dies die Folge der Unterbrechung zwischen dem linksseitigen Sprachzentrum und der rechtsseitigen somatosensorischen Area ist, da die taktile Perzeption in der linken Hand intakt war. Rechtshändiges Schreiben und Befolgen verschiedener Kommandos war möglich, nicht aber linkshändiges. Unilaterale Apraxie wird linksseitig viel häufiger aufgefunden als rechtsseitig (HÉCAEN u. GIMENO-ALAVA 1960). Nach GOLDSTEIN u.Mitarb. (1975) treten individuell sehr unterschiedliche Ausfälle auf.

Agenesie

O. FOERSTER (1939) beschrieb eine Agenesie des Corpus callosum (im Anschluß an HYNDMAN und PENFIELD 1937, welche die daraus resultierende eigenartige Ventrikelform als Ventriculus bicornuatus bezeichneten). Bei dem von FOERSTER beschriebenen Fall kam zur Balkenagenesie eine vom vordersten Dachabschnitt des Ventriculus III ausgehende breite zystische Ausstülpung des Ventrikeldaches, welche bis zum Schädeldach emporreichte (29jähriger Mann, Epileptiker – seit dem 18. Lebensjahr). FOERSTER betont, daß die vom Dach des III. Ventrikels ausgehenden Ausstülpungen (bei Vertebraten) von vorne nach hinten als Paraphyse, Periphyse, das Parapinealorgan und das Pinealorgan entstehen. Vom Dach des Mittelhirns aus können eine Mesophyse und vom Dach des Nachhirns eine Metaphyse ihren Ausgang nehmen.

Septum pellucidum (Abb. 176)

Der mittlere Flächenwert des Septum pellucidum beträgt an unserem Untersuchungsgut 292 mm^2 ($\pm 68{,}69$), die Grenzwerte liegen bei 100 mm^2 und 730 mm^2. Form und Fläche des Septum pellucidum hängen sowohl von der Balkenform als auch vom Verlauf und der Anlagerungszone des Fornix an dessen Unterfläche ab. Liegt die Anlagerungszone im 3. Viertel des Balkens, dann besitzt das Septum pellucidum an unserem Untersuchungsgut eine mittlere Fläche von 262 mm^2, wobei die Grenzwerte bei 100 mm^2 und 730 mm^2 liegen. Bei sog. Rückverlagerung der Fornixanlagerung (im 4. Balkenviertel) beträgt der mittlere Flächenwert des Septum pellucidum 424 (300–640) mm^2. Bei Vorverlagerung der Fornixanlagerung fanden sich Mittelwerte von 168 (140–270) mm^2.

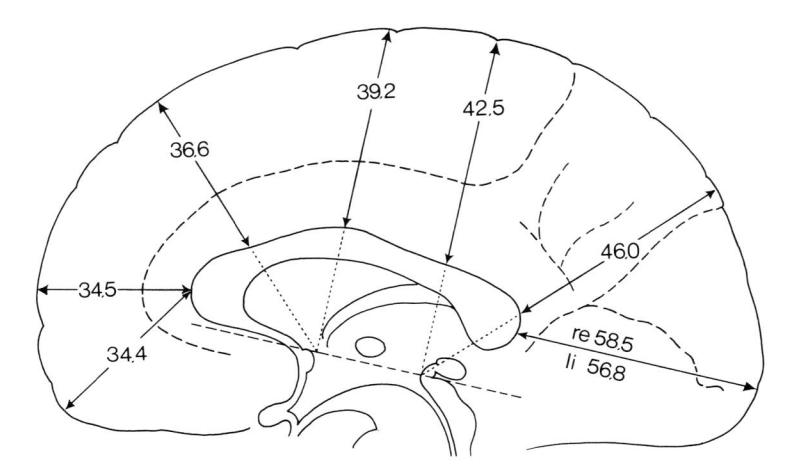

Abb. 175. Distanzen von Oberfläche des Corpus callosum bis zu verschiedenen Bezirken der Mantelkante

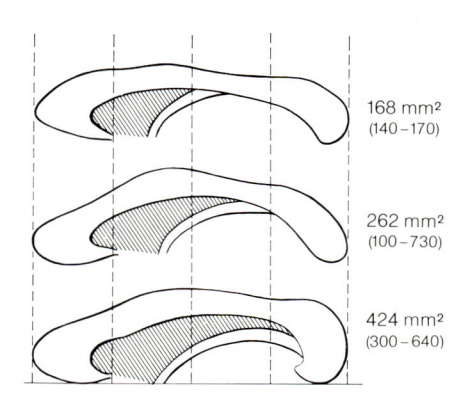

Abb. 176. Septumfläche und Fornixanlagerung (Lang u. Ederer 1980)

Fornixanlagerungszone

Das Corpus fornicis lagert sich in der Regel der unteren Balkenfläche an und geht dann in die Crura fornicis über. Anhand einer horizontalen Basislinie (am Unterrand des Rostrum und Splenium corporis callosi) als Abszisse und der vertikalen Genubegrenzungslinie rostral wurde der vordere Punkt der Fornixanlagerung an die Unterfläche des Corpus callosum ermittelt. Der Abstand Genuvorderrand und Anlagerung des Fornix beträgt an unserem Untersuchungsgut im Mittel 48,45 mm ($\pm 6,6$). Die Grenzwerte liegen bei 34 mm und 65 mm. Die Höhe des Unterrandes der Balkenkontur von der Basislinie an der Fornixanlagerung beträgt im Mittel 13,55 mm ($\pm 1,99$). Die Grenzwerte liegen bei 9 mm und 19 mm. Da das Corpus callosum eine sehr unterschiedliche Länge aufweist, wurde zusätzlich die Gesamtbalkenlänge geviertelt und die jeweiligen Fornixanlagerungen festgelegt. Dabei ergab sich, daß am häufigsten (77%) die Anlagerung des Fornix im 3. Viertel der Gesamtbalkenlänge erfolgt. Nach Sakurai (1936) liegt ein gleichartiges Verhalten bei Gehirnen von Japanern in 56,3% vor. In 19% (Sakurai 1936; 18,7%) legte sich das Corpus fornicis in 4. (hinteren) Viertel des Corpus callosum an dessen Unterrand an (Rückverlagerung), in 4% (Sakurai 1936; 25%) im 2. Viertel (Vorverlagerung) (Lang u. Ederer 1980).

Commissura fornicis

Die beiden Crura fornicis sind unter dem Balken durch eine dünne, dreieckige Faserplatte miteinander verknüpft. Ihre Fasern stammen aus der ursprünglich der medialen Hemisphärenwand angehörenden Hippocampusformation. Ein kleiner Teil der Commissura fornicis scheint die ursprüngliche Lage beibehalten zu haben und bildet unmittelbar vor dem subfornikalen Organ die Commissura subfornicalis, in welcher sich wahrscheinlich Fasern finden, welche das Septumgrau beider Seiten miteinander verbinden (Clara 1959).

Fornix, Durchschneidung

Sweet u.Mitarb. (1959) berichteten über Schädigung des Kurzzeitgedächtnisses nach Durchschneidung des Fornix. Woolsey u. Nelson (1975) u.a. konnten nach Zerstörung des Fornix keine derartigen Ausfälle nachweisen.

Commissura epithalamica (posterior)

Die hintere Kommissur ragt zwischen Recessus pinealis und vorderer Apertur des Aqueductus mesencephali in den 3. Ventrikel hinein (Abb. 177). Die Commissura epithalamica besitzt Querschnitte von durchschnittlich 3,587 mm² ($\pm 0,942$) und enthält 497404–1090270 Fasern.
Ihre Faserdurchmesser schwanken zwischen 1 und 13 µm. Sie besteht in vorderen Abschnitten aus dickeren, in hinteren aus dünneren Fasern, die außergewöhnlich frühzeitig markreif werden und wahrscheinlich die Nuclei pretectales des Zwischen- und Mittelhirns miteinander verbinden. Auch die Nuclei commissurae posteriores (6 Kerne) werden wahrscheinlich von Kommissurenfasern – wie auch der Nucleus habenulae, das Pulvinar thalami, der Nucleus Darkschewitsch und interstitialis – erreicht. Schließlich sollen noch Fasern aus dem Nucleus reticularis tegmenti sowie Pupillenfasern aus der 5. und 6. Schicht des Corpus geniculatum laterale zum Pupillenzentrum des Mittelhirns in der hinteren Kommissur verlaufen (Clara 1959).

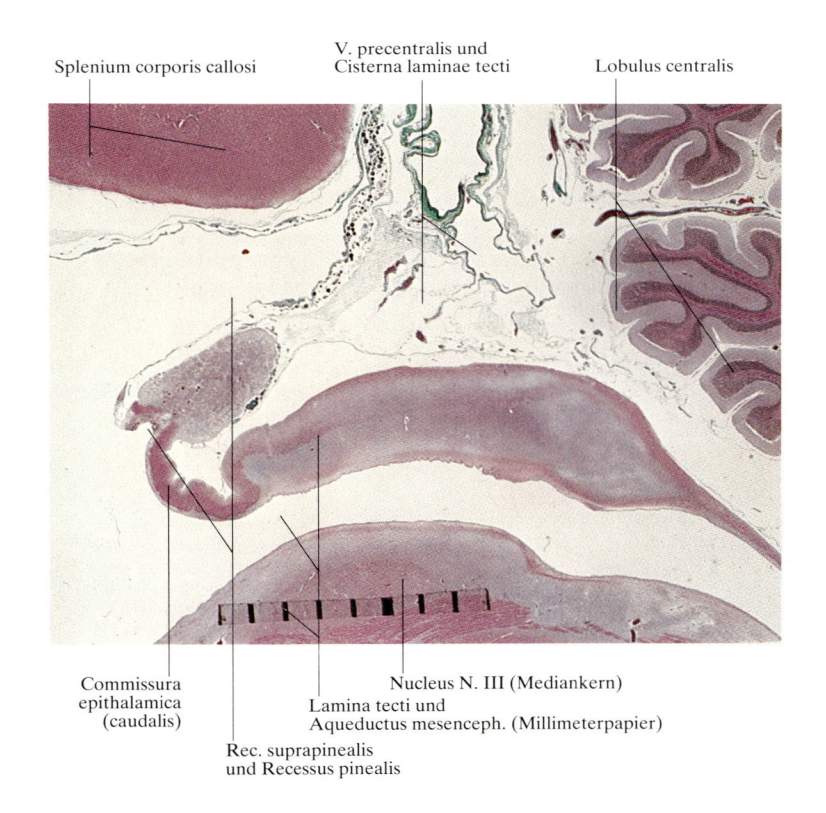

Abb. 177. Corpus pineale und Kommissuren

Commissura habenularum

Beide Striae medullares thalami stehen über die Mittellinie hinweg durch eine kurze bandartige Kommissur miteinander in Verbindung. Vom hinteren Rand gehen 2 dünne weiße Faserstränge ab, an denen das Corpus pineale hängt: Habenula.

Nach Voss (1959), der 143 Gehirne untersuchte, finden sich in 93,7% ein oder mehrere Konkrementkörperchen auf der Commissura habenularum. Diese besitzen unterschiedliche Form und Verteilung.

Commissura supra-optica suprema (Ganser)

Unmittelbar dorsal des Chiasma opticum besteht eine kleine Faserkreuzung, die aus der Nachbarschaft des Nucleus dorsalis tegmenti auszieht und zunächst im medialen Längsbündel, dann durch das Forelsche Haubenfeld II nach vorne zieht. Sie läßt sich bis in die Nähe der Columna fornicis verfolgen und erreicht unter medialen Abschnitten das Pallidum und die Capsula interna. Die Bahn soll im Stratum reticulare des Corpus geniculatum laterale enden (Fibrae tegmento-supraoptico-geniculatae). An unserem Material wurde mehrfach diese in ca. 2% vorliegende Kommissur aufgefunden, s. Abb. 54 in Band I/1 Teil B.

Commisura supra-optica inferior (Gudden)

Ventral des Chiasma kreuzen Fasern, teilweise mit Opticusfasern vermischt über die Mediane hinweg. Sie verbinden Corpora geniculata medialia und wahrscheinlich auch die Colliculi caudales miteinander.

Commissura supra-optica posterior (Meynert)

Dem Chiasma opticum ist dorsal eine Faserbahn angelagert, die wahrscheinlich aus dem Nucleus lemnisci lateralis stammt und als dünnes Bündel vom Lemniscus lateralis abzweigt, den Pedunculus cerebri umschlingt und entlang des Tractus opticus nach vorne zieht. Nach der Kreuzung ist es dem gegenseitigen Tractus opticus angeschlossen und verläuft zum Corpus geniculatum mediale sowie über das Brachium colliculi cranialis zum oberen Vierhügel. Beim Menschen sollen alle Commissurae supra-opticae (GUDDEN, MEYNERT und GANSER) gemeinsam verlaufen (Nomina Anatomica, 1972).

Commissura ansata (Hannover)

Am Vorderende des Chiasma sollen Fasern von der Lamina terminalis und aus dem Rostrum corporis callosi die Mediane überkreuzen und im Thalamus enden. Die Bahn kann ventral und dorsal des Chiasma verlaufen (KOELLIKER 1896).

Commissura tectalis anterior

Als dorsale Fortsetzung der Commissura epithalamica (caudalis) verbinden Fasern homologe Abschnitte beider Colliculi craniales, denen sich auch andere Fasern anschließen können.

Decussationes

Als Decussationes werden mediane Kreuzungszonen bezeichnet, deren Faserursprünge und Enden innerhalb verschiedener Ebenen des Zentralnervensystems liegen (siehe dort).

γ) Projektionsbahnen

Als Projektionsbahnen werden Faserverbindungen subkortikaler Kerne untereinander sowie solche subkortikaler Kerne mit dem Rindengrau bezeichnet. Sie lassen sich in *kortikoafferente* und *kortikoefferente* = kortikofugale Systeme gliedern.

Die kortikofugalen Fasern stammen wahrscheinlich aus allen Rindengebieten des Telencephalon und geben Fasern ab, welche innerhalb des Corpus callosum zur gegenseitigen Hemisphäre sowie zu subkortikalen Kernen der gleichen Seite ziehen.

Die kortikoafferenten Fasern werden fast alle im Thalamus umgeschaltet.

Kortikoafferente Projektionsfasern

Fasciculi thalamocorticales

Radiatio somatosensoria, Taststrahlung (Abb. 178). Der Thalamus als Sammelstelle aller taktilen Eindrücke aus der Peripherie entläßt in der Pars retrolenticularis der Capsula interna die Taststrahlung rindenwärts. Innerhalb der Capsula interna liegt ihr dorsaler Rand der Gratioletschen Sehstrahlung dicht an.

Ihr dorsomedialer Teil zieht dann unter der Rinde des Lobulus parietalis superior, das Gebiet des Precuneus umgreifend und nahezu rechtwinklig abknickend, zum Gyrus postcentralis. Ihr vorderer lateraler Abschnitt beschreibt einen Halbbogen um den Boden der Sylvischen Grube, ehe er in den Gyrus postcentralis einstrahlt (PFEIFER 1934).

Thalamus und Cortex cerebri sind reziprok miteinander verknüpft. Diese rückläufigen Faserverbindungen wurden neuerdings von van BUREN u. BORKE (1972) genauer analysiert. Das vordere Kerngebiet, in das der Tractus mamillothalamicus sowie Fasern des Fornix einziehen, ist mit dem Cortex des Gyrus cinguli gekoppelt. Der mediale, ventrale, anteriore und ventrale laterale Kernbereich ist mit dem Lobus frontalis verknüpft, der mediale Kern speziell mit dem orbitofrontalen und präfrontalen Kortex. Außerdem ziehen Fasern aus dem

Projektionsbahnen

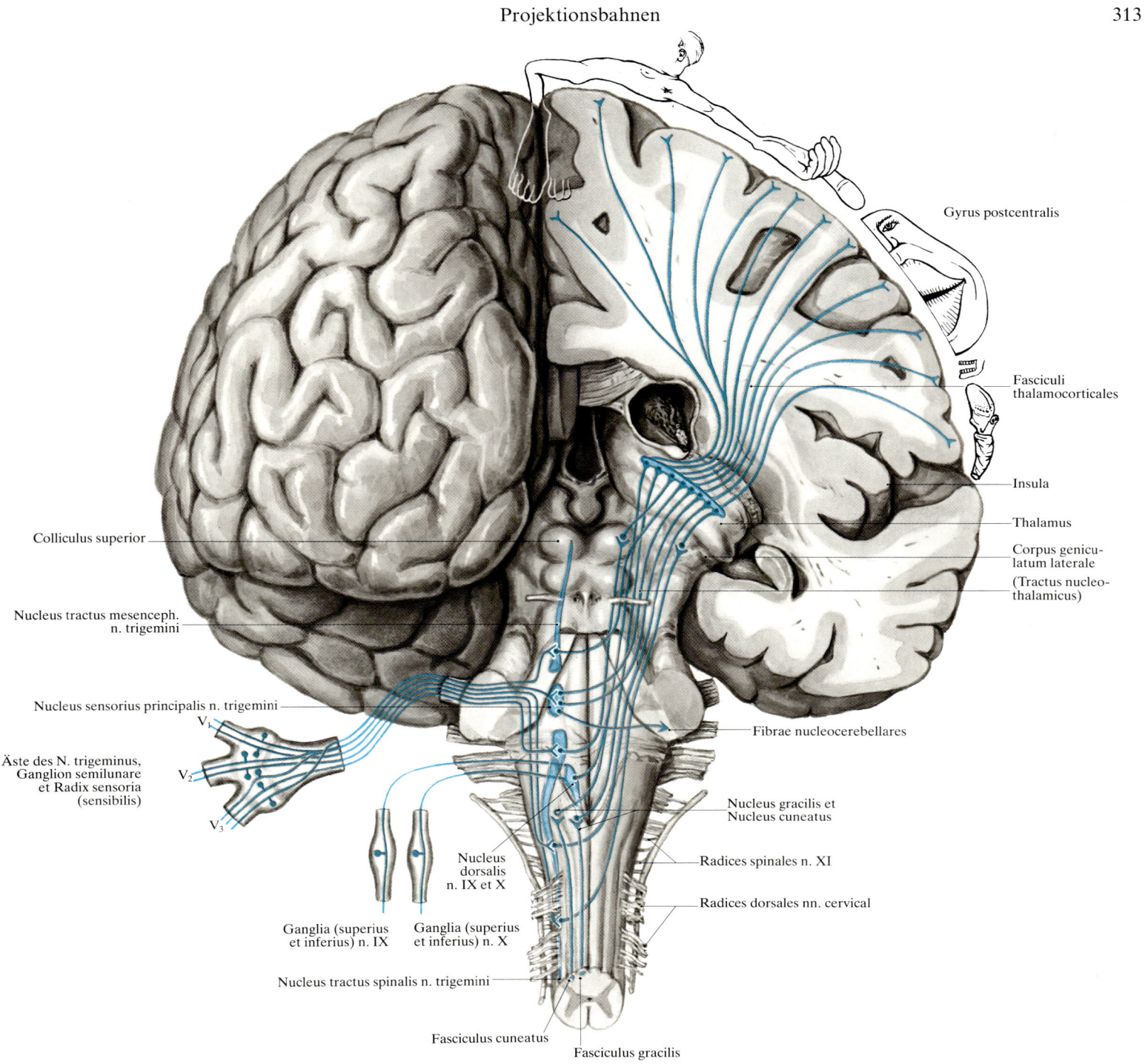

Abb. 178. Sensible, kortikoafferente Bahnen und deren Kerne (Rückenmark, schräg abgeschnitten) – Tractus projectionis
Vereinfachtes Schema

Corpus amygdaloideum und dem Hypothalamus über den Pedunculus thalami inferior in diesen Kernabschnitt ein.
Der ventrale anteriore Kern des Thalamus ist mit der Area 6 des Lobus frontalis, der ventrale laterale Kern mit der Area 4 gekoppelt. Alle Regionen beider Kerngebiete erhalten Fasern vom Cerebellum und pallidothalamische sowie hypothalamische Fasern, die zu lateralen und medialen Unterteilungen des ventralen lateralen und ventralen anterioren Kerngebietes verlaufen. Außerdem ziehen Bahnen zu medialen und intralaminären Kernen vom Nucleus ventralis anterior (= anteroventralis nach neuer Nomenklatur). Die Nuclei ventrales posteriores sind in rückläufiger Weise mit dem Gyrus postcentralis verbunden. Fasern des Nucleus ventralis ziehen zwischen den Nuclei ventralis lateralis und ventralis posterior und enden in Area 3, am hinteren Abhang des Sulcus centralis. Die Hauptfasergruppe des Nucleus ventralis posterior verläuft zu Area 1 und 2, an der Konvexität des Gyrus postcentralis. Der Lemniscus medialis und der Trac-

tus spinothalamicus enden in den Nuclei ventrales posteriores, Geschmacksfasern in der medialen parvozellulären Gruppe dieses Nucleus (=posteromedialis nach neuer Nomenklatur). Die Fasern sollen nach Umschaltung zum Operculum parietale zur Insel ziehen.

Eine unterschiedliche Organisation der thalamokortikalen Projektion in rostrokaudaler Richtung wurde neuerdings von KIEVIT u. KUYPERS (1977) als Säulenformation beschrieben. Jede Säule ist demnach mit einem speziellen Streifen des Cortex cerebri verknüpft und enthält – in schräger Richtung zur Lamina medullaris interna ziehend – Fasern verschiedener Thalamuskerne. Die medial gelagerten Säulen, welche Fasern aus medialen Teilen des ventralen anterioren und ventralen lateralen Kerngebietes, des medialen Kerns sowie Teile der intralaminären Kerne und möglicherweise Abschnitte des medialen Pulvinar enthalten, projizieren zu orbitofrontalen und präfrontalen Kortexgebieten, mehr lateral plazierte Säulen zu mehr dorsal gelegenen, transversalen Streifen des Lobus frontalis sowie der Gyri centrales.

Die laterale Kerngruppe ist demnach verknüpft mit parietalen, okzipitalen und temporalen, assoziativen Kortexgebieten, mit Ausnahme des lateralen, dorsalen Kerngebietes, das sich in seinen Projektionen wie der Nucleus anterior thalami verhält. Besonders weit verzweigt ist die Projektionsbahn des lateralen, hinteren Kerngebietes mit dem Cortex cerebri des unteren Parietallappens. Experimentelle Untersuchungen der thalamokortikalen Projektion zu diesem Lappen beim Affen zeigten, daß auch andere Kerngebiete hieran beteiligt sind.

Verbindungen mit dem Operculum temporale (Gyri transversi, Area 41 und 42) gehen von ventralen Abschnitten des Corpus geniculatum mediale ab. Aus der dorsalen, magnozellulären Zone dieses Kerngebietes stammende Fasern ähneln in ihrem Verlauf denen der lateralen Thalamuskerne. (Die Verbindung des Corpus geniculatum laterale mit dem Sehrindengebiet [Area 17] im Bereich des Sulcus calcarinus s.S. 315.)

Die intralaminären Thalamuskerne sind mit dem Cortex cerebri sowie mit dem Striatum verknüpft. Die Projektionsbahn zum Cortex ist weit verzweigt und diffus.

Mediale kortikothalamische und thalamokortikale Faserzüge der Capsula interna gliedern sich von der Corona radiata ab und ziehen in den Thalamus im Bereich seines rostralen und kaudalen Pols und entlang seiner dorsalen Fläche als 4 nur undeutlich voneinander abgrenzbare Fasergruppen ein: Pedunculi thalami. Der Pedunculus thalami anterior (Radiationes thalamicae anteriores) zweigt vom Crus anterius capsulae internae ab und bildet eine rückläufige Verbindung zwischen präfrontalen und orbitofrontalen Teilen des Cortex cerebri und dem Gyrus cinguli. Die Radiationes thalamicae centrales (Pedunculi thalami superior et posterior) gehen divergierend vom Crus posterius capsulae internae ab und bilden ebenfalls eine rückläufige Verbindung zwischen Thalamus und Cortexabschnitten des Lobus parietalis, occipitalis et temporalis (Radiationes thalamicae posteriores). Der Pedunculus thalami caudalis tritt am ventromedialen Umfang in den Thalamus ein, medial des Crus posterius

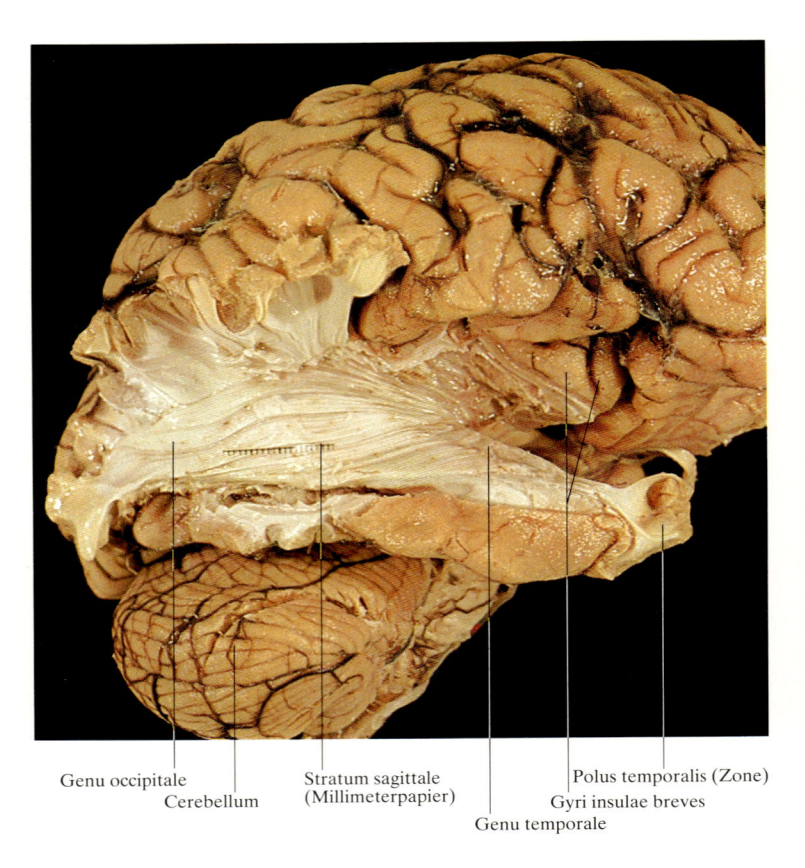

Abb. 179. Radiatio optica

Genu occipitale | Stratum sagittale | Polus temporalis (Zone)
Cerebellum | (Millimeterpapier) | Gyri insulae breves
Genu temporale

capsulae internae. Er enthält Fasern, die den Thalamus mit orbitofrontalen Insel- und Rindengebieten sowie basalen, prosencephalen Abschnitten verbinden.

Amygdalothalamische Fasern ziehen aus ventralen Arealen in den unteren Thalamusstiel ein.

Radiatio optica, Sehstrahlung (Abb. 179)

Ursprung. Corpus geniculatum laterale. Vorweg sei betont, daß innerhalb des Corpus geniculatum laterale die Zellen für das zentrale Gesichtsfeld im oberen, jene für das periphere im unteren Bereich liegen. Der obere Quadrant ist mehr lateral, der untere mehr medial und der horizontale Meridian annähernd vertikal repräsentiert. Im Gebiet des Ventrikeldreiecks und weiter dorsal verlaufen die Fasern für das zentrale Sehen im Mittelabschnitt der Radiatio, jene für das periphere Gesichtsfeld zunächst an der medialen Fläche der Radiatio optica, dann am oberen und unteren Randgebiet. Dadurch verdünnt sich die Mittelzone der Radiatio. Die Fasern des peripheren Gesichtsfeldes erreichen auf diesem Wege vordere, jene des zentralen hintere Abschnitte der Area striata.

Verlauf. Die vom Corpus geniculatum ausstrahlenden Lamellen ziehen zunächst fächerförmig auseinander. Ihre basalen Fasern beschreiben entlang der vorderen Kommissur des Hippocampus im Markraum des Schläfenlappens eine knie-

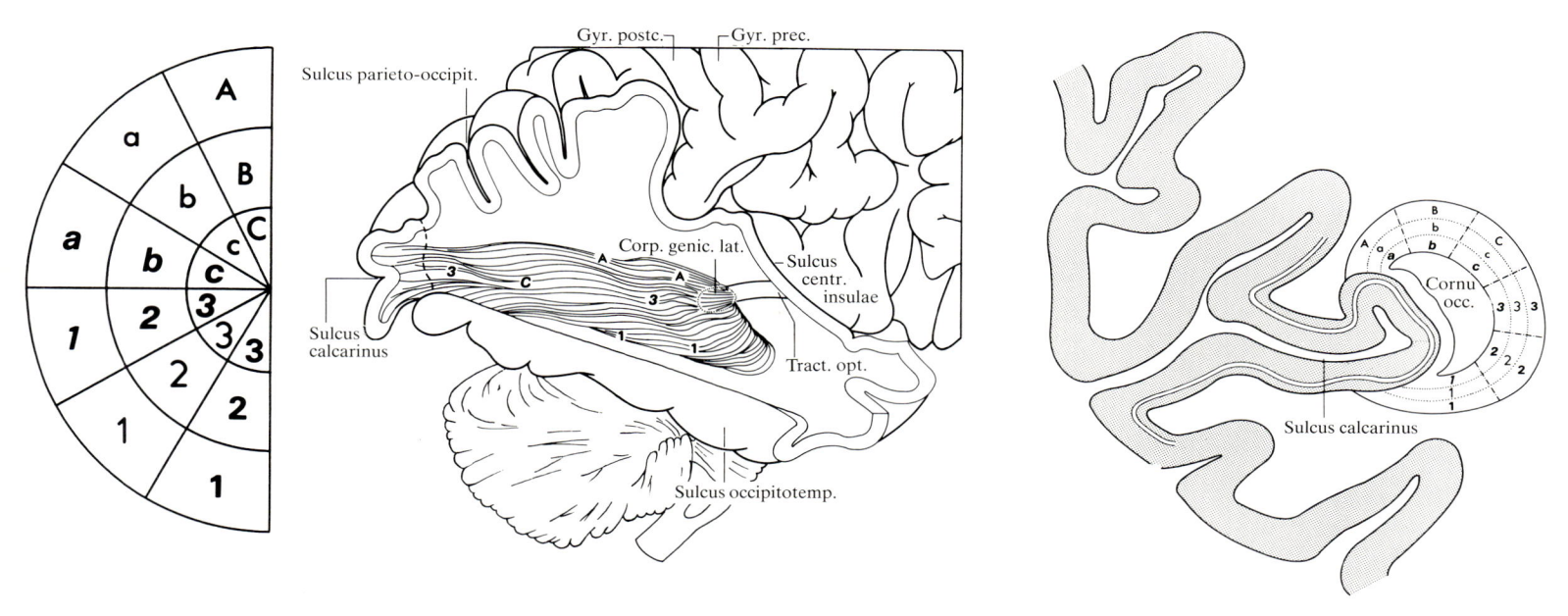

Abb. 180. Radiatio optica, Lokalisation der Fasern
(nach Spalding 1952) Links Netzhautareal, rechts Faserverlauf
(aus Lang 1983)

Abb. 181. Radiatio optica, 4 cm rostral des Polus occipitalis
Ansicht von dorsal (aus Lang 1983) (Faseranordnung)

förmige Biegung: *Genu temporale* – Meyersche Schleife. Ihre dorsalen Fasern steigen erst dorsalwärts an und vereinigen sich dann mit der basalen Faserschicht zum Stratum sagittale, welches gemeinsam mit anderen Fasern die Seitenwand des Unter- und Hinterhorns des Ventriculus lateralis bedeckt.

Im Bereich des Sulcus calcarinus erfolgt eine neue Knickung: *Genu occipitale*. Die Fasern ziehen hier unterschiedlich scharf medialwärts umbiegend in geschlängeltem Verlauf zur oberen und unteren Kalkarinalippe.

Aus der Area striata ziehen auch kortikofugale Fasern in der Sehstrahlung zum Pulvinar thalami, zum Corpus geniculatum laterale, zum Colliculus cranialis und zum Pons. In diesem Projektionsfasergebiet sind die Biegungen weniger stark ausgeprägt als an kortikopetalen Fasern der Sehleitung (Abb. 180, 181 und 198).

Von der unteren Hälfte der Area 17 beider Seiten sowie der lateralen Hemisphärenflächen ziehen Faserbündel in die benachbarten Abschnitte der Area 18. Aus ventralen Abschnitten der Area 18 verlaufen Fasern zu oberen Abschnitten der Area 19. Verbindungen zwischen Area 17 und 18, 19 sowie zwischen 18 und 19 erscheinen durch Ergebnisse von Bonin u. Mitarb. (1941) u.a. überzeugend dargestellt zu sein. Nach Crosby u. Henderson (1948), die auch Lockard (zit. nach Crosby u. Henderson) bestätigt, gehen von der oberen Hälfte der Area 17 sowie der lateralen Hemisphärenfläche Fasern zu benachbarten Regionen der Area 18 und von hier zu mehr unteren Abschnitten der Area 19 ab. Zwischen oberen und unteren Zonen der Area 19 liegt ein sog. intermediäres Feld, das über die Area 18 mit intermediären Teilen der Area 17 verknüpft ist. McCulloch (1944) konnte bei Affen nachweisen, daß aus dem Lobus frontalis, vorwiegend aus Area 8, welche mit willkürlichen Augenbewegungen in Verbindung gebracht wird, Impulse zu Area 18 derselben Seite verlaufen. Da nun Area 18 mit Area 19 verknüpft ist, scheinen die willkürlichen Augenbewegungen vorzüglich über die Areae 18 und 19 in die automatischen Augenbewegungen eingeschaltet zu sein.

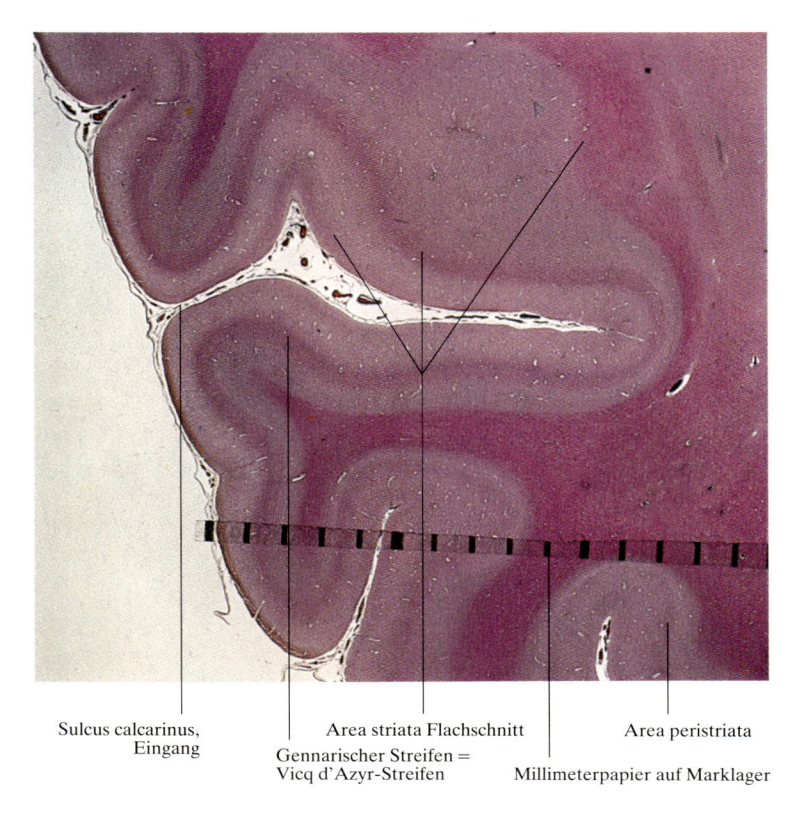

Abb. 182. Area striata an Frontalschnitt, Versilberungstechnik

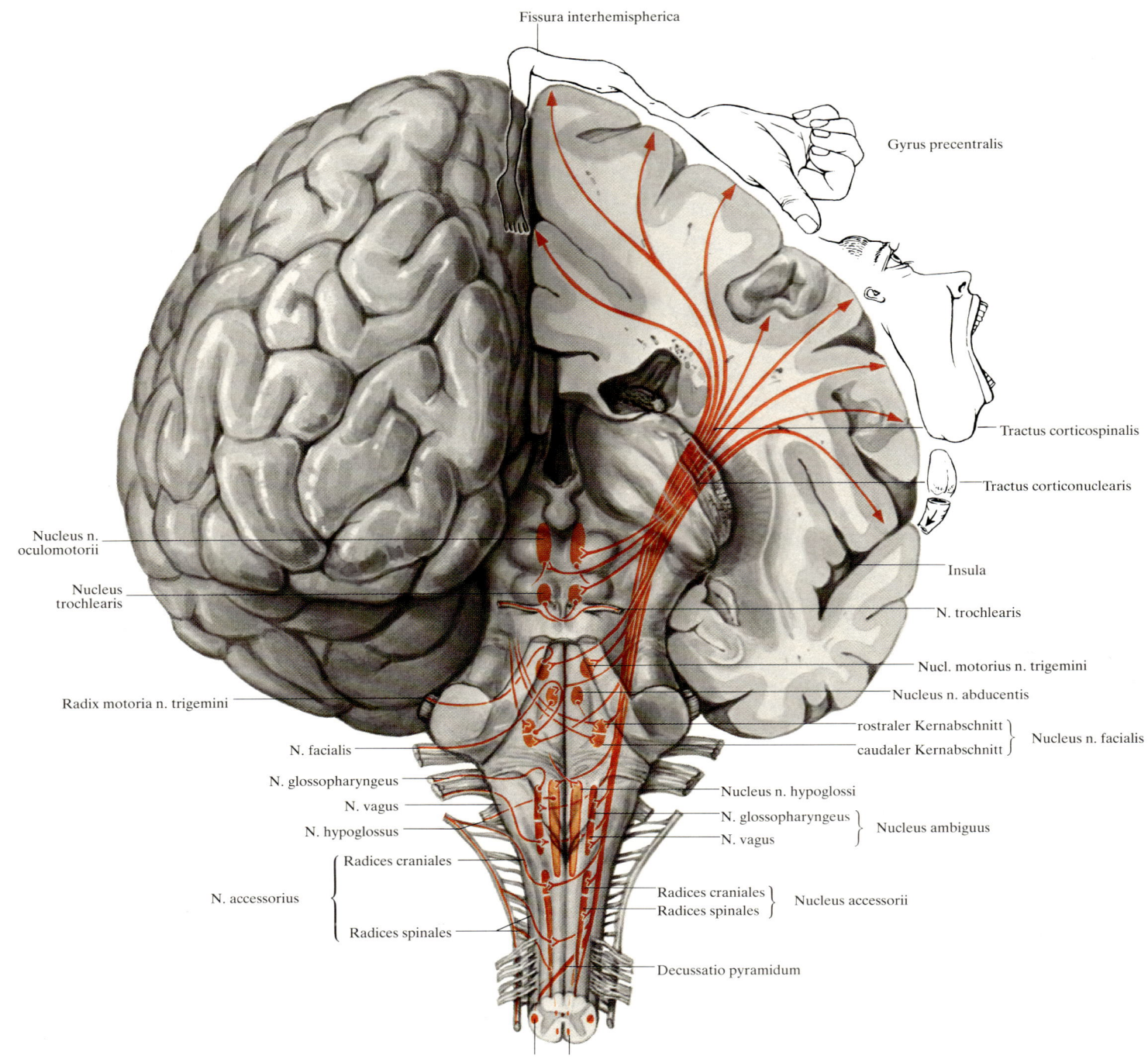

Abb. 183. Kortikoefferente Bahnen und motorische Hirnnervenkerne – Tractus projectionis corticofugalis

Radiatio acustica, die Hörstrahlung
(s. auch Abb. 277 u. 278, S. 490ff.)

Ursprung. Corpus geniculatum mediale und andere Kerngebiete.

Verlauf. Ein dünner Faserverband zieht, sich allmählich verbreiternd, über das Corpus geniculatum laterale hinweg durch die Pars retrolenticularis capsulae internae. Die dorsalen Fasern grenzen an die Tast-, die rostralen an die Sehstrahlung. Die Herkunft von etwa 40% markarmer bzw. markloser Fasern ist unbekannt.

Nach Austritt aus der Capsula interna biegen die dorsalen Lamellen in scharfem Bogen um den Winkel zwischen oberer und unterer Inselfurche herum und strahlen in den mittleren Abschnitt der vorderen Heschlschen Querwindung (= Area 41) ein. Die rostralen Lamellen ziehen wie die eng benachbarten Sehfasern nach vorne, unten und außen, umkreisen den Sulcus inferior insulae von unten her und strahlen dann senkrecht zum äußeren Abschnitt der Area acustica = Planum temporale (Areae 41 und 42) ein (Repräsentationsfelder s. Abb. 278, S. 491). In der Radiatio acustica verlaufen auch kortikofugale Fasern zum Thalamus, zum Pallidum, zur Substantia nigra sowie zu den Nuclei pontis.

Kortikoefferente Bahnen

Tractus corticospinalis (Pyramidenbahn) (Abb. 183)

Ursprung. Area 4 im Gyrus precentralis sowie in den Areae 1, 2 und 3 des Gyrus postcentralis und Area 5 des Lobulus parietalis superior, weniger Fasern auch aus Areae 6, 8 und 44 im Bereich der Area premotorica.

Viele der von der Area 6 herstammenden Fasern ziehen unmittelbar unter dem Cortex in Richtung Gyrus precentralis und von dort aus gemeinsam mit dessen Fasern zum Rückenmark abwärts. Sie enden größtenteils in der Umgebung der Zellen an der Basis des kontralateralen Hinterhorns. Eine kleinere Fasergruppe verläuft ipsilateral in dieses Gebiet. Weniger zahlreiche Endigungen der Fasern kommen in dorsalen Abschnitten des Vorderhorns beider Seiten vor (HOFF 1935).

In der Pyramidenbahn verlaufen ca. 1 000 000 Fasern, von denen 90% 1–2 µm, die restlichen 10% 3–20 µm dick sind. Etwa 50% der dünnen Fasern (bis zu 5 µm) degenerieren, wenn die Area precentralis entfernt wird. Auch die dickeren Fasern verschwinden fast vollständig. Sämtliche Fasern über 5 µm Dicke und die Hälfte der dünneren stammen demnach aus der Area 4, nur ein Zehntel dieser Faserzahl aber aus Betzschen Riesenpyramidenzellen. Die Zahl der Riesenpyramidenzellen beträgt nach CAMPBELL (1905) an jeder Hemisphäre beim Menschen ca. 25 000. Nach Graf v. KEYSERLINGK u. SCHRAMM (1981) existiert im Tractus corticospinalis keine Proportionalität zwischen Axondicke und Myelinscheidendicke. Im kranialen Pons gibt es z.B. dicke Axone mit dünnen Myelinscheiden.

HÄGGQVIST (1937) stellte fest, daß bei Entfernen des Fußabschnittes des Gyrus precentralis (Affen) die dicken Fasern, bei Ablation der Armregion die mitteldicken und bei Entfernung des Gesichtsgebietes des Gyrus precentralis die dünneren Fasern im Pyramidenbereich fehlen. LASSEK u. RASMUSSEN (1939) untersuchten unmittelbar rostral der Dekussation die Pyramiden (2 Negerinnen und 1 Neger). Sie geben an, daß der Durchmesser des Achsenzylinders einer myelinisierten Faser etwa $1/3$ des gesamten Durchmessers ausmacht und stellen fest, daß im menschlichen Pyramidengebiet die dünnen Fasern überwiegen. Lediglich 4% besitzen Durchmesser von mehr als 20 µm, die weitaus größte Anzahl zwischen 1 und 5 µm. Die dickeren Fasern liegen nicht konzentriert in einer Region des Faserstranges vor, sondern im ganzen Strang verteilt, ebenso wie die dünnen Fasern. Der Querschnitt einer Pyramide beträgt nach ihren Befunden (bei jungen Menschen von 22–26 Jahren) im Mittel 11,43 (10,91– 11,71) mm², die Gesamtfaserzahl 1 100 998 und die Faserzahl pro mm² im Mittel 96 521 (90 464–105 053). Danach liegen in einem Gehirn über zwei Millionen Pyramidenfasern vor, etwa viermal so viele wie WEIL u. LASSEK (1929) angenommen hatten. Der Unterschied kommt nach Meinung der Forscher dadurch zustande, daß die verwendete Färbung es erlaubt, auch dünnere Fasern mitzuzählen. Eine Million Fasern innerhalb eines Tractus pyramidalis erscheint nicht zu groß, da innerhalb des N. opticus 1 200 000 myelinisierte Fasern von AREY u. BICKEL (1935) ausgezählt worden sind und der Querschnitt des N. opticus etwa gleichdick wie der einer Pyramide ist. Die Verfasser weisen weiter darauf hin, daß die kleinkalibrigen Fasern innerhalb menschlicher Pyramiden überwiegen und wohl auch von Zellen kleinerer Größe herstammen.

JANE u. Mitarb. (1967) untersuchten das Gehirn einer Patientin, der vor längerer Zeit (wegen unwillkürlicher Bewegungen des linken Arms und der Schulter, u.a.) der rechte Gyrus precentralis und der Lobulus paracentralis im Verlauf von Operationen entfernt worden waren. An der linken Pyramide fand sich ein Durchmesser von 8,8 mm, mit 1 300 000 Axonen. Die rechte besaß einen Querschnitt von 5,45 mm² und enthielt 522 000 Axone (40% der linken). Insbesondere fehlten die dickeren Nervenfasern. Demnach gehen maximal 60% der Nervenfasern des Tractus corticospinalis vom Gyrus precentralis aus. Die Autoren betonen, daß möglicherweise einige Axone bei einer vorhergehenden Erkrankung ausgefallen waren. Die Befunde stehen im Gegensatz zu den bei Affen erhobenen Ergebnissen (RUSSEL u. DE MYER 1961), bei denen 31% der Fasern des Tractus corticospinalis vom Gyrus precentralis ausgehen. Sie betonen weiterhin, daß bei einem kongenitalen Defekt des Gyrus precentralis in einem Fall der Tractus corticospinalis vollständig fehlte. Wir weisen darauf hin, daß Fasern aus benachbarten Rindengebieten sich rasch dem Tractus corticospinalis anschließen und bei der Entfernung, des Gyrus precentralis mit durchschnitten werden können!

Betont sei, daß nach ZÜLCH (1975) möglicherweise ein Tractus parapyramidalis besteht.

Motorischer Cortex, retrograde Degeneration.

Von Pyramidenzellen der motorischen Rinde zwischen Sulcus centralis und Sulcus arcuatus bei Affen ziehen kortikoefferente Fasern im Tractus corticospinalis zum Striatum, Thalamus, Subthalamus, Hirnstamm, Nucleus ruber und zur Formatio reticularis. Die Pyramidenzellen besitzen ein ungewöhnlich starkes Netz von Kollateralen, die sich nach Axotomie nicht neu bilden. Kortikospinale Pyramidenzellen sind vermutlich größer als jene, deren Ausbreitungsgebiet innerhalb des Hirnstammes liegt. Entsprechend ließen sich bei Durchschneidungen des Tractus corticospinalis in der Medulla oblongata mehr untergegangene große Pyramidenzellen als kleine nachweisen (PERNET, HEPP-REYMONG 1975).

Capsula interna

Somatotopische Gliederung. Nach DEJERINE (1901) sowie nach BEEVOR u. HORSLEY (1890) wird der hintere Schenkel der Capsula interna in 4 gleichgroße Abschnitte zerteilt. Im vordersten Viertel verlaufen Fasern vom Cortex zu motorischen Kernen für Gesichts-, Zungen- und Armmuskeln, im 2. Viertel solche zur unteren Extremität.

Nach MELLUS (1908), der Durchschneidungsversuche des Cortex cerebri – Lobus frontalis bei Affen durchführte und anschließend die degenerierenden Fasern histologisch untersuchte, verlaufen die kortikofugalen Fasern der sog. Area facialis stets im hinteren Segment der Capsula interna. Er wendet sich damit gegen die Meinung von DEJERINE (1901).

Auch HIRAYAMA u. Mitarb. (1962) sind der Ansicht, daß der Tractus hauptsächlich im 3. Viertel des Crus posterius capsulae internae und dann in korrespondierenden Regionen der Basis pedunculi verläuft. Die Befunde stehen im Widerspruch zu denen von DEJERINE. GUIOT u. Mitarb. (1959) führten während stereotaktischer Operationen die Nadel durch das mittlere Drittel des hinteren Schenkels der Capsula interna nach dorsal und stimulierten elektrisch. Sie sahen Bewegungen im Bereich der unteren und oberen Extremität sowie der Gesichtsregion. Die Befunde stimmen mit jenen von BEEVOR und HORSLEY, welche an Affen erhoben wurden, überein (Abb. 184).

BERTRAND u. Mitarb. (1965) führten elektrische Stimulationen im Bereich der Capsula interna bei 22 Patienten durch. Die Stimulation erfolgte in der Regel von einem Punkt 15 mm paramedian und 5 mm oberhalb der Verbindung zwischen den vorderen zwei Dritteln und dem hinteren Drittel der Interkommissurallinie nach vorne unten lateral und nach dorsal. Es erfolgten im Bereich der Extremitäten die Reizantworten in der Regel kontralateral, gelegentlich ipsilateral, in der Gesichtsregion stets kontralateral (mit Ausnahme eines Falles, der nicht in die Untersuchung einbezogen wurde und bei dem nur ipsilaterale Kontraktion des M. orbicularis oculi nachweisbar war). Die Reizantworten der Rumpfmuskulatur erfolgten ebenfalls kontralateral. Impulse konnten ausgelöst werden von einer Ebene 4 mm oberhalb der Interkommissurallinie bis zu einer Ebene 3 mm unterhalb der Interkommissurallinie. Überraschenderweise fanden sich nur wenige motorische Reizantworten rostral der Mitte der Interkommissurallinie. Von der vorderen Hälfte des Crus posterius capsulae internae ließen sich keine motorischen Impulse auslösen. Den Befunden der Autoren zufolge verlaufen die Fasern des Tractus corticonuclearis (für Gesicht und Zunge) deutlich hinter der Mitte der Interkommissuralebene im Gebiet der Capsula interna, das medial der Pars lateralis des Globus pallidus liegt. Das Gebiet des Tractus corticospinalis für den Arm überlappt in vorderen Bezirken dasjenige des Tractus corticonuclearis, in hinteren das des Tractus corticospinalis für die untere Extremität. Bewegungen der Halsmuskulatur konnten von Gebieten etwas vor denen für die untere Extremität ausgelöst werden. Die Befunde früherer Forscher (GUIOT u. Mitarb. 1958; GILLINGHAM 1962 u.a.) wurden damit bestätigt.

Insgesamt stellt sich im hinteren Anteil des Crus posterius capsulae internae ein kompaktes Bündel dar, das aus dem Tractus corticonuclearis und dem Tractus corticospinalis besteht, wobei eine erhebliche Überlappung der Fasern vorliegt. Dieses Bündel nimmt fast oder vollständig die gesamte Breite des hinteren Schenkels der Capsula interna ein. An den Unterrändern von Thalamus und Nucleus caudatus innen und Nucleus lentiformis außen sammeln sich die Fasern und nehmen im Pedunculus cerebri dessen mittleres Querschnittsdrittel ein.

Schädigung der Capsula interna. Da die Fasern der Fibrae corticospinales im Bereich der inneren Kapsel eng beieinanderliegen, führen hier bereits kleine Krankheitsherde zu einer Schädigung zahlreicher Fasern und damit zu einer kontralateralen Hemiplegie, einschließlich Mundfazialis- und Hypoglossusparese. Letztere klingt wegen der bilateralen Innervation der Hypoglossuskerne bald wieder ab. Die enge Lagebeziehung der aufsteigenden sensiblen Fasern und der Gratioletschen Sehstrahlung am Ende des hinteren Schenkels der inneren Kapsel führt häufig zur Mitschädigung dieser Strukturen und damit zu einer Hemihypästhesie, Hemihypalgesie und Hemianopsie. Eine Mitschädigung der Stammganglien kann Hyperkinesen zur Folge haben. Bei Erwachsenen wurden häufiger hemichoreatische und bei Kindern hemiathetotische Bewegungsstörungen beobachtet. Im übrigen entspricht das Lähmungsbild dem bei Pyramidenbahnläsionen. Nach MEYER u. HERNDON (1962) besteht in der Mehrzahl der Fälle nach kapsulärer Hemiplegie zunächst für 1–4 Wochen eine schlaffe, anschließend eine spastische kontralaterale Hemiplegie. Bei Läsionen der Pyramiden im Bereich der Medulla oblongata liegt zunächst ebenfalls in der Regel eine schlaffe, anschließend eine spastische Lähmung der Extremitäten vor.

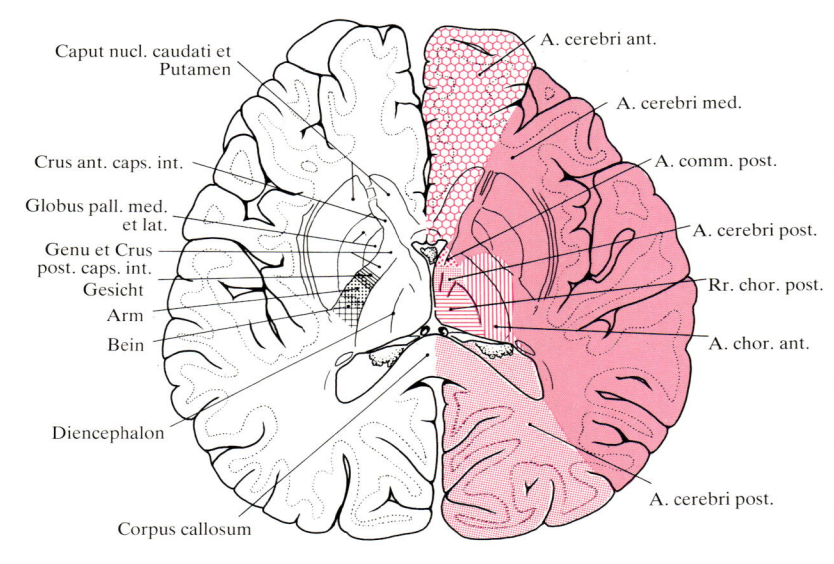

Abb. 184. Cerebrum, Faserlokalisation und Durchblutung. Transversalschnitt (aus LANG 1981)

Pedunculus cerebri

Somatotopisch gegliedert liegen im Pedunculus Fasern für die untere Extremität außen, für den Rumpf in der Mitte und für die Arme mehr basal.

Die Fasern für die Hirnnervenkerne ziehen medial der Armfasern, überlappen diese jedoch. Die Fasern für die obere Extremität ihrerseits überlappen die Fasern für die untere und liegen medial der Beinfasern.

Die parietopontinen und parietospinalen Fasern sind dünner als die frontospinalen.

Pons

Somatotopische Gliederung von Tractus. Innerhalb des Pons ziehen die Fasern von den somatosensiblen Rindenfeldern 1 und 2 in lateralen, weniger zahlreich in anderen Pyramidenbündeln. Die sensiblen Fasern der Gesichtsregion verlaufen gehäuft in medialen, die für die untere Extremität größtenteils seitlich der motorischen Fasern für die obere Extremität. Im untersten Brückenbereich läßt sich eine somatotopische Gliederung nicht durchführen (mit Ausnahme des Pyramidenzuges).

In einem Fall verlief ein kleiner Teil der Pyramidenbahn zunächst am ventromedialen Umfang des Tractus corticospinalis im Mittelhirn, kreuzte die Mittellinie, zog im gegenseitigen Pedunculus cerebellaris medius zum Kleinhirn, wo er sich bis in die Region des Nucleus dentatus verfolgen ließ (BARNARD u. WOOLSEY 1956). Diese Befunde stimmen mit Ergebnissen von HINES (1943) überein, der eine direkte kortikozerebellare Verbindung bei Versuchstieren feststellen konnte.

Faserdicke und Degeneration. Nach HIRAYAMA u.Mitarb. (1962) sind die Fasern des Tractus corticospinalis für die untere Extremität die dicksten und jene, die bei amyotropher Lateralsklerose am frühesten degenerieren. Fasern für die obere Extremität sind dünner und degenerieren innerhalb der Capsula interna und der Basis pedunculi langsamer.

Decussatio pyramidum

Am Unterrand des Pons rücken die Fasern erneut zusammen und bilden an der ventralen Seite der Medulla oblongata die längliche Vorwölbung der Pyramis.

Innerhalb einer Pyramide sind 1 100 000–1 300 000 Fasern gezählt worden, davon 688 100 markhaltige. Von diesen sind 89,57% zwischen 1 µm und 4 µm, 8,7% zwischen 5 µm und 10 µm und 1,73% zwischen 11 µm und 20 µm dick (LASSEK 1942).

In der kaudalwärts liegenden Decussatio pyramidum kreuzen etwa 80–90% der Fasermasse (nach HINES 1944) ventral des Zentralkanals in den gegenseitigen Funiculus lateralis als Tractus corticospinalis lateralis über und ziehen im Rückenmark abwärts. Einige Faserbündel (Fibrae homolaterales) verlassen die Pyramide am lateralen Rand, überkreuzen die seitliche Oberfläche der Oliva inferior und verlaufen im triangulären Feld von MONAKOFF im ipsilateralen Seitenstrang und als Tractus corticospinalis ventralis im Funiculus ventralis des Rückenmarks, unmittelbar neben der Fissura mediana ventralis, bis ins mittlere Thorakalmark abwärts.

Nach den Versuchen bei Affen läßt sich nicht feststellen, welche Fasergruppen in oberen, mittleren oder unteren Abschnitten der Decussatio auf die Gegenseite kreuzen. An anderen Versuchstieren zeigte sich, daß wenige Fasern des Tractus corticospinalis ventralis in bestimmten Ebenen, innerhalb der Commissura alba ventralis, auf die Gegenseite überkreuzen. Der Gedanke, daß es sich um eine kaudal verlagerte Decussatio handelt, liegt nahe.

Bei Affen besteht ein gut entwickelter Tractus corticospinalis lateralis, der nicht vorher gekreuzt ist.

Ärztliche Bedeutung

Hemiplegia cruciata. Bei einer Läsion der lateralen Teile der Decussatio pyramidum kann eine Lähmung des Armes der einen mit einer Lähmung des Beines der anderen Seite kombiniert sein, wenn die Armfasern bereits nach, die Fasern für das kontralaterale Bein dagegen vor ihrer Kreuzung unterbrochen wurden.

Faserendigung. Die Fasern des Tractus corticospinalis (Pyramidenbahn) enden an Zwischenneuronen der Substantia intermedia des Rückenmarks. Diese Nervenzellen erhalten auch Impulse von efferenten Wurzelfasern bzw. deren Kollateralen.

Ihre Neuriten erreichen die motorischen Vorderhornzellen der Columna ventralis. Nur 10% der Fasern sollen unmittelbar an motorischen Wurzelzellen Synapsen ausbilden.

Somatotopische Gliederung

Im Tractus corticospinalis lateralis sind die Fasern für einzelne Skeletmuskeln lamellenartig übereinandergeschichtet. Im Halsmark liegen die Beinfasern außen, die Rumpffasern in der Mitte und die Armfasern innen. Somit ziehen Faserteile für kranialer gelegene Muskeln jeweils innen, die für kaudalere außen im Funiculus lateralis. Die Fasern treten jeweils an die oberen Pole der Muskelkernsäulen heran.

Vermischung mit dem Tr. spinocerebellaris dorsalis

Schon SHERRINGTON (1889) wies darauf hin, daß innerhalb des Tractus spinocerebellaris dorsalis kortikospinale Fasern (bei Affen) verlaufen. Ab dem ersten Zervikalsegment läßt sich diese Infiltration des Tractus spinocerebellaris dorsalis nachweisen, wenn auch die eingelagerte Faseranzahl von Tier zu Tier schwankt. Bei jedem Tier zeigt sich jedoch, daß in dieser Ebene eine Dichotomie der Fasern des Tractus corticospinalis lateralis beginnt und sich eine definierbare Lamina superficialis kortikospinaler Fasern, unmittelbar unter der Pia, undeutlich von der orthodox verlaufenden Bahn

getrennt, erkennen läßt. Dazwischen ziehen Fasern des Tractus spinocerebellaris dorsalis (BARNARD u. WOOLSEY 1956).
In Höhe von C_3 und C_4 ist dieser Tractus corticospinalis lateralis superficialis maximal entwickelt. Bei C_6 und C_7 ist diese Außenschicht weniger deutlich vom Hauptzug geschieden, weil der Tractus spinocerebellaris dorsalis insgesamt kleiner ist.
Bei T_3 und T_4 fanden sich in einem Fall oberflächliche Pyramidenfasern, im anderen nicht. Bemerkenswert ist, daß sich bei Affen der Tractus corticospinalis lateralis in Thorakalsegmenten weit nach medial, bis ventral der Ebene des Canalis centralis, ausdehnt.

Markreifung

Nach HUMPHREY (1960) entwickelt sich die Decussatio pyramidum bei Embryonen der 16.–17. Gestationswoche.
Die Markreifung des Tractus corticospinalis beginnt kurz vor der Geburt, schreitet dann rasch fort und hält bis zum 4. Lebensjahr an. Das Neugeborene kann auch deshalb keine zielgerichteten Bewegungen durchführen.
Der Durchmesser der dicksten Fasern beim Neonatus betrug 1 µm, bei 4 Monate alten Kindern 3 µm, bei 8 Monate alten 4 µm, bei 18 Monate alten 5 µm, bei 2jährigen 7 µm, bei 3jährigen 9 µm, bei 4jährigen 10 µm und bei 7jährigen 12 µm (LASSEK 1942).

Variationen

1. In der phylo- und ontogenetisch jungen Pyramidenbahn kreuzen individuell unterschiedlich viele Fasern auf die Gegenseite in den Tractus corticospinalis lateralis über. Gelegentlich findet innerhalb der Decussatio pyramidum eine vollständige Kreuzung der Fasern statt, so daß ein Tractus corticospinalis ventralis fehlt.
2. Auch Rechts-Links-Unterschiede des Volumens der Pyramidenbahnen kommen vor. Die Kreuzung kann auf einer Seite vollständig ausbleiben und zum Fehlen eines Tractus corticospinalis lateralis führen.
3. Nicht selten zweigen oberhalb der Decussatio pyramidum vom Hauptsystem Fasern ab, welche die Mittellinie kreuzen und sich später wieder den Bahnen als Türcksche Bündel einordnen.
4. Manchen Autoren zufolge gibt es im Lendenmark noch Fasern des Tractus corticospinalis ventralis.

Pyramidenbahnläsion

Bei Läsion des Tractus corticospinalis sind isolierte und zielgerichtete Einzelbewegungen und differenzierte Bewegungsformen an den Extremitäten der Gegenseite nicht möglich; komplexe Beuge- und Strecksynergien bleiben erhalten. Die distalen Gliedabschnitte sind stärker als die proximalen betroffen. Der Muskeltonus ist spastisch erhöht (federnder Widerstand), die Muskeldehnungsreflexe – einschließlich des Hoffmannschen Finger- und des Rossolimoschen Zehenreflexes – sind gesteigert.

Typische Haltung: Das Ellbogengelenk wird wegen der größeren Muskelmasse der dann spastisch kontrahierten Flexoren (mit einer Gesamtleistung von 14 mkg gegenüber 9,3 mkg der Extensoren) gebeugt gehalten. Das Hüftgelenk wird wegen des Übergewichtes der Strecker über die Beuger 140 mkg: 56 mkg gestreckt, das Kniegelenk ebenfalls gestreckt gehalten (Strecker 142 mkg, Beuger 45 mkg).

Synkinesien und Reflexe. Bei plötzlicher Läsion des Tractus corticospinalis tritt zunächst eine komplette Muskelatonie (atonische, zentrale Lähmung) auf. Die Spastik stellt sich nach Tagen oder Wochen ein. Die Lähmung bleibt atonisch bei isolierter Zerstörung der Area 4.
Nicht selten sind „Synkinesien", d.h. spontane Mitbewegungen der gelähmten Gliedmaßen bei Betätigung der gesunden Extremitäten oder bei Reflexabläufen wie Husten, Gähnen etc. Fremdreflexe, deren absteigende Reflexbögen über die Pyramidenbahnen laufen (Mayerscher Gundgelenkreflex und Bauchhautreflexe), sind aufgehoben. Als pathologische „Enthemmungsreflexe" treten die Babinskischen, Oppenheimschen und Gordonschen Zehenphänomene auf.
Die somatotopische Gliederung, insbesondere der Pyramidenseitenstrangbahn, läßt isolierte Arm- und Beinlähmungen bei Verletzungen und Geschwülsten des Rückenmarks zu. Auch bei umschriebener Durchtrennung des Rückenmarks ist es möglich, daß wegen der Bahngliederung nur bestimmte Muskeln gelähmt werden. Die Funktion anderer bleibt erhalten.

Tractus corticonuclearis, Fibrae corticonucleares

Allgemeines. Der Tractus corticonuclearis verknüpft Hirnrinde und motorische Ursprungskerne der Hirnnerven III, IV, V, VI, VII, IX, X, XI und XII.
Fasern beider Hemisphären erreichen die Ursprungskerne für Kau-, Gaumensegel-, Schlund- und Kehlkopfmuskeln sowie für den Stirn- und Augenteil des N. facialis. Die vom N. facialis versorgten Wangen- und Mundmuskeln sowie die Zungenmuskeln (N. hypoglossus) werden nur von der kontralateralen Hemisphäre versorgt. Kollateralen des Tractus corticonuclearis ziehen zur Substantia nigra und zu den Nuclei pontis.
Ursprung. Die Bahn setzt sich aus Neuriten von Pyramidenzellen im unteren Drittel der Zentralwindungen zusammen. Die Repräsentationsfelder liegen in derselben kraniokaudalen Folge wie die Endigungsgebiete der entsprechenden thalamokortikalen Bahnen.
Nach METTLER (1936; Versuche an Affen) stammen die Fasern des Tractus corticonuclearis nicht nur aus unteren Abschnitten des Gyrus precentralis, sondern auch aus dem Gebiet des Temporallappens, dessen Fasern innerhalb des Lemniscus lateralis verlaufen, sowie aus der Rinde in der Umgebung der Area striata, die in der Nachbarschaft des Lemniscus medialis ziehen und vom Gyrus frontalis medius et infe-

rior. Letztere verlaufen nicht innerhalb des Tractus corticonuclearis, sondern erreichen die Hirnnervenkerne im Lemniscus medialis und durch das Tegmentum mesencephali. Sie ziehen insbesondere zu den Nuclei n. III, IV und VI sowie zum Nucleus interstitialis.

Verlauf. Der Tractus corticonuclearis zieht durch den Bereich des Genu capsulae internae oder im Crus posterius und spaltet sich dann in 2 Faserzüge auf: ein oberflächlicher, medialer zieht im Bereich des Arnoldschen Bündels, ein tiefer im Türckschen Bündel lateral durch den Pedunculus cerebri. Fasern beider Teile untermischen sich mit Fasern der Tractus corticopontini.

Die Fasern für den Nucleus n. oculomotorii stammen von beiden Großhirnhemisphären, die für den Nucleus n. trochlearis wahrscheinlich nur von der gleichseitigen Hemisphäre. Der Nucleus n. abducentis wird nur von Fasern der kontralateralen Hemisphäre erreicht.

Innerhalb des Pons zweigen Fasern für den rostralen Teil des Nucleus n. facialis ab, durchdringen das Gebiet des Lemniscus medialis bis zur Gegend des Nucleus n. abducentis und erreichen dann den gekreuzten, aber auch den gleichseitigen Ursprungskern.

Andere Fazialisfasern ziehen bis in Höhe des Ursprungskernes weiter und steigen in der Raphe dorsalwärts, um zum gleichseitigen und gekreuzten rostralen Kern aufzubiegen (s.S. 316). Der untere Fazialiskernabschnitt für Wangen- und Mundmuskulatur wird nur von kontralateralen Fasern erreicht.

Die Fasern für den motorischen Trigeminuskern stammen von beiden Hemisphären. Sie beginnen in Höhe des Colliculus caudalis allmählich dorsalwärts aufzusteigen und erreichen nach teilweiser Kreuzung in der Raphe den Nucleus motorius n. trigemini.

Die Fasern für den Nucleus ambiguus (Ursprungsgebiet des N. glossopharyngeus und des N. vagus) steigen innerhalb der Medulla oblongata unter teilweiser Kreuzung in der Raphe auf, um zu den beiderseitigen Nuclei ambigii zu ziehen. Wahrscheinlich erhält der rostrale Abschnitt des Kerns (für den N. glossopharyngeus) nur Fasern der gegenseitigen Hirnhälfte.

Die Fasern für den N. hypoglossus schwenken vor der Pyramis dorsalwärts aus und kreuzen erst in dorsalen Rapheabschnitten, um durch das mediale Längsbündel zum Nucleus n. hypoglossi der Gegenseite zu gelangen.

Es zeigte sich, daß die Region ventral des Hilumgebietes der Nuclei cuneatus et gracilis wie auch der Trigeminuskernkomplex von transtegmentalen und recurrenten Pyramidenfasern erreicht werden. Diese aberranten Fasern des Pyramidensystems stellen den Pes lemnisci dar. Der Vergleich von Untersuchungen bei Katzen (Ablationen bestimmter Hirnrindengebiete) und dem menschlichen Material zeigt, daß bei Menschen offenbar ein zusätzliches System direkter Projektionen zu den motorischen Hirnnervenkernen besteht.

Der *Pes lemnisci* wurde von DEJERINE (1901) genauer beschrieben und stellt wahrscheinlich ein aberrierendes Bündel der Pyramidenbahn dar, das sich nach VERHAART (1935) während der Phylogenese vom Hauptbündel durch die starke Entwicklung der dorsalen Nuclei pontis abgliedert, und zwar rostral der Decussatio pyramidum. Schon HOCHE (1898), und später auch KUYPERS (1958) haben den Pes lemnisci und auch Fasern des Tractus pyramidalis zu den motorischen Hirnnervenkernen beobachtet: *Fibrae corticonucleares.*

Das *Picksche recurrente Pyramidenbündel* verläuft in Richtung Pedunculus cerebellaris caudalis (PICK 1890). Nach BARNES (1901) stellt es einen Teil der Fibrae corticonucleares zum Nucleus ambiguus dar. WEIDENAMMER (1896) dagegen war der Meinung, daß diese Fasern zu lateralen Abschnitten des Tegmentum der unteren Medulla oblongata ziehen. Nach KUYPERS (1958) gelangen die meisten dieser Fasern zum lateralen Tegmentum, einige wahrscheinlich auch zum Nucleus ambiguus.

Fibrae corticonucleares zum Hilumgebiet der Nuclei cuneatus et gracilis und zum Nucleus spinalis n. V und lateralen Tegmentumabschnitt sind vor KUYPERS nicht bei Menschen, wohl aber bei verschiedenen Tieren beobachtet worden. Faserverbindungen mit dem Tegmentum des Pons und der Medulla oblongata kommen insbesondere an der ipsilateralen Seite bei Menschen (und Katzen) vor. Projektionen zu Kernen der Formatio reticularis lateralis bestehen bei Menschen in ähnlicher Weise wie bei Katzen.

KUYPERS betont, daß bilaterale Fasern zu den Nuclei motorii der Nn. V und XII von anderen Autoren schon nachgewiesen worden waren. Auch das nur vorübergehende Bestehen einer supranukleären Lähmung der Kiefer- und Zungenmuskulatur nach unilateraler Schädigung der Capsula interna spricht für eine solche Bahn; jedoch scheinen individuelle Unterschiede der Faseranzahl zum ipsilateralen Hypoglossuskern zu bestehen.

Fibrae aberrantes

Im Mittelhirn und im Pons vom Tractus corticonuclearis abzweigende Fasern ziehen durch den Lemniscus medialis zu gegenseitigen Abducens- und Hypoglossuskernen und zu den beiden Nuclei ambigii und Akzessoriuskernen abwärts.

Fibrae frontomesencephalicae

Nach METTLER (1936) ziehen Fasern aus dem Randgebiet des Sulcus centralis zum Nucleus ruber. Andere Fasern zu diesem Kern stammen aus der Regio temporalis sowie von den Gyri frontales medius et inferior. Diese verlaufen zusammen mit dem Fasciculus lenticularis und kreuzen innerhalb der Commissuren der Nuclei rubri auch auf die Gegenseite über.

Fibrae occipitomesencephalicae

Nach METTLER (1936; Experimente an Affen) verlaufen Fasern von der lateralen Oberfläche des Lobus occipitalis in der Umgebung der Area striata in Richtung Pulvinar thalami und dann, zumindest teilweise, zum zentralen Grau des Aqueductus mesencephali und in eine Region hinter der Commissura epithalamica (posterior). Andere enden in der Umgebung des Tractus opticus und der Colliculi craniales.

Fibrae parietotemporothalamicae

Nach METTLER (1936) ziehen Fasern aus dem Lobus parietalis und oberen Abschnitten des Lobus temporalis sowie aus dem Gyrus precentralis durch die Capsula interna zum lateralen Kerngebiet des Thalamus.

Tractus corticoreticularis

Der Tractus corticoreticularis vermittelt aus frontalen und okzipitalen Rindenfeldern der Formatio reticularis Impulse für Augenbewegungen und möglicherweise auch andere Impulse.
Die Neuriten stammen aus den Areae 4, 6 und 8 (α, β, γ), sowie aus der Area 19 an der Außenfläche des Lobus occipitalis. Sie ziehen aus beiden Ursprungsgebieten in rostralen Abschnitten des Genu capsulae internae abwärts und kreuzen im rostralen Abschnitt des Mesencephalon zum gegenseitigen Tegmentum und enden an Ganglienzellen der Formatio reticularis (s. auch S. 394 und S. 395).

Tractus corticopontini (s. Abb. 210)

Tractus frontopontinus (Türcksches Bündel)

Ursprung. Die Fasern stammen aus Pyramidenzellen der Außenfläche des Stirnhirns vor der Area 8. Dickere Fasern sind Axone der Area 6.

Verlauf und Endigung. Die Fasern ziehen durch das Crus anterius capsulae internae und medialer Teile des Pedunculus cerebri zu Nuclei pontis profundi, zu den Nuclei pontis paramediani und Nuclei pontis dorsales der gleichen Seite. Einzelne dieser Fasern treten möglicherweise in den Tractus corticospinalis über.

Tractus temporopontinus

Die Fasern gehen von der mittleren und unteren Schläfenwindung ab, ziehen durch das Crus posterius capsulae internae und den lateralen Teil des Pedunculus cerebri. Sie erreichen hauptsächlich die Nuclei dorsolaterales pontis. Innerhalb des Tractus temporopontinus zieht ein anderer Faserstrang zum Tegmentum des Mittelhirns abwärts.

Tractus parieto-occipitopontinus (Arnoldsches Bündel)

Tractus parietopontinus und occipitopontinus entspringen aus dem Scheitel- und vorderen Abschnitt der konvexen Okzipitallappenrinde und ziehen durch sublentikuläre Teile des Crus posterius capsulae internae. Unmittelbar nach Überkreuzung der Schwanzregion des Nucleus caudatus und der Stria terminalis im Dach des Unterhorns kreuzen die Fasern den Tractus opticus, treten in dorsolaterale Abschnitte des Pedunculus cerebri ein und erreichen Nuclei profundi, laterales und dorsolaterales pontis.

Ärztliche Bedeutung

Die Durchschneidung der kortikopontinen und kortikobulbären Fasern, zusätzlich zur Durchschneidung der kortikospinalen, haben vermehrte motorische Ausfälle zur Folge, und zwar ein Defizit für feine, akkurate und diskrete Bewegungen von Hand und Fingern. Schwierigkeiten beim Kauen und Schlucken wurden nachgewiesen. BUCY u. Mitarb. (1966) nehmen deshalb an, daß der Tractus pyramidalis wichtig für die Kontrolle der Skeletmuskulatur, jedoch nicht essentiell für ausgiebige Willkürbewegungen ist. Sie sind der Meinung, daß diese Bewegungen von absteigenden Bahnen innerhalb des Tegmentum des Mittelhirns übernommen werden, welche bislang bezüglich ihrer Lokalisation unbekannt sind. Ähnliche Befunde wurden für den Menschen postuliert (MASPES u. PAGNI 1964).
Für die Fibrae corticopontinae stellen die Nervenzellen der Nuclei pontis das zweite Neuron dar, deren Neuriten innerhalb des Pons größtenteils kreuzen und im gegenseitigen mittleren Kleinhirnstiel zur Rinde des Neocerebellum ziehen. Wenige Fasern erreichen mittlere Wurmabschnitte. Damit erhält die Kleinhirnrinde über diese Bahnen Informationen über Bewegungen, die von den entsprechenden Gebieten der Großhirnrinde intendiert werden. Hierzu gehören die Blickbewegungen (Tractus frontopontinus), alle Bewegungen im Rahmen des tätigen und konstruktiven Handelns (Praxie) sowie Späh- und Führungsbewegungen der Augen (Tractus occipitopontinus) und Horchbewegungen im Rahmen der akustischen Aufmerksamkeit (Tractus temporopontinus). Entsprechend der Funktion des Kleinhirns, als stabilisierendes Reglersystem im Nebenschluß aller motorischen Systeme zu wirken, können damit auch die von der frontalen, parietalen, okzipitalen und temporalen Rinde intendierten Bewegungsformen koordiniert werden, so daß ein gezielter, sparsamer und zweckmäßiger Bewegungsablauf zustande kommt.

Tractus corticocerebellaris

Die Neuriten stammen aus der 4. und 5. Schicht des Gyrus precentralis und verlaufen mit der Pyramidenbahn durch die innere Kapsel und den Pedunculus cerebri. Im Bereich der Medulla oblongata zweigen die Fasern vom Tractus corticospinalis ab, ziehen lateral der Oliva inferior oder diese überkreuzend in den Pedunculus cerebellaris caudalis und erreichen verschiedene Wurmgebiete.

Tractus temporopulvinaris (ARNOLD)

Aus vorderen Abschnitten des Lobus temporalis verlaufen Fasern durch das sublentikuläre Segment der Capsula interna zum Pulvinar thalami. Eine andere, ventralkonkave Fasermasse zieht durch das Dach des Cornu inferius ventriculi lateralis und durch das retrolentikuläre Segment der Capsula interna. Sie verbindet hintere Abschnitte des Lobus temporalis und untere des Lobus parietalis mit dem Pulvinar.

Tractus temporotegmentalis

Diese Fasern unterkreuzen laterale Abschnitte des Pulvinar thalami und des Corpus geniculatum laterale, verlaufen dann in den Pedunculi cerebri als dünne Faserplatte und anschließend zum Tegmentum. Einige erreichen auch das Corpus amygdaloideum. Der Tractus temporopontinus zieht dorsal des Tractus temporotegmentalis (KLINGLER u. GLOOR 1960).

Tractus corticotectales

Tractus corticotectalis externus. Nach CROSBY und HENDERSON (1948) gehen vom Rindengebiet unterhalb des Sulcus temporalis superior, hauptsächlich von Area 21 und deren Übergang zu Area 19 b sowie von Area 20, Fasern ab, die innerhalb der tiefen, weißen Substanz des Cortex Faszikel bilden und dann in sublentikuläre Abschnitte übergehen. Diese ziehen durch den ventralen Teil des Nucleus lenticularis und tangieren die rostrolaterale Fläche des Corpus geniculatum laterale. Hier trennen sich Tractus corticotectalis externus und Tractus temporopontinus voneinander. Der Tractus temporopontinus zieht über die dorsale Fläche des Corpus geniculatum laterale, vereinigt sich mit parietopontinen Fasern, durchzieht dann den Pedunculus cerebri im lateralsten Abschnitt. Der Tractus corticotectalis externus verläuft als dreieckiges Faserbündel dorsal der Stria terminalis, dann ventral des Tractus temporopontinus und medial des Tractus opticus und schließlich bandförmig zum Tectum mesencephali. Hinter dem kaudalen Pol des Kerngebiets des Corpus geniculatum laterale verläuft es am Pulvinar vorbei und grenzt sich hier deutlich ab. Einige Faserbündel schwenken in diesen Abschnitten nach medial durch das Pulvinar thalami und in die Nachbarschaft des Tractus opticus zum lateralen Rand des Colliculus cranialis. Die Bündel gliedern sich in 3 Portionen unterschiedlicher Verläufe zu Grausubstanzen des Colliculus cranialis. Nach Befunden der Autoren erreicht der größte Teil die rostralen $2/5$ des Colliculus cranialis und ein verhältnismäßig kleiner Teil den kaudalen Pol, während in die Zwischenregion nur wenige Fasern einziehen.

Tractus corticotectalis internus (okzipitaler Anteil). Von der Area 18 und möglicherweise auch von der Area 17 gehen Fasern ab, die am Randgebiet der Radiatio optica nach vorne in die Capsula interna einziehen. Die Fasern von der oberen Hälfte der okzipitalen Area verlaufen mehr dorsal, die von der unteren Hälfte ventral. Der ventrale, kaudomediale Abschnitt des Pulvinar wird vom ventralen Bündel des Tractus corticotectalis internus erreicht. Der dorsale, von der oberen Hälfte der Area occipitalis stammende Abschnitt besetzt einen Zug der Capsula interna dorsal des Pulvinar thalami und gelangt zum Colliculus cranialis unter das Stratum opticum, ebenso wie auch die ventrale Faserschicht. Die Endigung erfolgt im kaudolateralen Abschnitt des Colliculus cranialis.

Aus präokzipitalen Abschnitten verlaufen ähnliche Faserzüge zum Tegmentum pontis (Nucleus para-abducens und Nucleus abducens).

Tractus cortico-olivaris

Fasern aus dem unteren Abschnitt des Gyrus precentralis erreichen nach METTLER (1936; Versuche an Affen) die Olivae caudales. Auch aus dem Lobus parietalis ziehen Fasern zu den unteren Oliven. Ein Teil dieser Bahnen verläuft durch das Tegmentum, der andere durch den medialen Teil des Crus cerebri. Die meisten Fasern gelangen in die untere Olive durch deren Hilum, einige in die Nuclei olivares accessorii.

Übrige efferente Bahnen

Die Tractus corticostriatalis, corticopallidalis, corticorubralis und corticonigralis werden im Zusammenhang mit dem extrapyramidal-motorischen System geschildert, der Tractus corticomamillaris mit dem limbischen System.

Ärztliche Bedeutung

Zentrale Fazialislähmung. Nach allgemeiner Erfahrung wird nach supranukleärer Schädigung der Fibrae corticonucleares insbesondere das Gebiet um den Mund, seltener und weniger stark das Stirngebiet der Fazialismuskulatur gelähmt. Wenn eine solche Lähmung besteht, geht sie in der Regel rasch vorüber. Deshalb haben schon Neurologen des vergangenen Jahrhunderts angenommen, daß jene Zellen des Fazialiskernes, von denen die obere Gesichtsmuskulatur versorgt wird, Fibrae corticonucleares von beiden Hemisphären erhalten. Andere dagegen nahmen an, daß diese Muskeln von Zellen versorgt werden, die außerhalb des Fazialiskerngebietes und innerhalb der Augenmuskelkerne liegen. Auch die intramedulläre Kreuzung der Wurzelfäden des N. facialis wurde diskutiert (PEARSON 1947).

Hemiplegia alterna oculomotoria (Webersche Lähmung). Bei einer Läsion basaler Hirnschenkelzonen werden die nach ventral ziehenden Wurzelfasern des N. oculomotorius und die Pyramidenbahn, die hier nahe beieinanderliegen, geschädigt. Es kommt zu einer homolateralen infranukleären Okulomotoriuslähmung und einer kontralateralen, zentralen Fazialis- und Hypoglossusparese sowie Hemiplegie.

Paramedianes Ponssyndrom. Eine ventromedial-paramedian gelegene Läsion des Pons kann zu einer homolateralen, motorischen und sensiblen Trigeminusstörung und zu einer kontralateralen Hemiplegie führen.

Millard-Gublersche Lähmung. Eine ventrokaudale Läsion der Brückenhaube entsteht nicht selten durch den Verschluß medialer Äste der A. basilaris (Rr. ad pontem mediales et mediolaterales). Es entsteht eine homolaterale Fazialislähmung und kontralaterale Hemiplegie. Wenn sich der Herd weiter nach medial ausdehnt, kann auch noch eine homolaterale Abduzenslähmung hinzutreten.

Avellis-Syndrom. Bei einer medioventralen Läsion im unteren Teil der Medulla oblongata tritt die Kombination einer homolateralen peripheren Gaumensegel-, Pharynx- und Larynxlähmung (Nucleus ambiguus einschließlich des bulbären Kernanteils des Akzessorius) mit einer kontralateralen Hemiparese auf.

Jackson-Lähmung (Hemiplegia alterna hypoglossica). Im weiter kaudal gelegenen Abschnitt der Medulla oblongata kann eine Läsion die Wurzelfasern des N. hypoglossus und die Pyramidenbahn schädigen, so daß eine homolaterale Zungenlähmung mit Atrophie und eine kontralaterale Hemiplegie auftreten.

Schmidtsche Lähmung. Im kaudalen Bereich der Medulla oblongata kann ein paramedianer Herd den Hypoglossuskern, den spinalen Akzessoriuskern, die dorsomedial daran vorbeilaufende Schleifenbahn und die ventromedial absteigende Pyramidenbahn schädigen. Es kommt homolateral zu einer atrophischen Zungenlähmung sowie Lähmung der Mm. sternocleidomastoideus et trapezius, verbunden mit kontralateraler lokomotorischer Gliedmaßenataxie und Hemiplegie.

Ersatzbewegungen. Bei Destruktion des Tractus corticospinalis bei starker Porenzephalie fehlt die Pyramide an einer Seite. Der Tractus corticospinalis der Gegenseite ist vergrößert. Die Vergrößerung soll nicht durch eine Vermehrung der Anzahl, sondern durch eine Verdickung der Myelinscheiden zustande kommen. Nach ZÜLCH (1975) verlaufen im ventralen Pyramidenstrang etwa 10% der Fasern ungekreuzt, und im posterolateralen etwa 1%.
Nach ZÜLCH entsteht der anatomische Apparat, der die Ersatzbewegungen ablaufen läßt, aus mesenzephalen Strukturen (Nucleus ruber, Formatio reticularis) und wird als archaisches motorisches System bezeichnet. Die subkortikospinalen Bahnen können demnach Gliedmaßen- und Körperbewegungen durchführen. Nach GLEES (1975), der Tierexperimente durchführte und Hemisphärektomiefälle untersuchte, kommen ipsilaterale, motorische und sensible Bahnen bei Menschen und Affen vor.

2. Riechhirn

Funktion. Die erstaunlich hohe Empfindlichkeit der Sinneszellen der Regio olfactoria sowie die Umgehung des Thalamus bei der Sinnesleitung bedingen die Sonderstellung des Riechsystems. Außerordentlich geringe Geruchsstoff-Konzentrationen (10^{-9} bis 10^{-10} g/m³ Luft) können noch wahrgenommen werden und ermöglichen reflektorisch sinnvolles Verhalten. Andererseits muß die Intensität einer Geruchssubstanz um 30% geändert werden, damit Geruchsunterschiede wahrgenommen werden können (GANONG 1974). Insgesamt können etwa 2000–4000 Gerüche unterschieden werden. Die Riechrinde gehört alten Palliumabschnitten an und ermöglicht sowohl die Wahrnehmung als auch die Unterscheidung von Geruchsreizen. Neokortikale Rindengebiete sind nur in Nebenschaltungen angefügt. Die mannigfachen Verknüpfungen der Riechrinde mit reflektorisch wirksamen Regelkreisen des oikotropen und ideotropen Systems sowie mit dem vorwiegend emotionell wirksamen limbischen Cortex tragen zu seiner Sonderstellung bei.

Klinische Bedeutung. Aplasien der Lobi olfactorii kommen mit Eunuchoidismus vergesellschaftet vor: Dysplasia olfactogenitalis. Dabei finden sich verkleinerte Hypophysen und Glandulae thyreoideae sowie in sagittaler Richtung verkleinerte Sellae turcicae.

Die Area olfactoria nimmt eine etwa 5 cm² große Fläche des Nasenhöhlendachabschnittes ein. Seitlich ist die Concha nasalis superior, oben der schmale Nasenhöhlendachabschnitt und medial ein oberer Abschnitt des Septum nasi von ihr besetzt.

a) Riechzellen

Im mehrreihigen Riechepithel kommen zwei Hauptzelltypen vor:

(1) Sinneszellen (Cellula neurosensoria olfactoria)
(Abb. 185)

Die 10–20 Millionen, nach anderen Autoren etwa 200 Millionen Riechzellen dienen sowohl der Perzeption als auch der Weiterleitung der Riechempfindung; sie wurden deshalb als bipolare Nervenzellen bezeichnet. Die Zelle selbst dient der Riechreizaufnahme und der Empfindungsleitung bis zum Bulbus olfactorius.

Die Riechzelle besitzt einen Fortsatz (Dendrit) in Richtung Oberfläche des Epithels, der mit dem sog. Riechkopf endet. Diese Riechkolben wurden schon bei 9–11 Wochen alten Embryonen nachgewiesen (PYATKINA 1982). Von ihnen gehen seitlich 10–20 etwa 50 μm lange (SEIFERT 1970) Riechhaare von Basalkörperchen aus. Sie besitzen eine typische 2/9-Struktur wie Kinozilien. Der zentrale Abschnitt der Riechzellen entläßt einen 0,2 μm dicken, marklosen Neuri-

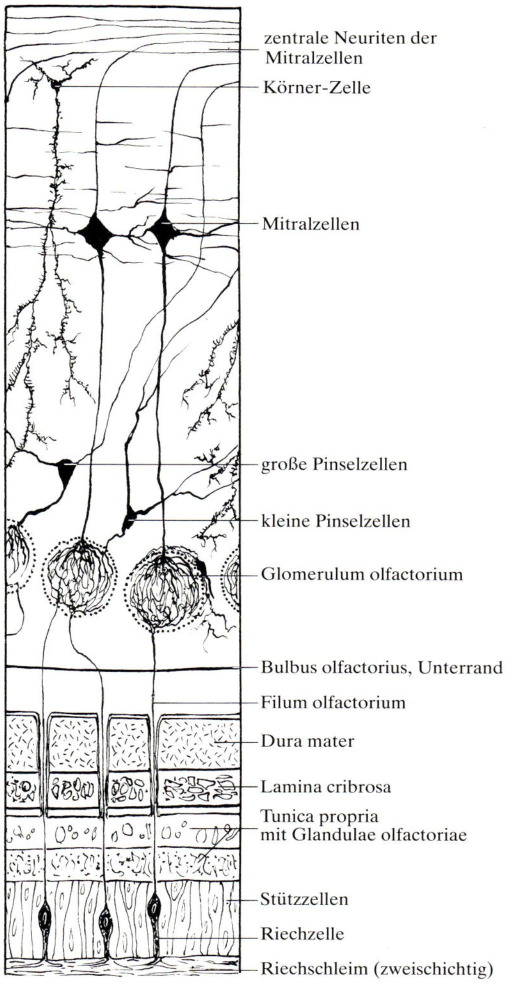
zentrale Neuriten der Mitralzellen
Körner-Zelle
Mitralzellen
große Pinselzellen
kleine Pinselzellen
Glomerulum olfactorium
Bulbus olfactorius, Unterrand
Filum olfactorium
Dura mater
Lamina cribrosa
Tunica propria mit Glandulae olfactoriae
Stützzellen
Riechzelle
Riechschleim (zweischichtig)

Abb. 185. Riechleitung

ten, der sich mit denen anderer Riechzellen zu Fila olfactoria vereinigt. Zehn bis mehrere hundert Axonen werden zuerst von Stützzellen, dann von Schwannschen Zellen eingescheidet, ohne daß individuelle Mesaxone entstehen. Nach TARLOV (1937) besteht vor Eintritt in den Bulbus olfactorius ein ca. 1 mm langes Segment der Fila, das seine Ummantelung von Oligodendrozyten erhält.

(2) Stützzellen (Cellulae sustentaculares)

Die Stützzellen sind lang und besitzen an ihrer Oberfläche einen Mikrovillisaum. Ihr ovoider Kern liegt oberflächennäher als der der Sinneszellen und zeigt häufig Mitosephasen (SEIFERT 1970). Diese Stützzellen sollen einen Teil des sog. *Riechschleims* produzieren. Abgesehen davon gibt es großlumige, gemischte Drüsen, Glandulae olfactoriae, welche ein dünnflüssiges Sekret an die Oberfläche der Area olfactoria abgeben. Der Riechschleim enthält verschiedene Fermente, etwas Eiweiß, aber kein Muzin.
Betont sei, daß BREIPOHL und OHYAMA (1981) bei Versuchstieren sog. Riesenzilien sowohl an Riech- wie an Stützzellen nachwiesen.

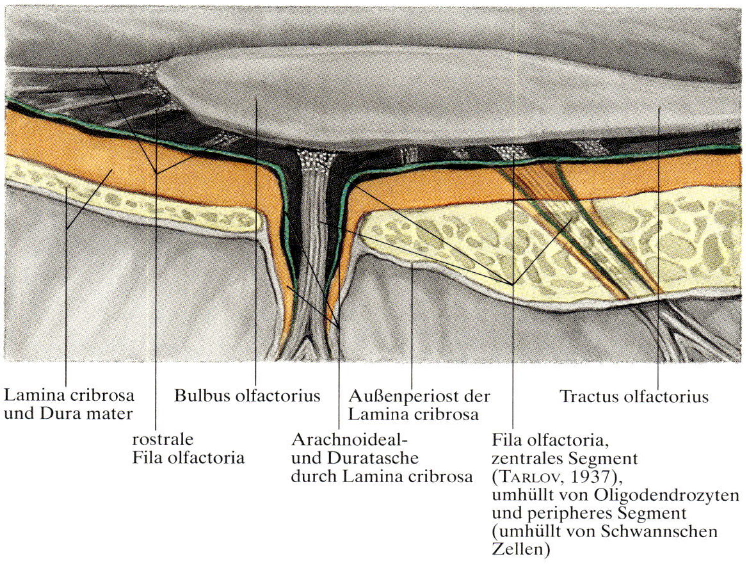
Lamina cribrosa und Dura mater
Bulbus olfactorius
Außenperiost der Lamina cribrosa
Tractus olfactorius
rostrale Fila olfactoria
Arachnoideal- und Duratasche durch Lamina cribrosa
Fila olfactoria, zentrales Segment (TARLOV, 1937), umhüllt von Oligodendrozyten und peripheres Segment (umhüllt von Schwannschen Zellen)

Abb. 186. Lamina cribrosa, Durchtritt der Fila olfactoria

Basalzellen. Als Stützzellen gelten auch sog. dunkle Basalzellen, die an der Epithelbasis die Sinneszellaxone umscheiden, ehe diese außerhalb der Basalmembran von Schwannschen Zellen umschlossen werden. Helle Basalzellen dürfen als Nachschubzellen für dunkle Basal- und Sinneszellen gelten. Ihre Zahl nimmt mit dem Alter kontinuierlich ab.

(3) Fila olfactoria (Abb. 186)

Aus den $1\text{–}2 \times 10^7$ Riechzellen der 480–500 μm dicken menschlichen Regio olfactoria entwickeln sich die zentralen Fortsätze, welche unter der Schleimhaut aufwärtsziehen. Sie sammeln sich zu kurzen, gröberen Bündeln, welche die etwa 1 mm großen Löcher der Lamina cribrosa ossis ethmoidalis durchziehen, um intrakraniell von unten und vorne in den Bulbus olfactorius einzutreten. Während ihres Verlaufs durch die Lamina cribrosa sind sie von bindegewebigen Dura-Periost- sowie Arachnoidealhülsen umscheidet.

b) Bulbus olfactorius

Der im Mittel 12,27 (7–24) mm (LANG u. REITER i. Druck) lange und 4,5 (3–7) mm breite Bulbus olfactorius zeigt an der basalen Seite einen Schichtenbau.
Nach LISS u. ARBOR (1956) lassen sich im menschlichen Bulbus olfactorius *4 Schichten* unterscheiden:
a) Die oberflächlichste Schicht besteht aus nicht myelinisierten Fasern der Fila olfactoria, die den sensorischen Zellen der Regio olfactoria entstammen.
b) Die 2. Schicht ist das Stratum glomerulare, das aus einem dichten Netz sich miteinander vermengender Fasern der Fila olfactoria und kleiner Neurone mit runden Pericarya und zahlreichen Fortsätzen besteht. Innerhalb der Zentren eines jeden Glomerulus läßt sich ein deutliches sphärisches Faser-

bündel nachweisen, das aus Dendriten der Mitralzellen besteht. Die Glomerula olfactoria haben Durchmesser von 100–120 µm und liegen beim Menschen in 1–2 Reihen nebeneinander in der Peripherie des Bulbus.

Bei Kaninchen enthält jeder Glomerulus Impulse aus 26000 Riechzellen, welche über 24 Mitral- und 68 Büschelzellen zu sekundären Riechzentren weitergeleitet werden.

Es wird angenommen, daß beim Menschen eine ähnliche neurale Konvergenz im Verhältnis von 280:1 besteht.

c) Die 3. Schicht ist eine Ganglienzellschicht komplexer Struktur, die aus 6 Typen von Neuronen besteht:

1. Die Mitralzellen sind die größten Zellen und pyramidenförmig gestaltet.
2. Ovale oder rundliche Neurone mit großem rundem Kern und zahlreichen langen Fortsätzen. Diese Zellen liegen zwischen den Mitral- und Astrogliazellen.
3. Verhältnismäßig wenige große, bipolare Nervenzellen, die nicht in direktem Kontakt mit den Glomeruli stehen, jedoch zahlreiche Verbindungen mit Sternzellen aufweisen.
4. Kleine Sternzellen mit runden Körpern und verhältnismäßig gut entwickelten radiären Fortsätzen.
5. Kleine Nervenzellen mit rundlichem Körper und zahlreichen langen, sich aufgabelnden Fortsätzen, die die Glomeruli umfassen, während andere durch die Ganglienzellschicht hindurchziehen, jedoch nicht den Tractus olfactorius erreichen.
6. Kleine Neurone mit rundlichen Körpern und verschiedenen extrem langen Fortsätzen, die mit Mitralzellen und mit Zellen des Typs 2 in Kontakt stehen.

d) Die 4. Schicht des Bulbus olfactorius ist die Faserung des Tractus olfactorius. Diese läßt sich nicht scharf von der Ganglienzellschicht abgrenzen. In ihr verlaufen, parallel angeordnet, myelinisierte und nicht myelinisierte Nervenfasern. Drei Anteile lassen sich unterscheiden:

1. Fasern, die den großen, bipolaren Ganglienzellen entstammen und innerhalb des ganzen Tractus olfactorius nachweisbar sind.
2. Große multipolare Neurone mit dicken, langen polaren und unterschiedlichen radiären Fortsätzen.
3. Kleine ovale Neurone mit 2 langen Fortsätzen, die von demselben Zellpol ausgehen und parallel zu den Fasern des Tractus olfactorius verlaufen (die großen, bipolaren Neurone sind von den Autoren erstmalig beschrieben).

Beim menschlichen Embryo haben WEISS u. BRUNNER (1925) in der zentralen Region des Bulbus olfactorius zahlreiche Ependymzellen nachweisen können. Sie sind der Meinung, daß diese Zellen im frühen Lebensalter verschwinden. LISS (1956) konnte nach Untersuchungen zwischen dem 18. Monat und dem 80. Lebensjahr keine Degenerationen innerhalb des Tractus olfactorius nachweisen. Dagegen ist eine deutliche Zunahme von Astroglia und Corpora amylacea bei Menschen zwischen 70 und 80 Jahren erkennbar.

Bulboafferente Fasern

Neben ableitenden markhaltigen Neuriten der Mitral- und Büschelzellen kommen im Bulbus olfactorius kortikoefferente (= bulboafferente) Fasern vor.

Sie entstammen entweder Büschelzellen der Gegenseite oder Neuronen anderer Zentren des Riechhirns: Nuclei olfactorii anteriores beider Seiten sowie dem Kern des ipsilateralen Tuberculum olfactorium, dem präpiriformen Kortex, dem Kern des diagonalen Bandes von Broca sowie der Area hypothalamica lateralis, der noradrenergen Zone des Locus coeruleus und der serotoninergen des Nucleus rapheae dorsalis.

c) Tractus olfactorius (Abb. 187)

Kortikoafferente Riechbahnen. Erste Schaltstation der zentralen Riechleitung sind die Synapsen innerhalb der Glomeruli olfactorii. Die Weiterleitung übernehmen Büschel- und Mitralzellen, deren markhaltige Axone den ca. 25 mm langen und 3,4 mm breiten Tractus olfactorius überwiegend aufbauen. Dieser zieht innerhalb einer kleinen Zisterne an der orbitalen Stirnhirnfläche rückwärts und teilt sich am Vorderende der Area perforata rostralis in 2 Stränge: Striae olfactoriae lateralis et medialis. Eine kleine Stria olfactoria intermedia setzt den Verlauf des Tractus olfactorius fort und fächert sich über dem Trigonum olfactorium auf.

d) Stria olfactoria lateralis

Die Stria olfactoria lateralis stellt den kürzesten und wichtigsten Weg der kortiko-afferenten Riechleitung dar. Neben Fasern aus dem Bulbus olfactorius enthält sie auch solche der Regio retrobulbaris. Die Bahn endet an der Area prepiriformis im vorderen Teil des Lobus piriformis (Gyri semilunaris und ambiens) sowie an medialen Teilen des Corpus amygdaloideum.

Die Area prepiriformis ist bei Erwachsenen nur in Rudimenten, und zwar in Form einzelner Ganglienzellgruppen am Innenrand der Stria olfactoria lateralis, nachweisbar. Diese Abschnitte sind kortikale Projektionsfelder des olfaktorischen Systems.

Der Gyrus semilunaris und der angrenzende Teil des Gyrus ambiens stellen wahrscheinlich die primäre Riechrinde des Menschen dar.

Ein Sulcus rhinalis besteht beim Menschen in vorderen Abschnitten nicht, in hinteren dagegen grenzt er die entorhinale von der perirhinalen Rinde des Gyrus parahippocampalis und weiter hinten gegen den Isocortex ab und geht dann in den rostralen Abschnitt des Sulcus collateralis, der die laterale Begrenzung bildet, über. Sind Sulcus rhinalis und Sulcus collateralis nicht direkt miteinander verbunden, dann besteht zwischen ihnen eine Gewebebrücke, die den Gyrus

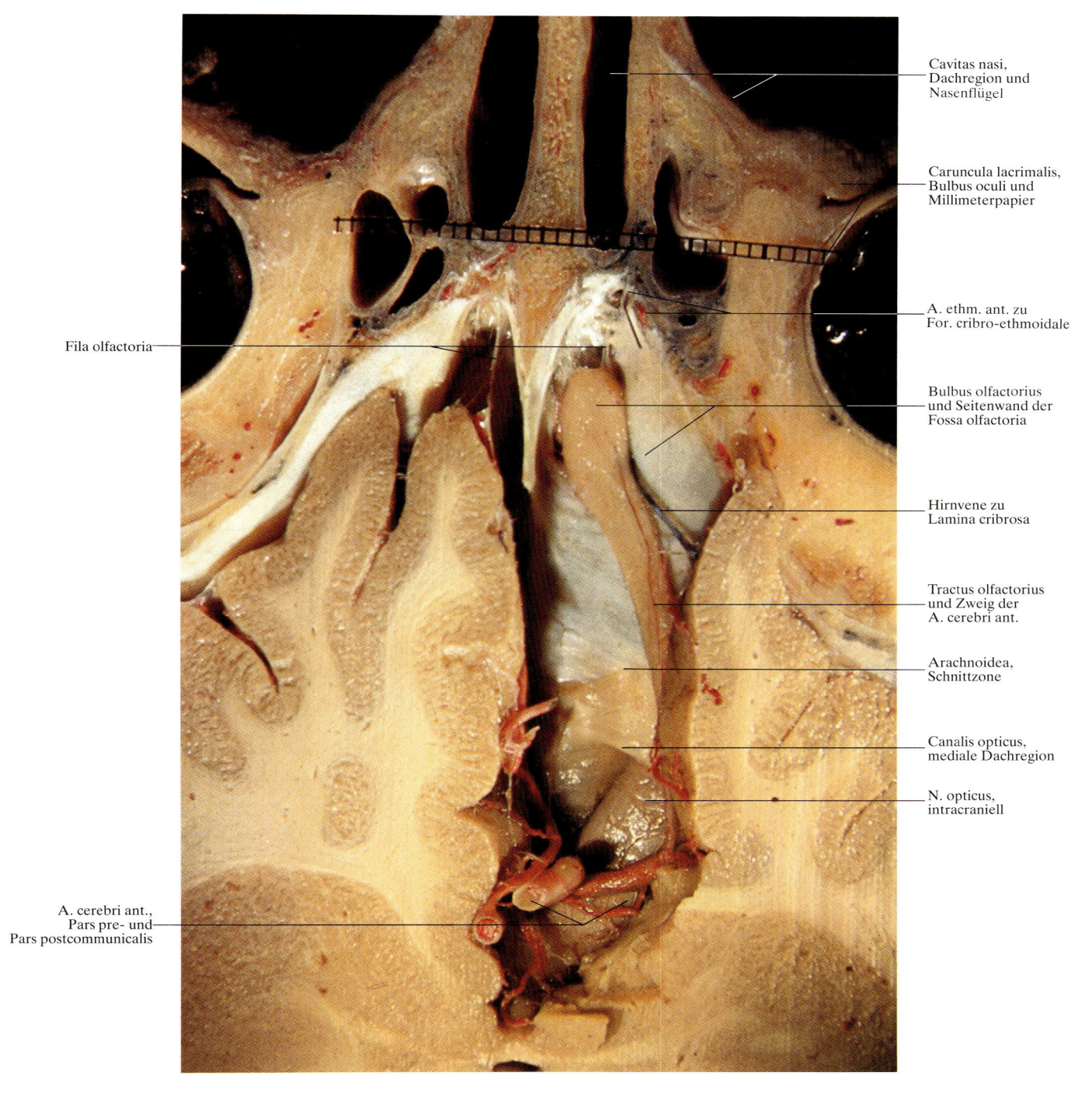

Labels (figure):
- Cavitas nasi, Dachregion und Nasenflügel
- Caruncula lacrimalis, Bulbus oculi und Millimeterpapier
- A. ethm. ant. zu For. cribro-ethmoidale
- Bulbus olfactorius und Seitenwand der Fossa olfactoria
- Hirnvene zu Lamina cribrosa
- Tractus olfactorius und Zweig der A. cerebri ant.
- Arachnoidea, Schnittzone
- Canalis opticus, mediale Dachregion
- N. opticus, intracraniell
- Fila olfactoria
- A. cerebri ant., Pars pre- und Pars postcommunicalis

Abb. 187. Bulbus und Tractus olfactorius von oben. (Gyrus rectus rechts entfernt)

parahippocampalis mit dem Gyrus occipitotemporalis lateralis verknüpft. Diese Brücke besteht nach RETZIUS (1896) in 66% und wurde von ihm als Gyrus rhinencephalofusiformis bezeichnet. Durch den hinteren Abschnitt, der als Gyrus lingualis bezeichnet wird, verbindet sich der Gyrus parahippocampalis außerdem meist mit dem Gyrus occipitotemporalis medialis, und zwar lateral des Isthmus gyri cinguli. Nur in 6% besteht nach RETZIUS diese oberflächliche Verbindung nicht.

Area olfactoria basalis

Die Area olfactoria basalis besteht aus Grausubstanzen, die direkte Projektionen vom Bulbus olfactorius erhalten (Abb. 188). Sie umfaßt den Nucleus olfactorius anterior, das Tuberculum olfactorium und den präpiriformen Kortex sowie den kortikalen Kern des Corpus amygdaloideum. Der Nucleus olfactorius anterior besteht aus einigen kleinen Kerngruppen im kaudalen Teil des Bulbus olfactorius, des

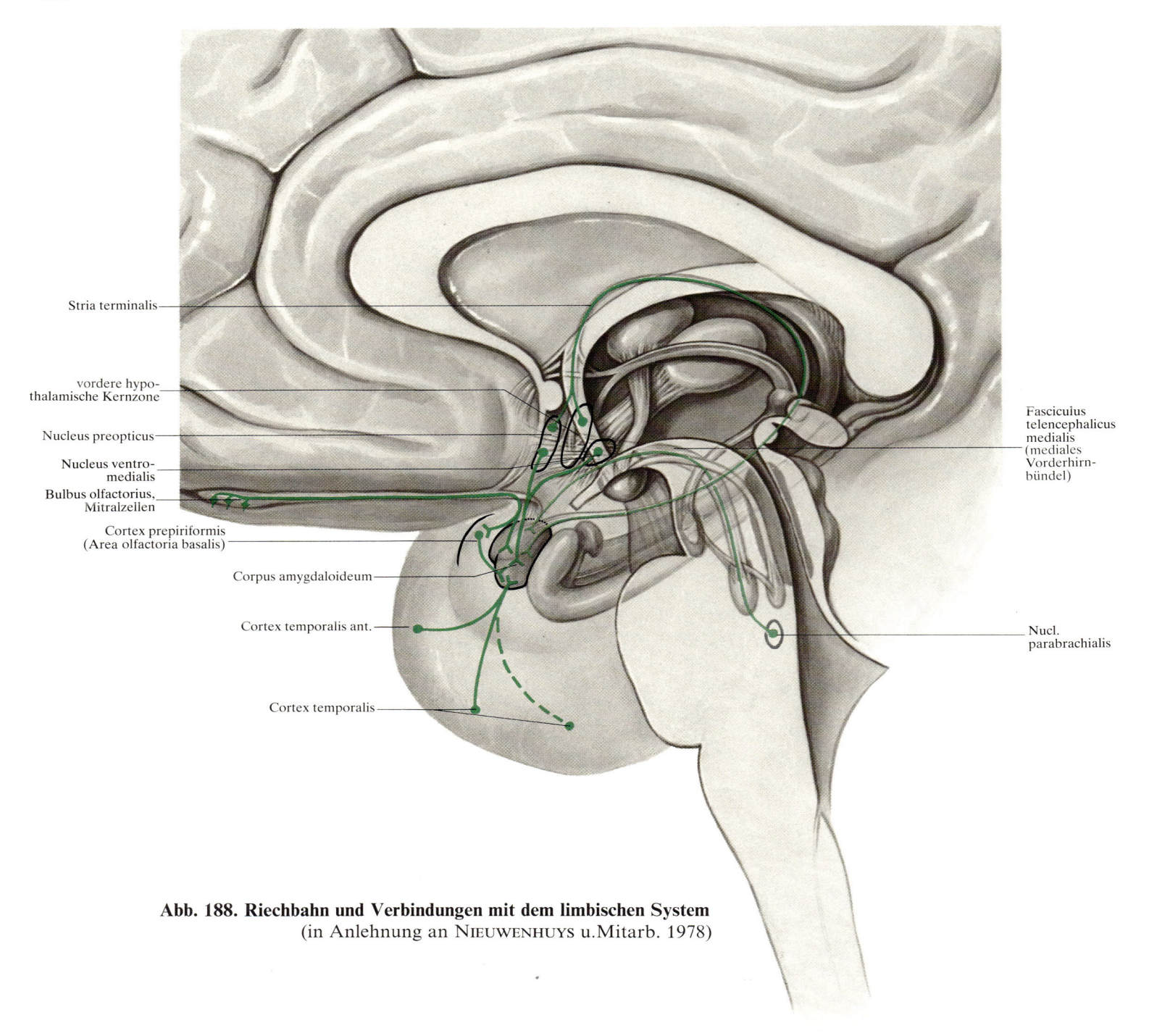

Abb. 188. Riechbahn und Verbindungen mit dem limbischen System
(in Anlehnung an Nieuwenhuys u. Mitarb. 1978)

Tractus olfactorius und des rostralen Abschnittes des Trigonum olfactorium. Das Tuberculum olfactorium, nach homologen Strukturen der makrosmatischen Säugetiere benannt, ist beim Menschen eine dünne Schicht grauer Substanz im Bereich des Trigonum olfactorium. Der präpiriforme Kortex läßt sich in zwei Abschnitte zergliedern. Ein medialer Teil überlagert den Tractus olfactorius, während dieser nach lateral über die Basis des Lobus frontalis hinwegzieht. Ein lateraler erstreckt sich vom Limen insulae über eine kleine anteromediale Area des Lobus temporalis. Kaudal liegt der präpiriforme Kortex im Bereich superfizieller Schichten des kortikalen Abschnittes des Corpus amygdaloideum.

Primäre Riechrinde. Mit Ausnahme des Nucleus olfactorius anterior erhalten alle oben genannten Grisea direkte olfaktorische Afferenzen. Durch experimentelle Studien wurde nachgewiesen, daß die Stria olfactoria medialis keinerlei sekundäre, olfaktorische Fasern enthält. Nach Verzweigung der Fasern im Nucleus olfactorius anterior und Tuberculum olfactorium zieht die sekundäre olfaktorische Bahn innerhalb der Stria olfactoria lateralis zum präpiriformen Cortex und zum kortikalen Kern des Corpus amygdaloideum.

Sekundäre Riechrinde. Als sekundäre Riechrinde gilt die Area entorhinalis (Feld 28), welche den Gyrus parahippocampalis einschließlich Uncus gyri parahippocampalis sowie eines Teils des Gyrus ambiens bis zum Isthmus gyri cinguli umfaßt. Vergleichend anatomisch entspricht dieser Abschnitt dem Lobulus piriformis. In diese Region strahlen umgeschaltete Fasern aus dem Bulbus olfactorius ein. Er steht durch Assoziationsfasern mit dem Archicortex der Hippocampusformation und wahrscheinlich auch mit benachbarten Feldern des Neocortex in Verbindung.

e) Stria olfactoria medialis

Die Axone der Stria olfactoria medialis enden unterhalb des Rostrum corporis callosi in der Area adolfactoria, im Gyrus subcallosus, in der Area perforata rostralis sowie im Trigonum olfactorium.

Die in der Stria olfactoria medialis verlaufenden Bahnen sind beim Menschen nur wenig entwickelt. Sie stammen größtenteils aus rudimentären grauen Formationen der Regio retrobulbaris und enden auch in der Area precommissuralis sowie in der Kerngruppe des diagonalen Bandes. Die von hier aus weiterziehenden Bahnen verknüpfen die Riechbahn mit dem limbischen Cortex (s.S. 330ff.).

Commissura rostralis und Riechbahnen

Die paläokortikale Kommissur enthält kreuzende Fasern beider Bulbi olfactorii, der Substantiae perforatae, der Corpora amygdaloidea und der Striae terminales.

Primäre und sekundäre Riechrinde

Funktion. Die primären und sekundären Riechrindenbezirke sind für Wahrnehmungen und Unterscheidung von Geruchsreizen verantwortlich.

Die sekundäre Riechrinde kann möglicherweise auch eine Rolle bei der Assoziation und Integration von olfaktorischen mit anderen kortikalen Erregungen spielen (BRODAL 1972).

Corpus amygdaloideum und Riechfunktion

Die zum Corpus amygdaloideum ziehenden Fasern (Fibrae olfactoamygdalares) enden an dessen medialer Kerngruppe, und zwar in den Nuclei striae olfactoriae lateralis, corticalis und medialis der gleichen Seite sowie dem Nucleus centralis beider Seiten.

Diese Bahnen scheinen für das Geruchsunterscheidungsvermögen eine Rolle zu spielen. Die laterale Kerngruppe des Corpus amygdaloideum verhält sich wie die sekundäre Riechrinde. Sie erhält ebenfalls keine unmittelbaren Zuleitungen aus dem Bulbus olfactorius, sondern nur Bahnen, die in der medialen Kerngruppe umgeschaltet worden sind. Ihre efferenten Bahnen ziehen innerhalb der Stria terminalis sowie als Projektionsbahnen zu benachbarten Rindengebieten.

f) Tertiäre Riechbahnen

Die wichtigste tertiäre Riechbahn verläuft über verschiedene Wege, über welche das Rhinencephalon Impulse an den reticulomotorischen Hirnstammteil abgibt.

1. Möglicherweise bestehen multisynaptische Verbindungen zwischen Bulbus olfactorius und Septum precommissurale.
2. Die Efferenzen des Tuberculum olfactorium und des olfaktorischen Cortex entlassen eine Reihe von Fasern zum Diencephalon.
3. Eine Fasergruppe steigt im medialen Vorderhirnbündel abwärts und endet in der Area preoptica lateralis des Hypothalamus.
4. Andere Fasern verlassen das mediale Vorderhirnbündel, ziehen im Pedunculus thalami inferior und enden in medialen Kerngebieten des Thalamus.
5. HEIMER konnte keine Fasern nachweisen, die aus dem Tuberculum olfactorium und dem olfaktorischen Cortex entspringen und zur Stria medullaris und den Nuclei habenulares ziehen. Er ist der Meinung, daß die Fasern der olfaktorischen Portion der Stria medullaris durch die Habenulumregion hindurch zum Nucleus medialis thalami ziehen.
6. Das Corpus amygdaloideum und der Hippocampus stellen, so betrachtet, Relaiszentren dar, die polysynaptisch mit dem Rhinencephalon, dem Hypothalamus und auch dem Tegmentum mesencephali verknüpft sind.

Ärztliche Bedeutung

Anosmie. Als Anosmie wird das Fehlen, als Hyposmie die Verminderung des Geruchsinnes bezeichnet. Diese können angeboren sein. HANSEN (1970) berichtete über eine angeborene erbliche Anosmie, die erstmalig von ROSENMÜLLER (1816) beschrieben wurde. Seit diesem Zeitpunkt sind (bis 1970) 33 weitere Fälle bekannt geworden. HANSEN beschrieb bei einem 10jährigen Mädchen und an einem 6 Jahre alten Jungen eine Anosmie. Auch der Vater und der Großvater litten unter Geruchstörungen. Chromosomenanomalien wurden nicht festgestellt. Respiratorische Ursachen und Herdprozesse lagen nicht vor. HANSEN ist der Meinung, daß es sich um ein autosomal dominant erbliches Leiden mit unvollständiger Penetranz handle.

Bei Auftreten der Anosmie meint der Kranke meist, nicht schmecken zu können, da die aromatische Geruchskomponente fehlt. Häufig ist Anosmie die Folge von Nasenaffektionen, z.B. Rhinitis sicca, oder einseitig, bei fehlender Ventilation durch Septumdeviation. Nicht rhinogen bedingte Anosmie oder Hyposmie ist am häufigsten nach Schädel-Hirn-Verletzungen durch Abriß der Fila olfactoria oder Schädigung des Bulbus olfactorius mit oder ohne Fraktur im Bereich der Lamina cribrosa. Gelegentlich wird die Störung

des Geruchsinnes erst Wochen oder Monate nach dem Trauma bemerkt, möglicherweise – wie nach Meningitis – infolge sekundärer narbiger Veränderungen der Meningen (Meningopathia traumatica).
Ein- oder doppelseitige Anosmie findet sich bei basalen Tumoren der vorderen Schädelgrube, insbesondere beim „Meningeom der Olfactoriusrinne", oft mit homolateraler Optikusatrophie und kontralateraler Stauungspapille (Foster-Kennedy-Syndrom) und Persönlichkeitsveränderungen kombiniert.

Parosmie. Als Parosmie wird eine Geruchstäuschung meist unangenehmer Art bezeichnet. Sie tritt gelegentlich nach Rhinitis, Meningitis oder allgemeinen Infektionen auf, auch bei Diabetes mellitus, in der Schwangerschaft, bei Ostitis fibrosa localisata Paget oder im Alter.

Geruchshalluzinationen. Geruchsinnestäuschungen sind spontane, oft anfallartig auftretende, meist unangenehme Geruchssensationen, vorwiegend bei Prozessen im mediobasalen Bereich des Temporallappens (Uncinatusanfälle). Bei der Temporallappenepilepsie beginnen die Anfälle gelegentlich mit einer Geruchsaura.

Fehlen der Bulbi olfactorii. KÖHNE (1947) beobachtete den angeborenen Defekt der Bulbi et Tractus olfactorii bei gleichzeitigem Bestehen von Eunuchoidismus. Er betont, daß auch ALTMANN (1930) und andere ähnliche Beobachtungen machten.

3. Limbisches System
(Archicortex und seine Bahnen)

Begriff. Zum limbischen System gehören die Hippocampusformation, der Gyrus limbicus, welcher saumartig als Gyrus cinguli das Corpus callosum umfaßt, das Indusium griseum sowie der Uncus gyri parahippocampalis, das Corpus amygdaloideum, Kerngruppen des Septum pellucidum und Teile des Basalkernkomplexes (Abb. 189). Dem limbischen System als archipallischem Rindenbezirk werden aus den verschiedenen Stufen des Riechsystems Impulse zugeleitet.
Es gilt als anatomisches Substrat von Regelkreisen (PAPEZ-circuit) für die Affektgestaltung und deren Ausdrucksmechanismen, für die den Triebregungen zugeordneten Stimmungen und Gefühle, für das Empfinden von Sympathie und Antipathie, von wohliger Gelöstheit oder ängstlicher Anspannung, für passives oder aggressives Verhalten und mit dem Bereich der Corpora mamillaria und deren Bahnen, für mnestische Leistungen. Nach MACLEAN (1958) sind im limbischen System alle die fundamentalen Funktionen integriert, durch welche die Selbsterhaltung (Essen, Verteidi-gung, Nutzung von Erfahrungen) und die Erhaltung der Art (Sexualität, soziales Verhalten) geregelt werden.
Rostraler Gyrus cinguli, Corpus amygdaloideum und Hippocampusformation gelten als übergeordnete Zentren des limbischen Systems. Durch elektrische Reizung wird die bioelektrische Spontanaktivität des übrigen Cortex unterdrückt und die spontane Motorik gehemmt; es kommt zu tonischer Starre, Pupillenveränderungen, Unregelmäßigkeit von Blutdruck und Atmung, zur Hemmung oder Anregung der Blasen- und Darmtätigkeit. Bei Reizung des Hippocampus laufen zwanghafte Verrichtungen ab, die gruppiert sind und sinnvolle Handlungen imitieren (HEPPNER 1973). Starke Reize führen zu Wutausbrüchen, die sich bis zu Selbstverletzungen steigern können.
Im Tierversuch hat sich gezeigt, daß die elektrische Reizschwelle für das limbische System niedriger ist als für das übrige Endhirn. Es ist damit für das Aufflammen und die Ausbreitung hypersynchroner, „epileptischer" Aktionsströme prädestiniert (HEPPNER).
Radioaktiv markierte Opiate lagern sich am häufigsten in Teile des limbischen Systems ein. Deshalb wurde angenommen, daß Opiate vor allem an ihm ihre Wirkung (Euphorie) entfalten (SNYDER 1977).
Läsionen im limbischen System führen nur dann zu eindeutig erfaßbaren Störungen, wenn sie doppelseitig sind.
Nach Abtragung beider Temporallappen einschließlich der Hippocampusformation beobachteten KLÜVER u. BUCY (1939) bei Rhesusaffen schwerste Störungen der Nahrungsaufnahme und im Sexualverhalten sowie Verlust der Merk- und Lernfähigkeit: Objekte wurden weder optisch noch taktil erkannt und dranghaft zum Mund geführt, Hypersexualität, Zahmheit, Furchtlosigkeit und starke Ablenkbarkeit wurden beobachtet. Beim Menschen wurde ein Klüver-Bucy-Syndrom nach beiderseitiger Läsion der mediobasalen Temporallappenregion beschrieben (PILLERI 1966) mit Persönlichkeitsveränderungen, Antriebslosigkeit mit pathologischer Fügsamkeit und leichter Beeinflußbarkeit, Triebenthemmung und schwerstem psychischem Verfall.

a) Gyrus cinguli

An unserem Untersuchungsgut ist der Gyrus cinguli z.B. rostral des Genu corporis callosi im Mittel 11,2 mm, über dem Genu 14,2 mm und über dem Truncus corporis callosi 14,8 mm breit.
Nach BRAAK (1976) kommt in der Tiefe des Gyrus cinguli ein etwa 5 cm langes und 15 mm breites Feld mit großen Pyramidenzellen (Area gigantopyramidalis) vor. Es reicht etwa bis in Höhe der Commissura rostralis nach vorne, bis in die Ebene der Corpora mamillaria nach hinten und umfaßt auch einen kleinen Teil des benachbarten Gyrus frontalis superior. Das Feld steht nicht mit dem primären motorischen Feld in Zusammenhang und ist in seinem Aufbau primitiver als dieses.

aus Area 9 aus Areae 6 und 8

Gyrus cinguli

Fornix

aus Areae 10 und 11

Nucleus anterior thalami

Fasciculus mamillo-thalamicus

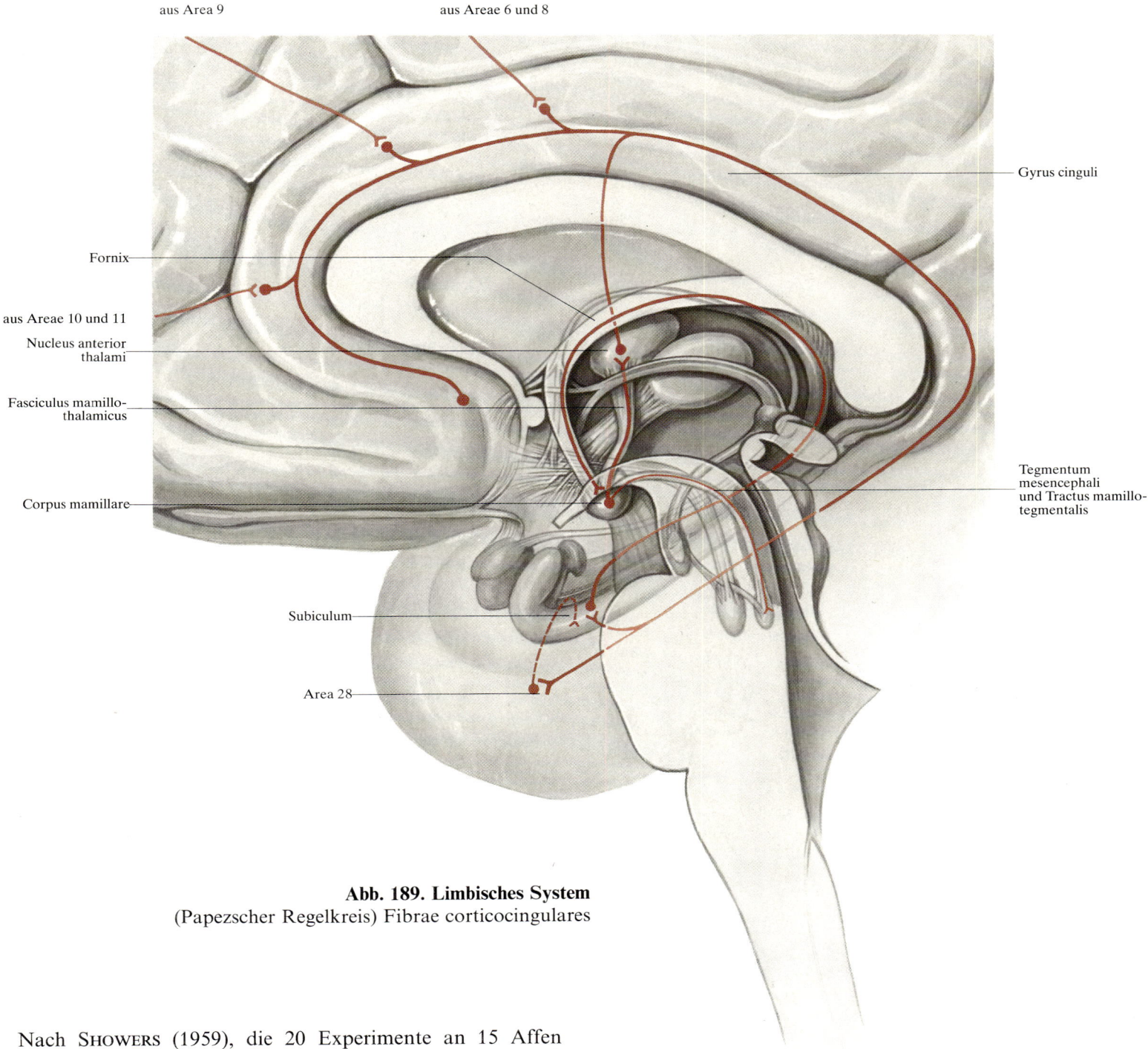

Corpus mamillare

Subiculum

Area 28

Tegmentum mesencephali und Tractus mamillo-tegmentalis

Abb. 189. Limbisches System
(Papezscher Regelkreis) Fibrae corticocingulares

Nach SHOWERS (1959), die 20 Experimente an 15 Affen durchführten, lassen sich vom Gyrus cinguli somatische und viszerale Impulse auslösen, im rostralen und kaudalen Gebiet kardiovaskuläre, respiratorische, thermische und sekretorische sowie Pupillendilatation. In allen Abschnitten des Gyrus wurden Veränderungen fazialer Ausdrucksbewegungen registriert. Reizung der Area supracallosa (Feld 24) in rostrokaudaler Folge ergab Bewegungen der oberen Extremität, des Brustbereiches, des Abdomen, der unteren Extremitäten und des Schwanzgebietes. Reizung der Area 23 von rostral nach kaudal hatte dieselben Körperbewegungen, wenn auch weniger stark, zur Folge. Die Autoren nehmen deshalb an, daß im Gyrus cinguli eine zusätzliche Area motoria sowie ein kortikales, autonomes Regulationsfeld vorliegen.

Anatomische Verbindungen innerhalb des Gyrus cinguli bestehen von Teilen rostraler Abschnitte einschließlich des Gyrus subcallosus (Area 25) zur Area supracallosa (24), zu kaudalen Abschnitten einschließlich der Areae supracallosae 23 und 29 sowie dem Isthmusgebiet und umgekehrt. Die gleichen Unterabteilungen sind durch Kommissurenfasern des Corpus callosum mit dem gegenseitigen Gyrus cinguli verknüpft (Abb. 174).
Andere intrakortikale Verbindungen bestehen mit dem Lobus temporalis, dem Corpus amygdaloideum, dem Lobus frontalis, dem Lobus parietalis sowie der Area pre-occipita-

Limbisches System

Abb. 190. Corpus amygdaloideum, Efferenzen

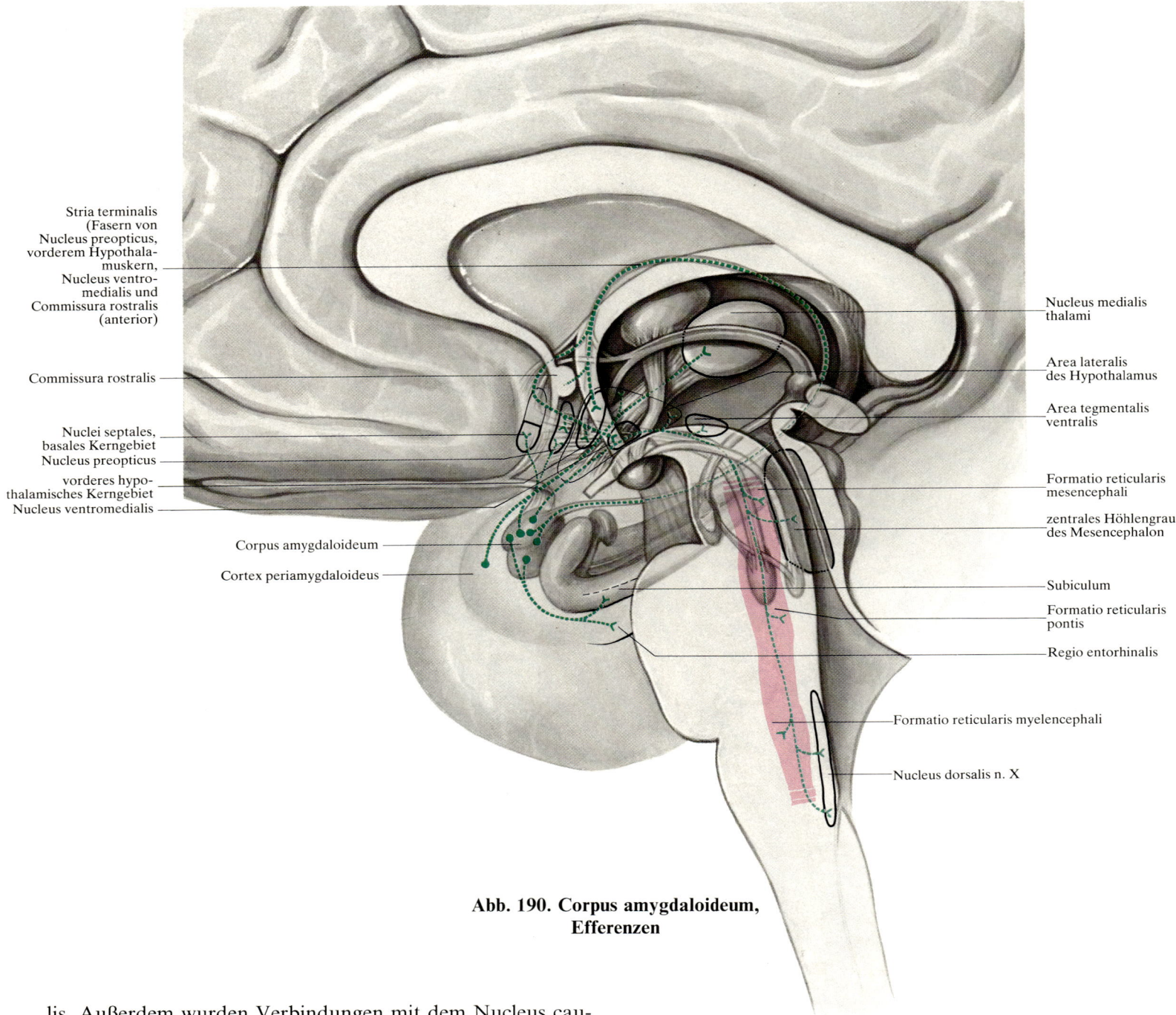

Labels (im Uhrzeigersinn):
- Stria terminalis (Fasern von Nucleus preopticus, vorderem Hypothalamuskern, Nucleus ventromedialis und Commissura rostralis (anterior))
- Commissura rostralis
- Nuclei septales, basales Kerngebiet
- Nucleus preopticus
- vorderes hypothalamisches Kerngebiet
- Nucleus ventromedialis
- Corpus amygdaloideum
- Cortex periamygdaloideus
- Nucleus medialis thalami
- Area lateralis des Hypothalamus
- Area tegmentalis ventralis
- Formatio reticularis mesencephali
- zentrales Höhlengrau des Mesencephalon
- Subiculum
- Formatio reticularis pontis
- Regio entorhinalis
- Formatio reticularis myelencephali
- Nucleus dorsalis n. X

lis. Außerdem wurden Verbindungen mit dem Nucleus caudatus und dem Globus pallidus, zur vorderen Kerngruppe des dorsalen Thalamus, insbesondere zum Nucleus anteroventralis sowie mit Fasern, die mit dem diencephalen, periventrikulären System, dem unteren Thalamusschenkel und dem ventralen Schenkel des lateralen Vorderhirnbündels verlaufen, festgestellt. Weiterhin besteht eine kortikotegmentale Fasergruppe des Gyrus cinguli innerhalb der Ansa und des Fasciculus lenticularis. Eine weitere kortikonigrale Faserung verbindet den Gyrus cinguli und den medialen Abschnitt der Substantia nigra.

Beiderseitige Läsionen der rostralen Abschnitte des Gyrus cinguli beim Versuchstier führen zu Zähmung, Sorglosigkeit, Unvorsichtigkeit, Herabsetzung der Wutreizschwelle und Verlust des sozialen Empfindens, ohne Störung der Merkfähigkeit. Beim Menschen imponieren Antriebsmangel, emotionale Abstumpfung und Enthemmung.

Bei doppelseitiger Läsion im Bereich der Hippocampusformation dagegen beobachteten MILNER u. PENFIELD (1955) Bewußtseinsstörungen, zeitliche und örtliche Desorientierung sowie Verlust der Merkfähigkeit. Auch eine doppelseitige Schädigung des Fornix und der Corpora mamillaria führt zum amnestischen Syndrom, vor allem jüngerer Gedächtnisinhalte.

b) Ärztliche Bedeutung

(1) Amnestisches Syndrom

Beim amnestischen Syndrom besteht eine Störung der Merkfähigkeit und des Gedächtnisses. Im Vordergrund steht zunächst die verminderte Fähigkeit, neue Gedächtnisstoffe zu speichern, sich neues Wissen zu erwerben, während das Altgedächtnis, das Erinnerungsvermögen an bereits gespeicherte Gedächtnisinhalte, lange Zeit erhalten bleibt. Subjektiv klagen die Patienten über Vergeßlichkeit, weshalb sie gezwungen sind, sich alles Wichtige aufzuschreiben. Mit zunehmender Merk- und Gedächtnisschwäche kommt es zu Orientierungsstörungen, wobei die Kranken nicht mehr angeben können, wo sie sich befinden, wie und wann sie da- oder dorthin gelangt sind oder wann sie jemandem begegnet sind.

Die Fähigkeit, neue Eindrücke zu speichern, ist an die Intaktheit der Hippocampusformation, der Fornices und der Corpora mamillaria gebunden. Da diese Regionen offenbar gegenüber Schädigungen jeder Art besonders empfindlich sind, treten amnestische Störungen als häufigste Initialsymptome bei gefäßabhängigen und vielen anderen diffusen oder multifokalen Hirnprozessen auf.

(2) Korsakow-Syndrom

Das Korsakow-Syndrom tritt vorwiegend als akute, passagere symptomatische Psychose auf, wobei nicht selten Übergänge zum amnestischen Syndrom und amnestischer Demenz vorkommen. Im Vordergrund steht eine biographisch-situative Orientierungsstörung, wobei die Kranken nicht mehr in der Lage sind, „sich ihr eigenes Gewordensein zu vergegenwärtigen und auf den aktuellen Ort innerhalb ihrer Lebensgeschichte zu reflektieren" (SCHELLER zit. nach LIEBALDT u. SCHELLER 1971). Merkfähigkeit und Lernfähigkeit sind erhalten und alle Erinnerungen vorhanden, jedoch fehlt die Bindung an die eigene Biographie. Durch die Falschorientiertheit kommt es zur Fehlbeurteilung der Gegenwart und Vergangenheit, zu fehlerhafter und fluktuierender Kombination von Gedächtnisinhalten und neuen Eindrücken, welche auch leicht suggeriert werden können, so daß Äußerungen zustande kommen, die als Konfabulation erscheinen.

Während bei amnestischen Syndromen Läsionen im Bereiche des inneren Randbogens (Fornix) des limbischen Systems beobachtet werden, konnten bei Orientierungsstörungen im Sinne des Korsakow-Syndroms histologisch Läsionen im äußeren Randbogen des limbischen Systems, also im Indusium griseum, insbesondere den Striae longitudinales mediales nachgewiesen werden. Bei der häufigen Syndromvermischung von amnestischen Störungen und situativen Orientierungsstörungen sind gewöhnlich innerer und äußerer Randbogen beeinträchtigt (LIEBALDT u. SCHELLER 1971).

(3) Temporallappenepilepsie

Die Temporallappenepilepsie geht mit psychomotorischen Anfällen einher. Krampffoci in der Nähe oder im Bereiche des Gyrus hippocampalis, des Uncus gyri parahippocampalis und Corpus amygdaloideum haben die Tendenz, sich vorwiegend im limbischen System auszubreiten, so daß die Anfallsform weitgehend an die Funktion des limbischen Systems gebunden ist (MAC LEAN 1973). Die psychomotorischen Anfälle haben einen komplexen Ablauf und setzen sich aus 3 Teilkomponenten zusammen:

1. In der *sensorisch-psychischen Phase* erlebt der Kranke häufig eine epigastrische Aura mit Wärme- oder Beklemmungsgefühl, welches aus der Magengegend zum Hals aufsteigt. Seltener sind halluzinatorische Wahrnehmungen von unangenehmem Geruch oder Geschmack, auch akustische Wahrnehmungen wie überlaute Geräusche, Glockenläuten, Dröhnen usw. Daneben treten meist psychische, oft traumartige Erlebnisse auf (dreamy state) mit Entfremdungsgefühl (jamais-vu) oder bestimmter Vertrautheit gegenüber der Umgebung (déjà-vu), manchmal besteht eine Dehnung oder Raffung des Zeiterlebens, oder es können Szenen aus der Vergangenheit anschaulich erlebt werden, bei gleichzeitiger realer Wahrnehmung der Umgebung (mental diplopia). Häufig sind Stimmungsveränderungen, meist unangenehme Angstzustände, seltener angenehme Glücksgefühle. Charakteristisch ist ein Crescendo-Charakter der Erlebnisse und Wahrnehmungen.

2. In der *motorischen Phase* treten vorwiegend orale Automatismen auf: Schmatz-, Leck-, Schnüffel-, Räusper- oder Schluckbewegungen, die auch von Grunzen oder Brummen begleitet werden (Oral-petit mal). Elektrophysiologisch ist der Anfall mit dem Sistieren der oralen Automatismen beendet. Regelmäßig folgt jedoch eine 3. Phase:

3. Die *postparoxysmale Dämmerattacke*, die meist weniger als 1 min andauert. Es werden entweder relativ elementare, iterative Klopf-, Wisch- und Reibebewegungen ausgeführt oder auch stereotype, komplexe Handlungen wie Hin- und Herlaufen, wiederholtes Aufstehen und Niedersetzen, Ergreifen von Gegenständen oder Lichtschalter an- und ausknipsen. Begleitet ist dieses Stadium meist von vegetativen Symptomen wie Blässe oder Rötung des Gesichtes, Speichelfluß, Veränderung der Frequenz von Atmung und Herzschlag, häufig auch Harndrang.

Häufigste Ursachen sind Geburtsschädigungen mit ischämischen Erweichungen im Bereich der Hippocampusformation, Tumoren des basalen Schläfenlappens, auch infolge sekundärer Krampfschädigung im Rahmen einer Grand-mal-Epilepsie, infolge traumatischer Schädigung der Schläfenlappenbasis oder ischämischer Nekrosen.

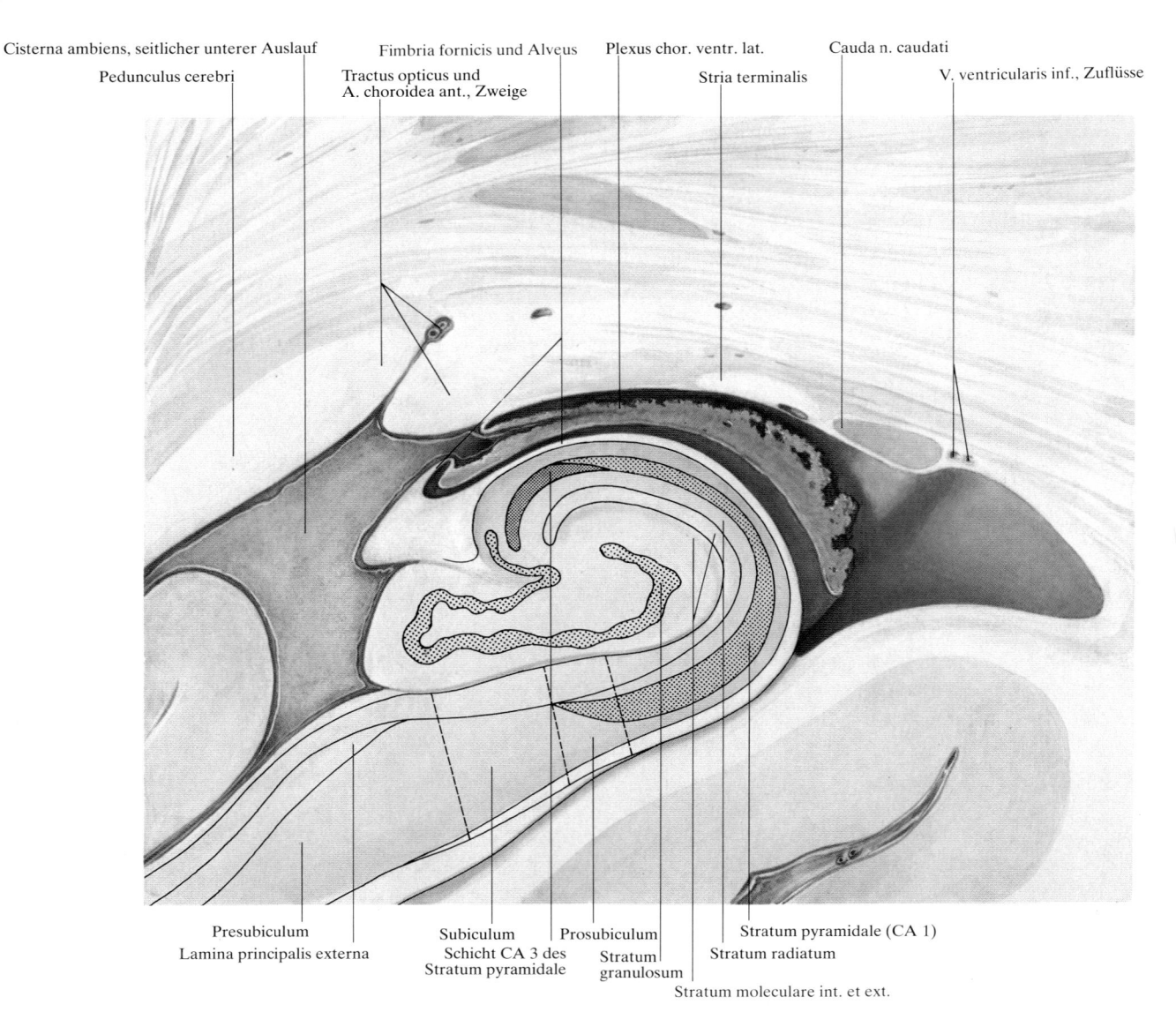

Cisterna ambiens, seitlicher unterer Auslauf   Fimbria fornicis und Alveus   Plexus chor. ventr. lat.   Cauda n. caudati
Pedunculus cerebri   Tractus opticus und A. choroidea ant., Zweige   Stria terminalis   V. ventricularis inf., Zuflüsse

Presubiculum   Subiculum   Prosubiculum   Stratum pyramidale (CA 1)
Lamina principalis externa   Schicht CA 3 des Stratum pyramidale   Stratum granulosum   Stratum radiatum
Stratum moleculare int. et ext.

Abb. 191. Cornu temporale ventriculi lateralis und Hippocampus (nach VAN HOESEN u. PANDYA 1975)

c) Hippocampusformation

Aufbau. Nach HYRTL (1880) wurde der Wulst im Unterhorn des Ventriculus lateralis von ARANTIUS (1530–1589, Schüler VESALS) als Pes hippocampi bezeichnet (Abb. 191). WINSLOW (1669–1760) verglich den Hippocampus wegen seiner gekrümmten Bogenform mit einem Widderhorn (Cornu arietis). Dies erschien für die menschliche Anatomie nicht möglich. Der Terminus Ammonshorn bezieht sich auf den Widderkopf des Gottes der Fruchtbarkeit im Niltal, den die Griechen Zeus-Ammon, die Römer Jupiter-Ammon nannten.
Der Hippocampus kann morphologisch in 3 Abschnitte untergliedert werden: Hippocampus precommissuralis, Hippocampus supracommissuralis und Hippocampus retrocommissuralis. Die Namengebung erfolgte wegen der Position zum Corpus callosum.

Die prä- und suprakommissuralen Hippocampusanteile sind beim Menschen verhältnismäßig schwach, der retrokommissurale ist stark entwickelt.
Der präkommissurale Hippocampus besteht aus einer schmalen, vertikal orientierten Struktur im kaudalen Teil der Area subcallosa rostral der Lamina terminalis. Diese geht dorsorostral in das Indusium griseum über und stellt den suprakommissuralen Hippocampusanteil dar: Zwei kleine Faserbündel, die Striae longitudinalis medialis et lateralis, verlaufen im Indusium griseum. Diese Bündel stellen den schwachen suprakallösen Zug des Fornix dar.
Nach STEPHAN u. MANOLESCU (1980) macht das Volumen des Gesamtgehirns bei einem 65 kg schweren Menschen 1251,84 cm^3, das des Hippocampus 10,35 cm^3 aus. Der präkommissurale Hippocampus nimmt 62,4 mm^3, der suprakommissurale 311 mm^3, der retrokommissurale 9976 mm^3

ein. Bei Homo sapiens macht der gesamte Hippocampus etwa 0,8% des gesamten Hirngewichtes aus. Auch diese Autoren betonen, daß der Hippocampus insbesondere bei Lernprozessen und Erinnerungsvermögen eine entscheidende Bedeutung besitzt. Eigenartigerweise ist er jedoch bei bestimmten hochintelligenten Walen verhältnismäßig gering ausgebildet. Sie nehmen deshalb an, daß der Einbeziehung von Lern- und Erinnerungsvermögen sekundäre und anderen Funktionen (Aktivität, Aufmerksamkeit u.a.) die primäre Bedeutung zukommen. Während ZUCKERKANDL (1887) annahm, daß der Hippocampus der Riechfunktion diene und deshalb beim Menschen rückgebildet sei, weist STEPHAN darauf hin, daß die olfaktorischen Strukturen und der Hippocampus verschiedene Entwicklungstrends besitzen. Die olfaktorischen Rindengebiete werden deutlich reduziert, der Hippocampus als Ganzes vergrößert, wenn man von dem kleinen präkommissuralen Hippocampus absieht, der gemeinsam mit Olfaktoriusstrukturen einer Reduktion anheimfällt (wahrscheinlich erfolgen Projektionen vom Bulbus olfactorius zum präkommissuralen Hippocampus). Auch STEPHAN (1975) betont, daß SCALIA (1966) den präkommissuralen Hippocampus dem olfaktorischen Cortex zuordnete.

Beim Menschen kann der suprakommissurale Hippocampus aus einem kleinen Windungszug zwischen Balken und Sulcus corporis callosi, dem Gyrus supracallosus, bestehen. Dieser setzt sich dann (nach STEPHAN 1975) nach vorne in einem Gyrus geniculi um das Balkenknie herum fort und stellt den präkommissuralen Hippocampus dar. Um das Balkenrostrum kann ein Gyrus olfactorius medialis gut ausgebildet sein. Unter dem Balkenrostrum beginnt der Gyrus paraterminalis (subcallosus). Er zieht zur Substantia perforata rostralis abwärts und ist nach vorne durch den Sulcus parolfactorius posterior, nach dorsal durch die Lamina terminalis begrenzt. Der ventrale Abschnitt kann als Gyrus diagonalis (RETZIUS 1896, 1898) bezeichnet werden.

Ein größerer Hippocampusabschnitt verläuft subkallös: *Fornix*: siehe dort. Im Bereich des Splenium corporis callosi geht der suprakommissurale Teil in den retrokommissuralen Hippocampus über. Dieser basale Abschnitt der Formatio hippocampi besetzt den medialen Abschnitt des Lobus temporalis und rollt sich während der Ontogenese entlang des Sulcus hippocampalis in sich selbst ein. Die Einfaltung des retrokommissuralen Hippocampus wirft im Unterhorn des Ventriculus lateralis den eigentlichen Hippocampus auf. Der rostrale Abschnitt des retrokommissuralen Hippocampus ist nach dorsal umgebogen und bewirkt eine längsovale Anschwellung: *Uncus*.

Die Formatio hippocampi bildet den als *Archicortex* bezeichneten Abschnitt der Hirnrinde und enthält einen dreischichtigen allokortikalen Rindenbau. Der retrokommissurale Hippocampusabschnitt ist klar differenziert in 3 longitudinal angeordnete Strukturen: Fascia dentata, Cornu ammonis und Subiculum. Die Fascia dentata (Gyrus dentatus – Zähnelung) bildet den medialsten Palliumstreifen. Lateral geht er in das Ammonshorn über, welches seinerseits in das Subiculum übergeht. Wegen der Einfaltung gelangt der Gyrus dentatus an die Oberseite des Subiculum und die Unterseite des Sulcus hippocampalis. Die innere Grenze des präsubikulären und retrosplenialen Gebietes ist lateral nicht eindeutig abgrenzbar. Medial bilden die Incisura unci und dorsokaudal der Sulcus hippocampi, dorsal der Sulcus corporis callosi deutlich eine Grenze. Hinter dem Uncus fällt der Sulcus hippocampi oberflächlich mit dem Sulcus fimbriodentatus oft zusammen. An der medialen Hemisphärenfläche des subikulären Cortex geht der Gyrus dentatus in den Juxta-allocortex oder Mesocortex über. Letzterer repräsentiert einen Rindenübergangstyp zwischen Allocortex und Neocortex. Dieser Übergangscortex bedeckt den Gyrus parahippocampalis sowie den suprakallösen Abschnitt des Gyrus cinguli, welcher hinter dem Splenium corporis callosi über den Isthmus gyri cinguli in den Gyrus parahippocampalis übergeht.

Hippocampus, Gyrus parahippocampalis und Gyrus cinguli bilden zusammen ein bogenförmiges Gebiet, das als *Lobus limbicus* bezeichnet wurde. Der allokortikale Hippocampus bildet einen sog. inneren Ring, der mesokortikale, parahippocampale und Gyrus cinguli einen äußeren Ring dieses Bogens: innerer und äußerer Randbogen.

Alveus. Der den Boden des Cornu temporale ventriculi lateralis einbuchtende Hippocampus und dessen ventrikelseitiger weißlicher Überzug werden als Alveus bezeichnet. In ihm verlaufen vorwiegend hippocampoefferente Fasern.

Zellschichten. Die Zellschichten weisen dieses Hirngebiet als Archipallium aus. Unter dem Alveus folgt ein verbreitertes Stratum moleculare – dann eine Schicht, die je nach Abschnitt unterschiedlich große Pyramidenzellen enthält, deren Spitzendendriten in das Stratum moleculare aufsteigen. Eine dritte Zellschicht enthält polymorphe Zellen (Abb. 192).

Faserschichten. Im Zentrum des quasi eingerollten Hirnrindengebietes befindet sich eine Faserschicht, die als *Lamina medullaris externa s. involuta* bezeichnet wird. In ihr verlaufen Assoziationsfasern aus dem Hippocampus selbst sowie aus der Substantia reticularis alba. Sie ist unterschiedlich weit mit einer gleichnamigen Marklamelle des Gyrus dentatus verklebt.

Als *Lamina medullaris interna* (Stratum lacunosum) wird eine Tangentialfaserschicht bezeichnet, welche ventrikelwärts der Lamina medullaris externa den Hippocampus durchzieht und mit dem äußeren Baillargerschen Streifen der Großhirnrinde übereinstimmt. In ihr verlaufen markhaltige Fasern sowie marklose Kollateralen der Hippocampusformation.

Strata. Als *Stratum lucidum* wird die etwas heller erscheinende Schicht der als Lamina pyramidalis benannten Zone großer Pyramidenzellen bezeichnet.

Als *Stratum radiatum* wird eine Schicht der Spitzendendriten der Pyramidenzellschicht bezeichnet, ehe diese, sich verzweigend, in die Lamina zonalis einschwenken. Im Stratum radiatum ziehen außerdem Kollateralen der Neuriten von Körnerzellen.

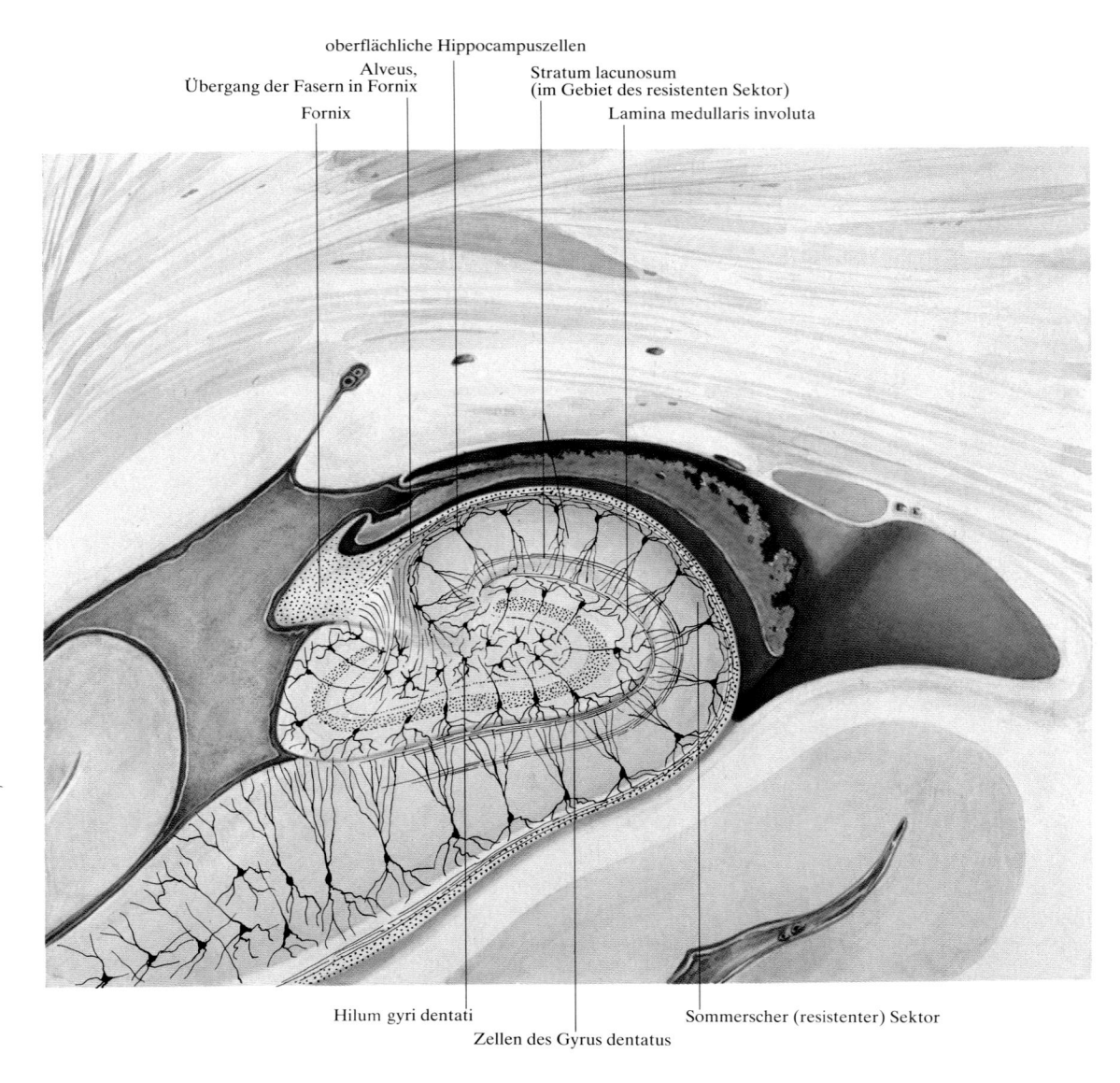

oberflächliche Hippocampuszellen
Alveus, Stratum lacunosum
Übergang der Fasern in Fornix (im Gebiet des resistenten Sektor)
Fornix Lamina medullaris involuta

Hilum gyri dentati Sommerscher (resistenter) Sektor
Zellen des Gyrus dentatus

Abb. 192. Hippocampus und Gyrus dentatus, Zellen und Fasern (nach CLARA 1957, in Anlehnung an RAMON Y CAJAL)

Im Muldenblatt (Alveus) verlaufen vor allem die Neuriten des Stratum pyramidale zur Fimbria hippocampi.

Gyrus dentatus

Der Gyrus dentatus (s. Abb. 192) enthält 19–25 Zähne und ist nach Abheben der Fimbria hippocampi sichtbar.
Auch im Gyrus dentatus finden sich 3 Zellschichten:

1. Eine *Lamina zonalis*, in der weit verstreut einzelne Zellen vom Golgityp vorkommen und außerdem Dendritenverzweigungen der darunterliegenden Körnerschicht sowie Tangentialfasern ziehen.
2. Die Lamina zonalis bedeckt die *Lamina granularis*, in welcher mehrere Reihen modifizierter Pyramidenzellen liegen. Ihre Dendriten ziehen in die Molekularschicht, ihre Neuriten in die Lamina medullaris involuta und – die Schicht des Stratum pyramidale des Hippocampus durchsetzend – zu den großen Pyramidenzellen. Axone der Körnerzellen des Gyrus dentatus enden innerhalb des Ammonshorns, von dort aus verlaufen Fasern zum Subiculum. Diese Verbindungen bauen möglicherweise einen direkten polarisierten Faserzug auf, der den Input des Hippocampus über die Fascia dentata und das Ammonshorn zum Subiculum leitet, und zwar hippocampale Afferenzen aus kortikalen und subkortikalen Zentren.
3. In der *Lamina multiformis* kommen Zellen des Golgityps vor; ihre Neuriten steigen in die Körnerschicht auf und enden entweder dort oder ziehen in den Alveus ein.

Funktion. Hauptaufgabe des Gyrus dentatus ist die Verarbeitung der ihm zuströmenden limbischen Impulse und die Verteilung innerhalb der Hippocampusformation.

Regio entorhinalis

Zur Regio entorhinalis des menschlichen Gehirns gehören Rindengebiete des Gyrus ambiens und großer Teile des Gyrus parahippocampalis. BRAAK (1972) konnte in ihr 16 pigmentarchitektonische Felder abgliedern, von denen 11 vollständig aus allokortikalen Schichten bestehen, 5 als Übergangszonen zum Isocortex gedeutet werden. Der Gyrus parahippocampalis besitzt 7 rein allokortikale Felder, die sich mit stufenweise abnehmender Organisationshöhe um ein Zentrum gruppieren. Ein zweites, nicht ganz so hoch entwickeltes Zentralfeld befindet sich nach BRAAK unter den 4 Areae des Gyrus ambiens.

Faserverbindungen. Der Cortex entorhinalis wird von Fasern ventraler Rindengebiete des Lobus frontalis, Lobus temporalis und Area prepiriformis erreicht (VAN HOESEN u.Mitarb. 1972; Untersuchungen an Rhesusaffen). Er stellt sich so als Sammelstelle kortikaler Fasern für die Formatio hippocampalis dar. Fasern aus der Area entorhinalis (Area 28) verzweigen sich im Bereich des Gyrus dentatus und der Formatio hippocampalis bis in dorsale Abschnitte hinein (LORENTE DE NO 1934) über sog. Fibrae perforantes, die in allen Sektoren des Hippocampus, mit Ausnahme der Übergangszone zum Gyrus dentatus, vorkommen. Sie bilden synaptische Kontaktzonen mit den Dendriten der Pyramidenzellen (RAISMAN u.Mitarb. 1965). Außerdem soll über Bahnen von Area 17 und Area 18 und solchen zu Area 19 eine Faserverbindung des Lobus occipitalis zum temporalen Cortex und schließlich zur Area entorhinalis vorliegen (MACLEAN u.Mitarb. 1968). Fasern aus der Facies inferior lobi temporalis projizieren zum Corpus amygdaloideum.

Substantia reticularis alba (ARNOLD 1851)

Die dem Sulcus hippocampi benachbarte Zone (Regio presubicularis) hat nicht die hier an der Oberfläche gewöhnlich graue Farbe, sondern ist von einer schmalen Schicht weißer Substanz mit retikulärem Aussehen bedeckt. Nach KOELLIKER (1896) handelt es sich hierbei um die Molekularschicht dieser Region.

Besonderheiten:

Dorsomedial vom Gyrus parahippocampalis und durch eine Incisura unci von diesem getrennt liegt der Uncus gyri parahippocampalis, dessen distale Spitze ein Cornu ammonis inversum enthält: Gyrus intralimbicus (RETZIUS 1896).
Nach rostral folgt ein schmales Band der Fascia dentata: Limbus Giacomini, und rostral von diesem ein Teil des Ammonshorns: Gyrus uncinatus (RETZIUS). Dieser geht rostral unmittelbar in den Gyrus ambiens, dorsal in den Gyrus semilunaris über.

Subiculum

Nach BRAAK (1972) stellt das Subiculum eine eigene Region und nicht eine Übergangsrinde zwischen Ammonshorn und entorhinalen Feldern dar. Die eigenständigen Schichten dieser Region sind durch unmittelbar aufeinanderfolgende Lagen großer und mittelgroßer Pyramidenzellen (Laminae pyramidalis externa und interna subiculi) gekennzeichnet. In den Zellen des äußeren Blattes finden sich Pigmentanhäufungen, in den mittleren Abschnitten der Spitzendendriten Lipofuszinkonzentrationen. In diese eigenständigen Subiculumschichten schieben sich Zellwolken aus dem Presubiculum in der Lamina zonalis weit in den Subiculumbereich vor. Ein Randabschnitt des Subiculum wird von Abkömmlingen der inneren Hauptschicht aus der Regio entorhinalis unterlagert. Alle Schichten verändern kontinuierlich ihre Breite.
Auch nach BRAAK (1978) folgen im Bereich des Lobus temporalis die meisten Feldergrenzen dem Verlauf kleiner Gruben oder Sulci.

Ammonshornformation, Funktion

Doppelseitige Entfernung kleiner Abschnitte des Ammonshorns haben bei Versuchstieren keine Ausfälle zur Folge. Vollständige Entfernung des Ammonshorns beider Seiten macht die Tiere apathisch, lethargisch und ruhig. Spontane Bewegungen sind – abgesehen von kurzen Perioden gesteigerter Aktivität – ausgeschaltet.
VOTAW (1959) wies ein zusätzliches motorisches Gebiet in der Ammonshornformation nach. Nach Stimulation des Ammonshorns ließ sich ein somatomotorisches Bewegungsmuster auslösen, das nach Durchschneidung des Fornix nicht verschwand, jedoch bei Abtrennen des Hippocampus vom Subiculum vollständig erlosch. Aus vorderen Abschnitten des Ammonshorns ließen sich Bewegungen des Gesichts, dorsal davon Bewegungen des Halses und der oberen Extremität auslösen. Vom mittleren Drittel der Ammonshornformation können generalisierte Bewegungen ausgelöst werden. Bei Reizung des Übergangsgebietes zwischen Gyrus parahippocampalis und Uncus gyri parahippocampalis trat bei den Experimenten von van BUREN u.Mitarb. (1961) Respirationssteigerung nach einer Apnoe von 5–95 Sekunden auf. Verhältnismäßig häufig wurden Kontraktionen im oberen Oesophagusgebiet, seltener im Magen nachgewiesen. Außerdem wurden Blutdruckveränderungen registriert.

Ärztliche Bedeutung der Hippocampusformation

Mit der Riechfunktion hat die Hippocampusformation wenig zu tun. Durch elektrische Reizung lassen sich keine Geruchshalluzinationen auslösen.
Das Hippocampusgebiet darf als ein mit dem Gyrus postcentralis vergleichbarer Rindenabschnitt bezeichnet werden, in welchen Impulse aus dem Geruchsorgan, aus allen anderen Sinnesorganen sowie aus inneren Organen eintreffen. Es ist Integrationsort oikotroper und ideotroper Eindrücke, welche hier zum „Gefühl" umgesetzt werden.
Im Zusammenhang mit psychomotorischen Epilepsieformen wurden angiomatöse und andere Tumoren im Bereich des

Schläfenlappens für Schädigungen des Hippocampus verantwortlich gemacht. Nach LIEBALDT (1970) kann eine parenchymatöse, hyperplastische Bildung der Hippocampusformation mit dem klinischen Bild einer Schlafepilepsie einhergehen. Andererseits können Migrationshemmungen (Heterotopien), Balken-Septum-Defekte, Aquäduktfehlbildungen, angeborener Hydrozephalus internus oder Windungsmißbildungen im Sinne von Mikrogyrien bei dieser Störung vorkommen. Nach SCHOLZ (1951) sollen bestimmte Veränderungen in der Hippocampusformation (Ammonshornsklerose u.a.) als Anfallsfolge und nicht als deren Ursache angesehen werden.

Nach PENFIELD u. MATHIESON (1974) folgt unilateraler temporaler Lobektomie in der Regel kein Gedächtnisverlust. Sie nahmen deshalb an, daß auch bei Entfernung nur einer Area hippocampalis kein Gedächtnisausfall erfolge und die andere die Funktionen der gegenseitigen voll übernehmen könne. Nach MILNER (1970) steht jedoch fest, daß die Ausfälle bei Entfernung des linken Hippocampus andere sind als bei Entfernung des rechten. PENFIELD entfernte bei einem Patienten mit Epilepsie die vordere Hälfte des linken Hippocampus und stellte im Anschluß daran eine retrograde Amnesie auch für neuere Erinnerungsgehalte fest – bei Erhaltung der Intelligenz und Sprache. Bei Sektion des Gehirns ergab sich (viele Jahre später), daß im rechten Hippocampus typische Ammonshornsklerose (SPIELMEYER) vorlag. PENFIELD u.Mitarb. nehmen an, daß die Schädigung zur Kategorie der Inzisurensklerose nach EARLE u.Mitarb. (1953) gehörte und Folge einer Herniation des Temporallappens während der Geburt war. An der linken Seite fand sich eine Gliose des Alveus sowie eine Verdünnung des Fornix, welche als Folgen der Operation aufgefaßt wurden.

d) Größere Faserzüge (s. Abb. 188–190)

Fornix

Die 2700000 Fasern des Fornix (DAITZ 1953; zitiert nach BLINKOV u. GLEZER 1968) verlaufen in kortikoafferenter und kortikoefferenter Richtung.

Die sich aus dem Alveus und der Fimbria fornicis entwickelnden Fasern ziehen zunächst am Boden des Unterhorns dorsalwärts an die Unterseite des Splenium corporis callosi, dann bogenförmig aufwärts und bilden dann vorne rundliche Stränge: die Crura fornicis.

Weitere Fasern des Fornix entstammen dem Mark des Gyrus cinguli sowie den Striae longitudinales, welche als Fibrae perforantes das Corpus callosum durchsetzen. Ein Teil dieser Fasern zieht oberhalb des Balkens nach vorne, vor dessen Genu abwärts in die Areae precommissurales und baut gemeinsam mit aus den Columnae fornicis ausschwenkenden Fasern den Fornix precommissuralis auf.

An der Unterseite des Truncus corporis callosi tauschen beide Crura in der Commissura fornicis Fasern aus. Dann nähern sich beide Fornices einander und bilden das Corpus fornicis über der Tela choroidea ventriculi III aus. Seitlich ist der Fornixkörper mit der Unterseite des Corpus callosum und weiter vorne mit dem Septum pellucidum verwachsen.

Am Foramen interventriculare weichen beide Fornices wieder auseinander und bilden die oberen und vorderen Ränder der Foramina interventricularia.

Anschließend legt sich der Fornix der Commissura rostralis (anterior) an und zieht dann mit seiner Hauptfasermasse unter dem subependymalen Grau des Ventriculus III zum Corpus mamillare (Pars tecta fornicis).

Nach DAITZ u. POWELL (1954) sowie nach POWELL u.Mitarb. (1957) verlaufen etwa 50% der Fasern des postkommissuralen Fornix zum medialen Kern des Corpus mamillare.

Einige Fasern verlassen den postkommissuralen Fornix und ziehen in vordere und rostrale intralaminäre Kerne des Thalamus.

Wieder andere Fasern ziehen vor der Commissura rostralis (anterior) als *Fornix precommissuralis* zu vorderen Hypothalamuskernen und deren Umgebung. Diese Fasern stellen nach VOGT (1906) doppelläufige Assoziationssysteme dar.

Der präkommissurale Fornix zieht auch zur Area septi und zum Kern des diagonalen Bandes von Broca (NAUTA 1958).

Fornix dorsalis. Wenige Fasern zweigen auf die Dorsalseite des Balkens ab und ziehen in den Striae longitudinales, durchqueren dann die Balkenfaserung und schließen sich entweder dem Fornix an oder enden in Kernen des Septum pellucidum.

Stria terminalis

Nach KOELLIKER (1896) ist die Stria terminalis in Höhe der Corpora mamillaria 4,56 mm breit und enthält in lateralen Teilen ein Kerngebiet. Im Unterhorn ist die Stria 2,2 mm breit und 0,6 mm dick und liegt an der medialen Seite der Cauda nuclei caudati an der Insertionslinie des Plexus choroideus.

Das dünne Faserbündel der Stria terminalis verläuft entlang der telodienzephalen Grenze vom Corpus amygdaloideum zur Regio septalis und zum Hypothalamus. Seine Fasern scheinen aus medialen und basalen Abschnitten, dicht an der Oberfläche des Uncus auszutreten. Sie verlaufen anschließend im Dach des Cornu temporale ventriculi lateralis medial des Nucleus caudatus und lateral des Tractus opticus, anschließend am Boden der Pars centralis ventriculi lateralis zwischen Pulvinar thalami medial und Nucleus caudatus lateral und weiter vorne zwischen Thalamus und Nucleus caudatus. Im Gebiet des Foramen interventriculare verbreitert sich die Stria und zweigt sich in einzelne Bündel auf.

a) Ein dichterer Faserstrang verläuft einige Millimeter hinter der Commissura rostralis zu vorderen Hypothalamusabschnitten und in die Regio preoptica. Die Mehrzahl der Fasern scheint in der grauen Substanz dorsal und lateral des Infundibulum zu enden.

Im Bereich der Commissura rostralis ziehen andere Fasern in die Umgebung sowie in den vorderen Teil des Bettkerns der Stria terminalis. Weitere Fasern scheinen im rostralen Pol des Thalamus zu enden.

b) Zartere praekommissurale Fasern durchdringen den Bettkern der Stria terminalis und ziehen vor der Commissura rostralis nach abwärts in den Nucleus accumbens septi und durch ihn hindurch zur Substantia perforata rostralis. Der Nucleus accumbens septi (=„Nucleus septi" von SCHLESINGER 1928) entspricht nicht den Nuclei septi, sondern dem Kopf des Nucleus caudatus ventral des Unterrandes des Septum pellucidum und auch unterhalb des Bodens des Vorderhorns des Seitenventrikels. Er geht dorsal in den Bettkern der Stria terminalis und lateral in das Putamen über. Nach oben und medial grenzt ihn eine flache, platte und graue Substanz vom unteren und hinteren Teil der ventrikulären Oberfläche des Septum pellucidum ab. Diese entspricht den lateralen Septumkernen niederer Säugetiere.

c) Ein weiterer Faserstrang der Stria medullaris geht in die Stria medullaris thalami über.

d) Andere Fasern ziehen in den Fornix ein und in diesem vertikal nach abwärts in die Pars tecta columnae fornicis.

e) Fasern der Stria terminalis gelangen gelegentlich in die Commissura rostralis.

Nucleus striae terminalis. Die Stria terminalis wird in ihrem Verlauf von zahlreichen Zellen begleitet, die als Nucleus striae terminalis (KAPPERS 1921) oder als Nucleus interstrialis oder als Bettkern oder als Begleitkern der Stria bezeichnet werden. Der Nucleus striae terminalis reicht nach STRENGE u.Mitarb. (1977) mit seinem rostralen Pol bis in Höhe der Commissura rostralis. In Höhe des oberen oralen Thalamuspoles ist er am dicksten. Weiter okzipital grenzt er an die V. thalamostriata superior und liegt vorwiegend am lateralen und basolateralen Faserrand der Stria. Im Unterhorn säumt er im wesentlichen den medialen Rand bis in die Gegend des Corpus amygdaloideum. Aufgrund histologischer und pigmentarchitektonischer Studien wurde eine Reihe von Unterkernen abgegliedert.

Hippocampoafferente Fasern

Die meisten hippocampoafferenten Fasern stammen aus der Area entorhinalis und erreichen den Gyrus dentatus sowie das Ammonshorn. Die Area entorhinalis erhält Fasern aus dem Subiculum sowie dem Cornu ammonis und steht in Verbindung mit großen Gebieten des Cortex cerebri. Sie empfängt Fasern aus dem präpiriformen Cortex, dem Cortex frontalis und dem unteren Teil des Cortex temporalis. Fasern aus dem Gyrus cinguli erreichen die Area entorhinalis über das Cingulum. Subkortikale Afferenzen der Area entorhinalis stammen aus den vorderen Thalamuskernen, welche über das Cingulum ziehen, und aus dem Corpus amygdaloideum.

Nuclei septales mediales und der benachbarte Kern des diagonalen Bandes von Broca entlassen über den Fornix Fasern zum Cornu ammonis und Subiculum.

Bei verschiedenen Versuchstieren wurde nachgewiesen, daß bestimmte hypothalamische Gebiete, einschließlich der Areae periventricularis sowie hypothalamica lateralis und des Nucleus supramamillaris, Fasern in den Hippocampus entlassen.

Bei der Katze erhält der Hippocampus direkte Fasern aus dem Nucleus interpeduncularis, dem Nucleus centralis superior, dem Nucleus raphae dorsalis, dem Nucleus dorsalis tegmenti und dem Locus coeruleus. Einige dieser Fasern werden als monaminerge Fasern gedeutet.

Alveusfasern sowie Fasern, die als Fibrae perforantes durch den Balken in den Fornix ziehen, gelangen aus der sekundären Riechrinde (Area entorhinalis, Feld 28 – Endigung der Stria olfactoria lateralis) zur Hippocampusformation.

Aus der Area precommissuralis ziehen Fasern, welche sich mit solchen aus den Nuclei septi vereinigen, durch das Septum pellucidum in den Fornix und erreichen zum großen Teil über diesen die Hippocampusformation über den Alveus.

Ein Teil dieser Fasern zieht als Fibrae perforantes durch den Truncus corporis callosi in das Indusium griseum und über dieses zum Gyrus dentatus: Tractus olfactohippocampalis.

Auch aus dem Gyrus cinguli ziehen Fasern in das Cingulum und erreichen überwiegend das Übergangsgebiet zwischen Ammonshorn und die angrenzender entorhinaler Rinde (Subiculum).

Hippocampoefferente Fasern

Die Neuriten des Stratum pyramidale (lucidum) bilden an der ventrikelseitigen Oberfläche des Hippocampus dessen weißen Überzug (Alveus).

Sie teilen sich dabei T-förmig; die stärkeren Fortsätze verlaufen in der äußeren Markschicht, treten in das *Cingulum* ein und ziehen in diesem in die *präfrontale Region* (=Tractus hippocampo-prefrontalis). Die feineren Fasern ziehen über den *Alveus* oder durch die graue Substanz hindurch in die Fimbria hippocampi und in den *Fornix*.

In neuer Zeit wird angenommen, daß 1. Efferenzen aus dem Ammonshorn, 2. Fasern aus dem Subiculum und dem präkommissuralen Fornix, 3. Faserzüge aus dem Subiculum zum postkommissuralen Fornix und

4. außerfornikale Efferenzen bestehen.

1. Der präkommissurale Fornix enthält Fasern, die aus dem Cornu ammonis stammen und nur in der Area septalis lateralis enden.

2. Präkommissurale Fornixfasern aus dem Subiculum ziehen zu lateralen Septumabschnitten, zu den medialen Teilen des Nucleus accumbens, zum Nucleus olfactorius anterior sowie zum präkommissuralen Hippocampus, dem medialen Teil des Cortex frontalis und Gyrus rectus.

3. Der postkommissurale Fornix soll ausschließlich – außer den hippokampalen Afferenzen – Fasern aus dem Subiculum enthalten. Die meisten dieser Fasern enden im Corpus mamillare, wenige erreichen den Nucleus anterior thalami, den Bettkern der Stria terminalis und die Gegend des Nucleus hypothalamicus ventromedialis.

4. Das Subiculum projiziert zu verschiedenen Rindengebieten, einschließlich der Area entorhinalis und Teilen des benachbarten medialen, temporalen Cortex sowie retrosplenialen und kaudalen Teilen des Gyrus cinguli und kaudalen Abschnitten des medialen frontalen Cortex. Bekanntlich führen bilaterale Läsionen des Hippocampus zu deutlichem Verlust der Merkfähigkeit, was auf die Bedeutung der direkten subikulokortikalen Efferenzen hinweist. Außerdem entläßt das Subiculum Fasern zum Corpus amygdaloideum.

Der postkommissurale Fornix bildet einen Teil der von PAPEZ (1937) beschriebenen Regelbahn, welche Zentren des inneren und äußeren Randbogens miteinander verbindet. Der äußere Randbogen – Gyrus cinguli und parahippocampalis – erhält Impulse von großen neokortikalen Gebieten und überträgt diese über das Cingulum zum inneren Randbogen. Deshalb scheint der kortikale Außenring nicht nur seiner Lage und Struktur, sondern auch seiner Funktion nach einen Übergang zwischen neokortikalem äußerem und allokortikalem (hippokampalen) innerem Randbogen zu bilden.

Tractus hippocampomamillaris

Die Fasern, welche aus dem Alveus in den Fornix ziehen, stellen dessen Hauptfasermasse und verlaufen zu den Corpora mamillaria. Fasern aus vorderen Abschnitten enden in rostroventralen, aus dorsalen in mediodorsalen Bezirken der medialen Kerngebiete.
Kurz oberhalb der Corpora mamillaria kreuzt ein Teil dieser Fasern innerhalb der Decussatio supramamillaris auf die Gegenseite über.

Tractus hippocampohabenularis

Vom Fornix zweigt am Foramen interventriculare ein kleines Bündel ab und verläuft an der Grenze zwischen medialer und dorsaler Thalamusfläche als *Stria medullaris thalami* nach rückwärts bis zum Nucleus habenulae.

Fibrae hippocamposeptales

Die Fibrae hippocamposeptales sind Neuriten der Pyramidenschicht der Hippocampusformation und verlaufen streckenweise im Fornix rostralwärts, ziehen aber dann vor der Commissura rostralis aus dem Hauptstrang aus. Sie ziehen von der Vorderseite des Fornix als Fornix precommissuralis, sich fächerförmig ausbreitend, in die Area precommissuralis ein und enden am Nucleus septi proprius.

Fibrae hippocampopreopticae

Eine schwache Fasergruppe verläßt die Pars tecta fornicis und endet in der Area preoptica des Hypothalamus sowie im Tuber cinereum und dessen Umgebung.

Fibrae hippocampotegmentales

Fasern zum Kerngebiet des N. oculomotorius der Mittelhirnhaube schwenken unterhalb der Decussatio supramamillaris nach rückwärts aus dem Fornix aus.

e) Kommissuren des limbischen Systems

Innerhalb der Commissura rostralis sowie in der Commissura fornicis, wahrscheinlich auch im Splenium corporis callosi, kreuzen verschiedene Fasersysteme des limbischen Systems auf die Gegenseite über und verbinden beide Hippocampusformationen miteinander.

f) Corpus mamillare und Bahnen

Die weißlichen Corpora mamillaria bestehen aus einem größeren Nucleus medialis mit etwa 400 000 Zellen und einem kleineren Nucleus lateralis die basal von einer Faserschicht abgedeckt sind (Abb. 193).

Zellaufbau. Nach ROSE (1939/40) besteht der Nucleus medialis aus runden oder polygonalen Zellen mit großem Zytoplasma mit einem mittelgroßen, gut färbbaren Kern. Ventrolateral davon liegt der Nucleus basalis mit kleineren, rundlichen und weniger dicht angeordneten Zellen. Lateral des Nucleus basalis findet sich ein Nucleus intermedius wie bei niedrigen Säugern. Ventral und lateral der medialen Zellgruppe liegt der Nucleus lateralis mit großen polygonalen, polymorphen und stark färbbaren Zellen vor. Auch ein Nucleus supramamillaris, unterhalb des Fasciculus mamillothalamicus, läßt sich nachweisen. ROSE weist darauf hin, daß der Nucleus mamillaris lateralis nicht nur dem Nucleus intercalatus von MALONE entspricht, sondern auch einem Teil seines Nucleus infundibulomamillaris.

Afferente Bahnsysteme

Das Corpus mamillare erhält Impulse von der Hippocampusformation, vom Wallenbergschen basalen (Riech-)Bündel, vom Tegmentum sowie über den Pedunculus corporis mamillaris vom Lemniscus medialis.
Der Pedunculus mamillaris enthält Fasern aus dem Nucleus dorsalis tegmenti und verläuft an der ventralen Fläche des Mittelhirns zum Corpus mamillare. Dort enden die meisten seiner Fasern; einige erreichen das mediale Vorderhirnbündel und verzweigen sich in der Area preopticohypothalamica lateralis und den Nuclei septi mediales.

Efferente Bahnsysteme (Abb. 193)

1. Tractus mamillothalamicus. Ein ziemlich starkes Bündel aus ca. 700 000 feinen Fasern zieht vom Corpus mamillare zunächst nach aufwärts und rückwärts, um dann nach rostral und oben zum rostralen Kerngebiet des Thalamus umzubiegen. Aus dieser rostralen oberen Kerngruppe zieht der *Tractus thalamocingularis* in den vorderen Abschnitt des Gyrus cinguli ein.
Ein Regelkreis greift somit über Cingulum, Hippocampusformation und Fornix, Corpus mamillare wieder zum Ursprungsgebiet zurück. Über ihn sollen Affekte und Emotio-

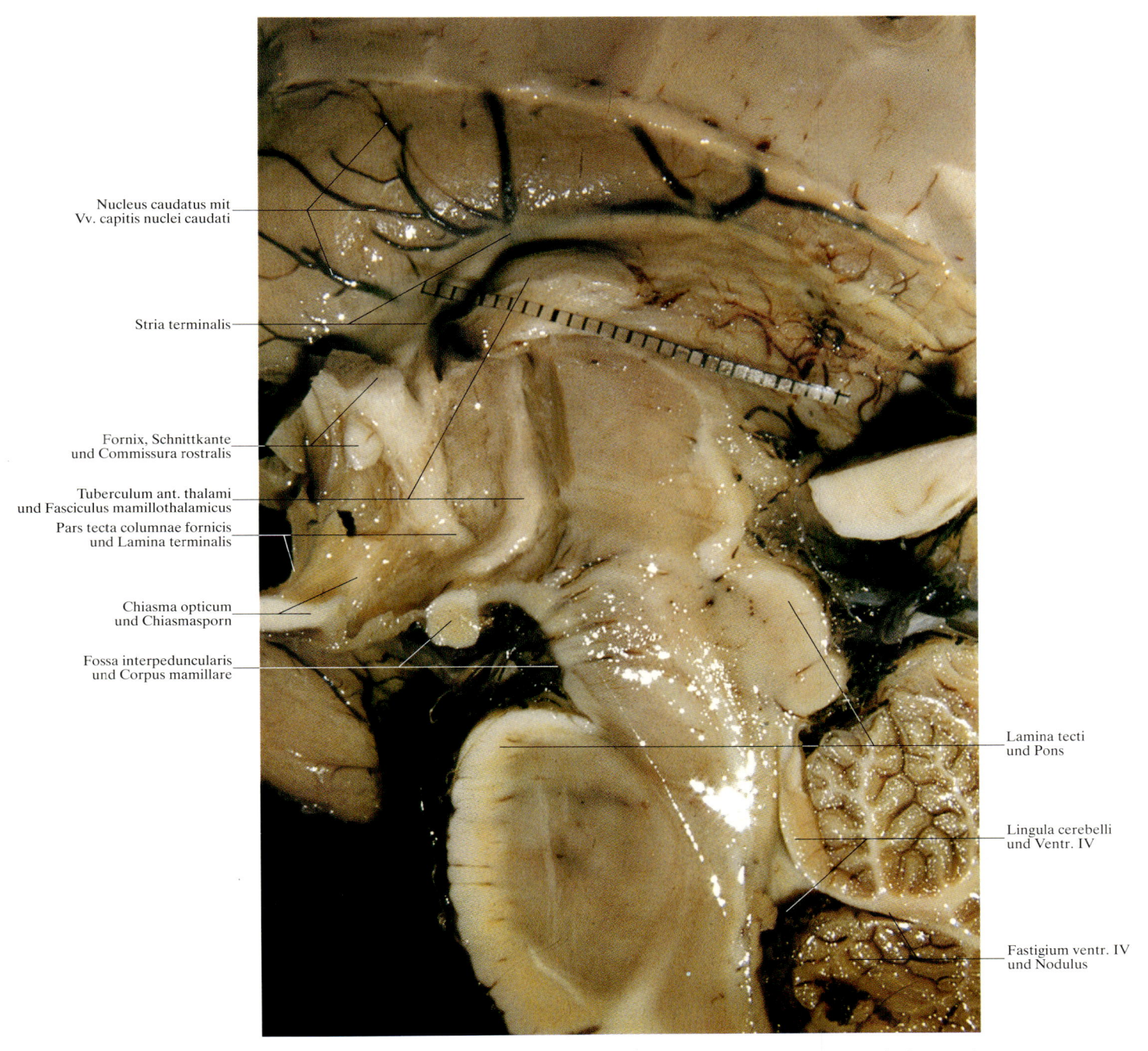

Abb. 193. **Pars tecta columnae fornicis und Fasciculus mamillothalamicus,** freipräpariert

nen wie Angst, Wut, Haß, Lust, Unlust, Gier ausgelöst, gedämpft und moduliert, vegetative Abläufe reguliert sowie kortikale Vorgänge spezifisch aktiviert werden.

2. Tractus mamillotegmentalis. Eine weitere Bahn zieht aus dem Corpus mamillare nach rückwärts vom subependymalen Grau zum Nucleus dorsalis tegmenti und zum Nucleus profundus tegmenti.

3. Tractus mamillo-interpeduncularis. Ein Faserzug zieht zum Nucleus interpeduncularis des Mesencephalon. Über diesen Kern sowie Kerne des Tegmentum wird der limbische Cortex an das extrapyramidal-motorische System angeschlossen.

Tractus olfactomesencephalicus

Als Wallenbergsches basales Riechbündel zieht ein beim Menschen schwach entwickeltes Faserbündel in doppelläufiger Richtung zwischen Zellen der Regio retrobulbaris und Area olfactoria zum Hypothalamus, zu den Corpora mamillaria, zu den Nuclei interpeduncularis sowie zur Formatio reticularis mesencephali.

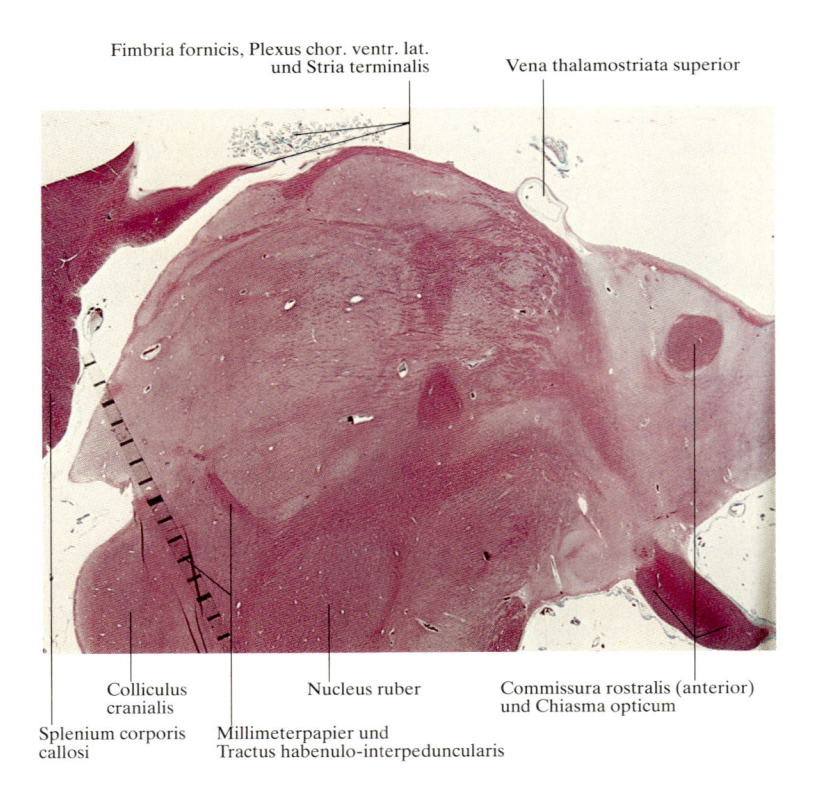

Abb. 194. Tractus habenulo-interpeduncularis am paramedianen Sagittalschnitt (Versilberungstechnik)

Labels: Fimbria fornicis, Plexus chor. ventr. lat. und Stria terminalis; Vena thalamostriata superior; Splenium corporis callosi; Colliculus cranialis; Millimeterpapier und Tractus habenulo-interpeduncularis; Nucleus ruber; Commissura rostralis (anterior) und Chiasma opticum

Der Tractus olfactomesencephalicus dient der Assoziation von Geruchs-, Geschmacks- und Berührungsreizen aus dem Kopfgebiet. Zum Teil gilt er auch als afferenter Reflexschenkel für die Beeinflussung von Atembewegungen.

g) Corpus amygdaloideum und Bahnen

In unmittelbarer Nachbarschaft der rostromedialen und rostrodorsalen Wand der Unterhornspitze ist das vom kaudalen Abschnitt des Ganglienhügels herstammende Corpus amygdaloideum plaziert. Das Kerngebiet ist demnach von der Striatumanlage nach rostroventral ausgewandert und behält zeitlebens direkten Kontakt mit dem Striatum. Das Corpus amygdaloideum läßt sich in eine *Area amygdaloidea anterior*, eine *Pars basolateralis* und eine *Pars corticomedialis (olfactoria)* zergliedern. Die kortikomediale Kerngruppe enthält neben einer Anzahl kleinerer Zellmassen den Nucleus amygdaloideus corticalis und den Nucleus amygdaloideus medialis, welche miteinander den dorsomedialen Komplex darstellen. Die Pars basolateralis enthält den großen Nucleus amygdaloideus lateralis, den Nucleus amygdaloideus basalis sowie den Nucleus amygdaloideus basalis accessorius. Ein kleinerer Zentralkern wird gelegentlich der kortikomedialen Kerngruppe zugeordnet, von NIEUWENHUYS u. Mitarb. (1978) jedoch als separate Kerneinheit geschildert. Dieser entspricht morphologisch den kaudalsten Abschnitten des Nucleus caudatus und des Putamen und besitzt einen hohen Gehalt an Dopaminen.

Faserverbindungen

Die Stria olfactoria lateralis, die Stria terminalis und eine ventrale amygdalofugale Bahn verbinden das Corpus amygdaloideum mit anderen Teilen des Gehirns.
Die Stria olfactoria lateralis führt sekundäre Riechfasern zu kortikalen und medialen Kernen.
Die Stria terminalis zieht als Faserbündel aus kortikomedialen Kerngruppen in das Cornu inferius ventriculi telencephali, wo es sich der Medialseite der Cauda nuclei caudati anlagert und mit ihr bogenförmig rostralwärts läuft. Ihr Verlaufsgebiet entspricht etwa dem seitlichen Rand der Lamina affixa. Das Bündel zieht zunächst (Cornu temporale) im Ventrikeldach, dann in der Pars centralis am Boden des Seitenventrikels. Da es nur von Ependym und evtl. von Ästen oder Stammgebieten der V. thalamostriata bedeckt ist, ist es im Seitenventrikel zu erkennen. Es verzweigt sich in der medialen präoptischen Region im vorderen hypothalamischen Kerngebiet und im Bereich des Nucleus supra-opticus diffusus (NAUTA 1961) sowie im Nucleus hypothalamicus ventromedialis (DREIFUSS u.Mitarb. 1968).
Unmittelbar dorsal der Commissura rostralis splittert sich die Stria terminalis in drei Züge auf (s.S. 338f.).

Die Stria terminalis enthält amygdalofugale und amygdalopetale Fasern. Die ventralen amygdalofugalen Fasern ziehen als locker angeordnetes Bündel vom amygdaloiden Kernkomplex zum rostralen Abschnitt des Diencephalon. Sie stammen aus der Pars dorsomedialis und verlaufen medial und etwas nach rostral durch die Regio sublenticularis der Substantiae innominata et perforata rostralis. Einige Fasern erreichen den mediofrontalen Cortex, andere die Area preopticohypothalamica lateralis sowie den Pedunculus thalami inferior und die medialen Thalamuskerne. Die Bahn leitet in beiden Richtungen.
Nach NAUTA u. GYGAX (1951, 1954) verlaufen Fasern vom Kernkomplex des Corpus amygdaloideum (des Affen) zu Cortexabschnitten der Regio temporalis und orbitalis sowie zur Inselrinde; bei der Katze auch nach VALVERDE (1963) zum ventralen Abschnitt des hinteren Gyrus Sylvii.
Nach NAUTA (1962), der bei Affen stereotaktische Elektrokoagulationen durchführte, ist der mediale magnozelluläre Abschnitt des dorsomedialen Thalamuskerns über die extrakapsuläre Komponente des unteren Thalamusstiels außer mit lateralen präoptischen und hypothalamischen Regionen der Substantia innominata auch mit dem rostralen Pol des Corpus amygdaloideum, dem Kern des Brocaschen diagonalen Bandes und dem Tuberculum olfactorium verknüpft. Zahlreiche zusätzliche Fasern des Kernes verlaufen innerhalb der Capsula interna zu kaudalen Abschnitten des Cortex orbitofrontalis.

Afferenzen. Nach JOHNSON (1923) und GLOOR (1955) stellt die Hauptafferenz des Corpus amygdaloideum die Stria terminalis dar. Eine weitere Afferenz bildet die Stria olfactoria lateralis aus dem Bulbus olfactorius, welche zur kortikomedialen Kerngruppe und zum piriformen Cortex verläuft. Die basolaterale Kerngruppe erhält indirekten Input aus dem Olfaktoriussystem über den prepiriformen Cortex. Lediglich die zentrale Kerngruppe scheint keinen Zufluß aus dem Olfaktoriussystem zu erhalten (POWELL u. Mitarb. 1965). Dieses Kerngebiet erhält dopaminerge Fasern aus dem Mittelhirn, insbesondere aus der Substantia nigra (UNGERSTEDT 1971).

Die Afferenzen des Corpus amygdaloideum-Komplexes lassen sich gliedern in:

1. Fasern aus dem Bulbus olfactorius und dem kortikalen Riechhirnabschnitt;
a) Die sekundären Olfactoriusfasern entstehen im Bulbus olfactorius und verlaufen in der Stria olfactoria lateralis zum Corpus amygdaloideum, wo sie in kortikalen Kernmassen enden.
b) Der basolaterale Kernkomplex erhält nach POWELL u. Mitarb. (1965) einen indirekten olfaktorischen Input über Relaisstationen des piriformen Cortex.

2. Fasern aus der Regio preoptica des Hypothalamus;
a) Fasern aus der Regio preopticohypothalamica lateralis ziehen durch die Stria terminalis und erreichen die meisten Kerne des Corpus amygdaloideum.
b) Weitere Fasern mit ähnlichem Ursprung wie die vorigen enden wie diese, verlaufen aber entlang des ventralen amygdalofugalen Wegs.
c) Andere Fasern entstehen wie die unter 2a) genannten sowie aus dem Bettkern der Stria terminalis.
d) Aus dem ventromedialen hypothalamischen Kerngebiet ziehen Fasern zum Corpus amygdaloideum, möglicherweise über die Stria terminalis (RENAUD u. HOPKINS 1977).

3. direkte Afferenzen vom Hirnstamm;
Aus pontinen Geschmackskernen verlaufen Fasern im ventralen amygdalofugalen Bündel zum Nucleus centralis des Corpus amygdaloideum.

4. Projektionsbahnen aus unterschiedlichen Gebieten des Cortex cerebri;
a) Eine zingulo-amygdaloidale Verbindung entsteht in der Area 24 des Cortex cerebri und erreicht den basolateralen Abschnitt des Corpus amygdaloideum.
b) Aus dem Gyrus temporalis inferior ziehen Fasern zu basolateralen und zentralen Kerngebieten des Corpus amygdaloideum. HERZOG u. VAN HOESEN (1976) nehmen an, daß diese Faserbahn auch von rostralen Abschnitten des Gyrus temporalis superior und medius ausgeht.
c) Es wird angenommen, daß auch aus orbitofrontalen Rindengebieten Fasern die Kerne des Corpus amygdaloideum erreichen, und zwar über die Stria terminalis, welche sie in mittleren Thalamusgebieten verlassen und durch die Capsula interna, den Globus pallidus und die Substantia innominata zum Amygdaloideumkomplex ziehen sollen.

Efferenzen. Die efferenten Bahnen aus dem Corpus amygdaloideum erreichen vorwiegend 1. das septo-preoptico-hypothalamische Continuum; 2. den dorsalen Thalamus; 3. die Formatio reticularis und andere Zellgruppen des Hirnstammes; 4. eine Reihe von Areae des Cortex cerebri.

Vorwiegend aus der Pars corticomedialis (olfactoria) ziehen Fasern mit der Stria terminalis, zweigen unmittelbar dorsal der Commissura rostralis ab und splittern sich auf:
Die Fibrae precommissurales ziehen vor der Commissura rostralis und enden in medialen präoptischen und vorderen hypothalamischen Gebieten sowie im ventromedialen Hypothalamuskern. Einige Fasern erreichen die Commissura rostralis und verbinden beide Corpora amygdaloidea untereinander. Der hier postkommissural abzweigende Faserzug erreicht den Bettkern der Stria terminalis sowie die Regio hypothalamica anterior, besonders den Nucleus hypothalamicus anterior. Diese Fasern sollen aus medialen, basalen und lateralen Kernen des Corpus amygdaloideum herstammen.

Fasern aus der basolateralen Kerngruppe und kortikalen Gebieten umfassen das Corpus amygdaloideum und ziehen über ventrale amygdalofugale Bahnen zu unterschiedlichen Strukturen, unter denen der mediofrontale Cortex, die basale septale Region und die laterale preopticohypothalamische Zone überwiegen.

Ein Teil der ventralen, amygdalofugalen Fasern vereinigt sich im unteren Thalamusstiel und erreicht mediale Thalamuskerngebiete.

Der Nucleus centralis amygdalae gibt Fasern durch die Substantia innominata und den Hypothalamus ab, die in den Hirnstamm bis in Höhe des Obex absteigen: Tractus amygdalotegmentalis. Abzweigungen sollen das laterale Hypothalamusgebiet, die Area tegmentalis ventralis sowie das zentrale Höhlengrau des Mesencephalon und der Formatio reticularis mesencephali et rhombencephali und den dorsalen motorischen Vaguskern erreichen.

Nach GLOOR (1955) besteht außerdem eine ventrale (basale) efferente Bahn aus dem Corpus amygdaloideum zum lateralen und dorsalen hypothalamischen Gebiet. Diese Bahn ist multisynaptisch und erreicht am raschesten ventromediale Hypothalamuskerngebiete. Morphologisch ist diese Bahn nach LEONHARD und SCOTT (1971) noch nicht nachgewiesen. Die ventrale amygdalofugale Bahn geht aus basolateralen Kerngebieten des Corpus amygdaloideum sowie vom piriformen Cortex ab, zieht medial durch die Substantia innominata und unter den Basalganglien hinweg und verzweigt sich im Bereich der Regio septi, der Regio preoptica lateralis und im lateralen Hypothalamus sowie am Kern des diagonalen Bandes von Broca. Ein Teil der Fasern, die durch die Substantia innominata ziehen, erreichen den unteren Thalamusstiel und den magnozellulären Anteil des dorsomedialen Thalamuskerngebietes (FOX 1949). Fasern der Stria terminalis sollen zu medialen hypothalamischen Kernen (Nucleus ventromedialis, Nucleus arcuatus) sowie zu medialen präoptischen Kernen verlaufen und mit dem hypothalamo-hypophysären System in Verbindung stehen.

Ein Teil der Fasern erreicht über die Commissura rostralis den Nucleus habenulae der Gegenseite. Weitere Efferenzen des Corpus amygdaloideum ziehen als Fibrae amygdalonigrales zur Substantia nigra. Rückläufige Fasern aus der Substantia nigra verknüpfen innerhalb der Ansa lenticularis die Kerngebiete des limbischen Systems mit extrapyramidal-motorischen Zentren.

Fasciculi und Tractus am menschlichen Gehirn

Fasciculus amygdalotemporalis. An der lateralen Oberfläche des Corpus amygdaloideum treten Fasern aus, die zum Polus temporalis ziehen. Sie grenzen nach hinten und oben unmittelbar an den Fasciculus uncinatus.

Fasciculus amygdalo-insularis. Vom Oberrand der vorderen Fläche des Corpus amygdaloideum treten Fasern zu den Laminae medullares des Gyrus longus insulae und ziehen auch in das Inselgrau dieses Bezirkes ein.

Tractus amygdalohypothalamicus und amygdaloseptalis (diagonales Band von Broca). Abgesehen von der Stria terminalis ziehen Fasern aus dem Corpus amygdaloideum aus und erreichen ventral des Nucleus lentiformis und der Capsula interna, vertikal nach oben ziehend, die dorsale Oberfläche des Corpus amygdaloideum. Anschließend verlaufen sie horizontal zu vorderen hypothalamischen Gebieten (Nuclei infundibularis et ventromedialis). Eine ventrale Bahn verläuft unmittelbar dorsal der Substantia perforata rostralis und ventral der Commissura rostralis. Teile der Substantia innominata (MEYNERT) greifen zwischen die einzelnen Faserbündel ein. Während die ventralen Abschnitte vordere Hypothalamusabschnitte erreichen, wenden sich dorsale nach oben und vorne unter die Commissura rostralis in das Septum pellucidum. Diese Fasern ziehen als breites Band nach oben. Mediale Fasern ziehen zur Area subcallosa, die dem Gebiet der Nuclei mediales septi niederer Säugetiere entspricht. Einige Fasern können in die Striae longitudinales übergehen. Die lateralen erreichen die seitliche Septumwand, die den Nuclei laterales septi der niederen Säugetiere entspricht (KLINGLER u. GLOOR 1960).

Pedunculus thalami extracapsularis und Ansa peduncularis. Ein Faserbündel verbindet mediale Thalamusabschnitte mit vorderen Teilen des Cortex temporalis und mit dem Corpus amygdaloideum. Im Gegensatz zu den anderen Thalamusstielen verläuft es extrakapsulär und stellt einen Teil der Ansa peduncularis dar. KLINGLER u. GLOOR unterscheiden zwei Abschnitte: eine Pars diencephalica und eine Pars telencephalica. Die Pars diencephalica verläuft innerhalb der medialen Kerngruppe des Thalamus von dorsal nach vorne und unten zu vorderen hypothalamischen Abschnitten, und zwar in Form einer sagittal orientierten Faserplatte, die etwas hinter und lateral der Pars tecta columnae fornicis entlangzieht. Innerhalb des Hypothalamus wendet sich das Faserbündel unmittelbar am Tractus opticus etwa rechtwinklig nach lateral, der in schrägem Winkel überkreuzt wird. In dieser Verlaufsstrecke liegen die Fasern hinter und unter – aber parallel – zur Commissura rostralis. Die Pars telencephalica verläuft in nächster Nachbarschaft zu ventralen Teilen des Tractus amygdalohypothalamicus und amygdaloseptalis, der unmittelbar vor ihm zieht, während die Ansa lenticularis dorsal von ihm verläuft. Alle 3 Fasersysteme umfassen die vordere und mediale Fläche des Pedunculus cerebri und gehen in ein Bündel über, das als Ansa peduncularis bezeichnet wird. Ventrale Abschnitte aller 3 Faserbündel erreichen die Regio amygdaloidea.

h) Nucleus habenulae und Bahnen

Der Nucleus habenulae des Diencephalon gliedert sich in einen kleinzelligen Nucleus habenulae medialis und einen großzelligen Nucleus habenulae lateralis. Innerhalb des Trigonum habenulae liegt der mediale Kern ventral des lateralen.

Die Nuclei habenulae korrelieren die afferenten Impulse und dienen der Umschaltung von aus dem limbischen System stammenden Impulsen.

Die Stria medullaris thalami und der Tractus habenulo-interpeduncularis bauen einen Teil des dorsalen Regelkreises auf, in den die Nuclei habenulae eingeschaltet sind. Die Nuclei habenulares mediales werden von Fasern aus den medialen Septumkernen erreicht. Ihre Efferenzen verlaufen zum Nucleus interpeduncularis, dessen Axone zum Nucleus dorsalis tegmenti ziehen und ein weiteres Glied der sog. medialen Habenulumbahn bilden.

Der Nucleus habenulae lateralis erhält Fasern aus dem Kern des diagonalen Bandes, aus der Area preopticohypothalamica lateralis und aus dem Globus pallidus medialis (welche teilweise über die Stria medullaris ziehen). Seine Efferenzen verlaufen innerhalb des Tractus habenulo-interpeduncularis und ziehen ebenfalls zum Nucleus interpeduncularis (KEMALI u. CASALE 1982) sowie an ihm vorbei und enden in verschiedenen Mittelhirnzentren: Zona compacta der Substantia nigra, zentrales Höhlengrau, Nuclei raphae dorsalis, centralis superior und in der Formatio reticularis mesencephali. Möglicherweise hat dieser laterale habenulare Zug Anteil am Regelkreis des limbischen und retikulären Systems. Der pallidohabenulo-nigrale Regelkreis bildet einen Teil des sog. akzessorischen, extrapyramidalen Regelkreises (Abb. 195).

Beispiele

AKAGI u. POWELL (1968) stellten Fasern aus dem medialen Kern zum Colliculus cranialis, aus dem lateralen zum Colliculus caudalis fest: olfactosomatische Verbindung (KAPPERS u. Mitarb. 1936) sowie Fasern zu medialen hinteren Septumkernen. NAUTA (1958) demonstrierte umgekehrte Faserbahnen von der lateralen präoptischen Region zum Nucleus habenulae lateralis und vom Septum zum Nucleus habenulae medialis. Einige Fasern des medialen Kerns verlaufen durch

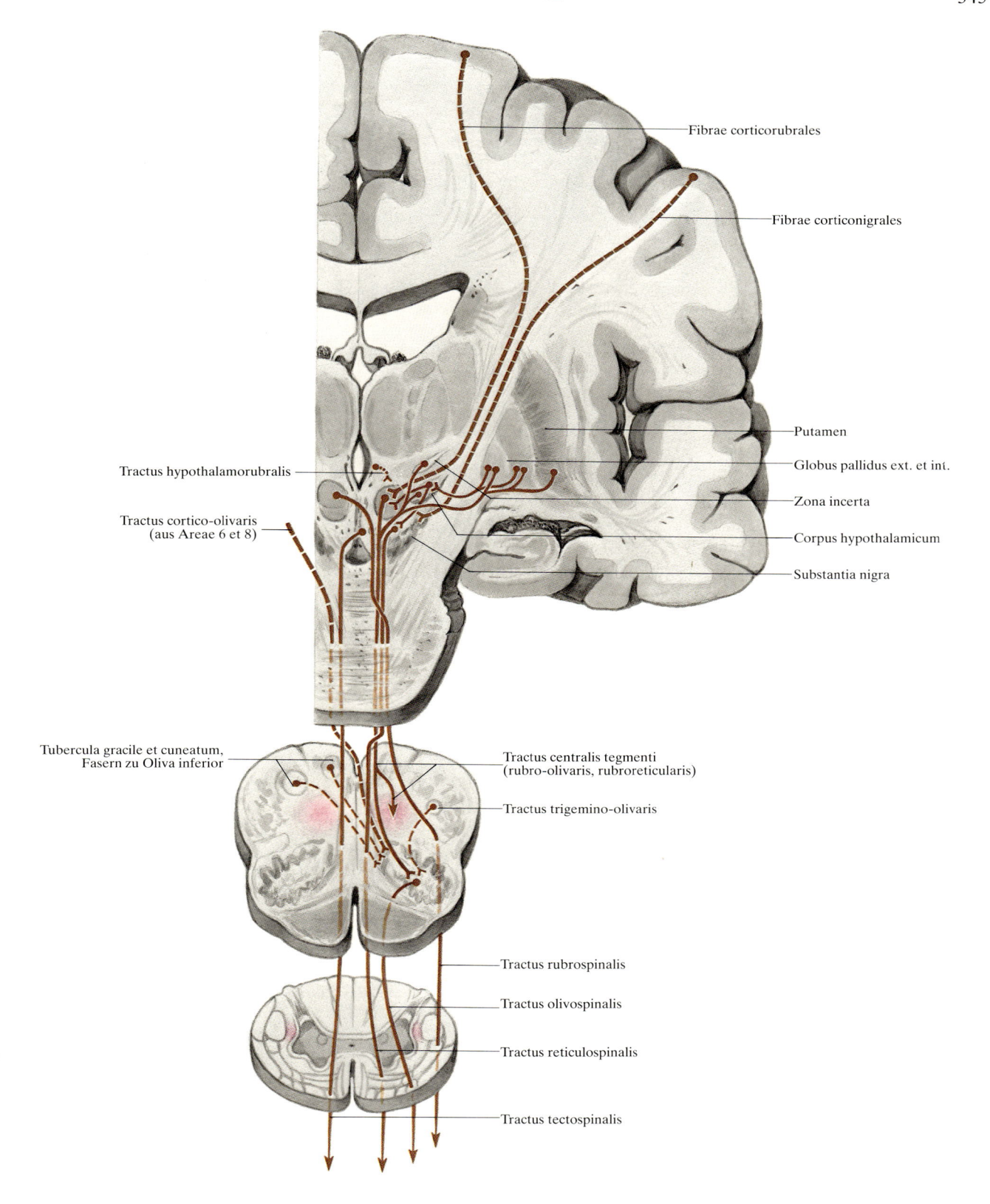

Abb. 195. Extrapyramidalmotorisches System, großer Regelkreis

die Stria medullaris zu medialen Abschnitten des Corpus amygdaloideum. Die Tractus habenulo-amygdaloideus und amygdaloideohabenularis wurden schon von KAPPERS u.Mitarb. (1936) in der Stria terminalis nachgewiesen. MITCHELL (1963) beobachtete den Faseraustausch zwischen Stria terminalis und Stria medullaris thalami am rostralen Ende der vorderen Thalamuszellgruppe. Weitere Efferenzen der Nuclei habenulae bestehen zu Thalamuskernen. Die beiden Habenulumkerne erscheinen deshalb als Teile des Relaissystems des limbischen Cortex, die in unterschiedlicher Weise und in der Regel reziprok mit dem Mittelhirn, dem Thalamus, dem Hypothalamus, dem Corpus amygdaloideum, den Kernen im Septum pellucidum und dem Tuberculum olfactorium verknüpft sind.

Afferente Faserzüge

1. Tractus olfactohabenularis. Er entstammt Ganglienzellen der Area olfactoria und der Area precommissuralis, welche über die Stria medullaris thalami das Kerngebiet erreichen.

2. Tractus hippocampohabenularis. Fasern aus dem limbischen Cortex (s.S. 340) ziehen über den Fornix in die Stria medullaris thalami ein und erreichen über sie das Kerngebiet.

3. Tractus amygdalohabenularis. Fasern aus dem Mandelkernkomplex ziehen durch die Stria terminalis und schwenken am Foramen interventriculare in die Stria medullaris thalami und erreichen so das Kerngebiet.

4. Tractus thalamohabenularis. Fasern aus dem Thalamus, einschließlich des Pulvinar, möglicherweise auch der Nuclei pretectales (KUHLENBECK 1929), ziehen direkt zu den Nuclei habenulae.

5. Fibrae hypothalamohabenulares. Sie entstammen hypothalamischen Kerngebieten, andere Fasern dem Pallidum und dem Tectum mesencephali. Sie enden teilweise auf der gleichen Seite, teilweise über die Commissura habenularum im gegenseitigen Kerngebiet.

Beispiele

Transportmethoden. Nach MCBRIDE (1979), der H_3-Leucin-Injektionen in den lateralen Hypothalamus oder den Nucleus entopeduncularis bei Katzen vornahm, ziehen Bahnen von medialen Abschnitten in der Stria medullaris. Bei Injektionen in die lateralen $2/3$ des Nucleus entopeduncularis und des lateralen Hypothalamus wird der Nucleus habenulae lateralis erreicht. Erfolgt die Injektion weiter hinten im lateralen Hypothalamus, so bleibt der vordere Teil des Nucleus habenulae lateralis frei, während Fasern in den hinteren Kernteil markiert sind (mit Ausnahme einer schmalen dorsomedialen Kernzone). Injektionen in den vorderen lateralen Hypothalamus hatten eine fast vollständige Markierung des Nucleus habenulae lateralis zur Folge.

Efferente Bahnsysteme

1. Tractus habenuloreticularis. Der Tractus habenuloreticularis zieht über die Kommissuren kreuzend in die Formatio reticularis des Mesencephalon.

2. Tractus habenulo-interpeduncularis. Der als Fasciculus retroflexus (MEYNERT) beschriebene Faserzug zieht zuerst durch mediale Thalamusabschnitte, dann in einer Rinne an der medialen Fläche des Nucleus ruber abwärts. In der Decussatio tegmentalis (MEYNERT) kreuzt der Faserzug auf die Gegenseite, um am Nucleus interpeduncularis zu enden. Ihm mengen sich Fasern aus dem Pulvinar thalami sowie aus den Nuclei pretectales bei. Der Nucleus interpeduncularis entläßt den Tractus interpedunculotegmentalis, der, durch die Decussatio tegmentalis ventralis kreuzend, zum zentralen Höhlengrau des Aqueductus mesencephali, zum Nucleus profundus tegmenti und zum Nucleus dorsalis tegmenti zieht. Fasern aus diesen Kernen mengen sich dem Fasciculus longitudinalis dorsalis bei.

3. Tractus habenulothalamicus und Fibrae habenulotectales. Diese ziehen zum Nucleus parafascicularis sowie zur Lamina tecti und hauptsächlich zu den Colliculi craniales.

i) Area septi und Bahnen

Limbische subkortikale Fasersysteme gehen aus der Area septi als Tractus septohypothalamicus ab und ziehen vorwiegend ins mediale Vorderhirnbündel ein. Dieses besteht zum großen Teil aus polysynaptischen serotoninergen Fasern, die in longitudinaler Richtung durch seitliche Abschnitte des Hypothalamus direkt ins Tegmentum mesencephali einziehen (NAUTA 1958). Das ebenfalls serotoninerge Fasersystem des Tegmentum mesencephali verläuft innerhalb des medialen Vorderhirnbündels nach rostral; einige Fasern zweigen zum Gyrus cinguli ab, ohne im Thalamus umgeschaltet zu werden (ANDÉN et al. 1966). Fasern aus dem limbischen Cortex gehen ins mediale Vorderhirnbündel über und ziehen zur Area septi, die, so betrachtet, eine Relaisstation des Hippocampus darstellt (DAITZ u. POWELL 1954).

Nach *elektrischer Reizung* der Area septalis sinkt der Blutdruck für 3–5 min. Häufig ist diese Reaktion von einer Bradykardie begleitet. Es wird diskutiert, ob der Sympathicus oder der Vagus oder beide zusammen durch den Eingriff angeregt werden. Bei länger andauernder Stimulation hält der Blutdruckabfall an (bei Kaninchen 6 h) (ADEY 1961).

4. Extrapyramidal-motorisches System

a) Zentren und Bahnen

Vom pyramidalen System wurde in den ersten Dekaden unseres Jahrhunderts ein extrapyramidal-motorisches System, das aus einer Reihe von miteinander verknüpften Zentren besteht und ein multisynaptisches, absteigendes System darstellt, abgegliedert. Ursprünglich wurde das Striatum als oberstes Glied dieser Kette angesehen. Während der letzten zwei Jahrzehnte stellte sich heraus, daß das Striatum und andere Strukturen nicht Glieder einer nur absteigenden Impulskette darstellen, sondern unter sich und mit der Gehirnrinde zahlreiche Rückkoppelungsschleifen besitzen.

Zum extrapyramidalen System können im weitesten Sinne alle diejenigen motorischen *Bahnen* gerechnet werden, die nicht zum Tractus corticospinalis aus der Area 4 gehören. Während die langen Fasern der Pyramidenbahn zu ca. 90% direkt an den Zwischenneuronen des Rückenmarks enden, bilden die extrapyramidalen Bahnen Regelkreise über kurze vielgliedrige Neuronenketten, welche die verschiedenen Zentren des Systems miteinander verbinden und Einfluß auf die motorischen Regelkreise des Rückenmarks, des Hirnstamms, des Kleinhirns und rückwirkend auf die motorische Hirnrinde nehmen. In der Vielfalt der neuronalen Verbindungen sind in der Regel die Zentren des Endhirns denen des Zwischenhirns, diese wiederum denen des Mittel- und Rautenhirns, übergeordnet. Die Reflexapparate des Rückenmarks stellen in dem System die unterste Integrationsstufe dar. Zu ihnen gehören die phasischen Muskeldehnungsreflexe und spinale Automatismen in Form von Beuge- und Strecksynergien, die als Defensivreflexe aufgefaßt werden.

Einige Autoren lehnen den Ausdruck extrapyramidal-motorisches System vollständig ab, ohne jedoch eine geeignete, für die Kliniker brauchbare, Definition des Systems (und seiner Krankheitsbilder) anzubieten.

Efferente Verbindungen bestehen zu den Pyramidenzellen der Area 4 und zu den subkortikalen extrapyramidalen Zentren: Striatum, Pallidum, Thalamus, Subthalamus, Substantia nigra, Nucleus ruber, Formatio reticularis des Mesencephalon und Rhombencephalon sowie den Nuclei pontis.

Die übergeordneten kortikalen Zentren umfassen vorwiegend die Area 6, Area 8 (frontales Augenfeld) und den vorderen Teil der Area 4 (Area 4 s).

Die Ergebnisse der experimentellen Reizung dieser Rindengebiete bei Primaten wurden durch intraoperative Reizungen beim Menschen bestätigt (FOERSTER u. PENFIELD 1930; FOERSTER 1936; FULTON 1949): von diesen Areae wurden tonische, meist komplexe und mehr generalisierte Bewegungen ausgelöst. Bei Abtragung dieser Rindengebiete treten subkortikale Haltungsmechanismen auf, es kommt zu einer Steigerung des Muskeltonus (Enthirnungsstarre), Willkürbewegungen werden unmöglich.

Funktionelle Verbindungen zwischen Cortex und Striatum wurden auch nach Rindenreizungen und Rindenabtragungen an Affen (Schimpansen) nachgewiesen (KENNARD u. FULTON 1942). Dabei fanden sich sog. Suppressorbänder am Vorderrand der Area 4 (Area 4 s) und im Bereich der Areae 2, 8 und 19: Reizung dieser Gebiete führt zur Hemmung der Muskelkontraktion im Bereich der kontralateralen Extremitäten, Hemmung der Dehnungsreflexe und Unterdrückung von kortikal ausgelösten Bewegungen.

Abtragen der Area 4 s verursacht Spastik der Rumpf- und proximalen Extremitätenmuskulatur, Schädigung des unteren Abschnittes der Area 4 bewirkt Spastik der distalen Extremitätenmuskulatur der kontralateralen Seite. Die kortikale Repräsentation der Rumpf- und proximalen Extremitätenmuskeln soll im vorderen Teil des Gyrus precentralis, die der distalen Gliedmaßenabschnitte im hinteren Teil sein. Hemmungsimpulse gehen wahrscheinlich von denselben Zonen wie die Pyramidenfasern, von allen Teilen der präzentralen motorischen Rinde, aus (GANONG 1974).

Bei Zerstörung der extrapyramidal-motorischen Rindengebiete können motorische Erfahrungen nicht mehr verwertet werden und die Lern- und Konditionierungsfähigkeit geht verloren, während sich bedingte Reflexe noch aufbauen lassen.

Dem extrapyramidal-motorischen System im weiteren Sinne werden Zentren und Bahnen des Kleinhirns, die Formatio reticularis, die Vestibulariskerne und auch ventrolaterale Thalamuskerngebiete zugeordnet. Diese stehen im Nebenschluß mit dem extrapyramidal-motorischen System durch zahlreiche Neuronenkreise in Verbindung und gewährleisten eine wechselseitige Kontrolle und Abstimmung.

Basalganglien. Zu den Basalganglien werden Nucleus caudatus, Linsenkern (Putamen und Globus pallidus) sowie Nucleus subthalamicus, Substantia nigra und Nucleus ruber gerechnet. Auch bestimmte Thalamusabschnitte gehören zu diesem System im engeren Sinn. Diese Kerngebiete zeichnen sich durch einen besonders hohen Eisengehalt und Sauerstoffverbrauch (beim Hund größer als der der Hirnrinde) aus, in der Substantia nigra und im Locus coeruleus auch durch einen hohen Kupfergehalt.

Im Tierversuch bewirkt Stimulation des Nucleus caudatus eine Hemmung der Dehnungsreflexe, möglicherweise durch Aktivierung kortikaler Hemmungsareale (GANONG 1974). Reizung des Globus pallidus und des Nucleus caudatus hemmt auch Bewegungen, die durch kortikale Stimulation ausgelöst werden. Während langsamer Bewegungen sind die Neurone in den Basalganglien ständig aktiv, bei raschen Bewegungen ließ sich keine Aktivität nachweisen. Es wird deshalb vermutet, daß die Basalganglien bei Bewegungsabläufen Regulationsaufgaben übernehmen.

Bahnverbindungen innerhalb des extrapyramidal-motorischen Systems (Abb. 195 u. 196). Vom Cortex cerebri wird das Striatum erreicht, wobei eine Rückverbindung über Pallidum, Nucleus ventro-oralis oder Nucleus lateropolaris thalami zum Cortex besteht; ein großer Neuronenkreis verläuft vom Kleinhirn über das Centrum medianum thalami zum

348 Gehirn

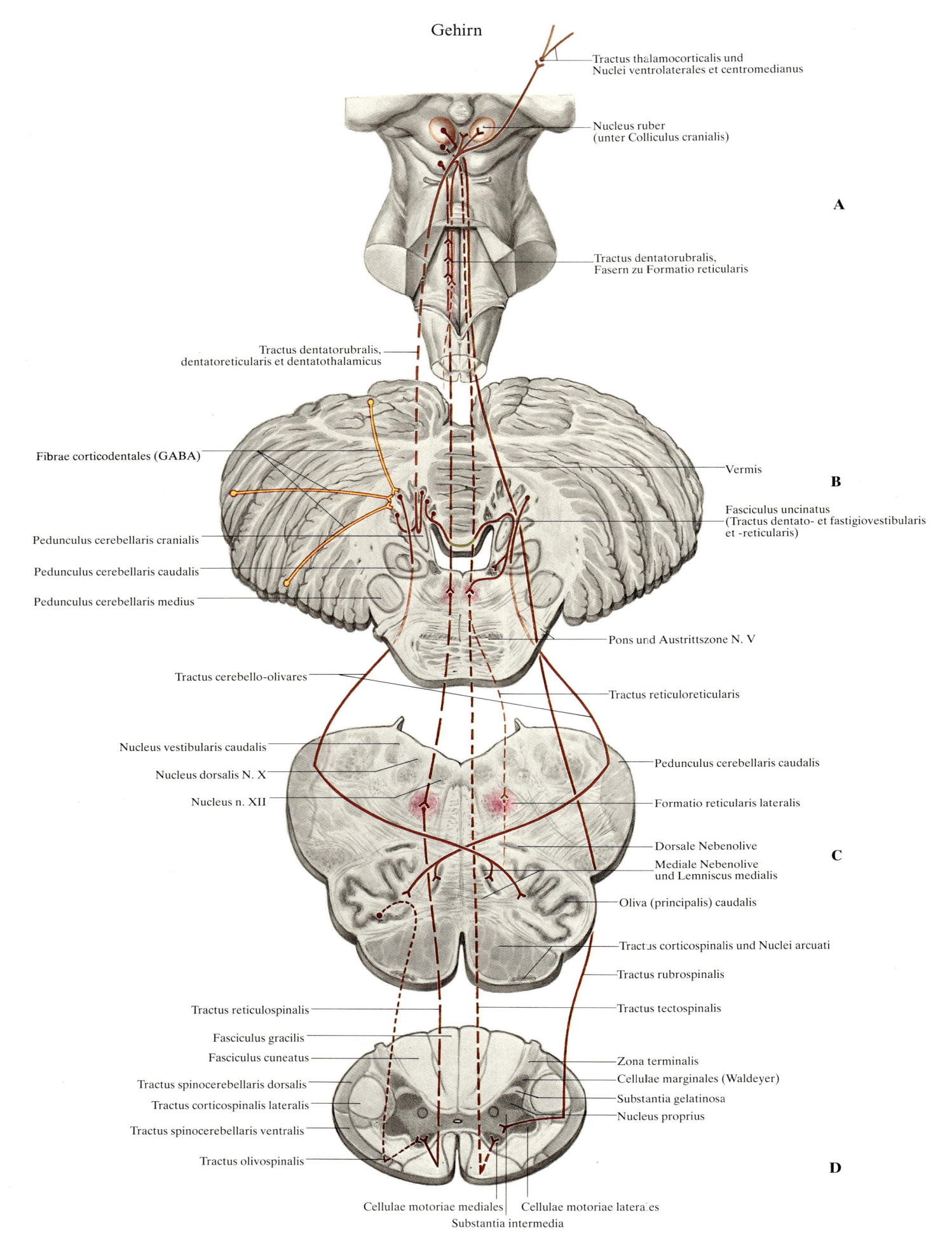

- Tractus thalamocorticalis und Nuclei ventrolaterales et centromedianus
- Nucleus ruber (unter Colliculus cranialis)

A

- Tractus dentatorubralis, Fasern zu Formatio reticularis

- Tractus dentatorubralis, dentatoreticularis et dentatothalamicus

- Fibrae corticodentales (GABA)
- Vermis
- Fasciculus uncinatus (Tractus dentato- et fastigiovestibularis et -reticularis)
- Pedunculus cerebellaris cranialis
- Pedunculus cerebellaris caudalis
- Pedunculus cerebellaris medius
- Pons und Austrittszone N. V

B

- Tractus cerebello-olivares
- Tractus reticuloreticularis
- Nucleus vestibularis caudalis
- Pedunculus cerebellaris caudalis
- Nucleus dorsalis N. X
- Nucleus n. XII
- Formatio reticularis lateralis
- Dorsale Nebenolive
- Mediale Nebenolive und Lemniscus medialis
- Oliva (principalis) caudalis
- Tractus corticospinalis und Nuclei arcuati
- Tractus rubrospinalis

C

- Tractus reticulospinalis
- Tractus tectospinalis
- Fasciculus gracilis
- Fasciculus cuneatus
- Zona terminalis
- Tractus spinocerebellaris dorsalis
- Cellulae marginales (Waldeyer)
- Tractus corticospinalis lateralis
- Substantia gelatinosa
- Tractus spinocerebellaris ventralis
- Nucleus proprius
- Tractus olivospinalis
- Cellulae motoriae mediales
- Cellulae motoriae laterales
- Substantia intermedia

D

Striatum und von diesem zurück über Pallidum, Nucleus ruber und Olive zum Kleinhirn (KAHLE 1969). Weiterhin bestehen doppelläufige Verbindungen zwischen Pallidum und Nucleus subthalamicus sowie Striatum und Substantia nigra.

Die striopallidären und strionigralen Bahnen weisen auch GABA-erge Neurone auf. Die striopallidären Efferenzen erreichen die beiden Segmente des Globus pallidus, die strionigralen geben Kollateralen zur Formatio reticularis und zum Nucleus ruber ab.

Aus dem äußeren Segment des Globus pallidus gehen zahlreiche Fasern zum Nucleus subthalamicus und von diesem rückläufig zu beiden Teilen des Globus pallidus: pallidosubthalamopallidaler Regelkreis, strionigrostriataler Regelkreis.

Vorwiegend aus dem inneren Pallidumsegment ziehen Fasern zum Thalamus, zum Hypothalamus und zu mesenzephalen Kernanteilen. Die Fasern zum Thalamus enden vorzüglich im Nucleus ventralis anterior sowie im Nucleus ventralis lateralis und auch am Nucleus des Centrum medianum.

Die pallidomesencephalen Bahnen ziehen zum Nucleus peduncularis pontinus sowie zum Subnucleus compactus.

Cerebellofugale Fasern ziehen zu intralaminären Thalamuskernen.

Hauptregelkreis

Annähernd das gesamte neokortikale Gebiet entläßt Fasern zum Nucleus caudatus und zum Putamen derselben Seite: Fibrae corticostriatae.

Die striatoefferenten Fasern treten in Richtung Globus pallidus aus den Kerngebieten aus, verlaufen radiär durch beide Segmente dieses Kerns und entlassen während dieser Strecke striopallidale Fasern, die zahlreiche Kollateralen ausbilden und Synapsen mit Pallidumneuronen besitzen. Nach Austritt aus dem Globus pallidus zieht die Fasermasse zur Substantia nigra. Eine weitere kräftige Fasergruppe stammt aus dem Globus pallidus medialis und verläuft in Form von 2 Faserbündeln: Fasciculus lenticularis und Ansa lenticularis, welche nach Durchziehen des Forelschen Feldes H als Fasciculus thalamicus zum rostralen Abschnitt des Thalamus gelangen. Die Fasern dieser pallidothalamischen Projektionsbahn erreichen, topisch gegliedert, den Nucleus ventralis anterior und den Nucleus ventrolateralis thalami. Der Nucleus ventralis anterior ist in vielfältiger Weise mit anderen Thalamuskernen verknüpft, während der Nucleus ventralis lateralis mit den Areae 4 und 6 in Verbindung steht.

◂─────────────────────────

Abb. 196. Extrapyramidale motorische Kerngebiete, Efferenzen
A Mesencephalon und Rhombencephalon von dorsal; **B** Schnitt durch Cerebellum und Pons; **C** Medulla oblongata; **D** Querschnitt durch C_5

Primärer akzessorischer Striatumregelkreis:
Striatum – Globus pallidus – Thalamus – Striatum
(s. auch Abb. 169)

Die striopallidären und pallidoefferenten Fasern bilden das erste Glied dieser Regelkette. Eine ansehnliche Zahl feiner Fasern verläßt den Fasciculus thalamicus, ehe dieser die ventrale Thalamuskerngruppe erreicht, und zieht in die Lamina medullaris interna thalami, um im Nucleus des Centrum medianum des intralaminären Kerngebietes zu enden. Betont sei, daß auch das aufsteigende Retikularissystem Fasern zu diesem Kerngebiet entläßt und intralaminäre Thalamuskerne durch die Capsula interna in beide Teile des Striatum projizieren.

Sekundärer akzessorischer Regelkreis:
Globus pallidus – Nucleus subthalamicus – Globus pallidus

Aus dem Globus pallidus lateralis ziehen Fasern, topisch gegliedert, zum Nucleus subthalamicus, der seinerseits Fasern zu allen Teilen des Globus pallidus entläßt.

Tertiärer akzessorischer, striataler Regelkreis:
Striatum – Substantia nigra – Striatum (s. Abb. 188)

Fasern aus dem Nucleus caudatus und Putamen durchziehen den Globus pallidus und ziehen, streng topisch gegliedert, zur Substantia nigra abwärts. Diese Fasern enthalten GABA und enden hauptsächlich im äußeren retikulären Teil der Substantia nigra. Die wichtigste efferente Bahn der Substantia nigra ist ein System extrem feiner Axone, die rückläufig das Striatum erreicht. Diese Fasergruppe enthält dopaminerge Neurone, deren Pericarya in der Pars compacta der Substantia nigra lokalisiert sind.

Input-Systeme

Die Formatio reticularis und das Cerebellum sind wichtige Teile des extrapyramidalen Regelkreises. Die Formatio reticularis projiziert insbesondere zu den intralaminären Thalamuskernen, welche ihrerseits mit dem Nucleus caudatus und dem Putamen verknüpft sind. Die cerebellaren Fasern stammen hauptsächlich aus dem Nucleus dentatus und gelangen zum Nucleus ventralis anterior thalami sowie zum Nucleus ventralis lateralis, welche ihrerseits Fasern zum Striopallidum entlassen. Die Endigungen der dentatothalamischen und pallidothalamischen Projektionen überlappen sich. Die cerebellothalamische Bahn ist ein Teil des Regelkreises, dem folgende Zentren angehören: Cortex cerebri, Nuclei pontis, Cortex cerebelli, Nucleus dentatus, Thalamus, motorischer Cortex.

Dieser cerebrocerebellare Regelkreis benutzt Teilstrecken des thalamokortikalen. Ein dritter wichtiger Input ist das mesostriatale, serotoninerge System. Im Striatum liegt eine große Zahl von Nervenfasern und -endigungen vor, die das Transmitterenzym Serotonin enthalten. Diese entstammen ausschließlich den Nuclei raphae dorsales des Mesencephalon.

Output-Systeme

Die hauptsächlichen Efferenzen des Striatum und der mit ihm gekoppelten Kerne ziehen durch den Globus pallidus und den Thalamus zum motorischen Cortex. Die Fasern aus den entsprechenden Rindengebieten bilden die wichtigste Afferenz der vorgenannten Kerne. Sie entstammen motorischen Hirnrindengebieten und bilden einen Teil des Tractus corticospinalis (pyramidalis) sowie eine Reihe anderer Projektionsbahnen, die zum Teil als Kollateralen der Pyramidenbahn aufgefaßt werden. Letztere enden in den Nuclei ventralis lateralis und centromedianus des Thalamus, im Nucleus subthalamicus, Nucleus ruber und Formatio reticularis des Hirnstammes. Einige dieser Zentren sind über Feed-back-Mechanismen in den striatalen Regelkreis eingeschaltet.

Die übrigen efferenten Bahnen des extrapyramidal-motorischen Systems schließen die Tractus pallidohabenularis, pallidotegmentalis, nigrothalamicus, nigrotectalis und nigroreticularis ein. Die pallidohabenulare Bahn geht vom Globus pallidus medialis aus und endet am Nucleus habenulae lateralis. Über diese Projektion ist das Striatumsystem dem limbischen Regelkreis angeschlossen.

Die pallidotegmentale Bahn gliedert sich vom Fasciculus thalamicus ab und erreicht das Tegmentum mesencephali. Sie endet in der Pars compacta des Nucleus pedunculopontinus tegmentalis. Die Efferenzen dieses Kerns sind bislang nicht bekannt.

Verbindungen nach kaudal

Tractus tegmentalis centralis. Nach BEBIN (1956) verläuft im Hirnstamm höherer Säuger zwischen Diencephalon und unterem Olivenkern eine Bahn, die ihre höchste Entwicklung bei Menschen und Primaten erreicht (BECHTEREW, 1885, benannte sie als zentrale Haubenbahn) (Abb. 196).

Sie besteht aus einem Komplex von Fasern unterschiedlicher Länge. Während ihres Verlaufs werden die Fasern von rubro-olivären, tegmento-olivären und dentato-olivären Fasern begleitet. Das ganze Bündel endet im unteren Olivenkomplex, in der Formatio reticularis centralis und im Nucleus ambiguus. Einige Fasern setzen sich in das Rückenmark fort.

Nach FOIX u.Mitarb. (1926) führen Degenerationen in Ponsebene, mit nachfolgender Degeneration der unteren Olive, zum sog. palatinalen Nystagmus oder palatinalen Myoclonus (zit. nach BEBIN 1956). Einige Forscher nehmen an, daß in der Bahn Fasern aus der Formatio reticularis mesencephali, andere aus dem Nucleus oculomotorius oder dem zentralen periaquäduktalen Grau verlaufen. Auch der Nucleus Darkschewitsch, der Nucleus interstitialis von Cajal und der Nucleus des Forelschen Feldes sollen Fasern beimengen.

Tractus rubro-olivaris und reticulospinalis. Nach ZIEHEN (1903) und anderen verlaufen im Tractus tegmentalis centralis Fasern aus dem Nucleus ruber. Deshalb wurde die Bahn von WEISSCHEDEL (1937) als Tractus rubro-olivaris bezeichnet und den deszendierenden, extrapyramidalen Bahnen zugeordnet. STROMINGER u.Mitarb. (1979) untersuchten den Verlauf des Tractus rubro-olivaris mit autoradiographischen Methoden. Sie injizierten in die Pars rostralis des Nucleus ruber und fanden Verbindungen zum ipsilateralen Nucleus olivaris principalis inferior. Aus lateralen und medialen Abschnitten des rostralen Nucleus ruber gelangen Fasern zu medialen Teilen und der dorsalen und ventralen Lamina des Nucleus olivaris principalis inferior. Andere intermediäre laterale Schichten entlassen Fasern zu lateralen Abschnitten der Hauptolive. Fasern aus dem oralen Ende des rostralen Nucleus ruber-Gebietes verlaufen in der Nachbarschaft der medialen akzessorischen Nebenolive und zum Nucleus principalis. Die Fasern zur medialen akzessorischen Nebenolive kommen entweder aus dem rostralen Ende des Nucleus ruber und/oder vom unmittelbar benachbarten Tegmentumabschnitt. Fasern zur dorsalen Nebenolive konnten nicht nachgewiesen werden, wohl aber solche zu ipsilateralen Nuclei reticulares. Die mediale akzessorische Nebenolive erhält außerdem Fasern aus dem Colliculus cranialis der Gegenseite. Fasern vom rostralen Nucleus ruber-Gebiet steigen ungekreuzt auch zum Nucleus pedunculopontinus ab. Dieser erhält sicher (nach anderen Forschern) auch Input vom Globus pallidus und vom Gyrus precentralis. Außerdem wurde nachgewiesen, daß die oralen und kaudalen Nuclei reticulares pontis sowie das magnozelluläre retikuläre Kerngebiet der Medulla ebenfalls Fasern aus dem Nucleus ruber erhalten. Diese Kerne beeinflussen die motorische Aktivität direkt über den Tractus reticulospinalis.

Olivenkomplex
(Abb. 196 u. 197)

In der an unserem Material 14 (9,6–16) mm langen Vorbuckelung seitlich der Pyramide, die ihrer Form wegen als Olive bezeichnet wird, sind die Olivenkerne plaziert. Der Olivenhauptkern wird als Nucleus olivaris caudalis bezeichnet. Er ist von einer weißen Fasermasse (Amiculum olivare) umscheidet und besitzt ein medial orientiertes Hilum olivaris caudalis. Dorsal von ihm liegt der kleinere Nucleus olivaris accessorius dorsalis und medial im Hilumgebiet der Nucleus olivaris accessorius medialis. Mit dem Rückenmark sind die Olivenkerne über die Tractus olivospinalis und spino-olivaris und mit dem Kleinhirn durch den Tractus olivocerebellaris verknüpft. Der Olivenhauptkern erweist sich an Schnittpräparaten als ein vielfach eingefaltetes graues Blatt, dessen Efferenzen insbesondere durch das Hilumgebiet austreten und die Mittellinie überschreiten: Olivenzwischenschicht. Auch die dorsale und die mediale Nebenolive erhalten und entlassen ihre Bahnen hauptsächlich zum Cerebellum. Deshalb erscheint der untere Olivenkomplex als ein Integrationszentrum für Information aus unterschiedlichen Strukturen und in der Lage, die Modulation der motorischen Kontrolle über seine Verbindungen mit dem Cerebellum – und indirekt mit dem Cerebrum – steuern zu können.

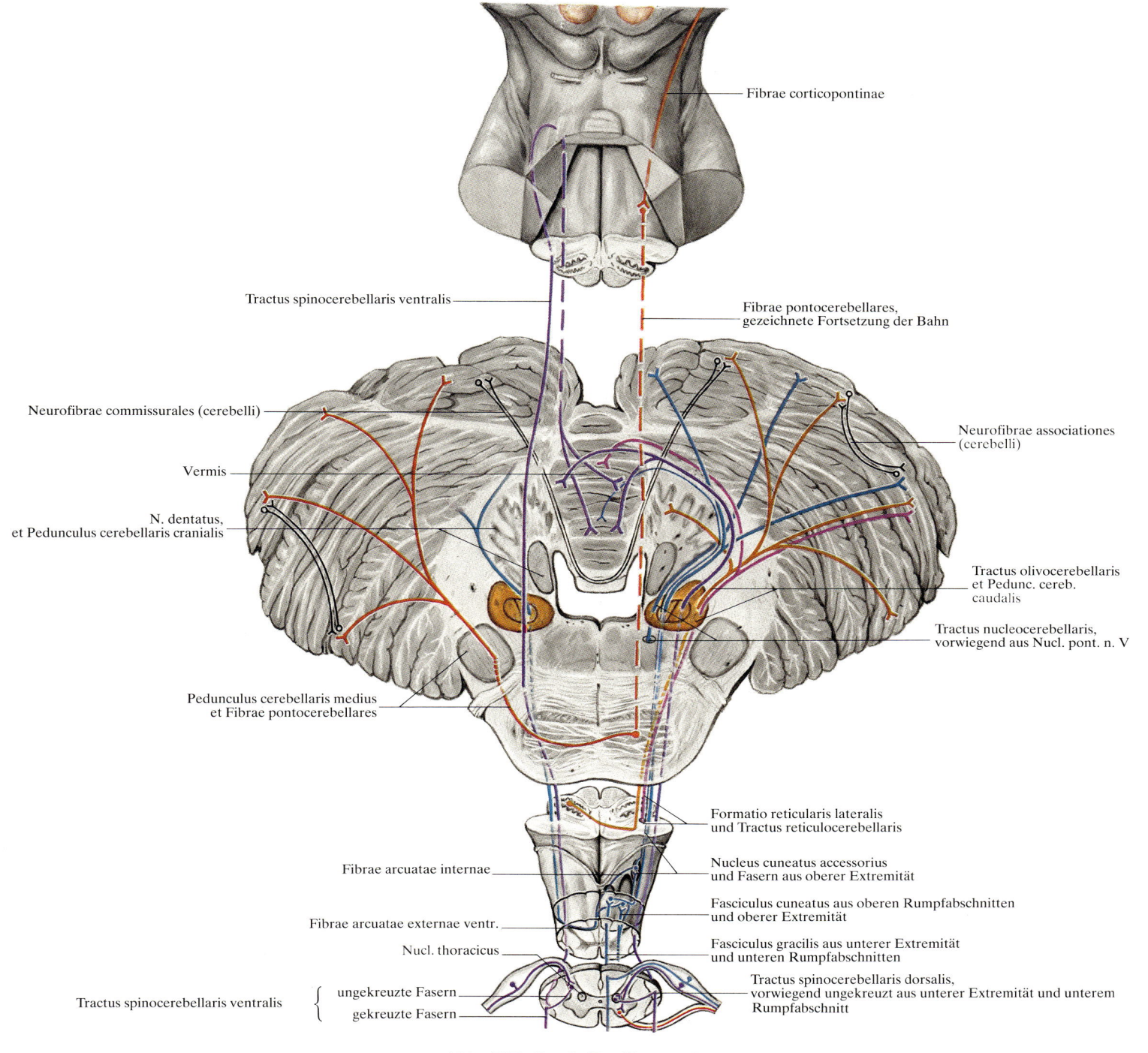

Abb. 197. Cerebelloafferente Bahnen

Formatio reticularis

Formatio reticularis. Die Formatio reticularis gehört der Medulla oblongata und dem Mesencephalon an und enthält Zentren für die Regelung von Atmung, Blutdruck, Herzfrequenz und anderen vegetativen Funktionen. Zur Formatio reticularis des Hirnstammes zweigen Kollateralen der sensiblen und sensorischen Kortikoafferenzen ab und enden am sog. aktivierenden retikulären System, das den Wachzustand aufrecht erhält und dadurch Wahrnehmungen ermöglicht.

Außerdem bewirkt es die Anpassung endokriner Leistungen, ist beteiligt am Aufbau bedingter Reflexe und beeinflußt die Aufnahme sensorischer Informationen (GANONG 1974). Seine kortikoafferenten Bahnen gelangen unter teilweiser Umgehung des Thalamus zu diffuser Projektion in den Cortex cerebri. Ein anderer Teil der Fasern verläuft zu intralaminären Kernen des Thalamus und von dort aus zum gesamten neokortikalen Rindengebiet. Die Umstellung zwischen Schlaf- und Wachzuständen soll in kaudalen Anteilen des Systems, diejenige für gespannte Aufmerksamkeit in den intralaminären Thalamuskernen lokalisiert sein. Adrenalin, Noradrenalin und Amphetamin bewirken eine Schwellenerniedrigung und erzielen dadurch Alarmwirkungen im aufsteigenden retikulären System. Unterbrechung desselben durch Tumoren oder Läsionen verursacht meist Koma. Bei Allgemeinanästhesie wird die Erregungsleitung der Formatio reticularis vermindert (Äther, Barbiturate u.a.).

Von der Formatio reticularis der Medulla oblongata erfolgt auch eine Steuerung des Tonus der gesamten Körpermuskulatur je nach Lage, Stellung und Haltung des Körpers in Form eines tonischen, myostatischen Reflexapparates (Haltungsreflexe). Die Funktion der Formatio reticularis im Bereiche der Brücke, des Mittel- und Zwischenhirns erfolgt nicht nur in Abhängigkeit, sondern auch unabhängig von Fremdreizen. Diese Gebiete bestimmen als „motorische Haushaltszentren" die motorische Produktivität.

Überblick

Die motorischen Funktionen des Kleinhirns regeln den Muskeltonus und die Koordination sowie die Erhaltung des Gleichgewichts. Die Basalganglien mit ihren wechselseitigen Verbindungen nehmen ebenfalls Einfluß auf den Muskeltonus, bestimmen die gesamte unwillkürliche Motorik, alle Reaktiv-, Ausdrucks- und Mitbewegungen und steuern selbständig komplizierte Bewegungsabläufe, sobald diese durch Übung erlernt und automatisiert sind. Von der motorischen Rinde als der höchsten Integrationsstufe motorischer Leistungen gehen die Impulse für Willkürbewegungen aus sowie teils fördernde, teils hemmende Einwirkungen auf alle Funktionen der tieferen motorischen Zentren.

Die Trennung von pyramidaler und extrapyramidaler Motorik ist für das Verständnis der komplizierten Zusammenhänge verschiedenartiger Innervationsmechanismen zweckmäßig. Funktionell können die motorischen Leistungen jedoch nur als Einheit betrachtet werden.

b) Störungen

Die extrapyramidal-motorischen Störungen sollen nach SCHIÖBERG-SCHIEGNITZ (1979) durch eine Störung des äußeren und inneren Funktionskreises des Thalamus verursacht sein. Der äußere aufsteigende Funktionskreis gehört dem spinothalamischen und thalamokortikalen Bahnsystem an. Der innere stellt die Beeinflussung der Schaltneurone innerhalb des Thalamus dar. Nach CASPERS (1972; zit. bei SCHIÖBERG-SCHIEGNITZ) sollen entsprechend der phylogenetischen Entwicklung die kleinzelligen Areale des Nucleus ruber und der Substantia nigra hemmende, die großzelligen Gebiete dieser Kerne bahnende Funktion besitzen. Dementsprechend seien die großzelligen/kleinzelligen Strukturen dopaminerg bzw. cholinerg determiniert. Beim Gesunden wird über das vielfältige Rückmeldesystem von Cortex, Sinnesorganen und vegetativem Nervensystem ein Gleichgewicht zwischen Hemmung und Bahnung aufrecht erhalten und dadurch die motorische Aktivität harmonisiert, der Tonus reguliert, die automatischen bzw. halbautomatischen Bewegungsabläufe ausgearbeitet. Bei Ausfall eines Gliedes dieser Regelkreise kommen entweder Eigenimpulse eines Kerngebietes ungehemmt zur Wirkung, oder es resultiert eine pathologische Daueranspannung der Muskeln (MUMENTHALER 1970). Bei Übererregung der Hemmzellen wird jede Bewegung verhindert.

„Enthirnungsstarre"

In Anlehnung an experimentelle Erfahrungen mit dezerebrierten Tieren werden die klinischen Erscheinungen infolge einer Einklemmung des Mittelhirns als Enthirnungsstarre bezeichnet: Hypertone Streckhaltung von Rumpf und Extremitäten, häufig paroxysmale Tonussteigerungen mit Zunahme der Haltungsanomalie (Streckkrämpfe), verbunden mit Bewußtlosigkeit, Kreislauf- und Atemstörungen. Die Arme sind gestreckt und nach innen rotiert, die Handgelenke und Finger sind gebeugt, die Beine sind gestreckt und nach innen rotiert, während die Füße und Zehen gebeugt in Equinovarusstellung gehalten werden.

Die häufigste Ursache ist eine Steigerung des intrakraniellen Drucks (intrakranielle Blutungen, Hirnödem infolge von Traumata, Tumoren oder entzündlichen Prozessen, Ventrikelblutungen oder Blockierung der Liquorpassage). Teile des Uncus und des Gyrus parahippocampalis werden in den Tentoriumschlitz hineingedrängt und verursachen die Kompression des Mittelhirns und des Aquäduktes mit Verlagerung nach hinten und kaudal, bei einseitig stärkerem Hirnprolaps auch zur Gegenseite. Dabei kommt es auch zur Schädigung des N. oculomotorius (periphere Okulomotoriuslähmung) und zur Abklemmung von Venen und Arterien mit sekundär hämorrhagischen sowie anämischen Nekrosen im Mittelhirn, im Pons und in den mediobasalen Anteilen der Okzipitallappen (s. A. cerebri posterior). Gleichzeitig können auch die Kleinhirntonsillen in das Foramen magnum gepreßt werden und zur Einklemmung der Medulla oblongata führen.

Bei Kleinhirntonsilleneinklemmung können sog. cerebellar fits (JACKSON) auftreten mit heftigsten Schmerzen im Hinterkopf und Nacken, Opisthotonus, schwallartigem Erbrechen, gelegentlich mit Bewußtlosigkeit und Cyanose. Bei hochgradiger Kompression der Medulla oblongata entsteht spastische Tetraplegie, vollständige Anästhesie des Körpers und Atemstillstand.

Apallisches Syndrom

Als apallisches Syndrom wird ein Funktionsausfall der Großhirnrinde bezeichnet, der als vorübergehender oder endgültiger Defektzustand nach Enthirnungsstarre, nach ausgedehnter Zerstörung des Hirnmantels, z.B. als hypoxischer Schaden nach Kreislaufstillstand, nach schweren Traumata oder sonstigen Hirnschädigungen, auftritt. Zunächst finden sich dabei die Symptome der Enthirnungsstarre. Wird dieses Stadium überlebt, dann tritt ein Zustand wechselnder

Wachheit (Coma vigile) auf, mit Fehlen von gerichteter Aufmerksamkeit, Spontaneität und Reizbeantwortung, gnostischer und praktischer Leistungen bei erhaltenen vegetativen Funktionen. Es überwiegt die extrapyramidale Motorik mit Akinesie oder Hyperkinesien mit Pseudospontanbewegungen, Myoklonien und Iterationen, Zwangsgreifen, Haltungsverharren und oralen Reflexautomatismen. Der Patient liegt meist mit offenen Augen da, jedoch ohne zu fixieren und ohne tatsächliche sinnvolle Reaktionen auf Ansprechen oder andere Reize, wobei auch Flucht- und Abwehrbewegungen fehlen. Bei weiterer Erholung kommt es zur schrittweisen Restitution der zerebralen Funktionen. Es treten Beuge- und Strecksynergien sowie adversive Bewegungsabläufe auf; danach wird zuerst noch ungerichtet, später gezielt auf Reize von außen reagiert. Die spontane motorische und psychische Regsamkeit kehrt als letztes allmählich, teilweise oder vollständig, zurück.

Erkrankungen der Basalganglien und deren Bahnverbindungen

Bei Schädigung der Basalganglien und ihrer Bahnverbindungen kommt es vor allem zu Störungen des Muskeltonus und zum Auftreten von unwillkürlichen Bewegungen. Klinische Beobachtungen bei herdförmigen Erkrankungen der Basalganglien erlauben Rückschlüsse auf deren Funktion, wobei in keinem Kerngebiet ein spezielles Zentrum erkennbar ist, welches allein für diese oder jene Funktion verantwortlich zeichnet. Wichtige Erkenntnisse konnten durch Reizungen und umschriebene Gewebezerstörungen mit stereotaktischen Operationen gewonnen werden.

Hyperkinetisch-hypotone Syndrome

Das Neostriatum (Nucleus caudatus und Putamen) übt einen hemmenden Einfluß auf das nächsttiefere Neuronensystem, das Pallidum, und dieses auf die Substantia nigra aus. Erkrankungen des Neostriatum führen zu ungebremsten, unkontrollierten, überschießenden Bewegungen, die willkürlich nicht unterdrückbar sind: Hyperkinesien wie Chorea, Athetosen, Ballismus, Torsionsdystonie, Myoklonien. Die Hyperkinesien sistieren im Schlaf und verstärken sich bei seelischer Erregung.

WHITTIER u. ORR (1962) schädigten den Nucleus caudatus bei der Albinoratte und stellten z.B. fest, daß ebenso wie bei anderen Säugern (Katze, Hund, Affe) im Anschluß daran Hyperkinesie entsteht. Die Stoffwechselrate war erhöht – vermutlich wegen sekundärer Überfunktion der Schilddrüse. Weiterhin stellten sie eine Zunahme der Histamintoleranz sowie eine Desorganisation der somatomotorischen Aktivität fest.

Nach KIM u.Mitarb. (1977) darf vermutet werden, daß Projektionen vom frontalen Cortex zum Striatum exzitatorisch wirken und als Transmitter Glutaminsäure freisetzen. Diese Funktion beeinflußt die nigrostriatalen dopaminergen und die strionigralen GABA-ergen Verbindungen.

Choreatisches Syndrom

Choreatische Bewegungsstörungen sind charakterisiert durch unregelmäßige, kurze, rasche Zuckungen einzelner Muskeln, zunächst besonders im Hand-, Fuß- und Gesichtsbereich, später auch in den rumpfnahen Extremitäten- und Stammuskeln.

Beim choreatischen Syndrom liegt in der Regel Degeneration der kleinen Zellen des Putamen und des Nucleus caudatus, bei gleichzeitiger Proliferation von Astrozyten, vor (STAHL u. SWANSON 1974). Der GABA-Spiegel ist erniedrigt, der Gehalt an Glutaminsäuredekarboxylase vermindert. Dadurch kommt es zum Ausfall oder zur Verminderung der strionigralen Kontrolle, wodurch die hemmenden Impulse auf die Substantia nigra entfallen. Deshalb können alle zufälligen Umweltreize stürmisch beantwortet werden (HENATSCH 1976). Es kommt zu einer Übererregung der hemmenden Bahnen der Substantia nigra zum Pallidum und nachfolgender Tonusminderung der Muskulatur. Außerdem besteht eine gesteigerte Hemmung der Renshaw-Zellen: Intentionstremor.

Die *Chorea Huntington* tritt bevorzugt zwischen dem 35. und 50. Lebensjahr auf. Ein Geschlechtsdimorphismus ließ sich nicht nachweisen. Die Erkrankung ist dominant vererbbar, ihr Verlauf chronisch und progredient. Psychische Veränderungen treten in der Regel auf: Demenz.

Die *Chorea minor Sydenham* tritt in der Regel zwischen dem 5. und 15. Lebensjahr meist im Zusammenhang mit Infektionskrankheiten und als hyperergische Reaktion auf hämolytische Streptokokken auf. Sie wurde als zerebrale Organmanifestation des rheumatischen Fiebers und der Endocarditis lenta bezeichnet. Häufiger sind Mädchen als Knaben betroffen. In der Regel heilt die Erkrankung folgenlos aus.

Athetotisches Syndrom

Die unwillkürlichen Bewegungen sind langsam, wurmförmig, mit Neigung zu Überstreckung der Finger, wobei bizarre Haltungen und Bewegungsformen entstehen. Ursachen sind meist Geburtsschädigungen, Kernikterus, toxische und infektiöse Noxen vor Ausreifung des Neostriatum mit Ausfall der kleinen Nervenzellen im Nucleus caudatus und Putamen (Status marmoratus).

Ballistisches Syndrom

Es handelt sich um grobe, ausfahrende Schleuderbewegungen der Arme und Beine, einschließlich der Muskulatur des Schulter- und Beckengürtels, meist halbseitig (herdgegenseitiger Hemiballismus). In der Regel finden sich Herde im Nucleus subthalamicus (Luysi) und seinen Verbindungen zum äußeren Pallidumglied.

Torticollis spasticus

Auch bei spastischem Schiefhals wurden im Striatum, in der Substantia nigra sowie im Nucleus dentatus (cerebelli) Ganglienzelldegenerationen und Anhäufung von lipochrom- und eisenhaltigem Pigment nachgewiesen. Der strio-pallido-thalamische Regelkreis ist gestört (DUUS 1976). Es wird angenommen, daß der Ausfall der hemmenden Impulse des Striatum und die überschießende Aktivierung der motorischen Vorderhornzellen die Erkrankung verursachen. Meist tritt der spastische Schiefhals zwischen dem 30. und 50. Lebensjahr im Anschluß an Enzephalitis oder auch idiopathisch auf.

Morbus Wilson (hepatolentikuläre Degeneration)

Bei der hepatolentikulären Degeneration (Wilsonsche Krankheit, Strümpell-Westphalsche Pseudosklerose) besteht eine anlagebedingte Enzymstörung mit Verminderung des kupferbindenden Plasmaproteins Caeruloplasmin und vermehrter Einlagerung von Kupfer, vor allem im Hirn-, Leber- und Nierengewebe. Kupfereinlagerungen in der Descemetmembran der Cornea sind als Kayser-Fleischerscher Cornealring zu erkennen. Im Gehirn führt die Kupferspeicherung zu degenerativen und proliferativen Gewebeveränderungen, besonders im Linsenkern und den benachbarten Strukturen.

An neurologischen Störungen treten auf: Sprach- und Schriftstörungen, Intentionstremor, Rigidität, Störungen der Mimik und des Schluckens, vermehrter oder verminderter Speichelfluß, Verwirrtheitszustände, Wesensveränderung, Leistungsversagen, Affektausbrüche, katatone Psychosen, Euphorie und Demenz.

Der Enzymdefekt ist rezessiv erblich, die Patienten besitzen eine besondere Form von Desintentionstremor, der als Flügelschlagen bei seitwärts ausgestreckten Armen imponiert. Außerdem sind Torsionsbewegungen im Sinne einer choreatischen Hyperkinese kennzeichnend. Auch athetotische Dystoniesymptome, Rigidität, Spastizität, Dysarthrie, Dysphagie und unterschiedliche Tremorformen kommen vor. Die Erkrankung tritt zwischen dem 7. und 15. Lebensjahr gehäuft auf: juveniler Typ, schlechte Prognose, oder Erwachsenentyp während des 3. Lebensjahrzehnts, chronischer Verlauf.

Essentielle Myoklonie

Bei der essentiellen Myoklonie scheint eine Störung der Lipidkonzentration an der Verankerung an der Neuronenmembran vorzuliegen. Es treten pathologische Impulse vom Nucleus dentatus, Nucleus ruber und von der unteren Olive auf, die den dorsalen Anteil des Nucleus ruber, subthalamische Gebiete oder das Centrum medianum thalami sowie die prämotorischen Rindengebiete erreichen. In der Regel treten symmetrisch und salvenartig arhythmische Zuckungen ganzer Muskelgruppen oder von Einzelmuskeln (seltener) auf. Die Ätiologie des Krankheitsbildes ist umstritten.

Torsionsdystonisches Syndrom

Charakteristisch sind ausgedehnte Torsionsbewegungen, besonders in der Hals- und Rumpfmuskulatur und in den proximalen Gliedabschnitten, mit immer wiederkehrenden Zwangshaltungen durch tonische Muskelverspannungen. Als abortive Form kann Torticollis spasticus auftreten. Ursachen sind Schädigungen des Nucleus lenticularis nach Geburtstraumen, Kernikterus oder postenzephalitisch, auch bei Hallervorden-Spatzscher Krankheit.

Myoklonisches Syndrom

Die Bewegungsstörungen treten als blitzartige, arhythmische Zuckungen in einzelnen Muskeln oder Muskelgruppen auf. Bei Myorhythmien sind die Zuckungen rhythmisch. Pathologisch-anatomisch finden sich Zelluntergänge im Nucleus dentatus, der unteren Olive oder auch im Nucleus ruber, meist nach frühkindlicher Hirnschädigung oder Intoxikation. Die Substantia nigra und der Globus pallidus üben einen fördernden Einfluß auf die kortikale motorische Innervation und deren hemmende Wirkung auf den Muskeltonus aus. Erkrankungen der Substantia nigra, des nigrostriatalen Systems und des Globus pallidus führen zu Akinese, Ausfall der automatischen Mitbewegungen, Rigor und Tremor. Störungen in dem System können auch an den Synapsen auftreten durch eine Veränderung des Gleichgewichtes der Transmittersubstanzen, an denen die striären und nigralen Strukturen besonders reich sind. Für die normale Funktion ist die Erhaltung eines Gleichgewichtes zwischen Acetylcholin und Gammaaminobuttersäure (GABA) bei normalem Spiegel von 3,4-Dihydroxyphenylalanin (Dopa) erforderlich (WAGNER u. Mitarb. 1977). Dopamin findet sich in besonders hoher Konzentration im Gewebe des Nucleus caudatus und Nucleus lentiformis. Bei degenerativen Veränderungen oder Herden in der Substantia nigra ist der Dopamingehalt erniedrigt, womit auch andere Störungen im Gleichgewicht der biogenen Amine, deren Vorstufen und den ihnen zugeordneten Enzymen bestehen. Die afferenten nigrostriären Bahnen sind dopaminerg und hemmen die Funktion des Striatum, während die strionigralen Neuronen durch GABAerge Synapsen eine hemmende Wirkung auf die dopaminergen Neuronen ausüben sollen.

Parkinsonismus

Beim Parkinsonismus sind die kleinzelligen und melaninhaltigen Areale der Substantia nigra atrophiert, in welchen die Thyrosinhydroxylase synthetisiert wird. Der Enzymmangel führt zu einer nicht ausreichenden Dopamin- und Katecholaminsynthese. Das Gleichgewicht zwischen hemmenden, dopaminergen und erregenden cholinergen Impulsen ist gestört. Bei Ausfall der hemmenden (Dopamin) Impulse entfällt der hemmende Einfluß auf den Globus pallidus medialis. Dadurch greifen die cholinergen Systeme vermehrt ein, und zwar im Bereich der sog. Schrittmacherneurone im Nucleus ventralis oralis anterior des Thalamus. Zur Area prefrontalis gelangen dann verstärkt Impulse und bewirken eine erhöhte Sollwerteinstellung im Regelkreis der Muskelspannung: Rigor. Abgesehen davon kommt es durch Ausfall der hemmenden Impulse zum Pallidum zu einer Enthemmung der das Pallidum mit dem Rückenmark verknüpfenden Fasern, welche die Impulse ungehindert fortleiten. Dadurch entsteht ein Aktivierungsmuster, das phylogenetisch frühen, primitiven rhythmischen Bewegungsformen entspricht: Tremor.

Die Schädigung der Substantia nigra hat auch einen Ausfall von nigroretikulospinalen Bahnen zur Folge, welche hemmend auf die Renshaw-Zellen des Rückenmarkes einwirken. Durch Ausfall der hemmenden Impulse überwiegen an der Renshaw-Zelle die erregenden Impulse und verursachen deren übersteigerte Hemmung: Akinese.

Beim Morbus Parkinson sind Rigor, Tremor und Akinese verschieden stark ausgeprägt.

Die Paralysis agitans (Parkinson-Krankheit) ist eine autosomal dominant erbliche Erkrankung und geht mit einem Schwund der melaninhaltigen Nervenzellen in der Substantia nigra und reparativer Gliavermehrung einher. Ein Parkinson-Syndrom findet sich auch als Spätfolge nach Encephalitis lethargica (postenzephalitischer Parkinsonismus) und anderen Erkrankungen des nigrostriatalen Systems, bei Hirnarteriosklerose, bei Schädigung durch benachbarte Tumoren und bei toxischen Schädigungen nach Kohlenoxydvergiftung, Barbituratintoxikation, chronischer Mangan- und Quecksilbervergiftung. Auch nach langdauernder Einnahme von Phenothiazinen und Reserpinen, nach protrahiertem Blutungsschock, nach Strangulation oder Herzstillstand kann ein Parkinson-Syndrom auftreten.

Akinese

Die Akinese ist eine Verminderung der motorischen Spontaneität und Produktivität, welche zu einer zunehmenden Erstarrung führt. Alle Bewegungen erfolgen nur langsam und zum Teil unvollständig, wobei jede unnötige Bewegung vermieden wird. Es fehlen alle normalen Mitbewegungen, wie Pendeln der Arme beim Gehen, das Mienenspiel verarmt (Amimie) ebenso wie gestische Ausdrucksbewegungen u.a.

Akinese entsteht bei Läsionen der Substantia nigra, möglicherweise durch den Ausfall hemmender nigroretikulospinaler Impulse auf die Renshaw-Zellen, die wiederum in einem spinalen Rückkoppelungsregelkreis hemmend auf die motorischen Vorderhornzellen einwirken und damit das Ingangsetzen jeder Willkürbewegung erschweren (Duus 1976).

Rigor

Der Rigor ist eine Erhöhung des Muskeltonus, der Agonisten und Antagonisten gleichermaßen betrifft, so daß bei passiven Bewegungen der Gliedmaßen ein gleichmäßiger wächserner Widerstand besteht. Oft spürt man bei passiven Bewegungen z.B. des Ellbogengelenkes ein ruckweises Nachlassen des Tonus (Zahnradphänomen). Die Muskeldehnungsreflexe sind nicht, wie bei der spastischen Tonuserhöhung, gesteigert. Im Schlaf läßt der Rigor nach.

Der Rigor entsteht bei Läsionen der Substantia nigra durch Ausfall der Hemmwirkung auf das Striatum. Die Enthemmung der efferenten pallidären Impulse führt zu einer Bahnung der spinalen tonischen Dehnungsreflexe. Der Rigor verschwindet bei Unterbrechung der pallidären Efferenzen, z.B. durch Koagulation des Globus pallidus medialis, im Bereich der Ansa lenticularis oder des oralen Ventralkerns des Thalamus.

Tremor

Der Parkinson-Tremor ist ein Ruhetremor, der im Gegensatz zum Intentionstremor bei willkürlichen Bewegungen sistiert. Es sind rhythmische Beuge- und Streck-, Supinations- und Pronationsbewegungen (Antagonistentremor) von langsamer Frequenz (4–8/sec). Psychische Erregungen verstärken ihn, im Schlaf verschwindet er.

Der Antagonistentremor wird wahrscheinlich vom Schaltzellenapparat des Rückenmarks verursacht, der unter der bahnenden Einwirkung pyramidaler synchronisierender Impulse steht, welche normalerweise durch die Substantia nigra unter Einfluß des Striatum über nigroretikuläre und retikulospinale Bahnen desynchronisiert werden. Bei stereotaktischer Ausschaltung der pallidothalamischen Fasern verringert sich der Tremor, ebenso bei Schädigung der motorischen Rinde oder der Pyramidenbahnen.

Physiologischer Tremor und Alterung

MARSHALL (1961) untersuchte mit besonderer Methodik 347 Menschen zwischen 20 und 96 Jahren auf die Tremorfrequenzänderung während der Alterung. Er weist darauf hin, daß sich die Leitungsgeschwindigkeit peripherer motorischer Nervenfasern zwischen der 3. und 9. Lebensdekade um ca. 15% vermindert (WAGMAN u. LESSE 1952; u.a.). Auch die Perzeption von Vibrationsreizen an den unteren Extremitäten scheint sich nach dem 50. Lebensjahr zu verzögern, ebenso verlängert sich die Reflexzeit (Plantarreflexe und oberflächliche Bauchdeckenreflexe). Nach MARSHALL (1961) besteht bei jungen Menschen ein rhythmischer Tremor mit einer Frequenz von etwa 10 Zyklen pro sec. Bei Kindern ließ sich ein Tremor von nur 6 Zyklen pro sec nachweisen, zwischen 20. und 40. Lebensjahr besteht eine Tremorfrequenz (im Bereich der Hand) von 9–11, bei über 40jährigen von 6,5 Zyklen pro sec, welche bis zum 70.–74. Lebensjahr gleich bleibt, häufig auch bis zum 90. Lebensjahr. Wahrscheinlich stabilisiert sich der physiologische Tremor dann bei 6 Zyklen pro sec.

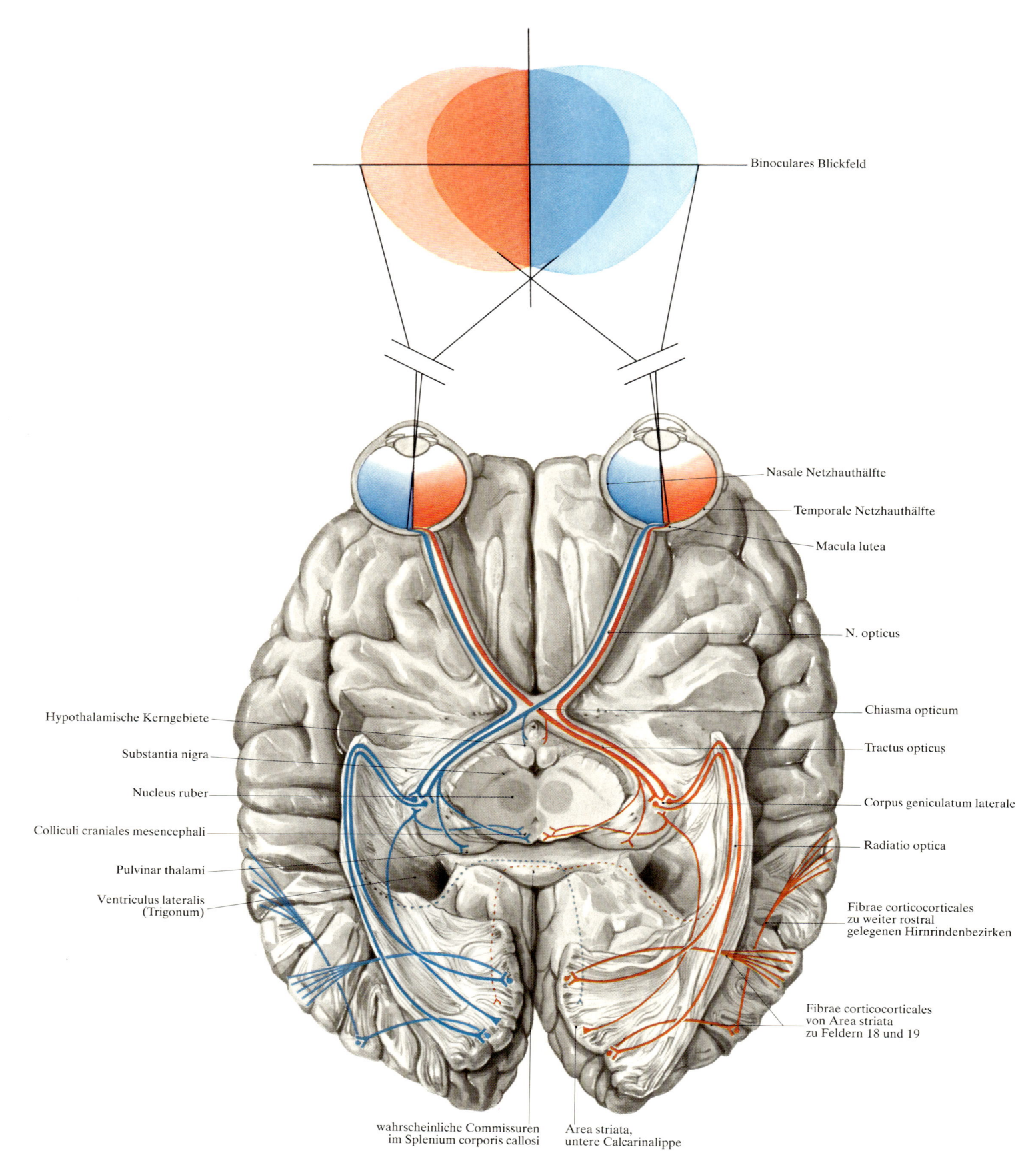

Abb. 198. Sehbahn, retinokortikale Bahnen

5. Auge und Sehbahn

a) Zentrifugale Fasern

Bei den Säugern, noch mehr bei Menschen und Primaten, hat sich der visuelle Sinnesapparat gegenüber den anderen Sinnesorganen in den Vordergrund geschoben. Neben der Area striata (Feld 17), an welcher die Sinnesimpulse eintreffen, haben bestimmte Rindengebiete an der Außenseite des Okzipitalhirns die Aufgabe übernommen, visuelle Erinnerungen zu speichern.

Aus der vom Zwischenhirnbereich ausgewachsenen Augenblase entwickelt sich der doppelwandige Augenbecher, dessen inneres Blatt zur Retina, dessen äußeres zur Pigmentschicht wird. Der Augenbecherstiel gilt als Leitstruktur der hirnwärts wachsenden Nervenfasern sowie einiger zentrifugaler Fasern zum Auge. Die Lichtsinneszellen liegen an der Außenseite der Netzhaut, sind also lichtabgewandt orientiert. Das Licht muß deshalb zuerst alle Schichten der Netzhaut durchdringen, ehe es an die Photorezeptoren gelangt. Im Bereich der Sehachse hat sich bei höheren Primaten eine Fovea centralis ausgebildet, in deren Bezirk die übrigen Netzhautzellen von den Photorezeptoren wegverlagert worden sind. (Weiteres s. Bd. I/1, Teil B.)

Entsprechend seiner Entwicklung aus dem späteren Zwischenhirn bleibt das Lichtsinnesorgan mit Zwischenhirnteilen – Corpus geniculatum laterale, Pulvinar thalami sowie dem Hypothalamus – verknüpft. Nach HOLLWICH (1948) verlaufen Fasern innerhalb des N. opticus zu vegetativen Zwischenhirnkernen, von denen aus eine Bahn zur Hypophyse zieht. Bei Blinden konnten er und seine Mitarbeiter feststellen, daß Störungen im Wasserhaushalt, Zuckerhaushalt u.a. nachweisbar sind, und daß z.B. nach Entfernung von getrübten Linsen (die eine Erblindung zur Folge hatten) das Stoffwechsel- und Hormonverhalten zu Normwerten zurückkehrte (HOLLWICH 1981). Etwa $1/10$ aller Fasern des N. opticus sind zentrifugale Bahnen, an denen bisher 3 Fasertypen – dicke, dünne und sehr dünne – unterschieden worden sind. Der Ursprung der dicken zentrifugalen Fasern liegt im Corpus geniculatum laterale; sie ziehen gekreuzt und ungekreuzt über Tractus und Chiasma opticum in die Nn. optici. Andere dicke Fasern treten von dorsal her ins Chiasma opticum ein. Diese entstammen wahrscheinlich dem Hypophysenstiel (WOLTER 1965). Weitere Verbindungen bestehen mit den Colliculi craniales des Mesencephalon, welche in das optomotorische Reflexsystem eingeschaltet sind.

Sehbahn (Abb. 198). Von den 4 Netzhautquadranten her ziehen die Neuriten des Ganglion n. optici unter Umgehung der Macula lutea zum Discus n. optici. Sie sind im allgemeinen marklos. Kurz nachdem sie die Lamina cribrosa durchtreten haben, erhalten sie Markscheiden.

Bündelung des Sehnervs. Etwa 1,2 Mill. Neuriten, in Bündeln von etwa 800–1200 Fasern zusammengefaßt, bauen den N. opticus auf.

Unregelmäßig gebaute Gliazellen und Piasepten bewirken die Bündelung der Sehnervenfasern. Wie das Gehirn wird auch der Sehnerv in der Orbita von der Pia mater, von Arachnoidea und Dura mater umhüllt. Innerhalb einer schmalen Cavitas subarachnoidealis befindet sich Liquor cerebrospinalis. Zahlreiche Bindegewebebündel verknüpfen die Dura mater n. optici mit der Arachnoidea und feinere Bindegewebefasern diese Spinngewebehaut mit der Pia mater. Weiteres s. Bd. I/1, Teil B.)

Chiasma

Über die Canales optici treten die beiderseitigen 5,03 (2,5–7,0) mm breiten und 3,16 (1,5–5,0) mm hohen Nerven in die Schädelhöhle ein und vereinigen sich vor dem Infundibulum zum Chiasma opticum, in welchem beim Menschen etwa 50%, beim Pony 80,8%, beim Rind 82,9%, beim Schaf 88,9% und beim Schwein 87,8% der Fasern eines Nervs auf die Gegenseite kreuzen (HERRON u.Mitarb. 1978). Die von den lateralen Netzhauthälften herstammenden Fasern bleiben ungekreuzt, diejenigen von den medialen kreuzen auf die Gegenseite. Das Chiasma ist an unserem Material 11,57 (8,5–15,0) mm breit, 3,41 (2,0–7,0) mm dick und 6,57 (4,0–11,0) mm lang (LANG u.Mitarb. 1983).

Tractus opticus

Der Tractus opticus einer jeden Seite umfaßt seitlich den Zwischenhirnboden und die Pedunculi cerebri. Er führt Fasern aus homologen Gesichtsfeldhälften zum Corpus geniculatum laterale, einer Durchgangs- und wahrscheinlich auch Verstärkerstation mit einem eigenartigen Schichtenbau (Abb. 199).

An unserem Material ist der Tractus opticus zwischen seitlichem Rand des Chiasma opticum und dem medialen des

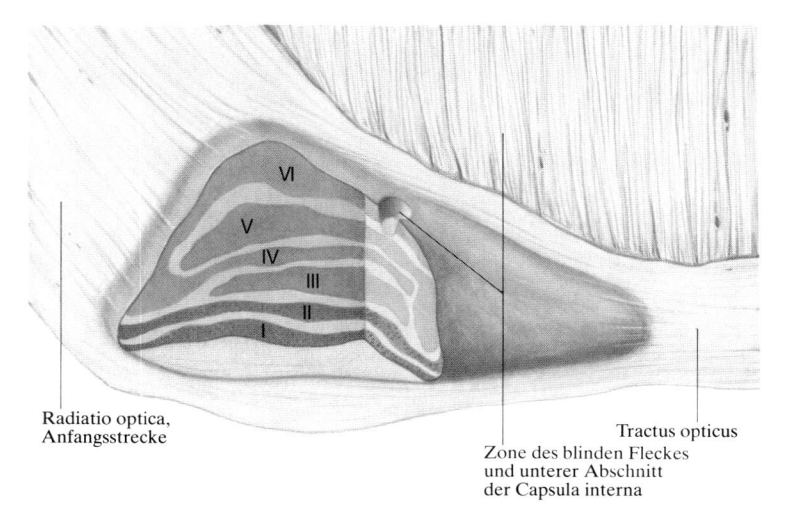

Abb. 199. Corpus geniculatum laterale
Schichtenbau am Sagittalschnitt (in Anlehnung an COOPER 1945; HICKEY u. GUILLERY 1979). Der laterodorsale Kernquadrant ist abgetragen

Corpus geniculatum laterale 40,37 (22,5–52,0) mm lang. Beim weiblichen Geschlecht ergibt sich ein Mittelwert von 39,9 mm, beim männlichen einer von 40,76 mm. Fast alle Angaben stimmen darin überein, daß im Tractus opticus die makulopapillären Fasern innerhalb eines zentralen Bündels verlaufen. DUKE-ELDER u. WYBAR (1976) nehmen allerdings an, daß ihr Verlauf im dorsalen Tractusteil zu finden sei. An unserem Material ermittelten wir, daß die Gesamtlänge der Fasern zwischen Macula lutea und Corpus geniculatum laterale im Mittel etwa 106 mm ausmacht (LANG u. REITER, im Druck).

Nach SCHOBER (1974) verlaufen im Tractus opticus (der Ratte) kortikofugale Fasern an der medialen Seite. Diese entstammen dem Colliculus cranialis und möglicherweise auch dem Corpus geniculatum laterale.

Corpus geniculatum laterale

Entwicklung. COOPER (1945) befaßte sich mit der Entwicklung des Corpus geniculatum laterale und weist darauf hin, daß alle Forscher darin übereinstimmen, daß bei Säugetieren das Corpus geniculatum laterale aus 2 Kernteilen, einem dorsalen und einem ventralen, welche schon von KOELLIKER (1892) beschrieben wurden, besteht.

Nach COOPER entwickelt sich die Pars dorsalis des Corpus geniculatum laterale aus dem lateralen Thalamuskernabschnitt, die Pars ventralis aus subthalamischen Gebieten. Die Pars dorsalis läßt sich bei 22 mm langen menschlichen Keimlingen als zuerst erscheinende Kernmasse des Thalamus nachweisen, die Pars ventralis bei 35 mm langen. Bis zum 6. Keimlingsmonat sind keine Laminae entwickelt. Später bilden sich sechs U- und V-förmige Laminae, deren geschlossene konvexe Flächen nach ventrolateral orientiert sind. In diese ziehen Fasern des Tractus opticus ein. Von der dorsomedialen konkaven Fläche der Laminae geht die Radiatio optica aus. In den Nomina Anatomica ist die Pars dorsalis des Nucleus corporis geniculati lateralis den Nuclei posteriores thalami zugeordnet, der Nucleus corporis geniculati lateralis (Pars ventralis) ist separat angeführt.

Aufbau

Die 4 größeren äußeren Laminae bestehen aus kleinen Zellen, die kleinen 2 innersten Laminae aus größeren. Sog. Inversionen der Laminae, wie sie von CLARK u.Mitarb. (1934) an Tieren beschrieben worden sind, bestehen am menschlichen Material nicht.

Nach Befunden von HICKEY u. GUILLERY (1979) ist die laminäre Anordnung der Zellen innerhalb des Corpus geniculatum laterale beim Menschen außerordentlich variabel (Untersuchungen an 57 Gehirnen). Die meisten früheren Untersucher beschrieben einen einfachen, sechsschichtigen Kern und wiesen nicht darauf hin, daß verschiedene Schichten gedoppelt sein können. Den Autoren zufolge ist es wahrscheinlich, daß die kaudalen Abschnitte des Kerngebietes die Foveazuflüsse erhalten (KUPFER 1962), da die rostralen Abschnitte des Kerns von den Variationen sehr viel stärker betroffen sind als die kaudalen, in denen das laminäre Arrangement verhältnismäßig konstant erscheint.

In einigen Kerngebieten des Corpus geniculatum laterale fanden sich 4 parvozelluläre Schichten, in anderen 6. Nach Kupfers Ergebnissen scheint die foveale Repräsentation im hinteren Abschnitt lediglich zwei parvozelluläre Schichten einzuschließen. Im vorderen Teil liegen am häufigsten 6 parvozelluläre Schichten vor. Es ist wahrscheinlich, daß bei Menschen (und Affen) jede der Schichten eine bestimmte Funktion hat und das zentrale Gesichtsfeld auf die sechsschichtige Lage des Kerngebietes ausgelegt ist (2 magnozelluläre und 4 parvozelluläre). Die vier parvocellulären Schichten scheinen das periphere Gesichtsfeld umzuschalten.

Nach CHACKO (1948), der ebenfalls eine Interpretation der laminären Organisation des Corpus geniculatum laterale vorlegte, soll das bilaminäre Segment dem monokulären, das sechsschichtige dem zentralen Gesichtsfeld entsprechen. Auch HICKEY u. GUILLERY (1979) sind der Meinung, daß die bilaminären Areale auch beim Menschen dem monoculären Sehen dienen. Die Diskontinuitäten der Schichten 4 und 6, etwas kaudal und medial des bilaminären Segments, scheinen dem Gebiet des Discus n. optici zu entsprechen. Etwas kaudal und medial dieser Zone scheint die Fovea centralis lokalisiert zu sein, und zwar in den hinteren $2/3$ des Kerngebietes (KUPFER 1962).

HICKEY u. GUILLERY betonen, daß die zentrale Repräsentation kleiner ist als von KUPFER angenommen. An einem Gehirn ließ sich z.B. nachweisen, daß der monokuläre Abschnitt, also etwa 55% eines Hemigesichtsfeldes, nur 7% des Volumens des Corpus geniculatum laterale ausmachte. Die restlichen 93% des Volumens der parvozellulären Zellschichten erhielten Input aus dem binokulären Abschnitt des Hemifeldes. Durch dreidimensionale Rekonstruktionen wurde nachgewiesen, daß der kleine Teil des zentralen Gesichtsfeldes von 15° in über der Hälfte des gesamten Volumens des Kerngebietes repräsentiert ist.

Zellzahl und Zuordnung der Laminae

Die Gesamtzellzahl der 6 Schichten des Corpus geniculatum laterale betrug in dem Fall von KUPFER u.Mitarb. (1967) 1043000 ± 53400 Zellen. Innerhalb der Laminae 1, 4 und 6 lagen 601100 ± 35800 Zellen (für gekreuzte Fasern) und in den Laminae 2, 3 und 5 (ungekreuzte Fasern) 441900 ± 17500 Zellen vor.

Auch WAHREN (1956) wies darauf hin, daß das menschliche Corpus geniculatum laterale aus 6, in leichtem Bogen konzentrisch umeinandergelagerten, Nervenzellschichten, die durch zwischengelagerte Markfaserlamellen (Strombetten) voneinander getrennt sind, besteht.

Fasern

Im seitlichen Kniehöcker enden zentripetale Fasern des Tractus opticus und kortikofugale Fasern aus der Area striata.

Im Hauptkern beginnen auch die kortikopetalen Fasern zur Area striata und Fasern zum Reflexzentrum im Mittelhirndach.

Die makulären Fasern ziehen in ein keilförmiges Gebiet, dessen Spitze gegen das Hilum gerichtet ist, in den kaudalen zwei Dritteln des Corpus geniculatum ein. Die Fasern aus den oberen Netzhautquadranten verlaufen in mediale und ventrale, die der unteren Quadranten in laterale und ventrale Teile des lateralen Kniehöckers. Jede Faser teilt sich in der zugehörigen Schicht (Strombett) des Corpus geniculatum laterale in 5–6 Zweige auf, von denen jeder nur mit einer Nervenzelle synaptische Verbindungen aufnimmt.

Tractus geniculo-occipitalis (= Radiatio optica)

Ursprung. Kerngebiete in den Schichten des Nucleus principalis corporis geniculati lateralis.

Verlauf. Die Neuriten der oberen 4 Zellschichten verlassen die konvexe Oberfläche des Corpus geniculatum laterale (die aus den unteren ziehen durch den Kniehöcker hindurch) und ziehen, zunächst gebündelt, dann zu Platten geordnet durch den hintersten retrolentikulären Teil der Capsula interna nach vorne und lateral. Die Fasergruppe biegt dann gestaffelt nach dorsal um: Genu temporale. Die aus der unteren Netzhauthälfte umgeschalteten Fasern schwingen im Genu temporale am weitesten nach rostral aus.

Die Faserung formiert sich anschließend zur sagittal gestellten Platte des Stratum sagittale. Dieses umfaßt die laterale Wand sowie mit einer schwächeren unteren Krempe auch den Unterrand des Cornu temporale und den Unter- und Oberrand des Cornu occipitale ventriculi lateralis. Die den Unter- und Oberrand umfassenden Fasern gehören peripheren Netzhautabschnitten, die den Seitenumfang besetzenden zentralen Gebieten an (s. Abb. 180, 181). Etwas vor dem Sulcus calcarinus biegen die Fasern erneut dorsomedialwärts um: Genu occipitale, um dann in die 0,5–1,2 mm dicke Rinde der Area striata einzuschwenken. Die peripheren Netzhautgebieten zugeordneten Fasern besetzen vordere, die den zentralen angehörigen, hintere Teile der Area striata. In den basalen Faserplatten verlaufen Fasern der unteren Netzhauthälfte, in den oberen Platten Fasern der oberen.

Im dorsalen Teil der Capsula interna besetzt die Radiatio optica ein Feld unmittelbar medial und vor dem Gebiet der Radiatio acustica. Innerhalb der Radiatio optica ziehen außer kortikopetalen Bahnen kortikofugale aus der Calcarinarinde zum Pulvinar thalami, Corpus geniculatum laterale, Colliculus cranialis und zu den Nuclei pontis. Diese Fasern verlaufen geradliniger als die der eigentlichen Radiatio optica.

Endigungsort. Die Fasern enden in der 4. und 5. Rindenschicht der Area striata, wobei Fasern der oberen Netzhauthälfte in die obere, solche aus der unteren in die untere Calcarinalippe projiziert werden. Der Sulcus calcarinus grenzt also gleichsam die obere und untere Netzhauthälfte voneinander ab.

In der Area striata des linken Okzipitallappens enden Fasern aus der temporalen Netzhauthälfte des linken und der nasalen Netzhauthälfte des rechten Auges. Die rechte Gesichtsfeldhälfte beider Augen ist demnach an der linken Area striata repräsentiert.

Projektion der Makulafasern (Abb. 200, 201). Die Macula lutea hat einen Durchmesser von 3 mm und umfaßt $1/300$ der Pars optica retinae (weiteres s. Bd. I/1, Teil B). Sie wird jedoch auf die Hälfte der Fläche der Area striata projiziert, und zwar auf ein keilförmiges Gebiet der hinteren Calcarinarinden beider Lobi occipitales. Die Anordnung der zugehörigen Zellen besteht in etwa 500 μm dicken Säulen von Zellen gleicher Funktion.

Makuläre Aussparung. Zerstörungen der Area striata oder des Polus occipitalis einer Seite haben keine vollständige homonyme Hemianopsie zur Folge. Es bleibt der makuläre Teil des Gesichtsfeldes erhalten: makuläre Aussparung. Ist aber zusätzlich das Splenium corporis callosi betroffen, so entsteht eine homonyme Hemianopsie. Es darf angenommen werden, daß entweder Neuriten des Tractus geniculo-occipitalis oder Kollateralen dieser Neuriten durch das Splenium corporis callosi zur gegenseitigen Area striata ziehen.

Fibrae corticocorticales. Die Area striata steht durch zahlreiche kurze Assoziationsfasern mit der angrenzenden Area parastriata (Feld 18) in Verbindung. Weitere Assoziationsfasern verbinden Feld 18 mit der Area peristriata (Feld 19).

Klinische Bedeutung

Bei Zerstörung der Felder 18 und 19 tritt keine Sehstörung auf, sondern das Unvermögen, Gesehenes zu erkennen und es mit früher gespeicherten visuellen Erinnerungsbildern zu vergleichen (optische Agnosie). Optisch wahrgenommene Gegenstände erscheinen fremd, und es wird versucht, sie durch Betasten zu erkennen. Das Feld 18 steht vermutlich im Dienst weiterer Assoziationen, welche mit der Organisation des Sehbildes in Beziehung stehen. Das Feld 19 soll durch seine zahlreichen Faserverbindungen mit der Temporalrinde und dem Pulvinar thalami der Integration optischer mit anderen sensiblen Feldern dienen sowie eine Hemmungsfunktion für die Ausbreitung optischer Erregungen besitzen. Weitere Assoziationsbahnen führen aus der Area 19 zur Area 8, α, β, und δ im hinteren Abschnitt des Gyrus frontalis medius: die Area 19 soll für unwillkürliche Späh- und Kommandobewegungen beitragen: assoziierte Bewegungen.

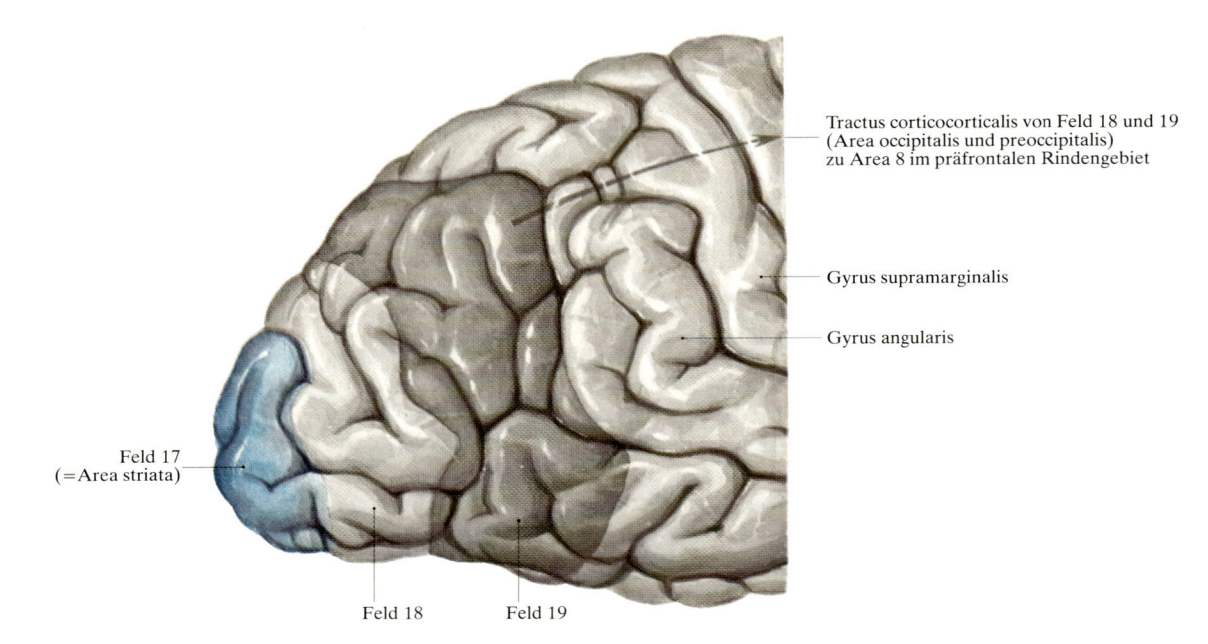

Abb. 200. Primäre, sekundäre und tertiäre optische Rindenfelder der Facies superolateralis (nach ROHEN 1971)

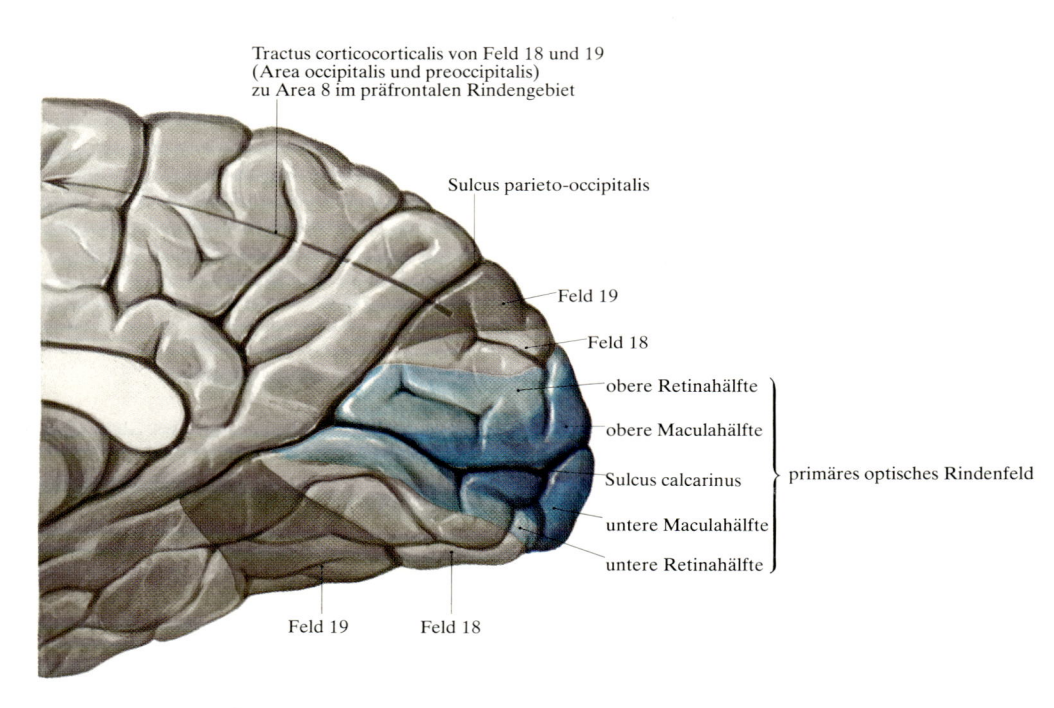

Abb. 201. Lobus occipitalis, Facies medialis

b) Kortikofugale optische Fasern

(1) Fibrae occipitogeniculatae

Neuriten aus der Area striata ziehen innerhalb der Radiatio optica zum Corpus geniculatum laterale und dienen vermutlich der Dämpfung oder Hemmung optischer Erregungen in dieser diencephalen Schaltstation.

(2) Fibrae occipitotectales

Neuriten aus der Area striata ziehen innerhalb der Sehbahn nach rostral zu den Colliculi craniales und können die optischen Reflexbahnen beeinflussen.

(3) Fibrae occipitopontinae

Die Fasern ziehen innerhalb des Türckschen Bündels und übermitteln optische Erregungen dem Kleinhirn.

c) Kortikale Regulation der Augenbewegungen

Cortex cerebri

Lobus occipitalis. SCHÄFER postulierte 1888, daß nach Stimulation des Lobus occipitalis bei Primaten Augenbewegungen erfolgen. Eine Bewegung nach abwärts ist die Folge der Reizung lateraler Abschnitte des Lobus occipitalis, eine nach aufwärts in basalen Abschnitten. Stimulation zwischen diesen beiden Gebieten hat eine leichte Auswärtsbewegung zur Folge. Auch benachbarte Abschnitte des Lobus parietalis führten nach Reizungen zu ähnlichen Augenbewegungen. Stimulation der medialen Fläche des Lobus occipitalis führte in dorsalen Bereichen zu einer Abwärtsbewegung (und zu einer Aufwärtsbewegung im ventralen Teil). Auch CROSBY u. HENDERSON (1948) beobachteten Abwärtsbewegungen nach Stimulation des oberen Abschnittes der Area 17 sowie konjugierte Aufwärtsbewegung nach Reizung dorsaler Abschnitte der Area 19. Bereits SCHÄFER (1888) zeigte, daß die Augenbewegungen durch Stimulation okzipitaler Gebiete nach einer größeren Latenzzeit ($1/100$ sec) erfolgen als nach Stimulation frontaler Gebiete: kurze und lange Assoziationsfasern ziehen von der Area striata zum Rindengebiet der Cortices parietalis, temporalis et frontalis. Nach SHERRINGTON (1894) erfolgen jedoch Augenbewegungen auch dann, wenn der Lobus frontalis abgetragen ist. Derzeit wird angenommen, daß auch striotektale Bahnen bestehen. Nach METTLER (1935) gehen jedoch von Makulagebieten der Area striata keine derartigen Fasern ab, lediglich von jenen Zonen, in welche periphere Netzhautfasern einziehen. Nach BEEVOR u. HORSLEY (1888–1891) verlaufen bei Karnivoren und Affen verhältnismäßig dicke Fasern des Tractus corticomesencephalicus durch das Stratum zonale und durch laterale Abschnitte der dorsalen Thalamuskerne sowie zum Corpus geniculatum mediale. Die meisten Fasern enden im tiefen Grau des Colliculus cranialis. CROSBY u. HENDERSON waren der Meinung, daß aus dem oberen Abschnitt der Area striata (unteres homolaterales Gesichtsfeld) zum kaudolateralen Endabschnitt des Colliculus cranialis und von unteren okzipitalen Regionen zu frontalen medialen Teilen des Colliculus cranialis entsprechende Fasern verlaufen.

Diese Befunde stehen im Gegensatz zu den Ergebnissen von APTER (1945), dessen Befunden zufolge die oberen Netzhauthälften zu medialen Abschnitten des Colliculus cranialis projizieren und die unteren zu lateralen. Nach CROSBY u. HENDERSON bestehen außerdem eine okzipitale und eine präokzipitale Faserbahn des inneren kortikotektalen Systems, je nach Ursprungsgebiet. Jede dieser Bahnen kann weiterhin in ein mehr dorsales und ein mehr basales Gebiet untergliedert werden. Die Fasern des Tractus corticotectalis internus verlaufen entlang dem Rand der Radiatio optica nach rostral in die Capsula interna, durchziehen dann das Pulvinar thalami in Richtung lateraler Kante des Mesencephalon und gelangen in den Colliculus cranialis unmittelbar zu einem Gebiet ventral des Stratum opticum. In dieses ziehen die äußeren kortikotektalen Züge mit Fasern des Tractus opticus ein. Außerdem sollen nach METTLER (1935) Fasern zum Nucleus Darkschewitsch, zum Nucleus interstitialis, in den Fasciculus longitudinalis medialis und den Nucleus n. III gelangen.

Lobus parietalis. Nach FERRIER (1876) erfolgt nach Stimulation hinterer Abschnitte des Lobus parietalis (im Bereich des Gyrus supramarginalis) Elevation der Augen und Wendung des Kopfes zur Gegenseite. Reizung des Gyrus angularis hat Absenken der Augen zur Folge. Nach CROSBY u. HENDERSON (1948) bewirkt Reizung des Gyrus angularis Abwärts- und Aufwärtsbewegungen sowie kontralaterale Deviationen der Augen in gleicher Weise wie bei Stimulierung des Lobus occipitalis allein. Nach METTLER (1935, 1964) verlaufen zahlreiche Fasern zwischen Gyrus angularis und Pulvinar thalami, von denen er annahm, daß sie insbesondere einem visosensorischen Regelkreis angehören.

Lobus temporalis. Nach SCHÄFERS Untersuchungen (1888) erfolgen nach einer gewissen Latenzzeit Augenbewegungen nach kortikaler Stimulation des Gyrus temporalis superior und des oberen Endes des Gyrus temporalis medius. Nach FERRIER (1876) besteht im Gyrus temporalis superior ein temporales Reflexfeld, dessen Reizung Pupillendilation sowie Kopf- und Augenwendungen zur Gegenseite zur Folge haben.

THOMPSON (1900/1901) konnte 2 Fasergruppen vom Lobus temporalis zum Mesencephalon nachweisen, deren erste teilweise durch die Commissura epithalamica (posterior) verläuft, während die 2. über die Capsula interna beide Colliculi craniales erreicht. Nach METTLER (1935) ziehen die meisten Fasern aus dem Lobus temporalis durch die Ansa lenticularis zum Nucleus interstitialis und zum Nucleus n. III. Fasern zum Colliculus cranialis gehen seiner Meinung nach lediglich vom Gyrus temporalis inferior ab, vielleicht nur aus dessen dorsalstem Abschnitt.

Lobus frontalis. Nach PENFIELD u. JASPER (1954) ist das frontale Augenfeld nicht auf die Area 8 begrenzt, wie lange angenommen wurde (PENFIELD). Die Fasern aus diesem Gebiet verlaufen nach BEEVOR u. HORSLEY (1888–1891) durch das Genu capsulae internae zum medialsten Abschnitt des Pedunculus cerebri im Gebiet des Tractus corticonuclearis. Frontotektale Fasern zu den Colliculi craniales et caudalis wurden von BOYCE (1895) und MELLUS (1907) beschrieben. Nach MELLUS ziehen die Fasern zum zentralen Grau des Aqueductus cerebri, nach anderen Forschern zum Tegmentum mesencephali. Schädigungen des Gyrus precentralis ohne Verletzung von BEEVORs und HORSLEYs Augenzentrum haben Degeneration im Kerngebiet des Nucleus n. III und Nucleus n. VI, nicht aber in den Colliculi zur Folge (BEEVOR u. HORSLEY).

Lobus frontalis und Augenmuskeln

Beeinflussung. Willkürliche Ablenkung (Deviation) der Augen hängt von einem intakten frontalen Augenfeld sowie den Verbindungen dieses kortikalen Zentrums zu den Augenmuskelkernen ab. Eine reziproke Innervation der Augenmuskeln durch dieses frontale Augenfeld ist von LEMMEN u.Mitarb. (1959) aufgezeigt worden. Alle bisherigen Untersucher sind zu dem Ergebnis gekommen, daß eine konjugierte Deviation der Augen zur Gegenseite bei Stimulation des frontalen Augenfeldes erfolgt (CROSBY 1953; zit. nach LEMMEN 1959). Unmittelbar rostral der prämotorischen Area, in Höhe des motorischen Streifens für Daumen- und Gesichtsbewegungen, erfolgte nach Stimulation eine konjugierte Deviation der Augen nach oben und zur anderen Seite. Unterhalb davon, in den Areae 8 und 9 von BRODMANN, folgte bei Reizung eine konjugierte Deviation der Augen nach unten und zur anderen Seite. Wurden die Gyri rostral dieser Area gereizt, war eine horizontale konjugierte Augenbewegung zur Gegenseite und Divergenz der Augen die Folge (LEMMEN u.Mitarb. 1959).

Kortikale Nystagmuszentren

Nach Befunden von PASIK u. PASIK (1964) kann von verschiedenen Zonen des Cortex cerebri ein schnellphasischer induzierter Nystagmus, und zwar von einem sehr großen Gebiet in der ganzen Hemisphäre, ausgelöst werden.

Subkortikale Blickzentren

Aus allen kortikalen Augenbewegungszentren sollen Projektionen zum Colliculus cranialis für vertikale Blickwendungen, zum Nucleus paraabducens für laterale Blickwendungen erfolgen. Diese sollen umgekehrt Fasern zu den Nuclei n. III, IV und VI entlassen.

Nach PASIK u. PASIK (1964) stellen die Colliculi craniales keine Zentren für vertikale oder andere Augenbewegungen dar, da aus frontalen und präokzipitalen Gebieten auch nach Entfernung des Colliculus cranialis diese Augenbewegungen noch auslösbar sind.

Hirnrinde und Augenbewegungen

Nach METTLER (1964) ist seit langem bekannt, daß die Augen bei dezerebrierten Tieren sehr wenig beweglich sind. Dies beruhe nicht auf kortikaler Blindheit, da bei Menschen in diesen Fällen Augenbewegungen und Reflexe nachweisbar seien. Hirnrindenfreie Tiere können hell und dunkel unterscheiden, für diese Funktion ist das Corpus geniculatum laterale wichtig.

d) Optische Reflexbahnen

(1) Tractus geniculotectalis

Ursprung. Große Zellen der 5. und 6. Schicht des Corpus geniculatum laterale beider Seiten.

Verlauf. Die Neuriten dieser Zellen durchziehen die Oberflächenlage des Brachium colliculi cranialis zur Regio pretectalis. Nahe der Commissura epithalamica kreuzen sie zum größten Teil auf die Gegenseite und ziehen zusammen mit ungekreuzten entlang der seitlichen Grenze des zentralen Höhlengraus seitlich des Nucleus interstitialis (CAJAL) zum Fasciculus longitudinalis medialis. Ein Teil der Fasern endet im rostralen kleinzelligen Okulomotoriuskern (WESTPHAL-EDINGER), ein anderer wahrscheinlich im Pupillenzentrum, im zentralen Höhlengrau oder im angrenzenden Nucleus Darkschewitsch.

Ärztliche Bedeutung

Konsensuelle Pupillenreaktion: wenn ein Auge belichtet wird, verengen sich die gleichseitige und die gegenseitige Pupille, da die Fasern die Westphal-Edinger-Kerne beider Seiten erreichen. Deren Fasern versorgen (nach Schaltung im Ganglion ciliare) den M. sphincter pupillae.

(2) Tractus retinotectalis

Das beim Menschen rückgebildete Bündel zieht an der Außenfläche des faserarmen Thalamus vorbei zu den Colliculi craniales. Es stellt die stammesgeschichtlich alte Sehbahn dar.

(3) Tractus nucleotectalis und Tractus spinotectalis

Diese koppeln die Colliculi craniales mit propriozeptiven Erregungen aus Augen- und Nackenmuskeln zusammen.

(4) Fasciculus longitudinalis medialis (Abb. 202)

SCHANZER u.Mitarb. (1959) stellten nach Reizungen des Fasciculus longitudinalis medialis (bei Affen) eine Adduktion des kontralateralen Auges fest, wenn in Höhe des Nucleus n. abducentis Reizungen durchgeführt wurden. Bei weiter rostral gelegener Stimulation (in Höhe des Pedunculus cerebellaris cranialis) kommt es zur Adduktion des ipsilateralen Auges, wenn die dorsalen Fasern des Fasciculus longitudinalis medialis betroffen sind. Bei Reizung mehr ventral gelegener Fasern ist eine kontralaterale Adduktion erfolgt. Es wird deshalb angenommen, daß die Fasern des Fasciculus longitudinalis medialis im Ponsbereich zur Gegenseite kreuzen und innerhalb des Faszikels Fasern für die Adduktion beider Augen vorliegen.

Ärztliche Bedeutung

SATO u.Mitarb. (1974) berichteten über eine bilaterale Schädigung des Fasciculus longitudinalis medialis nach Schädelhirntrauma. Bei Zerstörung des Faszikels sind konjugierte Augenbewegungen wegen des Ausfalls internukleärer Verbindungen nicht möglich. Beim geschilderten Fall war lediglich eine Konvergenzreaktion (wegen voller Funktion der Mm. recti mediales und der Tractus geniculotectales) erhalten. CHRISTOFF u.Mitarb. (1962) beschrieben bei einem ähnlichen Fall vorübergehende Ptosis und Einschränkung der Augenbewegungen. SMITH u. COGAN (1959) stellten bei 29 Patienten mit internukleärer Ophthalmoplegie in 58% Kleinhirnzeichen fest, die möglicherweise auf Einbeziehung des Pedunculus cerebellaris cranialis zurückzuführen waren. Urinretention wurde nicht nachgewiesen, Störungen des Blasenfüllungszustandes über 14 Tage hinweg konnten durch den Ausfall der Nervenkontrolle des Miktionszentrums erklärt werden. Nach KURU (1965) bestehen 2 Afferenzen zum pelvinen Vaguskerngebiet. Es ist anzunehmen, daß das sakrale Miktionszentrum direkt mit dem bulbären Vasokonstriktionszentrum des Hirnstammes verknüpft ist.

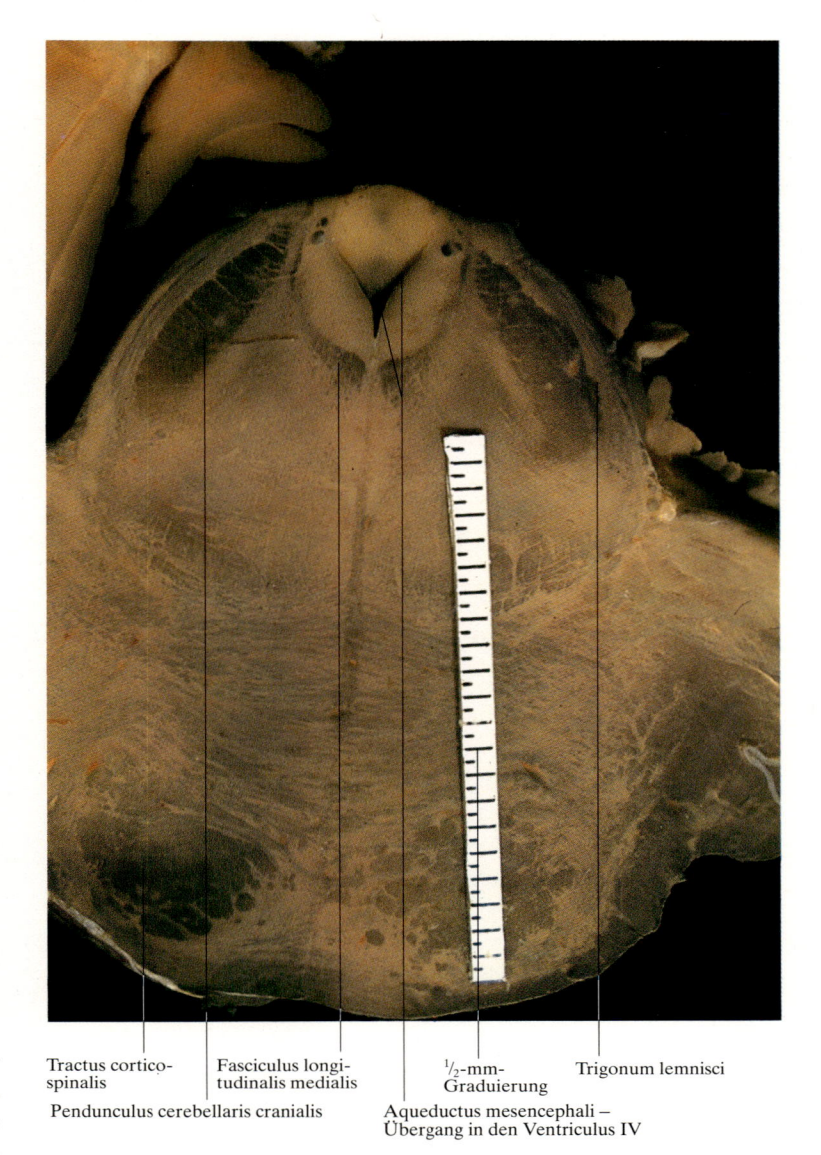

Abb. 202. Fasciculus longitudinalis medialis im vorderen Pons (Makroskopischer Schnitt osmiert)

Colliculus cranialis

An unserem Material ist der Colliculus cranialis rechts im Mittel 7,79, links 7,63 mm lang. Seine Breite macht rechts im Mittel 8,05, links 7,36 mm aus.

Der Colliculus cranialis erhält nach Untersuchungen von METTLER (1936) Fasern aus dem Gyrus frontalis medius und benachbarten Regionen des Gyrus precentralis, die den Colliculus zwischen lateralem Kerngebiet des Thalamus und Pulvinar erreichen. Eine weitere Fasergruppe stammt aus dem Tractus opticus und dem Gebiet der unmittelbaren Umgebung der Area striata, zieht in den ventralen Teil des Pulvinar thalami ein und erreicht das Tectum über das Brachium colliculi cranialis.

Der Colliculus cranialis entläßt Fasern zum zentralen Grau unmittelbar über dem Okulomotoriuskernkomplex. Diese entstammen dem rostralen Drittel des Colliculus und enden am zahlreichsten im rostralen Gebiet des Okulomotoriuskerns. Dendriten der Okulomotoriuszellen erstrecken sich bis in diese Tektumabschnitte und machen direkte tektookulomotorische Kontakte wahrscheinlich. Die Zellen des zentralen Graus entlassen Fasern zu beiden Abduzenskernen und spielen wahrscheinlich bei der Konvergenzreaktion eine Rolle. Andere Fasern des Colliculus cranialis erreichen den Nucleus n. trochlearis und die Formatio reticularis. Diese entstammen dem kaudalen Abschnitt des Colliculus. Alle Projektionen gehen vom sog. Stratum griseum intermedium aus (Versuche an Katzen; EDWARDS u. HENKEL 1978).

6. Diencephalon

Das *Gewicht* des herauspräparierten Thalamus und Hypothalamus beträgt an unserem Material an der rechten Seite 6,9 (4,5–9) g, an der linken 6,96 (4–9,5) g. Die größte *Länge* zwischen Tuberculum anterius und Pulvinar mißt rechts 33,58 (26–38) mm, links 32,51 (26–38) mm. Die *Breite* im Mittelbezirk der Thalamusoberfläche zwischen Stria medullaris thalami und Stria terminalis wurde rechts mit 19,27 (12–23) mm, links mit 18,78 (11–22) mm bestimmt (LINDNER 1980).

a) Thalamus

α) Gliederung (Abb. 203)

Nach KOELLIKER (1896) ist auf allen Querschnitten des Thalamus ein dorsaler, ein medialer und ein lateraler Kernabschnitt zu erkennen. Lediglich im rostralsten und im Pulvinarabschnitt verschwindet die abgrenzende Lamina medullaris interna zwischen lateralem und medialem Kern, die Grenze wird unscharf. Der Nucleus dorsalis ist vorne am stärksten und dorsal schmal. Ein besonderer mittlerer Kern (Centre médian de Luys) ist nur in mittleren und hinteren Abschnitten des Thalamus ausgebildet. Der Bogenkern von FLECHSIG (1890) wird von KOELLIKER als Nucleus arcuatus bezeichnet. Die gebogene *Lamina medullaris interna* gliedert eine mediale, ventrale und laterale Kerngruppe des Thalamus voneinander ab (WALKER (1938), OLSZEWSKI (1952)). Ihr rostraler Abschnitt schließt den Nucleus anterior thalami ein.

Die *Lamina medullaris externa* stellt eine breite Faserzone dar, welche von der Capsula interna aus in die gesamte laterale und z.T. auch in die ventrale Seite des Thalamus einstrahlt. Ihr lateraler Abschnitt wurde auch als Gitterschicht bezeichnet, wegen der vielfachen Durchkreuzungen der Fasern. Die Gesamtheit der Fasern, die von dieser Lamelle aus in den Thalamus einstrahlt, wurde auch als lateraler Teil des Stabkranzes bezeichnet.

Fasern aus dem Pedunculus cerebellaris cranialis und dem Globus pallidus verlaufen durch den ventralen Abschnitt der Lamina medullaris externa zwischen Thalamus und Zona incerta und enden im vorderen Thalamusgebiet.

Eine weitere Lamelle stellt der ventrale Stiel des Thalamus dar, der die Stabkranzfasern aus den Lobi occipitalis et temporalis enthält.

Der frontale Thalamusstiel aus dem Lobus frontalis und dem vorderen Schenkel der Capsula interna bildet einen zusätzlichen Zug.

Das Stratum zonale ist nahezu in ganzer Ausdehnung an der dorsalen Thalamusfläche sichtbar und endet im Bereich der Stria medullaris sowie an der dorsalen Kante des Thalamus.

Die *Nuclei reticulares thalami* des Thalamus dorsalis liegen zwischen Lamina medullaris externa und Capsula interna und werden von thalamokortikalen und kortikothalamischen Projektionsfasern durchzogen. Basal und kaudal gehen sie in die Zona incerta des Thalamus ventralis über.

β) Kerngebiete

Die Relais-Kerne des Thalamus gehören dem System des Lemniscus medialis an, das, somatotopisch organisiert, spezifische Impulse leitet, die oligosynaptisch geschaltet werden.

Gegensätzlich zum lemniskalen System bestehen multineuronale Bahnen innerhalb der Formatio reticularis des Hirnstamms, dessen Fasern wahrscheinlich alle sensiblen Systeme erreichen. Diese Fasern projizieren zuerst zu den intralaminären Thalamuskernen, die Einflüsse auf die Aktivität großer Kortexregionen ausüben.

Im dorsalen Thalamus erfolgt die Integration der Motorik, in ihn gelangen die efferenten Fasern des Cerebellum und des Globus pallidus. CARPENTER (1967) weist erneut darauf hin, daß der dorsale Thalamus die größte Kernmasse des Diencephalon darstellt und oberhalb des Hypothalamus sowie des Thalamus ventralis plaziert ist. Seitlich ist er von den retikulären Thalamuskernen umgeben. Seine Kerne werden in vordere, mediale, laterale, Mittellinien- und intralaminäre untergliedert. Die vordere Kerngruppe stellt das Tuberculum anterius dar, die mediale liegt zwischen der Lamina medullaris interna und dem periventrikulären Grau, die laterale zwischen der Lamina medullaris interna und externa. Diese Kerngruppe soll etwa die Hälfte des Thalamus ausmachen. Sie wird in eine dorsale Schicht, die nicht so weit nach rostral reicht und als Nucleus lateralis beschrieben wird und in eine ventrale, mehr komplexe Kernschicht untergliedert.

Die Mittellinienkerne bestehen aus kleinen Zellhaufen im dorsalen periventrikulären Grau und in der Adhesio interthalamica.

Die intralaminären Kerne liegen innerhalb der Lamina medullaris interna des Thalamus. Im englischsprachigen Bereich hat sich eine andere Nomenklatur eingebürgert als im deutschsprachigen. Beide Nomenklaturen haben gleiche Termini für die Kerne des vorderen medialen Mittellinien- und intralaminären Kerngebiets, während in der ventralen Schicht und in der lateralen Kerngruppe große Nomenklaturunterschiede vorliegen.

Der Nucleus ventralis anterior ist nur wenig oder gar nicht in die sensiblen Wege eingeschaltet. Er wird hauptsächlich von Fasern des Globus pallidus erreicht. Einige Kernzonen haben kortikale Projektionen. Wahrscheinlich ist der Kern mit den intralaminären Thalamuskernen über Regelkreise verknüpft.

TONCRAY u. KRIEG (1956) untersuchten vergleichend anatomisch die Thalamuskerne. Sie gliederten folgende Kerngruppen voneinander ab und diskutierten deren Vorkommen im menschlichen Thalamus:

Kerngebiete

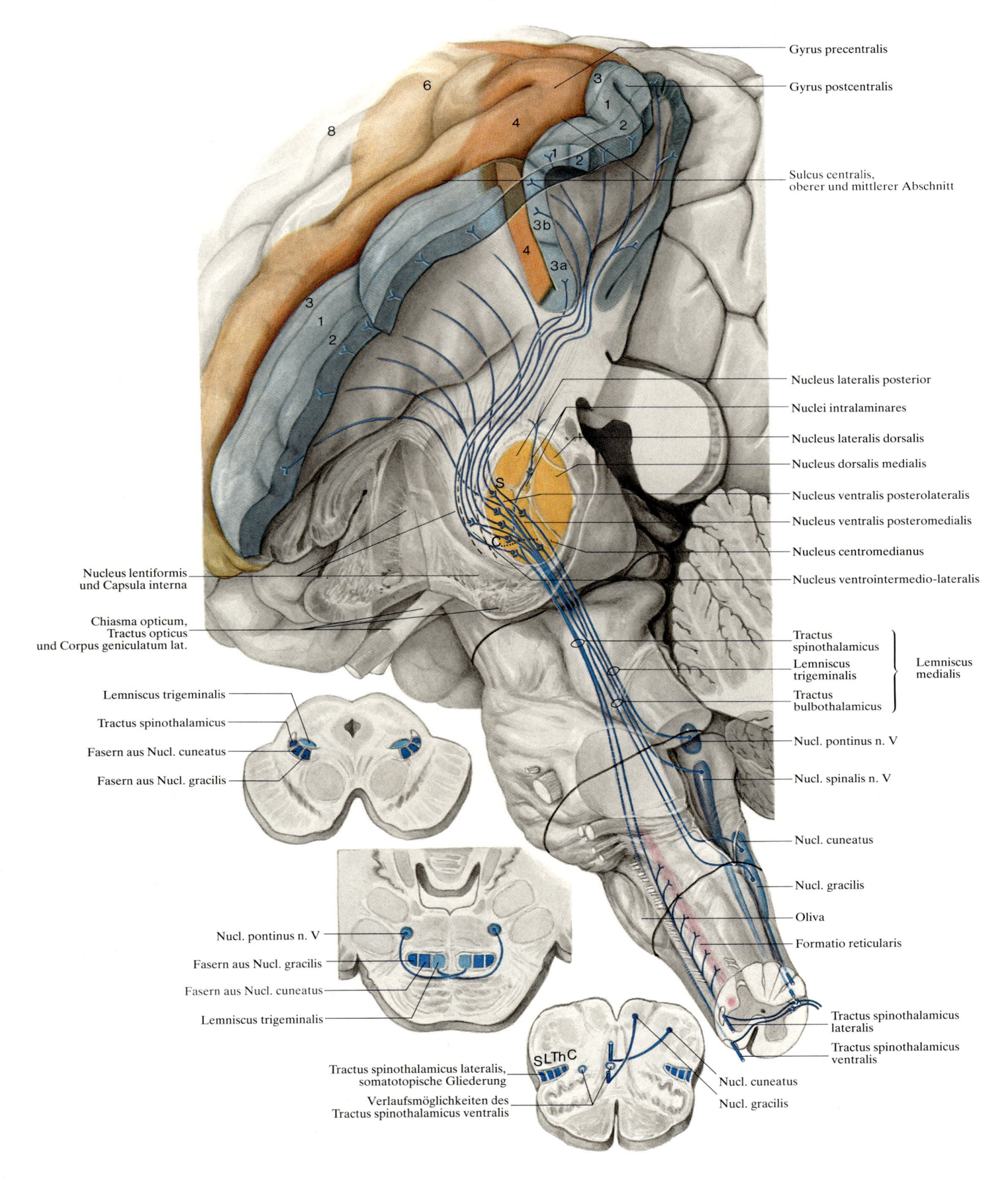

Abb. 203. Nucleo- et spinothalamische Bahnen, Schaltstationen in verschiedenen Thalamuskernen und thalamokortikale Bahnen (von links und hinten)

Nuclei anteriores

Die Nuclei anteriores thalami wurden von GURDJIAN (1927) bei der Ratte in einen Nucleus anterodorsalis, einen Nucleus anteroventralis und einen Nucleus anteromedialis untergliedert. Die Autoren weisen darauf hin, daß beim Affen die Abgrenzung zwischen Nucleus anteroventralis und anteromedialis kaum möglich ist. In der aufsteigenden Tierreihe sind der Nucleus anterodorsalis und der Nucleus anteromedialis in Rückbildung begriffen; beim Menschen wurden diese Kerne nicht aufgefunden. Der *Nucleus anteroventralis* dagegen vergrößert sich in der phylogenetischen Skala; er bildet den Hauptteil der vorderen Kerngruppe beim Schimpansen und den einzigen vorderen Kern des Thalamus beim Menschen. Wenn auch andere Untersucher einige Zellgruppen des Nucleus anteromedialis im Nucleus anteroventralis nachgewiesen haben, ist eine scharfe Abgrenzung zwischen beiden nicht möglich. TONCRAY u. KRIEG (1956) bezeichnen deshalb diesen Kern als Nucleus *anterior medioventralis*. Dieser Kern liegt im rostralsten Teil des Thalamus gemeinsam mit dem rostralen Ende des Nucleus reticularis, dem Nucleus ventralis anterior der ventrolateralen Kerngruppe und – etwas weiter kaudal – dem rostralen Ende des Nucleus lateralis dorsalis.

Der Nucleus anterior medioventralis ist durch ein Faserband, das ihn fast vollständig (mit Ausnahme seines ventralen und hinteren Randes) umfaßt, von den übrigen Kernen abgrenzbar. Der kaudale Abschnitt des Kernes ist vermehrt nach ventral gelagert und wird dorsal durch den Nucleus medialis dorsalis, ventral und hinten durch die Nuclei reuniens, submedius und paracentralis begrenzt. Der Nucleus paraventricularis anterior und der Nucleus paratenialis liegen medial zu ihm, lateral der Nucleus ventralis anterior. Der Fasciculus mamillothalamicus zieht in den ventrolateralen Bereich des Kernes ein.

Nuclei mediales

In die Nomina Anatomica (1977) ist für diese Kerne der Terminus Nuclei mediales eingegangen, darunter wird nur der *Nucleus medialis dorsalis* angeführt.

Nucleus medialis dorsalis

Der Nucleus medialis dorsalis (Nomenklatur GURDJIAN 1927, und Nomina Anatomica 1977) wird von TONCRAY u. KRIEG (1956) als Nucleus medialis bezeichnet. Er liegt lateral des Nucleus paratenialis im Gebiet zwischen Lamina medullaris interna und den Nuclei mediani. WALKER (1938) unterteilte den Kern bei Primaten in 3 Abschnitte. Der Nucleus medialis dorsalis vergrößert sich in der aufsteigenden phylogenetischen Reihe und ist nach TONCRAY u. KRIEG allseitig, mit Ausnahme der medialen Seite, von Nuclei intralaminares begrenzt. Medial liegt ihm rostral und dorsal der Nucleus paratenialis an, kaudal und ventral ist der Nucleus paraventricularis benachbart. Er stellt einen der größten Thalamuskerne dar, beginnt rostral zwischen Nucleus ventralis anterior und Nucleus paraventricularis anterior, vergrößert sich dorsalwärts rasch und ersetzt dann das Gebiet des Nucleus anterior medioventralis.

Nucleus paratenialis

WALKER (1938) beschrieb ihn als Mittellinienkern und gliederte ihn in einen medialen und einen lateralen Abschnitt. Beim Menschen liegt dieser Kern entlang der Lamina medullaris interna thalami und medial des Nucleus anterior medioventralis in rostralen Bezirken, in kaudalen medial des Nucleus medialis. Der Nucleus paraventricularis anterior liegt medial des ventralen Abschnittes des Nucleus paratenialis, dessen Zellen beim Menschen dunkel färbbar, kompakt und polygonal geformt sind.

Nucleus ventralis medialis
(Unterschiedliche Zuordnung)

Der Nucleus ventralis medialis (medialis ventralis bei GURDJIAN 1927) wird in den derzeitigen Nomina Anatomica den Nuclei ventrolaterales zugeordnet. Bei der Ratte liegt er unmittelbar kaudal des unteren Endes des Nucleus anterior ventralis. GURDJIAN gliederte ihn in ein mediales Kerngebiet, das dem Nucleus gelatinosus von KRIEG (1944) sowie dem Nucleus ovoides von CAJAL (1896) entspricht, und in einen lateralen Teil, der die Pars magnocellularis und die Pars parvocellularis von KRIEG darstellt. RIOCH (1929) beschrieb außerdem noch einen Nucleus submedius oder Nucleus medialis ventralis, der dem Nucleus submedius anderer Autoren gleichzusetzen ist (CLARK 1932, bei der Ratte, u.a.). GURDJIAN (1927) bezog offensichtlich diesen Nucleus submedius als medialen Teil seines Nucleus medialis ventralis, der derzeit als Nucleus ventralis medialis bezeichnet wird, ein. Der laterale Teil des Nucleus medialis ventralis von GURDJIAN korrespondiert mit dem Nucleus ventralis medialis von RIOCH (1929). Auch der von BODIAN (1939) beim Opossum beschriebene Kern (Nucleus subparatenialis) entspricht einem medialen Teil des Nucleus medialis ventralis von GURDJIAN und auch den dorsolateralen großzelligen Abschnitten rostral der Gebiete des Nucleus reuniens (von RIOCH), der in den neuen Nomina Anatomica unter den Nuclei mediani eingereiht ist. TONCRAY u. KRIEG (1956) betonen, daß der Nucleus ventralis medialis in der aufsteigenden phylogenetischen Reihe zunehmend kleiner wird und beim Menschen nicht nachweisbar ist.

Der Nucleus submedius wird von diesen Autoren den Nuclei intralaminares zugerechnet und korrespondiert mit dem Nucleus ovoides von CAJAL und dem medialen Teil des Nucleus medialis ventralis von GURDJIAN. Er wurde bei der Ratte bis 1956 nicht beschrieben, wohl aber von BODIAN beim Opossum als Nucleus subparatenialis. Der Terminus stammt von RIOCH, der Karnivoren untersuchte. Nach WALKER (1938) liegt der Nucleus ventralis medialis bei Affen ventral des kaudalen Abschnittes des Nucleus submedius, der entlang der Lamina medullaris interna im vorderen Teil des

Thalamus unmittelbar ventral des Nucleus paracentralis liegt und sich nach kaudal bis zum oralen Ende des Nucleus des Centrum medianum erstreckt. Nach CROUCH (1934) besteht er bei Rhesusaffen nur aus einem kleinen Gebiet mit wenigen Zellen unmittelbar unter dem Nucleus paracentralis. Einen Nucleus ventralis medialis beschrieb CROUCH nicht, wohl aber nennen ihn ARONSON u. PAPEZ (1934), die einen Nucleus ventralis, Pars submedia und einen Nucleus ventralis, Pars medialis (Nuclei submedius et ventralis medialis) anführen. Der Nucleus submedius läßt sich bei Primaten nachweisen, der Nucleus ventralis medialis kaum.

Der beim Menschen anstelle des Nucleus ventralis medialis vorkommende *Nucleus submedius* beginnt etwas kaudal des rostralen Endes des Nucleus paracentralis und erstreckt sich bis zum rostralen Ende des Nucleus centromedianus (Nucleus centrum medianum). Dieser in den Nomina Anatomica den Nuclei intralaminares zugeordnete Kern ist flach-oval ausgebildet; seine lange Achse liegt in Richtung der Lamina medullaris interna. Er erscheint als eine kaudale und ventrale Fortsetzung des Nucleus anterior medioventralis. Die ventrale Spitze des Nucleus paraventricularis anterior und der rostrale Teil des Nucleus centromedianus liegen medial des Nucleus submedius.

Nuclei intralaminares

Nucleus centromedianus

Nach CLARK (1932) stellt der Nucleus des Centrum medianum den beim Menschen am deutlichsten abgrenzbaren Thalamuskern dar. Phylogenetisch erscheint er als eine Abgliederung des kaudalen Endes des Nucleus paracentralis. In primitiven Formen ist er deshalb ein Nucleus interstitialis. Das Kerngebiet ist von myelinisierten Fasern eingekapselt und wurde wohl deshalb von RIOCH (1929) dem intralaminären Kern zugeordnet, wie dies auch in den Nomina Anatomica (1977) erfolgt. Nach WALKER (1938) liegt der Kern bei Affen im mittleren Drittel des Thalamus; BODIAN (1939) beschrieb ihn als Pars posterolateralis des Nucleus parafascicularis beim Opossum. Auch ROSE (1942) konnte ihn vom Nucleus parafascicularis beim Schaf nicht deutlich abgrenzen. WALKER betont, daß er beim Schimpansen größer sei als bei niederen Formen. TONCRAY u. KRIEG (1956) ordnen den Kern nicht, wie dies in den Nomina Anatomica erfolgt, den Nuclei intralaminares thalami, sondern den Nuclei mediales zu und betonen, daß er, mit Ausnahme des Nucleus medialis, der größte Kern dieser Gruppe sei. In den Nomina Anatomica wird bei den Nuclei mediales nur der Nucleus medialis dorsalis angeführt. Der Kern beginnt lateral des Nucleus parafascicularis in Höhe des kaudalen Endes des Nucleus medialis und läßt sich nach hinten bis zum dorsalen Ende des Nucleus parafascicularis verfolgen.

Am rostralen Ende ist die lange Kernachse in derselben Ebene wie die Lamina medullaris interna zwischen medialer Spitze des Nucleus ventralis posteromedialis und Nucleus medialis. Kaudal liegen ventral und lateral des Kerns die Nuclei ventrales posteromediales, und medial von ihm der Nucleus parafascicularis, dorsal von ihm das Corpus geniculatum mediale. Der mediale Abschnitt des Pulvinar thalami erstreckt sich nach ventral und bildet eine dorsale Kappe um den Nucleus centromedianus, der kaudal mehr sphärisch geformt ist und auch einen Teil der ventralen Grenze des Thalamus bildet.

Nucleus parafascicularis

Der Nucleus parafascicularis liegt medial des Nucleus centromedianus und läßt sich von diesem nicht eindeutig abgrenzen (TONCRAY u. KRIEG 1956).

Der Nucleus parafascicularis wurde von GURDJIAN (1927) als besondere Differenzierung des kaudalen Abschnittes des Nucleus medialis beschrieben. RIOCH (1929) ordnete ihn der kaudalsten Gruppe der Nuclei mediales (bei Karnivoren) zu. Seine Zellen färben sich dunkler an als die des Nucleus medialis und sind platter. Er umgibt den Tractus habenulopeduncularis und endet beim Affen im vorderen Drittel des Nucleus centromedianus. Seine Zellen sind mittelgroß, ovoid, dicht gelagert und färben sich dunkel. Bei Menschen und Primaten ist der Kern nachweisbar. Er beginnt als kleine Zellgruppe in der Lamina medullaris interna unmittelbar kaudal des Nucleus paracentralis und liegt medial des Nucleus centromedianus und lateral des Nucleus paraventricularis posterior. Der Tractus habenulopeduncularis teilt ihn in seinem dicksten Gebiet in einen medialen und einen lateralen Abschnitt. Rostral ist er lateral des Nucleus medialis plaziert, kaudal, mehr sphärisch geformt, hinter dem Nucleus medialis und unmittelbar ventral des Nucleus suprageniculatus.

Nucleus paracentralis

TONCRAY u. KRIEG (1956) ordnen (wie die Nomina Anatomica 1977) den Nucleus paracentralis den Nuclei intralaminares der Lamina medullaris interna thalami zu. Sie betonen, daß die relative Größe des Kerns bei Menschen, Affen und Schimpansen gleich sei. Beim Menschen erstreckt sich der Nucleus paracentralis vom vorderen Ende des Nucleus medialis bis zu dessen hinterem Ende unmittelbar rostral des Nucleus centromedianus. Der rundliche und dünne Kern erstreckt sich ventral und lateral des Nucleus medialis und liegt medial der Nuclei ventralis anterior, ventralis lateralis, parafascicularis, ventralis und ventralis posterior inferior. Seine mediale Kante geht in das Gebiet des Nucleus centralis medialis, seine dorsale in das Gebiet des Nucleus centralis lateralis über.

Nucleus centralis lateralis

Der bei Ratten und Opossum nicht beschriebene Kern kommt bei Karnivoren (RIOCH 1929) vor. Bei Menschen bildet der Nucleus centralis lateralis eine Kappe um die dorsolaterale Ecke des Nucleus medialis und eine inkonstante dünne mediale Fortsetzung, die in die laterale Spitze des Nucleus paracentralis übergeht. Seine Zellen sind groß, gut färbbar, pyramidenförmig und dicht gelagert. Sie ähneln denen des Nucleus paracentralis. Der Kern liegt ventral und lateral des rostralen Abschnittes des medialen Pulvinar und ventral und medial zum Nucleus lateralis dorsalis sowie dorsolateral zum Nucleus medialis und dorsal der Spitze des Nucleus paracentralis.

Nucleus centralis medialis

In den Nomina Anatomica (1977) wird der Nucleus centralis medialis den Nuclei intralaminares zugeordnet, von TONCRAY u. KRIEG (1956) den Mittellinienkernen. Diese Autoren betonen, daß der Kern beim Menschen zwischen den medialen Enden der Nuclei paracentrales beider Seiten vorliege. Seine Zellen sind etwas kleiner als die des Nucleus paracentralis und dunkler färbbar als die anderer Kerngruppen des Thalamus. Er liegt ventromedial des Nucleus medialis, medial des Nucleus paracentralis, medial und dorsal des Nucleus submedius und dorsal der dorsomedialen Ecke des Nucleus reuniens, außerdem ventral und hinter dem Nucleus rhomboidalis.

Nuclei mediani thalami

Die auch als Mittellinienkerne (TONCRAY u. KRIEG 1956) bezeichnete Kerngruppe enthält nach den Nomina Anatomica (1977) die Nuclei paraventriculares anteriores et posteriores, den Nucleus rhomboidalis und den Nucleus reuniens.

Nuclei paraventriculares

GURDJIAN (1927) untergliederte das Kerngebiet in einen Nucleus paraventricularis anterior et posterior. Ihre Zelltypen jedoch unterscheiden sich bei der Ratte nicht voneinander. KRIEG (1944) schlug deshalb vor, zwei Zellgruppen voneinander abzugrenzen, die beide durch die ganze Länge des Thalamus hindurchziehen. SHEPS (1945) teilte den Kern beim Menschen in einen vorderen und einen hinteren Abschnitt; beide Teile enthalten unterschiedliche Zellen: der Nucleus paraventricularis anterior große und deutlich färbbare, der Nucleus paraventricularis posterior kleine sphärische und sich hell anfärbende; ein Befund, den auch TONCRAY u. KRIEG (1956) bestätigen.
Der Nucleus paraventricularis anterior liegt unmittelbar lateral der Mittellinie und medial des Nucleus medialis und erstreckt sich vom Mittelgebiet des Nucleus anterior medioventralis bis etwa zum vorderen Ende der Nuclei habenulae, in deren Ebene der Nucleus paraventricularis posterior beginnt. Dieser kleinere Kern erstreckt sich bis in die Gegend des kaudalen Endes des Nucleus medialis.

Nucleus rhomboidalis

WALKER (1938) beschrieb bei Affen nicht diesen Kern, jedoch eine schmale Kerngruppe entlang der Mittellinie im Gebiet der Adhesio interthalamica. Er nahm an, daß es sich um ein Homologon der Nuclei reuniens und rhomboidalis niederer Säuger handle. Der menschliche Nucleus rhomboidalis wurde von SHEPS (1945) im Anschluß an ARONSON u. PAPEZ (1934; Untersuchungen an Affen) beschrieben. Er stellt einen sehr schmalen Kern am ventralen Ende des Nucleus paraventricularis anterior dar, liegt ventral des Nucleus medialis und unmittelbar rostral des Nucleus centralis medialis sowie dorsal des Nucleus reuniens und des Nucleus submedius.

Nucleus reuniens

Nach TONCRAY u. KRIEG (1956) beginnt der Nucleus reuniens beim Menschen etwas hinter und medial des vorderen Endes des Nucleus submedius. Seine lange Achse steht etwa senkrecht zur langen Achse des Nucleus submedius. Lateral vom Kern liegen der Nucleus submedius sowie der Nucleus ventralis (ventralis) lateralis, der Nucleus centralis medialis liegt dorsomedial von ihm.

Nuclei laterales thalami

WALKER (1938) betonte, daß jene Zellkerngebiete, die zwischen den Laminae medullares interna et externa thalami liegen, als laterale Kerngruppe bezeichnet werden sollen. Schon seinerzeit bestand jedoch keine einheitliche Meinung über diese Gliederung, da die Unterteilung sowohl Zytoarchitektur, Myeloarchitektur als auch Physiologie berücksichtigen sollte.

Nuclei ventrolaterales

TONCRAY u. KRIEG (1956) sind der Meinung, daß über diese Kerngruppe wegen der in der aufsteigenden Tierreihe erfolgenden Differenzierungs- und Wachstumsvorgänge zahlreiche unterschiedliche Interpretationen bestehen. Der Nucleus ventralis, Pars anterior stellt die vordere Hälfte der lateralen Kernmasse, die über den Pedunculus cerebellaris cranialis Fasern erhält, dar. Der übrige Abschnitt der vorderen lateralen Thalamusgebiete wurde als Pars lateralis des Nucleus ventralis abgegliedert und enthält gut färbbare, mittelgroße und dicht gelagerte Zellen. Beim Affen liegt der Nucleus ventralis lateralis vor dem Nucleus ventralis posterior, beim Schimpansen liegt der dorsale Abschnitt des Nucleus ventralis lateralis weiter nach kaudal, so daß er oberhalb des Nucleus ventralis posterior gelangt (WALKER 1938).
Die Nomina Anatomica (1977) ordnen den Nuclei ventrolaterales den Nucleus lateralis posterior, den Nucleus lateralis dorsalis, den Nucleus ventralis anterior, den Nucleus ventralis lateralis, den Nucleus ventralis medialis sowie die Nuclei ventrales posteriores (ventrales posterolaterales und ventrales posteromediales) zu. Betont sei, daß der Nucleus lateralis dorsalis sowie der Nucleus lateralis posterior in unserer Darstellung als postdorsolaterale Gruppe, ihrer Lage wegen, eingeordnet werden. Zu ihnen gehören auch die Nuclei pulvinares.

Nucleus ventralis anterior. TONCRAY u. KRIEG (1956) heben hervor, daß im menschlichen Thalamus eine deutliche Abgrenzung zwischen Nucleus ventralis, Pars lateralis und Nucleus ventralis anterior nicht nachzuweisen sei. Nach SHEPS (1945) wird der Nucleus ventralis anterior in Höhe des kaudalen Randes der Commissura rostralis vom Nucleus ventralis lateralis fortgesetzt. Der Nucleus ventralis anterior beginnt am rostralen Ende des Thalamus und ist der erste Thalamuskern, der an Querschnitten erscheint. Er bildet den ventrolateralen Abschnitt des Thalamus, gemeinsam mit dem Nucleus ventralis lateralis, liegt lateral des Nucleus paracentralis und des Nucleus centralis lateralis sowie medial des Nucleus reticularis und dorsal sowie vor dem Nucleus ventralis ventralis.

Nucleus ventralis lateralis. Der Nucleus ventralis lateralis besitzt eine ventromediale Spitze, die unmittelbar medial des Nucleus ventralis (ventralis), direkt rostral des Nucleus ventralis posteroinferior, liegt. Auch er ist lateral des Nucleus paracentralis sowie des Nucleus centralis lateralis plaziert (TONCRAY u. KRIEG 1956).

Nuclei ventrales posteriores. TONCRAY u. KRIEG (1956) betonen, daß der Nucleus ventralis posterior in der hinteren Hälfte der ventralen lateralen Zellmasse des Thalamus liegt und in einen medialen und einen lateralen Abschnitt zergliedert wird. Er beginnt oberhalb des vorderen Endes des Nucleus centromedianus und reicht kaudal in das Pulvinar thalami hinein. GURDJIAN (1927) konnte ihn bei der Ratte nicht identifizieren. WALLER (1934) wies ihn jedoch nach, CROUCH (1934) und WALKER (1938) untergliederten das Kerngebiet in 4 Abschnitte, die meisten Forscher jedoch in einen medialen und einen lateralen Kern. Beim Menschen beschrieben TONCRAY u. KRIEG einen Nucleus ventralis posteromedialis, einen Nucleus ventralis posterolateralis sowie einen Nucleus ventralis posteroinferior. Der von früheren Forschern beschriebene Nucleus ventralis intermedius unterscheidet sich ihren Befunden nach nicht vom Nucleus ventralis lateralis.
Der *Nucleus ventralis posterolateralis* erstreckt sich von einem Gebiet vor dem rostralen Ende des Nucleus ventralis posteromedialis durch das kaudale Ende des Thalamus. Er liegt lateral des Nucleus ventralis posteromedialis und ist von diesem Kern durch wenige Fasern abgegrenzt.
Der *Nucleus ventralis posteromedialis* liegt lateral des Nucleus centromedianus und ist von diesem durch eine deutliche Faserschicht abgegrenzt.
Der *Nucleus ventralis posterior inferior* ist ventral der Nuclei ventralis posteromedialis und ventralis posterolateralis plaziert und liegt dorsal zum Nucleus ventralis ventralis. Er erstreckt sich vom rostralen Ende des Nucleus ventralis posterolateralis bis zum kaudalen Ende des Thalamus.

Nucleus semilunaris accessorius. TONCRAY u. KRIEG (1956) beschrieben einen Kern erstmalig, der oval gestaltet und an die mediale Spitze des Nucleus ventralis posteromedialis angelagert ist. Er erstreckt sich von unmittelbar rostral der Mitte der anteroposterioren Ausdehnung des Nucleus ventralis posteromedialis durch das kaudale Ende des Thalamus. Die Autoren schlagen die Bezeichnung Nucleus semilunaris accessorius vor. Wahrscheinlich handelt es sich um eine Abgliederung des Nucleus ventralis posteromedialis.

Nucleus ventralis (ventralis). Der in den Nomina Anatomica (1977) nicht angegebene Kern besteht nach TONCRAY u. KRIEG (1956) als ventrale Gruppe des Nucleus ventralis, enthält große, sich dunkel färbende Zellen und beginnt nahe dem vorderen Ende des Thalamus, den er bis zur Mitte der anteroposterioren Ausdehnung des Nucleus centromedianus durchsetzt. Der Form und Lage nach entspricht er dem Nucleus ventralis, Pars ventralis von Affen (ARONSON u. PAPEZ 1934). SHEPS (1945) sah den Kern ebenfalls beim Menschen und bezeichnete ihn als Subnucleus des Nucleus ventralis, Pars lateralis. TONCRAY u. KRIEG ordnen ihn eher als Subnucleus dem gesamten Nucleus ventralis-Gebiet bei. Der Kern verläuft vom rostralen Ende des Nucleus ventralis anterior bis zum hinteren Ende des ventralen Thalamusabschnittes und liegt unmittelbar ventral des Nucleus ventralis posteroinferior und lateral des Nucleus submedius.
Die in den Nomina Anatomica (1977) den Nuclei ventrolaterales zugeordneten Nuclei lateralis posterior et lateralis dorsalis gehören topographisch beim Menschen der dorsolateralen Kerngruppe, gemeinsam mit den Nuclei pulvinares, an.

Dorsolaterale Kerngruppe

In der aufsteigenden Tierreihe kommt es zu zunehmender Vergrößerung von Assoziationsarealen des Cortex cerebri und gleichzeitig zur Vergrößerung des Nucleus lateralis (dorsolaterale Kerngruppe – hintere parietale Areae). Bei Karnivoren untergliederte RIOCH (1929) den Nucleus lateralis in drei Abschnitte: Pars anterior, Pars intermedia und Pars posterior (ähnlich wie BODIAN 1939, bei primitiven Säugern). WALKER (1938) beschrieb beim Affen einen Nucleus lateralis dorsalis sowie einen Nucleus lateralis posterior, die möglicherweise homolog sind mit Kernabschnitten des menschlichen Gehirns. Am Menschenhirn sind nach TONCRAY u. KRIEG (1956) lediglich der Nucleus lateralis dorsalis und Pulvinarkerngebiete mit einiger Sicherheit voneinander abgrenzbar. SHEPS (1945) betont, daß der Nucleus lateralis dorsalis als dünnes Kerngebiet in der Ebene des großzelligen Abschnittes des Nucleus medialis beginnt und sich in Richtung Habenula fortsetzt. TONCRAY u. KRIEG stellten fest, daß sich der Kern weiter nach vorne erstreckt, fast bis zum rostralen Ende des Nucleus anterior medioventralis. Anschließend entsteht ein langer Kern, der etwas nach kaudal in Richtung rostrales Ende der Nuclei habenulae reicht. Er enthält mittelgroße Zellen, die sich mittelstark anfärben lassen.

Nucleus lateralis posterior. Nach SHEPS (1945) beginnt der Nucleus lateralis posterior in der Ebene der Adhesio interthalamica und erstreckt sich zu den Habenulae, wo er in das Pulvinar thalami übergeht. TONCRAY u. KRIEG (1956) konnten dieses Kerngebiet als Homologon zum Nucleus lateralis posterior niederer Tiere nicht abgrenzen. Sie nehmen deshalb an, daß Übergänge zwischen Nucleus ventralis lateralis und Nucleus lateralis posterior vorliegen.

Nuclei posteriores. Die Nomina Anatomica (1977) untergliedern die Nuclei thalami posteriores in Nuclei pulvinares, Nucleus corporis geniculati lateralis (Pars dorsalis) und Nucleus corporis geniculati medialis (Pars dorsalis). Von altersher werden 3 Teile des Pulvinargebietes voneinander abgegrenzt: laterale, mediale und inferiore. Der laterale Pulvinarabschnitt liegt lateral und dorsal des Corpus geniculatum laterale, der inferiore medial zum lateralen Pulvinar und dorsal der Corpora geniculata mediale et laterale, während der mediale Pulvinarabschnitt den größten Teil darstellt und das gesamte übrige Pulvinargebiet umfaßt. Im lateralen Pulvinargebiet liegen weniger und sich heller anfärbende, kleinere Zellen – ähnlich wie im medialen Pulvinar – vor. Das inferiore Pulvinar läßt sich vom medialen nur topographisch abgrenzen.

Nucleus suprageniculatus. Bei Primaten wurden von WALKER (1938) und CROUCH (1934), sowohl bei Affen wie auch bei Schimpansen, ein Nucleus limitans und ein Nucleus suprageniculatus beschrieben. ARONSON u. PAPEZ (1934) konnten beim Affen nur einen Nucleus suprageniculatus nachweisen. Beim Menschen stellt dieser Kern nach TONCRAY u. KRIEG (1956) eine ovoide Zellmasse am kaudalen Ende des Thalamus dar. Er liegt ventral des Pulvinar und dorsal des Nucleus parafascicularis und des Nucleus centromedianus sowie dorsomedial des oralen Endes des Corpus geniculatum mediale. Von vorne nach hinten reicht er über die ganze Länge des Corpus geniculatum mediale hinweg.
Der Nucleus limitans stellt ein schmales Zellband zwischen hinterem Ende des Nucleus parafascicularis und medialem Ende des Corpus geniculatum mediale dar.

Nuclei reticulares. Von GURDJIAN (1927) wurde das Gebiet der Nuclei reticulares als schmales Zellband lateral der seitlichen Thalamuskernmasse beschrieben. Es wird angenommen, daß die Nuclei reticulares von subthalamischen Arealen herstammen. Beim Menschen handelt es sich um eine dünne, unterbrochene Zellplatte rostral, dorsolateral, lateral und ventral der seitlichen Kernmasse. Die ventrale Zone geht in die Zona incerta über.

Nucleus corporis geniculati lateralis (Nucleus geniculatus lateralis). Der Kern wurde von GURDJIAN (1927) in eine Pars ventralis und eine Pars dorsalis untergliedert. Letztere ist in den Nomina Anatomica der dorsolateralen Kerngruppe zugeteilt. Sie erstreckt sich weiter nach kaudal als die Pars ventralis und enthält große, dicht gepackte Zellen. Die Kernmasse scheint sich in der phylogenetischen Reihe zu vergrößern und stellt den Hauptteil des Corpus geniculatum laterale dar. An Sagittalschnitten lassen sich 6 Laminae erkennen. (Weiteres s.S. 357.)

Die Pars ventralis, die in den Nomina Anatomica separat aufgeführt ist, stellt eine kleine Zellmasse dar, die an der ventrolateralen und kaudalen Seite der Pars dorsalis plaziert ist. Schädigungen der Area striata haben Degenerationen der Pars dorsalis zur Folge. WALKER (1938) beschrieb beim Affen 6 Laminae in der Pars dorsalis. Nach TONCRAY u. KRIEG (1956) enthält das Corpus geniculatum laterale des Menschen, welches sechsschichtig entwickelt ist, lediglich die Pars dorsalis.

Nucleus corporis geniculati medialis. Auch der Nucleus corporis geniculati medialis hat sich in der Entwicklungsreihe vergrößert. Beim Opossum beschrieb BODIAN (1939) das Gebiet als kaudalsten Thalamusteil, der sich ins Mittelhirn erstreckt. WALKER (1938) unterschied wie ARONSON u. PAPEZ (1934) beim Affen einen größeren dorsomedialen Teil mit großen, sich dunkel färbenden Zellen und einen kleinkernigen ventrolateralen Abschnitt mit mittelgroßen Zellen. Beim Menschen sind im medialen größeren Abschnitt auch größere Zellen auffindbar als im lateralen kleinzelligen Teil. Das Corpus geniculatum mediale befindet sich zwischen Corpus geniculatum laterale und Nucleus suprageniculatus und liegt ventral des unteren Abschnittes des Pulvinar thalami (s. Abb. 210 u. 211). Sein großzelliger Abschnitt liegt dorsal des Nucleus ventralis posteromedialis, der kleinzellige dorsal des Nucleus ventralis posterolateralis.
Ein Nucleus intergeniculatus konnte beim Menschen nach TONCRAY u. KRIEG (1956) nicht nachgewiesen werden.

γ) Corpus pineale

Die Zirbeldrüse stellt vergleichend anatomisch ein hochinteressantes Organ dar. Besonders eindrucksvoll erscheint der Hinweis als Überbleibsel des Parietalauges (medianes oder dorsales Auge). Dieses mediane Auge lag ursprünglich im vorderen Kopfabschnitt und war nach dorsal orientiert bei Knochenfischen, Amphibien und Reptilien (ROMER 1970). Wenn entwickelt, entsteht es aus dem distalen Ende des Corpus pineale (OKSCHE 1965).
An unserem Untersuchungsgut (LANG u.Mitarb. 1983) ist die menschliche Epiphyse 7,97 (5,0–12,0) mm lang und 4,25 (2,5–7,0) mm hoch. Sie enthält öfter, als dies andere Forscher feststellten, Zysten.

δ) Funktionen (s. Abb. 204)

Der aus so zahlreichen Kern- und Faserzügen zusammengesetzte Flügelplattenabkömmling Thalamus stellt, vereinfacht betrachtet, das Tor zum Bewußtsein dar, da fast alle sensiblen Bahnen (Ausnahme Riechbahnen) in ihm eine Umschaltung erfahren. Thalamoefferente Bahnen erreichen den Cortex cerebri (ventrale, kaudale und weitere Kerngruppen). Bahnen aus anderen Kerngebieten (Cerebellum, Pallidum) erreichen den Thalamus, ihre Impulse werden gleichsam moduliert und stellen somit ein Reglersystem dar, das auch die

Integration – insbesondere mit dem limbischen System – übernimmt. Außerdem bestehen sog. Assoziationskerne, die Schaltungen innerhalb des Thalamus besorgen (CLARA 1959; HASSLER 1976).

Die Relaiskerne des Thalamus erhalten Impulse aus umschriebenen Gebieten der Körperperipherie. Die somatosensiblen Neurone (Lemniscus medialis, Tractus spinothalamicus, Tractus trigeminothalamicus u.a.) erreichen den lateralen, ventroposterioren Kernkomplex. Von diesen Kernen ausgehende Axone gelangen über den oberen Thalamusstiel zu somatosensorischen Hirnrindengebieten (Areae 1, 2, 3 A, 3 B).

Zentrale Schmerzbahn

Klinische Beobachtungen führten zur Unterteilung der somatoviszeralen Sensibilitätsbahn in eine epikritische und eine protopathische Bahn, welche sich physiologisch und anatomisch mit bestimmten Projektionssystemen in Verbindung bringen lassen.

Schmerzarten. HEAD (1920) prägte die Begriffe epikritisch und protopathisch. Epikritische Empfindungen stellen demnach die präzise Vermittlung verschiedener Sinnesmodalitäten dar; protopathische schlecht lokalisierte Empfindungen unangenehmen Charakters. Diese wurden als affektiv bezeichnet (FOERSTER 1927). Seit langem ist bekannt, daß die normale Hautsensibilität beide Anteile enthält. Das affektive System wird vom epikritischen gehemmt. Die epikritischen (phylogenetisch jüngeren) Fasersysteme besitzen dicke und schnell leitende Fasern, die protopathischen dünne und langsam leitende.

Lemniskales System – epikritische Leitung

Die epikritische Sensibilität wird vorwiegend im Hinterstrangsystem über den Lemniscus medialis, die protopathische über extralemniskale Systeme weitergeleitet.

Die Projektion der Epikritik verläuft über die Hinterstränge, die Hinterstrangkerne, den Lemniscus medialis und die ventrobasalen Thalamuskerne zum Gyrus postcentralis des Cortex cerebri. Auch der sog. neospinothalamische Tractus, ein Teil des Vorderseitenstrangs sowie der spinozervikale Trakt im dorsolateralen Bündel gehören nach ALBÉ-FESSARD (1967) – so betrachtet – zum lemniskalen System.

Extralemniskales System – protopathische Leitung

Das nicht spezifische oder extralemniskale System umfaßt Teile der Formatio reticularis des Hirnstammes, die mit den medialen und intralaminären Kernen des Thalamus zusammengeschaltet sind. Eine somatotopische Gliederung läßt sich in diesem System nicht nachweisen. In ihm besteht eine heterotope und heterosensorische Konvergenz: seine Neurone werden häufig von 2 oder 3 verschiedenen Sinnesorganen erregt. Zu den Bahnen dieses Systems gehören der Tractus palaeospinothalamicus sowie der Tractus spinoreticularis und andere propriospinale Bahnen. Vorherrschend liegt eine Tendenz der Hemmung des extralemniskalen Systems durch das Lemniscussystem vor, und zwar sowohl durch segmentale Einschaltung in die Afferenzen als auch durch kortikofugale hemmende Systeme. Wenn Störungen der Lemniscusstrukturen auftreten, können Hyperalgesien und Spontanschmerz entstehen (Thalamus-Syndrom, weiteres bei Arterien des Thalamus).

Schmerzfasern

Dicke und Funktion. Die erste Untergliederung von Nervenfasern gaben HEINBECKER (1929) und BISHOP (1929). Sie gliederten als A-Fasern dicke markhaltige, als B-Fasern dünne markhaltige, als C-Fasern marklose voneinander ab. VON MURALT (1946) und GRUNDFEST (1940) untergliederten die A-Fasern in A-α-, A-β-, A-γ- und A-δ-Fasern. Derzeit wird angenommen, daß aus Skeletmuskeln afferente (Muskelspindeln und Sehnenendorgane) Fasern mit einer Dicke von 15 μm und einer Leitungsgeschwindigkeit von 70–120 m/sec abgehen. Die α- und β-Hautafferenzen (Tastsinn) besitzen Durchmesser von 8 μm und Leitungsgeschwindigkeiten von 30–70 m/sec, efferente A-γ-Fasern zu den Muskelspindeln Durchmesser von 5 μm und Leitungsgeschwindigkeiten von 15–30 m/sec und A-δ-Fasern, Hautafferenzen für Temperatur und schnelle Schmerzempfindung, Faserdurchmesser von 3 μm und Leitungsgeschwindigkeiten von 12–30 m/sec.

B-Fasern werden als sympathische, präganglionäre Fasern gefunden und besitzen Durchmesser von 3 μm und Leitungsgeschwindigkeiten von 3–15 m/sec.

C-Fasern stellen hautafferente, langsame Schmerzfasern dar; außerdem gehören in diese Gruppe postganglionäre, sympathische Fasern (marklos, Durchmesser von ca. 1 μm mit Leitungsgeschwindigkeiten von 0,5–2 m/sec). Im N. alveolaris inferior von Katzen z.B. liegen zwischen 51% und 77% nichtmyelinisierte Fasern vor. In der Regel ziehen im Mittel 2,8 (1–12) derartiger Fasern innerhalb einer Schwannschen Zelle (HOLLAND 1978). HANDWERKER u. ZIMMERMANN (1976) betonen, daß Hitze- und Schmerzrezeptoren über C-Fasern leiten; sie weisen außerdem darauf hin, daß für die Entstehung von Kopfschmerzen derzeit mechanische Reize (Dehnung oder Kontraktion von Gefäßen) verantwortlich gemacht werden und daß auch Plasmachininen, Serotoninen u.a. eine nicht unbestrittene Rolle bei der Schmerzentstehung im Gewebe zugeschrieben wird. HASSLER (1976) betont ebenfalls, daß 2 Schmerzphasen bestehen: ein rascher erster Schmerz, der der epikritischen Schmerzempfindung als biologischem Warnsystem angehört, und ein 2. Schmerz, der einem unangenehm erlebten Schmerzgefühl mit weniger scharfer Lokalisation zuzuordnen ist. Die Rezeptoren des 2. Schmerzes sind freie Nervenendigungen, deren Ableitung über marklose Fasern im seitlichen Gebiet der Hinterwurzeln erfolgt. Ihre Spinalganglienzellen sind kleiner als jene der epikritischen dickeren Fasersysteme. Die zentralen Neuriten verlaufen in der Lissauerschen Randzone an der Oberfläche des Rückenmarks zunächst lateralwärts und bilden Kontakte mit kleinen Zellen der Substantia gelatinosa aus. Dann werden sie auf weitere kleinere Hinterhornzellen umgeschaltet, deren ebenfalls marklose Fasern sich nach Überkreuzung der Mittellinie in den Tractus spinothalamicus eingliedern. Betont sei, daß die Zwischenneurone der C-Faserleitung sowohl von hemmenden Kollateralen der A-β-Hinterstrangfasern als auch von hemmenden Kollateralen der A-δ-Fasern erreicht werden. Auch Fasern des Tractus corticospinalis aus dem sensiblen Rindengebiet (3 B) und der Formatio reticularis wirken hemmend auf die angehörenden Hinterstrangneurone ein. HASSLER betont, daß in dieser Bahn der brennende 2. Schmerz weitergeleitet wird. Der 1. Schmerz stellt seiner Meinung nach einen nach Stärke und Art differenzierten Sinnesreiz dar und wird von den rasch leitenden A-δ-1- und A-δ-2-Fasern, die großen Spinalganglienzellen angehören, in mediale Hinterwurzelregionen abgeleitet. Die A-δ-2-Fasern machen einen Bogen medial um die Substantia gelatinosa herum, hemmen die später eintreffenden Impulse der C-Fasern, modulieren sie und erreichen größere Neurone des Hinterhorns, die auch dickere Fasern zum gegenseitigen Tractus spinothalamicus entlassen.

Tractus spinothalamicus lateralis und -ventralis und Thalamuskerne

Nach HASSLER (1976) erfolgt die Weiterleitung der C-Faserimpulse im vorderen Abschnitt des Tractus spinothalamicus des Rückenmarks, anschließend in medialen Gebieten des Lemniscus medialis der Gegenseite im sog. unspezifischen Projektionssystem zum Nucleus limitans und den intralaminären Thalamuskernen nach aufwärts.

Die schnelle Schmerzleitung erfolgt über A-δ-2-Fasern und endet nach HASSLER im kleinzelligen Nucleus ventralis posterolateralis. Von diesem Kern gehen hemmende Kollateralen an die Kerne des unspezifischen Projektionssystems (Nucleus limitans und intralaminäre Kerne). Andere Fasern erreichen den Gyrus postcentralis (Area 3 B). Vom unspezifischen Kerngebiet ziehen Fasern zum inneren Pallidumglied und dann indirekt zu fast allen Rindenfeldern. Diese stellen nach HASSLER die *subkortikale Leitung* des Schmerzgefühls dar. HASSLER konnte bei Versuchstieren in den Ventralkernen des Thalamus einen „Homunculus" der Gelenksensibilität, in kaudalen Ventralkernbereichen, weiter rostral, einen „Homunculus" der feinen taktilen Empfindungen und noch weiter rostral einen „Homunculus" der Muskellängen- und Muskelspannungsempfindungen (Muskelspindeln) lokalisieren. Er betont, daß die schnelleitenden Schmerzfasern im kaudalen kleinzelligen Ventralkern enden und der Nucleus limitans beim Menschen vom kleinzelligen kaudalen Ventralkern abgetrennt ist. Die Thalamuskerne für den langsamen Schmerz projizieren nach HASSLER zum äußeren Pallidumglied. Dessen Schädigung bei stereotaktischen Operationen führt nach Monaten und Jahren zu einer retrograden Zellatrophie der intralaminären Thalamuskerne. Bei Enthemmung des Nucleus limitans und der intralaminären Thalamuskerne durch Ausschaltung der epikritischen Kerne können quälende, brennende Spontanschmerzen (zentrale Form der *Anaesthesia dolorosa*) entstehen. Eine Ausschaltung des Grenzkerns (N. limitans) kann andererseits den Thalamusschmerz, Phantomschmerz und die Anaesthesia dolorosa beseitigen.

Die Efferenzen des Nucleus limitans sind umstritten. Am Untersuchungsgut von VAN BUREN u. BORKE ist der Kern mit der temporoparietookzipitalen Region verknüpft.

Auch MAZARS (1961) weist darauf hin, daß HEAD u. HOLMES (1911/12) die Theorie der epikritischen Kontrolle protopathischer Stimuli aufstellten. Er stimulierte die sog. schmerzleitenden Fasern im ventrolateralen Tractus spinothalamicus elektrisch, was keine Schmerzen zur Folge hatte, wenn die langen myelinisierten Fasern der epikritischen Empfindungsbahn erhalten waren. Stimulation der epikritischen Fasern mit geringen Intensitäten hatte ein pochendes und vibrierendes Gefühl zur Folge, bei höheren wurden Schmerzen empfunden. Die Befunde zeigen, daß die Schmerzen durch einen Mangel propriozeptiver Informationen des Thalamus entstehen können (Unterbrechung der propriozeptiven Fasern). Erstmalig plazierte MAZARS Elektroden in den Nucleus ventralis posterolateralis, und zwar 8–10 mm von der Mittellinie entfernt bei Gesichtsschmerzen und 14–17 mm paramedian bei Beinschmerzen, in die hintere Hälfte des Kerns, und zwar 4–8 mm rostral der Commissura epithalamica (posterior). Er konnte damit die sog. Anaesthesia dolorosa günstig beeinflussen.

Weitere Afferenzen und Efferenzen (s. Abb. 203)

Nach HASSLER (1956) wird das Kerngebiet der Nuclei ventrolaterales thalami auch vom Nucleus ventralis oralis anterior und vom Nucleus ventralis oralis posterior besetzt. Seiner Meinung nach erhält der Nucleus ventralis oralis anterior Fasern aus dem Pallidum und projiziert zum prämotorischen Cortex (Area 6 A-alpha). Der Nucleus ventralis oralis posterior erhält Zufluß aus dem Nucleus dentatus des Cerebellum und projiziert zur Area corticalis 4.

Nucleus dorsalis medialis u. orbitales Stirnhirn

ANGEVINE u. Mitarb. (1964) untersuchten sieben Hemisphären von vier Gehirnen nach chirurgischen Eingriffen zwischen 4 und 82 Monaten post operationem. Nach bilateraler Gyrektomie des orbitalen Stirnhirns wurden Degenerationen in der Pars magnocellularis des Kerns nachgewiesen. Nach dorsaler, präfrontaler Leukotomie, in drei Fällen bei rechtsseitiger Leukotomie, bei einem vierten Fall mit bilateraler, dorsaler, präfrontaler Leukotomie, mit Aussparung des orbitalen Cortex, war der gesamte Thalamus unverändert. Es wird deshalb angenommen, daß der Nucleus medialis dorsalis thalami insbesondere Fasern zum Cortex des orbitalen Stirnhirns entläßt.

Die absteigenden kortikonukleären und kortikospinalen Fasern des Gyrus postcentralis enden primär kontralateral und an den sensiblen Relaiskernen des Thalamus. Diese reziproke Verbindung ist ebenfalls somatotopisch gegliedert.

Nucleus lateralis posterior thalami

Nach ROBERTSON u. Mitarb. (1979) gehen aus diesem Kerngebiet bei der Ratte ipsilateral Fasern zum hinteren prätektalen Kerngebiet, zum medialen prätektalen Kern, kontralateral zum hinteren prätektalen Kern und auch zum medialen prätektalen Kerngebiet. Weitere markierte Zellen (HRP) fanden sich in tiefen Schichten des limbischen Cortex, der vorderen und hinteren limbischen Area und des retrosplenialen Cortexgebietes, in Schichten 1, 2 und 3 des Presubiculum. Die Verbindung mit dem limbischen Cortex wird dadurch wahrscheinlich gemacht.

Nucleus submedius

DEKABAN (1953) beschrieb am menschlichen Gehirn den Nucleus submedius, eine Zellanhäufung, die medial der Lamina medullaris interna plaziert ist. Sie beginnt im rostralen Abschnitt des Nucleus paracentralis und erstreckt sich bis zum rostralen Pol des Centrum medianum. Medial ist das Kerngebiet von den Mittellinienkernen und dem 3. Ventrikel begrenzt. Im Kern, dessen Zellen mittelgroß, rund oder oval sind, kommen dünne, myelinisierte Fasern vor. Der Kern gehört zur medialen Kerngruppe des Thalamus. Seine Ausdehnung schwankt – abhängig von der Ausbildung der Adhesio interthalamica. MEYER u. Mitarb. (1947) sowie FREEMAN und WATTS (1947) waren der Meinung, daß der Kern Verbindungen mit dem präfrontalen Cortex besitzt (Degenerationsstudien nach präfrontaler Lobotomie – Leukotomie).

CRAIG, Jr. und BURTON (1981) stellten mit anterograden Transportmethoden und autoradiographischen Techniken fest, daß bei Katzen, Affen und Ratten Fasern zum gegenseitigen sowie zum gleichseitigen Nucleus submedius verlaufen und zwar insbesondere aus der Lamina I des Rückenmarks, weniger stark auch aus Lamina V, selten aus Zellen des Vorderhorns. Früheren Befunden zufolge erhält nur der laterale Thalamus derartige Fasern. Am stärksten wird der Nucleus ventralis lateralis des Thalamus von den Rückenmarkfasern erreicht. Außerdem konnten Markierungen in den Nuclei paraventricularis, paratenialis, paracentralis, ventromedialis, parafascicularis sowie reuniens festgestellt werden.

CRAIG Jr. u. Mitarb. (1982) stellten (bei Katzen) fest, daß Fasern aus dem Nucleus submedius des Thalamus in die dem ventrolateralen orbitalen Cortex entsprechenden Gebiete verlaufen. Die meisten Fasern ziehen ipsilateral, wenige kontralateral. Der orbitale Cortex der Katze scheint mit dem inferomedialen orbitalen Cortex der Primaten übereinzustimmen. Früher wurde angenommen, daß dieses Gebiet dem autonomen Nervensystem sowie der Kontrolle von Emotionen zugeordnet werden darf. Durch die Untersuchungen von CRAIG Jr. u. Mitarb. wird es wahrscheinlich, daß auch Schmerzfasern über den Thalamus in den orbitalen Cortex projiziert werden. GRANTHAM (1951) führte bei 21 Patienten mit unbeeinflußbaren Schmerzen kleine Läsionen am inferomedialen orbitalen Cortex und dem darüberliegendem weißen Fasergebiet durch und konnte bei 14 von ihnen die Schmerzen (ohne Persönlichkeitsveränderung) beseitigen. Diese Erfolgsrate ist gleichhoch wie bei der anterolateralen Chordotomie (WHITE and SWEET 1969).

ε) Ärztliche Bedeutung

Nach HASSLER (1956) führt die Zerstörung des Nucleus ventralis oralis anterior zur Verminderung der Rigidität (bei Parkinsonscher Krankheit, Wilsonscher Erkrankung und Dystonia musculorum deformans). Eine Schädigung des Nucleus ventralis oralis posterior setzt seiner Meinung nach den Tremor herab. HASSLER war der Meinung, daß eine Minderung der fusimotorischen Aktivität den Rigor bei Morbus Parkinson verursache und daß Thalamuseingriffe die fusimotorische Wirksamkeit auf einen normalen Pegel brächten, da dann dessen Inhibitionswirkung wegfalle. HASSLERS Hypothese wurde aus verschiedenen Gründen kritisiert. Nach LIEBERMANN u. Mitarb. (1974) hat eine Schädigung des Nucleus ventrolateralis des Thalamus eine signifikante Minderung der Spindelafferenzen, z.B. aus dem M. gastrocnemius, zur Folge, insbesondere der Vermittlung tonischer Aktivitäten. Läsionen des Pulvinar thalami vermindern die Übermittlung der primären Spindelafferenzen nicht. Weiterhin weisen die Autoren darauf hin, daß der Nucleus ventrolateralis tonische neozerebellare Einflüsse und zerebrale kortikale Aktivitäten auf Stellungsreflexe durch fusimotorische Neurone beeinflußt. Möglicherweise werden auch die Auswirkungen der Läsionen des Nucleus ventrolateralis auf die fusimotorischen Aktivitäten durch andere motorische Wege zur thalamokortikopyramidalen Bahn vermittelt.

Halluzinationen

Bei dem Zustandekommen von taktilen Halluzinationen scheint nicht nur eine Störung im Bereich der ventralen Kernanteile des Thalamus (Umschaltung der somatosensorischen Empfindungen zur Großhirnrinde), sondern auch der zugeordneten Rindenvertretung im Bereich des Lobus parietalis vorzuliegen.

Dem von LIEBALDT u. KLAGES (1961) beschriebenen Krankheitsbild einer isolierten, chronischen, taktilen Dermatozoenhalluzinose (isolierte, haptische Halluzinose) lag eine sanduhrförmige Hypophysengeschwulst (Hauptzelladenom) zugrunde, die suprasellär große Teile des Hypothalamus und des Thalamus zerstört hatte, mit einem kortikalen Schädigungsmuster im vorwiegend parietalen Bereich. Auch in anderen Teilen wurden veränderte Gliazellen (Inselrinde) und Zerstörungen (Corpus amygdaloideum) aufgefunden.

Thalamusschmerz und Nucleus limitans

Nach HASSLER (1976) war der Thalamusschmerz bei einem Patienten durch eine Embolie der A. thalamogeniculata (über dem Kniehöcker) verursacht. Diese Embolie bewirkte einen basalen Herd, hauptsächlich im kleinzelligen kaudalen

Ventralkern, und den Thalamusschmerz. Koagulation des Nucleus limitans, zwischen Thalamus und Mittelhirnhaube, führte zur Befreiung von den Thalamusschmerzen im Gesicht und an der Hand mit abnormer Handstellung.
Nach van Buren u. Borke (1972) stellt der Nucleus limitans eine stark färbbare Kernmasse mit unregelmäßigen Rändern am Übergang des hinteren Thalamus ins Mittelhirn dar. Er enthält ihren Befunden zufolge den Nucleus suprageniculatus, den Nucleus parageniculatus und teilweise auch den magnozellulären Abschnitt des Corpus geniculatum mediale. Hassler u. Riechert (1959) untergliederten den Kern in eine Pars medialis, eine Pars optica und eine Porta. Kuhlenbeck (1927) verwendete die Termini Nucleus suprageniculatus und Nucleus lentiformis mesencephali, Pars magnocellularis. Feremutsch u. Simma (1953) gliederten den Kern den intralaminären Thalamuskernen bei. Die Zellen des Nucleus limitans sind nach van Buren u. Borke mittelgroß (15–25 µm) und damit weniger groß als die Zellen der intralaminären Kerne. Sie erhalten nach verschiedenen Forschern somatische und eventuell auch visuelle Impulse von beiden Seiten, Kollateralen des Lemniscus medialis und des Tractus spinothalamicus sowie von der Formatio reticularis und dem parietookzipitalen Cortex.

Hämorrhagien

Reynolds u.Mitarb. (1978) beschrieben 4 Fälle von Hämorrhagien des Thalamus mit nachfolgender Aphasie. Nach Fisher (1959; zit. nach Reynolds u.Mitarb.) treten dabei 3 Kardinalsyndrome auf:
1. Sensibilitätsausfälle überwiegen motorische Ausfälle;
2. es bestehen okuläre motorische Störungen mit Blick nach aufwärts, insbesondere bei medialen Thalamusläsionen, und
3. es entsteht Dysphasie und Perseveration.

Diese Zeichen waren bei allen von Reynolds u.Mitarb. untersuchten Patienten nachweisbar. Ventrikulographisch ließen sich Anhebung und Irregularitäten am Boden des 3. Ventrikels und des Seitenventrikels nachweisen. Im CT-Scan waren Blutmassen im linken Thalamus zu erkennen. Auch leichte Hemiparesen und vermindertes Bewußtsein lagen vor. Die supranukleäre Lähmung (Blick nach aufwärts) bei den Patienten schien durch Druck des Hämatoms auf die Lamina tecti verursacht zu sein. Die Verminderung des Wachheitszustandes führen die Autoren auf Druckeinwirkung auf das die Formatio reticularis aktivierende System zurück, Hemiparesen auf Drücke an die Capsula interna. Eine Ventriculotomie ist den Autoren zufolge angezeigt, da die Drücke auf die Lamina tecti, das die Formatio reticularis aktivierende System und die Capsula interna vermindert werden. Sprachstörungen sind bisher bei Thalamusstörungen seltener beschrieben worden (linker Thalamus). Akute Dysphasie wurde nach linksseitiger Thalamotomie zwischen 34% und 42% nachgewiesen. Es wird angenommen, daß der ventrolaterale Thalamuskern oder der Globus pallidus mitbetroffen waren. Auch der dorsomediale Thalamus scheint beim Entstehen der Dysphasie eine Rolle zu spielen, und zwar wiederum hauptsächlich der linke Thalamus. Verschiedene Autoren nehmen an, daß im linken Thalamus auch ein Speicherzentrum für Kurzzeit- und Langzeit-Wort-Erinnerung vorliegt (weiteres s. Reynolds u.Mitarb. 1978).

b) Globus pallidus (Abb. 204)

Derzeit wird der Globus pallidus den Nuclei basales des Endhirns zugeordnet. Die meisten Befunde sprechen jedoch dafür, daß es sich beim Pallidum um einen Zwischenhirnanteil handelt, der, ebenso wie der Nucleus caudatus vom Putamen, durch das Hindurchwachsen von Projektionsfasern von thalamischen und hypothalamischen Kerngebieten abgetrennt worden ist. Früher wurde der Globus pallidus dem Subthalamus zugeordnet, zu dem außerdem der Nucleus subthalamicus, die Zona incerta und der Nucleus des Forelschen Feldes gehören.

Der Globus pallidus liegt seitlich der Capsula interna und ist außen vollständig vom Putamen, das dem Endhirn angehört, umfaßt. Eine Lamina medullaris lateralis bildet die seitliche Grenze des Globus pallidus lateralis gegenüber dem Schalenkern; die Lamina medullaris medialis stellt die seitliche Grenze des Globus pallidus medialis dar. Nach Stelmasiak (1952, 1954; zit. nach Blinkov u. Glezer 1968) umfaßt der Globus pallidus externus (an 18 Hemisphären Erwachsener) zwischen 1,2 und 2,3 cm^3, der Globus pallidus internus zwischen 0,4 und 0,8 cm^3. Der Globus pallidus internus kann durch eine von basal einziehende Lamina medullaris accessoria noch weiter in einen lateralen und einen medialen Teil untergliedert werden. In unteren Abschnitten wurden Verbindungen des Globus pallidus mit der Substantia nigra (rote Zone) nachgewiesen.

Der Globus pallidus ist mit dem Cortex cerebri, dem Thalamus, dem Tectum mesencephali, dem Striatum, dem Nucleus subthalamicus, der Substantia nigra, den unteren Olivenkernen, verschiedenen Gebieten des Hypothalamus und dem Rückenmark meist in rückläufiger Weise verknüpft.

Ansa lenticularis

Die Ansa lenticularis geht vom Nucleus ansae lenticularis aus, der an der medialen Kante des Pallidum plaziert ist. Von dort aus verläuft sie über das Forelsche Feld H_1 als unterer Thalamusstiel in das Haubenfeld sowie als Fasciculus lenticularis durch die Capsula interna und innerhalb des Forelschen Feldes H_2 (s. Abb. 209). Neue Befunde (Kuo u. Carpenter 1973; an Affen) wiesen nach, daß die meisten Fasern der Ansa lenticularis hauptsächlich aus dem äußeren Teil des Globus pallidus medialis stammen und nach ventral und medial durch den inneren Abschnitt des Globus pallidus internus ziehen. Die pallidothalamischen Fasern erreichen den rostralen ventralen Kernkomplex des Thalamus und den lateralen Thalamuskern (hauptsächlich den Nucleus ventra-

Fasciculus lenticularis. Diese sollen innerhalb der Forelschen Felder vermischt vorliegen.

Globus pallidus (und Cerebellum), Dyskinesie

CARPENTER u.Mitarb. (1959) zerstörten Teile des Nucleus dentatus und anderer Kleinhirnkerne bei Affen und stellten im Anschluß daran Hypokinesie, Ataxie, asynergische Störungen, ataktischen Tremor und einfachen Tremor fest. Frühestens 20 Tage später setzten sie unilaterale stereotaktische Läsionen im Globus pallidus bei 8 Affen und bilaterale Läsionen des Striatum bei 3 Affen. Bei den unilateralen Zerstörungen lag zweimal auch eine Beeinträchtigung der Capsula interna und des dorsalen Zügels der Ansa lenticularis sowie des Nucleus subthalamicus in einem Fall vor. Die striatalen Schädigungen lagen im Kopfgebiet des Nucleus caudatus und im Putamen. Die Autoren stellten fest, daß

1. der ataktische und einfache Tremor durch partielle Schädigungen des Nucleus dentatus und anderer Kleinhirnkerne beim Rhesusaffen durch kontralaterale Schädigungen des Globus pallidus reduziert wird.
2. Sekundäre Schädigungen des Globus pallidus scheinen beim Rhesusaffen insbesondere den ataktischen Tremor günstig zu beeinflussen.
3. Sekundäre unilaterale Schädigungen, die etwa 10% des Pallidumvolumens ausmachen, scheinen die Ataxie und asynergischen Störungen, welche durch primäre Kleinhirnläsionen hervorgerufen sind, nicht zu beeinflussen.
4. Schädigungen der Capsula interna können die dorsalen Teile der Ansa lenticularis beeinträchtigen und einen kontralateralen Tremor sowie Parese erzeugen.
5. Ataktischer und einfacher Tremor des Rhesusaffen nach Schädigung der tiefen Kleinhirnkerne kann durch Läsionen des kontralateralen Fasciculus lenticularis aufgehoben werden.
6. Bilaterale sekundäre Striatumläsionen haben keinen Einfluß auf vorher erzeugte zerebellare Dyskinesie beim Rhesusaffen. Deshalb wird angenommen, daß der Globus pallidus und sein efferentes Fasersystem für die Manifestationen von Dyskinesie zerebellarer Ursache bedeutsam ist.

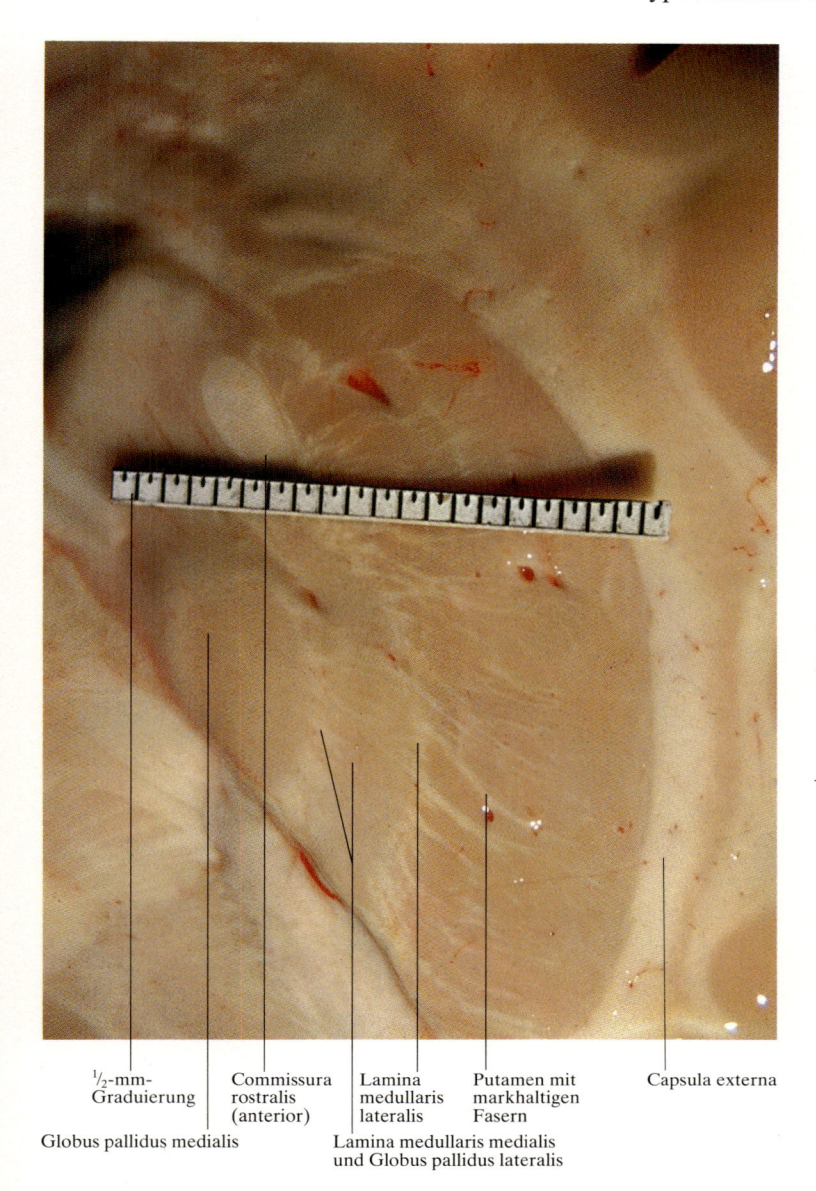

Abb. 204. Globus pallidus (und Putamen)
Schräger Transversalschnitt an einem frischen Gehirn

lis anterior und den Nucleus ventralis lateralis). Auch Fasern zu zentromedianen Kernen wurden nachgewiesen. Die Autoren sind der Meinung, daß der Hauptzustrom zum Pallidum vom Striatum aus erfolgt und der Globus pallidus insbesondere Efferenzen entläßt und somit als Output-station des Striatum aufzufassen ist.

Der Globus pallidus medialis erhält sicherlich Fasern aus dem Nucleus subthalamicus; direkte kortikopallidale Projektionen sowie Fasern zur Substantia nigra sind diesen Forschern zufolge wenig wahrscheinlich. Die Efferenzen erfolgen über die Ansa lenticularis, den Fasciculus lenticularis und über pallidosubthalamische Bahnen.

Der Globus pallidus lateralis entläßt seine Efferenzen nach CARPENTER u.Mitarb. (1968) hauptsächlich zum Nucleus subthalamicus in strenger topographischer Gliederung, der Globus pallidus medialis über die Ansa lenticularis und den

c) Hypothalamus

Der Hypothalamus des Menschengehirns kann nicht ohne weiteres mit dem niederer Säuger verglichen werden. Insgesamt ist beim Menschen das hypothalamische Gebiet kürzer als bei niederen Säugern, wohl wegen der Abknickung des Gehirns (verschiedene Hirnbasiswinkel). Das Infundibulum ist beim Menschen weniger ausgehöhlt, der Nucleus mamillaris medialis einschließlich des Tractus mamillothalamicus sind stärker, der Nucleus mamillaris lateralis schwächer entwickelt. (LE GROS CLARK 1938). Diesem Autor zufolge sind auch die Nuclei tuberis am Menschenhirn nicht deutlich abgrenzbar, da der Nucleus paraventricularis ein relativ großes Ausbreitungsgebiet besitzt (PICK 1970).

Kerne

Nucleus preopticus

Unter dem Ependym liegt der Nucleus preopticus medialis, der mit den Regiones paraterminalis und parolfactoria, dem Nucleus des diagonalen Bandes und dorsalen Nuclei hypothalamici verknüpft ist. Er erhält Fasern von der Stria terminalis und vom Nucleus habenulae (Korrelation von olfactorischen und autonomen Impulsen). Der Nucleus preopticus lateralis geht seitlich in die Nuclei hypothalamici laterales über, hat Verbindungen mit dem medialen Vorderhirnbündel und ist auch mit anderen hypothalamischen Kernen verknüpft.

Der *Nucleus supra-opticus* läßt sich auch am Menschenhirn unmittelbar über dem Chiasma opticum – deutlich vor, weniger deutlich hinter diesem – nachweisen.

Der *Nucleus paraventricularis* ist etwa 7,5 mm hoch und 4,5 mm lang sowie maximal 1 mm dick (LE GROS CLARK 1938). Er liegt unmittelbar unter dem Ependym. Er erstreckt sich vom Sulcus hypothalamicus oben, wo er an die thalamischen Mittellinienkerne heranreicht, bis 3 mm oberhalb des Chiasma nach unten, nach vorne reicht er fast bis zur Commissura rostralis (s. Abb. 205.)

Der *Nucleus hypothalamicus ventromedialis* mißt in der Vertikalen ca. 3 mm und von vorn nach hinten 4 mm, er erstreckt sich 2–3 mm von der Ventrikelwand nach lateral.

Der *Nucleus hypothalamicus dorsomedialis* liegt unter dem Nucleus paraventricularis, der ihn vorne umfaßt und geht vorne unten in den Nucleus preopticus medialis, unten in den Nucleus ventromedialis über.

Der *Nucleus arcuatus (infundibularis)*, in der Nachbarschaft des Ependyms des Recessus infundibuli plaziert, ist beim Menschen umstritten.

Der *Nucleus hypothalamicus lateralis*, ein interstitieller Kern des medialen Vorderhirnbündels, erstreckt sich lateral des Nucleus preopticus bis ins Tegmentum nach hinten. Er liegt seitlich der Fornixsäule und medial des subthalamischen Kerngebietes. Beim Menschen ist er schwer nachweisbar.

Die *Nuclei tuberis* sind am Menschenhirn häufig in Form von zwei oder drei kleinen Tubercula an der inneren Oberfläche zwischen Infundibulum und Corpus mamillare zu erkennen.

Der *Nucleus hypothalamicus posterior* ist beim Menschen ca. 7 mm hoch und von vorne nach hinten maximal 4 mm lang. Er liegt hinter den Nuclei ventromedialis, dorsomedialis und paraventricularis und vor dem unteren Teil des Tractus mamillothalamicus. Er erreicht fast den Boden des 3. Ventrikels und stellt ein Zentrum dar, durch welches die efferenten Impulse des Hypothalamus in niedere Hirnebenen und in das Rückenmark absteigen.

Zonen

Im Hypothalamus lassen sich 3 Zonen von medial nach lateral abgrenzen:

1. eine periventrikuläre,
2. eine intermediäre und
3. eine laterale.

Die periventrikuläre Zone besteht aus wenigen Lagen kleiner Zellen, parallel zur ventrikulären Fläche orientiert. Diese Zellage alterniert mit Schichten feiner, hauptsächlich markloser Fasern. Der Nucleus infundibularis im basalsten Teil des Hypothalamus scheint von der periventrikulären Zone abzustammen.

Die intermediäre Zone, relativ zellreich, enthält eine größere Anzahl abgrenzbarer Zellmassen. Die vordere wird als Regio hypothalamica anterior bezeichnet und enthält den magnozellulären Nucleus supra-opticus sowie die Nuclei paraventriculares. In der Regio hypothalamica intermedia werden dorsomediale und ventromediale Kerne voneinander abgegliedert, die Regio hypothalamica posterior enthält die Nuclei mamillares medialis, intermedius und lateralis.

Die laterale hypothalamische Zone läßt sich teilweise durch den postkommissuralen Fornix (Pars tecta fornicis) in eine mediale und eine laterale Zone zergliedern. Die mediale Fläche der Capsula interna und der Regio subthalamica bilden die laterale Grenze der lateralen hypothalamischen Zone. Kaudal geht sie, nicht deutlich abgrenzbar, in ventrale Tegmentumabschnitte des Mesencephalon, rostral in die Area preoptica lateralis über. Innerhalb dieser Zone kommen einige Zellverdichtungen vor, im übrigen eine diffuse neuronale Matrix: Area hypothalamica lateralis.

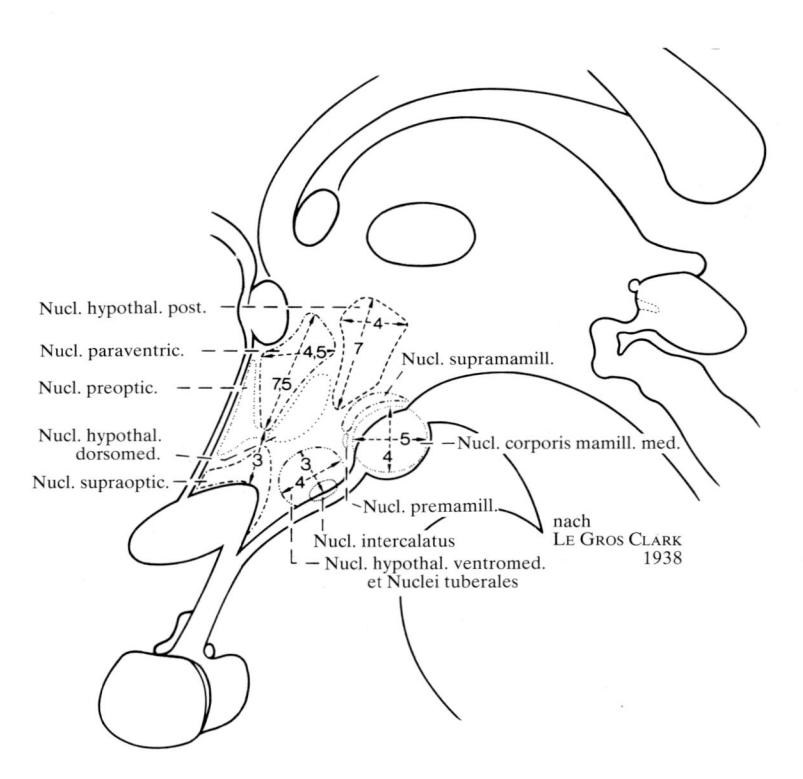

Abb. 205. Vordere Zwischenhirngebiete, regelhafte Ausdehnung der Kerne (Maße in $\bar{x}$ mm nach CLARK 1938 aus LANG 1985)

Telenzephale Zone. Die präoptische Region flankiert den rostralsten Abschnitt des Ventriculus tertius und bildet einen annähernd vertikalen Streifen von der Commissura rostralis zum rostralen Abschnitt des Chiasma opticum. Sie gehört somit dem Telencephalon an, ist aber strukturell mit dem Hypothalamus vergleichbar. Dieses in den Nomina Anatomica (1977) als Regio hypothalamica anterior bezeichnete Gebiet enthält die Nuclei preoptici medialis et lateralis sowie die Nuclei paraventriculares. Es wird angenommen, daß dieses Kerngebiet aus allen 3 hypothalamischen Zellzonen besteht.

Nach KISTLER (1974) lassen sich die hypothalamischen Kerne in hypophysäre, die mit der Hypophyse in Verbindung stehen und Releasing-Hormone produzieren, welche die Synthese und Ausschüttung der adenohypophysären Hormone steuern, und in übrige hypothalamische Kerne, die keine Verbindungen zur Hypophyse haben, untergliedern (Abb. 206). Von medial nach lateral liegen im Hypothalamus folgende Zonen vor:

Zona periventricularis, diese enthält:
1. einen Teil des Nucleus preopticus,
2. den Nucleus suprachiasmatis,
3. den Nucleus paraventricularis (hypophysärer Kern),
4. den Nucleus infundibularis tuberalis (hypophysärer Kern),
5. den Nucleus posterior.

Zona intermedia enthält:
1. einen Teil des Nucleus preopticus,
2. den Nucleus anterior,
3. den Nucleus dorsomedialis,
4. den Nucleus ventromedialis (evtl. hypophysärer Kern),
5. die Nuclei premamillares.

Zona lateralis enthält:
1. einen Teil des Nucleus preopticus,
2. den Nucleus supra-opticus (hypophysärer Kern),
3. den Nucleus lateralis,
4. den Nucleus tubero-mamillaris,
5. die Nuclei tuberis laterales.

Diesen Kernen werden die Nuclei mamillares (medialis und lateralis) als markreiche hypothalamische Gebiete gegenübergestellt. Als kleinzellige Kerne gelten der Nucleus ventromedialis und der Nucleus infundibularis, welcher auch als Nucleus arcuatus bezeichnet wird, da der rechte und der linke Kern kaudal des Infundibulum ineinander übergehen. Beide Kerne synthetisieren Releasing-Hormone, die in marklosen Axonen innerhalb des Tractus tuberohypophysialis der Eminentia mediana, die in unmittelbarer Nachbarschaft von Kapillarschlingen enden, transportiert werden. Die Releasing-Faktoren können auf hormonalem Weg Synthese und Ausschüttung adenohypophysärer Hormone steuern.

Die intrazerebralen, neurohumoralen Signale werden durch monaminhaltige und cholinerge Übertragersubstanzen ausgelöst. Monaminhaltige sind: Dopamin, Noradrenalin, Adrenalin und Serotonin. Cholinerge Substanzen sind Acetylcholin und möglicherweise Melatonin. Beispiel: die Prolaktinsekretion wird durch Dopamin gehemmt, durch Serotonin gefördert. Die Somatotropinsekretion (Wuchshormon) wird in der Regel durch Dopamin gefördert, bei Akromegalen jedoch gehemmt. Nach KISTLER (1974) gehören zu den proprioceptiven Reizen auch Cortisol, Thyroxin, Trijodthyronin und Gonadenhormone, die der Hypothalamus als negative, zum Teil auch als positive Rückkoppelung wahrnimmt, die also ein Glied im Reglerkreis Hypothalamus-Adenohypophyse – periphere endokrine Drüse – Hypothalamus darstellen. Im Hypothalamus werden gesteuert und koordiniert: Energie-, Flüssigkeits- und Wärmehaushalt, Aktivität bzw. Schlaf, Kreislauf und Atmung, Wachstum und Reifung sowie Fortpflanzung.

Funktionelle Zuordnung

Nach HARTWIG u. FETZER (1978) machen es neuere Ergebnisse immunzytochemischer und elektrophysiologischer Untersuchungen wahrscheinlich, daß verschiedene hypothalamische Funktionen nur begrenzt den klassischen Kerngebieten zugeordnet werden können.

Die mittleren Kernflächen nehmen von periventrikulär nach lateral hin signifikant zu. Deshalb wird angenommen, daß eine schalenartige Gliederung des Hypothalamus vorliegt (OKSCHE u. FARNER 1974). Spezifisch fluoreszierende (noradrenalinhaltige) Fasern und Terminalformationen werden in rostralen periventrikulären und basalen Abschnitten weniger häufig angetroffen als in medialen und lateralen Gebieten. Im Nucleus preopticus medialis der Nager liegen Fortsätze mit noradrenalinhaltigen Fasern vor.

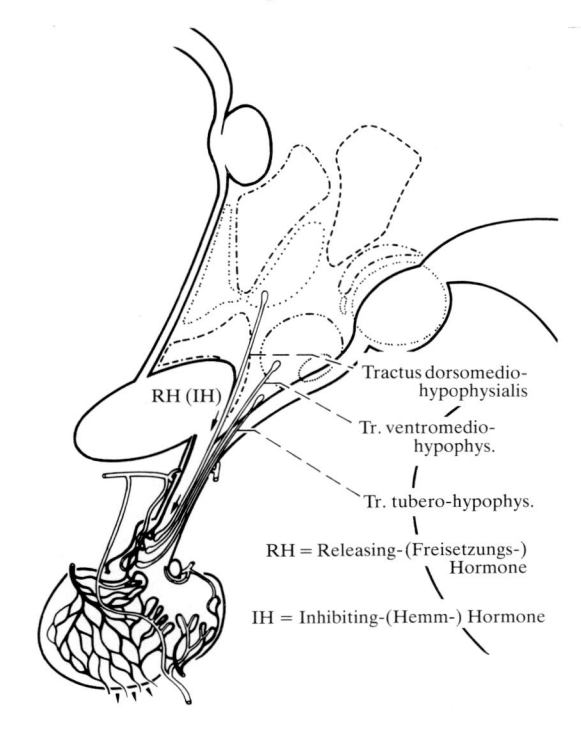

Abb. 206. **Tractus dorsomediohypophysialis, Tractus ventromediohypophysialis und Tractus tuberohypophysialis,** Wege der Freisetzungs- und Hemmhormone (aus LANG 1985)

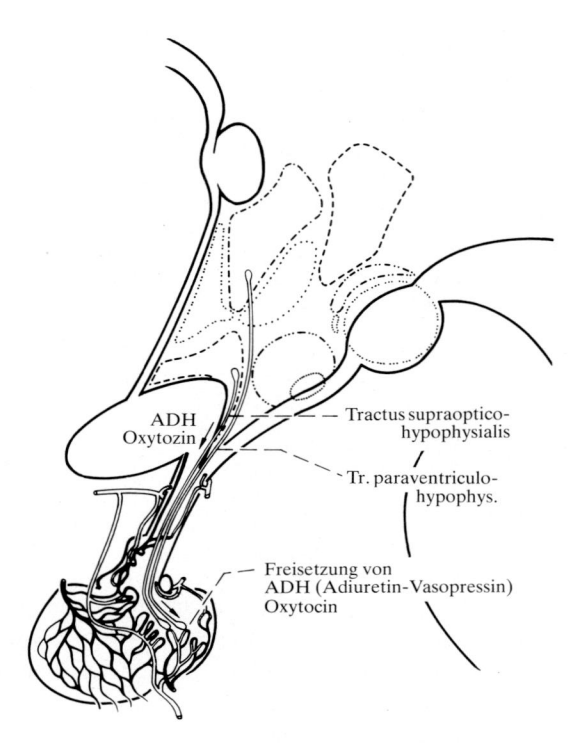

Abb. 207. Tractus supra-opticohypophysialis, Tractus paraventriculohypophysialis (Transportweg für Adiuretin-Vasopressin und Oxytocin – aus LANG 1985)

Neurosekretion (Abb. 207)

Bei der Neurosekretion werden innerhalb der Pericarya von Hypothalamuskernen bestimmte Peptidhormone gebildet, welche über den Portalkreislauf der Hypophyse zugeleitet werden. Dort aktivieren sie die verschiedenen Hormone der Hypophyse und werden deshalb auch als Releasing-Hormone bezeichnet. Die zugehörigen Neurone liegen im Hypothalamus und bilden unter anderem: Vasopressin, Oxytozin, Somatostatin, Wachstumshormon, ACTH-Releasing-Faktor, Gonadotropin-Releasing-Hormon, thyreotropes Releasing-Hormon, Prolaktin-Inhibitor-Faktor. Bis 1980 wurden insgesamt 18 Peptidwirkstoffe im Gehirn gefunden, welche sämtlich im Hypothalamus gebildet werden und an der Hypophyse oder auch außerhalb des Nervensystems angreifen. WEINDL u.Mitarb. (1980) betonen, daß Vasopressin, Oxytozin und ihre Begleitpeptide (Neurophysine) in den megalozellulären Neuronen des Nucleus supra-opticus und des Nucleus paraventricularis gebildet und in Axonen durch die Innenzone des Infundibulum zum Hinterlappen transportiert werden. Dort werden die Hormone gespeichert und durch permeable Kapillaren in den Körperkreislauf abgegeben. In der Außenzone des Infundibulum enden Vasopressin- und Neurophysinfasern an permeablen Kapillaren des hypothalamo-adenohypophysialen Kreislaufs.

LRH und Gonadotropin-Releasing-Hormon wird in Neuronen des präoptischen Gebietes gebildet und in Axonen zu den Portalkapillaren in der Außenzone des Infundibulum geleitet.

Nuclei supra-opticus et suprachiasmatis, efferente Fasern

Nach SOFRONIEW u. WEINDL (1978) ziehen efferente Fasern aus den parvozellulären, Vasopressin und Neurophysin enthaltenden Pericarya des Nucleus suprachiasmatis – supraopticus (von Maus, Ratte und Meerschweinchen) vor allem von medialen, dorsalen und rostralen Abschnitten des Kerngebietes aus. Die feinkalibrigen, Vasopressin und Neurophysin enthaltenden Fasern lassen sich leicht von großkalibrigen Vasopressin- und Neurophysin-Fasern des magnozellulären Kerngebietes, welche von supraoptischen und paraventrikulären Kernen primär zum Hinterlappen der Hypophyse verlaufen, abgrenzen, andere ziehen zu extrahypothalamischen Bereichen. Die feinkalibrigen Fasern des Nucleus suprachiasmatis ziehen hier auf verschiedenen Wegen. Die Hauptgruppe verläuft rostrodorsal zu lateralen Septumanteilen und dorsal zu medialen dorsalen Thalamusgebieten und den Nuclei habenulae laterales. Weniger zahlreiche Fasern verlaufen rostral zum Nucleus des diagonalen Bandes von Broca und dorsokaudal zum hinteren Hypothalamus und zum Nucleus interpeduncularis. Zahlreiche Fasern der dorsalen thalamischen Projektion ziehen durch das zentrale Grau des Mesencephalon zum Gebiet des Nucleus tractus solitarii. Zur Eminentia mediana und zum Hinterlappen ließen sich keine feinkalibrigen Fasern aus dem Nucleus suprachiasmatis nachweisen. Aus dem Kerngebiet stammen auch keine Oxytocin-positiven Fasern. Die Fasern des Nucleus suprachiasmatis enden nicht an Kapillaren, sondern bilden axosomatische Kontakte mit Neuronen ihres Produktionsgebietes. Die Autoren nehmen deshalb an, daß Vasopressin und Neurophysin vom parvozellulären Teil des Nucleus suprachiasmatis nicht in den Blutstrom entlassen werden.

Kerngebiet und ähnliche Fasern ließen sich an zahlreichen Versuchstieren (auch an Primaten) nachweisen. Der Nucleus suprachiasmatis erhält Fasern aus der Retina und wurde als Integrationszentrum zahlreicher zirkadianer Rhythmen aufgefaßt. Die aus der Netzhaut stammenden Fasern enden in ventralen, lateralen und kaudalen Kernabschnitten. Die Vasopressin- und Neurophysin-positiven Neurone kommen vorwiegend in dorsalen, medialen und rostralen Gebieten des Kerns vor. Das Gebiet, das retinalen Input erhält, wird auch von serotoninergen Fasern erreicht. Der Nucleus suprachiasmatis läßt sich demnach in zwei unterschiedliche neuronale Populationen untergliedern: einer erhält retinalen und serotoninergen Input, der andere produziert Vasopressin und Neurophysin. Da kein direkter Kontakt mit dem retinalen Inputsystem besteht, ist es derzeit noch fraglich, ob diese Neurone an zirkadianen Rhythmen partizipieren.

Vasopressin ist möglicherweise ein Releasing-Faktor für ACTH und nimmt an rhythmischen Beeinflussungen der Corticosteroidproduktion teil. Diese von anderen Autoren geäußerte Meinung teilt WEINDL nicht.

Nach BURFORD u.Mitarb. (1974) ist der Nucleus paraventricularis für die Oxytocinsynthese, der Nucleus supra-opticus für jene von Vasopressin verantwortlich. Nach verschiedenen

Untersuchungen nehmen sie an, daß Oxytocin im Nucleus paraventricularis und Vasopressin im Nucleus supra-opticus vermehrt synthetisiert wird. Beide Kerne jedoch sind an der Synthese beider Hormone beteiligt.

Hypophyse

Hypophyse und Rachenhypophyse, Volumina s. Tabelle 53.

Adenohypophysis

Zelltypen – lichtmikroskopisch

α = *Zellen (= azidophile = eosinophile Zellen) = Cellulae somatotrophicae* (Endocrinocyti acidophili). Die α-Zellen sind scharf begrenzt und rundlich. Ihr Zelleib ist mit bei der HE- und Azanfärbung roten Granula gefüllt. Neben Mitochondrien kommen in ihnen Golgi-Apparat und Ergastoplasma vor. Der Zellkern ist kugelig und liegt meist etwas exzentrisch.

Die α-Zellen machen etwa 40% aller Drüsenzellen des Hypophysenvorderlappens aus und finden sich häufig in seitlichen Abschnitten.

β = *Zellen (= basophile = zyanophile Zellen) = Cellulae corticotrophicae, melanotrophicae und thyrotrophicae* (Endocrinocyti basophili). Die β-Zellen färben sich mit HE und mit der Azanfärbung blau (zyanophile Zellen). Ihre Granula sind weniger dicht gelagert als in den α-Zellen, so daß stellenweise die feinwabige Struktur des Zytoplasma zu erkennen ist. Sie sind etwas größer als die α-Zellen und machen etwa 10% aller Parenchymzellen des Hypophysenvorderlappens aus.

γ-*Zellen (= chromophobe Zellen = Hauptzellen) = Cellulae chromophobicae* (Endocrinocyti chromophobi). Die verhältnismäßig zytoplasmareichen γ-Zellen enthalten nur feine Körnchen, die sich schwach blaßviolett anfärben. Ihre Zellgrenzen sind im Lichtmikroskop gut zu erkennen. Gelegentlich sind sie an der Wandbildung sog. Pseudofollikel beteiligt.

Die γ-Zellen stellen etwa 50% aller spezifischen Vorderlappenzellen und sind in mittleren Abschnitten besonders gehäuft.

δ-*Zellen = Cellulae gonadotrophicae* (Endocrinocyti gonadotrophici). Die δ-Zellen lassen sich in der gewöhnlichen Hämatoxylin-Eosin- oder Azanfärbung von den β-Zellen nicht unterscheiden. Sie sind rundlich bis polygonal; ihre Granulierung ist etwas feiner und weniger reichlich als in den α- und β-Zellen. Gemeinsam mit den β-Zellen geben sie eine positive PAS-Reaktion.

Synzytiale Anordnungen. Durch den ganzen Vorderlappen ziehen einzelne Zellstrukturen, die durch eine große Zytoplasmamasse, welche unterschiedlich zahlreiche Kerne enthält, gekennzeichnet sind. Die Kerne unterscheiden sich nicht vom Zellkern sekretorisch tätiger Zellen. Im Zytoplas-

Tabelle 53. Adenohypophysis und Hypophysis pharyngea: Volumen in mm^3. Nach McGrath 1978

	Anzahl	geschätzter Mittelwert	gemessener Mittelwert
Sellare Adenohypophysis			
♂ 32.–41. Fetalwoche	6	110	–
♀ 32.–41. Fetalwoche	4	116	–
♂ <50 Jahre	13	568	250
♀ <50 Jahre	15	597	260
♂ >50 Jahre	31	540	230
♀ >50 Jahre	13	671	284
Hypophysis pharyngea			
♂ 32.–41. Fetalwoche	8	1,45	–
♀ 32.–41. Fetalwoche	5	2,35	–
♂ <50 Jahre	15	1,16	0,34
♀ <50 Jahre	13	0,69	0,16
♂ >50 Jahre	33	0,81	0,26
♀ >50 Jahre	15	1,28	0,34

ma sind Sekretgranula von etwa 400–800 nm Durchmesser verteilt. Gelegentlich finden sich zwei Populationen von Granula zwischen 150 und 500 nm Durchmesser innerhalb derselben Zytoplasmaregion. Mitosen konnten nicht nachgewiesen werden.

Ciocca u.Mitarb. (1979) sind mit einer Reihe anderer Forscher der Meinung, daß die Granulagröße möglicherweise mit der Funktion der Zellen in Verbindung gebracht werden kann.

Zelltypen – elektronenmikroskopisch
(Nach Ciocca u.Mitarb. 1979)

Zell-Typ I. Die Zellen von Typ I scheinen – nach elektronenmikroskopischer Diagnostik – den Zellen ihres Typ E der lichtmikroskopischen Befunde zu entsprechen. Nimmt man an, daß bei der Ratte in der Pars distalis der Hypophyse die thyreotropen Hormone die kleinsten Granula darstellen, dann könnten diese Zellen mit Granulagröße zwischen 80 und 130 nm für die Sekretion von TSH verantwortlich sein. Betont sei, daß Moriarty u. Tobin (1976) der Meinung sind, daß in der menschlichen Adenohypophyse das immunoreaktive TSH innerhalb von Granula von 150–300 nm Durchmesser vorliegt (Zellen von Typ II).

Zell-Typ II. Nach Lokalisation, Häufigkeit und Granulagröße korrespondieren die Zellen von Typ II mit denen von Typ C ihrer lichtmikroskopischen Befunde. Bei der Ratte enthalten die etwa 200 nm großen Granula kortikotrope Hormone. Die Zellen von Typ II enthalten Granula von 130–220 nm. Die Autoren diskutieren die Möglichkeit, daß in der menschlichen Hypophyse zwei Typen von ACTH produzierenden Zellen vorkommen (anders als bei der Ratte) so daß angenommen werden kann, daß ein anderer Zelltyp ACTH und MSH produziert, was von anderen Autoren gefordert wird.

Zell-Typ III. Die Zelltypen III und IV enthalten Granula zwischen 250 und 400 nm, Typ IV enthält auch solche von 600 nm. Bei der Ratte produzieren ähnliche Zelltypen gonadotrope Hormone. Die kleinen und die großen Granula können diese enthalten. Die Ergebnisse immunzytologischer Studien an der menschlichen Hypophyse und der der Ratte machen es wahrscheinlich, daß FSH und LH innerhalb derselben Zellen vorliegen.

Zelltyp IV. Die Zellen von Typ IV korrespondieren mit Zellen des Typs D der Lichtmikroskopie, während Zellen von Typ III keine 600-nm-Granula enthalten. Deshalb ist es möglich, daß lichtmikroskopisch Zellen von Typ III als Typ C-Zellen gezählt worden sind.

Zelltyp V. Die Zellen von Typ V (Typ F der Lichtmikroskopie) finden sich im Hypophysenhinterlappen sowie im Wandbereich der Follikel. Deshalb ist es wahrscheinlich, daß diese Zellen MSH produzieren. Nach anderen Forschern sind diese melanotropen Hormone im Hypophysenvorderlappen durch Granula von 160–200 nm Durchmesser charakterisiert. OLIVIER u.Mitarb. (1975) dagegen nehmen an, daß sog. kortikomelanotrope Zellen größere Granula enthalten als somatotropes Hormon produzierende Zellen. NIEUWENHUIJZEN-KRUSEMANN und VAN DER ELST (1976) konnten nachweisen, daß Zellen, die dicht am Hinterlappen lokalisiert sind, immunoreaktives MSH und ACTH enthalten. Diese Befunde deuten an, daß in der menschlichen Hypophyse die melanotropes Hormon produzierenden Zellen in den Hinterlappen einwandern und auch für die Sekretion von ACTH verantwortlich sind. Betont sei, daß eine Innervation über Nervenendigungen nicht nachgewiesen werden konnte, was für eine allenfalls neurovasculäre Kontrolle der MSH-Releasing-Zellen über hypothalamische Zentren spricht.

Zelltyp VI. Anzahl und Granulagröße der Zellen von Typ VI korrespondieren mit den Typ A-Zellen der Lichtmikroskopie. Diese in der menschlichen Hypophyse am häufigsten vorliegende Zellart scheint für die Produktion von Wachstumshormon verantwortlich zu sein.

Zelltyp VII. Die Zellen von Typ VII enthalten die größten Granula und entsprechen den Typ B-Zellen lichtmikroskopischer Befunde. Es wird angenommen, daß diese Zellen Prolaktin produzieren und speichern. Betont sei, daß die einzelnen Zelltypen nicht nur ein Hormon zu produzieren in der Lage sind!

Entgranulierte Zellen. Ein fast nicht färbbarer Zelleib charakterisiert die entgranulierten oder vakuolisierten Zellen. Es soll sich bei ihnen um entdifferenzierte, chromophobe Endphasen der verschiedenen Zelltypen handeln, die gegebenenfalls in unauffällige erschöpfte Zellen übergehen können. Vielleicht handelt es sich aber auch um besonders aktiv hormonausscheidende Stadien von Zellen.

Die nicht granulierten Zellen von Typ I und II können mit Typ G und H der lichtmikroskopischen Befunde verglichen werden. Der einzige Unterschied zwischen den beiden Zelltypen liegt in dem Umstand, daß Typ I-Zellen englumige Ductuli umwanden, Typ II-Zellen jedoch die großen Follikel auskleiden. Bei der menschlichen Hypophyse finden sich Ductuli in der ganzen Adenohypophyse verzweigt, während die Follikel hauptsächlich in der Nachbarschaft des Hinterlappens liegen. Der Inhalt der Follikel ist elektronendichter. Innerhalb der Ductuli ließen sich mit der verwendeten Technik keine Inhalte nachweisen. Innerhalb der Follikelwände liegen vorzüglich Typ II und V (kortikotrope und melanotrope Zellen) vor, während die Zellwände der Ductuli aus Fortsätzen aller sekretorischen Zellen gebildet sind. Derartige Ductuli ließen sich in allen Hypophysenvorderlappen zahlreicher Species nachweisen. Follikel dagegen finden sich hauptsächlich in der menschlichen Adenohypophyse. Bei der Ratte besitzen die Follikel auskleidenden Zellen phagozytäre Potenzen, die sich in die Lumina der Follikel erstreckenden Mikrovilli beim Menschen scheinen zusätzliche Funktionen übernehmen zu können. (Literatur bei CIOCCA u.Mitarb. 1979.)

Physiologische Bedeutung

1. Die α-Zellen liefern das Wachstumshormon (Somatotropin = STH).

a) Mangel an Wachstumshormon:

α) Bei angeborenem isoliertem Mangel des Wachstumshormons entsteht hypophysärer Zwergwuchs. Die Körpergröße des Erwachsenen beträgt dann unter 140 cm. Die Zwerge sind normal proportioniert. Andere krankhafte Symptome fehlen. Es besteht eine Tendenz zu Hypoglykämie. Nach Behandlung mit menschlichem Wachstumshormon können die Zwerge über 30 cm wachsen.

Wenn der sog. Sulfationsfaktor fehlt, sistiert das Körperwachstum, obwohl das Wachstumshormon vorhanden ist. Die Bildung des Faktors ist bislang unbekannt.

β) Wenn nach zunächst normalem Wachstum plötzlich ein Wachstumsstillstand eintritt, ist an aquirierten Wachstumshormonmangel zu denken. Tumoren des Hypophysenstiels, Kraniopharyngeome, Tumoren der Hypophyse und insbesondere chromophobe Adenome verdrängen das normale Hypophysengewebe.

b) α-Zellen-Überfunktion: Tumoren aus eosinophilen α-Zellen führen zur unkontrollierten, ungesteuerten Wachstumshormonabgabe. Kinder mit solchen Tumoren wachsen übermäßig rasch und werden zu hypophysären Riesen oder Giganten. Der Körperwuchs ist dabei proportioniert. Nach Epiphysenschluß hört das Längenwachstum auf. Treten dann diese Tumoren auf, kommt es zur selektiven Vergrößerung der Akren: Kinn, Nase, Hände und Füße wachsen vor allem (= Akromegalie). Besonders der Unterkiefer wächst verstärkt heran und die vorher geschlossene Zahnreihe rückt auseinander.

Nach IKKOS u.Mitarb. (1974) verdickt sich bei der Akromegalie der äußere kortikale Knochenanteil (bestimmt am zweiten Metakarpalknochen von 65 akromegalen Patienten).

Außerdem verdicken sich Haut, Lippen und Zunge; die Stimme wird durch Vergrößerung des Kehlkopfes tiefer. Auch andere innere Organe vergrößern sich (Kardiomegalie, Hepatomegalie, Struma). In ca. 20% der Fälle entsteht ein reversibler Diabetes mellitus oder pathologische Glukosetoleranz.

Daneben gibt es eine akromegaloide Konstitution, die familiär gehäuft vorkommt. Das somatotrope Hormon soll auch die Tätigkeit der β-Zellen des Inselorgans und die Frequenz und Aktivität der Plasmazellen regulieren: *Antikörperbildung*.

2. *ε-Zellen*. Die erythrosinophilen-acidophilen ε-Zellen produzieren wahrscheinlich das Prolaktin (LTH).

3. Die *basophilen Zellen* sollen die beiden anderen gonadotropen Hormone FSH und LH (= ICSH) produzieren, und zwar die aldehydfuchsinophilen δ-Zellen, während die aldehydfuchsinophilen β-Zellen das thyreotrope Hormon TSH bilden sollen. β_1- und β_2-Zellen sezernieren möglicherweise das ACTH.

Hypophysenhormone

Klinische Bedeutung. Das *adrenokortikotrope Hormon (ACTH)* – Molekulargewicht 4540 – hat 24 Aminosäuren. Seine morgendlichen Werte liegen höher als die abendlichen. Das Nebennierenrindenhormon Cortisol wirkt rückwirkend und regulierend auf seine Ausschüttung ein (Feed-back). Schon wenige Sekunden nach Freisetzung von ACTH erfolgt ein meßbarer Anstieg von Cortisol, das außerdem eine negative Rückkoppelung (Hemmung von Freisetzung hypothalamischer Hormone) bewirkt. Auch bei Streßsituationen wird ACTH vermehrt freigesetzt. (Weiteres s. HALVES 1979)

Auch das *somatotrope Hormon* (Molekulargewicht 21500) steht unter dem Einfluß zahlreicher Rückkoppelungsmechanismen. Es wird durch 2 hypothalamische Releasing-Hormone beeinflußt, welche zu einer vermehrten Ausschüttung (STH-RH) bzw. Hemmung (Somatostatin) führen. Es bewirkt einen verstärkten Einstrom von Aminosäuren in die Zellen und damit eine Steigerung der DNS-Synthese, insbesondere am Knorpel- und Stützgewebe. Bei starker Erhöhung des Wachstumshormonspiegels zeigte sich eine insulinantagonistische Wirkung. Andererseits wurde bei Insulinbelastung (und gleichzeitiger Hypophyseninsuffizienz) gerade umgekehrtes Verhalten beobachtet. (Verschiedene Testmöglichkeiten s. HALVES 1979).

Das *Prolaktin* liegt bei Männern in etwas geringerer Serumkonzentration als bei Frauen vor und ist neben anderen Hormonen zur Entwicklung der Brustdrüse erforderlich. Ein regelrechter ovulatorischer Zyklus läuft jedoch auch ohne Prolaktin ab. Ob seine Ausschüttung durch den Hypothalamus positiv gesteuert wird, ist derzeit umstritten. Es wird jedoch angenommen, daß dopaminantagonistische Substanzen auf hypophysärer oder hypothalamischer Ebene zu einem Anstieg des Prolaktinspiegels führen. Sicherlich wird die Ausschüttung durch einige Pharmaka und Antihypertensiva vermehrt. Beim Mann und bei der Frau sollen Saugreiz oder taktile Reize an der Mamille, Streß und Hypoglykämie die Sekretionsrate erhöhen. Zahlreiche, bisher für hormonell inaktiv geltende Hypophysentumoren sind nach HALVES (1979) hormonell aktiv: Prolactinome. Auch Unterbrechung der hypothalamo-hypophysären Verbindungen führt zu einem Anstieg der Sekretionsrate.

Das *Thyreotropin* (TSH) hat ein Molekulargewicht zwischen 25- und 28000 und unterliegt einem negativen Rückkoppelungsmechanismus des Schilddrüsenhormones. Wenige Minuten nach Ausschüttung von TSH kommt es schon zu einer vermehrten Durchblutung der Schilddrüse.

Das *Follikel stimulierende Hormon (FSH)* und das *luteotrope Hormon (LH)* regulieren die tonische und zyklische Gonadenfunktion. Ihre Ausschüttung steht unter dem Einfluß von hypothalamischen Hormonen und ist stark altersabhängig. Eine inhibitorische Wirkung soll das rostrale hypothalamische Kerngebiet, dessen Zerstörung eine Dauersekretion von FSH zur Folge hat, besitzen. In der Menopause sind LH und FSH bei der Frau um das 6–10fache erhöht. (Weiteres s. HALVES 1979).

Ärztliche Bedeutung

Kombinierter *Ausfall verschiedener Hypophysenvorderlappenhormone* ist meist durch Tumoren im Bereich des Hypophysenstieles und der Hypophyse selbst sowie durch ischämische Nekrose der Hypophyse beim Partus mit schwerem Blutverlust verursacht.

Craniopharyngeome oder hormonell inaktive chromophobe Adenome verdrängen die normalen Hypophysenzellen.

Panhypopituitarismus (= Simmondsche Krankheit, SIMMONDS 1914). Die früher mit der Simmondschen Krankheit behafteten Patienten hatten wohl meist eine Anorexia nervosa, die sich durch Appetitverlust und Erbrechen äußerte. Ischämische Nekrosen der Hypophyse treten fast nur nach massivem Blutverlust auf. Vollständiger Untergang der Hypophysenzellen kurz nach dem Partus oder aber erst nach Jahren können die Folge sein. Zuerst fällt die Menstruation aus, FSH und LH fehlen, dann das TSH und schließlich das ACTH.

Die Häufigkeit der Hypophysenvorderlappen-Insuffizienz beträgt nach LITTMANN u. MÜLLER-LISSNER (1978) etwa 1:5000 Geburten. Eine postnatale Insuffizienz wird bei etwa 50% aller Frauen mit schwerer Hämorrhagie postpartal beobachtet.

Setzt die Hypophysenvorderlappen-Insuffizienz vor der Pubertät ein, entstehen Zwerg- bzw. Minderwuchs. Eindrucksvoll sind die Hautsymptome: zart, blaß, kühl, gelegentlich auch teigig, myxödematös, Pigmentierung der Mamillen reduziert, Sekundärbehaarung vermindert bzw. fehlend.

Pars intermedia

Die *Pars intermedia* macht bei menschlichen Hypophysen etwa 2% des gesamten Organs aus. Sie ist zum Teil aus der beim Kind noch einheitlichen, später jedoch sich aufteilenden Hypophysenhöhle entstanden. Im Epithel der vorderen Wand, die mit Parenchymbalken des Vorderlappens in Verbindung bleibt, kommen α-, β- und γ-Zellen wie auch undifferenzierte Zellen vor. Von der hinteren Wand gehen undifferenzierte, chromophobe und besonders basophile Zellen enthaltende Stränge aus. Ferner finden sich in der Zwischenzone nicht selten ursprünglich in die Drüsenhöhle einmündende tubuläre Drüsen mit kugeligen Kernen. Gelegentlich sind Lymphozyten in das reichliche Bindegewebestroma der Pars intermedia eingelagert.

Die *Pseudofollikel* werden von γ-Zellen ausgekleidet. In ihnen kommen Kolloidtröpfchen vor, die sich gelegentlich auch im Zytoplasma der γ-Zellen sowie in anderen Zelltypen finden. *Größere Follikel* gibt es vor allem in der Pars intermedia und im benachbarten Teil des Vorderlappens.

Portalvenensystem. CARMEL u. Mitarb. (1979) untersuchten Blut aus dem Portalvenensystem von Affen und stellten fest, daß es einen hohen Gehalt an Vasopressin und Neurophysin besitzt und wahrscheinlich den Vorderlappen beeinflußt. Neuere Untersuchungen zeigten, daß Vasopressin bei der Freisetzung des adrenokortikotropen Hormons (ACTH), möglicherweise im Zusammenwirken mit Kortikotropin-Releasing-Hormonen (CRF) beteiligt ist. Die Untersuchungen von CARMEL u. Mitarb. ergaben, daß Gonadotropin-Releasing-Hormone (GnRH) nicht stetig, sondern gleichsam pulsierend in die Hypophysenstielgefäße abgegeben werden (analog zur schubweisen Freisetzung von LH). Die Untersuchung des Blutes über einen längeren Zeitraum unterstützt die Annahme eines Feed-back-Mechanismus, der die Hypophysenfunktion reguliert. Weiterhin wird angenommen, daß eine inverse Relation zwischen LH und GnRH besteht.

Schwangerschaft. Die ε- und β-Zellen sind in jedem normalen Hypophysenvorderlappen nachweisbar. Ihre Zahl nimmt während der Schwangerschaft zu. Außerdem hypertrophiert der ganze Hypophysenvorderlappen während der Gravidität. Es treten vermehrt große, weniger scharf begrenzte und feingranulierte Zellen auf.

Neurohypophysis. Im Hypophysenhinterlappen werden Oxytocin und Adiuretin-Vasopressin gestapelt und ins Blut abgegeben. Die Hormonbildung erfolgt neurosekretorisch von Ganglienzellen des Hypothalamus. Die Hormone gelangen, an eine Trägersubstanz gebunden, intraaxoplasmatisch in den Hinterlappen. Hier werden sie entweder direkt an das Blutgefäßsystem abgegeben oder bis zur Abgabe in den Kreislauf in Gefäßnähe gestapelt (s. Abb. 207).

Ärztliche Bedeutung

Der *Ausfall des Hypophysenhinterlappens* führt vorübergehend zu Diabetes insipidus, und zwar so lange, bis der Hypothalamus die Vasopressinsekretion übernimmt.

Diabetes insipidus. Der vererbte, angeborene Diabetes insipidus ist selten. Er beruht auf einer Störung der Vasopressinbildung. Abgesehen davon gibt es einen Diabetes insipidus, bei dem die Rezeptoren im distalen Tubulusabschnitt und in Sammelrohrabschnitten der Niere nicht auf Vasopressin ansprechen.

Diabetes insipidus als Folge von Hirntumoren, Hypophysenoperationen und Hypophysentumoren: wird der Hypophysenstiel durchtrennt, kommt es zu einem vorübergehenden Diabetes insipidus, der einige Tage dauert. Bei suprasellären Tumoren kann der Hypothalamus mitbetroffen sein und die Vasopressinsekretion dauernd gestört bleiben.

Temperaturzentrum

KARPLUS u. KREIDEL (1909, 1910) wiesen nach elektrischer Stimulation ein Temperaturregulationszentrum im hypothalamischen Gebiet nach. HASAMA (1929) stimulierte das Tuber cinereum (bei Katzen) elektrisch und sah anschließend eine Temperaturerhöhung um 1,5° C.

PUSCHMANN u. JESSEN (1978) untersuchten die Temperaturzentren des vorderen und hinteren Hypothalamusgebietes bei Ziegen nach Implantation von Thermoden, wobei der vordere Hypothalamus abgekühlt, der hintere auf ca. 39° C erwärmt oder auf 29° C gekühlt wurde. Bei Abkühlung des vorderen Hypothalamus wurde eine Erwärmung festgestellt, die bei Kühlung des hinteren Hypothalamusgebietes nicht so deutlich war. Die Ergebnisse im Einzelnen machen es wahrscheinlich, daß nicht nur die Neurone im vorderen Hypothalamus, sondern auch solche im hinteren Hypothalamus temperatursensitiv sind, wobei beide Zentren gegensinnig zueinander arbeiten.

Vom Wärmezentrum (Temperaturzentren) des Hypothalamus gehen thermoregulatorisch-sudorisekretorische Fasern ab und kreuzen wahrscheinlich im Bereich der Decussatio pyramidum zur Gegenseite und ziehen zum Nucleus intermediolateralis des Rückenmarks. Die Efferenzen dieses Kerngebietes ziehen über die Radices ventrales und Rr. communicantes zum Grenzstrang, wo die Umschaltung auf postganglionäre Fasern cholinergischen Typs erfolgt. Über Rr. communicantes grisei werden sie den spinalen Nerven zugeführt und mit diesen oder auch den Blutgefäßen zu den Schweißdrüsen. Die für Gesicht und Hals bestimmten Schweißfasern werden im Ganglion cervicale superius umgeschaltet und dann auch mit dem N. trigeminus, möglicherweise auch mit dem N. facialis, zu den Drüsen geleitet. Die Grenzen der sympathischen Dermatome sind oft asymmetrisch und irregulär angelegt. Neben der physiologischen Schweißabgabe (Perspiratio insensibilis), die insgesamt 800 ml pro Tag ausmacht und in den Tropen auf 3–4 l pro Tag ansteigen kann

(Höchstmenge 10 l), kommt kortikal-emotionelles Schwitzen mit Vasokonstriktion bei psychischer Stimulation, Erschöpfung, Angst, Schreck u.a. vor. Weiterhin wird ein gustatorisch-bulbäres Schwitzen, das durch Geschmackssensationen ausgelöst wird, ein spinal-sensorisches Schwitzen bei Querschnittsläsionen, ein durch Drogen verursachtes Schwitzen und pathologische Schweißabgabe (Hyperhidrosis) beobachtet. Neben einer Hyperhidrosis generalisata tritt selten Hyperhidrosis localisata beid- oder einseitig auf (BÖLL 1978). Nach JANKINSON u.Mitarb. (1978) ist die Fibrozytenscheide um die Schweißdrüsen beim Menschen etwa 1,4 µm dick, die Kapillaren der Schweißdrüsen sind etwa 3,7 µm und die marklosen Nervenfasern 1,5 µm von der Basallamina des Myoepithels entfernt. Innerhalb von 10 mm^3 Schweißdrüsengewebe finden sich bei verschiedenen Tieren 9–19 Kapillaren; beim Menschen kommen in etwa 25% nicht myelinisierte Faserbündel innerhalb der Fibrozytenscheide und der Schweißdrüsen vor.

Sexualzentren

Nach BAUER (1959), der 60 Autopsiefälle studierte, findet sich eine Verminderung der Gonadenfunktion hauptsächlich bei Läsionen in unteren und vorderen Hypothalamusgebieten. Eine Pubertas praecox ist häufig mit einer Erkrankung hinterer Hypothalamusgebiete und auch der Corpora mamillaria kombiniert.

Nach HEATH (1964) kam es bei 3 Patienten zu einer Peniserektion nach elektrischer Stimulation und zu Orgasmus bei einer Frau nach chemischer Stimulation der Regio septi. MEYERS (1963; zit. nach WALKER u. BLUMER 1975) beschrieb Potenzverlust nach Läsionen der Regio septo-fornico-hypothalamica.

Nach POECK u. PILLERI (1965) entwickelte sich bei einer jungen Frau nach Enzephalitis lethargica eine starke Hypersexualität. Bei der Autopsie fanden sich Läsionen im mesodienzephalen Übergangsgebiet.

Hypersexualität wurde bei tiefen frontotemporalen Tumoren wie auch bei Erkrankungen des limbischen Systems beschrieben. Der Lobus frontalis soll nach KLEIST (1934) – hauptsächlich in seinen orbitalen Gebieten – zu moralisch-ethischen Leistungen befähigen; bei Verlust kann Hypersexualität folgen. Schädigungen an der Konvexität des Stirnlappens haben Verlust einer allgemeinen Initiative einschließlich der Sexualität zur Folge – es sei denn, der Verlust fände schrittweise statt (BLUMER u. BENSON 1975).

Bei allen Formen von Epilepsie des Temporallappens wurde abnormes Sexualverhalten unterschiedlicher Art beschrieben. Hauptsächlich ist eine globale Hyposexualität vorhanden (29 von 35 Patienten).

Hypothalamus und autonomes Nervensystem

HESS (1947, 1949) zergliederte aufgrund physiologischer Versuche das Diencephalon in zwei verschiedene Sektoren: einen ergotropen und einen trophotropen.

SANO u.Mitarb. (1970) sind der Meinung, daß – verknüpft mit diesen 2 Sektoren – 2 funktionelle Regelkreise im Prosencephalon bestehen: ein prosencephaler ergotroper und ein prosencephaler trophotroper Kreis, bei denen der Hypothalamus den wichtigsten Schaltort darstellt. Sie betonen, daß nicht nur der ergotrope und der trophotrope Regelkreis, sondern auch autonome und endokrine Aktivitäten sowie Ausdrucksfähigkeit und Emotionen in diesem Gebiet gesteuert werden.

Stimulation und Destruktion des hinteren Hypothalamus

SANO u.Mitarb. (1970) führten elektrische Stimulationen im hinteren Hypothalamus bei 51 Patienten mit pathologischem aggressivem Verhalten durch. Die Stimulationen hatten einen Anstieg des Blutdrucks, Tachykardie und maximale Pupillenerweiterungen zur Folge, wenn die Elektroden im posteromedialen Hypothalamus lokalisiert waren (1–5 mm seitlich zur Wand des dritten Ventrikels und etwa im Mittelpunkt der Interkommissurallinie am rostralen Ende des Aqueductus cerebri und des Vorderrandes der Corpora mamillaria: ergotropes Dreieck). Nach bilateraler Zerstörung traten Veränderungen im sympathischen Nervensystem auf; Beruhigung während der nachfolgenden 2 Jahre (Calming-Effekte) in 95%. Außerdem zeigte sich eine Tendenz des Abfalls von Sympathikotonie und Entwicklung einer Parasympathikotonie. Die Autoren betonen, daß schon BARD u.Mitarb. (1928–1937) auf ein sog. Wutzentrum im kaudalen Hypothalamusbereich, das unter kortikaler Kontrolle steht,

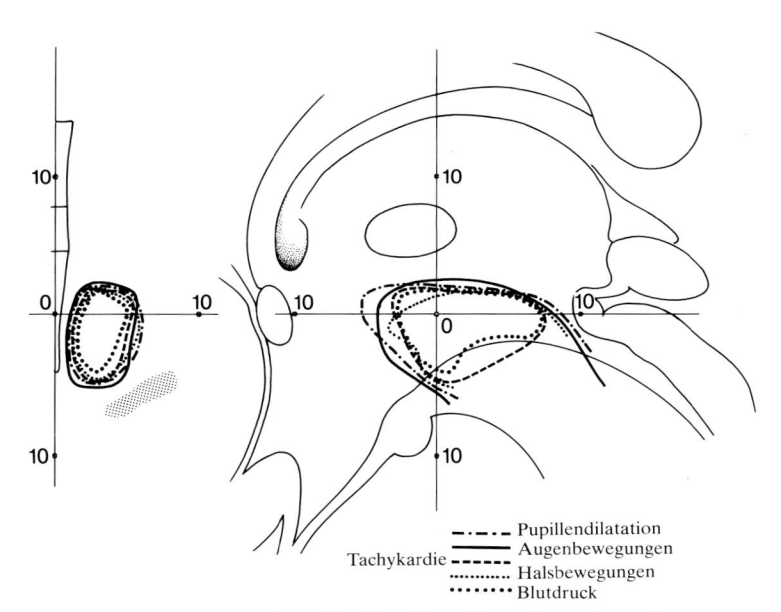

Abb. 208. Auslösegebiete für Pupillendilatation, Augenbewegungen, Tachykardie, Halsbewegungen und Blutdruck (nach SANO u.Mitarb. 1970)

Links sind Maße für den paramedianen Abstand (und die Substantia nigra) angegeben. Bei der Ansicht von *medial* ist ein Koordinatensystem zwischen Commissura rostralis (anterior) und Commissura epithalamica (posterior) sowie eine Vertikale durch den Hinterrand des Corpus mamillare als Koordinatensystem benutzt.

hingewiesen hatten. Dieser kaudale Hypothalamus korrespondiert weitgehend mit dem ergotropen Dreieck von SANO u.Mitarb. Die innerste Zone dieses Gebietes scheint für parasympathische, die mediale (ein Gebiet 1–5 mm lateral der Seitenwand des 3. Ventrikels) für sympathische und die laterale wieder für parasympathische Steuerungszentren verantwortlich zu sein. Diese trizonale Konstruktion im caudalen Hypothalamus beim Menschen war bisher nicht abgeklärt. Möglicherweise korrespondiert das Gebiet zum Fasciculus longitudinalis (SCHÜTZ) oder dem hinteren Abschnitt des Nucleus hypothalamicus posterior, aus dem die deszendierenden und aszendierenden Fasern dieses Bündels aus- und eintreten. Der Fasciculus longitudinalis dorsalis stellt das wichtigste Bündel dar, das die sympathische Zone des Hypothalamus mit anderen autonomen Zentren des Hirnstammes und des Rückenmarks verbindet. Deshalb besteht die Möglichkeit, daß Zerstörung dieses Bündels einen Abfall der Sympathikotonie zur Folge hat (Abb. 208).

Thalamus und Sympathicus

CARMEL (1968) untersuchte 15 Patienten vor und nach Thalamotomien wegen Dyskinesien auf Ausfallserscheinungen des Sympathicus (Ptosis, Miosis, Hemianhidrosis an der ipsilateralen Körperseite). Er betont, daß Sympathikusausfälle bei Hirnstammläsionen (Wallenberg-Syndrom) schon öfters beobachtet wurden. Wahrscheinlich verlaufen sympathische Bahnen durch das laterale Gebiet der Medulla nach abwärts. Beobachtungen von Sympathikusausfällen rostral des Pons dagegen sind selten. In der Regel bestanden postoperativ Ptosis und Miosis am ipsilateralen Auge (15 von 38 Patienten). Die Pupillendifferenzen waren meist deutlich. Überprüfung erfolgte nach Kokaingaben in die Conjunctiva, durch welche Pupillenveränderungen peripheren Ursprungs ausgeschlossen werden konnten. Bei Miosis zentralen Ursprungs kann sich die Pupille fast so gut erweitern wie an der normalen Seite. Alle Patienten hatten eine Miosis zentraler Genese. Die Mehrzahl der Patienten zeigte eine Anhidrose an der ipsilateralen Körperseite (nach Thalamotomie) zusätzlich zu Augenlid- und Pupillenveränderungen. CARMEL betont, daß die Anhidrose nicht auf das Gebiet des Halssympathicus begrenzt ist (wie beim peripheren Typ des Horner-Syndroms). Häufig sind die Regio axillaris und die Brustregion ebenso wie palmare und plantare Flächen betroffen.
An Schnitten 11 mm seitlich der Medianen (SCHALTENBRAND u. BAILEY 1959) und 5 mm hinter dem Mittelpunkt zwischen Commissura rostralis und Commissura epithalamica (posterior) wurde markiert, wo die Läsionen mit Sympathikusschädigung waren: ventral und kaudal des Nucleus ventralis oralis und posterior des Thalamus sowie am lateralen Rand des Nucleus ruber und dem prerubralen Feld. Der Autor betont, daß auch KARPLUS u. KREIDEL (1910) schon durch elektrische Stimulation in der Nachbarschaft des Nucleus hypothalamicus bei Katzen und Hunden Sympathikusreflexe auslösen konnten. RANSON u.Mitarb. (1935) lokalisierten sympathische Zentren und Bahnen im Diencephalon und im lateralen Hypothalamus nach dorsal bis zum Tegmentumfeld von FOREL.

Corpora mamillaria

Die Corpora mamillaria sind beim Menschen etwa 4 mm hoch und 5 mm lang. Oberhalb davon besteht ein Nucleus supramamillaris, der mit dem Nucleus interpeduncularis in Verbindung steht, vor ihm ein kleiner Nucleus premamillaris (beim Menschen schwer nachweisbar). Der Nucleus mamillaris lateralis (Durchmesser etwa 1,5 mm) ist vom Nucleus mamillaris medialis (4 × 5 mm) durch eine weiße Faserschicht abgegrenzt. Ventrolateral des Nucleus mamillaris lateralis liegt der großzellige Nucleus intercalatus, der sich nach vorne in das tuberale Gebiet der lateralen hypothalamischen Kerne erstreckt (nach MITCHELL 1953).

Umgebende Faserzüge. Nach KOELLIKER (1896) werden beide Columnae fornicis von einer bogenförmigen Faserkapsel umhüllt, die mit dem Feld H_2 zusammenhängt. Ventral ist die Kapsel nicht geschlossen. An der ventralen Seite des Tuber cinereum finden sich 3 nebeneinanderliegende Ganglia optica basalia, dessen laterales, an den Tractus opticus grenzendes 1,99 mm breit und 1,71 mm hoch, dessen mittleres 2,13 mm breit und 2,13 mm hoch und dessen mediales 3,0 mm breit und 1,42 mm hoch ist. Aus dem medialen Teil des Fornix treten Fasern, welche die Haubenwand des Corpus mamillare darstellen, aus. Das Haubenbündel des Corpus mamillare tritt am dorsalen Umfang aus, und zwar gemeinsam mit dem Fasciculus mamillothalamicus. Nach einer kurzen Strecke zweigen die beiden Bündel auseinander, bleiben an der dorsomedialen Seite des Feldes H_1 von FOREL (1877–1891) und gehen in den Fasciculus longitudinalis dorsalis über, möglicherweise auch in die Commissura hypothalamica posterior. Der Pedunculus corporis mamillaris spielt beim Menschen schon wegen der Kleinheit des Ganglion laterale nach KOELLIKER wahrscheinlich keine große Rolle. Der Pedunculus verläuft bogenförmig um den hinteren Umfang der Columna fornicis herum; ein 2. Faserzug verliert sich in der Zona incerta.

Nucleus subthalamicus (N. hypothalamicus, Corpus Luysi)

Der Nucleus subthalamicus gehört zum Thalamus ventralis. Er enthält verhältnismäßig große Zellen und liegt im kaudalen Abschnitt des Diencephalon, dorsomedial des hinteren Schenkels der Capsula interna. Sein medialer Abschnitt überlappt den rostralen Teil der Substantia nigra (Abb. 209).
Der Kern tritt an Schnittserien dort auf, wo der Hirnschenkelfuß mit der Capsula interna dorsalwärts eine kleine Vertiefung bildet und rückt dann am Hirnschenkel medialwärts vor, wird elliptisch, um weiter rostral wieder an Breite abzunehmen und schließlich wieder eine Form wie dorsal zu erhalten. Der Nucleus subthalamicus wird an beiden Seiten von einer deutlichen Markkapsel umgeben, deren Faserbündel an seiner lateralen Ecke und seiner ventralen Fläche aus dem Hirnschenkel zu ihm gelangen. Die ganze laterale Kante

Capsula interna	Thalamus und		Kortikale Afferenzen
Millimeterpapier	Plexus chor. ventr. lat.	Seitenwand des	
und Pallidum	und Fimbria fornicis	III. Ventrikels	

| Capsula externa und Putamen | Zona incerta und Nucleus subthalamicus | Forelsche Felder H 1 und H 2 |

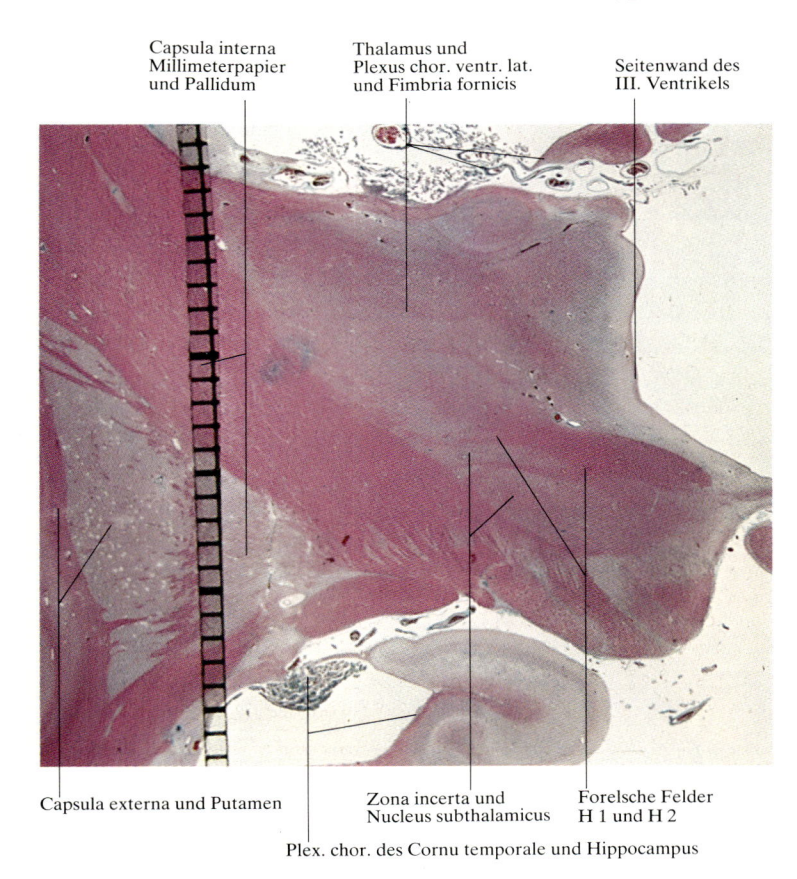

Plex. chor. des Cornu temporale und Hippocampus

Abb. 209. Nucleus subthalamicus am Frontalschnitt

wird von der Fasermasse begrenzt. An der medialen Seite klaffen beide Markblätter weit auseinander und bilden querverlaufende Fasern, die als Decussatio subthalamica posterior (GANSER 1882) zur anderen Seite ziehen. Rostral des Nucleus ruber treten die von FOREL (1891) bezeichneten Felder H auf. Das Bündel tritt aus dem lateralen Teil des Nucleus ruber aus und setzt scheinbar die Richtung der Lamina medullaris externa des Thalamus fort. Weiter rostral spaltet sich dieser Faserzug in 2 Schenkel (Feld H_1 und H_2 von FOREL), dessen ventralen (H_2) KOELLIKER (1896) als Haubenbündel des Linsenkerns bezeichnet. Dieses durchsetzt den Nucleus hypothalamicus und den Pedunculus cerebri und verliert sich im Nucleus lentiformis.

Volumen und Größe

Der Nucleus subthalamicus besitzt nach LANGE u.Mitarb. (1977) Frischvolumina von 0,144 cm³ beim Mann und 0,134 cm³ bei der Frau. Er ähnelt einer bikonvexen Linse mit leicht stärker gewölbter dorsaler Fläche. Sein größter Durchmesser beträgt nach FOREL (1877) 10–13 mm, nach KOELLIKER (1896) 9–10 mm, der Diameter dorsoventralis etwa 3,5 mm. Nach STILLING (1843) und KOELLIKER ziehen Fasern des Tractus opticus, die den Pedunculus cerebri durchziehen, in den Nucleus hypothalamicus ein. Außer Fasern zum Nucleus subthalamicus lassen sich bei Keimlingen nach KOELLIKER auch dorsale Tractusfasern zum Corpus geniculatum mediale und ventrale zum Corpus geniculatum laterale verfolgen.

Kortikale Afferenzen

Nach METTLER (1936) ziehen Fasern aus den Gyri frontales medius et inferior, dem basalen Abschnitt des Lobus parietalis und dem größten Gebiet des Temporallappens durch den Globus pallidus zu subthalamischen Kerngebieten. Der Kern der Ansa peduncularis erhält Fasern aus dem mittleren Drittel des Gyrus precentralis.

Fibrae perforantes capsulae internae. An der Innenseite des Pedunculus cerebri, etwa gegenüber dem Tractus opticus, befindet sich eine derbe und nicht homogene, schmale Kernzone, aus der einzelne Faserbündel in ungefähr horizontaler Richtung in das Mark der Capsula interna eindringen: Fibrae perforantes capsulae internae. Diese gelangen an die obere Circumferenz des Nucleus subthalamicus und bilden später an dessen medialer Fläche das Forelsche Feld H_2, das den Oberrand des Corpus Luysi klar abgrenzt (SCHLESINGER 1928).

Ärztliche Bedeutung

Der rechte Nucleus subthalamicus ist nach CARPENTER u. CARPENTER (1951) häufiger als der linke, vorzüglich nach lokalisierten Gefäßprozessen, von Schädigungen betroffen. Hemiballismus tritt entsprechend bei $2/3$ der Patienten linksseitig auf. Am häufigsten sind obere Extremität, untere Extremität und Gesichtsregion (Fazialismuskulatur) geschädigt. Dyskinesien treten am häufigsten in der Fazialismuskulatur, dann in der Zungenmuskulatur, im Schluckapparat und in den Halsmuskeln auf, wenn das ganze Kerngebiet geschädigt ist. Der rostrale Abschnitt des Kerns soll für die Fazialismuskulatur und die Zungenmuskeln, Pharynxmuskulatur und Halsmuskeln verantwortlich sein, der dorsolaterale Abschnitt des Kerns für die axiale Muskulatur.
BODECHTEL u. HIKL (1934) berichteten über beiderseitige Schädigungen des Kerns, wobei jedoch nur unilaterale Dyskinesien auftraten: Pallidum und Ansa lenticularis waren nur einseitig betroffen. Die Dyskinesien sollen deshalb durch Schädigung dieser Strukturen hervorgerufen worden sein. Bei Rhesusaffen scheinen laterale Bezirke und die kaudalen $2/3$ des Kerngebietes für Aktivitäten in oberer und unterer Extremität, die rostralen $2/3$ des Kerns für Aktivitäten in der unteren Extremität verantwortlich zu sein (CARPENTER u. CARPENTER 1951). Hyperkinesie der Axialmuskulatur kommt bei diesen Versuchstieren nur bei bilateraler Destruktion des Nucleus subthalamicus vor.

Zona incerta und Meynertsches Basalganglion

Nach KOELLIKER (1896) bezeichnete FOREL (1891) als Zona incerta ein Gebiet der Regio hypothalamica, das in hinteren Abschnitten dorsal vom Nucleus ruber und ventral vom Pes pedunculi, lateral vom Nucleus subthalamicus (Corpus Luysi) und medial von der Substantia perforata posterior, zum Teil vom Fasciculus retroflexus und den Wurzelfäden des N. oculomotorius begrenzt wird. Die Fortsetzung nach rostral bildet die Substantia innominata (REIL 1809), in welcher die Linsenkernschlinge und der untere Thalamusstiel sowie das nach MEYNERT (1872) benannte Ganglion der Hirnschenkelschlinge liegen. Dieses Meynertsche Basalganglion befindet sich in Höhe des Hinterrandes der Corpora mamillaria, ist hier etwa 1,0 mm breit und 0,18 mm hoch, zwischen Tractus opticus und Ausstrahlung der Commissura rostralis und näher an letzterer. Es liegt an der Stelle, an der die Capsula externa mit der Lamina medullaris lateralis des Linsenkerns zusammentreffen, und somit an der ventralen Grenzregion zwischen Putamen und Globus pallidus. Nach rostral vergrößert es sich und besetzt den Raum zwischen Tractus opticus und Commissura rostralis und läßt sich in drei Zellhaufen untergliedern. Noch weiter rostral ist es 5,7 mm breit und umfaßt die vordere Kommissur bis zur lateralen Seite des Tractus olfactorius ventral des Putamen. Es reicht bis zum vorderen Ende des Septum pellucidum nach rostral und bis in die Gegend des Grundes der Fissura longitudinalis hinein. Eine Verschmelzung mit der grauen Substanz des Septum konnte KOELLIKER nicht nachweisen. Das magnozellulare Gebiet des Basalkernkomplexes scheint bei Morbus Alzheimer selektiv betroffen zu sein (HEDREEN u.Mitarb. 1984, weiteres s.S. 394).

Eminentia mediana

Die Eminentia mediana wurde als neurohämales Organ aufgefaßt und ist in der Vorderwand des Recessus infundibuli lokalisiert. Abgesehen von neurosekretorischen Axonen ziehen andere Fasersysteme mit Releasing- und Regulationshormonen in sie ein:

1. dopaminerge Fasern aus den Nuclei infundibulares (tuberales);
2. noradrenerge Fasern aus dem Hirnstamm;
3. Fasern aus dem ventromedialen Hypothalamuskern der Area hypothalamica lateralis.

Hypothalamus und limbische Mittelhirnarea

Die sog. limbische Mittelhirnarea enthält 2 Zellgruppen in einer paramedianen Ebene. Eine besteht aus der Area tegmentalis ventralis (nach TSAI 1925), einer schlecht abgrenzbaren Zellmasse, die rostral in die Area hypothalamica lateralis und in den Nucleus interpeduncularis übergeht; die zweite Zellgruppe geht aus dem ventralen Teil des zentralen Graus im Nucleus raphe dorsalis, dem Nucleus centralis superior (BECHTEREW) und dem Nucleus dorsalis tegmenti (GUDDEN 1870 u. 1879) hervor. Diese Kerne sind durch kürzere und längere aszendierende und deszendierende Fasern miteinander verknüpft. Nach NAUTA (1962) stellen sie den limbischen Mittelhirnregelkreis dar. Etwas schematisiert ausgedrückt bilden die Regio septalis, preoptica und hypothalamica anterior den rostralen, das paramediane Mittelhirngebiet den kaudalen Teil dieses Regelkreises. Der Hypothalamus ist als wichtige Zwischenstation eingeschaltet. Zwei große telenzephale Abschnitte des limbischen Systems, das Corpus amygdaloideum und die Formatio hippocampalis sowie das Riechsystem sind in rückläufiger Weise mit dem rostralen Teil dieses Regelkreises verknüpft. Der kaudale Teil kann als paramedianes Unterglied der Formatio reticularis gelten; er ist in auf- und absteigende Bahnen eingeschaltet. Die aufsteigenden verbinden die unteren Abschnitte der Formatio reticularis mit viszeralen Zentren im kaudalen Abschnitt der Medulla oblongata und dem Hypothalamus. Die deszendierenden Bahnen übermitteln Impulse vom hypothalamischen Gebiet zu viszeralen und somatischen motorischen Zentren des Hirnstammes und des Rückenmarks. Vier wichtige Systeme aus dem Gebiet lassen sich abgliedern:

1. Eine laterale, präoptikohypothalamische Zone, die in rückläufiger Weise mit den medialen und bestimmten Mittellinienkernen des dorsalen Thalamus verknüpft ist.
2. Dieses Gebiet erhält direkte Impulse von orbitofrontalen Teilen des Neocortex.
3. Das Corpus mamillare erhält eine wichtige, und zwar die größte Projektionsbahn der Formatio hippocampalis und entläßt die meisten Efferenzen zum Nucleus anterior thalami. Diese zwei Verbindungen bilden einen Teil des hippocampo-mamillo-thalamo-cingulo-hippocampalen Systems: Regelkreis von PAPEZ (1937).
4. Die Effektormechanismen des Hypothalamus schließen – abgesehen von Fasersystemen, die zum Hirnstamm und zur Medulla spinalis absteigen – zwei hypothalamo-hypophysiale Verbindungen. Eine dieser Bahnen – teilweise neuronal, teilweise humoral – ist das tubero-infundibulo-hypophysiale System. Der Hypothalamus kontrolliert die Produktion verschiedener Hormone des Vorderlappens.

Die meisten Fasern, welche den rostralen und kaudalen Pol des limbischen Vorderhirn-Mittelhirn-Gebietes verbinden, durchziehen den Hypothalamus. Der absteigende Schenkel dieses transhypothalamischen Zuges entläßt Fasern zum Hypothalamus, die Synapsen mit den Nuclei habenulae ausbilden: habenulopetale Stria medullaris und habenulofugaler Tractus habenulo-interpeduncularis.

Das mediale Vorderhirnbündel

Das mediale Vorderhirnbündel kann als zentraler longitudinaler Weg des limbischen Vorderhirn-Mittelhirn-Gebietes aufgefaßt werden. Es besteht aus einem lockeren Verband meist dünner Fasern, die von der Area septalis durch die Area hypothalamica lateralis zum Tegmentum mesencephali ziehen. Seine verteilten Neurone werden gelegentlich als Bettkern des medialen Vorderhirnbündels bezeichnet. Es leitet in gegenläufiger Richtung, abseits von direkten septomesenzephalen und mesenzephaloseptalen Fasern und enthält eine Reihe kurzer, aszendierender und deszendierender Schenkel.

Aszendierende Komponenten

1. Fasern aus rostralen Brückenkernen enden am ventromedialen Kern des Hypothalamus. Die meisten der Zellen liegen im Nucleus dorsalis lemnisci lateralis.

2. Fasern vom Nucleus dorsalis tegmenti erreichen über den Pedunculus corporis mamillaris den Hypothalamus und ziehen dann medial des Vorderhirnbündels zur Area preopticohypothalamica lateralis und zu den Nuclei septales mediales.
3. Axone aus der Area tegmentalis ventralis und der Area preopticohypothalamica lateralis erreichen die Nuclei septi. Fasern aus dem Hypothalamus bilden einen Teil der in beiden Richtungen ziehenden septohypothalamischen Komponenten des medialen Vorderhirnbündels.
4. Fasern aus dem Nucleus ventromedialis des Hypothalamus ziehen über das mediale Vorderhirnbündel zur Area preoptica und zu ventralen Teilen des lateralen Septum.
5. Fasern aus der Area hypothalamica anterior ziehen durch die Area preoptica und verzweigen sich im lateralen Teil des Septum.
6. Fasern aus der Area preoptica lateralis erreichen das Septum.
7. Dopaminerge, noradrenerge sowie serotoninerge Fasern verbinden eine Reihe von Hirnstammkernen mit unterschiedlichen Strukturen des Prosencephalon.

Absteigende Komponenten

1. Axone aus dem hinteren orbitofrontalen Cortex erreichen die Area preoptica hypothalamica lateralis.
2. Fasern aus dem Nucleus des diagonalen Bandes von Broca ziehen zur Area hypothalamica lateralis sowie zur Area tegmentalis ventralis und zum Corpus mamillare.
3. Fasern aus dem dorsalen Abschnitt des Septum sind mit der Area preopticohypothalamica lateralis verknüpft.
4. Fasern aus dem Septum ziehen zur Area tegmentalis ventralis und zum Nucleus centralis superior.
5. Eine starke Projektionsbahn des Septum erreicht die Area preoptica.
6. Fasern aus der Übergangsregion zwischen Area preoptica lateralis und Area hypothalamica lateralis erreichen den Locus coeruleus.

Ärztliche Bedeutung

Gefäße und Hyperthermie

FOLEY u.Mitarb. (1942) untersuchten u.a. das Gehirn eines Menschen, der postenzephalitisch an einer plötzlich auftretenden Hyperthermie verstarb. Im Gebiet der vorderen Spitze des Nucleus paraventricularis und benachbarten Bezirken der Area anterior hypothalamica lagen frische Hämorrhagien, vermehrte Schlängelungen und lokalisierte Dilatationen der Gefäße vor. Im Bereich der Substantia nigra fielen bilateraler Nervenzellverlust und Depigmentierung der Nervenzellen auf. Außerdem wurden vermehrte fibrilläre Glia und diffuse Fibrose der Gefäßwände nachgewiesen.
In den hypothalamischen Gefäßen für den vorderen Teil des Nucleus paraventricularis fanden sich hyaline Degeneration, Zunahme der Anzahl von Endothelzellkernen, Proliferation von fibroblastischen Elementen und Bindegewebe der Adventitia; insbesondere im Bereich der Gefäße, welche perivaskuläre Hämorrhagien aufwiesen, jedoch auch in solchen, an denen keine Blutaustritte erkennbar waren. Die Autoren weisen darauf hin, daß innerhalb der Medulla oblongata, des Pons, des Cerebellum und des Cortex cerebri keine Gefäßveränderungen erkennbar waren.

Encephalopathia alcoholica (Polioencephalitis haemorrhagica superior von WERNICKE)

Nach ALEXANDER (1940) sind bei der Wernickeschen Erkrankung am häufigsten die Nuclei paramedianus und paraventricularis, die Corpora mamillaria sowie das periaquäduktale Grau, die Nuclei triangularis und BECHTEREW der Pars vestibularis sowie die Nuclei dorsales des N. vagus betroffen. Häufig ist auch die Substantia nigra geschädigt.
BENDER u. SCHILDER (1933) fanden histopathologisch Veränderungen des zentralen Nervensystems im ventrikulären Grau, beginnend im Bereich der Medulla oblongata bis zum 3. Ventrikel, die speziell die Corpora mamillaria mit betrafen. Auch die Substantia nigra, subthalamische und thalamische Regionen sowie das Putamen wiesen Schädigungen auf, weiterhin oberflächliche Schichten des Cortex cerebri. Die Schädigungen lagen in Form von Hämorrhagien, proliferativen Veränderungen der kleinen Gefäße sowie der marginalen Glia, insbesondere der Astrozyten, vor. Die auftretende Rigidität und ähnliche Phänomene (Athetose, Sprachstörungen) sind wahrscheinlich mit Schädigungen des Deittersschen Kerns und benachbarter Tonuszentren, möglicherweise auch mit Schädigungen hypothalamischer, thalamischer und striopallidärer Regionen zu erklären, ebenso die vegetativen Symptome, die auf Störungen im ventrikulären Graugebiet hinweisen. Steht eine zerebellare Symptomatologie im Vordergrund, dann finden sich histopathologisch Veränderungen im Bereich des Ventrikeldaches sowie des Nucleus dentatus.
Eine Schadensakzentuierung tritt nach LIEBALDT (1973) im zentralen Höhlengrau, im medialen Thalamuskernterritorium und im Indusium griseum auf. LIEBALDT mißt, da der Alkohol auch in den Liquor übertritt, den Veränderungen des inneren und äußeren Liquorsystems eine Bedeutung bei, da hierdurch eine Behinderung des raschen Konzentrationsausgleichs der aktuell auftretenden Liquor-Alkohol-Spiegel möglich erscheint.

7. Mesencephalon

a) Gliederung

Pedunculi cerebri

Zum Mittelhirn gehören die Pedunculi cerebri, welche in eine Pars ventralis und eine Pars dorsalis untergliedert werden. Die Pars dorsalis erstreckt sich seitlich von der Substantia nigra bis in die Ebene des Aqueductus mesencephali. An der basalen Seite besteht die Fossa interpeduncularis mit einem rostralen und einem kaudalen Recessus zwischen den Hirnschenkeln. Das Dach der Fossa ist durch zahlreiche Gefäßein- und -austritte perforiert: Substantia perforata interpeduncularis. In seitlichen Abschnitten des Daches tritt der N. oculomotorius aus: Sulcus oculomotorius.

Innerhalb der Basis pedunculi verlaufen die Tractus (Fibrae) corticospinales, corticonucleares, corticopontini, parietotemporopontini sowie frontopontini in somatotopischer Gliederung (s. Abb. 210 u. 211). Die sog. Basis pedunculi cerebri wird von uns als Crus cerebri bezeichnet, da der Pedunculus cerebri selbst bis in Höhe des Aqueductus mesencephali (cerebri) nach oben reicht.

Tegmentum mesencephali

Innerhalb der Pedunculi cerebri liegen zahlreiche Kerne und Bahnen des Mittelhirns. Jener Abschnitt der Faser- und Kernmassen, die bis zum Aqueductus mesencephali nach oben und dorsal reichen, wird als Tegmentum bezeichnet und enthält außer der Substantia nigra und dem Nucleus ruber Kerngebiete der Nn. III, IV und V. Auch die Substantia grisea centralis, die Decussatio pedunculorum cerebellarium cranialium, die Lemnisci medialis et lateralis sowie Abschnitte der Formatio reticularis mesencephali gehören in diese Zone (Abb. 212 u. 213).

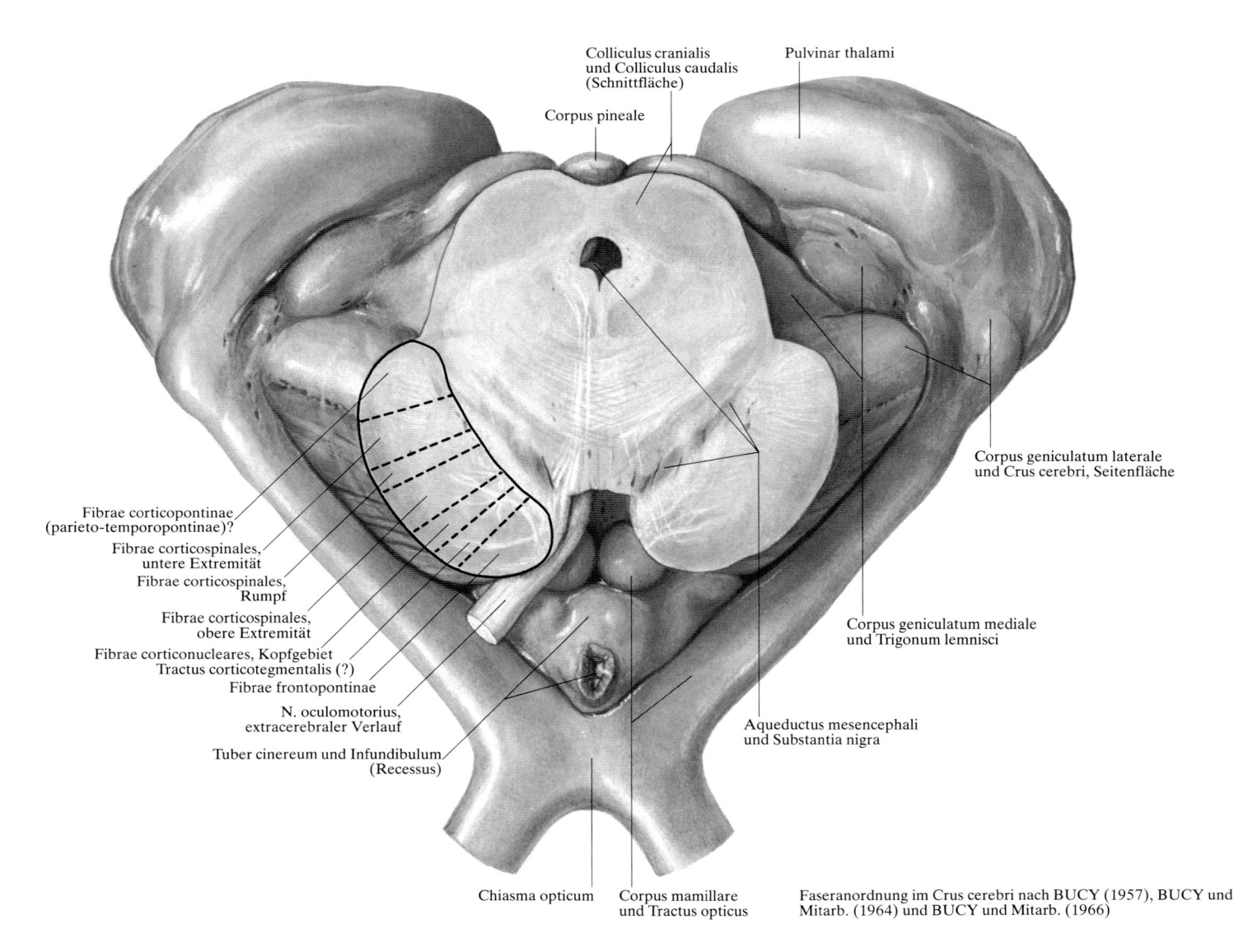

Abb. 210. Mes- et Diencephalon von dorsal – unten. Strukturen und Bahnen – grobe Abgrenzung – im Crus cerebri

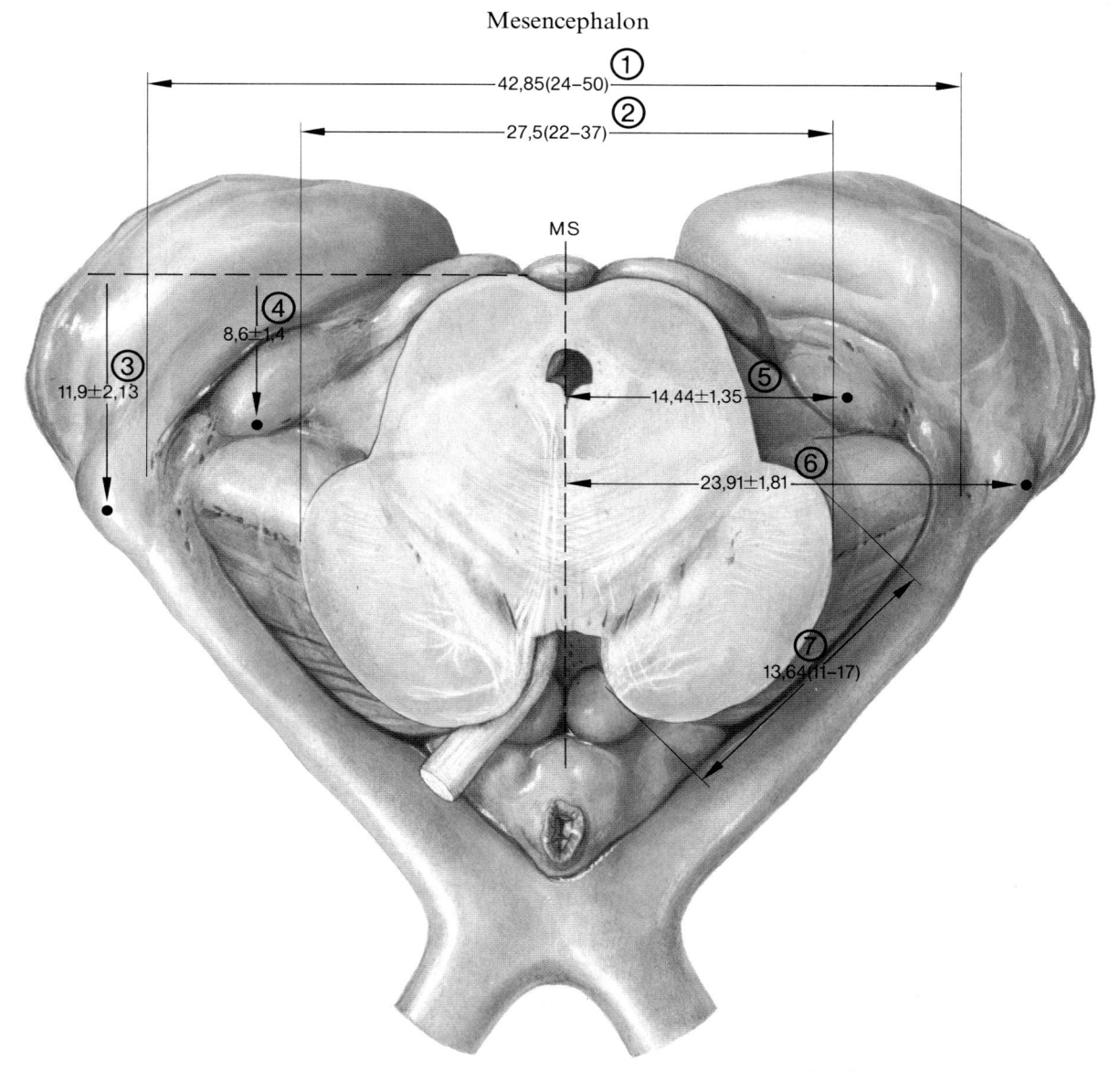

Abb. 211. Mes- et Diencephalon von dorsal – unten, Maße
① Gegenseitiger Abstand der Crura cerebri, Seitenfläche rostral 42,85 (24–50) mm; ② Crura cerebri, Seitenfläche, gegenseitiger Abstand in Höhe der Colliculi caudales 27,5 (22–37) mm; ③ Corpus geniculatum laterale, Lage zur Ebene der Colliculi caudales 11,9 + 2,13 mm; ④ Corpus geniculatum mediale, Abstand zur Transversalebene in Höhe der Colliculi 8,6 ± 1,4 mm; ⑤ paramediane Lage des Corpus geniculatum mediale 14,44 ± 1,35 mm; ⑥ paramediane Lage der Mitte des Corpus geniculatum laterale 23,91 ± 1,81 mm; ⑦ Pedunculus cerebri, Breite 13,64 (11–17) mm

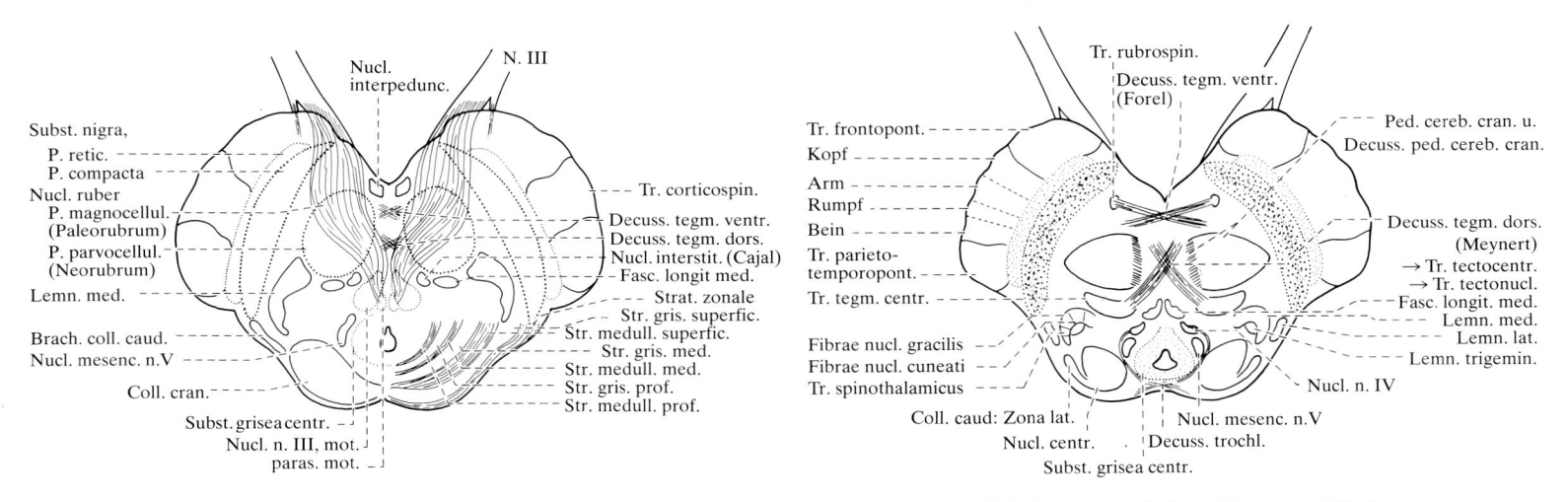

Abb. 212. Mesencephalon, Kerne und Bahnen
Schnitt in Höhe der Colliculi craniales (aus LANG, im Druck)

Abb. 213. Mesencephalon, Kerne und Bahnen
Schnitt in Höhe der Colliculi caudales (aus LANG, im Druck)

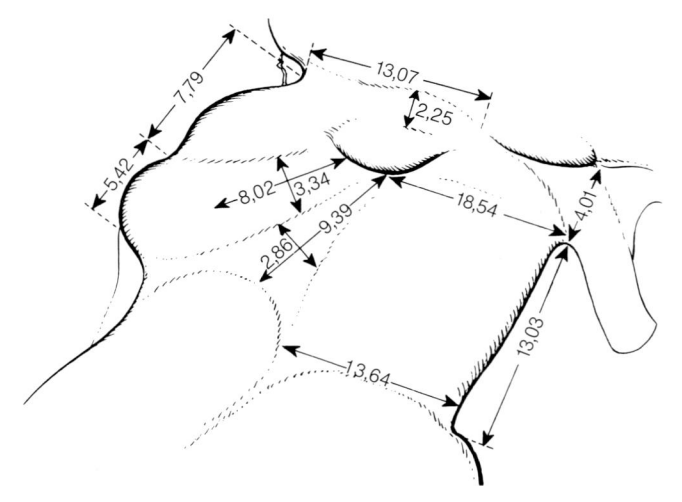

Abb. 214. Mesencephalon
Ansicht von lateral (Maße in $\bar{x}$ mm)

Die großen Kerne des Tegmentum (Nuclei N. III, IV, V, VI, tegmenti, formationis reticularis et interstitialis, pretectalis, interpeduncularis, ruber sowie die Substantia nigra) und deren afferente und efferente Bahnsysteme sind in Bd. I/1. Teil B geschildert.

Tectum mesencephali

Der oberhalb der Aquäduktebene gelegene Abschnitt wird als Tectum (Dach) des Mittelhirns bezeichnet. Dieser Abschnitt umfaßt die Colliculi craniales et caudales sowie die Brachia colliculorum und, wegen des schrägen Verlaufs die Grenze überschreitend, das Trigonum lemnisci. Auch der Pedunculus cerebellaris cranialis (in hinteren Abschnitten) wird dem Tectum mesencephali zugeordnet. Neuerdings wurde festgestellt, daß außer den Hör- und Sehbahnfasern Bahnen vom Cortex (Tr. cortico-geniculotectalis) sowie Fasern aus den Hinterstrangkernen die Colliculi caudalis et cranialis erreichen (BJÖRKELAND und BOIVIC 1984). Über Längen- und Breitenmaße des Mesencephalon orientieren die Abb. 214 und 215.

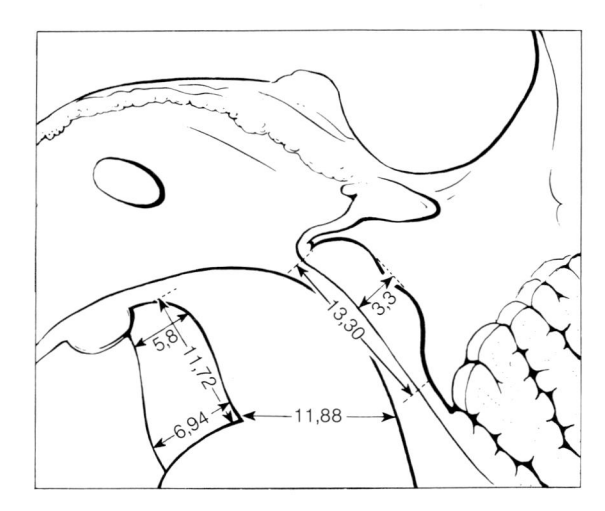

Abb. 215. Mesencephalon und Fossa interpeduncularis von medial (in $\bar{x}$ mm)

Praktisch-ärztliche Bedeutung (Abb. 216)

Das Mittelhirn wird von der Incisura tentorii umfaßt und kann bei raumfordernden Prozessen ober- oder unterhalb oder im Bereich der Incisurebene verlagert oder an den scharfen Rand dieser Durakonstruktion gepreßt werden. Abklemmungen der A. cerebri posterior und der A. laminae tecti mit entsprechenden Ausfällen wurden beschrieben.

Nach LIEBALDT (1959) können unterschiedliche Prozesse des Mesencephalon häufig zunächst nur angedeutete neurologische Symptome verursachen. In der Regel jedoch zeigt sich ein vierphasiger Ablauf. In der Initialphase kann, je nach Lokalisation des Prozesses, mit einer Pupillen- bzw. Augenmuskelstörung, Einschränkung der Hörfunktion oder einer Hirnschenkelsymptomatik gerechnet werden. In einer 2. Phase kommt es zum Verschluß des Aqueductus mesencephali oder zur Verengung, als deren Folge ein sog. Anpassungssyndrom entsteht (Kopfschmerzen, Nervosität, Merkfähigkeitsstörungen, Konzentrationsschwäche), das als Ausdruck beginnender Hydrozephalusbildung gedeutet wird. Basale Mittelhirnprozesse mit Beeinträchtigung der Hirnschenkel lassen eine Hirnschenkelsymptomatik entstehen.

In einer 3. Phase kommt es nach Aquäduktstenosen oder -verschlüssen zu Hydrozephalus oder tumorbedingter Massenverschiebung mit Einklemmung der Hirnschenkel und entsprechenden neurologischen Ausfällen, besonders im Bereich der unteren Extremitäten. Während der 4. Phase treten medulläre Einklemmungserscheinungen, besonders bei raumfordernden Prozessen der Lamina tecti und deren Umgebung, auf. Eigenartigerweise lassen sich keine reinen extrapyramidal-motorischen Störungen erkennen, wohl aber Merkfähigkeitsstörungen und Herabsetzung des Intelligenzniveaus und zum Schluß Änderung des Corticoid- und Elektrolythaushalts, insbesondere Ausscheidungsstörungen. Corpora mamillaria und Fornices können makroskopisch druckatrophisch sein und in den hydrozephal ausgewalzten Zwischenhirnboden einbezogen sein. Sicherlich führt die Schädigung der Formatia reticularis mesencephali zu im einzelnen allerdings noch nicht genau untersuchten Ausfällen (weiteres s. LANG 1985).

b) Kerngebiete und Bahnen

Fossa interpeduncularis
(Anatomie s. Bd. I/1, Teil B und Abb. 215)

Nucleus interpeduncularis und Bahnen (s. Abb. 212)

Am Übergang zwischen Pons und Pedunculus cerebri liegt in der Tiefe der Fossa interpeduncularis ein Kern, der viele Gliazellen, auch zahlreiche kleine, schlecht anfärbbare Nervenzellen und vereinzelte Ponszellen enthält. Der Kern ist dreieckig, spindelförmig gestaltet und liegt bilateral symmetrisch vor. Er umfaßt den Recessus caudalis der Fossa inter-

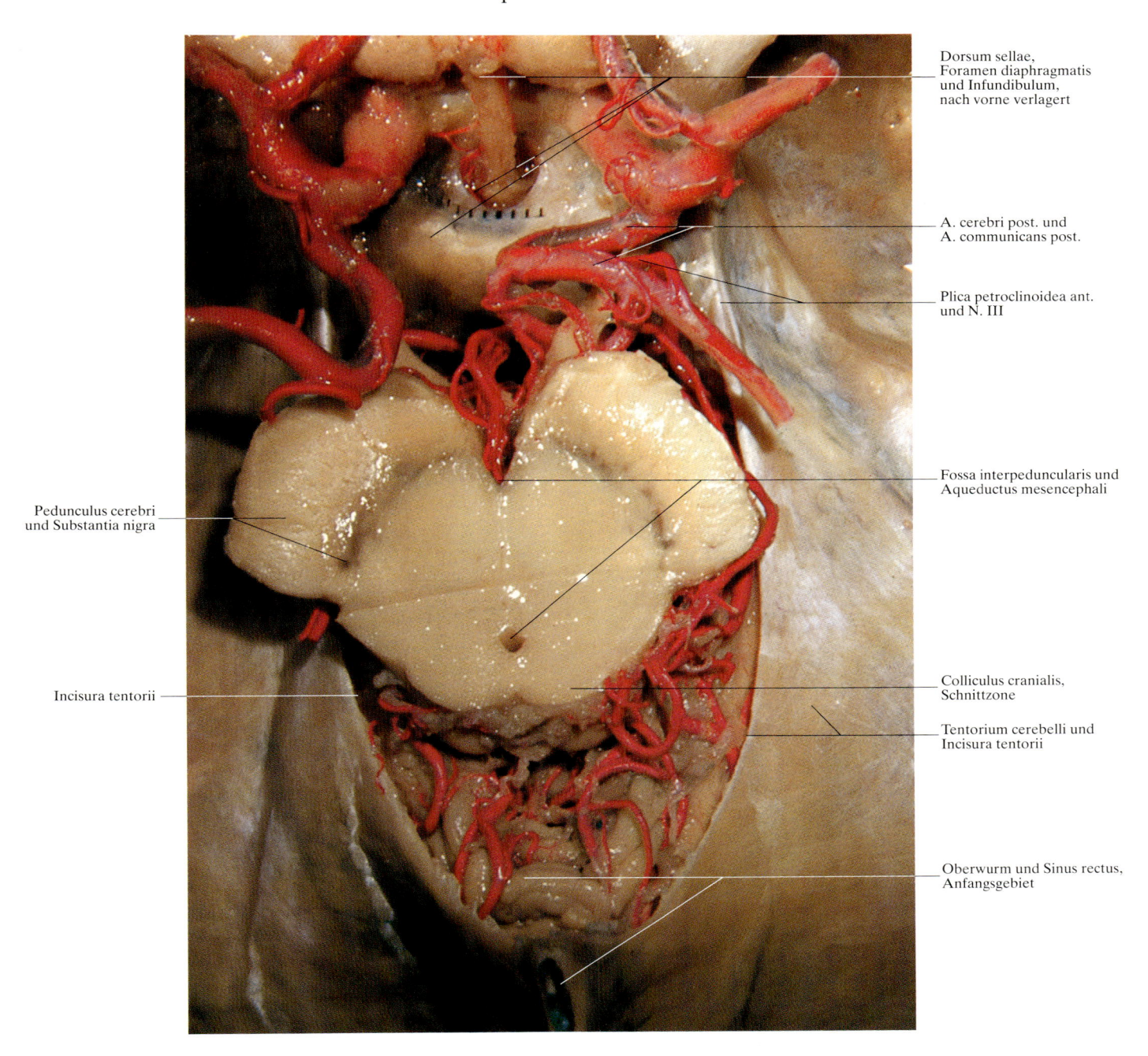

Abb. 216. Incisura tentorii, anlagernde Hirnteile

pedoncularis und wurde zuerst von GUDDEN (1870) und neuerdings erneut von KEMALI u. CASALE (1982) beschrieben. Nach KOELLIKER (1893) fehlt er beim Menschen. Allgemein wird angenommen, daß der Kern rückläufig mit den Nuclei habenulae in Verbindung steht (KEMALI u. GUGLIELMOTTI 1982).

Nuclei raphae und Bahnen

Entwicklung. CUMMINGS (1979) untersuchte die Entwicklung der Nuclei raphae beim Kaninchen. Beim 22 Tage alten Fetus ist der Längsdurchmesser der Zellen etwa 3–6 μm, beim Erwachsenen 12–25 μm. Schon beim Fetus bestehen primäre Dendriten (1–2 an jedem Pol), die glatt gestaltet sind.

Nuclei raphae et formationes reticulares albae. Dort, wo der Zentralkanal in den 4. Ventrikel übergeht, finden sich zunächst dorsal und ventral strichartige Zellzüge, die als Nuclei raphae bezeichnet werden. Ihre Zellen sind birnen- oder spindelförmig und stehen in der Längsachse überwiegend senkrecht. Wegen der schlechten Anfärbbarkeit bezeichnete JACOBSOHN (1909) ein median stehendes Kerngebiet als Nucleus pallidus raphae.

Funktion. Es wird angenommen, daß die Hauptmenge des im Nervensystem vorkommenden Serotonin in den Raphekernen synthetisiert wird (seine Freisetzung führt zu einer Synchronisation des EEG, isolierte Reduktion des 5-Hydroxytryptamin durch p-Chlorphenylalanin verursacht dauernden Wachzustand). Der gleiche Effekt wird bei Zerstörung der Raphekerne erreicht (Spaltung des Hirnstammes in sagittaler Richtung).

Raphekerne und Bahnen. Nach MOORE u.Mitarb. (1978) ziehen bei der Ratte aszendierende serotoninerge Neurone der Raphegegend des Mittelhirns innerhalb ventraler Tegmentumgebiete zum medialen Vorderhirnbündel. Ein Teil der Fasern zieht in den Fasciculus retroflexus ein und erreicht die Nuclei habenulae; die Mehrzahl wendet sich innerhalb der Lamina medullaris medialis des Thalamus zu dorsalen Thalamuskerngebieten. Zusätzliche Fasern erreichen über das mediale Vorderhirnbündel hypothalamische Gebiete, die Ansa peduncularis, das ventrale Amygdaloidbündelsystem und mit diesem das Striatum und die Kerne des Corpus amygdaloideum, die Capsula externa und damit die lateralen und hinteren Cortexgebiete. Ein anderes Fasersystem wendet sich medial in mediale hypothalamische Gebiete zur Eminentia mediana und bildet eine kontralaterale Bahn über die Commissura supra-optica aus. Die rostral verlaufende Hauptgruppe des medialen Vorderhirnbündels teilt sich in unterschiedliche Komponenten. Einige Fasern ziehen in die Stria medullaris und in ihr zum Thalamus, andere in die Stria terminalis und ins Corpus amygdaloideum. Außerdem verlaufen Fasern im Fornix zum Hippocampusgebiet, ziehen durch das Septum pellucidum zum Cingulum und zu dorsalen und medialen Cortexgebieten sowie zum Hippocampus. Jene Fasern, die am weitesten nach rostral ziehen, gelangen über die Stria olfactoria medialis in vordere Olfactoriuskerngebiete und den Bulbus olfactorius.

Nucleus commissuralis posterior (Nucleus Darkschewitsch) und Bahnen

Der Nucleus commissuralis posterior beginnt oral des Okulomotoriuskerngebietes und dorsolateral von diesem als kleine Zellgruppe. Rostral rückt er, sich vergrößernd, nach seitwärts bis zum Vorderrand der Lamina tecti. Sein lockeres retikuläres Gefüge läßt eine ganz scharfe Abgrenzung nicht zu. Da der Kern von DARKSCHEWITSCH (1889) zuerst beschrieben wurde, wird er auch als Kern von Darkschewitsch bezeichnet. DARKSCHEWITSCH nannte ihn „oberer Oculomotoriuskern" und brachte ihn teils mit dem N. III, teils mit der hinteren Kommissur sowie mit dem Fasciculus longitudinalis in Verbindung. PERLIA (1898) bezeichnet ihn als lateralen vorderen Okulomotoriuskern. Nach KOELLIKER (1893) gehen aus ihm Fasern der distalen Kommissur ab (tiefer Kern der Commissura distalis).

Fasciculus longitudinalis dorsalis (Schütz)

KOELLIKER (1893) nahm zunächst an, daß der Fasciculus longitudinalis dorsalis aus dem Vorderstranggrundbündel stamme und eine gekreuzte sensible Leitung zweiter Ordnung darstelle. Spätere Untersuchungen an Embryonen (der Fasciculus longitudinalis dorsalis ist früh markreif) ergaben, daß die Mehrzahl der Fasern an der medialen Seite des Kommissurkerns und des Fasciculus retroflexus verläuft. Ein Teil der Fasern zieht möglicherweise in den Nucleus ruber ein. An einer weiteren Schnittserie zeigte sich, daß die Bündel im Bereich der Commissura epithalamica deutlich nachweisbar sind. Der mediale Faserabschnitt zieht in dorsoventraler Richtung bis in die Regio hypothalamica und dorsal der Corpora mamillaria in eine Kommissur, zu welcher sich die Bündel beider Seiten vereinigen. Ein anderer Teil der Fasern schließt sich Bogenfasern um den Nucleus ruber an der medialen und ventralen Seite an und verliert sich unter demselben.

Der Fasciculus longitudinalis dorsalis ähnelt dem medialen Vorderhirnbündel und ist wie dieses aus dünnen aufsteigenden und absteigenden Fasern aufgebaut. Er erstreckt sich vom hinteren Abschnitt des Hypothalamus bis zu kaudalen Teilen der Medulla oblongata und verläuft in enger Nachbarschaft des Ventrikelsystems. Die meisten der aszendierenden und deszendierenden Fasern erreichen nicht ununterbrochen, sondern nach mehrfacher Umschaltung entweder im zentralen Grau des Mittelhirns oder im Nucleus dorsalis tegmenti von GUDDEN ihre Endigungsorte. Andere sollen direkt vom Hypothalamus zu autonomen Zentren der unteren Medulla und umgekehrt verlaufen. Folgende Faserungen lassen sich abgrenzen:

1. Fasern aus dem Nucleus solitarius ziehen zu den Nuclei dorsales tegmenti.
2. Aufsteigende Fasern aus den Nuclei dorsales tegmenti und vom rostralen Teil des zentralen Mittelhirngraus bilden Teile des feinfaserigen periventrikulären Systems und enden hauptsächlich im hinteren Abschnitt des Hypothalamus.
3. Fasern aus dem kaudalen Abschnitt des Nucleus solitarius erreichen dorsomedial ventrikelnahe Kerne des Hypothalamus sowie den Bettkern der Stria terminalis und den Nucleus paraventricularis (RICARDO u. KOH 1977).

Fasciculus longitudinalis medialis

Der Faszikel ist stets als deutliches Faserbündel zwischen Nucleus Darkschewitsch und oberem Brustmark entwickelt. In ihm verlaufen Faserverbindungen der Augenmuskelkerne, der Vestibulariskerne, der Hörbahn u.a. (weiteres s.S. 363, Abb. 202 u. bei den Hirnnerven).

Dopaminerge Verbindungen

Nach FALLON u. MOORE (1978) liegen zahlreiche dopaminerge Pericarya im rostralen Mesencephalon der Ratte und projizieren zum basalen Vorderhirn, zum Striatum und zum Neostriatum auf dreierlei Wegen: in dorsoventraler, in mediolateraler und in anteroposteriorer Richtung. Die meisten dieser Zellen finden sich in der Substantia nigra und im ventralen Tegmentum. Aus beiden Gebieten gelangen Fasern zu dorsalen Strukturen des basalen Vorderhirns: Septum pellucidum, Nucleus accumbens und Neostriatum. Ins Neostriatum ziehen auch Fasern aus Nervenzellen, die ventral der Pars reticularis der Substantia nigra liegen. Dorsale Zellgruppen projizieren zu ventralen Strukturen.

Locus coeruleus und Substantia nigra

Fasern und Transmitter. Nach FALLON u.Mitarb. (1978) ziehen katecholaminerge (norepinephrinerge) Fasern aus dem Locus coeruleus zu hinteren basalen Vorderhirnstrukturen, zum Corpus amygdaloideum und zu entorhinalen sowie suprarhinalen Cortexgebieten. Kleinere Anteile von Norepinephrinergen gehen von medullären Zellgruppen aus. Die dopaminergen Zellgruppen stammen aus der medialen Hälfte der Substantia nigra und lateralen Anteilen des ventralen Tegmentum und führen dem Kernkomplex des Corpus amygdaloideum Fasern zu.

Katecholaminerge Neurone stellen somit 2 verschiedene Fasertypen, die aus der Substantia nigra und ventralen Tegmentumgebieten stammen, dar. REPCIUC u. ROCA (1981) wiesen ein 0,7 mm breites, aus sehr dünnen Fasern bestehendes, nigrofugales Faserbündel an der Oberfläche des Crus cerebri nach. Ihr Endigungsort ist nicht eindeutig nachgewiesen.

Nach WESTLUND u. COULTER (1979) ziehen bei Affen aus dem Locus coeruleus Fasern zum unteren Hirnstamm und zur Medulla spinalis nach abwärts zum motorischen Kern des N. trigeminus, ipsilateral, seitlich und medial innerhalb des Fasciculus longitudinalis medialis. Nur wenige dieser Fasern kreuzen in der Mittellinie und enden am kontralateralen Locus coeruleus und in tieferen Regionen. In Höhe des Fazialiskerns fächern sich die lateralen Fasergruppen auf und enden in den ventralen $2/3$ der Formatio reticularis und an großen Motoneuronen des Fazialiskerns. Die medialen Fasern verzweigen sich an den Nuclei raphae; im Bereich der Medulla werden der Nucleus n. hypoglossi ipsilateral, der ventrale Teil des Nucleus motorius dorsalis n. vagi, der Nucleus solitarius, der Nucleus ambiguus und der Nucleus retroambiguus erreicht. Die ventromedialen Drittel der Formatio reticularis medullae oblongatae erhalten zahlreiche, die Oliva accessoria medialis sowie der mediale Vestibulariskern und der Tractus spinalis nervi trigemini wenige Fasern.

In Höhe der Decussatio pyramidum verlaufen Fasern in einem breiten Abschnitt des Rückenmarks, medial des Nucleus solitarius und ventrolateral des Randes der grauen Zentralregion. In thorakalen Abschnitten scheint die intermediolaterale Zellgruppe am deutlichsten markiert, weniger stark das Hinterhorngebiet des Rückenmarkgraus einschließlich der Zona marginalis.

Substantia nigra und Paralysis agitans

Nach BEHEIM-SCHWARZBACH (1956) kann die Pars compacta der Substantia nigra – im Anschluß an HASSLER (1937) – in mediale Zellhaufen und laterale Zellgruppen unterteilt werden. Die Lage und Ausdehnung der medialen Zellhaufen wechselt von Gehirn zu Gehirn; sie sind verhältnismäßig klein und besitzen unterschiedliche Zellgrößen. Zwischen dem 6. und 58. Jahr scheinen sich die Zellen zu vergrößern und die Grenzen der einzelnen Haufen treten teilweise weniger deutlich hervor. Bei einer 100jährigen fand sich eine Melaninabnahme, die als normale Involution gedeutet wurde.

Ärztliche Bedeutung. In jenem Zellhaufen, in dem sich die normale Involution zuerst bemerkbar macht, sind auch die Veränderungen bei Paralysis agitans-Kranken am deutlichsten. Im übrigen gehen die medialen Zellgruppen bei der Parkinson-Krankheit zunehmend zugrunde.

Die lateralen Zellgruppen der Pars compacta substantiae nigrae unterscheiden sich durch ungleiche Reifung und ungleiche Differenzierung, Größe und Struktur (Melaningehalt) sowie durch zu verschiedener Zeit einsetzende Altersinvolution. Die einzelnen Zellgruppen werden beim Morbus Parkinson nach den Befunden von BEHEIM-SCHWARZBACH (1952) in unterschiedlicher Weise befallen.

Nucleus ruber und absteigende Bahnen (s. Abb. 213)

Nach ARIENS-KAPPERS u.Mitarb. (1936 und 1960) nimmt der Nucleus ruber beim Affen eine Zwischenstellung zwischen dem Kern bei Menschen, Säugern und Non-Primaten ein. MILLER u. STROMINGER (1973) untersuchten den Nucleus ruber bei Affen und stellten fest, daß Pericarya mit plumpen Nissl-Substanzen im kaudalen Drittel des Nucleus ruber und in einem schmalen Band am dorsolateralen Rand des Kerns vorkommen. Pericarya mit feiner Nissl-Substanz finden sich in den rostralen zwei Dritteln, Neurone mit basophilem Zytoplasma sind kleiner als die anderen und über den ganzen roten Kern verteilt. Nach elektrolytischen Läsionen eines Nucleus ruber fanden sich axonale Degenerationen in 2 deutlich voneinander abgrenzbaren deszendierenden Faserbündeln. Der Tractus rubro-bulbo-spinalis entspringt aus den Nervenzellen mit plumpen Nissl-Substanzen, kreuzt vollständig in der Decussatio tegmentalis ventralis und endet am Nucleus pontinus n. V, am Nucleus n. VII, an Kernen der Formatio reticularis lateralis, dem Nucleus gracilis und dem Nucleus cuneatus, dem Nucleus medullae oblongatae und dem Subnucleus dorsalis sowie in den Laminae V, VI und VII aller Ebenen des Rückenmarks (nach REXED 1952).

Der Tractus rubro-reticulo-olivaris entsteht aus den Neuronen mit feinverteilter Nissl-Substanz, verläuft ungekreuzt und endet an einigen retikulären Kernen: Nuclei pedunculopontinus, pontis oralis und caudalis, gigantocellularis und an Teilen des unteren Olivenkernkomplexes. Insbesondere in der dorsalen Lamina der Hauptolive finden sich nach Läsionen der Bahn zahlreiche Degenerationen, auch in den ventralen Laminae, speziell an der lateralen Seite, weniger stark und inkonstant an der medialen Nebenolive, nicht an der dorsalen Nebenolive.

Tegmentum mesencephali und Cortex cerebri

Verbindungen. Nach METTLER (1936; Experimente an Affen) wird das Tegmentumkerngebiet von Fasern aus der Regio temporalis erreicht. Bei Affen wird dieser Kernkomplex sowie der des N. trigeminus von Fasern aus der Regio parietalis und temporalis sowie der basalen Hälfte des Gyrus precentralis erreicht. Andere Fasern aus diesem Gebiet ziehen in den Fasciculus longitudinalis medialis beider Seiten ein.

Auch Fasern aus dem Gyrus frontalis medius und inferior gehören zu dieser Gruppe. Aus dem Gyrus precentralis verlaufen Fasern zum gegenseitigen Trigeminuskerngebiet. Nach WALL u. DAVIS (1951) und nach PORIER u. SHUTMAN (1954) ziehen im Tractus temporo-pontinus Fasern, die den Blutdruck beeinflussen, zum Tegmentum mesencephali sowie zum Pulvinar thalami.

Nucleus peripeduncularis und Bahnen

Der Nucleus peripeduncularis wurde von JONES u.Mitarb. (1976) mit dem Kern des Brachium colliculi caudalis analogisiert. Er stellt eine pyramidenförmige, homogene Gruppe mittelgroßer Zellen unmittelbar medial der vorderen Hälfte des Corpus geniculatum mediale-Komplexes dar. Die Basis der Pyramide liegt an der dorsolateralen Kante des Pedunculus cerebri. Von der Formatio reticularis mesencephali der Area pretectalis ist das Kerngebiet durch den Lemniscus medialis abgegrenzt. Beim Affen liegt es etwas weiter vorne und medial des Corpus geniculatum mediale und ventral des hinteren Abschnittes der Lamina medullaris ventralis thalami.

Bahnen. Vom Kern aus lassen sich Faserbündel nach vorne und lateral durch die Zona incerta und um den vorderen Pol des Corpus geniculatum mediale, den dorsalen Umfang des Corpus geniculatum laterale (im Bereich seines vorderen Abschnittes) verfolgen. Die Fasern erreichen, auf der Dorsalseite des Tractus opticus verlaufend, den lateralen Hypothalamus sowie die Substantia innominata. Viele Fasern deszendieren über die laterale Fläche des Tractus opticus zum Nucleus basalis (MEYNERT) und zum Corpus amygdaloideum. Auch entlang der Stria terminalis ließen sich Markierungen nachweisen, die aber nicht für Anteile der Cauda nuclei caudati, sondern für Teile des Corpus amygdaloideum gehalten werden. Ein kleiner Teil der Fasern zieht in die Decussatio supra-optica ventralis ein und kreuzt zur Gegenseite in die Regio hypothalamica lateralis über.

Aus dem Nucleus peripeduncularis ziehen also Fasern in den Nucleus basalis und den ventromedialen Kern des Hypothalamus, wahrscheinlich auch in den Nucleus dorsomedialis und in die Area hypothalamica lateralis, ein. Eine reziproke Bahn zieht vom Hypothalamus zum Nucleus peripeduncularis. Die meisten Fasern verlaufen ipsilateral, wenige bilateral über die Commissura supra-optica ventralis (JONES u.Mitarb. 1976).

Die Fasern dieser Bahn ziehen an der dorsalen Fläche des Tractus opticus nach hinten und teilen sich, nach Abzweigen vieler Faserbündel in die Substantia innominata, in 2 Bündel auf: ein rostrales tritt in die Ansa peduncularis ein, durchzieht das Feld von FOREL und erreicht das zentrale Tegmentumfeld in der Nachbarschaft des Nucleus peripeduncularis; die kaudale Komponente verläuft nach medial in die Ebene des vorderen Poles des Nucleus geniculatus lateralis, zieht um den vorderen Pol des Corpus geniculatum mediale-Komplexes herum und erreicht den Nucleus peripeduncularis.

Das kleinere absteigende Bündel an der kontralateralen Seite des Hypothalamusgebietes kann bis zum dorsalen Rand des Tractus opticus verfolgt werden.

KIEVIT u. KUYPERS (1975) konnten den Nachweis erbringen, daß Fasern aus dem Cortexgebiet nach retrogradem axonalem Transport von Meerrettichperoxydase zum gleichseitigen Nucleus basalis gelangen (bei Affen). JONES u.Mitarb. (1976) konnten bestätigen, daß sich nach Injektionen in die Gyri postcentralis und precentralis oder in den Cortex parietalis Fasern zum Nucleus basalis markieren, nicht aber zum Corpus amygdaloideum und nicht nach Injektionen in den Cortex lobi frontalis. Ihren Angaben zufolge ist der Nucleus peripeduncularis des Mittelhirns und dessen Faserverteilung zum Nucleus basalis (MEYNERT) und zur Substantia innominata derzeit noch wenig bekannt. Der Nucleus basalis wurde zuerst von MEYNERT (1872) als zelluläres Ganglion in der Substantia innominata, welche schon REIL (1809) und REICHERT (1859–61) bekannt war, beschrieben.

Ähnlich wie die Substantia innominata erhielt der Nucleus seinen Namen von KOELLIKER (1896). Er darf nicht mit dem Nucleus basalis von GANSER (1882) verwechselt werden, der dem Tuberculum olfactorium entspricht.

Formatio reticularis

Verbindungen. Die afferenten Fasern der medialen Retikulariszone erhalten Fasern:

1. von vielen Zellen, die von allen Ebenen des Rückenmarks ausgehen;
2. Fasern oder Kollateralen von Relaiszentren aller sensiblen Hirnnerven;
3. Fasern aus dem Nucleus fastigii des Cerebellum;
4. vom Hypothalamusgebiet absteigende Fasern sowie von Teilen des limbischen Systems herstammende;
5. eine bedeutendere Bahn aus der Area premotoria des Cortex cerebri.

Die Verbindungen der Formatio reticularis medialis machen es wahrscheinlich, daß dieser Bezirk in das sensorische und motorische Reflexgeschehen eingeschaltet ist.

Der laterale parvozelluläre Anteil der Formatio reticularis liegt fast vollständig unmittelbar medial der sensiblen Trigeminuskerne. Der rostralste Abschnitt wird von Nuclei parabrachiales mediales et laterales aufgebaut. Die Axone der Zellen sollen nach medial in den magnozellulären Teil der Formatio reticularis medialis ziehen. Deshalb wurde die Formatio reticularis lateralis als sensibler oder assoziativer Teil der Formatio reticularis bezeichnet (BRODAL 1957). Neuere Untersucher (HOLLSTEGE u.Mitarb. 1977) sind der Meinung, daß die Hauptefferenzen zu den motorischen Kernen des Hirnstammes ziehen, deren einige in sie eingebettet sind.

Formatio reticularis, Afferenzen

Der quantitativ größte Input der retikulospinalen Neurone stammt aus dem Cortex cerebri (Area premotoria) und verläuft über die Pyramidenbahn bilateral zur Formatio reticularis. Außerdem gelangen andere kortikofugale Fasern in die Formatio reticularis.

Eine große Zellgruppe der Columna lateralis des Rückenmarks wird als unspezifisch charakterisiert, weil sie über Interneurone von annähernd allen Typen primärer Afferenzen Zustrom erhält. Die Axone der meisten dieser Zellen kreuzen innerhalb der Commissura alba ventralis und steigen dann im Funiculus ventrolateralis aufwärts. Sie enden entweder direkt oder über eine oder mehrere Synapsen im spinalen Bereich der Formatio reticularis medialis. Einige Fasern ziehen an der Formatio reticularis vorbei und erreichen direkt die Nuclei intralaminares, welche die wichtigste Relaisstation des Thalamus für das aszendierende retikuläre System darstellen. Ein Hauptendigungsgebiet liegt innerhalb der Medulla oblongata im kaudalen Abschnitt des gigantozellulären Zellgebietes, dessen rostraler Abschnitt der Nucleus centralis medullae oblongatae ist. Ein weiterer Bereich mit zahlreichen Endigungen ist der Nucleus reticularis pontis caudalis, ein dritter am Übergang des Pons zum Mesencephalon.

Die Relaiszentren aller sensiblen Hirnnerven entlassen Fasern zur Formatio reticularis. Gewöhnlich werden somatisch afferente Stimuli von Kollateralen des spinalen Trigeminuskerns begleitet. Viszerale, afferente Impulse entstammen dem Nucleus solitarius. Vestibuläre und cochleäre Kerne entlassen ebenfalls Impulse in die Formatio reticularis, wahrscheinlich auch das visuelle und das Olfactoriussystem. Die optischen Impulse verlaufen über retino-tektale und tekto-retikuläre Fasersysteme, die olfaktorischen wahrscheinlich über die Formatio reticularis mesencephali und das mediale Vorderhirnbündel.

Die Formatio reticularis mesencephali erhält zahlreiche Fasern aus absteigenden limbischen Vorderhirnstrukturen: mediales Vorderhirnbündel, Tractus mamillotegmentalis, Stria medullaris und Tractus habenulo-interpeduncularis. Weiter steht die Formatio reticularis unter dem Einfluß von Fasern aus dem Nucleus fastigii, die im gekreuzten und direkten fastigiobulbären Bündel die Formatio reticularis erreichen und hauptsächlich am Nucleus gigantocellularis enden.

Formatio reticularis medialis, Efferenzen

Die retikulo-thalamischen Fasern entstehen vorzüglich aus Gebieten mit maximalen Endigungen der spinalen Afferenzen der Formatio reticularis und verlaufen durch die Formatio reticularis im Hirnstamm aufwärts zu den intralaminären Thalamuskernen. Diese direkte Bahn wird von einer indirekten mit zwei oder mehr Neuronengliedern begleitet.

Die Formatio reticularis entläßt den Tractus reticulospinalis und wird ihrerseits von zahlreichen anderen Zentren beeinflußt. Absteigende und aufsteigende Teilabschnitte dieser Bahnen liegen miteinander vermengt im neuronalen Netz der Formatio reticularis vor. Der Tractus reticulospinalis enthält einen pontospinalen und einen bulbospinalen Anteil. Der pontospinale verbleibt ausschließlich ipsilateral, der bulbospinale besitzt gekreuzte und ungekreuzte Fasern. Der pontospinale geht vom Nucleus reticularis pontis caudalis und vom kaudalen Abschnitt des Nucleus reticularis pontis aus. Im Rückenmark verläuft er im Funiculus ventralis. Seine Fasern enden im ventromedialen Teil der Columna lateralis. Der Tractus bulbospinalis stammt hauptsächlich aus dem Nucleus gigantocellularis und verläuft im vorderen Abschnitt des Funiculus lateralis zu zentralen und dorsolateralen Teilen des Seitenhorns. Beide Systeme beeinflussen über Interneurone die Alpha- und Gamma-Motoneurone. Aus dem mesenzephalen Teil der Formatio reticularis gehen keine direkten retikulospinalen Fasern aus. Die Fasern erreichen pontine und medulläre Gebiete der Formatio reticularis medialis und stellen Glieder einer indirekten retikulospinalen Neuronenkette dar.

Formatio reticularis lateralis, Efferenzen

Die kleinen Zellen im lateralen Abschnitt der Formatio reticularis entlassen verhältnismäßig kurze aszendierende und deszendierende Axone, die miteinander das sog. propriobulbäre System aufbauen und sich an allen branchiomotorischen Kernen und am Nucleus n. hypoglossi verzweigen. Diese Fasern und die zugehörigen Zellen stellen Schaltneurone zwischen afferenten Komponenten der Hirnnerven und efferenten Systemen des unteren Hirnstammes dar. Sie sind Glieder verschiedener bulbärer Reflexbahnen. Außerdem verlaufen in ihnen Fasern von höheren Ebenen des Gehirns, die ebenfalls an Zellen der Formatio reticularis lateralis enden, und zwar insbesondere vom kontralateralen motorischen Cortex sowie vom kontralateralen Nucleus ruber. Nach KUYPERS (1973) bilden diese beiden Bahnen, zusammen mit Interneuronen der Formatio reticularis lateralis und den bulbären Motoneuronen, den supraspinalen Teil eines funktionellen Systems, das die Kontrolle feiner, differenzierter Bewegungen mitsteuert. Ein Teil der kortikofugalen Fasern bildet einen Bypass zu den retikulären Interneuronen und greift direkt an den Motoneuronen an (NIEUWENHUYS u. Mitarb. 1978).

8. Medulla oblongata und Pons

a) Kerngebiete – Übersicht

Die Kerne von Medulla und Pons lassen sich nach GAGEL u. BODECHTEL (1930) in Kerne des dorsalen Bodengraus, des Mittelfeldes und des Fußgebietes untergliedern, obwohl einige Kernabschnitte sich diesem Schema nicht einfügen lassen (Locus coeruleus, Nuclei cochleares, Nucleus marginalis corporis restiformis, Teile des Nucleus vestibularis lateralis [Deiters] und angularis = superior [Bechterew]).

1. Dem *dorsalen Bodengrau* werden zugerechnet: der Nucleus dorsalis nervi vagi - ein sensibler und parasympathischer Vaguskern unter der Ala cinerea, der Nucleus paramedianus

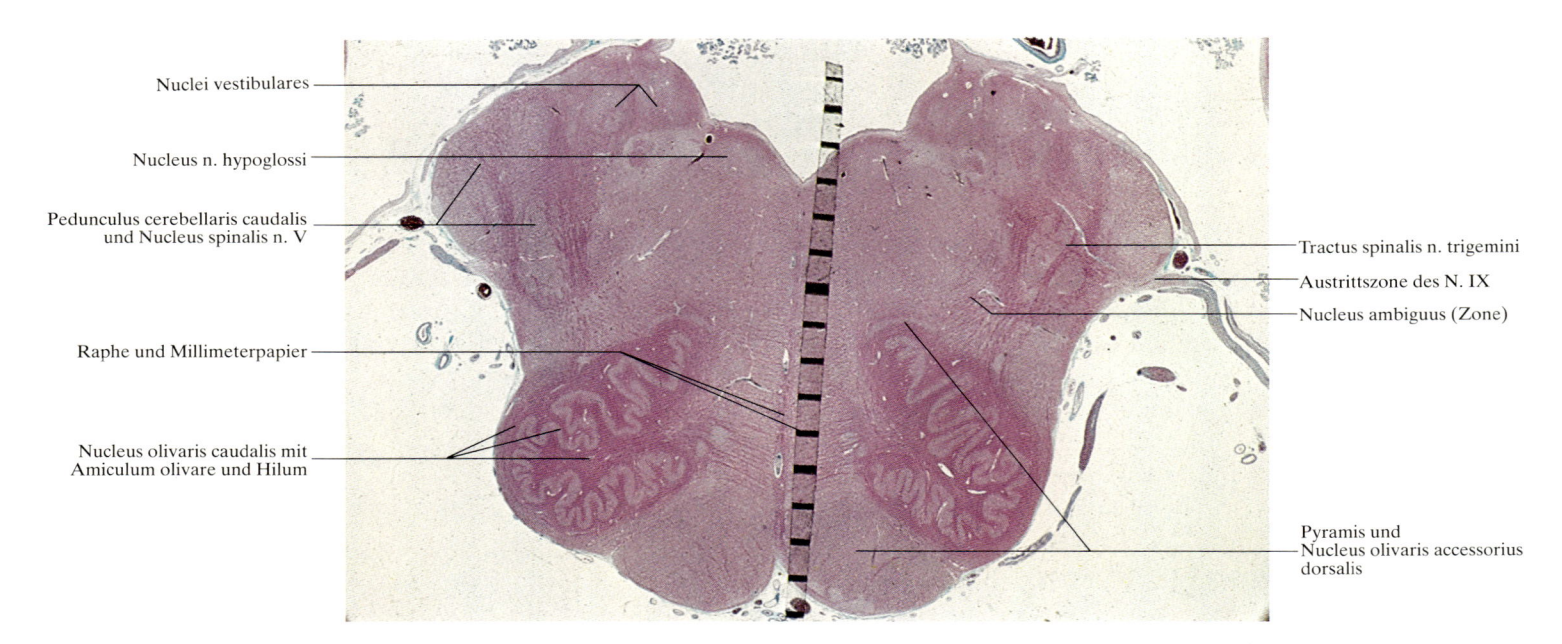

Abb. 217. Schnitt durch hinteren Teil des Ventriculus quartus an Austrittszone des N. glossopharyngeus

dorsalis, der Nucleus intercalatus (prepositus, perihypoglossalis), der Nucleus triangularis dorsalis vestibularis, der Nucleus motorius vestibularis (Deiters), der Nucleus angularis (Bechterew), der Nucleus funiculi teretis, der Nucleus tegmenti dorsalis, der Nucleus sympathicus trochlearis, der Nucleus mesencephalicus n. V und der Locus coeruleus.
2. Im *Mittelfeld* liegen die Substantia reticularis, der Nucleus funiculi lateralis, der Nucleus ambiguus, der Nucleus n. hypoglossi, der Nucleus vestibularis caudalis (Roller), der Nucleus fascicularis, der Nucleus spinalis n. trigemini, die Nuclei raphae, der Nucleus olivaris superior, der Nucleus pontinus n. trigemini, der Nucleus bulbopontinus, der Nucleus pigmentosus tegmenti pontis dissecatus, der Nucleus n. abducentis, die Nuclei tegmentalis pontis medialis und lateralis, der Nucleus tegmentalis pedunculopontinus und die Nuclei cochleares.
3. Dem *Fußgebiet* werden Haupt- und Nebenoliven, der Nucleus arcuatus und die Nuclei pontis zugerechnet.

b) Medulla oblongata (Abb. 217)

Am Querschnitt zeigt der untere Abschnitt der Medulla oblongata die typische H-Figur des Rückenmarkgraus, wobei das Cornu ventrale gegenüber tieferen Abschnitten verkleinert ist. Vor allem im medialen Teil der Columna ventralis läßt sich eine ventromediale, eine mediodorsale und eine laterodorsale motorische Kerngruppe abgrenzen. Die laterodorsale gehört dem N. accessorius an. Typische Seitenhornzellen konnten GAGEL u. BODECHTEL (1930) in dieser Höhe nicht nachweisen. (Weiteres s. Bd. I/1, Teil B.)

Nucleus gigantocellularis formationis reticularis

Nach JACOBSOHN (1909) reicht dieser großzellige Kern von der Gegend der dorsalen Nebenolive und dorsal dieser sowie lateral der Hypoglossusbündel sich verstärkend nach rostral bis in die distale Gegend des Pons. Außerdem kommen in der Formatio reticularis (die sich bis zur Raphe nach medial erstreckt) und zwischen den Zellen des Nucleus gigantocellularis kleinere Zellen vor. Der Nucleus gigantocellularis wurde von ROLLER (1881) als Nucleus centralis bezeichnet.

Ärztliche Bedeutung

Blutdruck- und Atemzentrum. LÖBLICH (1950) untersuchte die blutdruckregulierenden Zentren in der Medulla oblongata nach pathologisch-anatomischen Befunden bei Poliomyelitis (6 Patienten). Bei Patienten mit Hypertonie (in der eisernen Lunge aufgetreten) fanden sich doppelseitige Störungsprozesse im blutdruckregulierenden Zentrum, bei Patienten mit Atemlähmung doppelseitiger Befall des Atemzentrums der Medulla oblongata. Bei einem Patienten mit einseitigem Befall beider Zentren konnten keinerlei klinische Störungen bezüglich des Blutdrucks und der Atmung nachgewiesen werden. LÖBLICH ist der Meinung, daß ein blutdruckregulierendes Zentrum unmittelbar oberhalb des Atemzentrums liege. (Weiteres s. bei Hirnnerven.)

c) Tubercula cuneatum et gracile

Diese Kerne sind Schaltstationen der Hinterstrangbahnen und erhalten auch Zufluß aus anderen Bahnen.

Nach KOELLIKER (1896) verschwinden im Fasciculus gracilis Längsfasern im Innern nach und nach, zuletzt finden sich solche zusammenhängenden Elemente nur noch in einem schmalen Saum am medialen und dorsalen Umfang. Der ganze übrige Teil verschwindet innerhalb der grauen Substanz des Tuberculum gracile.

Nach KOELLIKER bilden die Längszüge des Fasciculus cuneatus eine halbmond- oder becherförmige Figur mit ventralwärts vorspringenden Ecken, in deren Aushöhlung der Nucleus cuneatus hineinragt. Der Kern macht eher den Eindruck einer selbständigen Ganglienmasse als der ausschließlichen Zuordnung zum Fasciculus gracilis. Innerhalb der oberflächlichen Fasern kommen nach KOELLIKER eingesprengte Zellhaufen vor (äußerer Kern des Keilstranges von KAHLER u. OBERSTEINER 1912).

Die Nuclei gracilis et cuneatus sind nur kaudal des sog. Septum paramedianum voneinander abgrenzbar. Weiter rostral verwischen die Grenzen zwischen beiden Kernarealen. Der Kern des Funiculus gracilis besteht vorwiegend aus kleinen Zellen, untermischt mit einigen größeren, und beginnt weiter kaudal als der Kern des Funiculus cuneatus (BURDACH). Unmittelbar kaudal seines Beginns fällt ein ziemlich dichtes Glialager am Schnittbild auf. Lateral und oberhalb des Nucleus cuneatus besteht der sog. Nucleus cuneatus accessorius aus großen, rundlichen Zellen, der von MONAKOW (1908) als Nucleus magnocellularis funiculi posterioris bezeichnet wurde. Der großzellige Anteil des Nucleus cuneatus reicht etwa bis zum Beginn des Nucleus n. facialis und mit einzelnen versprengten Inseln bis zum Pedunculus cerebellaris caudalis.

d) Nucleus intercalatus

Der Nucleus intercalatus tritt nach dem Öffnen des Zentralkanals auf und entwickelt sich in Höhe der größten Ausdehnung des Nucleus n. hypoglossi zwischen diesem und dem dorsalen Vaguskern. In gleicher Höhe beginnt der Nucleus vestibularis caudalis (Roller) (sympathicus sublingualis Jacobsohn). Dieser ist mehr an der lateralen Ecke des Nucleus n. hypoglossi ausgeprägt und umfaßt diesen Kern seitlich. Seine Zellen sind retikulär angeordnet und enden kurz vor dem oralen Ende des Nucleus n. hypoglossi; sie ähneln denen der Nn. interfascicularis et intercalatus, sind jedoch im allgemeinen etwas rundlicher.

Der Nucleus interfascicularis besteht aus Zellen, welche die Faszikel des N. hypoglossus begleiten. GAGEL u. BODECHTEL (1930) sind der Meinung, daß es sich um Zellen des Rollerschen Kerns handle (weiteres s. Nuclei vestibulares).

e) Lemniscus medialis

Das erste Glied der Kette der epikritischen Empfindungsbahn wird von aszendierenden Zweigen der dorsalen Wurzelfasern innerhalb des Funiculus dorsalis gebildet. Im Funiculus liegt eine somatotopische Gliederung vor, da Fasern aus sakralen und lumbalen Bereichen medial (Fasciculus gracilis), Fasern aus zervikalen Bereichen lateral (Fasciculus cuneatus) verlaufen. Wenige Fasern aus thorakalen Abschnitten liegen zwischengeschaltet (Abb. 203). Die Fasciculi gracilis et cuneatus enden in gleichnamigen Kernen am kaudalsten Abschnitt der Medulla oblongata. Nach Umschaltung gehen von diesen die Fibrae arcuatae internae aus, welche die Mittellinie kreuzen und im Lemniscus medialis der Gegenseite aufwärts zum Nucleus posterolateralis ventralis des Thalamus ziehen. Dieser Kern projiziert somatotopisch gegliederte Bahnen zum Gyrus postcentralis.

f) Nuclei gracilis et cuneatus und andere Faserverbindungen

BERKLEY u. HAND (1978) wiesen Fasern aus den Nuclei gracilis et cuneatus sowie aus dem Nucleus tractus spinalis n. trigemini zur kontralateralen Oliva inferior nach. Der Nucleus spinalis n. V projiziert außerdem zur ipsilateralen Oliva medialis. Der Nucleus gracilis projiziert außerdem hauptsächlich in laterale Gebiete des Nucleus olivaris accessorius dorsalis, der Nucleus cuneatus projiziert vorwiegend zu medialen, der Nucleus tractus spinalis n. trigemini, Pars caudalis zu den medialsten Abschnitten der dorsalen Nebenolive und zu der ventralen Lamelle des Olivenhauptkerns.

Tierversuche. Nach BUSCH (1961) ziehen (bei der Katze) die Fasern aus dorsalen Abschnitten der Hintersäulenkerne innerhalb des Lemniscus medialis mehr medial, die Fasern aus kaudalen Abschnitten mehr an der lateralen Seite des Lemniscus. Innerhalb des Mittelhirns kommt es zur Umordnung beider Portionen. Nach HAND u. LIU (1966) besitzen die Fasern aus rostralen Kernabschnitten ein breiteres Endigungsgebiet als die aus kaudalen. Nach HAND u. van WINKLE (1977) haben auch rostrale und ventrale Abschnitte des Nucleus cuneatus ein größeres Ausbreitungsgebiet als die übrigen Kernabschnitte. Nach BERKLEY u. HAND (1978) ergibt sich (bei der Katze) eine somatotopische Anordnung der Fasern aus dem Nucleus gracilis zum Nucleus ventralis posterolateralis (lateraler Abschnitt). Aus der Mittelzone des Nucleus gracilis und der kaudalen Zone stammende Fasern besitzen eine strenger somatotopische Gliederung als die aus der rostralen, welche sich außerdem mehr diffus und weiter rostral und dorsal im Thalamusgebiet ausbreiten. Außerdem sind für jene Zellen, die für Berührung und Druckempfindung verantwortlich sind, größere Hautgebiete vorhanden als solche, von denen die Bewegungen der Haare oder der Pfote (bei der Katze) herstammen. Die für Tiefen- oder Berührungsempfindung verantwortlichen Zellen besitzen größere Rezeptionsfelder in proximalen Körperabschnitten und sind vor allem im rostralen Teil des Nucleus gracilis sowie im ventralen Abschnitt der Mittelzone des Nucleus gracilis loka-

Gehirn

Nuclei intralaminares thalami

Nucleus ventralis posterolateralis

Corpus geniculatum mediale

Pulvinar thalami

Colliculi cranialis et caudalis

Formatio reticularis medialis

Pedunculus cerebellaris cranialis und Schnittkante

Pedunculus cerebellaris medius, Schnittkante

Lemniscus medialis

Pedunculus cerebellaris caudalis, Schnittkante

Recessus lateralis ventr. IV

Tuberculum cuneatum et Fasciculus cuneatus

Tuberculum gracile et Fasciculus gracilis

Tractus spinoreticularis

Kerngebiete der Columna dorsalis

Tractus spinothalamicus ventralis

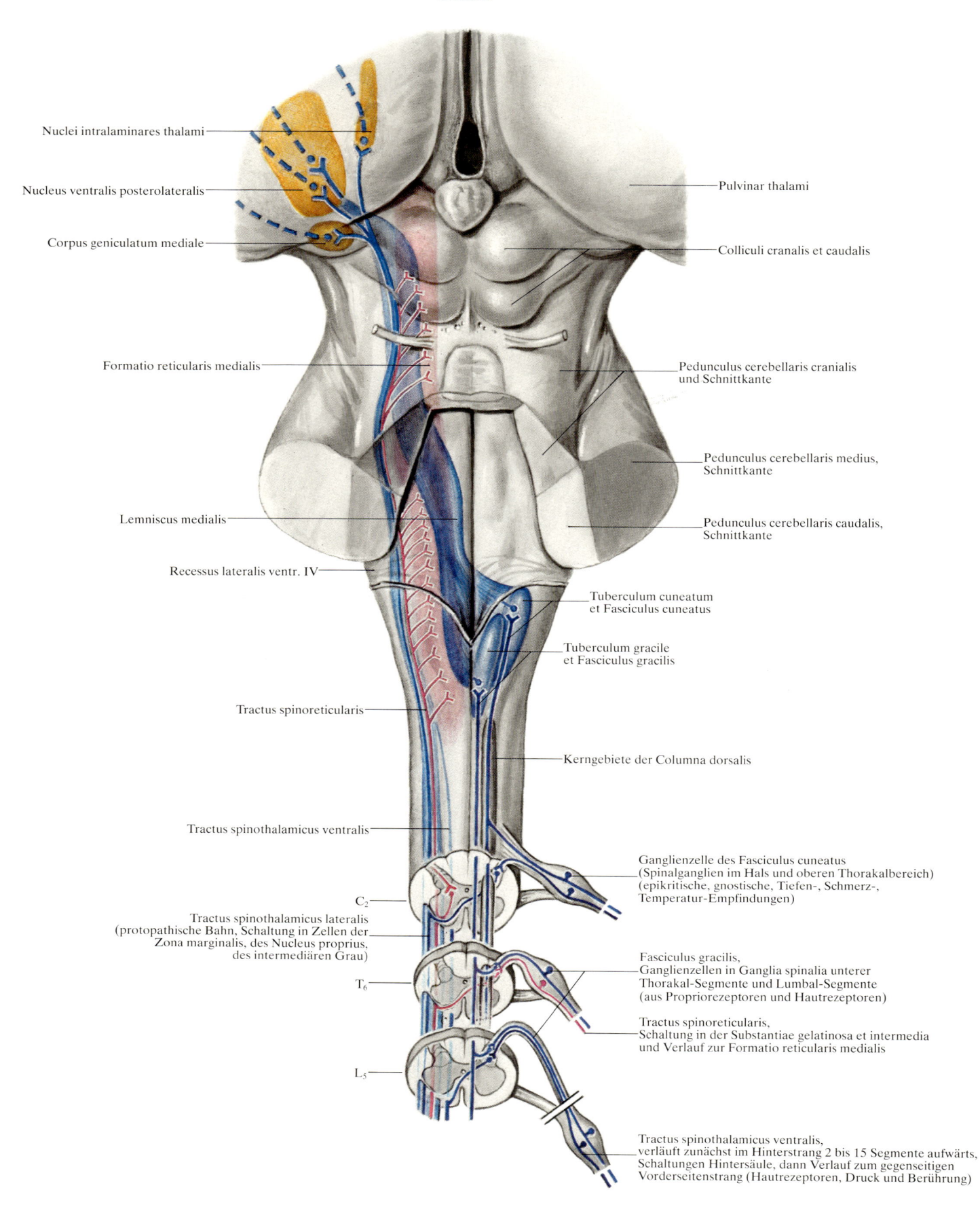

Ganglienzelle des Fasciculus cuneatus (Spinalganglien im Hals und oberen Thorakalbereich) (epikritische, gnostische, Tiefen-, Schmerz-, Temperatur-Empfindungen)

C$_2$

Tractus spinothalamicus lateralis (protopathische Bahn, Schaltung in Zellen der Zona marginalis, des Nucleus proprius, des intermediären Grau)

Fasciculus gracilis, Ganglienzellen in Ganglia spinalia unterer Thorakal-Segmente und Lumbal-Segmente (aus Propriorezeptoren und Hautrezeptoren)

T$_6$

Tractus spinoreticularis, Schaltung in der Substantiae gelatinosa et intermedia und Verlauf zur Formatio reticularis medialis

L$_5$

Tractus spinothalamicus ventralis, verläuft zunächst im Hinterstrang 2 bis 15 Segmente aufwärts, Schaltungen Hintersäule, dann Verlauf zum gegenseitigen Vorderseitenstrang (Hautrezeptoren, Druck und Berührung)

Abb. 218. Sensible afferente Bahnen des Rückenmarks und Schaltstationen bis zum Thalamus

lisiert. Jene Zellen, die für leichte Berührungsreize verantwortlich sind, liegen offenbar im Nucleus gracilis weit verbreitet vor.

Rostrale und dorsale Abschnitte des Nucleus ventralis posterolateralis thalami erhalten vor allem Fasern aus rostralen und ventralen Teilen des Nucleus gracilis aus proximalen Körperregionen.

Die mehr büschelförmig in ventrale Abschnitte des Nucleus ventralis posterolateralis einstrahlenden Fasern stammen von Zellhaufen aus dorsalen Abschnitten des Mittelbezirks sowie aus kaudalen Teilen des Nucleus gracilis, deren Rezeptionsfelder verhältnismäßig klein sind und von distalen Teilen der Körperoberfläche erreicht werden. In ganz ähnlicher Weise verlaufen, somatotopisch gegliedert, die Fasern aus dem Nucleus cuneatus in den Nucleus ventralis posterolateralis thalami (HAND u. van WINKLE 1977). Eine Ausnahme bilden lediglich jene Fasern aus ventrokaudalen Abschnitten des Nucleus cuneatus, die zu einer separierten, dorsal gelegenen Zone des Oberrandes des Nucleus ventralis posteromedialis projizieren, welche offenbar für die Aktivierung bestimmter Muskeln der vorderen Extremität verantwortlich sind. Gleichartige Kerngebiete für den Nucleus gracilis liegen rostral dem Kerngebiet benachbart. Ähnlich wie aus ventrokaudalen Abschnitten des Nucleus cuneatus projiziert diese separate Zone in dorsale, laterale und rostrale Kantengebiete des Nucleus ventralis posterolateralis thalami. Ein weiterer Unterschied besteht darin, daß aus allen Teilen des Nucleus cuneatus die Fasern im Nucleus ventralis posteromedialis fächerförmig enden. Lediglich aus mittleren und kaudalen Teilen des Nucleus gracilis kommt diese Endigungsweise im Nucleus ventralis posterolateralis vor. Andere Fasern dieser Kerne erreichen die Colliculi caudalis et cranialis, das Corpus geniculatum mediale und die Nuclei pretectales (BJÖRKELAND u. BOIVIC 1984).

Die Fasern aus medialen Teilen mittlerer und kaudaler Zonen des Nucleus gracilis ziehen in einer dorsoventral orientierten Lamelle, solche aus lateralen Abschnitten medial davon in einer gleichartig aufgebauten Lamellenstruktur nach rostral. Auch die aus mittleren und kaudalen Kernzonen herstammenden Fasern (dorsale Abschnitte) verlaufen ventral, während die aus ventralen Abschnitten an der dorsalen Seite ziehen.

Aus dem kontralateralen Nucleus gracilis erreichen Fasern den Nucleus accessorius dorsalis der Oliva inferior, die äußeren und perizentralen Kerne des Colliculus caudalis, die vorderen pretektalen Kerngebiete, den Nucleus ruber, die Zona incerta sowie mediale hintere Abschnitte der hinteren Kerngruppe des Thalamus, dorsomediale Abschnitte des magnozellulären Teils des Corpus geniculatum mediale und das H-Feld von FOREL.

Weitere Fasern aus dem Nucleus gracilis gelangen zur unteren Olive, zum Colliculus caudalis, zum Nucleus ruber, zu den Nuclei pretectales, zur Zona incerta und zu hinteren Thalamuskerngebieten. Lediglich aus rostralen Teilen des Nucleus gracilis ziehen Fasern in das Cerebellum ein (CHEEK u. Mitarb. 1975).

Degeneration. Nach Durchschneidung der Hinterstränge (bei Ratten) konnten GALABOV u. Mitarb. (1977) innerhalb des Nucleus gracilis keine neurologischen und histochemischen Abweichungen von der Norm feststellen. Es fanden sich jedoch deutliche Veränderungen des Oxidoreduktasen- und Hydrolasen-Anteils mit außergewöhnlich starker Astrozytenreaktion, die wahrscheinlich als Makrophagen wirken, da in ihrem Zytoplasma degenerierende Myelinfasern festgestellt wurden.

g) Oliva superior

Nach KISS u. MAJOROSSY (1978) liegen in der Oliva superior zwei Neuronentypen vor. In der Mehrzahl handelt es sich um spindelförmige Zellen mit charakteristisch geflochtener Dendritenverzweigung, deren Axone zum Colliculus caudalis verlaufen. Mit den Zellen der Oliva superior treten Axone mit 4 verschiedenen Plasmastrukturen in synaptische Verbindung. (Nucleus olivaris inferior und Nebenkern, Anatomie s. Bd. I/1, Teil B.)

h) Nucleus olivaris accessorius dorsalis

Dieser Nebenkern liegt dorsal der kaudalen Olive, zwischen Olive und Formatio reticularis. In oralen Abschnitten schiebt sich die dorsale Nebenolive über die zu immer höheren Falten aufgeworfene Lamella dorsalis nuclei principalis und wird dabei zu einem nach dorsal konvexen, sattelförmigen Gebilde umgestaltet. An der dorsalen Nebenolive wurden 4 Teile voneinander abgegrenzt. In die unteren Abschnitte der dorsalen Nebenolive ziehen wahrscheinlich Fasern des Tractus spino-olivaris, in die oralen Abschnitte kortikale Fasern ein. Die efferenten Fasern sollen alle zum Lobus anterior cerebelli ziehen (BRAAK 1971).

i) Nucleus olivaris accessorius medialis

Funktion. In die kaudalen Zellgruppen (A–F) ziehen wahrscheinlich Fasern aus dem Tractus spino-olivaris und den Hinterstrangkernen ein. Die olivoefferenten Fasern aus diesem Gebiet gelangen in den Lobus anterior cerebelli. Andere Afferenzen stammen aus der Hirnrinde; ein Teil der Zellgruppen soll seine Efferenzen nicht in den Cortex cerebelli, sondern zu den Kleinhirnkernen entlassen. In den Hauptteil der medialen Nebenolive ziehen wahrscheinlich Fasern aus dem Nucleus caudatus und der dorsal des Nucleus ruber gelegenen Formatio reticularis ein. Die Efferenzen gelangen in den Lobus flocculonodularis. Andere Zellgruppen erhalten ihre Afferenzen aus der Hirnrinde, dem Rückenmark sowie vom zentralen Höhlengrau und projizieren gemeinsam in die Uvula cerebelli.

j) Nucleus reticularis lateralis

Dieses Kerngebiet liegt in seitlichen Abschnitten der Formatio reticularis zwischen Oliva inferior und Nucleus tractus spinalis n. trigemini. Der Kern überragt die Oliva inferior um 1–2 mm nach kaudal und erstreckt sich nach rostral bis in Höhe des Sulcus pontomedullaris. Seine Zellen liegen dichter aneinander und sind stark pigmentiert. Sie lassen sich in neun Unterabschnitte zergliedern (BRAAK 1971): Pars principalis, dorsalis, medialis, lateralis, perivagalis, marginalis, disseminata und subtrigeminalis sowie in ein Promontorium und ein Repagulum cuneati.

9. Cerebellum

Das Cerebellum des Neugeborenen ist etwa oval, mit abgerundeten Rändern; Fissurae und Foliae sind ausgebildet. Der Vermis bedeckt nicht den hinteren Abschnitt der Fossa rhomboidea in ihrem kaudalsten Abschnitt. Die Vallecula ist deshalb breiter als beim Erwachsenen. Beim Erwachsenen wurden 600–700 Foliae ausgezählt. Der Nucleus dentatus ist bei Neugeborenen deutlich entwickelt. (Weiteres s.S. 404)

Gewicht. Bei Erwachsenen beträgt das Durchschnittsgewicht des Cerebellum 143,1 g, bei Männern 148,2 g, bei Frauen 132,4 g; das entsprechende Hirngewicht liegt bei 1350,1 g, bei Männern 1405,9 g, bei Frauen 1235,9 g (RÖTHIG 1974). Die weiße Substanz des Kleinhirns enthält die afferenten und efferenten Bahnsysteme und wird als Corpus medullare bezeichnet.

a) Cortex cerebelli

Phylogenetische und somatotopische Gliederung

Die Kleinhirnrinde wird phylogenetisch in ein Archaeocerebellum, ein Palaeocerebellum und ein Neocerebellum untergliedert:
Das Archaeocerebellum gehört dem Vestibularissystem an; Lingula, Nodulus und Flocculus sind ihm zugeordnet.
Das Palaeocerebellum wird auch als Spinocerebellum bezeichnet, da es von den Tractus spinocerebellares erreicht wird. Zum Palaeocerebellum gehören die Lobuli centralis und quadrangularis, das Culmen sowie Pyramis und Uvula.

Neocerebellum. In das Neocerebellum ziehen corticocerebellare, pontocerebellare sowie tectocerebellare Fasern. Zu ihm gehören die übrigen Anteile des Wurmes (Declive, Folium und Tuber) sowie die Kleinhirnhemisphärenläppchen (Lobulus simplex, semilunaris superior, semilunaris inferior, gracilis, biventer) und Tonsilla cerebelli.

Funktion allgemein

Nach ECCLES (1976) ist jede Kleinhirnseite für die zuverlässige Bewegungskontrolle der gleichseitigen Extremitäten und des Rumpfes verantwortlich. Er vergleicht die neuronale Maschinerie der Kleinhirnrinde mit einer Computerstation, in welche weit verstreut und mächtig die Moosfasergruppe einzieht und sowohl Erregung als auch Hemmung verursacht. Die Kletterfasern transportieren direkte monosynaptische afferente und efferente Exzitationen. Der einzige Output von der Kleinhirnrinde erfolgt über Purkinje-Zellen, die die Kleinhirnkerne hemmen. Alle Neurone der Rinde, mit Ausnahme der Körnerzellen, sind inhibitorisch. Nirgendwo sonst im Gehirn ist ein solches Überwiegen der Hemmung bekannt.

Flächenwerte

Durch eine tiefe Furchenbildung ist der Cortex cerebelli wesentlich stärker oberflächenvergrößert als der Cortex cerebri. Die gesamte Oberfläche beträgt nach KREUZFUCHS (1902) 45127 mm². Die Rindenfläche des Kleinhirnwurms umfaßt etwa 6000 mm², die Hemisphärenfläche 35000 mm², die der Tonsilla cerebelli 3300 mm² und die des Flocculus 404 mm².
Im Wurmgebiet verhalten sich die frei an der Oberfläche liegenden Rindengebiete zu den bedeckt liegenden wie 1:1,636, im Hemisphärengebiet wie 1:4,35, an der Tonsille wie 1:2,44 und am Flocculus wie 1:1,22. Nach LANGE (1970) macht der Rindenanteil etwa 67% aus.

Cortex cerebelli, Schichtenbau (Abb. 219)

Die etwas über 0,5 mm breite Kleinhirnrinde erscheint im frischen Zustand außen grau, innen mehr rostfarben. Die äußere graue Schicht ist das Stratum moleculare, dem innen das makroskopisch unsichtbare Stratum gangliosum folgt, das die für das Kleinhirn kennzeichnenden großen Purkinje-Zellen enthält. Als 3. innere Schicht setzt sich das rostfarbene Stratum granulosum gegen das Kleinhirnmark deutlich ab.

Stratum moleculare

Das Stratum moleculare ist etwa 350 µm dick (Mittelwert verschiedener Angaben) und enthält sehr viele markarme Nervenfasern. Diese sind die Dendriten der darunterliegenden Purkinje-Zellen oder stammen von Ganglienzellen der gleichen Schicht. Daneben finden sich verhältnismäßig wenige Nervenzellen (Sternzellen und Korbzellen) sowie Neuroglia. Im äußeren Drittel liegen vor allem die Sternzellen. Kleine äußere Sternzellen besitzen kurze und feine Neuriten zu Purkinje-Zellen. Insbesondere im inneren Drittel der Molekularschicht, und damit in der Nachbarschaft der Purkinje-Zellen, kommen Korbzellen vor. Ihre Zelleiber sind sternförmig bis polygonal geformt und besitzen Durchmesser von 10–20 µm.

Pia mater

Stratum moleculare

Dendriten der Purkinje-Zellen

Tiefe Tangentialfaserschicht

Purkinje-Zellen (Stratum neurorum piriformium)

Stratum granulosum mit Glomeruli

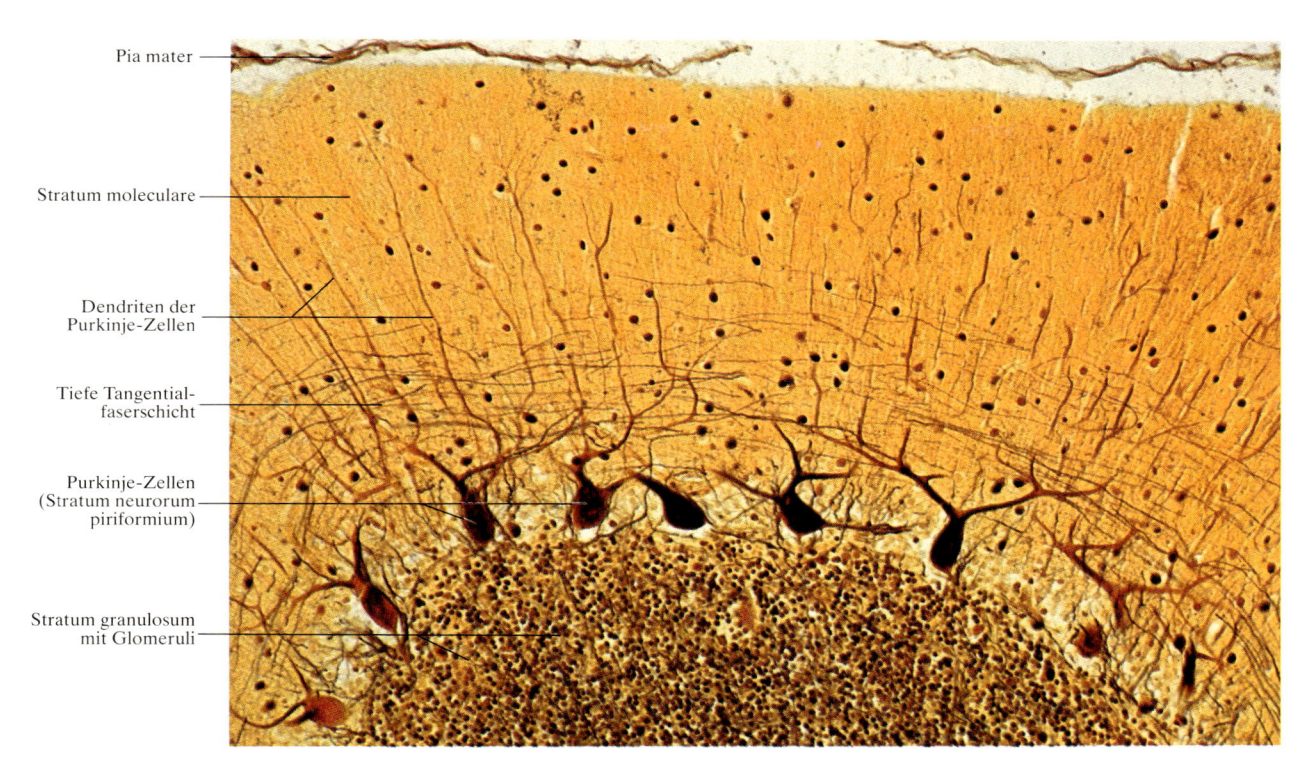

Abb. 219. Cortex cerebelli (Gold-Silber-Imprägnation)

Die langen, vielfach verzweigten Dendriten der Korbzellen verbreitern sich vorwiegend senkrecht zur Längsachse der Kleinhirnwindungen. Ihr langer markloser Neurit verläuft quer zu den Windungen, jedoch oberflächenparallel. Wenige dünne, kurze Kollateralen steigen im Stratum moleculare auf. Die Neuriten der Korbzellen enden in den Faserkörben der Purkinje-Zellen mit feinsten Seitensprossen und Anschwellungen, welche den Hauptteil der Faserkörbe bilden. Auch andere Nervenfasern ziehen in die Faserkörbe ein. Es wird angenommen, daß die Korbzellen auf die Funktion der Purkinje-Zellen hemmend einwirken.

Stratum gangliosum

Das Stratum gangliosum Erwachsener enthält etwa 25 Mill. Purkinje-Zellen (GODJA, zit. nach BLINKOV 1955), an welche insbesondere Kletterfasern des Tractus olivocerebellaris sowie Fasern von Zellen des Stratum granulosum heranziehen. Zwei bis drei Hauptdendriten der Purkinje-Zellen reichen in das Stratum moleculare hinein und verzweigen sich ähnlich einem Spalierbaum quer zur Längsrichtung der Folia cerebelli. Die Neuriten der Purkinje-Zellen gehen von deren Basis ab und ziehen in die Körnerschicht ein. Sie erhalten noch innerhalb des Stratum granulosum eine Markscheide und enden größtenteils als kortikonukleäre Fasern in den Kleinhirnkernen. Sie stellen die einzigen rindenefferenten Kleinhirnfasern dar. Ins Stratum granulosum entlassen die Neuriten markhaltige rückläufige Kollateralen, die sich unter- und oberhalb des Stratum gangliosum zu infra- und supraganglionären Plexus verzweigen und auch an anderen Purkinje-Zellen enden.

Die Pericarya der etwa birnenförmigen Zellkörper der Purkinje-Zellen sind 30–35 µm breit und 50–70 µm hoch. Die Gesamtoberfläche einer Zelle mit allen Dornen beträgt 94000 µm². Diese sitzen den sog. Tertiärdendriten auf und bilden die Synapsenzonen. Nach dem 50. Lebensjahr vermindert sich die Zahl der Purkinje-Zellen besonders in der rechten Kleinhirnseite (ELLIS 1920/21) um 15–20%.

Stratum granulosum

Das Stratum granulosum ist etwa 230 µm dick (SMOLJANINOV 1965, zit. nach BLINKOV u. GLEZER (1968)), und besteht aus dicht gepackten, kleinen Körnerzellen und weniger zahlreichen Zellen vom Golgityp, Gliafasern und Nervenfasern.

Körnerzellen (Abb. 220). Die Bezeichnung „große Körnerzellen" stammt von KOELLIKER (1890). Die Kerne der Körnerzellen sind rundlich und besitzen Durchmesser von 5–8 µm. Jeweils 3–4 ihrer Dendriten bilden innerhalb der Glomeruli cerebellares Synapsen mit Moosfasern aus; ein Neurit zieht zur Purkinje-Zellschicht und auch weiter zum Stratum moleculare.

Golgizellen. Die großen Sternzellen des Stratum granulosum sind Golgizellen. Sie kommen auch im Mark, in Flocke und Unterwurm vor. Zahlreiche Untergruppen wurden beschrieben. Ihre Dendriten reichen ins Stratum moleculare, ihre Neuriten verbleiben im Stratum granulosum. Im Bereich der

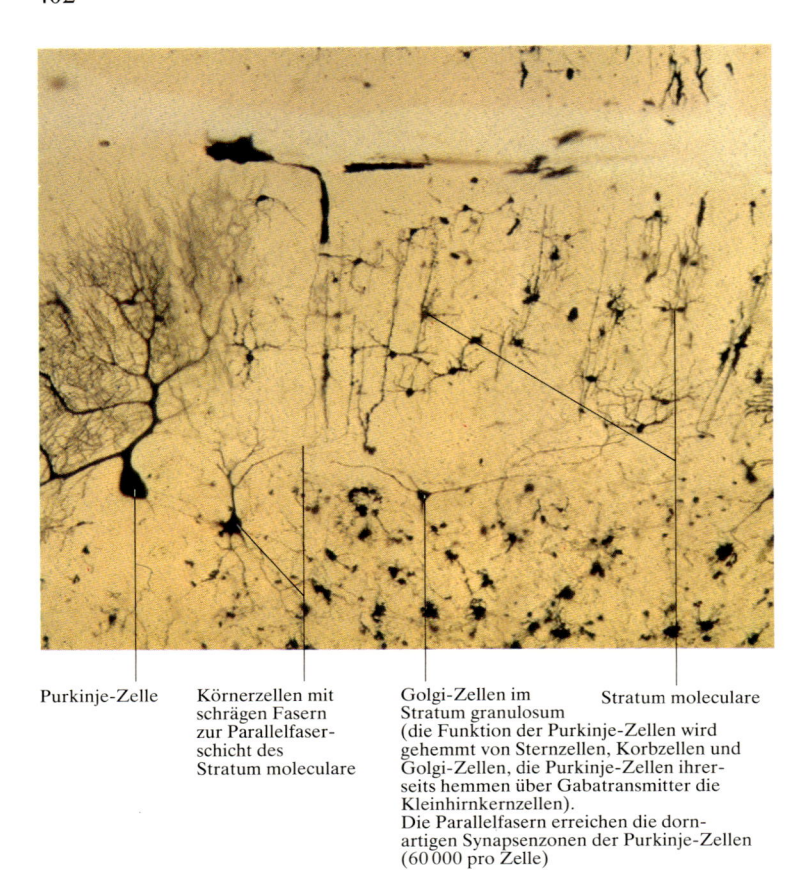

Abb. 220. Cortex cerebelli, Zellen und Zellverbindungen

Purkinje-Zelle | Körnerzellen mit schrägen Fasern zur Parallelfaserschicht des Stratum moleculare | Golgi-Zellen im Stratum granulosum (die Funktion der Purkinje-Zellen wird gehemmt von Sternzellen, Korbzellen und Golgi-Zellen, die Purkinje-Zellen ihrerseits hemmen über Gabatransmitter die Kleinhirnkernzellen). Die Parallelfasern erreichen die dornartigen Synapsenzonen der Purkinje-Zellen (60 000 pro Zelle) | Stratum moleculare

Wurmrinde sind in oberen, vorderen Abschnitten weniger zahlreiche Golgizellen nachgewiesen worden als in unteren (Pars nodulofloccularis).

Fasern

In der Kleinhirnrinde des Menschen lassen sich 3 Plexus markhaltiger Fasern unterscheiden:

Plexus supragangliosus (-ganglionaris)

Im unteren Drittel der Molekularschicht liegt ein Plexus, der nur aus rückläufigen Kollateralen der Purkinje-Axone besteht. Diese Kollateralen der Purkinje-Zellen verlaufen in der Längsrichtung der Foliae cerebelli und enden mit inhibitorischen Synapsen an den Dendriten der Purkinje-Zellen, der Korbzellen und der Golgizellen (ECCLES u.Mitarb. 1967). Regionale Unterschiede dieses Plexus supragangliosus sind bei Menschen nachweisbar (JAKOB 1928; LANGE 1973).

Plexus periganglionaris

Im Bereich der Purkinje-Zellen liegt ein Nervenfaserplexus, der im wesentlichen aus Neurofibrae radiales besteht, wie der folgende Plexus intragranularis gebaut ist und sich von diesem nur schwer trennen läßt.

Plexus infragangliosus (intragranularis)

Dieser Nervenfaserplexus liegt in der Körnerschicht und setzt sich aus Afferenzen der Kleinhirnrinde und den Moos- und Kletterfasern zusammen, die mit exzitatorischen Synapsen an den Körnerzellen und Purkinje-Zellen enden. Zu diesen Fasern kommen in der Körnerschicht noch die Axone der Purkinje-Zellen und einige ihrer rückläufigen Kollateralen (JAKOB 1928).

Faserverbindungen und Funktion

Außer den Projektionsbahnen kommen im Corpus medullare Assoziations- und Kommissurenfasern vor, die verschiedene Kleinhirnrindengebiete zusammenschalten.

Aus der Pyramidenbahn ziehen Kollateralen zu den Nuclei pontis ab sowie zum Nucleus reticularis lateralis, aus denen Moosfasern zur Kleinhirnrinde verlaufen (direkte Information zum Kleinhirn, die von großen Pyramidenzellen stammt). Aus den kleinen Pyramidenzellen gelangen Fasern zur Oliva inferior, von der Kletterfasern zur Kleinhirnrinde aufsteigen. Die Oliva inferior stellt somit eine präzerebellare Relaisstation dar.

Nach BATINI u.Mitarb. (1978) ziehen zu verschiedenen Wurmabschnitten des Cerebellum (bei der Katze) Moos- und Kletterfasern. Die Kletterfasern zu den Läppchen VI und VII stammen aus der Oliva inferior. Die Moosfasern stellen andere Afferenzen zum Cortex cerebelli aus unterschiedlichen Kerngebieten dar: Nuclei perihypoglossales, Nuclei vestibulares, Nuclei pontis, Nuclei reticulares tegmenti pontis, Nuclei reticulares laterales et paramedianus sowie Nuclei raphae. Weniger zahlreiche Fasern dieser Art stammen aus den Kleinhirnkernen, dem Nucleus tractus solitarii sowie aus dem Nucleus cuneatus externus, dem Nucleus lemnisci lateralis, dem Nucleus parabrachialis und dem Nucleus subcoeruleus. Lediglich Fasern aus den Nuclei pontis und dem Nucleus reticularis tegmenti pontis entlassen stärkere Projektionen zum sog. visoakustischen Kleinhirnrindengebiet: zum Lobulus VII im unteren Kleinhirnwurm, weniger zahlreich zum Lobulus VI. Lobulus VI und VII des Vermis cerebelli. Sie sollen in die motorische Kontrolle bestimmter Augenbewegungen eingeschaltet sein und auch Afferenzen aus den äußeren Augenmuskelfasern über Moos- und Kletterfasern erhalten. Für die Moosfasern zu den Lobuli VI und VII gelten als bedeutendste präzerebellare Relaisstationen die Nuclei perihypoglossales, welche mit dem Vestibulariskernsystem verknüpft sind und auch Fasern zum Vestibulocerebellum entlassen und aus dem Nucleus fastigii Zufluß erhalten.

Diejenigen Anteile der Nuclei vestibulares, in welchen die meisten markierten Neurone gefunden wurden, erhalten wenige primäre Vestibularisfasern und können deshalb nicht als direkte vestibuläre Afferenz des hinteren Kleinhirnwurmes gelten, im Gegensatz zu den Nuclei perihypoglossales und zum Nucleus reticularis lateralis. Die Autoren nehmen deshalb an, daß zumindest die meisten dieser markierten Vestibulariskernzellen nicht mit den Kernen der Augenmuskel-

Cortex cerebelli

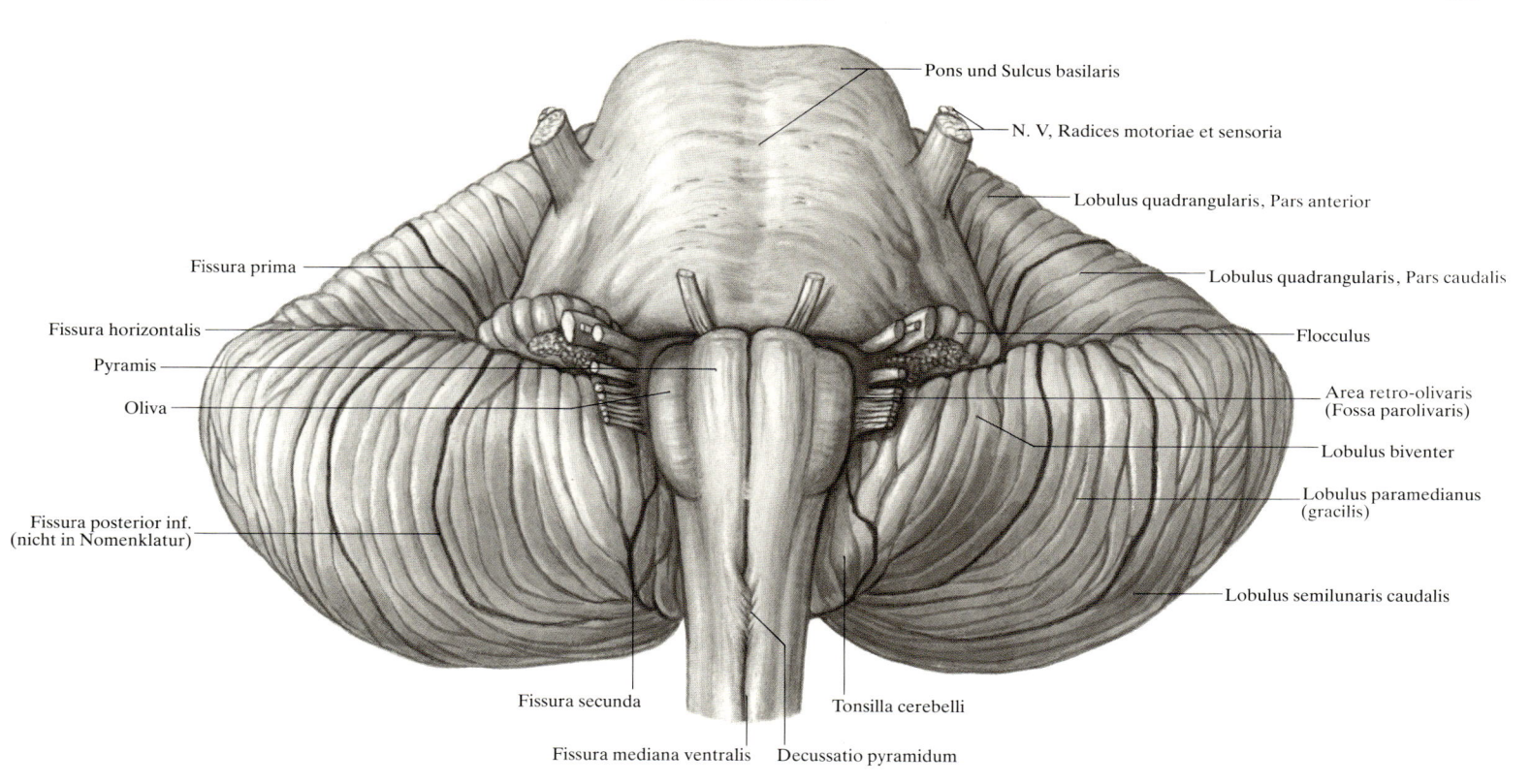

Abb. 221. Rhombencephalon und Cerebellum von basal

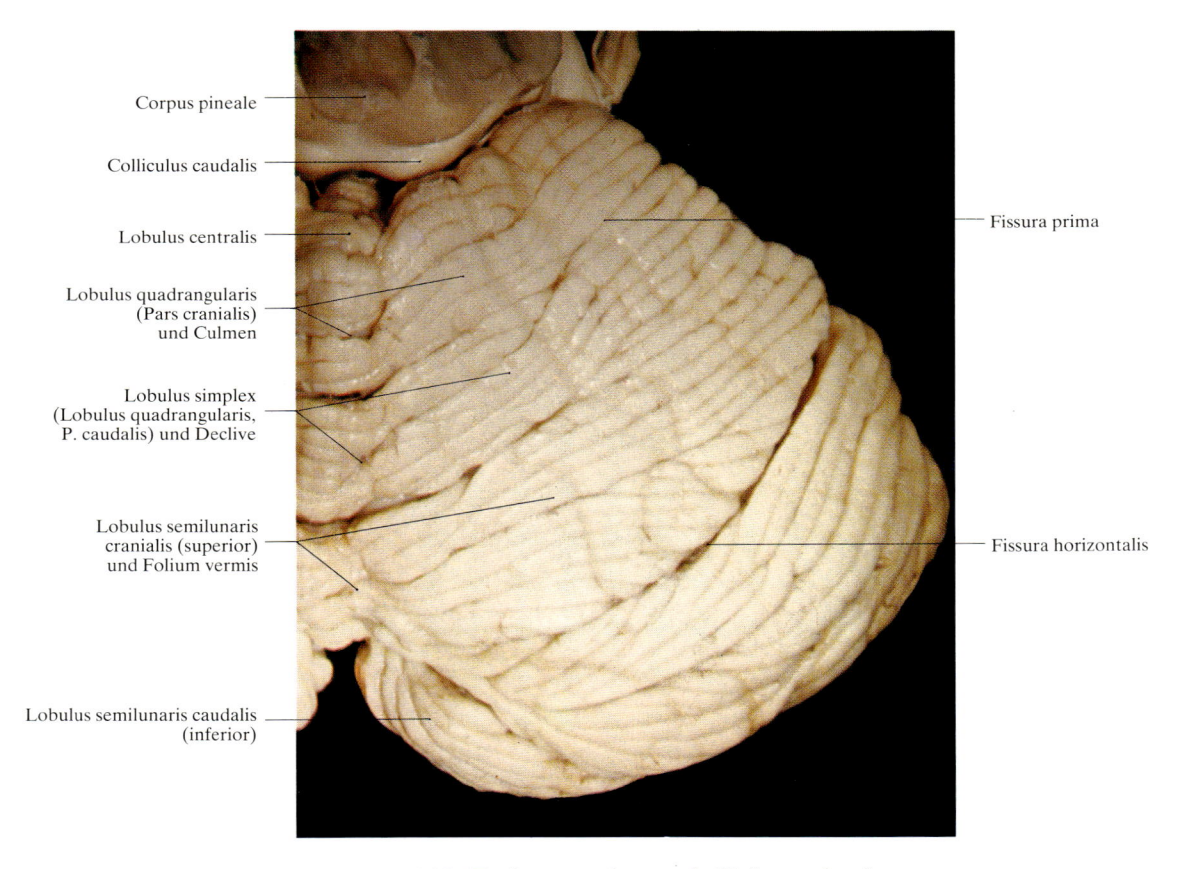

Abb. 222. Facies superior cerebelli (von oben)

nerven direkt zusammengeschaltet sind und deshalb auch nicht an der direkten vestibulo-okulären Reflexbahn beteiligt sind.

Von den äußeren Augenmuskeln erreichen Impulse das Stratum granulosum der Kleinhirnlappen V, VI und VII über rasch leitende Moosfasern und nach längerer Latenzzeit über Kletterfasern, möglicherweise über den Tractus olivocerebellaris. Im Mittelbezirk des Wurms kommt es dabei zu einer Überlappung, nicht jedoch in den seitlichen (Hemisphären-) Abschnitten (BAKER u.Mitarb. 1972).

Aus Zervikalabschnitten des Rückenmarks jedoch scheinen propriozeptive Fasern über diese Kerngebiete in untere Wurmregionen einzuziehen. In Folium- und Tuberabschnitten des Wurms und in zugehörigen Kleinhirnhemisphärengebieten treffen zusätzlich akustische und visuelle Impulse von den oberen und unteren Vierhügeln ein. Reizung dieser Region löst Hinwendung von Kopf und Augen zur gleichen Seite aus. Dieser Abschnitt dient offenbar der Integration von visuellen und akustischen Impulsen in die Motorik (GANONG 1974). Das Unterwurmgebiet übernimmt wahrscheinlich die Kontrolle und Koordination von Augen- und Kopfbewegungen (Abb. 221 u. 222).

Aufgrund von Reizversuchen wurden im Oberwurmgebiet die Körperregionen entsprechend einem umgekehrten Homunculus sowie beiderseits des Nodulus als aufrecht plazierte Homunculi lokalisiert (SNIDER u. STOWELL 1944/51). Ähnliche Befunde ergaben sich aufgrund von Degenerationsstudien, nach denen der Tractus spinocerebellaris ventralis in oberen, vorderen Wurmabschnitten, der Tractus spino- und olivocerebellaris in einem größeren Mittelstreifen des Vorderwurms, der Tractus spinocerebellaris dorsalis (untere Extremität) in vorderen Zonen des Oberwurmes und der Tractus cuneocerebellaris des Armes in hinteren Abschnitten des Oberwurmes sowie unteren, medialen Hemisphärenteilen und Unterwurmabschnitten lokalisiert sein sollen. Auch der Tractus spinocerebellaris dorsalis greift danach in das Tonsillengebiet und in Unterwurmabschnitte ein. Nodulus und Flocculus wurden von primären, vestibulozerebellaren Fasern erreicht. In vorderen Abschnitten wurde eine ipsilaterale Repräsentation, in dorsalen eine bilaterale nachgewiesen.

Mehrere Untersuchungen haben gezeigt, daß spinozerebellare Bahnen des Menschen vorzüglich über den Pedunculus cerebellaris caudalis, weniger zahlreich über den Pedunculus cerebellaris cranialis und einige über den Pedunculus cerebellaris medius einziehen. Die Mehrzahl der Fasern erreicht den Lobus anterior, speziell mediale Abschnitte und laterale Teile der Pyramis sowie mediale Abschnitte des Lobulus biventer. Weniger zahlreiche Fasern ziehen in Declive, Folium, Tuber und in den Lobus medius des Cerebellum ein, bis zu einer Strecke von 2 cm lateral der Mittellinie. Die Mehrzahl der Fasern endet ipsilateral, $1/5$–$1/10$ kontralateral. Lediglich einmal zog die Mehrzahl der spinozerebellaren Fasern über den Pedunculus cerebellaris superior ein. Dabei bestanden mehr Degenerationen im Bereich der Lingula als in anderen Regionen (SMITH 1961).

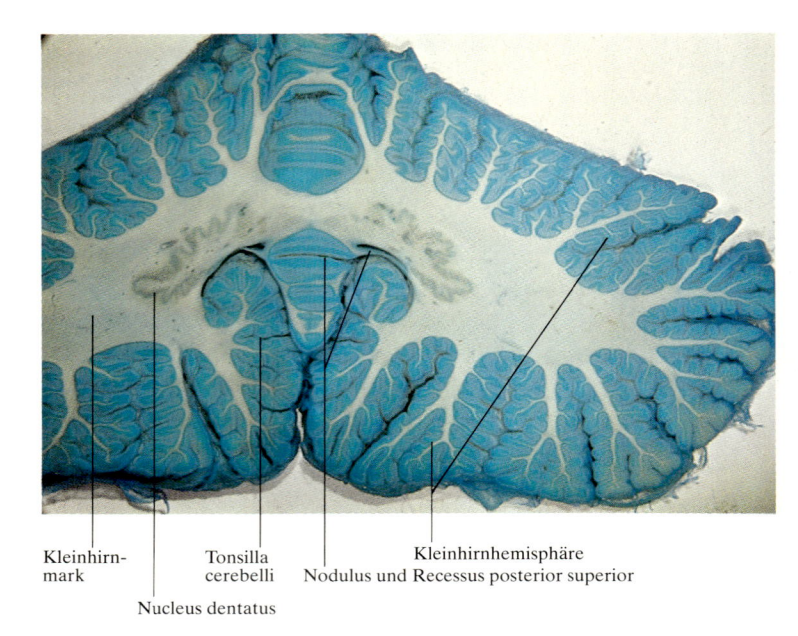

Abb. 223. Cerebellum
Transversalschnitt durch den Nucleus dentatus

Nuclei cerebelli

Über dem Dach des vierten Ventrikels sind die Kleinhirnkerne in das Marklager eingebettet. Am weitesten medial liegen die Nuclei fastigii, daneben die Nuclei globosi und emboliformis. Lateral davon liegt der größte Kleinhirnkern, der Nucleus dentatus. Alle Kleinhirnkerne sind paarig. Der Nucleus dentatus ist nach OLIVEROS (1952) von der Außenfläche des Mastoids 5 (4,2–5,5) cm, von der Medianen 2,5 (1,2–2,8) cm, von Boden der hinteren Schädelgrube 2,2 (1,5–2,5) cm und 3,9 (3,5–4,2) cm von der dorso-paramedianen Tabula externa entfernt (Abb. 223). An unserem Material ist die Unterfläche des Nucleus dentatus von der Ebene des Foramen magnum 18,47 (15–20) mm, die hintere vom Kleinhirnhinterrand an der Fissura horizontalis 23,8 (18–27) mm, die seitliche von der Oberfläche des Lobulus semilunaris inf. 29,4 (25–34) mm und vom Seitenrand des Flocculus 18,7 (14–25) mm entfernt. (Weiteres s. Bd. I/1, Teil B.)

Nach ALDES u. BOWMAN (1978) sind in der Zungenmuskulatur (bei Affen) alle 4 Kleinhirnkerne repräsentiert, und zwar nicht entsprechend ihrer Größe. Es wird angenommen, daß Verbindungen zwischen dem Cerebellum und dem Hypoglossuskern bestehen.

Uvuloefferente Fasern

Nach Befunden von WALBERG (1972) stammen die uvuloefferenten Fasern hauptsächlich von deren kaudalem Abschnitt. Sie erreichen den Nucleus vestibularis superior, insbesondere dessen periphere Abschnitte, die Kerne der Nervengruppe X und den Nucleus vestibularis caudalis. Einige Fasern ziehen möglicherweise in den Nucleus vestibularis lateralis, keine in den Nucleus vestibularis medialis ein. (Weiteres s.S. 483 ff.)

Noduloefferente Fasern

Aus dem Nodulus erreichen Fasern den Nucleus vestibularis cranialis, insbesondere kaudale und mediale Teile und den Nucleus caudalis in ventrokaudalen Abschnitten. Die Kerne der Nn IX und X erhalten einige Fasern, ebenso der kaudodorsale Abschnitt des Nucleus vestibularis lateralis.

Der Wurm kontrolliert die Nuclei vestibulares und die Formatio reticularis des Hirnstammes. Ein paravermaler Kleinhirnstreifen beeinflußt indirekt den Nucleus ruber und das Tegmentum mesencephali, die Kleinhirnhemisphären, den Nucleus dentatus und über diese indirekt den Thalamus, auch das Corpus striatum und den Cortex cerebri.

Das Wurmgebiet kontrolliert demnach Körperhaltung, Muskeltonus und Bewegungen sowie Equilibration des gesamten Körpers. Die intermediäre Zone ist für Haltung und gezielte Bewegungen der gleichseitigen Extremitäten verantwortlich. Die Bedeutung der lateralen Zone ist bis jetzt noch nicht vollständig abgeklärt.

b) Schädigungen

Der Ausfall des Kleinhirns, insbesondere der Nuclei cerebelli hat schwankenden, breitspurigen Gang und Neigung zum Hinfallen zur Folge. Die Lichtsinnesempfindung und der Hörsinn wurden zentralen Regionen des Wurmes und benachbarten paravermalen Zonen, die sich mit Gesichtsrepräsentationszonen überlappen, zugeordnet.

Läsionen einer Kleinhirnhemisphäre führen zu Koordinationsstörungen, Dysdiadochokinese, Dysmetrie und Ataxie an den Extremitäten der gleichen Seite. Es bestehen Falltendenz, Abweichen beim Blindgang und Abweichen bei Zeigebewegungen jeweils zur Seite der Kleinhirnläsion. Andererseits können Läsionen der Kleinhirnrinde beim Menschen weitgehend kompensiert werden, nicht jedoch Schädigungen der Kleinhirnkerne.

Entsprechend der Funktion des Kleinhirns können Schädigungen zu Krankheitszeichen führen, die auch bei Läsionen der afferenten und efferenten Faserverbindungen beobachtet werden. Eine strenge Lokalisation von Kleinhirnläsionen ist aufgrund klinischer Symptome nicht oder nur in beschränktem Umfang möglich. Mittelliniennahe Prozesse verursachen Koordinationsstörungen des Rumpfes, laterale Hemisphärenprozesse Koordinationsstörungen im Bereich der *gleichseitigen* Extremitäten.

WANIA u. WALSH (1959) resezierten bei einem 6 Wochen alten Mädchen die durch eine Zyste fast vollständig degenerierten Kleinhirnhemisphären. Bei der Nachuntersuchung nach 2 Jahren bestand lediglich eine Abduktionsschwäche des linken Auges. Der rechte Discus n. optici war etwas heller als normal. Es fanden sich kein Nystagmus und keine abnormalen Bewegungen des Kopfes oder Rumpfes. Haltung und Sitzen waren normal. Das Kind konnte lediglich einfache Worte wie Mamma sprechen. Spastizität und Ataxie bestanden nicht, die Kraft aller 4 Extremitäten war jedoch unternormal. Die Autoren weisen darauf hin, daß abnorme Funktionen des Körpers nach Kleinhirnentfernung vom abnormen Funktionieren des übrigen Zentralnervensystems abhängen. Nystagmus entwickle sich nicht, wenn der Boden des vierten Ventrikels während der Entfernung des Cerebellum nicht geschädigt wird!

Zerebellare Syndrome

Zerebellare Ataxie, Asynergie und Dysmetrie

Bei der zerebellaren Ataxie sind alle Bewegungen unausgewogen und ausfahrend, da die Funktionen der Agonisten und Antagonisten nicht maßvoll aufeinander abgestimmt sind. Bewegungsimpulse werden entweder zu früh und zu rasch oder zu spät und zu langsam in Gang gesetzt bzw. abgebremst. Bei komplexen motorischen Leistungen sind auch die notwendigen Mit- und Ausgleichsbewegungen gestört oder fehlen ganz. Beim Sprechen können Lautstärke und Sprechtempo unausgewogen sein (skandierende Sprache). Die Schrift ist meist übernormal groß, ausfahrend und durch ungleichmäßigen Federdruck charakterisiert.

Kleinhirnsyndrome bei mittelliniennahen Läsionen

Bei Läsionen im Bereich des Kleinhirnwurms kommt es meist zu Rumpfataxie. Es besteht Unsicherheit beim Stehen und Gehen, was als Schwanken und Torkeln in Erscheinung tritt und auch durch optische Kontrolle bei offenen Augen nicht vollständig unterdrückt werden kann. Bei geschlossenen Augen besteht Fallneigung meist nach hinten, selten nach vorn. Der Gang ist breitbeinig mit unregelmäßiger Schrittfolge und Schrittlänge. Bei plötzlichem Anhalten oder Umwenden bestehen Schwierigkeiten, das Gleichgewicht zu halten. Entsprechende Störungen bestehen beim Hinsetzen, Hinlegen und Wiederaufstehen. Der Muskeltonus ist allgemein herabgesetzt (zerebellare Hypotonie).

Kleinhirnsymptome bei lateralen Hemisphärenläsionen

Die Koordinationsstörungen können weitgehend auf die Extremitäten der herdgleichen Seite beschränkt sein (Gliedataxie). Bei den Zielbewegungen (Finger-Nasen-Versuch, Knie-Hacken-Versuch) treten auch unter Augenkontrolle ausfahrende Bewegungen auf, die sich in Zielnähe noch verstärken (Intentionstremor, Zielwackeln). Auch kann der Bewegungsansatz gestört sein, indem der Arm bzw. das Bein übermäßig oder unzureichend gehoben, danach zu stark oder zu wenig gebeugt werden (Hyper-, Hypoflexionsphänomen). Schnell aufeinanderfolgende gegensinnige Bewegungen sind nicht möglich (Adiadochokinese). Beim plötzlichen Lösen eines Widerstandes gegen kräftige Innervation kommt es infolge gestörter Bremsfunktion zu einem überschießenden „Rückstoßphänomen". Gleichgewichtsstörungen zeigen sich beim Stand mit geschlossenen Augen durch Fallneigung zur herdgleichen Seite. Beim Baranyschen Zeigeversuch wird bei vertikalen Bewegungen nur mit der herdseitigen Hand lateral am Ziel vorbeigezeigt, bei vestibulären Störungen dagegen mit beiden Händen! Beim Vorhalten der Arme besteht eine Steige- oder Divergenzreaktion des herdseitigen Armes. Beim Abschätzen von Gewichten werden diese auf der Herdseite unterschätzt. Häufig besteht eine Haltungsanomalie des Kopfes, der nach der Herdseite gedreht und zur Gegenseite geneigt wird. Der Muskeltonus ist in den herdseitigen Extremitäten herabgesetzt. Infolge einer Tonusminderung der herdseitigen Augenmuskeln erfolgt ein fließendes Abweichen der Bulbi zur Gegenseite (Déviation conjugée), welches über optische Mechanismen reflektorisch durch entgegengesetzt gerichtete schnelle Bulbuszuckungen korrigiert wird: Nystagmus zur Herdseite, der bei Augenschluß vermindert ist. Der zerebellare Nystagmus ist stets grobschlägig und wird stärker bei Blickwendung zur Herdseite (blickparetischer Nystagmus) sowie im Liegen bei Lage des Kopfes auf der dem Herd entgegengesetzten Seite (Lage-Nystagmus).

Zerebellare Erkrankungen s. Spezialliteratur.

10. Liquorsystem

Die *inneren Liquorräume* gliedern sich in: zwei Ventriculi laterales, Ventriculus tertius, Aqueductus cerebri und Ventriculus quartus.

Die Verbindungen zwischen den Ventriculi laterales und dem Ventriculus tertius sind die Foramina interventricularia. Die engere Kommunikation zwischen dem 3. und 4. Ventrikel stellt der Aqueductus mesencephali (Sylvii) dar. Er ist zugleich schwächstes Glied des Liquorkreislaufs.

Ventrikelgröße, postnatale Veränderung (Abb. 224). HEINRICH (1938/39) führte außerordentlich gründliche Untersuchungen zur Ermittlung der Ventrikelgröße verschiedener Altersgruppen an 100 neurologisch gesunden Menschen durch. Er stellte fest, daß die linken Ventriculi laterales in 51% größer als die rechten sind. In 25% ist der rechte Ventriculus lateralis größer als der linke, gleichgroße Ventrikel bestehen in 24%. Das linke Vorderhorn erwies sich in 61% größer als das rechte, das linke Hinterhorn in 50%. Eine Geschlechtsabhängigkeit dieser Seitenunterschiede ließ sich nicht ermitteln. HEINRICH stellte außerdem die Ventrikelgröße der zugehörigen „Hirnfläche" gegenüber und betont, daß ein höherer Flächenwert der Ventrikel in der Regel auch in einem größeren Gehirn liegt. Bei bis zu 6jährigen bestehen verhältnismäßig kleine Ventrikel, vom 10. Lebensjahr, gelegentlich auch vom 8. an, sind die Ventrikel jedoch relativ im Verhältnis zum Gehirn gleichgroß wie bei Erwachsenen. Bis zum 60.–64. Lebensjahr findet nach HEINRICH nur eine mäßige Zunahme der Ventrikelgröße statt, nach dem 65. Lebensjahr eine deutliche. HEINRICH betont, daß in allen Altersstufen eine große Streubreite vorliegt und ein Geschlechtsdimorphismus nicht erkennbar ist.

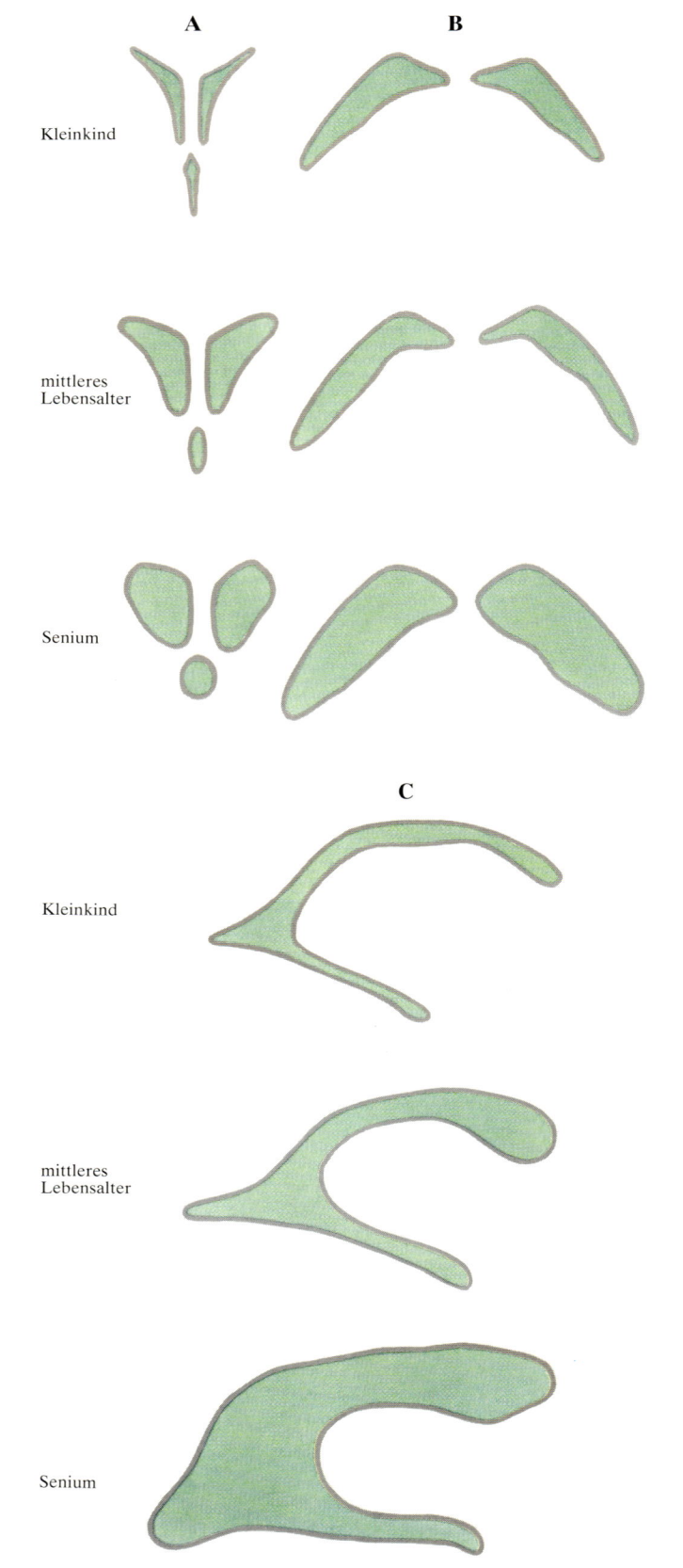

Abb. 224. Ventriculi cerebri
Altersveränderungen (Formtypen von Kleinkind und mittlerem Lebensalter auf gleiche Größe gebracht) (nach HEINRICH 1938/39)
A AP-Aufnahme; **B** halbaxiale Aufnahme; **C** seitlicher Strahlengang

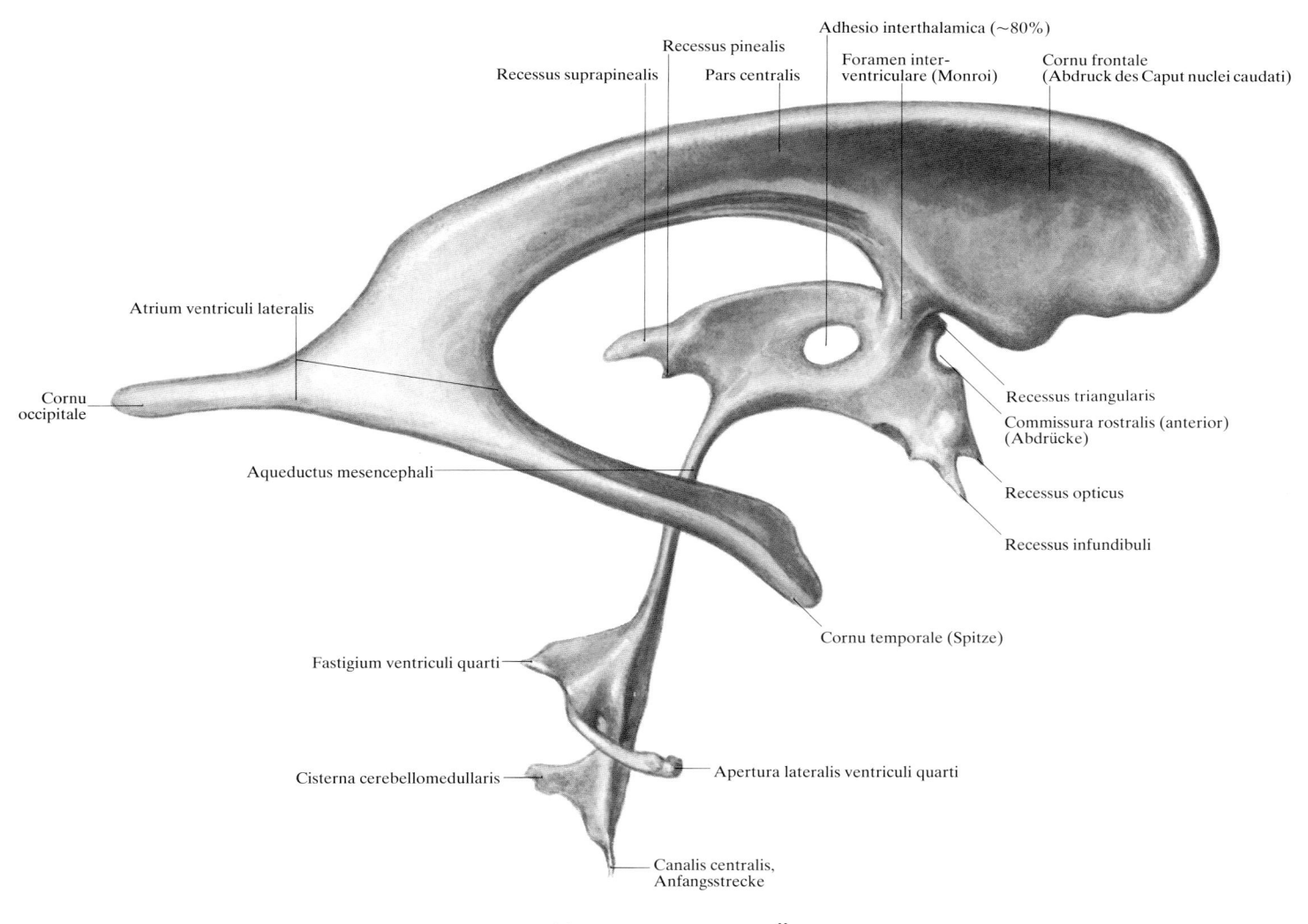

Abb. 225. Ventrikelsystem, Übersicht

a) Ventriculi laterales

Form. Größe und Form der Ventriculi laterales wechseln während des intra- und extrauterinen Lebens stark.

In seiner Grundform ähnelt der Seitenventrikel einem nach vorne und unten offenen Hufeisen und ahmt somit verkleinert die Form der Großhirnhemisphären nach. Das Cornu temporale ist enger und außerdem durch die Einlagerung des Hippocampus gegenüber der Sagittalebene um ca. 60° nach außen verkantet.

Cornu temporale und Pars centralis (cella media) sind ursprünglichere Teile des Seitenventrikels und enthalten den Plexus choroideus. Vorder- und Hinterhorn bleiben frei von Plexus. Der Inhalt des Cornu temporale und der Pars centralis beträgt bei Erwachsenen durchschnittlich 3,39 cm³.

Volumina. Beim Fetus sind die Ventriculi laterales verhältnismäßig groß, beim Kleinkind relativ am kleinsten, vom 10. Lebensjahr an sollen sie die gleichen Maße wie bei Erwachsenen besitzen. Zwischen dem 20. und 60. Lebensjahr verändert sich ihr Volumen von etwa 4,5 cm³ (männlich) und 6,0 cm³ (weiblich) auf ca. 6,2 cm³ (männlich) und 5,3 cm³ (weiblich). Nach dem 60. Lebensjahr erweitern sie sich gewöhnlich stark auf ca. 13 cm³ (männlich) und 10 cm³ (weiblich) (KNUDSEN 1958). Die Grenzwerte liegen bei 2 cm³ und 39 cm³.

Das Vorderhorn stellt etwa 35%, Pars centralis und Cornu temporale 48%, Cornu posterius 17% des Ventrikelvolumens (KNUDSEN 1958).

Beide Seitenventrikel sind vollständig von Endhirnabschnitten begrenzt. Die Beteiligung der oberen Thalamusfläche an der Wandbildung ist nur scheinbar: hier liegt ein dünner und durchsichtiger Wandteil des Endhirns der Thalamusoberfläche an – Lamina affixa.

Größenentwicklung. Nach Befunden von WOOLLAM (1952) beträgt die Gesamtlänge der Ventriculi laterales beim 5 Monate alten Feten 5,0 cm, beim 6 Monate alten 5,2 cm, beim 7 Monate alten 5,3 cm und beim Erwachsenen 9,2 cm. Die Weite des Cornu occipitale beträgt beim Feten der angegebe-

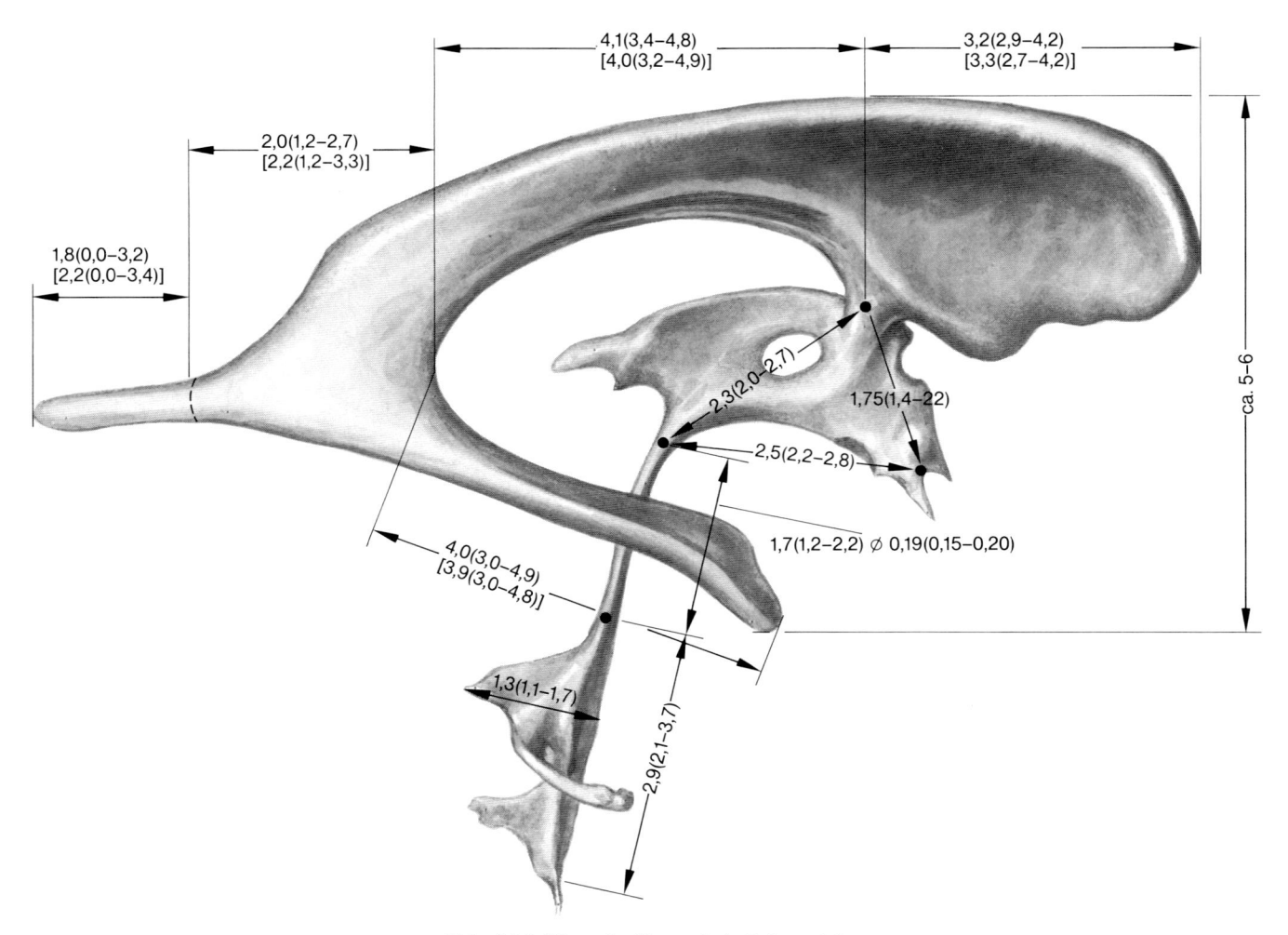

Abb. 226. Ventriculi cerebri, Seitansicht
Maße (nach verschiedenen Autoren), Mittel- und Grenzwerte in cm

nen Altersstufen 1,0 cm, bei Erwachsenen 0,5 cm. Die Weite des Cornu temporale macht bei 5 Monate alten Feten 0,4 cm aus, bei 6 und 7 Monate alten Feten 0,7 cm und bei Erwachsenen 0,5 cm (nach TORKILDSEN 1933). Die Weite des Cornu frontale beträgt bei 5 Monate alten Feten 1,0 cm, bei 6 Monate alten 0,8 cm, bei 7 Monate alten 1,2 cm und bei Erwachsenen (nach TORKILDSEN) 1,1 cm. Der Autor betont die große Variabilität des Cornu occipitale bei Erwachsenen zwischen vollkommenem Fehlen und einer Länge von 3 cm. Beim Keimling ist das Cornu occipitale eine kleine Höhle, annähernd gleichartig in Form und Größe und etwa doppelt so breit wie bei Erwachsenen.

Nach LODIN (1968), der 164 Enzephalogramme von Kindern unter 15 Jahren auswertete, beträgt die Breite der Vorderhörner bei Kindern unter einem Jahr im Mittel 16 mm, bei Einjährigen 20 mm an der rechten und 22 mm an der linken Seite, wobei diese Mittelwerte bis zum 15. Lebensjahr etwa gleich bleiben (nicht korrigierte Röntgenaufnahmen).

Die unterschiedliche Weite der Ventriculi laterales bei Einjährigen hängt seiner Meinung nach möglicherweise mit der Rechtshändigkeit zusammen. Die Breite der Ventrikelabschnitte Erwachsener scheint bei 2jährigen erreicht zu sein, der normale Grenzwert der Breite der Cornua frontalia beträgt nach dem Autor etwa $3/10$ des halben Gehirndurchmessers.

Asymmetrie. Nach FÖRTIG (1922), der 217 Gehirne von Geisteskranken untersuchte, sind der rechte und linke Seitenventrikel in 16,1% gleichgroß, in 83,9% besteht Asymmetrie, wobei in 66,4% der linke Ventriculus lateralis größer ist als der rechte. In 17,5% erwies sich der Ventriculus lateralis dexter größer als der linke. In 60,9% reichte das Cornu occipitale links weiter nach dorsal als rechts. Auch bei anschließend untersuchten Gehirnen gesunder Menschen fanden sich annähernd dieselben Asymmetrien. Während die Cornua frontalia annähernd in derselben Schnittebene liegen, erstreckt sich das linke Cornu occipitale in der Regel weiter nach dorsal als das rechte.

Erweiterung: Ärztliche Bedeutung. HUNTER u.Mitarb. (1962) untersuchten 75 Patienten mit unilateraler, zerebraler Atrophie, die sie durch Erweiterung eines Ventriculus lateralis nach streng radiologischen Gesichtspunkten nachwiesen. In 21% lagen zerebrovaskuläre Erkrankungen, in 19% Kopfverletzungen, in 7% intrakranielle Infektionen, in 3% disseminierte Sklerosen vor, in 51% ließ sich keine Ätiologie nachweisen. 48 der 75 Patienten litten unter Epilepsie, 52 wiesen neurologische Störungen und 44 Intelligenzverlust auf.

MELCHIOR u.Mitarb. (1965) verglichen den größten Querdurchmesser der Vorderhörner mit dem des Schädels (in a-p-Projektion) = Evans-Ratio und vermaßen außerdem die größte Weite des Ventriculus tertius bei geistig Behinderten. Es zeigte sich, daß die Ventrikelweite bei niedrigen Intelligenzquotienten größer als bei höheren ist.

Maße bei Erwachsenen

Cornu frontale (anterius) (Abb. 225)

Die Höhe des Cornu frontale beträgt am anatomischen Untersuchungsgut von TORKILDSEN (1933/34) rechts im Mittel 19,4 mm, links 18,8 mm. Seine Länge mißt nach TAVERAS u. WOOD (1964) zwischen Vordergrenze und Hinterrand des Foramen interventriculare 35 mm.

Pars centralis (Abb. 226)

Die Pars centralis ist am anatomischen Untersuchungsgut von TORKILDSEN (1933/34) rechts im Mittel 6,6 mm, links 6,4 mm hoch. Am röntgenologischen Untersuchungsgut (450 ausgewählte Ventrikulogramme) liegen in vorderen Abschnitten mittlere Höhen von 10,0 mm an der rechten und 9,0 mm an der linken Seite vor. Nach TAVERAS u. WOOD (1964) besitzt die Pars centralis vom Foramen interventriculare bis zum Atrium eine mittlere Länge von 45 mm.

Atrium = Ventrikeldreieck (Abb. 227)

Der Atriumabschnitt ist den Befunden von TAVERAS u. WOOD (1964) zufolge im Mittel 23 mm lang. Das Atrium stellt die Übergangsregion zwischen Pars centralis und Cornu temporale sowie Cornu occipitale dar. Es befindet sich seitlich und etwas hinter dem Pulvinar thalami; in ihm befindet sich das Glomus choroideum.

Cornu occipitale (posterius)

Am anatomischen Untersuchungsgut (11 Gehirne Erwachsener) schwankte die Länge des Cornu occipitale zwischen 0 und 36 mm. Seine Höhe betrug an der rechten Seite im Mittel 14,5 mm, an der linken 13,9 mm.
Nach MCRAE u.Mitarb. (1968) ist bei Rechtshändern in 60% das linke und in 10% das rechte Hinterhorn länger entwickelt. Beim Rest sind beide Hinterhörner gleichlang. Bei 7 Linkshändern bestand ein längeres linkes Hinterhorn, ein längeres rechtes in 3 Fällen. Insgesamt lagen in 59,3% gleichgroße Hinterhörner vor, in 40,7% waren sie asymmetrisch ausgebildet, in 82,4% war das linke, in 17,6% das rechte Hinterhorn größer entwickelt.

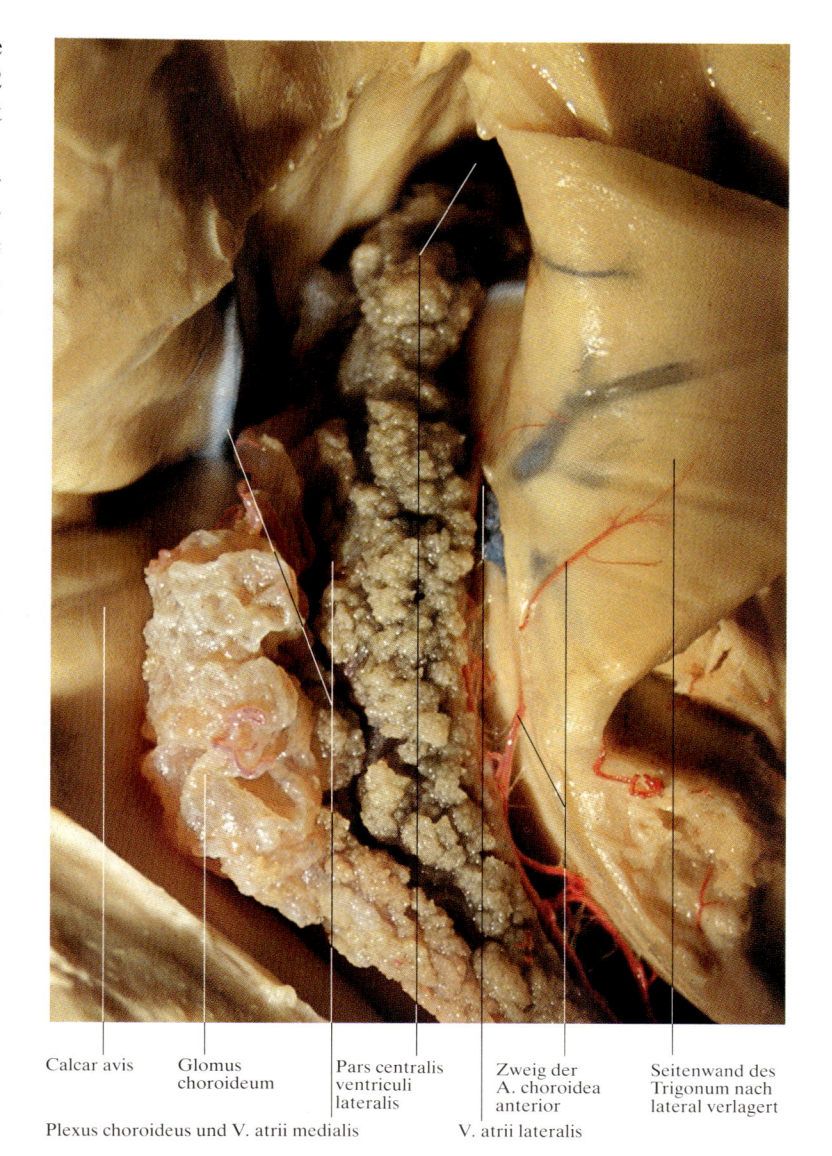

Abb. 227. Ventrikeldreieck von dorsolateral

Beschriftungen: Calcar avis — Glomus choroideum — Pars centralis ventriculi lateralis — Zweig der A. choroidea anterior — Seitenwand des Trigonum nach lateral verlagert — Plexus choroideus und V. atrii medialis — V. atrii lateralis

Cornu temporale (inferius) (Abb. 228)

Das Cornu temporale war am anatomischen Untersuchungsgut von TORKILDSEN (1933/34) zwischen 20 mm und 55 mm lang, am röntgenologischen ergab sich eine mittlere Unterhornlänge von 33,8 mm an der rechten und von 33,28 mm an der linken Seite. Die Höhe des Cornu temporale (senkrecht zur Längsausdehnung gemessen) betrug am röntgenologischen Untersuchungsgut rechts im Mittel 5,0 mm, links 7,0 mm.

Wände

Cornu frontale

Das Cornu frontale ist etwa 33 mm lang und stellt den weitesten Raum des Seitenventrikels dar. Die *mediale Wand* bilden das Septum pellucidum und das Rostrum corporis callosi, die *laterale* das Caput nuclei caudati, ein schmaler vorderer

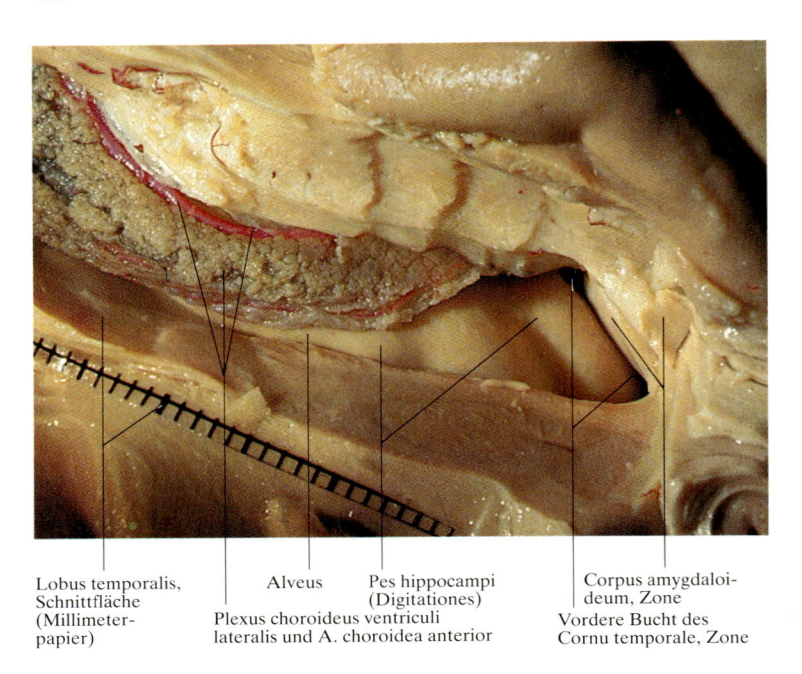

Abb. 228. Pes hippocampi

Labels:
- Lobus temporalis, Schnittfläche (Millimeterpapier)
- Alveus
- Plexus choroideus ventriculi lateralis und A. choroidea anterior
- Pes hippocampi (Digitationes)
- Corpus amygdaloideum, Zone
- Vordere Bucht des Cornu temporale, Zone

Bodenabschnitt wird vom Rostrum corporis callosi sowie vom Nucleus caudatus gebildet. Das *Dach* begrenzt der Truncus corporis callosi, die *Vorderwand* bildet die Faserung des Genu corporis callosi. Die dorsale Grenze des Vorderhorns ist das Foramen interventriculare.

Pars centralis

Die Pars centralis ventriculi lateralis erstreckt sich zwischen Foramen interventriculare und der Ebene des Splenium corporis callosi. Seine Höhlung ist unregelmäßig gekrümmt, der Querschnitt etwa dreieckig. Das nach außen oben aufsteigende *Dach* wird durch die untere Fläche des Corpus callosum gebildet. Der konkave *Bodenabschnitt* steigt von medial nach seitlich und aufwärts an. Er wird von lateral nach medial begrenzt vom Corpus n. caudati, von der Stria terminalis und V. thalamostriata. Anschließend begrenzt scheinbar ein lateraler Abschnitt der Thalamusoberfläche den Endhirnventrikel: Lamina affixa. Weiter wird die Kante des Fornix zum Bodenabschnitt gerechnet.

Der Plexus choroideus schwimmt gleichsam im Liquor und liegt nur nach dessen Abfluß dem Boden an.

Die *mediale Wand* der Pars centralis bilden hintere Abschnitte des Septum pellucidum. Dorsal des Septum gehen Dach- und Bodenabschnitt unmittelbar ineinander über. Die Pars centralis ist etwa 40 mm lang und bis zu 15 mm breit.

Cornu temporale

Das meist 40 mm lange Cornu temporale hat einen unregelmäßig vierseitigen Querschnitt. In der Seitenbetrachtung liegt das Unterhorn unter dem Sulcus temporalis superior. Am Übergang zum Hinterhorn buckelt sich ein dreiseitig begrenztes Feld vor – das *Trigonum collaterale*. Seitlich davon springt ein unterschiedlich ausgebildeter Längswulst, die *Eminentia collateralis*, in das Lumen ein. Sie zeichnet den mittleren Teil des Sulcus collateralis nach. Von medial ragt der Plexus choroideus in das Unterhorn hinein. Vorne bilden Fimbria hippocampi und Hippocampus den individuell unterschiedlich geformten Bodenabschnitt. Das blinde Ende des Unterhorns reicht bis 8–12 mm hinter den Schläfenpol. Vorne wird es von einer rundlichen Erhebung, dem Tuberculum amygdalae, begrenzt, das einer Vorwölbung des Corpus amygdaloideum entspricht.

Das *Dach* des Unterhorns wird durch die Tapetumstrahlung gebildet. Ihm liegt der sich nach vorne verdünnende Schwanzteil des Nucleus caudatus an. Medial der Cauda nuclei caudati zieht die Stria terminalis. Gegen das blinde Unterhornende weichen Cauda und Stria terminalis auseinander und umfassen ein schmales dreieckiges Feld. Die Grenze zwischen Dach und medialer Wand ist die Taenia choroidea.

An der *medialen Wand* ragt der durch die tief einschneidende Fissura hippocampi zum Ammonshorn vorgewölbte, unterschiedlich geformte Hippocampus in das Unterhorn. Dorsal, am Trigonum collaterale, wölbt sich der Hippocampus flach, nach vorne zu stärker gerundet und verbreitert in das Unterhorn ein. Sein vorderster Teil wird durch 2–4 seichte oder tiefere Eindrücke in eine Reihe nebeneinander querliegender „Zehen" – Digitationes hippocampi – gegliedert.

Die Seitenwand des Unterhorns wird vom Stratum sagittale, das größtenteils aus Fasern der Sehbahn besteht, aufgebaut.

Cornu occipitale

Das Cornu occipitale beginnt in Höhe des Splenium corporis callosi und ist meist 18 mm lang. Sein spaltförmiger Querschnitt ist am Frontalschnitt nach lateral konvex und nach medial konkav durchgebogen.

Nach dorsal spitzt sich das Hinterhorn zu. Am etwa dreiseitigen Querschnitt lassen sich eine obere, eine mediale und eine laterale Wand unterscheiden.

Die *obere Wand* wird von der Faserung des Splenium corporis callosi gebildet, die *seitliche Wand* vom Album des Lobus occipitalis. An der *medialen Wand* springt der Calcar avis als Längswulst in die Lichtung ein. Dieser Vogelsporn entspricht dem tief eindringenden Sulcus calcarinus. Die Fasern des Sporns gehören jedoch dem Splenium corporis callosi an: Forceps posterior.

Die Oberfläche das Calcar avis ist häufig in sagittaler Richtung mehrfach eingekerbt.

Bulbus cornus posterioris

Oberhalb des Calcar avis springt gelegentlich ein weiterer Wulst in die Lichtung des Hinterhorns vor. Er entspricht einem weiteren Faserbündel des Forceps posterior (major – occipitalis) des Corpus callosum.

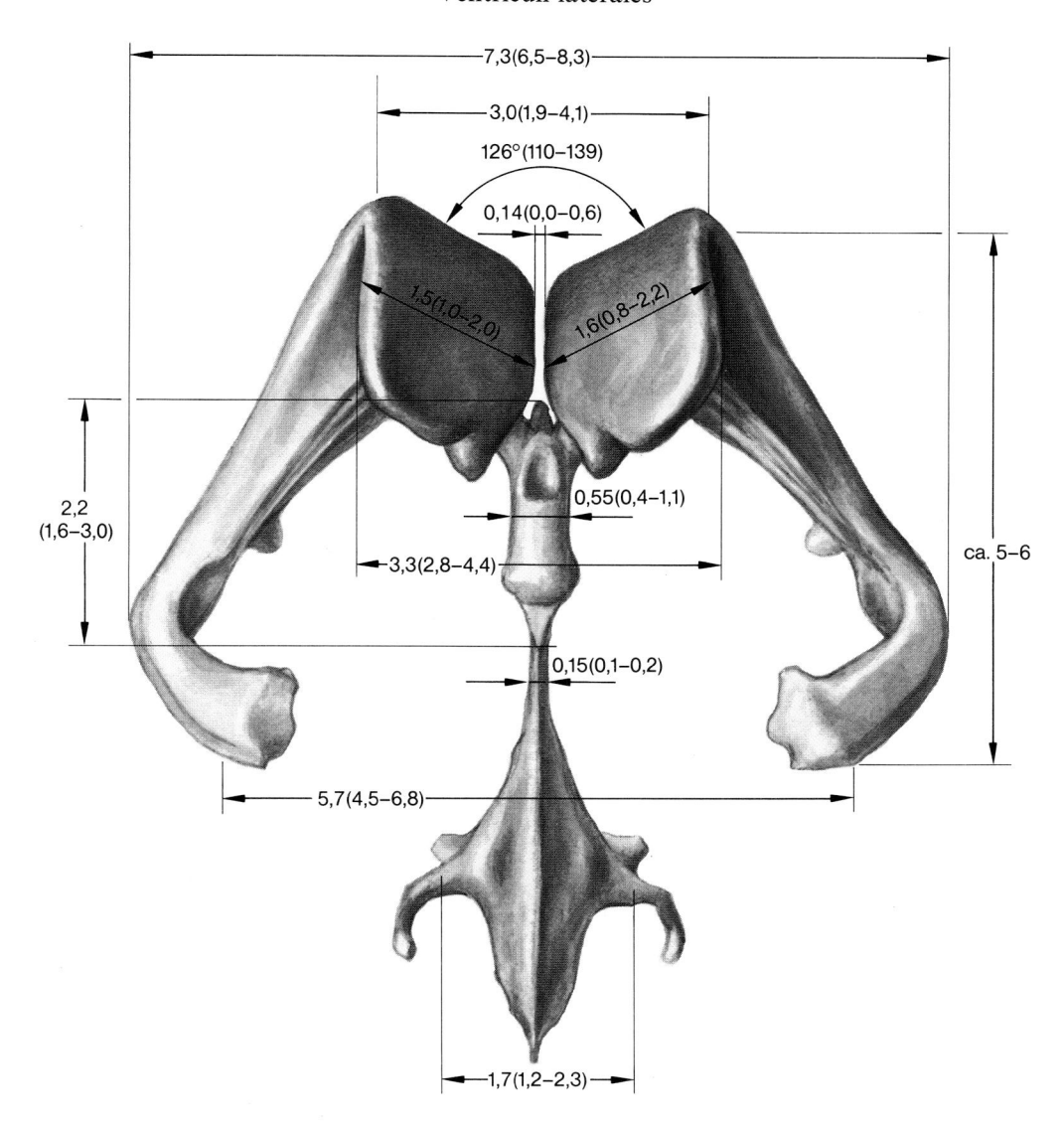

Abb. 229. Ventriculi cerebri von vorne (nach verschiedenen Autoren). Maße und Grenzwerte in cm

Variationen

Form und Größe des Hinterhorns sind außerordentlich variabel. Gelegentlich verkleben die Wände dieses Ventrikelabschnittes bereits beim Keimling miteinander und führen zu abgeschnürten, zystenartigen Hohlräumen. Häufig ist das Hinterhorn asymmetrisch ausgebildet.

Foramen interventriculare (Monroi)

Durch das Foramen interventriculare steht der Seitenventrikel mit dem rostralen Teil des 3. Ventrikels in Verbindung. Die ursprünglich weite Öffnung entspricht der Zone, von welcher das Endhirn divertikelartig ausgewachsen ist. Beim Erwachsenen ist das Foramen rundlich, gelegentlich kommaförmig gestaltet. Der lange Durchmesser beträgt an unserem Material 5,1 (2–8) mm, der kurze 2,9 (1–6) mm. Seine vordere Grenze bildet die Columna fornicis, seine hintere das Tuberculum anterius thalami.

Den hinteren oberen Randabschnitt bedeckt der vom Seitenventrikel in den 3. Ventrikel übertretende Plexus choroideus. V. thalamostriata und V. septi pellucidi vereinigen sich meist am Foramen miteinander und mit der V. choroidea zur V. cerebri interna, die, dem Dach des 3. Ventrikels angelagert, innerhalb der Cisterna fissurae transversae weiterzieht. (Weiteres s. Bd. I/1, Teil B.)

Septum pellucidum

Das Septum pellucidum spannt sich zwischen dem vorderen Teil des Balkens, der Commissura rostralis und den Columnae fornicis bzw. der Commissura fornicis aus. Im allgemeinen wird es vorne vom stumpfwinklig gebogenen Balkenknie begrenzt. In 17% ist diese Region jedoch knieförmig und eckig begrenzt. Sehr selten fehlt das Septum pellucidum (Dolgopol 1938).

Flächenwert. Am Würzburger Untersuchungsgut beträgt die mittlere Fläche des Septum pellucidum 292 mm² (100–730 mm²) (LANG u. EDERER 1980) und übertrifft damit die von SAKURAI (1939) angegebenen Mittelwerte von 227 mm² bei Männern und 220 mm² bei Frauen (90–810 mm²).

Nuclei septi pellucidi. Das Septum verum enthält nach CROSBY u.Mitarb. (1962) eine mediale und eine laterale Kerngruppe mit 3 Zelltypen (Shimazono-Typen, 1912).
Große Zellen liegen medial, kleinere lateral und mittelgroße zwischen beiden Zellgruppen lokalisiert. Der Nucleus septalis ventricularis (BROCKHAUS 1942) enthält 2 verschiedene Kerne. Die Nuclei septofornicatus ventralis und dorsalis von BROCKHAUS korrespondieren vergleichend anatomisch mit dem Nucleus dorsalis der Pars interna; der Nucleus parvocellularis mit dem vergleichend anatomisch beschriebenen Nucleus septalis lateralis. Auch der Bettkern der Stria terminalis wird als Nucleus prothalamicus ventralis magnocellularis und parvocellularis dem Hypothalamus zugeordnet.
Außerdem wird von ANDY u. STEPHAN (1966) noch ein Nucleus septalis triangularis erwähnt, der beim Menschen allerdings sehr klein ist.

Tumoren. Nach FRENCH u. BUCY (1948) sind bis zu diesem Zeitpunkt 31 Tumoren des Septum pellucidum beschrieben worden. Diese wurden meist autoptisch nachgewiesen. In 4 Fällen wurden sie erfolgreich operiert. FRENCH u. BUCY stellten 5 weitere Fälle vor. Dreimal handelte es sich um subependymale Astrozytome, einmal um ein zelluläres Ependymom. Die Tumoren kommen vorwiegend bei jungen Erwachsenen vor. Es treten Raumverdrängungen auf, lokale Kompression und Obstruktionen des Ventrikelsystems, Kopfschmerzattacken, gelegentlich Gesichtsfeld- und Ohrenstörungen, weniger häufig kataleptische Zustände, mentale Störungen speziell des Erinnerungsvermögens, Anfälle u.a. wurden beobachtet. Mentale Defekte, Papillenödem sind häufig, Paresen, Parästhesien, Ataxien und Tonusveränderungen wurden seltener nachgewiesen.

b) Ventriculus tertius

Der 3. Ventrikel ist ein sagittaler Spaltraum mit einem Volumen von im Mittel 0,65 cm³ bei Erwachsenen. Sein vorderer, kleinerer Abschnitt ist vom Endhirn, der größere, hintere Teil vom Zwischenhirn begrenzt.
Seine Höhe nimmt von vorne nach hinten kontinuierlich zu und ist im Bereich des Infundibulum am größten.

Pars telencephalica

Der vor den Foramina interventricularia und der Pars tecta fornicis gelegene Abschnitt wird vom Telencephalon begrenzt und wurde deshalb auch als Pars impar ventriculi telencephali (laterales) bezeichnet. In obere Abschnitte der vorderen Wand buchten sich Commissura rostralis in querem, die Columnae fornicis in fast senkrechtem Verlauf ein. Die dreieckige Ausbuchtung zwischen diesen Fasermassen wurde als *Recessus triangularis* bezeichnet.
Unten vorne begrenzt entweder geradlinig oder konvex bzw. konkav die Lamina terminalis (cinerea) den 3. Ventrikel. Das Chiasma opticum ist in den vorderen, unteren Abschnitt

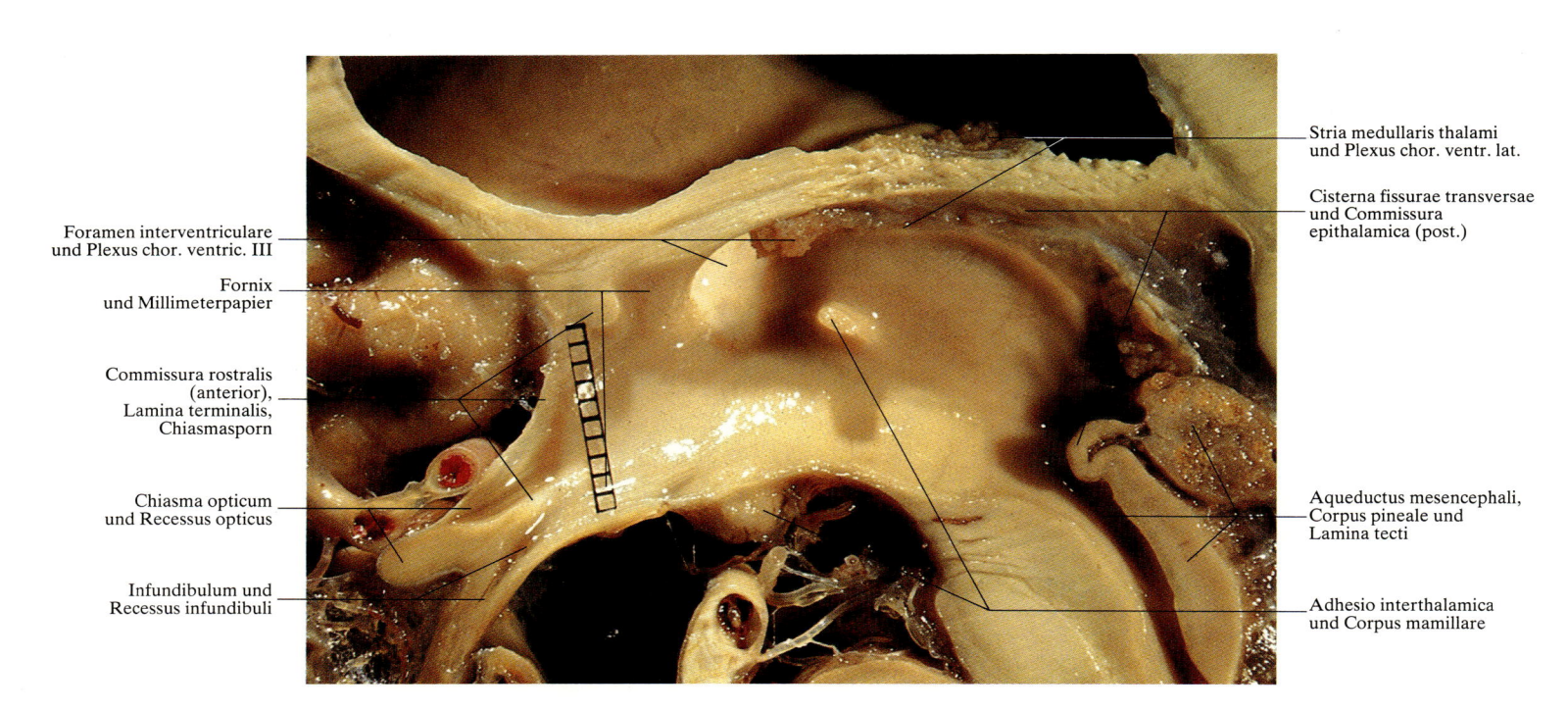

Abb. 230. Besonders niedriger Ventriculus tertius eines 78jährigen Mannes

so eingestülpt, daß vor ihm eine Ausbuchtung, Recessus opticus, entsteht.

Pars diencephalica

Der größere, hintere Teil des 3. Ventrikels wird vom Zwischenhirn begrenzt. Seine Seitenwände bilden die vom Sulcus hypothalamicus unscharf voneinander abgegrenzten Flächen des Thalamus und Hypothalamus.

Maße

Breite. Nach BERG u. LØNNUM (1966) nimmt die Breite des Ventriculus tertius bei Zunahme der Schädelbreite um 10 mm (innerhalb normaler Grenzen 135–160 mm) um 1 mm zu. Beträgt die Schädelbreite zwischen 160–165 mm, dann liegen relativ größere Ventrikelbreiten vor.

Die Breite des Ventriculus tertius beträgt bei Kindern unter 1 Jahr (LODIN 1968) zwischen 3 und 4 mm, vom vollendeten 1. Lebensjahr an zwischen 6 und 7 mm und bleibt bis zum 15. Lebensjahr konstant.

Nach ENGESET u. LØNNUM (1958) beträgt die mittlere Breite des hinteren Abschnittes des Ventriculus tertius bei 6–15jährigen 6,24 mm, bei 16–25jährigen 7 mm, bei 26–35jährigen 7,6 mm, bei 36–45jährigen 8,6 mm, bei 46–55jährigen 9,24 mm, bei 56–65jährigen 11,20 mm und bei 66–75jährigen 10,88 mm. Nach BORGERSEN (1966) ist der vordere Abschnitt

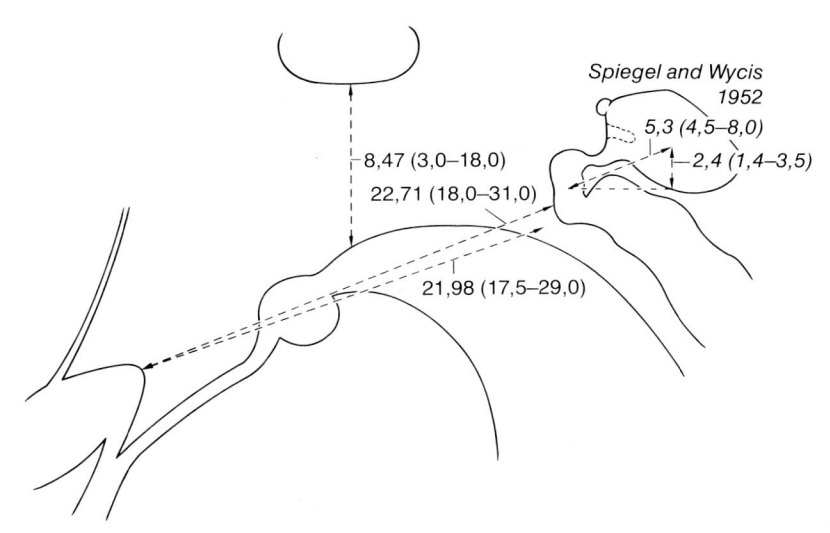

Abb. 232. Ventriculus tertius, Bodenregion, Abstände zum Eingang in den Aqueductus mesencephali, zur Vorderfläche der Commissura epithalamica (caudalis) und zur Unterfläche der Adhesio interthalamica. Außerdem sind Distanzen zur Epiphysis cerebri nach SPIEGEL u. WYCIS (1952) in das Schema eingetragen

des 3. Ventrikels im Mittel 7,2 (2–12) mm breit, der hintere Abschnitt besitzt eine mittlere Breite von 8,4 (4–15) mm. Die mittleren Breiten sind beim männlichen Geschlecht etwas größer als beim weiblichen (vorderer Abschnitt 7,9:6,2, hinterer Abschnitt 9,0:7,4). Bezüglich der Breite des hinteren Abschnittes des 3. Ventrikels während der Alterung kommt BORGERSEN bis zum 45. Lebensjahr zu etwas höheren Mittelwerten, bei höheren Altersgruppen zu etwas niedrigeren als ENGESET u. LØNNUM. Bei 100 Korrosionspräparaten betrug die Breite des vorderen Abschnittes des 3. Ventrikels im Mittel 6,73 (1,4–13,9) mm, die des hinteren 6,90 (2,8–14,4) mm. Bei Männern war der vordere Abschnitt im Mittel 7,0 mm, der hintere 7,2 mm, bei Frauen 5,1 mm bzw. 5,5 mm breit.

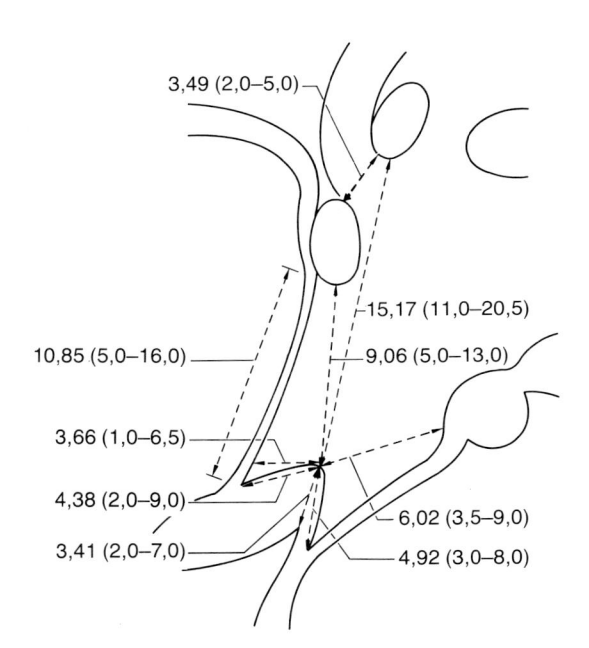

Abb. 231. zeigt die Länge der Lamina terminalis, die Eingangstiefe des Recessus opticus sowie dessen Tiefe vom Chiasmasporn aus, die Höhe des Chiasmasporn, die Tiefe des Recessus infundibuli und die Längsausdehnung seines Eingangs, den Abstand zwischen Chiasmasporn und Unterrand der Commissura rostralis (anterior) sowie die Distanz zwischen Chiasmasporn und Unterrand des Foramen interventriculare. Außerdem sind unsere Abstandsmaße zwischen Oberrand der Commissura rostralis (anterior) zum unteren vorderen Randgebiet des Foramen interventriculare angegeben (nach LANG u. Mitarb. 1983)

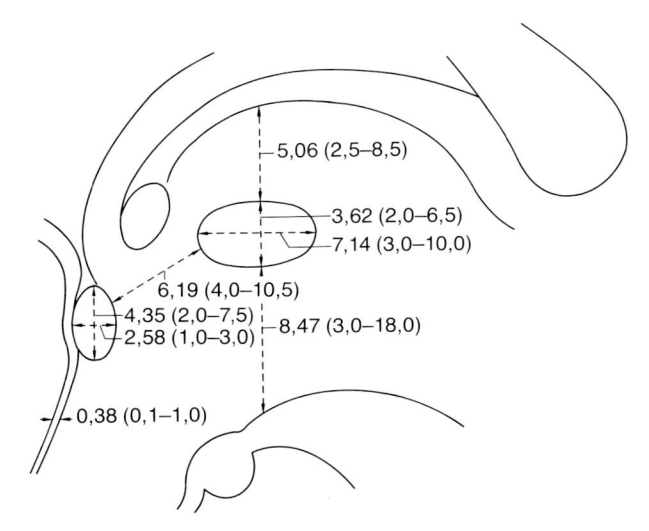

Abb. 233. Ventriculus tertius, Maße der Commissura rostralis (anterior) und der Adhesio interthalamica sowie deren Abstände zueinander und zur Boden- und Dachregion des 3. Ventrikels sowie Dicke der Lamina terminalis

Corpora mamillaria und das Tegmentum mesencephali den nach oben konvexen Bodenabschnitt. Gelegentlich ist der Boden S-förmig gekrümmt.

Der Recessus opticus nimmt den unteren Abschnitt der Vorderwand des 3. Ventrikels ein. Sein Boden an der hinteren Unterseite ist das Chiasma opticum, die Vorderwand die Lamina terminalis. Diese verläuft in unteren Abschnitten nach dorsal zum oberen Umfang des Tractus opticus, setzt mehr vorne oder hinten an der Oberfläche des Chiasma an. Seine laterale Wand ist die Area preoptica des Hypothalamus (Abb. 230, 231 u. 235).

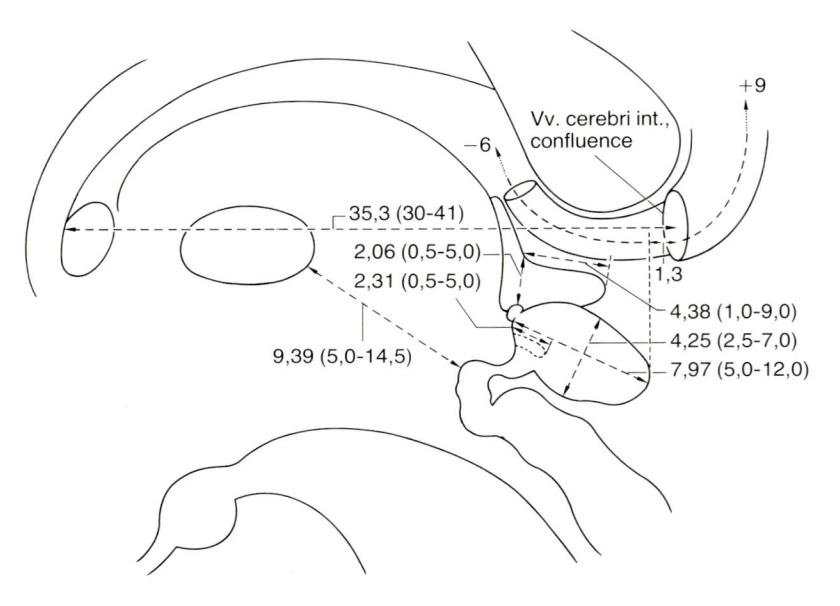

Abb. 234. Größe des Corpus pineale, Länge und Höhe der Recessus suprapinealis et pinealis, Abstand der Adhesio interthalamica von der Commissura epithalamica (posterior) sowie Abstand der Vereinigungszone beider Vv. cerebri internae zum Vorderrand des Foramen interventriculare

Höhe. An den 24 Ausgußpräparaten von LAST u. TOMPSETT (1952/53) betrug die mittlere Höhe des Ventriculus tertius bei Männern und Frauen 22 (16–30) mm. Den Abstand zwischen Foramen interventriculare und Chiasma opticum gaben LAST u. TOMPSETT mit 17,5 (14–22) mm an, die Mittelwerte bei Männern mit 17 mm, bei Frauen mit 18 mm. Der Abstand vom Foramen interventriculare zum Eingang in den Aqueductus mesencephali betrug ihren Befunden zufolge im Mittel 23 (20–27) mm bei Männern und Frauen.

Der Abstand zwischen Chiasma opticum und dem Eingang in den Aqueductus mesencephali macht den Befunden von LAST u. TOMPSETT zufolge bei Männern und Frauen im Mittel 25 (22–28) mm aus. An unserem Untersuchungsgut fanden sich durchwegs geringere Werte. (s. Abb. 230–234). Wir führen dies auf unsere andersartigen (-Messungen an median durchschnittenen Gehirnen) Methoden zurück: Beim Ausgießen von teils dünnwandigen Hohlräumen erweitern sich diese! HUBER u. RIVOIR (1973) weisen schon darauf hin, daß sich insbesondere der vordere Abschnitt bei Luftfüllungen erweitert. (Weiteres s. Bd. I/1.)

Wände

An der *dorsalen Wand* beginnt unten der Aqueductus mesencephali. Über ihm kennzeichnen die Commissurae epithalamica et habenularum sowie Recessus pinealis und suprapinealis die Rückwand (s. Abb. 234 u. 237).

Boden (Abb. 237). Der Boden wird vorne durch das Chiasma, anschließend von der Einsenkung des Tuber cinereum (Infundibulum) gekennzeichnet. Dahinter bilden die

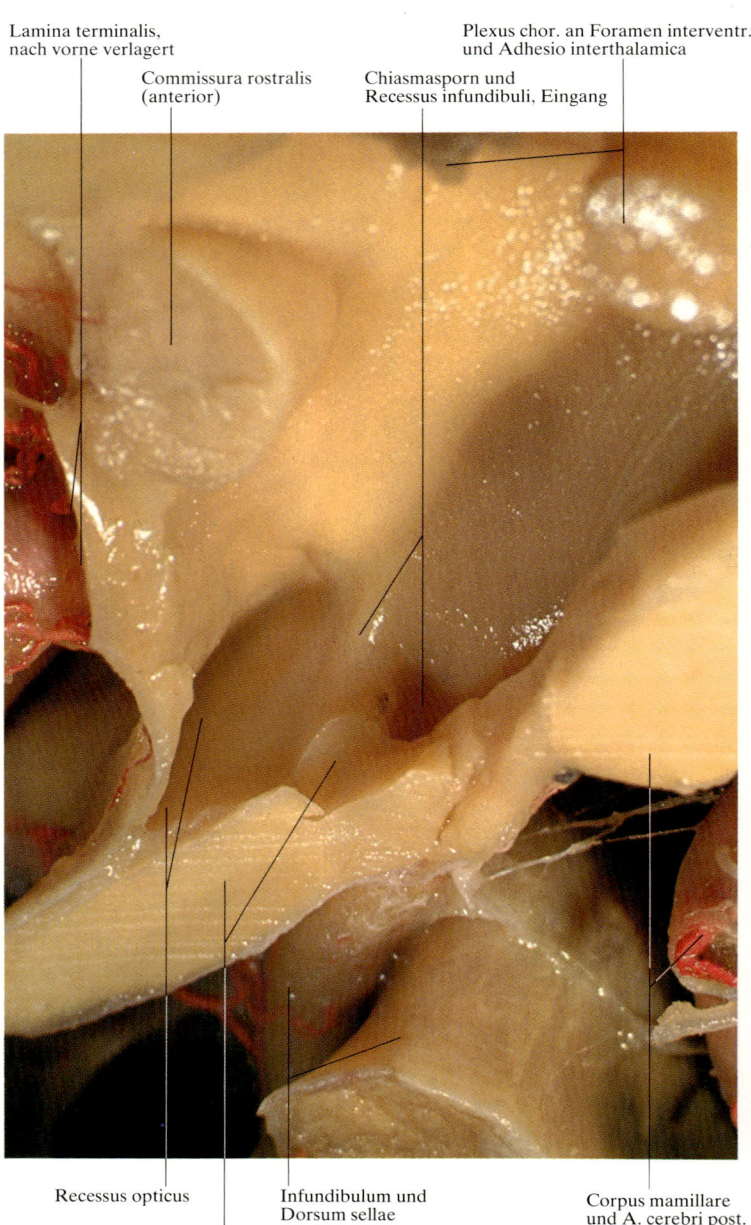

Abb. 235. Recessus opticus et infundibuli, von medial und oben

Dach. Das Dach des Ventriculus tertius bildet die Tela choroidea ventriculi III, die sich vom Foramen interventriculare an dorsalwärts bis in die Oberwand des Recessus suprapinealis erstreckt. Zwei Längsstreifen des Plexus choroideus besetzen deren Ventrikelseite.

Nach dorsal zu verdicken sie sich etwas und weichen 3–5 mm auseinander, ehe sie in Höhe der Habenulae oder im Dach des Recessus suprapinealis enden. (Weiteres s. Bd. I/1, Teil B.)

Recessus

Recessus suprapinealis (Abb. 234 u. 237)

Da die Tela choroidea ventriculi tertii nicht am freien Rand der Habenulae endet, sondern die Oberfläche des Corpus pineale überragt, entsteht ein unterschiedlich großer Recessus suprapinealis.

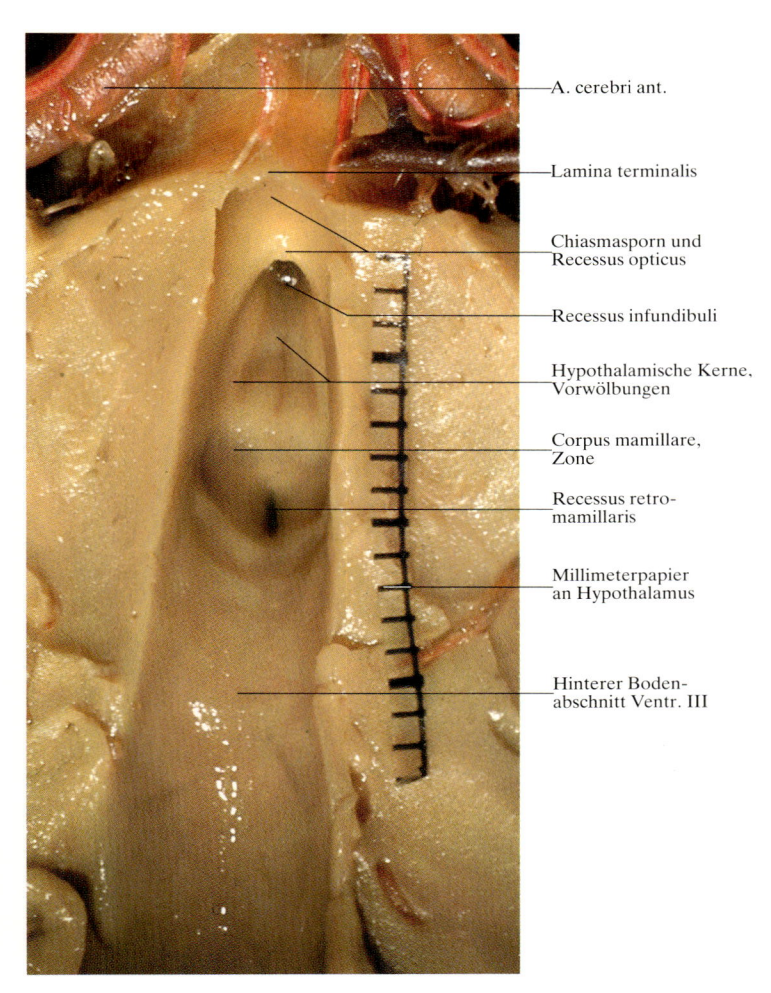

Abb. 236. Ventriculus III, Boden

Dahinter findet sich der Recessus infundibuli des Ventriculus tertius (Maße s. Abb. 231).
Weiter dorsal unterscheiden CORRALES u. TORREALBA (1976) eine Pars premamillaris, die sich zwischen Infundibulum und Sulcus premamillaris erstreckt, eine Pars interpeduncularis zwischen Recessus postmamillaris und Hinterrand des Spatium interpeduncularе und als 3. Abschnitt eine Pars peduncularis, welche den Pedunculi cerebri anliegt und in den Aqueductus mesencephali übergeht (s. Abb. 236).
Der premamillare Abschnitt stellt eine dünne Schicht grauer Substanz des Hypothalamus dar. An ihren Korrosionspräparaten stellten sie in diesem Abschnitt einen Recessus saccularis (wie RETZIUS 1900) fest. Ventrikulographisch stellt sich dieser Recessus premamillaris kaum dar.
Die Pars interpeduncularis des Bodens des 3. Ventrikels korrespondiert mit der Substantia perforata posterior, die das Dach der Fossa interpeduncularis stellt.
Der peduncolare oder 3. Bodenabschnitt wird den Autoren zufolge durch die medialen Umfänge der Pedunculi cerebri gebildet und ist von pedunculärem Ependym begrenzt. Dieser Abschnitt ist in der Regel kaum gegen die interpedunkuläre Region abgewinkelt.

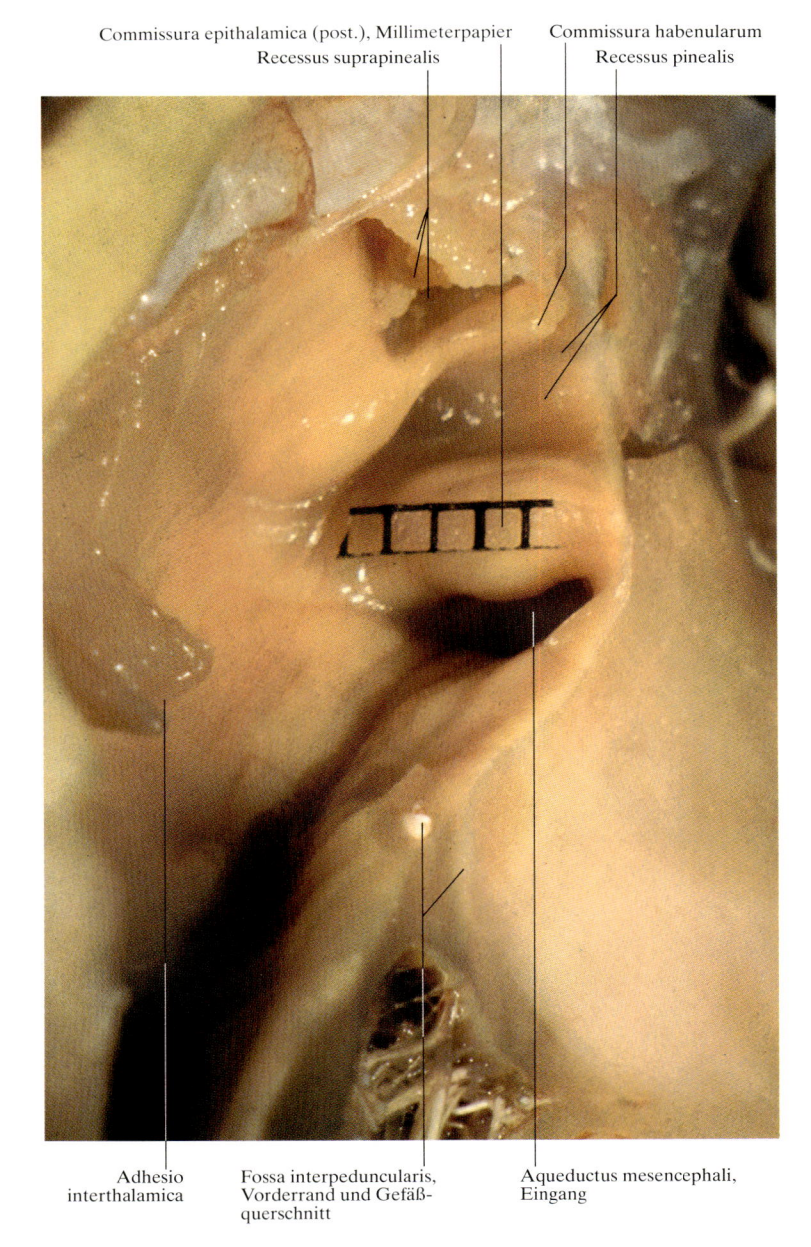

Abb. 237. Ventriculus III, Rückwand von vorne lateral

Er ist an unserem Untersuchungsgut (LANG u. Mitarb. 1983) 4,38 (1,0–9,0) mm lang. Seine meist geradlinige Oberwand ist in 13%, seine Unterwand in 18% eingedellt. (Weiteres s. Bd. I/1, Teil B.)

Recessus pinealis (Abb. 234 u. 237)

Der Recessus pinealis reicht 2,31 (0,5–5,0) mm in das Corpus pineale hinein (LANG u. Mitarb. 1983).

Recessus infundibuli (Abb. 231, 235 u. 236)

Der sich nach unten verjüngende Hohlraum des Infundibulum wird als Recessus infundibuli bezeichnet. Er besitzt eine Länge (vom Chiasma aus vermessen) von 4,92 (3,0–8,0) mm.

Recessus opticus (Abb. 231, 235 u. 236)

Zwischen Lamina terminalis und Chiasma opticum buchtet sich der unterschiedlich große Recessus opticus nach unten und vorne zu aus. Seine hintere untere Länge macht 4,38 (2,0–9,0) mm aus (LANG u. Mitarb. 1983).

Recessus triangularis (Abb. 225)

Zwischen den nach unten auseinanderweichenden Columnae fornicis und der querverlaufenden Commissura rostralis buchtet sich die Vorderwand des 3. Ventrikels etwas nach vorne aus: Recessus triangularis.

Sulcus thalamohypothalamicus (Monroi)

CORRALES u. TORREALBA (1976) zufolge haben TESTUT u. LATARJET (1930) diesen Sulcus regelmäßig beobachtet. In unserem Untersuchungsgut Erwachsener läßt er sich meist nicht erkennen.

Adhesio interthalamica und Commissura supra-optica (Ganser)

Häufig sind beide Thalami innerhalb des 3. Ventrikels durch eine Substanzbrücke miteinander in unterschiedlicher Ausdehnung verbunden. (Weiteres s. Abb. 225, 230, 233.) An 121 vermessenen Präparaten ergab sich, daß der Ventriculus tertius in 75% der Fälle von einer Adhesio interthalamica durchsetzt ist, deren Sagittaldurchmesser im Mittel 6,18 mm mißt, während der Vertikaldurchmesser 5 mm beträgt. Eine nochmalige Untersuchung an 300 Hemisphären (LANG u. Mitarb. 1983) ergab eine mittlere Länge von 7,14 (3,0–10,0) mm und eine Höhe von 3,62 (2,0–6,5) mm. Gelegentlich wird die Adhesio in Größen von 10–12 mm in beiden Durchmessern aufgefunden.

Innerhalb der Adhesio interthalamica ziehen zahlreiche Blutgefäße quer durch den Ventrikel hindurch. Faserverbindungen beider Thalami sollen in einer echten Adhesio interthalamica nicht vorkommen.

Wohl aber wurde in 2,15% eine aberrierende Decussatio supra-optica dorsalis (Ganser) festgestellt (v. der RAHE 1937). Die Commissura liegt dann in Höhe des Nucleus paraventricularis im vorderen, oberen Hypothalamusgebiet. In ihr kommen auch Zellen dieses Kerns in größerer oder kleinerer Anzahl vor.

Markhaltige und marklose Fasern durchziehen die Kommissur gemeinsam mit Blutgefäßen. Einige Fasern ziehen in das Kerngebiet des Nucleus paraventricularis der Gegenseite ein.

Kleinere strangartige Verbindungen zwischen dem rechten und linken Thalamus und unter- und oberhalb der Lage der Adhesio interthalamica ließen sich auch an unserem Untersuchungsgut auffinden. (Weiteres s. Bd. I/1, Teil B.)

c) Aqueductus mesencephali

Der Aqueductus mesencephali verbindet in leicht dorsalkonvexem Bogen, seltener geradlinig, den 3. mit dem 4. Ventrikel. Er ist bei älteren Feten schon der engste Teil des Hohlraumsystems des menschlichen Gehirns und hat normalerweise einen rautenförmigen Querschnitt.

Nach MACFARLANE u. MALONEY (1957) bestehen in der perinatalen Zeit zwei Engen: eine vordere in der Ebene des Colliculus cranialis mit einen Querschnitt von 0,4–0,8 mm^2 und eine hintere mit einem von 0,5–1,0 mm^2 in Höhe des Sulcus intercollicularis. Bei Erwachsenen hat die vordere Enge nach WOOLLAM u. MILLEN (1953) einen Querschnitt von 0,2–1,8, die hintere einen von 0,4–1,5 mm^2. FLYGER u. HJELMQUIST (1957) ermittelten einen Querschnitt unter der Commissura epithalamica von $2,4\pm1,6$ mm^2 und an seinem hinteren Ende einen von $3,5\pm2,2$ mm^2. Die größte Querschnittsfläche gaben sie mit $3,9\pm2,1$ mm^2, die kleinste mit $1,5\pm1,4$ mm^2 an. Mit zunehmendem Alter vergrößert sich der Kanaldurchmesser.

Seine engste Stelle liegt nach TURNBULL u. DRAKE (1966) unmittelbar unter der Commissura epithalamica, 6–7 mm kaudal davon verengt er sich zur 2. Enge und gelegentlich anschließend noch einmal zur 3. Enge, unmittelbar vor Einmündung in den 4. Ventrikel.

Eine geringe Dilatation des zentralen Abschnittes des Aquädukts erinnert an seine Herkunft aus einem verhältnismäßig weiten Liquorraum. An bestimmten Strecken kann die Ependymauskleidung des Kanals fehlen. Nach TURKEWITSCH (1935) entstehen während der Entwicklungszeit mehrere kleine Divertikel innerhalb des Kanals, in dessen Wänden außerdem kleine Falten vorliegen.

Der Winkel, welchen der Boden des 3. Ventrikels und die Achse des Aqueductus mesencephali miteinander bilden, ist bei Kindern unter 5 Jahren kleiner als bei Erwachsenen.

Der Aqueductus mesencephali ist nach SPIEGEL u. WYCIS (1952) im Mittel 15,6 (14,0–17,5) mm lang. (Weiteres s. Bd. I/1, Teil B.)

Stenose – Ursachen und Behandlung

Allgemein wird angenommen, daß eine Verengung oder ein Verschluß des Aqueductus mesencephali Ursache einer Erweiterung der Ventriculi laterales et tertii sei.

WILLIAMS (1973) diskutiert die Frage, ob eine Aquäduktstenose die Folge eines Hydrozephalus sein könne. RUSSELL (1949) gab eine Einteilung in 3 non-tumorale Stenosetypen: Stenose, Gabelung oder „Atresie" und Gliose. Anderen Autoren sind mit einer derartig strengen Gliederung nicht einverstanden und sprechen von chronischer Ependymitis, periaquäduktaler Gliose und kongenitaler Verengung des Aqueductus mesencephali. Die gegabelten Gänge können Folge einer Fusion normalen Gewebes sein und gleichartig wie im Canalis centralis des Rückenmarks entstehen. WILLIAMS weist darauf hin, daß Aquäduktstenose in Verbindung mit Hydrozephalus während der frühen Kindheit, bei nicht ausgebildeten Schädelnähten, sowie bei Erwachsenen aufgefunden wurde. Der Flüssigkeitsdruck setzt sich nach allen Seiten gleichmäßig fort. Die Drücke, welche im supratentoriellen Abschnitt entstehen, sind größer als jene im Bereich der Fossa cranialis posterior. LISS u. MERVIS (1965) betonen, daß bereits DANDY (1945) und SCRAFF (1951) bei Hydrozephalus nach Verschluß des Aqueductus mesencephali auf die Möglichkeit einer Durchschneidung der Lamina terminalis aufmerksam machten, ebenso COHEN (1949). Auch LISS u. MERVIS (1965) beobachteten wie DE LANGE (1929) bei derartigen Hydrozephali spontane Rupturen der Lamina terminalis. Betont sei, daß TANDON u. HARKMARK (1959) eine spontane Ruptur des Recessus suprapinealis und TORKILDSEN (1948) 4 Fälle spontaner Ruptur der Hinterwand des Ventriculus tertius zur Cisterna interpeduncularis beobachteten. Die vorher bestehenden Symptome von Seiten des Hydrozephalus besserten sich teilweise nach diesen Rupturen. CAMERON (1957) zitiert RUSSEL (1949), die nachwies, daß Hydrozephalus häufig mit Spina bifida und vergrößerter Adhesio interthalamica kombiniert auftritt. Oft kommt bei Hydrozephalus ein erweiterter 3. Ventrikel vor. Eine Erweiterung des Aqueductus erfolgt relativ spät; möglicherweise, weil das Tentorium cerebelli diesen Liquorraum vor Kompressionen durch die Seitenventrikel schützt. Schon DANDY (1945) und andere haben darauf aufmerksam gemacht, daß die Fossa cranialis posterior bei Hydrozephalus mit Aquäduktstenose verhältnismäßig klein ist, speziell wenn gleichzeitig eine Spina bifida vorliegt. WILLIAMS betont das Vorkommen von hereditärem Hydrozephalus sowie von infektiösen und toxischen Ursachen bei Aquäduktstenose.

Nach LITTLE u.Mitarb. (1975) lassen sich bei Aquäduktstenose vermehrter intrakranieller Druck, Kopfschmerzen, Anfälle sowie endokrine Dysfunktionen u.a. nachweisen.

Ventrikulographisch wurden in 5 Fällen keine Aquädukte, in weiteren 5 Fällen nur kurze rostrale Abschnitte, in 2 Fällen sog. sakkuläre Aquädukte und in 1 Fall ein verengter Aquädukt nachgewiesen. 4 Fälle blieben unklar (10 Männer und 7 Frauen zwischen 19 und 52 Jahren).

Nach Shunt-Operationen besserte sich das Krankheitsbild in der Regel. Die Autoren weisen darauf hin, daß auch familiär vorkommende Aquäduktstenose bei basilärer Impression (SAJID u. COPPLE 1968) vorkommt. Bei Arnold-Chiari-Erkrankungen finden sich bei einem Teil der Fälle Aquäduktstenosen (MACFARLANE u. MALONEY 1957). Nach WILSON u. LUTZ (1946) wurde ein kongenitaler Verschluß des Aqueductus mesencephali erstmalig von HILTON (1847) beobachtet. WILSON u. LUTZ (1946) vermaßen den Winkel zwischen kleinem Keilbeinflügel und einer Linie vom Processus clinoideus anterior zum Recessus suprapinealis am seitlichen Röntgenbild bei Obstruktionen des Aqueductus. Bei supratentoriellen Beeinträchtigungen lag dieser Winkel zwischen 135 und 155°, bei infratentoriellen zwischen 110 und 140°.

d) Ventriculus quartus

Form (Abb. 225, 226 u. 238)

Der 4. Ventrikel entspricht grob einem kegelförmigen frontal eingestellten und etwa 0,85 cm^3 großen Liquorraum zwischen Rautengrube und Kleinhirn. In der Ansicht von dorsal ähnelt er einem Rhombus. Der Boden des 4. Ventrikels ist seiner Form wegen als Fossa rhomboidea bezeichnet worden. Ein unterschiedlich tiefer Sulcus medianus durchzieht ihn in der Längsrichtung. Unmittelbar seitlich dieser medianen Längsfurche erhebt sich die rostral höhere und breitere, kaudalwärts schmalere Eminentia medialis, welche im Trigonum n. hypoglossi endet. Am vorderen Teil buckelt sich die Eminentia gewöhnlich zum Colliculus facialis, welcher vom Abduzenskern gebildet ist, vor. Seitlich der Eminentia medialis ist meist eine weitere Längsfurche ausgebildet: Sulcus limitans. Das seitliche Feld in Rautenmitte wird wegen der es unterlagernden Hirnnervenkerne als Area vestibularis bezeichnet. Über die größte Breite ziehen als weiße Streifen unterschiedlicher Größe die Striae medullares ventriculi quarti hinweg. Am unteren Ende der Fossa rhomboidea liegen lateral des Trigonum n. hypoglossi die kleine, dreieckige Ala cinerea und – von dieser durch die Stria separans getrennt – die Area postrema. Als Calamus scriptorius wird eine Nische am Beginn des Canalis centralis bezeichnet, welche von den hier dicken Taenien etwas überlappt wird.

Das Dach wird hauptsächlich vom Corpus medullare des Kleinhirns gebildet, dessen Mittelabschnitt sich zeltartig erhebt und als Fastigium – Giebelkante – bezeichnet wird. Die vordere Dachfläche ist das dünne Velum medullare craniale, das seitlich an die Pedunculi cerebellares craniales grenzt.

Die konkave, hintere weiße Dachfläche grenzt in der Medianen an den Nodulus, caudal und seitlich davon als Flügelabschnitt des Velum medullare caudale an den Pedunculus flocculi. Oft sitzen dem Velum heterotope Kleinhirnrindenteilchen auf. Paramedian wird das Velum oft von einer Vene durchzogen. Unterhalb des hinteren Marksegels und in der Medianen wird die Hinterwand von der Tela choroidea und der Lamina tectoria ventriculi quarti gebildet. Seitlich der Medianen ragt der Recessus posterior superior nach hinten (Abb. 239 u. 240).

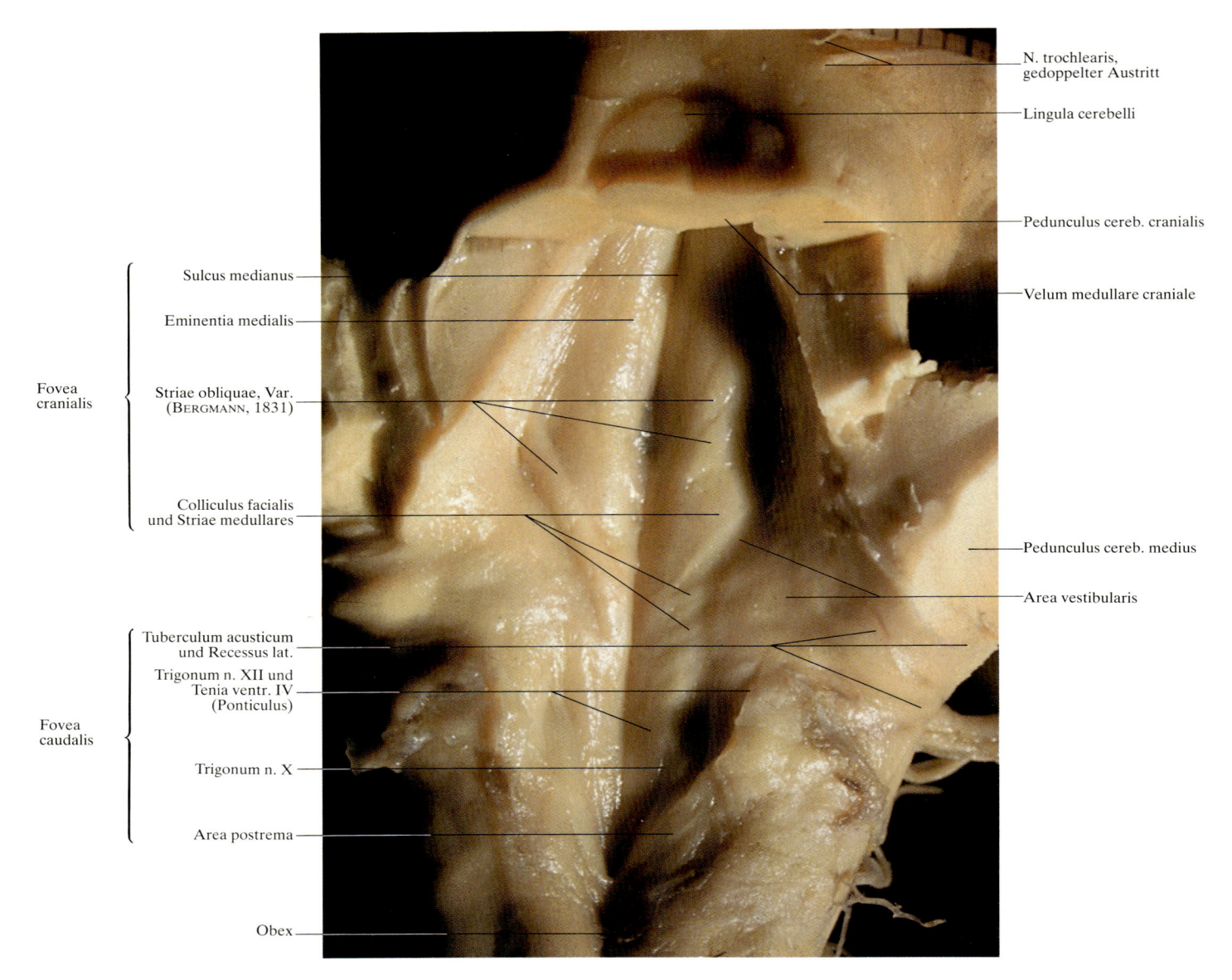

Abb. 238. Fossa rhomboidea von dorsal

Höhe

Nach AMUNDSEN u. GRIMSRUD (1966) beträgt die Höhe des Ventriculus quartus vom Boden des 4. Ventrikels bis zum Fastigium im Mittel 12,5 (9–15) mm (korrigierte Werte), an unserem anatomischen Untersuchungsgut 11,36 (8–16) mm. Betont sei, daß dieses Höhenmaß nach Luftfüllung zunimmt (OBERSON u. Mitarb. 1969).

Länge

An unserem Untersuchungsgut ist der Ventriculus quartus im Mittel 32,32 (25–39) mm lang.

Fastigium-Obex-Abstand

Der Abstand zwischen beiden Merkpunkten beträgt an unserem Untersuchungsgut 16,56 (9–24) mm.

Über die Recessus lateralis, medianus dorsalis und posterolateralis ventriculi quarti (s. Bd. I/1, Teil B, S. 283).

Recessus

Recessus lateralis

Durch das seitliche Auswachsen der Kleinhirnhemisphären hat der 4. Ventrikel jederseits eine Ausstülpung nach seitlich und unten, den Recessus lateralis ventriculi quarti, erhalten. Er krümmt sich längs des Stieles des Flocculus cerebelli und unterhalb des Pedunculus inferior herum und erreicht basal die Oberfläche.

Wände

Am Recessus lateralis lassen sich drei Wände – eine vordere, eine mediale und eine laterale – unterscheiden. Die mediale Wand wird vom Ventrikelboden gebildet. Ihre Außenfläche ist nach medial, caudal und basal orientiert. Die laterale

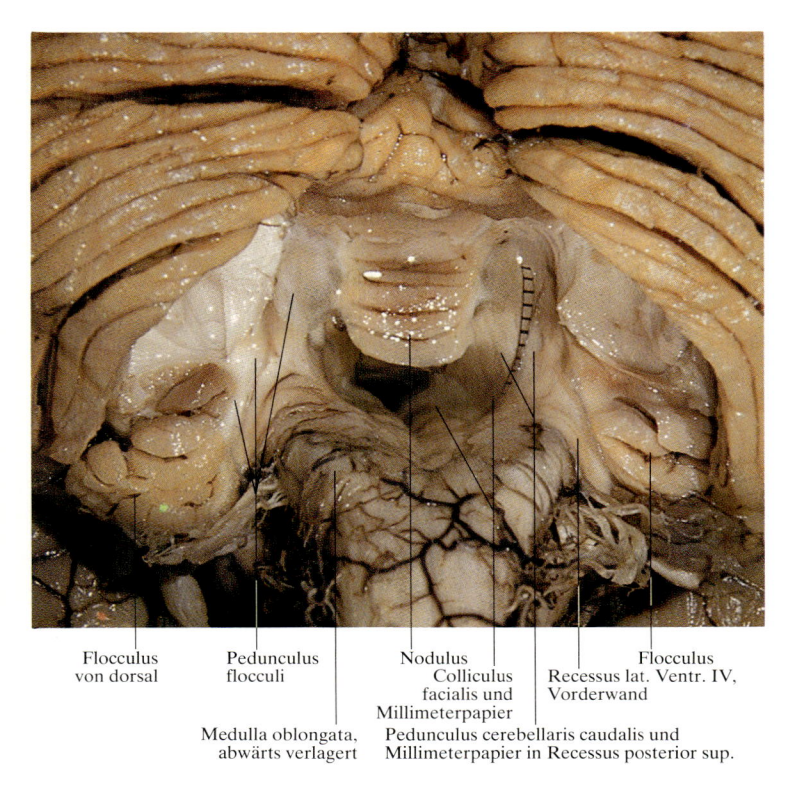

Abb. 239. Lobus flocculonodularis (Velum medullare caudale abgetragen) **und Recessus posterior lateralis**

Wand ist eine Fortsetzung des Ventrikeldaches und enthält den Plexus choroideus. Die Vorderwand ist ein ependymbesetztes Marklager, das zum Flockenstiel gehört. Nur die mediale und laterale Wand sind von Leptomeninx überzogen. Im Bereich der Nuclei cochleares ist die mediale Recessuswand mit der seitlichen Fläche des Rhombencephalon verschmolzen und bleibt frei von Leptomeninx.

Recessus posterior superior

Da Vermis und Tonsillae cerebelli sich weit nach vorne und oben in den Ventrikel hineindrängen, schnüren sie eine enge Tasche: Recessus posterior ventriculi quarti, ab. Der schmale Spalt steht vorne oben mit dem Ventrikel in Verbindung und endet dorsal blind. Das Mittelgebiet des 4. Ventrikels ragt weniger weit nach dorsal und unten als seitliche Bezirke, so daß zwei Recessus inferiores bestehen (PETER 1936).

Eminentia n. dentati

Am Übergang von Recessus posterior superior in den Recessus lateralis ist das Hohlraumsystem von der Vorwölbung des Nucl. dentatus etwas eingedellt.

Appendix recessus

Etwas seitlich der Eminentia n. dentati geht vom Übergangsgebiet zwischen Recessus posterior und Recessus lateralis eine unterschiedlich große Appendix recessus posterioris nach dorsal unten ab (PETER 1936).

e) Ependym

Ependym der Ventriculi laterales, Flächenwerte. Die zwischen 18,85 und 104 cm² (KNUDSEN 1958) große Fläche der Seitenventrikelwände ist von einer zweischichtigen und – weniger ausgedehnt – einer dreischichtigen Grenzzone gebildet. Der dreischichtige Wandabschnitt besteht aus Ependym, subependymalen Gliafasern und der Gliazellschicht. Er kleidet insbesondere den sog. Wetterwinkel (multiple Sklerose) im Bereich der dorsolateralen Ventrikelwand aus.

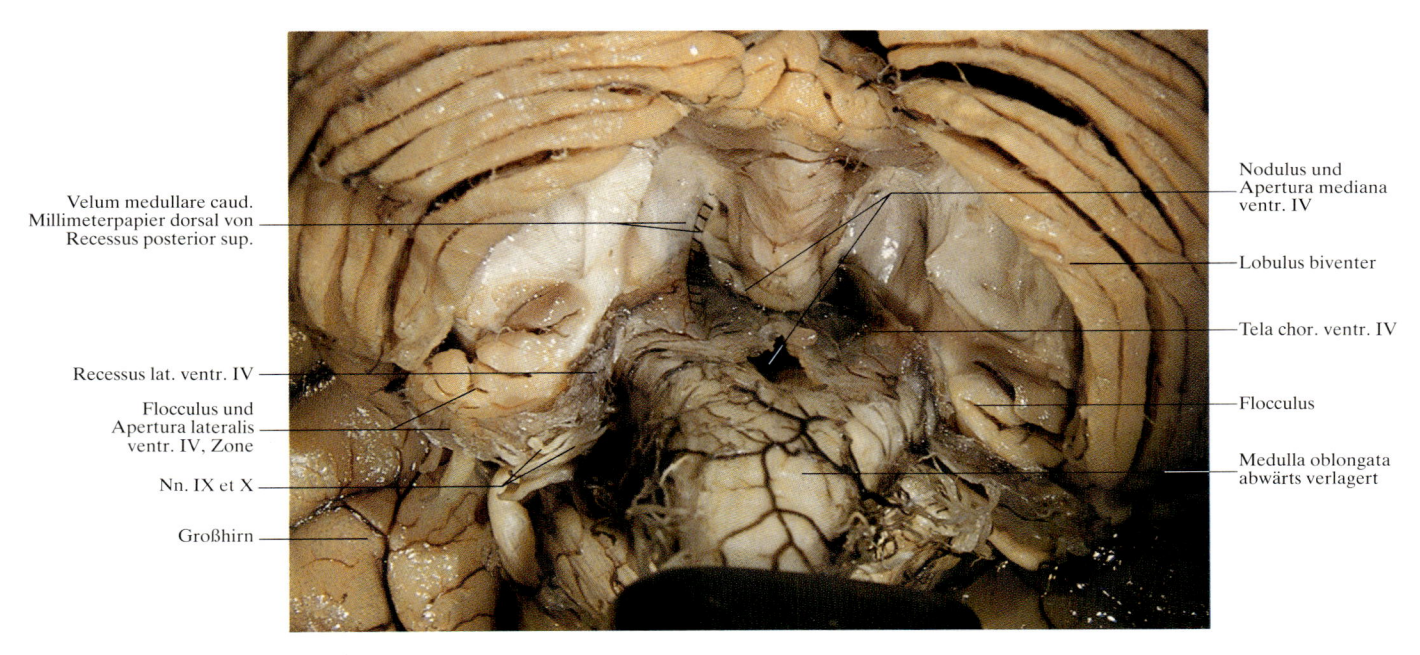

Abb. 240. Velum medullare caudale und Tela choroidea ventriculi IV von dorsal

Die mediale Wand des Vorderhorns ist basal zwei-, dorsal dreischichtig. Über dem Alveus des Hippocampus fehlt die subependymale Gliazellschicht, ebenso über dem Corpus amygdaloideum, welches an die Vorderwand des Unterhorns grenzt.

Stets finden sich in den Cornua occipitalia Abschnitte, denen der Ependymzellbesatz fehlt. Hier grenzt die Faserglia unmittelbar an den Liquor cerebrospinalis (laterale Wandabschnitte). Gelegentlich fehlt der Ependymzellbesatz auch an der Unterfläche des Corpus callosum und am Septum pellucidum.

Ependymzellen. MERL u. GOLLER (1975) untersuchten bei Haustieren die Ependymzellen des 3. Ventrikels licht- und elektronenoptisch. Sie grenzten isoprismatische, endothelähnliche Ependymzellen und Tanyzyten voneinander ab. Die von HORSTMANN (1954) beschriebenen *Tanyzyten* besitzen lange, in die Hirnsubstanz hineinreichende Fortsätze, sind intensiver anfärbbar und im Hypothalamusbereich anzutreffen. Ihre Oberfläche ist glatt und meist frei von Mikrovilli und Kinozilien.

An den hohen Zellen lassen sich Flimmerhaare nachweisen. Von den Unterseiten der Ependymzellen ziehen dünne Fortsätze rechtwinklig umbiegend und tangential zur Ventrikelfläche weiter. Unter dem Ependym befindet sich meist eine ebenfalls oberflächenparallel verlaufende Gliafaserschicht, welche an vielen Zonen von einer Gliazellschicht unterlagert ist. In der Umgebung von Gefäßen jedoch und an den Anheftungsstellen der Plexus choroidei geht diese Ordnung verloren (FLEISCHHAUER 1964).

Wie in anderen Ependymzellen finden sich in ihren Zellfortsätzen PAS-positive Substanzen, Lipide und saure Mukopolysaccharide, ebenso unspezifische Esterase und Monoaminooxydase. UGRUMOV u. MITSKEVICH (1980) untersuchten (bei der Ratte) während der perinatalen Periode die Transportkapazität der Tanyzyten. Sie konnten in ihnen pinozytotische Bläschen und möglicherweise einen Weg zur Eminentia mediana darstellen (Pinozytose). Da sie apikal durch Zellhaften miteinander verbunden sind, verhindern sie einen Stoffaustausch zwischen Liquor cerebrospinalis und dem Neuropil, den Gefäßen und Kerngebieten (KRISCH u. LEONHARDT 1978).

Furchenfelder. Die Ventrikelwand ist über der in das Glialager der Stria terminalis eingebetteten V. thalamostriata gefältelt. Weitere Furchenfelder bestehen in rostralen und lateralen Abschnitten der Rautengrube, im Aqueductus mesencephali, im Ventriculus tertius, zwischen Adhesio interthalamica und Commissura epithalamica. Sie werden als Einrichtungen zur Erleichterung des Stoffaustausches zwischen Gehirn und Liquor cerebrospinalis gedeutet.

Ventriculus tertius. Im 3. Ventrikel findet sich der 3schichtige Wandbau im Bereich des Recessus opticus, des Recessus triangularis, oberhalb des Sulcus subthalamicus bis zur Anheftungszone des Plexus choroideus und im Bereich des Furchenfeldes der Area thalami, wenn diese gut ausgebildet ist.

Ein 2schichtiger Bau wurde über dem Nucleus paraventricularis, über dem Thalamus, den Nuclei habenulae und ventralen Abschnitten der Lamina terminalis, über dem Nucleus ventromedialis, im Boden des Recessus suprapinealis und im Dach und der lateralen Wand des Recessus pinealis beobachtet. An den Seitenwänden des Recessus infundibuli fehlt die subependymale Gliafaserschicht, ebenso wie in der Area hypothalami caudalis. Bestimmte Abschnitte des 3. Ventrikels sind nur von flachem Ependym begrenzt: Boden des Recessus infundibuli, Organon vasculosum laminae terminalis, Subfornikalorgan (SCHIMRIGK 1966).

Zysten. Dort, wo sich im Laufe der Entwicklung gegenüberliegende Ventrikelwände aneinanderlegen und stellenweise oder ganz miteinander verkleben, entstehen Brückenbildungen und mit Ependym ausgekleidete, liquorerfüllte Hohlräume (z.B. im Bereich der Cornua occipitalia).

f) Zirkumventrikuläre Organe

Bestimmte Stellen der Ventrikelwände zeichnen sich durch Ependymbesonderheiten und Kapillarreichtum aus.

Organon subfornicale

Das Organon subfornicale entwickelt sich bei Keimlingen von 15–17,5 mm Gesamtlänge. Als 1–1,5 mm breites und halbelliptoides Körperchen liegt das Organ beim Erwachsenen an der Fornixunterfläche in einem Glialager zwischen den sich vereinigenden Columnae fornicis. Gewöhnlich ist der Plexus choroideus ventriculi tertii mit ihm verwachsen. An den nicht vom Plexus überzogenen Stellen überziehen platte bis kubische Zellen das Subfornikalorgan. Sein Grundgewebe ist ein faserreiches Gliazellnetz, dessen Maschen flüssigkeitserfüllt sind. Innerhalb der Maschen liegen zahlreiche Zellen in annähernd gleichmäßiger Verteilung vor. Seine, einem Zweig der A. cerebri anterior oder den Rr. choroidei post. entstammenden Gefäße ziehen in den Scheitel des Organs ein und zerfallen in ein dichtes Netz weiter Kapillaren. Der Blutabstrom erfolgt über die Vv. cerebri internae.

Organon vasculosum laminae terminalis

Das Organ ist zwischen Pia mater und der äußeren Oberfläche der Lamina terminalis eingebaut. Es ist zell- und gefäßreich.

Ventrikelseitig entspricht ihm ein zellarmer, aber gliafaserreicher Bezirk. Die Zellen der äußeren Schicht ähneln denen des subfornikalen Organs und neigen zur Bildung von traubenförmigen, gelegentlich auch glomerulusartigen Haufen um dicht gelagerte Ependymfasern.

Es kommen darin Nervenzellen und Parenchymzellen sowie Fasern hypothalamischen Ursprungs vor. Sowohl in der Area postrema als auch im Organon vasculosum laminae terminalis läßt sich sicher Neurosekretion nachweisen.

Bedeutung. Das Organon vasculosum laminae terminalis könnte ein Wärmerezeptor (WEINDL 1965) sein. Die in ihm liegenden Nervenzellen sollen eine vom neurohypophysär-hypothalamischen System unabhängige Neurosekretion durchführen und chemorezeptorisch als Quantitäts- und Qualitätsregulator des Liquor cerebrospinalis wirken.

Organon subcommissurale

Das subkommissurale Organ ist bei den meisten Wirbeltieren, beim menschlichen Keimling und bei Neugeborenen regelmäßig unter der Commissura epithalamica entwickelt und wird dann rückgebildet. Gelegentlich bleiben inselartige Reste erhalten. Es besteht aus hohen Ependymzellen ohne Flimmerbesatz, aber mit zentraler Geißel. In apikale Abschnitte der Zellen sind Mukopolysaccharide eingelagert und treten stellenweise an der Oberfläche hervor. Ebenso wie die anderen subependymalen Organe ist das Organon subcommissurale reich durchblutet. Seine Bedeutung ist unbekannt.

Organon paraventriculare

Das beim Menschen rudimentäre Organ ist ein reich durchbluteter Bezirk an den Seitenwänden des 3. Ventrikels. Es besteht aus isoprismatischen Ependymzellen, die mehr oder weniger tiefe kryptenartige Einsenkungen auskleiden. Die Bedeutung des Organs ist unbekannt.
Vereinzelte dünne und markhaltige Nervenfasern durchziehen die äußere Schicht von oben nach unten. Bei Säugetieren finden sich regelmäßig Nervenzellen, deren Ausläufer axosomatische Synapsen bilden. Die Ependymzellen haben gelegentlich den Kontakt zum 3. Ventrikel verloren und sind außerordentlich unterschiedlich geformt. Sie tragen keine Zilien; ihr ventrikelseitiges Ende ist verdickt. Die Gefäße ordnen sich zu einem oberflächlichen Kapillarnetz. Der Abfluß erfolgt in ein tieferes Netzwerk geschlängelter oder aufgeknäuelter sinusoider Kapillaren im oberen Abschnitt des Organs. Unterhalb des Organs besteht ein größerer Gefäßplexus. Das Blut des tiefen Netzes fließt über Venen der hypothalamischen Region ab.

Area postrema (Abb. 238)

Nach SCOTT u. Mitarb. (1973) ist die Area postrema zuerst von WILSON (1906) beschrieben worden (Nucleus postremus – LANG). Die Area postrema ist ein schmaler, beiderseits zwischen Ala cinerea und Tenia ventriculi IV gelegener Bezirk am kaudalen Ende der Rautengrube. Das Ependym dieser Zone ist niedrig; innerhalb des unterlagernden Gliafasergerüstes kommen größere, vakuolenartige Räume und zahlreiche netz- und schlingenförmige Kapillaren vor. Die Arterien ziehen von der lateralen Seite in das Organ ein, die Venen verlassen es an seiner medialen. Wesentliche Anastomosen mit den Gefäßen des Plexus choroideus oder benachbartem Nervengewebe kommen nicht vor (DUVERNOY u. Mitarb., 1972). Die Kapillaren sind in ihrem Feinbau recht unterschiedlich, besitzen jedoch an allen untersuchten Arten gefenstertes Endothel und einen perivaskulären Raum. Lediglich bei der Maus wurde dieser vermißt und statt dessen ein Labyrinth vorgefunden, das dem des subfornikalen Organs von Kaninchen ähnelt (ROHRSCHNEIDER u. SCHINKO 1971). Die Parenchym-, Glia- und Nervenzellen ähneln denen des subfornikalen Organs. Außerdem durchzieht ein Geflecht markloser Nervenfasern das Organ. LESLIE u. Mitarb. (1978) konnten bei der Katze an der ependymalen Oberfläche der Area postrema Makrophagen mit zahlreichen kleinen apikalen Vakuolen, Lysosomen und phagosomenähnlichen Körperchen nachweisen.

Funktion. Die Area postrema soll als Chemorezeptor für den Brechakt, als Rezeptor für Kohlensäurespannung des Blutes und für Hypophysenaktivierung sowie als Osmorezeptor dienen.
Möglicherweise wird in der Area postrema die Zusammensetzung des Liquor cerebrospinalis kontrolliert (TORACK u. FINKE 1971). Die Epitheloberfläche ist ähnlich der des Plexus choroideus und anderer zirkumventrikulärer Organe (Recessus infundibularis, Organon vasculosum laminae terminalis).
In der Area postrema sollen ebenso wie im Nucleus tractus solitarii Opiatrezeptoren vorliegen, die nach Opiatgaben den Hustenreflex und die Magensekretion sowie Nausea und Erbrechen abmildern. Weiter wird ihr eine neurosekretorische Funktion zugesprochen.

Organon recessus lateralis ventriculi quarti

Im Dach des Recessus lateralis ventriculi quarti kommen ependymale Zellnester vor, welche den übrigen zirkumventrikulären Organen ähneln. Die Bedeutung ist nicht geklärt.

g) Plexus choroideus

Nach WOOD Jr. (1944) war HEROPHILUS von Alexandria wohl der erste Beschreiber des Plexus choroideus. GALEN verglich die Struktur mit dem Chorion (Hüllsysteme des Embryos) für die Benennung.
In dünnbleibende Abschnitte der medialen Wand der Seitenventrikel, des Daches des 3. Ventrikels sowie bestimmter Dachteile des 4. Ventrikels stülpen sich beim Embryo von außen her gefäßführende Platten der Pia mater ein. Piaplatten und Lamina epithelialis bilden zusammen die Telae choroideae, welche zunächst als einfache Falten in die Ventrikel einspringen. Die Oberfläche dieser Falten vergrößert sich durch Entwicklung von gefäßführenden und mit kubischem Epithel überzogenen Kämmen und Zotten.
DOHRMANN u. BUCY (1970) untersuchten den menschlichen Plexus choroideus licht- und elektronenoptisch bei Patienten zwischen 6 und 75 Jahren. Sie betonen, daß der Plexus choroideus zahlreiche Villi aufweist, deren jeder eine Kapillarschlinge enthält und von einer einfachen Schicht isoprisma-

tischer Zellen umgeben ist. Zwischen den Zellen und den Kapillaren liegen eine Basalmembran und lockeres Bindegewebe vor. Die Zellen besitzen zahlreiche Mikrovilli. Die Autoren unterscheiden 2 verschiedene Arten von Mikrovilli: eine symmetrische mit fingerähnlicher Form und eine kürzere, gerundete. Zwischen 2 und 8 Zilien verlaufen entlang der Mikrovilli. Basalkörperchen lassen sich deutlich nachweisen. Am Querschnitt sind an den Zilien 2 zentrale und 9 periphere Filamente zu erkennen. Die Basalmembran zeigt zahlreiche Einfaltungen. Insbesondere bei älteren Menschen finden sich Zelleinschlüsse. Bei jungen Menschen kommen 1–10 sog. membrangebundener Einschlüsse, bei mittelalten 10–30 und bei älteren 30–60 vor.

Nach DERMIETZEL (1976) sind die Ependymzellen des Plexus choroideus an der Oberfläche durch ein komplexes System der Zonulae occludentes miteinander verknüpft. Die Lamina ependymalis ist von einer typischen Basalmembran mit argyrophilen Fasern unterlagert. Zwischen Ependym und Gefäßen breiten sich die Zellen des Plexus im Interstitium aus. Diese wohl leptomeningealen Zellen bilden ein weitverzweigtes Netz von schlanken spindelförmigen Ausläufern, die im Bereich weiter Kapillaren zu perivaskulären Scheiden und an der Basis des Plexus zur Tela choroidea angeordnet sind. Zwischen Kapillaren und Ependymbasis bestehen weitere Nexus- bzw. gap-junction-Bildungen oder fokale Membranverschmelzungen. Auch im Bereich der Tela choroidea liegen nebeneinandergereihte punktförmige Membranverschmelzungen nach Art von Zonula occludens-Formationen vor.

Das Stroma der Plexus besteht aus lockerem Bindegewebe, kollagenen und elastischen Fäserchen und zahlreichen, vor allem kapillären, Blutgefäßen sowie Nervenfasern. Die Endothelzellen der Kapillaren sind von Poren durchsetzt.

Verteilung. Die Gesamtoberfläche der Plexus choroidei des Menschen macht nach VOETMANN (1949) etwa 213 cm² aus. Etwa 80% der Gesamtoberfläche der Plexus choroidei ist in die Ventriculi laterales eingelagert. 20% entfallen auf die Ventriculi III et IV. Die durch die Plexuseinstülpung hervorgerufene Oberflächenvergrößerung der Ventrikelwände beträgt innerhalb der Seitenventrikel etwa 56%, bei großen Ventrikeln 50%. Im Bereich des 3. und 4. Ventrikels bilden die Plexus bis zu 70% der Wandflächen.

Alterung. Seit alters her wird darauf hingewiesen, daß der Plexus choroideus auch Substanzen aufnehmen kann (z.B. Hämosiderin nach Ventrikelblutung; CASE 1959). Möglicherweise entstehen aus anderen resorbierten Substanzen die Biondi-Körper (BIONDI 1933). Diese enthalten Lipide, Fibrillen und Amyloid (OKSCHE u. KIRSCHSTEIN 1972). Innerhalb der Ependymzellen des Plexus choroideus alter Menschen verschmelzen Tonofilamentbündel miteinander und vergröbern sich. Zusammen mit Lipoidtropfen und lipofuszinhaltigen Lysosomen bilden sich hieraus ringförmige Zelleinschlüsse.

Im Stroma des Plexus treten regelmäßig konzentrisch geschichtete Psammonkörper und Kalkkonkremente sowie hyalinisierte kollagene Fasern auf.

Die Ausbildung von Zysten und Psammonen werden allgemein als regressive Veränderungen ohne pathologische Bedeutung betrachtet. WOOD Jr. (1944) stellte fest, daß die Psammonkörper aus dichten kollagenen und argyrophilen Fasern sowie Kalksalzen aufgebaut sind. Seinen Angaben zufolge wies SCHÜLLER (1912) röntgenologisch zuerst auf verkalkte Plexus choroidei hin. WOOD konnte schon bei halbjährigen (und älteren) Kindern Verkalkungen des Plexus im Seitenventrikel sowie bei einem 35jährigen Mann Plexusverkalkungen im Bereich des 4. Ventrikels nachweisen, auf die schon VIRCHOW (1860; amerikanische Ausgabe) aufmerksam machte. Auch verlagerte Glomera des Seitenventrikels lagen an seinem Untersuchungsgut vor.

Geschichtete Körperchen kommen bei 89% der Altersgruppe 1–25 Jahre, bei 100% der über 76jährigen insbesondere am Übergang des Plexus der Pars centralis in das Cornu temporale des Ventriculus lateralis vor. Diese Kalkkonkremente sind röntgenologisch (Computertomographie) nachweisbar.

Ärztliche Bedeutung

Verhältnismäßig selten kommen Papillome des Plexus choroideus (im Ventriculus lateralis, im 3. Ventrikel, im 4. Ventrikel sowie am Kleinhirnbrückenwinkel) vor. Einmal wurde ein derartiger Tumor an der Konvexität der rechten Hemisphäre, viermal (bis 1954) im spinalen Subarachnoidalraum nachgewiesen (WILKINS u. RUTLEDGE 1961).

Form und Gefäße des Plexus

Plexus choroideus ventriculi lateralis (Abb. 227, 228 u. 241)

Der Plexus des Seitenventrikels erstreckt sich vom Foramen interventriculare, wo er mit dem des dritten Ventrikels und dem gegenseitigen in Verbindung steht, dorsalwärts um das Hinterende des Thalamus in das Unterhorn.

Am Übergang zwischen Pars centralis und Cornu temporale ist der Plexus des Seitenventrikels am dicksten: Glomus choroideum. Cornu frontale und Cornu occipitale enthalten keinen Plexus. Im Unterhorn reicht er, sich verdünnend, bis zu den Digitationes hippocampi nach vorne.

Gefäßversorgung. Hauptarterie ist die A. choroidea anterior aus der A. carotis interna, die 3,47 (1,5–7,0) mm distal der A. communicans posterior abgeht (LANG 1982). Sie überkreuzt den Tractus opticus und zieht dann in das untere Ende des Plexus. (Weiteres s.S. 554) Unmittelbar vor Eintritt in den Plexus zweigt sich die A. choroidea anterior in eine unterschiedliche Anzahl, gewöhnlich 6–8 Zweige, auf. Vordere obere und hintere Abschnitte des Plexus choroideus ventriculi lateralis werden von Ästen der Rr. choroidei posteriores aus der A. cerebri posterior und benachbarten Arterien versorgt.

Die Rr. choroidei posteriores geben innerhalb der Tela choroidea des 3. Ventrikels 3–5 Zweige ab. Einer zieht regelmäßig bogenförmig in der Region des Foramen interventriculare in den Ventriculus lateralis. Die vorderen Zweige für beide Plexus können aus einem einheitlichen Stamm abgehen. In einigen Fällen ziehen die hinteren Choroidaläste in den hinteren Abschnitt des Unterhorns ein. Innerhalb der Tela choroidea kommen Anastomosen zwischen vorderer und hinteren Choroidalarterien vor.

Im Plexus verzweigen sich die Arterien weiter. Die A. choroidea anterior entläßt 4–5 Zweige zum freien Plexusende, die – einander parallel – zum Glomus choroideum ziehen. Im Glomusbereich ist einer der Zweige häufig aufgeknäuelt. Ein oder 2 Zweige ziehen nach oben und vorne bis zum Foramen interventriculare und entlassen auf diesem Weg Zweige zu den Zotten. Der vordere Ast der Rr. choroidei posteriores mediales verzweigt sich beim Eintritt in den Plexus in 3–4 parallele Zweige, die entlang des freien Plexusrandes nach hinten verlaufen und im Glomusbereich enden. Ein größerer zieht entlang der Basis des Plexusgewebes und alterniert in der Versorgung der Zotten und -falten mit dem Zweig aus der A. choroidea anterior.

Der hintere Ast des R. choroideus posterior lateralis zieht ins Unterhorn und verläuft nach vorne. Ein Zweig kann direkt zum Glomus ziehen. Die dazwischenliegenden Äste der Rr. choroidei posteriores ziehen von der Tela choroidea in den Plexus ein. In der Regel versorgt die A. choroidea anterior den unteren hinteren Teil des Plexus, die Rr. choroidei posteriores den vorderen oberen Abschnitt. Innerhalb des Plexus kommt außer dem Kapillarnetz ein gut entwickeltes Venennetz vor. Die Venenwurzeln beginnen in den Zotten und vereinigen sich zu größeren Venulen, die in Richtung Glomus ziehen. Im Anschluß daran bilden die Venen einen größeren Stamm, der an der freien Kante des Plexus zum Foramen interventriculare zieht und von zarten parallelen Arterien begleitet wird: V. choroidea superior. Eine dünnere V. choroidea inferior zieht ins Unterhorn und tritt durch die Fissura choroidea aus.

Fissura choroidea. Wird der Plexus choroideus ventriculi lateralis an seinen Hafträndern abgerissen, so klafft an dessen medialer Seite eine sichelförmige Spalte: Fissura choroidea. Die Lamina choroidea spannt sich zwischen Stria terminalis und Fornix als Abkömmling des inneren Randbogens aus. Die Abrißstellen werden deshalb *Tenia choroidea* und *Tenia fornicis* genannt.

Tenia choroidea und Lamina affixa. Die Tenia choroidea zieht zunächst entlang des medialen Randes des Ganglienhügels. Durch vermehrtes Wachstum des Thalamus aber wird der untere Teil des inneren Randbogens der Thalamusoberfläche angelagert und verwächst mit dieser zur *Lamina affixa*. Die Tenia choroidea zieht hier nicht an der Grenzlinie zwischen End- und Zwischenhirnkernen, sondern an der dorsalen Thalamusfläche. Die Lamina affixa ist in der Mitte der Thalamusoberfläche am breitesten, vorne und hinten schmaler. Gegen das Cornu inferius verschmälert sie sich zunehmend und nähert sich der Stria terminalis an, bis sie schließlich mit ihr zusammenfällt. Sie bildet in der Pars centralis des Seitenventrikels einen kleinen Teil des Ventrikelbodens.

Tenia fornicis. Die Tenia fornicis zieht an der freien Kante des Fornix und der Fimbria hippocampi entlang und geht dann etwas dorsal der Spitze des Unterhorns in die Tenia choroidea über.

Plexus choroideus ventriculi tertii (Abb. 241)

Der Plexus choroideus ventriculi tertii liegt als paarige und zartere Plexusbildung im Dach des 3. Ventrikels vom Foramen interventriculare bis zum Recessus suprapinealis. Im Bereich der Foramina interventricularia gehen sowohl beide Plexus choroidei ventriculi lateralis als auch die Längszüge

Plexus choroideus, Lamina affixa und Fimbria fornicis ventriculi lateralis

Cisterna fissurae transversae und Commissura habenularum mit Hirnsand

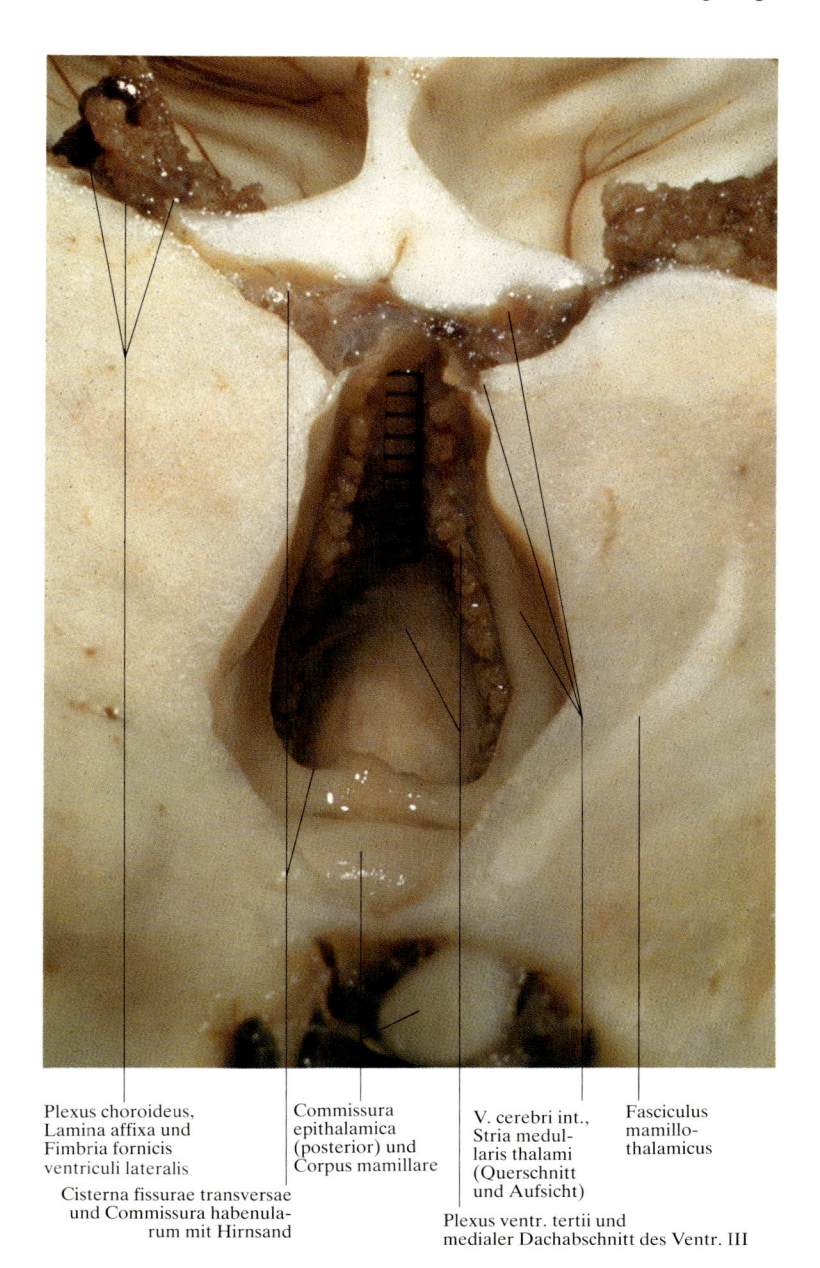

Commissura epithalamica (posterior) und Corpus mamillare

V. cerebri int., Stria medullaris thalami (Querschnitt und Aufsicht)

Plexus ventr. tertii und medialer Dachabschnitt des Ventr. III

Fasciculus mamillothalamicus

Abb. 241. Ventriculi III et laterales
am Frontalschnitt, von unten und vorne

des Plexus choroideus ventriculi tertii ineinander über. Wird der Plexus samt Tela choroidea abgerissen, dann entstehen als Rißränder die *Teniae thalami* entlang der Striae medullares thalami.

Das der Oberfläche des Plexus choroideus anliegende, von unterschiedlich großen Liquorspalten durchsetzte Bindegewebe wird als Cisterna fissurae transversae bezeichnet. Ihr Liquorraum reicht bis zum Plexus choroideus des Seitenventrikels seitwärts.

In ihm verlaufen die Rr. choroidei posteriores zu den Plexus choroidei ventriculi tertii et lateralis sowie die Vv. cerebri internae und deren Zuflüsse.

Paraphyse. Nach KIER (1974) stellt die Paraphyse einen extraventrikulären Anteil des Plexus choroideus dar. Beim Hai ist er eine dorsale Evagination, deren Ursprung im vorderen Ende des Dachabschnittes des Ventriculus tertius liegt. Die menschliche Paraphyse ist zu einzelnen Ependymzellnestern am oberen Umfang des Foramen interventriculare rückgebildet.

Plexus choroideus ventriculi quarti (Abb. 242)

Zwischen ventrikelseitigen Kleinhirnflächen, Uvula und Tonsilla einerseits und dorsaler Rautenhirnfläche (Velum medullare caudale) sowie der Lamina tectoria ventriculi quarti andererseits entsteht die Zottenplatte des Plexus choroideus ventriculi quarti.

Insgesamt ist der Plexus choroideus ventriculi quarti des Erwachsenen kreuzförmig entwickelt, wobei der longitudinale Schenkel (Pars medialis) verhältnismäßig kurz, der transversale (Pars lateralis) lang und nach basal abgebogen ist. Die Pars medialis endet rostral in einem unterschiedlich langen Processus fastigii; kaudal erstreckt sich der Processus inferior bis zur Apertura mediana ventriculi quarti und darüber hinaus in die Cisterna cerebellomedullaris. Gemeinsam mit einem paramedian nach rostral ausgebuchteten Processus paramedianus begrenzen die paarigen Zottenfelder ein unterschiedlich großes zottenfreies Feld im Mittelbezirk. Die Pars lateralis des Plexus choroideus ventriculi quarti ragt von der hinteren lateralen Wand in den Recessus lateralis ventriculi quarti hinein und mit ihrem unterschiedlich großen Ende (Pars aperturae) als Bochdaleksches Blumenkörbchen in den Subarachnoidealraum hinein. Die Spannweite des Plexus

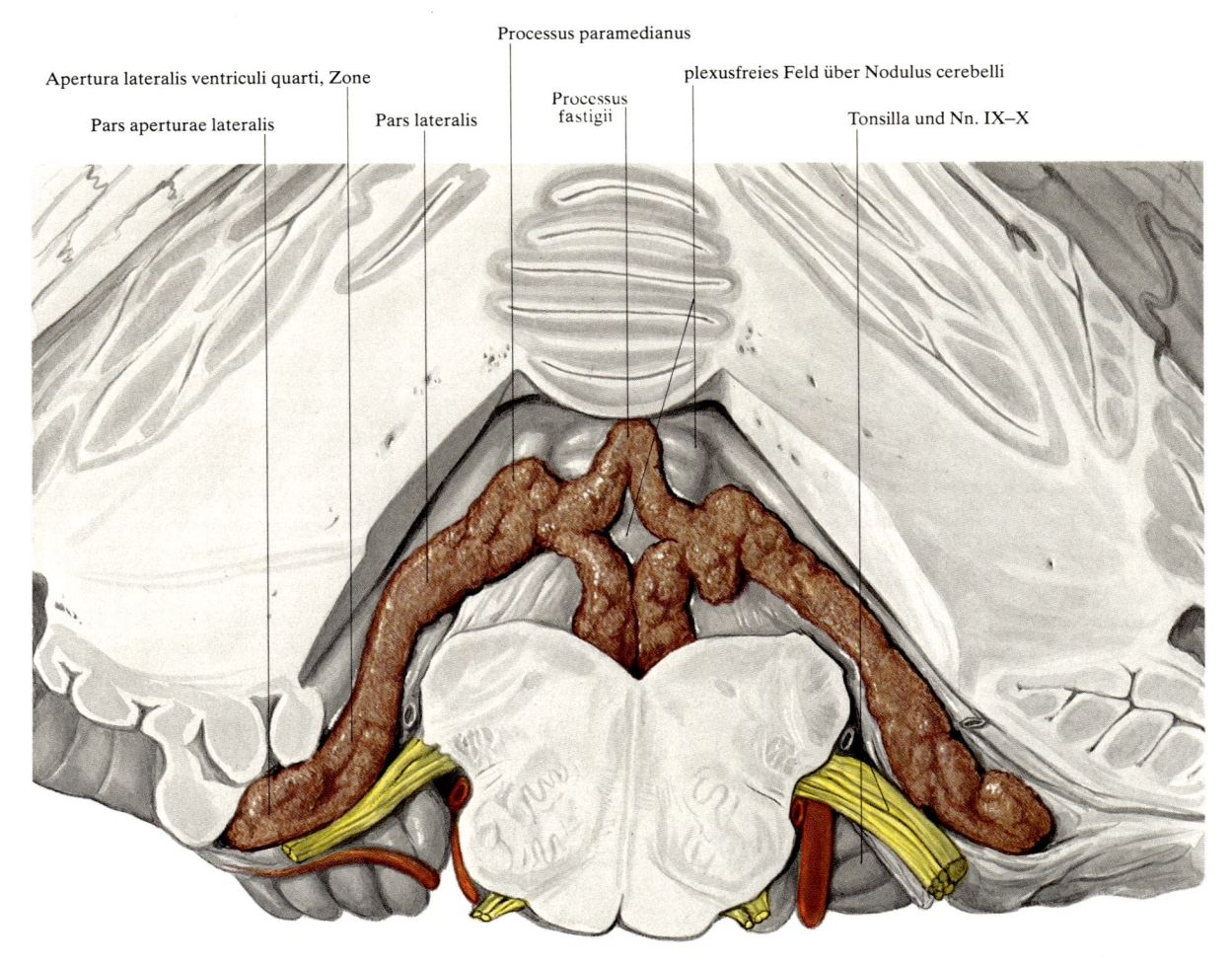

Abb. 242. Plexus choroideus ventriculi IV
Ansicht von vorne. Schnitt entlang des Plexus choroideus

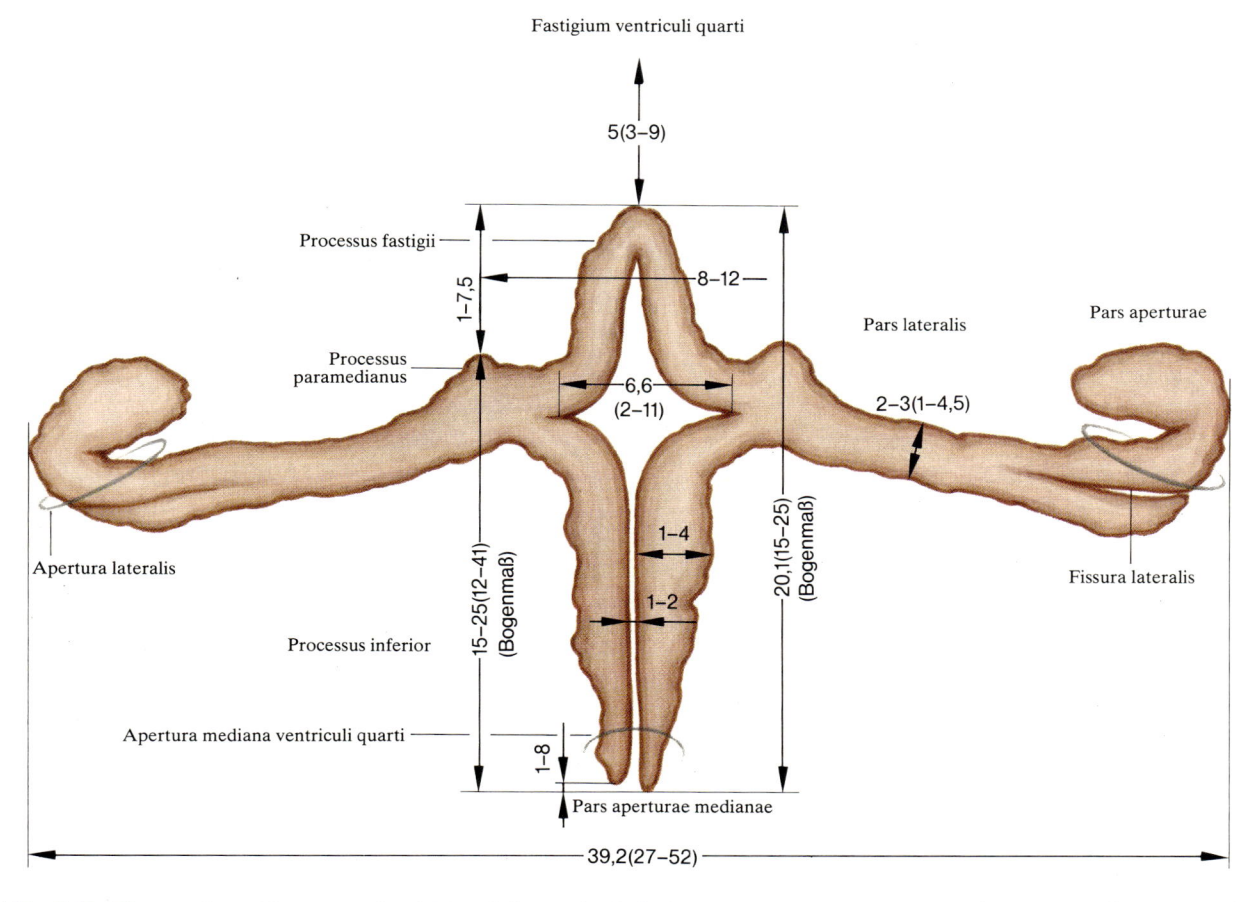

Abb. 243. Plexus choroideus ventriculi IV. Teile und Maße in x̄ mm, (Grenzwerte) nach Lang u. Schäfer 1977

choroideus ventriculi quarti (Abstand beider Partes aperturarum lateralium) schwankt an unserem Untersuchungsgut (Lang u. Schäfer 1977) zwischen 27 und 52 mm (Mittelwert 39,2 mm) (Abb. 243).

Die Längsausdehnung des Plexus choroideus vom rostralen Ende des Processus fastigii bis zum kaudalen Ende der Pars aperturae medianae schwankt zwischen 15 und 25 mm (Mittelwert 20,1 mm).

In einem Fall mit extrem langem Processus inferior betrug die Länge 40 mm. Als Minimalwert wurde einmal die Längsausdehnung mit 10 mm bestimmt. Seitendifferenzen der beiden Längszüge von 1–8 mm kommen vor. Am Eingang in den Recessus lateralis ventriculi quarti entsteht die Pars lateralis, die mit einem nach basal offenen Winkel von etwa 100° abgeknickt ist. Ihre Breite schwankt zwischen 1 mm und 4,5 mm und mißt am häufigsten 2–3 mm.

Die Pars aperturae lateralis liegt dem Flocculus an, meist ohne dessen vordere und laterale Foliae ganz zu überdecken. Nach dorsal tangiert der Plexus den vorderen Abhang des Lobulus biventer. Die intrazisternalen Strecken der Nn. VII und VIII liegen rostral und basal, die der Nn. IX–XI normalerweise kaudal und basal der Pars aperturae lateralis. Gelegentlich können Wurzelfäden des N. IX von Plexuszotten zangenartig umgriffen sein. Die Pars aperturae wendet sich an der Apertur unter einem spitzen Winkel nach medial und rostral. Am häufigsten entsteht auf diese Weise eine einfache Hakenform; außerdem sind Doppelhakenformen, kolbenförmige, rosenförmige, untergliederte und inselförmige Partes aperturae aufzufinden (Lang u. Schäfer 1977).

Im Bereich der Pars aperturae lateralis sowie der Pars aperturae medianae, weniger häufig in anderen Abschnitten, finden sich 1–2 mm großen Zysten des Plexus verhältnismäßig häufig.

Nach Schubert (1976) ragt die Pars aperturae medianae an unserem Untersuchungsgut in 40,8% 6–10 mm durch die Apertura mediana ventriculi quarti in den Subarachnoidealraum (Cisterna cerebellomedullaris) hinein. In 16,3% ist der extraventrikuläre Plexusteil zwischen 0 und 5 mm lang, in 10,2% über 20 mm.

Ärztliche Bedeutung

Der Plexus choroideus ventriculi IV ist in etwa 35% am seitlichen Subtraktionsangiogramm deutlich zu erkennen. In einem weiteren Drittel ist die Darstellung schwach, beim Rest ist er angiographisch unsichtbar. In 3,5% ist der in den Recessus lateralis hineinragende Abschnitt deutlich asymmetrisch entwickelt. Bei Fehlen der A. cerebelli inferior posterior wird der Plexus choroideus ventriculi IV von der A. cerebelli inferior anterior versorgt (Bradač u. Mitarb. 1976). Aperturae ventriculi IV, s. Bd. I/1, Teil B).

II. Meninges

a) Entwicklung der Gehirnhäute

Das sich entwickelnde Gehirn ist zunächst von einer mesenchymalen Hülle, aus der sich Gehirnhäute und Schädelknochen bilden, umgeben.

Die kaudalen Abschnitte entstammen rostralen Sklerotomen, rostral des ersten Ursegments dem unsegmentierten Mesoderm.

Das ursprüngliche Hüllgewebe wird als Meninx primitiva bezeichnet. Diese gliedert sich bald in eine äußere, dichtere Ektomeninx und eine innere, zartere Endomeninx. Aus der Ektomeninx sondern sich das Endocranium, die spätere Lamina fibrosa externa und die Lamina fibrosa interna der Dura mater ab. Zwischen beiden entwickeln sich die Vv. extradurales. Später verschmelzen Dura und Periostschicht zur Dura mater encephali weitgehend miteinander. An bestimmten Zonen entstehen durch Zusammendrängen des ursprünglich geflechtartigen Venensystems die Sinus durae matris. Bei Embryonen von 42–44 mm SSL ist die Duragrenzschicht überall entwickelt. Im Bereich des Dorsum sellae hängt die äußere Duralamelle eng mit dem Perichondrium zusammen.

Die Endomeninx differenziert sich an der Oberfläche des nervösen Zentralorgans zur Pia mater. Im Bereich der Hirnwandbezirke bildet sie zusammen mit den Laminae tectoriae dünnbleibende Abschnitte der Hirnbläschen, die Telae choroideae sowie die Plexus choroidei.

In den außenliegenden Abschnitten treten während der 7. Entwicklungswoche flüssigkeitsgefüllte Spalten auf, welche von Abkömmlingen der Mesenchymzellen – Mesothelzellen – gegen die Pia und gegen die Dura mater hin abgegrenzt sind. Diese Flüssigkeitsräume bleiben von mehr oder minder zahlreichen und dicht gelagerten Bindegewebefasern durchzogen und bilden im Zusammenhang die Cavitas subarachnoidealis, die außen und je nach Definition auch innen von der Arachnoidea encephali begrenzt wird.

b) Subdurales Neurothel

ANDRES (1966 und 1967) hat erstmalig auf die Feinstruktur des subduralen Neurothels und der Arachnoidea bei Säugetieren hingewiesen. RASCOL u. IZARD (1976) betonen, daß das subdurale Neurothel beim Menschen eine mehrschichtige Zellage darstellt. In den tieferen Zellschichten sind die Kerne bläschenförmig und schwach färbbar und besitzen ein helles Zytoplasma. Die oberflächliche Zellschicht ist platt und stark basophil. Stets läßt sich das Neurothel leicht von der Arachnoidea unterscheiden, die heller und weniger kompakt aufgebaut ist. In der Arachnoidea kommen zahlreiche Kollagenfaserbündel vor. Die oberflächliche Schicht des Neurothels begrenzt die Lücke zwischen Dura mater und Arachnoidea. Elektronenoptisch untersucht, ergaben sich zahlreiche Variationen dieses Bauprinzips. Das Neurothel besteht aus 2–8 Zellagen, selten aus einer einzigen. Die innere Schicht ruht der Arachnoidea auf, die äußere steht mit der Dura mater in Verbindung. Ist die Leptomeninx von der Dura mater abgehoben, dann läßt sich die oberflächliche Grenze des Neurothels nicht nachweisen. Das Neurothel muß als meningeale Grenzschicht zwischen Dura mater und Arachnoidea definiert werden. Die Ultrastruktur der Dura mater ist deutlich vom subduralen Neurothel zu unterscheiden (zahlreiche Fibrozyten und kollagene Fasern). Daß die Dura und das Neurothel miteinander in Verbindung stehen, kann daraus geschlossen werden, daß keine Basallamina zwischen beiden besteht. Von diesem Gebiet geht ein großer Teil der Meningeome aus.

Die dem subduralen Neurothel anliegende Arachnoidea ist zwischen 20 und 130 µm dick und enthält nach RASCOL u. IZARD (1978) keine Blutgefäße.

Subarachnoideale Lücken. Die meisten der subarachnoidealen Lücken (beim Menschen) befinden sich in der Nachbarschaft der subarachnoidealen Gefäße. Sie sind in der Regel oval oder am Schnitt vierseitig begrenzt. Die größeren besitzen lange Achsen bis zu mehreren Hundert µm, die kurzen Achsen bis etwa 50 µm. Kleinere Lücken umgeben die Gefäße der Pia mater.

c) Cavitas subarachnoidealis und Liquor cerebrospinalis

Da die Pia mater encephali der unregelmäßig gestalteten Oberfläche des Gehirns unmittelbar anliegt, die Arachnoidea aber der glatten Innenseite der Dura mater bzw. dem Neurothel folgt, sind dort, wo sich die Gehirnoberfläche von der Dura mater entfernt, kleinere und größere Spalte entwickelt. Die größeren dieser Spalträume werden als Zisternen bezeichnet und sind ebenso wie die kleineren von Liquor cerebrospinalis angefüllt. Dünne Bindegewebefasern und netzige Membranen durchziehen die Zisternen. Sie befestigen die Arachnoidea an der Pia mater sowie die Gefäße und Nerven, welche die Liquorräume durchsetzen.

An seiner pialen und arachnoidealen Grenzfläche ist der Subarachnoidealraum von einem mesothelialen Zellbelag abgedeckt. Diese Zellen umhüllen auch die innerhalb der Subarachnoidealräume sehr unterschiedlich dicht gelagerten Bindegewebebälkchen. Da die Auflösungsvorgänge innerhalb der Endomeninx während der Entwicklung individuell und von Ort zu Ort unterschiedlich weit fortschreiten, gibt es neben den bekannten großen Zisternen enge, von zahlreichen Bindegewebezügen durchsetzte Subarachnoidealräume.

Die größten Subarachnoidealräume umgeben das nervöse Zentralorgan insbesondere in der Mittelzone der basalen Gehirnfläche und außerdem überall dort, wo die Gehirnoberfläche mehr oder weniger tiefe Kerben besitzt: *Zisternen*. Auch für die englumigen, scheidenförmigen Subarachnoidealräume um bestimmte Verlaufsstrecken von Gehirnnerven hat sich dieser Ausdruck eingebürgert (z.B. Cisterna trigemini). Nach amerikanischen Angaben aus Physician's Handbuch beträgt die *Liquormenge* bei Erwachsenen 120–140 ml. Davon finden sich in den beiden Seitenventrikeln zusammen 20–30 ml, im 3. und 4. Ventrikel je etwa 5 ml, in den Subarachnoidealräumen und Zisternen des Schädels etwa 25 ml und im spinalen Abschnitt des Subarachnoidealraums etwa 75 ml (SCHALTENBRAND 1955). Der Liquor cerebrospinalis macht nach KIRKPATRICK (1978) ca. 200 ml aus, von denen weniger als $^1/_3$ innerhalb der Ventrikel vorliegen. Die Hauptaufgabe der liquorerfüllten Subarachnoidealräume ist es, das Gehirn in den starren Schädel *schwebend einzulagern*.

Alle Kanten des Schädelinnenraums und die widerstandsfähigen Ränder der Durasepten sind von größeren Liquorkissen ummantelt. Diese Liquorkissen haben Polsteraufgaben zu erfüllen. Auch Teilstrecken der Blutgefäße und Nerven verlaufen innerhalb der Liquorräume und werden von Liquor cerebrospinalis umspült.

Die pulsatorischen Druck- und Weitenänderungen der Arterien teilen sich dem Liquor cerebrospinalis mit. Durch seine Vermittlung werden die Hirnvenen rhythmisch komprimiert. So betrachtet, stellt das subarachnoideale Liquorkissen ein Koppelungsmedium zwischen Arterien und Venen dar, das den Blutrückstrom fördert.

Bei lokaler Volumenvermehrung des Gehirns werden die benachbarten Liquorräume ausgepreßt. An der Hirnoberfläche erscheinen die Gyri und Sulci abgeplattet. Bei intrakraniellen Massenverschiebungen prolabieren Hirn- bzw. Kleinhirnanteile in die Zisternen.

Sicherlich schützt der Liquor cerebrospinalis das Gehirn bei Erschütterungen und anderen Gewalteinwirkungen von außen.

Von untergeordneter Bedeutung ist seine Funktion als Wärmekissen des Gehirns. Nicht nachgewiesen sind Ernährungsaufgaben des Liquor cerebrospinalis. Seine Bedeutung als Stoffwechseltransporteinrichtung, als Überträger von Hormonen und Wirkstoffen wird diskutiert.

CASSIN (1948) sowie LUPS u. HAAN (1954) schreiben dem Liquor eine Bedeutung beim Abtransport von Stoffwechselendprodukten des zentralen Nervensystems zu.

Über die Apertura mediana und die Apertura lateralis ventriculi quarti stehen die äußeren Liquorräume mit dem Ventrikelsystem des Gehirns in Verbindung. Durch diese Öffnungen ragen Teile des Plexus choroideus ventriculi quarti in die äußeren Liquorräume, so daß, abgesehen von intraventrikulären Plexusstrecken, auch unmittelbar in die Subarachnoidealräume hinein Liquor produziert werden kann.

Intracerebrale Flüssigkeit und Liquor

Der Abstrom von mit Jod 131 markiertem Tri-Jod-Thyronin nach intravenöser Injektion macht es wahrscheinlich, daß das Hormon die Blutbahn verläßt, ins Gehirnparenchym übertritt und dann in den Liquor diffundiert (FORD 1959). Die meiste Flüssigkeit innerhalb des ZNS soll innerhalb der Glia (MAYNARD u.Mitarb. 1957), speziell der Astrozyten liegen.

Nach KIRKPATRICK (1978) hat sich durch planimetrische Untersuchungen an elektronenoptischen Abbildungen gezeigt, daß ca. 2% des Hirngewebes dem extrazellulären Raum angehören. Nach Gefrierätzung wurden diese Räume mit ca. 15% errechnet.

Die langen Fortsätze der Astrozyten stehen in Kontakt mit den Nervenzellkörpern und den Membranae limitantes gliae und perivasculares. Ihre Funktion besteht wohl hauptsächlich in einer Verteilung des neuronalen Stoffwechsels in Richtung Ventrikellumina und Subarachnoidealraum sowie zum Blutgefäßsystem (DE ROBERTIS 1962).

Liquorzellen. Nach STÜFE (1979) stellen die Lymphozyten den Hauptanteil der Liquorzellen dar. Ihr Anteil wird allerdings unterschiedlich angegeben: zwischen 60% (SCHMIDT 1968) bis zu 90% (DUFRESNE 1973; zit. bei STÜFE). Andere Autoren sprechen bei besonders großen und chromatinreichen Lymphozyten von Lymphoidzellen und deuten diese als immunkompetente Zellen oder lymphoide Plasmazellen. STÜFE teilte an der neurologischen Klinik Würzburg in kleine (6–10 µm ⌀) und große Lymphozyten (10–20 µm ⌀) ein, deren Kerne rund oder gebuchtet, blaß oder gefleckt erscheinen können. Stets ließ sich an den großen Lymphozyten basophiles Zytoplasma nachweisen.

Die großen Lymphozyten unterscheiden sich von Plasmazellen, die nach verschiedenen Literaturangaben auch im Liquor cerebrospinalis einen kleinen, exzentrisch gelegenen Kern mit einzelnen Chromatinschollen und einem stark basophilen Cytoplasma mit perinuklearer Aufhellung besitzen.

STÜFES Befunden zufolge überwiegen im normalen Liquor kleine Lymphozyten und Monozyten; große Lymphozyten treten in weniger als 10% auf. Diese sind demnach bei Anteilen von über 10% als pathologisch anzusehen. Plasmazellen sind nach Meinung verschiedener Autoren in jedem Fall ein pathologisches Zeichen.

Ärztliche Bedeutung

1. Bei Subarachnoidealblutungen ist der Granulozytenanteil überproportional im Verhältnis zur Erythrozytenzahl erhöht. Leicht erhöht ist die Anzahl der Lymphozyten und der Plasmazellen. Der Granulozytenanstieg wird als exsudative Phase einer unspezifischen Reizantwort des Liquorraumes gedeutet.
2. Bei eitriger Meningitis kommen erwartungsgemäß vermehrt Granulozyten vor. Auch die großen Lymphozyten sind zahlreich. Plasmazellen treten nicht auf.
3. Nach viraler Meningitis liegen zunächst über Stunden oder Tage bis zu 90% Granulozyten vor. Dann überwiegen Lymphozyten und Plasmazellen (Coxsackie-Virus-Meningitis). Findet man im Liquor cerebrospinalis im Verlauf einer Meningitis bei mäßiger Pleozytose (bis 1000/3) anfangs eine kurzdauernde Granulozytose, gefolgt von einem lymphozytär beherrschten Zellbild, so ist in erster Linie an eine Virusgenese zu denken.
4. Bei multipler Sklerose herrschen kleine und große Rundzellen im Liquorzellbild vor. Auch Plasmazellen konnten bei Liquorproben mit Pleozytose aufgefunden werden, jedoch nur bei zwei von 16 Proben ohne Pleozytose. Der Anteil der großen Lymphozyten lag dabei unter 10%.

Im Liquor von Kranken mit neurologischen Infektionen konnten bei zwischen 17% und 41% zwei oder mehrere Viren gleichzeitig aufgefunden werden.

Liquordruck. Beim liegenden Probanden werden Druckwerte von 1–10 mm Hg bei unbeeinträchtigter Liquorpassage angegeben (LUNDBERG 1972, zit. nach KROISS 1977). Die durch arterielle Hirnpulsationen auf das Liquorsystem übertragene Druckamplitude beträgt intraventrikulär etwa 15 mm H_2O, die respiratorischen Druckänderungen (durch intrathorakale und intravenöse Druckschwankungen bedingt) machen etwa 35 mm H_2O aus (BRADLEY 1970).

Albumingehalt. Nach KOCH (1981), der den Liquoralbumingehalt bei Normalpersonen bestimmte, beträgt der Liquoralbumingehalt 21,6 ($\pm 7,6$) mg %, der Serumalbumingehalt 4340 (± 1890) mg % und der Serum/Liquoralbumin-Konzentrationsquotient 193,1 ($\pm 63,9$).
Bei multipler Sklerose, tuberkulöser Meningitis, eitriger Meningitis, viraler Meningitis und Guillain-Barré-Syndrom ist offensichtlich die Blut-Liquor-Schranke verändert. Die schwersten Störungen fanden sich bei eitrigen Meningitiden, weniger stark bei tuberkulösen Meningitiden und bei Patienten mit Guillain-Barré-Syndrom. Leichte Störungen wurden bei viralen Meningitiden, nicht aber bei multipler Sklerose nachgewiesen.

Liquor und Virusinfektion. Die sog. Slow virus-infections durch unterschiedliche Viren (Kuru, Scrapie oder SSPE) treten abgewandelt auch in unseren Breiten auf. Der Ausdruck Slow bezieht sich auf die lange Latenzzeit von Viren, die sich intrazellulär durch den Einfluß von Interferon und extrazellulär durch Antikörper lange Zeit nicht vermehren. Es wird angenommen, daß auch die Multiple Sklerose eine Slow-Virusinfektion darstellt. Möglicherweise spielt sie auch bei der senilen Demenz eine Rolle. Nach LIBIKOVA (1979) sind etwa 10–12% der Menschen über 65 Jahre von dieser Form des geistigen Abbaues betroffen, die nicht mit Atherosklerose des Gehirns einhergehen muß. Die Autorin konnte im Liquor senil-dementer Patienten Virusantikörper nachweisen. Es handelte sich um das Herpesvirus hominis, Typ 1.

d) Zisternen

Entwicklung. Schon WEED (1917) wies darauf hin, daß der Liquor cerebrospinalis durch die sich bildenden Aperturae laterales und mediana des 4. Ventrikels in den Subarachnoidealraum übertritt und sich nach basal, kranial und kaudal ausbreitet. Insbesondere fließt der Liquor in die späteren Zisternen ein. Zweifellos befindet sich jedoch schon bei der partiellen Auflösung der Endomeninx eine Flüssigkeit in den sich bildenden Spalten.
Bei Feten von 34 mm SSL lassen sich die Cisterna ambiens und die Cisterna fissurae transversae (veli interpositi) sogar relativ größer als bei Erwachsenen einwandfrei darstellen. Die Cisterna ambiens wird dann vor allem durch das Wachstum der Groß- und Kleinhirnhemisphären in der späteren Fetalzeit eingeengt, ebenso die Cisterna chiasmatis. Die Cisterna laminae terminalis erhöht sich relativ und absolut. Die vorher ebenfalls hohe Cisterna fissurae transversae wird durch das nach rückwärts wachsende Splenium corporis callosi unterteilt. Ein Teil der vorher hohen Zisterne wird zu den Cisternae pericallosa und interhemispherica abgegliedert, der andere zur Cisterna fissurae transversae. Auch der suprasellläre Zisternenabschnitt wird während der ersten Lebensjahre etwas flacher (CARLSSON u. LODIN 1969). Die Cisterna interpeduncularis vertieft sich. Bei Neugeborenen und Kindern ist der Subarachnoidealraum relativ größer als bei Erwachsenen. Durch das verzögerte Kleinhirnwachstum werden die ursprünglich großen Zisternen der Fossa cranialis posterior relativ spät eingeengt.

Basale Zisternen (Abb. 244)

An unseren Korrosionspräparaten ist der Subarachnoidealraum nach der Dura zu verhältnismäßig glatt begrenzt. Er reicht vom Vorderrand des Foramen magnum bis zum vorderen Ende der Fossa cranialis anterior. Der vom Subarachnoidealraum gebildete Basiswinkel beträgt an den relativ wenigen Präparaten zwischen 110° und 120°. Die Knickstelle befindet sich über dem Dorsum sellae. Die Abwinkelung er-

Zisternen

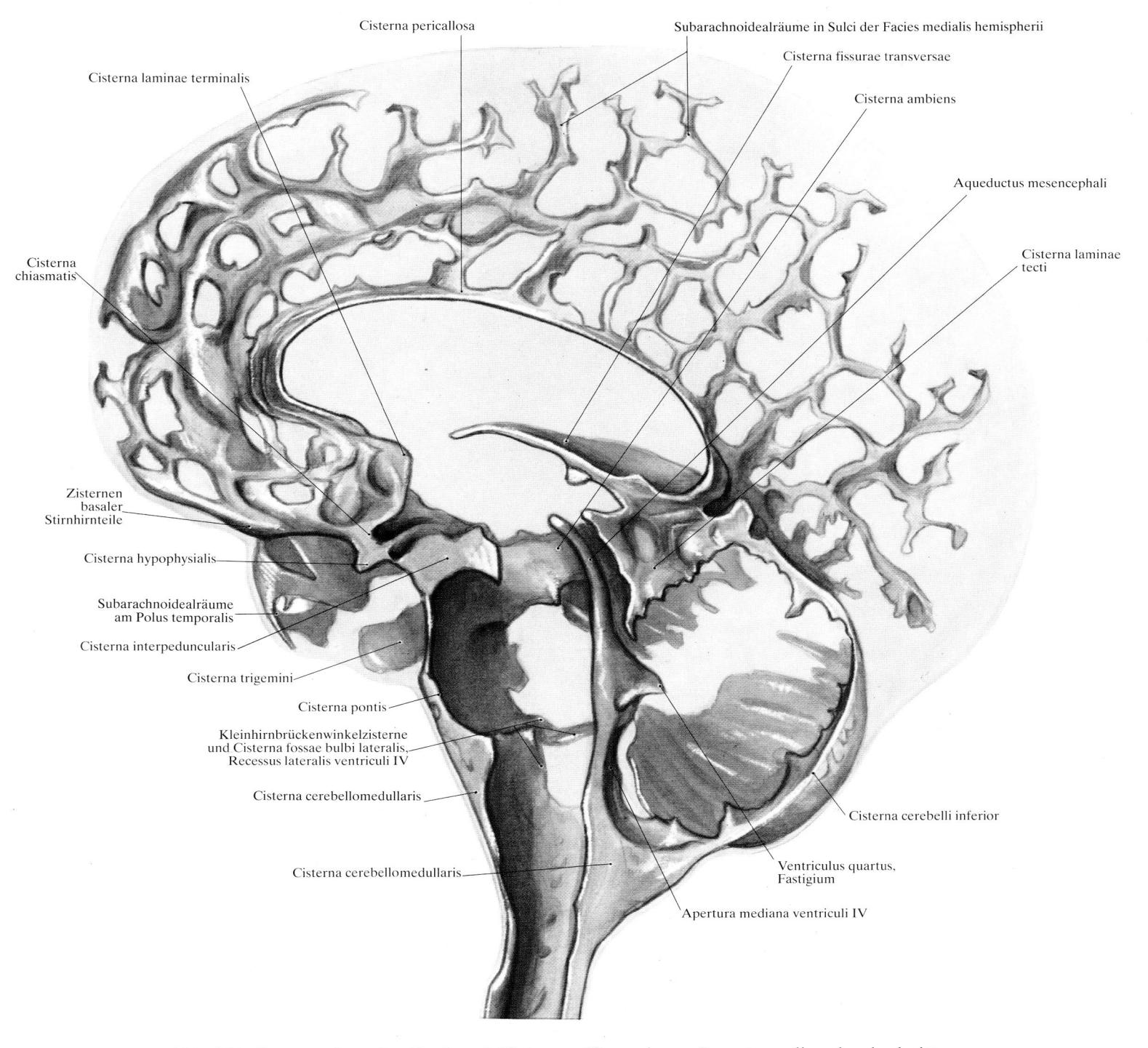

Abb. 244. Cavum subarachnoideale und Zisternen, Korrosionspräparat, median durchschnitten

laubt bei Betrachtung von außen eine Gliederung des einheitlichen basalen Subarachnoidealraumes in einen Abschnitt zwischen Foramen magnum und Basisknick, der meist zwischen 50 und 54 mm lang ist und als *hintere Basalzisterne* bezeichnet wird. Der Teil zwischen Dorsum sellae und dem rostralen Ende der vorderen Schädelgrube ist 53 mm bis 59 mm lang. Er wird *vordere Basalzisterne* genannt.
Als seitliche Grenzen gelten bei der hinteren Basalzisterne die Zisternenaustrittsstellen der Nn. abducentes, bei der vorderen die Austrittsstelle der Nn. oculomotorii und optici. Die Breite der medianen Basalzisterne nimmt entsprechend der Lage dieser Nervenaustritte nach rostral zu ab (Abb. 245). (Weiteres s. Bd. I/1, Teil B.)

Ärztliche Bedeutung

BLOHMKE u. LINK (1950) leiteten bei otogener Meningitis den Liquor cerebrospinalis aus der Cisterna pontis lateralis

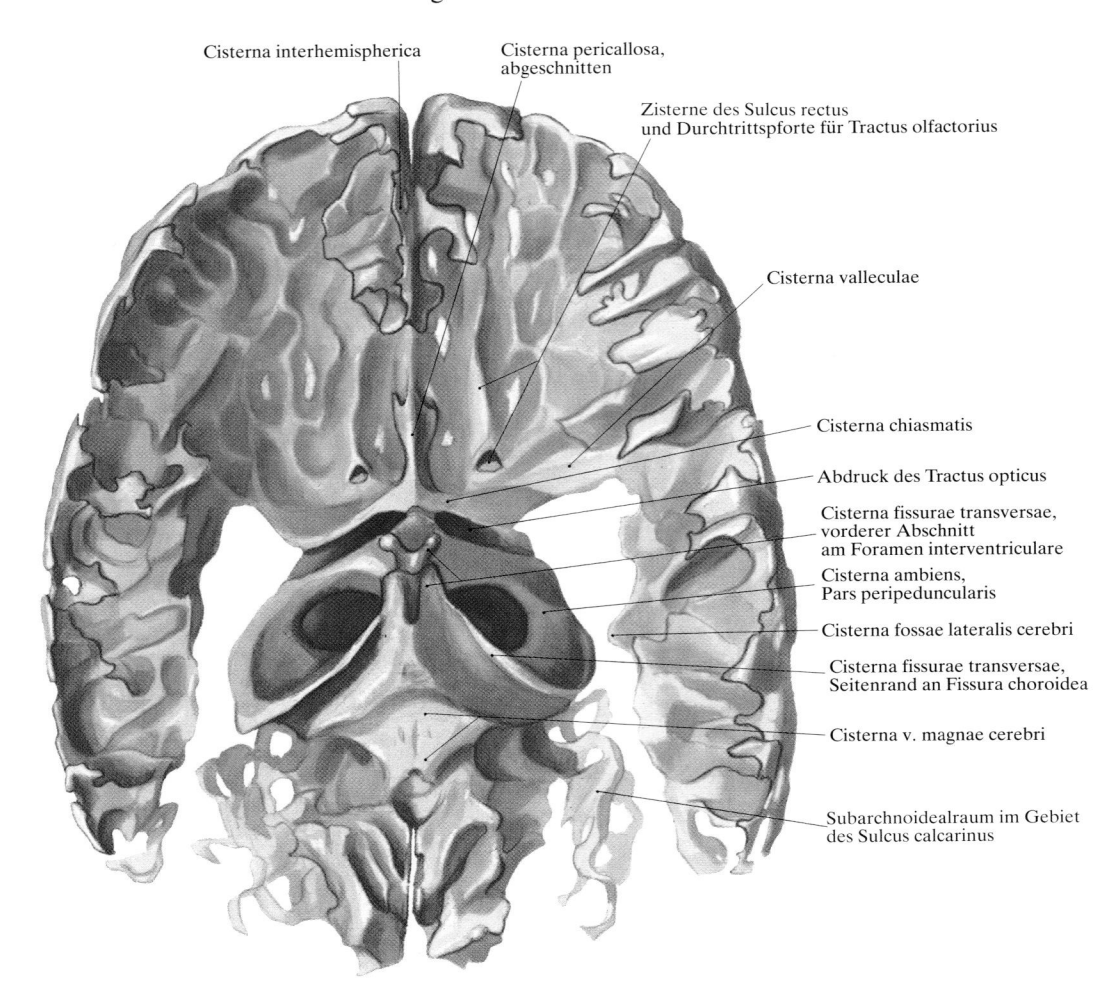

Abb. 245. Basale Abschnitte des Cavum subarachnoideale und Zisternen
Korrosionspräparat, Sicht von oben

– nach Antrotomie und Eröffnung der Pars petrosa-Rückfläche am Trautmannschen Dreieck – nach außen ab. Sie sahen in allen (mit Antibiotica nicht erfolgreich behandelbaren Fällen) gute bis sehr gute Ergebnisse. Insbesondere YASARGIL (1984) machte auf die Septen innerhalb der basalen Zisternen aufmerksam.

Cisterna trigemini (s. Abb. 244)

BURR u. ROBINSON (1925) untersuchten mit Injektionsmethoden und histologisch Ganglia trigeminalia und ihre Hüllen von Feten und Neugeborenen. Sie stellten außer der Piaumhüllung der Fasern der Pars triangularis und der Arachnoidealauskleidung des Cavum trigeminale die Anheftung der Arachnoidea distal vom proximalen Umfang des Ganglion trigeminale an der oberen und unteren Fläche fest. Die distalen Abschnitte des Ganglion sind vollständig von Dura umgeben und an dieser befestigt, insbesondere an der Vorderfläche des Ganglion. An der Unterfläche ist die Radix motoria von Pia umkleidet in eine Ganglienrinne eingelagert, wobei eine deutliche Spalte zwischen Pia und Arachnoidea festgestellt wurde und zwar bis zum Übergang des mittleren ins distale Gangliondrittel. Von dort an ist die Radix motoria straff am Ganglion befestigt. Studien an Tuscheinjektionspräparaten bestätigten diese Befunde.

Ungefähr 15 mm medial und 11 mm über der Cisterna meatus acustici öffnet sich an unserem Material die etwa 15 mm lange und zwischen 13 und 15 mm breite *Cisterna trigemini*, deren lateraler Rand tiefer steht als ihr medialer. Ihre größte Querausdehnung bildet mit der Transversalen Winkel von etwa 40–45°. In der Ansicht von seitlich, hinten und unten werden die Cisterna meatus acustici und die Cisterna trigemini gleichzeitig sichtbar.

Cavum trigeminale

Ärztliche Bedeutung. NIJENSOHN u.Mitarb. (1975) berichteten über 12 Patienten mit Meningeomen innerhalb des Cavum trigeminale, welche das Ganglion trigeminale oder die Radix sensoria n. trigemini schädigten (35–71 Jahre, davon 9 weiblichen Geschlechts). Bei 6 Patienten bestanden typische Zeichen einer Trigeminusneuralgie (Gruppe 1), bei 3 Patienten charakeristische Gesichtsschmerzen im Bereich des N. trigeminus, aber kein Sensibilitätsverlust oder motorischer Ausfall des N. trigeminus (Gruppe 2). Bei weiteren 3 Patienten bestanden atypische Trigeminus-Dysästhesien und Schmerzempfindungen (Gruppe 3). Bei den durchgeführten Operationen zeigte sich bei Gruppe 1 in der Regel eine erweiterte A. meningea media, eine verhältnismäßig dicke Dura propria des Cavum trigeminale und ein meningotheliomatöses Meningeom; bei Gruppe 2 bestanden Meningeome en plaqué, eingebettet in das Ganglion und seine Wurzeln von psammomatösem Typ, die in der Regel bis zum Boden der Fossa cranialis media reichten und in die Foramina mit den Nervenwurzeln hineingewachsen waren; bei Gruppe 3 (vorwiegend jüngere Patienten) bestanden in das Ganglion trigeminale mit den Nervenwurzeln einwachsende Meningeome mit schlechter Prognose.

Kleinhirnbrückenwinkelzisterne

Dieser dorsomedial gerichtete stumpfkegelige, dreiseitig begrenzte Liquorraum ragt in die Nische zwischen Pons, Nervengruppe VII und VIII einerseits und Seitenfläche der Olive andererseits hinein. Noch weiter lateral bildet der Flocculus des Kleinhirns die dorsale Grenzfläche. Nach der seitlichen Kleinhirnfläche zu geht diese Zisterne in den Liquorraum über, welcher die Fissura prima cerebelli ausfüllt und Äste der A. cerebelli inferior anterior enthält.

In den seitlichen Abschnitt der Kleinhirnbrückenwinkelzisterne taucht von dorsal her der Recessus lateralis ventriculi quarti ein, und zwar 7 mm lateral der dorsomedial orientierten Zisternenspitze.

Unmittelbar medial der Eintauchzone des Recessus lateralis ventriculi quarti und 2–4 mm kaudal der Spitze der Kleinhirnbrückenwinkelzisterne treten die Nn. IX, X und XI in die seitliche hintere Basalzisterne ein und durchsetzen sie in laterobasal gerichtetem Zug.

Cisterna pontis lateralis

Zwischen dem Oberrand der Trigeminuspforte und dem rostralen Auslauf des Tentorium cerebelli befindet sich fast stets ein 2–4 mm weites Liquorkissen. Der medial hier anschließende kaudale Abschnitt der Cisterna pontis lateralis ist nur 2–3 mm tief. Der über dem N. trigeminus und unmittelbar unter dem Kleinhirnzelt gelegene Liquorraum steht mit der Cisterna ambiens in unmittelbarer Verbindung und wird dort abgehandelt. Die Cisterna pontis lateralis wird von zahlreichen Ästchen der Aa. vertebrales bzw. der A. basilaris, welche Brücke, Kleinhirn und Innenohr versorgen, durchsetzt. Nach vorne geht sie in die Cisterna interpeduncularis über.

Cisterna interpeduncularis

Im Bereich der Cisterna interpeduncularis liegen die Endgabelung der A. basilaris und die Anfangsstrecken der Aa. cerebelli superiores und der Aa. cerebri posteriores. Außerdem wird die Zisterne von zahlreichen feinen Gefäßästen durchzogen, die in das Mittelhirn und in das Zwischenhirn eindringen. Die Rückwand der gesamten Zisterne senkt sich bis zu 13 mm tief in die Fossa interpeduncularis ein (gemessen vom Basisknick bis zur tiefsten Stelle der Fossa ergeben sich Werte von 17–25 mm). Betont sei, daß am Gehirn die hintere Tiefe der Fossa interpeduncularis an unserem Untersuchungsgut 6,94 (5–13) mm beträgt (DEYMANN-BÜHLER 1983) und die vordere Tiefe 5,80 (4–12) mm. Ihr interpedunkulärer First ist 11,72 (8,0–20,0) mm lang (LANG u.Mitarb. 1983). Seitlich zeichnen sich in Form breiter Rinnen die Wülste der Hirnschenkel ab. Kennzeichnend ist, daß sich über dem Basisknick die Zisterne mit größter Höhe entwickelt hat. An der Duraseite liegt die Zisterne dem Schädelbasiswinkel auf. Ein scharfer Einschnitt, der bogenförmig nach vorne konvex verläuft und seitlich in die vom Kleinhirnzelt erzeugten Kerben übergeht, wird von den Plicae petroclinoideae erzeugt (s. Regio hypophysialis Bd. I/1, Teil B). Der N. oculomotorius tritt in den dorsomedialen Teil der Cisterna interpeduncularis ein und verläßt sie laterobasal. Sein rostralster Wurzelfaden findet sich 4,15 (1,5–7,5) mm vom Vorderende der Fossa, sein hinterster 4,77 (2,0–9,5) mm vom kaudalen Ende entfernt (LANG u.Mitarb. 1982). Seine Austrittsstelle liegt im Bereich der rostralen, von den Ausstrahlungen des Kleinhirnzeltes gebildeten Plicae petroclinoideae (= Wannenregion der Transversalplatte des Sinus cavernosus). Bei Blutungen aus Aneurysmen sind die Abgrenzungen der Zisternen von ärztlicher Bedeutung. Insbesondere können die vordere und die hintere Liliequistsche Membran (zwischen Nn. optici vorne und in der Fossa interpeduncularis hinten) Blutungen begrenzen und zu vermehrten Drücken auf Hirngefäße und Hirnnerven führen: Angiospasmus und Nervenlähmungen!

Vordere mediale Basalzisterne und Untergliederungen
(s. Bd. I/1, Teil B.)

Paarige Zisternen

Cisterna fossae lateralis cerebri

Die Cisterna fossae lateralis cerebri enthält die meisten Äste der A. cerebri media und Strecken der Vv. cerebri mediae. Sie steht basal-rostral mit den Subarachnoidealräumen der vorderen Schädelgrube, medial mit der Cisterna ambiens (fissurae transversae) in Verbindung und setzt sich in die Cisterna insulae (FERNER 1960) fort. Letztere ist in sagittaler Richtung bis zu 55 mm lang und 27 mm hoch. Entsprechend der Inselform ist sie vorne höher als dorsal. Ihre mediale Seite ist durch die Gyri und Sulci insulae modelliert. An ihrer Ober-, Hinter- und Unterseite zeichnen sich die Gyri der Opercula ab. Die Außenfläche der Cisterna lateralis cerebri ist verhältnismäßig glatt begrenzt.

Die in den Sinus sphenoparietalis oder in den Sinus cavernosus einziehende, meist weitlumige V. cerebri media superficialis ist zunächst in die Arachnoidea eingewoben, die V. cerebri media profunda durchzieht von Beginn an diesen Liquorraum.

Cisterna valleculae

Medial geht die Cisterna insulae in die Cisterna valleculae, die den Hinterrand des von dicker Dura überzogenen kleinen Keilbeinflügels abpolstert, über. Sie beherbergt die Anfangsstrecke der A. cerebri media, ihre (und der A. cerebri anterior) zentralen Äste und die Vv. cerebri mediae.

Cisterna ambiens
und Cisterna fissurae transversae (Abb. 244 u. 245)

Die Cisterna ambiens umfaßt die Seitenflächen der Pedunculi cerebri. Sie hängt basal mit der Cisterna interpeduncularis, basal-rostral über die Cisterna valleculae mit der Cisterna fossae lateralis cerebri und der medianen vorderen Zisterne zusammen.

Da sie nach dorsal außerdem das Tentorium cerebelli ober- und auch unterflächig einscheidet, steht sie auch mit der Cisterna lateralis pontis sowie den Subarachnoidealräumen des Groß- und Kleinhirns in Verbindung. In ihr verlaufen die Aa. cerebri posteriores, cerebelli superiores und kleinere Arterien und die Vv. basilares dorsalwärts, der N. trochlearis basalwärts. Die A. cerebri posterior und der N. IV sind an der Arachnoidea streckenweise befestigt. Den Anlagerungsflächen am Mesencephalon entsprechend werden häufig eine Cisterna peripeduncularis und eine Cisterna laminae tecti abgegrenzt. Über die Cisterna laminae tecti kommunizieren beide pedunkulären Zisternenabschnitte miteinander breit hinter und oberhalb der Epiphyse, unterhalb derselben über ein schmales (1–1,5 mm weites) Verbindungsstück. Dieses befindet sich unmittelbar dorsal der Commissura epithalamica (caudalis). Außerdem kommuniziert dieser Abschnitt über den retrosplenialen Teil mit der unpaaren Cisterna pericallosa. Ferner dringt rostralwärts der Liquor cerebrospinalis aus der Cisterna ambiens in die Cisterna fissurae transversae ein. Diese wird durchzogen von den Vv. cerebri internae und den Rr. choroidei posteriores. Die *Cisterna fissurae transversae* reicht in der Medianen bis zu den Foramina interventricularia rostralwärts.

Nach der Seite zu breitet sie sich bis zu den Taeniae fornicis et thalami und bis zum Ependym des Plexus choroideus ventriculi lateralis aus. Entsprechend der unterschiedlichen Größe der Ventrikel ist auch die Ausdehnung der Cisterna fissurae transversae variabel. In der Aufsicht ist sie stets dreieckig. Ihre Länge schwankt zwischen 20 und 25 mm, ihre Breite zwischen 35 und 40 mm, gemessen vom Vorderrand des Spleniumabdruckes bis zum Vorderende des Dreiecks, und die größte Breite in Höhe des vorderen Spleniumendes. Bei Betrachtung von rostral läßt sich ein medianer First erkennen, der zwischen die beiden nach dorsal auseinanderweichenden Impressionen der Crura fornicis hineinragt. Rechter und linker Rand der Cisterna fissurae transversae stehen – auf den Thalamus aufsteigend – bis zu 6 mm höher als die tiefste mittlere Region. Ihre dem 3. Ventrikel zugewendete Unterseite grenzt an die nach dorsal zu breiter werdende Dachregion des 3. Ventrikels. Sowohl zu den Seitenventrikeln hin als auch zum 3. Ventrikel gehen kurze Zisternenhülsen ab, welche die Ästchen der Aa. choroideae posteriores in die Plexus hineinbegleiten.

Die Cisterna fissurae transversae umfaßt schalenförmig und dorsal sich verbreitend die Facies superior thalami bis zu dessen Taeniae, das Pulvinar thalami und außerdem die metathalamischen Abschnitte: Corpus geniculatum mediale et laterale, deren Abdrücke an Korrosionspräparaten zu erkennen sind. Dieser Abschnitt zieht in dorsal-konvexem Bogen zunächst nach basal und dann nach rostral zur Wurzelregion der Cisterna fossae lateralis cerebri.

In Ansicht von oben bildet sein Seitenrand einen lateralkonvexen Bogen, zumal sein rostralster Endteil medialwärts einschwenkt. Das seitliche Übergangsstück zur Cisterna fossae lateralis cerebri ist vom Tractus opticus durchzogen. Es enthält außerdem Teilstrecken der A. choroidea anterior und zentrale Gefäße der A. cerebri media. Dorsal geht die Cisterna fissurae transversae in die Cisterna retrocallosa über, welche die V. cerebri magna enthält. Gelegentlich wird dieser Abschnitt nach der Vene bezeichnet (Cisterna v. cerebri magnae Galeni).

Dorsale unpaare Zisternen

Cisterna cerebellomedullaris (Abb. 244)

Die Cisterna cerebellomedullaris ist 3–3,5 cm breit und an ihrer tiefsten Stelle in der Medianen etwa 15 mm tief. Sie grenzt ventral an die Medulla oblongata und die Rückwand des 4. Ventrikels, dorsokaudal an die Squama ossis occipitalis, nach oben an die medialen Flächen der Tonsilla cerebelli und Teile des Unterwurms. Sie wird von der A. cerebelli inferior posterior und deren Ästen durchzogen. Ein platter, flügelförmiger Fortsatz reicht zwischen Uvulae und Tonsillen einerseits und Lamina tectoria ventriculi IV andererseits nach oben vorne bis zum Velum medullare caudale.

Dieser innerhalb der lockeren Tela choroidea gelegene Spaltraum ist nur 0,5 mm weit und der Cisterna fissurae transversae vergleichbar. In der Medianen und am unteren Ende dieses Spaltraums öffnet sich die Apertura mediana ventriculi quarti.

Clivuswärts umfaßt der Liquorraum rechts und links die Medulla oblongata und steht mit der Cisterna pontis lateralis und der Cisterna medullae oblongatae in Verbindung.

Seine der Pia zugewendete Fläche zeichnet die Struktur der anliegenden Hirnteile nach. Seine schmalen dorsalen Seitenabschnitte gehen in eine „Cisterna inferior cerebelli" über, welche sich zwischen dem Boden der hinteren Schädelgrube und dem Kleinhirn ausbreitet. Deren medianer dorsaler Teil ist in seiner Ausdehnung variabel. Reicht er bis zur Kuppel des Kleinhirnzeltes, dann ist er in der Medianen von der Falx cerebelli (oft gedoppelt) eingekerbt.

Cisterna triangularis

KRMPOTIĆ (1955) beschrieb am hinteren Umfang des Foramen magnum im Bereich der Squama occipitalis sog. Impressiones cisternales. Betont sei, daß bereits LOMBROSO (1871) auf eine Vertiefung im medianen Hinterhauptsbereich hinwies und sie als Fossula occipitalis mediana bezeichnete und ALBRECHT (1884) sie Fossula vermiana nannte. Die Crista occipitalis interna reicht nach HILLER (1903) nicht bis zum Hinterrand des Foramen magnum. An dieser Zone entsteht in 34,6% ein gleichschenkeliges Dreieck von 12–15 mm Höhe und 10 mm Breite. In 11,51% liegt eine Fossula occipitalis mediana von in der Regel 4–5 mm Tiefe vor. 1979 weisen wir darauf hin, daß bei etwa $^2/_3$ unserer Präparate 2 sichelförmige Durafalten die Fossa cerebellaris duralis nach medial und vorne von unten her eindellen (Plica occipitalis obliqua). Nach HASAN u. DAS (1969) besteht die Falx cerebelli in 76%, nach DAUSACKER (1974) an unserem Untersuchungsgut in 70,8% aus 2 Längsfalten, die von hinten und oben her in die Fossa cranialis posterior einschneiden. KRMPOTIĆ fand Impressiones cisternales ein- oder beidseitig lateral der Crista occipitalis interna in 6,97% an ihrem Schädelmaterial.

Während des Präparierens fand KRMPOTIĆ bei einem 18jährigen Impressiones cisternales im Gebiet der unteren Hälfte der Crista occipitalis interna. Die rechte Impression war größer als die linke, welche auch mehr nach kranial reichte. Sie betont, daß der größte zentrale Abschnitt der Cisterna cerebellomedullaris mit dem Planum triangulare korrespondiert und mit den beiden seitlichen Impressionen in Verbindung steht.

Foramen magnum, Tentorium cerebelli und Cerebellum bei Mißbildungen s. Spezialliteratur.

Cavitas subarachnoidealis: Verbindungen mit dem Lymphsystem

BRIERLEY u. FIELD (1947) wiesen darauf hin, daß SCHWALBE (1869) erstmals Verbindungen zwischen Liquorräumen und zervikalem Lymphsystem beschrieb. Auch QUINCKE (1872) war der Meinung, daß ein Teil des Liquor entlang der Nerven das Cavum subarachnoideale verläßt, ebenso KEY u. RETZIUS (1875), die allerdings hohe Injektionsdrücke verwendeten. WEED (1914) kam zu ähnlichen Ergebnissen, ebenso WOOLLARD (1924). Der Liquor soll vom Subarachnoidealraum entlang der perineuralen Spalte der Fila olfactoria zur Nasenschleimhaut und dann über Lymphgefäße zu Nodi lymphatici cervicales profundi gelangen. SPERANZKY u.Mitarb. (1927) wiesen ähnliche Verbindungen des spinalen Liquorraums mit Nodi lymphatici des Thorax, Abdomen und Beckens nach. BRIERLEY u. FIELD (1947) nahmen Untersuchungen an Kaninchen vor (Injektionen mit Tusche, Partikelgröße 0,4–1,5 μm) und beobachteten eine rasche Füllung der Lymphgefäße entlang der spinalen Nerven im zervikalen und lumbosakralen Gebiet. Der Abtransport der Tuschepartikelchen soll im proximalen Wurzeltaschengebiet sowie im distalen der Fila olfactoria über Lymphgefäße zu Lymphknoten der entsprechenden Regionen erfolgen. Im Wurzeltaschenbereich finden sich die Anguli arachnoideales mit Granulationes arachnoideales (weiteres s. LANG 1984).

e) Spatium subdurale

Verbindungen zum Lymph- und Venensystem

Nach HOFFMANN u. THIEL (1956) steht das Spatium subdurale über offene kanalikuläre Wege mit dem Venensystem in Verbindung. Sie sind im Gegensatz zu KEY u. RETZIUS (1873) nicht der Meinung, daß bei ihren Injektionsversuchen intakte Endothelschichten durchsetzt worden sind. Betont sei, daß die Granulationes arachnoideales sowie die Villi arachnoideales aus der Dura herausgezogen waren. Von deren ampullenartigen Durahohlräumen gehen feine zylindrische Kanälchen in die Sinus durales. Es wurden Injektionsdrücke von 10 cm Wassersäule verwendet. HOFFMANN u. THIEL nahmen an, daß die Dura mater ein Lymphgefäßsystem besitze. Bei Katzen konnten sie nach subduraler und subarachnoidealer Injektion Lymphgefäße der Nase auffüllen. Das Injektionsmittel begleitet zunächst massiv das proximale Stück der Fila olfactoria und hüllt sie ringsherum ein. Nasalwärts geht es plötzlich in ein dreidimensionales Lymphgefäßnetz der Regio olfactoria über, das sich in ein Flächennetz der Regio respiratoria fortsetzt. Die Autoren sind der Meinung, daß die Arachnoidea entlang der Fila olfactoria in die Perineuralscheide übergehe, ebenso wie die Dura mater.

Villi und Granulationes arachnoideales

Entwicklung. Nach GÓMEZ u.Mitarb. (1981) bilden sich nahe dem Sinus sagittalis superior bei 26 Wochen alten Keimlingen ovale Eindellungen an den Venen und Seitenwänden der Lacunae laterales, seltener in der Wand des Sinus sagittalis superior. Innerhalb der Einsenkungen sind arachnoideale Zellhaufen zwischen den Durafaserbündeln und subendothelial zu erkennen. Bei 30 Wochen alten Feten erscheinen die Einsenkungen größer, ihre Oberflächen irregulär. Bei 35 Wochen alten erfolgt eine auffallende Vermehrung der Arachnoidealzellen in einfache Ausstülpungen ins Lumen der Sinus, die typischen Villi arachnoideales ähneln. Von der 39. Fetalwoche an sind die Villi arachnoideales komplexer gestaltet, erhalten Lobuli und einen Endothelüberzug.

Bau. Die Granulationes arachnoideales sind zuerst von Andreas VESALIUS (1543) beobachtet worden. PACCHIONI (1741) legte die erste genauere Beschreibung vor. Sie lassen sich in allen Sinus durae matris nachweisen.

Eine Granulation geht meist mit schmalem Stiel von der Arachnoidea aus, dringt zwischen die Bindegewebebündel der Dura mater ein und breitet sich dann kolbenförmig aus. Häufig verzweigen sich die Granulationen in mehr oder weniger verwickelter Weise und enden mit mehreren Kolben, welche teils von den Stielen, teils vom Kolben selbst ausgehen.

Die Villi arachnoideales sind von einer Endothelzellschicht überzogen, welche in die der Sinus übergeht.

Eine dünnere äußere Grenzmembran geht in die äußere Oberfläche der Arachnoidea über, die in Kontakt mit der Dura steht. Unter dieser Außenmembran lassen sich Bündel kollagener und elastischer Fasern, die zu einem Netzwerk angeordnet sind, nachweisen.

Nach THURNER (1969) sind beim Lebenden keine Lücken in den Granulationen vorhanden. Sie sollen Fixationsprodukte sein. Eine epitheliale Zellkappe ist an der Kuppe vieler Granulationen nachweisbar.

Das Zytoplasma dieser Zellen ist basophil. Die Zellgruppen liegen gelegentlich auch innerhalb der Granulationen. Sie sollen den Pia-arachnoideal-Membranen entstammen.

Andere Forscher vermuten, daß sie von der Dura stammen. Nach FORD (unveröffentlicht) stellen sie eine Vereinigung der beiden Membranen der Leptomeninx dar.

Auch GOMEZ u. POTTS (1974) betonen, daß die Apices der in den Sinus sagittalis superior oder in zufließende Venen eingelagerten Granulationen durch Fissuren zerlegt sind. Endothelausgekleidete Tubuli reichen vom Halsgebiet der Granulationen durch das Stroma bis zur Venenoberfläche. Das auskleidende Endothel dieser Tubuli ist mit dem Oberflächenendothel der Granulationen vereinigt. Allem Anschein nach kommunizieren diese Tubuli mit der Cavitas subarachnoidealis. An unserem Untersuchungsgut konnte mehrfach Fettgewebe in den Granulationen nachgewiesen werden.

Granulationes arachnoideales und Liquordruck. Granulationes und Villi kollabieren, wenn der Druck im Subarachnoidealraum und im Sinus sagittalis derselbe ist. Sie vergrößern sich, wenn der Druck innerhalb der Cavitas subarachnoidealis über dem des Sinus sagittalis superior liegt (GOMEZ u. Mitarb. 1974). Die endothelausgekleideten Tubuli erweitern sich dabei, ebenso die interzellulären Spalten zwischen den Endothelzellen. Außerdem wurde eine zunehmende pinozytotische Aktivität durch die Endothelzellen nachgewiesen (Untersuchungen an Schafen). Bei Druckgleichheit zeigte sich rasterelektronenoptisch, daß die einzelnen Läppchen der Granulationen verhältnismäßig glatt begrenzt sind. Ihre Halsregionen sind vom Sinus aus nicht sichtbar. Bei zunehmender Druckdifferenz sind die Granulationen größer. Feine Sekundärläppchen werden zunehmend sichtbar und ausgeweitet. Zwischen ihnen liegen tiefe Fissuren. Ein größerer Abschnitt der Halsregion reicht in den Sinus hinein. Bei starken Vergrößerungen sind zahlreiche Mikrovilli an der Oberfläche der Endothelzellen, insbesondere im Bereich der Zellzentren, nachweisbar. Die bei niedrigen Drücken konvexen Zellen besitzen an der Venenoberfläche fingerförmige und etwa 6 μm lange und 3 μm dicke Mikrovilli. Bei Druckdifferenz von 6,5 cm H_2O verschwinden etwa 50% der Mikrovilli, die anderen werden kleiner und nehmen auch im Durchmesser ab. Die Zellen selbst platten sich dabei ab und bedecken ein größeres Gebiet. In der Bodenregion einiger schmaler Fissuren konnten endothelausgekleidete Tubuli nachgewiesen werden. An deren Oberfläche besteht eine dichter angeordnete Garnitur von Mikrovilli, die sich bei noch höheren Drücken (13 cm H_2O) ebenfalls verkleinert. Es wird angenommen, daß die Resorption des Liquor cerebrospinalis durch Pinozytose in große Vakuolen erfolgt, und zwar vermehrt bei höheren Liquordrücken. Ob die Tubuli direkten Kontakt mit dem Subarachnoidealraum besitzen oder nicht, ließ sich nicht nachweisen.

Vorkommen. Die am größten entwickelten Granulationen liegen in den Lacunae laterales des Sinus sagittalis superior (s. S. 614).

Auch an der Dura des N. opticus und am Angulus arachnoidealis der Wurzeltaschen der Spinalnerven sind Villi entwickelt, die keinerlei Kontakt zu duralen Sinus oder Venen besitzen.

Funktion. SHANTAVEERAPPA u. BOURNDE (1964) konnten nachweisen, daß zwischen den Zellen der Villi (bei Menschen und Affen) Poren vorkommen, durch welche zumindest ein Teil des Liquor cerebrospinalis direkt ins Blut abströmt.

Auch WELCH u. FRIEDMANN (1960) betonen, daß in den Granulationen ein Labyrinth kleiner Kanälchen besteht, das eine Verbindung zwischen Liquor cerebrospinalis und Blutgefäßsystem darstellt. Dieses soll sich bei Druckanstieg des Liquor cerebrospinalis ausweiten und bei Venendruckanstieg kollabieren und deshalb eine klappenähnliche Funktion besitzen. Die Vermutung wird gestützt durch Untersuchungen von PROCKOP u. SCHANKER (1962), die nachwiesen, daß die Abflußrate des Liquor cerebrospinalis in den Sinus sagittalis superior in direkter Beziehung zum Liquordruck steht. Dessen Druck wiederum ist abhängig vom arteriellen Blutdruck.

Hochmolekulare Substanzen des Liquor sollen liquordruckunabhängig, niedrigmolekulare durch reine Diffusion abtransportiert werden.

Fettlösliche Substanzen sollen durch die lipidenthaltenden Zellen an den Wänden der Glia-Pia-Membran in das Gehirn und dort möglicherweise in kleine Venen abströmen (BOWSHER 1960).

Eine rasche Resorption des Liquor soll außerdem durch leptomeningeale Piavenulen, eine langsamere an den Anguli arachnoideales erfolgen, da in den Subarachnoidealspalt eingebrachte Partikel sich innerhalb der Arachnoidealbuchten an den austretenden kranialen und spinalen Nerven vermehrt nachweisen lassen.

Kohlepartikelchen, die in den Subarachnoidealraum eingebracht worden waren, sollen im Bereich der Foramina intervertebralia in Lymphgefäße eintreten und gelegentlich in regionalen Lymphknoten aufgefunden werden. Auch TRUEX u. CARPENTER (1969) glauben, daß die perineuralen „Cuffs" einem wichtigen, aber langsameren Abstrom des Liquor dienen, während die leptomeningeale Gefäßfläche rascher resorbiert (MILLEN u. WOOLLAM 1953).

Subdurale Hämatome

Die Kollagensysteme der Dura mater erfüllen wie die Schädelknochen vor allem mechanische Aufgaben. Sie festigen um die Zeit der Geburt insbesondere das Schädeldach: inneres Schädelskelet. Geburtstraumatische Schädigungen sind die Folge starker Verformungen des kindlichen Kopfes, besonders bei ungünstigem Verhältnis zwischen Kopfgröße und Weite des Geburtskanals. Schädelimpressionen entstehen meist an der dem Promontorium zugewandten Seite, können wieder zurückschnellen (Zelluloidballimpression) oder mit einer Schädelfraktur verbunden sein. Nicht selten kommt es dabei zum Einreißen des Sinus sagittalis superior oder zum Ein- oder Abreißen von Brückenvenen. Bei hochgradigen Verformungen werden auch Tentoriumrisse besonders am Übergang zur Falx cerebri beobachtet: Verletzungen des Sinus rectus, der V. cerebri magna (Galeni), der Sinus tentorii oder des Sinus transversus. Manchmal reißen sogar die Processus clinoidei posteriores mit ab. Die Blutungen ergießen sich in den künstlich entstandenen subduralen Spalt und werden, besonders wenn sie in die hintere Schädelgrube erfolgen, meist nicht überlebt. Über einer oder beiden Großhirnhemisphären kann sich die Blutung durch Bildung bindegewebiger Membranen abkapseln (frühkindliches Subduralhämatom), in denen das Blut koaguliert. Später verflüssigt es sich wieder, wobei durch Ansteigen des onkotischen Druckes Liquor aus den benachbarten Subarachnoidealräumen einströmen kann. Andererseits erfolgt zweifellos auch aus den stark vaskularisierten subduralen Neomembranen eine Transsudation in die Hämatomhöhle, so daß diese schließlich eine wasserklare, getrübte oder blutig tingierte eiweißreiche Flüssigkeit enthält (subduraler Erguß). Durch Kompression der Hirnoberfläche entstehen Hirnschädigungen durch Atrophie. Da die frühkindlichen Subduralergüsse meist sehr ausgedehnt sind und die neugebildeten Membranen oft eine ganze Großhirnhemisphäre umgeben, erfolgt eine weitere Hirnschädigung infolge der Wachstumstendenz des kindlichen Gehirns, welches sich innerhalb der Membranen nicht entfalten kann. Die operative Entfernung dieser das Gehirn fesselnden Membranen ist daher mindestens ebenso wichtig wie die Entleerung der subduralen Flüssigkeit.

Die Hämatome sind meist über der Außenfläche der Großhirnhemisphäre lokalisiert sowie in der Übergangsregion von Frontal-, Parietal- und Temporallappen.

Das akute Subduralhämatom in späterem Lebensalter entsteht in der Regel bei einem schweren Schädel-Hirn-Trauma mit kontusioneller Hirnschädigung und Verletzung oberflächlicher Gefäße.

Nach O'BRIEN u. Mitarb. (1974) entwickeln sich subdurale Hämatome gelegentlich durch Schädigungen der Rami corticales der Hirnarterien. VANCE (1950) wies auf diese Möglichkeit hin und nannte sie fire hose-Rupturen. Diesem Autor zufolge kommen die meisten Läsionen an den Zonen vor, wo die oberflächlichen Hirnarterien in rechten Winkeln Zweige abgeben. Diese sollen bei Verlagerung des Gehirns gegen die Dura am leichtesten zerreißen. KRAULAND (1982) beschreibt 30 eigene Fälle und 44 aus der Literatur. Er unterscheidet 3 Schädigungsmechanismen: Contre-coup-Prellherde, besonders an Stirn- und Schläfenpol, Quetschungen im Bereich von Schädelimpressionsfrakturen und, vor allem im parietalen Bereich, Abscherung durch horizontale Rotationstraumata. O'BRIEN u. Mitarb. (1974) vermuten, daß speziell in der sylvischen Region diese Typen von Arterienzerreißungen mit nachfolgender subduraler Blutung vorkommen. In unserem Untersuchungsgut ließen sich arterielle Zweige der A. cerebri anterior zur Falx cerebri, Zweige der A. cerebri media zur A. meningea media, der A. cerebelli superior zum Tentorium cerebelli und der A. cerebelli inferior posterior zum Boden der hinteren Schädelgrube nachweisen. Es ist anzunehmen, daß diese bei Tangentialverschiebungen des Gehirns abreißen und Blutungen erzeugen können.

Wenn die akute subdurale Blutung nicht operativ ausgeräumt wird oder nur gering war, dann entsteht ein chronisches subdurales Hämatom. Die Blutansammlung wird organisiert unter Bildung von Kapillaren in Form eines kavernösen Angioms. Eine sich dabei bildende innere Membran soll osmotisch aktiv sein, so daß Liquor aus den benachbarten Subarachnoidealräumen in den Hämatomsack dringt und diesen vergrößert. Wenn das Hämatom eine bestimmte Größe überschritten hat, entsteht eine Steigerung des intrakraniellen Drucks, unter Umständen auch zerebrale Herdsymptome.

Das subdurale Hygrom besteht aus einer eingekapselten, subduralen, klaren oder xanthochromen Flüssigkeit und wird als ein inkomplett organisiertes chronisches, subdurales Hämatom angesprochen.

Eine andere Pathogenese des chronischen Subduralhämatoms findet sich häufiger bei älteren Menschen und beruht auf einem primären degenerativen Prozeß der Dura mater: Pachymeningeosis haemorrhagica interna (VIRCHOW 1867) oder Pachymeningeosis dissecans. Makroskopisch sind beide Formen meist nicht zu unterscheiden. Mikroskopisch finden sich bei der Pachymeningeosis degenerative Veränderungen und/oder lymphoide Infiltrationen in der Dura mater, die bei der ersteren Form nur sekundäre Veränderungen zeigt. Für die Vergrößerung beider Formen von Hämatomen spielen neben dem osmotischen Druckgefälle auch sekundäre Blutungen und Hirndruckschwankungen eine Rolle.

f) Dura mater

Laminae und Faserung

Die den Schädelknochen zugewendete Faserlage der Dura mater (Lamina fibrosa externa) gilt als inneres Periost des Schädels und ist so orientiert wie im sich entwickelnden Schädeldach die Knochenbälkchenstrukturen: die Fasern dieser Lamina externa gehen radiär vom Tuber frontale, vom Tuber parietale und vom Os occipitale aus. An der Schädelbasis ziehen Faserzüge am kleinen Keilbeinflügel entlang in transversaler Richtung; an der Felsenbeinpyramide verlaufen sie mit deren Längsachse. Außerdem umgreifen longitudinale Fasern, die von der Squama occipitalis ausstrahlen, das Foramen magnum.

Das innere Blatt der Dura mater (Lamina fibrosa interna) besteht aus Fasern, die von der hinteren Schädelgrube nach vorne und oben aufsteigen. Sie überkreuzen dabei die vorderen transversalen Faserzüge.

Zwischen beiden Blättern der Dura mater sind die Äste der Aa. meningeae und deren Begleitvenen eingelagert. Bis zum 10. Lebensjahr etwa ist die Dura mater mit dem Schädelknochen straff verknüpft. Später läßt sie sich leichter von dem Knochen lösen. Erst im höheren Lebensalter kann es erneut zu einer festeren Verhaftung kommen. Lediglich im Bereich der Ala minor, der Pyramidenkante und der großen Öffnungen der Schädelbasis ist die äußere Duraschicht stets innig mit den Schädelknochen verwoben. An den Nervenaustrittsstellen setzt sich das innere Durablatt in das Periost der Schädelöffnungen der Kanäle sowie die bindegewebigen Nervenhüllsysteme fort.

Schmerzempfindung

Die supratentorielle Dura mater über der Konvexität des Gehirns ist nach Befunden von RAY u. WOLFF (1940) schmerzunempfindlich, mit Ausnahme der Zone entlang der Sinus durales und des Verlaufs der A. meningea media.

Die Dura mater am Boden der Fossa cranialis anterior erwies sich – wenn auch inkonstant – als druckempfindlich; Schmerzempfindungen wurden nach elektrischer Stimulation im homolateralen Auge und hinter dem Auge ausgelöst. Stark schmerzempfindlich ist die Olfaktoriusrinne, weniger stark die Dura über der Orbita. Die Dura am kleinen Keilbeinflügel, am Dorsum sellae und an der Basis der Processus clinoidei anteriores erwies sich ebenfalls als schmerzempfindlich. Vom Bodenbereich der Fossa cranialis anterior vor und lateral des Orbitadaches ließen sich weniger als von den übrigen Abschnitten Schmerzreize auslösen.

Im Bereich der Fossa cranialis media erwies sich die Dura mater als schmerzunempfindlich, wenn 2 mm von der A. meningea media und deren Zweigen entfernt die Reizung erfolgte. Reizung des Cavum trigeminale dagegen hatte Schmerzen in der Gesichtsregion zur Folge. Die Autoren schließen jedoch nicht aus, daß die Nervenfasern (des V. Hirnnervs) selbst gereizt wurden.

Die Dura der Sella turcica und des Diaphragma sellae konnten bei Tumoren in der Region untersucht werden. Elektrische Stimulation des Diaphragma sellae hatte Schmerzempfindung hinter dem Auge zur Folge, möglicherweise durch Reizungen der Nerven an der A. carotis interna. Druckreize in der Sella turcica hatten Schmerzen im Scheitelgebiet zur Folge, möglicherweise durch Reizung der Schleimhaut des Sinus sphenoidalis.

Die Dura mater der Fossa cranialis posterior über den Hemisphären des Kleinhirns war mit Ausnahme der Regionen des Sinus transversus und occipitalis schmerzunempfindlich. Die Schmerzempfindungsfähigkeit der Dura mater des Bodens der Fossa cranialis posterior erwies sich ähnlich wie jene des Bodens der Fossa cranialis anterior. Vom Gebiet der Facies posterior partis petrosae lateral des Porus acusticus internus und dem benachbarten Randabschnitt des Foramen magnum ließen sich Schmerzreize auslösen, nicht in dem dorsal davon gelegenen Bodenabschnitt, aber im Gebiet des Sinus marginalis foraminis magni. Die Schmerzübertragung erfolgte auf das Gebiet der Regio nuchae bei Reizung der Falx cerebelli und in die Regio retro-auricularis bei Reizung im Gebiet des Sinus transversus et sigmoideus.

Die Falx cerebri ist mit Ausnahme der Zone des Sinus sagittalis superior schmerzunempfindlich. Lediglich unmittelbar oberhalb der Crista galli konnten Schmerzen im homolateralen Auge ausgelöst werden.

Druck auf die obere Fläche des Tentorium cerebelli hatte Schmerzen im lateralen Vorderkopfgebiet und Auge zur Folge. Druck von unten auf das Zentrum des Tentorium: Schmerzen in der Regio retro-auricularis, im Vorderkopf und im Auge.

Falx cerebri und Tentorium cerebelli

Fasern. In der medianen Sagittalebene gliedert sich die Falx cerebri von der Innenseite der Dura mater ab. Sie ist vorne etwa 3 cm und hinten etwa 4 cm hoch und untergliedert das Cavum cranii unvollständig in einen rechten und linken Hemisphärenraum. Ihre feinsten Fasern entspringen von der Crista galli und steigen gegen die Scheitelbeine auf. Eine dickere Fasergruppe geht von der Squama frontalis und der Bregmagegend ab. Sie zieht nach hinten und unten und in die obere Schicht des Kleinhirnzeltes ein. Diese Fasern gelangen an den oberen Rand des Sulcus sinus transversi und gehen von dort in die innere Schicht der parietalen Dura über.

Eine 3. Fasergruppe entspringt seitlich der Sutura sagittalis und zieht zunächst innerhalb der Falx cerebri dorsalwärts. Ihre medialen Fasern bilden den freien Rand des Tentorium cerebelli: Incisura tentorii, und gelangen zum Processus clinoideus anterior. Ein Teil dieser Fasern zieht nach vorne über die Squama frontalis hinweg rückläufig zum Sinus sagittalis superior. Der größte Teil dieser Fasern schert in eine transversale Verlaufsrichtung und begleitet den kleinen Keilbeinflügel seitwärts, um in die parietale Dura der Schädelseitenwand überzugehen. Die lateralen Fasern des letztgenannten Systems ziehen über den Felsenbeinkamm hinweg und bauen Fasersysteme der mittleren Schädelgrube auf. Auch sie gelangen schließlich an die seitliche Schädelwand, in der sie aufsteigen, um scheitelwärts im Bereich des Sinus sagittalis superior erneut in die Falx cerebri einzuschwenken. Die seitlichsten Fasern dieser Art erreichen die Felsenbeinpyramiden nicht, sondern gehen direkt in die parietale Duraschicht über.

Eine 4. Fasergruppe zieht vom Processus clinoideus anterior in die untere Schicht des Tentorium cerebelli und wendet sich im Bereich des unteren Randes des Sulcus sinus transversi nach unten und vorne, um die Falx cerebelli zu bilden. Außerdem entstammt die innere Schicht der Dura mater der hinteren Schädelgrube dieser Fasergruppe. Ihre Züge umgreifen auch das Foramen magnum mit longitudinalem Verlauf.

Tentorium cerebelli. Das Tentorium cerebelli ist eine zeltförmige Duraplatte, deren First in der Medianen liegt. Er sinkt nach dorsal zur Protuberantia occipitalis interna ab. Die seitlichen Zeltdächer heften sich an der oberen Felsenbeinkante und an den Rändern des Sulcus sinus transversi an. Die Incisura tentorii (Hiatus tentorii) umfaßt das Mittelhirn mit scharfen Kanten. Ihre Randfasern überbrücken am Felsenbein die Impressio trigemini und laufen nach vorne in 2 Falten aus. Deren vordere wird als Plica petroclinoidea anterior bezeichnet, die hintere als Plica petroclinoidea posterior.

Höhe der Falx cerebelli. Die Höhe der Kleinhirnsichel, die sich zwischen Plica atlanto-occipitalis posterior und den am Zelt auseinanderstrahlenden Faserzügen ergibt, beträgt im Mittel 34,13 mm ($\pm$ 4,27). Der kleinste Einzelwert an unseren Präparaten lag bei 28 mm, der größte bei 45 mm (DAUS-ACKER 1974).

Plica fastigii

An der Unterseite der Plica fastigii können sich Faserzüge des Kleinhirnzeltes abheben und etwa 10 mm tief in den Oberwurm und den Lobus quadrangularis einschneiden (v. HOCHSTETTER 1954). Diese zusätzlichen Kleinhirnfurchen können bis zu 45 mm lang sein. HOCHSTETTER (1939) bezeichnete diese Kanten bei Embryonen als Grenzkanten, die bis zur Geburt stets erkennbar seien, gelegentlich auch bei Erwachsenen. Die Grenzkanten sind durch sog. e-Fasern (POPA 1936) des Kleinhirnzeltes, welche von der seitlichen Begrenzung des Foramen magnum ausgehen und in das Tentorium einziehen, bewirkt. Die Fasergruppe setzt am Processus clinoideus posterior und an der Pyramidenoberkante an und stellt einen Längsverspannungszug des Kleinhirnzeltes dar.

Verkalkungen und Verknöcherungen

Die *Tentoriumverkalkungen* sind – verglichen mit Falxverkalkungen – verhältnismäßig selten und kommen dann nur als zarte Kalkeinlagerungen im Tentoriumansatz oder am freien Tentoriumrand vor. DIEMEL (1966) berichtete über 3 separate Verkalkungsbänder im Tentorium cerebelli (im Bereich der Plica petroclinoidea anterior und an den Felsenbeinspitzen beginnend nach dorsal). Sie erreichen die gleichnamigen Processus clinoidei und bilden, sich verbreiternd, Teile der Seiten- und Oberwand des Sinus cavernosus (Weiteres s. Bd. I/1, Teil B).

SCHÜLLER (1913) war der Meinung, daß die meisten *Verknöcherungen der Falx cerebri* Reste von Hämatomen nach Rupturen der Falx seien. Neuere Autoren (STRÖM 1921; BOENING 1930; u.a.) glauben, es handle sich um physiologische Erscheinungen. NUVOLI (1928) und WORMS (1932) maßen der Sinusitis eine Bedeutung für die Entstehung der Falxverkalkungen bei. NIOTRA (1928–1929) diagnostizierte an 8% seiner Röntgenaufnahmen von 400 klinischen Fällen und 200 Leichen Falxverkalkungen. PARNITZKE (1948) wies in 7% Falxverkalkungen nach. BUSHE u.Mitarb. (1965) fanden sie bei Männern in 8,6%, bei Frauen in 7,1% und reihten sie unter die nicht pathologischen intrakraniellen Verkalkungen ein. Am Würzburger Untersuchungsgut fand LANIG (1976; 2905 Patienten) in 5,8% Falxverkalkungen bei Männern, in 6,52% bei Frauen. Eine deutliche Dominanz eines Geschlechts ist jedoch nicht wahrscheinlich.

Formen der Falxverkalkung. In 23% lagen konkav-konvexe Formen, in 17,55% plankonvexe, in 17,01% vierseitig begrenzte, in 15,95% fleckförmig ovale bzw. runde, in 10,09% unregelmäßig vielseitige, gebuchtete oder zipfelige und in 3,71% dreiseitige Formen vor. Es wird vermutet, daß Falxverkalkungen bei bestimmten Krankheitsgruppen gehäuft auftreten, da sie besonders bei vaskulären Schädigungen und Kreislaufschäden des Gehirns, vegetativen Syndromen, Psychosen und Depressionen häufiger vorkommen. Besonders häufig sind auch Hypertonie und Hypotonie sowie ältere abgelaufene Traumata nachweisbar. Falxverkalkungen kommen außerdem gehäuft mit anderen „physiologischen Verkalkungen" vor. Am gesamten Krankengut ließen sich z.B. röntgenologisch in 41,2% Verkalkungen der Glandula pinealis, in 4,6% Plexusverkalkungen und in 9,8% Verkalkungen der Ligg. petroclinoideae nachweisen. Bei Patienten mit Falxverkalkungen lag in 17,9% eine Verkalkung des Lig. petroclinoideum vor (LANIG 1976).

Incisura tentorii

Maße. Die Incisura tentorii ist im dorsalen Abschnitt an unserem Untersuchungsgut im Mittel 25,6 (19–33) mm breit, in rostralen und unteren Abschnitten 30,25 (25–36) mm. Ihre Länge beträgt 58,0 (39–72) mm. Die Breite des Mittelhirns an den Pedunculi cerebri beträgt im hinteren Teil 27,5 (22–37) mm, am Tractus opticus 42,85 (24,3–50,0) mm (LANG 1981) (s. Abb. 211, S. 389). Der Raum zwischen Incisur und Hirnschenkel beträgt jederseits demnach nur ca. 1,5 mm.

Tentoriumhernien sind erstmals von MEYER (1920) als Folge einer supratentoriellen Raumverdrängung beschrieben worden. MEYER wies auch erstmalig auf eine Hemianopsie als Folge der Kompression eines Ramus calcarinus a. cerebri posterioris sowie auf kontralaterale Pyramidenbahnzeichen durch Deformation des Pedunculus cerebri an der Inzisur hin.

Nach SUNDERLAND (1957/58) schwankt der Abstand zwischen Dorsum sellae und Oberrand des Pons zwischen 2 und 12 mm und beträgt im Mittel 6 mm. Nach Untersuchung an 55 Präparaten vergrößert sich der Abstand während der Alterung, wohl durch senile Atrophie. Der dreieckige Spalt zwischen Mittelhirn und Incisura tentorii dorsal wird von Kleinhirngewebe eingenommen, das hier dicht an die Tectumregion des Mittelhirns grenzt. Die Ausdehnung dieser Kleinhirnzone innerhalb der Inzisur ist unterschiedlich groß (SUNDERLAND). Der Inzisur liegt in rostraleren Abschnitten der Gyrus parahippocampalis auf. Die Plica petroclinoidea anterior hinterläßt am Uncus in der Regel eine Rinne.

Nach VASTINE u. KINNEY (1927) fand sich eine Aufwärtsverlagerung des Corpus pineale bei subtentoriellen Gliomen in 33%. Auch bei anderen subtentoriellen Prozessen war die Epiphyse weiter nach oben als in der Regel gelagert. Ehe die Epiphyse nach oben ausweicht, verlagern sich nach LYSHOLM (1935 und 1946) das Mittelhirn und der Pons nach oben. Auch der hintere Bodenabschnitt des 3. Ventrikels wird bei Ponstumoren aufwärtsverlagert (JOHNSON u. LIST 1938).

BECKER (1949) wies darauf hin, daß auch der obere Abschnitt des Sinus rectus nach aufwärts verlagert sein kann und die V. basalis einen gestreckteren Verlauf aufweist.

Bei Oktavusneurinomen konnten TURNER u. GARDNER (1938) sowie SHIMIDZU (1937) Tumorgewebe oberhalb der Incisura tentorii mit Aufwärtsverlagerung des Uncus gyri parahippocampalis, temporo-occipitaler Hemisphärenabschnitte, Vorverlagerung der A. cerebri media nachweisen. VASTINE u. KINNEY (1927) fanden eine Aufwärtsverlagerung des Corpus pineale bei 22% der Patienten mit Oktavusneurinomen.

BECKER (1949) stellte einige illustrative Fälle von Oktavusneurinomen mit Verdrängung von Hirnabschnitten und dem Ventrikelsystem vor. Die Tumoren der Fossa cranialis posterior können den obersten Abschnitt des Cerebellum durch die Incisura tentorii nach oben verdrängen: umgekehrter tentorieller Druckkonus. Auch die V. cerebri magna kann komprimiert werden, worauf schon STOPFORD (1926) hinwies. Tumoren der Fossa cranialis posterior können den Liquorstrom sowohl im Bereich des Aquäduktes und des 4. Ventrikels, wie auch subarachnoideal beeinträchtigen.

Kaudalverlagerung des Hirnstammes durch die Incisura tentorii und Einpressen von Großhirnanteilen in die Inzisur hat nach SUNDERLAND unterschiedliche Ausfälle zur Folge. Wird das aszendierende retikuläre und aktivierende System des Mittelhirns betroffen, kommt es zur Abschwächung des Wachheitszustandes. Die Schädigung kann durch Kompression des Mittelhirns sowie durch Abquetschen seiner Gefäßversorgung erfolgen.

Lateral- und Kaudalverlagerung des hinteren Hypothalamus mit nachfolgender Kompression dieser Region und Abdrosselung seiner Blutgefäßversorgung hat kardiovaskuläre, respiratorische und thermoregulatorische Störungen zur Folge.

Deformierungen des ipsilateralen Pedunculus cerebri führen zu kontralateralen Beeinträchtigungen, Deformierungen des kontralateralen Pedunculus zu ipsilateralen Störungen (Pyramidenbahnstörungen). Das Endstadium fortgeschrittener Mittelhirnbeeinträchtigungen hat eine dezerebrierte Rigidität zur Folge.

Kompression des Aqueductus mesencephali führt zur Erweiterung des 3. Ventrikels und der Seitenventrikel. Ein Circulus vitiosus wird eingeleitet.

Werden das Corpus amygdaloideum und der Gyrus parahippocampalis sowie benachbarte Strukturen zu stark auf die Incisura tentorii und deren vorderen Ausläufer aufgepreßt, sind Erinnerungsvermögen und Persönlichkeitsbild verändert. Die gleichen Folgen haben Gefäßabklemmungen (A. cerebri posterior, A. choroidea anterior, V. basalis und deren Zweige bzw. Zuflüsse). Auch der Tractus opticus kann betroffen sein (Gesichtsfeldausfälle).

Als Folge von Verlagerungen des Mittelhirns nach dorsal und unten und zur Gegenseite können Störungen des ipsilateralen N. oculomotorius, der weiter nach kaudal verlagert wird, auftreten. Der Nerv wird dabei gedehnt und gelangt nach SUNDERLAND in Kontakt mit dem Processus clinoideus posterior. Der gegenseitige Nerv verläuft hierbei annähernd sagittal nach vorne und wird entspannt. Da auch die A. basilaris und damit die Aa. cerebri posteriores nach abwärts verlagert werden, kann die Pars precommunicalis dieses Gefäßes den vorderen und oberen Rand des N. oculomotorius quetschen, da sie den Nerv hakenförmig umfaßt und vermehrt an das Dorsum sellae preßt.

Bei diesem Vorgang wird zunächst der vordere und obere Umfang des ipsilateralen N. oculomotorius geschädigt. In diesem Abschnitt sollen die pupillokonstriktorischen Fasern verlaufen. Deshalb treten zunächst Pupillenverengung (durch Reizung) und anschließend Pupillenerweiterung und Verlust der Pupillenreflexe auf. Im Anschluß daran erst werden Beeinträchtigungen der anderen vom N. oculomotorius versorgten Augenmuskeln beobachtet. Da auch der gegenseitige Nerv (durch andersartige Beeinträchtigungen) betroffen sein kann, sind gelegentlich beiderseits weite Pupillen die Folge dieser Störung. Nach KASOFF u. KELLEY (1975) können die pupillokonstriktorischen Fasern auch am lateralen Nervenumfang verlaufen. KREBS u.Mitarb. (1980) wiesen darauf hin, daß die durch Hämatome verursachten Schäden der pupillokonstriktorischen Fasern reversibel sind, wenn baldmöglichst eine Entlastungsoperation erfolgt.

Auch die V. basalis kann durch supratentorielle Massenverschiebung abgequetscht werden. Obwohl Kollateralen bestehen, wird nach SUNDERLAND in der Regel eine Hirnschwellung auftreten. Die V. cerebri magna kann bei supratentoriellen Massenverschiebungen nach der entgegengesetzten Seite verschoben, eingeengt und unter die Falx cerebri gepreßt werden. Als Folgen derartiger Abflußstörungen sind Hirnödeme und Störungen der Liquordynamik bekannt.

Bei infratentorieller Drucksteigerung wird auch Kleinhirngewebe durch das Foramen magnum nach abwärts sowie durch die Incisura tentorii nach aufwärts verdrängt. Die V. cerebri magna Galeni kann an das Splenium corporis callosi angepreßt werden, wobei die unterschiedlich großen Kleinhirnteile in der Incisura tentorii weitere Drücke auf die Vene ausüben. Auch die Aa. cerebelli superiores können am freien Tentoriumrand abgequetscht werden (s. auch Arnold-Chiari-Mißbildungen).

Raumfordernde Prozesse im Bereich der Incisura tentorii

TAVERAS (1960) gab eine Übersicht über die raumfordernden Prozesse im Bereich der Incisura tentorii. Die Prozesse können entstehen

1. vom Mittelhirn
2. von den Kanten der Incisura tentorii
3. von der A. basilaris oder ihren Ästen
4. von den benachbarten Hirnnerven
5. vom Dorsum sellae und benachbarten Clivusabschnitten
6. von den Apices partium petrosarum
7. vom Corpus pineale
8. von der Vena cerebri magna.

Lokalisationen (Abb. 246)

1. *Vordere Mittellinienprozesse.* Diese raumfordernden Prozesse stellen in der Regel Aneurysmen der A. basilaris an ihrer Bifurkationszone dar, seltener arteriovenöse Mißbildungen des Lobus temporalis mit einem Venensack in der Mittellinie vor dem Mesencephalon. Auch Meningeome sowie Epidermoide und Chordome können vorkommen.
Pneumenzephalographisch ist die Basalzisterne in diesem Bereich (Cisterna pontis und Cisterna interpeduncularis) deformiert. In der Nachbarschaft sind die Zisternen in der Regel durch Atrophie benachbarter Abschnitte erweitert. Der Aqueductus mesencephali kann dorsalverlagert sein. Die hintere Unterwand des 3. Ventrikels kann nach aufwärts verlagert, seine Höhe vermindert sein.

2. *Anterolaterale raumfordernde Prozesse.* a) *Solitäre, anterolaterale Massen.* Dieser Untergruppe gehören hauptsächlich Meningeome am freien Rand des Tentorium oder der Spitze der Pars petrosa an. Auch Blutgerinnsel durch blutende Aneurysmen der A. communicans posterior, Neurinome (möglicherweise vom N. V), gelegentlich große Kleinhirnbrückenwinkeltumoren, die sekundär zu weit nach vorne wachsen.
Pneumenzephalographisch lassen sich eine Lateralverlagerung des Aquädukt, eine Eindellung des hinteren unteren Abschnitts des 3. Ventrikels u.a. nachweisen. Auch eine vergrößerte Cisterna laminae tecti (Liquorzirkulation) oder Cisterna ambiens (Meningeom n. V) wurden beobachtet. Die A. cerebri posterior kann dorsal, medial oder aufwärts verlagert sein. Die A. cerebelli superior ist nach medial und dorsal verlagert.

b) *Sattel- oder hantelförmige Tumoren.* JEFFERSON (1955) beschrieb 8 Fälle von Neurinomen des 5. Hirnnervs, von denen mindestens 4 sowohl in die mittlere als auch in die hintere Schädelgrube hineinreichten. Auch CUSHING u. EISENHARDT (1938) beobachteten Meningeome dieser Form, wie auch TAVERAS (1960).
Pneumenzephalographisch glückte bei den 5 Fällen von TAVERAS dreimal die Darstellung, einmal war der Ventrikel nicht gefüllt, einmal wurde eine Vertebralisangiographie durchgeführt, zweimal Ventrikulographie. Der hintere untere Abschnitt des 3. Ventrikels sowie der Aquädukt und auch das Cornu temporale des Seitenventrikels waren verlagert. Auch der vordere Bodenabschnitt des Ventriculus tertius kann betroffen sein.

3. *Laterale raumfordernde Prozesse.* TAVERAS (1960) konnte einen Fall an dieser Region (Meningeom von der lateralen Fläche der Incisura tentorii) auffinden. Bei dem Patienten bestand Papillenödem, der Aquädukt war verlagert, ebenso der hintere untere Abschnitt des 3. Ventrikels. Der Ventriculus lateralis-Bodenabschnitt war nach oben und seitwärts verschoben.

4. *Hintere laterale raumfordernde Prozesse an der Inzisur.* Beeinträchtigungen dieser Region der Incisura tentorii können nach TAVERAS (1960) von der A. cerebri posterior oder vom Tentorium cerebelli selbst ausgehen (Aneurysmen, Meningeome u.a.).

5. *Hintere raumfordernde Prozesse.* TAVERAS konnte im Gebiet des vorderen Endes des Tentoriumfirstes 3 Meningeome auffinden. Tumoren des Corpus pineale, Aneurysmen der Vena cerebri magna gehören ebenfalls zu diesem Bereich.

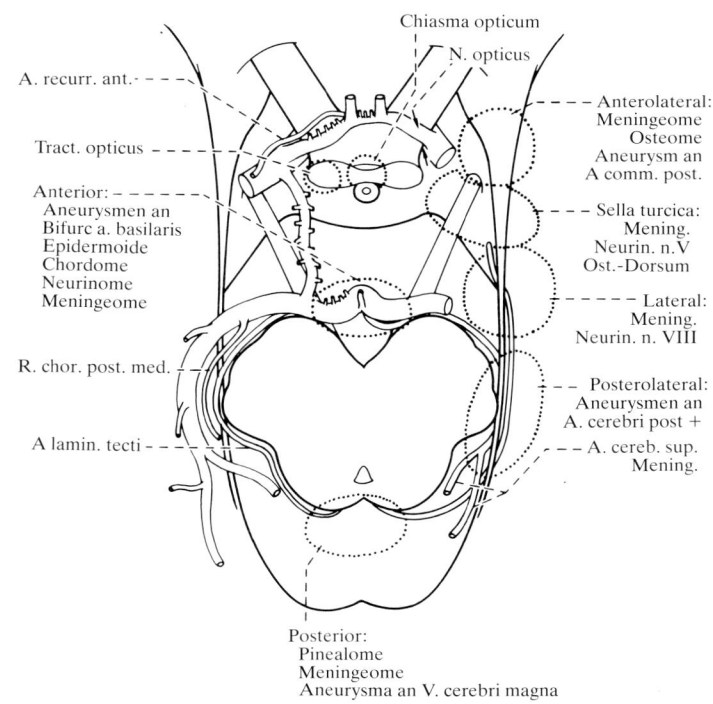

Abb. 246. Raumfordernde Prozesse im Bereich der Incisura tentorii (nach TAVERAS 1960). Verlauf der Gefäße nach eigenen Befunden

Pneumenzephalographisch läßt sich die Cisterna laminae tecti deformiert oder überhaupt nicht darstellen. Die Lamina tecti ist nach vorne oder abwärts verlagert, das Mittelhirn abgeflacht.

Diaphragma sellae

Eine kleine Duraplatte überspannt die Fossa hypophysialis als Diaphragma sellae. Sie beteiligt sich am Aufbau der oberen Wand des Sinus cavernosus. Das Diaphragma ist 8 (5–13) mm lang und 11 (6–15) mm breit. Es besitzt in seiner Mitte ein meist rundliches Foramen diaphragmatis für das durchtretende Infundibulum (Weiteres s. Abb. 249 und Bd. I/1A, Teil B).

Flächen der Dura mater

Die Innenfläche der Dura mater encephali und ihre in den Schädelinnenraum einspringenden Septen sind über weite Flächen spiegelnd glatt (subdurales Neurothel). Ihre Außenfläche ist gekennzeichnet durch kleine, in die Schädelknochen hineinziehende Arterien- und Venenzweige der Vasa meningea und beiderseits neben dem Sinus sagittalis superior angeordnete, bis zu 5 mm große Auswüchse der Arachnoidea, welche die Dura durchsetzen (Granulationes arachnoideales). Diese kommen bei Erwachsenen und im Greisenalter in gleicher Häufigkeit vor (s.S. 433ff.).
Auch an anderen Stellen sind in die Sinus und Vv. meningeae, z.B. Sinus cavernosus, Cavum trigeminale u.a., hineinragende Granulationes arachnoideales nachgewiesen.

Gefäße der Dura mater encephali

A. meningea media

Die A. meningea media tritt durch das im Mittel 2,34 mm weite Foramen spinosum in die mittlere Schädelgrube ein und verzweigt sich unterschiedlich weit lateralwärts dieses (im Mittel 7,35 mm langen) Knochenkanals in einen vorderen und hinteren Ast. Hauptstamm sowie R. frontalis und R. parietalis liegen gemeinsam mit den sie begleitenden Venen außen und vor allem innen von Durafasern umgeben, in Knochenhalbkanälchen. Der R. frontalis gelangt lateral des kleinen Keilbeinflügels häufig durch einen vollständigen Knochenkanal (s. Teil B) in die vordere Schädelgrube, deren Boden- und Seitenwand er mitversorgt. Regelmäßig erreicht sein R. anastomoticus cum a. lacrimali die gleichnamige Arterie.
Der R. parietalis greift mit seinem Hauptstamm gewöhnlich über die Innenseite der Squama temporalis hinweg und verzweigt sich hauptsächlich im Bereich des Os parietale.
Der R. meningeus accessorius beteiligt sich in etwa 10% an der Versorgung der Dura mater und anderer Strukturen. Rr. caroticocavernosi versorgen regelmäßig Durateile der Fossae craniales media et posterior (s. Bd. I/1, Teil B).

Aa. ethmoidales

Die vordere Schädelgrube wird außerdem von Zweigen der Aa. ethmoidales anteriores (=A. meningea anterior) et ethmoidalis posterior sowie der A. ophthalmica versorgt. (Weiteres s. Bd. I/1, Teil B.)

Aa. meningeae posteriores

Als Aa. meningeae posteriores gelten meist mehrere Zweige der A. pharyngea ascendens. Diese dringen gewöhnlich durch das Foramen jugulare oder den Canalis hypoglossalis in die hintere Schädelgrube ein, wo sie sich in ihre Endäste verzweigen. (Weiteres s. Bd. I/1, Teil B.)
Andere Äste zur Versorgung von Dura und Knochen der Fossa cranialis posterior entstammen der A. vertebralis und der A. carotis interna, Pars cavernosa (s. Teil B caroticokavernöse Äste und Fossa cranialis posterior).
Aus der A. occipitalis dringt fast stets ein R. meningeus durch das Emissarium mastoideum hindurch in die hintere Schädelgrube ein. Er versorgt angrenzende Durageibete. Seine Zweige anastomosieren mit denen benachbarter Aa. meningeae.
Die Falx cerebri erhält Zweige aus der A. ethmoidalis ant., der A. meningea media, der A. pericallosa und der A. callosomarginalis sowie aus der A. meningea posterior. In das Tentorium cerebelli ziehen Zweige aus den Aa. meningeae mediae et posteriores sowie aus karotikokavernösen Ästen und den Aa. cerebellares superiores ein.

Übergang in die Dura mater spinalis

Nach ROGERS u. PAYNE (1961) und eigenen Befunden ist die Dura am Hinterrand des Foramen magnum sehr straff befestigt. Sie setzt sich dann im wesentlichen in die Dura mater spinalis, weniger stark in die Perikraniumschicht der Squama occipitalis fort. Inmitten der Dura verlaufen sowohl intrakraniell als auch extrakraniell Gefäße. Ihre Faserschichten lassen sich in diesem Bereich nicht streng in zwei Lagen gliedern. Die Autoren sind der Meinung, daß die ganze zerebrale Dura sich in den Spinalkanal fortsetzt; sie konnten einen Übergang in das Perikranium der Squama occipitalis – im Gegensatz zu eigenen Befunden – nicht nachweisen.

g) Schädel-Hirn-Verletzungen

Theorien

Nach POLIS (1894) beschrieb FALLOPIUS als erster ein Gehirntrauma gegenüber der Gewalteinwirkung auf den Schädel. Der Terminus Contre-coup wird seit 1766 von verschiedenen Mitgliedern der Chirurgenakademie in Paris verwendet. Die Ausbildung der Contre-coup-Verletzung wurde (und wird) unterschiedlich erklärt.

1. Vibrationstheorie

Seit 1766 wird angenommen, daß Vibrationen, welche an der Seite der Gewalteinwirkungen entstehen, über den ganzen Schädel hinweg zu einem diametral entgegengesetzten Punkt geleitet werden, an dem das Gehirn u.U. stärker als in anderen Regionen geschädigt wird.

2. Fortgeleitete Kraftwellen

Im späten 19. Jahrhundert (FÉLIZTE 1873 zit. bei POLIS) wird angenommen, daß ein plötzliches Eindrücken des Schädels über Kraftwellen innerhalb des Gehirns fortgeleitet werde. 1878 nahm DURET an, daß die Auswärtswölbung des Schädels an der der Krafteinwirkung gegenüberliegenden Seite das Trauma verursache und die Blutung aus oberflächlichen Gefäßen durch Unterdrücke zustande käme.

3. Hirnverschiebung, zu dem Punkt, der dem einwirkenden Stoß gegenüberliegt

Nach RUSELL (1932) hat das einwirkende Trauma eine Gehirnbewegung innerhalb des Schädels zur Folge und die Verletzung komme durch dessen eigene Bewegung und nicht durch den angrenzenden Schädel oder die Hartstrukturen zustande.

4. Contre-coup-Verletzungen durch Schädeldeformation

Die Abflachung des Schädels während der Gewalteinwirkung habe (nach FELLIZTE u.Mitarb. 1938) beim Eindrücken des Schädels eine Bewegung auch des Gehirns in derselben Richtung zur Folge. Die Krafteinwirkung werde durch den Schädel fortgeleitet.

5. Druckgradiententheorie

GOGGIO (1941) vereinigte die Kompressionswellentheorie mit der elastischen Körpertheorie. Seiner Meinung nach ist die Hirnschädigung jeweils die größte an der Stelle des Ursprungs der Kraftwellen. Verlängerung und Verkürzung des Schädels seien für die Hirnschädigung wichtig, da die Gehirnkapsel dann keinem elastischen Körper gleicht, wenn Frakturen mit nachfolgenden geringeren Deformationen auftreten. Die Druckgradiententheorie stellt intrakranielle hydrodynamische Faktoren in den Vordergrund.

6. Rotationstheorie

Seit 1855 (ALQUIÉ) wird die Rotationstheorie (neben der Vibrationstheorie) erörtert.

Ärztliche Bedeutung

Bei Schädel-Hirn-Verletzungen stellt die intakte Dura den wichtigsten Infektionsschutz des Gehirns und seiner Liquorräume dar. Es werden daher gedeckte Schädel-Hirn-Verletzungen mit intakter Dura von offenen unterschieden, bei denen die Dura mitverletzt ist.

Epidurales Hämatom

Wird bei einer Schädelfraktur die A. meningea media oder einer ihrer Äste verletzt, dann entsteht ein epidurales Hämatom, welches unter arteriellem Druck steht, die Dura vom Schädelknochen ablöst und stark gegen die Hirnoberfläche vorwölbt. Innerhalb von Stunden kommt es zu einer akuten Hirndrucksteigerung mit Bewußtlosigkeit. Bei der Massenverschiebung des Gehirns zur Gegenseite wird der Gyrus parahippocampalis an die Plica petroclinoidea anterior und in den Tentoriumschlitz gepreßt; das Mittelhirn wird nach unten und zur Gegenseite verlagert. Dabei kann der gleichseitige N. oculomotorius gezerrt und an seiner Eintrittsstelle in die Dura auch komprimiert werden (Schnürfurche am N. oculomotorius). Klinisch entsteht eine gleichseitige infranukleäre Okulomotoriuslähmung mit maximaler Mydriasis und fehlender Lichtreaktion. Daneben können Herdsymptome auftreten, wie seitenbetonte zerebrale Anfälle oder kontralaterale Lähmungen. Zeichen einer homolateralen Pyramidenbahnläsion entstehen durch eine Druckschädigung des kontralateralen Hirnschenkels am Tentoriumrand.

Bei Kindern treten die Hirndrucksymptome weniger akut auf, da die Dura fester am Schädelknochen haftet und durch ein Hämatom nur langsam und in geringerer Ausdehnung abgelöst werden kann. Schädelfrakturen kommen jedoch bei Kindern bis zum 5. Lebensjahr seltener vor. Das Trauma kann jedoch eine Eindellung der noch biegsamen Schädelkalotte verursachen, wobei Zug- und Scherkräfte die Dura ablösen und zu Gefäßrupturen führen. Seltener kommen epidurale Hämatome im Bereich der hinteren Schädelgrube vor.

Wachsende Schädelfraktur

Die „wachsende Fraktur des Kindesalters" (PIA u. TÖNNIS 1953) wird besonders bei kleinen Kindern beobachtet: bei einer traumatischen Verformung des biegsamen Schädeldaches kommt es zu einer Spaltfraktur und gleichzeitig zu einer Duraverletzung. Beim Zurückschnellen des Knochens können sich Duraränder in den Frakturspalt einklemmen. Auch Arachnoidea, Liquor und Hirngewebe können durch den Frakturspalt nach außen unter das Perikranium oder die Galea dringen (Cephalocele traumatica), wobei die äußere Haut intakt bleiben kann. Eine Frakturheilung ist dann unmöglich, der Frakturspalt verbreitert sich beim weiteren Schädelwachstum, wobei resorptive und destruktive Vorgänge an den Knochenrändern den Knochendefekt zusätzlich vergrößern. Wegen der Gefahr einer fortschreitenden Hirnschädigung ist stets eine operative Versorgung des Duradefektes angezeigt.

III. Nn. craniales

a) Entwicklung der Hirnnerven

Allgemeines. Unmittelbar seitlich der Neuralplatte differenziert sich zwischen Epidermis und Medullamaterial ein schmaler Streifen des Ektoderm zur Neuralleiste. Er rückt dann nach der Tiefe und seitlich des sich entwickelnden Neuralrohres. Dort begleitet er die ganze Medulla- und Gehirnanlage bis in die Augengegend rostralwärts. Im Bereich des Rückenmarks entstehen aus diesem Material Spinalganglienzellen, außerdem Mesenchym, Mesektoderm und Mesenchymderivate sowie Skeletsubstanzen und auch Melanoblasten. Das von der Neuralleiste gebildete Mesenchym wird als Mesektoderm bezeichnet. Im Tierversuch ließ sich nachweisen, daß die Branchialbögen, der Meckelsche Knorpel und das Palatoquadratum vom Mesektoderm herstammen. Ihre regelmäßige Entwicklung sowie die des Gehirns beeinflussen sich gegenseitig. Aus der Neuralleiste bilden sich außerdem die Schwannschen Zellen (periphere Glia). Ein Teil dieser peripheren Glia kann allerdings auch im zentralen Nervensystem entstehen und entlang der Nervenfasern auswandern.

Bei Säugetieren stammen die Melanophoren sicher ebenfalls von den Neuralleisten ab. Die Neuralleiste ist weiterhin Bildungsort des peripheren Nervensystems. Aus ihr entstehen die sensiblen Kopfganglien sowie der gesamte Sympathicus, weiterhin die Leptomeninx. Im Kopfbereich ist die Neuralleiste besonders kräftig und frühzeitig ausgebildet.

Motorische Hirnnerven

Aus den somatomotorischen Grundplattenanteilen differenzieren sich die motorischen Hirnnervenkerne III, IV, VI, VII, X, XI und XII. Mit Ausnahme des N. trochlearis wachsen alle Fasern zu beiden Seiten der Mittellinie in der ventralen Wurzellinie aus dem nervösen Zentralorgan aus.

N. oculomotorius

Der N. oculomotorius besteht zum größten Teil aus somatomotorischen Fasern. Außerdem aber enthält er auch einen parasympathischen Anteil.

Im vorderen Mittelhirnabschnitt entstehen die paarigen großzelligen Hauptkerne sowie der unpaare großzellige Zentralkern und der paarige kleinzellige parasympathische Ursprungskern. Die Neuriten der großzelligen Ursprungskerne wachsen in das rostrale Muskelblastem ein, die des kleinzelligen Ursprungskernes in die glatte Muskulatur des Corpus ciliare sowie des M. sphincter pupillae.

N. trochlearis

Der N. trochlearis tritt als einziger Gehirnnerv an der dorsalen Seite aus. Die Axone des Nucleus n. trochlearis wachsen dorsal um den Aqueductus mesencephali herum, kreuzen sich im Velum medullare craniale, treten beiderseits des Frenulum veli medullaris cranialis aus und ziehen zum mittleren Augenmuskelblastem, aus welchem der M. obliquus bulbi superior entsteht.

N. abducens

Der N. abducens wächst in das untere Muskelblastem, der Anlage des M. rectus bulbi lateralis ein. Seine Neuriten stammen aus dem nebem dem Sulcus medianus im Rhombencephalon angelegten Kern und wachsen ventralwärts aus. Nach ihrem Austritt aus dem Gehirn biegen sie rostralwärts zur Augenbechergegend um. Eigenartige Verlagerungen haben den häufig mehrfachen Austritt und Verlauf des Nervs zur Folge.

N. facialis

Nach GASSER (1967) entwickelt sich der N. facialis aus dem Primordium facio-acusticum des 2. Kiemenbogens (Hyoidbogen) bei Keimlingen zwischen 4,2 und 8 mm Länge und in dichter Nachbarschaft der entsprechenden Plakode. Die Abgliederung vom Akustikusteil erfolgt bei Keimlingen zwischen 8,0 und 10,6 mm. Die Neuroblasten des Ganglion geniculi sind bei Embryonen von 5 mm Länge zu erkennen (GASSER 1984). Die ersten Äste sind die Chorda tympani und der N. petrosus major. Anschließend sprossen der N. auricularis posterior und der Zweig zum hinteren Bauch des M. digastricus aus. In der Peripherie entsteht zunächst ein lockeres Netzwerk sich vermengender Fasern. Bei 14–20 mm langen Keimlingen läßt sich der N. intermedius nachweisen. Die Chorda tympani erreicht den N. lingualis. Außerdem entstehen Anastomosen zwischen N. facialis und Zweigen des 2. und 3. Zervikalnervs. Die Endzweige des N. facialis ziehen nach okzipital, zervikal, mandibulär und infra-orbital und supra-orbital. Die Muskelzweige folgen der fazialen

Muskelmasse in der Regel tief zu dieser nach vorne. Die peripheren Zweige lassen sich bei 26 mm langen Keimen nachweisen. Zu diesem Zeitpunkt existieren Anastomosen mit den Nn. infra-orbitalis, buccalis, auriculotemporalis und mentalis. Bei 28 mm langen Embryonen sind alle Anastomosen deutlich entwickelt, lediglich diejenigen mit den Nn. zygomaticofacialis, lacrimalis, infratrochlearis und nasalis externus des N. trigeminus sind erst bei 146 mm langen Feten zu erkennen.

Nn. glossopharyngeus et vagus

Auch die Fasern aus dem Nucleus ambiguus für die Hirnnerven IX und X sprossen zu ähnlichem Zeitpunkt wie die des N. VII aus dem zentralnervösen Organ aus und in ihr Muskelblastem (okzipitale Sklerotome) ein.

N. accessorius

Der N. accessorius zieht mit seinem spinalen Anteil ebenfalls frühzeitig in das Sternokleido-Trapezius-Blastem ein.

N. hypoglossus

Der N. hypoglossus setzt die Reihe der ventralen Spinalnervenwurzeln rostralwärts fort. Er besteht aus 3 oder 4 okzipitalen Segmentnerven, die ihre dorsalen Wurzeln verloren haben.
Beim Menschen deutet sich diese Herkunft des Nervs noch durch zwei- oder dreigeteilte Canales hypoglossales im Schädel an. Dem Nerv ist beim menschlichen Keimling außerdem regelmäßig ein Ganglion beigefügt, das meist Mitte des 2. Monats wieder verschwindet, gelegentlich aber auch beim Erwachsenen erhalten bleiben soll.
Abgesehen davon wird die extrakranielle Verlaufsstrecke des N. hypoglossus (im Bereich der Ansa cervicalis profunda superior) von Fasern des 1. und 2. Halsnervs mitbenutzt. Die Fasern gehen anschließend wieder als R. descendens n. hypoglossi sowie als R. thyreohyoideus zum gleichnamigen Muskel und zum M. geniohyoideus ab. Aus dem langgezogenen Ursprungskern beiderseits der Medianebene ziehen ursprünglich 3–4 segmentale Bündel ventralwärts; sie vereinigen sich später zu einem Bündel, welches um das Ganglion inferius n. vagi nach vorne in die Anlage der Zungenmuskulatur einwächst.

Sensorische und sensible Hirnnerven

Fila olfactoria

Die Fila olfactoria sind keine Hirnnerven, sondern zentrale Fortsätze der Riechzellen. Sie entstammen dem in die Tiefe verlagerten Epithel des Saccus olfactorius. Ende des ersten Embryonalmonats entlassen die Riechzellen einen Fortsatz in Richtung Gehirn nach oben und vorne. Später schiebt sich die Nasenhöhle unter dem Riechlappen nach vorne. Die Fasern des Mittelbezirks steigen dann senkrecht auf und werden verhältnismäßig kürzer. Aus einem zunächst einheitlichen Nervenstrang entstehen anschließend mit dem Wachstum des Bulbus olfactorius 15–20 Nervenfaserbündel: Fila olfactoria. Nachdem sich aus dem umgebenden Mesenchym die zunächst knorpelige Lamina cribrosa ossis ethmoidalis ausgebildet hat, ziehen die Fila olfactoria durch die Löcher der Siebbeinplatte.
Beim Erwachsenen enthalten die zentralen Fortsätze der Riechzellen 2–20 Neurotubuli, deren jeder 200 Å dick ist und ein Zentralfilament besitzt. Dieses Axon liegt zuerst zwischen den basalen Fortsätzen der Stützzellen, dann legen sich mehrere Axone zusammen, werden zuerst von Füßen der Stützzellen und dann von Ausläufern dunkler Basalzellen zu dikkeren Bündeln zusammengefaßt. An der Epithelbasis übernehmen dann Schwannsche Zellen die Umhüllung, indem sie 5–10, seltener bis 30 und vereinzelt bis über 100 Axone (ohne isolierende Substanz) einscheiden. In Richtung Lamina cribrosa wird die Packung der Axone immer dichter, die großen Nervenbündel, welche im deutschen Sprachraum als Fila olfactoria, im englischen als Fasciculi nervi olfactorii bezeichnet werden, entstehen; sie werden von einer bindegewebigen Hülle mit Kollagenfibrillen umgeben. (SEIFERT 1970).

Durchtritt durch die Lamina cribrosa. Die größeren Fila olfactoria lassen sich mikropräparatorisch darstellen. Elektronenoptisch zeigt die äußere Hüllschicht ein Lamellensystem von platten Zellen, die möglicherweise der Arachnoidea entstammen. Außerhalb davon liegen kollagene Fasern, die sich direkt in die Dura mater fortsetzen. Schon KEY u. RETZIUS (1873) konnten Farbstoffe, in den Subarachnoidealraum eingebracht, um die Fila herum in die Nasenhöhle gelangen sehen. Diese Befunde wurden zwischenzeitlich mehrfach bestätigt. Auch präparatorisch lassen sich Arachnoidealtaschen durch die Lamina cribrosa hindurch darstellen. Innerhalb dieser Taschen durchziehen die Fila von vorne unten, von unten und von hinten unten die Lamina cribrosa und erreichen den Bulbus olfactorius. TARLOV (1937) konnte an seinem Untersuchungsgut auch an den Fila olfactoria kurze sog. zentrale oder Oligodendrozytensegmente nachweisen.

N. terminalis

An der medialen Seite des N. olfactorius tritt frühzeitig der N. terminalis auf.
1905 wurde von DEVRIES erstmalig ein Ganglion des N. terminalis bei einem menschlichen Keimling beobachtet. JOHNSTON (1914) und BROKOVER (1914) sowie MCCOTIER (1915) beschrieben ebenfalls den Nerv und seine Ganglien beim Menschen. In jüngerer Zeit wies PERNECZKY (1981) den Nerv bei einem 95 mm langen Keimling nach. Demzufolge enthält der Nerv sensorische und vegetative efferente Fasern, entsteht im Bereich des Septum nasi, durchdringt die Lamina cribrosa und verläuft medial des Tractus olfactorius zum Gebiet der Lamina terminalis. In seinen Verlauf sind zahlreiche multipolare, bipolare und pseudounipolare Ganglienzel-

len eingeschaltet (intrakraniell nach LARSELL 1950; PERNECZKY 1980). Schon JOHNSTON (1913) nahm an, daß der Nerv bei allen Vertebraten eine rezeptive Komponente eines ektodermalen Territoriums ableitet. Deshalb muß die Entstehung von Esthesio (Empfindungsvermögen) – Neurinomen auch im Zusammenhang mit diesem Nerv diskutiert werden.

N. trigeminus

Radix motoria. Die sog. Radix motoria n. V entstammt dem motorischen Trigeminuskern und tritt – meist in Form zweier Fasergruppen – dicht vor und etwas über der Radix sensoria aus der Seitenfläche des späteren Ponsabschnittes aus. Sie begleitet dann eine Strecke weit den N. mandibularis und verzweigt sich am Blastem der Kaumuskulatur sowie an deren Abkömmlingen.

Radix sensoria. Der sensible Anteil entsteht aus 2 phylo- und ontogenetisch unterschiedlichen Teilen. Aus dem Ganglionleistenmaterial bildet sich zunächst ein vorderer kleinerer Abschnitt: Ganglion profundum, und ein hinterer größerer: primäres Ganglion trigeminale. Beide Zellansammlungen verschmelzen dann zu dem endgültigen Ganglion, das an der medialen Seite der V. capitis medialis liegt und sich als größtes Kopfganglion des Keimlings an die seitliche Kopfwand vorbuckelt. In der 6. Keimlingswoche bilden die zentralen Neuriten ein Bündel, das zum Nucleus pontinus (principalis) und Nucleus mesencephalicus aufsteigt. Abzweigende Fasern gelangen im Tractus spinalis trigemini zum gleichnamigen Kern. Die peripheren Neuriten des Ganglion bauen 3 Hauptäste auf: N. ophthalmicus, N. maxillaris und N. mandibularis.

Nucleus spinalis. Bei 10,0–11,8 mm langen Keimlingen (6 Wochen) ist der Nucleus spinalis n. V nicht nachzuweisen; bei $6^{1}/_{2}$ Wochen (Menstruationszeit) läßt sich in der Mantelzone der Lamina alaris ein Zellverband, der wahrscheinlich die früheste Differenzierung des Subnucleus caudalis darstellt, erkennen. Bei 14 mm langen Embryonen liegt das Kerngebiet unmittelbar medial der Zona marginalis, in der HUMPHREY (1954) Fasern des Tractus spinalis n. trigemini nachwies (BROWN 1956).

Nach BROWN ist der Nucleus spinalis trigemini einschließlich des Subnucleus caudalis bei menschlichen Feten der 14. Woche entwickelt. Lediglich die Pars marginalis ist weniger gut abgrenzbar. Zum gleichen Zeitpunkt ist der Subnucleus interpolaris deutlich, der Subnucleus rostralis nur in kaudalen Abschnitten einwandfrei nachzuweisen. Bei $18^{1}/_{2}$ Wochen alten Feten ist der ganze Subnucleus differenziert.

N. facialis und Ganglion geniculi

Nach CHOUARD (1973) bildet sich das Ganglion geniculi aus derselben Zellverdichtung der Neuralleiste, aus welcher das Ganglion vestibulocochleare entsteht. Am 29. Embryonaltag (5,1 mm) läßt sich das Ganglion nachweisen. Die efferenten vegetativen Fasern erscheinen am 45. Tag (17 mm). Zu diesem Zeitpunkt stellt der N. intermedius einen Satelliten der Pars vestibularis n. VIII dar. Erst kurz vor der Geburt kommt es während der Entwicklung des Pons zur Verschiebung seiner Austrittszone, die oft auch dichter am N. facialis liegt.

Die Ganglienzellen des Ganglion geniculi stammen aus der Neuralleiste und wahrscheinlich auch teilweise aus der Ohrplakode. Sie trennen sich aus dem einheitlichen Zellhaufen und werden im weiteren Verlauf der Entwicklung meist in das Schläfenbein eingeschlossen. Seine zentralen Fortsätze enden zusammen mit parasympathischen Fasern des Nucleus salivatorius superior an der sog. Pars intermedia n. facialis.

N. vestibulocochlearis

Nach COOPER (1948) ist beim 4 mm langen menschlichen Embryo das *Ganglion acusticum* am ventralen Umfang der Vesicula otica nachweisbar und besteht aus 3–4 Zellschichten. Beim 8,9 mm langen Keimling ist die Ohrblase dreieckig umgestaltet mit einem medialen, lateralen und ventralen Winkel. Das Ganglion acusticum primitivum ist nicht in diese 3 Abschnitte differenziert. Die Fasern aus dem Ganglion erreichen jedoch die marginale Zellschicht des rostralen Endes des Myelencephalon. Beim 13 mm langen Keimling liegen Lamina alaris und Lamina basalis seitlich nebeneinander und bilden den Boden des Ventriculus IV. Das Ganglion acusticum ist in ein Ganglion cochleare und ein Ganglion vestibulare sowie in faziale Abschnitte zergliedert, wobei das Ganglion cochleare medial der übrigen Ganglien liegt. Die zentralen Cochlearisfasern ziehen lateral um den Pedunculus cerebellaris caudalis zur pontobulbären Übergangsregion in eine Zellgruppe der Flügelplatte ein, in der sich die Nuclei cochleares ausbilden.

Pars vestibularis. Im Gestationsalter von $9^{1}/_{2}$ Wochen ist der vestibuläre Apparat vollständig ausgebildet (AUST 1979). Von der 21. Woche ab sind die Vestibularis-Kerne funktionsfähig. Beim Neonatus sind die Neurone des vestibulären Systems myelinisiert. Säuglinge und Kleinkinder reagieren jedoch auf vestibuläre Reize anders als Erwachsene. So steigt zum Beispiel die perrotatorische Nystagmusfrequenz (Untersuchungen auf einem elektronisch geregelten Drehstuhl) bis zum 8. Lebensmonat an. Bis zum 11. fällt sie dann ab und nach dem 12. pendelt sie sich auf ein ziemlich konstantes Niveau ein. Die postrotatorischen Werte liegen unter den perrotatorischen. Sie steigen vom 1. Monat langsam bis zu einem Gipfel im 5. Monat an und fallen dann nach dem 17. Monat ab. AUST u. GOEBEL (1978) nehmen an, daß die vestibulo-okulären Reaktionen, die sich im Nystagmus widerspiegeln, der funktionellen Entwicklung des kindlichen Gleichgewichtssystems entsprechen.

N. glossopharyngeus

Die Ganglia superius et inferius des 9. Hirnnervs entstammen der Ganglienleiste und sind ursprünglich einheitlich. Später sondert sich das Ganglion in einen intrakraniell und einen extrakraniell gelegenen Zellkomplex. Die zentralen Fortsätze der Ganglien ziehen zum sensiblen Endkern des Nervs sowie innerhalb des Tractus solitarius zum Nucleus tractus solitarii. Die peripheren Fortsätze wachsen in die Schlundwand und das hintere Zungendrittel ein, welche sie sensibel und mit Geschmacksfasern ausstatten.

Plexus tympanicus

Nach MATEU u. MUR (1980) liegt beim 39 mm langen (Scheitel-Rumpf-Länge) Feten der Plexus tympanicus im Mesenchym zwischen unterer Hälfte der Pars cochlearis und Außenfläche des Paries labyrinthicus. Die Nervenfasern entstammen hauptsächlich dem N. tympanicus, der von der lateralen und oberen Fläche des Ganglion inferius n. IX abgeht. Ein kleiner Zweig entstammt dem Ramus communicans r. auricularis n. vagi. An der lateralen Fläche der Cartilago cochleae gibt er nach unten den N. caroticotympanicus inferior ab, der den Plexus caroticus erreicht und Fasern mit ihm austauscht. Auch Anastomosen mit dem N. vagus konnten nachgewiesen werden. Zwei Wurzeln vereinigen sich zu einem Nerv, der medial zum M. tensor tympani verläuft und den N. petrosus minor bildet. Das Ganglion tympanicum ist mit dem N. VII über 4 Äste verbunden. Alle gehen vom 7. Hirnnerv kaudal des Ganglion geniculi ab und stellen den Ramus communicans cum plexo tympanico zum N. petrosus minor dar. Die Fasern erreichen schließlich das Ganglion oticum.
Eine Anastomose zieht zum Ganglion tympanicum mit dem N. petrosus major, ehe er sich mit dem N. petrosus profundus vereinigt und den N. canalis pterygoidei bildet. Ein 5. Zweig verläuft an der Innenseite der Tuba auditiva: Ramus tubarius.

N. canalis pterygoidei. Beim 39 mm langen (Scheitel-Rumpf-Länge) Fetus bildet sich der N. petrosus major an der Unterseite des Ganglion geniculi, zieht über die Außenfläche des Ganglion zwischen Cartilago cochleae und Primordium der Cavitas tympanica zur A. carotis interna und vereinigt sich mit dem N. petrosus profundus major. Der N. petrosus profundus steht den Befunden der Autoren zufolge mit dem N. tympanicus in Verbindung. Sie unterscheiden außerdem einen sympathischen Zweig des Plexus caroticus, der an der lateralen Seite des Gefäßes verläuft und mit dem N. petrosus profundus major einen gemeinsamen Stamm bildet, der sich mit dem N. petrosus major (superficialis) vereinigt.
Der *Nervulus sphenoidalis* geht vom ventromedialen Umfang des Ganglion oticum ab, zieht an der lateralen Fläche des N. canalis pterygoidei, ehe dieser in die künftige Kanalzone eintritt. Der Nerv ist von einer Ganglienkette begleitet, verläuft zunächst in Richtung Ganglion trigeminale, anschließend ohne Ganglienkette nach medial kaudal zur lateralen Fläche des N. canalis pterygoidei. Bei einem 59 mm langen (Scheitel-Rumpf-Länge) Feten war der sympathische Anteil des N. canalis pterygoidei viel größer, bei einem 61 mm langen ging der Nervulus sphenoidalis medial vom Ganglion oticum ab und verlief horizontal zum N. canalis pterygoidei. Bei einem anderen Feten wurde ein Mikroganglion als Ausgangsort des Nervulus an der medialen Seite des Ganglion oticum aufgefunden.

MATEU u. MUR (1980) betonen, daß 1. der N. petrosus profundus major ein Zweig des N. tympanicus ist und den N. canalis pterygoidei mit aufbaut, 2. der Nervulus sphenoidalis dem Ganglion oticum oder einer Zellmasse in dessen Nachbarschaft entstammt und die laterale Fläche des N. canalis pterygoidei erreicht; er ist zweifellos ein vegetativer Nerv und entspricht dem N. sphenoidalis internus von HOVELACQUE (1927) sowie KRAUSE u. RAUBER (1927). Ein äquivalenter Nervulus sphenoidalis externus zum Ganglion oticum und zum Ganglion trigeminale, der durch das Foramen spinosum verlaufen soll, wurde von den Autoren nicht aufgefunden. Möglicherweise entspricht er der Ganglienkette, die bei einigen Embryonen zwischen Ganglion oticum und Ganglion trigeminale nachweisbar war.

Ganglien. Nach MATEU u. MUR (1980) besteht ein Ganglion tympanicum, auf das, wie VALENTIN (1840), auch BÖTNER (1959) hinwies. Die Anastomose des Plexus sympathicus der A. meningea media mit dem N. petrosus minor enthält ebenfalls Ganglien, die von SOLANO (1964) und COCHET (1967) beschrieben wurden. Gangliengruppen fanden sich im Ramus tubarius in der Nachbarschaft des Pharynx. Zwischen N. petrosus minor profundus und Ganglion tympanicum und Ganglion oticum liegen parallel zum N. tensoris tympani Ganglienzellanhäufungen, auf die auch BAUMANN u. GAJISIN (1975) hinwiesen. Mikroganglien wurden an der unteren Fläche der Vereinigung zwischen N. petrosus profundus major und N. petrosus major nachgewiesen. Ein Ganglion wurde am N. petrosus minor intrakraniell nachgewiesen s. Abb. 28 in Band I, Teil B.

Anastomosen zwischen Plexus tympanicus und N. vagus. Die Anastomose des N. tympanicus mit dem Ramus auricularis n. X liegt unterhalb des Ganglion superius n. X, die zweite, dünnere, erreicht den N. tympanicus mit dem Ramus auricularis n. X. Einige Fasern dieser Anastomose ziehen zum N. facialis.

N. vagus

Der N. vagus gilt als Nerv des 4., 5. und 6. Kiemenbogens. Der 5. Kiemenbogennervenanteil wird beim Menschen nicht angelegt. Aus dem 6. Kiemenbogenanteil entsteht der N. laryngeus recurrens, der mit seinen motorischen Anteilen die meisten Kehlkopfmuskeln, mit seinen viszerosensiblen Anteilen die Schleimhaut der Trachea aufwärts bis zur Rima glottidis versorgt (KLEINSASSER 1964). Der N. laryngeus recurrens besitzt bei Embryonen und auch bei Erwachsenen regelmäßig ein kleines Ganglion. Entsprechend der Kaudalverlagerung der Kiemenbogenarterien umfaßt er später links den Arcus aortae, rechts die A. subclavia und erreicht rückläufig als „N. recurrens" den Kehlkopf.

Die Ganglia superius et inferius n. vagi entstehen wie die des N. IX aus Ganglienleistenmaterial sowie wahrscheinlich auch aus 2 Plakoden und trennen sich wie jene des N. glossopharyngeus erst später voneinander ab. Ihre zentralen Neuriten ziehen teils zum Nucleus terminalis alae cinereae, teils im Tractus solitarius zum Nucleus tractus solitarii sowie zum Nucleus spinalis n. V.

b) Aufbau

Zentrale und periphere Markscheiden

Innerhalb der weißen Substanz des Gehirns besitzen die Axone vorwiegend dünne Markscheiden. In der Nachbarschaft der Fasern liegen flächenhaft ausgebreitete Oligodendrogliazellen, welche die Markscheiden bilden und deren Stoffwechsel unterhalten. Schwannsche Zellen fehlen im zentralnervösen System. Die plattenförmig angeordneten Gliazellen scheinen die Markscheiden ebenfalls abschnittsweise aufbauen zu können. Unterbrechungen der Markscheiden in Form von Schnürringen sind nachgewiesen worden.

Unterschiedlich weit vom nervösen Zentralorgan entfernt haben die dickeren, markhaltigen Nervenfasern Durchmesser von 12–20 µm. Ihre Markscheiden werden von den Schwannschen Zellen, die sich um die Achsenzylinder aufwickeln, gebildet. Eine Schwannsche Zelle und ihr Markscheidenabschnitt ist 1–3 mm lang. Ihre Grenzen sind die Schnürringe, an denen die Markscheiden unterbrochen sind. Das Zytoplasma der Schwannschen Zellen überzieht jedoch, sich mit der benachbarten Schwannschen Zelle innig verzahnend, den Schnürring.

Marklose Nervenfasern

Die peripheren marklosen Nervenfasern sind vegetative und Schmerzfasern (s.S. 448). Sie besitzen keine Schnürringe und sind nicht segmentiert. Bis zu 30 Achsenzylinder sind gewöhnlich innerhalb einer Schwannschen Zelle, an einem kurzen Mesaxon hängend, eingeschlossen.

c) Übergangsstrecken

Übergang von Oligodendroglia in Schwannsche Glia
(Abb. 247)

Den Anatomen sind die sog. zentralen und peripheren Segmente der intrazisternalen Hirn- und Rückenmarknerven seit langem bekannt. VIRCHOW (1860) hat bereits auf das sog. gliale Segment des N. oculomotorius hingewiesen. THOMSEN (1887) fand in diesem Bereich merkwürdige Herde, die er für untergegangene Ganglienzellen hielt. STADERINI (1890) hat darauf aufmerksam gemacht, daß nicht nur die Fila radicularia der Rückenmarknerven, sondern auch jene der Hirnnerven von zentraler Neuroglia über die Grenze der Medulla bzw. des Gehirns hinaus begleitet werden. Betont sei, daß in den derzeitigen Nomina Anatomica (Paris, 1977), wie auch in den Nomina Anatomica von 1895 (Ausgabe von Triepel, 1910), Nn. olfactorii und Nervus opticus aufgeführt werden, die ihrem Bau nach keine Hirnnerven, sondern ganz überwiegend zentrale Fortsätze der Riechzellen (Epitheliocyti neurosensorii) bzw. der Neurocyti ganglionares der Netzhaut sind. In den Nomina Anatomica 1935 (Jena) wurden deshalb auch die Termini Fila olfactoria und Fasciculus opticus (vorübergehend) eingeführt. Auch alle anderen Hirnnerven besitzen jedoch kürzere oder längere (schlecht) sog. gliale und nichtgliale intrazisternale Nervenstrecken. Derzeit werden Gliocyti centrales (Ependymocyti, Astrocyti, Oligodendrocyti) von Gliocyti pheripherici, zu denen auch die Schwannschen Zellen (Neurolemmocyti) gehören, voneinander abgegrenzt.

Die Markscheiden der „glialen Segmente" der Hirnnerven sind von Oligodendrozyten gebildet, die der „nicht glialen" von Schwannschen Zellen. Deshalb stellt die Bezeichnung zentrale und periphere Strecken der intrazisternalen Hirnnerven eine mit der derzeitigen Nomenklatur besser übereinstimmende Abgrenzungsmöglichkeit dar.

Als erster wies nach JANNETTA (1977) DANDY (1932, 1934, 1963) eindringlich darauf hin, daß verschiedene Nervenläsionen durch anlagernde Arterienschlingen verursacht seien. Betont sei jedoch, daß z.B. schon NOTNAGEL (1884) zit. nach HASSIN (1931) eine Okulomotoriuslähmung bei Erweiterung und Verlagerung der A. cerebri posterior (mit Druck auf den N. III) beschrieb. DANDY (1939) war z.B. der Meinung, daß eine Trigeminusneuralgie durch Kompression der Radix sensoria n. trigemini, in der Regel durch einen Zweig der A. basilaris, verursacht sei. JANNETTA (1966, 1977, 1981) betonte, daß insbesondere das zentrale Segment der Hirnnerven durch Druckeinwirkung von Hirnarterien geschädigt werde. Tatsächlich waren BEAVER u.Mitarb. (1965) aufgrund elektronenoptischer Untersuchungen der Meinung, daß bei Trigeminusneuralgie und auch bei Spasmus hemifacialis Veränderungen in den Myelinscheiden der entsprechenden Nerven vorliegen. Auch KERR (1967) konnte degenerative Veränderungen und Abbrüche der Myelinscheiden an Nn. V (nach Trigeminusneuralgie entnommen) ebenso wie NIJENSOHN u.Mitarb. (1975) erkennen. JELLINGER (1980) allerdings mißglückte der Nachweis sicherer Unterschiede zwischen Nn. trigemini Gesunder und Menschen mit Trigeminusneuralgie. Derzeit sind hervorragende Forscher und Operateure z.B. FISCH u. SAMII (1981) über die sinnvolle und die Patienten am wenigsten schädigende Behandlung, z.B. bei Spasmus hemifacialis, unterschiedlicher Auffassung. FISCH durchschneidet bei dieser Erkrankung einen Teil der peripheren Fazialisäste, SAMII dekomprimiert das zentrale Segment des N. VII durch Einlagern von Muskelstückchen zwischen Nerv und anlagerndem Gefäß. (Weiteres s. LANG 1982.)

Die Übergangszone ist nach HULLES (1906) etwa 1 mm breit. Am Markscheidenpräparat ist sie aufgehellt und befindet sich dort, wo die Schwannschen Scheiden enden und die

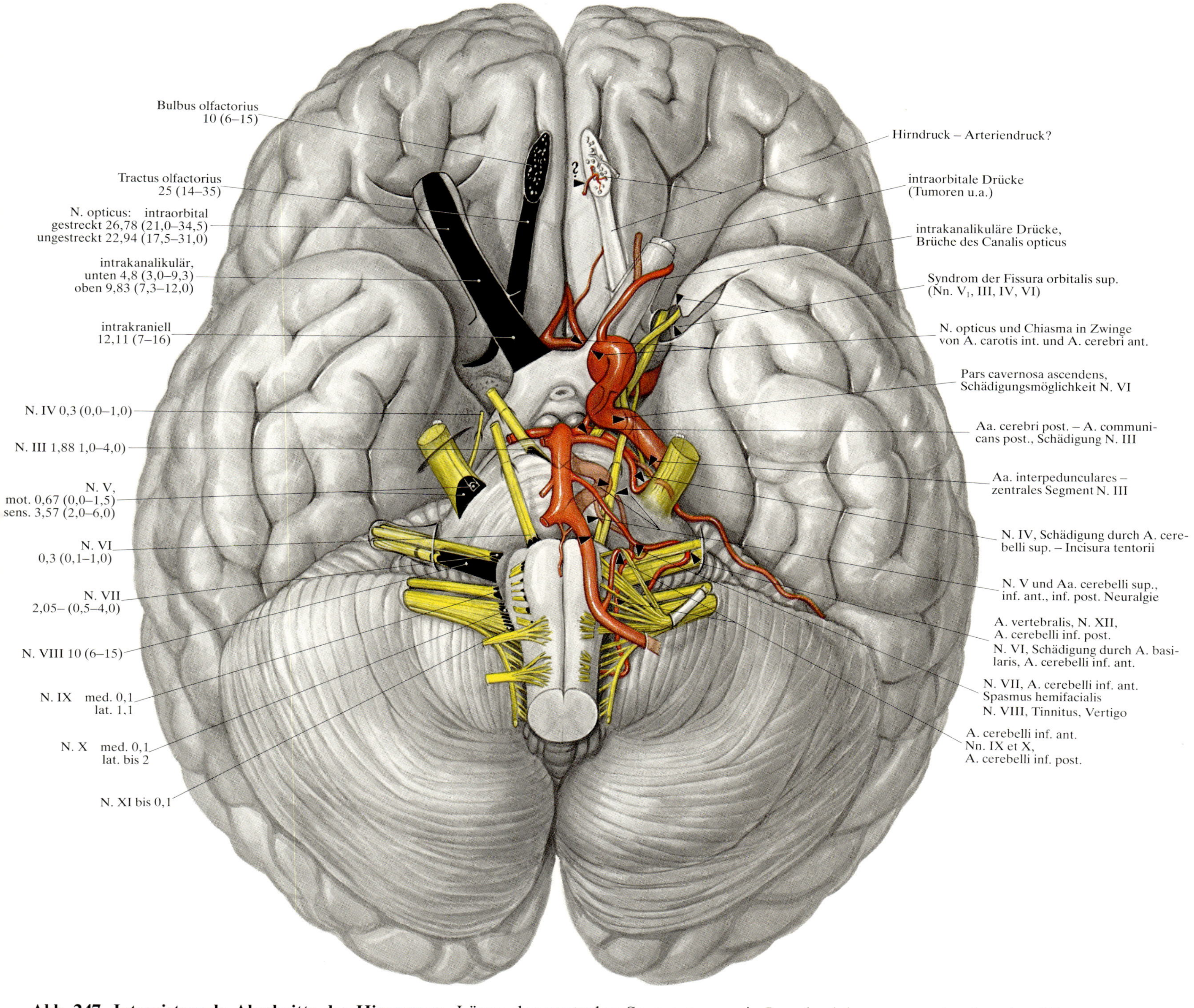
Bulbus olfactorius
10 (6–15)
Tractus olfactorius
25 (14–35)
N. opticus: intraorbital
gestreckt 26,78 (21,0–34,5)
ungestreckt 22,94 (17,5–31,0)
intrakanalikulär,
unten 4,8 (3,0–9,3)
oben 9,83 (7,3–12,0)
intrakraniell
12,11 (7–16)
N. IV 0,3 (0,0–1,0)
N. III 1,88 1,0–4,0)
N. V,
mot. 0,67 (0,0–1,5)
sens. 3,57 (2,0–6,0)
N. VI
0,3 (0,1–1,0)
N. VII
2,05– (0,5–4,0)
N. VIII 10 (6–15)
N. IX med. 0,1
lat. 1,1
N. X med. 0,1
lat. bis 2
N. XI bis 0,1
Hirndruck – Arteriendruck?
intraorbitale Drücke
(Tumoren u.a.)
intrakanalikuläre Drücke,
Brüche des Canalis opticus
Syndrom der Fissura orbitalis sup.
(Nn. V_1, III, IV, VI)
N. opticus und Chiasma in Zwinge
von A. carotis int. und A. cerebri ant.
Pars cavernosa ascendens,
Schädigungsmöglichkeit N. VI
Aa. cerebri post. – A. communi-
cans post., Schädigung N. III
Aa. interpedunculares –
zentrales Segment N. III
N. IV, Schädigung durch A. cere-
belli sup. – Incisura tentorii
N. V und Aa. cerebelli sup.,
inf. ant., inf. post. Neuralgie
A. vertebralis, N. XII,
A. cerebelli inf. post.
N. VI, Schädigung durch A. basi-
laris, A. cerebelli inf. ant.
N. VII, A. cerebelli inf. ant.
Spasmus hemifacialis
N. VIII, Tinnitus, Vertigo
A. cerebelli inf. ant.
Nn. IX et X,
A. cerebelli inf. post.

Abb. 247. Intrazisternale Abschnitte der Hirnnerven, Länge der zentralen Segmente, sowie Lagebeziehungen zu den basalen Hirnarterien mit Schädigungsmöglichkeiten

zentrale Glia beginnt. Im Übergangsgebiet zeigen sich Dehiszenzen; größere Gliazapfen können ziemlich weit in die Peripherie hineinragen. Genauer befaßte sich Tarlov (1937) mit dieser Grenzzone: bei motorischen Hirnnerven liegt sie 1–2 mm von der Pia entfernt, bei sensiblen bis zu 11,5 mm. An unserem Untersuchungsgut kommen große Variationen der Lage dieser Übergangsstrecke vor (s. Abb. 247).

Markscheidenentwicklung

Im 4. Monat beginnt die Markscheidenbildung: in der Peripherie wandern die Schwannschen Zellen spiralig um den Achsenzylinder herum und bleiben mit der ihm umgebenden Hüllzone verhaftet. Auf diese Weise entsteht eine vielfältige Membranduplikatur des Zytolemms, das ähnlich einer Spirale vom Achsenzylinder zur Oberfläche der Schwannschen Zelle reicht. In diesem Mesaxon wechseln sich Eiweißlamel-

d) Erregungsleitung

Für die Erregungsleitung sind Potentialänderungen an den Axonenmembranen unerläßlich. Die Richtung der Erregungsleitung wird jedoch nicht durch unterschiedliche Beschaffenheit der Membranen bestimmt. Alle Nervenfasern können nach elektrischer Reizung in beiden Richtungen – zentripetal und zentrifugal – leiten.

Im Organismus wird die Richtung der Erregungsleitung nicht durch Membranprozesse, sondern durch die Lage der Synapsen bestimmt.

Faserdicke und Leitungsgeschwindigkeit

Die erste Einteilung der Nervenfasern gaben HEINBECKER (1929) u. BISHOP (1929). Als A-Fasern beschrieben sie dicke markhaltige, als B-Fasern dünne markhaltige und als C-Fasern marklose.

HEINBECKER u. Mitarb. (1936) gliederten 4 Fasergruppen innerhalb der peripheren Nerven voneinander ab. Die Gruppe A besitzt Durchmesser ihrer myelinisierten Fasern zwischen 6 und 18 µm, die Gruppe B_1 von 2–6 µm und läßt sich in gewissen Hautnerven und gemischten Nerven, Radices dorsales und autonomen Nervenstämmen nachweisen. Die viszeralen Nerven enthalten Fasern der Gruppe B_1 mit einer Dicke zwischen 2 µm und 10–12 µm. Die Autoren betonen, daß die Gruppe B_1 die kleinen Endfasern der Gruppe A darstellen. Die Gruppe B_2 beinhaltet myelinisierte Fasern des autonomen Nervensystems die Gruppe C nicht myelinisierte.

GRUNDFEST (1940) unterschied nach VON MURALT (1946) A-Fasern mit einer Faserdicke zwischen 1–20 µm. Innerhalb der A-Fasern kommen A-alpha-, A-beta-, A-gamma- und A-delta-Fasern vor. Für die B-Fasern gab er ein Kaliber von 3 µm an, die C-Fasern nannte er markarm.

SILBERNAGEL u. DESPOPOULLOS (1979) geben eine Dickeneinteilung der Nervenfasern und der zugehörigen Leitungsgeschwindigkeiten nach ERLANGER u. Mitarb. (1924). Demnach bestehen Aα-Fasern (aus Muskelspindeln und Sehnenorganen, sowie Skeletmuskelefferenzen) mit durchschnittlich 15 µm Durchmesser und einer Leitungsgeschwindigkeit von 70–120 m/sec.

A β-Hautafferenzen (Tastsinn) besitzen einen Durchmesser von im Mittel 8 µm und eine Leitungsgeschwindigkeit von 30–70 m/sec.

A γ Efferenzen zu Muskelspindeln mit mittleren Durchmessern von 5 µm besitzen eine Leitungsgeschwindigkeit von 15–30 m/sec.

A δ-Fasern stellen Hautafferenzen für Temperatur und schnelle Schmerzempfindung dar; die zugehörigen Faserdurchmesser betragen durchschnittlich 3 µm, die Leitungsgeschwindigkeiten 12–30 m/sec.

e) Besonderheiten

Innerhalb des nervösen Zentralorgans ziehen die Nervenfasern mehr oder weniger gebündelt zu ihren Austrittsstellen am Gehirn. Die Pia mater mit ihren verschiedenen Schichten setzt sich auf die sog. glialen = zentralen Segmente der Nerven fort. Anschließend folgt die Übergangszone, dann das periphere Segment der Nerven III–XII. Zwischen die Nervenfaserbündel greift Piagewebe, insbesondere die Intima piae, hinein.

Die austretenden Nervenfasern werden von Fortsätzen der Membrana limitans gliae (Basalmembran der Oberfläche des zentralnervösen Systems) und glialem Bindegewebe mit Pigmentzellen begleitet. Dieses soll sich als Endoneurium auch in die extrazisternalen Abschnitte der Hirnnerven hinein fortsetzen. Die Zahl der in den einzelnen Hirnnerven zusammengebündelten Neuriten schwankt sehr. Während die Hirnnerven den Subarachnoidealraum durchziehen, sind sie außer von Gliazellen und -fasern sowie Piaelementen von arachnoidealem Mesothel umkleidet. Nirgends sind sie wie an extraduralen Strecken in echte Faszikel gegliedert.

Pforten und Hirnnerven

Die arachnoideale Mesothelhülle der intrazisternalen Hirnnerven geht an den Duradurchtrittsstellen in die subdurale Arachnoidea über (s. Bd. I/1, Teil B, z.B. Sinus cavernosus). Zwischen Dura und Nerv selbst ist die Struktur der Arachnoidea oft gespinstartig aufgelockert. Ihre Fasergeflechte gehen z.T. in die äußere Perineuralschicht des Nervs über.

Gemeinsam mit Neurothelzellen und Kollagenfasern liegen hier retikuläre Mischzonen vor, die nur mehr streckenweise geschichtete Formationen zeigen.

Die perineuralen Neurothelschichten leiten über Zellbrücken in das subdurale Neurothel über.

Durale und extrakranielle Strecken

Distal der Duradurchtrittsstellen unterscheiden sich die Hüllsysteme der Hirnnerven nicht von denen der übrigen Spinalnerven. Das Stratum lamellare perineurii entstammt neueren Forschungen zufolge dem subduralen Neurothel.

Das Stratum fibrosum perineurii et epineurii geht in Kollagenfaserschichten der Dura mater im Bereich der Nervenpforten des Schädels über. Betont sei, daß die Faszikel der Nerven an unterschiedlichen Zonen entstehen (weiteres s. N. maxillaris und N. facialis sowie Abb. 248).

1. Nn. craniales und Bahnen

a) Nn. olfactorii
(s.S. 324ff., Riechbahnen)

N. terminalis

In der septalen Regio olfactoria besteht ein Nervengeflecht, in das eigenartige Nervenzellen eingelagert sind. Aus ihm entwickelt sich ein dünner Nerv, der durch ein Loch der Lamina cribrosa hinter der Crista galli in die Schädelhöhle eintritt und dort mit einem Ganglion terminale (DE VRIES 1905) versehen ist. Feine Fäserchen ziehen von ihm aus, von Pia mater encephali umhüllt, dorsalwärts und treten in den vorderen Rand der Stria olfactoria medialis ein. Das Endigungsgebiet der Fasern liegt wahrscheinlich in der Area precommissuralis der medialen Endhirnfläche sowie in der Area preoptica. Über den Tractus olfactomesencephalicus sollen die Impulse zum Hypothalamus und ins Mittelhirngebiet führen, andere Bahnen auch in die Hippocampusformation und zu den Nuclei septi (JOHNSTON 1914; BROOKOVER 1914; MCCOTTER 1915; LARSELL 1950). Die Funktion beim Menschen ist unbekannt.

Organon vomeronasale und Nervus vomeronasalis

Das Organon vomeronasale wurde gelegentlich beim Menschen aufgefunden (MERKEL 1892), während andere Forscher (MORRISON 1970) das Organ beim Erwachsenen nicht auffinden konnten. Unbestritten ist seine Existenz beim menschlichen Keimling (ab der 6. Keimlingswoche) als Ausbuchtung des Olfaktoriusepithels im unteren vorderen Abschnitt des Septum nasi während des 5. Fetalmonats (KLAFF 1970). Betont sei, daß schon FLEISCHER (Erlangen, 1877) und KOELLIKER (Würzburg, 1883) das Organ bei menschlichen Keimlingen untersuchten. MERKEL (1892), studierte das Organ bei 2 Männern und mehreren neugeborenen Kindern. Es beginnt seinen Befunden zufolge mit einer Rinne, die vom Epithel der Nasenscheidewand ausgekleidet ist. Weiter aufwärts bildet sich ein geschlossener Kanal, dessen epitheliale Auskleidung aus schlankeren Zellen besteht. Drüsen münden von allen Seiten her in den Gang, dessen Lumen parallel der Schleimhautoberfläche plattgedrückt erscheint. Nach unterschiedlich langem Verlauf verengt sich der Gang zu einem Isthmus und erweitert sich erneut zu einem plattgedrückten Schlauch, der von MERKEL als spezifischer Teil des Organs angesehen wird. Medial liegt eine hohe Epithellage mit schlanken Einzelzellen, lateral eine niedrige mit breiten vor. Das Epithel an der medialen Seite entspricht dem der Regio olfactoria, wobei sich allerdings typische Sinneszellen nicht nachweisen ließen. Auch VACCAREZZA u.Mitarb. (1981) konnten am Organon vomeronasale der Ratte elektronenoptisch am Epithel keine Cilien, die auf ein Rezeptionsorgan hinweisen würden, auffinden, betonen jedoch, daß es sich beim Organ um ein hochorganisiertes sensorisches System

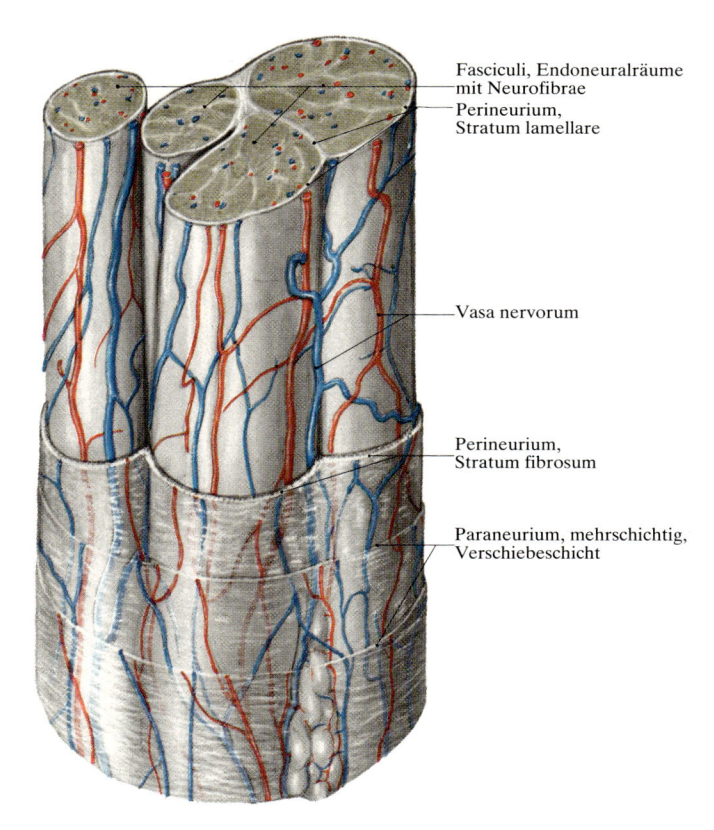

Abb. 248. N. cranialis (N. alveolaris inferior), Aufbau

handelt, das mit zentralen Gebieten verknüpft ist. SEIFERT (1973) konnte bei der Katze eine bis dorthin unbekannte Membrandifferenzierung in Zellen des Jacobsonschen Organs nachweisen, versucht jedoch keine physiologische Deutung. BOJSEN-MØLLER (1975) betont, daß der Ganglienzellplexus des N. terminalis mit den Fasern des N. vomeronasalis in Verbindung steht. Allgemein wird angenommen, daß ein Nervus vomeronasalis das Organon vomeronasale mit dem Bulbus olfactorius verknüpft (PERNECZKY 1981).
Besteht ein derartiger Nerv auch beim Erwachsenen, dann könnte dieser, wie auch die Fila olfactoria und der N. terminalis, für die Entstehung eines Esthesioneurinoms verantwortlich sein.

b) N. opticus

Früher wurde der N. opticus als 2. Hirnnerv bezeichnet (s. N. opticus und Sehbahn, S. 357ff., sowie Augenschädel, Band I/1, Teil B).

c) N. oculomotorius (N. III)

Nuclei n. oculomotorii

Der im Mittelhirn unter den Colliculi craniales gelegene Nucleus n. oculomotorii gliedert sich in den paarigen lateralen Hauptkern und den unpaarigen Zentralkern (Perlia). Der

Zentralkern von Perlia reicht über die Mediane hinweg und verbindet sich mit dem gegenseitigen.

Ein Nucleus ventromedialis dient ebenfalls der somatomotorischen Innervation wie auch ein Nucleus caudalis centralis. Nach WARWICK (1964) beschrieb PERLIA (1889) 3 Mittellinienkerne: einen medianen, einen zentralen und einen diffusen, kaudal gelegenen. Der anteromediane ist ein parasympathischer Kern. Der kaudale, zentrale Kern gehört zum somatischen Kerngebiet und wird häufig als Nucleus dorsocentralis posterior von PANEGROSSI (1898) bezeichnet, was auf eine Fehlinterpretation von dessen Veröffentlichung zurückgeht.

Der Edinger-Westphalsche Kern liegt mehr dorsal im zentralen Höhlengrau des Mittelhirns, ist 5 mm lang und erstreckt sich weiter vorwärts als die anderen Kerne. Seine Fasern ziehen nach Umschaltung im Ganglion ciliare oder dem Ganglion Axenfeld zum M. sphincter pupillae sowie zum M. ciliaris. FOERSTER u. Mitarb. (1935) nahmen an, daß die pupillomotorischen Fasern dem Zentralkern entstammen.

Repräsentation der Augenmuskeln

Nach WARWICK (1950, 1953, 1964) ist der M. rectus superior im Kern der kontralateralen Seite repräsentiert, bilateral der M. levator palpebrae superioris. Ipsilateral, in einer rostrokaudalen langen Zellgruppe, sind die Gebiete der Mm. rectus inferior, obliquus inferior und rectus medialis angeordnet. Diese Befunde stehen im Gegensatz zu Ergebnissen von SZENTÁGOTHAI (1942) und anderen, welche die Bewegungsmöglichkeiten des Bulbus oculi nach stereotaktischer Stimulation der Kerngebiete untersuchten. Nach TARLOV (1972; Degenerationsstudium nach Muskelexzisionen an Katzen) ist der M. rectus medialis in dorsolateralen Abschnitten der ipsilateralen Kernsäule repräsentiert, und zwar vom kaudalen Ende bis nahe an das rostrale Ende der somatischen Zellsäule.

Der M. obliquus inferior ist in lateralen Abschnitten der ipsilateralen somatischen Zellsäule, insbesondere in kaudalen Abschnitten, repräsentiert, der M. rectus inferior in zentralen Teilen der ipsilateralen, insbesondere rostral und ventral.

Der M. levator palpebrae superioris ist lokalisiert im kaudalen Zentralkern und beiderseits der Mittellinie dieses Kerns. Der M. rectus superior konnte nicht ohne Schädigung des M. levator palpebrae superioris entfernt werden. In allen Fällen fanden sich jedoch im kaudalen Zentralkern Chromatolysen an der kontralateralen Seite, insbesondere in kaudalen Abschnitten.

Die ipsilateralen Kerne umfassen das Gebiet des M. rectus inferior am meisten ventral, das des M. obliquus inferior dorsal zu diesem und das des M. rectus medialis am meisten dorsal und lateral. TARLOV u. ROTTER-TARLOV (1971) betonen, daß neuroanatomische Befunde einer Spezies nicht auf die andere übertragen werden können.

Faserverbindungen

Nach STEIGER u. BUETTNER-ENNEVER (1979) erreichen Afferenzen aus dem kontralateralen Nucleus interstitialis von CAJAL das Kerngebiet sowie vom benachbarten Nucleus interstitialis rostralis des Fasciculus longitudinalis medialis vorwiegend der ipsilateralen Seite. Fasern aus der Area pretectalis ziehen zum Nucleus olivaris und zum Nucleus Edinger-Westphal. Eine weitere gekreuzte internukleäre Bahn besteht zwischen Nucleus n. abducentis und Okulomotoriuskernkomplex. Ipsilaterale Afferenzen gehen vom Nucleus vestibularis superior und bilateral vom Nucleus vestibularis medialis ab. Auch der perihypoglossale Kernkomplex besitzt ipsilaterale Verbindungen, wie auch die Formatio reticularis medullae. Afferenzen aus der paramedianen pontinen Formatio reticularis, dem Nucleus Darkschewitsch, den Kernen der Commissura epithalamica, dem lateralen Tegmentumgebiet und dem Nucleus dentatus konnten nicht nachgewiesen werden.

Auch nach LOEWY u. SAPER (1978) verlaufen efferente Fasern des Westphal-Edingerschen Kerns (der Katze) zu zahlreichen Regionen des Hirnstammes und des Rückenmarks. Ein Teil der Fasern geht im medialsten Abschnitt des Fasciculus longitudinalis medialis zum Nucleus olivaris dorsalis. Eine andere Bahn verläßt den Kern nach lateral, kreuzt durch mediale Tegmentumabschnitte und verläuft zu ventrolateralen rostralen Rhombenzephalonabschnitten. Einige Fasern dieser lateralen Bahn verlaufen dorsal und enden im Nucleus parabrachialis medialis. Der Rest verläuft ventral des spinalen Trigeminuskerngebietes. Einige Fasern enden im Nucleus subtrigeminalis, andere verlaufen in dieser Position kaudalwärts und erreichen marginale und ventromediale Abschnitte des Trigeminuskerns. Wieder andere Fasern enden zwischen den Nuclei gracilis et cuneatus.

Nach WARWICK (1953; Befunde an Affen) ziehen die efferenten Fasern im wesentlichen ipsilateral, lediglich die aus dem Kerngebiet für den M. rectus superior auch kontralateral. Der zentrale Kern entläßt bilateral Fasern zum M. levator palpebrae und liegt dorsal des kaudalen Endes des Kernkomplexes des 3. Hirnnervs. Die Befunde von GROWDON u. Mitarb. (1974) sprechen dafür, daß eine gleichartige Anordnung der Kerngebiete beim Menschen vorliegt. Die Angaben von SZENTÁGOTHAI (1942) und BROUWER (1918) lassen sich mit dem Befund nicht vereinbaren.

Die Fasern zum Rückenmark verlaufen durch die Kerne der Columna dorsalis in ventromediale Abschnitte des Hinterhorns, andere verlaufen am ventrolateralen Umfang des spinalen Trigeminuskerns und enden zwischen Hinterhorn- und Seitenhornkernen, wohl hauptsächlich in Lamina I (Marginallage-Schicht). Von beiden Bahnen scheinen Fasern zur Lamina V abzugehen. Vom Westphal-Edingerschen Kern absteigende Fasern ließen sich mit Nachweismethoden des axonalen Transports (von 3-H-Aminosäuren) nicht bestimmen.

Aus dem rostralen Abschnitt des linken Okulomotoriuskerns ziehen die Fasern durch den Fasciculus longitudinalis media-

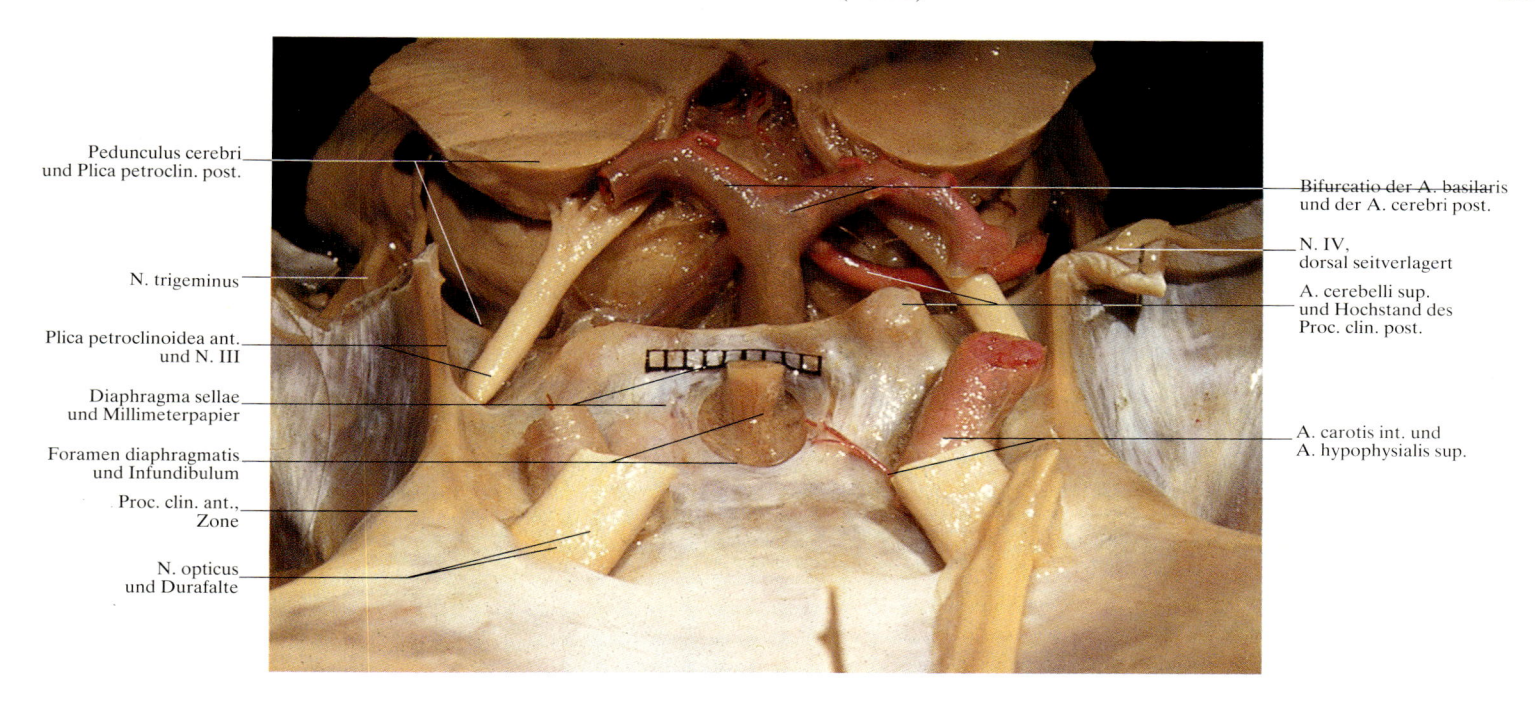

Abb. 249. N. oculomotorius, Diaphragma sellae und Dorsum sellae von vorne

lis. Andere Fasern stammen aus dem medialen Rand des unteren Kerns, ziehen über die Mittellinie hinweg in den rechten Kern ein und vereinigen sich mit Fasern des rechten N. oculomotorius. Diese Fasern gehören wahrscheinlich zum M. rectus superior und M. levator palpebrae (BIENFANG 1975).

Efferente Fasern

Die Austrittszone des Nervs in der Fossa interpeduncularis ist 3,26 (2,0–5,5) mm lang, sein zentrales Segment ist 1,88 (1,0–4,0) mm lang. Der N. oculomotorius ist der dickste Augenmuskelnerv und versorgt sämtliche quergestreiften Muskeln der Orbita mit Ausnahme des M. obliquus superior und des M. rectus lateralis. Er enthält an Semidünnschnitten unseres Untersuchungsgutes rechts in proximalen Abschnitten 11360–21351 Fasern von über 5 μm, links 15726–21515 Fasern. Weiter distal im Sinus cavernosus ergaben sich rechts 9217–20350, links 15022–29288 Fasern dieser Dicke. Die Fläche des N. III macht an der rechten Seite proximal im Mittel 3,644 mm², distal 2,792 mm² aus, an der linken 3,125 und 3,118 mm² (THORSTEINSDOTTIR 1982).

BARRATT (1899 und 1901) fand im N. oculomotorius 11–15 μm und 3–5 μm dicke Fasern, im Verhältnis 3:1. Außerdem kommen nach diesem Autor nicht myelinisierte Fasern in der Bindegewebescheide und im Hauptstamm vor, und in der Regel an der Peripherie. Verbindungen mit Nervenfasern im Sinus cavernosus oder N. ophthalmicus konnte er nicht nachweisen.

TOMASCH u. SCHWARZACHER (1952) untersuchten den N. oculomotorius vor dem Eintritt in den Sinus cavernosus. Innerhalb des Nervs fand sich ein Maximum der dicken Fasern bei 9–10 μm, das Minimum bei 7–8 μm. Das Maximum der dünnen Fasern lag bei 4–5 μm, die dünnsten Fasern besaßen Dicken zwischen 1–2 μm. Der Durchmesser schwankte insgesamt zwischen 1 und 17 μm. Im Innern des Nervs verlief ein eigenes Faserbündel ohne deutliche bindegewebige Abgrenzung, das die Autoren als Bündel des Ziliarnervs deuteten. Dieses bestand aus insgesamt 160 Fasern, in denen auch solche von unter 1 μm Dicke vorkamen.

Ca. 10% der Fasern maßen nach Befunden von TOMASCH u. SCHWARZACHER zwischen 4–5 μm; zwischen 9–10 μm fanden sich in annähernd 15%.

Im sog. Ziliarnervenbündel fanden sich Fasern von unter 1–8 μm. Das Maximum (über 30%) lag bei 3 und 4 μm.

Ganglienzellen

Wie schon die alten Anatomen, beobachteten auch BORTOLAMI u.Mitarb. (1976) im N. oculomotorius Ganglienzellen von 27 × 59 μm Größe. Sie sind der Meinung, daß diese afferenten Trigeminusfasern angehören. Andere Ganglienzellen des N. oculomotorius liegen ihrer Meinung nach im Ganglion trigeminale sowie im mesenzephalen Trigeminuskern. Nach MANNI u. PETTOROSSI (1976) ziehen die propriozeptiven Fasern der Mm. rectus superior und obliquus superior in dorsale Schichten des Ganglion, die der Mm. rectus inferior und obliquus inferior in den ventralen Polanteil des Ganglion trigeminale. Die Mm. recti medialis et lateralis projizieren in mediale und laterale Ganglienabschnitte, gelegentlich auch in die Zonen der oberen und unteren Augenmuskeln (s. auch Abb. 256).

Verlauf (Abb. 249 u. 250)

Die Fasern ziehen beiderseits der Medianen in lateralkonvexem Bogen und teilweise durch den Nucleus ruber und die Substantia nigra und verlassen das Mittelhirn in der Fossa interpeduncularis. Eine mediale Fasergruppe von etwa 8 platten Bündeln tritt aus dem Sulcus medialis, eine laterale, gleichstarke Bündelgruppe tritt hinter und seitlich der Furche, oft auch durch das Crus cerebri, an die Gehirnoberfläche. Dort bildet sich ein plattgedrückter Nervenstamm, der zwischen A. cerebelli superior und A. cerebri posterior schräg nach vorne und lateralwärts zieht, um im Gebiet des Processus clinoideus posterior in eine Duratasche des Sinus cavernosus einzutreten. Nach Durchtreten der Dura des Sinus cavernosus zieht er an der lateralen oberen Wand des Sinus zunächst über, dann unter dem N. IV in Richtung Fissura orbitalis superior. Innerhalb des Sinus zweigen Verbindungen zum N. ophthalmicus ab. Am medialen Umfang durchzieht er dann die Fissura orbitalis superior und tritt zwischen beiden Ursprungsköpfen des M. rectus lateralis hindurch. Im Sinus cavernosus erhält der Nerv sympathische Fasern aus dem Plexus caroticus internus und sensible aus dem N. ophthalmicus für die äußeren Augenmuskeln.

An unserem Untersuchungsgut (LANG u. REITER i. Druck) zieht der N. III 12–28 mm in der Cavitas subarachnoidealis und dann in einer 6–8 mm langen Duratasche in den Sinus cavernosus hinein bis unter den Processus clinoideus anterior. In dieser Strecke ist der Nerv auch von einer Arachnoidealscheide begleitet (LANG 1974). Etwa 40 mm nach seinem Ursprung teilt er sich – meist innerhalb des Sinus cavernosus – in einen oberen und einen unteren Ast, die sich dann in zahlreiche Zweige aufgliedern. Der R. inferior gibt nach einem Verlauf von insgesamt ca. 48 mm eine oder mehrere Wurzeln zum Ganglion ciliare ab. Auch innerhalb der kurzen Wurzeln kommen Ganglienzellen vor. Die obere Astfolge des 3. Hirnnervs bildet die innere Fasergruppe, die untere

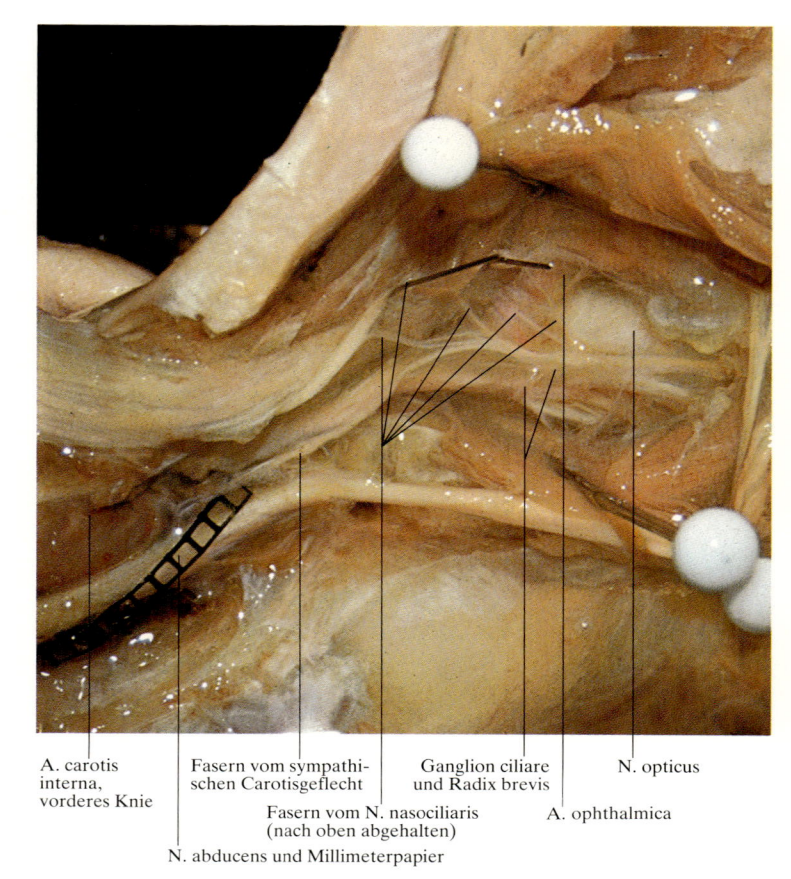

Abb. 251. Sympathische Fasern zum Ganglion ciliare
Sinus cavernosus und Orbita von seitlich eröffnet. N. rectus lateralis in der Mitte gespalten und nach oben und unten abgehalten

den äußeren Teil des Nervs. Auch die Faserlängen bis zur Eintrittsregion in die Muskeln wurden ermittelt. Die kurze Wurzel des Ganglion ciliare enthält Fasern mit Durchmessern von etwa 3 µm und einigen wenigen von 9 µm. Die Fasern der Nn. ciliares sind größtenteils dünn und markhaltig, mit Durchmessern zwischen 3 und 6 µm, einige zwischen 7 und 11 µm.

Parasympathische Fasern

Verlauf. Die Fasern ziehen mit den somatomotorischen Anteilen des N. oculomotorius in den für den M. obliquus bulbi inferior bestimmten Ast und verlassen diesen meist im hintersten Orbitaabschnitt als Radix oculomotoria (brevis) des Ganglion ciliare. Diese Radix parasympathica ist beim Menschen gelegentlich ganz kurz, so daß das Ganglion ciliare dem Nervenstamm unmittelbar anliegt (Abb. 251). (Weiteres s. Bd. I/1, Teil B.)

Ärztliche Bedeutung

Infranukleäre Okulomotoriuslähmung

Peripheres Segment. Ursachen: intrakranielle Massenverschiebung mit Hirnprolaps in den Tentoriumschlitz. Besonders bei akutem Auftreten (epidurales Hämatom) wird der

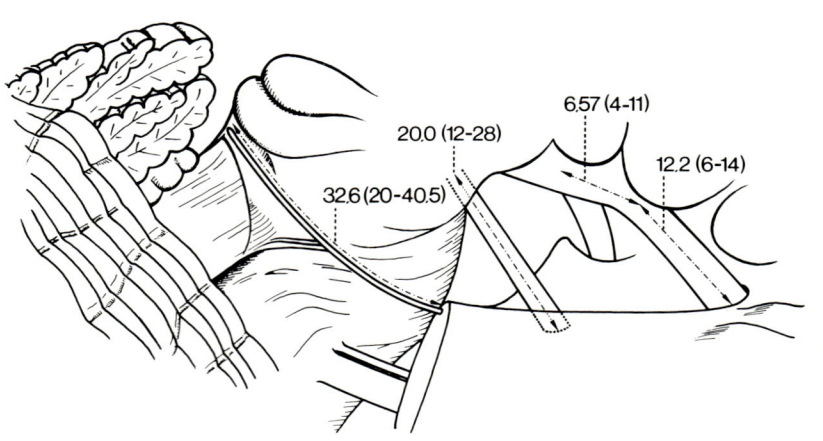

Abb. 250. Angegeben sind die Länge des N. opticus zwischen Durafalte und Chiasmavorderrand, die Seitenlänge des Chiasma opticum, die intrazisternale Länge des N. oculomotorius und die Länge des N. trochlearis zwischen Austritt aus dem Gehirn und Eintritt in die Dura mater (aus LANG u. REITER, im Druck)

Hirnstamm nach hinten und zur Gegenseite verlagert, wobei es zur Dehnung des N. oculomotorius kommt, der dabei an seiner Austrittsstelle durch die Dura geschädigt wird: Klivuskanten-Syndrom. Druckschädigungen können durch Aneurysmen der A. carotis interna, der A. communicans posterior oder bei Tumoren der Schädelbasis bzw. der Augenhöhle vorkommen, Schädigungen bei Schädelbasisfrakturen bei Meningitis, Sinus cavernosus-Thrombose, Sinusitis, Diphtherie und Botulismus sind bekannt.

Schon früher wurde darauf hingewiesen, daß in etwa 5% die A. laminae tecti (A. quadrigemina) den N. oculomotorius durchsetzen kann. Auch Rr. choroidei posteriores mediales können mitten durch den Nerv hindurch verlaufen (LANG 1974). An einem unserer Präparate durchsetzte der Ramus medialis der A. cerebelli superior laterale Nervenabschnitte. SUNDERLAND (1957) legte im Anschluß an MEYER (1920) wohl die gründlichsten Untersuchungen über die Folgen von Tentoriumhernien vor. Auch ZÜLCH (1959 u. 1981) wies auf Zonen, an denen der N. III geschädigt werden kann, hin. Dies sind die Plica petroclinoidea posterior und die Durchtrittszone zwischen A. cerebelli superior und A. cerebri posterior. An unserem Untersuchungsgut (LANG 1974) ist der Nerv oft an seinem Porus duralis eingekerbt, was jedoch durch postmortalen Liquorabfluß bei Rückenlage bewirkt sein kann. Bei Schädigungen des Nervs am vorderen und oberen Umfang (bei Beurteilung von Sunderlands Abbildungen zweifellos am peripheren Nervensegment) sind seinen Befunden zufolge zunächst die pupillokonstriktorischen Fasern betroffen, wobei zuerst durch Reizung Pupillenverengung und anschließend Pupillenerweiterung und Verlust der Pupillenreflexe auftreten. Erst später werden Augenmuskelstörungen beobachtet. An unserem Untersuchungsgut liegen nicht selten Zerdehnungen des Nervs durch prä- oder postkommunikale Strecken der A. cerebri posterior und der A. communicans posterior vor. Der Einwand, daß es sich hierbei um postmortale Veränderungen (Fixierungsartefakte, Abstrom des Liquor cerebrospinalis u.a.) handeln könnte, wird durch gelegentliche gleichzeitige Aufwärtsverlagerungen von Wurzelfäden des N. XII durch andere Arterien (Aa. vertebrales, cerebelli inferior posterior) unwahrscheinlich. Bei megadolichobasilärer Mißbildung beschrieben nach NOTHNAGEL (1884), BOERI u. PASSERINI (1964) Schädigungen des III. Hirnnervs. SCOTTI (1974) führte eine Ophthalmoplegie auf den gewundenen Verlauf einer A. cerebri posterior mit Ursprung aus der A. carotis interna (fetaler Typ unserer Bezeichnung) die den III. Hirnnerv tangierte, zurück; Ebenso DECKER (1966), ohne jedoch ausdrücklich auf die Beziehung der Arterie zum III. Hirnnerv hinzuweisen. SCHÜRMANN (1981) fand unter 231 raumfordernden Prozessen in der Orbita, insbesondere wenn diese die Orbitaspitzenregion betrafen, Schädigungen und Funktionsstörungen des N. opticus und der Nn. V, III, VI et IV. Zweifellos beruhen diese auf Beeinträchtigung des peripheren Nervenabschnittes.

Bei einer Schädigung des Nervs bleibt klinischen Befunden zufolge zunächst die Lichtreaktion erhalten. Der Pupillenstörung folgen Lähmungen der äußeren Augenmuskeln in der Reihenfolge: M. levator palpebrae, M. rectus superior, M. obliquus inferior, M. rectus internus und M. rectus inferior. Bei kompletter Lähmung besteht Mydriasis mit absoluter Pupillenstarre und Akkomodationslähmung sowie Ptosis als Frühsymptom, zum Unterschied zur nukleären Lähmung. Der Bulbus ist nach außen und unten abgelenkt: Wirkung des M. rectus lateralis sowie des M. obliquus superior.

Sind alle vom N. oculomotorius innervierten Muskeln eines Auges an der Lähmung beteiligt, liegt in der Regel eine Schädigung des Okulomotoriusstammes vor.

Zentrales Segment (Abb. 252). RICKER u. MERTENS (1970) beschrieben bei einer 42jährigen Frau ein mehrfach täglich auftretendes, kurzdauerndes Doppeltsehen. Im Intervall waren „beide Augen völlig unauffällig". Bei der anfallsartigen Diplopie wich beim Blick geradeaus das linke Auge plötzlich

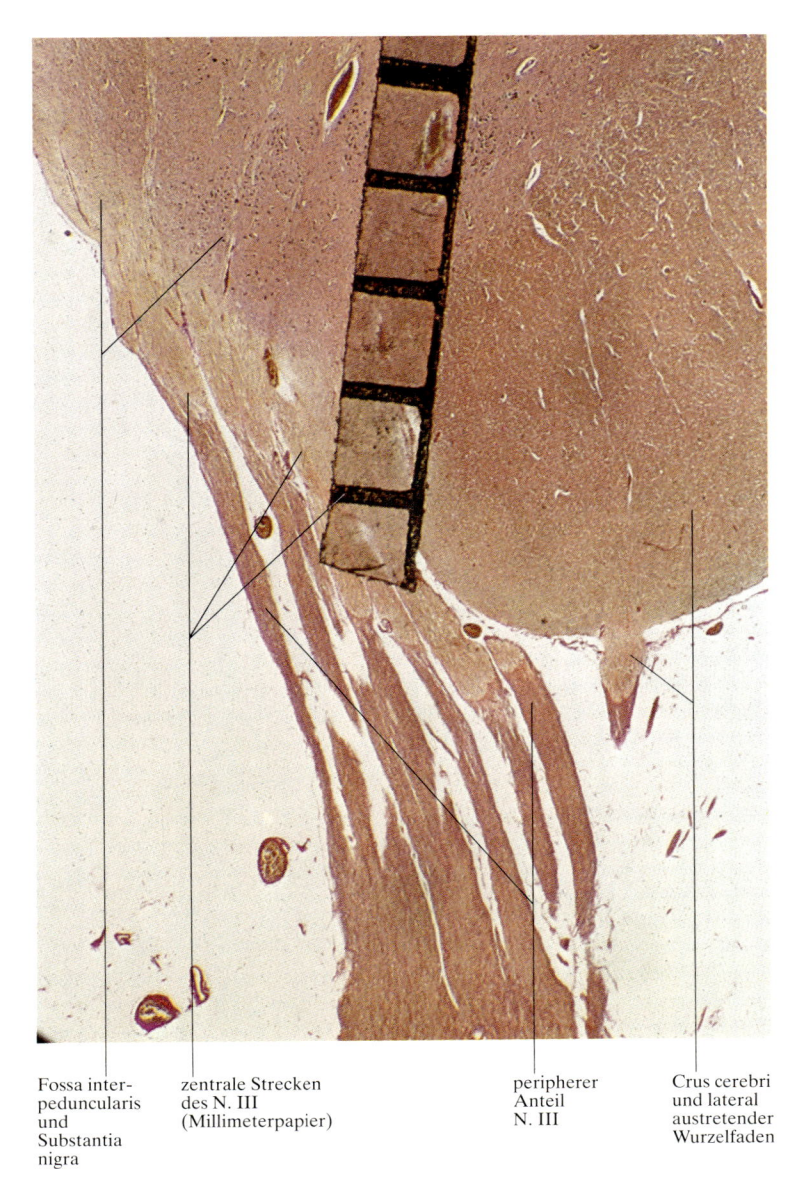

| Fossa interpeduncularis und Substantia nigra | zentrale Strecken des N. III (Millimeterpapier) | peripherer Anteil N. III | Crus cerebri und lateral austretender Wurzelfaden |

Abb. 252. Zentrales Segment des N. oculomotorius (Goldner-Elastica)

bis 15° in die Konvergenz und geringer auch nach unten ab. Aus dem M. rectus medialis ließen sich myotonieähnliche Serienentladungen ableiten. (Leider wurde der M. obliquus superior nicht überprüft.) Die Autoren waren der Meinung, daß wahrscheinlich artefizielle Synapsen (Ephapsen) zwischen den Nervenfasern der Mm. recti medialis et inferior vorlagen und synchrone Impulsserien beide Muskeln erreichten (Parabiose). Sie weisen ausdrücklich auf den Spasmus hemifacialis hin, bei dem ähnliche parabolische Impulsstöße synchron alle Fazialisäste intermittierend betreffen. JANNETTA (1974) wies nach, daß beim Spasmus hemifacialis in der Regel das zentrale Segment des N. facialis an der Nervenaustrittszone von einer quer anlagernden Arterie (seltener einer Vene, Tumoren, Aneurysmen, arteriovenöse Mißbildung) tangiert ist. Er dekomprimierte bis 1981 diese Nervenstrecke bei 229 Patienten mit hervorragenden Ergebnissen (93% Heilung). Es muß deshalb diskutiert werden, ob ähnliche Kompressionen des N. III durch größere (A. basilaris, A. cerebri posterior, A. communicans posterior (s. Abb. 253), A. cerebelli superior) oder kleinere (A. laminae tecti, R. choroideus post. med.) oder die V. peduncularis hervorgerufen werden. Freilich sind Nachweis und operative Dekompression schwierig. Betont sei, daß beim Fall von RICKER u. MERTENS (1970) die medikamentöse Behandlung mit Tegretal zur Anfallsfreiheit führte.

Nukleäre Okulomotoriuslähmung

Wegen der Größe des Kerngebietes betreffen nukleäre Lähmungen selten am Anfang alle Augenmuskeln. Da die Okulomotoriuskerne mittelliniennah liegen und verschiedene Augenmuskeln vom gegenseitigen Kern innerviert werden, kommt es bei medial gelegenen Krankheitsherden häufig zu doppelseitigen Augenmuskellähmungen. In der Regel führen Schädigungen der Okulomotoriuskerne auch zur Mitschädigung benachbarter Strukturen, so daß vielfältige Symptomkombinationen entstehen können.

Ophthalmoplegia externa

Lähmung der Mm. rectus superior, medialis et inferior sowie des M. obliquus inferior. Das Auge weicht nach außen unten ab, da nur noch die Funktionen der Mm. rectus lateralis et obliquus superior erhalten sind. Es entstehen horizontal auseinanderweichende und leicht vertikal verschobene Doppelbilder, die sich beim Blick nach oben und zur gesunden Seite verstärken. Bei einem Herd im lateralen Hauptkern tritt – im Gegensatz zur infranukleären Lähmung – die Ptose zuletzt auf (der Vorhang senkt sich über dem gelähmten Auge).

Ophthalmoplegia interna

Lähmung der inneren Augenmuskeln, des M. sphincter pupillae und des M. ciliaris mit mydriatischer Pupillenstarre und Akkomodationslähmung sind Zeichen der Ophthalmoplegia interna. Infolge einer Konvergenzschwäche treten Doppelbilder nur bei Betrachtung naher Gegenstände auf.

Häufigste Ursachen: Enzephalitis, Gefäßprozesse, Blutungen, multiple Sklerose, Tumoren, auch als Fernsymptom bei Tumoren des oberen Kleinhirnwurms.

Supranukleäre Augenmuskellähmungen

Nach HENN u. Mitarb. (1977) liegen Zentren für die schnellen horizontalen Augenbewegungen in der paramedianen Formatio reticularis des Pons vor, die auch für die schnellen Augenbewegungen in der Vertikalebene bei seitengleich intakter Funktion mesenzephale Anteile der Formatio reticularis beeinflußt. Nach WERRY u. Mitarb. (1980) entsteht bei der progressiven supranukleären Paralyse stets zuerst eine vertikale Blickparese. Sie sind deshalb der Meinung, daß in der rostralen Formatio reticularis am Übergang von Zwischen- ins Mittelhirn die dystrophischen Veränderungen beginnen und später auch der Fasciculus longitudinalis medialis betroffen wird. Im Tegmentum mesencephali sowie im Tectum wurden auch die schwersten Veränderungen nachgewiesen, ebenso im Tegmentum pontis.

Internukleäre Ophthalmoplegie

Nach SMITH u. COGAN (1959) wurde der Terminus internukleäre Ophthalmoplegie zuerst von LHERMITTE (1922) verwendet. Schon vorher ist festgestellt worden, daß der Fasciculus longitudinalis von großer klinischer Bedeutung ist. Eine seiner Funktionen ist es, die Aktion des M. rectus lateralis der einen Seite mit der des M. rectus medialis der anderen Seite zu koppeln. Die Schädigung des Fasciculus longitudinalis medialis, der die Kerngebiete des N. oculomotorius und des N. trochlearis mit dem des N. abducens und anderen Zentren verbindet, führt zu einer Störung der koordinierten Augenbewegungen bei seitlicher Blickwendung. Bei einseitiger Schädigung kann das gelähmte Auge beim Blick zur Gegenseite nicht adduziert werden, wohl aber bei Konvergenz, so daß eine Lähmung des M. rectus medialis nur vorgetäuscht wird. Am kontralateralen Auge entsteht beim Blick nach außen ein monokulärer Nystagmus.

Da die Schädigung meist doppelseitig ist, bleibt bei seitlicher Blickwendung jeweils das adduzierte Auge zurück, und am führenden Auge besteht ein dissoziierter Horizontalnystagmus. Häufig findet sich gleichzeitig eine zerebelläre Gang- und Standataxie.

Häufigste Ursachen sind multiple Sklerose, Basilarisinsuffizienz oder Enzephalitis.

LUTZ (1923) untergliederte Ophthalmoplegia internuclearis in eine vordere und eine hintere.

DUKE-ELDER (1949), der LUTZ zitierte, definierte: „Bei vorderer internukleärer Lähmung wirkt der M. rectus lateralis der gelähmten Seite normal, aber der kontralaterale M. rectus medialis ist für Konjugationsbewegungen zur geschädigten Seite gelähmt, während die Konvergenzreaktion normal ist. Bei hinterer nukleärer Lähmung dagegen wirken beide Mm. recti mediales bei Konvergenz normal, während bei lateralen konjugierten Bewegungen des Rectus lateralis an der Lähmungsseite für Konjugationsbewegungen beeinträchtigt ist." Auch COGAN (1956) differenzierte eine hintere und vordere internukleäre Lähmung aufgrund von Bestehen oder Nichtbestehen von Konvergenz und konjugierter Blicklähmung. Bei der vorderen internukleären Ophthalmoplegie liegt eine Störung der Konvergenz, kombiniert mit Paralyse des M. rectus medialis bei horizontalen Konjugationsbewegungen zur Seite der Läsion vor. Bei hinterer internukleärer Ophthalmoplegie ist die Konvergenz nicht betroffen. Im Jahre 1959 stellten SMITH u. COGAN die Ergebnisse einer Studie von 58 Fällen internukleärer Ophthalmoplegien vor, darunter 29 unilaterale und 29 bilaterale. Die unilateralen betrafen im wesentlichen ältere Männer, die bilateralen Männer und Frauen unterschiedlichen Alters. Bei letzteren bestand häufig ein Vertikalnystagmus beim Aufwärtsblick.

Kortikale und subkortikale Blickstörungen

Die doppelseitige supranukleäre Versorgung der Augenmuskelkerne bedingt, daß einseitige kortikale Läsionen keine Augenmuskellähmung zur Folge haben. (Über Augenfelder s.S. 287f.)
Nach CHRISTOFF (1974) liegt der Kernkomplex des N. oculomotorius für vertikale Augenbewegungen im rostralen Mittelhirnabschnitt, während horizontale Augenbewegungen bei Schädigungen des Pons ausfallen. Außerdem besteht seinen Befunden zufolge eine Dissoziation für Aufwärts- und Abwärtsbewegungen des Bulbus oculi. Kortikale und subkortikale Strukturen unterstützen die konjugierten Vertikal- und Horizontalbewegungen, wobei die vertikalen bilateral, die horizontalen unilateral lokalisiert sein sollen. Die Dekussation für horizontale Blickbewegungen liegt in Höhe des Okulomotoriuskernkomplexes. Nach BENDER u. SHANZER (1964) haben unilaterale Läsionen oder Hemispherektomien keine vertikale Blicklähmung zur Folge. Bilateralen experimentellen Schädigungen der paramedianen Formatio reticularis pontis dagegen folgt eine Blicklähmung nach aufwärts und abwärts sowie eine bilaterale horizontale Blickparese. Nach BENDER (1960) folgt bei bilateralem Lidschluß eine Aufwärtsrollung des Bulbus oculi, bei unilateralem nicht. Nach Vestibularisstimulation mit nachfolgendem vertikalem Nystagmus erfolgt die Bewegung bilateral, wobei die Aufwärtsbewegung durch kalte und die Abwärtsbewegung durch warme Stimuli erfolgt, mit einer Tendenz zu tonischer Deviation an die Gegenseite.
Nach CHRISTOFF hatten lediglich Thalamustumoren unterhalb des Tentorium (Gliome) Blicklähmung nach aufwärts zur Folge. In der Regel breiteten sie sich in dorsale Tegmentumabschnitte und in den Bereich der Commissura epithalamica aus.
Bei Tumoren, die pretektale Abschnitte der Commissura epithalamica und das periaquäduktale Grau schädigten, bestand stets Blickparese nach aufwärts. Wurden basale oder laterale Tegmentumabschnitte des Pons geschädigt, lag keine vertikale oder horizontale Blickparalyse vor. CHRISTOFF ist der Meinung, daß die Commissura epithalamica eine entscheidende Bedeutung bei der Blickparese nach aufwärts besitzt. Auch die Pupillenreflexe, Spasmus oder Paralyse der Konvergenzreaktion, Blickbewegungen nach abwärts, komplexe Rotationsbewegungen, Konvergenzbewegungen und andere Reaktionen verlaufen seiner Meinung nach durch die Commissura epithalamica. Der Blick nach abwärts ist nach Befunden von CHRISTOFF nicht möglich, wenn Mittelhirnschädigungen vom Bereich prärubraler Zonen des Diencephalon medial des Nucleus ruber (Fasciculus retroflexus Meynerti) bis zur zentralen Grauregion der Nuclei Darkschewitsch und interstitialis Cajal reichen.
Einmal wurde diese Blicklähmung bei einem Patienten mit Morbus Parkinson beobachtet, der eine Schädigung des Forelschen Feldes hatte.

A. cerebri anterior | Chiasmasporn und Hypophysis cerebri | abwärts verlagerter N. III | A. basilaris

A. communicans posterior, weit nach unten verlagert

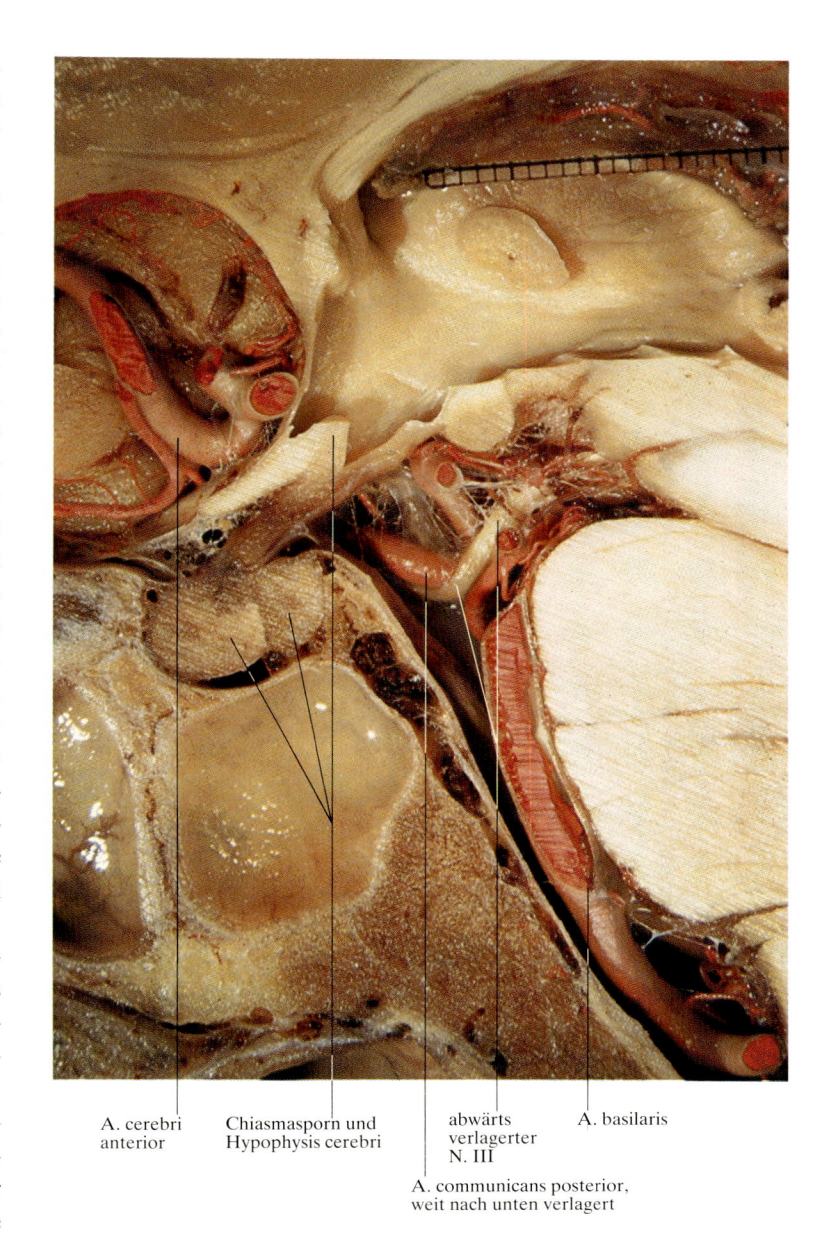

Abb. 253. Zerdehnung des N. oculomotorius durch A. communicans posterior (von medial)

Funktionelle Koppelung von Hirnnervenkernen

1. Der R. superior versorgt den M. rectus bulbi superior und den M. levator palpebrae. Es besteht auch eine funktionelle Koppelung. Bei Hebung und Senkung des Bulbus oculi geht das Oberlid beim gesunden Menschen jeweils so mit, daß die Sklera oberhalb der Iris niemals sichtbar wird.
2. Das Kerngebiet für den M. rectus bulbi superior ist eng mit dem Fazialiskerngebiet gekoppelt: Aufwärtsbewegungen der Augen beim Lidschluß (= Bellsches Phänomen) und Lähmung des M. orbicularis oculi bei Läsion des Kerngebietes des N. facialis.

Schädigung des N. oculomotorius durch anlagernde Arterien (Abb. 253)

Das periphere Segment des N. III ist an unseren Präparaten nicht selten durch benachbarte Arterien (A. communicans posterior, A. cerebri posterior) nach unten verlagert. Auch Aneurysmen dieser Gefäße können derartige Verlagerungen und möglicherweise auch Schädigungen des Nervs zur Folge haben. Seit GUBLER (1860) wird auf sich wiederholende Lähmungen des N. III hingewiesen.

d) N. trochlearis (N. IV)

Kerngebiet

Der Trochleariskern erstreckt sich über die untere Hälfte des Mittelhirns und unmittelbar dorsal des Fasciculus longitudinalis medialis in Höhe der Colliculi caudales. Seine obere Grenze schließt sich an das untere Kerngebiet des Okulomotorius an.
Der N. trochlearis ist der Nerv des M. obliquus bulbi superior.
Nach VALKENBURG (1910/12) bestehen 2 Trochleariskerne: ein kranialer großer Hauptkern und ein kleinerer kaudaler akzessorischer Kern, der nach PEARSON (1943) inkonstant ist und doppelseitig oder nur einseitig entwickelt sein kann.
Beim Austritt aus dem Gehirn besitzt z.B. der rechte Nerv zwischen 823 und 2589 Fasern über 5 μm. Im Sinus cavernosus ließen sich 27% mehr Nervenfasern nachweisen (THORSTEINSDOTTIR 1982). Auch am linken Nerv ergaben sich ähnliche Zahlen. Seine Faserschnittfläche beträgt rechts proximal im Mittel 0,42 mm², distal 0,43 mm². Der Nerv besteht nach BARRATT (1901) aus dicken und dünnen Fasern (12–19 μm und 4 μm im Verhältnis 3:1). Nicht myelinisierte Fasern konnte er nicht feststellen. Maxima der Faserdicken liegen am Untersuchungsgut von TOMASCH u. SCHWARZACHER (1952) bei 4–5 μm sowie bei 9–10 μm. Die dicksten Fasern sind 17–18 μm dick. Auch Fasern von unter 1 μm ließen sich nachweisen.

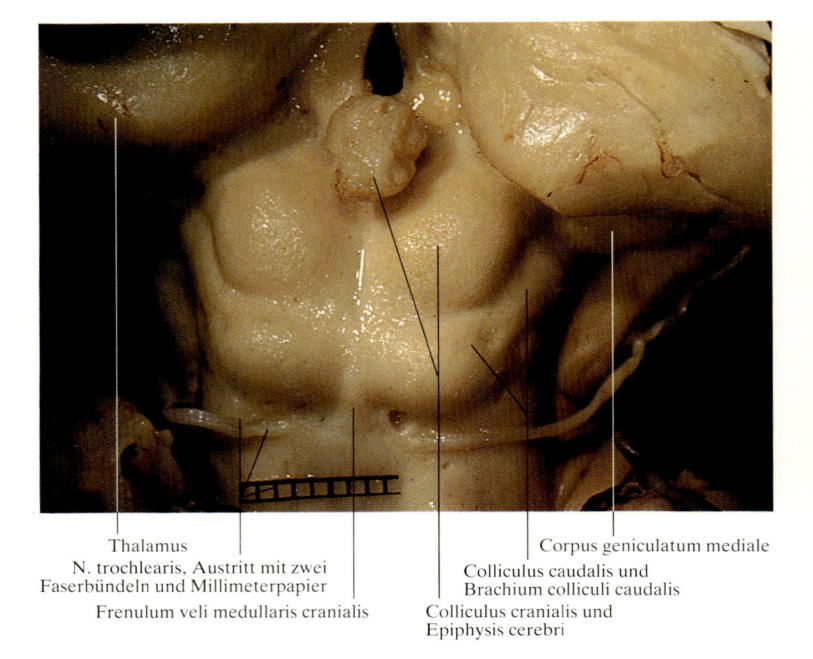

Abb. 254. N. trochlearis, Austrittsregion

Faserverlauf

Die Neuriten verlassen den Ursprungskern am seitlichen Umfang und ziehen zunächst unter dem zentralen Höhlengrau bogenförmig nach außen, bis in Höhe des Tractus mesencephalicus n. trigemini. An dessen medialer Seite vereinigen sie sich zu rundlichen Bündeln, die zunächst kaudalwärts umbiegen und sich dann unter dem Velum medullare craniale nach dorsal und medial wenden. Innerhalb des vorderen Marksegels kreuzen die Fasern meist vollständig auf die Gegenseite über: Decussatio nervorum trochlearium. Der Nerv tritt 0,7 (0–1) mm hinter den Colliculi caudales und 4,05 (3–5,5) mm paramedian als einziger Hirnnerv – häufig in Form mehrerer Bündel (s. Bd. I/1, Teil B.) – an der dorsalen Oberfläche des Zentralnervensystems aus (LANG, DEYMANN-BÜHLER 1984). Sein zentrales Gliasegment ist 0,3 (0,0–1,0) mm lang. Er zieht zunächst innerhalb der Cisterna ambiens, dann in deren Arachnoidea eingewoben um das Mittelhirn herum ventralwärts (Abb. 254). Der intrazisternale Verlauf ist an unserem Untersuchungsgut 32,65 (20–42) mm lang. Vom Austritt aus dem Gehirn bis zum Eintritt des vordersten Wurzelfadens in den M. obliquus superior beträgt die Länge 84,6 (62–98) mm (LANG u. REITER i. Druck). Hinter dem Processus clinoideus posterior tritt er, von einer Arachnoidealtasche umgeben, in die Dura der Wannenregion des Sinus cavernosus oder in die Unterseite des Tentorium ein (Weiteres s. Bd. I/1, Teil B.)

Faserverbindungen

Der Nucleus trochlearis wird von Fasern des Tractus corticonuclearis der Gegenseite, vom Fasciculus longitudinalis medialis sowie vom Tractus tectobulbaris erreicht. Über letzteren erhält er Impulse vom Colliculus cranialis (optisches Re-

flexzentrum). An einem unserer Präparate zweigte ein Faden des N. trochlearis zum N. trigeminus, Pars compacta ab.
Innerhalb des Sinus cavernosus erhält der N. trochlearis Fasern vom N. ophthalmicus sowie vom Plexus caroticus internus.
In der Fissura orbitalis superior gibt er gelegentlich Fasern zum N. lacrimalis ab.
Nach Durchtritt durch die Fissura orbitalis superior begibt er sich oberhalb aller anderen Augenmuskelnerven zum M. obliquus bulbi superior. (Weiteres s. Augenschädel, Bd. I/1, Teil B.)

Ärztliche Bedeutung

Bei der Trochlearislähmung bestehen schrägstehende Doppelbilder, die beim Blick nach unten zunehmen. Beim Versuch, nach unten außen zu blicken, kommt es zu einer Rotationsbewegung des Bulbus. Um die Doppelbilder zu vermeiden, neigt der Kranke seinen Kopf zur gesunden Seite.
Isolierte Trochlearislähmungen sind selten. Die Kombination mit partieller Okulomotoriuslähmung weist auf eine Kernschädigung hin.
(Funktion s. Bd. I/1, Teil B.)

e) N. trigeminus (N. V)

Innerhalb des N. trigeminus werden die sensiblen Fasern der Gesichts- und Stirnhaut, von Schleimhäuten und Muskelspannungsrezeptoren abgeleitet (s. Abb. 38a, b, Band I/1, Teil B). Als Nerv des 1. Kiemenbogens versorgt der 5. Hirnnerv außerdem die Kaumuskulatur und deren Abkömmlinge. Schließlich ziehen in ihm sensorische und streckenweise auch sekretorische Fasern. Die pseudounipolaren, sensiblen Nervenzellen liegen vorwiegend im Ganglion trigeminale (Gasseri). Seine 3 Äste senken sich in dieses größte Kopfganglion ein.

α) Kerngebiete

Motorische Kerngebiete (Abb. 255)

Nucleus motorius n. trigemini

Der motorische Trigeminuskern liegt im unteren Teil des Tegmentum innerhalb der Formatio reticularis pontis und ventral des seitlichen Bodenabschnittes des 4. Ventrikels. Er ist etwa 2,06 (1,9–3,8) mm lang und enthält etwa 5000 Zellen (verschiedene Autoren).
Seine Neuriten durchqueren die Pars ventralis pontis und treten als Radices motoriae am seitlichen Ponsumfang und etwas vor und oberhalb der Radix sensoria in Form von 2 Wurzelbündeln aus. Diese Portio minor verläuft dann am medialen Umfang der Pars sensoria durch den Porus trigemini, zieht unter der Pars triangularis und dem Ganglion und verläßt mit dem N. mandibularis den Schädelinnenraum.

Radices sensoria et motoriae

Radix sensoria. In der Radix sensoria wurden in Gangliennähe 82 Bündel und 102000 Fasern, im Mittelabschnitt 82 Bündel und 126000 Fasern und nahe dem Pons 52 Bündel und 139000 Fasern aufgefunden. Die Radices motoriae enthalten nahe dem Pons 7 Nervenfaserbündel mit etwa 8000 Fasern, im Bereich des Foramen ovale 11 Faserbündel und 13600 Fasern (MIRA u.Mitarb. 1971). Innerhalb der Radix sensoria lassen sich Ganglienzellen ebenso wie im Bereich der Radix motoria auffinden. Letztere dienen wahrscheinlich propriozeptiven Fasern aus der Kaumuskulatur.
Die ca. 100000–140000 zentralen Fasern der pseudounipolaren Ganglienzellen des Ganglion trigeminale treten in den Pons ein und teilen sich bald in einen aszendierenden und einen deszendierenden Zweig. Beide splittern sich an den sensiblen Endkernen des Nervs auf. Etwa 50% der Fasern sind nicht myelinisiert (YOUNG 1977).

Radices motoriae. YOUNG u. STEVENS (1979) wiesen nach, daß 12–20% der Fasern innerhalb der Radices motoriae elektronenoptisch keine Markscheiden besitzen. Die Funktion dieser markscheidenlosen Fasern ist unbekannt. Es wird diskutiert, ob es sich hierbei um protopathische Schmerzfasern handelt: Anaesthesia dolorosa (LANG 1981). Beim Menschen schwankt die Faserzahl der myelinisierten Fasern zwischen 2090 und 6417 (lichtmikroskopisch bestimmt). Der Durchmesser der myelinisierten Fasern schwankt von 1–14 μm mit Häufungen bei 2–3 μm und 7–11 μm. Gelegentlich kommen Faserdicken von 12–18 μm vor. Die markscheidenlosen Fasern besitzen Durchmesser von 0,1–1,3 μm, selten zwischen 1,3 und 1,6 μm.

Sensible Kerngebiete

Nucleus pontinus (principalis) n. trigemini

Der Nucleus pontinus n. trigemini liegt seitlich und dorsolateral des motorischen Kerns in der Pars dorsalis pontis dorsolateral und wird mit den Hinterstrangkernen homologisiert. Ihm werden vorwiegend aufsteigende Zweige der Wurzelfasern zugeleitet. Seine dorsalen Zellen werden von Mandibularisanteilen erreicht (SMITH 1975). Vor allem somatosensible A-Fasern des N. trigeminus ziehen zum Nucleus pontinus n. trigemini.

Efferenzen. Aus dem Nucleus pontinus n. trigemini (principalis) entsteht die epikritische Trigeminusbahn, welche den Lemniscus medialis begleitet: Lemniscus trigeminalis. Außerdem bildet sich aus dem Nucleus pontinus n. trigemini der nichtkreuzende Tractus trigeminothalamicus dorsalis (Wallenberg). Die aufsteigenden trigeminothalamischen Bahnen enden am Nucleus posteromedialis ventralis im medialen magnozellulären Teil des Thalamus, der in basale Abschnitte des Gyrus postcentralis projiziert. Wenige erreichen die Zona magnocellularis medial des Corpus geniculatum mediale und ventral der Zona incerta.

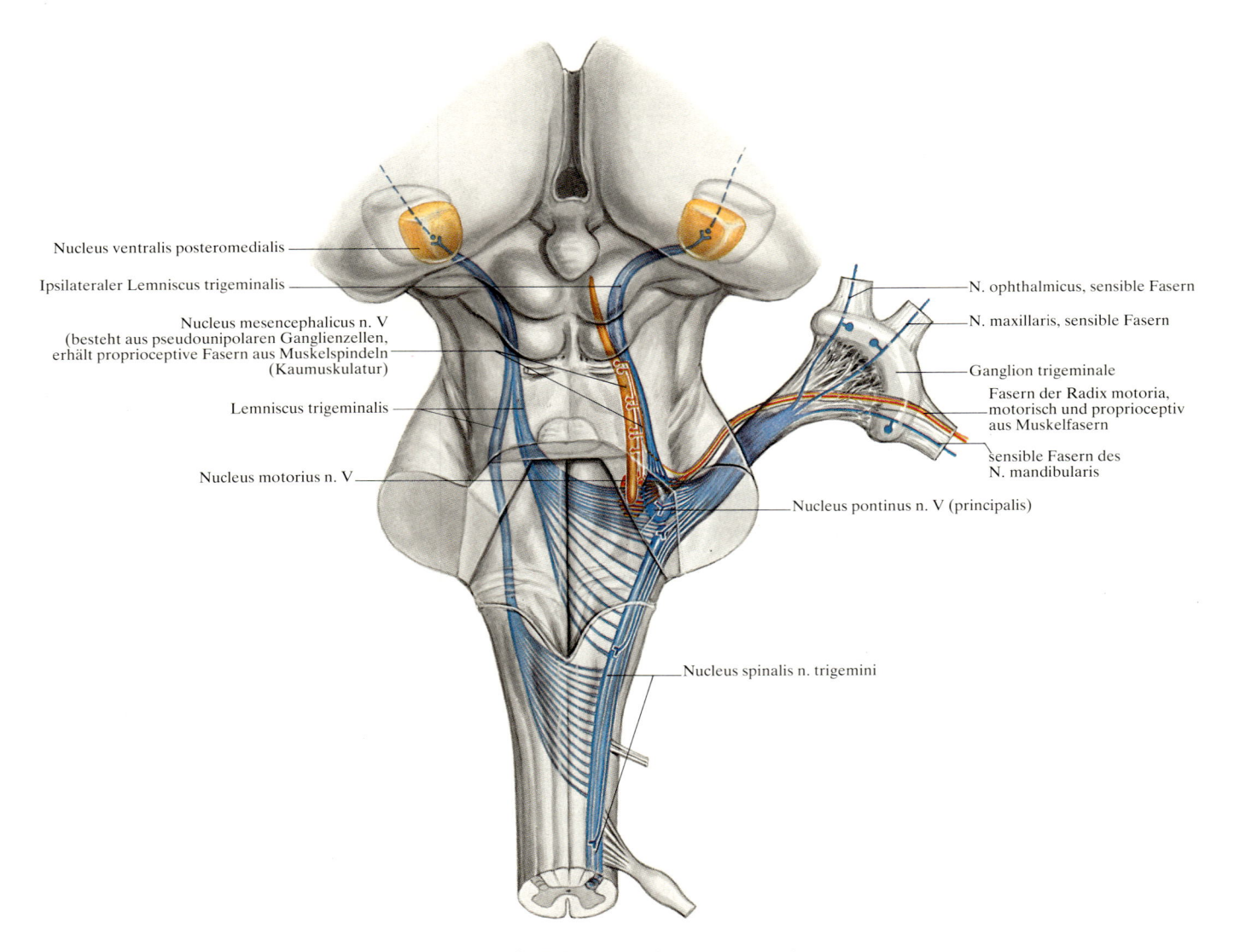

Abb. 255. N. trigeminus
afferente und efferente Fasern sowie Kerngebiete und Lemniscus trigeminalis

Nucleus mesencephalicus n. trigemini (Abb. 256)

Etwas vor dem Locus coeruleus und dem Vorderende des Nucleus motorius n. trigemini liegt in der Umgebung des lateroventralen Ventrikelwinkels und dorsolateral vom Locus coeruleus der mesenzephale Trigeminuskern. Vereinzelt liegen in dieser Schnittebene noch Reste des Nucleus vestibularis superior vor. Rostral erstreckt sich der mesenzephale Trigeminuskern bis ins Mittelhirngebiet der Colliculi craniales. Er besteht aus ovalen bis scheibenförmigen Zellen mit exzentrisch gelegenem Kern, welche pseudounipolar sind und an Spinalganglienzellen erinnern. Häufig enthalten sie feines Lipoidpigment.
Der Kern ist im Mittel 2,7 (1,9–4,4) cm lang (MALOCHOZ-DAEV, zit. nach BLINKOV u. GLEZER 1968) und enthält etwa 35000 Zellen. In ihm enden die zum Tractus mesencephalicus n. trigemini zusammengefaßten Fasern.

Tractus mesencephalicus n. trigemini

Fasern aus propriozeptiven Afferenzen (Muskelspindeln) des N. V steigen als Tractus mesencephalicus n. trigemini zum Nucleus mesencephalicus n. trigemini auf. Seine Kollateralen erreichen auch Zellen des Nucleus motorius n. trigemini. Die Mehrzahl der Fasern des Tractus mesencephalicus zieht zusammen mit Axonen der Motoneurone in der Radix motoria.

Nucleus spinalis n. trigemini (Abb. 257)

Der Nucleus spinalis n. trigemini zieht als langgestreckter, ca. 19 mm langer Kern durch die Medulla oblongata bis ins obere Zervikalmark. Dort entsprechen ihm Substantia spongiosa und Substantia gelatinosa dorsalis.
Nach OLSZEWSKI (1950) stellt der Nucleus spinalis n. trigemini eine direkte Fortsetzung des Hinterhorns ohne fundamentalen Wechsel der Strukturen dar. Unmittelbar unter-

N. trigeminus (N. V)

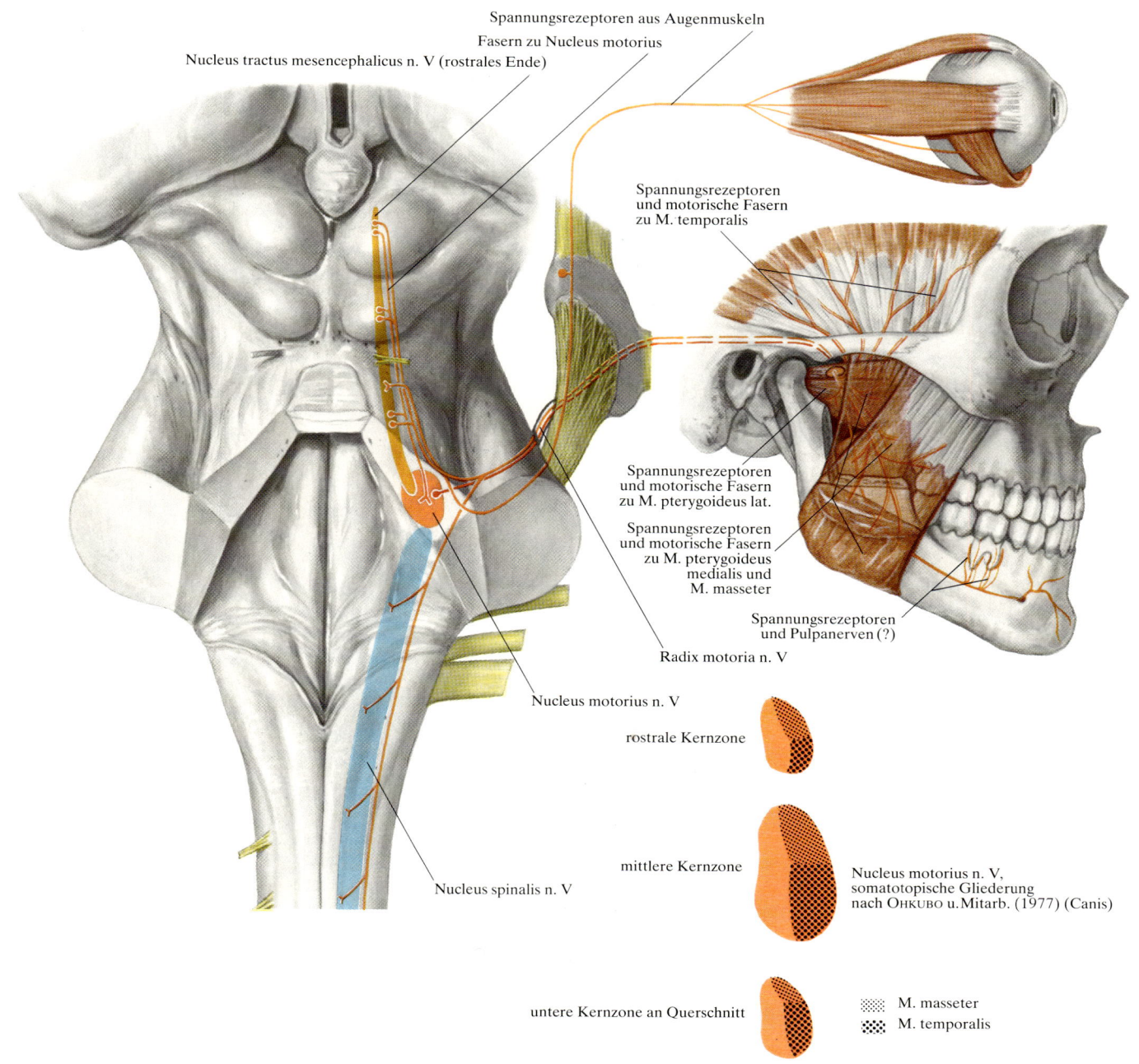

Abb. 256. Nucleus motorius und Nucleus mesencephalicus n. trigemini,
Afferenzen, Schaltungen und Efferenzen

halb der Decussatio pyramidum lassen sich am Querschnitt 3 Subnuclei unterscheiden. Der Subnucleus gelatinosus ist hufeisenförmig gestaltet und besteht aus kleinen, 7–20 μm messenden, ovalen oder spindelförmigen, dichtgepackten Zellen. Die langen Zellachsen sind hauptsächlich in Richtung Hilum des hufeisenförmigen Kerngebietes angeordnet. Der Subnucleus magnocellularis füllt das Hilum aus und enthält schlanke multipolare Zellen unterschiedlicher Größe. Zusätzlich zu wenigen kleinen Zellen (10–25 μm) kommen mittelgroße (15–30 μm) und einige große (20–35 μm) Elemente vor.

Der Subnucleus marginalis umfaßt die laterodorsale Fläche des Subnucleus gelatinosus und enthält wenige große (20–30 μm), dunkel anfärbbare und multipolare Zellen mit langen Dendriten. Diese 3 Subnuclei korrespondieren nicht nur ihrer Form und Position nach, sondern auch ihrer Zytoarchitektur nach mit den Strukturen des Hinterhorns des Rückenmarks. Der Subnucleus gelatinosus läßt sich mit der Substantia gelatinosa (Rolandi) vergleichen, der Subnucleus magnocellularis mit dem Nucleus proprius cornu posterioris und der Subnucleus marginalis mit den Cellulae posteromarginales. Dieses Kerngebiet gehört der Nucleus-caudalis-Zone des Nucleus spinalis n. trigemini an.

Nucleus interpolaris. Etwas weiter rostral wird der Kernaufbau zunehmend undeutlicher. Der Subnucleus gelatino-

460   Nn. craniales

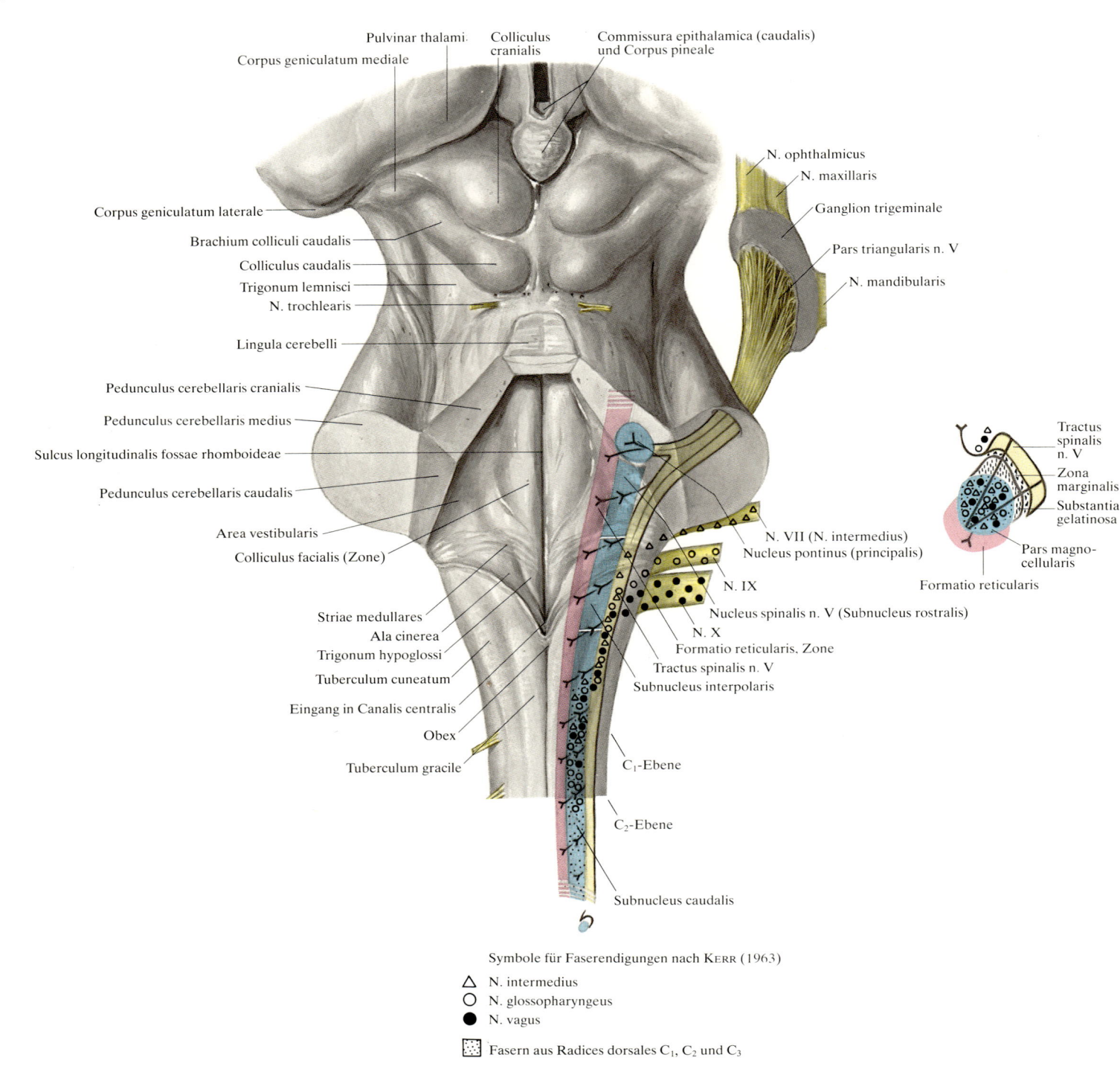

Abb. 257. N. trigeminus, Radix sensoria und zugehörige Kerngebiete

sus teilt sich in 2 Inseln auf, die bald verschwinden. Die beiden anderen Subnuclei enden in derselben Höhe, so daß ein gleichartiges Kerngebiet mit 2 Zelltypen vorliegt: ein kleines (12–15 µm) und ein mittelgroßes (25–30 µm). Dieses Kerngebiet wird als Nucleus interpolaris bezeichnet, der nicht bis zum Nucleus pontinus n. V aufwärtszieht.

Nucleus oralis. Im rostralen Drittel der Oliva inferior erfolgt erneut ein Strukturwechsel des Nucleus spinalis n. V, da sich von dieser Ebene an ein mittelgroßer Zelltyp (12–25 µm) innerhalb des Kerns befindet. Dieser Kernabschnitt wurde von OLSZEWSKI (1950) als Subnucleus spinalis trigemini oralis bezeichnet. Er endet rostral im Bereich des 2. Teils der Wurzel des N. facialis. Auch beim Affen läßt sich ein ähnliches Kerngebiet nachweisen.

CAJAL (1896) betonte, daß jede individuelle Trigeminusfaser sich innerhalb des Pons in 2 Äste aufteilt: einen kleinen Zweig, der den sensiblen Hauptkern erreicht, und einen größeren, der zum spinalen Trigeminuskern absteigt. Möglicherweise ziehen dünne Schmerzfasern ohne Aufzweigung in den Tractus spinalis n. trigemini ein. Die dickeren Fasern, welche die Berührungsempfindung leiten, erreichen beide Kerngebiete. Demnach bleibt nach Durchschneidung des Tractus spinalis n. trigemini die Berührungsempfindung erhalten, nicht aber die Schmerzempfindung.

Vielleicht (YOKOTA u. NISHIKAWA 1977) ziehen Schmerz- und Berührungsempfindung eine Strecke weit in derselben Faser, und die Impulsfrequenz ist von jedem Endorgantyp eine andere. Die Impulsfrequenzen der Schmerzstimuli würden dann den spinalen, diejenigen für taktile Stimuli den Medullakern erreichen. Bei seinen ersten Durchschneidungen des spinalen Trigeminuskerns nahm SJÖQVIST (1938) an, daß im Tractus spinalis ausschließlich Schmerz- und Temperaturimpulse geleitet würden. Er unterbrach den Tractus spinalis n. trigemini unmittelbar hinter der untersten Vagusfaser, 8–10 mm rostral des Obex. Schmerz- und thermische Empfindungen waren unterbrochen, taktile erhalten. In der Folge wurde der Tractus spinalis n. trigemini in einer Ebene unterhalb des Obex durchschnitten (OLSZEWSKI 1950).

Efferenzen. Aus den Nuclei interpolaris et rostralis entsteht sicherlich die Hauptmasse des Lemniscus trigeminalis der Gegenseite. Aus dem Nucleus caudalis werden vor allem die Formationes reticulares des Hirnstammes bilateral erreicht. Nach STEWART u. KING (1963) ziehen Fasern aus dem Nucleus caudalis bilateral in das parvozelluläre Gebiet, hauptsächlich aber in das ipsilaterale der Formatio reticularis lateralis, ein. Die Autoren sind der Meinung, daß das intranukleäre aszendierende Fasersystem aus dem Trigeminuskerngebiet einen wichtigen Weg der Integration von Schmerzimpulsen darstellt. Diese Meinung wurde neuerdings von SHENDE u. Mitarb. (1968) aufgrund neurophysiologischer Untersuchungen bestätigt (Nucleus caudalis). ROBERTS u. MATZKE (1971) sind der Meinung, daß die von ihnen aufgefundenen Faserdegenerationen zum Nucleus cuneatus auf Schädigung des Fasciculus cuneatus zurückzuführen seien.

Die Beteiligung des Nucleus caudalis an Schmerz- und Temperaturempfindungen ist bis jetzt nur unbefriedigend geklärt. Es wird deshalb angenommen, daß intranukleäre Verbindungen zu den rostralen Abschnitten des Nucleus spinalis n. trigemini und von dort über den Lemniscus medialis oder auch über ein mehr diffuses System retikulärer Fasern innerhalb dorsolateraler Bezirke der Area reticularis verlaufen.

Somatotopie der Afferenzen. Die Fasern des Nucleus spinalis lassen sich somatotopisch gliedern in: Fasern des N. ophthalmicus (= ventrolateraler Bezirk); Fasern des N. maxillaris (= Mittelzone) und Fasern des N. mandibularis (= dorsomedialer Bezirk).

Auf diese Weise ergibt sich eine zwiebelschalenförmige somatotopische Gliederung der spinalen Trigeminusbahn und des Nucleus spinalis n. trigemini.

Die Fasern des N. ophthalmicus reichen am weitesten kaudalwärts, und zwar bis in Höhe der Austrittszone der Radix dorsalis C_2. Die Fasern des N. mandibularis sind die kürzesten. Sie enden bereits im oberen Abschnitt des Kernes. Ein kleiner Teil der deszendierenden Fasern zieht wahrscheinlich im Tractus solitarius, um an dessen Kern zu enden. In die Subnuclei oralis et interpolaris sollen tastempfindungsspezifische und unspezifische Temperaturfasern und wenige Fasern für den Kornealreflex einziehen.

Nach BECKSTEAD u. NORGREN (1979) ziehen Fasern des Ganglion trigeminale (N. ophthalmicus und N. mandibularis) in den ventrolateralen Teil des Nucleus tractus solitarii. Auch Fasern des Ganglion geniculi erreichen mit aszendierenden und deszendierenden Zweigen dieses Kerngebiet.

Nach GEREBTZOFF (1975) werden Berührungsempfindungen, feinere thermische und Tiefensensibilität aus Gebieten der Trigeminusfelder 1, 2 und 3 zum Nucleus pontinus im Rhombencephalon abgeleitet, Schmerzempfindungen und grobe thermische Empfindungen zum Tractus spinalis n. trigemini projiziert. Die Fasern aus dem Mund-Nasen-Gebiet erreichen mehr orale, die aus dem Augen- und Unterlippenfeld mittlere und die aus dem Schläfen- und Kinnstreifen kaudale Kerngebiete, die bis zu C_3 nach abwärts reichen.

Wahrscheinlich gelangen Fasern aller 3 Trigeminusäste in jeden Teilabschnitt des *spinalen Trigeminuskerns*. Die Mehrzahl der Fasern des N. mandibularis endet rostral des Obex, und die des N. ophthalmicus kaudal davon (SJÖQVIST 1938; OLIVECRONA 1942; FALCONER 1949; HENSCHEN u. KLINGLER 1951).

Jene Fasern, die die Schleimhautsensibilität zentralwärts leiten, sollen in den spinalen Trigeminuskern kaudal des Obex oder, nach anderer Schilderung, in eine Mittelzone lateral des Fasciculus cuneatus einstrahlen. Andere vermuten (KUNČ 1970), daß Schleimhautfasern in derselben Ebene wie die Hautfasern enden.

Schmerz- und Temperaturfasern der Nn. VII, IX und X verlaufen wahrscheinlich ebenfalls zwischen Fasciculus cunea-

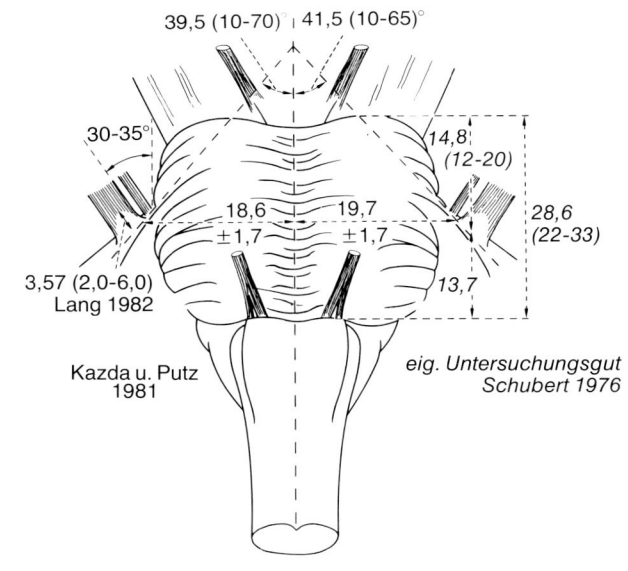

Abb. 258. Austrittszone des N. trigeminus
in der Ansicht von basal

tus und Tractus trigeminus zum spinalen Trigeminuskern (KRIEG 1942; HUMPHREY 1954; PETR 1954; KUNČ 1970). Analgesieregionen dieser Nerven sind verknüpft mit solchen des 3., niemals mit solchen des 1. Trigeminusastes.

Nach HARRISON u. CORBIN (1942) sowie nach MCKINLEY u. MAGOUN (1942) reichen die zentralen Fasern des N. mandibularis nicht sehr weit über den Obex nach abwärts. Die Fasern des N. ophthalmicus und maxillaris – so wurde elektrophysiologisch nachgewiesen – ziehen bis zur Mitte des 2. Halssegments kaudalwärts, wobei die des 2. Trigeminusastes etwas weiter nach unten reichen als die des ersten. Nach SJÖQVIST nimmt der Durchmesser der Trigeminusfasern in unteren Abschnitten deutlich ab.

Austrittszone. Die Abb. 258 zeigt in der Ansicht von basal die Austrittszone des 5. Hirnnervs. Der paramediane Abstand sowie der Abstand vom vorderen und hinteren Ponsrand wurde an unserem Untersuchungsgut, der Winkel, den die Austrittszone mit der Mediansagittalen bildet, an dem von KAZDA u. PUTZ (1981) errechnet. Außerdem ist die Länge des zentralen Segmentes des 5. Hirnnervs angegeben (LANG 1982).

β) N. ophthalmicus (N V_1)

Der N. ophthalmicus ist der schwächste der 3 Trigeminusäste und etwa 6 mm breit und innerhalb der Fossa cranialis media im Mittel 15,6 (9,2–20,5) mm lang. Er enthält nach MIRA u.Mitarb. (1971) im Mittel 37 Nervenbündel und 52000 Fasern, an unserem Untersuchungsgut bis zu 193000 Fasern über 5 μm. Seine Querschnittsfläche beträgt rechts im Mittel 9,30 mm² links 7,86 mm². Die Grenzwerte liegen bei 2,82 und 17,86 mm². Seine gangliennahe Verlaufsstrecke liegt in der Seitenwand des Sinus cavernosus, dann gelangt er zur Fissura orbitalis superior. Der N. oculomotorius und der N. trochlearis ziehen medial und über ihn hinweg. (Weiteres s. Bd. I/1, Teil B.)

Faseraustausch. Innerhalb des Sinus cavernosus schmiegen sich Fasern aus dem Plexus caroticus internus dem Nerv an. Vom N. ophthalmicus zweigen sensible Fasern zu den Nn. oculomotorius, abducens et trochlearis auch in der Orbita ab.

Versorgungsgebiete: *Dura mater* der Fossa cranialis anterior und des Tentorium cerebelli, *Hautgebiete* des Oberlides, der Stirn und der Kopfhaut bis zur Sutura coronalis, des Angulus palpebrae medialis, des Dorsum und Vestibulum nasi, *Schleimhautgebiete* – Teile der Cavitas nasi und Sinus frontalis, sphenoidalis, Cellulae ethmoidales und Conjunctivae bulbi et palpebrae, Sklera, Cornea, Choroidea und Iris.

Äste

1. R. tentorii

Noch innerhalb des Schädels entläßt der Nerv den R. tentorii, der zunächst neben oder unter dem N. trochlearis in der Seitenwand des Sinus cavernosus in Richtung Incisura tentorii zieht. Zwischen den beiden Durablättern des Tentorium cerebelli verzweigt er sich und erreicht auch die Wände der Sinus petrosus superior, transversus et rectus.

2. N. lacrimalis

Der N. lacrimalis, der lateralste Ast des Nervs, zieht durch den medialen Teil der Fissura orbitalis superior, überkreuzt den M. rectus lateralis schräg und zieht rostralwärts zur Gl. lacrimalis. Ehe er diese erreicht, teilt er sich in 2 Äste: der R. superior durchsetzt, in zahlreiche Zweige zerfallend, die Tränendrüse und verzweigt sich in der Conjunctiva und in der Cutis des Angulus oculi lateralis sowie des oberen Augenlides. Der untere Ast ist der R. communicans cum n. zygomatico. Er verläuft an der lateralen Orbitawand abwärts und anastomosiert mit dem N. zygomaticus des N. maxillaris. Von dieser Verbindungsstrecke ziehen feine Ästchen zur Gl. lacrimalis, die ihr parasympathische Fasern aus dem Ganglion pterygopalatinum zuführen:

R. anastomoticus n. lacrimalis cum n. zygomatico. Nach WEIGNER (1905) können aus dem intraglandulären Verlauf feine Fasern für die Augenlider abgehen. In einem Fall konnte er keine derartigen Zweige finden. Stets besteht diese Anastomose zwischen N. lacrimalis und N. zygomaticus.

3. N. frontalis

Der N. frontalis ist der mittlere und stärkste der größeren 3 Äste des N. ophthalmicus. Er durchzieht die Fissura orbitalis superior lateral des Anulus tendineus communis und verläuft zwischen dem Dachabschnitt der Periorbita und dem M. levator palpebrae superior rostralwärts. Dorsal der Orbitamitte teilt er sich. Der dickere seiner Äste ist der N. supra-orbitalis.

a) N. supra-orbitalis. Etwas dorsal der Margo orbitalis superior zweigt sich der N. supra-orbitalis in den schwächeren R. medialis und den dickeren R. lateralis auf: der R. medialis zieht durch die Incisura (sive Foramen) frontalis zur Haut der Stirn, während der R. lateralis durch das Foramen (sive Incisura) supra-orbitale in die Stirn- und die Kopfschwarte einzieht. Beide Äste versorgen die Stirnhaut bis zur Scheitelgegend und das Pericranium dieses Abschnittes, Cutis und Conjunctiva des Oberlides und geben feine Zweige zum Sinus frontalis ab.

b) N. supratrochlearis. Der N. supratrochlearis zweigt etwas dorsal der Orbitamitte als schwächerer Ast vom N. frontalis ab und zieht zunächst entlang des Oberrandes des M. obli-

quus superior und auch über dessen Trochlea hinweg. Unmittelbar dorsal der Trochlea verzweigt er sich:
α) In einen R. superior, der oberhalb der Umbiegungszone des M. obliquus superior die Orbita verläßt, den M. orbicularis oculi durchbohrt und sich zur Palpebra superior, Radix nasi und angrenzenden Stirnhaut verästelt;
β) in einen R. inferior, der von der Trochleagegend an abwärts zieht und regelmäßig mit dem N. infratrochlearis aus dem N. nasociliaris anastomosiert.

Versorgungsgebiet. Haut und Conjunctiva im Gebiet und der Umgebung des Angulus oculi medialis.

4. N. nasociliaris

Auch der N. nasociliaris zweigt – wie die übrigen Äste des N. ophthalmicus – schon dorsal der Fissura orbitalis superior vom Hauptnerv ab. Er durchzieht, zusammen mit dem N. III und IV, den Annulus tendineus und gelangt dann zwischen M. rectus superior und N. opticus an die Innenkante des Orbitadaches zwischen M. obliquus superior und M. rectus medialis.

Äste

a) Der R. communicans (cum ganglio ciliari) zweigt meist schon innerhalb des Sinus cavernosus vom Nerv ab, begleitet diesen durch den Annulus tendineus und begibt sich zum Ganglion ciliare (s. Abb. 251, S. 452).
b) Die Nn. ciliares longi zweigen an der Überkreuzungszone des Nervs mit dem N. opticus ab und ziehen vorwiegend an der medialen Seite des N. opticus zum Bulbus oculi. Sie versorgen zusammen mit den Nn. ciliares breves die Choroidea, die Iris, das Corpus ciliare, die Sklera und Cornea.
c) Der N. ethmoidalis posterior zieht zusammen mit Gefäßen und einem R. orbitalis des Ganglion pterygopalatinum durch das Foramen ethmoidale posterius zur Schleimhaut von Cellulae ethmoidales posteriores und Sinus sphenoidalis. Einige Zweige versorgen Duraabschnitte der Fossa cranialis anterior (s. Abb. 263).
d) Der dickere N. ethmoidalis anterior läuft meist über den M. rectus medialis und unter dem M. obliquus superior mit seinen Begleitgefäßen zum Foramen ethmoidale anterius und gelangt in die Fossa olfactoria, in der er extradural eine kurze Strecke nach vorne zieht. Er verläßt die vordere Schädelgrube durch eine schlitzförmige Öffnung (Foramen cribro-ethmoidale) und zieht in die Nasenhöhle. Feine Rr. meningei (Abb. 263) ziehen zur Dura.
α) Mit Rr. nasales laterales versorgt er einen vorderen Teil der Nasenhöhlenseitenwand;
β) mit Rr. nasales mediales versorgt er vordere Abschnitte des Septum nasi;
γ) ein R. nasalis externus zieht in einer Furche der Innenseite des Os nasale abwärts, durchbricht am Unterrand des Nasenbeins den Knochen-Knorpel-Übergang und versorgt mit Zweigen die Haut des Dorsum nasi bis zum Apex nasi sensibel.

N. infratrochlearis

Der N. infratrochlearis setzt die Richtung des Hauptstammes des N. nasociliaris fort und gelangt unterhalb der Trochlea des M. obliquus superior zum Angulus oculi medialis. Stets anastomosiert er mit Zweigen des N. supratrochlearis. Seine Rr. palpebrae verzweigen sich

a) in einen R. superior, der sich an der Versorgung der medialen Hälfte der Palpebra superior beteiligt, und
b) einen R. inferior, der den Angulus oculi medialis, die Caruncula lacrimalis, den Saccus lacrimalis, einen kleinen Hautabschnitt der Lider sowie die Haut der Seitenfläche der Nasenwurzel mitversorgt.

Ganglion ciliare (s. Bd. I/1, Teil I B). Das Ganglion ciliare ist rechts im Mittel 2,8 mm lang und liegt meist im hinteren Drittel der Orbita der lateralen Seite des N. opticus an. Gelegentlich ist es in 2 Abschnitte zerfallen oder nur als lockeres Nervengeflecht ausgebildet. Manchmal wird es von einer A. ciliaris durchzogen. Es besteht aus großen und kleinen multipolaren, vegetativen und pseudounipolaren Ganglienzellen. Vom seitlichen Orbitarand ist das Ganglion 38,04 (24–48) mm entfernt (LANG u. REITER i. Druck). (Weiteres s. Bd. I/1, Teil B und LANG 1981.)

Wurzeln. 1. Der R. communicans cum ganglio ciliari n. nasociliaris (Radix sensibilis = longa) stammt aus dem N. nasociliaris und kann gelegentlich sehr kurz sein.
2. Die Radix oculomotoria (=parasympathica, Radix brevis) stammt aus dem N. oculomotorius; ihre Länge schwankt. (Gelegentlich bestehen 2 oder 3 dieser Wurzeln oder das Ganglion liegt dem 3. Hirnnerv unmittelbar an.)
3. Die Radix sympathica (= R. sympathicus ad ganglion ciliare) ist gelegentlich einfach ausgebildet, meist aber aus mehreren Wurzelfäden. Die zarten Fasern entstammen dem Plexus caroticus (cavernosus). Sie verlassen den Sinus cavernosus meist an der Übergangsstelle der A. carotis interna in den Subarachnoidealraum, ziehen gemeinsam mit dem N. ophthalmicus durch die Fissura orbitalis superior und dringen von dorsal her in das Ganglion ein (Abb. 251). Andere sympathische Fasern können das Ganglion über Zweige der A. ophthalmica erreichen.

Äste (Abb. 259). Von der rostralen Seite verlassen 3–6 Nn. ciliares breves das Ganglion, ziehen längs des N. opticus, gliedern sich vor der Sklera in 9–18 Zweige auf und durchbohren diese in der Umgebung der Austrittsstelle des Nervs. Die Nn. ciliares breves versorgen Gefäße der Choroidea und der Sklera und ziehen im Spatium perichoroideale nach vorne. Innerhalb des Corpus ciliare verzweigen sie sich und bilden im M. ciliaris ein Geflecht, aus welchem die Nerven für den M. ciliaris und den M. sphincter pupillae, den M. dilator pupillae, die Iris und die Cornea abgehen. Die Nn. ciliares breves führen sensible, parasympathische und sympathische Fasern.

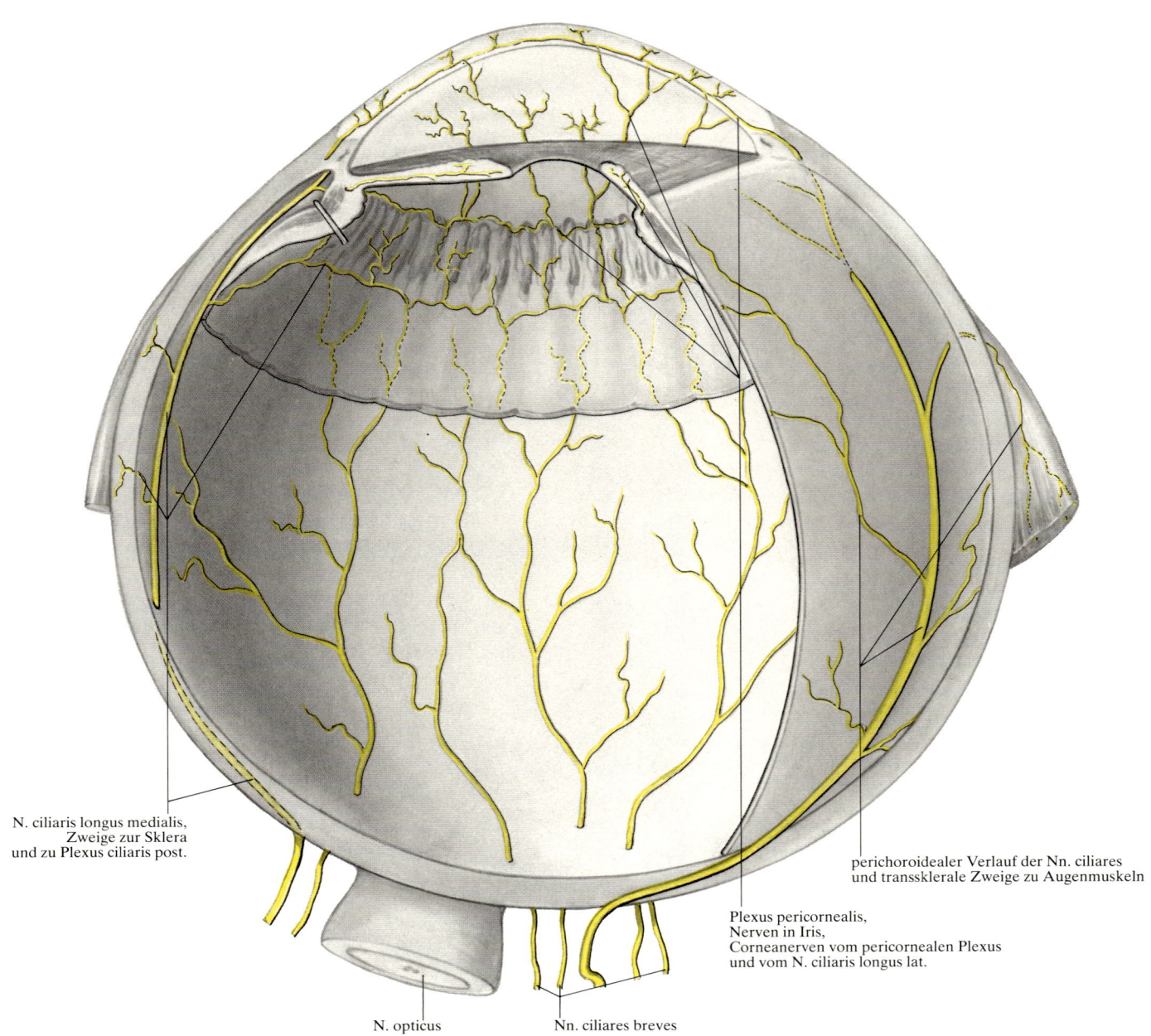

Abb. 259. Nerven des Auges
(nach BEATIE u. STILWELL, JR. 1961, Untersuchungen an Kaninchen)

Labels:
- N. ciliaris longus medialis, Zweige zur Sklera und zu Plexus ciliaris post.
- perichoroidealer Verlauf der Nn. ciliares und transsklerale Zweige zu Augenmuskeln
- Plexus pericornealis, Nerven in Iris, Corneanerven vom pericornealen Plexus und vom N. ciliaris longus lat.
- N. opticus
- Nn. ciliares breves

γ) N. maxillaris (N. V$_2$)

Der N. maxillaris zieht vom Ganglion trigeminale, in die Seitenwand des Sinus cavernosus eingewoben, zum Foramen (canalis) rotundum. In dieser im Mittel 10,34 (4,5–15,1) mm langen Verlaufsstrecke ist der Nerv etwa 4 mm breit und 3 mm dick, besitzt 30 Nervenbündel mit insgesamt etwa 67000 Fasern und erhält sympathische Fasern des Plexus caroticus internus. Nachdem er durch den 2–5 mm langen Canalis rotundus nach vorne gezogen ist, liegt der Nerv in der Fossa pterygopalatina (Anästhesieort für Oberkiefer und Nase).

Versorgungsgebiete. Dura mater, Hautgebiete des unteren Augenlides und des Angulus oculi lateralis, der Ala nasi und eines oberen Wangenabschnittes; Haut und Schleimhaut der Oberlippe; die Schleimhaut des hinteren unteren Teiles der Nasenhöhle, des Sinus sphenoidalis, des Gaumens, der Gingiva und sämtliche Zähne des Oberkiefers.

Äste

1. R. meningeus (medius)

Der R. meningeus (medius, entspringt kurz distal des Ganglion trigeminale und versorgt die Dura mater cerebri im Ausbreitungsgebiet des R. frontalis arteriae meningeae mediae und anastomosiert mit dem R. meningeus n. mandibularis. In der Fossa pterygopalatina teilt sich der N. maxillaris in weitere Äste:

2. Rami ganglionares (pterygopalatini)

Zwei bis drei kurze Zweige gliedern sich in der Fossa pterygopalatina ab und ziehen in das Ganglion pterygopalatinum, siehe Abb. 261. (Weiteres s. Bd. I/1, Teil C.)

3. N. zygomaticus

Der N. zygomaticus zweigt als lateralster Ast in der Fossa pterygopalatina vom N. maxillaris ab und dringt durch die Fissura orbitalis inferior in die Orbita ein. Er verläuft an der lateralen Orbitawand nach vorne und entläßt als ersten Ast einen Zweig, der mit einem Zweig des N. lacrimalis anastomosiert (= R. communicans cum n. lacrimali). (Weiteres s. Band I/1, Teil B.)
In weitere 2 Äste geteilt oder auch ungeteilt verläßt der Nerv die Orbita durch Foramina zygomatico-orbitalia, tritt an Foramina zygomaticofaciale und zygomaticotemporale aus und zieht zu entsprechenden Hautgebieten.
a) Der R. zygomaticotemporalis durchzieht das gleichnamige Kanälchen des Os zygomaticum, durchbohrt den M. temporalis und versorgt ein Hautgebiet der vorderen Schläfen- und der lateralen Stirnregion.
b) Der R. zygomaticofacialis zieht durch das gleichnamige Kanälchen an die Vorderfläche des Os zygomaticum, durchdringt dann den M. orbicularis oculi und versorgt die Haut über dem Os zygomaticum und dem Angulus oculi lateralis. Regelmäßig anastomosiert er mit den Zweigen des N. facialis.

4. N. infra-orbitalis

Der N. infra-orbitalis setzt die Richtung des Hauptstammes rostralwärts fort. Er ist der mittlere und dickste Ast des N. maxillaris und zieht aus der Fossa pterygopalatina durch die Fissura orbitalis inferior an den Boden der Orbita. Dort begibt er sich in den Sulcus und unmittelbar anschließend in den Canalis infra-orbitalis. (Die Unterwand des Canalis infra-orbitalis kann papierdünn oder dehiszent sein, so daß Entzündungen des Sinus maxillaris auf den Nerv übergreifen können.)

Der sehr unterschiedlich lange und verschieden geformte Kanal führt nach vorne, unten und medial. Er leitet den Nerv zum Foramen infra-orbitale. In ihm kann der Nerv anästhesiert werden. Am Lebenden läßt sich das Foramen infra-orbitale durch Abtasten der meist etwas erhabenen, gelegentlich rillenförmig gestalteten Sutura zygomaticomaxillaris an der Margo infra-orbitalis bestimmen. Der Eingang ins Foramen infra-orbitale befindet sich 6,8 (3,4–14,2) mm unterhalb der tastbaren Nahtstelle. Der Nerv verzweigt sich nach seinem Austritt im intermuskulären Bindegewebe unter dem M. levator labii superioris in seine Endäste. Selten ließen sich intra-orbital zum medialen Lidbezirk abzweigende Fasern nachweisen (Abb. 260).

Äste

Nn. alveolares superiores. Die Nn. alveolares superiores lassen sich meist in 3 Gruppen gliedern, welche die Zähne der Maxilla versorgen:
a) Rr. alveolares superiores posteriores zweigen in der Fossa pterygopalatina vom Nerv ab und ziehen zusammen mit gleichnamigen Arterien am Tuber maxillae abwärts. Sie durchdringen die Foramina posteriora des Tuber, ziehen

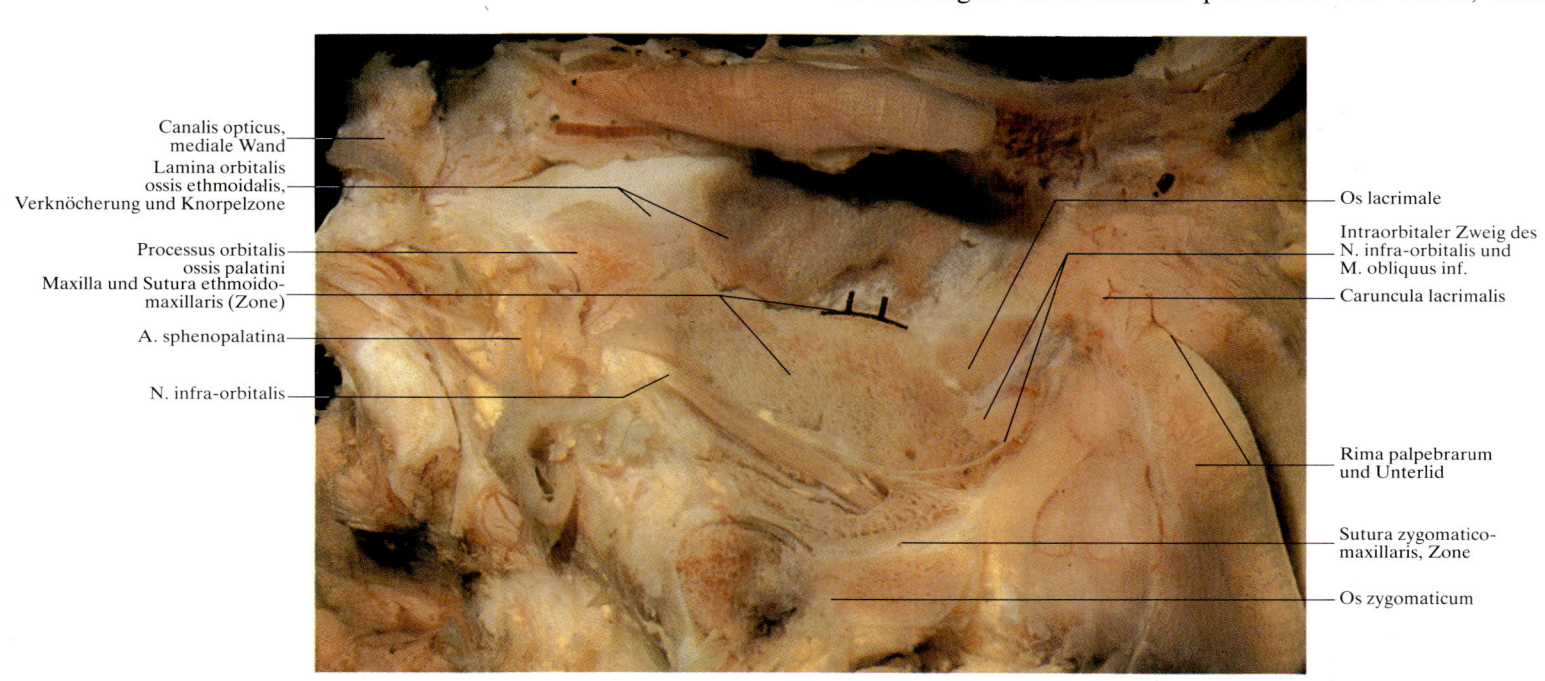

Abb. 260. N. infra-orbitalis, seltene Variation
Verknöcherung der Orbitawände bei einem 40 cm langen Feten

dann in feinen Knochenkanälchen, deren mediale Wand nach dem Sinus maxillaris hin offen sein kann, und bilden miteinander einen Plexus. Sie ziehen dann als Rr. dentales zu den 3 Molaren und als Rr. gingivales zum benachbarten Zahnfleisch. Feine Fäden gelangen außerdem zur Schleimhaut des Sinus maxillaris. Ein Zweig verläuft an der Außenfläche des Oberkiefers nach vorne und versorgt die Gingiva im Molarenbereich und benachbarte Teile der Wangenschleimhaut; er anastomosiert mit dem N. buccalis. (Weiteres s. Bd. I/1, Teil C.)

b) Der R. alveolaris superior medius zweigt innerhalb des Sulcus infra-orbitalis ab und verläuft an der lateralen Wand des Sinus maxillaris oder in einem englumigen Kanälchen zu den Prämolaren und deren Gingiva. Regelmäßig anastomosiert er mit Rr. alveolares superiores posteriores et anteriores.

c) Die Rr. alveolares superiores anteriores zweigen innerhalb des Canalis infra-orbitalis vom Nerv ab und ziehen in feinen Kanälchen in der Vorderwand des Sinus maxillaris zum Dens caninus und zu den Dentes incisivi.

d) Ein feiner Zweig tritt durch ein besonderes Kanälchen zur Schleimhaut des vorderen Teiles des Nasenhöhlenbodens und anastomosiert mit dem N. nasopalatinus. (Weiteres s. Bd. I/1, Teil C.)

Plexus dentalis superior. Dicht über den Wurzelspitzen der Zähne anastomosieren sämtliche Rr. alveolares superiores zum Plexus dentalis superior, der sich in Wurzelhöhe oder oberhalb davon über den ganzen Zahnbogen erstreckt. Von ihm gehen einzelne Zweige ab: *Rr. dentales superiores* durch die Foramina apicalia zu den Zahnpulpen. Ehe sie in diese eintreten, verlieren sie ihr Perineurium.
Weitere Ästchen ziehen als *Rr. gingivales superiores* durch die Septa interalveolaria zum Zahnhalteapparat (Periodontium) der Zähne und zur Gingiva an der Außenfläche des Oberkiefers.

Rr. cutanei. Unmittelbar nach dem Austritt aus dem Foramen infra-orbitale fächert sich der Nerv auf in:

a) Rr. palpebrales inferiores,
b) Rr. nasales externi,
c) Rr. nasales interni und
d) Rr. labiales superiores

„Pes anserius minor".
Dieser Nervenfächer liegt im lockeren Bindegewebe der Fossa canina und anastomosiert mit den Rr. buccales des N. facialis. Er ist bedeckt vom M. levator labii superioris (Caput infra-orbitale).

e) Die Rr. palpebrales inferiores umgreifen den Rand des M. orbicularis oculi und versorgen die Palpebra inferior bis zu den Anguli oculi. Betont sei, daß sich einmal ein R. palpebralis inferior nachweisen ließ, der die obere Wand des Canalis infra-orbitalis durchsetzte und im Orbitafett den Angulus oculi medialis erreichte (s. Abb. 260).

f) Die Rr. nasales externi versorgen die Ala nasi,

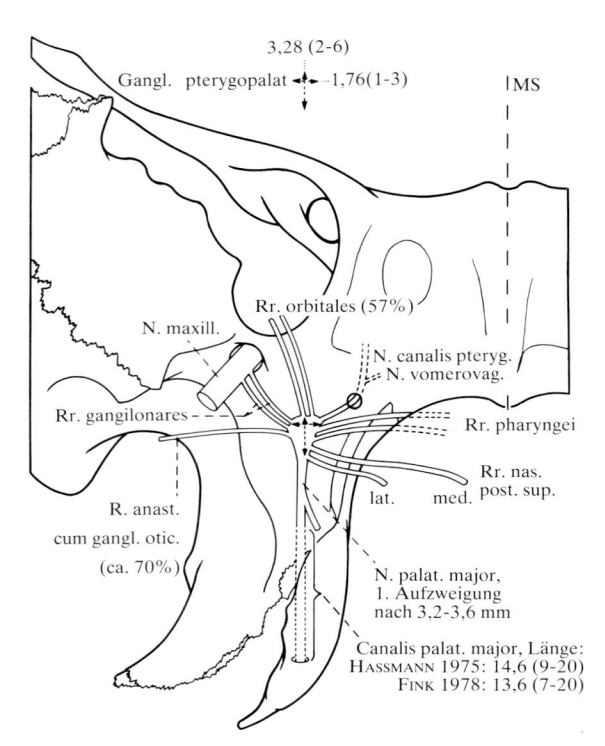

Abb. 261. Ganglion pterygopalatinum (von vorne)
Maße, Lage und Zweige (nach TANAKA 1932) und Untersuchungsgut des Anatomischen Instituts Würzburg

g) die Rr. nasales interni Haut und Schleimhaut der Cavitas nasi,

h) die Rr. labiales superiores ziehen knochennah mundwärts und versorgen Haut und Schleimhaut bis zu den Mundwinkeln. (Weiteres s. Bd. I/1, Teil C.)

Ganglion pterygopalatinum (Abb. 261)

Das Ganglion pterygopalatinum liegt dreieckig und abgeplattet, gelegentlich zweigeteilt oder stärker zergliedert in der Tiefe der Fossa pterygopalatina, und zwar dorsal der A. pterygopalatina zwischen N. maxillaris und Foramen sphenopalatinum. (Weiteres s. Bd. I/1, Teil C.) Wie jedes der Kopfganglien empfängt es 3 wichtige Wurzeln:

1. Eine sensible, meist gedoppelt oder in Dreizahl ausgebildete: Rr. ganglionares (pterygopalatini) aus dem N. maxillaris,

2. eine parasympathische: N. petrosus major aus dem N. facialis (N. intermedius) und

3. eine sympathische: N. petrosus profundus. Der Nerv stammt aus dem Plexus caroticus internus, durchzieht das Lig. sphenopetrosum inferius – Pars transversalis – und dringt dann in den Canalis pterygoideus ein. Schon proximal davon vereinigt er sich mit dem N. petrosus major zum N. canalis pterygoidei.

Die sympathischen Fasern ziehen ununterbrochen, die sensiblen zum größten Teil nicht unterbrochen durch das Ganglion hindurch. Die Ganglienzellen gehören zum überwiegenden Teil parasympathischen Nervenfasern an. Neben den genannten Faserarten durchziehen motorische (für den M. levator veli palatini) Fasern des Ganglion.

Zweige des Ganglion pterygopalatinum (s. Abb. 261)

a) *Rr. nasales posteriores superiores laterales* treten durch das Foramen sphenopalatinum an die laterale Nasenhöhlenwand im Bereich der Concha nasalis superior und media sowie des Meatus nasi superior et medius. Sie geben Zweige nach dorsal ab, die sich im Rachendach und in der Schleimhaut der Pars nasalis des Pharynx, des Sinus sphenoidalis und des Ostium pharyngeum tubae auditivae verästeln.

b) *Rr. nasales posteriores superiores mediales* ziehen ebenfalls durch das Foramen sphenopalatinum, dann an der Unterseite des Corpus ossis sphenoidalis und versorgen obere Abschnitte des Septum nasi.

c) Als längster Ast der Rr. nasales posteriores superiores mediales gilt der *N. nasopalatinus (Scarpae)*.

Zwischen Periost und Schleimhaut gelangt der Nerv, oft in Form zweier Zweige, mit seinen Begleitgefäßen schräg nach vorne und unten zum Canalis incisivus. Er versorgt auf diesem Wege die Schleimhaut der Nasenscheidewand, einen Teil des Vestibulum nasi und anastomosiert regelmäßig mit Rr. nasales aus den Rr. alveolares superiores anteriores. Er durchzieht den Canalis incisivus und versorgt anschließend als N. palatinus anterior die palatinale Schleimhaut des Zwischenkieferabschnittes etwa zwischen beiden Dentes canini (gelegentlich bis an die Grenze zwischen dem 1. und 2. Prämolaren). Regelmäßig anastomosiert er mit dem N. palatinus major (Ramus medialis).

d) *Rr. nasales posteriores inferiores* (laterales) verlaufen zunächst im Canalis palatinus major kaudalwärts, verlassen diesen in Höhe der Concha nasalis inferior und versorgen deren Schleimhaut sowie die der Meatus nasi medius et inferior.

e) Der *N. palatinus major* ist in der Regel der stärkste Ast des Ganglion nach unten. Er zieht im gleichnamigen Kanal zum Foramen palatinum majus und dann – sich in einen R. medialis und einen R. lateralis zergliedernd – am Palatum durum nach vorne.

f) Die *Nn. palatini minores* nehmen zunächst denselben Weg durch den Canalis palatinus major, gliedern sich dann dorsalwärts ab und erreichen den harten Gaumen durch die Foramina palatina minora. Sie verzweigen sich in der Schleimhaut des Palatum molle, der Tonsilla palatina und benachbarter Schleimhautabschnitte. Motorische Fasern für den M. levator veli palatini, die aus dem N. facialis stammen, ziehen innerhalb der Nn. palatini minores.

g) *Rr. orbitales* gelangen als 2–3 kleine Zweige in die Bindegewebe-Muskel-Platte (M. orbitalis), welche die Fissura orbitalis inferior überspannt. In den Nerven oder unmittelbar dorsal liegen mehrere *kleine autonome Ganglien*. Die Zweige des größten dieser Ganglien dringen in die Durascheide des N. opticus ein. Die übrigen ziehen zusammen mit dem N. ethmoidalis posterior zur Lamina cribrosa ossis ethmoidalis bis in die Gegend des Ganglion terminale oder aber auch durch die Foramina in der Sutura spheno-ethmoidalis zur Schleimhaut der Cellulae ethmoidales posteriores und des Sinus sphenoidalis. Ein Ast gelangt gelegentlich zum Ganglion ciliare. Auch in dem Bindegeweberaum zwischen Fissura orbitalis inferior und Ganglion pterygopalatinum liegt ein vegetatives Ganglion: *Ganglion parapterygopalatinum*. Die von ihm ausgehenden Ästchen ziehen in das Periost, das Bindegewebe und das Fett seiner Umgebung. Zum Teil tauschen sie Fasern mit Ganglien des Sinus cavernosus aus. (Weiteres s. Bd. I/1, Teil C.)

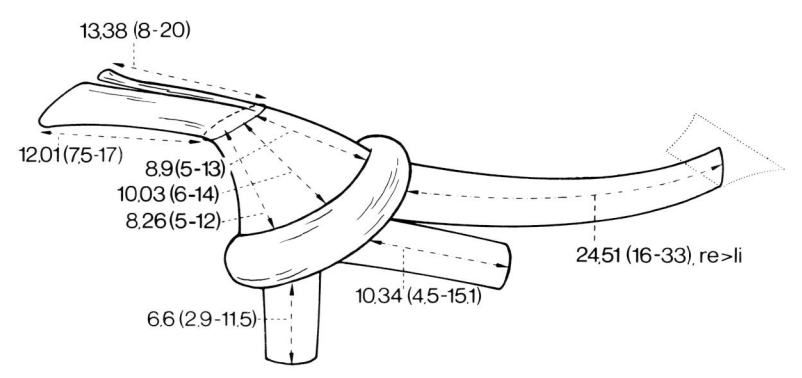

Abb. 262. N. trigeminus, Teilstrecken (Lang u. Reiter, im Druck)
Länge des medialen und lateralen Randes des N. trigeminus in der hinteren Schädelgrube bis zum Porus trigemini, Abstände des proximalen Ganglionrandes zum Porus trigemini. Distanz zwischen distalem Ganglienrand und vorderem unteren Randgebiet des Canalis opticus, Distanz zwischen Ganglienrand und innerer Öffnung des Foramen rotundum sowie bis zum intrakraniellen Rand des Foramen ovale (N. mandibularis)

δ) N. mandibularis (N. V₃)

Der im Mittel intrakraniell 6,6 (2,5–11,5) mm lange N. mandibularis führt überwiegend sensible, aber im Gegensatz zum N. ophthalmicus und N. maxillaris auch motorische Fasern für die Kaumuskeln. Als stärkster der 3 Trigeminusäste enthält er ca. 22 Bündel mit 83000 Fasern (Mira u.Mitarb. 1971) und ist etwa 5 mm breit und 3,5 mm dick. Er verläßt den Schädel durch das Foramen ovale. An seiner Durchtrittszone ist er umsponnen vom Plexus venosus foraminis ovalis, der intrakraniell mit dem Sinus cavernosus, dem Plexus venosus caroticus internus sowie den Vv. meningeae mediae in wechselnder Ausbildung in Verbindung steht. Extrakraniell ergießt er sich insbesondere in den Plexus pterygoideus. Unmittelbar nach Durchtritt des Nervs durch den Schädel ist seiner medialen Seite das *Ganglion oticum* angelagert. Gewöhnlich gliedert sich der Nerv unmittelbar unter dem Schädel in eine vordere und eine hintere Astgruppe auf. Seine Äste anastomosieren ausgiebig miteinander (Isolierte Anästhesie wegen Geflechtbildung in diesem Abschnitt nicht möglich).

Versorgungsgebiet

a) *Sensibel*: Dura mater cerebri (Abb. 263 u. 264); Haut der Unterlippe, der Schläfengegend, vordere Anteile des äu-

Nn. craniales

Versorgungsgebiet der Rr. meningei aus N. trigeminus und Truncus sympathicus

Versorgungsgebiet der Rr. meningei aus Nn. ethmoidales

Rr. meningei aus Nn. V_2 et V_3 sowie aus Truncus sympathicus zur A. meningea media

Rr. meningei aus C_1 und C_2 zum Clivus

Rr. meningei durch Canalis hypoglossalis aus C_1–C_3 zu Fossula vermiana

Rr. meningei aus N. vagus

Rr. meningei aus N. ethmoidalis ant.

Rr. meningei aus Nn. V_1, V_2 et V_3

Rami meningei des N. ethmoidalis post.

Vereinigungszone der Rr. meningei nn. V_{1-3}

R. meningeus aus N. V_3 zu A. meningea media, Ramus frontalis

Rr. meningei zu A. meningea media, Rr. parietalis et suprasquamosus

Rr. meningei zu Tentorium cerebelli (Rr. tentorius medialis et lateralis)

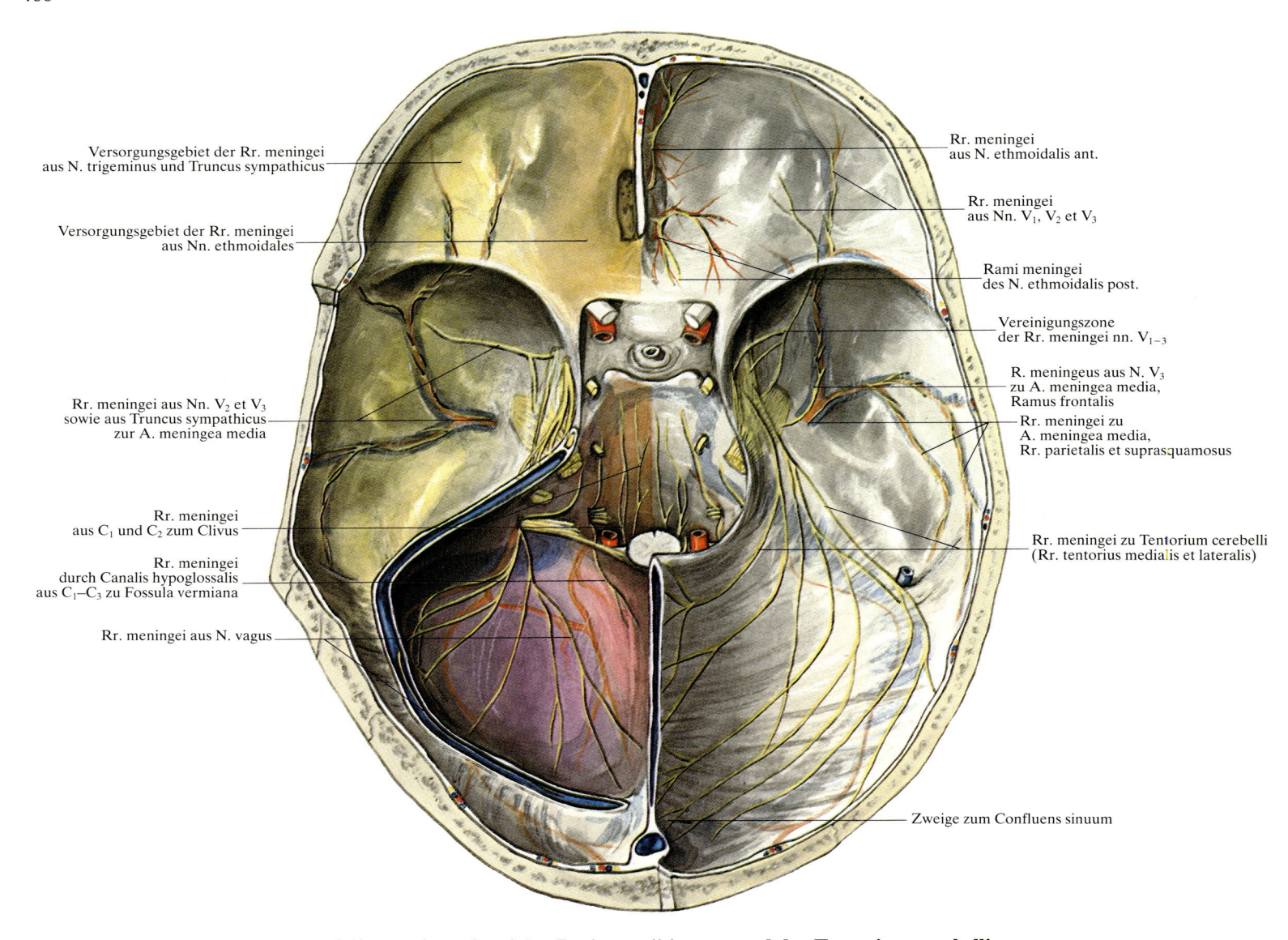

Zweige zum Confluens sinuum

Abb. 263. Rami meningei der Basis cranii interna und des Tentorium cerebelli

ßeren Ohres, des Meatus acusticus externus und der Membrana tympani von außen; Schleimhautabschnitte der Wange, des Mundhöhlenbodens und die vorderen $^2/_3$ der Zunge; Zähne und Gingiva des Unterkiefers sowie die Articulatio temporomandibularis.
b) *Motorisch:* M. masseter, M. temporalis, Mm. pterygoidei lateralis et medialis, M. mylohyoideus, M. digastricus (Venter anterior) und M. tensor tympani sowie M. tensor veli palatini.

Zweige und Äste

1. R. meningeus

Der R. meningeus zweigt intra- oder extrakraniell vom Nerv ab. Bei extrakraniellem Abgang durchzieht er gemeinsam mit der A. meningea media rückläufig das Foramen spinosum. Er begleitet, sich verzweigend, Stämme und Äste der Arterie in die Dura mater cerebri. Ein Zweig dringt in die Ala major ossis sphenoidalis, ein anderer durch die Fissura petrosquamosa und versorgt die Cellulae mastoideae.

Vordere Astgruppe, vorwiegend motorisch (= N. masticatorius)

2. N. massetericus

Der N. massetericus übergreift lateralwärts ziehend den M. pterygoideus lateralis und erreicht zwischen Processus condylaris und coronoideus hindurch den M. masseter. Während dieser Verlaufsstrecke nimmt er feine sensible Äste aus der Articulatio temporomandibularis und dem Unterkiefer auf.

3. Nn. temporales profundi

Die Nn. temporales profundi ziehen an der Unterseite der Schädelbasis lateralwärts, biegen um die Crista infratemporalis und dringen in die Innenseite des M. temporalis ein.

Rr. meningei
aus Nn. ethmoidales

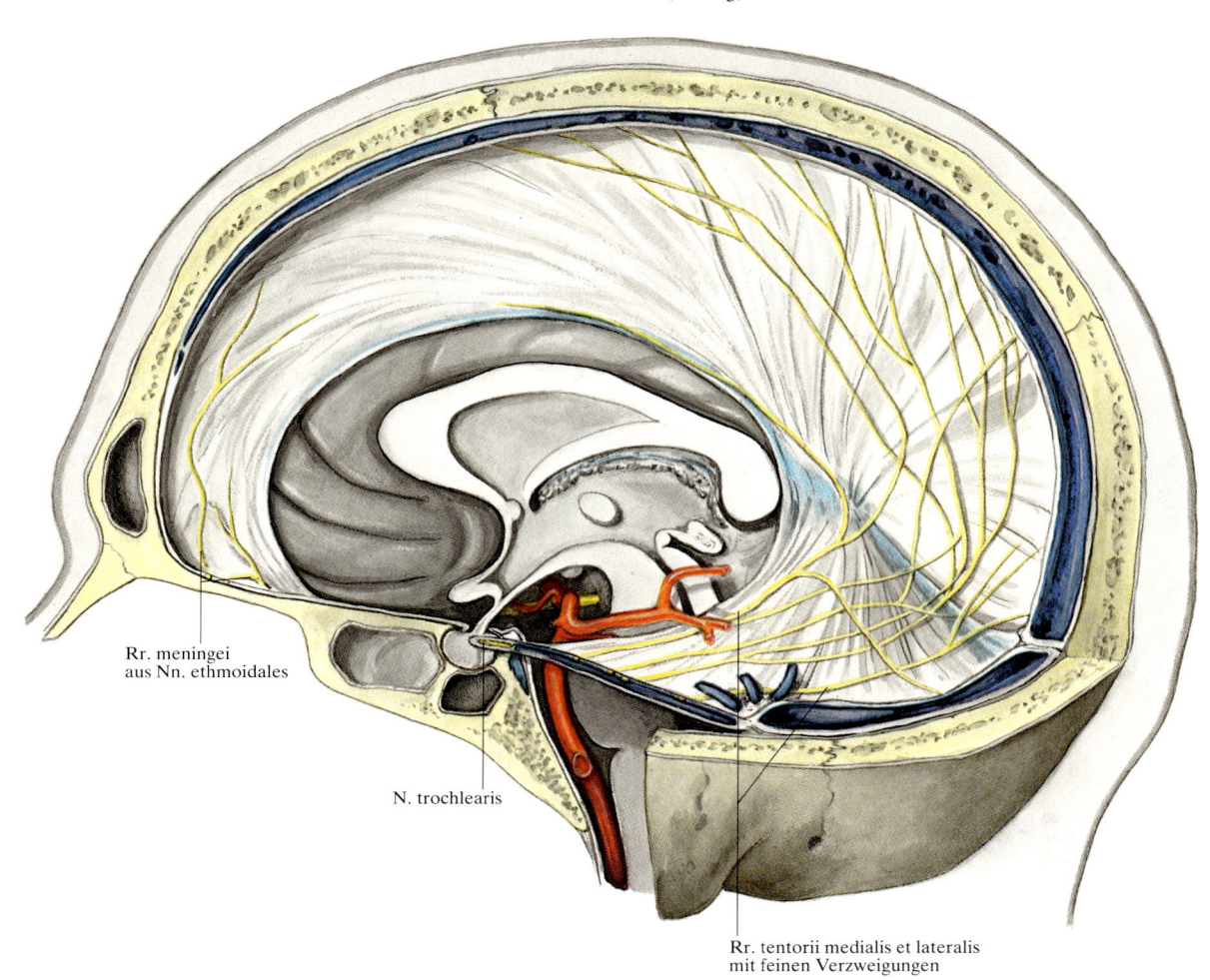

N. trochlearis

Rr. tentorii medialis et lateralis
mit feinen Verzweigungen

Abb. 264. Rami meningei der Falx cerebri und des Tentorium cerebelli
(nach CHOROBSKI u. PENFIELD 1932; KIMMEL 1961)

4. N. pterygoideus lateralis

Der N. pterygoideus lateralis verläuft meist mit dem N. buccalis eine Strecke weit zusammengebündelt. Während er den M. pterygoideus lateralis durchdringt, isolieren sich seine Äste und versorgen den Muskel.

5. N. pterygoideus medialis

Der N. pterygoideus medialis verläuft unmittelbar am Ganglion oticum vorbei oder durchdringt dieses und zieht dann nach vorne und unten in den M. pterygoideus medialis. In der Nachbarschaft des Ganglion oticum zweigen kleine Fäden für den M. tensor tympani und den M. tensor veli palatini ab.

6. N. buccalis

Der N. buccalis verläuft zunächst zusammengebündelt mit dem N. pterygoideus lateralis, durchdringt dann meist die Lücke zwischen Caput infratemporale und Caput pterygoideum des M. pterygoideus lateralis und zieht anschließend im lockeren Bindegewebe unter dem M. temporalis gemeinsam mit der A. buccalis an die Außenfläche des M. buccinator. Während dieser Verlaufsstrecke zweigt er sich in zahlreiche Endäste auf, die teils den Muskel durchbohren, um die Schleimhaut der Wange bis an die Gingiva im Bereich des Dens premolaris II und molaris I zu versorgen. Andere Zweige ziehen zur Cutis der Wange und anastomosieren mit dem N. facialis. (Weiteres s. Spatium buccotemporale, Bd. I/1, Teil C.)

Dorsale Astgruppe, vorwiegend sensibel

7. N. auriculotemporalis

Der N. auriculotemporalis entspringt vom Dorsalumfang des Nervenstammes und umfaßt gewöhnlich mit 2 Wurzeln die A. meningea media schlingenförmig. (Weiteres s. Spatium parapharyngeum, Bd. I/1, Teil C.) Während dieser Verlaufsstrecke zweigen mehrere Fasern zum Ganglion oticum ab. Der Nerv umgreift dann die Articulatio temporomandibularis bogenförmig von dorsal und unten her und gelangt zwischen Kiefergelenk und Meatus acusticus externus unter den kranialen Teil der Gl. parotis. Hier kommt er in Kontakt mit den Vasa temporalia superficialia, die er an ihrer dorsalen Seite schläfenwärts begleitet. (Weiteres s. Band I/1, Teil C und Teil B.)

Zweige

a) Rr. vasculares zur A. meningea media und anderen Arterien der Region,
b) Rr. articulares für die Articulatio temporomandibularis,
c) Nn. meatus acustici externi ziehen meist gedoppelt durch die Lücke zwischen knöchernem und knorpeligem Teil des Meatus acusticus externus und versorgen die Haut der Ober- und Vorderwand des Meatus.
d) Rr. membranae tympani an die Außenseite der Membrana tympani.
e) Rr. parotidei ziehen in die Gl. parotis und führen sekretorische Fasern aus dem Ganglion oticum zur Drüse (s. auch S. 471).
f) Rr. communicantes cum n. faciali verbinden sich an der Umbiegungsstelle des N. auriculotemporalis mit dem über ihm liegenden oberen Fazialisast und führen ihm sensible und parasympathische Fasern für die Wangenhaut zu.
g) Zwei bis drei Nn. auriculares anteriores ziehen von vorne her zur Haut des Außenohres.
h) Nn. temporales superficiales begleiten die Vasa temporalia superficialia in die Haut der Schläfe vor und über dem Ohr. Sie anastomosieren mit Zweigen der Nn. frontalis, facialis und occipitalis (Gustosudoraler Reflex, s. Bd. I/1, Teil C).

Innervation des Kiefergelenks. Aus dem N. auriculotemporalis erreichen meist 4 Ästchen das Kiefergelenk, aus dem N. massetericus weitere 3. Aus dem N. temporalis profundus posterior zieht ein R. articularis zur Articulatio temporomandibularis. Ein weiteres Ästchen für das Kiefergelenk stammt aus dem Ganglion oticum. (Weiteres s. Bd. I/1, Teil C.)

8. N. lingualis

Der N. lingualis begibt sich in das Verschiebegewebe zwischen Mm. pterygoideus lateralis et medialis und verläuft meist medial der A. maxillaris. Vom Unterrand des M. pterygoideus lateralis an zieht er zwischen R. mandibulae und M. pterygoideus medialis nach abwärts und vorne. Leicht bogig umgreift er das Gebiet des Dens serotinus des Unterkiefers und zieht dann an der Zunge an der Außenfläche des M. hyoglossus nach vorne. Während dieser Strecke liegt er schleimhautnah (Plica n. lingualis). Der Ductus submandibularis überkreuzt ihn spitzwinklig. Seine Aufzweigung erfolgt zwischen M. hyoglossus und M. genioglossus. (Weiteres s. Bd. I/1, Teil C.)

Anastomosen

1. In unterschiedlicher Höhe senkt sich von dorsal oben die Chorda tympani in den Nerv ein: R. communicans cum chorda tympani.
2. Durch ein oder mehrere Fäden erfolgt Faseraustausch mit dem N. alveolaris inferior.
3. Rami ganglionares ziehen zum Ganglion submandibulare und von dort zum Nerv.
4. Rr. communicantes cum n. hypoglossi ziehen an der Außenseite des M. hyoglossus zum XII. Hirnnerv, dem zentripetale Fasern zugeführt werden (wahrscheinlich propriozeptive Fasern). (Weiteres s. Bd. I/1, Teil C.)

Zweige und Äste

a) *Rr. isthmi faucium (Rr. tonsillares):* Versorgen die Schleimhaut des genannten Abschnittes.
b) *N. sublingualis:* Zweigt am Hinterrand der Glandula sublingualis vom Nerv ab und verläuft an deren lateraler Fläche nach vorne. Er verzweigt sich in vorderen Abschnitten des Mundhöhlenbodens, der Gingiva und der Glandula sublingualis.
c) *Rr. linguales:* Ziehen in der Nachbarschaft der Äste der A. profunda linguae durch die Muskulatur zum Dorsum linguae und versorgen dort die Schleimhaut der vorderen zwei Zungendrittel bis zur Linea terminalis (zahlreiche Anastomosen mit Zweigen des N. glossopharyngeus).

9. N. alveolaris inferior

Dieser Ast des N. mandibularis führt sensible und motorische Fasern. Dorsal und seitlich des N. lingualis gelangt er zwischen den Mm. pterygoideus lateralis et medialis in das Spatium pterygomandibulare zum Foramen mandibulae. Während seiner letzten Verlaufsstrecke ist er vom breitflächigen, zarten Lig. sphenomandibulare medial bedeckt (Lingula mandibulae, Leitungsanästhesie). Gemeinsam mit den Vasa alveolaria inferiora durchzieht er den Canalis mandibulae. Der Nerv verzweigt sich nach seinem Eintritt in das Foramen mandibulae in seine Äste; er versorgt die Zähne des Unterkiefers. Durch das Foramen mentale tritt ein Teil seiner Fasern als N. mentalis aus. (Weiteres über Verzweigungen und Lage des Nervs s. Bd. I/1, Teil C.)

Plexus dentalis inferior. Innerhalb des Canalis mandibulae anastomosieren häufig feine Zweige des Nervs zum Plexus dentalis inferior. Von diesem oder vom Nerv selbst zweigen
a) *Rr. dentales inferiores* für die Zähne des Unterkiefers ab. Je nach Lage des Canalis mandibulae sind diese lang oder kurz. Vor allem an die Molaren treten sie von der Seite heran.
b) *Rr. gingivales inferiores* für die Gingiva entstammen häufig den Rr. dentales, seltener einem Plexus dentalis inferior.

Anastomosen. An den Anheftungsstellen der Kaumuskeln und im Bereich der Spina mentalis durchziehen feine Nerven und Gefäße die Mandibula und anastomosieren mit dem N. alveolaris inferior und mit seinen Ästen. Stets finden sich derartige Durchtrittspforten in der Ansatzzone des M. pterygoideus lateralis, des M. temporalis und im Bereich des Trigonum retromolare, an der medialen Seite der Dentes premolares und in der Gegend der Tubercula mentalia. Durch Verbindungskanäle ziehen Fasern der Nn. temporales profundi, des N. mylohyoideus und möglicherweise auch andere Nerven zum N. alveolaris inferior oder zu dessen Ästen. (Bei der Anästhesie des N. alveolaris inferior an typischer Stelle wird bei 5% der Menschen keine Schmerzfreiheit der Unterkieferzähne festgestellt. Infiltration der Gingiva des Trigonum retromolare vermindert die Quote auf weniger als 1%.) (Weiteres s. Bd. I/1, Teil C.)

c) *N. mylohyoideus:* Vor seinem Eintritt in den Canalis mandibulae zweigt vom N. alveolaris inferior der N. mylohyoideus ab. Er ist zunächst vom M. pterygoideus medialis bedeckt und begibt sich dann mit seinen Begleitgefäßen in den Sulcus mylohyoideus. Anschließend verläuft er an der Unterfläche des M. mylohyoideus nach vorne und versorgt diesen sowie den Venter anterior des M. digastricus. Seine sensiblen Fasern versorgen die Haut des Kinns und mediale Abschnitte des Trigonum submandibulare. Einer seiner Zweige durchbohrt häufig den M. mylohyoideus und anastomosiert mit dem N. lingualis. (Weiteres s. Bd. I/1, Teil C.)

d) *N. mentalis:* Unter dem Dens premolaris II oder zwischen den Dentes premolares I und II öffnet sich meist der Canalis mandibulae zum Foramen mentale, durch welches der N. mentalis austritt. Er ist zunächst vom M. depressor anguli oris bedeckt und versorgt, in seine Äste zerfallend, mit

α) Rr. mentales die Haut des Kinns und mit

β) Rr. labiales inferiores die Haut und Schleimhaut der Unterlippe.

Ganglion oticum

Das Ganglion oticum liegt dicht unterhalb des Foramen ovale an der medialen oder dorsalen Seite des N. mandibularis, lateral des M. tensor veli palatini und vor der A. meningea media. Der länglich-runde, abgeplattete Knoten hat einen größten Durchmesser von 3–4 mm.

Wurzeln

1. *Eine sensible* Wurzel stammt aus dem N. mandibularis und wird begleitet von motorischen Fasern für den M. pterygoideus medialis und den M. tensor tympani (soll auch vom N. petrosus major herstammen können).

2. *Eine parasympathische* Wurzel (= N. petrosus minor) zieht durch die Fissura sphenopetrosa (Lig. sphenopetrosum inferius u. Fibrocartilago basalis) oder durch den Canalis innominatus (Arnold) hindurch an die Hinterfläche des Ganglion oticum. Der Nerv führt sekretorische, präganglionäre Fasern aus dem Nucleus salivatorius inferior. Diese verlaufen zunächst im N. IX, dann im N. tympanicus.

3. *Eine sympathische* Wurzel stammt entweder vom N. petrosus profundus oder direkt aus dem Plexus caroticus internus oder zweigt vom sympathischen Geflecht der A. meningea media ab.

Zweige

a) Der N. tensoris veli palatini zieht zum gleichnamigen Muskel.

b) Der N. tensoris tympani zieht zum gleichnamigen Muskel, der sich als ursprünglicher Kaumuskel vom M. pterygoideus medialis abgespalten hat. Andere Fasern ziehen in den M. pterygoideus medialis ein.

c) Der R. communicans cum ramo meningeo (n. mandibularis) ist höchstwahrscheinlich sensibel und baut den gleichnamigen Nerv mit auf.

d) Der R. communicans cum n. auriculotemporali führt vor allem postganglionäre, parasympathische, sekretorische Fasern für die Glandula parotis (Jacobsonsche Anastomose).

e) R. communicans cum chorda tympani: in ihm sollen die motorischen Fasern für den M. levator veli palatini verlaufen (s. auch Nn. palatini minores, S. 467).

f) R. communicans n. petrosi majoris cum ganglio otico: in ihm ziehen wahrscheinlich sensorische und parasympathische Fasern zum N. lingualis.

g) Der R. communicans cum n. linguali zieht zum gleichnamigen Nerv.

h) Der Nervulus sphenoideus internus zieht in einem eigenen Knochenkanälchen zum Canalis pterygoideus und anastomosiert mit dem N. canalis pterygoidei. Er soll dem Ganglion pterygopalatinum motorische Fasern für den M. levator veli palatini zuführen. Diese entstammen dem N. facialis und erreichen nach klinischen Erfahrungen über folgenden Weg den Muskel: N. facialis – Chorda tympani – Ganglion oticum – N. sphenoideus internus – N. canalis pterygoidei – Ganglion pterygopalatinum – Nn. palatini minores.

i) Der Nervulus sphenoideus externus ist meist von einer kleinen Vene begleitet und dringt durch das Foramen Vesalii oder einen kleineren Knochenkanal dieser Keilbeinzone hindurch, um in den Sinus cavernosus zu gelangen. Innerhalb des Knochenkanals oder an dessen Außenpforte liegt regelmäßig ein kleines Ganglion para-oticum. Im Sinus cavernosus gelangt das Nervenästchen an die mediale Seite des Ganglion trigeminale und geht Verbindungen mit den Ganglia sinus cavernosi ein (s. Bd. I/1, Teil B).

Ganglion submandibulare (Abb. 265)

Das Ganglion submandibulare ist ein abgeplattetes, etwa 3–3,5 mm langes autonomes Ganglion. Es liegt etwas dorsal der Kreuzungsstelle des N. lingualis mit dem Ductus submandibularis, nahe am Hinterrand des M. mylohyoideus unter dem Nerv.

Wurzeln

1. *Rami ganglionares,* deren Fasern aus dem N. lingualis stammen, stellen die sensible Wurzel dar,

2. eine parasympathische, die, über die Chorda tympani zugeleitet, mit den sensiblen Wurzeln als *Rr. communicantes cum n. linguali* zum Ganglion zieht;

3. ein *R. sympathicus ad ganglion submandibulare* – besteht meist aus mehreren feinen Nervenzweigen aus dem sympathischen Geflecht der A. facialis.

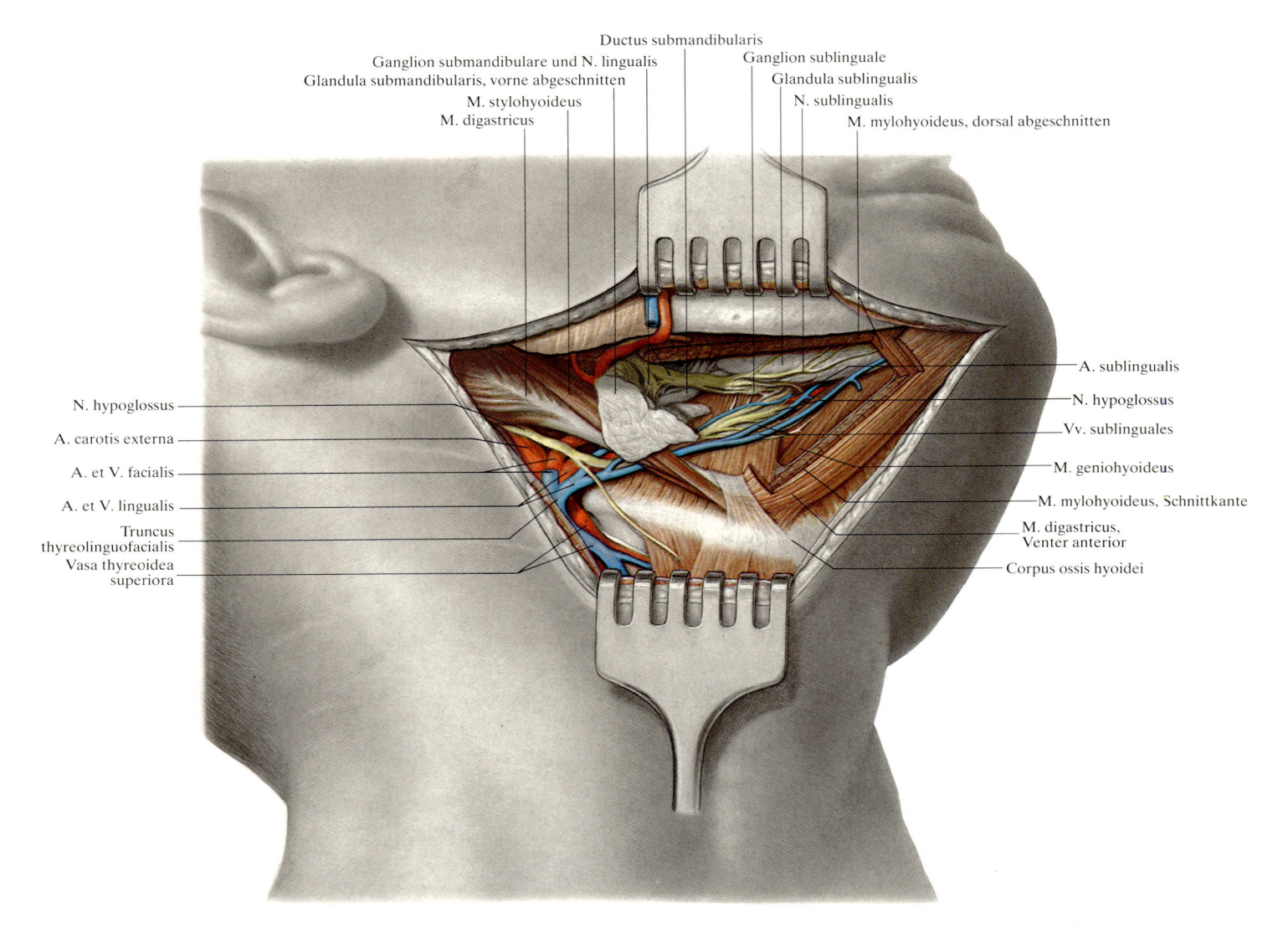

Abb. 265. **Trigonum submandibulare,** dritte Schicht: Glandula submandibularis caudalwärts luxiert. Gefäß- und Nervenversorgung der Glandula submandibularis, A. facialis, N. lingualis und Ganglion submandibulare
V. facialis durchgeschnitten und mit der Drüse caudalwärts verlagert. Fascien und Lymphknoten entfernt

Zweige

1. Mehrere Rr. glandulares führen dem N. lingualis postganglionäre Fasern für die Glandula sublingualis und andere Zungendrüsen zu.

2. Rr. glandulares verlassen das Ganglion an dessen Unterrand und dringen entlang des Ductus submandibularis in die gleichnamige Drüse ein. Sie beteiligen sich auch an der Versorgung anderer Zungendrüsen.

3. Meist ziehen einige Zweige zum N. hypoglossus.

Ganglion trigeminale

Die Zellen der afferenten Nervenfasern des N. trigeminus liegen innerhalb des 14–22 mm langen und 4 mm dicken Ganglion. Das Ganglion ist so geneigt, daß seine oberflächliche Seite gleichzeitig seine laterale ist. Die Form des Ganglion entspricht einem Viertelmond, dessen Konvexität nach vorne und unten lateral weist. Am breitesten ist es am Eintrittsgebiet des N. maxillaris und zwar schon bei Feten (Abb. 266). (Weiteres siehe Band I/1 Teil B.)

Ärztliche Bedeutung (s. Bd. I/1, Teil B)

Trigeminusneuralgie

OLIVECRONA (1941) war der Meinung, daß die Trigeminusneuralgie ausschließlich durch mechanische Beeinflussung (Tumoren, aberrierende Arterien, Aneurysmen u.a.) entstünde. DANDY und neuerdings JANNETTA (seit 1967) legten deshalb zwischen anlagernde Arterien – im allgemeinen A. cerebelli superior – und Nerv Ivalon-Plastikschwämme (in letzter Zeit Muskelstücke) ein und erzielten gute bis sehr gute Ergebnisse. Außerdem kann natürlich eine A. primitiva trigemini (Vorkommen 0,2%) oder die an unserem Untersu-

N. mandibularis (N. V₃)

Erkenntnissen (JANNETTA) eine Schädigung der Radix sensoria möglich, da bei Interposition von Muskelstücken oder Kunststoffschwämmen in 83,5% eine medikamentenresistente Trigeminusneuralgie geheilt werden kann und bei 93,3% deutliche Besserung auftritt. Betont sei, daß auch Schlingen der A. cerebelli inferior anterior in Kontakt mit der Radix sensoria kommen können.

Ob segmentale Demyelinisierungen im Bereich der zentralen Zonen der Radix sensoria und der Pars triangularis, welche bei Trigeminusneuralgie häufiger als bei Gesunden nachgewiesen wurden, über kurzgeschlossene Regelkreise die Schmerzempfindung erzeugen, ist meiner Kenntnis nach derzeit noch ungeklärt (Abb. 267).

Überlappung der Versorgungsgebiete des N. trigeminus

Schon FROHSE (1895), ZANDER (1897) u.a. wiesen darauf hin, daß die einzelnen Trigeminusäste ein individuell unterschiedliches Ausbreitungsgebiet besitzen. Überlagerungen der Versorgungsgebiete, auch mit kontralateralen Zweigen und Überlagerungen mit Zweigen von Halsnerven konnten auch klinisch nachgewiesen werden (KRAUSE 1890, 1895; DANDY 1931; HUNTER u. MAYFIELD 1949, u.a.). Weiteres s. Bd. I/1, Teil C.

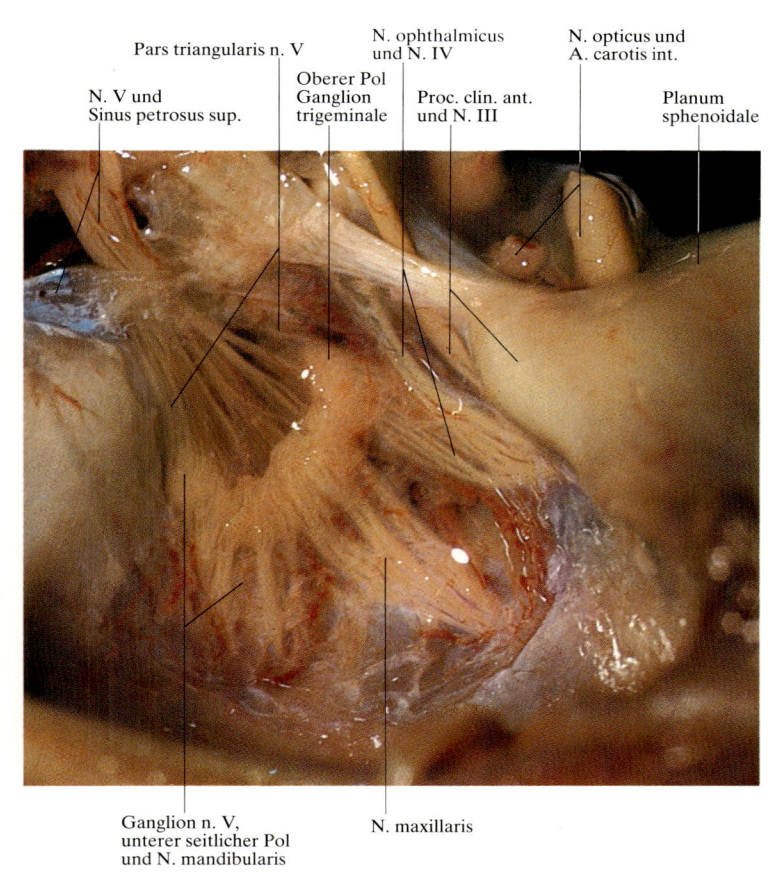

Abb. 266. Ganglion trigeminale von der Seite, 40 cm langer Fetus

chungsgut in 60% entwickelte A. pontomesencephalica die Pars compacta und die Radix sensoria tangieren. SUNDERLAND (1948) wies schon auf den verhältnismäßig häufigen Kontakt von Arterien, insbesondere der A. cerebelli superior, mit dem N. trigeminus hin. Förmliche Einkerbungen des Nervs durch die A. cerebelli superior konnte er an 210 Gehirnen nur zweimal feststellen, einmal durchzog die Arterie den Nerv. Dreimal war die Unterseite des N. V von der A. cerebelli inferior anterior, zweimal die mediale Seite von der A. basilaris beeinträchtigt. Schon DANDY (1939) war der Meinung, daß eine Kompression der Radix sensoria in der Regel durch einen Zweig der A. basilaris verursacht sei. Auch die V. petrosa kann in Kontakt mit dem N. trigeminus kommen und eine Neuralgie verursachen (JANNETTA 1977). TAARNHØJ führte 1952 im Anschluß an LEE (1937) die erste Dekompression der Radix sensoria am Porus trigemini durch, da auch er annahm, daß eine Quetschung der Nervs (in diesem Fall durch Durafasern bedingt) erfolgt. Dieselbe Idee hatte MALIS (1967). Nicht unerwähnt darf bleiben, daß in 2–7% (je nach Untersucher) die Trigeminusneuralgie durch multiple Sklerose und andere zentrale Erkrankungen hervorgerufen wird. KNIGHT (1954) konnte an 60% der Patienten mit Trigeminusneuralgie Herpes simplex-Bläschen nachweisen. Insbesondere wenn ein Gefäß in der sog. Achsel die Nervenaustrittszone tangiert, erscheint nach derzeitigen

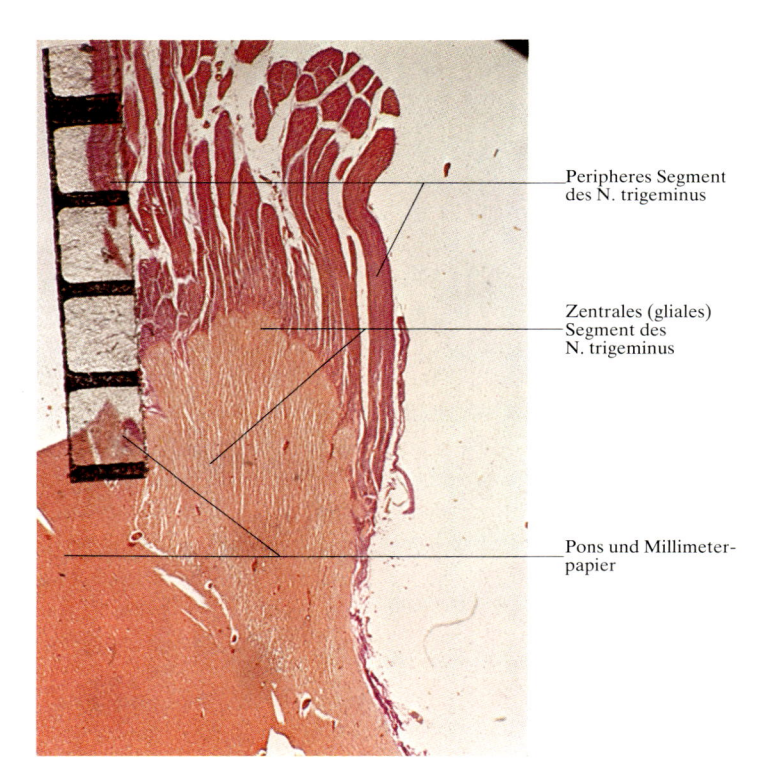

Abb. 267. N. trigeminus zentraler und peripherer Abschnitt (VAN GIESON)

f) N. abducens (N. VI)

Der motorische N. abducens versorgt wie der N. trochlearis nur einen Augenmuskel, den M. rectus bulbi lateralis.

Nucleus n. abducentis

Der 3 mm lange Nucleus n. abducentis (OLSZEWSKI u. BAXTER 1954) liegt im rostralen Bodenteil des 4. Ventrikels, wo er unmittelbar paramedian den Colliculus facialis aufwirft.

Faserarten. BARRATT (1901) fand im N. abducens dicke und dünne myelinisierte Fasern (11–17 und 3–6 µm). Einige feine Zweige dünner myelinisierter und nichtmyelinisierter Fasern vereinigten sich mit dem Nerv 25 mm nach seinem Ursprung und verließen ihn 10 mm distalwärts davon.
An der Austrittsstelle wurden 5890 Fasern gezählt, an der Muskeleintrittsstelle 7220 (SWENSSON 1949). Intrazisternal fanden sich an unserem Untersuchungsgut in einem Nerv zwischen 1946 und 8136 Fasern über 5 µm Durchmesser (THORSTEINSDOTTIR 1982).

Faserverlauf. Die Neuriten des Kerngebiets ziehen durch die Formatio reticularis, das Corpus trapezoideum sowie die Fasciculi longitudinales flachbogig kaudalwärts und treten zwischen Ponsunterrand und Oberrand der Pyramis, meist in Form mehrerer Bündel ca. 4,5 mm paramedian aus (s. Bd. I/1, Teil B).
Nach seinem Austritt wendet sich der Nerv innerhalb der Cisterna pontis auf eine Strecke von 15,9 (11–22) mm nach vorne und lateralwärts. In der Zisterne tritt er in Lagebeziehung zur A. cerebelli inferior anterior (s. Fossa cranialis posterior, Bd. I/1, Teil B). Dann durchsetzt er im Bereich des Clivus die Dura mater und zieht subdural von einer Liquorhülse begleitet über den Apex partis petrosae hinweg in die Seitenwand des Sinus cavernosus.
Der Nerv wird während dieses Verlaufs vom Lig. petrosphenoideum superius, einem Band zwischen dem lateralen Rand des Dorsum sellae und der Oberkante der Pars petrosa ossis temporalis, überdeckt. Innerhalb des Sinus begleitet ihn ein Stück weit eine Arachnoidealscheide an die laterale Seite der A. carotis interna. Im Sinus liegt er zunächst lateral und dann unterhalb und lateral der A. carotis interna und tritt durch den medialen Teil der Fissura orbitalis superior in die Augenhöhle. Dabei durchdringt er den Annulus tendineus unterhalb und etwas lateral des N. oculomotorius und des N. nasociliaris, zieht dann seitwärts und senkt sich in die innere Oberfläche des M. rectus bulbi lateralis ein. Über die Länge des Nervs und seinen Austritt aus dem Gehirn orientieren Abb. 268 u. 269. (Weiteres s. Bd. I/1, Teil B.)

Faserverbindungen. Die Fasern des Tractus corticonuclearis der Augenfelder enden nicht am Ursprungskerngebiet des N. abducens der Gegenseite, sondern an Schaltneuronen der Formatio reticularis mesencephali. Der Kern erhält erst über diese seine Impulse. Weitere Faserverbindungen verknüpfen

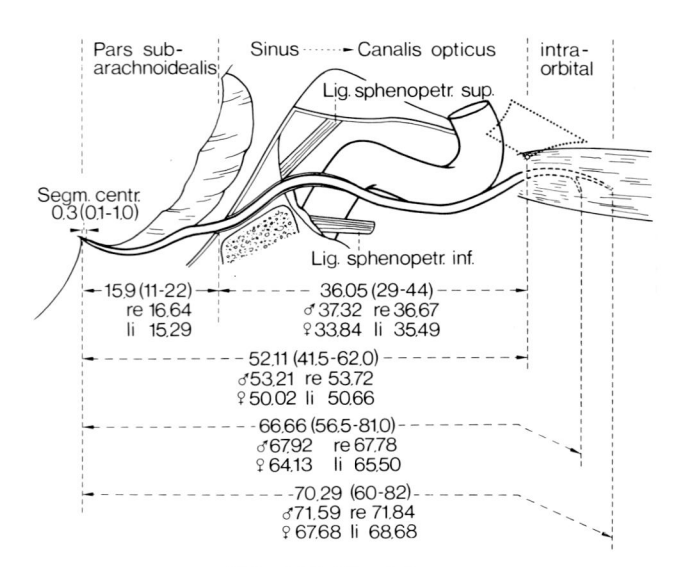

Abb. 268. N. abducens
Länge von Teilstrecken und Gesamtlänge, nach Austritt aus dem zentralnervösen Organ (nach LANG u. REITER, im Druck)
Das zentrale Segment des 6. Hirnnervs ist 0,3 (0,1–1,0) mm lang. Die Länge der Teilstrecken (Pars subarachnoidealis, Sinusstrecke bis zu vorderem unteren Rand des Canalis opticus) sowie der Eintritt des hintersten und vordersten Wurzelfadens in den M. rectus lateralis sind abzulesen

ihn mit dem Fasciculus longitudinalis medialis, mit dem Tractus tectobulbaris und über diesen mit dem Sehkortex. Innerhalb des Sinus cavernosus erreichen ihn Zweige des Plexus caroticus (diese und Ganglien s. Bd. I/1, Teil B) und an der Eintrittsstelle in die Orbita ein Zweig des N. ophthalmicus, über welchen wohl die propriozeptiven Fasern des M. rectus bulbi lateralis ziehen.

Variationen. Gelegentlich ist der N. abducens durch einen Ast des N. oculomotorius ersetzt.

Ärztliche Bedeutung

Der N. abducens besitzt von allen Hirnnerven den längsten intrakraniellen und extraduralen Verlauf. Lediglich seine erste extrazerebrale Strecke zieht durch die Cisterna pontis hindurch. Bei gesteigertem intrakraniellem Druck kommt es häufig zu ein- oder doppelseitiger Abduzensparese, die auch fluktuierend sein kann, entsprechend einer Zu- und Abnahme des Hirndrucks. Einseitige Abduzensparesen sind häufig bei Schädelbasisbruch, basalem Epiduralhämatom oder neoplastischen Prozessen der Schädelbasis.
LILLIE (1942) berichtete über vorübergehende Abduzenslähmungen durch Einwirkungen von Zugluft. Eine Reihe von Autoren haben ähnliche Fälle beobachtet.
Eine Abduzenslähmung kann über eine sog. Spitzenzelleitung (im Apex partis petrosae), die zum Dorelloschen Kanal (s. Bd. I/1, Teil B) auf den Nerv fortgeleitet wird, entstehen. Die unterschiedlichen Lagebeziehungen zwischen N. VI und A. cerebelli inferior anterior sind im Bd. I/1, Teil B geschildert.

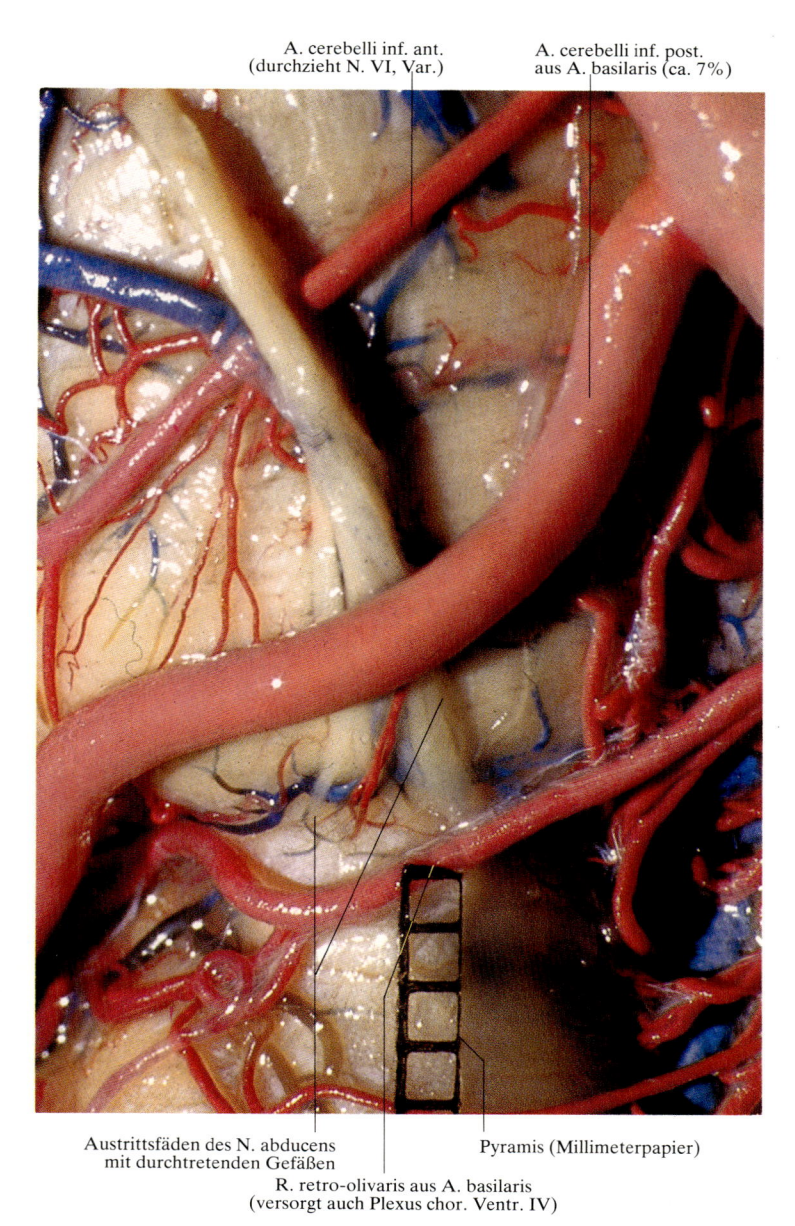

A. cerebelli inf. ant.　　　A. cerebelli inf. post.
(durchzieht N. VI, Var.)　　aus A. basilaris (ca. 7%)

Austrittsfäden des N. abducens
mit durchtretenden Gefäßen
　　　　　　　　　Pyramis (Millimeterpapier)
R. retro-olivaris aus A. basilaris
(versorgt auch Plexus chor. Ventr. IV)

Abb. 269. Austrittssituation des N. abducens

Eine nukleäre Abduzensparese ist stets mit gleichseitiger Fazialisparese verbunden. Die Abduzensschädigung führt zur Lähmung des M. rectus bulbi lateralis: beim Blick geradeaus weicht das betroffene Auge nach innen ab und kann nicht nach außen gewendet werden. Beim Blick nach nasal wird der Bulbus infolge Überwiegens des M. obliquus inferior nach oben innen gedreht. Zur Vermeidung der horizontal nebeneinander stehenden Doppelbilder wird der Kopf zur gelähmten Seite gedreht und der Blick in die Gegenrichtung gewendet.

g) N. facialis (N. VII)

Der N. facialis ist der Nerv des 2. Kiemenbogens und versorgt mit seinem motorischen Anteil die gesamte mimische Muskulatur, den M. stapedius, den hinteren Bauch des M. digastricus und den M. stylohyoideus.

Der ihm zugeordnete *N. intermedius* beteiligt sich an der Versorgung des Meatus acusticus externus, des unteren Teils der Auricula, einem Hautgebiet über dem Processus mastoideus (Huntsche Zone), und erhält propriozeptive Fasern aus den mimischen Muskeln.

Sensorische Fasern des N. intermedius leiten die Geschmacksempfindungen der vorderen $^2/_3$ der Zunge ab. Parasympathisch werden über den Intermediusanteil die Glandula lacrimalis, die Glandulae nasales, palatini et pharyngei, linguales sowie die Glandula submandibularis und sublingualis innerviert.

α) Kerngebiet

Nucleus n. facialis

Der Nucleus (originis) n. facialis ist nach BANFAI (1976) 4 mm hoch, 2 mm breit und nach innen, bzw. nach außen abgeflacht.

Nach VRAA-JENSEN (1942) mißt die größte rostrokaudale Ausdehnung des Kerns 3,0–3,5 mm, die Querausdehnung 2,5–3 mm und die sagittale etwa 1,0 mm. Er liegt innerhalb der Formatio reticularis, mit seinem größeren Abschnitt im Pons und einem kleinen in der Medulla oblongata. Der Nucleus ambiguus sowie der motorische Trigeminuskern kommen nicht in direkten Kontakt mit dem Nucleus n. facialis. Ventral von diesem liegt das Corpus trapezoideum, dorsolateral von ihm der Nucleus des Tractus spinalis n. trigemini sowie Teile der Formatio reticularis.

Van BUSKIRKS (1945) Befunden zufolge ist der Kern etwa 3,5 mm lang und hat einen dorso-ventralen Durchmesser von 1,2 mm und einen mediolateralen von 2,58 mm. Sein oberer Pol liegt etwa 1,4 mm oberhalb des unteren Pols der oberen Olive. Gelegentlich reicht er bis zum motorischen Kern des V. Hirnnervs aufwärts. Der untere Pol des Fazialiskerns erstreckt sich meist bis etwa 0,6 mm unterhalb der Ebene des unteren Pols der oberen Olive. Innerhalb des Kerns kommen zwischen 4500 und 9560 Nervenzellen vor.

Somatotopische Gliederung. Der Kern wurde von SZENTAGOTHAI (1948) in einen Nucleus inferior, medianus, dorsalis, superior und ventralis unterteilt. Eine Zuordnung der Kerngebiete zu Muskelgebieten erfolgte durch van BUSKIRK (1945) und SZENTAGOTHAI. Der von verschiedenen Autoren beschriebene dritte Nebenkern des N. facialis (Nucleus retrofacialis) soll zur Nucleus ambiguus-Gruppe gehören, der Nebenkern I: Nucleus dorsalis (accessorius) besteht aus zwei Kerngruppen (superior und inferior) und liegt zwischen Hauptkern und Nucleus n. abducentis. Die Fasern aus diesem Kern erreichen den Venter posterior m. digastrici.

Der zweite Nebenkern (N. accessorius ventralis) liegt zwischen Hauptkern und Protuberantia olivaris. Es wird angenommen, daß dieser Kern in den Stapediusreflexbogen eingeschaltet ist.

Nach PAPEZ (1937) werden beim Hund der M. frontalis und die zirkumokulären Muskeln von einer dorsalen Zellgruppe, die Muskeln um die Mundöffnung von einer ventralen und ventrolateralen Gruppe und das Platysma von einer medialen Kerngruppe innerviert. SZENTAGOTHAI (1948), der Stimulationen und Zerstörungen unterschiedlicher Kerngebiete beim Hund durchführte, war der Meinung, daß der M. frontalis und die zirkumokulären Muskeln von einem lateralen Kernabschnitt innerviert werden. Van BUSKIRK (1945) und PEARSON (1947) betonen, daß die Achse des Kerns an Frontalschnitten von dorsomedial nach ventrolateral orientiert sei, beim Hund dagegen mehr horizontal liege. Berücksichtigt man diese Rotation, dann können die Befunde vom Hund auf den menschlichen Nucleus n. facialis übertragen werden. Demnach ist die mediale Zellgruppe bei Hunden identisch der dorsalen Zellgruppe des Menschen. Die dorsale Zellgruppe des Hundes korrespondiert mit der intermediären Zellgruppe des Menschen.

PARHON u. MINEA (1907) dagegen berichteten, daß bei Schädigung der oberen Fazialismuskulatur und der zugehörigen Zweige des N. facialis Zelldegenerationen insbesondere in der dorsalen Zellgruppe des Kerns nachweisbar waren. Auch die Ergebnisse HUDOVERNIGS (1908) an einem Fall sowie die Befunde von KUYPERS (1958) sprechen ebenso für die Doppelinnervation der oberen Kerngebiete für die obere Fazialismuskulatur. Nach PARHON u. PAPINEAN (1904) und HUDOVERNIGS (1908) innerviert eine ventrale Zellgruppe die untere Gesichtsmuskulatur. KUYPERS fand bilaterale kortikofugale Fasern zu diesen Kerngebieten, die bei Hemiplegie willkürliche bilaterale Lippenbewegungen ermöglichen könnten. Stärkere Degenerationen fanden sich in seinem Untersuchungsgut jedoch am kontralateralen Kerngebiet. Solche rechts-links-Unterschiede ließen sich an dorsalen Kerngruppen nicht nachweisen, was für die ausgeprägtere bilaterale Innervation der oberen Facialismuskulatur spricht. KUYPERS möchte außerdem nicht ausschließen, daß möglicherweise intramedulläre Kreuzungen von Wurzelfasern des N. VII vorliegen.

VRAA-JENSEN (1942) bestätigt die Befunde von MARINESCO (1899), der nach Durchschneidung des oberen Fazialisastes beim Hund Chromatolysis im hinteren Teil der zentralen Kerngruppe sowie in der äußeren Zellgruppe bei Durchschneidung des unteren Fazialisastes nachweisen konnte. Dieser versorgt die um den Mund angeordneten Muskeln. Der R. auricularis posterior entstammt den Befunden des Autors zufolge der medialen Gruppe.

Nach VRAA-JENSEN (1942) stammen die Fasern für den M. stapedius von der medialen Gruppe, und zwar von deren dorsalem Abschnitt, die Rr. auriculares posteriores von der inneren Gruppe, während die Fasern zu Muskeln des Gaumens weder der inneren noch einer anderen Kerngruppe des N. facialis entstammen.

Nach verschiedenen Autoren werden der Venter posterior m. digastrici sowie der M. stylohyoideus und der M. stapedius vom Nucleus retrofacialis innerviert, der zuerst von JACOBSOHN (1909) beschrieben wurde und direkt kaudal des Nucleus n. facialis liegen soll (s. auch S. 500). Nach VRAA-JENSEN werden diese Muskeln jedoch von der dorsomedialen Kerngruppe des Nucleus n. facialis innerviert.

Intrazerebraler Verlauf. Der Nucleus n. facialis liegt 4–5 mm unter dem Boden des IV. Ventrikels unter dem Nucleus spinalis n. V und dem Nucleus vestibularis medialis. Seine Axone steigen zum Ventrikelboden aufwärts und rückwärts, umfassen den Nucleus n. abducentis schleifenförmig und ziehen dann seitlich des Nucleus n. facialis zum Sulcus pontomedullaris, in dessen Bereich sie das nervöse Zentralorgan verlassen. Der Nucleus n. abducentis liegt ca. 0,8 mm unter dem Boden der Rautengrube. Er und die ihn umfassenden Fazialisfasern werfen den Colliculus facialis am Boden der Fossa rhomboidea auf.

Pericarya. Nach VRAA-JENSEN (1942) sind die Zellen des Kerns im Bereich der Pars dorsomedialis etwa 25 µm, im Bereich der Pars lateralis zwischen 50 und 60 µm groß. Die Mehrzahl besitzt Durchmesser zwischen 40 und 50 µm.

Nuclei salivatorii

Der parasympathische Ursprungskern des N. facialis gehört diesem sowie dem N. glossopharyngeus an. Er liegt unter dem Boden der Rautengrube und wird in einen unteren (Nucleus salivatorius inferior) und einen oberen (Nucleus salivatorius superior) künstlich zergliedert.

Nach CHOUARD u.Mitarb. (1972) ist das sog. Lacrimomuconasalissystem von 3 Kernen versorgt. Die Fasern verlaufen vorwiegend im N. petrosus major.

Sensibles Endkerngebiet des N. facialis

Die somatosensiblen Fasern des N. facialis verlaufen aus einer kleinen Region des Meatus acusticus externus, der Innenfläche der Concha auris und einem Gebiet hinter dem Ohr (Huntsche Zone) zu Trigeminuskernen.

Ein Teil der Autoren nimmt an, daß die sensiblen Fasern über die Chorda tympani verlaufen. Als sensibles Endkerngebiet gilt der Nucleus spinalis n.V.

Nucleus solitarius

Die sensorischen Fazialisfasern enden im Nucleus tractus solitarii. Außer sensorischen Fasern aus der Zunge sollen auch Fasern aus dem Schlund-Darm-Bereich im N. facialis zum Nucleus tractus solitarii ziehen. Nach anderen Autoren erfolgt der Verlauf über das Ganglion pterygopalatinum oder trigeminale.

Afferenzen der Geschmacksbahn enden im kranialen gustatorischen Kernabschnitt, allgemeine viszerale Afferenzen weiter im kaudalen kardiorespiratorischen Kernteil. Einige dieser Fasern kreuzen kaudal des Obex und steigen im gegenseitigen Tractus solitarius etwas aufwärts.

Faserart und -zahl des N. facialis. Beim 9 Wochen alten Kind schwankt der Faserdurchmesser zwischen 1,2 und 7,7 µm, wobei weniger dünne Fasern vorkommen und verhältnismäßig viele mit 3,5 µm Durchmesser. Bei 2½–7 Jahre alten schwankt der Faserdurchmesser zwischen 1,1 und 9,0 µm mit einem Verteilungsmaximum zwischen 2,8 und 3,8 µm. Bei 7–69jährigen beträgt die Faserdicke zwischen 1,2 und 14 µm (die Fasern der Chorda tympani sind meist 2–3 µm dick). Nach Abgang der Chorda vermindert sich die Zahl dieser dünnen Fasern im N. facialis.

Während des höheren Lebensalters vermindert sich die Zahl der myelinisierten Fasern deutlich. Im mittleren Lebensalter fanden sich zwischen 14000 und 20000, im höheren (69 und 89 Jahre) 8527 bzw. 5980 Fasern. Bei Erwachsenen schwankt die Dicke der motorischen Fazialisfasern zwischen 3 µm und 14 µm und beträgt in der Mehrzahl zwischen 7 µm und 10 µm (KULLMAN u.Mitarb. 1971).

Distal des *Ganglion geniculi* enthält der N. facialis 1345 Fasern mehr als proximal davon (VAN BUSKIRK 1945). Proximal davon sollen nach FOLEY (1939) 68,36% motorische Fasern, 16,13% sensible und 15,01% viszerale, efferente Fasern sein. Unterhalb oder distal des Ganglion geniculi treten nach FOLEY u.Mitarb. (1946) weitere sensible Fasern hinzu (WINKKLER 1965). 85–88% der sensiblen Fasern entfallen auf die Chorda tympani und den N. petrosus major, 12–15% gelangen in die Peripherie. Nach BRÜSCH (1944) beträgt dieser Anteil 34%. Die vegetativen Fasern gehen vom Fazialisstamm zum perivaskulären Geflecht der A. carotis externa und ihrer Äste und konnten von SCHLUMS (1974) bis zur Karotisgabel verfolgt werden.

β) Astfolge

(1) N. stapedius

Der dünne Nervenzweig entspringt im Canalis facialis im Bereich der Eminentia pyramidalis und dringt durch einen engen Kanal nach vorne zum Muskel. Dieser kleinste quergestreifte Muskel des menschlichen Körpers kann nicht willkürlich, sondern nur reflektorisch erregt werden. (Weiteres s. Bd. I/1, Teil C.)

(2) N. auricularis posterior

Der N. auricularis posterior zweigt unmittelbar nach Austritt aus dem Foramen stylomastoideum ab, umfängt den Processus mastoideus und zweigt sich dorsal des Ohres in Äste auf:

a) R. occipitalis: versorgt den Venter occipitalis des M. epicranius sowie den M. transversus nuchae. Er gibt gewöhnlich ein kleines Zweiglein (R. auricularis) zum M. auricularis posterior, zum M. temporoparietalis und zu den rudimentären Muskeln der Ohrmuschel ab.

b) R. digastricus: zieht, oft mehrfach angelegt, zum Venter posterior m. digastrici.

c) R. stylohyoideus: entspringt häufig gemeinsam mit den vorigen, gelegentlich auch isoliert, und innerviert den M. stylohyoideus.

d) R. auricularis: zieht zu einem kleinen Gebiet an der Vorderwand des Meatus acusticus externus.

(3) R. communicans cum n. glossopharyngeo

Vom R. digastricus oder R. stylohyoideus geht ein dünner Faden zum N. glossopharyngeus ab, der hinter dem Processus styloideus absteigt oder den hinteren Bauch des M. digastricus durchbohrt und vor der V. jugularis interna nach vorne zum extrakraniellen Teil des N. glossopharyngeus zieht. Rr. communicantes erreichen in der Regel auch den N. vagus.

(4) Plexus parotideus

Nach Austritt aus dem Foramen stylomastoideum zieht der Nerv zunächst lateral des Venter posterius m. digastrici und der A. carotis externa nach vorne unten und teilt sich in einen oberen und einen unteren Hauptast. Noch innerhalb der Parotis teilen sich die beiden Äste meist spitzwinklig in mehrere Zweige, die miteinander in unterschiedlicher Dichte anastomosieren: Plexus parotideus.

Die Einzeläste verlassen den vorderen Rand der Glandula parotis oft fächerförmig auseinanderziehend: Pes anserinus major. Die Einzelzweige anastomosieren miteinander und werden ihrem Verlauf und Verbreitungsgebiet nach als Rr. temporales, zygomatici, buccales, marginalis mandibulae et colli bezeichnet.

γ) Faserverbindungen

(1) R. communicans cum plexo tympanico

Der Verbindungsfaden zum Plexus tympanicus geht entweder vom Geniculum n. facialis oder unmittelbar distal davon vom Fazialisstamm oder vom N. petrosus major ab und zieht durch das Tegmen tympani zum Plexus tympanicus. Seine Fasern erreichen dann innerhalb des N. petrosus minor das Ganglion oticum.

(2) R. communicans cum r. auriculari n. vagi

Unmittelbar vor Austritt aus dem Foramen stylomastoideum zweigt aus der letzten Kanalstrecke dieses Ästchen ab, um sich mit dem R. auricularis n. vagi zu verbinden. Die Kreuzungsstelle des letzteren rückt unter Umständen nahe an den Fazialiskanal heran, so daß die Verlaufsstrecke außerordentlich kurz sein kann.

(3) R. communicans cum n. auriculotemporali

An der Umbiegungsstelle des N. auriculotemporalis zweigt ein meist gedoppelter Faden zum oberen Fazialisast ab. Fazialisäste liegen seitlich des Verbindungsstückes. Über diese Anastomose werden sensible und sekretorische Fasern der Glandula parotis zugeleitet.

(4) Plexus trigeminofacialis

Nach GODLEWSKI u. Mitarb. (1976) anastomosieren die Rr. temporales des N. facialis mit dem N. supra-orbitalis, die Rr. zygomatici mit dem N. infra-orbitalis und Zweige des R. marginalis mandibulae mit dem N. mentalis.

(5) Plexus maxillofacialis

Zweige des N. maxillaris (N. zygomaticotemporalis, N. zygomaticofacialis) verknüpfen sich mit Fazialisästen.

(6) Plexus cervicofacialis

Über Verknüpfungen mit dem N. occipitalis minor, N. auricularis magnus und N. transversus colli werden Fazialisästen sensible (propriozeptive) Nervenfasern zugeführt.

(7) Plexus sympathicofacialis

An allen Arterienüberkreuzungsstellen zweigen sympathische Fasern des periarteriellen Netzes zum N. facialis ab, der dadurch wohl einen Zustrom vegetativer Fasern erhält.

δ) N. intermedius

Parasympathische Fasern

Ursprungskern. Nucleus salivatorius superior: der vordere Abschnitt des Nucleus salivatorius superior liefert präganglionäre Fasern für das Ganglion pterygopalatinum und besteht aus kleineren Ganglienzellen als kaudalere Kernabschnitte, welche präganglionäre Fasern für das Ganglion submandibulare entlassen. Das Kerngebiet liegt unter dem Boden der Rautengrube.

Faserqualität. Nach CHOUARD (1977) enthält der N. intermedius zentrifugale autonome sowie zentripetale Fasern. Die pseudounipolaren Ganglienzellen des Ganglion geniculi gehören dem sensiblen Huntschen Hautgebiet sowie der Geschmacksinnervation für die vorderen $^2/_3$ der Zunge an. Außerdem ist der Nerv auch für efferente parasympathische Innervation des Gesichts, des Innenohrs sowie der Glandulae sublingualis et submandibularis verantwortlich.

Faserverlauf (Abb. 271). Die Fasern ziehen, ohne ein inneres Knie zu bilden, im Hirnstamm nach unten und vorne, und treten meist zwischen N. facialis und Pars vestibularis am Kleinhirnbrückenwinkel aus. Sie ziehen als N. intermedius zwischen dem 7. und 8. Hirnnerv oder eine Strecke mit der Pars vestibularis superior des 8. Hirnnervs.
Der Zusammenhang zwischen Pars vestibularis und N. intermedius ist intrazisternal durch zahlreiche Anastomosen zwischen den Nerven nachweisbar. Auf das Vorkommen von Ganglienzellen innerhalb des Verlaufs des N. facialis bei Erwachsenen wurde hingewiesen (LANG 1981).

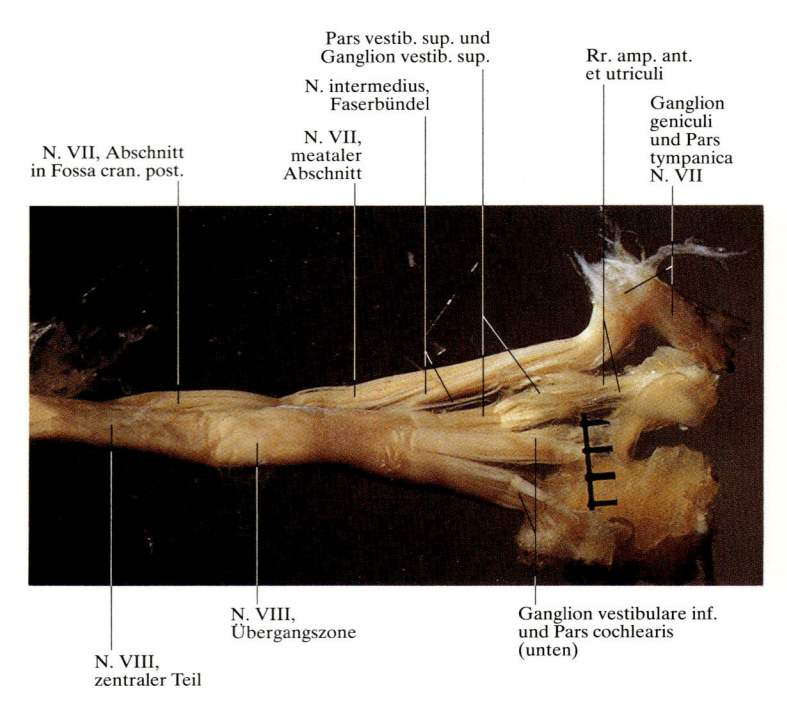

Abb. 270. Nn. VII et VIII, auseinandergelagert

An mit Osmiumsäure fixierten und zerzupften Präparaten des menschlichen N. intermedius liegen Nervenfasern mit 8–14 μm Dicke und Achsenzylindern von 2,5–6 μm Dicke vor.
Distal des Ganglion geniculi bilden die Fasern für die Chorda tympani ein Bündel am vorderen seitlichen Umfang des N. VII und begeben sich dann an die dorsale Seite der Pars tympanica. In der vertikalen Fazialisstrecke liegen sie am hinteren lateralen Umfang des Nervs. Anschließend verlaufen sie an den lateralen $^2/_3$ des N. facialis bis zum Abgang der Chorda tympani. Im vertikalen Fazialiskanal nehmen sie etwa 10,1% der gesamten Querschnittfläche des Nervs ein (5jähriger).

Ganglion geniculi

Entwicklung (Abb. 272). Nach PEARSON (1947) entsteht das Ganglion geniculi durch Absonderung von Zellen aus dem Ganglion acusticofaciale. Einige der Zellen verbleiben auf dem Weg des N. facialis innerhalb des Meatus acusticus internus und bilden dort ein Ganglion unterschiedlicher Größe (bei jungen Feten). Bei älteren Keimlingen verkleinern sich Zellgröße und deren Lage am 7. Hirnnerv.

Nervenzellen, Fasern. Im 1,09 mm langen, 0,6–0,8 mm hohen und 0,76 mm breiten (DOBOZI 1975) Ganglion geniculi liegen 1400–3600 (VAN BUSKIRK 1945) sensible sowie parasympathische Nervenzellen, deren efferente Fasern zu Tränendrüsen, Nasendrüsen, Glandula submandibularis, Glandula sublingualis und Zungendrüsen gelangen.
Die sensiblen Fasern des N. facialis ziehen innerhalb des N. petrosus major, der Chorda tympani sowie des N. retroauricularis in den Fazialisstamm ein, um sich vom Ganglion geniculi an in den N. intermedius zu begeben.

N. intermedius

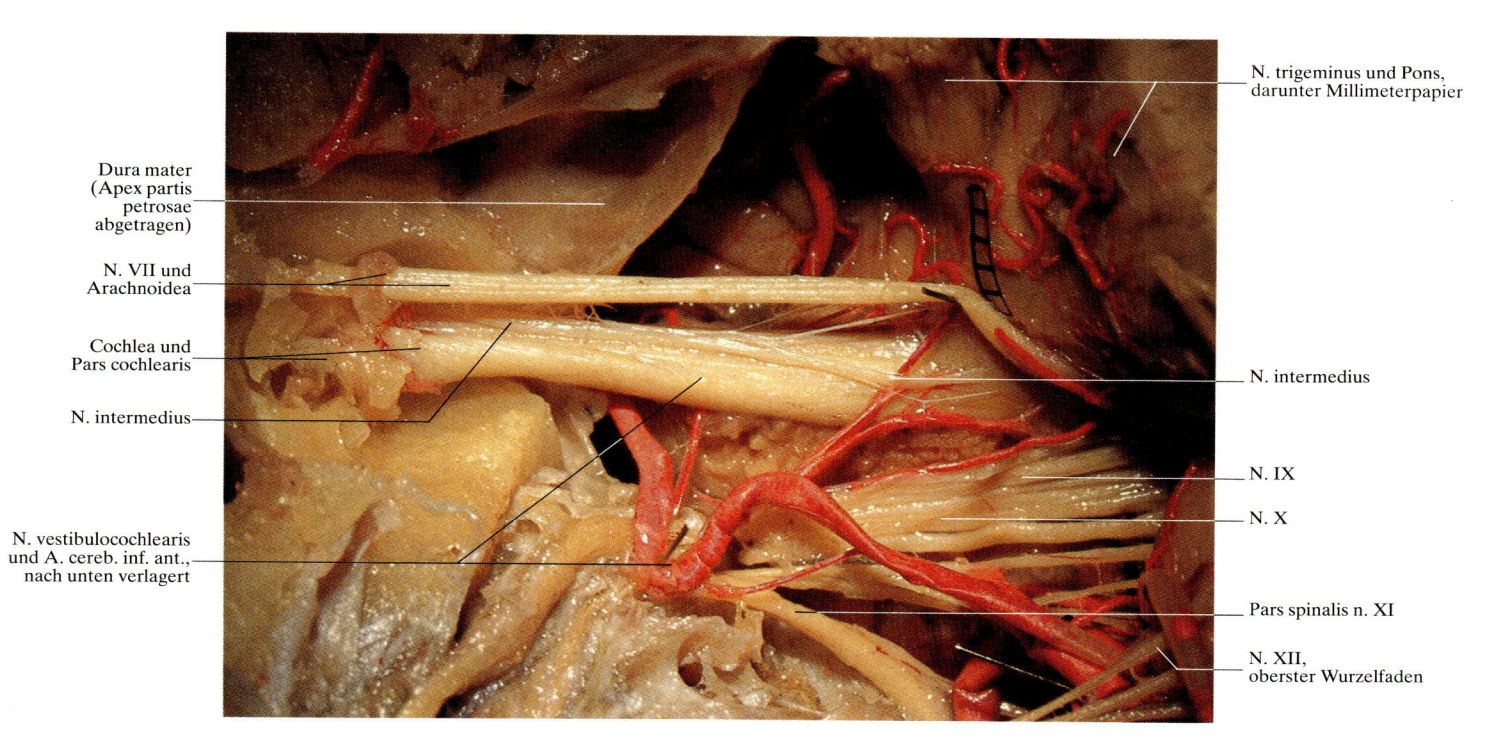

Abb. 271. Nn. V bis XI von vorne

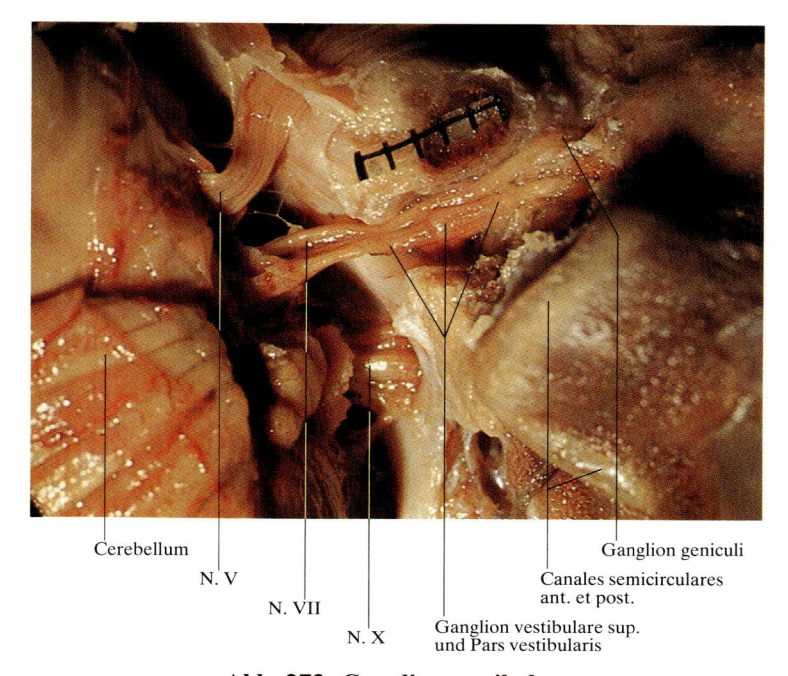

(Beschriftungen: Dura mater (Apex partis petrosae abgetragen); N. VII und Arachnoidea; Cochlea und Pars cochlearis; N. intermedius; N. vestibulocochlearis und A. cereb. inf. ant., nach unten verlagert; N. trigeminus und Pons, darunter Millimeterpapier; N. intermedius; N. IX; N. X; Pars spinalis n. XI; N. XII, oberster Wurzelfaden)

Abb. 272. Ganglion vestibulare von oben, 40 cm langer Fetus

(Beschriftungen: Cerebellum; N. V; N. VII; N. X; Ganglion vestibulare sup. und Pars vestibularis; Canales semicirculares ant. et post.; Ganglion geniculi)

Neuralgia geniculata. Bei der Neuralgie des Ganglion geniculi (Tic douloureux des N. intermedius) entstehen meist anfallartige Schmerzen im Ohr.
Die Neuralgia geniculata wurde erstmalig von HUNT (1907) beschrieben und von CLARK u. TAYLOR (1909) mit Durchschneidung des N. intermedius bei subokzipitalem Zugang behandelt.

N. petrosus major

Am Ganglion geniculi verläßt der N. petrosus major den Verlauf des 7. Hirnnervs und tritt durch den Hiatus n. petrosi majoris an die Facies anterior partis petrosae in die gleichnamige Knochenfurche. Innerhalb der Dura mater zieht er nach vorne und medial, anastomosiert mit dem N. petrosus minor und durchzieht das Lig. sphenopetrosum inferius (unter dem Ganglion trigeminale) zur Schädelunterfläche. Vor der A. carotis interna vereinigt er sich mit dem N. petrosus profundus zum N. canalis pterygoidei, durchzieht die Fibrocartilago basalis und verläuft dann innerhalb des Canalis pterygoideus nach vorne zum Ganglion pterygopalatinum. Im Ganglion werden die parasympathischen Fasern umgeschaltet und ziehen dann auf verschiedenen Wegen zu Kopfdrüsen.

In etwa 30% kommt an der Vereinigungsstelle des N. petrosus major mit dem N. petrosus profundus ein kleines autonomes Ganglion vor (CHOROBSKI u. PENFIELD 1932).

Innerhalb des Schädels anastomosiert der N. petrosus major mit dem Nervulus sphenoideus internus.

Faseraustausch. Vom Ganglion geniculi geht meist ein R. communicans cum plexo tympanico ab, gelegentlich zweigt er aber auch vom Fazialisstamm oder vom N. petrosus major ab, um durch den Dachabschnitt der Cavitas tympanica zum Plexus tympanicus zu ziehen. In ihm verlaufen Fazialisfasern über den N. petrosus minor zum Ganglion oticum.

Sensible Fasern. Aus der Huntschen Zone sowie aus Teilen des äußeren Gehörganges ziehen somatosensible Fasern innerhalb des Fazialisstammes zum Ganglion geniculi, in dem ihre pseudounipolaren Ganglienzellen liegen. Deren zentrale Neuriten verlaufen innerhalb des N. intermedius zum Nucleus tractus spinalis n. trigemini und dem Nucleus tractus solitarii.

Ganglion pterygopalatinum (s.S. 466f.)

In der Fossa pterygopalatina liegt als einzelne Zellgruppe oder in Form mehrerer Zellgruppen das Ganglion pterygopalatinum. (Weiteres s. Bd. I/1, Teil C.)

Ganglion parapterygopalatinum

Im Gebiet zwischen Fissura orbitalis inferior und Fossa pterygopalatina liegt, in lockeres Bindegewebe und Fettgewebe eingebettet, das Ganglion parapterygopalatinum, das $1,0 \times 0,5 \times 0,5$ mm groß ist. Es steht mit dem Ganglion pterygopalatinum über Nervenfasern, gelegentlich auch über Zellstränge in unmittelbarer Verbindung. Seine Nerven verlieren sich im Periost und im Binde- und Fettgewebe der näheren Umgebung, wobei ein Ästchen den M. orbitalis durchdringt. (ANDREES u. KAUTZKY 1956).

Ganglia retro-orbitalia

Rr. orbitales des Ganglion pterygopalatinum ziehen zur Fissura orbitalis inferior und verzweigen sich im M. orbitalis oder dringen durch diesen in die Orbita ein, um sich an der Innenseite des Muskels im Bindegewebe zu verlieren. Im Bereich des Muskels oder der Rr. orbitales liegen extra- und intraorbital 6–8 kleine vegetative Ganglien. Ihre Funktion ist umstritten (ANDREES u. KAUTZKY 1956).
Innerhalb des N. facialis ziehen außerdem parasympathische sudorische Fasern für die Schweißdrüsen der Gesichtshaut. Ursprung und Verlauf dieser Fasern sind anatomisch noch nicht bekannt.

Ärztliche Bedeutung

Bei Ozaena und verschiedenen Schmerzattacken wird der N. petrosus major reseziert. (Weiteres s. Bd. I/1, Teil C.)

ε) Chorda tympani

Faserart und -zahl. Nach KULLMAN u. Mitarb. (1971; 3 Präparate) besitzt die Chorda tympani einen Gesamtquerschnitt von etwa $0,07$ mm^2, der zu etwa 50% von markscheidenhaltigen Nervenfasern eingenommen wird. Die Gesamtzahl der markscheidenhaltigen Fasern in der Chorda tympani schwankt zwischen 1819 ($2^1/_2$ Jahre) und 4112 Fasern (28 Jahre).
In der Chorda tympani verlaufen vorwiegend Intermediusfasern, außerdem Fazialisfasern und Fasern unbekannter Herkunft und Bedeutung. Einige motorische Fasern des N. facialis ziehen durch die Chorda tympani und ihren R. communicans cum ganglio otico extrakraniell ab und leiten dem M. levator veli palatini Fasern des N. facialis zu. Der M. levator wird aber auch noch vom Plexus pharyngeus versorgt, weshalb er bei Fazialislähmungen nicht stets paretisch angetroffen wird.
Im extrakraniellen Verlauf sind in die Chorda tympani einzelne oder strangartige Gruppen von Ganglienzellen eingestreut (WEIGNER 1905).

Verlauf. Die Chorda tympani geht 5,3 (1,2–10,9) mm proximal des Foramen stylomastoideum vom N. VII ab. Lediglich in 6% verläßt sie den N. facialis in Abständen von weniger als 1 mm proximal des Foramen stylomastoideum (KULLMAN u. Mitarb. 1971).
Die Chorda zieht zunächst im Canaliculus chordae tympani posterior nach vorne und oben in die Paukenhöhle und dann, von einer Schleimhautfalte begleitet, an der inneren Seite des Trommelfells zwischen Manubrium mallei und Crus longum incudis bogenförmig nach vorne zur Fissura petrotympanica. Nach Durchtritt durch diese (Glasersche Spalte) gelangt die Chorda in die Fossa infratemporalis hinter dem N. alveolaris inferior und senkt sich spitzwinklig in den N. lingualis von dorsal her ein. Die parasympathischen Fasern zweigen im Bereich des Ganglion submandibulare vom N. lingualis ab. (Weiteres s. Bd. I/1, Teil C.)

Geschmacksleitung. Innerhalb der Chorda tympani ziehen Geschmacksfasern der vorderen $^2/_3$ der Zunge zentralwärts zum Nucleus tractus solitarii.

Ideotrop-sensible Fasern. Aus einem Schleimhautgebiet vor dem Sulcus terminalis linguae ziehen auch ideotrop-sensible Fasern in der Chorda tympani zentralwärts.

ζ) Ärztliche Bedeutung

Infranukleäre Fazialislähmung

Bei frischer *kompletter Fazialislähmung* ist die mimische Muskulatur der betroffenen Gesichtshälfte schlaff gelähmt. Die queren Falten der Stirn sind verstrichen, die Lidspalte ist erweitert, das Unterlid sinkt herab und kehrt sich nach außen (Ektropium), weshalb die Tränenflüssigkeit nicht mehr abfließen kann. Es entsteht Tränenträufeln. Der Lidschluß ist unmöglich, womit die Gefahr der Austrocknung des Augapfels besteht. Beim Versuch, daß Auge zu schließen, dreht sich der Bulbus nach oben und seitlich in die physiologische Schlaf- oder Schließstellung, wobei die Sklera sichtbar wird (Bellsches Phänomen). Die Nasolabialfalte verschwindet. Durch Herabhängen des Mundwinkels erscheint das Lippenrot der Oberlippe verschmälert, das der Unterlippe verbreitert. Der Mund steht schief, da er durch den normalen Muskeltonus der gesunden Seite verzogen wird. Durch Lähmung des M. buccinator bläht sich die Wange bei forcierter

Atmung auf oder sinkt beim Kauen zwischen die Zahnreihen ein, wodurch Verletzungen entstehen können. Durch Lähmung des M. orbicularis oris ist der Mundschluß auf der betroffenen Seite nicht möglich, Schleim- und Speisereste fließen aus, Pfeifen ist unmöglich und das Sprechen erschwert. Durch den Ausfall sekretorischer Fasern für die Nasendrüsen sowie mangelhaften Tränenabstrom durch den Ductus nasolacrimalis tritt Trockenheit der Nasenhöhle sowie Herabsetzung des Geruchsvermögens auf. Auch die Speichelsekretion sowie die Geschmacksempfindung der vorderen $2/3$ der Zunge ist vermindert.

Liegt keine komplette Lähmung, sondern nur eine *Parese* vor, dann spannen sich die betroffenen Gesichtsmuskeln nur mit verminderter Kraft an. Insbesondere können die Augenbrauen nicht hochgezogen, die Stirn nicht gerunzelt und der Lidspalt nicht geschlossen werden. Bei dem Versuch, die Augen gegen den Widerstand des Fingers des Untersuchenden zu schließen, ist auf der gesunden Seite ein deutliches Vibrieren des Oberlides zu tasten, was auf der paretischen Seite vermißt wird (Wartenbergsches Zeichen). Beim Zähnezeigen bleibt der paretische Mundwinkel zurück, beim Mundspitzen fehlt die Faltenbildung der Lippen, und der Lippenschluß ist auf der paretischen Seite leicht zu überwinden.

Bei der hochdifferenzierten Funktion des Nervs kommt es nach Lähmung nur selten zu einer Restitutio ad integrum.

Fazialiskontraktur

Die zuvor schlaff gelähmte Muskulatur gerät mit der Zeit in den Zustand einer Dauerkontraktion mit nachfolgender Gewebeschrumpfung. Die Lidspalte wird enger, die Nasolabialfalte tritt schärfer hervor, der Mundwinkel ist emporgezogen. Eine leichte Kontraktur wirkt sich kosmetisch vorteilhaft aus. Starke Kontrakturen sind dagegen entstellend und bewirken den Eindruck einer Fazialisparese der gesunden Seite.

Die Kontraktur ist stets mit pathologischen Mitbewegungen verbunden: Bei Augenschluß kontrahieren sich die Wangenmuskeln und das Platysma, bei Mundbewegungen verengt sich die Lidspalte. Gelegentlich kommt es beim Essen auf der paretischen Seite nicht nur zur Speichelsekretion, sondern auch zum Tränenfluß („Krokodilstränen", da angeblich das Krokodil beim Verzehren seiner Opfer weint!).

Spasmus hemifacialis

Meiner Kenntnis nach machten erstmals SCHULTZE (1875), später JACOBI u.Mitarb. (1965), JANNETTA (1970) sowie ECKMAN u.Mitarb. (1971) darauf aufmerksam, daß ein Spasmus hemifacialis durch Gefäßabnormitäten im Bereich des Kleinhirnbrückenwinkels hervorgerufen wird. Sie nahmen an, daß eine mechanische Kompression des N. VII durch elongierte oder torquierte Arterien, Aneurysmen oder arteriovenöse Fehlbildungen zustande komme. JANNETTA (1977) gab die Ergebnisse von Dekompressionsoperationen (45 Patienten) bekannt: bei 44 Patienten bestanden vaskuläre Überkreuzungen und Distorsionen des N. facialis nahe dem Hirnstamm, in der Regel verursacht durch die A. vertebralis, die A. cerebelli inferior posterior oder die A. cerebelli inferior anterior. Die Dekompressionsbehandlung hatte bei 38 Patienten exzellente Ergebnisse, bei 3 gute, bei 2 zufriedenstellende. In 2 Fällen trat Besserung ein, ein sog. atypischer Spasmus hemifacialis wurde anschließend bei 2 Patienten, ein wenig befriedigendes Ergebnis ebenfalls bei 2 Patienten nachgewiesen. 1984 gab JANNETTA seine Ergebnisse von 450 mikrovaskulären Dekompressionsbehandlungen bekannt. Nach dem Eingriff konnte bei 95% kein Spasmus mehr nachgewiesen werden.

An unserem Untersuchungsgut finden sich häufiger Gefäß-Nerven-Beeinträchtigungen zwischen A. cerebelli inferior anterior und N. VII (bzw. N. VIII). Ventral der Nn. VII und VIII zieht mit und ohne Schlingenbildungen die A. cerebelli inferior anterior an unserem Untersuchungsgut in 22,9%, dorsal der Nerven in 10,3%. Die Nn. VII und VIII werden von einer Schlinge der Arterie in 15,6% umgeben, ein Durchzug der Arterie zwischen den Nn. VII und VIII, wobei der N. VII unterkreuzt wird, liegt in 20,8% vor. Bei Ursprung der A. cerebelli inferior posterior aus der A. basilaris kann auch dieses Gefäß das im Mittel 2,05 (0,5–4,0) mm lange zentrale Segment des N. VII beeinträchtigen. RHOTON u.Mitarb. (1968) weisen darauf hin, daß kleine zirkumferentiale Zweige der A. basilaris oder der A. cerebelli inferior anterior um den Hirnstamm herum und zwischen den Bündeln des N. VII und VIII hindurch zum dorsolateralen Umfang des Hirnstammes ziehen. Diese von uns als Rami ad pontem laterales bezeichneten Gefäße sind jedoch auch nach RHOTON u.Mitarb. weniger als 0,5 mm dick und beeinträchtigen den VII. Hirnnerv wohl nicht. Betont sei, daß die meisten der von uns beobachteten Gefäß-Nerven-Anlagerungszonen weiter als 2,2 mm von der Nervenaustrittszone und damit vom vulnerablen Nervensegment entfernt waren. SCOVILLE (1969) behandelte jedoch einen Patienten mit Spasmus durch Dekompression dieses Segmentes erfolgreich. Auch bei Parotistumoren wurde ein Spasmus hemifacialis beobachtet (NUSSBAUM 1977).

Nach JANNETTA ist der Spasmus fast stets als hyperaktive Dysfunktion durch vaskuläre (quere) Kompression der Nervenaustrittszone verursacht. Für diese Meinung und gegen eine zentrale Genese sprechen neben den exzellenten Ergebnissen JANNETTAS die Beobachtungen von HABEL (1898) und EHNI u. WOLTMAN (1945), daß bei ipsilateraler Hemiplegie (nach Schlaganfall) der Spasmus weiterhin auftrat und die Befunde von KONDO u.Mitarb. (1981), die nicht seltene Persistenz des Spasmus bei Narkose des Patienten während der Operation feststellten. Bislang sind Regenerationen von Nerven (nach Nervennaht) nur am Schwannschen Zellsegment, nicht am Oligodendrozytensegment bekannt geworden. Beim VII. Hirnnerv ist das Oligodendrozytensegment außerordentlich kurz. Anastomosierung der Nerven innerhalb der Cavitas subarachnoidealis – wie sie SAMII (1981) durchführt – und die günstige Regenerationsrate weisen auf dieses Verhalten hin.

4. Schädigungen zwischen Ganglion geniculi und Abgang des N. stapedius führen außerdem zur Hyperacusis durch Lähmung des M. stapedius: laute Geräusche werden als unangenehm empfunden und tiefe Töne verstärkt wahrgenommen.

5. Schädigung im Bereich des Ganglion geniculi führt außerdem zur Beeinträchtigung der Tränensekretion.

6. Schädigung im Bereich des Meatus acusticus internus führt zusätzlich meist zu Taubheit und Herabsetzung der vestibulären Erregbarkeit durch Mitschädigung des N. vestibulocochlearis. Bei Tumoren in diesem Abschnitt handelt es sich meist um sog. Oktavusneurinome, die meist von der Pars vestibularis n. VIII ausgehen und erst spät zu einer Fazialislähmung führen. Bei der operativen Entfernung eines Neurinoms wird der N. facialis gelegentlich geschädigt.

Zoster oticus

Die Herpes-Zoster-Infektion des N. facialis führt zu einer Neuritis mit perivaskulären, perineuralen und diffusen intraneuralen, lymphozytären und Plasmazellinfiltrationen. Der Nerv schwillt an und wird ödematös. Eine Beteiligung der Pars cochlearis und der Pars vestibularis soll durch entsprechende entzündliche Infiltrate oder durch Druck des Nervs im Meatus acusticus internus auf die benachbarten Anteile des 8. Hirnnervs erfolgen können.

Zuerst treten herpesartige Bläschen am Außenohr mit Berührungsschmerz sowie neuralgieähnliche Ohrenschmerzen auf. Der N. facialis ist praktisch stets vollständig gelähmt. Deutlich verminderte Tränensekretion (Schirmer-Test) weist auf eine Schädigung des Nervs proximal des Ganglion geniculi in der Pars labyrinthica oder im Bereich des Meatus acusticus internus hin. Bei Beteiligung des Hörnervs ist die Prognose um so ungünstiger, je ausgeprägter die Schallempfindungsschwerhörigkeit anfänglich ist.

Verletzungen (Abb. 273)

Nach FISCH (1979) liegt die Schadenstelle bei Fazialislähmung in 90% makroskopisch zwischen Fundus meatus acustici und Ganglion geniculi = Pars labyrinthica (FISCH u. ESSLEN 1972). Deshalb muß in der Regel der Weg über die Fossa cranialis media bei mikrochirurgischen Eingriffen eingeschlagen werden. Betont sei, daß sich die Dura um den N. petrosus major in die Periosthülle der Pars tympanica fortsetzt (Abb. 273). Verlagerungen der Dura können zu Zerrungen des N. VII führen! (s. LANG 1981).

Bei longitudinalen Frakturen der Pars petrosa mit nachfolgender Fazialislähmung ist am häufigsten der unmittelbar distal vom Ganglion geniculi gelegene Abschnitt betroffen (ULRICH 1926; FISCH 1970). FISCH unterscheidet 3 Arten der Verletzung:

1. Impression eines Knochenfragments in den Canalis facialis;
2. partielle Ruptur des N. facialis;
3. totale Durchtrennung aller Fazialisfasern.

Pars labyrinthica mit Arterien und Venen
Ganglion geniculi, Gefäße
Periostschicht unter Pars tympanica, Gefäße
Dura mater, Lamina externa unter N. petrosus major

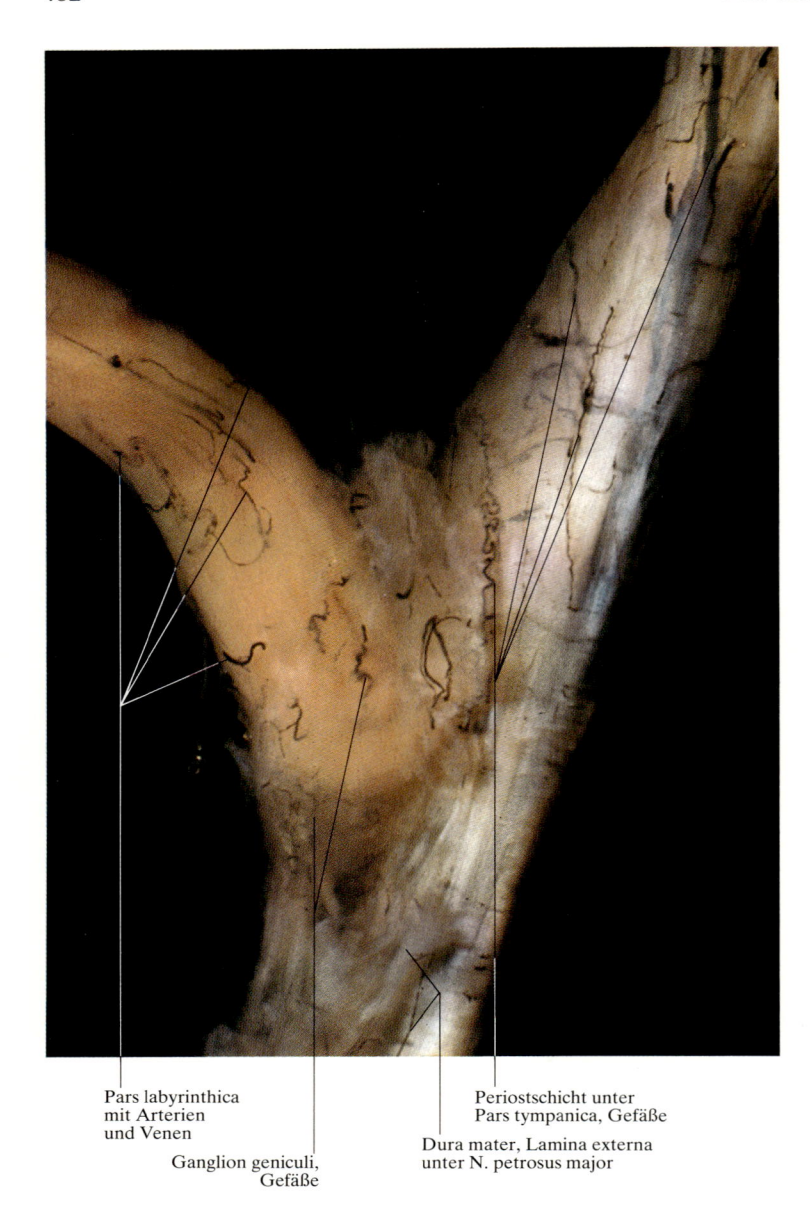

Abb. 273. Ganglion geniculi von unten freipräpariert

Lokalisation der Läsion bei Fazialislähmungen

1. Die Läsion eines Nervenastes im Gesicht bewirkt lediglich Lähmung der betroffenen Gesichtsmuskeln.

2. Läsion des Fazialisstammes nach Austritt aus dem Foramen stylomastoideum führt zur kompletten Lähmung aller Gesichtsmuskeln.

3. Schädigung des Nervs im unteren Kanaldrittel, zwischen Abgang des N. stapedius und Abzweigung der Chorda tympani führt zur halbseitigen Gesichtslähmung, zu Geschmacksstörung in den vorderen $^2/_3$ der Zunge, zu Störung der Speichelsekretion und der Sensibilität des äußeren Gehörganges sowie der Huntschen Zone oberhalb des Processus mastoideus.

Wird die Verletzung des N. facialis nicht rasch adaptiert, kann die Regeneration der Nervenfasern auf abnormen Wegen, z.B. entlang des N. petrosus major, erfolgen. (Weiteres s. Bd. I/1, Teil C.)

Nukleäre Fazialislähmungen

Nukleäre Fazialislähmungen entsprechen weitgehend den peripheren Lähmungstypen, da das Kernareal klein und die Wurzelfasern dicht nebeneinander liegen. Sie unterscheiden sich nur durch die Mitschädigung von Nachbarstrukturen. Bei Schädigungen der ventrokaudalen Brückenregion kann durch Mitbeteiligung des Tractus corticospinalis eine Hemiplegia alternans facialis entstehen:

1. *Millard-Gubler-Syndrom:* kontralaterale Hemiparese, homolaterale Fazialislähmung. Reicht der Herd weiter nach medial, kann auch eine homolaterale Abduzenslähmung hinzutreten (häufig bei Verschluß medialer Äste der A. basilaris).
2. *Fovillesche Lähmung:* bei dorsokaudalen Herden der Brückenhaube können eine homolaterale Fazialis- und Abduzenslähmung und eine Störung der Schmerz- und Temperaturempfindung im Bereich der kontralateralen Körperhälfte auftreten.
3. *Spasmus hemifacialis:* Übererregbarkeitszustand des Nervs, wobei anfallartig klonische, auch tonische Zuckungen der Gesichtsmuskulatur auftreten. Als Ursache werden Druckschädigungen des Nervs in seinem knöchernen Kanal oder im Bereich des Kleinhirnbrückenwinkels durch anlagernde Arterien angenommen. Auch Läsionen im Fazialiskerngebiet können als Ursache in Frage kommen, obwohl dabei häufiger „hemifaziale Myokymien" auftreten mit irregulärem Faszikulieren in der mimischen Muskulatur.
4. *Neuralgie des Ganglion geniculi (Huntsche Neuralgie):* Schmerzen und Bläschenbildung (Zoster oticus) im Gehörgang sowie in der Gegend hinter der Ohrmuschel, häufig verbunden mit Fazialisparese, Tinnitus und Schwerhörigkeit sowie Störung der Geschmacksempfindung, der Tränen- und der Speichelsekretion.

Supranukleäre Fazialislähmung

Durch Schädigung des Tractus corticonuclearis (Läsion des unteren Abschnitts des Gyrus praecentralis, der Capsula interna und des Pedunculus cerebri) entsteht stets nur eine Lähmung der Muskulatur im Wangen- und Mundbereich, da der obere Fazialiskernabschnitt, der die Muskulatur von Stirn und Auge versorgt, von beiden Hemisphären Fasern erhält. Die wichtige Funktion des Augenschlusses bleibt somit bei der zentralen Fazialisparese erhalten. Bei Läsionen einer Großhirnhemisphäre ist eine kontralaterale zentrale Fazialisparese in der Regel mit einer kontralateralen Hemiparese verbunden.

Fazialisdissoziation

Bei Läsion der supranukleären Bahnverbindungen zu den extrapyramidalen Kernen und medialen Thalamuskernen kann eine mimische Fazialisschwäche (Hemiamimie) auftreten, bei erhaltener Willkürmotorik (Monrad-Krohn). Umgekehrt kann bei Unterbrechung der pyramidalen und bei Verschontbleiben der extrapyramidalen Fazialisverbindungen eine Mundfazialisschwäche bei Willkürinnervation auftreten, verbunden mit erhaltener oder gesteigerter Funktion bei mimischer Innervation, z.B. bei Lachen oder Weinen.

h) N. vestibulocochlearis (N. VIII)

Der N. vestibulocochlearis leitet die statischen, kinetischen und akustischen Empfindungen zentralwärts. Seine, die ursprüngliche Form beibehaltenden, bipolaren Ganglienzellen liegen in der unmittelbaren Nachbarschaft der von ihnen versorgten Sinnesorgane im Innenohr als *Ganglion cochleae* und unmittelbar am Fundus meatus acustici als *Ganglion vestibulare* vor. (Weiteres s. Bd. I/1, Teil C.)

α) Pars vestibularis

Nach ENGSTRÖM u.Mitarb. (1974) enthält die Macula sacculi bei Erwachsenen 18 800, die Macula utriculi 33 100 und jede der Cristae ampullares etwa 7 600 Zellen. Im N. saccularis ziehen 4046, im N. utricularis 5 992 und in den Nn. ampullares je etwa 2 782 Nervenfasern. Bei älteren Menschen kommt es zur Reduktion von Zellen und ableitenden Nervenfasern.

Die von den Sinneszellen der Ampullen und Maculae abgehenden 14 200–24 000 Fasern (RASMUSSEN 1940) ziehen als Pars superior (N. ampullaris anterior vom vorderen Bogengang, N. ampullaris lateralis vom seitlichen Bogengang, N. utricularis von der Macula utriculi) sowie als Pars inferior vom N. ampullaris posterior, N. saccularis und R. cochlearis zu den Ganglia vestibularia superior et inferior (Variationen s. Bd. I/1, Teil C).

N. cochleosaccularis (Abb. 274)

Nach HARDY (1934) ziehen kleine Nervenbündel aus der Gegend des Ganglion cochleae durch kleine Kanäle zwischen Cochlea und Recessus sphericus zum Sacculus. Diese Bündel ziehen unter die hintere Spitze der Macula sacculi, fächern dort auseinander und vermengen sich mit denen des Ramus saccularis inferior. Der Canalis reuniens liegt an der Oberfläche und etwas hinter diesen Nervenkanälen. Ihre Verlaufsrichtung erfolgt nach aufwärts und medialwärts. Die intrakanaläre Länge beträgt 1,75 (0,5–2,75) mm. Die Autorin stellt fest, daß der N. cochleosaccularis ein Zweig der Pars cochlearis ist und nicht der Anastomose von OORT (1918) entspricht. (Weiteres s. Bd. I/1, Teil C.)

Rami ampullares anterior, lateralis et utriculi
Ramus saccularis superior (Voit)
äußere vordere Anastomose zwischen
Ganglion vestibulare superior und Ganglion geniculi
Anastomosenfasern zwischen Pars vestibularis superior
und N. intermedius
N. VII
N. intermedius
N. VIII { P. vestib. / P. cochl.
Ramus cochleosaccularis (HARDY 1934)
Ramus vestibulocochlearis (Oort)
Ramus ampullaris posterior
Ramus saccularis major

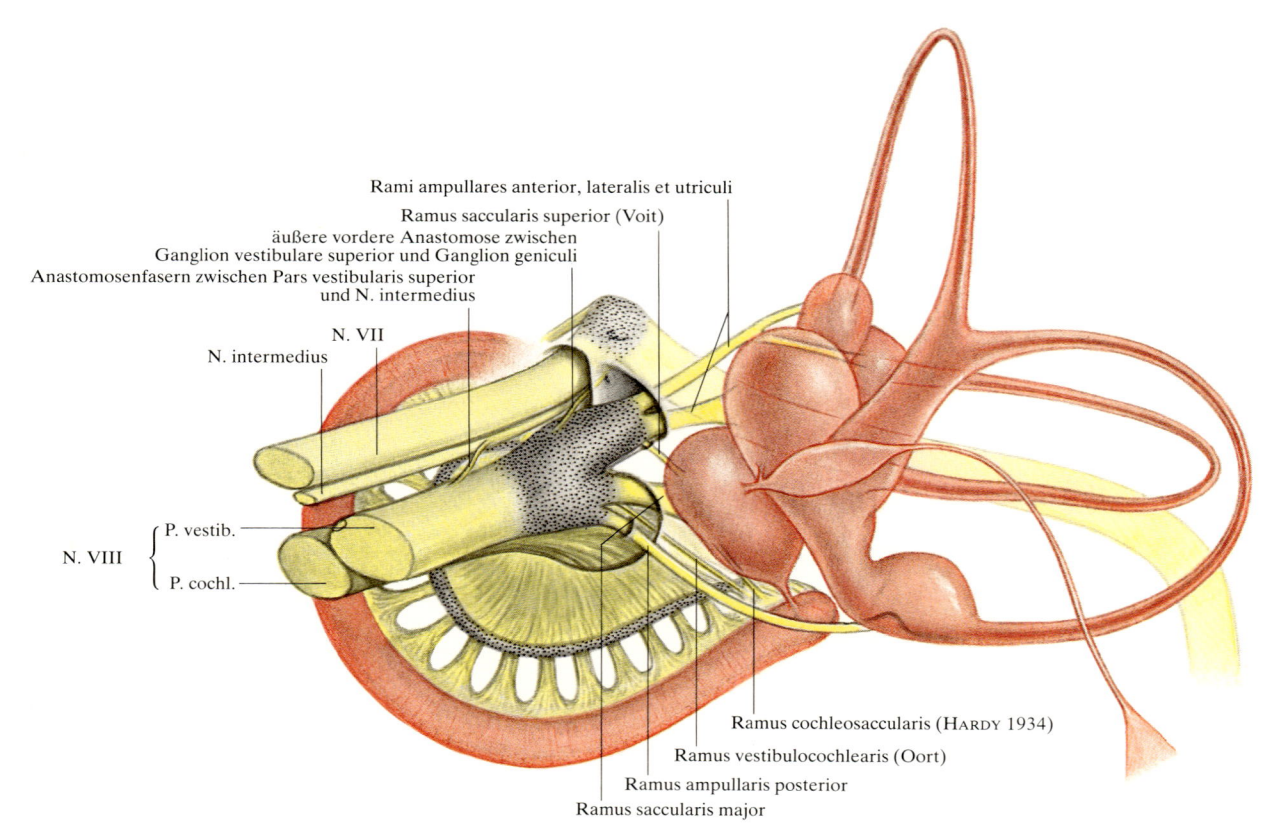

Abb. 274. Nn. vestibulocochlearis, facialis et intermedius,
Zweige und Anastomosen sowie endolymphatisches System (von dorsal)

Vestibulocochleäre Anastomose. Die vestibulocochleäre Anastomose verläuft von der Pars inferior des Ganglion vestibulare zur Area cochleae des Fundus meatus acustici interni und vermengt sich hier mit Bündeln der Pars cochlearis, die in den Tractus spiralis foraminosus eintreten (an einem Präparat etwa 3 mm vom basalen Ende der Cochlea entfernt).

N. saccularis

Der Hauptnerv des Sacculus stammt nach HARDY (1934) und zahlreichen anderen Forschern aus der Pars inferior des N. vestibularis und durchzieht die Macula cribrosa media zum Meatus acusticus internus und zum Ganglion vestibulare.

Voitscher Nerv

Der Ramus saccularis zur Pars superior ist der Voitsche Nerv. Fasern aus dem Voitschen Nerv und jene aus dem Ramus saccularis inferior stammen aus vorderen und hinteren Abschnitten der Macula sacculi. Der größere hintere Abschnitt ist vom Hauptnerv versorgt. Der N. cochleosaccularis stammt von der Spitze des hinteren Sacculusgebietes. (Weiteres s. Bd. I/1, Teil C.)

Pars vestibularis, Verlauf

Die distalen Axone der Vestibularisganglienzellen verteilen sich an den Haarzellen der Cristae ampullares und der Maculae utriculi et sacculi. Die zentralen Axone bilden die Pars vestibularis des N. vestibulocochlearis und treten etwas vor dem Sulcus pontomedullaris ins zentralnervöse System ein. Innerhalb des Vestibulariskernkomplexes divergieren die Fasern und bilden ein aszendierendes und ein deszendierendes Bündel. Das aszendierende enthält Fasern der Cristae ampullares und erreicht vorzüglich den Nucleus vestibularis rostralis. Andere ziehen über das Corpus juxtarestiforme zum sog. Vestibulocerebellum: Lobus flocculonodularis.

Das deszendierende Faserbündel leitet die Empfindungen von den Maculae sacculi et utriculi und erreicht hauptsächlich den *Nucleus vestibularis caudalis* und benachbarte Abschnitte des *Nucleus vestibularis medialis.* Der *Nucleus vestibularis lateralis* (Deiters) erhält nur wenige primäre Faserbündel zu seinem zentralen Abschnitt. Die meisten Zuflüsse entstammen Axonen der Purkinje-Zellen eines paramedianen Streifens des Cortex cerebelli (Wurmanteil). Deshalb kann dieser Kern als basal gelagerter Kleinhirnkern aufgefaßt werden. Abgesehen von Vestibularisfasern ziehen Fasern des Rückenmarks in den Nucleus vestibularis medialis und caudalis ein. Bestimmte Abschnitte der Kerne entlassen Fasern zum Lobus flocculonodularis und bauen eine sekundäre vestibulozerebelläre Bahn auf. Andere Afferenzen der Nuclei vestibulares stammen 1. aus dem medialen Abschnitt des Vermis über bilaterale Projektionen der Nuclei fastigii; 2. aus pontinen und bulbären Abschnitten der Formatio reticularis.

Pars vestibularis (N. VIII) 485

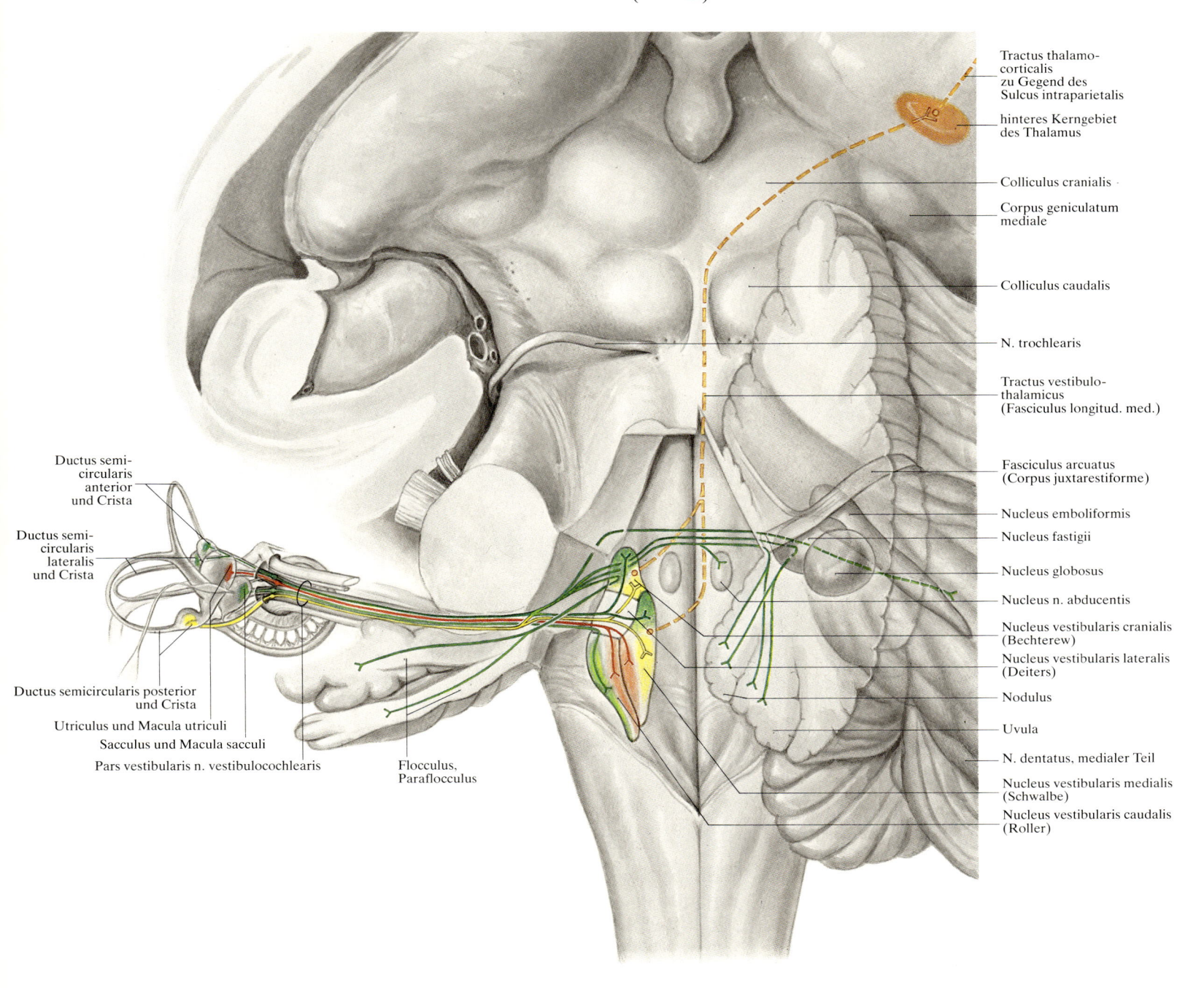

Abb. 275. Zentrale Fasern des Labyrinthus vestibularis
Dunkelgrüne Bahnen ohne Schaltung im Vestibulariskern aus Cristae ampullares = direkte sensorische Kleinhirnbahn
Dunkelgrüne und gelbe Bahnen ziehen zu Nn. vestibulares cranialis et medialis (aus Cristae ampullares)
Rote Bahn stammt aus Macula utriculi, zieht zu Nn. vestibulares medialis et caudalis
Hellgrüne Bahn stammt aus Macula sacculi und erreicht N. vestibularis caudalis

Kerngebiete

Die Endkerne des N. vestibularis lassen sich in zwei Säulen – eine laterale und eine mediale – zergliedern. In der lateralen Zellsäule liegen von rostral nach kaudal: Nucleus vestibularis cranialis, Nucleus vestibularis lateralis, Nucleus vestibularis caudalis. Die mediale Säule umfaßt den Nucleus vestibularis medialis (Abb. 275).

Der Kernkomplex ist beim Menschen 9,2–12,0 mm lang und wird untergliedert in:

1. *Nucleus vestibularis medialis* (Schwalbe) mit ca. 120000 Zellen: Er liegt am Boden der Rautengrube; sein Querschnitt ähnelt einem Dreieck mit nach unten und außen gewendeter Spitze. Er erstreckt sich kaudalwärts bis zur Ala cinerea und besteht aus kleinen Zellen. Der Kern liegt medial des Pedunculus cerebellaris caudalis.

2. *Nucleus vestibularis lateralis* (Deiters) mit ca. 50000 Zellen: Er ist der ursprünglichste der Vestibularisendkerne und deren größter. Er befindet sich dorsal der Umbiegungsstelle des Pedunculus cerebellaris caudalis in das Kleinhirn und dorsal des Nucleus spinalis n. trigemini. Der großzellige Kern stellt ein ursprüngliches Koordinationszentrum dar.

3. *Nucleus vestibularis cranialis* (Bechterew) mit ca. 35000 Zellen. Er liegt an der lateralen Wand des Ventriculus IV etwas vor der Umbiegungsstelle des Pedunculus cerebellaris caudalis. Die Neuriten seiner großen Ganglienzellen ziehen zu den Nuclei fastigii cerebelli und aszendierende Fasern zum Fasciculus longitudinalis, und zwar zur gleichen und zur Gegenseite.

4. *Nucleus vestibularis caudalis* (Roller) mit ca. 50000 Zellen: Er liegt mit seinem oberen Ende zwischen Nucleus vestibularis medialis und Nucleus vestibularis lateralis und reicht kaudalwärts bis zum Tuberculum gracile und zum Tuberculum cuneatum.

Experimentelle Läsionen der Pars vestibularis

Nach STEIN u. CARPENTER (1967), die 40 Affen untersuchten, zeigte sich, daß bei Durchschneidung der peripheren Zweige der Ganglia vestibularia keine zentrale Degeneration in den Kerngebieten erfolgte. Läsionen des Teils des Ganglion vestibulare superius, in den Fasern der Cristae der Canales semicirculares anterior et lateralis einziehen, bewirkten maximale Degeneration in den Nuclei vestibulares cranialis und medialis (rostrale Abschnitte). Läsionen der Teile des Ganglion vestibulare superius, in welche die Macula des Utriculus projiziert, hatten maximale Degeneration im Nucleus vestibularis medialis (kaudaler Abschnitt) und caudalis (mediodorsaler Abschnitt) zur Folge. Einige deszendierende Fasern aus dem Utriculus ziehen in den Nucleus cuneatus accessorius ein.

Kleine Läsionen in Abschnitten des Ganglion vestibulare inferius ließen Beziehungen erkennen zwischen der Crista des Canalis semicircularis posterior und dem Nucleus vestibularis cranialis (kaudomedialer Abschnitt) sowie vom Sacculus zu dorsolateralen Abschnitten des Nucleus vestibularis caudalis.

Direkte sensorische Kleinhirnbahn

Die nicht an den Vestibulariskernen endenden zentralen Neuriten ziehen als direkte sensorische Kleinhirnbahn ins Kleinhirn und außerdem zum gegenseitigen Ursprungskern des N. abducens.

Nach KORTE u. MUGNAINI (1979) ziehen die meisten Fasern der primären vestibulären Afferenzen bei der Katze zum ipsilateralen Cortex cerebelli, zum Nodulus und zur Uvula. Weniger zahlreich erreichen sie den ipsilateralen Flocculus. Zum Paraflocculus, zur Lingula und zum Nucleus cerebelli lateralis konnten keine Fasern nachgewiesen werden. Wenige Fasern erreichen wahrscheinlich den ipsilateralen Nucleus fastigii. Die Ergebnisse der beiden Forscher machen es wahrscheinlich, daß das Cerebellum stärker als bisher angenommen von primären vestibulären Afferenzen erreicht wird. Die ältere Meinung, der Tractus vestibulocerebellaris ziehe in die ganze Pars noduloflocularis des Kleinhirns (= Archaeocerebellum) ein, wird dadurch eingeschränkt. Rückläufige Impulse dieses Gebietes erreichen die Nuclei vestibulares sowie die Formatio reticularis tegmenti.

Sekundäre Vestibularisbahnen (Abb. 276)

Tractus vestibulospinalis und Fasciculus longitudinalis medialis

Aus dem Nucleus vestibularis lateralis ziehen Fasern im Tractus vestibulospinalis lateralis, ipsilateral und somatotopisch gegliedert, im seitlichen Teil des Funiculus ventralis durch die ganze Medulla spinalis. Sie beeinflussen die Rückenmarkreflexaktivität und den Muskeltonus der Extensoren. Die übrigen drei Vestibulariskerne entlassen Fasern in den Fasciculus longitudinalis medialis in dorsomedialen Abschnitten des ganzen Hirnstammes. Kaudal verläuft der Fasciculus longitudinalis medialis im Funiculus ventralis der Medulla spinalis. Die Fasern entstammen den Nuclei vestibulares cranialis et caudalis und bilden den Tractus vestibulospinalis medialis, der nicht bis unterhalb mittlerer Thorakalsegmente absteigt. Die Muskeln des Halses und der oberen Extremitäten werden durch ihn unter vestibuläre Reflexkontrolle gebracht. Die aufsteigenden Teile des Fasciculus longitudinalis medialis gehen vorzüglich von den Nuclei vestibulares cranialis et medialis aus. Die des rostralen Kernes bleiben ipsilateral, die des Nucleus vestibularis medialis verlaufen bilateral. Diese aszendierenden Fasern bauen eine vestibulomesenzephale Projektionsbahn auf und enden vorzüglich an motorischen Augenmuskelkernen und dem Nucleus interstitialis von Cajal. Aus dem Nucleus interstitialis geht der dünne Tractus interstitiospinalis aus, der mit dem Fasciculus longitudinalis medialis die ganze Länge des Hirnstammes und des Rückenmarks durchzieht. Diese Fasern verbinden ebenfalls die Nuclei vestibulares mit Kerngebieten der Augenmuskeln und bewirken elementare Reflexe: Augenbewegungen, kompensatorisch für Kopfbewegungen. Weitere aszendierende Fasern aus dem Vestibulariskerngebiet erreichen über den Fasciculus longitudinalis medialis den Nucleus ventralis posterior inferior, einen kleinen, aber gut abgrenzbaren Thalamuskern, dessen Efferenzen sich der thalamokortikalen Projektionsbahn anschließen und den vorderen Abschnitt des Sulcus intraparietalis erreichen sollen.

Kommissuren

Zwischen beiden Nuclei vestibulares rostrales und vestibulares laterales gibt es Rechts-Links-Verbindungen. LADPLI u. BRODAL (1968) konnten zeigen, daß bei Schädigungen des Nucleus vestibularis cranialis zahlreiche degenerierende Fasern innerhalb des kontralateralen Kerns und im ventralen Abschnitt des Nucleus vestibularis lateralis, medialis und caudalis auftreten. Verletzungen des Nucleus vestibularis la-

Pars vestibularis (N. VIII)

Nucleus interstitialis et Nuclei tegmenti (Cajal et Darkschewitsch)

Nuclei n. oculomotorii (Kernkomplex)

Nucleus n. trochlearis

Tractus vestibulo-mesencephalicus (Fasciculus longitudinalis med.)

Tractus cerebello-fastigialis (von Vermis cerebelli)

Tractus fastigionuclearis (zu Nn. vestibulares) et -reticularis (med.)

Nucleus fastigii

Nucleus n. abducentis

Tractus cortico-fastigialis (von Purkinjezellen)

Nodulus

Pyramis

Uvula

Tractus flocculonuclearis

Tractus nucleomaculo- et cristalis (Modulationsbahn)

Tractus spinovestibularis

Fasciculus longitudinalis medialis

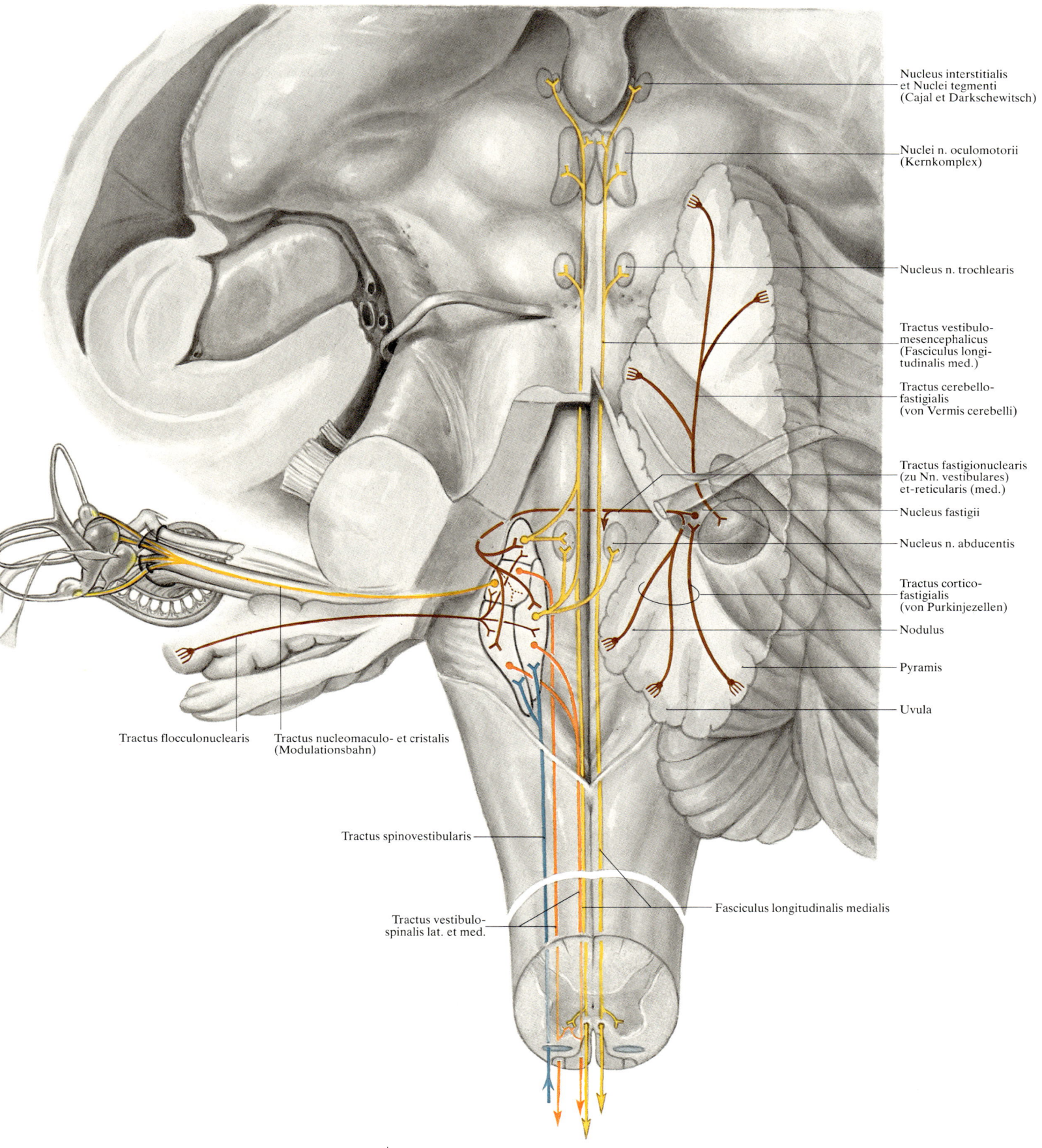

Tractus vestibulo-spinalis lat. et med.

Abb. 276. Nukleoafferente und -efferente Bahnen des Vestibulariskernkomplexes

teralis haben Degeneration der Kommissurenfasern im lateralen Kern sowie im Nucleus vestibularis caudalis zur Folge; Schädigungen des Nucleus vestibularis caudalis eine Degeneration von Kommissurenfasern zu ventralen und lateralen Kerngebieten der Gegenseite. POMPEIANO u.Mitarb. (1978; Untersuchungen an Katzen) bestätigen mit anderer Methodik diese Ergebnisse: die Kommissurenfasern gehen hauptsächlich von der peripheren Zone des Nucleus vestibularis medialis und vestibularis caudalis ab. Keine Kommissurenfasern ließen sich aus dem mittleren Gebiet des Nucleus vestibularis cranialis und dem Nucleus vestibularis lateralis, dem dorsomedialen Abschnitt des unteren Gebietes des Nucleus vestibularis medialis und des dorsolateralen Abschnittes des rostralen Teils des Nucleus vestibularis caudalis nachweisen.

Ein Teil der vestibulären Kerngebiete entläßt Kommissurenfasern zu jenen kontralateralen Kernen, die primäre vestibuläre Afferenzen speziell von den Canales semicirculares erhalten, und verknüpft diese mit vestibulo-okulären Bahnen. Diese Fasern stammen aus dem Nucleus vestibularis medialis und aus dem Nucleus vestibularis caudalis: inhibitorische Funktion auf die kontralateralen sekundären Vestibularisneurone der Canales semicirculares. Auf diese Weise entsteht ein gekreuztes labyrinthäres Kontrollsystem des vestibulookulären Reflexbogens, das konjugierte Augenbewegungen dem Einfluß der Canales semicirculares unterwirft. Es wird angenommen, daß auch das Kleinhirn die Kommissurenfasern zu beeinflussen imstande ist.

Aus dem kaudalen Abschnitt des Nucleus fastigii sollen Bahnen zum gegenseitigen vestibulären Kerngebiet ziehen. Dieses erhält, so betrachtet, nicht nur einen exzitatorischen Input vom ipsilateralen Canalis semicircularis lateralis, sondern inhibiert die kontralateralen vestibulo-okulären Neurone des horizontalen Kanalsystems über inhibitorische Interneurone. Die Kommissurenverbindungen scheinen auf das vestibuläre Kanal-Okulomotorius-System begrenzt zu sein, während das Otolithensystem beider Seiten keine derart engen, ausgeprägten Kommissuren besitzt.

Retikulovestibuläre Verbindungen

Retikulovestibuläre Verbindungen wurden von verschiedenen Autoren nachgewiesen. Zahlreiche Fasern entstammen den Nuclei reticulares gigantocellulares pontis caudalis und -pontis orales, welche bilateral die 4 Hauptkerne mit ipsilateralem Übergewicht erreichen. Aus der Formatio reticularis des Mesencephalon wurden bisher keine Bahnen zu den Nuclei vestibulares festgestellt. Auch POMPEIANO u.Mitarb. (1978) konnten lediglich zeigen, daß die Neurone zu den Nuclei vestibulares aus dem Medullagebiet und pontinen Bereichen der Formatio reticularis herstammen. Die gekreuzte und ungekreuzte retikulovestibuläre Bahn zum Deittersschen Kern stellt eine bilaterale Konvergenz des Inputs dieses Kerngebiets dar.

Nucleus vestibularis medialis – Nystagmus

Neuere Untersuchungen machen es wahrscheinlich, daß der Nucleus vestibularis medialis nicht nur eine wesentliche Rolle beim labyrinthen Nystagmus spielt, sondern auch in die horizontalen Augenbewegungen (Bewegungssteuerung) eingreift. Zahlreiche Fasern aus diesem Kern ziehen nämlich zum Nucleus n. abducentis und bewirken eine monosynaptische Exzitation des kontralateralen N. abducens und eine monosynaptische Inhibition des ipsilateralen Abduzensfasergebietes nach Reizung. Stimulation des Nucleus vestibularis cranialis hat keine derartigen Folgen.

Tractus vestibulothalamicus

Noch nicht genauer untersuchte Bahnen ziehen von den Nuclei vestibulares, vielleicht nach Unterbrechung im Nucleus interstitialis, zum Thalamus und von diesem zur Großhirnrinde. Zweifellos werden vom Vestibularisapparat ausgelöste Empfindungen bewußt.

Nach DEECKE u.Mitarb. (1974) stellt der Nucleus ventralis posterior inferior des Thalamus einen vestibulären Relaiskern dar. Die Zellen dieses Kerns projizieren zum vestibulären Cortex. Nach Durchschneidung der Pars vestibularis n. VIII waren sowohl die Impulse zum Nucleus ventralis posterior inferior thalami als auch zum vestibulären Cortexgebiet verschwunden. Komplette Zerebellektomie hatte keine Veränderung der evozierten Potentiale zur Folge.

Nach KORNHUBER (1972) enden Vestibularisfasern (beim Rhesusaffen) im ventrokaudalen Abschnitt des lateralen Thalamus. Das kortikale Areal liegt nach KORNHUBER im Gyrus postcentralis in Höhe des somatosensorischen Projektionsgebietes für den Mund. SCHWARZ u.Mitarb. (1973) weisen darauf hin, daß das vestibuläre Kortexfeld sich zyto- und myeloarchitektonisch bei Versuchstieren einheitlich als Streifen tief im Sulcus intraparietalis nachweisen läßt. Es liegt ihren Befunden zufolge nicht im primären somatosensorischen Kortexgebiet und erhält bilaterale afferente Fasern von Area 18 sowie der Hals-Arm-Region des motorischen Kortexgebietes. Der somatosensorische Kortex bis einschließlich des Vestibularisgebietes besitzt Assoziationsfasern zum Lobus parietalis. Nach KORNHUBER sind das Vestibularissystem und das propriozeptive somatosensorische System in allen Ebenen des zentralnervösen Systems zusammengeschaltet. Die kortikale Projektion erlaubt eine stärkere Koordination für Haltung und Raumorientierung.

Andere Fasern aus dem vestibulären Endkerngebiet ziehen zum Pallidum, weitere zum Nucleus reticularis tegmenti (Tractus vestibuloreticularis) sowie als Tractus vestibulotectalis zur Lamina tecti. Wieder andere Fasern sollen zum Nucleus ruber ziehen und über diesen mit den motorischen Vorderhornzellen zusammengekoppelt sein (Tractus rubrospinalis).

Corpus juxtarestiforme

FERRARO u. BARRERA (1936) zerstörten bei Rhesusaffen das Corpus juxtarestiforme, das von MEYNERT (1872) als innere Abteilung des Pedunculus cerebellaris caudalis bezeichnet wurde. Diese Namensgebung wurde von MONAKOW (1910) und FUSE (1912) sowie anderen verwendet. FERRARO u. BARRERA grenzten diesen Teil als supramedullären Abschnitt von einem intramedullären (lateral des Tractus solitarius) ab. Bei einseitiger Durchschneidung des supramedullären Abschnittes des Corpus juxtarestiforme traten Nystagmus zur Seite der Läsion, gelegentlich Kinnwendung zur Läsionsseite und Fallneigung zur Gegenseite auf, manchmal auch leichte ipsilaterale Hypotonie der Muskulatur, jedoch keine deutliche Ataxie oder andere zerebellare Symptome.

Bei bilateralen Läsionen traten insbesondere Nystagmus nach aufwärts, Fallneigung während des Laufens und spiralige Sprungneigung nach rückwärts oder aufwärts auf.

Die Autoren nehmen an, daß nur wenige Fasern aus der supramedullären in die intramedulläre Strecke des Corpus juxtarestiforme übergehen. Die Schädigungen der intramedullären Abschnitte des Corpus juxtarestiforme bewirken ipsilaterale Symptome, bilaterale der supramedullären Abschnitte zunächst Tonusverlust, Nystagmus nach aufwärts, Desorientierung im Raum und Bewegungsstörungen.

Ärztliche Bedeutung

Labyrinthärer Schwindel

Schwindel ist das häufigste Symptom einer Labyrintherkrankung. Ebenso wie beim Kleinhirnschwindel können abgegrenzt werden: Drehschwindel, Schwankschwindel oder Liftgefühl. Im Gegensatz zum Kleinhirnschwindel wird der vestibuläre Schwindel durch die Kopfhaltung sowohl hinsichtlich seines Auftretens als auch der Richtung beeinflußt. Meist ist der Schwindel mit Unlust und Übelkeitsgefühl verbunden, welches sich bis zum Erbrechen steigern kann. Der vestibuläre Schwindel wird durch direkte Läsionen des Labyrinths (Blutungen, Meniéresche Krankheit, Felsenbeinfrakturen, primäre Labyrinthitis und als Fernwirkung einer Mittelohraffektion) oder durch Läsionen des Vestibularisstammes und der Kerngebiete ausgelöst (basale Meningitis, intrakranielle Blutungen, Tumoren). Der bei Kleinhirntumoren auftretende Schwindel ist meist dem vestibulären ähnlich und als Reizsymptom der vestibulo-zerebellaren Bahnen aufzufassen.

Nystagmus

Der Nystagmus ist das wichtigste objektive Symptom einer vestibulären Schädigung. Der adäquate Reiz für die Endapparate des N. vestibularis ist die Endolymphokinese im Labyrinth. Der Reiz wird zunächst auf Vestibulariskerne übertragen und von hier entsprechend der Faserverbindungen zum Kleinhirn, zu den motorischen Rückenmarkzentren und zu den Augenmuskelkernen, speziell zum pontinen Blickzentrum, geleitet. Nach dem Flourensschen Gesetz hat die Reizung eines jeden Bogenganges rhythmische Augenbewegungen zur Folge, die in der gleichen Ebene verlaufen wie der entsprechende Bogengang. Nach dem Ewaldschen Gesetz entspricht die reaktive Augenbewegung der Strömung der Endolymphe in den Bogengängen, d.h. das Auge „fließt" in derselben Richtung wie die Endolymphe im gereizten Bogengang und „schnellt" in die entgegengesetzte Richtung zurück. Die langsame Phase des Nystagmus ist die vestibulär induzierte. Benannt wird die Nystagmusrichtung jedoch nach der schnellen Phase. Normalerweise sind die Reize, die den Augenmuskeln vom rechten und linken Labyrinth zufließen, gleich. Bei einer Störung dieses Gleichgewichts durch Ausfall oder Reizung eines Labyrinths „fließen" die Bulbi zur kontralateralen Seite des relativ stärker erregten Labyrinths, und die kompensatorische rasche Zuckung erfolgt in Richtung des besser erregten Labyrinths. (Weiteres Bd. I/1, Teil C.)

β) Pars cochlearis

Die etwa 31 000 bipolaren und von Marklamellen eingehüllten Nervenzellen der Pars cochlearis liegen innerhalb des Ganglion spirale cochleae im Modiolus der Schnecke.

Ihre peripheren Fortsätze bilden ein weitmaschiges Geflecht innerhalb der Lamina spiralis ossea und treten am Ansatz der Basilarmembran durch etwa 4000 in einer Reihe liegende Foramina nervosa zum Cortischen Organ, wo sie an etwa 25000 Haarzellen enden. An ihrer Austrittsstelle werden die Fasern marklos und bilden in der Ebene der Schneckenwindungen Spiralzüge, ehe sie an den Haarzellen enden.

Die Nervenfasern innerhalb der Pars cochlearis sind beim Menschen zwischen 1 und 9 µm, meist 2–4 µm dick (ENGSTRÖM u. REXED 1940). Diese Forscher konnten auch eine deutliche Gruppierung der Neurone des Ganglion spirale nachweisen. 90% der Ganglienzellen sind sehr viel größer als die restlichen 10% und entlassen auch dickere Nervenfasern mit mehr Myelinschichten als die anderen. Die kleineren Ganglienzellen haben eine einfache, nur selten gedoppelte, Lage von Schwannschen Zellen oder Satellitenzellen um ihre Pericarya und können dadurch deutlich von den größeren myelinisierten Zellen (speziell beim Meerschweinchen) abgegrenzt werden.

Tonotope Gliederung (Abb. 277)

Die Fasern der Pars cochlearis zeigen eine strenge somato- oder tonotope Gliederung. Da der Nerv aus verdrehten Fasern besteht, verlaufen diejenigen aus der Spitzenwindung in zentraler Position, die der Basis cochleae in peripheren Zonen des Nervs (zumindest innerhalb des Meatus acusticus internus, in dem der schraubige Faserverlauf deutlich zu erkennen ist). Die intranervalen Blutgefäße sind ähnlich angeordnet. ENGSTRÖM (1968) betont, daß die Pars cochlearis aus einem peripheren und einem zentralen Abschnitt besteht.

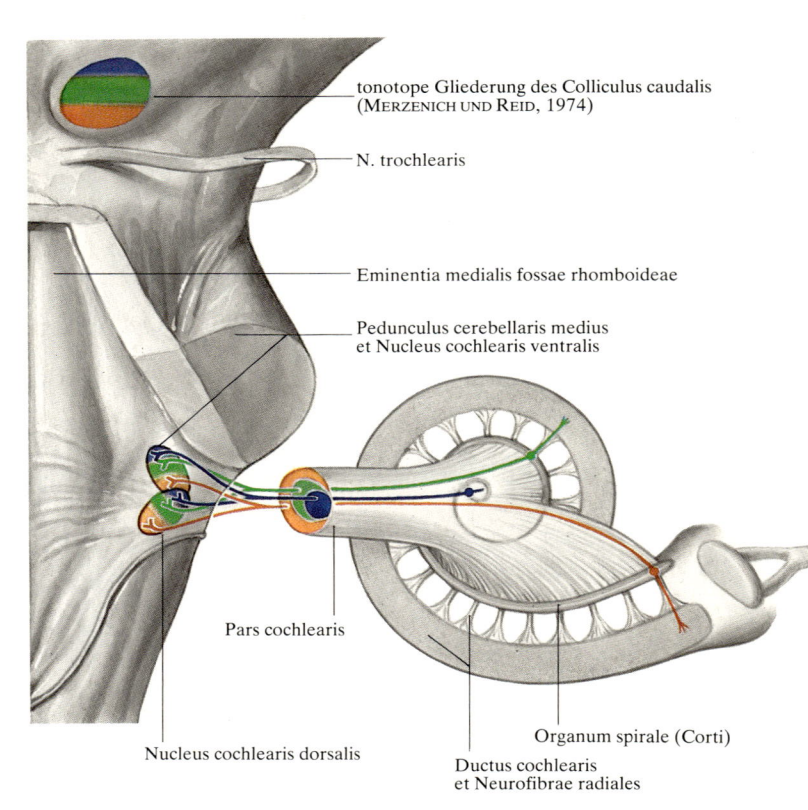

Abb. 277. Hörbahn, tonotope Gliederung (nach ARNESEN u. OSEN 1978)
Rot = hohe Töne; *grün* = mittelhohe Töne; *blau* = tiefe Töne

Der zentrale ist der Oligodendrogliaabschnitt, der für verschiedene Erkrankungen (Syphilis, Psammome, Alkohol) vulnerabel zu sein scheint. An unserem Untersuchungsgut ist der zentrale Teil der Pars cochlearis 10 (6–15) mm lang (LANG 1981).

Die ca. 30000 zentralen Fortsätze der bipolaren Ganglienzellen des Ganglion spirale cochleae ziehen durch Canaliculi longitudinales modioli hindurch und bauen den Tractus spiralis foraminosus auf. Am Fundus meatus acustici interni bündeln sie sich zur Pars cochlearis, welche sich innerhalb des Meatus acusticus internus mit der Pars vestibularis zum N. vestibulocochlearis vereinigt. Die Pars cochlearis des Nervs verläuft zunächst medial, dann caudal und am Hirnstamm lateral der Pars vestibularis zu den Nuclei cochleares (= Rotation der Pars cochlearis), zu den Nuclei olivares superior lateralis et medialis und zu den Nuclei corporis trapezoidei ventralis und dorsalis der gleichen und der Gegenseite sowie den Nuclei lemnisci laterales. Einige Fasern erreichen vielleicht auch direkt die Colliculi caudales.

Kerngebiete

Der 2–3 mm lange *Nucleus cochlearis dorsalis* (OLSZEWSKI u. BAXTER 1954) liegt am Pedunculus cerebellaris caudalis, der 3 mm lange *Nucleus cochlearis ventralis* unmittelbar seitlich des Tractus spinalis n. trigemini.

Je ein Ast der Nervenfasern zieht zu beiden Cochleariskernen und splittert sich an deren Zellen auf.

Nach BACSIK u. STROMINGER (1973) sind die Pericarya des Nucleus cochlearis ventralis in der Regel 18 × 26 μm groß. Die Zelldichte ist am größten am lateralen Rand und am rostralen Ende des Kerns. Der Nucleus cochlearis dorsalis ist einheitlicher aufgebaut.

Nach OSEN (1970) kommen in den Nuclei cochleares der Katze 9 verschiedene Zelltypen vor, die zu Zellgruppen – sich teilweise überlappend – zusammengeordnet sind. Die Grenzen dieser Zellgruppen korrespondieren nicht mit klassischen Angaben über einen Nucleus anteroventralis, einen Nucleus posteroventralis und einen Nucleus cochlearis dorsalis. Seinen Befunden zufolge reicht der Nucleus posteroventralis zum Unterrand des Komplexes medial, während er lateral teilweise durch den kappenförmigen Nucleus dorsalis überlappt ist. OSEN unterschied große sphärische Zellen, kleine sphärische Zellen, sog. Oktopuszellen mit ventrodorsal orientierten Dendriten, multipolare Zellen, globuläre Zellen, kleine Zellen, granuläre Zellen, pyramidenförmige bipolare Zellen und Riesenzellen, welche in bestimmten Kerngebieten vorkommen.

Die primären cochleären Afferenzen enden nach OSEN sämtlich an allen Teilen der Nuclei cochleares mit Ausnahme der molekularen und granulären Zellschichten.

Die hochfrequenten Töne aus der basalen Schneckenwindung sind seiner Meinung nach dorsomedial und die niederen Frequenzen aus der Spitzenwindung der Cochlea mehr ventrolateral repräsentiert. Die tonotopische Gliederung in lateralen und medialen Abschnitten des ventralen Cochleariskerns ist prinzipiell gleichartig, und die Fasern des Corpus trapezoideum repräsentieren in jeder Lage einen kleinen Abschnitt des Ganglion spirale cochleae.

Nach STROMINGER (1973) treten nach Läsionen des Nucleus cochlearis dorsalis beim Rhesusaffen wenige degenerierende Fasern zum kontralateralen oberen Olivenkern über die Stria medullaris dorsalis, die auch selbst geschädigt wird, auf. Degenerationen fanden sich im kontralateralen ventralen und weniger ausgedehnt im dorsalen Kern des Lemniscus lateralis. Der kontralaterale Nucleus centralis des Colliculus caudalis ist die Hauptaufzweigungsstelle der sekundären Hörbahnfasern. Eine kleine Zahl Fasern aszendiert zu diesem Kern ipsilateral; einige kreuzen in seiner Kommissur. Wenige degenerierte Fasern fanden sich auch im kontralateralen, magnozellulären Teil des Corpus geniculatum mediale.

Radiatio acustica, Hörbahn (Abb. 278)

Dorsale Hörbahn. Die Neuriten des Nucleus cochlearis dorsalis umfangen oben den Pedunculus cerebellaris caudalis, ehe dieser nach aufwärts zum Kleinhirn schwenkt, und ziehen dicht unter dem Boden der Rautengrube medialwärts. Diese Strecken sind meist makroskopisch als Striae medullares (acusticae) zu erkennen, worauf schon KOELLIKER (1896)

Pars cochlearis (N. VIII)

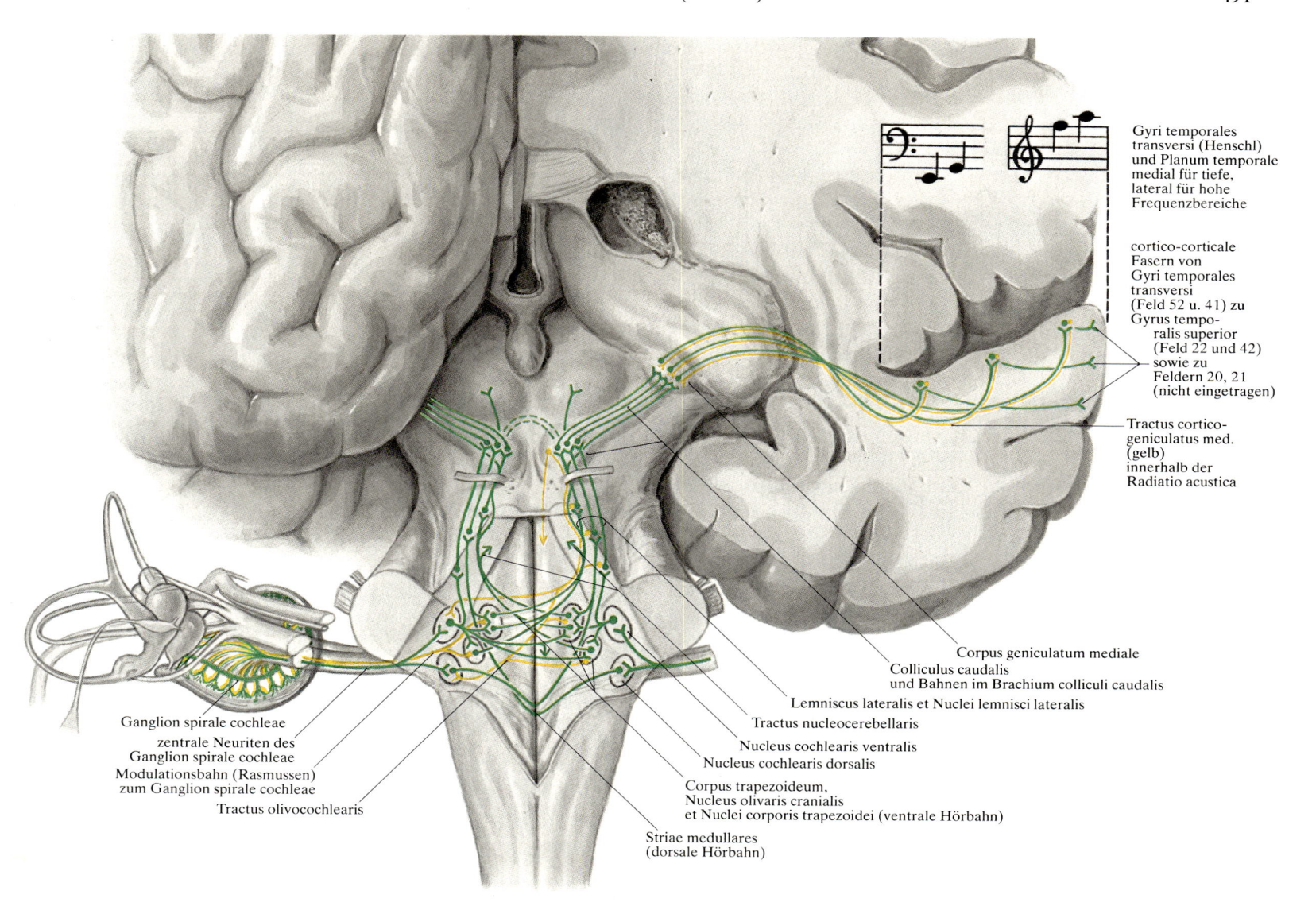

Abb. 278. Hörbahn

Labels in figure:
- Gyri temporales transversi (Henschl) und Planum temporale medial für tiefe, lateral für hohe Frequenzbereiche
- cortico-corticale Fasern von Gyri temporales transversi (Feld 52 u. 41) zu Gyrus temporalis superior (Feld 22 und 42) sowie zu Feldern 20, 21 (nicht eingetragen)
- Tractus cortico-geniculatus med. (gelb) innerhalb der Radiatio acustica
- Corpus geniculatum mediale
- Colliculus caudalis und Bahnen im Brachium colliculi caudalis
- Lemniscus lateralis et Nuclei lemnisci lateralis
- Tractus nucleocerebellaris
- Nucleus cochlearis ventralis
- Nucleus cochlearis dorsalis
- Corpus trapezoideum, Nucleus olivaris cranialis et Nuclei corporis trapezoidei (ventrale Hörbahn)
- Striae medullares (dorsale Hörbahn)
- Ganglion spirale cochleae
- zentrale Neuriten des Ganglion spirale cochleae
- Modulationsbahn (Rasmussen) zum Ganglion spirale cochleae
- Tractus olivocochlearis

hinwies. Neben den Striae „acusticae" gibt es nach KOELLIKER die Striae medullares, die keine Beziehungen zur Hörbahn erkennen lassen.

Im Bereich der Medianen kreuzen die Striae mit denen der Gegenseite oberflächlich (Monakowsche Kreuzung) oder etwas tiefer (Heldsche Kreuzung) innerhalb der Raphe und ziehen seitlich im Lemniscus lateralis rostralwärts. Auf ihrem Weg schließen sich Fasern aus der Oliva superior an. Der Lemniscus lateralis kann in den von den Bündeln umschlossenen Nuclei dorsales et ventrales lemnisci lateralis nochmals umgeschaltet werden und endet an den Colliculi caudales beider Seiten, hauptsächlich jedoch an kontralateralen.

Ventrale Hörbahn. Die Neuriten des Nucleus cochlearis ventralis ziehen medialwärts zur Oliva superior sowie zu den Trapezkernen beider Seiten, hauptsächlich jedoch zum ipsilateralen Kerngebiet, und zum Nucleus reticularis tegmenti. Die sich in einer rapheartigen Struktur kreuzenden Fasern bilden das Corpus trapezoideum. Ein Teil der Fasern bleibt ungekreuzt und nicht umgeschaltet und schließt sich dem ipsilateralen Lemniscus lateralis zum Colliculus caudalis an. Die Mehrzahl der Fasern des Lemniscus lateralis wird im Komplex der Oliva superior umgeschaltet, so daß von dieser Zone an das 3. Neuron die Hauptmasse der Fasern des Lemniscus lateralis aufbaut. Weitere Fasern ziehen zum Tuberabschnitt des Kleinhirnwurms.

Colliculus caudalis

Größe. Der Colliculus caudalis ist an unserem Untersuchungsgut 5,44 (4–6) mm hoch und 7,26 (5–10) mm breit. An der Oberfläche erwies sich der rechte Colliculus caudalis signifikant breiter als der linke (DEYMANN-BÜHLER 1983). Sein zentraler Kern ist der Hauptkern der Hörbahnfasern. Im übrigen Kerngebiet treffen Impulse aus dem Nucleus centralis sowie aus den Nuclei lemnisci lateralis ein.

Repräsentation der Cochlea. MOREST (1964–1966) wies laminäre Strukturen im Colliculus caudalis sowie im Corpus geniculatum mediale bei Katzen nach. Die eintreffenden Fasern enden stets an einer oder wenigen dieser Zellamellen (JONES u. ROCKEL 1971; MOREST 1965, 1966; u.a.). Läsionen im Nucleus cochlearis führen zur Zerstörung von Neuronen eines bestimmten Sektors, der von der Frequenz abhängig ist und zur terminalen Degeneration innerhalb des Nucleus centralis des Colliculus caudalis führt (NOORT 1969; OSEN 1972). Betont sei, daß ipsilaterale und kontralaterale Projektionen dieselben Effekte besitzen. Den Befunden der Autoren zufolge liegt deshalb eine deutliche tonotope Organisation in allen 3 Dimensionen des Nucleus centralis des Colliculus caudalis vor.

Nach MERZENICH u. REID (1974), welche die systematische Repräsentation der Cochlea innerhalb des Nucleus pericentralis des Colliculus caudalis der Katze untersuchten, zeigte sich, daß nach Reizung eines gegebenen Frequenzbandes die Repräsentation durch die ganze laminäre Struktur des vorgenannten Nucleus nachweisbar ist: isofrequentale Kontur. Die tiefsten Oktaven besetzen ein disproportional kleines Volumen des Nucleus, verglichen mit den mittleren und hohen Frequenzen.

Efferente Fasern innerhalb des Lemniscus lateralis: Rasmussensches Bündel. Vom Colliculus caudalis, den Nuclei lemnisci laterales, den Nuclei olivares superiores sowie den Nuclei corporis trapezoidei entspringen efferente Fasern, welche an den Nuclei cochleares ventralis und dorsalis enden. Der Tractus olivocochlearis (Rasmussensches Bündel) entspringt am Kernkomplex der Oliva superior sowie an den Nuclei trapezoidei und endet an den Haarzellen des Cortischen Organs der gleichen Seite mit etwa 33%, der Gegenseite mit etwa 66% seiner 500–600 Fasern. Diese zentrifugale Bahn soll die Reizschwellen und den Schärfenbereich einzelner Rezeptoren oder Rezeptorengruppen beeinflussen können. Die zentrifugalen Bahnen stellen Rückkoppelungskreise dar. Manchen Befunden zufolge sollen zwei verschiedene olivocochleäre Bahnen, eine zu den Basen der äußeren, eine zu den inneren Haarzellen entwickelt sein (WHITE and WARR 1983).

Efferente Bahnen und Reflexe. Die efferenten Bahnen des Colliculus caudalis gewinnen auch Anschluß an sensomotorische Funktionskreise und ans vegetative Nervensystem. Sie dienen hauptsächlich reflektorischen Schaltungen sowie der Zusammenkoppelung mit motorischen Ursprungszellen der Augenmuskeln.

Weitere Bahnen ziehen zum Nucleus reticularis tegmenti und direkt zu motorischen Vorderhornzellen.

Prätektokortikale Verbindungen bestehen zur Rinde des Lobus occipitalis.

Über das Brachium colliculi caudalis werden dem Corpus geniculatum mediale die Hörbahnfasern zugeleitet. Es ist an unserem Untersuchungsgut im Mittel 8,02 (5–10,5) mm lang und 3,34 (1,5–5,0) mm breit (LANG u. DEYMANN-BÜHLER 1983).

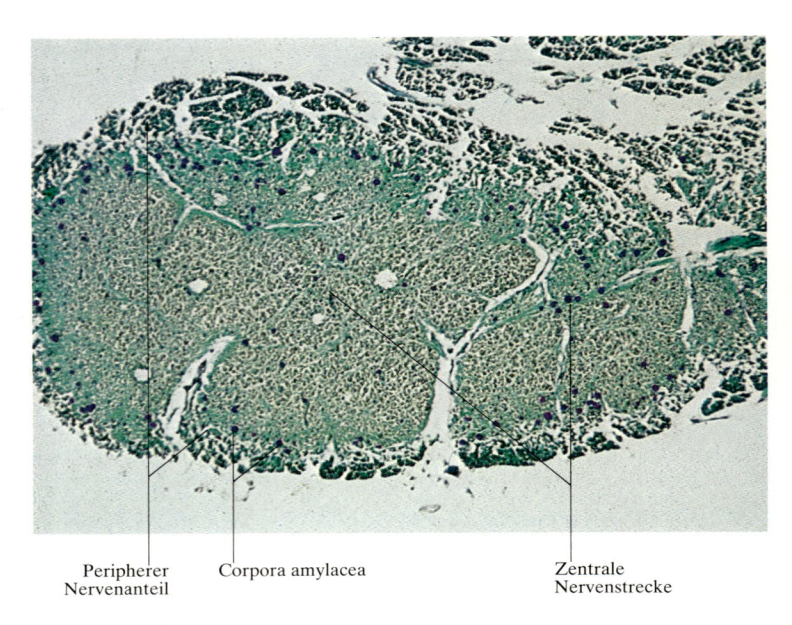

Abb. 279. Übergang von zentraler in periphere Strecke der Pars cochlearis (PAS-Lichtgrün) (Querschnitt)

Peripherer Nervenanteil — Corpora amylacea — Zentrale Nervenstrecke

Kortikale Repräsentation

Der Zellkomplex im Corpus geniculatum mediale gilt als Ursprungsort des 4. Neurons. Dessen Fasern biegen zunächst scharf nach dorsal um und ziehen durch das Crus posterius capsulae internae hindurch, um die Radiatio acustica zu den Gyri temporales transversi aufzubauen. Diese Heschlschen Querwindungen liegen an der oberen Fläche des dem Sulcus lateralis cerebri zugewendeten Teiles des Lobus temporalis (Areae 52, 41).

Die tiefen Töne werden vorwiegend in hinteren, inselnahen Abschnitten, die hohen lateral und vorne repräsentiert (tonotope Repräsentation).

An der Außenseite des Gyrus temporalis superior finden sich Rindenbezirke, die der begrifflichen Verarbeitung des Gehörten dienen (Wort-, Sprach- und Tonverständnis). Höhere akustische Zentren (Erinnerungsfelder, Musik-Sprache-Verständnis im weiteren Sinne sowie akustische Intentionen) liegen im Bereich des Gyrus temporalis medius und inferior. Diese Felder 20 und 21 gelten als tertiäre akustische Rindenfelder, wobei in Area 20 (Gyrus temporalis inferior) Wort-, Musik- und Sprachverständnis, in Area 21 (Gyrus temporalis medius) die akustische Aufmerksamkeit sowie akustische Intentionen lokalisiert sein sollen. In Area 22, am Gyrus temporalis superior, sollen vordere Abschnitte mehr für das Tonverständnis, dorsale mehr für Wort- und Satzverständnis verantwortlich sein.

Gemeinsam mit dem Feld 42 gehört dieses Zentrum zu den sekundären akustischen Rindenfeldern. Das Feld 42 nimmt einen kleinen Streifen am Oberrand des Gyrus temporalis superior ein, der der Laut- und Geräuschempfindung dienen soll (s. Abb. 278). Sie ermöglichen die Zu- oder Abwendung zur Quelle eines Geräusches. Impulse, die in das aszendierende, aktivierende System der Formatio reticularis einfließen, bewirken die Weckreaktion.

Ärztliche Bedeutung

Einseitige Unterbrechungen der zentralen Hörbahn, ebenso wie einseitige Zerstörung der Heschlschen Querwindungen, führen nicht zur Taubheit eines Ohres, sondern nur zur Herabsetzung des Gehörs (Hypakusis) – kontralateral stärker als homolateral – und zu einer Beeinträchtigung des Richtungshörens, weil die Hörbahnfasern auf beide Großhirnhemisphären projiziert werden.

Läsionen im Bereich der Gyri temporales superior et medius beeinträchtigen die Fähigkeit, Gehörtes richtig zu erkennen oder Sprache zu verstehen (sensorische Aphasie). Akustische Wahrnehmungen werden nicht richtig identifiziert und analysiert, ihre Bedeutung als Geräusche, Töne, Laute oder Melodien werden verkannt und können mit früheren akustischen Erinnerungen nicht verglichen werden. Gesprochene Worte und Sätze werden nicht verstanden.

Gegensätzlich zu allen anderen Hirnnerven und den Fila radicularia des Rückenmarks entsteht sowohl an der Pars cochlearis als auch an der Pars vestibularis im Bereich des Porus acusticus internus das zentrale Segment dieser Nerven. Kraß ausgedrückt, liegt vom Bereich des Porus acusticus internus an eine Hirnbahn (wie im N. opticus und im Tractus olfactorius) und kein Hirnnerv mehr vor. Das harte Anfühlen des Septimus (facialis) gegen das weiche des Octavus (statoacustokineticus) veranlaßte nach HYRTL (1880) schon Fallopio (Gabriele Fallopio, 1523–1563), beide Nerven als Portio dura und Portio mollis partis quinti zu benennen. Die Übergangszone läßt sich in der Regel unter dem Operationsmikroskop (8fache Vergrößerung) als Anschwellung deutlich erkennen. Noch einfacher gestattet stärkere Vergrößerung (40fach) das Auffinden dieser Übergangsstrecke: im Bereich der zentralen Strecke sind die Fasern der Pars vestibularis von Pia mater umhüllt und auch nach Entfernen von Arachnoidealmembranen sind Nervenfaserbündel, wie z.B. am N. facialis, nicht zu erkennen – in der Peripherie sind parallele Fasern bis zum Ganglion vestibulare (und schraubige zentral des Ganglion spirale cochleae) nachweisbar. In der Zisterne der hinteren Schädelgrube glückt – ebenfalls durch Betrachten der Faserbündel – die eindeutige Unterscheidung zwischen N. VIII und Nn. VII et intermedius. Schon den alten Anatomen war bekannt, daß insbesondere in die basalen Pia mater-Abschnitte nicht selten Pigmentzellen eingelagert sind. Diese sind unter dem Operationsmikroskop als feine Striche – wegen ihrer meist längsorientierten Fortsätze – zu erkennen: *wo ein Piaüberzug erkennbar ist, liegt kein Nerv, sondern eine Hirnbahn vor!* Erfolgreiche „Nervennähte" im Bereich einer Hirnbahn sind derzeit beim Menschen nicht bekannt! Diese „zentralen Segmente" des N. VIII müssen deshalb während der Eingriffe äußerst schonend behandelt werden. Sie können durch Schlingen der A. cerebelli inferior anterior, der A. vertebralis, der A. basilaris und der A. cerebelli inferior posterior

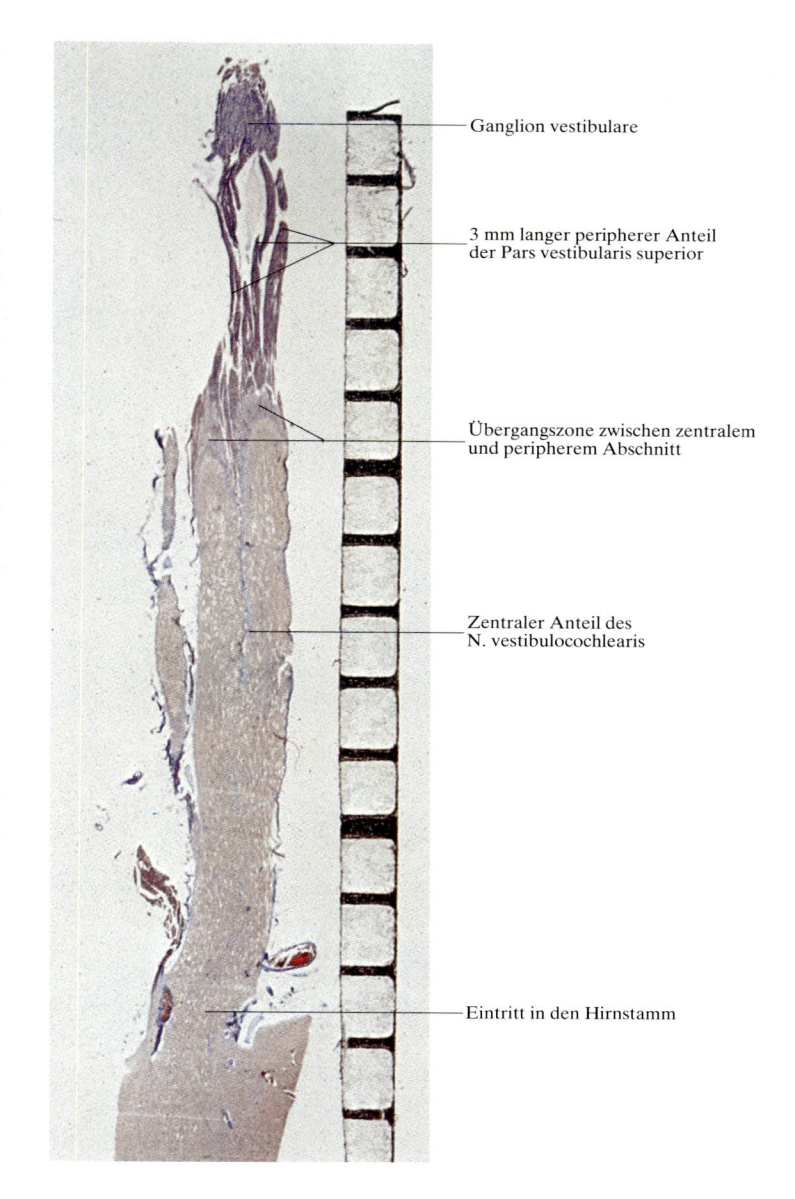

Abb. 280. 8 mm lange Pars centralis des N. vestibulocochlearis, Ladewig-Färbung

beeinträchtigt werden. Diese liegen je nach Autor nur in 11–33% nicht vor und haben unterschiedliche Lagebeziehungen zu den Nn. VII, intermedius et VIII. Eine Hyper- oder Hypoaktivität hat am VIII. Hirnnerv keine Schmerzen (Trigeminusneuralgie) oder Spasmus (hemifacialis), sondern Tinnitus, Hyperacusis, Diplacusis, Hörverlust und Vertigo unterschiedlicher Stärke zur Folge. Verständlicherweise kann zunächst der eine oder andere Nervenanteil zuerst – der andere später betroffen sein. LILLIE u. CRAIG (1936) berichteten über eine Gefäßanomalie im Kleinhirnbrückenwinkelgebiet, welche neuralgische Schmerzen des Ohrgebietes und andere nervöse Störungen bei einem 18jährigen Mädchen erzeugte (anfallsartige Schmerzen im Ohrbereich, zunehmende Taubheit des linken Ohres, Kopfschmerzen links. Berührung der Oberwand des Meatus acusticus externus löste die Schmerzen aus. Es fand sich eine anomale Arterien-

eine Beeinträchtigung der Funktion nicht in Frage kommen! Tatsächlich sind Störungen von seiten des N. vestibulocochlearis relativ häufig – insbesondere im höheren Lebensalter. Von den 38 durch JANNETTA (1981) operierten Patienten hatten 24 keine Beschwerden mehr, eine Besserung trat bei einem auf. In 12 Fällen ergab sich keine Besserung oder die Beschwerden kehrten wieder. In einem Fall war das Resultat schlecht. EHRENBERGER (1981) wies auf die Möglichkeit einer Schädigung des N. VIII durch Arachnopathie hin (Abb. 280 u. 281).

i) N. glossopharyngeus (N. IX)

Der N. glossopharyngeus gehört dem 3. Kiemenbogen an. Er versorgt motorisch über den Plexus pharyngeus den M. constrictor pharyngis superior, den M. stylopharyngeus sowie teilweise den M. levator veli palatini und den M. palatopharyngeus. Seine sensiblen Fasern stammen aus: Cavitas tympanica, Innenseite der Membrana tympani, Antrum mastoideum, Tuba auditiva, Arcus palatoglossus und Arcus palatopharyngeus sowie Tonsilla palatina, Facies pharyngea linguae, der hinteren und seitlichen Rachenwand sowie einem in seiner Ausdehnung unterschiedlich großen Hautbezirk vor dem Ohr, dem Sinus caroticus und dem Glomus caroticum. Seine sensorischen Geschmacksfasern leiten vom hinteren Zungendrittel ab und aus dorsalen Abschnitten der Mundhöhle sowie des Schlundkopfes.

Parasympathisch-sekretorische Fasern erreichen die Gl. parotis, Gll. buccales und Zungendrüsen. Die Anlage der Gl. parotis liegt ursprünglich weiter kaudal und gehört zum Versorgungsgebiet des N. glossopharyngeus. Mit Bildung der Wange wird die Parotisanlage rostralwärts verlagert und nimmt ihre Nervenversorgung mit.

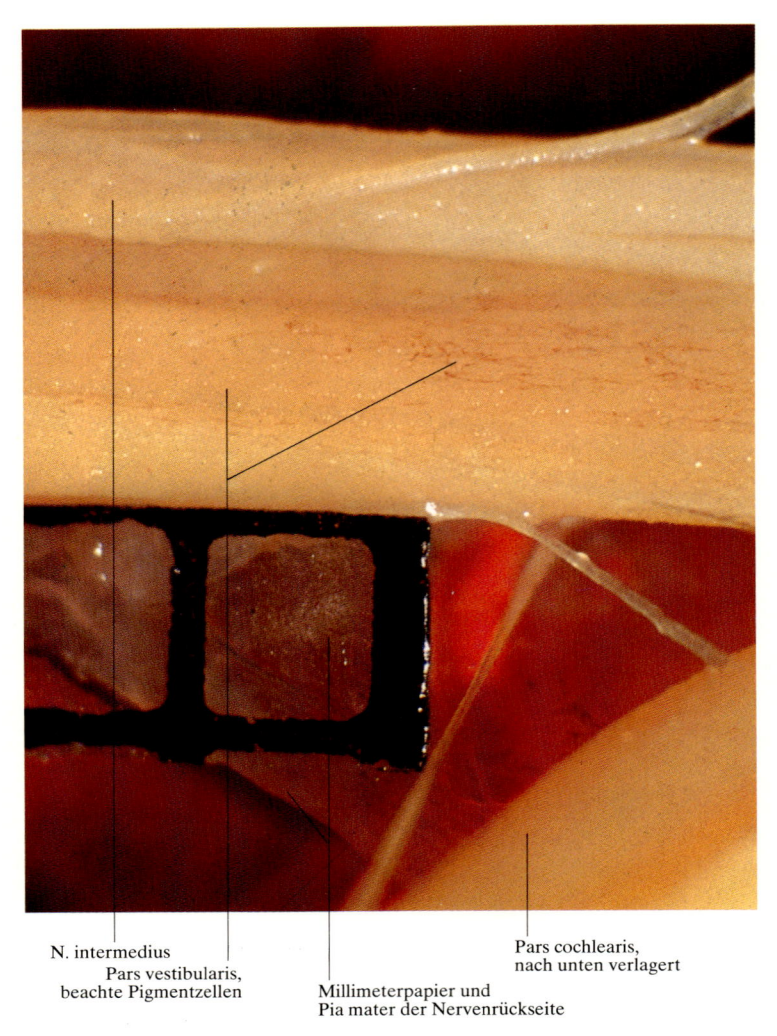

Abb. 281. Zentrales Segment des N. VIII
zerlegt, Ansicht von vorne

N. intermedius
Pars vestibularis, beachte Pigmentzellen
Millimeterpapier und Pia mater der Nervenrückseite
Pars cochlearis, nach unten verlagert

schlinge (wahrscheinlich der A. cerebelli inferior anterior), die erst nach Durchschneidung des IX. Hirnnervs nach aufwärts verlagert werden konnte. Sie verlief zwischen VIII. und IX. Hirnnerv. Die Hörfähigkeit stellte sich bei der Patientin 6 Wochen nach der Operation wieder ein.

JANNETTA operierte seit 1972 38 Patienten (15–59 Jahre). In abnehmender Häufigkeit waren die Aa. labyrinthi, cerebelli inferior anterior et inferior posterior, nicht identifizierte Arterien, die A. vertebralis et cerebelli superior und Kombinationen sowie auch Venen als schädigend erkannt worden. Bei Arterienschlingen an der Pars vestibularis lag Vertigo, bei einer an der Pars cochlearis Tinnitus vor. Bei Patienten mit Tinnitus ohne Vertigo, aber mit verminderter Funktion der Pars vestibularis, lag die Kompressionszone weit lateral und die A. cerebelli inferior anterior zog unter dem Porus acusticus internus und gab eine A. labyrinthi am Schlingenscheitel ab. Bei Patienten mit Vertigo lag die Schädigung jeweils dicht am Hirnstamm. Hier sei betont, daß bei Gleichsetzen von zentraler mit vulnerabler Zone des Nervs (Hörbahn) meatale Arterienschlingen, die zwischen N. VII und N. VIII hindurchziehen und in etwa 40% vorkommen, für

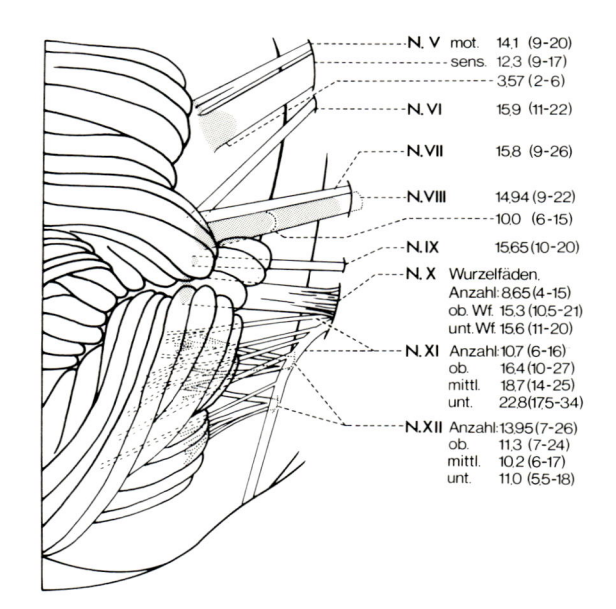

Abb. 282. Hirnnerven in der hinteren Schädelgrube
Länge und Faserbündelanzahl. Die zentralen Segmente der Nn. V und VIII sind punktiert (LANG u. REITER i. Druck)

N. V mot. 14.1 (9-20)
sens. 12.3 (9-17)
3.57 (2-6)
N. VI 15.9 (11-22)
N. VII 15.8 (9-26)
N. VIII 14.94 (9-22)
10.0 (6-15)
N. IX 15.65 (10-20)
N. X Wurzelfäden, Anzahl: 8.65 (4-15)
ob. Wf. 15.3 (10.5-21)
unt. Wf. 15.6 (11-20)
N. XI Anzahl: 10.7 (6-16)
ob. 16.4 (10-27)
mittl. 18.7 (14-25)
unt. 22.8 (17.5-34)
N. XII Anzahl: 13.95 (7-26)
ob. 11.3 (7-24)
mittl. 10.2 (6-17)
unt. 11.0 (5.5-18)

N. glossopharyngeus (N. IX)

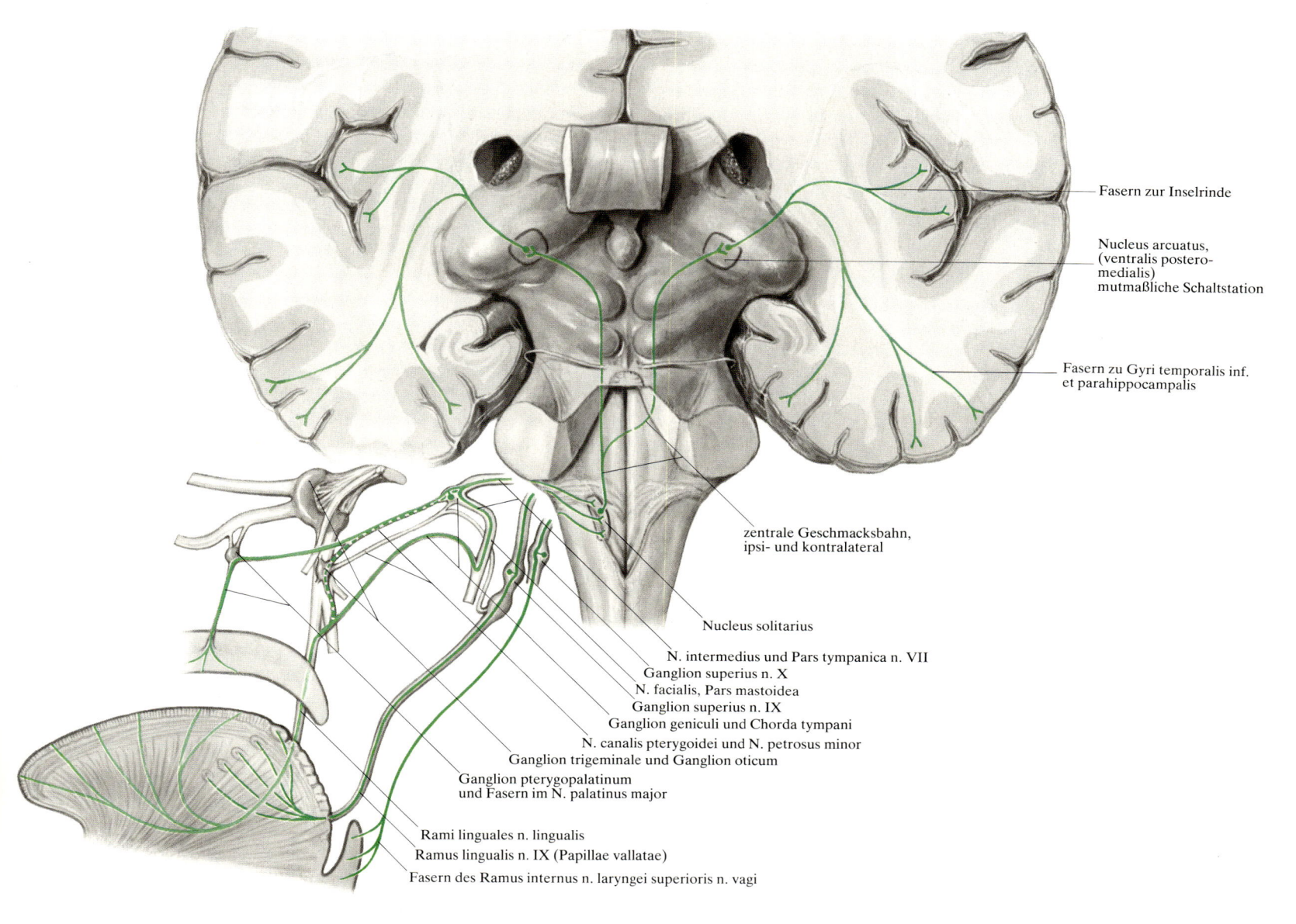

Abb. 283. Geschmacksbahnen

Labels on figure:
- Fasern zur Inselrinde
- Nucleus arcuatus, (ventralis posteromedialis) mutmaßliche Schaltstation
- Fasern zu Gyri temporalis inf. et parahippocampalis
- zentrale Geschmacksbahn, ipsi- und kontralateral
- Nucleus solitarius
- N. intermedius und Pars tympanica n. VII
- Ganglion superius n. X
- N. facialis, Pars mastoidea
- Ganglion superius n. IX
- Ganglion geniculi und Chorda tympani
- N. canalis pterygoidei und N. petrosus minor
- Ganglion trigeminale und Ganglion oticum
- Ganglion pterygopalatinum und Fasern im N. palatinus major
- Rami linguales n. lingualis
- Ramus lingualis n. IX (Papillae vallatae)
- Fasern des Ramus internus n. laryngei superioris n. vagi

Kerngebiete

Die *somatomotorischen Fasern* des N. glossopharyngeus (sowie des N. vagus) entstammen dem nach KIRSCH u.Mitarb. (1968) 20 mm langen und 3 mm dicken *Nucleus ambiguus*. Der langgestreckte und unscharf gegen die Umgebung abgegrenzte Kern liegt zwischen Striae medullares und Decussatio pyramidum, etwa 7 mm unter dem Boden der Fossa rhomboidea. Der Kern enthält nach TOMASCH u. EBNESSAJ-JADE (1961) ca. 1 900 Zellen (bei einer Kernlänge von 10 mm-Schrumpfungsartefakt?).

Die aus einem vorderen Abschnitt zunächst dorsomedial aufsteigenden und dann unter Bildung eines inneren Knies nach ventrolateral ziehenden Fasern bilden den somatomotorischen Teil des N. glossopharyngeus.

Die *sekretorischen Fasern* entstammen dem Nucleus *salivatorius*, der etwa 10 mm langgestreckt unter der Ala cinerea sowie medial des Nucleus spinalis n. V liegt. Sie verlaufen gestreckt durch die Medulla und dann im N. tympanicus (s.S. 496).

Der *sensible Endkern* für ideotrop-sensible Empfindungen gehört ebenfalls den V, VII, IX und X. Hirnnerven gemeinsam an: Nucleus spinalis n. trigemini.

Die *Geschmacksfasern* des N. glossopharyngeus ziehen gemeinsam mit denen des N. facialis vorne und denen des N. vagus hinten innerhalb des Tractus solitarius ventrolateral der Ala cinerea zum Kerngebiet bis ins Halsmark abwärts.

Tractus solitarius

Nach KOELLIKER (1896) ist der Tractus solitarius am unteren Olivenende 1,1 mm von der Medianebene entfernt und besitzt Durchmesser zwischen 0,10 und 0,21 mm. Nach kranial wird das Bündel stärker und entfernt sich weiter von der Medianebene. In der Gegend des Calamus scriptorius liegt es 4,22 mm von der Medianebene entfernt und ist 0,80 mm dick. Seine Länge beträgt nach KOELLIKER 24 mm.

Die Fasern enden am Nucleus solitarius und an dorsalen Abschnitten der Formatio reticularis medullae spinalis. Im ipsilateralen dorsomedialen Teil des Nucleus tractus solitarii enden die Geschmacksfasern. Die Zungenspitze ist ganz vorn, der Hypopharynx am weitesten kaudal in diesem Kern vertreten. Die Grenzzonen der von den Hirnnerven VII, IX und X eintretenden Fasern überschneiden sich im Kern.

Ganglien (s. Abb. 283)

In den Verlauf des Nervs ist innerhalb der Schädelhöhle – unmittelbar vor dem Duradurchtritt – das *Ganglion superius* eingeschaltet (ca. 2 mm groß), das pseudounipolare oikotrop-sensible Ganglienzellen enthält (BARRATT u. Mitarb. 1899). Das *Ganglion inferius* liegt 2–3 mm tiefer an der unteren Öffnung des Foramen jugulare und ist ca. 4 mm lang. Seinen zwischen 15 und 30 µm großen Ganglienzellen gehören sensible Fasern und Geschmacksfasern an. Die zentralen Neuriten beider Ganglien teilen sich in je einen auf- und einen absteigenden Zweig. Die im Zentralorgan aufsteigenden Fasern enden an sensiblen Endkernen, die absteigenden am Nucleus solitarius.

Verlaufsstrecken der Nn. VI bis XII in der Fossa cranialis posterior.
An unserem neueren Untersuchungsgut ist der N. VI z.B. bis zu seinem Duraeintritt im Mittel 15,9 mm, der N. VII 15,8 mm, der N. VIII 14,94 mm, der N. IX 15,65 (10–20) mm lang. Außerdem sind an der Abb. 282 Zahl der Wurzelfäden und Maße für die Nn. X, XI und XII angegeben.

Austrittszone

Die Faserbündel des 9. Hirnnervs treten hinter und seitlich des N. vestibulocochlearis dorsal der Oliva inferior in der Fossa parolivaris (retro-olivaris) aus und schließen sich zu einem vorderen kleineren und einem hinteren größeren Nervenstrang zusammen, welche dicht benachbart nach vorne und lateral zum Foramen jugulare ziehen und dessen vordere mediale Abteilung durchdringen. Die medialen und vorderen Wurzelfäden sollen motorisch, die übrigen sensibel bzw. sensorisch sein. Die mehr medialen Wurzelfasern besitzen an unserem Untersuchungsgut 0,1 mm lange, die lateralen im Mittel 1,1 mm lange zentrale Abschnitte. Ein sichelförmiger Durasporn trennt beim Eintritt in die Dura die Fasern des 9. Hirnnervs von denen des N. vagus ab. In einer kleinen Duratasche liegt das Ganglion superius. Unmittelbar vor dem Ganglion öffnet sich der Ductus perilymphaticus.

Extrakranieller Verlauf

Der Nerv entläßt im Bereich des Ganglion inferius oder unmittelbar darunter den N. tympanicus. Der N. IX zieht dann zwischen A. carotis interna und V. jugularis interna zunächst abwärts, anschließend zwischen A. carotis interna und A. carotis externa, dem Hinterrand des M. stylopharyngeus entlang, nach vorne und unten. Schließlich überkreuzt er die laterale Fläche des Muskels oder durchsetzt ihn und gelangt – in seine Endzweige zerfallend – zwischen Mm. constrictor pharyngis superior et medius und M. styloglossus zur Zunge. (Weiteres s. Bd. I/1, Teil C.)

α) Äste

(1) N. tympanicus

ARNOLD (1851) wies darauf hin, daß der N. tympanicus vom Ganglion inferius n. IX abgeht, einige Zweige zu den Cellulae mastoideae entläßt und anschließend in einem etwa 10 mm langen Knochenkanal die Cavitas tympanica erreicht. Die 1–2 mm lange Pars infrapetrosa steht in 35% über Anastomosen mit dem N. vagus, in 100% auch mit dem N. facialis in Verbindung (VARA-THORBECK 1970). In 20% öffnet sich der Knochenkanal im Bodenbereich im Gebiet des unteren Umfangs des Promontorium, in 80% am Promontorium unmittelbar vor der Fossula fenestrae cochleae. Mit dem Nerv kann eine dünne Arterie aus der A. pharyngea ascendens in die Cavitas tympanica eintreten. Der Nerv zieht in 88% am Paries labyrinthicus annähernd vertikal, in 12% etwas nach oben und dorsalwärts, wobei er in 59% schleimhautnah, in 22% in einem Halbkanal und in 19% vollkommen vom Knochen abgedeckt verläuft. Nach seiner Verbindung mit den *Nn. caroticotympanici* entsteht der *Plexus tympanicus*. Aus diesem bildet sich der N. petrosus minor, der medial des M. tensor tympani nach oben verläuft und in 50% mit der Pars tympanica des N. facialis anastomosiert, in 36% mit dem Ganglion geniculi. In 14% ließen sich keine proximalen Anastomosen nachweisen.

Die Nn. caroticotympanici erreichen die Cavitas tympanica in kurzen Knochenkanälen und erscheinen in 69% unmittelbar unterhalb der Fenestra vestibuli, in 31% oberhalb davon, in 2–4% sind sie vollständig in Knochenkanäle eingeschlossen (ROSEN 1950).

Intumescentia (Ganglion) tympanica

Nach BISCHOFF (1865) hat VALENTIN (1840) erstmalig ein kleines Ganglion am Stamm des N. tympanicus, dort, wo dieser in die Cavitas tympanica eindringt, beobachtet. Derartige Ganglienzellhaufen wurden auch an unserem Material beobachtet. Ein nichtchromaffines Organ (= Intumescentia) liegt am häufigsten 1–2 mm nach Beginn des Canaliculus tympanicus in diesem Kanal, ist meist birnförmig, seltener rund oder eiförmig und zwischen 200 und 400 µm groß. Eine bindegewebige Kapsel umgibt das chemorezeptorische Organ, das ovale oder polygonal gestaltete epitheloide Zellen mit hellem Zytoplasma enthält, die in Kolonnen oder spiralförmig gewunden nebeneinander liegen (KISS u. Mitarb. 1956). Ein bis vier weitere, nicht nichtchromaffine Organe können innerhalb des Canaliculus, infratympanal oder su-

pratympanal oder auch in der Cavitas tympanica vorkommen (am häufigsten an Verzweigungszonen des Plexus tympanicus). Ärztliche Bedeutung: Glomustumoren.
N. petrosus minor (s.S. 471 in Band I/1, Teil B)

Äste des Plexus tympanicus

a) Rr. tympanici zur Schleimhaut der Cavitas tympanica und zu Cellulae mastoideae;
b) R. tubalis zur Schleimhaut der Tuba auditiva.
c) R. communicans cum r. auriculari n. vagi. Ein kleiner Nervenzweig geht in der Regel vom Ganglion inferius ab und verbindet sich mit dem R. auricularis n. vagi noch extrakraniell.

(2) Rr. sinus carotici

Unterhalb des Ganglion inferius verlassen meist mehrere Rr. sinus carotici den Nerv und steigen entlang der A. carotis interna abwärts. Häufig vermengen sie sich mit Rr. pharyngei des N. vagus und Zweigen des Truncus sympathicus und enden im rezeptorischen Gebiet des Sinus caroticus und im Paraganglion (= Glomus) caroticum.
Nach FRANKE (1963) beobachtete PARRY (1799), daß ein Fingerdruck auf die Halsschlagader des hemiplegischen Admirals K.S. eine sofortige Verminderung der Pulsschläge um 15–20/min zur Folge hatte. 1866 beschrieb der Jenaer Physiologe CZERMAK eine Verlängerung der diastolischen Herzpause nach Druck auf die A. carotis (Karotissinusgebiet). FRANKE befaßte sich insbesondere mit dem krankhaften Karotissinusreflexgeschehen und grenzte das Karotissinussyndrom vom hyperaktiven Karotissinusreflex ab. Das spontane Karotissinussyndrom tritt im Stehen oder Sitzen oder beim Einschlummern im Sessel auf, höchst selten beim liegenden Patienten. Therapeutisch kann eine paroxysmale Tachykardie durch den Karotissinusdruck gut und ohne Zwischenfälle beeinflußt werden, (neurogene Komplikationen wurden in 0,22–0,25% beobachtet).

Sinus caroticus

DE CASTRO (1928) entdeckte in der Wand des Sinus caroticus ein Pressorezeptorfeld. Seinen Befunden zufolge erreichen dünne Nervenfaserbündel (markhaltig) die Media-Adventitia-Grenze, danach verzweigen sich die Fasern baumartig und bilden ring- und ösenförmige kompakte oder fibrilläre Endigungen (KNOCHE u.Mitarb. 1977). Bei Menschen im Alter zwischen 52 und 80 Jahren soll ein kontinuierlicher turnover von Nervenendigungen vorkommen: Spannungsrezeptoren der Gefäßwände. Nach SELLER u. ILLERT (1968) liegen die Neurone der Karotissinusafferenzen in dorsomedialen Abschnitten des Nucleus solitarius. Sie wiesen neurale Aktivitäten synchron mit dem Herzrhythmus in diesem Gebiet nach, welche nach Durchschneidung der Nn. IX et X verschwanden. MÜLLER-RUCHHOLTZ u.Mitarb. (1979) konnten nachweisen, daß eine Steigerung des Druckes im Karotissinusgebiet um 15–20 mm Hg zu einer Verminderung des systemarteriellen Druckes vom 10–57 mm Hg führt. Gleichzeitig erfolgt eine Zunahme des venösen Blutvolumens im großen Kreislauf. Die Autoren sind der Meinung, daß die vom R. sinus carotici ausgehenden Pressorezeptoren reflektorisch die Kapazität des Venensystems des großen Kreislaufs erheblich beeinflussen. FERRIS u.Mitarb. (1937) waren im Anschluß an BRAUECKER (1933) der Meinung, daß die pressorezeptorischen Fasern nicht nur über den R. sinus carotici, sondern auch über den N. hypoglossus, den N. vagus und den Truncus sympathicus verlaufen. Bekanntlich sind auch andernorts Pressorezeptorenfelder nachgewiesen worden. BUCY (1936) berichtete erstmals, daß es nach Durchschneidung des N. glossopharyngeus (intrakraniell) bei Glossopharyngeusneuralgie zu einem vorübergehenden plötzlichen Blutdruckanstieg kommt. NAGASHIMA u.Mitarb. (1976) betonen, daß nach Freilegung der Nerven (nach subokzipitalem Zugang) bei Berühren des oberen Abschnittes des N. vagus plötzlich Extrasystolen auftraten, denen eine akute Blutdruckerniedrigung folgte. Durchschneidung der 2 oberen Vaguswurzeln hatten ebenfalls einen plötzlichen Blutdruckabfall zur Folge. Sie empfahlen, bei Neuralgie den ganzen N. IX und die obersten 2 Fäden des N. X zu durchschneiden. Nach einigen postoperativen Veränderungen besteht lediglich eine Verminderung des Schluckreflexes; die Geschmacksempfindung und das Gefühl im Meatus acusticus externus bleiben erhalten.

Karotissinussyndrom

Das Karotissinussyndrom besteht in reflektorischer Verlangsamung der Herzfrequenz und Blutdruckabfall durch Erregung der Pressorezeptoren des Karotissinus. Zusammen mit Afferenzen aus aortalen Paraganglien bildet der Reflex einen wichtigen Regelkreis zur Stabilisierung des zentralen arteriellen Blutdrucks. Bei pathologisch gesteigertem Karotissinusreflex (hyperaktiver Karotissinus) kann bereits bei Rückwärtsneigen oder Drehen des Kopfes oder bei Druck auf den Sinus caroticus ein Kreislaufkollaps und Herzstillstand auftreten (hypersensitives Karotissinussyndrom).
Auch Änderung der Blutbeschaffenheit sowie reflektorische Verschiebung des Gleichgewichtes zwischen Vagus und Sympathikus sollen über diese Fasern registriert werden.

Glomus caroticum

Das 1743 von HALLER entdeckte Glomus caroticum besteht aus lockeren, manchmal kompakten Ansammlungen epitheloider Zellen mit granuliertem Zytoplasma, zwischen die sich lockeres Bindegewebe einschiebt, das Gefäße und Nerven enthält. Die Art der Innervation der Glomuszellen ist bis heute umstritten (KNOCHE u.Mitarb. 1971). Höchstwahrscheinlich handelt es sich bei den Nervenfasern um efferente Neurone. Das dicht vaskularisierte Organ enthält zahlreiche Sinusoide und Kapillaren, welche stets durch Bindegewebe, Basalmembranen und Zytoplasmafortsätze von Zellen abgegrenzt sind. Wahrscheinlich bestehen in dem Organ zumindest 2 Zellarten: Glomuszellen, die als Hauptzellen oder Chemorezeptoren bezeichnet werden, und Hüllzellen (Kapsel- oder Stützzellen).

Es wird angenommen, daß eine Verringerung des O_2- oder Erhöhung des CO_2-Gehaltes Ausschleusung von Katecholaminen aus den Hauptzellen bewirkt. Hierdurch sollen Nerven Impulse erhalten, die dann zum Atmungszentrum geleitet werden und entsprechende Reflexe auslösen (TEMÉRESKÁSI 1970).

(3) Rr. pharyngei

Drei bis vier Rr. pharyngei verlassen in verschiedenen Höhen den Stamm des Nervs und beteiligen sich zusammen mit Rr. pharyngei des N. vagus an der Bildung des *Plexus pharyngeus*. Der Plexus, in den zahlreiche kleine Ganglien eingelagert sind, versorgt den M. constrictor pharyngis sowie die Schleimhaut des Schlundkopfes.

(4) R. m. stylopharyngei

Der kurze Nervenstamm (gelegentlich auch weitere Zweige), versorgt diesen Leitmuskel des Nervs. Feine Fasern durchbohren den Muskel und beteiligen sich an der Versorgung der Schleimhaut des Pharynx.

(5) Rr. tonsillares

Feinere Äste ziehen an die Außenseite der Tonsilla palatina und bilden dort einen *Plexus tonsillaris*, in den zahlreiche Ganglienzellen eingestreut sind. Sie versorgen die Schleimhaut der Tonsilla palatina, des Isthmus faucium und benachbarter Teile des Palatum molle. (Weiteres s. Band I/1 Teil C.)

(6) Rr. linguales

Die Endausbreitung des Nervs erfolgt in mehreren kleinen auseinanderstrebenden Ästchen, welche vielfach miteinander und gegenseitig verknüpft sind. In das Nervengeflecht sind zahlreiche kleine Ganglien eingestreut, aus denen die Papillae vallatae, das hintere Zungendrittel sowie die Papillae foliatae versorgt werden. Mit Zweigen des N. lingualis besteht Faseraustausch.

β) Anastomosen im Spatium parapharyngeum
(Abb. 284)

a) *Rr. communicantes cum n. vago:*
α) mit R. auricularis n. vagi,
β) mit dem Vagusstamm unterhalb des Ganglion inferius.
b) *R. communicans cum trunco sympathico* verbindet das Ganglion inferius mit dem Ganglion cervicale superius.
c) *R. communicans cum n. faciali* geht normalerweise dicht unterhalb des Ganglion inferius ab und verbindet sich dicht unterhalb des Foramen stylomastoideum mit dem N. facialis oder mit einem Ast des R. digastricus. Der Verbindungs-

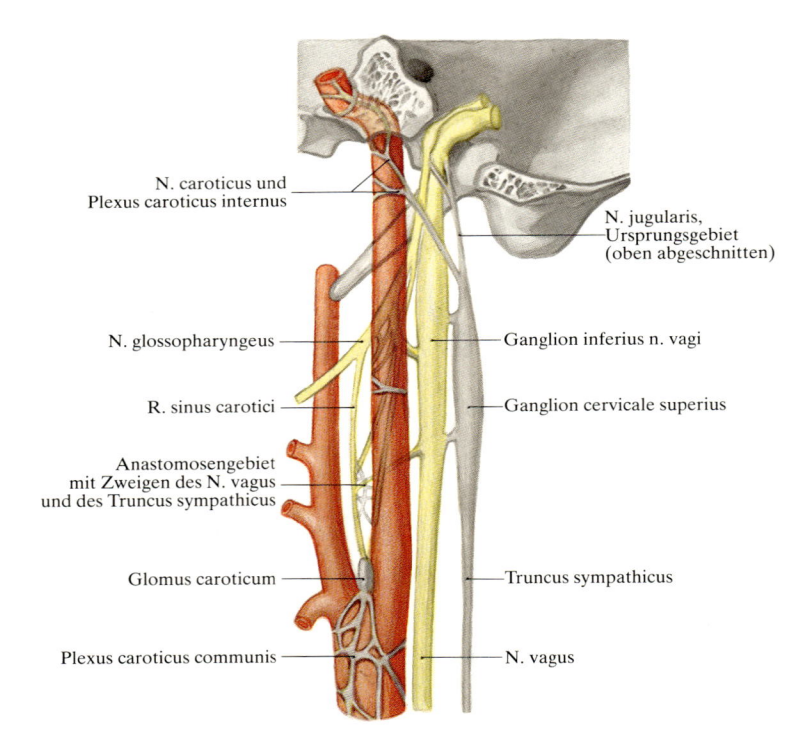

Abb. 284. Nerven des Glomus caroticum von medial

zweig fehlt, wenn ein R. lingualis n. facialis vorhanden ist. Auf diesem Weg werden möglicherweise motorische Fasern für den M. pharyngopalatinus geleitet.

γ) Zentrale Geschmacksbahn (Abb. 283)

Seit langem wird angenommen, daß die Fasern der zentralen Geschmacksbahn, in der Brückenregion teilweise kreuzend, innerhalb des Lemniscus medialis zusammen mit Trigeminusfasern den Thalamus erreichen. Nach neueren Vorstellungen verlaufen im Lemniscus medialis keine Geschmacksfasern, sondern ziehen ungekreuzt zu einem kleinzelligen Kern unmittelbar ventral des Pedunculus cerebellaris cranialis im Pons. Eine tertiäre Geschmacksbahn verlaufe dann von diesem Kern, zum Teil gekreuzt, überwiegend jedoch ungekreuzt im ipsilateralen, dorsalen Tractus trigeminothalamicus (Wallenbergsches Bündel) zum Thalamus, und zwar zu dessen Nucleus ventralis posteromedialis (Nucleus arcuatus). Weitere Verbindungen zu hypothalamischen und subthalamischen Kerngebieten scheinen zu bestehen (Zusammenkoppelung mit olfaktorischen und vegetativen Zentren). Vom Thalamus aus zieht dann eine 4. Neuronenstrecke zu 2 Zonen im ipsilateralen Cortex.

1. Ein Zentrum liegt an der Oberfläche des parietalen Cortex im Gebiet der taktilen Repräsentation der Mundhöhle. In diesem Gebiet scheint die Zunge mit ihren beiden Hälften in einer gewissen räumlichen, vielleicht auch geschmacksqualitativen Ordnung vertreten zu sein: Lokalisation von Geschmacksempfindungen im Mund.
2. Ein zweites gustatorisches Zentrum wurde am vorderen Operculum und der Inselrinde, das Claustrum überlagernd,

aufgefunden. Möglicherweise handelt es sich hier um ein reines Geschmackszentrum ohne räumliche Organisation, in das nur ipsilaterale Erregungen eintreten. In diesem Zentrum soll die Unterscheidung einzelner Geschmacksqualitäten stattfinden (BENJAMIN u. BURTON 1968; RUDERMANN et al. 1972, zitiert nach ROLLIN (1975). Beim Menschen soll das Repräsentationsfeld für den Geschmack im unteren Teil des Gyrus postcentralis und der sich anschließenden Inselrinde sowie im Operculum lokalisiert sein (BERNSTEIN 1940; VON KLEIST 1934). Nach anderen Autoren liegt das Geschmacksfeld im Gyrus temporalis inferior.

δ) Ärztliche Bedeutung

Eine isolierte Schädigung des N. glossopharyngeus ist selten. Meistens sind der N. vagus und der N. accessorius mitgeschädigt, etwa bei Tumoren der hinteren Schädelgrube, Aneurysmen der A. vertebralis oder A. basilaris, bei Schädelbasisfrakturen, bei Meningitiden oder Thrombose des Sinus sigmoideus.

Die Schädigung des Nervs führt zum Verlust der Geschmacksempfindung im hinteren Drittel der Zunge und im Bereich des Gaumens, weiterhin besteht Anästhesie im oberen Anteil des Pharynx und im Bereich der Tonsillen sowie am Zungenrand. Die Würg- und Gaumenreflexe fehlen. Meist bestehen auch leichte Schluckstörungen. An der gelähmten Seite hängt das Gaumensegel tiefer herunter, und bei Phonation weicht die Uvula zur gesunden Seite ab.

Glossopharyngeus-Neuralgie. Ähnlich wie bei der Trigeminusneuralgie kommt es zu paroxysmal auftretenden heftigen Schmerzen, die meist am Zungenrand, im Bereich der Tonsillen oder am weichen Gaumen beginnen und zum Ohr, gelegentlich auch zum Unterkiefer ausstrahlen. Die Schmerzparoxysmen können durch Haut- oder Schleimhautreize ausgelöst werden, z.B. beim Essen, Trinken oder Sprechen.

Nach GARRETSON u. ELVIDGE (1963) beobachtete HARRIS (1926) erstmalig bei einem Patienten Schmerzen im Gebiet des N. IX (im Bereich der Tonsillen). Dabei traten auch Asystolie und Anfälle auf. Bei Patienten von GARRETSON u. ELVIDGE wurden im EEG bilaterale diffuse niedere Wellen nachgewiesen, welche auf Hypoxie hindeuteten. Sie durchschnitten intrakraniell den N. IX und stellten die erwarteten Ausfallserscheinungen fest. JANNETTA behandelte bis zum Jahre 1977 zwei Patienten mit Glossopharyngeusneuralgie. Stets lag eine Kompression der Nn. IX und X hirnstammnah durch die A. vertebralis vor. Er betont, daß schon DANDY (1932–1963) bei über 60% seiner Patienten derartige Gefäßanomalien (ohne Operationsmikroskop) erkennen konnte. Es ist anzunehmen, daß die Kompressionszone insbesondere das Gebiet der lateralen Wurzelfäden des N. IX beeinträchtigte. SUNDERLAND (1948) wies auf unterschiedliche Schlingenbildungen der A. cerebelli inferior posterior zwischen den Nn. IX und XII hin. In 22% erreicht die A. cerebelli inferior posterior mit ihrer kranialen Schlinge an unserem Untersuchungsgut den N. glossopharyngeus, in weiteren 13,1% sogar den N. VII, ehe sie nach dorsal zieht und kann in diesen Fällen gelegentlich auch das zentrale vulnerable Segment des IX. Hirnnervs beeinträchtigen. Die motorischen Wurzelfäden haben ein kurzes (0,1 mm) die sensiblen und mehr lateral austretenden ein längeres (1,1 mm) zentrales Segment (LANG 1982).

Betont sei, daß der N. glossopharyngeus unmittelbar medial des Processus styloideus sowie des Lig. stylohyoideum verläuft. Auch verlängerte Processus styloidei können den Nerv beeinträchtigen und Pharynxschmerzen, die häufig zum Mittelohr ausstrahlen, Caroticodynie sowie eine Neuralgia glossopharyngea auslösen. Nach EAGLE (1937) ist der normale Griffelfortsatz 2,5–3,0 cm lang. Längere Fortsätze (3,5–7,5 cm) kommen nach GRUBER (1870) in weniger als 0,6% vor. EAGLE jedoch war der Meinung, daß diese langen Griffelfortsätze in insgesamt 4% bestehen. Nur 4% von ihnen erzeugen jedoch Symptome von Seiten des N. IX. Wie mehrfach nachgewiesen, verlaufen die Glossopharyngeus- und Vagusafferenzen zum Teil im Tractus spinalis n. V und enden entweder in der Substantia gelatinosa des Subnucleus caudalis n. V oder auch im Hinterhorn der ersten 2 oder 3 Zervikalsegmente im Gebiet des Nucleus interpolaris. Die viszeromotorischen Zellen, welche mit der efferenten Kontrolle des Glomus caroticum betraut sind, liegen nach STENSAAS u. FIDONE (1977) im Ganglion inferius n. IX, das im wesentlichen pseudounipolare Nervenzellen enthält. Der Ramus sinus carotici (Hering-Nerv) zieht nach FERRIS u.Mitarb. (1937) hauptsächlich über den N. IX, jedoch auch über N. X, XII und den Truncus sympathicus in das zentralnervöse Organ ein, worauf schon BRAUECKER (1933) hinwies.

k) N. vagus (N. X)

Der N. vagus ist der Nerv des 4. und der folgenden Kiemenbögen. Er versorgt

a) *motorisch:* die Gaumen- und Schlundkopfmuskulatur und sämtliche Muskeln des Kehlkopfes;

b) *sensibel:* die Dura mater der hinteren Schädelgrube, dorsale Abschnitte der Trommelfellaußenseite, die Haut des Meatus acusticus externus und der Concha auris (gemeinsam mit N. trigeminus, N. intermedius, N. glossopharyngeus, N. occipitalis minor, N. auricularis magnus) und die Kehlkopfschleimhaut;

c) *viszeromotorisch und viszerosensibel:* sämtliche Eingeweide der Brust- und Bauchhöhle bis zum Cannon-Böhmschen Punkt.

Kerngebiete

a) *Motorisch:* caudalen Abschnitten des 10–20 mm langen Nucleus ambiguus entstammen die somatomotorischen Fasern des Nervs.

KOELLIKER (1896) bezeichnete den Nucleus ambiguus als motorischen Vagoglossopharyngeuskern. Der Nucleus ambiguus ist nach KOELLIKER in ventrodorsaler Richtung 0,14–0,42 mm, der Quere nach 0,42–1,0 mm dick. Sein Abstand vom lateralen Rand der dorsalen Nebenolive beträgt 1,8–4,4 mm. Die intrabulbären motorischen Fasern des N. X sind etwa 5 mm lang.

Vor dem Nucleus ambiguus liegt der sog. Nucleus retrofacialis, dessen periphere Teile die Stimmbandadduktoren und dessen zentrale die -abduktoren versorgen sollen (GACEK u.Mitarb. 1977). (S. auch S. 476).

In rostrokaudaler Richtung liegen die Kerngebiete für M. cricothyreoideus, M. crico-arytenoideus posterior, thyreoarytenoideus einschließlich M. vocalis, M. crico-arytenoideus lateralis und Mm. arytenoidei (SZENTAGOTHAI 1949) hintereinander. Nach GACEK u.Mitarb. (1977) liegen die Neurone für die Adduktoren und den M. cricothyreoideus dorsal, die für die Abduktoren ventral.

b) *Viszeromotorisch:* der parasympathisch-sekretorische Nucleus dorsalis n. vagi unterlagert den medialsten Abschnitt der Ala cinerea. Von einigen Forschern wurde der Kern auch als Nucleus salivatorius caudalis bezeichnet.

Die Kernsäule wurde zuerst von STILLING (1843) beschrieben. Er nahm an, daß es sich dabei um den sensiblen Kern des N. vagus handle. Nach DEITERS (1865) ziehen die Wurzelfäden der Nn. glossopharyngeus et vagus in das Kerngebiet ein. FOREL (1881) erkannte, daß nach Durchschneidung des N. glossopharyngeus et vagus die Zellen des Nucleus dorsalis n. vagi degenerieren, nicht aber jene des Nucleus ambiguus. BECHTEREW (1884) beschrieb den Nucleus dorsalis als nur dem N. vagus zugehörig, dessen motorischer Kern der Nucleus ambiguus sei. CAJAL (1896) nahm an, daß einige motorische Fasern des N. vagus aus einem Gebiet hinter dem Nucleus dorsalis in Höhe des Nucleus n. hypoglossi abgehen. GETZ u. SIRNES (1949) führten Durchschneidungsversuche am N. vagus in 4 unterschiedlichen Ebenen zwischen oberen und unteren Enden an 7 Kaninchen durch. Ihrer Meinung nach enthält der Nucleus dorsalis nervi vagi Zellen für viszeromotorische Fasern zu thorakalen und abdominellen Organen in den oberen zwei Kerndritteln. Ein oberer Abschnitt mit kleinen Zellen, ein mittlerer mit größeren und ein kaudales Kerngebiet mit beiden Typen sollen im Nucleus dorsalis n. vagi vorkommen. In kranialen Gebieten sollen Kerngebiete für Lungen und Bronchien sowie Kerngebiete für Bauchorgane, Herz, Oesophagus, Trachea und Bronchien vorliegen. Andere Forscher sind der Meinung, daß die Ursprünge für präganglionäre Herz- und Lungenfasern im Nucleus ambiguus liegen.

c) *Sensibel:* die in das Zentralorgan einziehenden Fasern entstammen dem Ganglion superius. Nach Eintritt zweigen sie sich in auf- und absteigende Äste auf. Älteren Forschungen zufolge ziehen aufsteigende somatosensible Fasern zu einem *Nucleus dorsalis (terminalis) alae cinereae,* der unter der Ala cinerea liegt. Sicherlich erreichen sensible Vagusfasern auch das Kerngebiet des N. trigeminus (s. Abb. 257, S. 460).

d) *Viszerosensibel:* Ein Teil oder alle viscerosensiblen Fasern aus den Eingeweiden enden am *Nucleus spinalis n. trigemini.*

e) *Geschmacksfasern*

Die wenigen Geschmacksfasern innerhalb des N. vagus erreichen den Nucleus solitarius und werden dann wie jene des N. glossopharyngeus zentralwärts geschaltet.

Ganglien

a) Ganglion superius

Das kleine knopfförmige und kleinerbsengroße Ganglion liegt noch innerhalb des Foramen jugulare und wird von oben her vom Liquor cerebrospinalis umspült. Es entspricht einem Spinalganglion und enthält pseudounipolare Ganglienzellen, die den Rami auricularis, meningeus et pharyngei (und teilweise dem N. laryngeus recurrens) angehören (SOBUSIAK u.Mitarb. 1973).

b) Ganglion inferius

Das 25 (12–38) mm lange, spindelförmige Ganglion inferius (nodosum) beginnt kranial etwa 1 cm unterhalb des Foramen jugulare und liegt vor den Querfortsätzen des 1. und 2. Halswirbels. Durch Einstrahlung zahlreicher Faserbündel, fettreiches Bindegewebe und seine Ganglienzellgruppen besitzt es einen geflechtartigen, im Ganzen spindelförmigen Bau.

Neben pseudounipolaren enthält es multipolare vegetative Ganglienzellen. Auch im Ganglion superius finden sich wenige multipolare Ganglienzellen. Im Ganglion inferius sollen die Ganglienzellen der Nn. laryngei und von Brust- und Baucheingeweiden liegen (SOBUSIAK u.Mitarb. 1973).

Verlauf

Die somatomotorischen Fasern aus dem Nucleus ambiguus und dem Nucleus retrofacialis bilden, ehe sie aus dem Zentralorgan austreten, ein inneres Knie. Die Austrittsstelle befindet sich hinter und lateral der Oliva inferior, wo sich 8,65 (4–15) Wurzelbündel fächerförmig zum N. vagus zusammenschließen. Die rostralsten Wurzelfäden enthalten die motorischen Kehlkopffasern. Innerhalb des Subarachnoidealraumes zieht der Nerv unter dem Flocculus cerebelli zur vorderen Abteilung des Foramen jugulare, in das er, eingeschlossen in eine Durascheide, gemeinsam mit dem N. accessorius einzieht. Durch eine Durasichel getrennt und vor ihm verläuft der N. glossopharyngeus, dorsolateral vom ihm der Zustrom des Sinus sigmoideus. Nach Austritt aus dem Foramen jugulare verläuft der Nerv hinter dem 9. und vor dem 11. Hirnnerv sowie hinter der V. jugularis interna und lateral des N. hypoglossus und des Ganglion cervicale superius. Anschließend überkreuzt der N. hypoglossus das Ganglion inferius n. X und gelangt auf die laterale Seite des Nervs zwischen A. carotis interna und V. jugularis interna. Der N. X besitzt unterhalb des Ganglion inferius etwa 34 000 Fasern,

N. vagus (N. X)

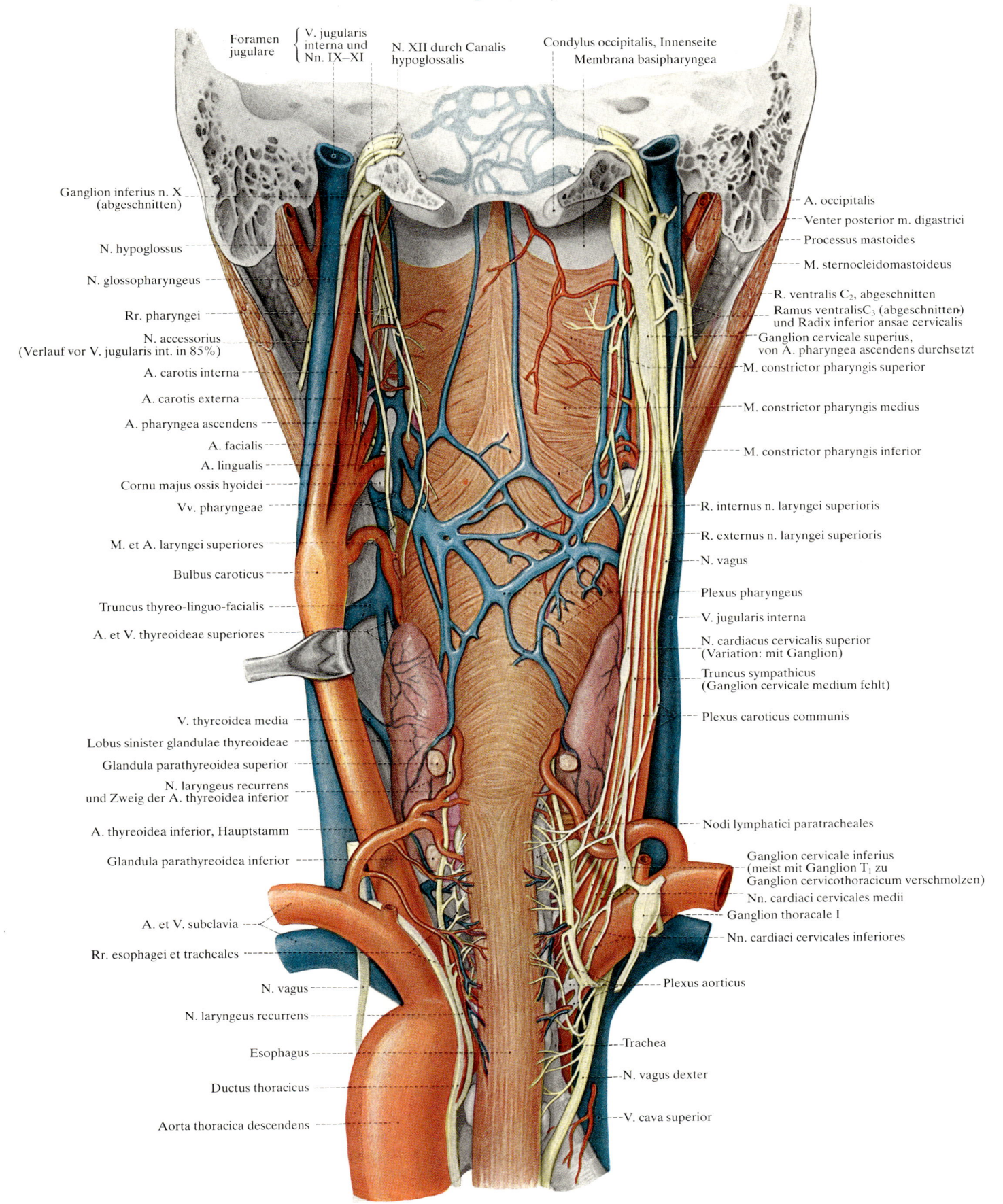

Abb. 285. Schlundkopf mit Gefäß- und Nervenversorgung von hinten nach Entfernung der Wirbelsäule
(aus Lanz/Wachsmuth Band I/2, 1955)

ist 2,88 (1,8–5,3) mm breit und 1,50 (0,4–2,4) mm dick und zieht innerhalb des Nervengefäßbündels zwischen V. jugularis interna und A. carotis interna bis zum Oberrand der Cartilago thyreoidea, dann zwischen V. jugularis interna und A. carotis communis abwärts. (Weiteres s. Spatium parapharyngeum, Bd. I/1, Teil C, Abb. 285.)

Variationen

Häufig zweigen vom N. vagus unter dem Foramen jugulare Äste ab, die Verbindungen mit den Nn. IX, XI et XII und dem Ganglion cervicale superius trunci sympathici eingehen und sich dann wieder mit dem Stamm vereinigen. Einmal teilte sich der rechte N. vagus in 2 Stränge, die sich über dem Truncus brachiocephalicus wieder vereinigten (unter 500 Leichen; HENLE 1879). Auch QUAIN (1844) und CRUVEILHIER (1877) beobachteten derartige Anomalien, jeweils an der rechten Seite.

Äste

Im Bereich der Fossa jugularis:

1. R. meningeus

Der R. meningeus entspringt am vorderen Umfang des Ganglion superius und erreicht rückläufig durch das Foramen jugulare die hintere Schädelgrube, wo er die Dura mater der Umgebung des Foramen jugulare versorgt. Nach Aufzweigung zieht ein Ästchen zum Sinus occipitalis, ein anderes zum Sinus transversus.

2. R. auricularis

Der R. auricularis ist der einzige Hautast des Nervs. Er entspringt entweder direkt aus oder dicht unterhalb des Ganglion superius und erhält gewöhnlich einen Zweig aus dem Ganglion inferius n. glossopharyngei. Das Nervenstämmchen zieht seitwärts zur vorderen und lateralen Wand der Fossa jugularis interna in den Eingang des Canaliculus mastoideus. Innerhalb des Kanals kreuzt der Nerv meist rechtwinklig die 3. Kanalstrecke des N. facialis etwa 4 mm oberhalb des Foramen stylomastoideum und verknüpft sich mit ihm durch einige Fäden. Auch andersartige Verläufe wurden beobachtet (LANG 1981). (Weiteres s. Bd. I/1, Teil C.)
Der dünne Nerv verläßt das Felsenbein entweder mit dem N. facialis oder durch eine Öffnung des Canaliculus mastoideus in der Sutura tympanomastoidea. Nach Austritt teilt er sich in 2 Zweige:
a) zum hinteren Umfang des Meatus acusticus externus, der Rückfläche der Concha auris und der Membrana tympani (Außenseite).
b) Der zweite Ast verbindet sich mit dem N. auricularis posterior aus dem N. facialis.
Betont sei, daß in den Nerv 2–6 kleine Intumeszenzen eingebaut sind, aus denen Glomustumoren entstehen können (s. LANG 1981).

Halsäste

3. Rr. pharyngei

Die Pharynxzweige entspringen aus dem Ganglion inferius oder unterhalb davon. Sie ziehen zwischen A. carotis externa und interna zur Seitenwand des Pharynx und bilden an der Außenseite des M. constrictor pharyngis medius den Plexus pharyngeus.

4. Plexus pharyngeus

Innerhalb des Plexus pharyngeus ziehen Fasern des R. internus n. accessorii, die im N. X verlaufen, der Rr. pharyngei des N. glossopharyngeus und des Sympathicus aus dem Ganglion cervicale superius. Äste des Plexus durchdringen die Muskelschichten und bilden innerhalb dieser sowie submukös weitere feine ganglienhaltige Geflechte, welche den intramuralen Plexus des Verdauungskanales entsprechen.
Die motorischen Fasern erreichen die Mm. constrictores pharyngis, stylopharyngeus, levator veli palatini, palatoglossus und palatopharyngeus.
Nach IBUKI u.Mitarb. (1978), die an 10 narkotisierten Rhesusaffen EMG-Ableitungen am M. levator veli palatini und M. orbicularis oris nach elektrischer Reizung des N. facialis und seiner Äste durch das Kleinhirn durchführten, zeigte sich, daß nach Reizung des N. petrosus major Impulse vom M. levator abgeleitet werden konnten. Nach Durchschneidung des N. petrosus major verschwanden diese. Die Autoren nehmen deshalb an, daß der Verlauf des Ramus muscularis für den M. levator über den N. petrosus major erfolgt.
Die sensiblen Fasern der Nerven versorgen die Schleimhaut des Pharynx. Einige Fasern ziehen zur Gl. thyreoidea und zu oberen Epithelkörperchen. Ein R. lingualis nimmt einen Zweig des R. pharyngeus n. glossopharyngei auf und verbindet sich mit dem N. hypoglossus. Er teilt sich in 2 Ästchen, von denen das eine mit dem N. hypoglossus zur Peripherie, das andere zum Geflecht der A. carotis externa zieht.

5. N. laryngeus superior

Der N. laryngeus superior geht in 88% vom Ganglion inferius ab, in 12% unterhalb davon und erhält bald feine Fäden aus dem Ganglion cervicale superius des Sympathicus und dem Plexus laryngeus. Er zieht an der seitlichen Pharynxwand medial der A. carotis externa schräg nach vorne und unten. Etwas oberhalb des großen Zungenbeinhorns gibt er einen kleinen Zweig (R. caroticus) zum Plexus caroticus communis ab. In Höhe des großen Zungenbeinhorns oder cranial davon teilt er sich in 2 Äste:

a) R. externus: Der äußere, schwächere Zweig anastomosiert mit einem Ast des Ganglion cervicale superius und zieht häufig unter der Gl. thyreoidea, durchsetzt die Pars thyreopharyngea m. constrictoris pharyngis inferioris auf eine Strecke von 10,7 (3–14) mm und gibt 1,6 (1–3) Rr. thyreopharyngei, 1 R. cricopharyngeus und 8,6 (3–20) Rr. cricothyreoidei ab (LANG u.Mitarb., im Druck). Zweige des Nervs durchbrechen das Lig. cricothyreoideum und beteiligen sich an der Versorgung der Schleimhaut des Kehlkopfes. Andere ziehen zur Gl. thyreoidea, einer als R. cardiacus (superior) zum Herzgeflecht.

b) *R. internus:* Der stärkere, innere Ast ist sensibel und durchbohrt die Membrana thyreohyoidea, gelegentlich auch den Schildknorpel durch ein Foramen thyreoideum, und zieht – von der Schleimhaut bedeckt – im Recessus piriformis nach medial und unten. Seine kleineren, Ganglien enthaltenden, Zweige ziehen zur Schleimhaut der Epiglottis und zum Zungengrund, zur Schleimhaut der Pars pharyngea laryngis sowie innerhalb des Larynx bis zur Stimmritze. Ein R. communicans cum n. laryngeo inferiori (R. descendens) steigt meist an der Hinterfläche des Kehlkopfes nach abwärts und verbindet sich auf oder im M. cricoarytaenoideus posterior mit dem aufsteigenden Ast des N. laryngeus inferior. Diese „Galensche Anastomose" soll vor allem sensible Fasern der Schleimhaut führen. (Weiteres s. Bd. I/1, Teil C.)
Der Nerv enthält auch Geschmacksfasern der Epiglottis und Vallecula glosso-epiglottica sowie parasympathische Drüsenfasern.

Ganglien. ELZE (1932) hat seiner Meinung nach als erster im Ramus internus unipolare Nervenzellen nachgewiesen. Nach anderen Autoren kommen 3 Ganglienzellanhäufungen im Verlauf des N. laryngeus superior vor: 1. An der Vorderfläche des M. cricothyreoideus (R. externus); 2. während der Nerv die Membrana thyreohyoidea überkreuzt; 3. im Bereich der Plica aryepiglottica (R. internus).
RAMASWAMY u. KULASEKARAN (1974) beschrieben ein Ganglion n. laryngei superioris, das regelmäßig vorkommt und zwischen 1 und 5 mm lang ist.

Ganglionlage. Der Stamm des N. laryngeus superior, R. internus wird von einer Anastomose eines unteren Zweiges erreicht, in dem sich das Ganglion finden kann. Er kann von einem vorher abgehenden Ast erreicht werden, an dessen Vereinigungsstelle das Ganglion liegt. Am Abgang der Zweige für die Epiglottis und den unteren Teil der Seitenwand des Recessus piriformis entspringt ein Zweig, der mit anderen Zweigen schleifenförmig anastomosiert und das Ganglion enthält. Gelegentlich ist das Ganglion gedoppelt. Seine Zweige verlaufen größtenteils zum Ventriculus, insbesondere an dessen Ausgang in den Larynx. Bei Hund, Katze, Kaninchen und anderen Säugern fand es sich nicht, wohl aber bei Schweinen (in 50%).

6. Rr. cardiaci cervicales superiores

Zwischen den Abgängen der Nn. laryngeus superior et inferior, gelegentlich auch aus dem N. laryngeus superior, ziehen unterschiedlich zahlreiche und mit Ästen des Sympathikus vielfach anastomosierende Zweige an der A. carotis interna et communis abwärts. Sie treten größtenteils vor dem Arcus aortae, aber auch unter diesem zum Plexus cardiacus.

7. N. laryngeus recurrens

Der N. recurrens enthält doppelt soviele Fasern für Adduktoren wie für den M. crico-arytenoideus posterior, dem Hauptabduktor des Stimmbandes (GACEK u.Mitarb. 1977). Er zweigt meist erst nach Eintritt in die Brusthöhle ab und schlingt sich rechts um die A. subclavia, links um die Chorda ductus arteriosi (BOTALLI) bogenförmig nach rück- und aufwärts. Der Nerv zieht an jeder Seite in der Furche zwischen Trachea und Oesophagus nach oben bis zur Astgabel der A. thyreoidea inferior. Der rechte N. recurrens ist an unserem Material bis zum Eintritt in den Larynx 7,14 (4,0–12,3) cm, der linke 11,55 (4,7–16,1) cm lang. In Höhe des Ringknorpels teilt er sich in Ästchen, die entweder vor, durch die Astgabelung der Arterie hindurch, oder dorsal von ihr an den Kehlkopf herantreten.
Dieser von Pharynxschleimhaut bedeckte Teil gliedert sich in 2 Äste:

a) *R. anterior* zum M. crico-arytenoideus lateralis, M. thyreo-arytenoideus und M. vocalis, M. thyreo-epiglotticus und M. aryepiglotticus;
b) *R. posterior* versorgt den M. crico-arytenoideus posterior und M. arytenoideus und anastomosiert über den R. communicans cum n. laryngeo interno mit dem R. internus des N. laryngeus superior. Über diese Anastomose ziehen wahrscheinlich auch propriozeptive Fasern zum nervösen Zentralorgan.
Seine Zweige versorgen somit alle Kehlkopfmuskeln mit Ausnahme des M. cricothyreoideus sowie die Schleimhaut unterhalb der Stimmritze. Gelegentlich erstreckt sich allerdings das Schleimhautgebiet des N. laryngeus superior sogar bis in die Trachea abwärts. (Weiteres s. Bd. I/1, Teil C.)
Zweige des N. recurrens ziehen als Rr. cardiaci aus dem Rekurrensbogen abwärts zum Plexus cardiacus – als *Rr. tracheales* und *esophagei* zu oberen Abschnitten von Luft- und Speiseröhre, als *N. laryngeus inferior* durch den Unterrand des M. constrictor pharyngis inferior in den Pharynx. An der linken Seite gehen 17,7 (4–29) Rr. tracheales et esophagei ab, an der rechten 10,5 (3–16). Der Durchzug des Nervs durch den M. constrictor pharyngis inferior erfolgt rechts 8,5 (5–11) mm, links 8,0 (6–11) mm unter und etwas hinter der Articulatio cricothyreoidea (weiteres LANG u.Mitarb. i. Druck).

Ärztliche Bedeutung

Eine isolierte Vaguslähmung deutet stets auf eine extrakranielle Läsion des Nervs hin.
Die einseitige Unterbrechung des N. vagus oberhalb des Abganges der Rr. pharyngei bewirkt eine gleichseitige Lähmung des Gaumensegels, der hinteren Rachenwand und der Kehlkopfmuskeln: der weiche Gaumen hängt an der gelähmten Seite herunter und wird beim Phonieren samt der Uvula zur Gegenseite gezogen. Durch unvollkommenen Abschluß des Rachens zum Nasenraum entsteht nasale Sprache, und beim Schlucken können Flüssigkeiten aus der Nase laufen. Die einseitige Stimmbandlähmung verursacht vorübergehen-

de Heiserkeit. Beim Phonieren kann das gesunde Stimmband über die Mittellinie herübertreten und sich an das gelähmte anlegen. Gelegentlich treten Tachykardie und Herzarrhythmie auf.

Eine doppelseitige Vaguslähmung führt oft rasch zum Tode. Neben beiderseitigen Lähmungen kommt es zu Tachykardie, Arrhythmie, Entzügelungshochdruck, Meteorismus, Erbrechen, Atemstörungen und Lungenödem.

Bei Läsionen des N. vagus unterhalb des Abganges der Rr. pharyngei beschränken sich die Lähmungen und sensiblen Störungen auf die Muskulatur und Schleimhaut des Kehlkopfes.

Läsionen des N. recurrens sind nicht selten bei Schnitt- oder Stichverletzungen am Hals, auch bei Strumektomie oder Operationen an der A. carotis. Am empfindlichsten sind die Fasern für den M. crico-arytenoideus posterior („Postikuslähmung"), sowohl bei mechanischen als auch bei toxischen Schädigungen. Bei doppelseitiger Lähmung kann die Stimmritze nicht erweitert werden. Es kommt zu Behinderung der Atmung und Stridor. Eine einseitige Lähmung wird durch die intakte Funktion der Gegenseite kompensiert und kann unbemerkt bleiben (Weiteres LANG u.Mitarb. i. Druck).

Kombinierte Lähmungen

Villaret-Syndrom. Lähmung der Nn. glossopharyngeus, vagus, accessorius und hypoglossus, verbunden mit Hornerschem Syndrom durch Mitschädigung des Sympathikusgeflechts der A. carotis, entsteht bei extrakraniellen Prozessen an der Basis der hinteren Schädelgrube, dort, wo die 4 kaudalen Hirnnerven die A. carotis begleiten. Häufige Ursachen: Parotistumoren, sonstige Geschwülste, Karotisaneurysmen, gelegentlich Stich- oder Schußverletzungen.

Foramen jugulare-Syndrom. Schädelbasisfrakturen, die durch das Foramen jugulare laufen, entzündliche oder tumoröse Prozesse in diesem Gebiet führen zu kombinierten Lähmungen der Nn. glossopharyngeus, vagus et accessorius: herdseitige Sensibilitäts- und Geschmacksstörung im Bereich des hinteren Zungendrittels und weichen Gaumens, im Rachen und Kehlkopf mit Lähmungen des Gaumensegels, der Larynx- und Pharynxmuskulatur, der Mm. sternocleidomastoideus et trapezius, besonders der mittleren und oberen Muskelpartien.

Vernet-Syndrom. Raumfordernde Prozesse der hinteren Schädelgrube, die vom Foramen jugulare ausgehen (Glomustumoren, Meningeome oder Neurinome), führen oft durch Druck auf die Medulla oblongata zusätzlich zu einer kontralateralen Hemiparese.

Nukleäre und supranukleäre Vaguslähmungen. Die Kerngebiete der kaudalen Hirnnerven IX bis XII liegen im unteren Teil des Hirnstammes nahe beieinander und werden supranukleär durchweg doppelseitig versorgt. Intrakranielle Prozesse an der Basis der hinteren Schädelgrube sowie Prozesse in der Medulla oblongata schädigen daher meist die kaudale Hirnnervengruppe gemeinsam.

l) N. accessorius (N. XI)

Der N. accessorius versorgt motorisch, gemeinsam mit Zweigen des Plexus cervicalis, die von der Kiemenbogenmuskulatur ableitbaren Mm. sternocleidomastoideus und trapezius (Abb. 286).

Nach ECKHARD (1882) war der N. accessorius Galen bereits bekannt, der ihn als Bewegungsnerv des M. trapezius deutete. Auch WILLIS (1664) weist zwar nicht ausdrücklich darauf hin, daß der N. accessorius auch den M. sternocleido-

Abb. 286. Motorische Innervation über den Plexus accessoriocervicalis (aus LANZ/WACHSMUTH, Bd. I/2, 1955)

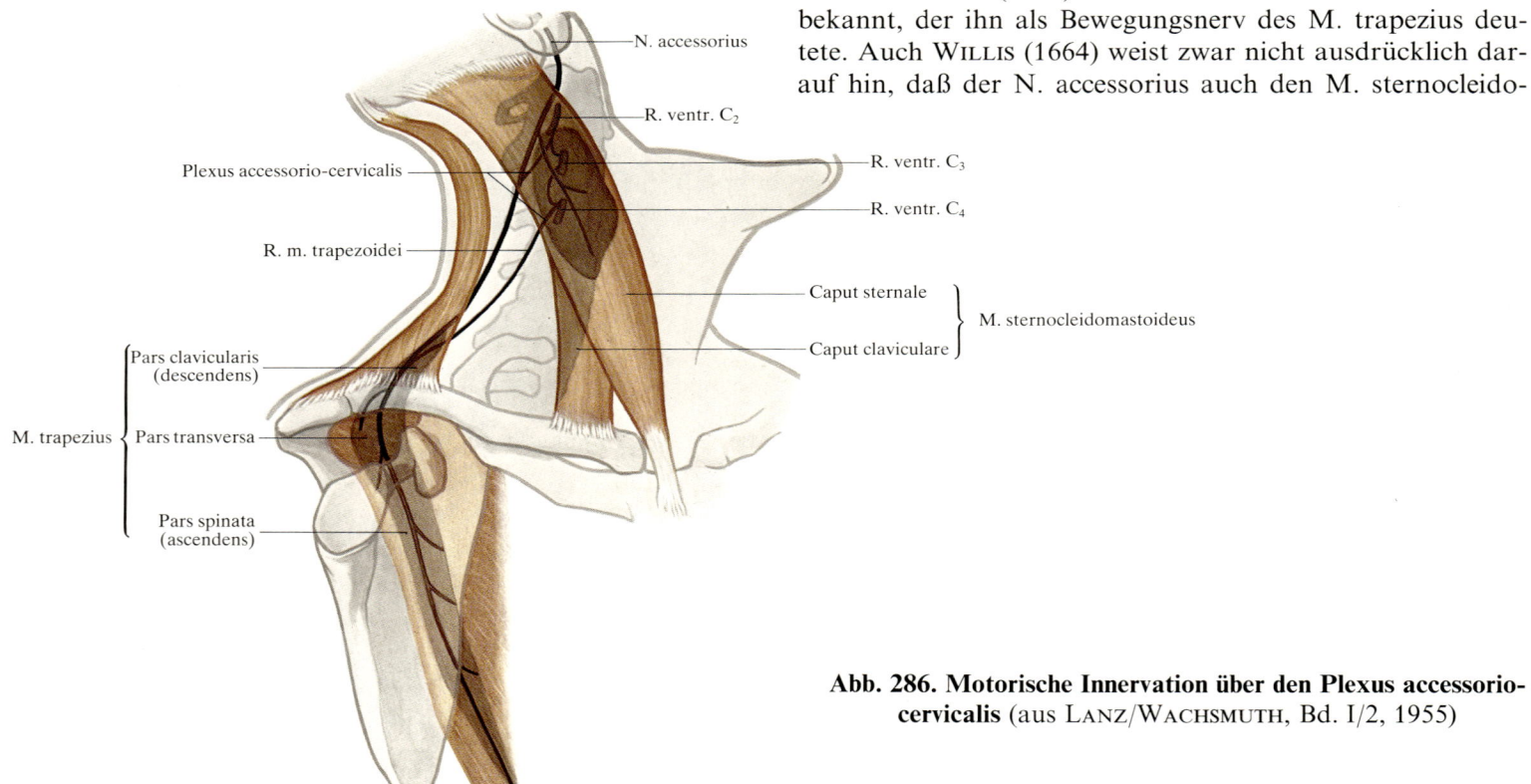

mastoideus versorgt, war jedoch wegen seiner Anastomosen mit dem N. vagus der Meinung, daß er viele „Sympathien" bewirke. SCARPA (1787) bezeichnete diese Ansicht später als einen Wahn, da er beobachtete, daß aus der Anastomose Teile des N. pharyngeus hervorgehen. LOBSTEIN (1760) leitete das Caput obstipum von einer krankhaften Erregung des N. accessorius ab. Er war außerdem der Meinung, daß er den Pharynx beeinflussen könne und zur Stimmbildung beitrage. BISCHOFF (1832), der eine der bedeutendsten Arbeiten über den 11. Hirnnerv schrieb, bezeichnete den N. accessorius als motorischen Nerv. SCHIFF (1858/1859) bestritt als erster die doppelte Innervation der Kehlkopfmuskulatur durch Akzessorius und Vagus.

Kerngebiet

Der Nucleus spinalis n. accessorii erstreckt sich als lange, ununterbrochene Kernsäule vom kaudalen Drittel der Oliva inferior bis in Höhe des 5. oder 6. (7.) Halssegments dorsal der Columna ventralis. Kranial grenzt der Kern an den Nucleus ambiguus. Die Pars cranialis des Nervs stammt aus Abschnitten dieses Kerns.

Verlauf

Schon KOELLIKER (1896) unterschied nach dem Verlauf der Wurzeln einen Accessorius spinalis, dessen distale Wurzeln mehr dorsal im Seitenstrang, ja selbst im lateralen Teil der Substantia gelatinosa ausziehen, während die proximaleren quer durch den Seitenstrang treten. Die Wurzeln selbst können aus 1, 2, seltener 3, ja selbst 4 Bündelchen bestehen, wobei die ventralen stets zarter als die dorsalen sind.
Der Accessorius vagi ist nach KOELLIKER an der Außenseite der Medulla oblongata leicht zu erkennen. Im Innern verläuft er an der ventralen Seite des Tractus spinalis n. V. Er stammt aus dem Nucleus ambiguus, teils auch aus der lateralen Verlängerung dieses Kerns. Vorwiegend enthält er feine Nervenfasern.
Die aus dem rostralen Kerngebiet austretenden 3–6 Radices craniales bilden ebenso wie die Fasern des N. facialis, N. glossopharyngeus und N. vagus ein inneres Knie und treten unmittelbar caudal des N. vagus in der Fossa parolivaris an die Oberfläche des nervösen Zentralorgans. Sie schließen sich nur auf eine kurze Strecke dem Stamm des N. accessorius an und zweigen im Foramen jugulare oder unmittelbar außerhalb des Schädels, an unserem Material 11,3 (3–24) mm caudal der Margo terminalis sigmoidea vom N. XI ab und bilden ein 9,75 (3–24) mm langes Bündel zum N. vagus (N. accessorius n. vagi).
Sechs bis sieben Radices spinales entstammen dem spinalen Ursprungskern und verlassen die Medulla nach variablem Verlauf. Zum Teil treten sie in Höhe des Ursprungs aus, teilweise ziehen sie zunächst innerhalb des Rückenmarks aufwärts, bevor sie austreten. Die spinalen Wurzelbündel vereinigen sich zu einem Nervenstamm, der zwischen Vorder- und Hinterwurzel und dorsal des Lig. denticulatum aufsteigt und häufig Anastomosen mit den hinteren Wurzeln kranialer Halsnerven besitzt (s. kraniozervikale Übergangsregion, Bd. I/1, Teil B). Der Nerv tritt hinter der A. vertebralis durch das Foramen magnum in die Schädelhöhle. Dort vereinigt er sich mit den oberen Wurzelfäden zum N. accessorius und verläßt mit dem N. vagus in einer gemeinsamen Durascheide die hintere Schädelgrube durch die vordere kleinere Abteilung des Foramen jugulare. In die Pars spinalis sind zahlreiche Spinalganglienzellen – häufig in Form einer sichtbaren Anschwellung – eingelagert. (Weiteres s. Bd. I/1, Teil B.) Unmittelbar nach dem Austritt durch das Foramen jugulare teilt sich der Nerv in zwei Endäste.

Äste

1. R. internus

Der R. internus zieht zwischen Ganglion superius und inferius in die Bahn des N. vagus und führt diesem die Fasern der Radices craniales zu, welche in die Rr. pharyngei und Rr. laryngei sowie in Rr. cardiaci übergehen sollen.

2. R. externus

Der R. externus entstammt den Radices spinales und zieht zwischen V. jugularis interna und A. occipitalis über den Querfortsatz des Atlas abwärts (Lagebeziehungen zur V. jugularis, s. Bd. I/1, Teil C). Im obersten Drittel durchsetzt er den M. sternocleidomastoideus, versorgt ihn motorisch oder verläuft unterhalb des Muskels schräg abwärts und lateralwärts durch das Trigonum colli laterale zur Vorderseite des M. trapezius, dessen oberen, mittleren und unteren Anteil er versorgt. Dem R. externus werden einige Fäden des Ganglion superius, gelegentlich auch des N. vagus sowie des Plexus cervicalis zugeführt. Eine konstante Verbindung besteht zwischen Zweigen für den M. sternocleidomastoideus und Rr. ventrales C_2. In der Regio colli lateralis gibt es weitere Verbindungen mit Rr. ventrales C_3 und C_4, durch welche der Trapezius zusätzliche motorische Fasern aus dem Halsmark erhält.

Variationen

Gelegentlich endet der N. accessorius im M. sternocleidomastoideus; der M. trapezius wird dann ausschließlich vom 3. und 4. Halsnerv versorgt. Auch selbständige Zweige des Plexus cervicalis ziehen zum M. sternocleidomastoideus und M. trapezius (s. Bd. I, Teil 2)

m) N. hypoglossus (N. XII)

Der N. hypoglossus ist der motorische Zungennerv (Abb. 287). Er setzt die Reihe ventralen Wurzeln der Nn. spinales nach kranial fort und entspricht vereinigten Wurzeln von mehreren präzervikalen oder spino-okzipitalen Nerven, deren dorsale verlorengegangen sind.

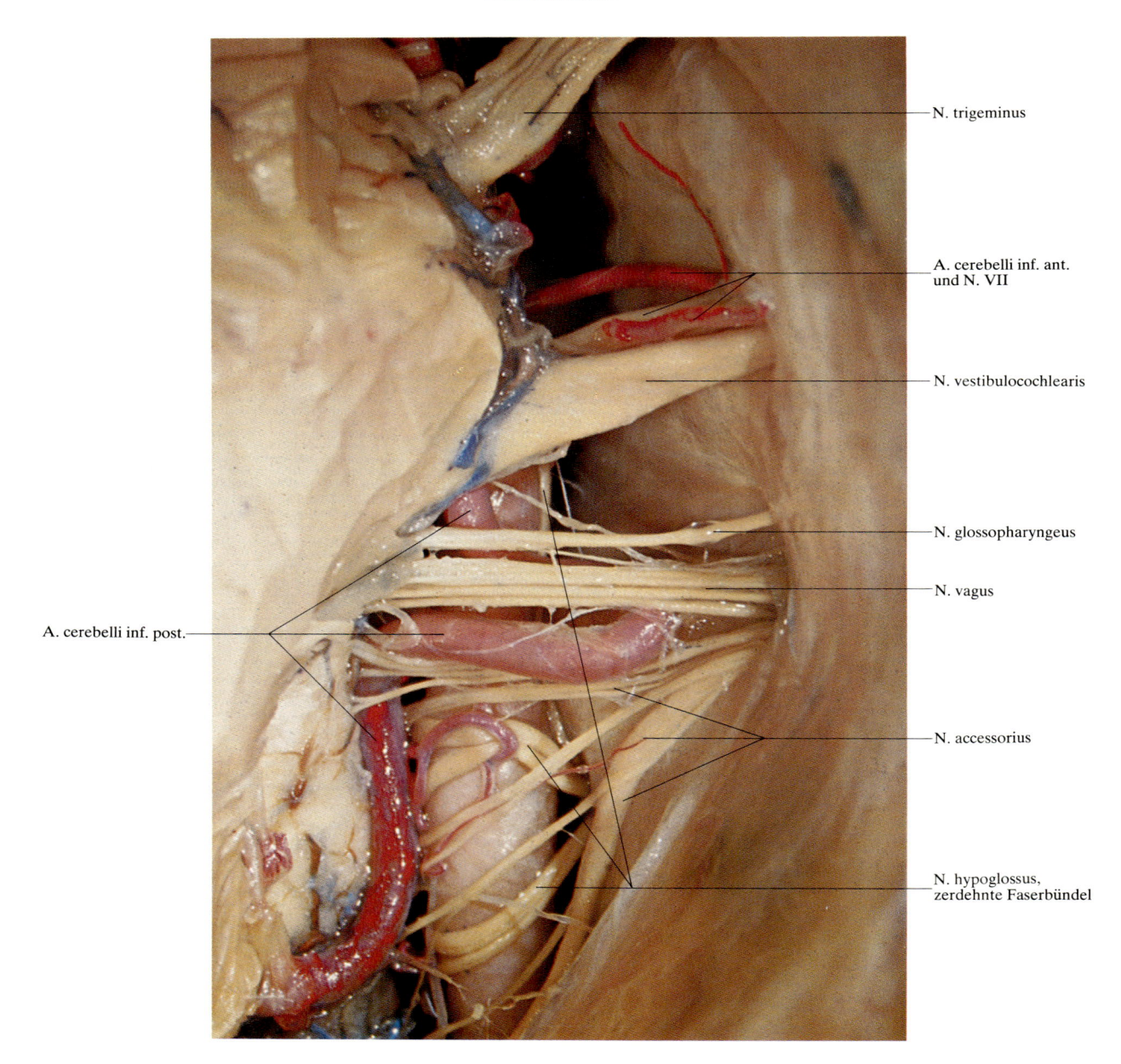

Abb. 287. Kleinhirnbrückenwinkel, Variationen

Kerngebiete

Nucleus n. hypoglossi

Nach HENLE (zit. nach KOELLIKER 1896) ist der Nucleus n. hypoglossi ebenso lang wie die große Olive, und zwar im Mittel 18 mm. Die größte Dicke beträgt 1,57 mm und die größte Breite 2,28 mm.

Nach OLSZEWSKI u. BAXTER (1954) ist der Nucleus n. hypoglossi nur 8–10 mm lang. Er liegt rostral unter dem Boden des 4. Ventrikels und kaudal desselben, unmittelbar ventrolateral des Zentralkanales. Am Boden der Rautengrube reicht er fast bis zu den Striae medullares rostralwärts und liegt unter dem Trigonum n. hypoglossi im kaudalen Teil der Eminentia medialis. Eine ventromediale Kerngruppe ist für die Eigenmuskulatur der Zunge, eine ventrolaterale für den M. genioglossus, eine kaudale für den M. hyoglossus bestimmt. Er enthält 4100–7400 Zellen (LAVINA 1965, zit. nach BLINKOV 1968).

Verlauf

Die aus dem Kern austretenden Wurzelfasern ziehen ventralwärts durch die Formatio reticularis und den lateralen Rand des Lemniscus medialis hindurch und treten im Sulcus zwischen Pyramis und Oliva inferior an die Oberfläche. Die Wurzelfäden ziehen dann in der Regel hinter der A. vertebralis in 2 Bündeln zusammen, welche häufig durch einen Durasporn getrennt in Taschen der harten Hirnhaut in den Canalis hypoglossalis einziehen. (Weiteres s.S. 507, Abb. 288.)

Innerhalb von Dura- und Arachnoidealscheiden durchziehen sie den größten Teil des Kanals und vereinigen sich nahe

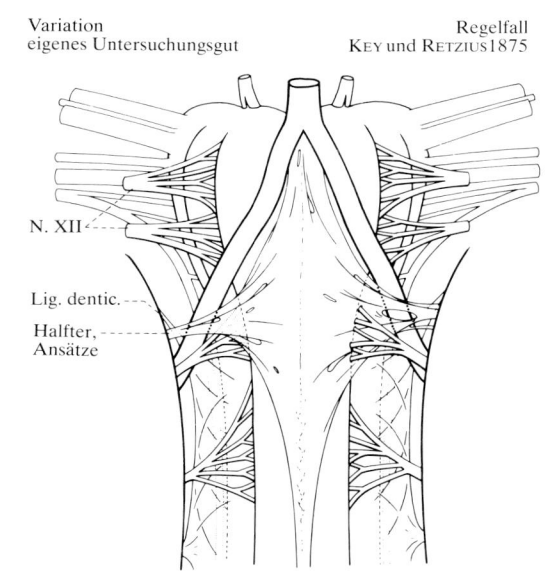

Abb. 288. Rautenförmiges Halfter, A. vertebralis und N. hypoglossus.

seiner äußeren Öffnung unter Verlust der Scheiden. Im Nervenkanal sind die beiden Stränge von einem Venenplexus umgeben. Von der Außenseite des Kanals zieht der nun einheitliche Nerv nach lateral. Zuerst hinter der A. carotis interna und dem N. glossopharyngeus et vagus verläuft er dann zwischen A. carotis interna und V. jugularis interna in einer halben Spirale um das Ganglion inferius n. vagi, mit welchem er durch Bindegewebe- und Nervenstränge verknüpft ist, nach seitlich und unten. Nach WOCNIAK und YOUNG 1969, welche die Nn. hypoglossi an vier Leichen Erwachsener untersuchten, liegen in proximalen Abschnitten des Nervs (unmittelbar nach Verlassen des Canalis n. XII zwischen 8220 und 8817 Fasern vor. An der Überkreuzungszone der lateralen Fläche des Ganglion inferius n. vagi bestehen Anastomosen mit dem Ramus ventralis C_1. In diesem Abschnitt beträgt die Faserzahl innerhalb des N. hypoglossus zwischen 9389 und 9876 Fasern. Die Faserzahlzunahme liegt zwischen 1038 und 1496. Aus dem Ganglion inferius gehen den Befunden der Autoren zufolge zwischen 12% und 18% der Hypoglossus-Nervenfasern hervor.

BARNARD (1940) fand entlang der Wurzelfasern große Nervenzellen, die für den M. geniohyoideus bestimmt sein sollen. Nach TARKHAN und ABD-EL-MALEK (1951) liegen in der Nachbarschaft des Abgangs des Ramus descendens n. XII unterschiedlich zahlreiche und lokalisierte Ganglienzellen vor.

CORBIN u.Mitarb. (1937) stellten nach Durchschneidungs- und Degenerationsstudien fest, daß beim Rhesusaffen ein bis zwei Prozent der Fasern des N. XII nach Durchschneidung der Ganglia spinalia C_2 (und einmal auch C_3) degenerieren (Spannungsrezeptoren), ebenso nach Durchschneidung der Rami ventrales C_2–C_4 (CORBIN u. HARRISON, 1939). (Weiteres s. Bd. I/1, Teil C.)

Anschließend begibt sich der Nerv annähernd vertikal seitlich der A. carotis externa und vor dem N. vagus bis in Höhe des Angulus mandibulae abwärts und umfaßt dann von außen die ganze oder den unteren Ast der A. occipitalis (R. sternocleidomastoideus). Er überkreuzt dann die A. carotis interna und die Astfolge der A. carotis externa seitlich und verläuft mit caudalkonvexem Bogen nach vorne. Die Schlinge der A. lingualis umfaßt er etwas oberhalb der Spitze des großen Zungenbeinhornes. Er selbst wird von der V. facialis überkreuzt. Anschließend begibt sich der N. XII nach oben und vorne auf den M. hyoglossus unterhalb der Sehne des M. digastricus, des M. stylohyoideus und oberhalb sowie medial des Hinterrandes des M. mylohyoideus zur Zunge. Zwischen M. hyoglossus und M. mylohyoideus liegt er oberhalb des tiefen Teiles der Gl. submandibularis, des Ductus submandibularis und des N. lingualis. Dann zieht er an der lateralen Fläche des M. genioglossus und innerhalb desselben, Muskeläste abgebend, bis zur Zungenspitze.

Faserverbindungen (Abb. 289)

Anastomosen bestehen mit dem Truncus sympathicus, dem N. vagus, den Rr. ventrales C_1 und C_2 (C_3) und N. lingualis. In Höhe des Atlas erhält er Äste vom Ganglion superius trunci sympathici sowie einige Fasern vom N. cervicalis$_1$ und $_2$ (Ansa cervicalis profunda superior).

Die Halsnervenfasern verlassen den N. hypoglossus als R. descendens und R. thyreohyoideus. Die Anastomosen mit dem N. vagus liegen dicht unterhalb des Schädels und bestehen aus zahlreichen Nervenfäden, die den N. hypoglossus und das Ganglion inferius n. vagi innerhalb von Bindegewebefasern miteinander verknüpfen. Während der Nerv die A. occipitalis umfaßt, erhält er weitere Fasern vom Plexus pharyngeus (R. lingualis n. vagi). Am Vorderrand des M. hyoglossus ist der Nerv mit dem N. lingualis durch zahlreiche Fäden verbunden.

Äste

1. Rr. meningei

Innerhalb des Canalis hypoglossalis zweigt ein rückläufiger Ast ab, welcher sich in der Diploë des Os occipitale und an den Wänden des Sinus occipitalis verzweigen soll.

2. R. descendens

Der R. descendens zweigt, nachdem der Nerv die A. occipitalis umfaßt hat, ab und zieht vor der V. jugularis interna oder zwischen A. carotis interna und V. jugularis abwärts. Er enthält keine Fasern aus dem Nucleus n. hypoglossi, sondern nur Fasern aus C_1 (C_2). Nach Abgabe eines Astes zum oberen Bauch des M. omohyoideus vereinigt er sich mit dem R. descendens plexus cervicalis aus dem 2. und 3. Halssegment zur Ansa cervicalis profunda inferior (hypoglossi). Von der nach unten gerichteten Konvexität der Schleife ziehen in sehr variabler Weise die Rr. musculares zu den Mm. sternohyoideus, sternothyreoideus und zum unteren Bauch des

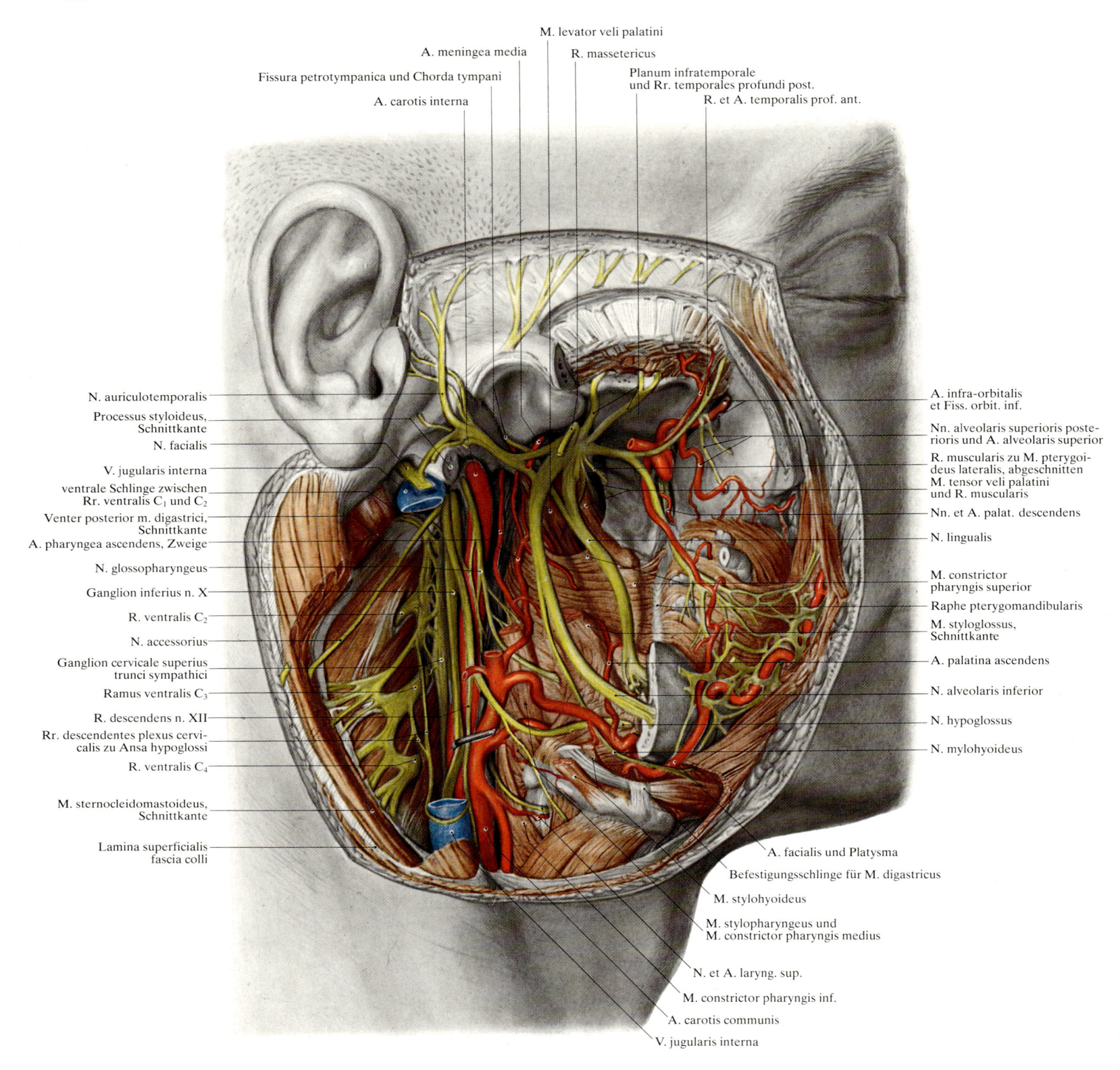

Abb. 289. Nervenverläufe im Spatium parapharyngeum und Spatium masticatorium

M. omohyoideus. Ein anderer Faden zieht vor der großen Nervengefäßstraße in den Thorax und vereinigt sich mit den Nn. cardiaci und Nn. phrenici.

3. R. thyreohyoideus

Nahe des Hinterrandes des M. hyoglossus verläßt der R. thyreohyoideus den Hypoglossus und zieht schräg über das große Zungenbeinhorn hinweg zum M. thyreohyoideus.

4. Rr. linguales

Zahlreiche kleine Ästchen ziehen in die Mm. styloglossus, hyoglossus, geniohyoideus und genioglossus ein.

Ärztliche Bedeutung

Bei *einseitiger Hypoglossusläsion* kommt es zur schlaffen Lähmung der gleichseitigen Zungenhälfte mit Atrophie und Faszikulieren. Die vorgestreckte Zunge weicht nach der Seite der Lähmung ab; die Sprache ist kaum beeinträchtigt. Ursachen: Schädelbasisfraktur, Tumoren, Aneurysmen, auch toxische Lähmungen.

Eine *doppelseitige Hypoglossuslähmung* beruht meist auf einer Schädigung der dicht nebeneinanderliegenden Kerngebiete: beiderseitige schlaffe Lähmung der Zunge mit Atrophie und Faszikulieren, erhebliche Schwierigkeiten beim Sprechen und Schlucken. Häufige Ursache: progressive Bulbärparalyse, amyotrophische Lateralsklerose, Syringobulbie, Poliomyelitis, vaskuläre Prozesse.

2. Syndrome der unteren Hirnnerven

Syndrom nach Schmidt

Läsion des gesamten N. accessorius. Der Ramus externus des N. accessorius innerviert, zumindest teilweise, die Mm. sternocleidomastoideus et trapezius.

Syndrom nach Vernet

Schädigung der Nn. XI, X und IX. Im Bereich des Foramen jugulare können die vorgenannten 3 Hirnnerven durch Glomustumoren u.a. geschädigt werden. Es entsteht halbseitig das sog. Vorhangphänomen: die gesunde Schleimhaut verschiebt sich an der Pharynxhinterwand während der Aussprache eines Vokals gegen die gelähmte Seite. Der M. stylopharyngeus ist gelähmt, im Bereich der Papillae vallatae et foliatae entstehen Geschmacksstörungen (N. IX); Berührungs-, Temperatur- und Schmerzempfindung, wohl auch Tiefensensibilität sind im Bereich der Tube, des Pharynx, der Tonsille beeinträchtigt. Hyposekretion und Hypersekretion wurden ebenso wie Schluck- und Sprechstörungen beobachtet. Ins Ohr, ins Auge oder in den Kieferwinkel ausstrahlende Schmerzen, häufiger anfallsartig auch in die Tonsillengegend, die vom Schluckakt ausgelöst werden, weisen auf eine Glossopharyngeusneuralgie hin.

Syndrom von Collet

Schädigung der letzten 4 Hirnnerven wird als *Syndrom von Collet und Siccard* bezeichnet. Zum Syndrom von *Vernet* kommt eine Hypoglossusparese oder -paralyse dazu.

Syndrom von Villeret

Eine Schädigung der letzten 4 Hirnnerven und des Truncus sympathicus wird als *Syndrom von Villeret* bezeichnet. Zum vorgenannten Syndrom nach Collet kommt eine Sympathikusparese oder -paralyse mit Ptosis, Miosis und Enophthalmus hinzu.

Nukleäre Lähmungen der kaudalen Hirnnerven bei intramedullären Prozessen und Durchblutungsstörungen

Krankheitsherde in der Medulla oblongata verursachen alternierende Lähmungen, wobei je nach Höhe, Lage und Ausdehnung des Herdes verschiedenartige Symptomkombinationen bekannt sind.

Wallenberg-Syndrom (dorsolaterales Oblongata-Syndrom): Meist durch thrombotischen Verschluß der A. cerebelli inferior posterior hervorgerufen. Plötzlich treten meist Schwindelgefühl, Nystagmus, Übelkeit und Erbrechen auf (Nuclei vestibulares, Area postrema). Homolaterale Gaumensegel-, Pharynx- und Larynxparese (Nucleus ambiguus), Anästhesie im Glossopharyngeus-Vagus-Versorgungsgebiet (Nucleus tractus solitarii), Hornersches Syndrom (Formatio reticularis + absteigende Sympathicusbahnen), Hemiataxie (Pedunculus cerebellaris caudalis + Tractus spinocerebellares), Sensibilitätsstörungen im Gesicht (Tractus spinalis nervi trigemini). Kontralateral besteht eine dissoziierte Empfindungsstörung vom Hals an abwärts (Tractus spinothalamicus).

Babinski-Nageotte-Syndrom (ventrolaterales Oblongata-Syndrom): Homolaterale Hemiataxie (Tractus spinocerebellares ventralis und dorsalis), Hornersches Syndrom (Formatio reticularis). Kontralaterale Hemiparese (Pyramidenbahn) und Sensibilitätsstörungen (Tractus spinothalamicus).

Cestan-Chenaix-Syndrom (laterales Oblongata-Syndrom): Kombination des Wallenberg-Syndroms mit dem Babinski-Nageotte-Syndrom bei lateralem Oblongataherd, der sich von ventral bis dorsal erstreckt: homolaterale Gaumensegel- Rachenhinterwand- und Stimmbandlähmung, Horner-Syndrom, Hemiataxie, kontralateral Hemiparese und Hemihypästhesie.

Avellis-Syndrom (laterales Oblongata-Syndrom): Homolaterale Gaumensegel- Rachenhinterwand- und Stimmbandparese. Kontralaterale Hemiparese und Hemihypästhesie.

Tapia-Syndrom: Homolaterale Gaumensegel- Rachenhinterwand- Stimmband- und Zungenlähmung. Kontralaterale Hemiparese und Hemihypästhesie.

Schmidt-Syndrom (laterales Oblongata-Syndrom): Homolaterale Lähmung der Zunge, des M. sternocleidomastoideus und des M. trapezius. Kontralaterale Hemiparese und Hemihypästhesie.

Jackson-Syndrom (ventrales paramedianes Oblongata-Syndrom): Homolaterale Zungenlähmung, kontralaterale Hemiplegie (Hemiplegia alterna hypoglossica) (Weiteres z.B. Duus 1983).

E. Systema nervosum autonomicum

I. Allgemeines

Die Regelung der Lebensfunktionen – Atmung, Verdauung, Stoffwechsel, Sekretion und Wasserhaushalt, Körpertemperatur, Fortpflanzung und anderes – übernimmt das idiotrope (= vegetative) Nervensystem. Ohne direkte Mitwirkung des Bewußtseins entläßt es seine Impulse: autonomes Nervensystem.

Die Autonomie des vegetativen Systems ist aber nicht vollständig, sondern untersteht in bestimmten Abschnitten der Eingeweide, z.B. der Harnblase, auch dem somatischen – willkürlichen, oikotropen System. Außerdem können gelegentlich die Herzfrequenzen, die Mm. arrectores pilorum und das Pupillenspiel willkürlich beeinflußt werden (indirekt über die Psyche).

Beziehungen bestehen zwischen vegetativen und seelischen Vorgängen. Spontane oder suggerierende Affekte wie Angst, Freude, Erwartung usw. können – ebenso wie geistige Konzentration – gesetzmäßige Reaktionen des vegetativen Systems erzeugen. Die Gesichtshaut kann durch Beeinflussung der Vasomotoren erröten oder erbleichen. Angstschweiß tritt auf, Gänsehaut, die Tränendrüse wird zur Sekretion angeregt: Weinen.

„Ein Mensch, der mit engen Pupillen eine Liebeserklärung macht, heuchelt, denn sein Sympathikus ist nicht beteiligt." Auch durch Suggestion und Hypnose lassen sich vegetative Vorgänge steuern. Andererseits können idiotrope Vorgänge (Hungergefühl, Müdigkeit) die Stimmung unseres Gefühlslebens beeinflussen, ebenso auch durch aus den Sinnesorganen übertragene Erregungen, welche wiederum von den vegetativen Zentren beeinflußt werden. Insbesondere das Riechhirn im weitesten Sinne wirkt auf die vegetative Funktionslage und affektive Stimmung ein, ebenso der Vestibularapparat und das Auge.

Bauplan

Ähnlich wie im oikotropen, somatischen ist auch im idiotropen, vegetativen Nervensystem der Leitungsbogen mit einem afferenten und einem efferenten Schenkel das grundlegende Bauelement. Die Efferenzen erreichen jedoch im Gegensatz zum somatischen Nervensystem stets erst nach Unterbrechungen innerhalb vegetativer Ganglien die Erfolgsorgane. In der Peripherie sind meist Plexus ausgebildet, die aber nicht ein wirkliches Synzytium bilden, sondern dem Bauplan der Neuronenlehre folgen.

Ganglien

Außerhalb des nervösen Zentralorgans sind besondere Schaltstationen für das autonome Nervensystem, autonome Ganglien, entwickelt. Die präganglionären Fasern sind markhaltig, die postganglionären marklos oder markarm. Die Ganglienzellen selbst werden in 2 Gruppen eingeteilt:

1. *Multipolare Ganglienzellen* mit mehreren kurzen Fortsätzen, die sich in der Nähe des Zelleibes aufteilen, und einem langen Neuriten, der bis zum Erfolgsorgan zieht.
2. *Multipolare Zellen mit langen Fortsätzen,* an denen mehrere, vielleicht alle als Neuriten gelten und innerhalb des Ganglion sowie mit benachbarten über Fasergeflechte in Verbindung stehen. In den Grenzstrangganglien sowie in den Ganglia pterygopalatinum, oticum et submandibulare kommen vorwiegend Zellen des zweiten Typs vor, im Ganglion ciliare z.B. auch solche des ersten.

Einteilung des vegetativen Nervensystems

Zwischen dem vorwiegend *ergotropen* und *adrenergen sympathischen Nervensystem*, welches die Energieentfaltung fördert, die Organe zur Tätigkeit anregt oder in ihrer aktuellen Funktionsbereitschaft sichert, und dem vorwiegend *trophotropen cholinergen parasympathischen*, das im Dienste der Wiederherstellung und Erhaltung potentieller Leistungsfähigkeit steht, besteht ein funktioneller Antagonismus. Der Erfolg am Organ ist häufig nicht allein von der Erregungslage des sympathischen oder parasympathischen Zügels, sondern vom augenblicklichen Funktionszustand des Erfolgsorgans abhängig.

Chemisch wird das autonome Nervensystem in *cholinerge* Neurone eingeteilt, zu dem alle präganglionären Fasern sowie die parasympathischen postganglionären und sympathisch-postganglionären Fasern für Schweißdrüsen und Blutgefäße der Skeletmuskeln gehören. Zum *adrenergen* System gehören die postganglionären sympathischen Fasern, die zu anderen Gebieten ziehen sowie das Nebennierenmark, das als sympathisches Ganglion aufgefaßt werden kann, dessen postganglionäre Zellen ihre Axone verloren haben.

Die sympathischen Gefäßnerven bewirken fast durchweg konstriktorisch einen Dauertonus. An der Membran der Gefäßmuskelzellen kommen mindestens 2 Rezeptoren mit Untergruppen (anatomisch nicht nachgewiesen) vor: α-Rezeptoren vermitteln Erregung, β-Rezeptoren Hemmung der Muskelzellen.

Entwicklung der autonomen Ganglien

Das *Ganglion ciliare* entsteht aus Zellen, die längs des N. oculomotorius auswandern sowie aus Zellen des Trigeminus I, Ganglion anterius, aus dem beim Menschen die meisten seiner Ganglienzellen herstammen sollen. Die parasympathischen Zellen sollen vom parasympathischen Ursprungskern des N. oculomotorius einwandern.

Das *Ganglion geniculi* entsteht durch Absonderung aus dem Ganglion acusticofaciale (PEARSON 1947) = epibranchiale Plakode.

Der N. intermedius erscheint bei 16,5 mm langen Embryonen, der N. petrosus major bei 8,0–10,0 mm langen, das Ganglion geniculi bei etwa 6,5 mm langen aus der sog. epibranchialen Plakode. Seine Verbindung mit dem noch ungeteilten Ganglion n. glossopharyngei erfolgt bei 16,5 mm langen Keimlingen. Später entsteht die Verbindung des N. facialis mit dem N. petrosus minor (22,0–26,0 mm lange Embryonen), welche wahrscheinlich auch Fasern aus dem R. auricularis n. vagi enthält (GASSER 1970).

Die Chorda tympani vereinigt sich mit dem N. lingualis bei 18,0 mm langen Keimlingen unmittelbar proximal des Ganglion submandibulare, nachdem vorher schon der N. auricularis posterior abgezweigt ist.

Das *Ganglion pterygopalatinum* erhält seinen Zellbestand aus längs des N. petrosus major, des Ganglion geniculi, des N. facialis sowie des Ganglion trigeminale über den N. maxillaris vorwandernden Ganglienzellen.

Für das *Ganglion oticum* wird angenommen, daß das Material längs des N. petrosus minor, des N. mandibularis und aus dem Ganglion trigeminale sowie aus dem N. glossopharyngeus herstammt.

Die Ganglia *submandibulare* und *sublinguale* sollen ebenfalls Zellen aus dem Ganglion trigeminale sowie über den 3. Trigeminusast und die Chorda tympani aus dem N. facialis (Ganglion geniculi) erhalten.

Entwicklung des Sympathikus

Nach ANDRES u. KAUTZKY (1955) ist bei Keimlingen von 7,6–9,6 mm Länge (28–30 Tage) der Grenzstrang des Sympathikus entwickelt. Er beginnt kranial in Höhe des Ganglion inferius n. vagi und erstreckt sich dorsolateral der Aorta descendens primitiva nach kaudal, liegt also auch lateral der Segmentarterien. Der kranial der 1. Segmentarterie befindliche Sympathikusanteil ist nicht metamer gegliedert. Um dieselbe Zeit ist der N. vagus ebenfalls entwickelt. Er geht über der 3. Schlundtasche vom Ganglion inferius ab. Der N. laryngeus superior sowie zur Trachea- und Oesophagusanlage ziehende Fasern sind entwickelt.

In einem 2. Entwicklungsstadium (11–13 mm Länge) (32–34 Tage) sind am Sympathikus die Ansa subclavia und angedeutet ein Fasciculus interganglionaris zwischen Ganglion cervicale superius und inferius bzw. medium zu erkennen. Im Vagusgebiet beginnt sich das Ganglion n. laryngei superioris zu entwickeln. Weiterhin sind ein R. cardiacus und der N. laryngeus inferior angedeutet. Im Gebiet des 9. Hirnnervs ist neben dem N. tympanicus der Plexus tympanicus gut ausgebildet (Abb. 290).

Truncus sympathicus. Die Ursprungszellen des Sympathikus liegen zwischen dem 8. Zervikalsegment und dem 2. bzw. 3. Lendensegment im Seitenhorn des Rückenmarks. Der Sympathikus besteht aus dem Truncus sympathicus, den Ganglia trunci sympathici sowie den Ganglia intermedia, welche zu beiden Seiten der Wirbelsäule von der Schädelbasis bis zur Spitze des Os coccygis durch Rr. interganglionares zum Grenzstrang vereinigt vorliegen. Rr. communicantes albi ziehen vom letzten Halssegment bis zum 2. oder 3. Lendensegment vom Rückenmark in den Grenzstrang ein. Sie zweigen von zugehörigen Rückenmarknerven gegenüber des R. dorsalis oder unmittelbar vom R. ventralis ab und wenden sich, häufig gedoppelt, medianwärts zum benachbarten Ganglion trunci sympathici oder zum nächsthöheren oder tieferen Ganglion. Die markreichen Rr. communicantes albi enthalten die präganglionären Fasern, deren Pericarya im Seitenhorn des Rückenmarks liegen.

Sie beteiligen sich außerdem am Aufbau der Rr. interganglionares, wenn sie, durch das zugehörige Grenzstrangganglion hindurchziehend, nach oben oder unten steigen. Auch in höheren und tieferen Segmenten können Rr. communicantes albi austreten und kleine Ganglia aberrantia (10–19) an Halsnerven vorkommen.

Die Rr. communicantes grisei verbinden den Grenzstrang mit Rückenmarknerven und enthalten vor allem postganglionäre Fasern aus Grenzstrangganglien und sind auch dort ausgebildet, wo keine Rr. communicantes albi bestehen, z.B. von C_1 bis C_8.

Beim Menschen ziehen in ihnen stets auch afferente Fasern aus den peripheren Blutgefäßen (dünnere und dickere markhaltige und auch marklose Fasern) (KUNTZ 1934).

Abb. 290. Truncus sympathicus im Bereich des Halses, topographisch

Nach Entfernung des M. sternocleidomastoideus und der Mm. infrahyoidei, des Kieferwinkels, des M. stylohyoideus und des M. digastricus, des Brust- und des Schlüsselbeines und der ventralen Rippenteile, nach Resektion des Halsgefäß-Nervenstranges und der Vasa subclavia

Sympathicus

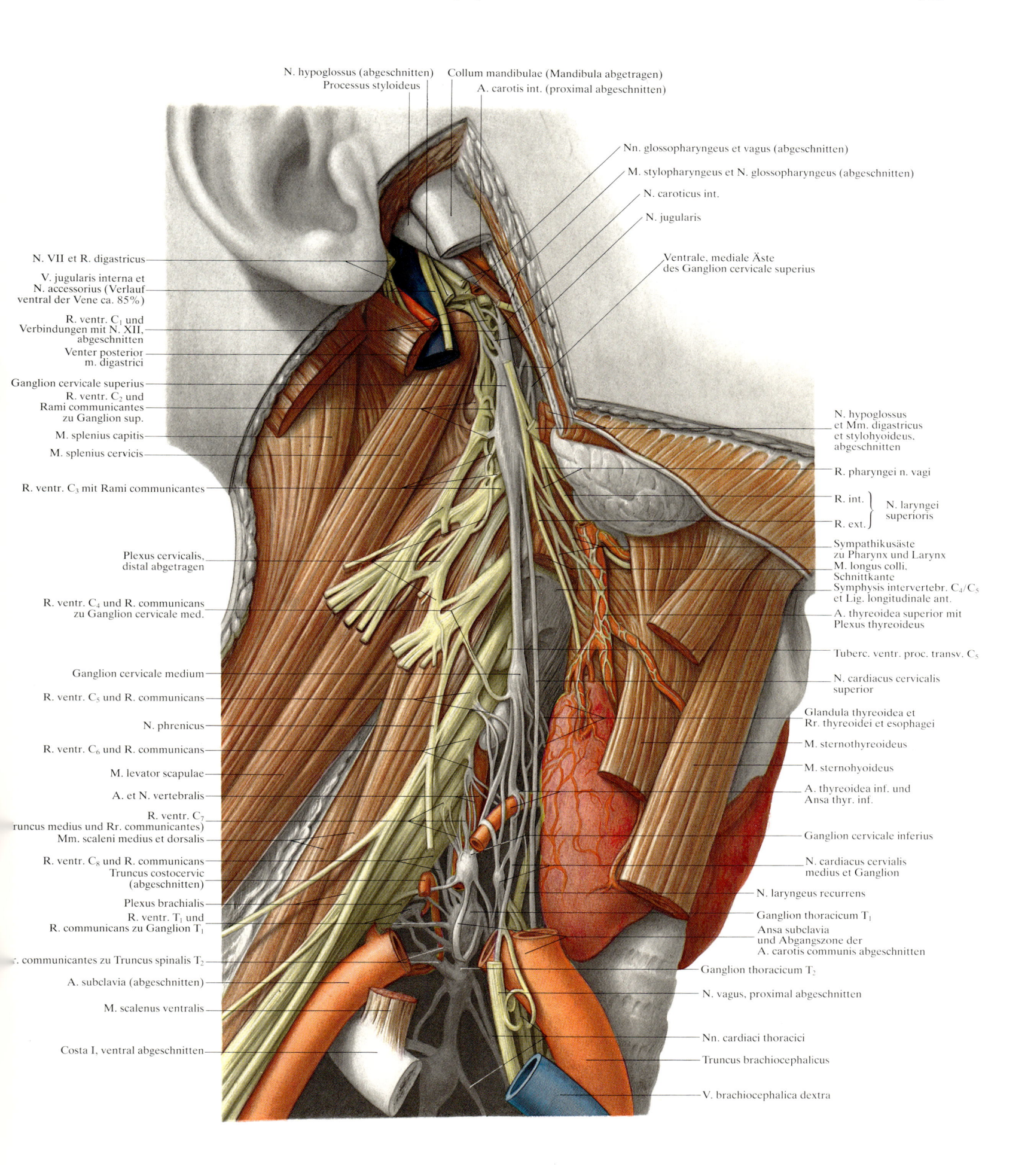

- N. hypoglossus (abgeschnitten)
- Processus styloideus
- Collum mandibulae (Mandibula abgetragen)
- A. carotis int. (proximal abgeschnitten)
- Nn. glossopharyngeus et vagus (abgeschnitten)
- M. stylopharyngeus et N. glossopharyngeus (abgeschnitten)
- N. caroticus int.
- N. jugularis
- Ventrale, mediale Äste des Ganglion cervicale superius
- N. VII et R. digastricus
- V. jugularis interna et N. accessorius (Verlauf ventral der Vene ca. 85%)
- R. ventr. C_1 und Verbindungen mit N. XII, abgeschnitten
- Venter posterior m. digastrici
- Ganglion cervicale superius
- R. ventr. C_2 und Rami communicantes zu Ganglion sup.
- M. splenius capitis
- M. splenius cervicis
- N. hypoglossus et Mm. digastricus et stylohyoideus, abgeschnitten
- R. pharyngei n. vagi
- R. int. } N. laryngei superioris
- R. ext. }
- R. ventr. C_3 mit Rami communicantes
- Plexus cervicalis, distal abgetragen
- R. ventr. C_4 und R. communicans zu Ganglion cervicale med.
- Sympathikusäste zu Pharynx und Larynx
- M. longus colli, Schnittkante
- Symphysis intervertebr. C_4/C_5 et Lig. longitudinale ant.
- A. thyreoidea superior mit Plexus thyreoideus
- Tuberc. ventr. proc. transv. C_6
- Ganglion cervicale medium
- R. ventr. C_5 und R. communicans
- N. phrenicus
- R. ventr. C_6 und R. communicans
- M. levator scapulae
- A. et N. vertebralis
- R. ventr. C_7
- Truncus medius und Rr. communicantes
- Mm. scaleni medius et dorsalis
- R. ventr. C_8 und R. communicans
- Truncus costocervic (abgeschnitten)
- Plexus brachialis
- R. ventr. T_1 und R. communicans zu Ganglion T_1
- R. communicantes zu Truncus spinalis T_2
- A. subclavia (abgeschnitten)
- M. scalenus ventralis
- Costa I, ventral abgeschnitten
- N. cardiacus cervicalis superior
- Glandula thyreoidea et Rr. thyreoidei et esophagei
- M. sternothyreoideus
- M. sternohyoideus
- A. thyreoidea inf. und Ansa thyr. inf.
- Ganglion cervicale inferius
- N. cardiacus cervialis medius et Ganglion
- N. laryngeus recurrens
- Ganglion thoracicum T_1
- Ansa subclavia und Abgangszone der A. carotis communis abgeschnitten
- Ganglion thoracicum T_2
- N. vagus, proximal abgeschnitten
- Nn. cardiaci thoracici
- Truncus brachiocephalicus
- V. brachiocephalica dextra

515

Zweige der Grenzstrangganglien

1. Rr. spinales (Rr. communicantes grisei)

Von allen Grenzstrangganglien ziehen Rr. spinales zu den Nn. spinales (segmentales) und gelangen mit diesen in die Peripherie, zu Gefäßen des Stammes und der Extremitäten, zu glatten und quergestreiften Muskeln sowie zu den Hautdrüsen. Ein meist sehr kleiner Teil eines jeden R. communicans griseus verbindet sich mit einem kleinen R. meningeus, welcher durch das Foramen intervertebrale rückläufig in den Wirbelkanal zieht und Periost der Wirbel, Dura mater spinalis und Gefäße des Wirbelkanals versorgt.

Im Halsbereich gibt der Grenzstrang entsprechende Zweige zum N. hypoglossus, zum N. vagus und zum N. glossopharyngeus ab. Betont sei, daß sich auch Fasern aus der Dura mater nachweisen lassen, die mit den Fila radicularia ins Rückenmark einziehen (s. Abb. 364 in LANG 1981).

2. Rr. vasculares et viscerales

Die Rr. vasculares et viscerales entspringen aus den Grenzstrangganglien und ziehen meist in Form dichter Geflechte (Plexus sympathici) zu ihren Erfolgsorganen. Sie schließen sich gewöhnlich als periarterielle Geflechte den Arterien an.

3. Nn. splanchnici

Die Nn. splanchnici bestehen zum großen Teil aus markhaltigen, meist präganglionären Fasern des Grenzstranges und werden in peripheren (prävertebralen) vegetativen Ganglien umgeschaltet. Andere Fasern der Nn. splanchnici sind afferent.

II. Pars sympathica für Hals und Kopf

Der Halssympathikus liegt hinter den großen Halsgefäßen und vor den Mm. longus capitis et colli. Er ist in die Lamina prevertebralis fasciae cervicalis eingeschlossen und durch Verbindungen mit Zervikalnerven an die Wirbelsäule fixiert. Die ihn rechtwinklig oder schräg kreuzenden Gefäße, A. thyreoidea inferior und A. subclavia, werden von Fasern des Halsgrenzstranges schlingenförmig umfaßt: Ansa thyreoidea inferior, Ansa subclavia u.a.

Im Halsbereich sind meist 3, gelegentlich 2 oder auch 4 sympathische Ganglien ausgebildet. Sie entstehen aus der Verschmelzung von ursprünglich 8 Halsganglien. Die 4 kranialen sind zum Ganglion cervicale superius, das 5. und 6. zum Ganglion cervicale medium oder bei anderer Lage zum Ganglion vertebrale, die 3 kaudalen zum Ganglion cervicale inferius bzw. cervicothoracicum (– stellatum) zusammengefaßt.

Synapsen

HELÉN u. HERVONEN (1981) untersuchten die Nervenendigungen innerhalb sympathischer Ganglien des Menschen. Sie fanden 3 unterschiedliche Synapsenarten: Cholinerge mit kleinen agranulären Vesikeln von 40–60 nm, die etwa 75% aller Vesikel ausmachen sowie einigen größeren granulären Vesikeln. Als Typ II bezeichnen sie adrenerge Vesikel mit kleinen Granula von 40–70 nm Durchmesser. Als Typ III nonadrenerge und noncholinerge, in denen große opake Vesikel von 80–160 nm Durchmesser nachzuweisen sind. Die Autoren sind der Ansicht, daß die sympathischen Ganglienzellen cholinerge und adrenerge Innervation erhalten und ein 3. Innervationstyp, möglicherweise peptiderger Natur, vorkommt.

1. Ganglien

Ganglion cervicale superius

Das obere Halsganglion ist regelmäßig als im Mittel 28 mm lange Anschwellung vor den Querfortsätzen des 1. und 2. Halswirbels auf dem M. longus capitis ausgebildet. Die spindelförmige, dorsoventral abgeplattete Anschwellung liegt hinter und medial der A. carotis interna und medial des N. vagus. Die präganglionären Fasern des Ganglion entstammen den Segmenten C_8 bzw. Th_{1-6} (BECKER u. GRUNT 1957).

Nach ARTON u.Mitarb. (1958) splittern sich am kaudalen Ganglionende die markhaltigen präganglionären Fasern in nichtmyelinisierte Fasern auf, die von Satellitenzellen umfaßt sind (Kaninchen). Auch innerhalb des Ganglion sind sie von Schwannschen Zellen eingeschlossen, welche den Satellitenzellen entsprechen. Die multipolaren Ganglienzellen des Ganglion cervicale superius haben Durchmesser von 20–70 μm, enthalten 1–3 Kerne mit Durchmessern von etwa 11 μm, Mitochondrien, Nisslsubstanz und Vesikel.

Ganglion cervicale medium

Das gewöhnlich kleinere und oval geformte mittlere Halsganglion liegt meist in Höhe des Querfortsatzes des 6. Halswirbels hinter oder vor der A. thyreoidea inferior. In 37,7% fehlt es oder ist in mehrere kleinere Ganglien zerlegt (BECKER u. GRUNT 1957).

Ein typisches Ganglion cervicale medium kommt in etwa 66% vor. Es liegt am häufigsten über dem Bogen der A. thyreoidea inferior. Verhältnismäßig oft findet sich in Höhe des 7. Halswirbels ein Ganglion vertebrale vor der A. vertebralis unter dem Bogen der A. thyreoidea inferior (BECKER u. GRUNT 1957).

Ganglion vertebrale

In 87,7% (BECKER u. GRUNT 1957) ist ein Ganglion vertebrale an der prevertebralen Strecke der gleichnamigen Arterie entwickelt.

Ganglion cervicothoracicum (stellatum)

Das Ganglion stellatum liegt bei typischer Ausbildung hinter dem Anfangsteil der A. subclavia als Vereinigung des unteren Halsganglion mit dem ersten Brustganglion vor. Das große, unregelmäßig sternförmige, platte Ganglion kommt in 37,7% (BECKER u. GRUNT 1957) vor und befindet sich zwischen Querfortsatz des 7. Halswirbels und dem Hals der 1. Rippe hinter der A. subclavia und A. vertebralis und medial des Truncus thyreocervicalis.

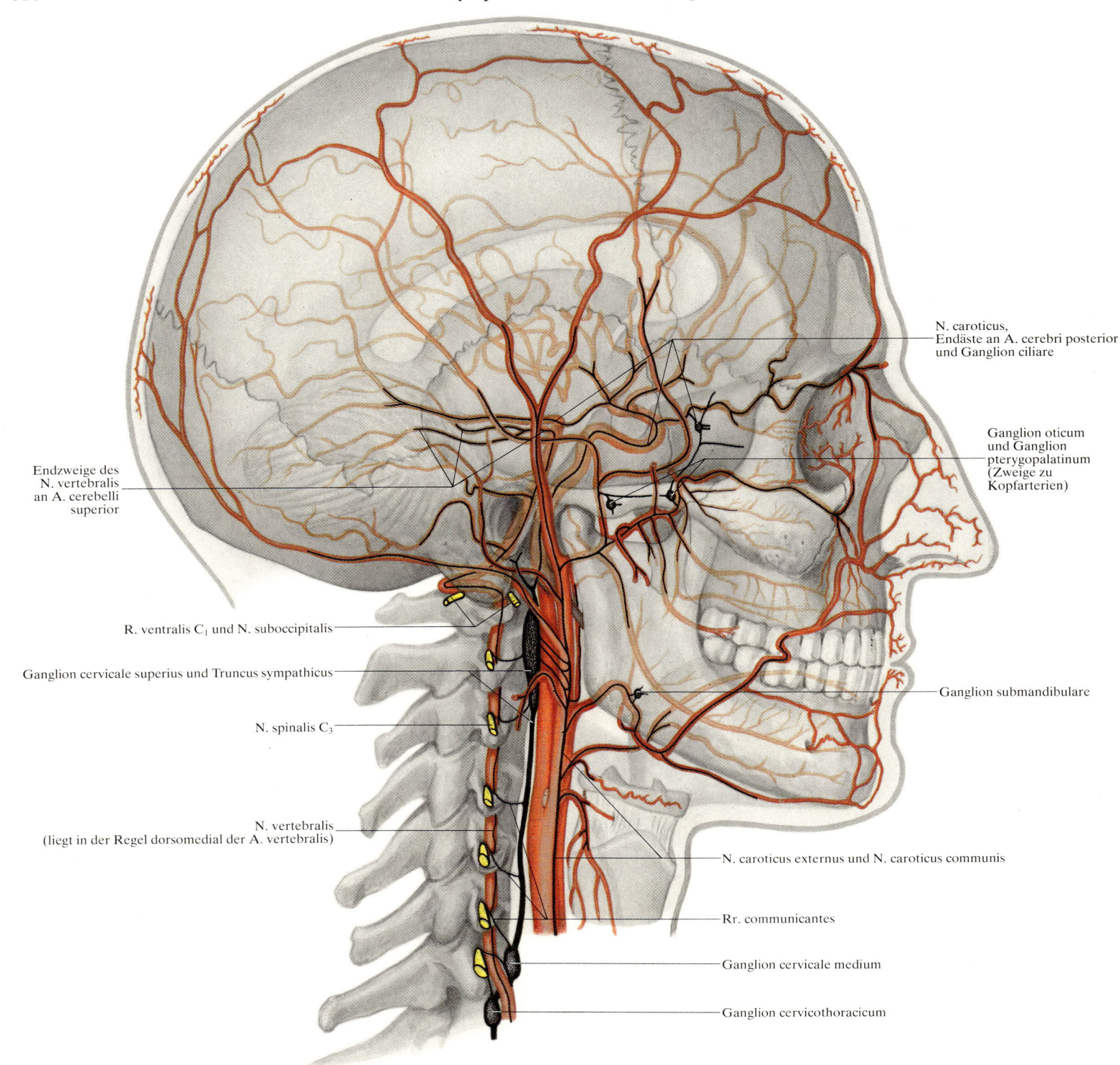

Abb. 291. Autonome Innervation der Hirn- (und Kopf-) Arterien

2. Rr. communicantes

Rr. communicantes grisei

Die Rr. communicantes im Halsbereich lassen sich in Rr. communicantes grisei superficiales und Rr. communicantes grisei profundi gliedern. Die oberflächlichen Äste verlaufen an der Vorderfläche des M. longus colli, die tiefen durch den Muskel hindurch und gelangen in die Foramina transversaria der Halswirbel dorsal der A. vertebralis. Sie vereinigen sich ausnahmslos mit Zweigen der Halsnerven, welche prävertebrale Muskeln und Periost der Wirbel versorgen. Bei makroskopischer Präparation erscheinen sie als Zweige des Grenzstranges.

Die zu den unteren Halsnerven und den oberen 2–3 Brustnerven ziehenden Rr. communicantes grisei teilen sich meist in 2 Zweige, weshalb sie als Rr. communicantes grisei bipar-

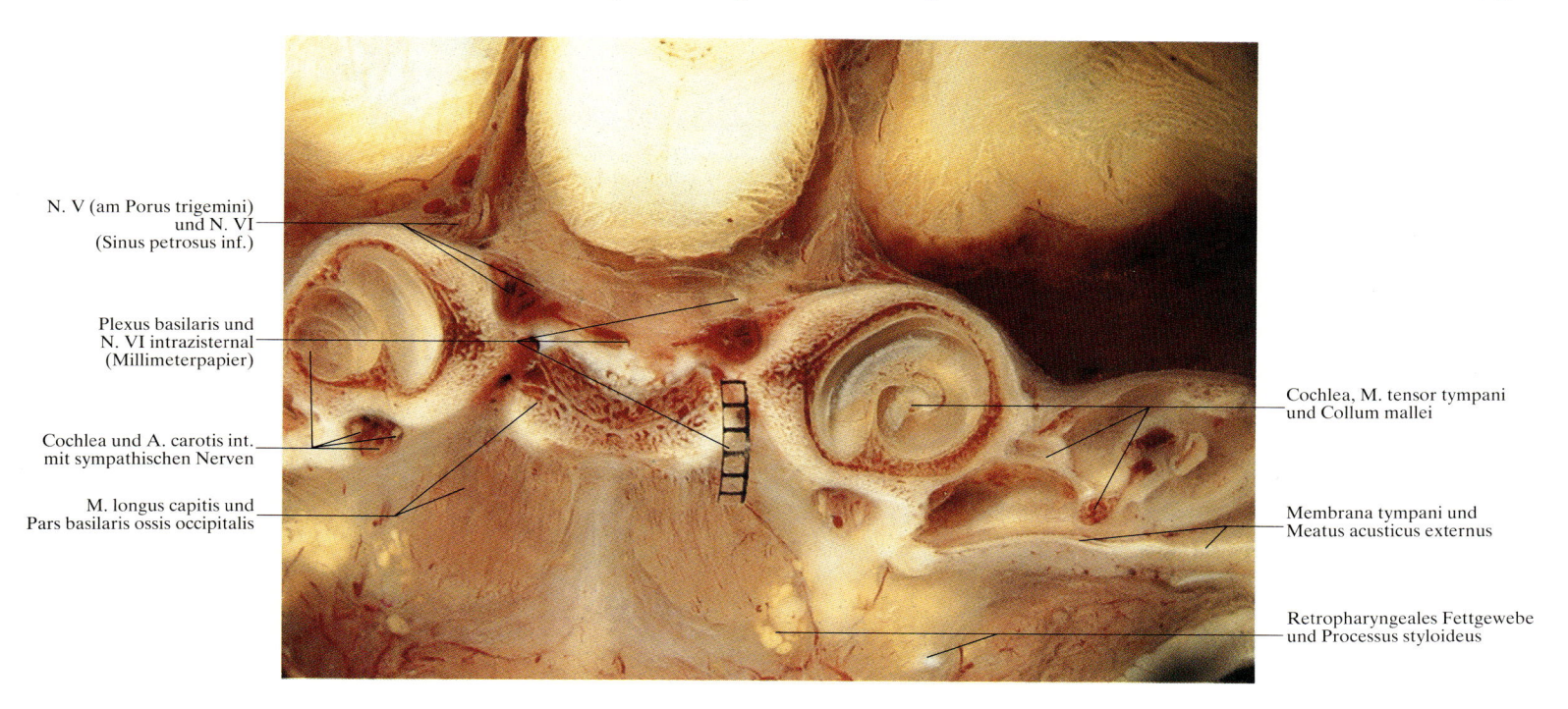

Abb. 292. N. caroticus internus und Lagebeziehungen. Frontalschnitt von dorsal, 40 cm langer Fetus

titi bezeichnet worden sind. Der eine davon verbindet sich mit dem zugehörigen, der andere mit dem kranial sich anschließenden Spinalnerv.

3. Zweige des Ganglion cervicale superius (Abb. 291)

Vom Ganglion cervicale superius austretende Fasern bilden periarterielle Geflechte um die Kopfarterien, deren periarterielle Plexus auch Verbindungen mit verschiedenen Kopfnerven eingehen. Rr. communicantes grisei des Ganglion ziehen zu kranialen Halsnerven. Die Fasern enthalten
a) viszeromotorische Fasern für die Haut des Gesichts, des Kopfes und des Halses;
b) sudorimotorische Fasern für die Haut des Gesichts und des Kopfes;
c) Vasomotoren für die Karotiden und deren Äste sowie die Gefäße der Speichel- und Tränendrüsen;
d) sekretorische Fasern für Drüsen der Mund- und Nasenhöhle, für Pharynx und Larynx, ferner für die Schilddrüse, Epithelkörperchen und Tränendrüse;
e) Fasern für den M. dilator pupillae und die glatten Muskeln der Orbita.

(1) N. jugularis

Von der Spitze des Ganglion cervicale superius entspringt ein Nervenstämmchen, das innerhalb der Adventitia der V. jugularis zum Foramen jugulare aufsteigt und sich dort in 2 Äste spaltet:

a) Ein Zweig zieht zum Ganglion superius n. vagi,
b) der andere zum Ganglion inferius n. glossopharyngei. (Dieses erhält über den Plexus tympanicus, außerdem noch über die Nn. caroticotympanici, sympathische Fasern.)

(2) N. caroticus internus

Der N. caroticus internus entspringt oft gemeinsam mit dem N. jugularis aus dem oberen Ende des Ganglion cervicale superius, zieht am medialen und hinteren Umfang in der Adventitia der A. carotis interna und splittert sich hier in den kräftigen Plexus caroticus internus auf, der meist aus einem R. lateralis und einem R. medialis besteht. Diese Zweige begleiten das Gefäß und dessen Abzweigungen und entlassen folgende Einzelnerven:
Nn. caroticotympanici zweigen im Canalis caroticus ab und durchziehen den unteren Teil der Vorderwand der Cavitas tympanica in den Canaliculi caroticotympanici. Auf dem Paries labyrinthicus der Cavitas tympanica ziehen sie nach dorsal und oben und vereinigen sich mit dem N. tympanicus aus dem N. glossopharyngeus zum Plexus tympanicus. (Weiteres s. Ohrschädel, Bd. I/1, Teil C.) (Abb. 292)
Der an der vorderen unteren Seite der A. carotis interna ziehende Nerv wird als N. petrosus profundus bezeichnet. Er zweigt an der Übergangsstrecke der Arterie zum Sinus cavernosus ab, vereinigt sich mit dem N. petrosus major und zieht durch das Lig. sphenopetrosum inferius nach vorne und unten, um an der äußeren Schädelseite als N. canalis pterygoidei (N. vidianus) in die Apertura dorsalis des Canalis pterygoideus einzudringen. Im Verlauf des Nervs kommen Ganglienzellen vor. Gelegentlich bildet der Nerv mehrere

knorpelige Nasenkapsel
und Os sphenoidale,
Anlage

Cochlea

Ganglion trigeminale

M. rectus medialis
und M. obliquus sup.

N. opticus, M. rectus lat. und
Ganglion ciliare sowie
Ganglion sinus cavernosi

A. carotis int. und Ganglion sinus cavernosi

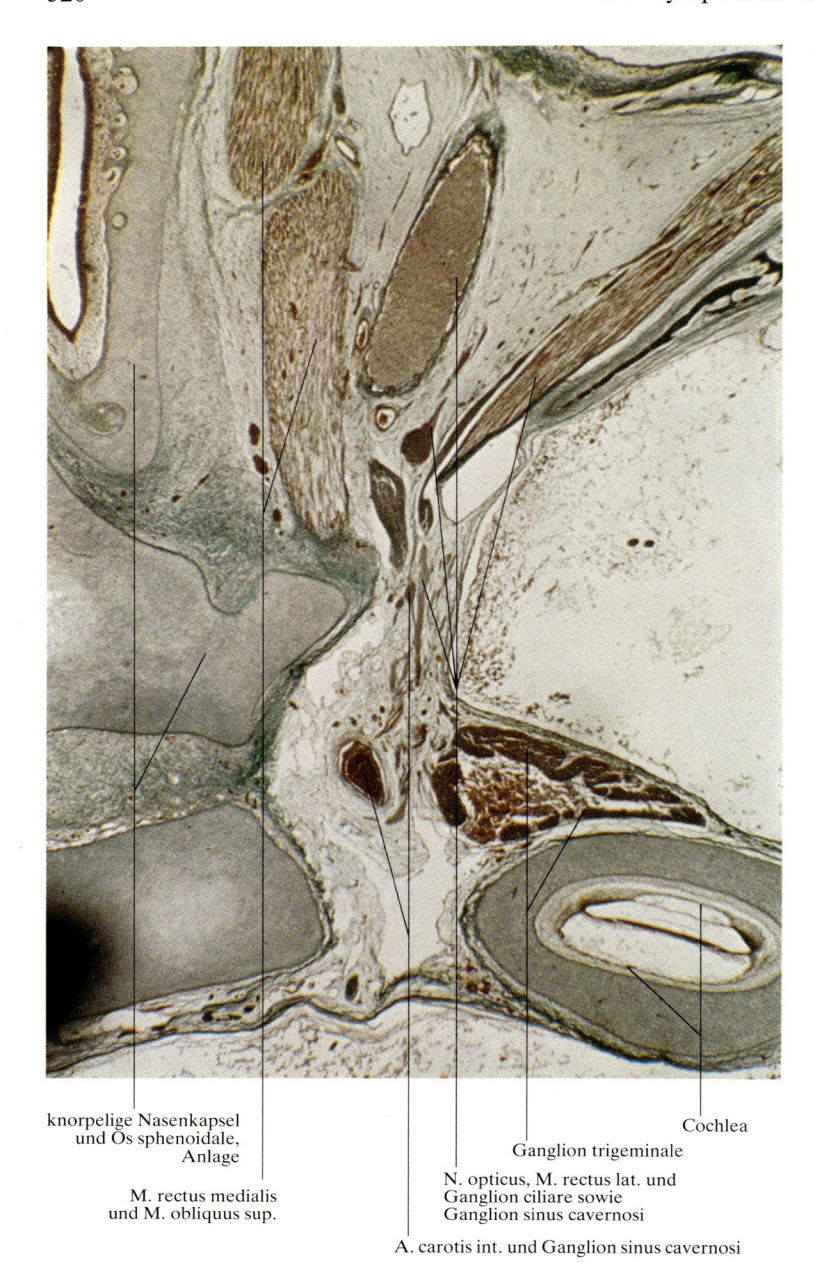

Abb. 293. Ganglia sinus cavernosi
beim 14 cm langen Feten (Transversalschnitt)

Bündel, die durch den Canalis pterygoideus in die Fossa pterygopalatina zum Ganglion pterygopalatinum verlaufen. Der sympathische Teil (Pars grisea) bildet die sympathische Wurzel des Ganglion pterygopalatinum. Die anderen sympathischen Fasern des Carotisgeflechts begleiten die Arterie in den Sinus cavernosus hinein. (Weiteres Bd. I/1, Teil C.)

Plexus cavernosus, Zweige (Abb. 294)

An der Pars cavernosa der A. carotis interna wird der sympathische Plexus als Plexus cavernosus bezeichnet. Er gibt folgende Äste ab:

a) *Rr. hypophysiales zur Hypophyse entlang den Aa. hypophysiales inferiores.*

b) *Rr. orbitales* – durch die Fissura orbitalis superior hindurchziehende Nervenästchen, welche den M. orbitalis, die Mm. tarsales und die Gl. lacrimalis versorgen.

c) *Radix sympathica ad ganglion ciliare* – meist verlassen mehrere Fäden den Plexus, ehe die Arterie den Sinus cavernosus verläßt, und treten durch die Fissura orbitalis superior in die Orbita. Sie verlaufen seitlich und oberhalb des N. opticus zum Ganglion ciliare nach unten und schließen sich dann, nicht umgeschaltet, den Nn. ciliares breves an (s. Abb. 251, S. 452). Der zum Ganglion ciliare ziehende Ast kann dieses direkt oder erst nach Anlagerung an den N. nasociliaris erreichen. Gelegentlich zieht das Nervenzweiglein auch innerhalb des N. ophthalmicus und gelangt über den N. nasocilaris-Zweig zum Ganglion. Die Nn. ciliares breves versorgen mit ihren sympathischen Fasern den M. dilator pupillae sowie die Gefäßmuskulatur des Auges. Einige Nervenfäden dringen mit der A. centralis retinae in den Sehnerv ein und gelangen zur Netzhaut. Andere schließen sich dem N. nasociliaris an, um später als Nn. ciliares longi zum Bulbus oculi zu ziehen.

d) Der Plexus cavernosus bildet weiterhin Anastomosen mit dem N. oculomotorius, N. trochlearis, N. ophthalmicus und N. abducens aus: Der Ast zum N. oculomotorius vereinigt sich mit dem Nerv an dessen Verzweigungsstelle, der Ast zum N. trochlearis während dieser Nerv in der Seitenwand des Sinus cavernosus verläuft; zum N. ophthalmicus erfolgen die Verbindungen an dessen medialer Seite.

Nach Übertritt in den Subarachnoidealraum begleiten vasomotorische Zweige die A. carotis interna und deren Äste (s. Abb. 294).

Im Bereich der A. communicans anterior verbinden sich rechts-links-seitige sympathische Nervengeflechte miteinander. Gelegentlich findet sich an diesen Verbindungsfasern ein kleines sympathisches Ganglion. Die perivaskulären Geflechte der Aa. cerebri anterior, media, communicans posterior und der A. cerebri posterior entstammen dem Plexus cavernosus.

Plexus cavernosus, Ganglien (Abb. 293)

Nach GELLÉRT (1934) hat KRAUSE (1830) erstmals die Ganglien zwischen Plexus caroticus und N. abducens beschrieben. GELLÉRT fand innerhalb des Plexus caroticus selbst, der vorwiegend marklose Fasern enthält, kleine Ganglien. Die erste Ganglienzellgruppe lag innerhalb eines 0,3 mm langen Ganglion, die zweite innerhalb eines 0,5 mm langen. Weiter kranial bestand eine etwa 3 mm lange Anschwellung, die vollständig frei von Ganglienzellen war. In einem 0,1 mm langen Ganglion an der Außenseite des N. abducens, dicht am N. ophthalmicus, fand er Ganglienzellen, die sich auf eine Strecke von 5 mm an der Außenseite des N. abducens fortsetzten. Auch an der Innenseite des N. abducens lag ein verhältnismäßig großes Ganglion zwischen Nerv und A. carotis interna vor. Außerdem wies er am selben Präparat zwei andere Ganglien von 0,5 mm Länge nach. Unterhalb dieser beiden Ganglien befand sich eine weitere zusätzliche Gan-

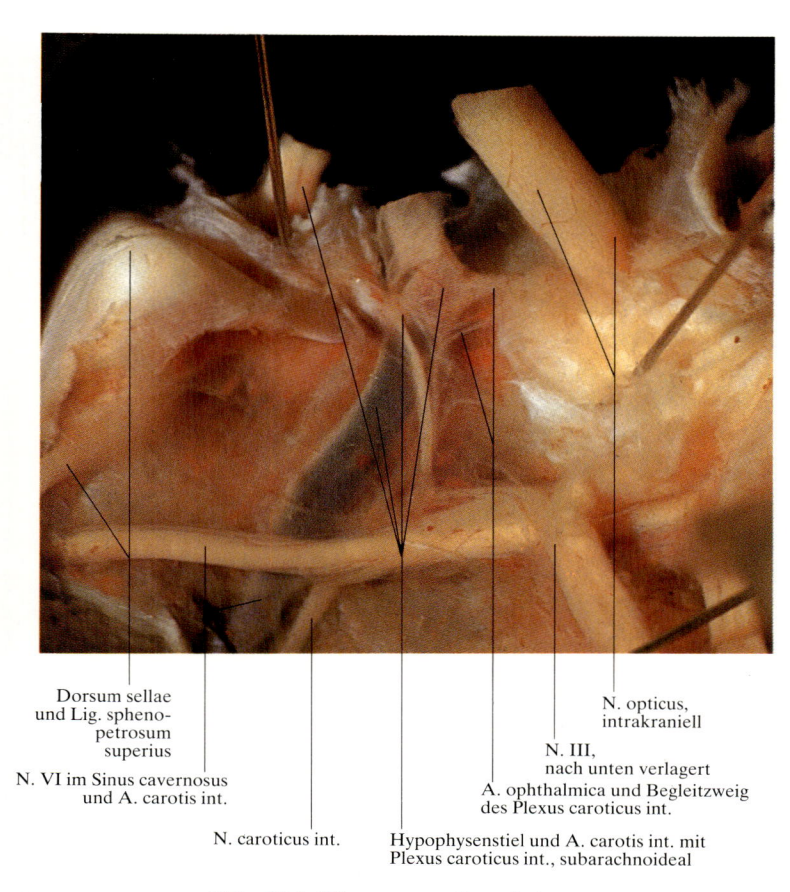

Abb. 294. Plexus caroticus internus
von der Seite, 40 cm langer Fetus

Labels: Dorsum sellae und Lig. spheno-petrosum superius; N. VI im Sinus cavernosus und A. carotis int.; N. caroticus int.; Hypophysenstiel und A. carotis int. mit Plexus caroticus int., subarachnoideal; A. ophthalmica und Begleitzweig des Plexus caroticus int.; N. III, nach unten verlagert; N. opticus, intrakraniell

Die extrakraniellen Kopfarterien sind schmerzempfindlich auf Dehnung der Arterienwände, dagegen nicht auf Durchstechen der äußeren Wandschichten mit dünnen Nadeln (RAY u. WOLFF 1940). Verengung des Lumens löste keine Schmerzen aus. Einbringen von Procain in die Adventitia der A. temporalis superficialis dagegen erzeugte rasch eine Anästhesie für alle Stimuli einige Zentimeter distal der Injektion. Die Autoren weisen darauf hin, daß gelegentlich eine Anzahl feiner Nerven entlang der Arterien, besonders der Zweige der Aa. supra-orbitalis et occipitalis nachgewiesen werden konnte. Auch die anderen Kopfschwartenarterien waren bei den Experimenten empfindlich auf Druckreize, Hitze und Zerrung.

Die Hauptstämme der Aa. meningeae sind auf elektrischen Strom, Hitze, Strecken und Erweiterung sowie Drücke empfindlich. Der Schmerz wurde in die Gegend der Reizung (Fossa cranialis media) und hinter das Auge lokalisiert und war von Nausea begleitet.

Auch die kleineren Zweige der Aa. meningeae mediae, einige Zentimeter neben der Mittellinie am Vertex, erwiesen sich als schmerzempfindlich, die Projektion war jedoch nicht so umgrenzt wie bei Reizung der größeren Arterienstämme. Durchschneiden, Abbinden oder Prokaininfiltration der A. meningea media (auch proximal des Foramen spinosum) haben jeweils Anästhesie der Arterie distal davon zur Folge.

Die Schmerzlokalisation nach Stimulierung der Aa. meningeae anteriores lag im Vorderkopfgebiet und in der gleichseitigen Augenregion, jene der Aa. meningeae posteriores im Hinterkopfgebiet der gleichen Seite.

Als Plexus retro-auricularis wird eine Ganglienzellanhäufung des Ganglion temporale Scarpae bezeichnet.

In der Astgabel der A. carotis communis treten an das Sympathicusgeflecht Gefäßnerven aus dem N. glossopharyngeus und dem N. vagus heran. Aus dem Karotisgeflecht selbst stammen Zweige zum Glomus caroticum.

gliedkette zwischen N. ophthalmicus und N. abducens von 1,1 mm Länge sowie ein weiteres an der Innenseite des N. abducens. An der lateralen Fläche des N. ophthalmicus lag ein 0,4 mm langes Ganglion, in etwas vorderen Abschnitten eine weitere Anschwellung von 0,5 mm Länge ohne Ganglienzellen. Vor dem vorderen Ende des Sinus cavernosus bestand ein 0,1 mm langes Ganglion in einigem Abstand vom N. abducens mit nichtmyelinisierten Fasern des Plexus caroticus internus (GELLÉRT 1933/1934) (Abb. 293).

(3) Nn. carotici externi
(Abb. 291)

Vier bis sechs feine Fäden treten vom Ganglion cervicale superius als Nn. carotici externi nach vorne in Höhe des M. stylohyoideus an die A. carotis externa heran und steigen in deren Adventitia auf- und abwärts, um den Plexus caroticus externus zu bilden. Auch in ihm kommen kleine Ganglien vor. Der Plexus geht kaudal in den Plexus caroticus communis über und begleitet auch die Zweige der A. carotis externa peripherwärts (Plexus thyreoideus superior, Plexus lingualis, Plexus facialis usw.). Mit der A. facialis und deren Ästen gelangen sympathische Fasern zum Ganglion submandibulare, mit der A. meningea media zum Ganglion oticum und zum Ganglion geniculi. Außerdem bestehen Verbindungen mit Rr. meningei des 2. und 3. Trigeminusastes.

(4) Nn. vertebrales

Vom Ganglion cervicale superius verlaufen Faserbündel zu Rr. ventrales C_1 u. C_2. Von diesen und deren Ganglia lassen sich feine Fasern zur A. vertebralis verfolgen, die ein periarterielles Geflecht bilden und das Gefäß und seine Äste bis einschließlich der A. cerebelli superior begleiten (Abb. 295). Von C_6, C_7, C_8 und vom Ganglion cervicothoracicum ziehen Nervenfasern mit der A. vertebralis in die Foramina transversaria ein, bilden ein periarterielles Geflecht und anastomosieren auch mit den bei C_1 und C_2 eintretenden Fasern (weiteres s. LANG 1983; LANG 1985).

(5) Rr. viscerales

Als Eingeweideäste verlassen das Ganglion cervicale superius folgende Zweige:

Rr. laryngopharyngei. Gewöhnlich gliedern sich 1–4 Zweige von der medialen Seite des Ganglion cervicale superius ab und ziehen hinter der A. carotis interna zum Pharynx. Sie

vor der A. thyreoidea inferior abwärts. Unterhalb von deren querverlaufender Gefäßstrecke wird er vom N. laryngeus recurrens überkreuzt und tauscht mit diesem Fasern aus. Dorsomedial der A. carotis communis zieht er zusammen mit dem R. cardiacus superior n. vagi rechts längs des Truncus brachiocephalicus hauptsächlich in den Plexus cardiacus profundus, links an der A. carotis communis abwärts und an der A. subclavia zum Plexus cardiacus superficialis. Während seines ganzen Verlaufs ziehen Äste zu Pharynx, Trachea, Schilddrüse sowie zu den Aa. carotides communes und benachbarten Gefäßen. Gelegentlich kommt im Verlauf des N. cardiacus cervicalis superior ein kleines Ganglion cardiacum superius vor.

4. Zweige der Ganglia cervicale medium, vertebrale und cervicothoracicum (stellatum)

Von den mittleren und vom unteren Halsganglion des Sympathicus ziehen Nervenfasern zur A. vertebralis (N. vertebralis inf.), zum Herzplexus, zum N. recurrens, zum N. phrenicus sowie zu den Halsnerven, zur A. carotis communis und zur A. thyreoidea inferior. Ihre Rr. viscerales versorgen Schilddrüse und Nebenschilddrüse.

5. Ärztliche Bedeutung

Schweißdrüseninnervation

Nach GUTTMANN (1940) hat eine Exstirpation des Ganglion cervicale superius eine Anhidrose einer Gesichtsseite und der Halshaut bis zum Dermatom C_2/C_3 nach abwärts zur Folge.
SCHLIACK u. Mitarb. (1972) untersuchten die Schweißdrüseninnervation der Gesichtsregion mit außerordentlich subtiler Methodik. Sie betonen wie HORNER (1869) und viele andere, daß die ekkrinen Schweißdrüsen vom Sympathikus innerviert werden. Die Ursprungszellen liegen im Seitenhorn des Rückenmarks zwischen C_8 und L_2. Die präganglionären Fasern verlassen das Rückenmark über die Rr. ventrales und ziehen als Rr. communicantes albi zu den Grenzstrangganglien. Für die Hautbezirke oberhalb des Dermatom C_5 entspringen die sympathischen Fasern aus Seitenhornzellen zwischen C_8 und T_1 bis T_3, möglicherweise auch unterhalb von T_3. Nach Umschaltung in oberen thorakalen oder in den zervikalen Grenzstrangganglien gelangen die Fasern teilweise in Spinalnerven für Hals und Hinterkopf oder über das Ganglion cervicale superius zur A. carotis communis und mit dieser in den periarteriellen Plexus zu den Drüsen. Andere Fasern verlaufen mit der A. carotis interna und an-

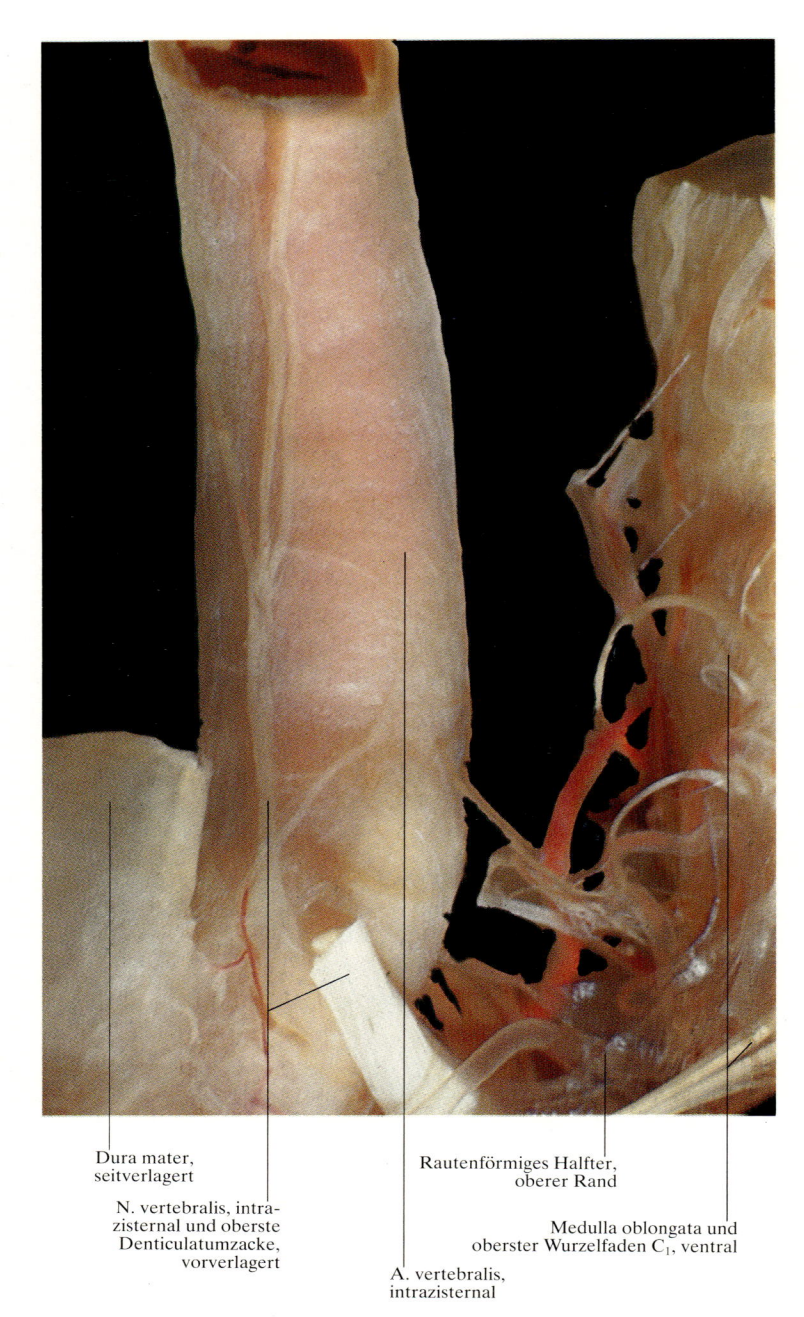

Abb. 295. A. vertebralis mit N. vertebralis von ventral

Dura mater, seitverlagert
N. vertebralis, intrazisternal und oberste Denticulatumzacke, vorverlagert
A. vertebralis, intrazisternal
Rautenförmiges Halfter, oberer Rand
Medulla oblongata und oberster Wurzelfaden C_1, ventral

führen diesem präganglionäre Fasern zu und bilden gemeinsam mit Ästen des N. IX und N. X den Plexus pharyngeus, welcher sich zwischen den Muskelschichten und in der Submukosa ausbreitet und kleine Ganglien enthält. Andere Ästchen ziehen zum Larynx. Gelegentlich zweigen diese vom N. cardiacus cervicalis superior ab und erreichen den Kehlkopf über den N. laryngeus superior.

N. cardiacus cervicalis superior. Der Nerv gliedert sich meist mit 2–3 Wurzeln aus dem Ganglion cervicale superius ab und erhält nicht selten einen Zuschuß aus dem N. laryngeus superior. Er zieht medial des Truncus sympathicus, auf dem M. longus colli hinter der A. carotis communis und meist

schließend mit den 3 Trigeminusästen zu ihrem Endgebiet. Die Autoren lehnen das Vorkommen einer sog. 2. bulbären parasympathischen Schweißbahn ab.

Pupillenerweiterung

LANGLEY wies schon 1904 darauf hin, daß die pupillodilatorischen Nervenzellen des Ganglion cervicale superius mit einem Pupillenkoordinationszentrum zusammengeschaltet sein müssen, da auch bei Reizung von T_1 und T_2-Nerven dieselben Effekte erfolgen.

Stimulation von Wurzeln eines der drei oberen Thorakalnerven (wenige präganglionäre Fasern) kann eine symmetrische oder auch eine asymmetrische Pupillendilatation sowie eine lokale Dilatation der Pupille zur Folge haben. Da Reizung der postganglionären Fasern (auch nur weniger Fasern) jeweils eine einheitliche Pupillendilatation zur Folge haben, war LANGLEY der Meinung, daß ein präterminaler Nervenplexus distal des Ganglion bestehen muß.

PARKINSON u.Mitarb. (1978) untersuchten 30 Präparate makroskopisch und lichtmikroskopisch. Sie weisen darauf hin, daß eine Unterbrechung der A. ophthalmica am Abgang aus der A. carotis kein Hornersches Syndrom oder einen Teil des Syndroms zur Folge hat. Das gleiche gilt für die die Aa. carotides externa, -interna oder -communis im Halsbereich. Die Autoren nehmen deshalb an, daß die *perivaskulären Fasern nicht für das Hornersche Syndrom* verantwortlich sein können.

Hirngefäße und Truncus sympathicus

POOL u.Mitarb. (1934) untersuchten an gesunden Katzen die Einwirkungen des Truncus sympathicus auf die pialen Hirngefäße, u.a. nach Durchschneidung des zervikalen Sympathikus und Vagus sowie nach Reizung: 1. Stimulation des ipsilateralen Truncus sympathicus hatte jeweils eine Vasokonstriktion zur Folge und zwar um 10 (2,5–17) %. 2. Eine Vasokonstriktion der pialen Gefäße war 15–30 sec nach Sympathikusreizung feststellbar, während die Dilatation der ipsilateralen Pupille meist unmittelbar nach der Stimulation erfolgte.

Aa. meningeae und Truncus sympathicus

Nach RAY u. WOLFF (1940) sind die Hauptstämme der Aa. meningeae auf elektrische und Hitzereize, Strecken und Erweiterung sowie Drücke empfindlich, und zwar wurde der Schmerz in die Gegend der Reizung (Fossa cranialis media) und hinter das Auge lokalisiert und war von Nausea begleitet.

Nach POOL u.Mitarb. (1934), die das kraniale Ende des Truncus sympathicus bei Katzen stimulierten, verengen sich dabei die ipsilateralen Aa. meningeae, und zwar im Mittel um 34%.

Sympathalgien (nach MAHORNER 1944)

LERICHE u.Mitarb. (seit 1915) wiesen eindeutig (ebenso wie O. FOERSTER 1927) vom periarteriellen sympathischen Nervengeflecht ausgehende Schmerzen nach: Sympathalgien. Diese betreffen auch Störungen der Vasomotorik, der Homöostase, das sog. Milieu interne und trophische Störungen. D. GROSS u.Mitarb. (1948) konnten zeigen, daß die betroffenen Gebiete Quadranten, die vom arteriellen System her bestimmt sind, entsprechen. Ihrer Meinung nach hat die Topographie der Gefäßzone für die Analyse derartiger Störungen die gleiche Bedeutung wie das Segment für die Erkennung von Erkrankungen des Rückenmarks und seiner Wurzeln. Sie betonen, daß sich die vasale Zone deutlich von der segmentalen unterscheidet.

Hornerscher Symptomenkomplex

Bei Ausschaltung des Ganglion cervicothoracicum (stellatum) kommt es zu Enophthalmus durch Lähmung des glatten M. orbitalis und wahrscheinlich Minderdurchblutung des retrobulbären Fettgewebes, zu Ptosis, Verengung der Lidspalte infolge Lähmung des M. tarsalis des oberen Lides und Miosis (Verengung der Pupille) durch Lähmung des M. dilator pupillae. Außerdem tritt vermehrte Gefäßzeichnung der Conjunctiva bulbi, Versiegen der Schweiß- und Tränensekretion und Erweiterung der Gefäße (Rötung) der betroffenen Gesichtsseite sowie des gleichseitigen Armes auf.

Bei Reizung des Ganglion kommt es zu Exophthalmus, zur Erweiterung der Pupillen und der Lidspalten, zu vermehrter Tränen- und Schweißsekretion und zur Vasokonstriktion des Gesichts (Abblassen).

Außerdem werden in der oberen Körperhälfte eigenartige, ungenau lokalisierbare Schmerzgefühle ausgelöst. Im Brustraum nehmen sie den Charakter der Angina pectoris an. Häufig ist gleichzeitig eine Sensibilitätsstörung im oberen Körperquadranten nachweisbar.

Zentraler Sympathikus und zentrales Horner-Syndrom

CARMEL (1968) untersuchte 15 Patienten vor und nach Thalamotomien wegen Dyskinesien auf Ausfallserscheinungen des Sympathikus (Ptosis, Miosis, Hemianhidrosis an der ipsilateralen Körperseite). Er betont, daß Sympathikusausfälle bei Hirnstammläsionen (Wallenberg-Syndrom) schon öfters beobachtet wurden. Wahrscheinlich verlaufen sympathische Bahnen durch das laterale Gebiet der Medulla nach abwärts. Es bestanden postoperative Ptosis und Miosis am ipsilateralen Auge (bei 15 von 38 Patienten). Die Pupillendifferenzen waren in der Regel deutlich. Überprüfung erfolgte nach Kokaingaben in die Konjunktiva, durch welche Pupillenveränderungen peripheren Ursprungs ausgeschlossen werden konnten. Bei Miosis zentralen Ursprungs kann sich die Pupille fast so gut erweitern wie an der normalen Seite.

Die Mehrzahl der Patienten hatte auch eine Anhidrose an der ipsilateralen Körperseite. CARMEL betont, daß die Anhidrose nicht auf das Gebiet des Halssympathikus begrenzt ist (wie beim peripheren Typ des Horner-Syndroms). Häufig sind die Regio axillaris und die Brustregion ebenso wie palmare und plantare Gebiete mitbetroffen.

An Schnitten 11 mm seitlich der Medianen (SCHALTENBRAND u. BAILEY 1959) und 5 mm hinter dem Mittelpunkt zwischen Commissura rostralis und Commissura epithalamica (posterior) wurde markiert, wo die Läsionen mit Sympathikusschäden waren: Ventral und kaudal des Nucleus ventralis oralis posterior des Thalamus sowie am lateralen Rand des Nucleus ruber und dem prärubralen Feld. Der Autor betont, daß auch KARPLUS u. KREIDL (1910) schon durch elektrische Stimulation in der Nachbarschaft des Nucleus hypothalamicus bei Katzen und Hunden Sympathikusreflexe auslösen konnten. RANSON u. Mitarb. (1935) lokalisierten sympathische Zentren und Bahnen im Diencephalon und im lateralen Hypothalamus, die nach dorsal bis zum Tegmentumfeld von FOREL reichten (ebenfalls in der Nachbarschaft des Nucleus subthalamicus = Corpus Luys). Sie betonen jedoch, daß der Kern selbst nichts mit sympathischen Bahnen zu tun hat, sondern die meisten Reizantworten medial des Kerns auslösbar seien. Auch jüngere Untersucher kamen zu dem Ergebnis, daß die Bahnen seitlich des Nucleus ruber verlaufen. CROSBY u. WOODBURNE (1951) beschrieben mediale Verbindungen des Hypothalamus zum periventrikulären Grau, die in den Fasciculus longitudinalis dorsalis einzogen und nicht parasympathischer Natur seien.

Eine laterale hypothalamotegmentale Bahn besteht ihren Befunden zufolge aus den vorderen, hinteren und dorsalen Tractus hypothalamotegmentales, die im Hypothalamus entstehen und in verschiedene Subnuclei des Nucleus tegmentalis profundus (Nucleus mesencephalicus profundus) in Höhe des Nucleus ruber einziehen. Diese Fasern sollen dem sympathischen System angehören. Ein dorsaler Tractus hypothalamotegmentalis entsteht aus ventromedialen hypothalamischen Kerngebieten und der Area hypothalamica posterior. Er läßt sich ihren Befunden zufolge mit dem Tractus hypothalamotegmentalis posterior nach kaudal verfolgen. Rostral des Nucleus ruber wendet sich der Tractus nach dorsal und umzieht den Nucleus ruber an dessen Oberseite. Demnach verläuft der Tractus hypothalamotegmentalis dorsalis im prärubralen Feld unmittelbar ventral des Nucleus ventralis lateralis des Thalamus und medial des Innenrandes des Nucleus subthalamicus. Die übrigen Fasern des hypothalamotegmentalen Systems verlaufen seitlich und ventral der Kapsel des roten Kerns. Auch ENOCH u. KERR (1967) konnten pressorische Reizantworten nach Hypothalamusstimulationen auslösen und nach Degenerationsstudien eine laterale hypothalamodeszendierende Bahn nachweisen. Die zentralen sympathischen Verbindungen ziehen im lateralen Tegmentum der Medulla und des Pons (STEAD 1942). CARMEL betont, daß GARCIN (1949) bei einer 73jährigen Frau plötzlich auftretenden Hemiballismus beschrieb. 15 Tage später entwickelte sich eine Miosis und eine enge Lidspalte an der Gegenseite. Die Pupille erweiterte sich nach Kokaingabe. Es bestand eine hämorrhagische Läsion im Nucleus subthalamicus (Corpus Luys) ipsilateral zur Miosis, was auf eine ipsilaterale Bahn zu den Rückenmarkkernen des Sympathicus hinweist.

III. Parasympathikus des Kopfes

Die Ursprungszellen des Parasympathikus liegen im Hirnstamm und im Sakralmark.

Kennzeichnend für die parasympathischen efferenten Bahnen ist die Einschaltung von autonomen Ganglien in ihrem Verlauf.

In den Ganglia ciliare, pterygopalatinum, submandibulare, oticum und anderen kleineren Ganglien (z.B. Ganglia sinus cavernosi, para-oticum, parapterygopalatinum und retroorbitalia) werden präganglionäre Fasern auf postganglionäre umgeschaltet.

Die Endausbreitungen werden durch Atropin gelähmt. Jedes parasympathische Ganglion hat 3 Wurzeln: eine sensible, eine sympathische und eine parasympathische.

Nur die parasympathische erfährt eine Umschaltung. Sensible und sympathische Fasern ziehen durch die Ganglien hindurch und schließen sich im weiteren Verlauf häufig den parasympathischen Fasern an. Die sensiblen Wurzeln der Kopfganglien haben ihre Nervenzellen in sensiblen Ganglien der Kiemenbogennerven, die sympathischen in Grenzstrangganglien.

(1) Okulomotoriusanteil

Die präganglionären Fasern sind Neuriten des kleinzelligen Kerngebietes des N. oculomotorius. Sie gliedern sich innerhalb der Orbita vom unteren Okulomotoriusast als Radix oculomotoria ab und werden im Ganglion ciliare (und im Axenfeldschen Ganglion) auf postganglionäre Fasern umgeschaltet. Diese erreichen mit Nn. ciliares breves den M. sphincter pupillae und den M. ciliaris (s. Bd. I/1, Teil B).

(2) Fazialisanteil

Aus dem oberen Anteil des Nucleus salivatorius ziehen Fasern im N. intermedius zum *N. facialis* und zweigen

a) über den N. petrosus major zum Ganglion pterygopalatinum, in welchem die Umschaltungen stattfinden ab. Postganglionäre Fasern erreichen über den N. zygomaticus die Gl. lacrimalis, über Nn. nasales und Nn. palatini Drüsen der Nasenhöhle und des Gaumens.

b) Ein Teil der Fasern zieht im N. facialis weiter bis zum Abgang der Chorda tympani und erreicht über diese den N. lingualis. Im Bereich des Ganglion submandibulare schwenken die Fasern innerhalb der Rr. ganglionares n. linguali zu den entsprechenden Ganglien ab und erfahren hier ihre Umschaltung auf postganglionäre Fasern, welche die Gl. submandibularis, Gl. sublingualis und die anderen Zungendrüsen versorgen.

(3) Glossopharyngeusanteil

Im N. glossopharyngeus verlaufen präganglionäre, parasympathische Fasern aus dem unteren Anteil des Nucleus salivatorius und gliedern sich ab:

a) In den N. tympanicus, welcher sie dem Plexus tympanicus und über den N. petrosus minor dem Ganglion oticum zuführt. Hier erfolgt die Umschaltung auf postganglionäre Fasern, welche über den N. auriculotemporalis und evtl. nach weiterer Anlagerung an den N. facialis zur Gl. parotis gelangen.

Andere Ästchen ziehen zu Gll. labiales et buccales, welche sie über Anastomosen mit den Trigeminusästen erreichen.

b) Der kleinere Teil der parasympathischen Fasern zieht innerhalb der Rr. pharyngei zum Isthmus faucium und innerhalb der Rr. linguales zur Facies pharyngea linguae. Die Umschaltstation stellt höchstwahrscheinlich das Ganglion inferius n. glossopharyngei neben kleineren Ganglien im Ausbreitungsgebiet des N. glossopharyngeus dar.

(4) Ganglion para-oticum

Vom Ganglion oticum zieht ein dünner vegetativer Nerv in Richtung Sinus cavernosus. Er dringt in einen kleinen Knochenkanal, der etwa 4 mm mediorostral vom Foramen ovale die Ala major durchbohrt, ein. In der Ala gabelt sich der Nerv in 2 Äste, deren einer in den Canalis pterygoideus eindringt und mit dessen Nerv anastomosiert. Der andere tritt durch das Foramen venosum (Vesalii) in den Sinus cavernosus ein. Wahrscheinlich sind diese Nerven mit den früher beschriebenen Nn. sphenoidei externus et internus identisch. Das Ganglion para-oticum liegt an der Austrittsstelle in den Sinus cavernosus. Es ist etwa $1,0 \times 0,5 \times 0,5$ mm groß. Der vom Ganglion abgehende Nervenfaden zieht medial des Ganglion trigeminale in Richtung N. ophthalmicus und verbindet sich mit den Ganglien des Sinus cavernosus, von denen Fasern zum Ganglion parapterygopalatinum führen.

(5) Vagusanteil

Die präganglionären parasympathischen Fasern des N. vagus entspringen aus dessen dorsalem, parasympathischem Ursprungskern (Nucleus dorsalis n. vagi) und verlaufen innerhalb des Nervs zu kleinen Ganglien, welche dem Nervenverlauf wie dem seiner Äste angeschlossen sind, sowie zu prävertebralen Ganglien des Brust- und Bauchraumes und zu intramuralen Ganglien der Eingeweide. Der N. vagus versorgt sämtliche Hals-, Brust- und Baucheingeweide bis zum linken Drittelpunkt des Colon transversum (Cannon-Böhmscher Punkt). Der spinale und sakrale Parasympathicus versorgen Hautgebiete des Rumpfes sowie Brust-, Bauch- und Beckeneingeweide einschließlich der Geschlechtsorgane (weiteres s. Bd. II, Teil 7.)

F. Gefäße des Kopfes

I. Arterien

1. Entwicklung der Kopfarterien
(Abb. 296)

a) Allgemeines

Vom rostralen Ende des Herzschlauches sprossen bei 1,3 mm langen Embryonen die Aorten als paarige Gefäße eine kurze Strecke weit rostralwärts und ventral des Vorderdarmes aus: Aortae ventrales.
Im 1. Viszeralbogen biegen sie neben der Darmbucht dorsalwärts um: 1. Kiemenbogenarterie. Seitlich und hinter dem Darm verlaufen die paarigen, nun dorsalen Aorten kaudalwärts, um sich schließlich in die Aa. umbilicales fortzusetzen.
Beim 2,5 mm langen Keimling (3. Woche) verschmelzen beide Aortae dorsales im oberen Abschnitt miteinander.
Auch die Anfangsstücke der ventralen Aorten haben sich in der 4. Woche vereinigt. Paarig bleiben nur die seitlich des Kiemendarmes verlaufenden Kiemenbogenarterien.
Beim Menschen werden 6 paarige Kiemenbogenarterien angelegt. Die 1. und 2. bilden sich zurück, bevor die 3. und 4. vollständig entwickelt sind. Die 6. entsteht, ehe die 5. entwickelt ist, welche sich schnell zurückbildet. Das Anfangsstück der 6. Kiemenbogenarterien wird in den Truncus pulmonalis einbezogen. Aus den Aortae ventrales entstehen die primitiven Aa. carotides externae. Diese erreichen zunächst nur das Gebiet der Kiemenbögen. Aus den dorsalen Aorten sprossen bei 3 mm langen Embryonen kranialwärts bis unter die Hirnbasis ziehende primitive Aa. carotides internae. Bei 12–14 mm langen Embryonen obliterieren die dorsalen Aorten zwischen den Einmündungsstellen der 3. und 4. Bogenarterie, so daß in die A. carotis interna primitiva nur Blut über die Arterie des 3. Kiemenbogens einströmen kann. Diese wird zum Anfangsstück der A. carotis interna (Boyd 1933/34). Die A. carotis communis entspricht dem Abschnitt der ventralen Aorten zwischen 3. und 4. Kiemenbogenarterien. Mit der Ausbildung des Halses und dem Descensus cordis wächst dieses Stück in die Länge (Abb. 297).
Die 4. Kiemenbogenarterie wird links zum Arcus aortae, rechts zum Anfangsstück der A. subclavia. Aus dem persistierenden Anfangsteil der rechten ventralen Aorta wird der Truncus brachiocephalicus, so daß A. subclavia dextra und A. carotis communis dextra aus diesem gemeinsamen Stamm

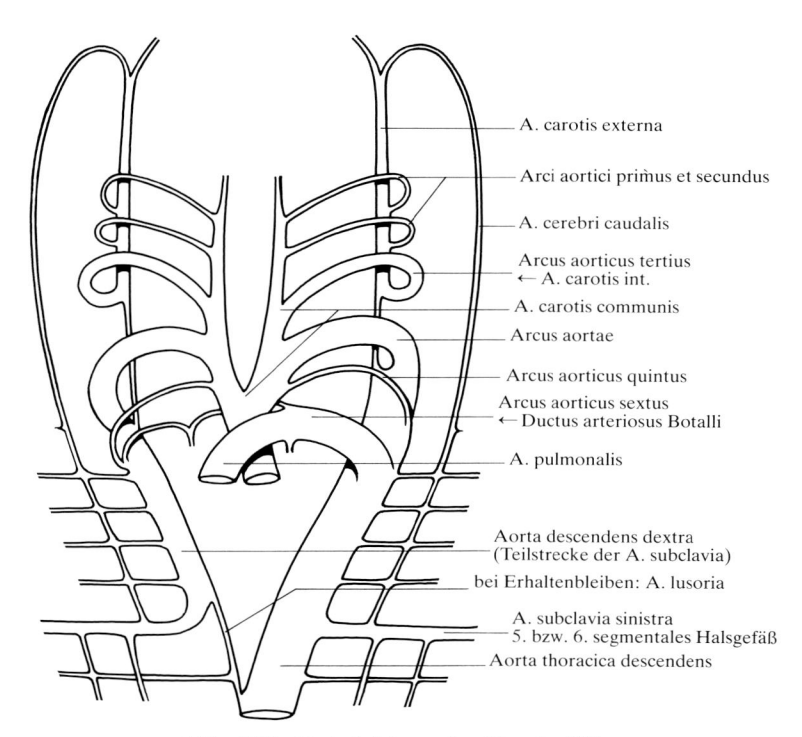

Abb. 296. Entwicklung der Kopfgefäße
nach Broman (1911), ca. 14 mm lange Embryonen

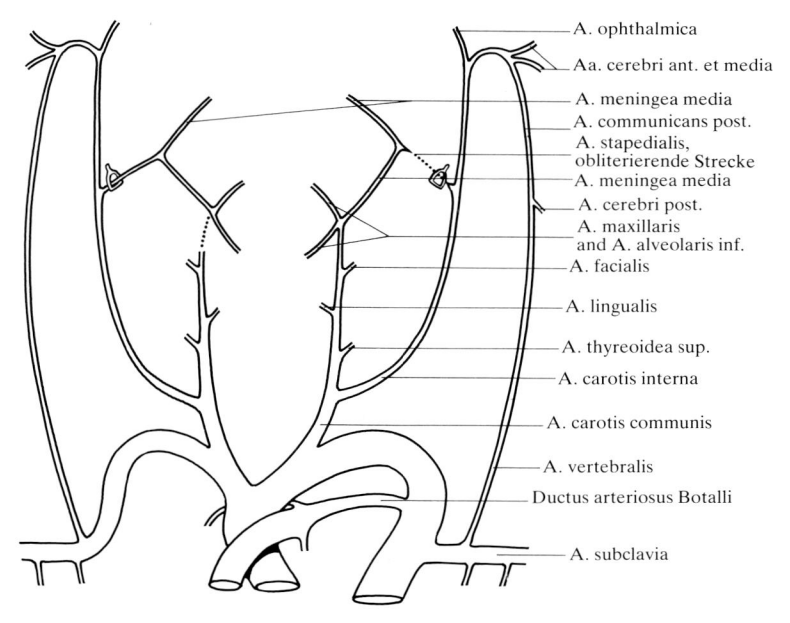

Abb. 297. Etwas späteres Entwicklungsstadium
(nach Broman 1911)

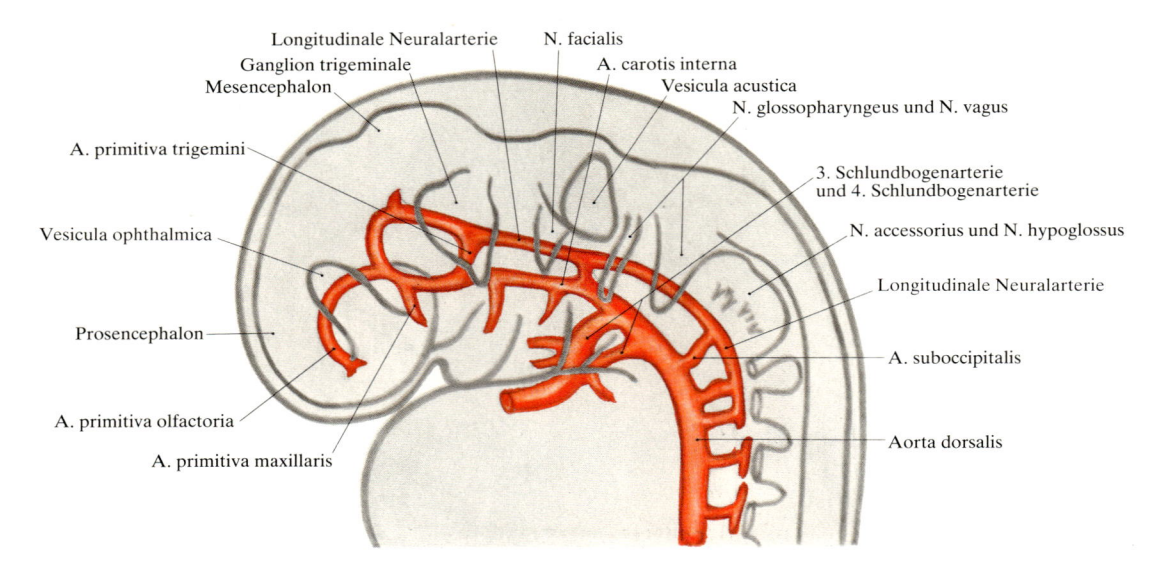

Abb. 298. **Entwicklung des Gehirns und der Gehirngefäße** (nach Padget 1948)

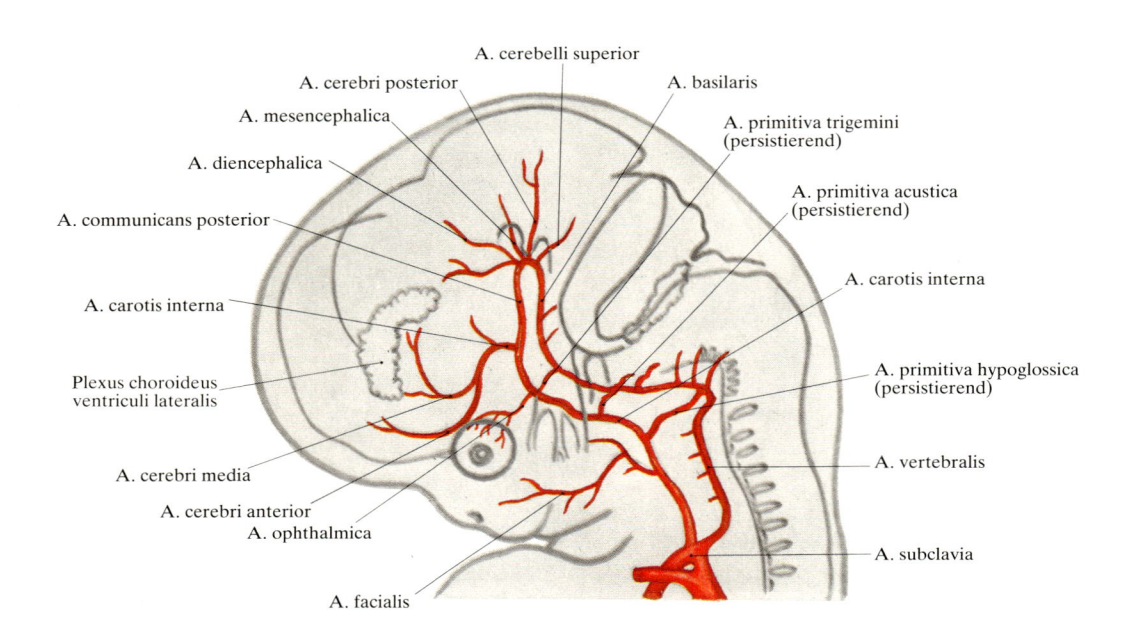

Abb. 299. **Gehirn und Gehirnarterien eines 24 mm langen menschlichen Keimlings**

entspringen. Die A. subclavia sinistra entsteht aus der 6. Kiemenbogenarterie. Im Anfangsteil der A. subclavia dextra sind die Arterie des 4. Bogens und des anschließenden Stükkes der dorsalen Aorta enthalten. Die Verbindung der rechten Aorta dorsalis, zwischen Abgangsstelle der 6. Segmentalarterie und Einmündung in die verschmolzene Aorta descendens obliteriert gewöhnlich. Bleibt dieses Stück erhalten, dann geht gewöhnlich links die 4. Kiemenbogenarterie zugrunde. Gelegentlich obliteriert die 4. Bogenarterie rechts. Dann wird die A. subclavia dextra aus der Aorta descendens gespeist. Sie entspringt links aus der A. subclavia und zieht dorsal des Oesophagus auf die rechte Körperhälfte und kann Schluckbeschwerden verursachen: Dysphagia lusoria.

b) Kiemenbogenarterien und Nerven
(Abb. 298 u. 299)

Zunächst liegen die Kiemenbogennerven lateral der Kiemenbogenarterien. Diese Lagebeziehung bleibt an den Nn. V, VII und IX in Bezug auf die A. carotis interna erhalten. Der V. Hirnnerv ist dem 1., der VII. dem 2. und der IX. dem 3. Kiemenbogen zugeordnet. Die Nerven der nachfolgenden Branchialbögen stammen aus dem N. vagus (X). Sein oberer Kehlkopfast, N. laryngeus superior, gehört dem 4. Kiemenbogen an. Der Nerv des 5. Bogens fehlt bei Säugetieren, der des 6. ist der N. laryngeus recurrens aus dem N. vagus. Da die Strecke zwischen 3. und 4. Bogen der dorsalen

Aorta obliteriert, kann der N. laryngeus superior an die mediale Seite der A. carotis interna verlagert werden.
Der Nerv des 6. Bogens (N. laryngeus recurrens) umfaßt die Arterien des 6. Bogens schlingenförmig – links den Ductus arteriosus (Botalli), bzw. Lig. arteriosum. Rechts werden 5. und 6. Aortenbogen rückgebildet; der Nerv findet daher an der Arterie des 4. Bogens, dem Ursprungsteil der A. subclavia, seine Umbiegungszone. (Variationen Band I/Teil 3.)

c) Gehirnarterien

Nach LIE (1968) entstehen die Aa. carotides internae aus 3 unterschiedlichen Abschnitten: Die Wurzelregion (ganz oder teilweise) vom 3. Aortenbogen, ein Mittelabschnitt von der dorsalen Aorta zwischen 3. und dem ursprünglichen Ort des 1. Aortenbogens und der rostrale Abschnitt als Fortsetzung der dorsalen Aorta; während der frühen Stadien stellt er einen Zweig des 1. Aortenbogens dar (PADGET 1948).
Bei Keimlingen von 4 mm Länge entwickelt sich die A. carotis primitiva in Richtung Saccus hypophysialis (Rathke-Tasche) und teilt sich in Höhe der Augenblase in kraniale und kaudale Äste. Aus dem Ramus cranialis entstehen von der 5. Embryonalwoche an (12–14 mm) die A. choroidea anterior, die A. cerebri media, die A. primitiva olfactoria und die A. cerebri anterior, welche sich nach medial wendet und sich mit der gegenseitigen über die A. communicans anterior verbindet (DUCKETT 1971).
Der kaudale Ast verbindet sich mit der korrespondierenden A. neuralis longitudinalis. Aus ihm sprossen die Rr. choroidei posteriores, Rr. diencephalici und die A. (mesencephalica) laminae tecti aus. Die A. cerebri posterior entsteht als Sproß der A. communicans posterior.
Dorsal und gleichzeitig mit den Aa. carotides entwickeln sich an der Basis des Rhombencephalon zwei longitudinale Neuralarterien, die dann ihren Blutzustrom vom Karotidensystem und den dorsalen Aortae über eine Reihe von Verbindungsästen erhalten:

1. Rr. caudales der Aa. carotides internae
2. A. primitiva trigemini
3. A. primitiva otica
4. A. primitiva hypoglossica
5. proatlantische und zervikale intersegmentale Arterien.

Die longitudinalen Neuralarterien erhalten Blutzustrom durch Intersegmentalarterien, die von den Aortae dorsales in der Zervikalregion abgehen. Anschließend verbinden sich beide miteinander zur A. basilaris bei Keimlingen von 7–12 mm.

Primitive laterale basivertebrale Anastomosen (PADGET 1948) = A. longitudinalis lateralis (SCHMEIDEL 1933). Bei Keimlingen von 5–6 mm Länge entwickeln sich dorsal und parallel mit den kaudalen Abschnitten der longitudinalen Neuralarterien arterielle Gefäße, die mit Temporalarterien regelmäßig und weniger häufig Anastomosen mit den Aa. vertebrales et basilaris ausbilden. Weitere Verbindungen bestehen mit dorsalen Ästen der proatlantischen Intersegmentalarterien und den longitudinalen Neuralarterien durch quere Verbindungszweige. Von diesen longitudinalen, lateralen Gefäßen gehen Zweige zur Seitenwand und zum Dach des Hirnstamms ab: z.B. A. cerebelli inferior posterior. Außerdem beteiligen sie sich am Aufbau der A. primitiva hypoglossica (MORRIS u. MOFFAT 1956).
Bei Keimlingen von 16–18 mm ist die A. cerebelli superior als Zweig der A. basilaris entwickelt. Auch die A. cerebelli inferior anterior und die A. cerebelli inferior posterior sind nachweisbar. Die A. basilaris ist schon bei 7–12 mm langen Keimlingen nachweisbar (PADGET 1948) und bei 40 mm langen Keimlingen einheitlich ausgebildet.

d) Hirnkapillaren

Ende der 7. Embryonalwoche ziehen Gefäßstämme und Kapillaren in die äußere Wand des Telencephalon ein und bilden ein oberflächliches Kapillarnetz, das sich in der späteren Kortexanlage ausbreitet.
Die oberflächensenkrecht ziehenden Stammgefäße erreichen zwischen 8. und 9. Keimlingswoche die Zona incerta und verzweigen sich dichotomisch. Die Äste verlaufen parallel zur Cortex- und Ventrikeloberfläche und werden als Parallelgefäße bezeichnet.
Vom pialen Gefäßnetz ziehen während der 9. und 10. Keimlingswoche Anastomosen zwischen den Parallelgefäßen aus, verbinden diese zu einem Gefäßnetz und greifen außerdem in die tiefe Mantelzone ein.
Von den so entstandenen Mantelgefäßen entspringen Äste zum Stratum germinativum der Hirnrinde und entwickeln in der 11. und 12. Keimlingswoche ein Gefäßnetz. Anschließend verdickt sich das Pallium des Telencephalon (DUCKETT 1971).

e) Einzelarterien

(1) A. ophthalmica

Beim 4,3 mm langen Keimling entsteht das 1. Augengefäß an der Teilungsstelle der A. carotis interna in ihre beiden Hauptäste: R. anterior und R. posterior. Es gelangt an die laterale Oberfläche des Augenbechers. Eine andere Augenarterie entspringt aus dem bogenförmig aufsteigenden Stück der A. carotis interna und versorgt die mediale Augenpartie.
Beide Arterien können gedoppelt sein. Die medialen ziehen zwischen Augenanlage und N. nasociliaris hindurch.
Beim 16 mm langen Keimling läßt sich nur mehr je ein Gefäß nachweisen.
Die A. ophthalmica dorsalis primitiva versorgt später die Lamina choriocapillaris, die A. ophthalmica ventralis primi-

tiva dringt durch die Augenbecherspalte als A. hyaloidea von unten her in den Augenbecherstiel ein und erreicht die Linsenkapsel. Mit dem Wachstum des N. opticus verlängern sich die Augenarterien. Nach Ausbildung von Anastomosen zu einem Arterienring obliteriert der distale Hyaloideateil vollständig; ein proximaler wird zur A. centralis retinae.

Die A. centralis retinae beginnt sich bei 100 mm langen Keimlingen auszubilden, sehr viel später als die A. hyaloidea. Vor der Geburt verengt sich die A. hyaloidea zunächst in ihren zentralen Abschnitten. Beim Neugeborenen findet sich normalerweise ein blutleeres Gefäß. Beim Menschen verläßt die A. hyaloidea den nasalen Rand des Discus n. optici. Die Rückbildung des Gefäßes hat deshalb nichts mit der Entstehung der Excavatio papillae n. optici zu tun (ELLIOTT u. ELLIOTT 1973) sondern wahrscheinlich mit dem sog. Conus hyaloideus, der in ca. 14% nachgewiesen wurde.

(2) Ramus anastomoticus cum a. lacrimali

Bei 20 mm langen (ca. 50 Tage alten) Embryonen ist der N. opticus von einem Arterienring umgeben. Dieser wird durch die definitive A. ophthalmica und die A. meningea media gespeist. Mit Obliterieren des ventralen Anschlußstückes des Arterienringes verengt sich normalerweise das Ursprungsgebiet aus der A. meningea media. Anastomosen zwischen A. ophthalmica und anderen Rr. der A. meningea media bleiben meist, wenn auch in unterschiedlicher Stärke, erhalten (Weiteres s. S. 550 u. Bd. I/1, Teil B).

(3) A. canalis pterygoidei

Bei der Rückbildung der beiden ersten Kiemenbogenarterien bleiben kleinere Gefäße erhalten: A. mandibularis und A. hyalis. Die A. mandibularis aus der 1. Kiemenbogenarterie wird zu einem Begleitgefäß für den N. canalis pterygoidei: A. canalis pterygoidei. Sie ist beim Erwachsenen inkonstant und steht häufig mit einem Ast der A. carotis interna sowie einem der A. pharyngea ascendens in Verbindung.

(4) A. hyalis (stapedialis), (Abb. 300)

Die A. hyalis entstammt der 2. Kiemenbogenarterie und verläuft dorsal der 1. Schlundtasche. Als A. stapedialis erhält sie ihre besondere Bedeutung. Um die A. stapedialis herum bildet sich der Steigbügel, dessen Form mit von der Arterie bestimmt wird. Selten wird die A. stapedialis nicht rückgebildet (s. Band I/1, Teil C).

(5) A. meningea media und A. stapedialis

Die A. meningea media entstammt dem Ramus dorsalis der A. stapedialis, deren Ramus ventralis zur A. maxillaris (und A. alveolaris inferior) wird. Während der Rückbildung des Stammes der A. stapedialis wird die A. meningea media gewöhnlich der A. carotis externa angeschlossen. Bei Fehlen dieses Ursprungswechsels geht die A. meningea von der A. carotis interna ab: A. stapedialis – meningea media. Ein weiterer Zweig des Ramus dorsalis der A. stapedialis begleitet den N. ophthalmicus in die Orbita und anastomosiert mit der A. ophthalmica. Diese Anastomose verbindet die A. meningea media mit der A. ophthalmica. Während der Embryonalzeit entläßt die A. stapedialis zwei Orbitaäste: Eine A. supra-orbitalis und eine A. frontalis (A. supratrochlearis), die nach PADGET (1948) bei Keimlingen von etwa 20 mm in Verbindung mit der A. ophthalmica treten. Die A. lacrimalis entwickelt sich später und ist bei Feten zwischen 39 und 43 mm angelegt.

(6) A. maxillaris und Äste (Abb. 300)

Gefäßsprossen der A. stapedialis ins Ober- und Unterkiefergebiet werden zur A. maxillaris und A. alveolaris inferior. Bei Embryonen von 11–13 mm Länge entstehen Anastomosen zur A. carotis externa, die zunächst nur die Aa. occipitalis, lingualis, facialis und den Stamm der A. maxillaris entläßt.

Die A. carotis externa entspringt aus dem ventralen Längsstamm, der die Arterienbögen miteinander verbindet. Nach der Anastomosenentwicklung mit der A. stapedialis über-

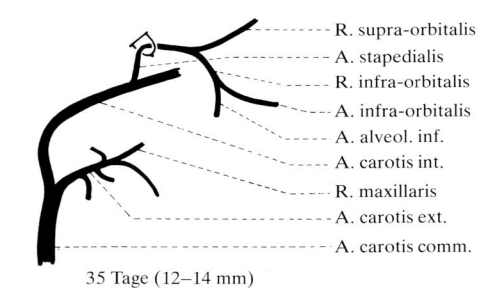

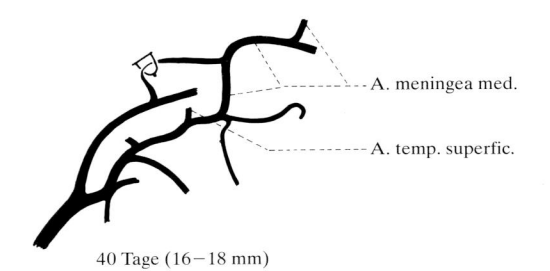

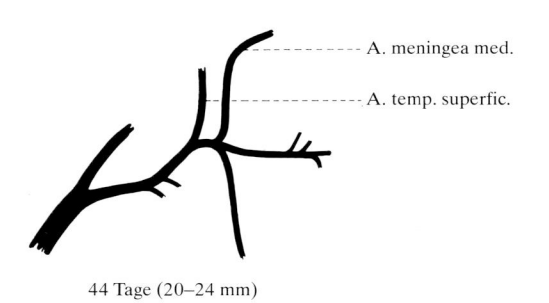

Abb. 300. Eigenartige **Entwicklung der A. meningea media** durch Anschluß an die A. maxillaris. Selten bleibt eine A. stapedialis erhalten (nach PADGET 1948, modif. von OIKARINEN 1965)

nimmt sie deren Versorgungsgebiet mit. Die supraorbitalen, mandibulären und maxillären Äste der A. stapedialis werden dann von der A. carotis externa gespeist. Der ursprünglich supraorbitale Ast wird zur A. meningea media, als Rest der A. hyalis bleibt stets eine (oder mehrere) kleine A. caroticotympanica erhalten. Das distale Stammstück der A. stapedialis wird zur A. tympanica superior, die in der Regel aus der A. meningea media gespeist wird. (Weiteres Band I/1, Teil C.)

(7) A. vertebralis

Bei jungen menschlichen Keimlingen gehen aus den Aortae primitivae dorsales in jedem Segment nach dorsal ziehende Gefäße ab, die Rückenmark und Medulla oblongata versorgen und Rr. dorsales und ventrales zum Achsenskelet und zur Leibeswand abgeben: *Aa. segmentales.*

Die 2 oder 3 kranialsten der Segmentarterien liegen intrakraniell und werden ihrer Lage zum N. hypoglossus wegen als Hypoglossusarterien bezeichnet. Diese Gefäße ziehen zwischen den Ursprungsbündeln des 12. Hirnnervs hindurch.

Die oberste extrakranielle Segmentarterie verläuft zwischen Atlas und Hinterhaupt und begleitet den späteren N. suboccipitalis: *A. suboccipitalis.* Dieses Gefäß wird zur Pars atlantis a. vertebralis.

Oberhalb der A. suboccipitalis entsteht als Fortsetzung des kaudalsten Astes der A. carotis interna eine Längsanastomose, welche medial vom N. hypoglossus verläuft und die Hypoglossusarterien untereinander verbindet: *A. vertebralis cerebralis.*

Die zwischen Aorta dorsalis und Längsanastomose befindlichen Arterienteile der 4 oberen Segmentarterien bilden sich zurück. Seitlich des N. hypoglossus entsteht bei Keimlingen von 5 mm Gesamtlänge ebenfalls eine Längsanastomose (SCHMEIDEL 1933), welche die vorderste Hypoglossusarterie mit den kaudal davon gelegenen und dem R. dorsalis der A. suboccipitalis verbindet. Das Gefäß bildet sich später zurück. Bleiben Reste bestehen, dann kommt es zur Inselbildung der A. vertebralis, durch welche Bündel des N. XII hindurchziehen können.

Bei etwa 10 mm langen Keimlingen weiten sich die Segmentarterien 2–8 aus. Die kugelförmigen Ausweitungen treten miteinander in Kontakt und anastomosieren zu einem Längsgefäß, das in einen R. spinalis a. suboccipitalis mündet.

Die Zuflußstrecken zu diesem Längsgefäß gehen von oben nach unten zugrunde, normalerweise mit Ausnahme der den 6. Zervikalnerv begleitenden Arterie, die erhalten bleibt und sich vergrößert. Da sie auch die obere Gliedmaße versorgt, wird sie als A. brachiosegmentalis VI bezeichnet. Die von diesem Gefäß aufwärts ziehende Arterienstrecke wird zur A. vertebralis, Pars transversaria (cervicalis) und entläßt segmentale Rr. spinales sowie Rr. ventrales et dorsales und durchsetzt medial und vor den Trunci nn. C_6-C_2 die Seitenfortsätze der Halswirbel, um seitlich des 1. Zervikalnervs in den erhalten gebliebenen Anteil der A. suboccipitalis einzumünden. Die A. vertebralis entsteht demnach aus 3 Teilstücken:

1. einer zervikalen Längsanastomose, die von der A. brachiosegmentalis bis zur A. suboccipitalis reicht: *A. vertebralis, pars transversaria.* Praktisch ärztlich wird außerdem in eine Pars prevertebralis und eine Pars transversaria untergliedert;
2. dem querverlaufenden R. spinalis der A. suboccipitalis in der Lücke zwischen Atlas und Hinterhaupt, dieser wird zur *Pars atlantis.*
3. Die rhombenzephale Längsanastomose in Richtung des kaudalen Astes der A. carotis interna wird zur *Pars subarachnoidealis.*

(8) A. basilaris

Unter dem Rhombencephalon vereinigen sich beide Aa. vertebrales, bzw. die beidseitigen Neuralplexus miteinander zur A. basilaris, wobei auch Stromgebiete rückgebildet werden.

Variationen

1. Erhaltenbleiben der A. hyaloidea (s. Bd. I/1, Teil B).
2. Die A. ophthalmica kann sehr unterschiedliche Ursprungszonen aus der A. carotis interna besitzen (s. Bd. I/1, Teil B).
3. Als Reste der ursprünglichen Gefäßverlagerung bleiben meist Anastomosen zwischen A. meningea media und A. ophthalmica erhalten (s. Bd. I/1, Teil B).

Diese Verbindung kann – selten – so stark werden, daß die A. ophthalmica aus der A. meningea media entspringt.

f) Primitive Hirnarterien

(1) A. primitiva trigemini
(Abb. 301)

Die A. primitiva trigemini (Vorkommen 0,1–0,2%) ist die häufigste der karotikobasilären Anastomosen (QUAIN 1884; HOCHSTETTER 1885; DECKER 1886; OERTEL 1923; u.a.). Sie entsteht bei 3 mm langen Embryonen und entspringt stets aus der kavernösen Strecke der A. carotis interna und kann bei Erwachsenen bis zu 4 mm weit sein. Die Arterie verläuft medial des 1. Trigeminusastes und lateral oder hinter dem N. oculomotorius innerhalb des Sinus cavernosus. Gelegentlich zieht sie in einem Halbkanal durch die Sella turcica hindurch. Sie mündet in die A. basilaris ein. Die proximalen Abschnitte der A. basilaris und die beiden Aa. vertebrales, gelegentlich auch eine derselben, können auffallend eng sein.

Im Fall von WOLLSCHLAEGER u. WOLLSCHLAEGER (1964) fehlte die A. communicans posterior, die A. cerebri posterior war von sog. fetalem Typ.

Die Stromrichtung in dem Gefäß kann sowohl von der A. carotis interna zur A. basilaris (häufiger), als auch umgekehrt sein. (Seltene Variation s. Abb. 301)

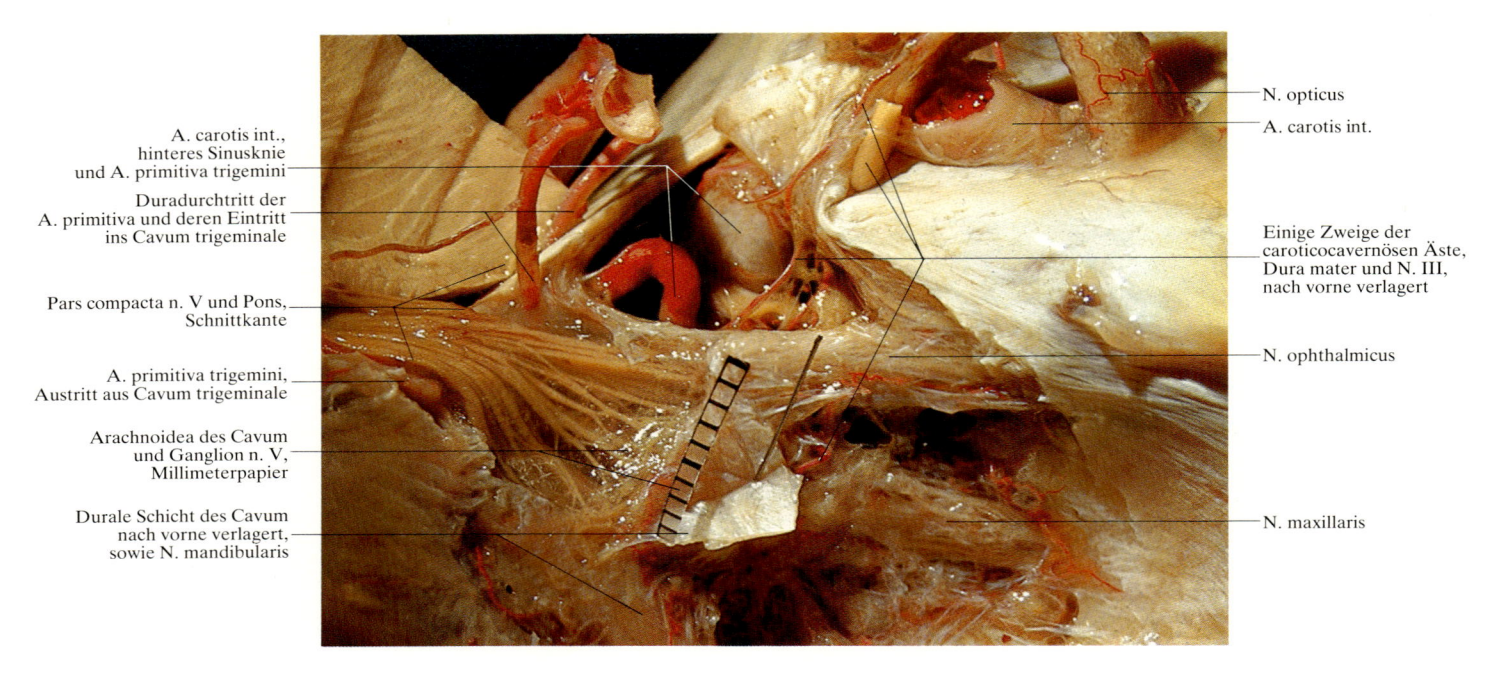

Abb. 301. A. primitiva trigemini
mit Ursprung aus der Curvatura posterior der A. carotis interna
im Sinus cavernosus

(2) A. primitiva acustica (otica)

Eine mittlere Verbindungsarterie zwischen A. carotis und A. basilaris findet sich bei Keimlingen von 4 mm Länge als A. primitiva acustica. (Abb. 302 u. 303). Während dieser Zeit fließt das Blut in der A. vertebralis von rostral nach kaudal.

Bisher wurde ein Fall anatomisch beschrieben (ALTMANN 1947), bei dem das Gefäß erhalten blieb. Auch am Würzburger Untersuchungsgut fand sich das Gefäß (20 cm langer Keimling, Abb. 302). Der angiographische Nachweis gelang KRAYENBÜHL u. YASARGIL (1957). Der Abgang der Arterie aus der A. carotis interna erfolgt in der Pars petrosa, die Einmündung in die A. basilaris.

(3) A. primitiva hypoglossica

Während die oral gelegene Querverbindung als A. trigemini primitiva erhalten bleiben kann, persistiert von den kaudaleren Verbindungsästen der Hinterkopfregion gelegentlich eine A. primitiva hypoglossica, die in der Regel bei 5 mm langen Keimlingen rückgebildet wird. Sie verbindet extrakranielle Strecken der A. carotis interna mit der A. basilaris. Das Gefäß durchzieht mit Nerv und Venenplexus den Canalis hypoglossalis. Gelegentlich entspringt aus ihr eine A. cerebelli inferior posterior noch innerhalb des Kanals.

Die erste Beschreibung erfolgte von BATUJEFF (1889). Das Gefäß ging von der A. carotis interna unmittelbar vor Eintritt in den Canalis caroticus ab und zog durch den Canalis hypoglossalis zusammen mit dem N. hypoglossus sinister in den Schädel ein. Innerhalb des Kanales zweigte die A. cerebelli inferior posterior ab, von der intrakanalikulär ein 1 mm starkes Ästchen abging und die harte Hirnhaut vor dem Hin-

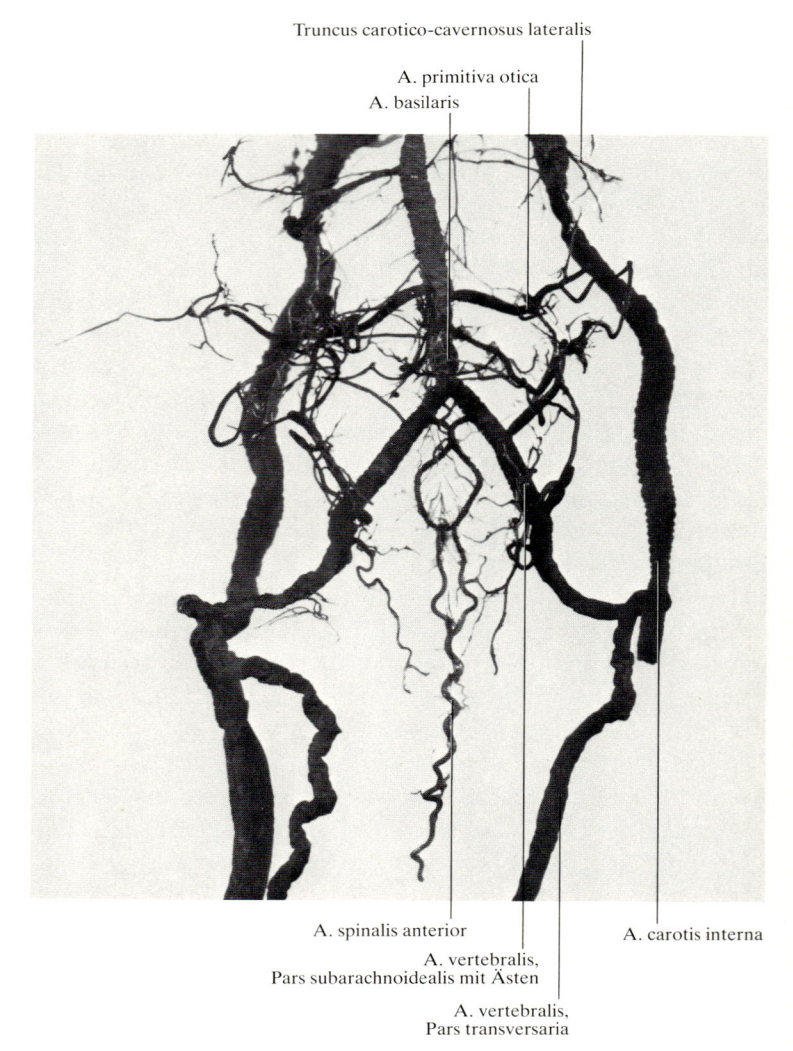

Abb. 302. A. primitiva otica
bei einem 20 cm langen Feten (Korrosionspräparat von vorne)

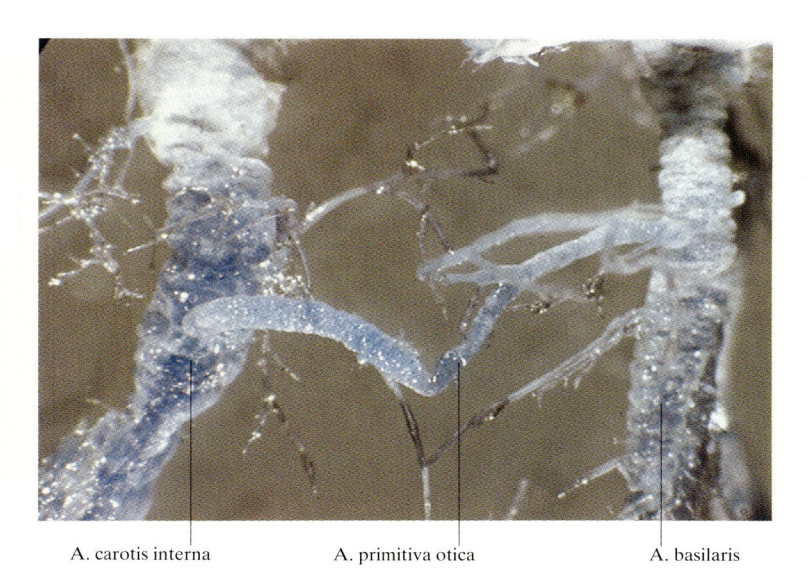

Abb. 303. A. primitiva otica
bei einem 20 cm langen Feten (Seitansicht)

terhauptsloch wie ein R. meningeus durchbohrte. Nach Verlassen des Canalis hypoglossalis verlief die anomale Arterie zur Clivusmitte und verzweigte sich wie eine normale A. basilaris. Der N. hypoglossus war links dreigeteilt. Die dickste Wurzel verlief am oberen und hinteren Rand der A. primitiva hypoglossica, die anderen 2 dünneren zogen sowohl oberhalb als auch unterhalb der anomal verlaufenden A. cerebelli inferior posterior. Bis 1972 waren 24 Fälle von A. primitiva hypoglossica beschrieben worden (DEBAENE u. Mitarb. 1972).

(4) A. postoccipitalis

Unmittelbar kaudal des Kopfskelets verknüpft eine A. postoccipitalis seu suboccipitalis die A. carotis interna und die A. vertebralis. Sie wird normalerweise zu dem Verbindungsstück zwischen subarachnoidealer Strecke der A. vertebralis und ihrem zervikalem Anteil nach Untergang zervikaler Verbindungen.

Mehrere Fälle, bei denen eine A. vertebralis aus der A. carotis interna stammte und durch das Foramen magnum in die Schädelhöhle eintrat, sind bekannt (GERLACH u. Mitarb. 1962). Bei ihnen handelte es sich wahrscheinlich um persistierende Aa. postoccipitales, an welche die A. vertebralis, Pars transversaria, nicht angeschlossen worden war.

(5) A. primitiva olfactoria

Eine umstrittene A. primitiva olfactoria entspringt von der A. carotis interna, ehe sie sich in ihren kranialen und kaudalen Ast teilt. Sie zieht ventral des Augenbläschens.

Das ursprünglich verhältnismäßig weite Gefäß versorgt die primitive Nasenhöhle und entläßt kranialwärts einen Gefäßsproß, der den auswachsenden Bulbus olfactorius versorgt und sich anschließend mit der A. cerebri anterior verbindet. In einem späteren Stadium vergrößern sich die A. cerebri anterior und der Durchmesser dieser Verbindung, so daß sich das Gefäßverhältnis beider Arterien umkehrt. Die A. primitiva olfactoria erscheint nun als Ast der A. cerebri anterior. Ein kleiner Ast sproßt aus der A. primitiva olfactoria aus und wird zur A. recurrens anterior (Heubneri).

Ein Fall ist bisher bekannt geworden. Die Arterie ging von der A. cerebri anterior in unmittelbarer Nachbarschaft der A. communicans anterior ab. Sie durchbohrte die Dura der vorderen Schädelgrube nahe dem kleinen Keilbeinflügel und zog innerhalb der inneren Duraschicht in Richtung Lamina cribrosa. Nach Abgabe dünner Duraäste und eines engen Zweiges, der die Lamina cribrosa durchsetzte und die Schleimhaut des Nasendaches versorgte, teilte sich das Gefäß in 2 Äste, die mit den Fila olfactoria die Lamina cribrosa neben der Crista galli durchsetzten. Der hintere versorgte einen kleinen oberen Abschnitt des Septum nasi, der vordere zog am Nasenseptum abwärts, teilte sich in feine Ästchen, von denen einige den Boden der Nasenhöhle erreichten.

An unserem anatomischen Untersuchungsgut finden sich nicht selten Zweige der A. cerebri anterior zur Nasenhöhle (LANG 1982).

Ärztliche Bedeutung der Aa. primitivae

1. Möglicherweise können Auswirkungen auf die Hämodynamik entstehen: Verminderung des retinalen Arteriendrucks durch Shunt-Wirkung der Carotis-Basilaris-Anastomose (CAMPBELL u. DYKEN 1961).

Bei stenosierenden zerebralen Gefäßprozessen oder erhöhtem Druck im Bereiche einer Großhirnhemisphäre kann das arterielle Blut über den Carotis-Basilaris-Shunt in den infratentoriellen Raum ausweichen und eine Mangeldurchblutung der Großhirnhemisphären verstärken (HUBER 1962).

2. Bei operativen Eingriffen können die Gefäßanomalien Ursache für Komplikationen sein: Die Arteria primitiva trigemini kann bei Eingriffen im Bereiche der Sella turcica oder des Ganglion trigeminale verletzt werden. Bei Eingriffen der hinteren Schädelgrube müssen die Arteria primitiva hypoglossica und die persistierende Arteria postoccipitalis beachtet werden.

3. Bei der Carotisangiographie kann es zur ungewöhnlichen Darstellung des Vertebraliskreislaufs kommen, selten umgekehrt bei der Vertebralisangiographie.

Bei persistierender Arteria postoccipitalis stellt sich die Arteria vertebralis bei Arteriographie der A. carotis dar.

4. An den persistierenden Aa. primitivae finden sich häufiger Aneurysmen.

2. Wandbau der Kopfarterien

Entwicklung

Bei 5–6 mm langen Embryonen wird den großen Arterienstämmen ein Mesenchymanteil zugeordnet, welcher ohne scharfe Grenze ins umgebende Mesenchym übergeht. Die kleineren Arterienverzweigungen und sämtliche Venen erhalten erst bei Embryonen von 10 mm Länge einen Mesenchymmantel. Später entstehen aus den Zellen dieser Mäntel Muskelfasern und Bindegewebezellen, bei 35–40 mm langen Embryonen an den extrakraniellen, bei 50 mm langen an intrakraniellen Arterien. Die A. cerebri media besitzt z.B. bei 11 cm langen Feten eine deutliche Tunica media und stellenweise Spuren einer Membrana elastica interna. Bei 14 cm langen Feten besteht die Media aus 3–4 Lagen ausdifferenzierter Muskelzellen. Auch die Membrana elastica interna ist durchgehend ausgebildet und etwa 3–4 µm dick. Bei 31 cm langen Feten hat die A. cerebri media eine völlig ausgereifte Wand (RICKENBACHER 1972).

a) Arterien elastischen Typs
(Aa. elastotypicae)
(Abb. 304)

Die A. subclavia sowie die Aa. carotides communes, proximale Teilstrecken der Aa. carotides internae et vertebrales sind z.B. Arterien des elastischen Typs. In ihnen überwiegt die Menge elastischer Elemente die der kollagenen Fasern. Die Gefäße sehen makroskopisch wegen ihres Elastikareich-

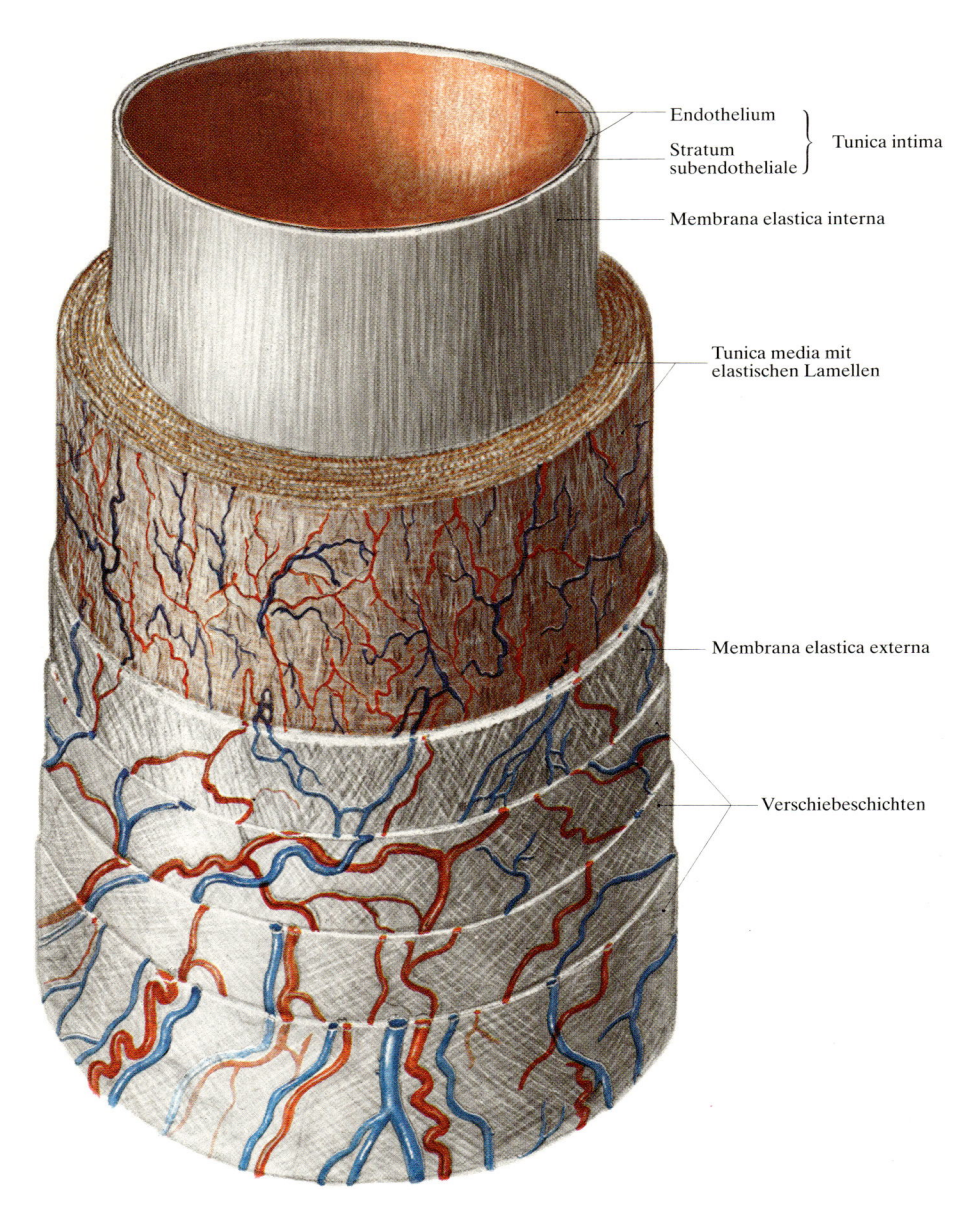

Abb. 304. A. carotis communis, Wandbau

tums gelblich aus. Ihre Aufgabe ist es, das stoßweise Eintreffen des Schlagvolumens zu einer im Idealfall kontinuierlich und gleichmäßig strömenden Blutsäule umzuwandeln: *Windkesselfunktion*.

Ihre Tunica intima ist dicker als die von Arterien muskulären Typs. In ihr kommen vor allem längsverlaufende, feinste kollagene, argyrophile und elastische Fäserchen vor. Dazwischen finden sich die Langhansschen Zellen, die als Makrophagen oder Myozyten in die Intima wandern, und Bindegewebegrundsubstanz.

In die Tunica media elastischer Arterien ist „ein Teil der elastischen Adventitiafasern einbezogen" worden (BENNINGHOFF 1927). Wesentlicher Bauteil der Tunica media ist deren elastisches Lamellensystem.

In der A. carotis communis finden sich bis zu 10 Elastikalamellen übereinander geschichtet, zwischen denen sich feine elastische Fasern ausspannen: Spannfasern. Mikroskopisch erscheinen die meisten Lamellen nicht als homogene, gefensterte Membranen, sondern als Platten, denen elastische Netze auf- oder eingelagert sind. Die Einzellamellen umfassen weder das Lumen vollständig, noch sind sie in der Längsrichtung auf größere Strecken zu verfolgen. Es handelt sich um kurze Zylinderteilstücke.

In ihrer Gesamtheit bilden die Spannfasern Spiralsysteme, die das übergeordnete Bauprinzip der Elastika darstellen. Auch die Fasern innerhalb der Lamellen verlaufen – zusammengefaßt – wie einander entgegengesetzte Spiralen. Ihr Steigungswinkel nimmt von 25° in der Intima auf 30–50° zur adventitianahen Media hin zu.

Zwischen den Spannfasern liegen gleichgerichtete Muskelfasern innerhalb der Tunica media. Auch sie heften sich vorwiegend an den elastischen Lamellen an und wirken deshalb als Spannmuskeln.

Mit der Längsachse der Arterien bilden sie Winkel zwischen 20 und 40°. Sie verleihen den Arterien eine aktiv regelbare Vorspannung. Zwischen Muskel- und Elastikaanteilen sind Kollagen und Grundsubstanzen eingelagert.

Die Muskelfasern vermitteln dem Windkessel eine regelbare Vorspannung, die kollagenen wirken als Überdehnungsbremse der Arterienwand. Die mukopolysaccharidsäurereiche Grundsubstanz dient als Gleitmittel des sich ständig verschiebenden Faserkontinuums der Arterienwand und außerdem wohl als Saftwegesystem für Nahrungsstoffe und Schlacken (LANG 1965).

Die Adventitiadicke nimmt relativ und absolut von der Aorta zu den kleineren elastischen Arterien zu. An der Aorta fehlen elastische Anteile der Tunica externa fast vollständig.

Biomorphose. Die Tunica media jugendlicher Arterien elastischen Typs enthält etwa 54% Muskelfasern, 30% elastische und 16% kollagene Elemente und Grundsubstanzen. Bei alten Menschen finden sich nur 30% Muskelanteile, 17% elastische und 53% Grundsubstanzen und kollagene Fasern. Die Arterien alter Menschen büßen deshalb ihre Windkesselfunktion weitgehend ein (LANG 1965).

Vasa vasorum. In der Aorta wird etwa die äußere Mediahälfte von Vasa vasorum aus ernährt, die innere vom durchströmenden Blut her. In der Wand der A. carotis communis dringen nur wenige Kapillaren in die äußersten Schichten der Tunica media ein. Ihre Nährstoffe stammen wahrscheinlich vom durchströmenden Blut und werden durch die Endothelzellen und interzellulär in die Intima geschleust und von dort aus, gefördert durch den Preßdruck der Pulswelle, radiär und distalwärts in die Tunica media transportiert. Der Abtransport der Schlackenstoffe erfolgt vorwiegend über Vasa vasorum an der Mediaaußenseite.

b) Arteriae mixtotypicae

Zwischen die Arterien elastischen und muskulären Typs sind Arterien mit hybridem Wandbau eingeschaltet. Ihre inneren Mediaschichten bestehen aus annähernd zirkulären Muskellagen, während in die äußeren Mediazonen elastische Faserplatten eingelagert sind, die sonst nur innerhalb der Media elastischer Arterien vorkommen. Diese Übergangsarterien sind im Bereich zahlreicher Astgabeln kurz, dagegen relativ lang an astfreien Gefäßstrecken.

Ihre Länge hängt ab:

1. von der Länge des vorgeschalteten Windkessels,
2. von der Strombahnlage des Gefäßes,
3. von den Regulationsaufgaben des betreffenden Gefäßabschnittes.

Sie stellen einen in die Peripherie vorgeschobenen Windkessel dar, der zusätzlich auch für Mengensteuerung geeignet ist. Die Aa. carotides externae sind wie die Aa. vertebrales auf eine Strecke von 2–4 cm Arterien elastischen Typs, anschließend etwa 1–2 cm hybriden Typs. In ihrer Tunica media kommen neben quer orientierten Muskelfasern schräge Verläufe vor: Anpassung an stets sich wiederholende Längsdehnung dieser Gefäßabschnitte.

Die oberen Halsstrecken der Aa. carotides internae und der Aa. vertebrales sind Arterien muskulären Typs (Abb. 305).

c) Übergangsstrecken zu „Hirngefäßen"

Während die A. carotis interna durch die Pars petrosa zieht, verdünnt sich ihre Tunica media. Die wesentlichen Umbauten finden innerhalb des Canalis caroticus und zwar an seinem 1. Knie statt: Curvatura petrosa.

Die Muskelfasern vermindern sich um etwa $1/3$ in der ersten Kanalstrecke und dann noch stärker. Die Adventitia wird dünner. Außerdem ändert sich ihr Faserverlauf. Während extrakraniell und in der Pars ascendens des Felsenbeines vorwiegend längsverlaufende elastische Fasernetze vorkommen, finden sich nach dem 1. Karotisknie zirkuläre Fasern (TEUFEL 1964). Hier wird die Arterie allmählich zur „Hirnarterie".

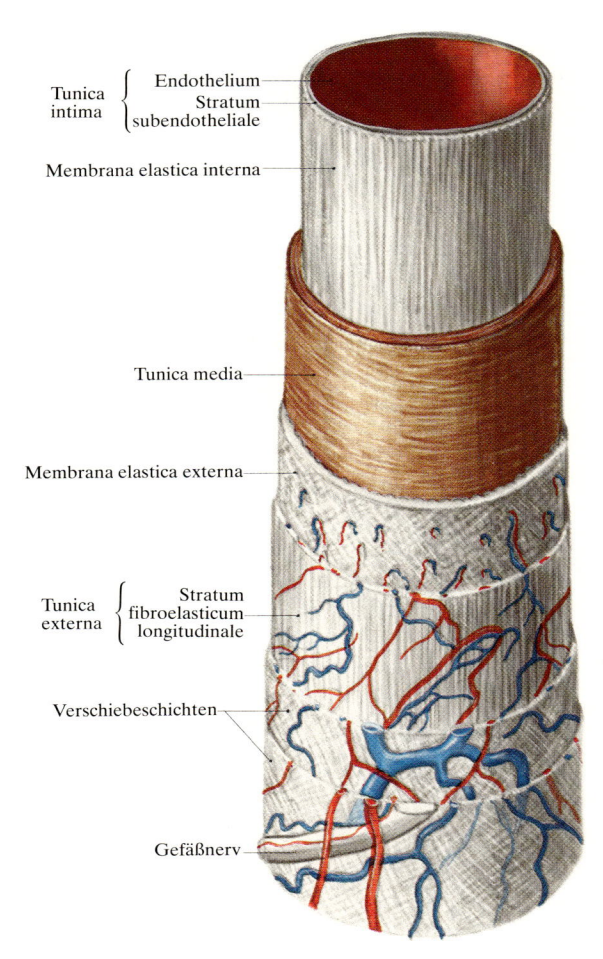

Abb. 305. A. carotis interna, pars cervicalis (Wandbau)

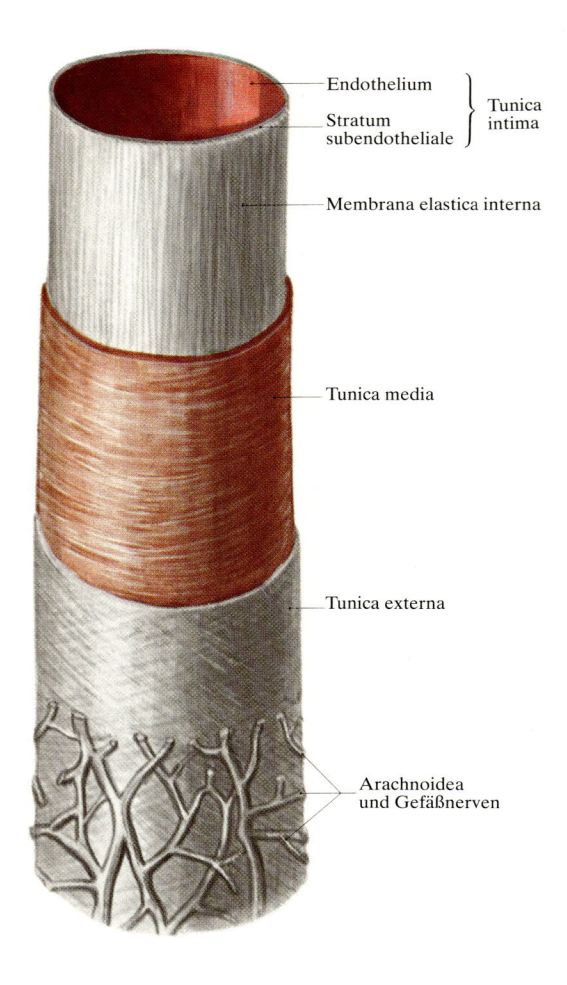

Abb. 306. A. carotis interna, pars subarachnoidalis (Wandbau)

Weniger auffällig wird die Wand der A. vertebralis an ihrem Eintrittsort in den Subarachnoidealraum umgebaut. Schon während die A. vertebralis durch den segmental starrwandigen Kanal der Foramina transversaria aufwärts zieht, ist sie von einem Venenplexus umgeben. Dieser verdichtet sich an ihrer Pars atlantis innerhalb des Sulcus a. vertebralis zum Plexus atlanto-occipitalis.

Während die Tunica media der A. vertebralis extradural etwa 10% elastische Elemente enthält, liegen bei jungen Menschen intradural nur mehr 1,5% elastische Fasern innerhalb der Tunica media. Der Muskelfaseranteil wird relativ vermehrt. Kollagen und Grundsubstanzen sind von 25% auf 18% vermindert (LANG 1974).

d) Hirnarterien (Aa. myotypicae)
(Abb. 306)

Die subarachnoideal verlaufenden Arterien des Zentralnervensystems nehmen eine Sonderstellung unter den peripheren Arterien ein. Die Wand der Hirnarterie ist weniger als $^2/_3$ so stark wie die gleich weiten Arterien an anderen Körperstellen. Die Tunica externa der Hirnarterien ist außerordentlich dünn. Eine Membrana elastica externa fehlt fast vollständig. Die Fasern der Adventitia sind außen längs, innen quer und schräg orientiert. Die Membrana elastica interna besitzt wie jene von Arterien muskulären Typs in der Peripherie Fenestrationen (Membrana elastica fenestrata), und zwar an etwa 16% ihrer Gesamtfläche. Durch diese Lücken hindurch erfolgt der ernährende Saftstrom für die Arterienwand von der Lumenseite her. Vasa vasorum gibt es an subarachnoidealen Hirnarterien – abgesehen von Arterien mit pathologischen Wandveränderungen – nicht (LANG 1974).

Berücksichtigt man den großen Durchstrom des Gehirns (15% bis 20% des Herzminutenvolumens), dann wird wohl die Weite dieses Gefäßsystems, nicht aber seine Dünnwandigkeit erklärt.

Dünnwandige Hirnarterien: Ursache

Trotz ihrer weiten Lumina und des dadurch begünstigten großen Blutdurchstromes sind die Hirnarterien dünnwandig. Innerhalb des Schädels sind sie in das Liquorkissen eingelagert. Dieses kann plötzlichen Volumenschwankungen nicht nachgeben und übernimmt so einen Teil der Wandspannung, die sonst von Arterienwänden geleistet wird.

Der Liquor wirkt infolge seiner Inkompressibilität als Widerlager und überträgt außerdem die arteriellen Pulswellen auf das Hirnvenensystem.

Pulssynchrone Druckschwankungen des Liquor und des Hirnvenenblutes wurden nachgewiesen. Sie verschwinden nach Abbinden beider Karotiden und der Aa. vertebrales.

Der Liquor cerebrospinalis bildet deshalb nicht nur ein Flüssigkeitskissen für das nervöse Zentralorgan, sondern fördert unter normalen Bedingungen auch dessen Blutrückstrom: arteriovenöse Koppelung durch Liquor.

Steigt der Liquordruck über den Venendruck an, so kommt es zur Drosselung des Blutrückstromes, weil die Gefäßradien durch Außendruck verkleinert werden.

Intimakissen

In der Nähe von Astgabeln und an Gefäßabgangsstellen ist die Intima zu sog. Intimapolstern verdickt. Diese Polster finden sich auch in Gefäßen junger Menschen und werden als gegen den aufprallenden Blutstrom entwickelt aufgefaßt. In ihnen lassen sich die ersten atheromatösen Wandveränderungen nachweisen. Die Tunica elastica interna ist hier gewöhnlich in zwei oder mehrere Schichten aufgesplittert. Zwischen den Lamellen finden sich häufig Längsmuskelfasern, seltener elastische Fasern. Ein besonders starkes Intimapolster findet sich an der Aufprallzone der Karotisgabel.

Muskellücken

An den Gefäßabgangszonen der Hirnarterien müssen sich die sonst quer zum Gefäßverlauf angeordneten Muskelfasern umordnen. Deshalb – so darf angenommen werden – können fast an allen Abzweigungen, vor allem kleinerer Hirngefäße, Muskellücken nachgewiesen werden. Diese Zonen sind Prädilektionsorte für die Entwicklung von Aneurysmen. (Weiteres Band I/1, Teil B.)

Virchow-Robinsche Räume

Die in das zentralnervöse System eindringenden Arterien sind von hülsenförmigen Fortsätzen des Subarachnoidealraumes begleitet: Virchow-Robinsche Räume.

3. Arterien des Kopfes
a) A. carotis communis

Ursprung und Verlauf. Aus der Oberseite des Arcus aortae entspringen normalerweise 3 große Gefäße:

1. Truncus brachiocephalicus,
2. A. carotis communis sinistra und
3. A. subclavia sinistra.

Der etwa 4 cm lange Truncus brachiocephalicus steigt nach rechts oben auf und teilt sich hinter der Articulatio sternoclavicularis in A. carotis communis dextra und A. subclavia dextra auf. Links entspringt die A. carotis communis unmittelbar aus dem Aortenbogen. Wegen dieses unterschiedlichen Ursprunges ist die rechte A. carotis communis kürzer als die linke. Beiderseits steigen die Aa. carotides communes seitlich von Trachea und Oesophagus und bedeckt vom M. sternocleidomastoideus kranialwärts. Die linke A. carotis communis liegt zuerst vor, später an der linken Seite der Trachea. Eine bindegewebige Hüllschicht fesselt sie mit der V. jugularis interna und dem N. vagus zusammen: Vagina carotica.

Teilungsstelle (Abb. 307)

Die gemeinsame Kopfschlagader ist in der Regel astlos. Nur selten geht von ihr, in der Regel rechts, ein überzähliger Ast, die A. thyreoidea ima, ab. Dieses Gefäß kann auch aus dem Truncus brachiocephalicus oder aus dem Aortenbogen entstehen. Die A. carotis communis besitzt an unserem Material Außendurchmesser von 8,9 (7–11) mm. Ihre Länge macht rechts 98,8 (81–125) mm, links 121,2 (100–145) mm aus (MEUER 1983).

Die A. carotis communis teilt sich in die A. carotis interna und die A. carotis externa –, meist zwischen dem 3. und 4. Halswirbel.

Die skeletbezogene Teilungshöhe bleibt wahrscheinlich während der Alterung gleich, während sich der Kehlkopf – als weiterer Bezugspunkt zur Karotisgabel – absenkt.

Links liegt die Teilungsstelle meist etwas tiefer als rechts. Die Teilungsstelle befindet sich rechts nach LIPPERT (1969) in 30% in Höhe des Oberrandes von C_4, links in 35% (Weiteres s. Bd. I/1, Teil C.)

Bei Jugendlichen und jugendlichen Erwachsenen liegt die Teilung meist am Oberrand des Schildknorpels. Liegt sie darüber, so handelt es sich um eine „hohe Teilung" (ca. 58%) (Weiteres s. Teil Bd. I/1, Teil C.)

Teilungsstelle bei Angiographie. Die Entfernung der Bifurcatio zur McGregorschen Linie zwischen hartem Gaumen und Squama nuchalis beträgt an der linken Seite durchschnittlich 6,46 cm beim weiblichen, 7,49 cm beim männlichen Geschlecht. (Weiteres s. Bd. I/1, Teil C.)

Teilungsstelle bei Kindern. Bei Neugeborenen liegt die Karotisgabel außerordentlich unterschiedlich (LA TORRE u.Mitarb. 1968). Am häufigsten projiziert sie sich während des 1. Lebensjahres zwischen HW_2 und HW_3 sowie zwischen HW_3 und HW_4. Weniger häufig liegt die Gabel zwischen HW_1 und HW_2 oder HW_4 und HW_5.

Zwischen 1. und 5. Lebensjahr liegt die Gabelung am häufigsten zwischen HW_3 und HW_4 (HW_2–HW_{4-5}).

Zwischen 6. und 10. Lebensjahr ergibt sich ebenfalls eine Häufung zwischen HW_3 und HW_4.

Form. Von den alten Anatomen wurden spitzgabelige und kandelaberartige Teilungszonen, von ADACHI (1928) zusätz-

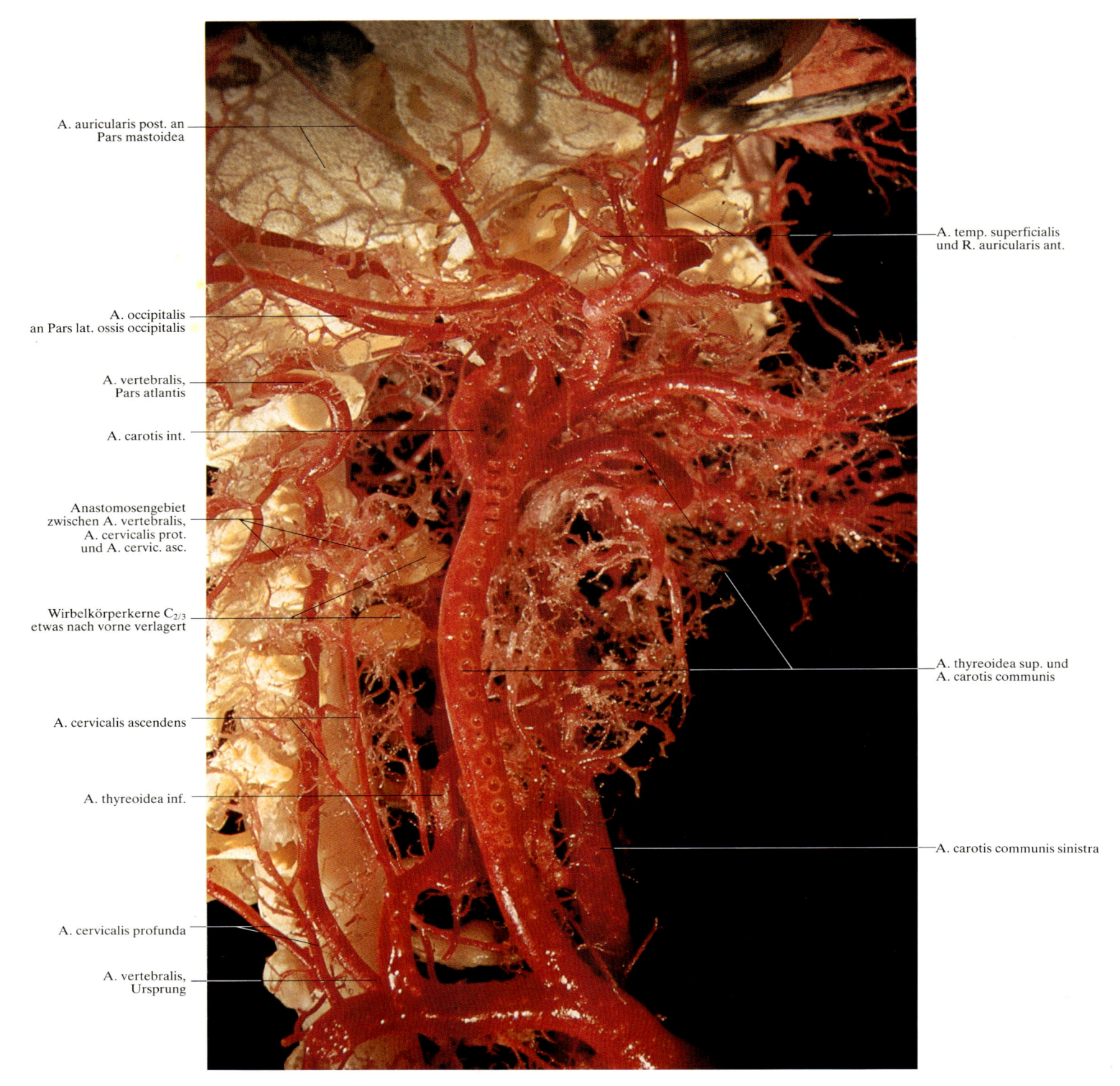

Abb. 307. Halsgefäße eines Neugeborenen von der Seite (Korrosionspräparat)

lich eine bogenförmige beschrieben. Spitzgabelige sollen bei langhalsigen, bogenförmige bei alten Menschen gehäuft vorkommen. Nach FALLER (1946) fand sich eine bogige Teilungsform in 50% (±5%), Zwischenformen in 12% und eine spitzwinkelige in 38% (±3,3%).

Sinus caroticus. An der Teilungsstelle ist das Gefäß zum Sinus caroticus erweitert, der gelegentlich auf den proximalen Teil der A. carotis interna übergreift.
Hier ist die Tunica media dünner als sonst. In der verhältnismäßig dicken Tunica adventitia kommt eine große Zahl von Nervenendigungen der Nn. glossopharyngeus et vagus vor (s. S. 497).

Erweiterungen des Sinus caroticus. Bulbäre Erweiterungen kamen bei durchschnittlich 73jährigen in 67% (FALLER 1946), bei Japanern an 220 Präparaten 179mal (ADACHI 1928) vor. Dabei waren in der Mehrzahl (FALLER 1946) die Aa. carotides interna et externa, nächstfolgend die Aa. carotides communis et interna, dann ebenso häufig nur die A. carotis interna und seltener nur die A. carotis communis, noch seltener nur die A. carotis externa betroffen. An unserem Material konnten wir den Sinus an der A. carotis communis stets, an den Tochtergefäßen weniger oft nachweisen. Am tiefsten Punkt der Bifurkation lag rechts ein Außendurchmesser von 14,8 (10–21) mm, links einer von 15,2 (11–20) mm vor (MEUER 1983).

A. carotis interna Abgangsrichtung. An 100 Halshälften alter Menschen (FALLER 1946) ging die *A. carotis interna* in 49 (±5) % dorsolateral, in 21 (±4,1) % dorsal, in 18 (±3,8)% dorsomedial, in 3 (±1,7)% medial und in 9 (±2,9) % ventromedial ab. Nach JAZUTA (1928) kommen dorsolaterale und dorsale Abgänge in 95,5% bei Erwachsenen, bei Neugeborenen in 80% vor. FALLER fand diese Ursprungssituation in 70%.

Die *A. carotis externa* zieht im schwachen Bogen kranial- und ventralwärts hinter die Mandibula. Dort liegt sie in der Mitte zwischen Processus mastoideus und Unterkieferwinkel, innerhalb der Gl. parotis, in der sie sich in die A. temporalis superficialis und die A. maxillaris teilt.

Ärztliche Bedeutung

Im Trigonum caroticum läßt sich der Puls der A. carotis externa besser tasten als der der A. carotis interna, da erstere meist oberflächlicher liegt. Sie ist nur von Haut, Platysma, Lam. superficialis fasciae cervicalis, Ansa cervicalis superficialis und dem Vorderrand des M. sternocleidomastoideus bedeckt.

Lagebeziehungen

Die *A. carotis externa* bzw. deren proximale Astfolge wird überkreuzt vom N. hypoglossus und seiner V. comitans, von den Vv. lingualis et facialis und gelegentlich auch von der V. thyreoidea superior. Am Karotisdreieck überkeuzen meist der Venter posterior m. digastrici und der M. stylohyoideus das Gefäß.

Lage der A. carotis externa zum M. digastricus und M. stylohyoideus: Die Arterie lag bei 73 Halshälften 70mal medial der beiden Muskeln, 3mal zog sie zwischen beiden hindurch. Die Aa. facialis und lingualis können dabei gemeinsam oder selbständig entspringen und medial der beiden Muskeln nach vorne und unten ziehen (ADACHI 1928).

Anschließend verläuft die A. carotis externa zwischen M. stylohyoideus und der hinteren medialen Oberfläche der Gl. parotis aufwärts, tritt in die Drüse ein und durchzieht sie meist medial des N. facialis und auch hinter der Vereinigungsstelle der V. temporalis superficialis und V. maxillaris.

Medial der Arterie liegen Pharynxwand, N. laryngeus superior sowie A. pharyngea ascendens. (Weiteres s. Bd. I/1, Teil C.)

Die *A. carotis interna* verläuft im Spatium parapharyngeum weiter medial als die A. carotis externa. Sie ist von dieser abgetrennt durch den Processus styloideus, den M. styloglossus und M. stylopharyngeus sowie den R. pharyngeus des N. vagus und einen Teil der Gl. parotis. (Weiteres s. Bd. I/1, Teil C.)

b) A. carotis externa

Äste

(1) A. thyreoidea superior

Die obere Schilddrüsenarterie entspringt meist in Höhe des Bifurkationssporns oder kranial davon rechts in 47,7%, links in 50% aus der A. carotis externa unmittelbar unter dem großen Zungenbeinhorn und zwar in 46% aus der A. carotis externa (häufiger rechts), in 36% aus der Teilungsstelle (häufiger links). Vom Sinus caroticus oder der A. carotis communis geht das Gefäß an den übrigen Präparaten ab.

Verlaufs- und Versorgungsgebiet. Das Gefäß zieht in der Nähe des Vorderrandes des M. sternocleidomastoideus und am lateralen Rand des M. thyreohyoideus abwärts und vorwärts und verzweigt sich in seine Endäste an den Oberrändern der Lobi glandulae thyreoideae. (Weiteres s. Bd. I/2.)

(2) A. pharyngea ascendens (Abb. 308)

In 79,4% entspringt das Gefäß an unserem Untersuchungsgut aus der A. carotis externa und zwar in 55,6% direkt, in 11,1% aus einem Stamm, von dem auch andere Gefäße abgehen, und in 12,7% aus der Bifurcatio carotis. In 4,8% ging es von der A. carotis interna ab (LANG u. HEILEK 1984).

Alle Äste der A. pharyngea ascendens anastomosieren mit Zweigen der A. carotis interna und externa.

Ramus tonsillaris
der A. pharyngea
ascendens

Ramus
foraminis
jugularis

Rami pharyngei der
A. pharyngea ascendens

Ramus tubalis der
A. pharyngea ascendens

A. meningea media

A. carotis int. und Liquorraum

A. facialis (oben)
und A. lingualis

A. pharyngea ascendens, Ursprungszone
und Millimeterpapier

A. palatina ascendens (Ursprung am
unteren Umfang der A. facialis)
und proximale Äste der
A. pharyngea ascendens

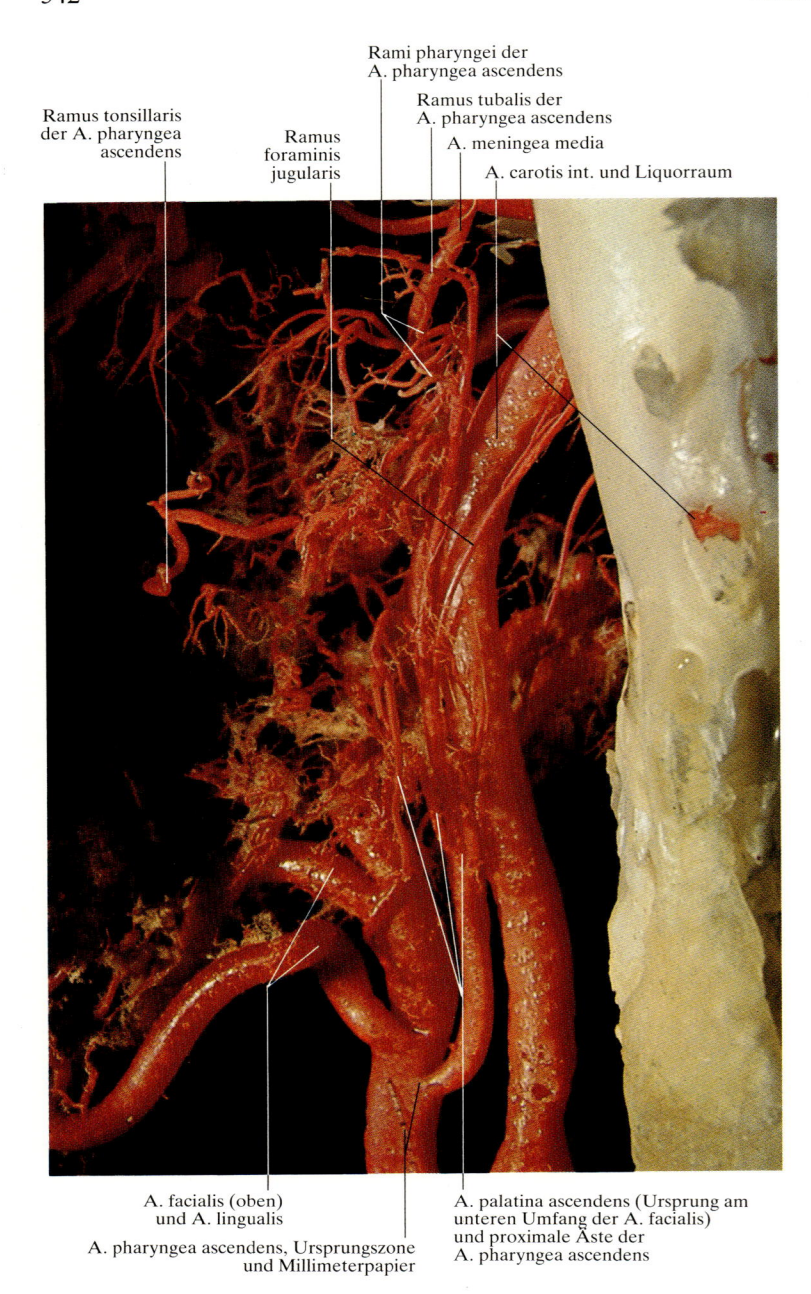

Abb. 308. Gefäße im Spatium parapharyngeum von medial (Korrosionspräparat)

Das lange, im Mittel 1,57 mm dicke Gefäß zieht zwischen A. carotis interna und Pharynxwand zur Basis cranii externa. Es wird seitlich überkreuzt von den Mm. styloglossus und stylopharyngeus und liegt dem M. longus capitis ventral an. (Weiteres s. Bd. I/1, Teil C.) Seine Zweige versorgen benachbarte Muskeln, Schädel- und Duraabschnitte und anastomosieren vielfältig mit extra- und intrakraniellen Nachbargefäßen.

Zweige

Rr. pharyngeales ziehen insbesondere zum M. constrictor pharyngis medius.

Rr. musculares posteriores zweigen meist in Schädelbasisnähe vom Gefäß ab und geben außerdem Zweige zur Basis cranii ab:

A. meningea posterior (hinterer Ast)
R. tympanicus inferior (mittlerer Ast)
R. tubae auditivae (vorderer Ast)
Rr. canalis carotici

Diese Zweige begleiten die A. carotis interna in den Kanal und anastomosieren in der Türkensattelregion mit Zweigen der A. meningea media sowie mit karotikokavernösen Ästen (HYRTL 1887).

A. meningea posterior

R. canalis hypoglossalis. Ein Dura- und Schädelast der A. pharyngea ascendens zieht durch den Canalis hypoglossalis und verzweigt sich an der Dura mater in der Umgebung des Foramen magnum und am Clivus. In diesem Bereich kommen Anastomosen mit den Rr. clivi der karotikokavernösen Äste derselben und der Gegenseite vor. Gelegentlich versorgt dieser Zweig auch die Fossa cerebellaris, wenn der transmastoideale Ast der A. occipitalis oder der R. petrosquamosus der A. meningea media schwächer entwickelt sind.

R. foraminis jugularis. Ein R. jugularis der A. pharyngea ascendens dringt durch die Pars vasculosa des Foramen jugulare in die Fossa cranialis posterior ein und verzweigt sich in der Gegend des Tuberculum jugulare. Seine Zweige anastomosieren im Bereich des Sinus sigmoideus mit Rr. durales der A. occipitalis und im Sinus petrosus inferior mit Rr. clivii der karotikokavernösen Äste.

A. tympanica inferior. Das Gefäß zieht als kleiner Ast ins Mittelohr und beteiligt sich an der Versorgung der medialen Wand des Cavum tympani (s. Bd. I/1, Teil C).
Die A. tympanica inferior läßt sich angiographisch selten darstellen (LASJAUNIAS u. MORET 1976).

R. tubae auditivae. Der R. tubae auditivae läßt sich normalerweise am Röntgenbild erkennen. Er anastomosiert mit der A. pterygopalatina und dem R. meningeus accessorius.

R. palatinus. Ein R. palatinus aus dem mittleren Ast der A. pharyngea ascendens anastomosiert mit dem distalen Abschnitt der A. palatina ascendens.

Rr. musculares. Zahlreiche kleinere Gefäße versorgen die Mm. longus capitis und longus cervicis, Teile des Truncus sympathicus, den N. hypoglossus und N. vagus sowie Lymphknoten. Sie anastomosieren mit Zweigen der A. cervicalis ascendens und der A. vertebralis. (Weiteres s. Bd. I/1, Teil C.)

(3) A. lingualis

Das Gefäß entspringt normalerweise von der medialen vorderen Fläche der A. carotis externa gegenüber dem großen

Zungenbeinhorn zwischen den Abgängen der A. thyreoidea superior und A. facialis.

Ursprungsvariationen s. Bd. I/1, Teil C.

Verlauf. Zunächst zieht die A. lingualis aufwärts und medialwärts, macht dann einen Bogen abwärts und vorwärts zum großen Zungenbeinhorn. Diese Schleife ist für das Gefäß typisch. Es unterfängt dann den Hinterrand des M. hyoglossus und zieht medial des Muskels vorwärts, wo es geschlängelt aufsteigende Äste bis in die Zungenspitze hinein entläßt. Die A. lingualis versorgt die Zunge, benachbarte Strukturen des Spatium sublinguale und des Mundbodens. (Weiteres s. Bd. I/1, Teil C.)

(4) A. facialis

Die A. facialis versorgt die mimischen Muskeln, Cutis und Subcutis des Gesichtes, die Gl. submandibularis, Tonsillen und den weichen Gaumen.
Sie geht gewöhnlich von der Vorderseite der A. carotis externa im Trigonum caroticum etwas oberhalb der A. lingualis und unmittelbar über dem großen Zungenbeinhorn ab. Medial des R. mandibulae zieht die Gesichtsarterie bogenförmig aufwärts in eine Rinne des Hinter- und Medialrandes der Gl. submandibularis. Zwischen Drüse und M. pterygoideus medialis macht sie eine Schleife nach unten, wo sie den Unterrand der Mandibula erreicht. Mit einer weiteren Schleifenbildung umfaßt sie den Unterkiefer am vorderen Rand des Masseter, um in die Gesichtsregion aufzusteigen. Auf der Mandibula und dem M. buccinator verläuft sie vorwärts und aufwärts, Richtung Mundwinkel. (Weiteres s. Band I/1, Teil C.)

Äste im Halsbereich

A. palatina ascendens. Die A. palatina ascendens entspringt an unserem Untersuchungsgut in 62% aus der A. facialis, in 26% aus der A. carotis externa und in 12% aus Trunci. Das im Mittel 1,32 mm weite Gefäß zieht zwischen M. styloglossus und M. stylopharyngeus außen und der seitlichen Pharynxwand aufwärts (LANG u. PREIS 1981). Hier liegt es zwischen M. constrictor pharyngis superior und M. pterygoideus medialis. In der Nähe des M. levator veli palatini teilt es sich in 2 Äste: Einer begleitet den vorgenannten Muskel, windet sich über den Oberrand des M. constrictor pharyngis superior und versorgt den weichen Gaumen. Er anastomosiert mit der kontralateralen Arterie sowie mit einem größeren Gaumenast der A. maxillaris.
Der andere Zweig durchsetzt den M. constrictor pharyngis superior und versorgt die Tonsilla palatina sowie die Tuba auditiva. Er anastomosiert mit den Rr. tonsillares und Zweigen der A. pharyngea ascendens. (Weiteres s. Bd. I/1, Teil C.)

R. tonsillaris. Der R. tonsillaris aus der A. facialis ist die Hauptarterie der Tonsilla palatina. Gelegentlich entspringt er aus der A. pharyngea ascendens. Das Gefäß steigt zwischen M. pterygoideus medialis und M. styloglossus sowie an dessen Oberrand aufwärts, durchbohrt den M. constrictor pharyngis superior und verzweigt sich zur Tonsilla palatina und zur Zungenwurzel.

Rr. glandulares. 3 oder 4 größere Gefäße versorgen die Gl. submandibularis, benachbarte Lymphknoten, Muskeln und Hautgebiete.

A. submentalis. Der größte Ast der zervikalen Strecke der A. facialis entspringt unmittelbar vor der Gl. submandibularis. Er zieht unter dem M. mylohyoideus vorwärts und versorgt benachbarte Muskeln. Er anastomosiert mit der A. sublingualis aus der A. lingualis und mit dem R. mylohyoideus der A. alveolaris inferior.
Im vorderen Abschnitt wendet sich die Arterie über die Mandibula aufwärts und gibt oberflächliche und tiefe Ästchen ab, welche mit Zweigen der A. labialis inferior und der A. mentalis anastomosieren und die Kinnregion sowie die Unterlippe versorgen.

A. labialis inferior. Die Unterlippenarterie entspringt in der Nähe des Mundwinkels und zieht, bedeckt vom M. depressor anguli oris, nach vorne und durchbohrt den M. orbicularis oris. Geschlängelt zieht sie nahe der Unterlippenkante zwischen M. orbicularis und der Lippenschleimhaut medialwärts. Sie versorgt benachbarte Drüsen, Schleimhautbezirke und Muskeln der Unterlippe und anastomosiert mit der kontralateralen Arterie sowie mit den Kinnästen der A. alveolaris inferior.

A. labialis superior. Die Oberlippenarterie ist weitlumiger als die vorige und verläuft gewundener. Sie entspringt etwas höher aus dem Stamm der A. facialis und zieht nahe der Oberlippenkante zwischen Schleimhaut und M. orbicularis oris medialwärts. Sie anastomosiert mit der gegenseitigen A. labialis superior und versorgt die Oberlippe und mit Zweigen den unteren vorderen Teil des Nasenseptum: Rr. septales. Einen oder 2 weitere Zweige gibt sie in die Ala nasi ab: R. alaris. (Weiteres Band I/1, Teil C.)

R. nasalis lateralis. Ein oder mehrere Nasenflügelzweige gehen von der A. facialis, während diese seitlich der Nase aufwärts zieht, ab und versorgen Ala und Dorsum nasi. Die Zweige anastomosieren mit gleichnamigen kontralateralen, mit dem R. septalis und alaris der A. labialis superior sowie mit dem R. dorsalis nasi der A. ophthalmica. Weitere Anastomosen bestehen mit Zweigen der A. infra-orbitalis aus der A. maxillaris.

A. angularis. Das Endstück der A. facialis versorgt den Saccus lacrimalis und benachbarte Haut- und Schleimhautbezirke. Es anastomosiert mit der A. dorsalis nasi, der A. infra-orbitalis sowie mit der A. transversa faciei und des A. ophthalmica. (Weiteres s. Bd. I/1, Teil C.)

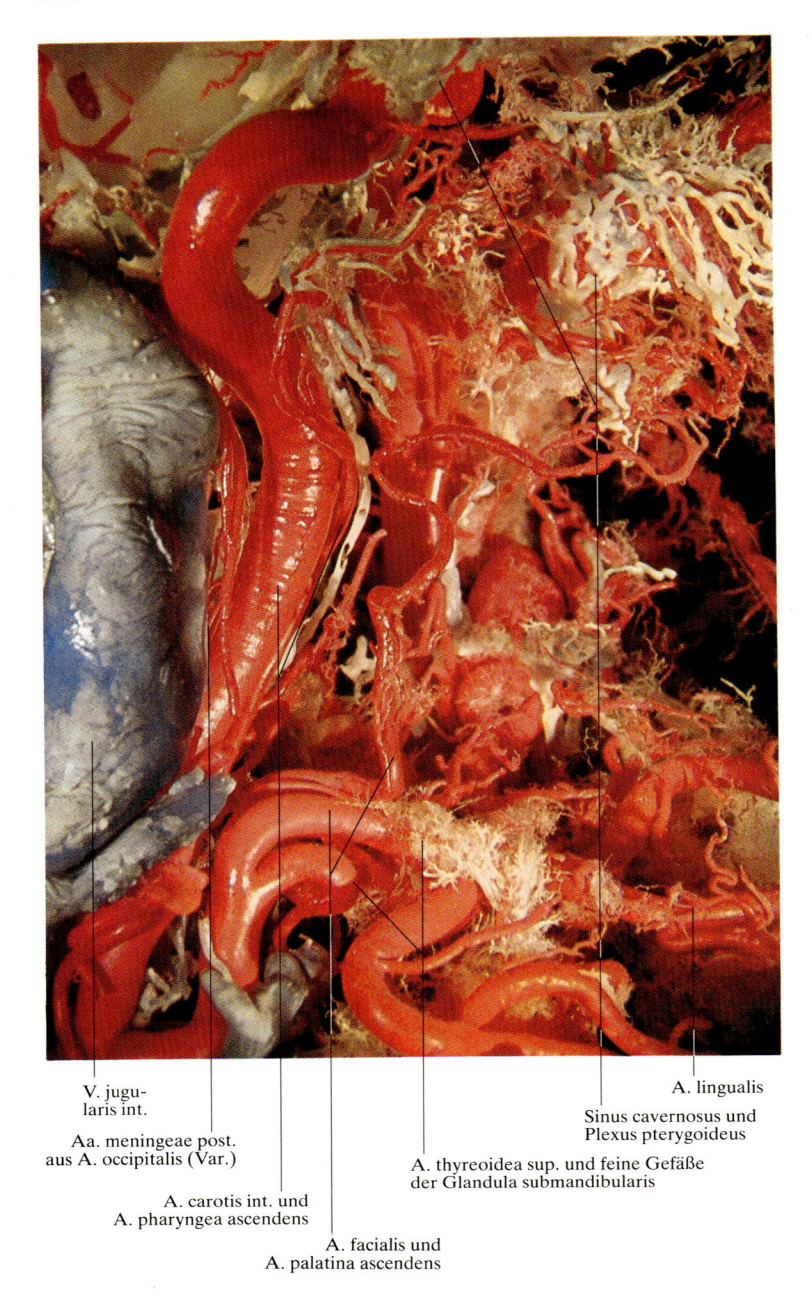

V. jugularis int.
Aa. meningeae post. aus A. occipitalis (Var.)
A. carotis int. und A. pharyngea ascendens
A. facialis und A. palatina ascendens
A. thyreoidea sup. und feine Gefäße der Glandula submandibularis
A. lingualis
Sinus cavernosus und Plexus pterygoideus

Abb. 309. Gefäße des Spatium parapharyngeum von der Seite (Korrosionspräparat)

(5) A. occipitalis

Die A. occipitalis entspringt normalerweise vom hinteren Umfang der A. carotis externa gegenüber dem Ursprungsort der A. facialis (Abb. 309).

Nach FALLER (1946) geht das Gefäß in 89% vom Stamm der A. carotis externa ab, in 11% aus der Teilungsstelle der A. carotis communis. In 14% entspringt es von einem gemeinsamen Truncus mit der A. auricularis posterior, in etwa 0,1% aus der A. carotis interna.

Die Arterie verläuft zunächst unter dem hinteren Bauch des M. digastricus. Ihr Endverzweigungsgebiet ist die Kopfschwarte.

Lagebeziehungen. Ihr Ursprungsgebiet, speziell ihr R. sternocleidomastoideus, ist gewöhnlich vom N. hypoglossus überkreuzt. Das Gefäß zieht dorsal und aufwärts unter den Unterrand des Venter posterior m. digastrici. In etwa 1% verläuft die A. occipitalis oberflächlich. Sie überkreuzt seitlich die A. carotis interna, die V. jugularis interna sowie Nn. vagus et accessorius.

Dann begibt sie sich in den Sulcus a. occipitalis ossis temporalis. Nach außen zu wird sie meist abgedeckt vom hinteren Bauch des M. digastricus, dem Processus mastoideus und den Mm. splenius capitis et longissimus capitis.

Zwischen Processus transversus atlantis und Processus mastoideus gelangt sie an die Hinterfläche des Schädels in der Nachbarschaft des Seitenrandes des M. rectus capitis lateralis. Medial von ihr liegen die Mm. obliquus superior et semispinalis capitis. Dann wendet sich das Gefäß aufwärts und durchsetzt die oft sehnige Verbindung zwischen M. trapezius und M. sternocleidomastoideus (Variationen und Anastomosen mit der A. vertebralis s. Regio nuchae, Bd. I/1, Teil B). Anschließend steigt es bei Erwachsenen in stark gewundenem Verlauf innerhalb der Kopfschwarte scheitelwärts und verzweigt sich in zahlreiche Äste. Ihre Endstrecken sind von Ästen des N. occipitalis major begleitet.

Äste

Rr. sternocleidomastoidei. Der untere Hauptast zum M. sternocleidomastoideus entspringt gewöhnlich von der Anfangsstrecke der A. occipitalis, nicht selten auch direkt aus der A. carotis externa. Er zieht dorsokaudalwärts über N. hypoglossus und V. jugularis interna hinweg und tritt, in mehrere Zweige zerfallend, in den M. sternocleidomastoideus ein. Er anastomosiert mit benachbarten Rr. sternocleidomastoidei aus der A. thyreoidea superior.

Der obere Ast zum M. sternocleidomastoideus entspringt an der Kreuzungsstelle der A. occipitalis mit dem N. accessorius, zieht dorsokaudalwärts an die Außenfläche der V. jugularis interna und tritt, sich aufzweigend, gemeinsam mit Zweigen des N. accessorius in den Muskel ein. Weitere kleine Zweige gehen in unterschiedlicher Weise zum Muskel ab.

R. mastoideus. Der Ast ist meist klein und fehlt gelegentlich. Selten stellt er ein starkes Gefäß dar, das dann die größte der Aa. meningeae posteriores stellt.

Der Zweig zieht durch das Foramen mastoideum in die hintere Schädelgrube, gibt Äste zu den Cellulae mastoideae und zur Dura mater der Fossa cranialis posterior ab. Seine Zweige anastomosieren, indem sie innerhalb der Dura durch den Sinus transversus hindurchziehen, mit Zweigen der Aa. meningea media et meningeae posteriores.

R. auricularis. Das Zweiglein zieht an der Hinterfläche der Ohrmuschel aufwärts und versorgt diese. Es anastomosiert mit der A. auricularis posterior und den anderen Ohrarterien.

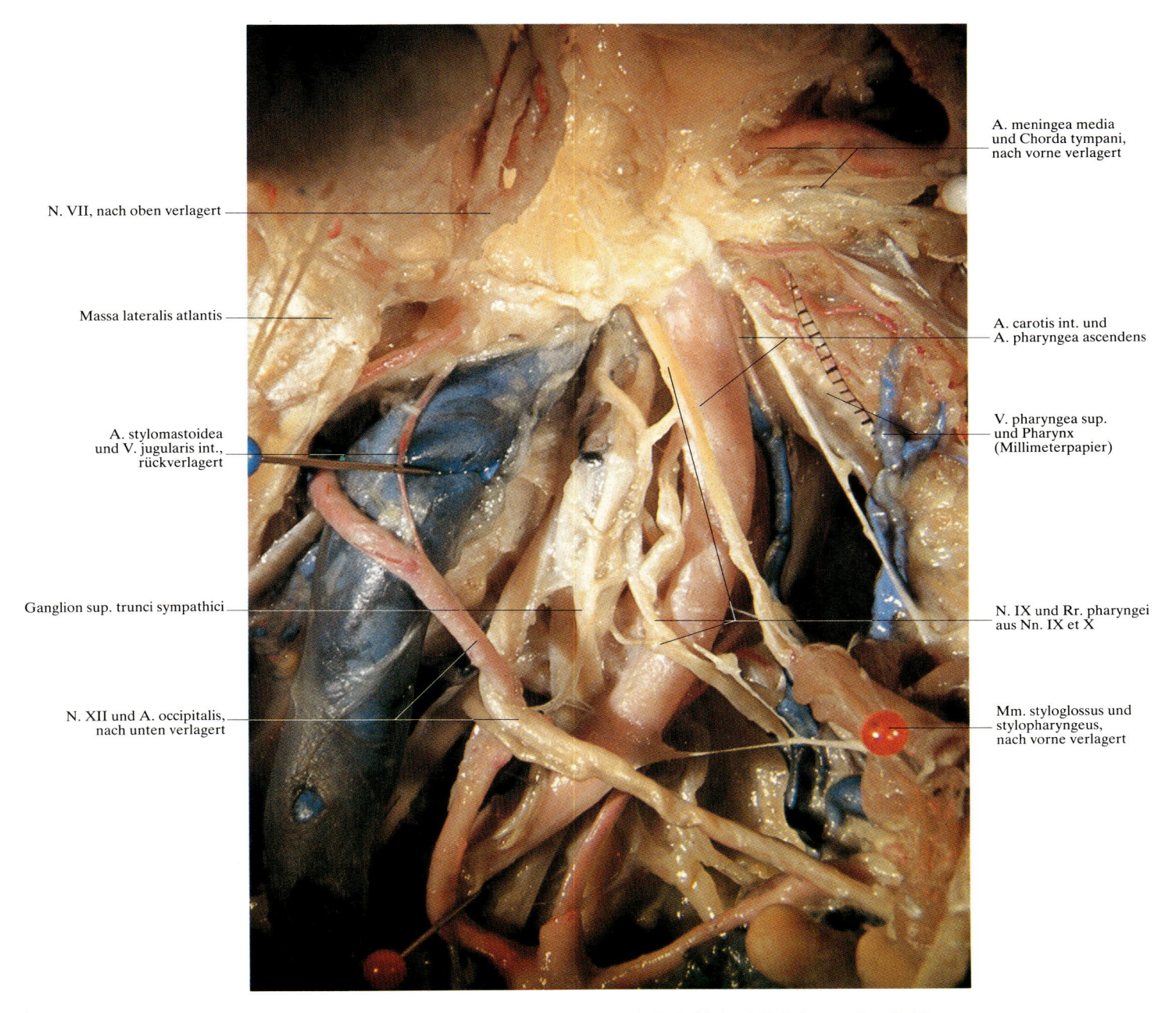

Abb. 310. **Spatium parapharyngeum,** tiefe Schicht (66 Jahre, männlich)

R. descendens. Der unterschiedlich starke Ast entspringt aus dem Gefäß, während es den M. obliquus capitis superior überkreuzt und teilt sich in oberflächliche und tiefe Zweige. Der oberflächliche verläuft unter dem M. splenius capitis und anastomosiert mit dem R. superficialis aus der A. transversa colli. Der R. descendens steigt zwischen M. semispinalis capitis und cervicis abwärts und anastomosiert mit Zweigen der A. vertebralis sowie der A. cervicalis profunda und meist mit einem Ast des Truncus costocervicalis.

R. meningeus. Ein oder mehrere Zweige gelangen durch das Foramen jugulare oder den Canalis condylaris in die hintere Schädelgrube und versorgen Teile der Dura mater der Fossa cranialis posterior. MEYER (1914) beschrieb einen R. meningeus posterior aus der A. occipitalis sinistra von 3 mm Weite, der die Squama occipitalis schräg im Mittelbezirk der Linea nuchae superior, ca. 1 cm hinter dem Dorsalrand des Foramen magnum, durchzog. Der Zweig verlief innerhalb der Dura, entlang der Crista occipitalis interna, bis zum Lambda aufwärts.

Rr. occipitales. Die Endäste der A. occipitalis verzweigen sich innerhalb der Kopfschwarte, in der sie bis zum Scheitel gelangen. Sie verlaufen stark geschlängelt und liegen zwischen Haut und Venter occipitalis des M. occipitofrontalis. Sie anastomosieren ausgiebig mit Zweigen der gegenseitigen Arterie sowie mit der A. auricularis posterior und den Aa. temporales superficiales.

Kopfschwarte, Venter occipitalis des M. occipitofrontalis sowie Perikranium und Hautgebiete gehören zu ihrem Versorgungsgebiet. Über feine Knochenkanäle anastomosieren mehrere Zweige durch den Schädel hindurch mit Zweigen der Aa. meningeae, ein stärkerer Ast geht durch das Foramen parietale (s. auch Bd. I/1, Teil B).

(6) A. auricularis posterior

Die meist englumige Arterie entspringt vom hinteren Umfang der A. carotis externa, unmittelbar über den Mm. digastricus et stylohyoideus. In 14% geht sie aus einem Truncus occipito-auricularis hervor. Sie steigt, bedeckt von der Gl. parotis, aufwärts in Richtung Processus styloideus und gelangt zwischen Ohrknorpel und Processus mastoideus an die Außenseite des Schläfenbeines.

Äste

A. stylomastoidea. Eine A. stylomastoidea zieht in das Foramen stylomastoideum ein und versorgt Abschnitte des N. facialis und den M. stapedius, Teile des Cavum tympani und der Chorda tympani, des Antrum mastoideum, der Cellulae mastoideae und der Ductus semicirculares. Anastomosen mit dem R. petrosus aus der A. meningea media sind regelmäßig ausgebildet (Weiteres s. Bd. I/1, Teil C). Nicht selten stammt das Gefäß aus der A. occipitalis (Abb. 310).

A. tympanica posterior. Die A. tympanica posterior geht von der A. stylomastoidea ab und zieht durch den Canaliculus chordae tympani in die Paukenhöhle ein. Gemeinsam mit der A. tympanica anterior aus der A. maxillaris verzweigt sie sich an der Membrana tympani. Es entsteht ein Gefäßring, der in der Gegend des Annulus das Trommelfell umfängt. Von ihm strahlen radiär zum Umbo kleine Gefäße aus (Weiteres s. Bd. I/1, Teil C).

Rr. mastoidei. Kleinere Gefäße dringen als Rr. mastoidei in die Cellulae mastoideae ein.

R. stapedialis. Ein Zweig geht als R. stapedialis zum gleichnamigen Muskel und zum Steigbügel. (Weiteres s. Bd. I/1, Teil C.)

R. auricularis. Ein Zweig steigt, bedeckt vom M. auricularis posterior, aufwärts und verzweigt sich an der Außenseite des Ohres. Einige Ästchen durchbohren das Ohrskelet, andere umfassen seine Ränder und versorgen die laterale Fläche der Ohrmuschel.

R. occipitalis. Ein oder mehrere Zweige kreuzen die laterale Seite des Processus mastoideus und ziehen über den M. sternocleidomastoideus dorsalwärts. Sie versorgen den Venter occipitalis m. occipitofrontalis sowie Kopfschwartenbezirke hinter dem Ohr. Die Zweige anastomosieren mit Zweigen der A. occipitalis. Dieser Ast ist bei sog. lateralen Verlauf der A. occipitalis stark ausgebildet.

(7) A. temporalis superficialis (Abb. 311)

Die oberflächliche Schläfenarterie ist der dünnere Endast der A. carotis externa. Er entsteht meist in Höhe des Collum mandibulae innerhalb der Gl. parotis und überkreuzt die hintere Wurzel des Processus zygomaticus, um sich etwa 5 cm oberhalb in einen vorderen und hinteren Ast aufzuzweigen. (Weiteres s. Bd. I/1, Teil B).

Lagebeziehungen. In Höhe des Processus zygomaticus wird die A. temporalis superficialis vom M. auricularis anterior überdeckt. Innerhalb der Gl. parotis überkreuzen Rr. temporales et zygomatici des N. facialis das Gefäß. In der Kopfschwarte begleiten es Zweige des N. auriculotemporalis und außerdem in unterschiedlichen Abständen Begleitvenen. Die A. temporalis superficialis versorgt mit einigen Zweigen die Gl. parotis, die Articulatio temporomandibularis, den M. masseter und Nachbarstrukturen.

Äste

Rr. parotidei ziehen nach vorne und seitwärts in die Gl. parotis.

A. transversa faciei. Die sehr unterschiedlich starke A. transversa faciei entspringt meist innerhalb der Gl. parotis, durchzieht oder unterläuft diese nach vorne und verläuft zwischen Ductus parotideus und Processus zygomaticus nach vorne. Gewöhnlich wird die Arterie von einem oder zwei Zweigen des N. facialis begleitet.
Sie zerfällt in zahlreiche Äste, welche die Gl. parotis, den Ductus parotideus, den M. masseter und Hautgebiete versorgen. Ihre Zweige anastomosieren mit Zweigen der Aa. facialis, masseterica, buccalis und infra-orbitalis (s. Abb. 311 u. 312.).

Rr. auriculares anteriores verzweigen sich am Ohrläppchen und vorderen Anteilen des Außenohres sowie am Meatus acusticus externus.

A. zygomatico-orbitalis. Das Gefäß entspringt gewöhnlich aus der A. temporalis superficialis, gelegentlich aus der A. temporalis media. Es zieht durch die Basis des Corpus adiposum temporale zwischen oberflächlicher und tiefer Schicht der Fascia temporalis zu lateralen Bezirken der Orbita. Seine Zweige versorgen den M. orbicularis oculi und anastomosieren mit der A. lacrimalis sowie Rr. palpebrales aus der A. ophthalmica. Ein Zweig dringt durch das gleichnamige Foramen in den Canalis zygomatico-orbitalis ein und beteiligt sich an der Versorgung der Periorbita (s. Bd. I/1, Teil B).

A. temporalis media. Die Arterie entspringt unmittelbar über dem Arcus zygomaticus und durchbricht sofort die Lamina superficialis fasciae temporalis. Ihre Zweige versorgen den M. temporalis und anastomosieren mit Rr. temporales profundi der A. maxillaris.

R. frontalis. Der vordere Endast der A. temporalis superficialis zieht in gewundenem Verlauf nach oben und vorne, Rich-

A. carotis externa

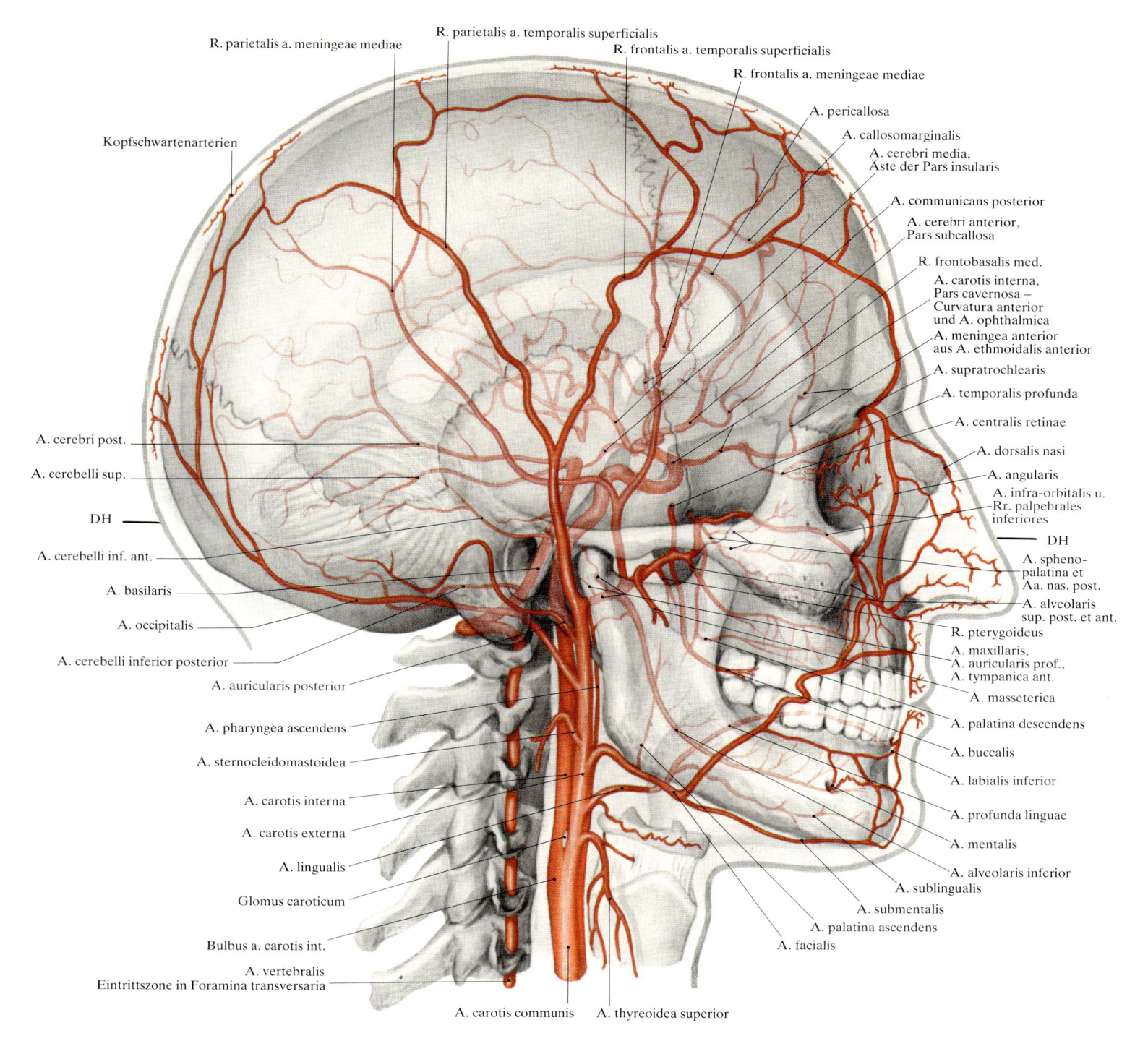

Abb. 311. Arterien des Kopfes, Übersicht

tung Tuber frontale. Er versorgt Muskeln, Haut und Perikranium der Region, anastomosiert mit kontralateralen Gefäßen sowie mit Ästen der A. supra-orbitalis, A. supratrochlearis und dem R. parietalis (s. Band I, Teil B).

R. parietalis. Der hintere und dickere Endast verläuft meist oberflächlicher. Er zieht an der Schädelaußenfläche nach oben und dorsal und liegt oberflächlich zur Fascia temporalis superficialis. Er versorgt Hautgebiete und die Kopfschwarte, anastomosiert mit dem gegenseitigen gleichnamigen Ast sowie mit der A. auricularis posterior und der A. occipitalis.

Praktisch-ärztliche Bedeutung

Der Druckpunkt der Arterie befindet sich an ihrer Überkreuzungsstelle des Processus zygomaticus. Dort kann die Pulsation gefühlt werden.

A. temporalis superficialis und Shuntoperationen (s. Bd. I/1, Teil B.)

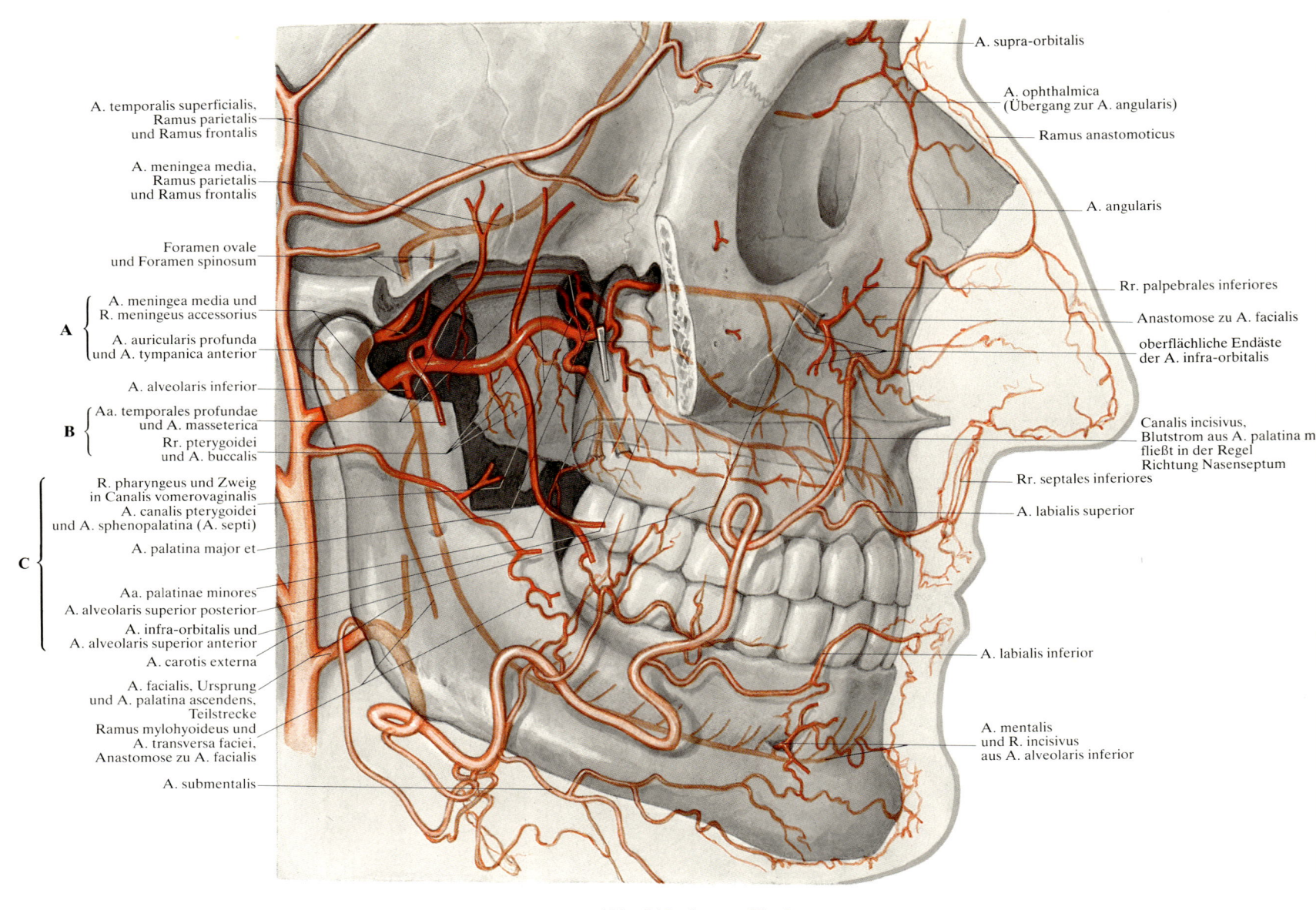

Abb. 312. A. maxillaris
Äste und Zweige verschiedener Gesichtsarterien
A Pars mandibularis; B Pars pterygoidea; C Pars pterygopalatina

(8) A. maxillaris (Abb. 312)

Die A. maxillaris verzweigt sich am Ober- und Unterkiefer, an den Kaumuskeln, dem Gaumen, der Nase und der Dura mater des Schädels. Ihre Äste werden drei Verlaufsstrecken zugeordnet: Die A. maxillaris entsteht meist hinter dem Collum mandibulae als vorderer und größerer Endast der A. carotis externa. Zunächst zieht das Gefäß innerhalb der Gl. parotis zwischen Collum mandibulae und Lig. sphenomandibulare rostralwärts, anschließend über das Caput pterygoideum des M. pterygoideus lateralis oder unter diesem zur Fossa pterygopalatina (s. Bd. I/1, Teil C). Ihre Verlaufsstrecke gliedert sich demnach in eine Pars mandibularis, Pars pterygoidea und eine Pars pterygopalatina. Die *Pars mandibularis* zieht zwischen Collum mandibulae und Lig. spheno-

Arteriitis temporalis (Horton). Bei der Arteriitis temporalis kann die Arterie als dicker, stark geschlängelter Strang deutlich sichtbar sein, ist druckschmerzhaft und oft ohne Pulsation. Heftiger Schläfenkopfschmerz, allgemeines Krankheitsgefühl und leichte Temperaturerhöhung sind die hauptsächlichsten Symptome der Erkrankung, die vorwiegend die äußeren Kopf- und Extremitätenarterien, die A. ophthalmica sowie die Aorta befällt, während die viszeralen Arterien seltener betroffen werden. Neben entzündlichen Proliferationen und granulomatösen Infiltrationen der Tunica media und Membrana elastica interna finden sich zahlreiche Riesenzellen vom Typ der Langhans- und Fremdkörperriesenzellen (Riesenzellarteriitis).

zwischen ihm und den Ästen des N. mandibularis gewöhnlich eine große Schlinge, die sich zwischen ihm und den beiden Muskelköpfen lateralwärts begibt.

Die *Pars pterygopalatina* dringt durch die Fissura pterygomaxillaris in die Fossa pterygopalatina, in der sie vor dem Ganglion pterygopalatinum in typischen Schlingen ausläuft. (Weiteres s. Bd. I/1, Teil C.)

Äste

a) Pars mandibularis

A. auricularis profunda. Der kleine Ast entspringt oft gemeinsam mit der A. tympanica anterior und steigt innerhalb der Gl. parotis hinter dem Kiefergelenk aufwärts, durchbohrt den knorpeligen oder knöchernen Teil des äußeren Gehörganges und versorgt diese. Feinere Zweige erreichen die Außenfläche und weniger zahlreich die Innenfläche der Membrana tympani und das Kiefergelenk.

A. tympanica anterior. Der englumige Ast steigt ebenfalls hinter dem Kiefergelenk aufwärts, durchdringt die Fissura petrotympanica und beteiligt sich an der Versorgung des Cavum tympani (s. Bd. I/1, Teil C), insbesondere am Aufbau des Trommelfellkranzes. In diesen ziehen außerdem Zweige der A. tympanica posterior aus der A. stylomastoidea ein. Feinere Zweige anastomosieren mit Zweigen der A. canalis pterygoidei und der A. caroticotympanica aus der A. carotis interna.

A. alveolaris inferior. Nach dem Ursprung der A. alveolaris inferior zweigt ein R. lingualis ab, der gemeinsam mit dem N. lingualis abwärts zieht und sich an der Versorgung des Nervs und der Mundschleimhaut beteiligt. Die Arterie steigt hinter dem N. alveolaris inferior zum Foramen mandibulae ab. Während dieser Verlaufsstrecke liegt sie zwischen R. mandibulae und Lig. sphenomandibulare. Noch vor ihrem Eintritt in den Kanal entläßt sie den R. mylohyoideus, der unter dem Ansatz des Lig. sphenomandibulare mit dem N. mylohyoideus nach unten und vorne verläuft. Nerven- und Gefäßast versorgen die untere Seite des M. mylohyoideus sowie inneres Periost des Unterkiefers. Das Gefäß anastomosiert mit der A. submentalis der A. facialis. Der Hauptstamm der Arterie zieht innerhalb des Canalis mandibulae und teilt sich gewöhnlich unter dem Dens premolaris I in 2 Äste: R. incisivus und R. mentalis. (Weite und Lagebeziehungen sowie Zweige s. Bd. I/1, Teil C.)

Der *R. incisivus* zieht bis zu den Dentes incisivi zur Medianen nach vorne, wo er mit der gleichnamigen Arterie der Gegenseite anastomosiert. Innerhalb des Kanales gehen feine Zweige zur Mandibula und zu den Zahnwurzeln ab. Diese versorgen Periodontium und, in die Foramina apicalia eintretend, die Zahnpulpen der Frontzähne. (Weiteres s. Bd. I/1, Teil C.)

Der *R. mentalis* verläßt das gleichnamige Foramen und beteiligt sich an der Versorgung des Kinns. Er anastomosiert mit der A. submentalis und der A. labialis inferior.

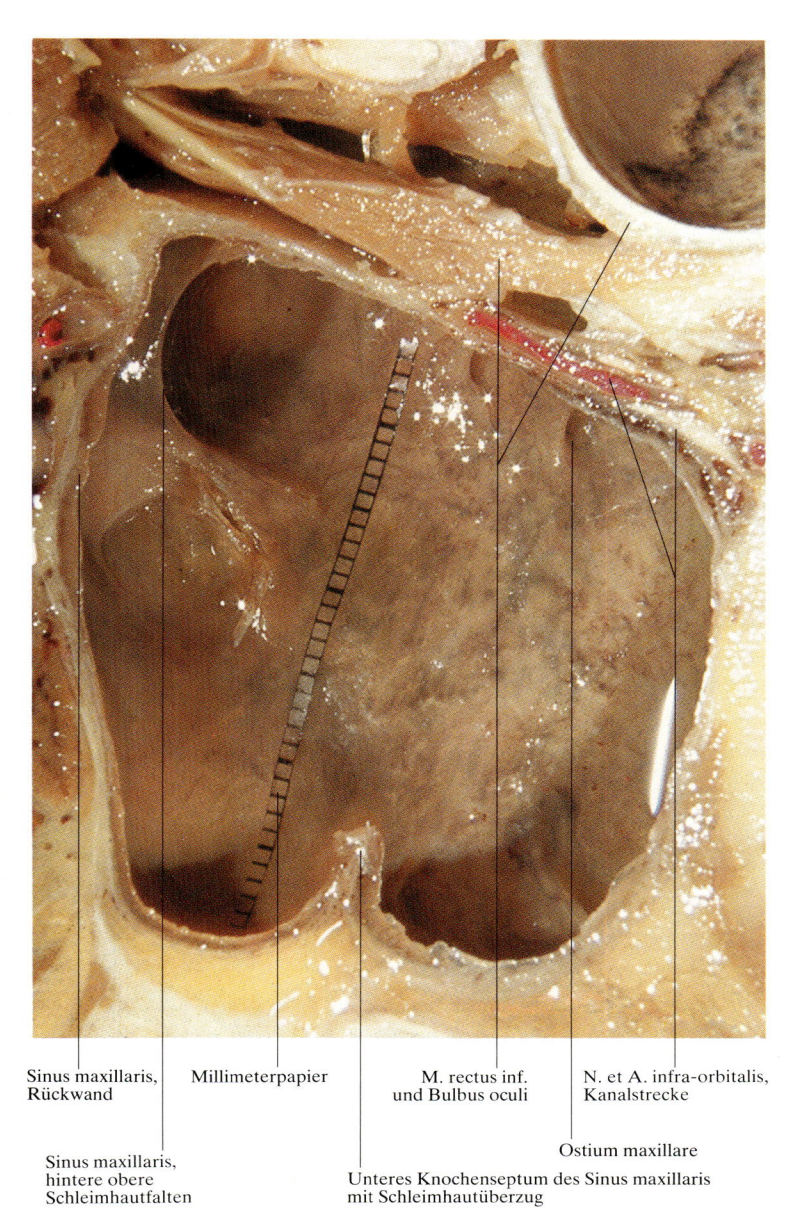

Sinus maxillaris, Rückwand — Millimeterpapier — M. rectus inf. und Bulbus oculi — N. et A. infra-orbitalis, Kanalstrecke

Sinus maxillaris, hintere obere Schleimhautfalten — Unteres Knochenseptum des Sinus maxillaris mit Schleimhautüberzug — Ostium maxillare

Abb. 313. A. infra-orbitalis und Sinus maxillaris, mediale Wand

mandibulare meist horizontal parallel und etwas unterhalb des N. auriculotemporalis nach vorne. Sie überkreuzt den N. alveolaris inferior und den N. lingualis meist seitlich und zieht am Unterrand des M. pterygoideus lateralis entlang.

In 8,5% zweigt an der medialen Seite des Collum mandibulae ein stärkerer Ast ab, und verläuft lateral des M. pterygoideus lateralis nach vorne. Dieser oberflächliche Zweig gibt meist die A. masseterica und die A. buccalis ab und zieht zur seitlichen Orbitawand. Seltener geht auch die A. alveolaris inferior aus diesem R. superficialis hervor (LAUBER 1901). Der R. superficialis kann (1,5%) auch eine A. alveolaris superior posterior abgeben.

In der *Pars pterygoidea* verläuft das Gefäß schräg nach oben und vorne, unter dem M. temporalis und meist oberflächlich zum Caput pterygoideum des M. pterygoideus lateralis. Weniger häufig zieht es unter diesem Muskelkopf und bildet

A. meningea media. Die A. meningea media ist die größte der Dura- und Schädelknochenarterien. Sie steigt zwischen Lig. sphenomandibulare und M. pterygoideus lateralis aufwärts und durchdringt eine Schlinge des N. auriculotemporalis. (Weiteres s. Bd. I/1, Teil C.)

Die Äste der A. meningea media anastomosieren mit den gegenseitigen gleichnamigen Gefäßen sowie mit vorderen und hinteren Meningealarterien. Während ihres Verlaufes an der lateralen Oberfläche des M. tensor veli palatini geht meist ein R. meningeus accessorius von der Arterie ab. Dann zieht sie durch das Foramen spinosum in die Schädelhöhle ein. An der Unterfläche der Dura mater verläuft die A. meningea media eine unterschiedliche Strecke lateralwärts und vorwärts und verzweigt sich dann in Rr. frontalis et parietalis. (Verzweigungsort und -art s. Bd. I/1, Teil B.)

Der größere *R. frontalis* zieht in einer Rinne des großen Keilbeinflügels vor- und aufwärts. Seine Zweige reichen, in die Dura eingebettet, bis zum Scheitel und nach dorsal bis in die Okzipitalregion. Einer der Äste durchbohrt ca. 32 mm vor der Sutura lambdoidea das Os parietale: A. emissaria parietalis.

Der *R. parietalis* zieht an der Innenfläche der Squama ossis temporalis dorsalwärts und erreicht den Unterrand des Os parietale, etwas vor dessen Angulus mastoideus. Dort teilt er sich in 2 Äste, welche den hinteren Abschnitt der Dura mater und der Calvaria versorgen. (Weiteres s. Bd. I/1, Teil B.)

Der *R. petrosus* zieht durch den Hiatus canalis facialis und versorgt mit feinen Zweigen das Ganglion geniculi, den 7. Hirnnerv, beteiligt sich an der Versorgung des Cavum tympani und anastomosiert mit Zweigen des A. labyrinthi und dem R. stylomastoideus aus der A. auricularis posterior. (Weiteres Band I/1, Teil C.)

Rr. ganglionares: Zahlreiche kleine Zweige ziehen zum Ganglion trigeminale sowie den Wurzelfäden des N. trigeminus. (Weiteres s. Bd. I/1, Teil B.)

Rr. temporales ziehen durch kleine Foramina in den großen Keilbeinflügel, versorgen diesen und anastomosieren am Planum infratemporale mit Ästen der A. temporalis profunda.

Der R. anastomoticus cum a. lacrimali des R. frontalis zieht nach vorne und durch den lateralen Teil der Fissura orbitalis superior, durch die Ala minor oder durch das Orbitadach in die Augenhöhle. Er anastomosiert mit einem rückläufigen meningealen Ast der A. lacrimalis. Ist dieses Gefäß weit, dann entspringt die A. lacrimalis vorwiegend oder vollständig aus der A. meningea media.

A. tympanica superior: Eine der oberen Mittelohrarterien zieht mit dem M. tensor tympani in das Felsenbein ein und begleitet ihn in das Cavum tympani. Dort beteiligt sich die Arterie an der Versorgung der Paukenhöhlenschleimhaut. (Weiteres s. Bd. I/1, Teil C.)

R. meningeus accessorius: Entspringt aus der A. maxillaris oder aus der A. meningea media. Er versorgt Kaumuskeln, durchzieht in etwa 10% das Foramen ovale und splittert sich am Ganglion trigeminale und an der Dura mater auf. (Weiteres s. Bd. I/1, Teil C.)

Oberflächenbezug. Die A. meningea media gelangt etwas vor dem Prä-aurikularpunkt in den Schädel und teilt sich etwa 2 cm oberhalb der Mitte des Processus zygomaticus in meist 2 Hauptäste auf. Von hier zieht der R. frontalis zunächst etwas nach vorne und aufwärts zum Pterion, wendet sich dann nach oben und versorgt Dura und Schädel der vorderen und mittleren Schädelgrube bis etwa zur Lambdanaht. (Weiteres s. Bd. I/1, Teil B.)

Praktisch-ärztliche Bedeutung

Die A. meningea media ist bei Frakturen der Regio temporalis des Schädels gefährdet. Die Lamina interna des Schädels bricht gewöhnlich eher als die Lamina externa. Deshalb kann die Arterie auch ohne äußere Impression geschädigt sein. Abgesehen davon liegt sie gelegentlich innerhalb kürzerer oder längerer Knochenkanäle. (Weiteres s. Bd. I/1, Teil B.)

b) Pars pterygoidea

A. masseterica. Die dünne, gelegentlich gedoppelte A. masseterica verläuft mit ihrem Begleitnerv durch das Septum sigmoideum der Incisura mandibulae zur Innenfläche des M. masseter. Innerhalb des Muskels anastomosiert sie mit Rr. massetrici der A. facialis sowie mit Ästen der A. transversa faciei. (Weiteres Bd. I/1, Teil C.)

Aa. temporales profundae. Normalerweise bestehen ein vorderer und ein hinterer Ast, welche zwischen M. temporalis und Perikranium hochsteigen. Leichte Rinnen an der Außenfläche des Os temporale deuten auf ihre Verläufe hin. Sie versorgen den gleichnamigen Muskel und anastomosieren mit der A. temporalis media. Der vordere Ast anastomosiert auch mit der A. lacrimalis über Zweige, die durch das Os zygomaticum und den großen Keilbeinflügel, seltener auch durch die Fissura orbitalis inferior (s. Abb. 312 und Bd. I/1, Teil C) hindurchziehen.

Rr. pterygoidei. Mehrere kleine Gefäßchen ziehen gemeinsam mit begleitenden Nerven zu den Mm. pterygoidei.

A. buccalis. Die kleine Arterie zieht, den N. buccalis begleitend, schräg nach vorne und unten zwischen M. pterygoideus medialis und der Pars profunda des M. temporalis an die Außenfläche des M. buccinator. Dort verzweigt sie sich in ihre Endäste. Sie anastomosiert mit Ästen der A. facialis und A. infra-orbitalis. (Weiteres s. Band I/1, Teil C).

c) Pars pterygopalatina

A. alveolaris superior posterior. Beim Eintritt in die Fossa pterygopalatina entspringt das Gefäß meist gedoppelt aus der A. maxillaris. Bei einfachem Ursprung teilt es sich in meist 2 Ästchen, die mit gleichnamigen Nerven die Rückfläche des Tuber maxillae durchsetzen und schließlich als Rr. dentales die Dentes molares et premolares sowie Schleimhautbezirke der Sinus maxillares versorgen. (Weiteres s. Bd. I/1, Teil C.)

A. infra-orbitalis. Die Arterie entspringt oft gemeinsam mit der A. alveolaris superior posterior. Sie dringt durch die Fissura orbitalis inferior in die Augenhöhle ein und zieht mit ihrem Begleitnerv in den Sulcus und später in den Canalis infra-orbitalis. Gemeinsam mit dem Nerv verläßt sie das Foramen infra-orbitale, wo sie sich in ihre Endäste unter dem M. levator labii superioris aufzweigt.
Innerhalb der Kanalstrecke gibt sie einen oder mehrere Rr. orbitales ab, die sich an der Versorgung des M. rectus inferior, des M. obliquus inferior sowie des Saccus lacrimalis beteiligen. (Weiteres s. Abb. 313 und Bd. I/1, Teil B.)

Aa. alveolares superiores anteriores (et medii). Ebenfalls in der Kanalstrecke der A. infra-orbitalis zweigen Aa. alveolares superiores anteriores et medii ab und treten innerhalb der Canales alveolares anteriores oder medii zu den Dentes incisivi et canini. Sie versorgen auch Schleimhautbezirke des Sinus maxillaris. (Weiteres s. Bd. I/1, Teil C.)

A. canalis pterygoidei. Das Gefäß liegt zunächst lateral des Ganglion pterygopalatinum und zieht in der Fossa pterygopalatina medialwärts in den Canalis pterygoideus neben dem gleichnamigen Nerv ein. Es anastomosiert meist mit einem Zweig der A. carotis interna und mit einem Ast der A. pharyngea ascendens.

Rr. pharyngei. Ein oder mehrere Rr. pharyngei der A. maxillaris ziehen medial des Ganglion pterygopalatinum, während der Hauptstamm der Arterie gewunden vor diesem verläuft. (Weiteres s. Bd. I/1, Teil C.)

A. palatina descendens. Die Arterie geht meist in der Fossa pterygopalatina von der A. maxillaris ab und zieht innerhalb des Canalis palatinus major abwärts, wo sie bald mehrere Aa. palatinae minores und Zweige zur lateralen Nasenwand abgibt.
Die *A. palatina major* durchzieht den Hauptkanal nach abwärts, gelangt gemeinsam mit dem gleichnamigen Nerv durch das Foramen palatinum majus an den harten Gaumen und begibt sich innerhalb einer oder, sich verzweigend, in mehreren Knochenrinnen nach vorne, Richtung Canalis incisivus. (Feinerer Verlauf s. Bd. I/1, Teil C.) Ihre Endstrecke durchdringt diesen Kanal und anastomosiert mit Zweigen der A. sphenopalatina und anderer Nasenhöhlenarterien. Das Gefäß versorgt Gaumendrüsen, Gingiva sowie Schleimhautbezirke des harten Gaumens und der Nasenhöhle.
Die *Aa. palatinae minores* durchziehen mit den gleichnamigen Nerven die Canales palatini minores, um durch die Foramina palatina minora in den weichen Gaumen zu gelangen. Dort versorgen sie die Drüsen und Schleimhautbezirke und beteiligen sich an der Vaskularisation der Tonsilla palatina (s. Bd. I/1, Teil C.)

A. sphenopalatina. Die durch das Foramen sphenopalatinum dringende Arterie gilt als Endast der A. maxillaris. Sie gelangt an die seitliche Nasenhöhlenwand und verzweigt sich hier in *Aa. nasales posteriores laterales,* welche sich an den Conchae und den Meati aufsplittern. Sie anastomosieren mit Zweigen der Aa. ethmoidales sowie mit Rr. nasales der A. palatina major. Ihre Zweige beteiligen sich an der Versorgung des Sinus frontalis et maxillaris, der Cellulae ethmoidales sowie des Sinus sphenoidalis. Während die Arterie den vorderen Teil des Corpus sphenoidale unterkreuzt, wird sie zur *A. septi.* Zweige dieses Astes anastomosieren mit den Aa. ethmoidales. Ein Ast zieht in einer Rinne des Septum Richtung Canalis incisivus und anastomosiert dort mit dem durch den Canalis incisivus rückläufigen Endast der A. palatina major sowie mit Rr. septales der A. labialis superior. (Weiteres s. Bd. I, Teil C.)

c) A. carotis interna

Die Arterie versorgt den größten Teil des Großhirns, des Auges und seiner Hilfseinrichtungen. Sie gibt außerdem Äste zu Stirn und Nase ab. Sie entsteht an der Bifurkation der A. carotis communis, wo sie gewöhnlich zum Sinus caroticus erweitert ist. Ihre *Pars cervicalis* steigt meist, ohne Äste abzugeben, zur Schädelbasis auf. In der sich anschließenden *Pars petrosa* durchdringt sie in einem Bogen nach vorne und medial die Pars petrosa des Schläfenbeines und tritt in den Sinus cavernosus ein: *Pars cavernosa.* Ihr Endstück verläuft im *Subarachnoidealraum* und zweigt sich unter der Area perforata rostralis (anterior) im basalen Subarachnoidealraum in die Aa. cerebri media et anterior auf.

Extrakranielle Äste. Selten entspringt von der Pars cervicalis eine A. laryngea superior, eine A. pharyngea ascendens, eine A. occipitalis oder eine A. transversa faciei aus der A. carotis interna. (Über A. hypoglossica und A. suboccipitalis s. S. 534ff.)

Variationen ihrer Länge. Die Länge der Pars cervicalis der A. carotis interna hängt ab

a) von der Halslänge,
b) von der Höhe der Bifurkationsstelle der A. carotis communis,
c) von extrakranieller Schlingenbildung.
d) Gelegentlich entspringt sie vom Arcus aortae und zieht dann an der Medialseite der A. carotis externa kranialwärts bis zum Larynx, wo sie hinter der Carotis externa in ihre normalen Lagebeziehungen tritt.

Aplasie und Hypoplasie. Kongenitales Fehlen der A. carotis interna wurde seit TODE (1787) – bis 1973 25mal beobachtet. Vollständiges Fehlen in 6 Fällen unilateral, in 5 Fällen bilateral, teilweises Fehlen unilateral in 5, und bilateral in 2 Fällen. TEAL u. Mitarb. (1973) beschreiben nach angiographischen Studien kongenitales Fehlen der A. carotis interna bei gleichzeitiger zerebraler Hemiatrophie, Fehlen der A. carotis externa und persistierender A. stapedialis.
BURMESTER u. STENDER (1961) konnten 2 Fälle mit einseitiger Aplasie der A. carotis interna bei gleichzeitiger Aneurysma-

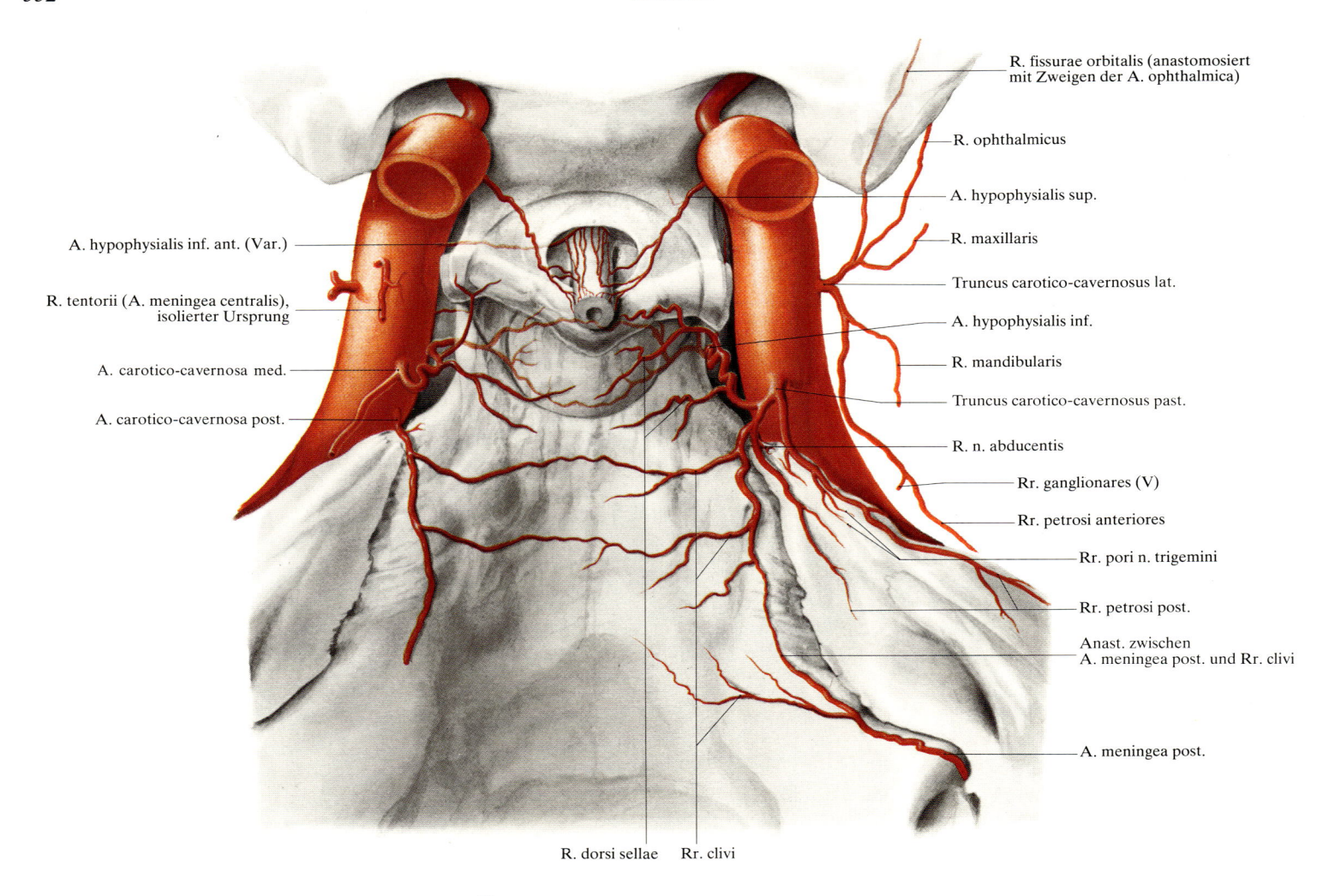

Abb. 314. Karotikokavernöse Äste und Aa. hypophysiales superiores (nach LANG u. SCHÄFER 1976)
Links Ursprungsvariationen, *rechts* regelhafte Ursprünge der Trunci carotico-cavernosi

bildung im vorderen Teil des Circulus arteriosus nachweisen (unter 85 Aneurysmafällen). LHERMITTE u.Mitarb. (1968) stellten ebenfalls bei einer Aneurysmapatientin eine Hypoplasie der A. carotis interna fest, und fanden lediglich 7 vergleichbare Fälle in der Literatur. Die A. carotis interna sinistra war auf einen Durchmesser von 1,5 mm verengt. Die linke A. cerebri media ging vom Basilarissystem ab, die beiden Aa. cerebri anteriores von der rechten A. carotis interna. Eine Gehirnschädigung war nicht nachweisbar.

Pars cervicalis und Kopfbewegungen. Normalerweise ziehen beide Aa. carotides internae, in lockeres Bindegewebe eingebaut, beweglich im Spatium parapharyngeum aufwärts. Hinter der Gefäßstraße liegen, bedeckt von prävertebralen Muskeln, die oberen Halswirbel und die Massa lateralis atlantis. Bei Kopfwendungen kann bei sehr großen Querfortsätzen des Atlas, insbesondere bei Ausbildung von Gefäßschlingen der A. carotis interna und deren Adhärenz zum umgebenden Bindegewebe, die Arterie von hinten her komprimiert werden (TOOLE, J.F. 1968).

Der Blutdurchstrom wird dabei vermindert, normalerweise aber durch das gegenseitige Gefäß in ausreichender Höhe gehalten. Ist der Circulus arteriosus cerebri im vorderen Abschnitt (A. cerebri anterior und A. communicans anterior) regelhaft ausgebildet, sind keine Folgen zu erwarten. Bei enger A. cerebri anterior und enger oder fehlender A. communicans anterior kann der Blutdruck im Karotissystem vermindert werden.

Armbewegungen und Kopfzirkulation. Durch den Truncus brachiocephalicus fließen pro Minute normalerweise 900 ml Blut, von dem in die rechte A. subclavia 300 ml, in die A. carotis communis 600 ml abzweigen. In die A. carotis interna fließen normalerweise etwa 400 ml/min ein. Bei Muskelarbeit im Armbereich vermehrt sich das Blutvolumen in der A. subclavia und das Minutenvolumen des Herzens steigt an. Fehlt aber diese Möglichkeit (bei verschiedenen Herzerkrankungen oder Stenose des Truncus brachiocephalicus) kann durch vermehrten Zufluß zum Arm der Zustrom in die A. carotis interna dextra vermindert werden. „Der Arm stiehlt

Tabelle 54. A. carotis interna, Verlauf der extrakraniellen Strecke
(KRAYENBÜHL u. YASARGIL 1965)

	0–20 Jahre	21–50 Jahre	51–74 Jahre
geradlinig	86,4%	72,5%	34,0%
gekrümmt	8,0%	12,2%	28,7%
geknickt	3,7%	9,8%	22,0%
Schleife	1,8%	5,0%	13,0%
Doppelschleife	–	0,4%	2,0%

Blut durch vermehrte Arbeit und fehlende Kompensationsmöglichkeit". (Weiteres s. S. 569.)

Extrakranielle Schlingenbildung. Die A. carotis externa setzt die Verlaufsrichtung der A. carotis communis meist geradlinig fort. Die A. carotis interna zieht, gestreckt oder schlingenbildend, zur Apertura externa des Canalis caroticus. Die engsten Windungen liegen meist im Anfangsteil der A. carotis interna, wo sich häufig eine nach seitlich und dorsal weisende Konvexität nachweisen läßt. Der nicht geradlinige Verlauf ist links doppelt so häufig wie rechts (Tabelle 54; KRAYENBÜHL u. YASARGIL 1965). Während der Alterung vermehren sich Schlingenbildungen. Sie wurden jedoch auch bei Neugeborenen nachgewiesen (BACKMUND 1967).

Schlingenbildungen und Blutdurchfluß. Nach GENÉE u. KLAUSBERGER (1974) beträgt bei normal gestalteter Carotis die Durchflußzeit 0,21–0,33 sec/dm, die Gesamtpassage (Durchflußzeit und Entleerungszeit) schwankt zwischen 1,59–2,23 sec/dm. Bei Stenose an der Karotisgabel war die Durchflußzeit auf 1,36 sec/dm und die Gesamtpassage auf 2,96 sec/dm verlängert. Bei 2 Tortuosities betrugen die Durchflußzeiten 0,58–0,68 sec/dm. Bei 2 Coilings 0,3–0,38 sec/dm, bei Kinking 1,1–1,3 sec/dm und damit das 3- bis 4-fache des Normalwertes.

Ärztliche Bedeutung. Schlingenbildung (Coiling) oder Schlängelung (Tortuosity) können u.U. bei bestimmten Kopfstellungen Störungen der Durchblutung verursachen. Häufiger sind Knickbildungen (Kinking) mit zerebraler Mangeldurchblutung verbunden und können die Indikation für einen gefäßchirurgischen Eingriff darstellen (Gefäßresektion mit End-zu End-Vereinigung).
Gerade verlaufende Arterien ziehen meist dorsal der A. carotis externa und besitzen gelegentlich nach dorsal konvexe Bögen. Auch nach medial konvexe Bögen kommen vor.

Lagebeziehungen s. Bd. I/1, Teil C.

Pars petrosa s. Bd. I/1, Teil C.
Von der Pars petrosa der Arterie gehen in der Regel Zweige zur Cavitas tympanica (Rr. caroticotympanici) und in etwa 50% ein Zweig nach vorne und medial ab (A. canalis pterygoidei).
Aus der *Pars cavernosa* entspringen am häufigsten zwei karotikokavernöse Äste, aus denen auch die unteren Hypophysenarterien entspringen (s. Bd. I/1, Teil B; Abb. 314).

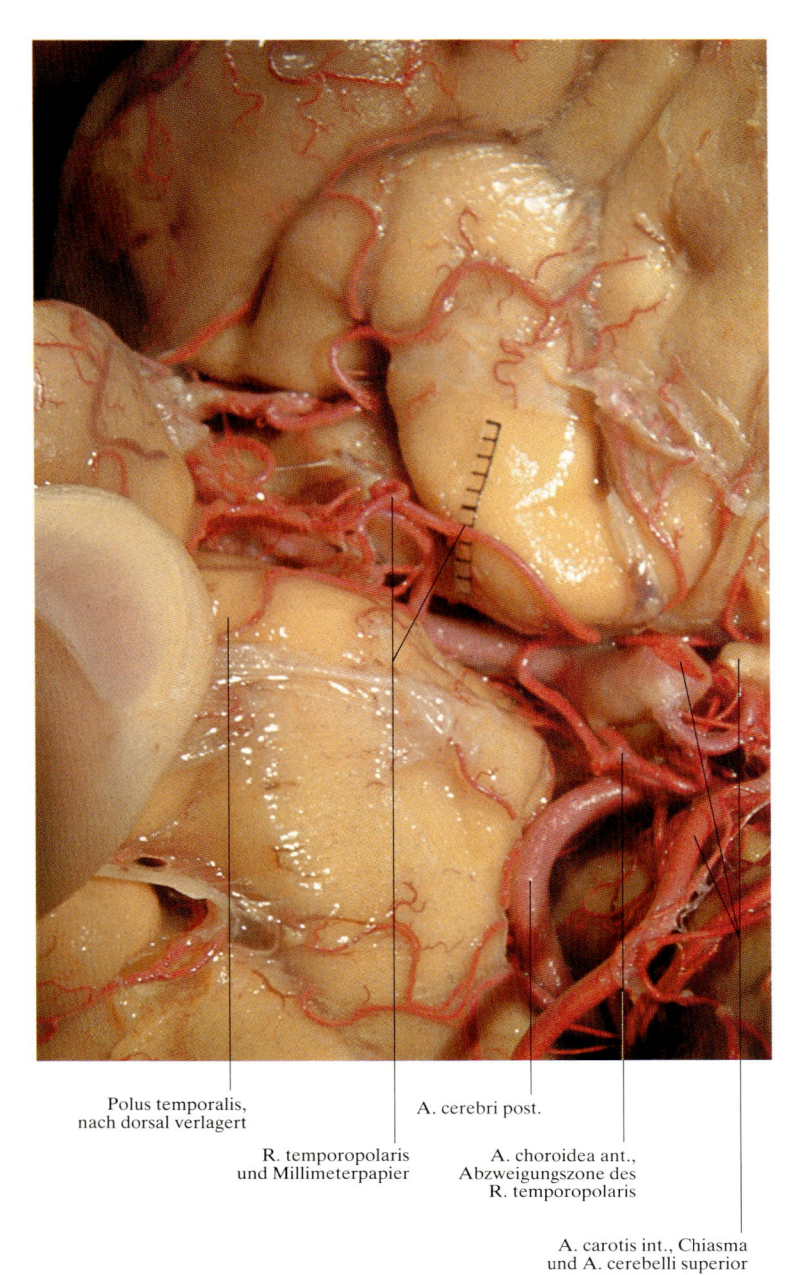

Abb. 315. R. temporopolaris aus A. choroidea anterior

Pars subarachnoidealis

Äste

A. ophthalmica. Direkt an der Übergangsstelle der Arterie in den Subarachnoidealraum entspringt vom vorderen oder oberen Umfang der A. carotis interna die A. ophthalmica. Sie unterläuft den N. opticus und zieht, meist von ihm bedeckt, zum Canalis opticus. Innerhalb der Orbita anastomosiert das Gefäß regelmäßig mit Ästen der A. carotis externa (Aa. meningea media, facialis, temporalis profunda). (Weiteres s. Bd. I/1, Teil B.)

A. communicans posterior. Die hintere Verbindungsarterie entspringt in 79,2% vom unteren, in 10,8% vom medialen

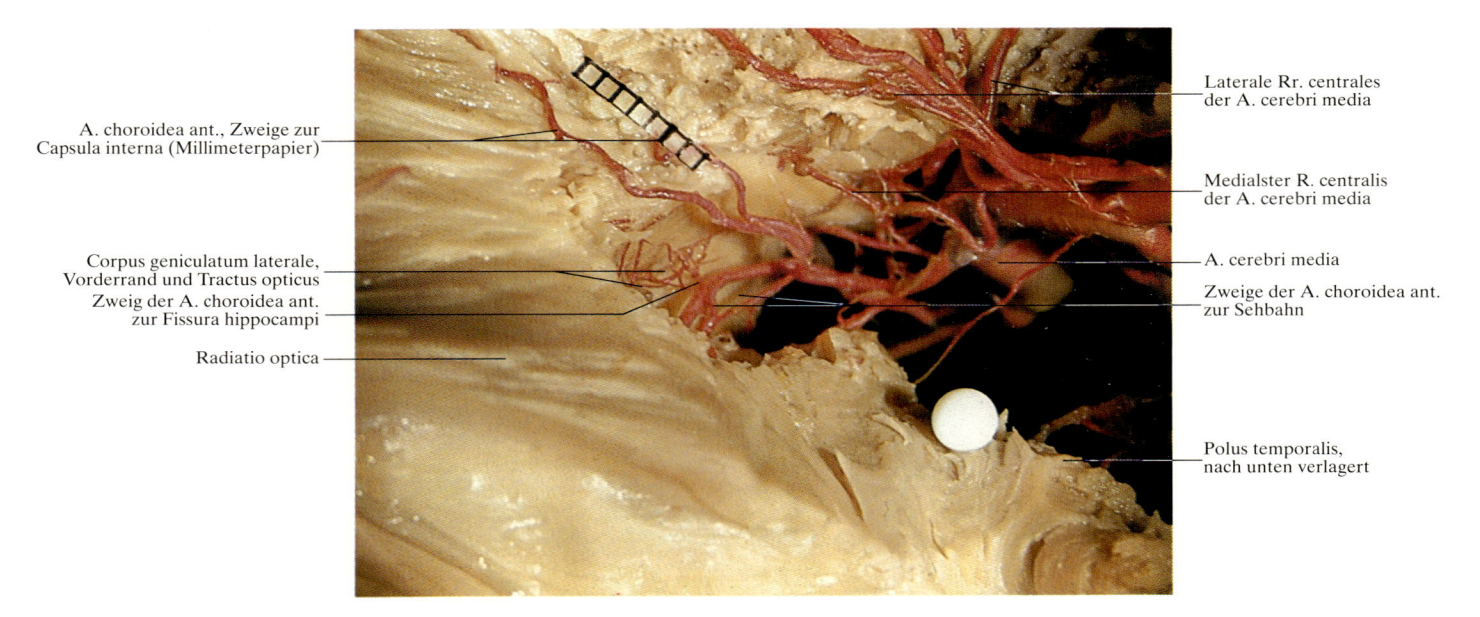

Abb. 316. A. choroidea anterior, Zweige (von seitlich)

und in ca. 10% vom lateralen Umfang der A. carotis interna und verläuft medial des N. oculomotorius nach dorsal, um sich mit der A. cerebri posterior zu verbinden. Der Durchmesser des Gefäßes schwankt sehr. Es ist in 22,62% weiter als die Pars precommunicalis der A. cerebri posterior, in 12% ist es über 2,0 mm weit. (Weiteres s. Bd. I/1, Teil B.)

A. choroidea anterior. Das Gefäß entspringt 3,42 (0,5–7,0) mm distal der A. communicans posterior und 2,37 (0,5–5,0) mm proximal der Endgabel der A. carotis interna, entläßt kleine oder größere Zweige zum Lobus temporalis (Abb. 315) und zieht dann unter dem Tractus opticus dorsolateralwärts. Es versorgt zunächst Teile des Tractus opticus (Abb. 316 u. 317) und des Zwischenhirns, unterkreuzt dann den Tractus und dringt in die Fissura choroidea ein, um sich im Plexus choroideus des Unterhornes aufzusplittern. Seine Plexusäste steigen bis zum Glomus choroideum aufwärts und verknüpfen sich dort mit Zweigen der Rr. choroidei posteriores. Die das Gehirn versorgenden Zweige beteiligen sich an der Durchblutung des Diencephalon und insbesondere an der der Radiatio optica. (Weiteres s. Bd. I/1, Teil B.)

Bei Verschluß der Arteria choroidea anterior können kontralaterale Hemiparese, Hemihypästhesie, Hemianopsie und Thalamussymptome (Hyperpathie, Hemiataxie, affektive Störungen) beobachtet werden. Die Symptome variieren ent-

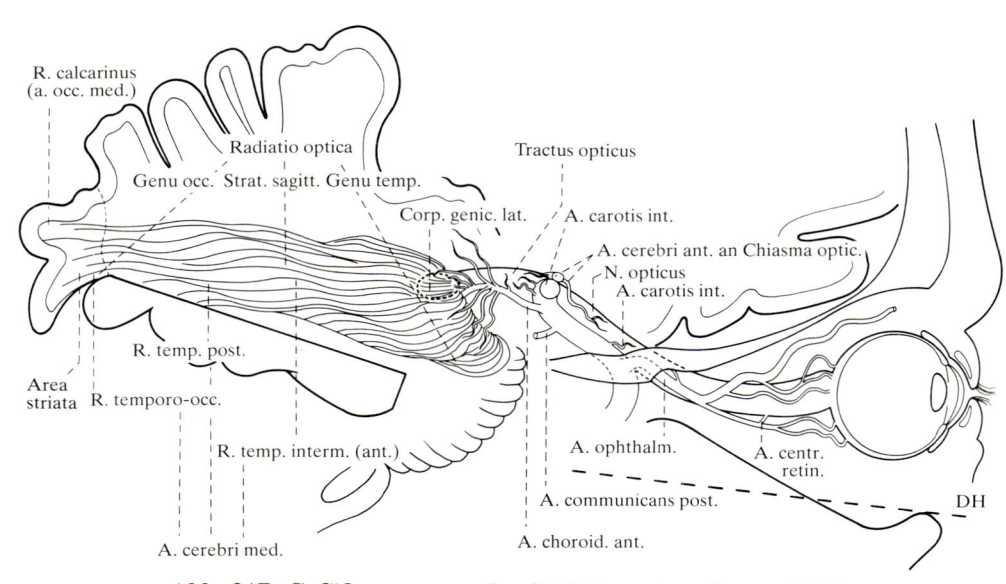

Abb. 317. Gefäßversorgung der Sehleitung (aus LANG 1983)

sprechend des Versorgungsgebietes der Arterie und der Funktion der Kollateralversorgung.

A. cerebri anterior. Der nach vorne und medial ziehende dünnere Endast der A. carotis interna verläuft zunächst innerhalb der vorderen Basalzisterne über das Chiasma und den N. opticus nach medial zum unteren Ende der Fissura longitudinalis cerebri. Über Verlauf und Zweige der Arterie s. Bd. I/1, Teil B.

A. communicans anterior. Das etwa 2 (1–4) mm lange und in etwa 7% gedoppelte Verbindungsstück der Aa. cerebri anteriores liegt innerhalb der Cisterna terminalis. Regelmäßig entstammen ihr einige Zweige, die zum Gefäßnetz der Lamina terminalis und zum Rostrum corporis callosi ziehen. (Weiteres s. Bd. I/1, Teil B.)

A. cerebri media. Der größere Endast der A. carotis interna setzt die Richtung des Stammes fort und begibt sich gleich in die Cisterna valleculae, das Wurzelgebiet der Cisterna sulci lateralis cerebri hinter dem kleinen Keilbeinflügel. Zweige und Versorgungsgebiete s. Abb. 330 u. 331 und Bd. I/1, Teil B.

d) A. vertebralis

Das Gefäß entspringt normalerweise vom oberen Umfang des ersten Subklaviaabschnittes. Nach einer unterschiedlich langen *prävertebralen Strecke* dringt die A. vertebralis in der Regel in das Foramen processus transversi des 6. Halswirbels ein und steigt von hier an innerhalb des von Wirbeln und Bändern gebildeten osteofibrösen Kanales der kranialwärts folgenden Querfortsatzlöcher hoch. Kein anderes arterielles Gefäß des menschlichen Körpers ist auf eine so lange Strecke wie die A. vertebralis in einen segmentiert beweglichen Knochenkanal eingelagert. Dieser schützt einerseits die Arterie gegen äußere Traumata, beeinträchtigt aber das Gefäß bei Erkrankungen oder Verletzungen des Knochenkanales selbst. Bei Kopf-Seitwendungen um etwa 60° vermindert sich der Blutdurchfluß durch die kontralaterale Arterie und vermehrt sich in der ipsilateralen. Bei gleich weiten Aa. vertebrales verändert sich der Blutdurchstrom durch den Hirnstamm und das Kleinhirn kaum. Bei unterschiedlich weiten Aa. vertebrales kann, wenn das weitere Gefäß eingeengt wird, der Blutzustrom zum zentralnervösen System vermindert sein. Nach Durchtritt durch das Foramen processus transversi des 1. Halswirbels windet die A. vertebralis sich nach dorsomedial zum Sulcus a. vertebralis atlantis und durchsetzt anschließend die Membrana atlanto-occipitalis posterior, die Dura mater und die Arachnoidea: *Pars atlantis.* In der ganzen Pars transversaria gibt die Arterie Äste zu benachbarten Strukturen ab, die mit Zweigen der A. carotis externa und anderen Arterien Anastomosen eingehen. (Weiteres, auch intra- und extrakranielle Anastomosen s. Bd. I/1, Teil B.)

Pars prevertebralis. Die Pars prevertebralis steigt zwischen M. longus colli und M. scalenus anterior aufwärts und dringt

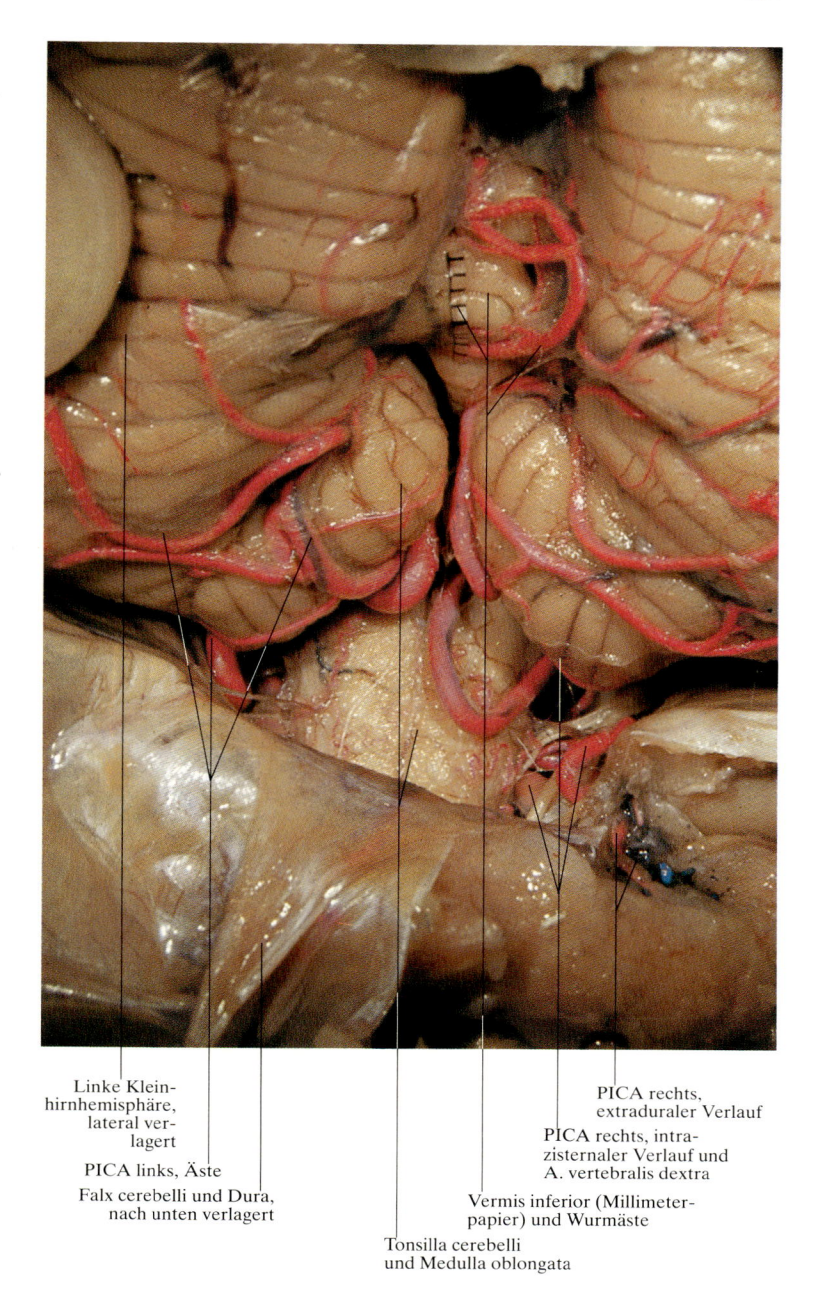

Linke Kleinhirnhemisphäre, lateral verlagert
PICA links, Äste
Falx cerebelli und Dura, nach unten verlagert
Tonsilla cerebelli und Medulla oblongata
PICA rechts, extraduraler Verlauf
PICA rechts, intrazisternaler Verlauf und A. vertebralis dextra
Vermis inferior (Millimeterpapier) und Wurmäste

Abb. 318. Unterwurmgebiet und extradural entspringende A. cerebelli inferior posterior (seltene Variation)

zwischen diesen beiden Muskeln in das 6. Foramen processus transversi ein. Ventral von ihr liegen die A. carotis communis und die V. vertebralis. Die A. thyreoidea inferior überkreuzt das Gefäß. Links vorne kommt die A. vertebralis außerdem in Lagebeziehung zum Ductus thoracicus. An ihrer Rückseite befinden sich der Processus transversus des 7. Halswirbels, Ganglion cervicale inferius, Nn. sympathici und Rr. ventrales des 7. und 8. Zervikalnervs. In 87,7% liegt in der Nachbarschaft der prävertebralen Strecke ein Ganglion vertebrale des Sympathicus (BECKER u. GRUNT 1957).

Pars transversaria. Die Pars transversaria zieht innerhalb der Foramina processuum transversorum der Halswirbel 6, 5,

4, 3 und 2 aufwärts. Während dieser Strecke ist sie begleitet von einem Zweig des Ganglion cervicothoracicum oder cervicale inferius und umgeben von der plexusartig ausgeformten V. vertebralis. Die Arterie zieht dicht vor den Rr. ventrales des 6.–2. Halsnervs und wendet sich nach Passage des Foramen processus transversi axis nach oben und lateral zum Atlas, dessen Massa lateralis sie ebenfalls – weiter seitlich als die Foramina der anderen Halswirbel – durchsetzt.

Pars atlantis. Die Pars atlantis erstreckt sich vom Oberrand des Foramen processus transversi atlantis bis zur Membrana atlanto-occipitalis posterior. Diese Strecke ist von dem besonders engmaschigen und weitlumigen Plexus venosus suboccipitalis umgeben. Die Arterie zieht zunächst medial des Ansatzes des M. rectus capitis lateralis, wendet sich, samt Venenplexus, im Sulcus arteriae vertebralis atlantis nach medial und durchdringt in schrägem Verlauf den Unterrand der Membrana atlanto-occipitalis.

Während ihrer letzten Strecke liegt sie in der Tiefe des Trigonum suboccipitale, gibt Muskeläste, Zweige zur Medulla und Aa. meningeae posteriores ab. Mehrfach ließ sich an unserem Untersuchungsgut eine extradural entspringende A. cerebelli inf. post. nachweisen (LANG 1985) (Abb. 318). (Weiteres s. Bd. I/1, Teil B.)

Pars subarachnoidealis. Nach ihrem Durchtritt durch die Membrana atlanto-occipitalis, die Dura mater und die Arachnoidea entsteht die Pars subarachnoidealis. Sie zieht nach vorne, aufwärts und medial und vereinigt sich am Unterrand des Pons mit der gegenseitigen zur A. basilaris. Die Wurzeln des 12. Hirnnervs verlaufen meist hinter der Arterie. (Weiteres s. Bd. I/1, Teil B.)

Ursprungsvariationen (Abb. 319)

In 90% entspringen rechte und linke A. vertebralis regelrecht aus den Aa. subclaviae. Die Ursprungsstelle liegt rechts (bei Japanern) im Mittel 25 (14–36) mm distal des Teilungswinkels des Truncus brachiocephalicus, links durchschnittlich 35 (16–50) mm vom Abgang aus der Aorta (Arterienseite einbezogen; ADACHI 1928).

In 5,4% (männlich 5,9%, weiblich 3,6%) geht die A. vertebralis rechts aus der A. subclavia, links vom Arcus aortae ab. Sehr selten fand sich ein Ursprung aus der A. carotis communis dextra (wenn die A. subclavia dextra als letzter Ast des Arcus aortae abzweigt). Noch seltener ist ein Ursprung der linken A. vertebralis aus der A. carotis communis sinistra.

Entstehung der Variationen. Die A. vertebralis sinistra wird zu einem direkten Ast des Aortenbogens bei Persistenz einer höheren als der 6. zervikalen Segmentarterie (s.S. 529ff.). Sie tritt dann auch gewöhnlich in ein höheres Foramen ein als normal. Bleibt die Längsanastomose zur 6. Segmentarterie erhalten, dann entsteht ein zweiwurzeliger Ursprung der A. vertebralis. Außerordentlich selten entspringt die A. vertebralis dextra aus dem Aortenbogen. Dann wird entweder das ganze Anfangsstück der rechten 4. Kiemenbogenarterie in den Arcus aortae einbezogen oder es liegt eine Varietät mit nachträglicher Wanderung der Ursprungsstellen vor.

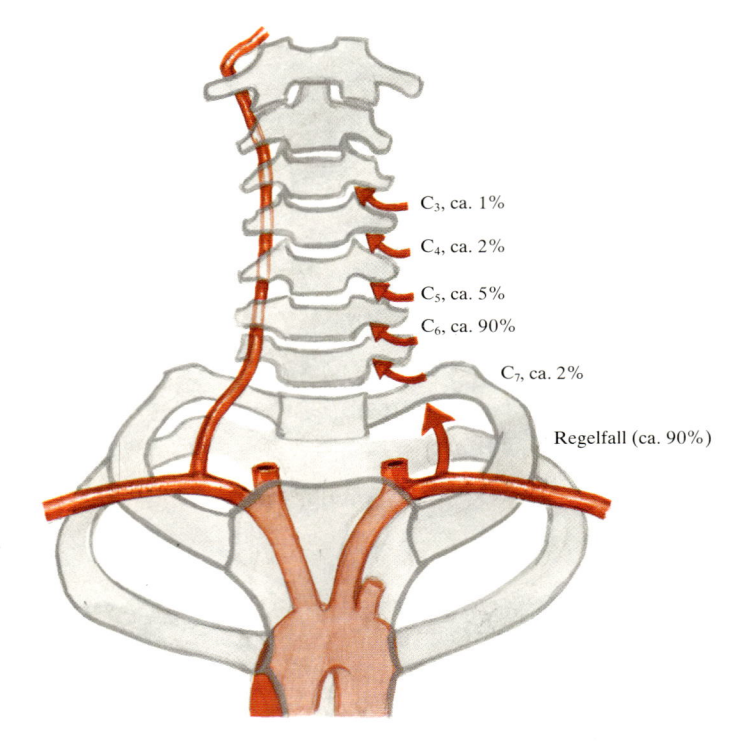

Abb. 319. A. vertebralis, Eintritt in die Halswirbel

C_3, ca. 1%
C_4, ca. 2%
C_5, ca. 5%
C_6, ca. 90%
C_7, ca. 2%
Regelfall (ca. 90%)

Eintrittsstellen der A. vertebralis in die Halswirbel

Regelfall: In ca. 95% rechts und in 92,2% links tritt die A. vertebralis in den 6. Halswirbel ein.

Variationen: In 0,7%, mit Ursprung aus der A. subclavia dextra oder links aus dem Arcus aortae, tritt die Arterie ins 4. Foramen ein.

In 4,5% dringt die Arterie ins 5. Foramen processus transversi ein.

In 1,2% tritt sie ins 7. Foramen ein (ADACHI 1928).

Abgangsrichtung der A. vertebralis. Sehr selten geht die A. vertebralis nicht vom oberen, sondern vom vorderen Umfang ihres Stammgefäßes ab.

Tuberculum anterius der Halswirbel und Eintritt der A. vertebralis. Bei Eintritt der A. vertebralis ins Foramen processus transversi des 5. oder 4. Halswirbels findet sich das hervorragendste Tuberculum meist am 5. Halswirbel. Normalerweise ragt das des 6. am weitesten vor (ADACHI 1928).

Durchmesser der Aa. vertebrales. Die Durchmesser der Aa. vertebrales (Pars subarachnoidealis) betragen rechts durchschnittlich 2,41 und links 2,59 mm.

Weitenunterschiede der Pars prevertebralis. An Japanern fand sich in 45,6% links eine stärkere A. vertebralis als rechts.

In 25,8% war sie rechts stärker und in 28,6% waren beide Aa. vertebrales gleich stark (ADACHI 1928).

Variationen

1. In weniger als 1% entspringt eine (u.U. verkümmerte) A. thyreoidea inferior aus der Pars prevertebralis arteriae vertebralis.
2. Selten gibt die Arterie eine A. intercostalis suprema ab, die durch ein oder mehrere Foramina transversaria abwärts steigt: A. vertebralis thoracalis.
3. Eine der A. vertebrales kann bis auf ein dünnes Fädchen rückgebildet sein (3–5%).
4. Der Truncus costocervicalis und thyreocervicalis gehen in weniger als 1% aus einem gemeinsamen Stamm mit der A. vertebralis ab.

Pars cervicalis

Äste

Rr. spinales gelangen durch die Foramina intervertebralia in den Canalis vertebralis, wo sie sich in 2 Äste teilen:
Ein Zweig zieht – wenn entwickelt – entlang der Wurzeln durch die Dura und versorgt Medulla spinalis und ihre Hüllen. Er anastomosiert mit anderen Arterien des Rückenmarks: A. radicularis. (Weiteres s. Bd. I/1, Teil B.)
Der andere Ast versorgt Dura und Knochen des Wirbelkanals von innen und teilt sich in einen stärkeren Ramulus ventralis internus und in einen Ramulus dorsalis internus. Der Ramulus ventralis internus teilt sich erneut in einen aufsteigenden und einen absteigenden Zweig, welche mit denen gleichnamiger anderer Segmentäste anastomosieren.
Auf diese Weise entstehen zwei laterale Anastomosenketten an den hinteren seitlichen Oberflächen der Wirbelkörper. Von diesen Ketten werden Periost, Bänder, Dura, Fett und Wirbelkörper versorgt. Andere Zweige anastomosieren der Quere nach mit gegenseitigen gleichartigen Ästchen. Auch aus diesen Verbindungsgefäßen dringen Äste in die Wirbelkörper, die Wirbelbogen und in die Capsulae articulares ein.
Ein dorsaler Ast gliedert sich in einen R. medialis und einen R. lateralis auf. Sie versorgen Wirbelbögen, Gelenke von außen und benachbarte Muskeln.

Rr. musculares. Die meisten Muskelgefäße entspringen, während die Arterie die Massa lateralis atlantis durchsetzt sowie von der Pars transversaria a. vertebralis. Sie versorgen tiefe regionale Muskeln und anastomosieren mit der A. occipitalis sowie mit den Aa. cervicales ascendens et profunda und der A. pharyngea ascendens. (Weiteres s. LANG 1983.)

Pars subarachnoidealis
(Länge und Verlauf s. Bd. I/1, Teil B.)

Äste

A. spinalis anterior. Das im Mittel 0,6 mm dicke Gefäß geht 5,8 (0,5–21,5) mm proximal der Vereinigung beider Aa. vertebrales ab und verläuft an der Vorderseite der Medulla zur gegenseitigen gleichnamigen Arterie, verbindet sich mit dieser und zieht der Fissura mediana ventralis entlang abwärts. (Weiteres s. Bd. I/1, Teil B.)

A. spinalis posterior. Entweder aus der A. vertebralis oder häufiger aus der A. cerebelli inferior posterior geht ein Zweig ab, der die dorsolaterale Seite der Medulla versorgt. (Weiteres s. Bd. I/1, Teil B.)

Rr. medullares laterales aus der A. vertebralis sind stets nachweisbar.

A. cerebelli inferior posterior. In 81,5%–90% entspringt die A. cerebelli inferior posterior aus der A. vertebralis, seltener aus der A. basilaris. (Weiteres s. Bd. I/1, Teil B.)
Hypoplasie und Fehlen: Die A. cerebelli inferior posterior ist nach LANG u. MÜLLER (1975 u. 1977) in 8% hypoplastisch, d.h. ihr Versorgungsgebiet wird weitgehend von anderen Arterien übernommen. In 6–10% (verschiedene Autoren) fehlt sich vollständig. Selten ist sie doppelt angelegt.
Weite: Ihr Lumen ist 1–4 mm weit. In 21% ist die linke Arterie stärker, in 16% die rechte (MÜLLER 1975).
Ihre *Verlaufsstrecke* wurde wegen ihrer diagnostischen Bedeutung in „Segmente" eingeteilt. (Weiteres s. Bd. I/1, Teil B.)

A. basilaris

Am Unterrand des Pons vereinigen sich nach variablen Verläufen beide Aa. vertebrales zur A. basilaris (s. Bd. I/1, Teil B). Selten kommt es zur sog. Inselbildung der A. basilaris, wenn die Verschmelzung beider Aa. vertebrales auf einer Teilstrecke ausbleibt (weniger als 1%).
Die A. basilaris ist durchschnittlich 3,0 (2,5–3,5) mm weit.

Äste

Rr. ad pontem. Wir unterscheiden Rr. ad pontem mediales, mediolaterales et laterales. Die im Mittel 6,2 (3–10) Zweige pro Seite mit Durchmessern von 0,38 (0,2–0,6) mm treten von unten her in den Pons sowie in den oberen und mittleren Kleinhirnstiel ein.
Der Pons wird außerdem noch von Ästen der A. cerebelli inferior anterior und der A. cerebelli superior sowie von Zweigen der Aa. vertebrales versorgt (LANG u. BRUNNER 1980).

A. labyrinthi (Abb. 320). Ein dünner langer Ast entspringt vom kaudalen Teil der A. basilaris oder – häufiger – aus der A. cerebelli inferior anterior and zieht mit den Nn. facialis et vestibulocochlearis in den Meatus acusticus internus.

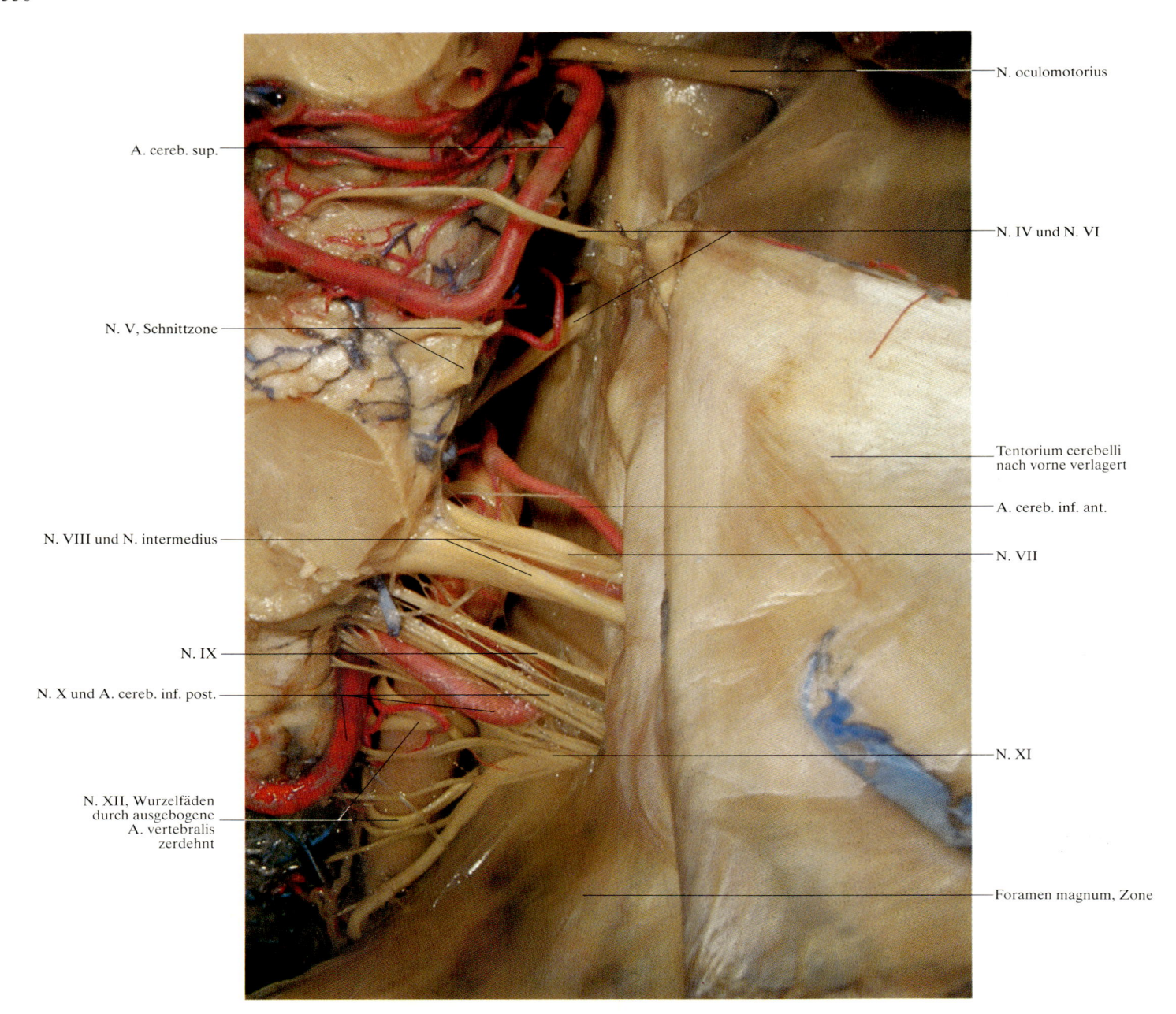

Abb. 320. Fossa cranialis posterior, Gefäße und Nerven

Die Arterie verzweigt sich an den Nn. VII et VIII und im Innenohr und entläßt verhältnismäßig häufig am Porus acusticus internus ein Ästchen zur Dura mater und zum Felsenbein: *A. subarcuata* (s. Bd. I/1, Teil C).
Intrazisternal hat die Arterie unterschiedliche Lagebeziehungen zum N. abducens. (Weiteres s. Bd. I/1, Teil B.)

Als *Aa. fossae parolivaris* (Rr. retro-olivares) wurden Zweige der Aa. basilaris, vertebralis, cerebelli inferior anterior et posterior bezeichnet, die in wechselnder Häufigkeit in die Fossa parolivaris (Area retro-olivaris) der Kleinbrückenwinkelregion eindringen (Abb. 321 und Bd. I/1, Teil B.)

A. cerebelli inferior anterior (Abb. 320). Die vordere untere Kleinhirnarterie entstammt meist dem proximalen Drittel der A. basilaris, selten der A. vertebralis. In 15% ist sie zweifach angelegt (BOUSSENS u. Mitarb. 1972). Sie zieht über den Pons nach der Seite, bildet dann häufig eine Schlinge am Kleinhirnbrückenwinkel und danach eine zum Meatus acusticus internus. Die A. cerebelli inferior anterior zieht dann über den Flocculus hinweg oder umgreift ihn, tritt in die Fissura prima cerebelli ein, wo sie sich meist in 2 Äste aufspaltet, einen medialen und einen lateralen. Sie versorgt vor allem die unteren, vorderen Anteile der Kleinhirnhemisphäre. Vier Verlaufstypen sind für das Gefäß festgelegt und

A. vertebralis

deren Häufigkeit ermittelt worden. Lediglich 2,3% der Gefäße ließen sich den Typen nicht zuordnen (LANG u. MÜLLER 1975).

Auch wurde ihre Verlaufsstrecke in Segmente untergliedert (s. Bd. I/1, Teil B). An unserem Untersuchungsgut verläuft die Arterie in 79% ventral, in 16% dorsal des N. abducens (Abb. 322). In 5% zieht sie durch einen gedoppelten N. VI hindurch.

In 62–83% (je nach Untersucher) gehen von ihr 1 oder 2 A. *labyrinthi* ab. (s. Bd. I/1, Teil C).

Weitere Zweige gelangen zu den Nn. VII und VIII, zu Pons und Tegmentum mesencephali.

Ein unterschiedlich großes Segment des Tegmentumanteiles der unteren 2 Ponsdrittel ist dem Versorgungsgebiet der A. cerebelli inferior anterior zugeschlagen worden (ATKINSON 1949).

A. cerebelli superior. Die verhältnismäßig konstante A. cerebelli superior ist zwischen 1,5 und 2,8 mm weit. Sie entspringt nahe der Endaufzweigung der A. basilaris und zieht unmittelbar dorsal des N. oculomotorius lateralwärts, umkreist dann den Pedunculus cerebri medial des N. trochlearis und steigt ein Stück weit im peripedunculären und dann infratentoriellen Abschnitt der Cisterna ambiens aufwärts.

Am Übergang zur Kleinhirnoberfläche teilt sie sich in mehrere Äste. Vorher schon gehen kleine Zweige zu Pons, Lamina tecti und zum Velum medullare craniale ab. Außer den Ästen zu Rinden- und Markgebieten entstammen der A. cerebelli superior Zweige zu den Kleinhirnkernen, deren Blutversorgung die obere Kleinhirnarterie vorwiegend übernimmt. (Weiteres s. Bd. I/1, Teil B.)

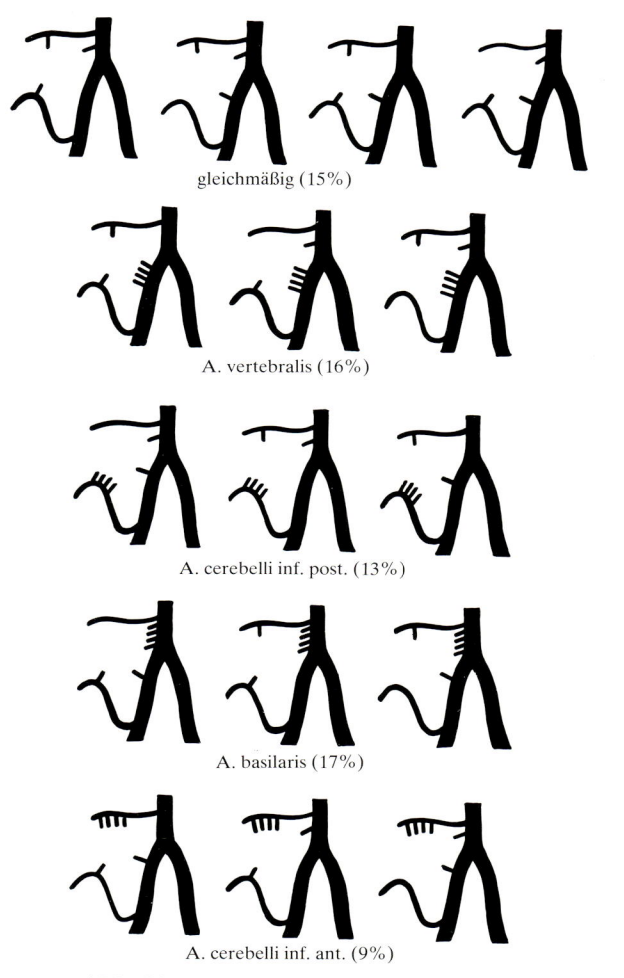

Abb. 321. Fossa parolivaris, Arterien
überwiegender Zufluß aus einem Gefäß (55%) Zuflüsse nur aus 3 Quellgefäßen (70%) (BRUNNER 1978)

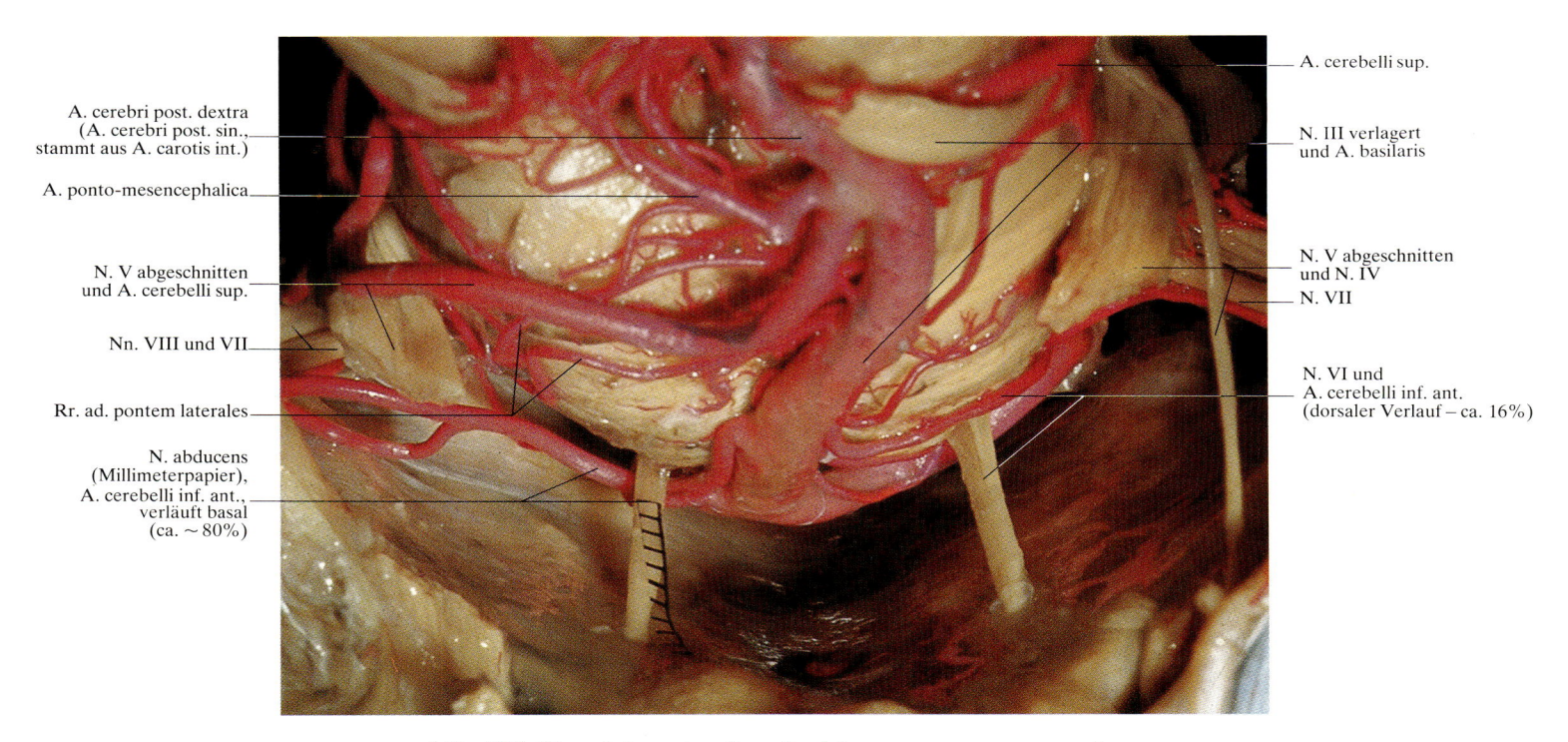

Abb. 322. Nn. abducentes, Lagebeziehungen – von vorne oben

Ein *R. lateralis* verläuft meist in unmittelbarer Nachbarschaft des Hemisphärenseitenrandes und zwar auf der Facies superior der Hemisphäre.

Ein *R. medialis* tritt meist schon zweigeteilt oder in 3 Äste zergliedert, seltener als einheitlicher Stamm und noch seltener mit 4 Zweigen auf die Facies superior cerebelli über. Der Oberwurm wird meist von einem, seltener von zwei und in 1% von 4 Zweigen der A. cerebelli superior versorgt (LANG u. MÜLLER 1975).

Kleinhirnarterien, sich gegenseitig ganz oder teilweise ersetzend. Die 3 Kleinhirnarterien, Aa. cerebelli inferior posterior, inferior anterior und A. cerebelli superior können sich bei der Versorgung der Kleinhirnareale gegenseitig ganz oder teilweise ersetzen.

Die prozentuale Häufigkeit dieses Vikariierens ihres Versorgungsgebietes wurde ermittelt (s. Bd. I/1, Teil B).

A. cerebri posterior. Am vorderen Ende des Pons gabelt sich die A. basilaris in ihre beiden Endäste, die Aa. cerebri posteriores, die in wechselnder Weise mit den Aa. communicantes posteriores in Verbindung stehen.

Die Arterie zieht zunächst nach lateral und vorne und biegt dann rostral des N. oculomotorius nach hinten oben um. Leicht ansteigend umfängt sie zunächst den Pedunculus cerebri bis in die Gegend der Corpora geniculata.

In dieser Strecke zweigen normalerweise Rr. choroidei posteriores und die A. laminae tecti ab.

Am Pulvinar thalami teilt sich das Gefäß meist in 2 Hauptäste: Aa. occipitalis medialis et lateralis. An einem unserer Präparate ging eine 2,0 mm weite A. occipitalis lateralis von der A. carotis interna ab (LANG 1982) (Abb. 323). (Weiteres s. Bd. I/1, Teil B.)

Versorgungsgebiete: Rr. corticales der Arterie versorgen den ganzen Lobus occipitalis sowie Teile des Schläfenlappens (Abb. 324 u. 325). Das Verzweigungsgebiet reicht unterschiedlich weit vor den Sulcus parieto-occipitalis. Die unterschiedliche Versorgung der Sehrindenabschnitte ist an Abb. 326 dargestellt. Das Splenium und die dorsalen Teile des Truncus corporis callosi, die Tela choroidea ventriculi III sowie Teile des Plexus choroideus ventriculi lateralis werden ebenfalls von der A. cerebri posterior versorgt.

Andere Zweige beteiligen sich an der Durchblutung der Lamina tecti, des Diencephalon und des Corpus pineale. (Weiteres s. Bd. I/1, Teil B.)

e) Circulus arteriosus cerebri (Willisi)

Der große arterielle Gefäßkranz an der Hirnbasis entsteht durch Verknüpfung des Stromgebiets der A. basilaris (Aa. vertebrales) mit dem der beiden Aa. carotides internae. Eine vordere Verbindungsarterie knüpft die beiden Aa. cerebri anteriores zusammen: A. communicans anterior, eine hintere die Aa. carotides internae mit den Aa. cerebri posteriores:

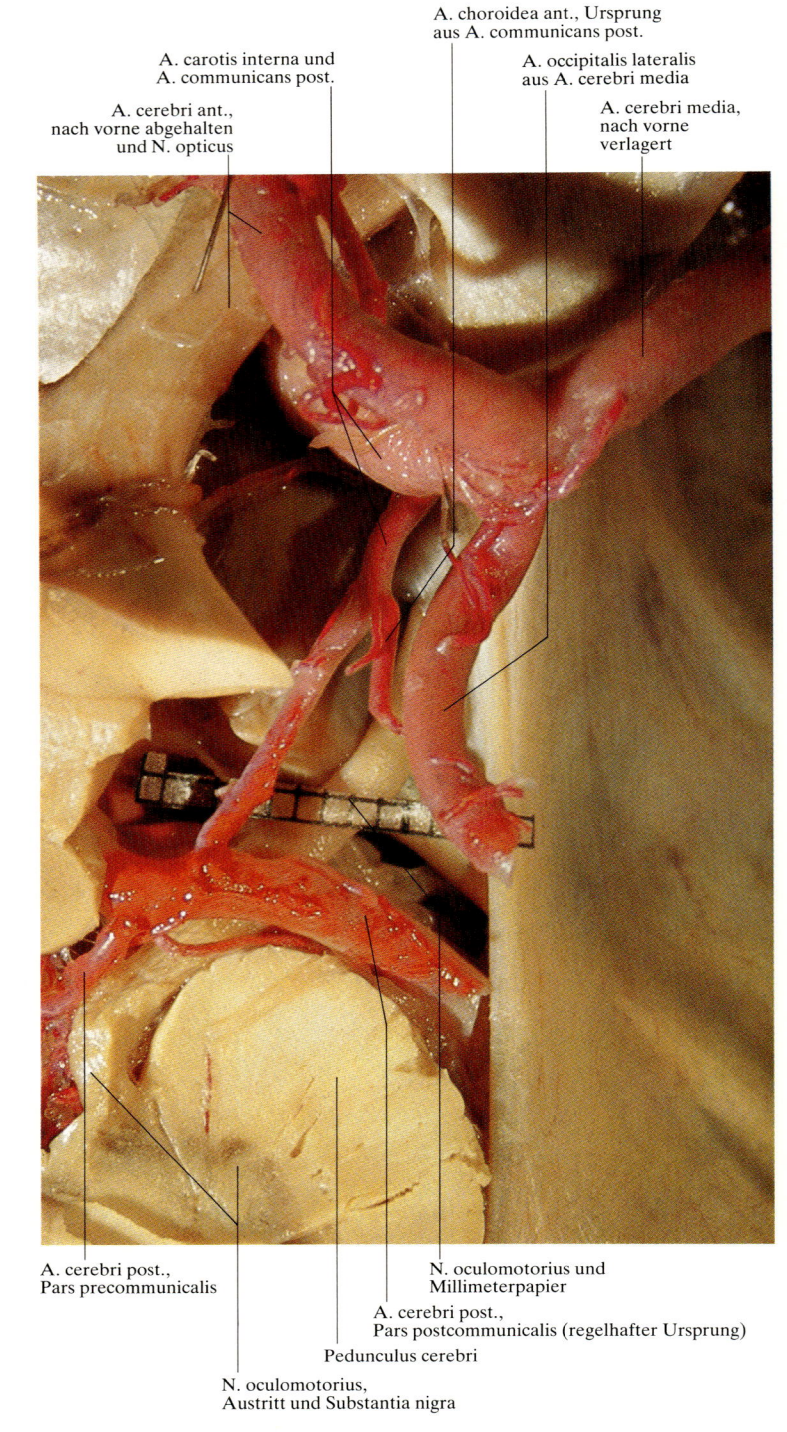

Abb. 323. A. occipitalis lateralis, isolierter Ursprung

Abb. 324. A. cerebri anterior und A. cerebri posterior
Weit nach dorsal reichendes Versorgungsgebiet der A. cerebri anterior
Versorgungsgebiet der A. cerebri anterior (*mittelrot*), der A. cerebri posterior (*dunkelrot*), der A. cerebri media (*hellrot*)

Abb. 325. Areae corticales in verschiedenen Farben und Mustern markiert
Weit nach rostral reichendes Versorgungsgebiet der A. cerebri posterior (Farbgebung s. Abb. 324)

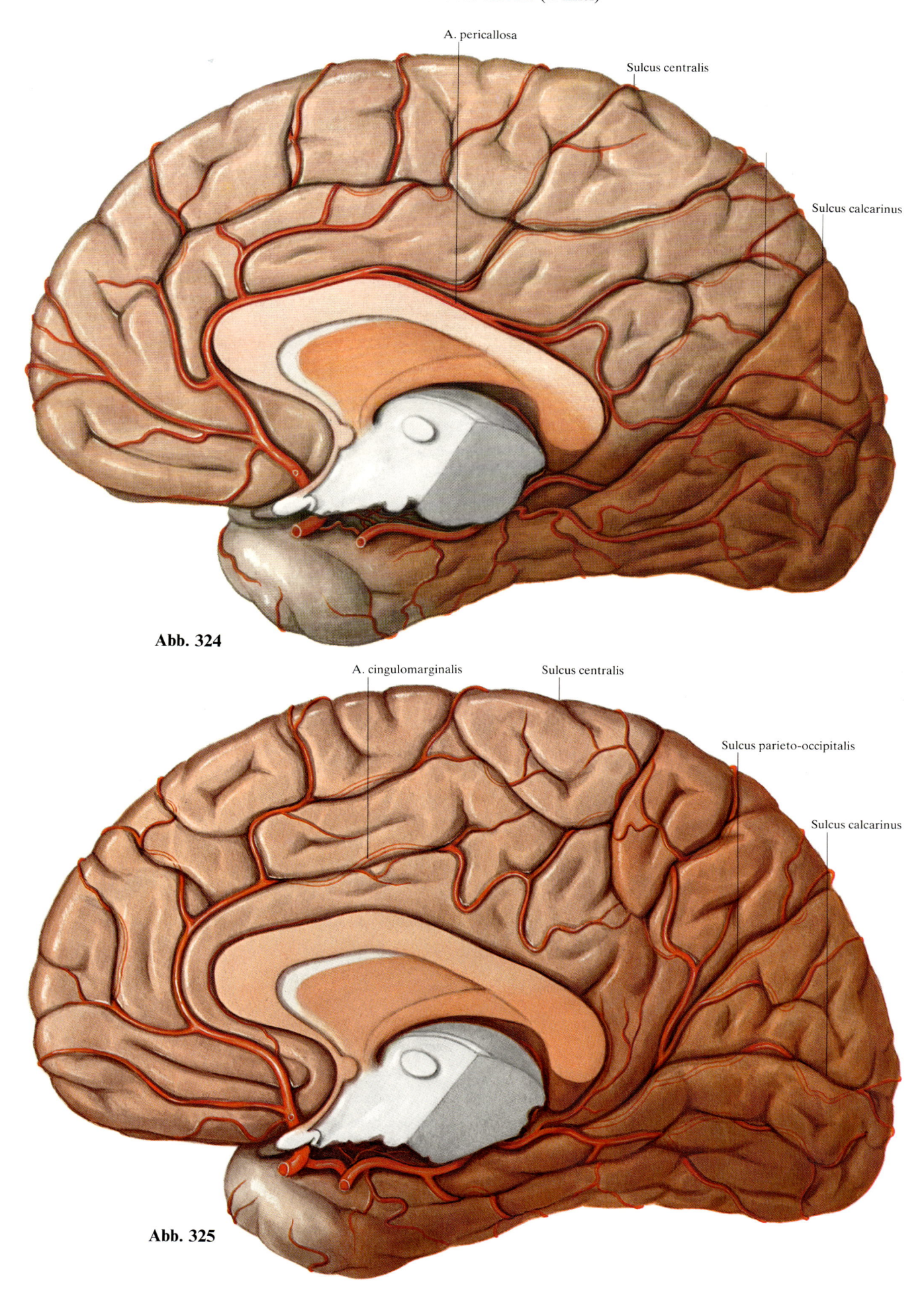

Circulus arteriosus cerebri (Willisi)

Abb. 324 — A. pericallosa, Sulcus centralis, Sulcus calcarinus

Abb. 325 — A. cingulomarginalis, Sulcus centralis, Sulcus parieto-occipitalis, Sulcus calcarinus

562 Arterien

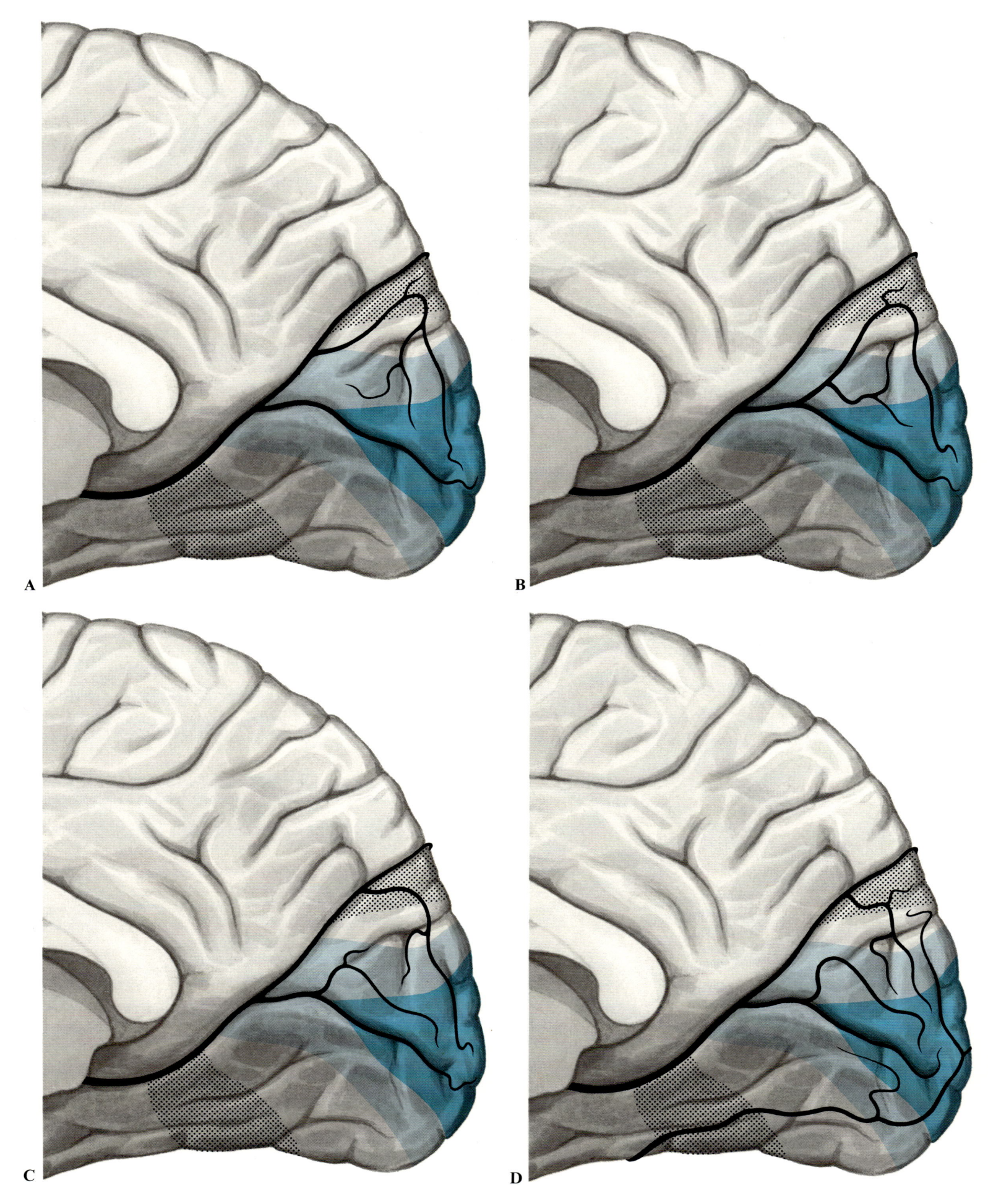

A

B

C

D

A. communicans posterior. Der Gefäßkranz liegt innerhalb der großen Basalzisterne und umfängt von vorne nach hinten die Lamina terminalis, das Chiasma opticum, das Tuber cinereum, die Corpora mamillaria und die Fossa interpeduncularis. In ca. 97% ist der basale Arterienkranz ausgebildet, jedoch nur in 30–40% lehrbuchmäßig. (Weiteres s. Bd. I/1, Teil B.)

Ärztliche Bedeutung

Der Circulus arteriosus sichert die seitengleiche Blutverteilung aller Hirnabschnitte. Bei stenosierenden Gefäßprozessen der großen Arterien (A. carotis interna, A. vertebralis) gewährleistet er einen ausreichenden Kollateralkreislauf, wenn die Stenosierung langsam erfolgt. Von den zahlreichen anatomischen Variationen können einige die Funktion beeinträchtigen.

Relativ häufig finden sich am Circulus arteriosus angeborene, sackförmige Aneurysmen: weiteres Band I, Teil B. Vor intrakraniellen Gefäßoperationen empfiehlt es sich, bei der arteriographischen Diagnostik die Effizienz des Arterienkranzes mit dem gekreuzten Zirkulationstest zu prüfen: Bei der Karotisangiographie, unter gleichzeitiger Kompression der kontralateralen A. carotis interna am Hals, stellen sich auch die kontralateralen Hirnarterien dar.

Hirnarterien und Schmerzempfindungen

Die Hirnarterien und -venen über der Facies superolateralis des Gehirns sind schmerzunempfindlich. Reizungen der Hirnarterien an der Hirnbasis jedoch lösen Schmerzen und mitunter Nausea aus. Der intrakranielle Abschnitt der *A. carotis interna* ist stets auf Streckung und elektrische Reizung empfindlich. Das Schmerzgefühl wird hinter das Auge und die Regio temporalis der gleichen Seite lokalisiert. Auch die *A. cerebri media* ist in ihren proximalen 1–2 cm schmerzempfindlich. Die Projektion erfolgt in dasselbe Gebiet wie bei Zerrung der A. carotis interna.

Auch die *A. cerebri anterior* ist auf Streck-, Hitze- und elektrische Reizung im Ursprungsgebiet (1 cm unterhalb des Genu corporis callosi) und proximal davon empfindlich, ebenso Rami ad pontem, die A. labyrinthi, die A. cerebelli inferior posterior und die A. vertebralis (RAY u. WOLFF 1940).

Abb. 326 A–D. *Blautöne* = Area 17; *Grau* = Area 18; *punktierter Randstreifen* = Area 19

Abb. 326 A. Überwiegende Versorgung des Cuneus durch Ramus parieto-occipitalis (43%)

Abb. 326 B. Überwiegende Versorgung des Cuneus durch Ramus calcarinus (23%)

Abb. 326 C. Versorgung des Cuneus durch Rr. calcarinus et parieto-occipitalis (31%)

Abb. 326 D. Versorgung des Cuneus durch R. parieto-occipitalis, R. calcarinus und A. occipitalis lateralis (3%)

4. Gehirnkreislauf

a) Hirnkreislauf und Kapillaren

Die weitaus größten Abschnitte des zentralnervösen Organes werden von einem unterschiedlich dichten Netz unterschiedlich weiter Kapillaren versorgt. Von seiner Ausgestaltung, seiner Durchblutung und der Größe des Sauerstoffverbrauches der Zellen hängt die normale Funktion des Gehirns entscheidend ab. In jeder Minute fließen 750 cm^3 Blut durch das Gehirn eines Erwachsenen; das sind 20% des im Kreislauf befindlichen Blutes. Das menschliche Gehirn macht nur 2(1–3)% des Gesamtgewichtes des Körpers aus. Bei normalgewichtigen Erwachsenen verbraucht das Gehirn 45–50 ml Sauerstoff/min. Das sind 25% des im gesamten Körper verbrauchten Sauerstoffs.

Hirnkapillaren. In Gehirnen Erwachsener wurde die Gesamtlänge der Kapillaren von LINDGREN (1940) auf 110 km geschätzt. Pro mm^3 grauer Substanz betrüge sie 200 mm. Andere Autoren (LINDEN 1955) geben an, daß in derselben Volumeneinheit 1400 mm Kapillarlänge vorkämen (Meßtechnik). Insgesamt kommt LINDEN auf eine Gesamtlänge von ca. 560 km.

Die Kapillarlänge pro mm^3 Großhirnrinde soll 1000 mm, die in der weißen Substanz 300 mm betragen (BLINKOV u. GLEZER 1968), bei Kindern zwischen 425 und 870 mm/mm^3 (1–1,5 Jahre) (nach MAO ZENG-RONG 1959).

Der Nucleus supra-opticus des Affen Necturus soll z.B. pro mm^3 Hirngewebe 2600 mm Kapillarlänge besitzen.

Die von KETY u. SCHMIDT (1945) entwickelte Stickoxydul-Methode und ihre Modifikationen (BERNSMEIER u. SIEMONS 1953 sowie LASSEN u. MUNCK 1955) erlauben die kalkulative Bestimmung der Gesamthirndurchblutung und der Sauerstoffaufnahme des Gehirns. Mit Hilfe der intraarteriellen Isotopen-Clearance-Methode sind exakte regionale Hirndurchblutungsmessungen möglich (LASSEN u. INGVAR 1961). Nach intraarterieller Injektion des gamma-Strahlers 133 Xenon erfolgt die Messung der gamma-Strahlung mit zahlreichen Szintillationszählern an der Oberfläche des Kopfes (HERRSCHAFT 1976). Dabei fanden sich die höchsten Durchblutungswerte für die graue Substanz im Bereiche der Präzentral- und Zentralregion und der Temporobasalregion, die niedrigsten Durchblutungswerte bestanden in der Frontal-, Frontobasal- und Okzipitalregion.

Nach diesen Autoren ist die *Kapillarperfusion* unter physiologischen Bedingungen nur vom kapillären Perfusionsdruck, d.h. dem Druckgefälle vom arteriellen zum venösen Ende der Kapillaren, abhängig. Dieser wird, wenn auch geringfügig, durch Enger- und Weiterstellung der zuführenden Arterien und Arteriolen gesteuert. Zahlreiche Methoden sind zur quantitativen Messung der Hirndurchblutung entwickelt worden.

Betont sei, daß über die normale Gehirndurchblutung, insbesondere die Durchblutungsabnahme während der Alterung, unterschiedlichste Angaben vorliegen. So ist QUADBECK

(1973) z.B. der Meinung, daß die Hirndurchblutung alter Patienten meist im Bereich der Norm liege, und eine besonders reichliche Versorgung mit Blut keineswegs Voraussetzung für hohe geistige Leistungen sei.

Idioten haben oft eine abnorm hohe Hirndurchblutung. Wichtiger seien Aufnahme und Verwertung von Glukose und Sauerstoff. Glukose werde bei alten Menschen häufig fehlverwertet. WANG glaubt dagegen eine signifikante, 24%ige Reduzierung der Blutdurchströmung in der parietalen Gehirnregion älterer gegenüber jüngeren Patienten feststellen zu können. Diese sei bei Frauen weniger stark ausgeprägt als bei Männern. Die Durchblutung wurde mit Hilfe der 133-Xenon-Inhalationsmethode festgestellt.

HEISS (1983) berichtete über dreidimensionale bildgebende Verfahren für die Diagnostik in der Neurologie (Positronen-Emissions-Tomographie). Beim Zerfall bestimmter Radionucleide freiwerdende Positronen (positiv geladene Teilchen mit der Masse der Elektronen) treffen auf die überall vorkommenden Elektronen, hierbei werden in entgegengesetzter Richtung zwei Gamma-Quanten abgestrahlt und können durch einander gegenüberliegende in Koinzidenz geschaltete Detektoren ohne weitere Kollimation gezählt werden. Dadurch wird der Ursprungsort der Strahlung auf der die Detektoren verbindenden Linie bestimmt. Mit dieser Methode kann der Sauerstoffverbrauch und die Durchblutung mit ^{15}O gemessen werden, die regionale Hirndurchblutung wird mit ^{77}Kr bestimmt. Der regionale Glucosestoffwechsel kann mit $^{18}Fluor$-Deoxyglucose ermittelt werden. Im Cortex z.B. wird bei normalen Versuchspersonen die lokale zerebrale Stoffwechselrate für Glucose mit 40–50 µmol/100 g·min und in den Basalganglien mit 45–50 µmol/100 g·min ermittelt. Die Werte im Kleinhirn liegen bei 30–35 µmol/100 g·min und im Großhirnmark 20–25 µmol/100 g·min. HEISS betont, daß je nach Art und Intensität visueller Reize primäre und assoziative Zentren erregt werden und so darstellbar sind. Auditive Stimulationen ließen Rechts-Links-Unterschiede, abhängig von Reizart mit Sprache oder Musik erkennen.

b) R. corticales et medullares und deren Verzweigungen

An unserem Untersuchungsgut zweigen meist kleinere Arterienstämmchen von den Rr. corticales der Hirnarterien rechtwinklig ab und teilen sich dann weiter in kleinere Zweige auf. Teilweise laufen diese, besonders an den Gyruskuppen, zunächst eine kurze Strecke parallel zum Stammgefäß und dringen dann mit einem scharfen zur Rinde gerichteten Knick in die graue Substanz ein. Durch zahlreiche, kurz hintereinander folgende, Abzweigungen von Mark- und Rindenarterien entstehen häufig charakteristische Arterienbüschel, wobei 3–25 kleine Arterien mit Durchmesser bis 75 µm gemeinsam der Hirnrinde zustreben (Abb. 327 u. 328). Infolge dieses extrazerebralen Verzweigungsmodus können zahlreiche annähernd gleichgroße Arterienzweige und Arteriolen in verhältnismäßig kleine Areale der Hirnrinde eindringen. Die Abstände zwischen den einzelnen Eintrittspforten sind meist in der Tiefe der Sulci geringer. Die Schlingen- und Schleifenbildungen sowie zahlreiche Abzweigungen und Aufsplitterungen in Aa. corticales et medullares ergeben zusammen mit den Venen ein extrem dichtes, unübersichtliches piales Gefäßgeflecht.

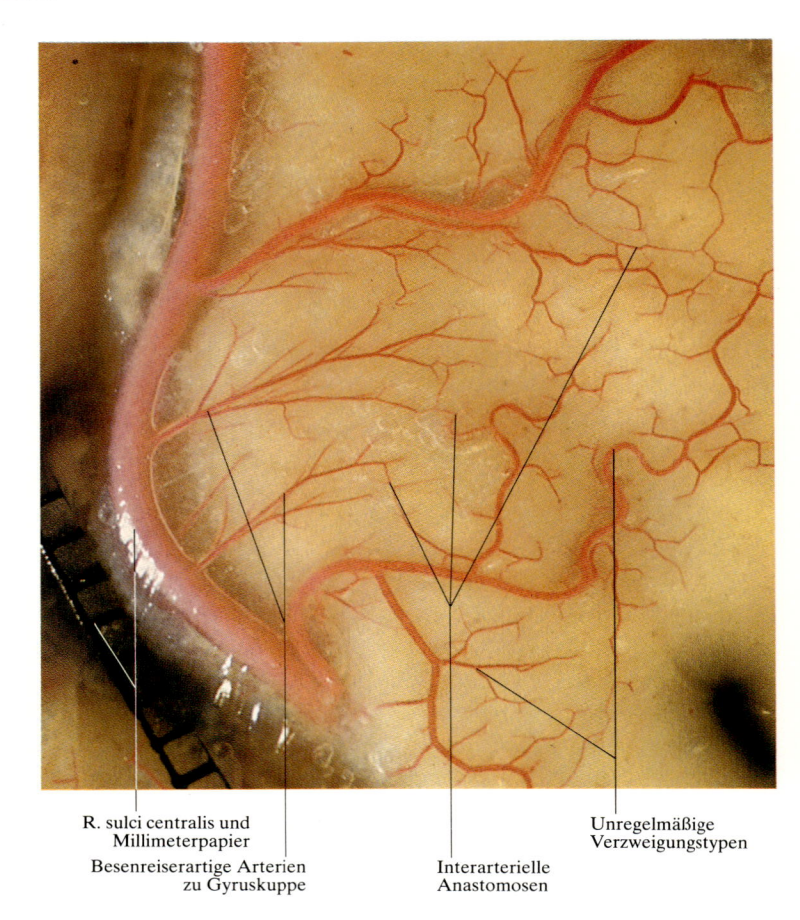

Abb. 327. Verzweigungstypen der Aa. corticales am Gyrus precentralis, unterer Abschnitt

Schon bei Neugeborenen sind die eintretenden und austretenden Hirngefäße senkrecht zur Kortexoberfläche orientiert.

Bei den Arterien können kurze Aa. corticales, die sich mit ihren kapillären Verästelungen in der Hirnrinde erschöpfen, und lange Aa. medullares, welche ins Mark vordringen, unterschieden werden. Fließende Übergänge zwischen reinen Rinden- und Markarterien kommen vor: Einzelne Arterien dringen unter Abgabe zahlreicher Äste in verschiedene Tiefen des Cortex vor, tiefer gelegene Rindenschichten können durch aufsteigende Arteriolen der Aa. medullares versorgt werden. In Anlehnung an PFEIFER (1928) untergliedern wir die Markarterien weiter in sog. „Dolch- und Pfahlwurzelarterien", die von der Kuppe eines Gyrus in den Cortex eintreten und gestreckt durch die Rinde in das anschließende Marklager verlaufen, und in sog. „Sichel- und Sensenarterien", die aus der Tiefe eines Windungsabhanges senkrecht

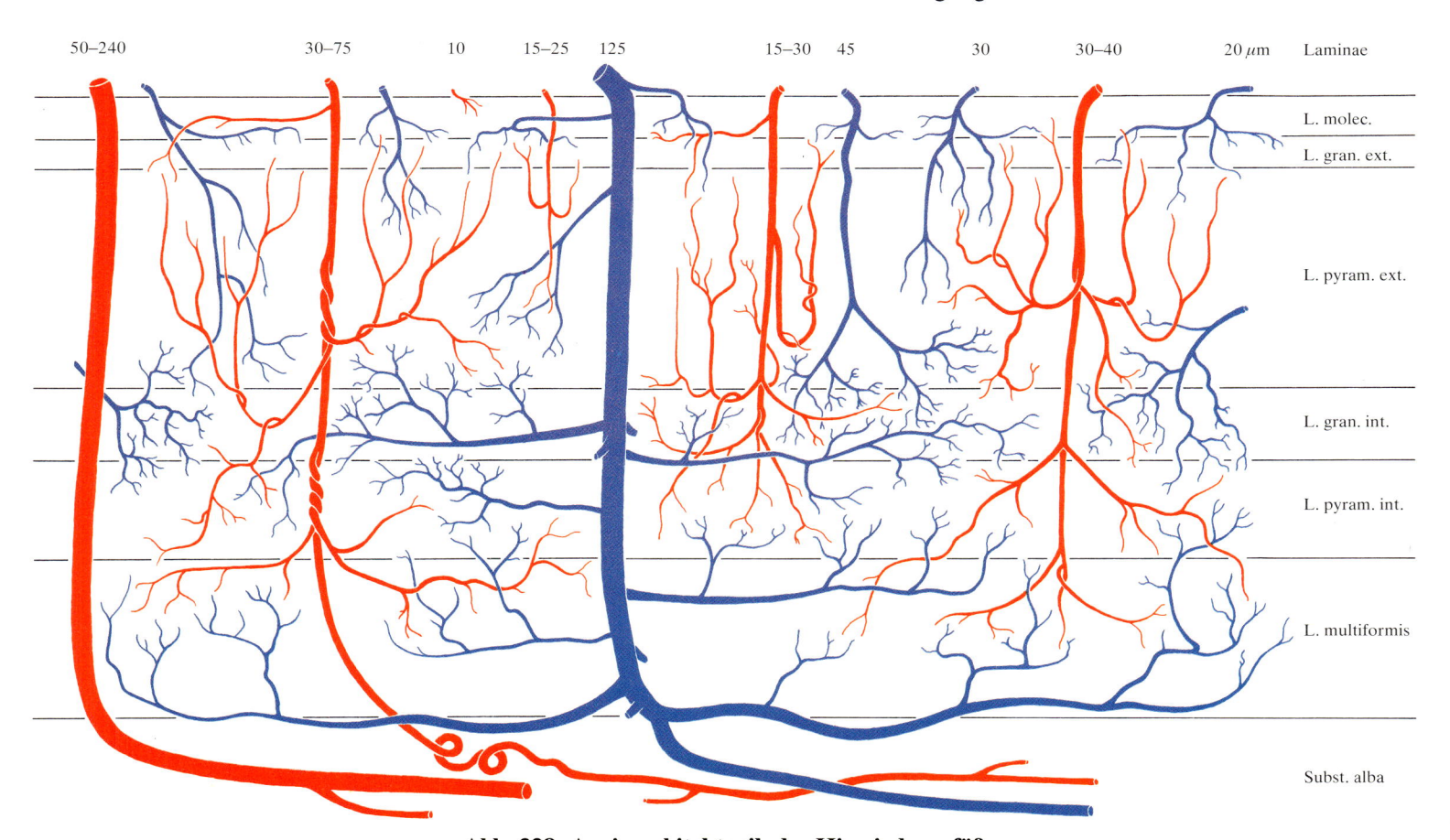

| 50–240 | 30–75 | 10 | 15–25 | 125 | 15–30 | 45 | 30 | 30–40 | 20 μm | Laminae |

L. molec.
L. gran. ext.

L. pyram. ext.

L. gran. int.

L. pyram. int.

L. multiformis

Subst. alba

Abb. 328. Angioarchitektonik der Hirnrindengefäße
nach Duvernoy et al. (1981), und Lang u. Schäfer (1980). Form und Weite in Mikrometer

in die Hirnrinde eindringen. Sie verlaufen gestreckt oder bogenförmig durch die Rinde und schwenken an der Rinden-Mark-Grenze in die Faserrichtung des Marks ein (Lang u. Schäfer 1980).

Auch beim 4 Monate alten Kind kann dieser typische Verlauf der Markarterien nachgewiesen werden. Die Markarterien können sich innerhalb der weißen Substanz in zahlreiche nach allen Richtungen abzweigende Arteriolen zwischen den einzelnen Marklamellen aufsplittern. An anderen Zonen teilen sie sich in 2 Hauptstämme. Auch aufsteigende Arteriolen, die zur Mark-Rinden-Grenze zurückziehen, kommen vor. Horizontale und absteigende Arteriolen versorgen das im Vergleich zum Cortex weitmaschigere Kapillarnetz der Marksubstanz. In die Tiefe der Substantia alba ziehende Arteriolen gelangen an bestimmten Regionen bis in die Nähe der Hirnventrikel. Außerdem verlaufen unter dem Ependym der Ventriculi laterales (Pars centralis) Zweige der Rr. choroidei posteriores (Lang 1981) und auch der Rr. centrales der A. cerebri media, die Ependym und Nachbarzonen versorgen (Van den Bergh 1965).

Piale Anastomosen

Dicke. Die anastomosierenden Zweige zwischen den großen Hirnarterien sind nach Kloslovskij u. Kosmarskaja (1951, zit. nach Blinkov 1959) zwischen 200 und 600 μm weit. Ihr mittlerer Durchmesser schwankt zwischen 337 und 393 μm (Van der Eecken u. Adams 1953).

Zwischen A. cerebri anterior und media sind 6–8 Anastomosen, zwischen A. cerebri anterior und posterior nach van der Eecken u. Adams (1953) 1–2 derartige Anastomosen ausgebildet.

Die Anastomosendurchmesser zwischen verschiedenen Kleinhirnarterien beim Menschen schwanken zwischen 250 und 327 μm (Van der Eecken u. Adams). Anastomosen zwischen Ästen derselben Arterie haben unterschiedliche Durchmesser, häufig zwischen 10 und 90 μm (Blinkov u. Glezer 1968). An unserem Untersuchungsgut ließen sich insbesondere an Kleinhirnarterien sehr viel weitere Anastomosen als im Diencephalon und im Telencephalon nachweisen (Weiteres Bd. I/1, Teil B.).

Intrazerebrale Anastomosen

Interarterioläre Anastomosen konnten nach Ravens (1974) niemals im Cortex cerebri, wohl aber in oberflächlichen und tiefen Zonen der weißen Substanz nachgewiesen werden. Nach Van den Bergh (1965) liegen zahlreiche Anastomosen dieser Art subkortikal.

Arteriolovenulenanastomosen fand Ravens (1974) in oberflächlichen Schichten des Cortex cerebri zwischen Zweigen der perforierenden Arterien und gleichartigen Venen, häufiger in der weißen Substanz und in subkortikalen Abschnitten des Cerebrum, wo sie ebenfalls die langen Äste der penetrierenden Arterien mit gleichnamigen Venenästen verbinden und insbesondere in den großen Kernen mit Weiten von 50 μm (VAN DEN BERGH 1965).

Intervenöse Anastomosen

Anastomosen zwischen benachbarten Venen konnte RAVENS (1974) in der Hirnrinde selten beobachten. In der weißen Substanz dagegen sind sie zahlreich und von unterschiedlichem Kaliber. Ebenso in subkortikalen Zentren und subependymal. Präkapilläre Anastomosen nach Art des einfachen Brückentyps finden sich nach demselben Autor im Cortex cerebri selten, häufiger jedoch innerhalb der weißen Substanz und bei Kindern öfter als bei älteren Menschen. Auch wir konnten Verbindungen zwischen subependymalen und Vv. thalamostriatae inferiores sowie zwischen subependymalen Venen und Kortexvenen einwandfrei nachweisen (LANG 1981, Abb. 221).

Arterielle Grenzgebiete

Bedeutung. Anastomosen zwischen Zweigen der Großhirnarterien kommen vor, reichen offenbar aber nicht in jedem Fall zu einer hinreichenden kollateralen Versorgung aus. Arteriosklerotische Narben und Erweichungsherde, die nicht Folge einer Massenblutung oder einer Zirkulationsstörung in einer größeren Arterie sind, finden sich häufig in den Grenzgebieten zwischen Versorgungsbereichen der 3 Großhirnarterien. Besonders charakteristisch sind die Ausfälle in der 2. Stirnwindung (Anterior- und Media-Grenze) und um die 2. Temporalwindung (Media-Posterior-Grenze), außerdem im Gebietsdreieck am kaudalen Ende des Media-Versorgungsgebietes (MEYER, J.E. 1958). Nach STOCHDORPH u. MEESEN (1957) bestimmt eine arteriosklerotische Erkrankung des vorgeschalteten Gefäßes nur den Schauplatz, auf dem es dann unter dem Einfluß anderer Faktoren zu lokalen Kreislaufstörungen kommt. Zur Genese dieser Grenzgebietsschäden betont MEYER, daß, außer mit einem hämodynamischen, wahrscheinlich auch mit einem angioarchitektonischen Faktor zu rechnen sei. Innerhalb der Stammganglien stellt vor allem der Nucleus caudatus ein arterielles Grenzgebiet dar.

Funktionelle Endarterien

Durch die zahlreichen interarteriellen Anastomosen innerhalb der Cavitas subarachnoidealis und der Pia mater entsteht ein arterielles Netz an der Hirnoberfläche, von dem aus eine gleichmäßige Durchblutung möglich ist. Verschluß oder Mangeldurchblutung einer kleinen im Gehirn verlaufenden Arterie bedingt jedoch den Untergang des von ihr versorgten Gehirngebietes. Es entsteht eine ischämische Nekrose, die nach ihrem hervorstechendsten Merkmal als weiße Gehirnerweichung bezeichnet wird. In dem betroffenen Gebiet gehen Nervenzellen, Nervenfasern und Gliazellen zugrunde und werden von Mesoglia aufgenommen und abtransportiert.

Der selektive Ausfall von Nervenzellen in bestimmten Abschnitten des Hippocampus infolge funktioneller Kreislaufstörungen ist vermutlich die Folge der hier andersartig erfolgenden Ramifikation von Arterien: Nicht wie in übrigen Bereichen des nervösen Zentralorganes teilen sich die Arterien dichotomisch auf, sondern geben in aufeinanderfolgenden Reihen ihre Äste ab, deren letzte nicht mehr genügend sauerstoffreiches Blut erhalten können (letzte Wiese).

c) Angioarchitektonik

In der weißen Substanz besteht ein lockeres räumliches Kapillarnetz, in der grauen ein engmaschiges. Putamen und Nucleus caudatus besitzen z.B. ein dichteres Haargefäßnetz als der Globus pallidus internus. Noch weniger dicht ist es im Globus pallidus externus (VAN DEN BERGH 1965; LANG 1977).

Ärztliche Bedeutung

Der Neurochirurg muß bei seinem Vorgehen dichter vaskularisierte Bezirke vermeiden und bei stereotaktischen Eingriffen z.B. wissen, daß die Capsula interna von denselben Zweigen durchblutet wird wie das Putamen (VAN DEN BERGH 1965).

Beispiel: Ramifikation im Archipallium. Im Sulcus hippocampi liegen mehrere Äste der A. cerebri posterior, von denen die „Sektorgefäße" bogenförmig abgehen. Deren Seitenäste dringen in den anliegenden Gyrus hippocampi und den Gyrus dentatus ein. Am blinden Ende des Sulcus hippocampi splittern sich die Sektorgefäße unter spitzwinkeliger Teilung in mehrere feine Zweige auf, die büschelförmig in den Gyrus dentatus und dann zum Cornu ammonis ziehen. Über die Sektorgefäße werden der Gyrus dentatus und das Cornu ammonis versorgt. Der Hippocampus erhält außerdem Zufluß über Gefäßchen, die seiner Oberfläche faßreifenartig anliegen. (Weiteres s. LANG 1981.)

d) Blutstrom im Gehirn

Monroisches Gesetz. Gehirn, Liquor cerebrospinalis und das im Schädelinnenraum strömende Blut sind praktisch inkompressible Substanzen, die in die Gehirnkapsel eingeschlossen sind. Vernachlässigt man die verhältnismäßig kleinen Schädelpforten, dann muß jeder Zustrom arteriellen Blutes mit dem Abtransport einer gleich großen Menge venösen Blutes gekoppelt sein (MONRO 1783).

Blutdurchstrom. Der Blutdurchstrom durch das Gehirn erfolgt außerordentlich rasch: pro Minute werden 100 g Gehirn von 58 ml Blut durchströmt. Der O_2-Verbrauch beträgt 3,71 ml/100 g/min (GOTTSTEIN 1965). Etwa 15–20% des normalen Herz-Minuten-Volumens durchströmen das Gehirn. Neben seinem hohen Sauerstoffbedarf zeichnet sich das Gehirn durch die Konstanz seines Strom-Zeit-Volumens aus. Dieses hängt ab von der Höhe des arteriellen Mitteldruckes, der CO_2-Spannung und vom Liquordruck.

Diesen Faktoren gegenüber spielt die nervöse Beeinflussung der Hirndurchblutung über sympathische oder parasympathische Reize eine untergeordnete Rolle. Die Gefäßmuskulatur besitzt jedoch die Eigenschaft, bei Verminderung des intravasalen Druckes zu erschlaffen.

Nach GOTTSTEIN (1962) liegt bei etwa 30 ml/100 g/min eine kritische Durchblutungsschwelle vor. Wird diese unterschritten, so tritt Bewußtlosigkeit auf. Eine vollständige Unterbrechung der Blutzufuhr zum Gehirn führt schon nach 5 sec zum Schwinden des Bewußtseins und nach 5 min zu Dauerschäden.

Stromstärke und Blutdruck. Die Strömungsgeschwindigkeit in den Hirngefäßen ist in erster Linie eine Funktion des arteriellen Mitteldruckes. Unterhalb von 50–70 mm Hg sinkt sie steil ab. Steigt der arterielle Blutdruck kurzfristig über den normalen Mittelwert von 100 mm Hg an, so hält sich die Stromstärke ebenfalls über dem Normalwert. Bei langsamer, z.B. im Laufe von Tagen und Wochen erfolgender, Blutdrucksteigerung bleibt die Stromstärke jedoch normal (Wirkung des Blutkreislaufes auf die glatte Muskulatur der Hirngefäße).

Herabsetzung des O_2-Partialdruckes und Erhöhung des CO_2-Partialdruckes des Blutes führen im Gehirn zu Vasodilation und merklicher Steigerung der Gehirndurchblutung. Die geringe Mehrdurchblutung des Gehirns während des Schlafes dürfte ebenfalls auf eine Erhöhung des CO_2-Partialdruckes des Blutes im Gehirn zurückzuführen sein.

e) Blut-Hirn-Schranke

Paul EHRLICH (1885 und 1887) stellte fest, daß bestimmte Anilinfarben, welche die meisten Gewebe des Körpers nach intravenöser Injektion anfärben, nicht ins Gehirn eindringen, und prägte den Begriff: Blut-Hirn-Schranke.

Jüngere Untersuchungen zeigten, daß Glucose, Sauerstoff, Kohlendioxyd, Wasser und lipidlösliche Substanzen frei zwischen zentralem Nervensystem und Kapillaren und Venulen zirkulieren, aber anorganische Ionen und andere dissoziierte Substanzen sehr langsam diffundieren. Die meisten dieser Stoffe gelangen schließlich ins zentralnervöse System und zwar über den Liquor cerebrospinalis.

Elektronenmikroskopische Untersuchungen zeigten, daß ein extrazellulärer Raum im ZNS praktisch nicht besteht. Alle Substanzen müssen deshalb aus dem Blutgefäßsystem direkt in die Zellen und nicht in interzelluläre Spalten eindringen. Die meisten Untersucher sind der Meinung, daß das flüssigkeitsreiche Zytoplasma der Astrozyten als extraneuronaler Spaltraum dient, in dem die Substanzen leicht verlagert und gestapelt werden können.

Aus den Kapillaren treten die Stoffe durch das Endothel und die Basalmembran aus. Diese Basalmembran verdickt sich während der Alterung.

Gehirnwärts schließt sich an die Basalmembran die Membrana limitans gliae an, welche zu 85% aus einer Membran verschmolzener Fortsätze der Astrozyten besteht. 15% der Membran werden von Fortsätzen der anderen Gliazellen gebildet.

f) Virchow-Robinsche Räume

Die äußere Oberfläche des nervösen Zentralorganes wird von einer durch flächenhaft ausgebreitete argyrophile Fibrillen verstärkten Grenzhaut, der sog. Intima piae überzogen, die gemeinsam mit der Membrana limitans gliae (Astrozytenverzweigungen) die äußere Begrenzung der Virchow-Robinschen Räume bildet.

Diese umscheiden, lichtmikroskopisch betrachtet, die eintretenden Gefäße bis zu den Arteriolen und Venulen. Ein weiterer argyrophiler Fasermantel begleitet als engere Hülse die Gefäße selbst: Gefäßadventitia. In dem dazwischenliegenden zylinderförmigen Spalt befindet sich Liquor cerebrospinalis. Im Bereich der arteriellen Prä- und der venösen Postkapillaren enden diese trichterförmigen Liquorhüllsen blind und die beiden Häutchen gehen in eine basalmembranähnliche Schicht über. Diese umhüllt als mukopolysaccharidsäurereiche Grundmembran alle Endothelschläuche der Hirnkapillaren.

Im Gebiet neurosekretorisch tätiger Kerne finden sich reichlich argyrophile Fasern innerhalb dieser Basalmembran. An anderen Stellen, z.B. Tuber cinereum, Nucleus dentatus cerebelli, Nucleus olivaris inferior, fehlt der argyrophile Faserteil (lichtmikroskopisch).

g) Energielieferant

Beim Gesunden ist die Glucose der fast ausschließliche Energielieferant für das Gehirn. Der Tagesverbrauch liegt bei ca. 115 g, der respiratorische Quotient beträgt ca. 1,0 (bei zerebraler Arteriosklerose deutlich niedriger). Bei Absinken der Sauerstoffaufnahme auf ca. 50% kann es zu bedrohlichen, aber noch voll reversiblen Funktionsstörungen (Krämpfe, Lähmungen, Sehstörungen, usw.) kommen. Kurzfristige Normalisierung oder Verbesserung der Durchblutung können diese Ausfälle wieder vollständig rückbilden. Sinkt die Sauerstoffaufnahme auf 15–20% der Norm ab, so ist das Überleben der Gehirnsubstanz ungewiß. Irreversible neurologische Ausfallserscheinungen sind die Folge.

Bei jeder zerebralen Durchblutungsstörung muß die Wiederherstellung, bzw. Aufrechterhaltung eines ausreichenden arteriellen Mitteldruckes raschestens angestrebt werden.

h) Extrakranielle Anastomosen der Hirn- und Kopfarterien

Die weitlumigsten und regelmäßigsten Anastomosen der Kopfgefäße sind zwischen Aa. thyreoideae inferiores et superiores sowie A. cervicalis profunda und absteigendem Ast der A. occipitalis ausgebildet. Außerdem bestehen regelmäßig, allerdings gelegentlich englumig, Anastomosen zwischen Zweigen der A. occipitalis und Rr. musculares der Pars cervicalis a. vertebralis. Auch Zweige des Truncus thyreocervicalis und costocervicalis aus der A. subclavia anastomosieren mit Rr. musculares der A. vertebralis.

Kollateralkreisläufe. Es wird angenommen, daß seitengleiche Druckverhältnisse im Karotis- und Vertebralissystem eine Eröffnung der Umgehungskreisläufe verhindern. Das Auftreten von Strömungshindernissen bewirkt wahrscheinlich die Öffnung und Erweiterung von bestehenden Kollateralen, auch in umgekehrter Stromrichtung. Außerdem paßt sich wohl jedes arterielle Gefäß an langsame Mehranforderung durch Lumenerweiterung an (FRICKE 1975).

PAKULA u. SZAPIRO (1970) stellten fest, daß in die Pars subarachnoidealis a. vertebralis injizierte Flüssigkeit in den Truncus thyreocervicalis, die A. cervicalis transversa und den Truncus costocervicalis gelangt.
Bei Injektionen in die A. cervicalis ascendens füllte sich die A. vertebralis über Anastomosen auf, ebenso bei Injektionen in die A. cervicalis transversa und die A. cervicalis profunda aus dem Truncus costocervicalis.

Intervertebrale Anastomosen. Beide Aa. vertebrales anastomosieren miteinander über Rr. spinales, welche die Foramina intervertebralia durchziehen und dann unmittelbar hinter den Körpern der Halswirbelsäule nach medial ziehen und sich mit den gegenseitigen vereinigen. Weitere intervertebrale Anastomosen verlaufen als Rr. anteriores unmittelbar an der Vorderfläche der Halswirbelkörper. Auch angiographisch lassen sich diese Anastomosen nachweisen (BAKER u. Mitarb. 1975). Besonders weit werden diese Verbindungen bei Subclavian-Steal-Syndrom.
Andere Anastomosen bestehen zwischen Aa. radiculares und der A. cervicalis profunda und der A. cervicalis ascendens. Weiterhin anastomosieren sämtliche Gesichts- und Kopfschwartenarterien ausgiebig miteinander. Schließlich kann die A. pharyngea ascendens als Ast der A. carotis externa mit der A. vertebralis, wenn sich diese verengt, starke Anastomosen eingehen (WIEDEMANN 1962). Einen ähnlichen Fall beschrieben NIERLING u. Mitarb. (1966). Die Anastomose lag in Höhe des 2. Halswirbels; kleinere Anastomosen der A. pharyngea ascendens bestanden mit der A. tympanica inferior sowie mit Rr. meningei. Interarterielle Anastomosen zwischen Interna- und Externa-Kreislauf sind regelmäßig zwischen A. ophthalmica und Ästen der A. meningea media sowie mit Gesichts- und Kaumuskelarterien ausgebildet. Kopfschwartenarterien anastomosieren mit Zweigen der Aa. meningeae. (Weiteres s. Band 1 Teil B). Außerdem bestehen Anastomosen zwischen Zweigen der Groß- und Kleinhirnarterien und den Aa. meningeae (s. Bd. I/1, Teil B).

i) Extrakranielle Stenosen und Gefäßverschlüsse

Stenosen und Verschlüsse im extrakraniellen Verlauf der A. carotis und der A. vertebralis führen zu einer Störung der Blutzufuhr zum Gehirn. Ob es dabei auch zu einer Mangeldurchblutung des Gehirns mit entsprechenden Ausfallserscheinungen kommt, hängt davon ab, an welcher Stelle die Arterie verschlossen ist, ob der Verschluß akut, subakut oder allmählich erfolgt und in welchem Ausmaße ein Kollateralkreislauf ausgebildet ist. Neben den anatomischen Verhältnissen spielen auch allgemeine Faktoren eine Rolle, wie Blutdruck, Menge und Zusammensetzung des Blutes sowie die örtlichen Gefäßreaktionen. Bei Auftreten eines Hirninfarktes können außerdem lokale Reaktionen, eine allgemeine Hirnschwellung oder perifokales Hirnödem die Krankheitserscheinungen prägen.
Entsprechend beobachtet man entweder vorübergehende leichte Störungen, intermittierende ischämische Attacken (little stroke) oder einen fortschreitenden zerebralen Infarkt (progressive stroke) oder einen akuten Infarkt (completed stroke) in einem mehr oder weniger ausgedehnten Versorgungsbereich der Arterie mit entsprechend schweren Ausfallserscheinungen. Der große Schlaganfall wird häufiger durch Verschluß intrakranieller Arterien hervorgerufen.

Häufigste Ursachen: Bei älteren Menschen führt vorwiegend die Arteriosklerose zu Gefäßstenosen oder -verschlüssen, im jüngeren Lebensalter sind es häufiger Embolien, vorwiegend aus dem Herzen oder von entzündlichen Gefäßwandprozessen. Seltener sind traumatische Schäden, Kompression durch Tumoren der Umgebung oder angeborene Mißbildungen.
Bei der Arteriosklerose werden zwei Formen der Gefäßveränderungen beobachtet:
Bei der *stenosierenden Form* kommt es zu umschriebenen Verdickungen der Intima, sog. Plaques mit oder ohne Verkalkung, die zur Einengung des Gefäßlumens führen. Eine bestehende Stenose wird nicht selten durch einen Mikrothrombus zum Verschluß. Auch können ischämische Attacken oder Verschluß kleinerer intrakranieller Gefäße durch Mikroembolien entstehen, die sich aus ulzerierten arteriosklerotischen Plaques lösen. Die stenosierenden Plaques haben eine topische Prädilektion. Sie entstehen überall dort, wo Turbulenz in der Blutströmung besteht: Bei Richtungsänderung der Strömung, bei örtlichen Wandveränderungen

und bei Behinderung der Wanddehnung. Sie finden sich daher vorwiegend im Bereiche von Gefäßkrümmungen oder -gabelungen, an Abgängen von Gefäßästen und im Bereiche einer Fixierung der Arterienwand, z.B. beim Durchtritt durch die Dura oder einen knöchernen Kanal.

Die *ektatische Form* geht mit allgemeiner Erweiterung, Verlängerung und vermehrter Schlängelung der Arterie einher, wobei es zu Schlingenbildung (coiling) oder Knickbildung (kinking) kommen kann. Im Bereiche der Knicke und Schlingen können zusätzlich stenosierende Plaques auftreten oder der Blutdurchfluß in Abhängigkeit von der Kopfhaltung gedrosselt werden.

Therapie: Nach Möglichkeit sollten alle stenosierenden Prozesse im extrakraniellen Verlauf der A. carotis und A. vertebralis operativ behandelt werden, auch wenn ein voll ausreichender Kollateralkreislauf vorhanden ist. Ausgenommen sind natürlich entzündliche Gefäßwandveränderungen. Eine absolute Operationsindikation besteht bei nachgewiesenen intermittierenden zerebralen Ischämien. Bei apoplektiform aufgetretener Halbseitenlähmung durch einen akuten thrombotischen Karotisverschluß ist die Thrombektomie in den ersten Stunden nach dem Ereignis durchzuführen. Nach Tagen, wenn bereits eine Hirnerweichung vorliegt, ist die Operation meist nutzlos.

Aortenbogen-Syndrom

Als pulseless disease (Takayasu-Krankheit) ist eine seltene stenosierende oder obliterierende Erkrankung aller großen, vom Aortenbogen abgehenden Arterien bekannt. Die Blutzufuhr zum Kopf und zur oberen Körperhälfte erfolgt über einen Kollateralkreislauf, der aus der Aorta descendens auch über tastbare Hautgefäße im lateralen Thoraxbereich, über das Gefäßnetz der Scapula und die Vertebralarterien verläuft.

An den oberen Extremitäten, an den Karotiden und den Temporalarterien ist kein Puls tastbar, während häufig erhöhte Blutdruckwerte in den unteren Extremitäten bestehen. Charakteristisch ist ein hypersensitiver Karotis-Sinus-Reflex durch gesteigerte Erregbarkeit der Pressorezeptoren: Ein leichter Druck am Hals oder Drehbewegungen des Kopfes genügen, um einen Blutdruckabfall mit Bewußtseinsstörung, Schwindel oder Krampfanfällen auszulösen. Im Vordergrund stehen paroxysmal auftretende oder kontinuierlich fortschreitende zerebrale Durchblutungsstörungen mit vorübergehenden oder bleibenden Mono- und Hemiparesen, Gesichtsfeldausfälle, flüchtige oder bleibende Sehstörungen bis zu völliger Erblindung infolge starker Erniedrigung des Netzhautarteriendrucks. Im Spätstadium kommt es zur Atrophie des Zahnfleischs mit Zahnausfall, Atrophie der gesamten Gesichtsweichteile mit tiefliegenden Augen durch Schwund des Orbitafetts (Knochenschädel) und Entkalkungen des Schädelskelets. Weniger ausgeprägt sind trophische Störungen im Bereiche der kleinen Handmuskeln und der Armmuskulatur mit schmerzhaften Dyspraxien infolge einer Zunahme der Mangeldurchblutung bei Muskelarbeit. Hierher gehört auch die Claudicatio intermittens masticatoria mit Schmerzen beim Kauen.

Entzugseffekt beim Subclavian-Steal-Syndrom

Bei diesem Syndrom (CONTORINI 1960; VOLLMAR u.Mitarb. 1965) liegen Verschlüsse oder Einengungen zentral der Abgangsstelle der A. vertebralis vor, z.B. im proximalen Segment der A. subclavia oder des Truncus brachiocephalicus. Etwa 8% aller extrazerebralen Verschlußkrankheiten betreffen die A. subclavia kurz nach ihrem Abgang aus der Aorta. Bereits bei einer Druckminderung von 10–20% im poststenotischen Bereich kommt es zu einer Strömungsumkehr in der gleichseitigen A. vertebralis mit einem Entzugseffekt in ihrem Versorgungsgebiet. Das für das zentralnervöse Organ bestimmte Blut wird für die kollaterale Versorgung der minderdurchbluteten Gliedmaße eingesetzt. Der Arm macht gewissermaßen eine Blutanleihe an den Hirnkreislauf. Durch körperliche Arbeit mit dem schwächer durchbluteten Arm kommt es zu einer weiteren Reduktion des Strömungswiderstandes und damit zu vermehrter „Blutabdrift" zum Arm. Am minderdurchbluteten Arm besteht ein abgeschwächter Puls und gegenüber der Gegenseite ein verminderter systolischer Blutdruck. Die dem Gehirnkreislauf entzogene Blutmenge kann Symptome einer sog. vertebrobasilären Insuffizienz verursachen: Schwindelgefühl, Gleichgewichtsstörungen, Ohrgeräusche, Sehstörungen, Kopfschmerzen, eventuell Bewußtseinsstörungen oder sog. „drop-attacks".

Der Blutzufluß in die poststenotische A. subclavia erfolgt von der kontralateralen A. vertebralis und rückläufig über die gleichseitige Vertebralarterie (vertebro-vertebraler Überlauf in etwa 66%). Er kann auch über den Karotiskreislauf via Circulus arteriosus und A. basilaris erfolgen (karotidobasilärer Überlauf in etwa 26%). Seltener erfolgt die Kollateralversorgung durch die A. carotis externa über die A. occipitalis und A. vertebralis, über Muskeläste oder über die Aa. thyreoideae und den Truncus thyreocervicalis (externovertebraler Überlauf in 6%). Beim Verschluß des Truncus brachiocephalicus der rechten Seite kann ein retrograder Blutzufluß in die A. subclavia auch aus der A. carotis communis der gleichen Seite erfolgen (karotidosubklavialer Überlauf in etwa 2%). Die einzelnen kollateralen Kreislaufhilfen können gleichzeitig bestehen, wobei angeborene Gefäßanomalien gelegentlich zu Dekompensation und zum vertebrobasilären Hirninfarkt führen.

Arteriovenöse Fisteln

Auch bei arteriovenösen Fisteln kann es zu einem Entzugseffekt des Gehirnkreislaufes kommen, wenn eine der 4 großen Gehirnarterien mit einer größeren Vene verbunden ist. Im Halsbereich entstehen arteriovenöse Fisteln hauptsächlich traumatisch, bei perforierenden Verletzungen oder Gefäßwandrissen bei Zerrung. Auch bei entzündlichen Prozessen

(Retropharyngealabszeß, Retrotonsillarabszeß) kann es nach Arrodierung der Gefäßwände zu einer Fistel zwischen A. carotis interna und V. jugularis interna kommen. Traumatische und iatrogen-traumatische Fisteln wurden auch zwischen A. vertebralis und V. jugularis sowie zwischen A. vertebralis und dem Plexus venosus vertebralis beobachtet (ARONSON 1961; OLSON u. Mitarb. 1963; BERGLEITER 1964). Eine traumatische arteriovenöse Fistel zwischen Truncus brachiocephalicus und V. cava superior mit anfänglich zerebralen Symptomen wurde von TREETH u. Mitarb. (1965) beschrieben.

Weitaus am häufigsten sind Fisteln zwischen A. carotis interna und Sinus cavernosus nach Schädelbasisbrüchen, abgesprengten Knochenteilen, aber auch bei Arteriosklerose oder bei intrakavernösen arteriellen Gefäßmißbildungen (TAPTAS 1963). Als Hauptsymptome der Karotis-Kavernosus-Fistel entstehen pulsierender Exophthalmus und ein pulssynchrones intrakranielles Geräusch. Arteriographisch kann eine Minderdarstellung der gleichseitigen Hirnarterien bestehen. Schwerwiegende Folgen entstehen durch die Ausdehnung des Sinus cavernosus und den erhöhten Venendruck im Bereiche der Abflußwege. Die wichtigsten venösen Abflüsse erfolgen über die Vv. ophthalmicae, die meist stark erweitert und geschlängelt sind. Von der V. ophthalmica superior fließt das arterielle Blut über die V. angularis und die V. facialis ab. Weitere venöse Abflüsse können erfolgen: über die Sinus petrosi und Plexus basilaris; über die V. anastomotica (Trolard) zum Sinus sagittalis superior; über die V. basalis zur V. cerebri magna und zum Sinus rectus (WOLFF u. SCHMID 1939).

Verschluß der A. carotis communis

Nicht allzu selten findet sich eine Stenose oder ein Verschluß der A. carotis communis an ihrem Abgang aus der Aorta bzw. am Truncus brachiocephalicus. Bei einer solchen Abgangsstenose ist in der Regel der Kollateralkreislauf bereits über die Anastomosen der A. carotis externa gewährleistet. Voraussetzung ist jedoch, daß alle anderen Gefäßgebiete normal entwickelt sind und keine zusätzlichen Gefäßschäden bestehen. Bei Unterbindung der A. carotis communis treten Symptome einer zerebralen Mangeldurchblutung in 20–30% der Fälle auf (PICHLER u. THUSS 1934). Das Auftreten von zerebralen Schäden wird begünstigt, wenn die Blutversorgung über die Kollateralgefäße durch Blutdruckabfall oder große Blutverluste beeinträchtigt ist. Auch nehmen mit dem Lebensalter die Komplikationen zu, weil die Anpassungsfähigkeit der Gefäße vermindert ist. Bei Abgangsstenosen der A. carotis communis finden sich häufig vermehrte Schlängelung, Schlingenbildungen und Knickbildungen.

Am häufigsten sind Stenosen und Gefäßverschlüsse im Bereiche der Gabelung der A. carotis communis in die A. carotis interna und externa. Dabei finden sich stenosierende Plaques vorwiegend am Abgang der A. carotis interna. Arteriographisch ist bei vollständigem Verschluß der A. carotis interna in diesem Bereich oft noch ein kurzer Stumpf sichtbar.

Verschluß der A. carotis interna

Jeder zweite extrakranielle Verschluß einer Hirnarterie hat seinen Sitz an der Karotisgabel (50–56%, VOLLMAR 1967). Bei 75% der extrakraniellen Karotiseinengungen liegt das Strombahnhindernis an der Anfangsstelle der A. carotis interna unmittelbar an der Karotisgabel. Dann folgt der Karotissiphon mit 15%. Die Ausfallserscheinungen hängen davon ab, ob der Verschluß akut, subakut oder ganz allmählich erfolgt und wie gut der Kollateralkreislauf funktioniert. Die größte Bedeutung kommt dabei der A. communicans anterior zu. Eine ausgedehnte Kollateralversorgung kann auch über die A. ophthalmica und deren Anastomosen aus der A. facialis und der A. temporalis superficialis erfolgen. Weiterhin sind bedeutungsvoll die meningealen Anastomosen der Endäste mit der A. cerebri posterior und der A. pericallosa (Heubnersche Anastomosen).

Bei Mangeldurchblutung im Versorgungsbereich der A. carotis interna kommt es zu einer brachiofacial-betonten kontralateralen Hemiparese, häufig mit Hemihypästhesie und aphasischen Störungen, wenn die dominante Hemisphäre betroffen ist. Als wichtiges diagnostisches Zeichen findet sich eine Verminderung des Netzhautarteriendrucks an der Seite des Gefäßverschlusses, der mit dem Ophthalmometer nach BAILLART bestimmt werden kann. Tritt die Ischämie plötzlich auf, dann kommt es zu Bewußtlosigkeit, gelegentlich auch zu generalisierten oder fokalen zerebralen Anfällen. Die anfänglich schweren Ausfallssymptome bilden sich meist teilweise, manchmal auch ganz zurück. Bei einem thrombotischen Verschluß der A. carotis interna kann der Thrombus weit nach distal reichen oder bis in den intrakraniellen Raum vorwachsen und die A. ophthalmica verschließen, was zu gleichseitiger Erblindung führt. Wird auch die A. communicans posterior oder die A. choroidea anterior verlegt, kann zusätzlich eine transitorische Hemianopsie auftreten.

Intermittierende ischämische Attacken sind häufig bei Stenosen im Bereich der Karotisgabel bei älteren Menschen mit nicht mehr gut funktionierendem Kollateralkreislauf, sie treten meist durch zusätzliche Ursachen, wie Herz- und Kreislaufstörungen mit allgemeinem Blutdruckabfall auf. Bei Schlingen- und Knickbildungen der Arterie können sie auch in Abhängigkeit von bestimmten Kopfhaltungen entstehen.

Interhemispheric-Steal-Syndrom

Bei einseitigem Verschluß der A. carotis interna kann die Kollateralversorgung der gleichseitigen Hirnhälfte über die A. communicans anterior und arterielle Anastomosen der beiderseitigen Aa. pericallosae so ausgiebig sein, daß eine Mangeldurchblutung der kontralateralen Hemisphäre auftritt und damit neurologische Störungen von der gesunden Hirnhälfte als Entzugssyndrom entstehen.

Moyamoya-Disease

Die Moyamoya-Erkrankung wird angiographisch verifiziert durch:

1. Stenose oder Verschluß der Aa. cerebri anterior, media und des distalen Teiles der A. carotis interna;
2. einem angiomatösen Netzwerk im Bereiche der Stammganglien;
3. und bilaterales Vorkommen

(NOMURA 1961; TAKEUCHI 1961; NISHIMOTO u. SUGIU 1964; SUZUKI et al. 1965). Die zahlreichen dünnen, spiraligen, gewundenen angiomatösen Gefäße entspringen aus dem Karotissiphon. Im Serienangiogramm sind sie bereits in der arteriellen Phase sichtbar und ziehen in den folgenden Phasen wie eine „Rauchwolke" (japanisch: Moyamoya) vorüber. Ihre Verlaufsrichtung entspricht den medialen und lateralen lentikulostriatalen Arterien (Rr. centrales). Auch können die A. cerebri anterior und A. cerebri media unmittelbar hinter dem Karotissiphon aus diesem Gefäßnetz gespeist werden.

Klinische Symptome treten meist bereits im Kindes- oder Jugendalter auf: häufig Mono- oder Hemiparesen, extrapyramidale Bewegungsstörungen, aphasische und Sensibilitätsstörungen sowie zerebrale Anfälle. Häufig besteht Schwachsinn, gelegentlich kommt es nach Ausbildung von Aneurysmen zu subarachnoidalen Blutungen. Die Ätiologie des Leidens ist nicht geklärt. Ob es sich primär um eine proliferative Arteriitis mit Stenosierung der großen intrakraniellen Arterien handelt, wobei die „angiomatös" veränderten Gefäße nur einen ungewöhnlichen Kollateralkreislauf darstellen, oder ob eine primäre angiomatöse Fehlbildung vorliegt, ist nicht entschieden. Für die erste Annahme könnte sprechen, daß nach operativer Anastomosierung der A. temporalis superficialis mit einem großen Zweig der A. cerebri media eine geringe Rückbildung der Moyamoya-Gefäße beobachtet wurde (BOONE u. SAMPSON 1978).

Verschluß der A. vertebralis

Bei Abgangsstenosen der A. vertebralis an der A. subclavia kommt es häufig zu einer poststenotischen Erweiterung und Verlängerung mit Schlingenbildung besonders im oberen Zervikalbereich. Gelegentlich finden sich Stenosen auch am Eintritt der A. vertebralis in das Foramen processus transversi des 6. Halswirbels. Am häufigsten sind die Stenosen direkt am Durchtritt der Arterie durch die Dura, wobei die poststenotische Erweiterung einem fusiformen Aneurysma ähneln kann (s. Teil Bd. I/1, B). Die meist damit verbundene Schlängelung kann so hochgradig sein, daß eine Schlinge weit auf die kontralaterale Seite herüberreicht und sich auf die A. basilaris fortsetzt. Auch diese ist dann häufig erweitert und elongiert, so daß deren Teilungsstelle weit über das Dorsum sellae reichen kann und den Boden des III. Ventrikels anhebt oder eindellt (Megadolichobasilaris). Da die A. vertebralis in ihrem gesamten zervikalen Verlauf Muskeläste abgibt, kann eine Kollateralversorgung bei proximalem Verschluß über die Muskeläste des Aortenbogens oder der A. carotis externa oder über die A. occipitalis erfolgen. Gelegentlich entsteht auch eine Anastomose über den Truncus thyreocervicalis. Beim Verschluß beider Aa. vertebrales im extrakraniellen Verlauf kann sich die A. spinalis anterior erweitern und beiden intrakraniellen Abschnitten der Aa. vertebrales Blut zuführen.

Bei einseitiger Stenose oder Verschluß der A. vertebralis treten nur dann Störungen auf, wenn die A. vertebralis der Gegenseite sehr dünn oder rudimentär entwickelt ist. Deshalb sind die Symptome einer Vertebralisinsuffizienz inkonstant und sehr wechselnd. Häufig treten Krankheitserscheinungen in Abhängigkeit von der Kopfhaltung auf. Bei Kopfdrehung nach einer Seite und Neigung des Kopfes nach hinten und zur gleichen Seite wird die Durchströmung der kontralateralen A. vertebralis gedrosselt. Besteht eine Stenose oder ein Verschluß der Arterie der anderen Seite, dann entstehen die Symptome der vertebrobasilären Insuffizienz mit Schwindelgefühl, auch Drehschwindel, Gleichgewichtsstörungen, Ohrgeräuschen, auch Brechreiz, Sehstörungen, Kopfschmerzen, evtl. auch Bewußtseinsstörungen. Bei unglücklicher Lage des Kopfes in der Nacht können diese Symptome am Morgen auftreten und gelegentlich tagelang anhalten.

Verschluß einzelner Äste der A. vertebralis

Von allen Gefäßsyndromen im Vertebralisversorgungsgebiet ist der Verschluß der *A. cerebelli inferior posterior* am besten bekannt und am häufigsten beschrieben worden. Der plötzliche Verschluß führt zum Syndrom einer akuten apoplektiformen Bulbärparalyse, was von WALLENBERG als dorsolaterales Medulla-Oblongata-Syndrom besonders instruktiv anhand von autoptisch gesicherten Befunden beschrieben wurde.

Nicht so eindeutig definiert und auch nicht so konstant ist die Symptomatik beim Verschluß der *A. cerebelli superior*. Vorwiegend treten cerebellare Symptome auf sowie das Syndrom der oralen Brückenhaube.

Alle Arterien im Aufzweigungsgebiet der A. vertebralis weisen erhebliche Variationen auf und ihre Versorgungsgebiete überschneiden sich zum Teil gegenseitig oder sind durch Anastomosen miteinander verbunden, so daß die klinischen Syndrome bei Gefäßverschlüssen erheblich variieren.

k) Arterielle Versorgung des Hirnstammes

Medulla oblongata, Pons und Mesencephalon werden von 4 Gefäßgruppen, einer medialen, einer mediolateralen, einer lateralen und einer dorsalen versorgt (STOPFORD 1916; FOIX u. Mitarb. 1925; BÖHNE 1927; STEPHENS u. STILWELL 1969; u.a.).

Die mediale Gefäßgruppe versorgt in diesen Gebieten einen ventralen medialen Streifen des nervösen Zentralorganes. Über weite Gebiete ziehen die Gefäße rein dorsalwärts in das nervöse Zentralorgan ein; an den Beugungsstellen des Hirnstammes jedoch kommt es zu einer Umorientierung und fächerförmigem Auseinanderweichen der Gefäßbündel: Mesencephalon- und Diencephalongrenze, Pons und Medullagrenze.

Die laterale Arteriengruppe läßt sich ebenfalls in diesen Hirnteilen nachweisen und dringt lateral in die Oberfläche ein und zieht im wesentlichen medialwärts. Lediglich im Pons behält sie ihre ventrodorsale Richtung bei. Die mediolateralen Arterien dringen zwischen medialen und lateralen Arterien in das nervöse Zentralorgan ein (s. Abb. 329). Versorgung der Zwischen- und Endhirnkerne s. Bd. I/1, Teil B.

l) Intrakranielle Stenosen und Gefäßverschlüsse

Bei Gefäßverschlüssen entstehen typische Ausfallserscheinungen, die jedoch je nach Ausprägung der intrakraniellen arteriellen Anastomosen variieren können.

Über die Pia-Anastomosen kann bei einem Verschluß der A. cerebri media eine weitgehende retrograde Füllung des Aufzweigungsgebietes über die A. cerebri anterior oder über die A. cerebri posterior bzw. über beide erfolgen. Umgekehrt kann die retrograde Füllung bei Verschluß der Aa. cerebri anteriores oder posteriores über die A. cerebri media zustande kommen. Auch eine retrograde Versorgung des Gebietes der A. cerebri anterior oberhalb des Balkens aus der A. cerebri posterior wurde nachgewiesen. (Balkenanastomose: FISCHER-BRÜGGE 1949).

Auch die kleinen Anastomosen der Hirnarterien an der Hirnoberfläche können bei pathologischen Durchblutungsverhältnissen bedeutungsvoll werden. Diese Arterien haben geringe Durchmesser und können sich bei verstärkter Füllung, z.B. bei Verschluß einer großen Hirnarterie in den Grenzgebieten zu den anderen Hirnarterien, als diffuse Anfärbung im Angiogramm darstellen.

Bei der „Luxusperfusion" besonders in den Randgebieten von Hirnfarkten sind die Arteriolen, Kapillaren und Venulen besonders weitgestellt, so daß der Durchfluß sehr rasch erfolgt. Das arterielle Blut erscheint zu früh in den Venen, wobei an der freigelegten Hirnoberfläche die kleinen Venen „zu rot" erscheinen. Diese hyperämischen Gebiete können bei der regionalen Hirndurchblutungsmessung festgestellt werden, erscheinen bei der Computertomographie mit Kontrastmittel als Zonen erhöhter Dichte und können gelegentlich im Arteriogramm als diffuse Anfärbung (blush) erkannt werden.

A. cerebri anterior

Als häufige Variante finden sich bei der Karotisangiographie die Aa. cerebri anteriores beider Seiten von einer A. carotis aus gefüllt, meist weil die Pars precommunicalis der A. cerebri anterior der Gegenseite hypoplastisch und die A. communicans anterior weit ist. Häufig sind auch die suprakallösen Queranastomosen zwischen beiden Aa. pericallosae ausgeprägt, so daß sich arteriographisch vom Stamm einer A. cerebri anterior die parietalen Versorgungsgebiete beider Seiten gut füllen.

Ein isolierter thrombotischer oder embolischer Verschluß der A. cerebri anterior ist selten. Stenosen finden sich vorwiegend im Bogenteil der Arterie, auch unmittelbar nach der Karotisgabel oder im Verlaufe der Aufzweigung, besonders im Bereiche der A. pericallosa. Die plötzliche Unterbrechung einer A. cerebri anterior, z.B. bei einer neurochirurgischen Operation, kann zu erheblichen psychischen Störungen führen, besonders wenn es sich um die linksseitige Arterie handelt: Antriebsmangel bis zu Apathie, Interesselosigkeit, zeitliche und örtliche Orientierungsstörungen und Einschränkung des Bewußtseins. Auch eine frontale gliedkinetische Ataxie kann auftreten. Ist die A. centralis longa (Heubner) verschlossen, kann eine kontralaterale Parese des Gesichtes sowie des Armes die Folge sein. Bei Verschluß oberhalb des Balkens wird eine spastische Parese des kontralateralen Beines mit Sensibilitätsstörungen und Blasenentleerungsstörung beobachtet. Bei doppelseitigem Verschluß entsteht eine spastische Paraparese der Beine. Kommt es dabei auch zu einer Erweichung im rostralen Anteil des Balkens, dann entsteht eine linksseitige ideomotorische Apraxie, da die vom linken Parietalhirn zur motorischen Rinde der rechten Hemisphäre kreuzenden Fasern unterbrochen werden. Außerdem bestehen meist Zwangsgreifen, Schnappreflex und psychische Enthemmung (CRITCHLEY 1930).

A. cerebri media

Da sich der Blutstrom aus der A. carotis interna vorwiegend in die A. cerebri media fortsetzt, ist diese wesentlich häufiger von Verschlüssen betroffen, als die A. cerebri anterior. Zumeist handelt es sich um Embolien, ausgehend vom Herzen

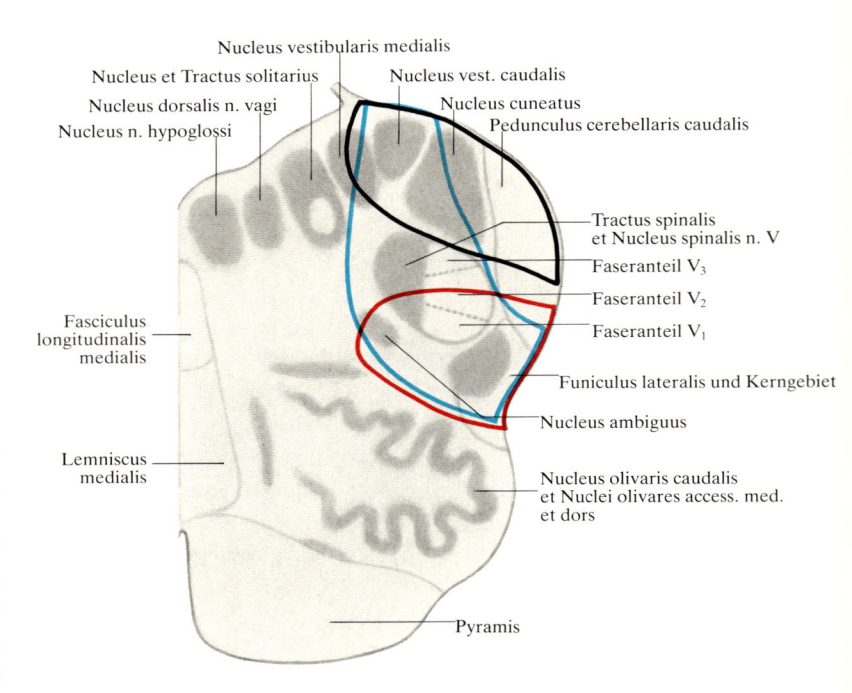

Abb. 329. Medulla oblongata
Durchblutungsgebiete und Ausfallerscheinungen (Wallenberg-Syndrome nach CURRIER u. Mitarb. 1965)
Schwarz = rotatorischer Nystagmus; *blau* = laterales Medullasyndrom; *rot* = ventrolaterales Medullasyndrom

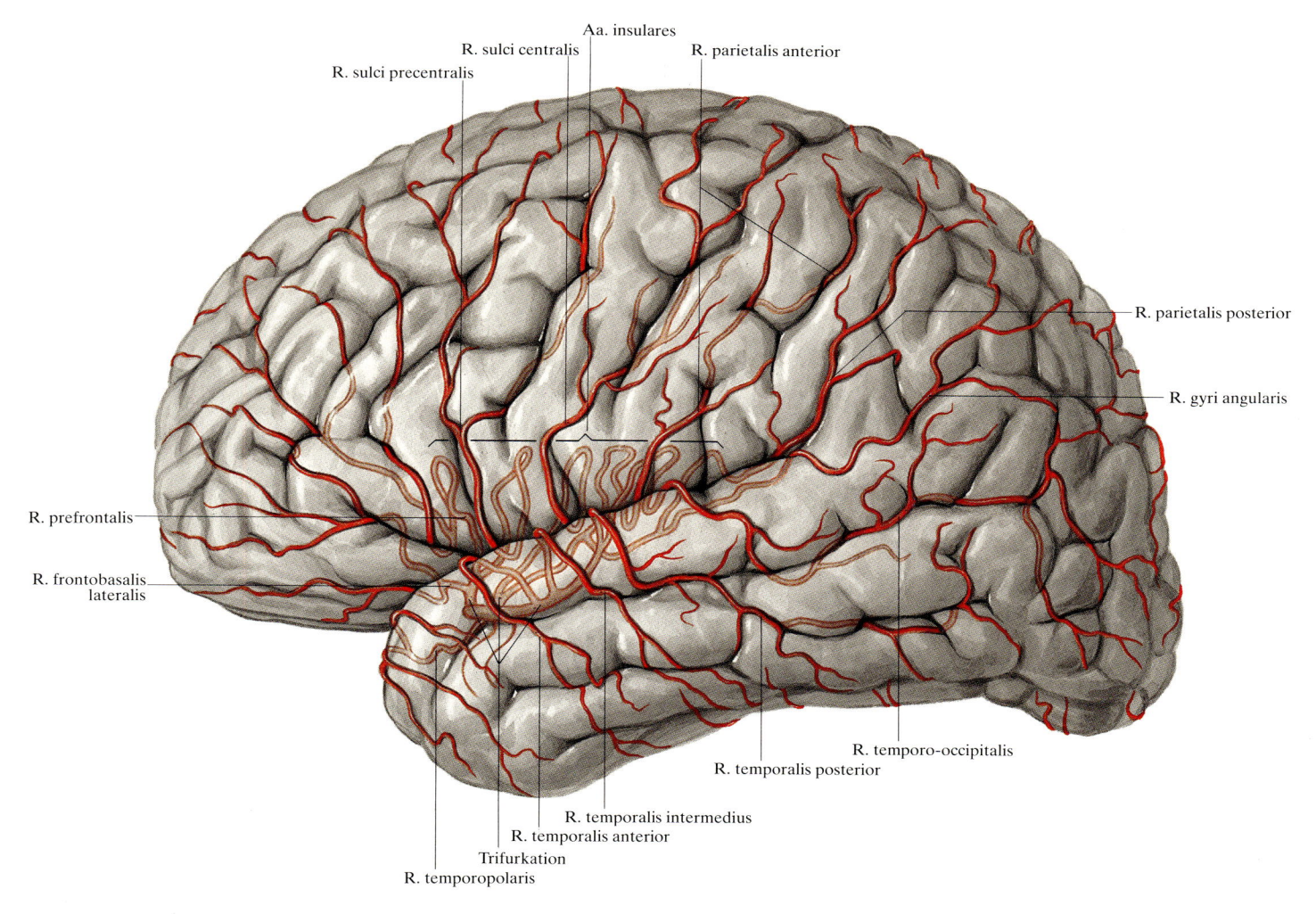

Abb. 330. A. cerebri media, Rr. corticales

oder von arteriosklerotischen Plaques im Bereiche der A. carotis. Prädilektionsstellen für Verschlüsse sind:

1. Proximal an der Karotisgabel, wobei die Stammgangliengefäße einbezogen sind. Selten ist der Verschluß so umschrieben, daß die Rr. centrales freibleiben.
2. Weiter distal am Abgang der lateralen Gruppe der Rr. centrales, wobei die medialen Zweige durchgängig bleiben.
3. An der Aufzweigungsstelle der A. cerebri media, die Stammgangliengefäße können durchblutet werden.
4. Finden sich Verschlüsse in allen Astverzweigungen.

Bei komplettem Verschluß der A. cerebri media kommt es zu einer kontralateralen brachiofazial betonten Hemiplegie und Hemianästhesie vom kortikalen Typ und Hemianopsie. Im akuten Stadium kann ferner eine Kopfwendung und Déviation conjuguée zur Gegenseite auftreten. Betrifft der Mediaverschluß die dominante Hemisphäre, dann treten außerdem Aphasie, Agraphie, Alexie und Apraxie auf. Auch bei Verschluß des Gefäßes im Bereiche der nicht dominanten Hemisphäre kann Apraxie und eventuell eine Anosognosie auftreten, eine Störung des Gefühls für den eigenen Körper, wobei unter Umständen die Hemiplegie nicht wahrgenommen wird.

Von der Ausbildung des Kollateralkreislaufs hängen auch Ausmaß und Schnelligkeit der Rückbildung der Symptome ab. Bei akutem Mediaverschluß entsteht gewöhnlich das Vollbild der Ausfallserscheinungen, während bei langsamen Verschluß nur einzelne Symptome auftreten. Erweichungsherde sind im subkortikalen Mark ausgeprägter als im Gebiet der Rinde, deren Versorgung über Anastomosen besser gesichert ist.

Verschluß der Äste der A. cerebri media
(Abb. 330 u. 331)

Verschluß der Rr. centrales führt zu Erweichung im Bereiche der inneren Kapsel und der Basalganglien mit kontralateraler Hemiplegie (ohne Aphasie) und eventuell extrapyramidalen Bewegungsstörungen.

Verschluß des R. sulci precentralis führt zu einer kontralateralen Fazialis- und Hypoglossusparese und an der dominanten Hemisphäre zu motorischer Aphasie.

Verschluß des R. sulci centralis führt zu einer kontralateralen brachiofazial betonten Hemiplegie, wobei die untere Extremität nur wenig beteiligt ist. Bei Verschluß kleiner Endäste kann auch eine isolierte Monoparese auftreten.

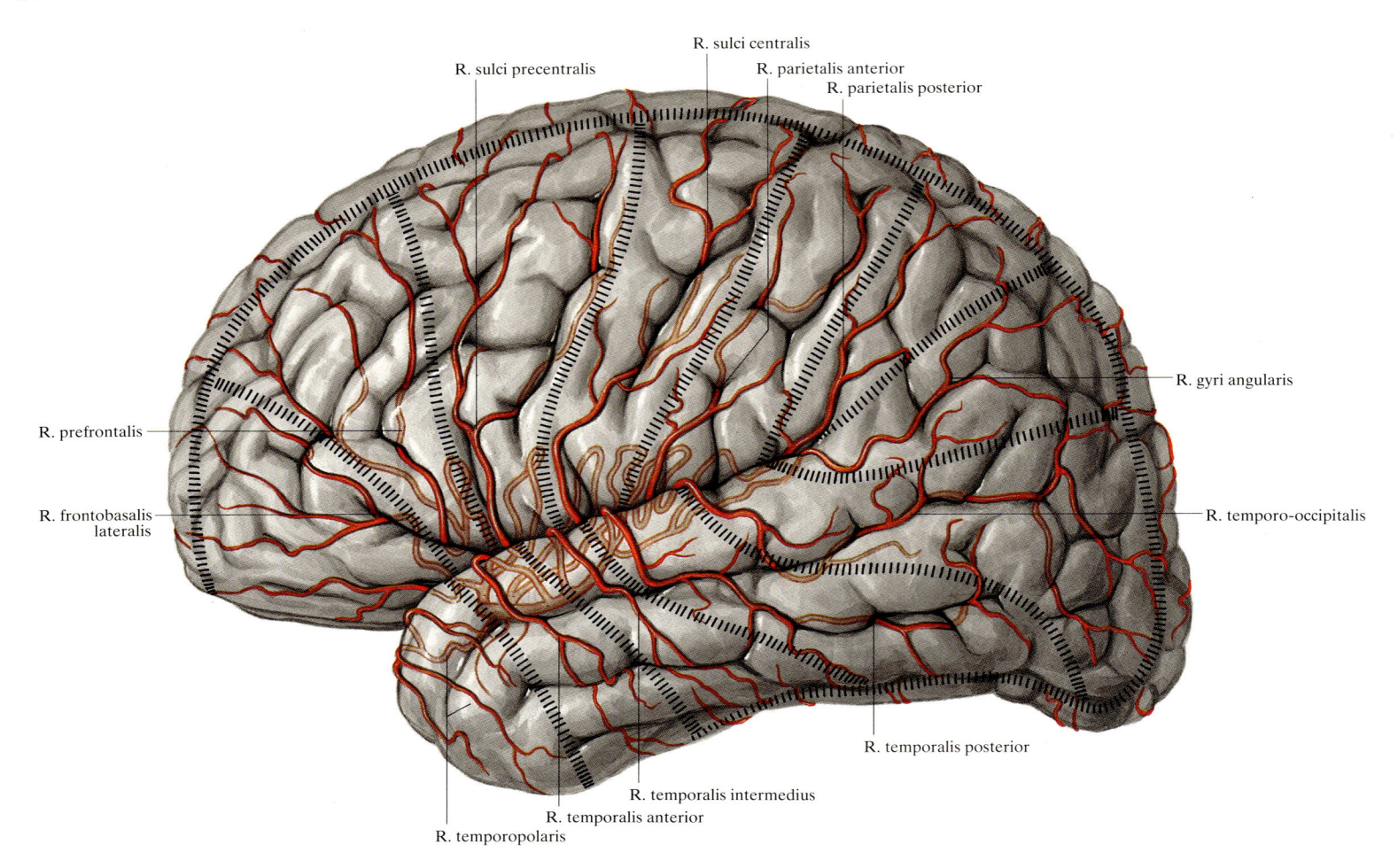

Abb. 331. A. cerebri media – Rami corticales und Versorgungsgebiete

Verschluß der Rr. parietales links kann zu einem pseudothalamischen Syndrom führen (Foix u. Lévy 1927) mit Unsicherheit in den Bewegungen der rechten Hand, leichter Kontraktur der Finger, dysarthrischen Sprachstörungen und Störungen der Tiefensensibilität.

Verschlüsse der Rr. parietales und des R. gyri angularis führen zu kontralateralen Sensibilitätsstörungen und an der dominanten Hemisphäre zu sensorischer Aphasie, Alexie, Agraphie, Akalkulie, ideokinetischer Apraxie, Rechts-Links-Desorientierung, Fingeragnosie.

Verschlüsse der Rr. temporales führen an der dominanten Hemisphäre vorwiegend zu sensorisch-aphasischen Störungen, auch Agraphie und Alexie, Hemianopsie, gelegentlich auch zu leichteren ataktischen Symptomen.

A. cerebri posterior

Die A. cerebri posterior erhält ihr Blut vorwiegend aus der A. basilaris. In 22% erfolgt der Blutzustrom überwiegend über die A. communicans posterior aus der A. carotis interna. Bei einem Verschluß der A. cerebri posterior am Abgang von der A. basilaris kann der Blutdurchfluß durch die A. communicans posterior gewährleistet sein. Bei einem Verschluß an der Einmündung der A. communicans posterior ist die Kollateralversorgung nur über periphere Anastomosen möglich. Weitere Prädilektionsstellen für Verschlüsse sind die Aufzweigungen des Gefäßes. Eine vollständige Verlegung der A. cerebri posterior führt in der Regel zu einer kontralateralen homonymen Hemianopsie unter Aussparung des zentralen Sehens. Wegen der guten Kollateralversorgung der Sehrinde kann sich die Hemianopsie auch auf den unteren Quadranten beschränken oder es bestehen nur Skotome in diesem Bereich. Erfolgt der Verschluß an der dominanten Hemisphäre, dann treten außerdem optisch-agnostische Störungen, Orientierungsstörungen im Raum, gelegentlich auch Alexie und Agraphie auf. Schließt die Mangeldurchblutung auch die Versorgungsbereiche der zum Hirnstamm ziehenden Gefäße (Rr. choroidei post., Rr. thalamogeniculati, A. laminae tecti u.a. s. Bd. I/1, Teil B) mit ein, dann können zusätzlich auftreten: Kontralaterale thalamische Störungen (Rr. thalamogeniculati), homolaterale Gliedmaßenataxie (Rr. diencephalici inf. post), homolaterale Okulomotoriuslähmung, Konvergenzstörung, gelegentlich mit Blicklähmung nach oben (A. laminae tecti). Beschränkt sich der Verschluß auf einen dieser Gefäßäste, dann können die genannten Symptome auch isoliert auftreten.

Am häufigsten, wenn insgesamt auch selten, kommt es im Vertebralis-Basilaris-Gebiet zu dorsolateralen Infarkten der

Tabelle 55. Gefäßabhängige Syndrome des Hirnstamms (nach Duus)

Syndrom	Mögliche Ursache	Betroffene anatomische Struktur	Klinische Symptome
Dorsolaterales Medulla oblongata-Syndrom (Wallenberg-Syndrom)	Thrombose der A. cerebelli inferior posterior oder der A. vertebralis	Nucleus vestibularis caudalis	Nystagmus und Fallneigung zur gleichen Seite
		Nucleus dorsalis n. vagi	Tachykardie und Dyspnoe
		Pedunculus cerebellaris caudalis	Herdseitige Ataxie und Asynergie
		Nucleus tractus solitarii	Ageusie
		Nucleus ambiguus	Herdseitige Parese von Gaumen, Larynx und Pharynx, Dysarthrie und Dysphonie
		Nuclei cochleares	Hypakusis
		Nucleus tractus spinalis n. trigemini	Herdseitige Analgesie und Thermanästhesie im Gesicht, Ausfall des Cornealreflexes
		zentrale Sympathikusbahn	Herdseitig im Gesicht Hypohidrosis Vasodilatation, Hornersches Syndrom
		Tractus spinocerebellaris ventralis	Herdseitige Ataxie und Hypotonie
		Tractus spinothalamicus lateralis	Analgesie und Thermanästhesie der kontralateralen Körperseite
		Tractus centralis tegmentalis	Myorhythmien im Bereiche von Velum und Pharynx
		Substantia reticularis (Respirationszentrum)	Singultus
Mediales Medulla oblongata-Syndrom (Déjerine-Syndrom) oder: Paramedianes Oblongata-Syndrom (Jackson-Lähmung)	Thrombose von paramedianen Ästen der A. vertebralis oder der A. basilaris, häufig beidseitig	Fasciculus longitudinalis medialis	Nystagmus
		Lemniscus medialis	Kontralaterale Herabsetzung des Berührungs-, Vibrations- und Lagesinns
		Olive	Herdseitige Myorhythmien in Velum und Pharynx
		Nucl. n. hypoglossi	Herdseitige Hypoglossusparese mit Atrophie
		Tractus pyramidalis	Kontralaterale nichtspastische Hemiplegie mit Babinski-Reflex
Syndrom des caudalen Brückenfußes (Millard-Gubler-Syndrom bzw. Foville-Syndrom)	Thrombose der Rr. circumferentes der A. basilaris (Rr. ad pontem laterales), Tumor, Abszeß usw.	Lemniscus medialis	Kontralateral Herabsetzung von Berührungs-, Lage- und Vibrationsgefühl
		Lemniscus lateralis	Hypakusis
		Nucleus n. facialis	Herdseitige periphere (nukleäre) Fazialislähmung
		Tractus spinothalamicus lateralis	Kontralaterale Analgesie und Thermanästhesie
		Tractus pyramidalis	Kontralaterale spastische Hemiplegie
		N. abducens	Herdseitige periphere Abduzenslähmung
Syndrom der kaudalen Brückenhaube	Thrombose von Ästen der A. basilaris (Rr. at pontem)	Fasciculus longitudinalis medialis	Nystagmus, Blickparese zum Herd
		Nucleus n. abducentis	Herdseitige nukleäre Abduzenslähmung
		Pedunculus cerebellaris medius	Herdseitige Hemiataxie, Intentionstremor, Adiadochokinese, zerebellare Sprachstörung
		Nuclei vestibulares	Nystagmus, Drehschwindel
		Zentrale Sympathikusbahn	Herdseitig Horner-Syndrom, Hypohidrosis und Vasodilatation im Gesicht
		Nucleus tractus spinalis n. trigemini	Anästhesie und Thermanästhesie in der der herdseitigen Gesichtsseite
		Nucleus n. facialis	Herdseitige nukleäre Fazialisparese
		Tractus tegmentalis centralis	Herdseitig Myorhythmien in Velum und Pharynx
		Tractus spinocerebellaris ventralis	Herdseitig Asynergie und Hypotonie
		Lemniscus lateralis	Hypakusis
		Tractus spinothalamicus lateralis	Analgesie und Thermanästhesie der kontralateralen Körperseite
		Lemniscus medialis	Herabsetzung von Berührungs-, Vibrations- und Lagesinn

Tabelle 55. (Fortsetzung)

Syndrom	Mögliche Ursache	Betroffene anatomische Struktur	Klinische Symptome
Syndrom der oralen Brückenhaube	Thrombose der Rr. ad pontem laterales, der A. basilaris sowie der A. cerebelli superior	Pedunculus cerebellaris superior	Herdseitige Hemiataxie, Intentionstremor, Adiadochokinese, zerebellare Sprache
		Nucleus pontinus (sensorius principalis) n. trigemini	Herabsetzung der epikritischen Sensibilität in der herdseitigen Gesichtshälfte
		Nucleus spinalis n. trigemini	Analgesie und Thermanästhesie der herdseitigen Gesichtsseite
		Nucleus motorius n. trigemini	Schlaffe Lähmung der herdseitigen Kaumuskulatur
		Tractus tegmentalis centralis	Myorhythmien im weichen Gaumen und im Pharynx
		Tractus tectospinalis	Fehlen des Blinzelreflexes
		Tractus spinothalamicus lateralis	Analgesie und Thermanästhesie der kontralateralen Körperhälfte
		Lemniscus lateralis	Hypakusis
		Lemniscus medialis	Herabsetzung von Berührungs-, Lage- und Vibrationsgefühl an der kontralateralen Körperseite, Ataxie
		Tractus corticonuclearis	Parese der Nn. facialis, glossopharyngeus, vagus, hypoglossus
Syndrom des mittleren Brückenfußanteils	Thrombose der Rr. ad pontem mediales et mediolaterales der A. basilaris	Wurzelfasern des N. trigeminus	Herdseitige Hemianästhesie und schlaffe Lähmung der Kaumuskulatur
		Pedunculus cerebellaris medius	Herdseitige Hemiataxie und Asynergie
		Tractus corticospinalis	Kontralaterale spastische Hemiparese
		Nuclei pontis	Gegenseitige Dystaxie
Syndrom des Nucleus ruber (Benedikt-Syndrom)	Thrombose der Rr. interpedunculares der A. basilaris und der A. cerebri posterior	Lemniscus medialis	Kontralaterale Herabsetzung von Berührungs-, Lage- und Vibrationsempfinden sowie der Diskrimination
		Nucleus ruber	Kontralaterale Hyperkinesien: Tremor, Chorea, Athetose
		Substantia nigra	Kontralateraler Rigor, Akinese
		Wurzelfasern des N. oculomotorius	Herdseitige Okulomotoriuslähmung
Syndrom des Mittelhirnfußes (Weber-Syndrom)	Thrombose der Rr. interpedunculares der Aa. basilaris, cerebri posterior, cerebelli superior, choroidea anterior	Substantia nigra	Kontralateraler Rigor, Akinese
		Fibrae corticonucleares	Kontralaterale supranukleäre Parese der Nn. facialis, glossopharyngeus, vagus und hypoglossus
		Fibrae corticospinales	Kontralaterale spastische Hemiplegie
		Tractus corticopontini	Kontralaterale Dystaxie
		Wurzelfasern des N. oculomotorius	Ipsilaterale Okulomotoriuslähmung

Medulla oblongata, einer Sonderform des Wallenberg-Syndroms. Die dabei auftretenden unterschiedlich großen und unterschiedlich lokalisierten Infarktgebiete hängen wesentlich von den Ursprungsvariationen der A. cerebelli inferior posterior ab. Der typische Infarkt betrifft nach METZINGER u. ZÜLCH (1971) einen Sektor der Medulla oblongata, der basal begrenzt wird vom Oberrand der Oliva inferior, dorsal dicht unterhalb des 4. Ventrikels oder eben den Ventrikelboden erreichend.

Basale Nekrosen im Bereich der Pyramiden sind außerordentlich selten, da dieser Bezirk normalerweise von der A. spinalis anterior, die zahlreiche Anastomosen zu den Aa. radiculares tieferer Abschnitte besitzt, versorgt wird.

METZINGER u. ZÜLCH beschreiben einen Fall, bei dem die ipsilaterale A. vertebralis zu 90% stenosiert war. Der Lumenrest war von einer frischen Thrombose erfüllt. Den dorsolateralen Medullainfarkten stellen sie paramediane pontine Infarkte, die durch Basilaristhrombose oder lokale Stenosierungen durch Arteriosklerose paramedianer Brückenarterien verursacht sind, gegenüber.

Die latero-basalen Brückeninfarkte kommen durch Ausfall sog. kurzer zirkumferentialer Arterien (Rr. ad pontem intermedii) zustande. Sind die langen umkreisenden Arterien (Rr. ad pontem laterales) befallen, dann entstehen latero-dorsale Ponsinfarkte.

Mittelhirninfarkte kommen in der Regio peduncularis gewöhnlich bilateral vor, wobei segmentale Abschnitte ausgespart sind. Nur in 3 Fällen beobachteten sie eine Ausbreitung in die Substantia nigra. Außerordentlich selten ließen sich partielle Infarkte nachweisen. Thalamusinfarkte beruhen in etwa der Hälfte der Fälle auf Schäden der Rr. diencephalici inferiores posteriores (Aa. thalamoperforatae), in derselben Anzahl auf Ausfall der Rr. thalamogeniculati. Einmal konnten die Autoren den Ausfall eines R. choroideus posterior nachweisen und in der Folge einen Thalamusinfarkt diagnostizieren. Bei zerebellaren Infarkten gibt es 2 Typen, sog. ventrale und dorsale Nekrosen, die im wesentlichen dem Versorgungsgebiet der A. cerebelli inferior posterior und den Aa. cerebelli superiores zugehören. Keiner der Infarkte war total oder reichte weit in die Tiefe, d.h. in die weiße Substanz und zum Nucleus dentatus hinein. Von 16 dorsalen Infarkten waren 11 durch eine Okklusion der A. basilaris, davon einer durch ein Basilarisaneurysma und 5 durch stenosierende Arteriosklerose der A. basilaris verursacht. Vier dieser Fälle waren mit ventralen Infarkten kombiniert, wobei die seitlichen Abschnitte des Kleinhirns frei waren. Die ventralen Infarkte des Kleinhirns waren gewöhnlich größer, doch niemals total und bestanden in der Mehrzahl aus seichten, kraterförmigen Gruben, häufiger im proximalen Versorgungsgebiet, wahrscheinlich, weil im distalen mehr Anastomosen vorkommen (METZINGER u. ZÜLCH 1971).

Eine übersichtliche Gegenüberstellung von Symptomen und deren Erkennung in Verbindung mit anatomischen Befunden gibt Tabelle 55.

II. Venen und Sinus durales

1. Entwicklung

a) Allgemeines (Abb. 332)

Nach PADGET (1957) wird die Hirnanlage bei Embryonen von 5–8 mm Länge von der V. cardinalis anterior (künftige V. jugularis interna), die sich mit der V. cardinalis posterior zum Ductus Cuvieri vereinigt, entblutet. Dieser mündet in den Sinus venosus der Herzanlage ein. Das Neuralrohr ist ursprünglich von einem primitiven Kapillarplexus bedeckt, der nach lateral und dorsolateral in einen oberflächlichen Venenplexus, aus dem sich die Sinus entwickeln, abgeleitet wird. Entsprechend ihrer Beziehung zu den Nervenwurzeln wurden diese Abflußwege als Vv. cerebri anterior, media et posterior bezeichnet (MALL 1905). Die V. cerebri media entspricht nicht der gleichnamigen Vene bei Erwachsenen, die aus der embryonalen V. cerebri anterior entsteht. Bei 8 mm langen Embryonen kommt eine ventrale Anlage der primären Kopfsinus hinzu, die im Oberkieferfortsatz entsteht. Ihre Einzugsgebiete sind lateral der ventrokaudale Umfang des Augenbläschens, die Olfaktoriusregion und der Saccus hypophysialis (Rathkesche Tasche) medial: V. maxillaris primitiva (V. infra-orbitalis, V. ophthalmica). Bei 3–5 mm (ca. 26 Tage alten) Embryonen liegt das Gefäß medial des V. und X. Hirnnervs und verläuft lateral der Ohrblase, der Nn. VII, VIII et IX. Medial dieser Nerven liegt zu diesem Zeitpunkt der künftige Plexus duralis anterior, lateral die V. primitiva maxillaris. Ihre primäre Aufgabe ist die Blutableitung aus dem Optikusgebiet. Die V. cardinalis anterior zieht nach medial des X. und XII. Hirnnervs. Die primitive V. jugularis interna leitet nicht nur Blut aus Gesicht und extrakraniellen Abschnitten, sondern auch aus intrakraniellen Sinus durch eine temporale Schädelöffnung – Foramen jugulare spurium – ab. Die endgültige V. jugularis interna zieht durch das spätere Foramen jugulare nur als kleines Gefäß. Gelegentlich ist sie noch nicht ausgebildet. Stets entsteht die V. jugularis interna bei Vertebraten aus der V. cardinalis anterior. Bei Embryonen zwischen 6 und 12 mm Länge (Horizon XV und XVI) ist die frontale und maxilläre Region gegenüber dem Mandibular- und Hyoidbogen stark vergrößert. Augenbecher, geschlossenes Linsenbläschen und tiefe Sacci olfactorii sind ausgebildet. Der Oberkieferfortsatz ist herangewachsen, die Ohrhöckerchen sind ausgebildet, der 3. Kiemenbogen überwachsen, der Sinus cervicalis ist gebildet. Das Telencephalon hat sich deutlich vom Diencephalon abgesetzt, die Kleinhirnplatte und Brückenbeuge sind entwickelt, die meisten Hirnarterien sind ausgebildet. Das endgültige Venenmuster dagegen ist noch nicht nachweisbar. Die V. jugularis externa bildet sich als sekundäres Derivat bei Menschen nicht vor dem Horizon XX (ca. 20 mm Länge). Die V. pharyngea ventralis leitet Blut aus dem Mandibular- und Hyoidbogen sowie aus Gesichts- und Nackenregion ab. Sie fließt ursprünglich in die V. cardinalis communis.

b) Duraplexus (Abb. 333)

Der *vordere Duraplexus*, der in vorderen Abschnitten aus dem primitiven Marginalsinus (MARKOWSKI 1922: V. marginalis) gebildet wird, grenzt an den kraniodorsalen Rand der auswachsenden Hemisphärenblase in der Mittellinie und wird zu Abschnitten der künftigen Sinus sagittalis superior et transversus. Ein anderer Teil des vorderen Duraplexus grenzt an den kaudoventralen Rand der Hemisphäre und wird von PADGET als V. telencephalica bezeichnet, da er Blut aus der primären Striatumregion abführt. Sein Stamm wird zum künftigen Sinus tentorii. Der mediale Zufluß des vorderen Duraplexus verläuft in der primitiven Arachnoidealschicht und ist die Abflußbahn einer frühen Piavene: V. diencephalica ventralis, die Pia- und Duraabfluß miteinander verbindet.

Der *mittlere Duraplexus* ist weitlumiger und leitet Blut aus dem Metencephalon ab.

Etwas später erscheint der *hintere Duraplexus* und seine Vereinigung mit dem Kopfsinus und der primitiven V. jugularis interna zur V. cardinalis anterior. Der Kopfsinus verlagert sich lateralwärts des X. Hirnnerv, der vorher schon von einem Venenring umgeben war. Diese sekundäre Anastomose liegt dorsokranial zu den distalen Fasern des XI. Hirnnervs. Die Seitverlagerung der Kopfsinus läuft gleichzeitig mit der Kaudalverlagerung des hinteren Duravenenstammes, der sich mit der primitiven V. jugularis vereinigt, ab. Dieser bildet das kaudale Ende des künftigen Sinus sigmoideus. Nachdem sich der Sinus lateral der Hirnnerven stärker entwickelt hat, verschwindet der mediale und kraniale Abschnitt des Venenrings um den X. Hirnnerv nicht vollständig. Da der mediale Teil aus dem früheren primordialen Hinterhirnab-

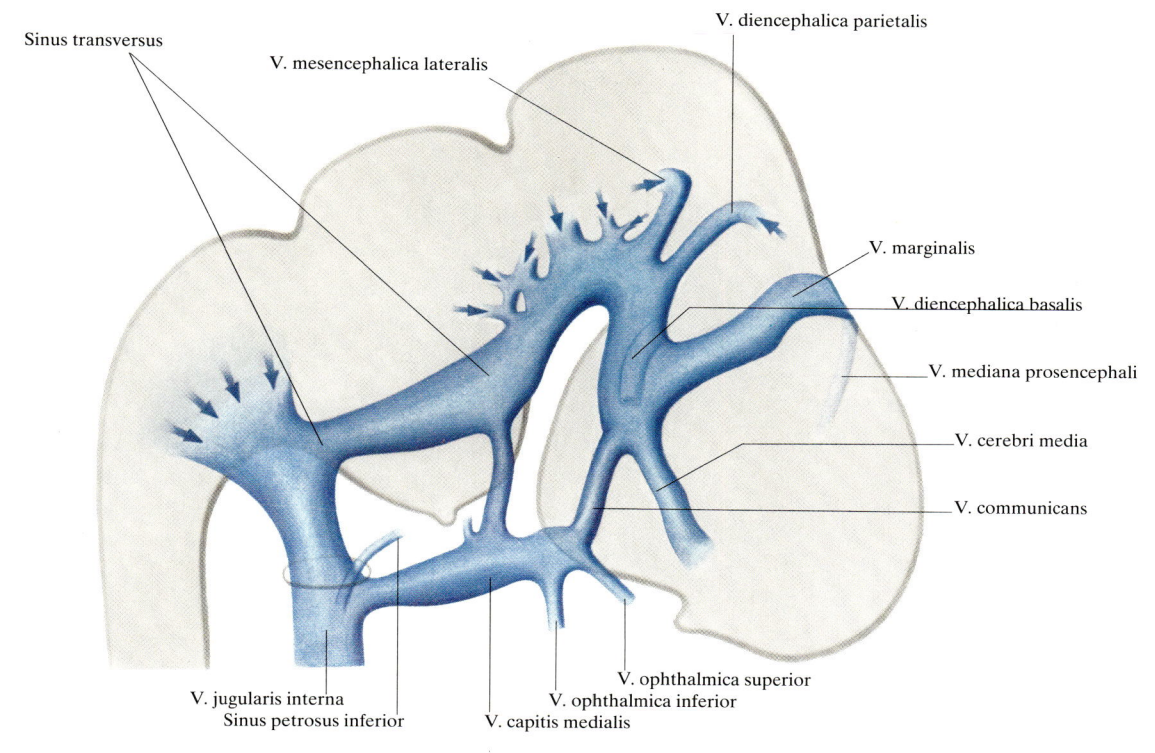

Abb. 332. **Entwicklung der Hirnvenen** (19,4 mm SSL nach Hochstetter 1938)

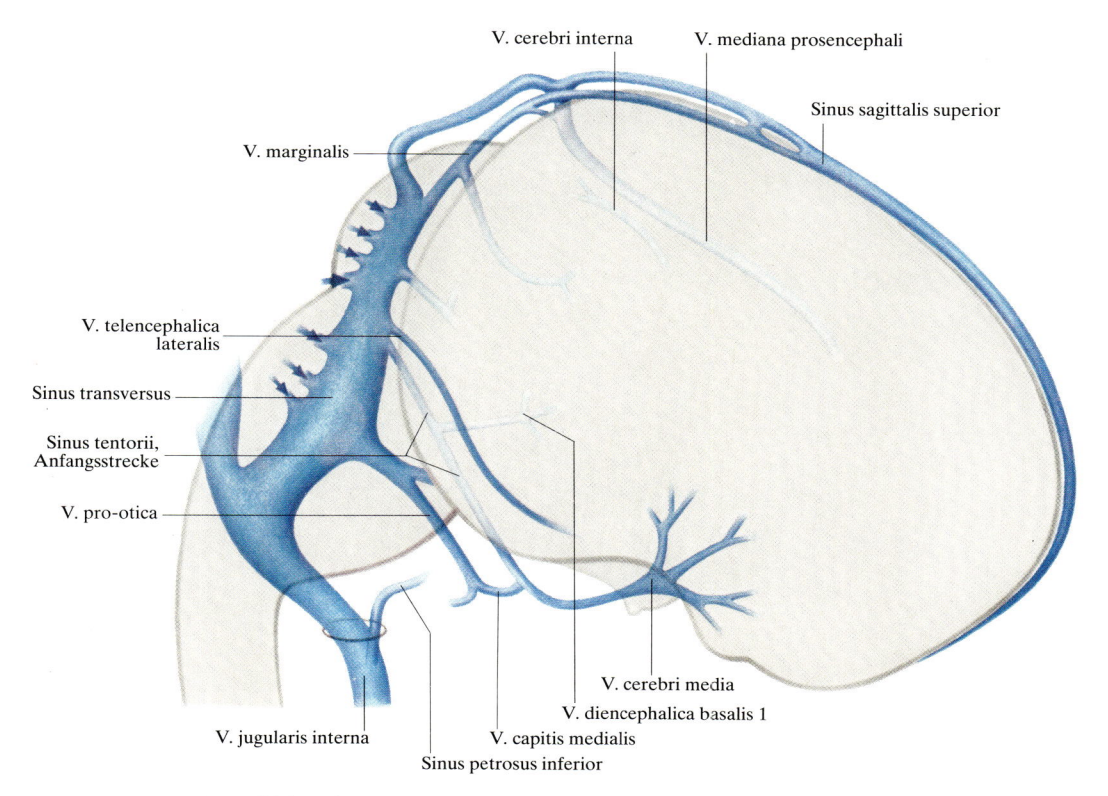

Abb. 333. **Hirnvenenentwicklung** (46,5 mm SSL nach Hochstetter 1938)

fluß: V. capitis medialis, direkt an der Hirnwand entstanden ist, ist er in der Lage, die dann entstehende V. myelencephalica ventralis aufzunehmen. Der Stamm dieser pia-arachnoidealen Vene liegt zunächst zwischen den Wurzeln des IX. und X. Hirnnervs und wird später zum Sinus petrosus inferior. Diese Lagebeziehung zu den Nerven erklärt den manchmal bei Erwachsenen vorkommenden Durchzug des Sinus petrosus inferior durch den Schädel medial des Foramen jugulare.

c) V. jugularis interna primitiva

PADGET (1957) bezeichnet die V. cardinalis anterior als V. jugularis interna primitiva, da die V. cardinalis communis bis in Höhe des VII. oder VIII. Zervikalnervs in die Halsregion absteigt. Während dieses Deszensus verlagert sich die V. jugularis primitiva von der medialen an die laterale Seite des X., XI. und XII. Hirnnervs.
Bei 16 mm langen Embryonen verläuft der N. hypoglossus häufig durch ein Loch der künftigen V. jugularis interna. Das proximale Ende der sog. V. linguofacialis ist vom X. und XII. Hirnnerv abgesondert, da sich sekundäre Anastomosen in ihre endgültige Lage entweder lateral oder unmittelbar kranial zum XII. Hirnnerv verlagert haben und den Nerv nach medial und vorne in die Zungenanlage begleiten. Der Ramus descendens n. hypoglossi liegt nun – wie bei Erwachsenen – als Ansa hypoglossi mit dem II. und III. Zervikalnerv vereinigt, vor. Später folgen Lateralverlagerungen der jugularen und linguofazialen Einzugsgebiete (V. facialis des Erwachsenen).

d) V. ophthalmica (superior) und V. maxillaris primitiva

Bei Embryonen zwischen 10 und 16 mm Länge (Horizon XVII und XVIII) sind die Branchialbögen unterschiedlich zu erkennen. Der Mandibularbogen ist in den sich entwickelnden Unterkiefer- und Oberkieferfortsatz eingegangen (inklusive lateralem Nasenfortsatz, welcher die primitiven Nasenlöcher nach medial verlagert). Teile des künftigen Außenohres sind, die Hyomandibulargrube umgebend, sichtbar. Das Basi-okzipitale umgibt die Medulla oblongata, eine dichte Bindegewebezone ist im Bereich der künftigen Sella und im künftigen Ohrkapselabschnitt entwickelt. Die Mesenchymverdichtung des membranösen Schädels strahlt von diesen ursprünglich separaten Knorpelspangen nach dorsal aus. Hauptsächlich basal hat sich die Duraschicht von der Pia an der Hirnoberfläche deutlich abgehoben, dazwischen liegt in relativ breiter Schicht lockeres Mesenchym: Arachnoidea primitiva. Die Kopfsinus haben sich dorsal zu parallel verlaufenden plexiformen Elementen angeordnet, die bald den vorderen, mittleren und hinteren Duraplexus dorsal der Wurzel des N. V und des Ohrbläschens aufnehmen. Ventral ist die V. maxillaris primitiva an den lateralen Rändern der primitiven knorpeligen Sella sichtbar. Während der Oberkieferentwicklung werden ihre Zuflüsse weiter. Außerdem ziehen Venen aus der Fissura choroidea in den kaudoventralen Umfang des verlängerten Augenbläschenstieles ein, möglicherweise auch die V. centralis, welche die Drainage des Optikusgebietes darstellt. Bei 10–16 mm langen Embryonen (Horizon XVII und XVIII) erhält die V. maxillaris Zuflüsse aus dem medialen Nasengebiet, die Hauptzuflüsse breiten sich jedoch insbesondere in der Region lateral und kaudal des N. maxillaris und im Gebiet der Mm. pterygoidei und des M. temporalis aus. Weitere Zuflüsse kommen von oberflächlichen Kopfgebieten und vom Abschnitt dorsal des Auges. Mit Ausnahme ihres kaudalen Endabschnittes verläuft diese primitive V. supra-orbitalis zwischen den vorderen Ästen des N. nasociliaris und wird nicht nur zum primitiven Stamm der künftigen Vene, sondern läßt auch einen Hauptteil der sog. V. ophthalmica superior des Erwachsenen entstehen. Das untere Ende dieser primitiven Vene mündet in den Kopfsinus, ist eine vorübergehende Bildung und liegt dorsal und lateral der Verbindung von Fasern des IV. Hirnnervs und des N. ophthalmicus.

e) V. diencephalica ventralis, Vv. myelencephalicae und Vv. cerebri mediae

Die sekundären Anastomosen zwischen Piavenen und primären Sinus durchziehen die Cavitas subarachnoidealis. Die V. diencephalica inferior (MARKOWSKI 1922) ist bei Embryonen von 16–21 mm nachweisbar, außerdem Vv. telencephalicae, mesencephalicae et metencephalicae. Bei einem Embryo von Horizon XVIII (16,8 mm) verlaufen diese Anastomosen lateral der A. basilaris. Später entwickeln sich 2 größere Anastomosen, eine vor und eine hinter der Wurzel des V. Hirnnervs und ziehen in den Stamm des Plexus duralis medius ein. Piale Zuflüsse aus dem Diencephalon anastomosieren mit der V. telencephalica lateralis – der späteren V. cerebri media superficialis – oder der V. telencephalica medialis – der endgültigen V. cerebri media profunda, welche beim Erwachsenen meist in die V. basalis einzieht. Die V. diencephalica ventralis kann sich hauptsächlich in den Stamm des Plexus duralis anterior ergießen und – auch beim Erwachsenen – in den Sinus cavernosus oder einen Sinus paracavernosus einziehen.

Lagebeziehungen der Piavenen zu den Arterien

In der Regel liegen die Piavenen medial der pia-arachnoidealen Arterien. Bei einem Embryo von 16,8 mm liegen an der Hinterhirnbasis lateral der A. basilaris zwei bilaterale longi-

tudinale Venen, die sich aus pialen Anastomosen zwischen querverlaufenden Vv. myelencephalicae, metencephalicae und mesencephalicae ausgebildet haben. Eine weitere Gesetzmäßigkeit scheint die Lage der Piavenen zwischen Arterien und Hirnoberfläche darzustellen. Auch an Rekonstruktionen von MARKOWSKI sind die Venen von queren Zweigen der A. basilaris überlagert.
Häufig kreuzen sich Arterien und Venen in rechten Winkeln.

f) Vv. cerebri superiores

Zahlreiche *Pia-Dura-Venen*, relativ kurz und eng, ziehen hauptsächlich zu den dorsomedialen Rändern des Plexus duralis. Während sich dieser verschmälert, verringert sich die Zahl solcher Venen, die übrigbleibenden vergrößern sich und durchziehen die Arachnoidealschicht.
Die Vv. cerebri superiores sind häufig mehr oder weniger eng an die innere Durafläche angeheftet, ehe sie in den Sinus einziehen: Brückenvenen, Pia-Dura-Venen.
Bei Embryonen zwischen 16 und 21 mm Länge (Horizon IXX) sind Augen, Nase, Kiefer und Ohr entwickelt, das menschliche Gesicht ist erkennbar. Die Hemisphären und die Zerebellumplatte sind deutlich entwickelt, die Ohrkapsel ist angelegt. Die Entwicklung des Venensystems hinkt im Vergleich zu den Arterien in der Entwicklung nach. Fünf sog. Pia-Dura-Venen sind in der Regel an jedem Hirnabschnitt nachweisbar.

g) Vv. cerebelli, Sinus petrosus superior und V. petrosa

Entwicklung. Nach PADGET (1957) lassen sich bei 60–80 mm langen Keimlingen nur wenige der späteren Vv. cerebelli nachweisen, da die Kleinhirnwülste kranial in der Mittellinie verwachsen sind, aber sich noch nicht kaudal über die Membranabdeckung des 4. Ventrikels hinweg entwickelt haben. Die primäre Kleinhirnvene ist deshalb an der Basis im vorderen Abschnitt der Fossa cranialis posterior entwickelt: V. metencephalica ventralis. Diese ist bei Embryonen von 10–16 mm nachweisbar und führt Blut aus dem primitiven Pons und dem Kleinhirnwulst ab. Ihr proximales Ende wird in die Dura oberhalb der künftigen Felsenbeinoberkante eingeschlossen und bildet einen mittleren Teil des endgültigen Sinus petrosus superior. Nach PADGET ist die V. metencephalica ventralis der relativ konstanten V. trigemini (unserer V. petrosa) anderer Vertebraten homolog und besitzt gleichartige Lage- und Drainagegebiete. Das Einzugsgebiet der Vene stammt aus allen 3 Kleinhirnarterien, speziell aus dem Versorgungsgebiet der A. cerebelli inferior anterior sowie aus dem der A. labyrinthi. Ihre oberen, unteren, lateralen und medialen Zuströme stammen aus dem Cerebellum; außerdem werden der Pons und die Medulla und der Nucleus dentatus nach BAILEY (1948) über dieses Gefäß drainiert.

Variationen

1. Bei einem Embryo der Gruppe von 10–16 mm Länge anastomosierte die V. petrosa über Pons und Medulla mit kleineren ventralen myelencephalen Venen, aus welchen sich der Sinus petrosus inferior entwickelt (bei etwa 40 mm langen Embryonen). Außerdem erhielt sie Zustrom von einem unteren Medullaeinzugsgebiet über diesen Sinus. Lediglich die dorsalsten und kaudalsten Abschnitte des Cerebellum entließen in sie kein Blut.
2. Eine V. cerebelli superior mediana, wenn bei Erwachsenen entwickelt (Oberwurmvene), verläßt die Kuppe des Oberwurms und zieht in die V. cerebri magna ein.
3. Bei 80 mm langen Keimlingen ist gelegentlich ein plexiform entwickeltes Venengebiet in der Region des Plexus tentorii, dem künftigen Confluens sinuum entwickelt.

h) Sinus pro-oticus und Sinus petrosus superior

Nach PADGET (1957) entsteht der Sinus pro-oticus primär nicht als Ableitung des Venensystems des Gehirns, sondern als Abfluß zweier extrakranieller Venen (V. ophthalmica superior und V. maxillaris). Das Blut aus den genannten Kopf- und Hirnteilen wird demnach von ventral durch diesen Abfluß in die Kopfsinus und nach lateral in den primitiven Sinus transversus eingeleitet. Aus dem Sinus pro-oticus (V. pro-otica, MARKOWSKI 1922) entsteht nach PADGET (1957) das mediale Ende des endgültigen Sinus petrosus superior, das ihn mit dem Sinus cavernosus verbindet. Das kaudodorso-laterale Ende des Sinus pro-oticus wird zum lateralen Abschnitt des Sinus petrosus superior. Die Verbindung zwischen Sinus petrosus superior und Sinus cavernosus entwickelt sich spät und fehlt bei Säugern in der Regel.

i) Sinus tentorii und Sinus paracavernosi

Gleichzeitig mit der Ausbildung des Sinus pro-oticus entstehen die Sinus tentorii. Diese Sinus verbinden den früheren Plexus duralis anterior über telenzephale Pia-Dura-Zuflüsse am kaudoventralen Umfang der Hemisphären mit oberflächlichen und tiefen Endhirnvenen (Vv. cerebri mediae) sowie ventralen diencephalen Venen. Nach PADGET verlaufen diese Abstrombahnen intradural und nicht intrapial und liegen unmittelbar oberflächlich zum III. und IV. Hirnnerv. Der Sinus begleitet diese auf eine Strecke durch das primitive Tentorium, das aus kondensiertem Mesenchym zwischen den

Hemisphären und der Cerebellumplatte entsteht. Über eine lange Zeit hinweg stellen die Sinus tentorii, ehe die V. basalis vollständig ausgebildet ist, den größten Venenabfluß des Cerebrum dar. Bei Embryonen zwischen 18 und 26 mm Länge bestehen 3 Hauptstämme primitiver Sinus oder Plexus durales zu den Kopfsinus. Der hintere (Sinus sigmoideus) entspricht dem endgültigen gleichnamigen Sinus, der mittlere (Sinus pro-oticus) besteht häufig durch das ganze fetale Leben und verschwindet erst postnatal. Der Stamm des Plexus duralis anterior ist vorübergehend ausgebildet und wird bald rückgebildet oder ist zu dieser Zeit schon vollständig verschwunden. Nach STREETER (1915) stellt der Stamm des Plexus duralis anterior die Verbindung zwischen V. cerebri media und Sinus cavernosus dar. Nach PADGET (1957) ergießt sich die V. cerebri media bei Erwachsenen ausschließlich in die Übergangszone zwischen Sinus sigmoideus und transversus direkt oder über einen Sinus tentorii. Gleichartige Verhältnisse bestehen bei älteren Keimlingen oder Neugeborenen und häufig auch bei Erwachsenen. Es ist anzunehmen, daß STREETER (1915) die V. cerebri media profunda, PADGET (1957) die V. cerebri media superficialis meinten und seinerzeit das häufige Vorkommen der von uns als Sinus paracavernosi bezeichneten Sinus weniger bekannt war. Nur allgemein kann nach PADGET (1957) behauptet werden, daß das Blut der Vv. cerebri mediae bei jungen Keimlingen über den Plexus duralis anterior in den Sinus cavernosus abfließen.

k) Sinus cavernosus

Der endgültige Sinus cavernosus und Sinus petrosus inferior besitzen einen direkten Abzug zur V. jugularis interna. In Höhe des VI. Hirnnervs, den er umfaßt, ist der Sinus petrosus inferior mit einem anderen plexiformen Venengebiet medial des Ganglion trigeminale verknüpft: Als Abkömmling von der medialen Seite des Sinus pro-oticus umfaßt dieser Plexus die A. carotis interna in Hypophysenebene: Sinus cavernosus primitivus. Ebenso liegt der mediale Teil des Sinus pro-oticus stets medial des Ganglion trigeminale. Dieser Sinus ist jedoch glatt ausgekleidet und scheint nach PADGET nicht dem trabekulären Sinus cavernosus im endgültigen Zustand zu entsprechen. Der endgültige Sinus cavernosus stellt ihrer Meinung nach einen kaudalen Abzug des Orbitablutes dar. Die Sinus intercavernosi und der Plexus basilaris sind nach PADGET plexiforme Mittellinienausdehnungen und bilaterale Anastomosen der Sinus cavernosi et petrosi inferiores. Der Sinus cavernosus entsteht nach PADGET (1957) bei Embryonen von etwa 40 mm Länge aus dem Sinus pro-oticus. Bei 18–26 mm langen Embryonen verschwindet der vordere Durastamm.

l) Sinus marginalis (V. marginalis anterior – von Markowski) und Sinus sagittalis superior et inferior

Der Sinus marginalis vereinigt sich über eine plexiforme Anastomose mit dem Sinus sagittalis von STREETER (1915), der zwischen den Hemisphären liegt und später Elemente der endgültigen Sinus sagittalis superior et inferior bildet. Der laterale Abschnitt des Sinus transversus primitivus und der sich nach oben verlagernde Sinus marginalis werden von PADGET (1957) als Sinus transversus primitivus bezeichnet. Ähnlich anderen Mittelliniengefäßen, die aus bilateralen Strombahnen entstehen (A. basilaris), entsteht der Sinus sagittalis superior durch die Kombination zweier Vorgänge: Erweiterung eines Gefäßes an der einen Seite mit Rückbildung des gegenseitigen und zu einem geringeren Grade möglicherweise durch Verschmelzung bilateraler Venen, worauf beim Erwachsenen sagittale Septen im Sinus sagittalis superior nicht selten hinweisen. Nach HOCHSTETTER (1938) entwickelt sich an der Dorsalfläche des Prosencephalon ein Plexus medianus prosencephali. Über ihm sproßt von rostral her ein Plexus sagittalis superior aus. Der Blutzustrom erfolgt über Plexus, welche die Hirnbläschen umhüllen.

m) Sinus rectus, Confluens sinuum und Sinus transversus

Nach PADGET (1957) werden die Plexus duralis anterior et medius in die Mesenchymverdichtung des künftigen Tentorium eingelagert und bilden dadurch Plexus tentorii (bei Stadium VI). In der Regel umfaßt dieser den Plexus sagittalis, der nicht die rechte und linke Seite in gleicher Weise drainiert, sondern asymmetrisch (wie die zwei Sinus transversi) ausgebildet ist. Die Sinus marginales bilden das proximale und mediale Ende der Sinus transversi. An der linken Seite ist dieser häufig plexiform, an der rechten in der Regel größer ausgebildet und stellt den hauptsächlichen Abstrom des Sinus sagittalis superior primitivus – wie bei Erwachsenen – dar. Ein tiefer Abschnitt des sagitto-tentorialen Plexus bildet dann den Sinus rectus, eine Fortsetzung der V. cerebri interna primitiva, die im membranösen Dach des Diencephalon verläuft. Dieser Mittellinienzug erhält Zufluß aus den Plexus choroidei und beiden Ventriculi laterales. Nach STREETER (1915) entsteht der primitive Sinus sagittalis superior aus dem Plexus sagittalis, der mehr in die rechte Seite (16 von 18 Keimlingen zwischen 17 und 80 mm) abfließt. Nach PADGET ist die Asymmetrie im Bereich des Confluens sinuum in früheren Stadien nachweisbar und hängt von der Entwicklung der großen Venen, die den Blutrückfluß zum Herzen bewirken, ab. Ursprünglich sind diese annähernd bilateral symmetrisch, später drainiert die V. cardinalis communis dextra direkt in den rechten Herzvorhof. Zuerst ist der primitive Sinus venosus (später Sinus coronarius) verhältnismäßig weit und kurz. Mit der Differenzierung des Herzens erfolgt der Zufluß von der linken Kopfseite über sekundäre Anastomosen (vorzüglich über die V. brachiocephalica sinistra, die beide Vv. jugulares internae verbindet). Die ganze Länge des primitiven Sinus transversus und sein Übergang in den Plexus tentorii werden in der Folge umgestaltet. Seine lateralen Enden ziehen in den Sinus sigmoideus ein. Während die Hemisphären nach kaudal wachsen, folgen die Sinus marginales, als mediales Segment der Sinus transversi, den dorsokaudalen Rändern und anastomosieren in der Medianen, so den Sinus sagittalis superior nach kaudal verlängernd (STREETER 1948). Vervollständigt wird diese Kaudalrotation durch Einbeziehung von Teilen des schwindenden Plexus tentorii, mit dessen Schlingen nach kaudal zu Anastomosen aus- und wieder rückgebildet werden (Anastomosenprogression), wodurch dieser zum Confluens sinuum des Erwachsenen rückgebildet wird (PADGET 1957). Der primitive Sinus rectus ist mit der primitiven V. cerebri magna, die das membranöse Dach des Zwischenhirns in der Nähe der Epiphysenanlage verläßt, verknüpft.

n) V. cerebri interna und Zustrombahnen

Zwischen beiden Hemisphärenhälften entsteht nach HOCHSTETTER (1938) bei etwa 40 mm langen Embryonen ein Venenplexus, der als V. mediana prosencephali bezeichnet wurde. Weiter rückwärts entsteht aus ihr ein Stamm und seitlich davon ein weiterer, in den Venen des Plexus choroideus ventriculi lateralis einziehen.
Diese von vorne seitlich nach rückwärts unter der V. mediana ziehende Vene wird zur *V. cerebri interna*, die neben der gegenseitigen beim 45 mm langen Embryo in den Sinus rectus einmündet (HOCHSTETTER 1938).
Bei 48–50 mm langen Embryonen (SSL) bildet sich die V. mediana prosencephali zurück.
Bei Embryonen von $2^{1}/_{2}$ Monaten und 40 mm SSL bestehen ein primitiver Sinus rectus und eine V. cerebri magna, die durch Vereinigung zweier primitiver Vv. cerebri internae entstanden ist. Nach PADGET (1957) sind diese nicht bei Keimlingen von unter 80 mm ausgebildet. Statt dessen liegt eine V. choroidea superior innerhalb des großen Plexus choroideus des Ventriculus lateralis vor, die sich mit der V. septi pellucidi und der V. terminalis (V. thalamostriata superior) vereinigt. Weitere intrazerebrale Zuflüsse bestehen (mit einer Ausnahme) nicht. Der Abfluß der Plexus choroidei ventriculi lateralis et tertii in die V. choroidea superior erfolgt sekundär. Zuerst wird das Plexusblut durch die V. choroidea inferior, einem Zufluß zur V. diencephalica ventralis, abgeführt. Diese Vene wird in die spätere V. basalis einbezogen (unterer ventrikulärer Abfluß). PADGET ist der Meinung, daß die V. choroidea inferior mehr oder weniger in die spätere V. choroidea superior eingeht, während die V. cerebri interna mit der Entwicklung des Gehirns den Hauptabfluß übernimmt.
Die V. cerebri interna primitiva liegt zu diesem Zeitpunkt noch extrazerebral, mit Ausnahme ihrer Anfangsstrecke am Foramen interventriculare, wo intrazerebrale Venen aus dem Nucleus anterior thalami einziehen. Dieser Zustrom ist mit der tiefen Thalamusvene (BROWNING 1884) oder V. epithalamica von SCHLESINGER (1939) vergleichbar. Beim 39 mm langen Embryo zieht die einzige intrazerebrale V. thalamica zur primitiven V. cerebri interna. Ein großer Venenplexus begleitet die V. cerebri interna am epithelialen Dachabschnitt des Ventriculus III und liegt zu diesem Zeitpunkt dem Hippocampus unmittelbar benachbart. Dieser Plexus anastomosiert kranial mit dem Stamm der V. thalamica und kaudal mit der primitiven V. cerebri interna. Gelegentlich erhält nach dem 80 mm – Stadium die V. thalamostriata secundaria Zuflüsse aus Vv. striatae superiores, die mit Vv. striatae inferiores anastomosieren (PADGET 1956).
Einmal sah HOCHSTETTER (1938) bei einem 46 mm langen Embryo die V. prosencephali mit der V. cerebri interna kommunizieren und dann innerhalb der Falx cerebri zur Mantelkante aufsteigen. Anastomosen zwischen V. cerebri interna und V. basalis über die Choroidalvenen finden sich häufig bei Erwachsenen in unterschiedlicher Ausbildung (LANG u.Mitarb. 1981).

o) V. basalis (Rosenthali) und Zustromvenen

Bei 39 mm langen Embryonen ziehen aus dem ventrolateralen Umfang des Ventrikels und aus dem unteren Striatum Vv. thalamostriatae inferiores zu Vv. cerebri anteriores und zur V. cerebri media profunda. Diese stellen sekundäre Derivate der V. cerebri media superficialis dar. Das sich verdickende Diencephalon verengt den III. Ventrikel und wird bilateral von etwa 6 Zuflüssen zur V. diencephalica dorsalis, gelegentlich verbunden mit der V. diencephalica ventralis, drainiert. Lediglich in einem Fall von PADGET erfolgte der Blutabstrom aus den Basalkernen ventral in Zuflüsse der endgültigen V. basalis.
Die V. diencephalica basalis bildet die Hauptanlage der V. basalis „Rosenthali" (MARKOWSKI 1922). Diese ist bei 100 mm langen (SSL) Feten nachweisbar (HOCHSTETTER 1938). Wahrscheinlich erweitern sich vorher schwache Anastomosen zwischen V. cerebri basalis und V. mesencephalica lateralis, wodurch Drainagegebiete des Trigonum olfactorium, der Fossa lateralis cerebri und des Mittelhirns an die Vene angeschlossen werden.
Bleibt die Abstrombahn der V. diencephalica basalis erhalten, dann mündet die V. basalis „Rosenthali" in den Sinus petrosus superior.
Erfolgt der Hauptabstrom der V. basalis durch die Incisura tentorii hindurch zur hinteren Schädelgrube und bildet zusammen mit Kleinhirnvenen den Hauptzustrom der V. petrosa, dann entsteht eine V. mesencephalica lateralis anastomotica.

Anders als die Entwicklung der primären V. cerebri magna ist nach PADGET (1957) die Entwicklung der V. basalis kompliziert. Bei Keimlingen von etwa 80 mm besteht ihr Zustrom insbesondere aus dem großen Plexus choroideus des Seitenventrikels. Die V. choroidea superior primitiva verläuft in der Tela choroidea ventriculi tertii. Der Abstrom der Vv. hypothalamicae erfolgt in die V. diencephalica ventralis, ein weiterer Zuzug durch Vv. telencephalicae profundae (sekundäre Piaderivate der V. cerebri media superficialis) aus dem Corpus striatum. Bei Keimlingen bis zu 80 mm Länge wird das Blut des Vorderhirns noch über die Sinus tentorii in den Sinus transversus nahe der Vereinigung mit dem Sinus sigmoideus abgeleitet. Nachdem dieser Abfluß in der Regel rückgebildet wird, erfolgt Abstrom über die aus Teilen der folgenden Venen sich ausbildende V. basalis in die kürzere Strecke zur V. cerebri magna. Der Zustrom erfolgt über Vv. telencephalicae nahe der Vereinigung der V. cerebri media profunda und der Vorderhirnzuflüsse.

Die V. diencephalica ventralis entblutet den Plexus choroideus des Unterhornabschnittes des Seitenventrikels.

Die V. diencephalica dorsalis kann durch einen dorsalen Einzug in die V. diencephalica ventralis münden und mit anderen Venen der verschiedenen Einstromgebiete im Bereich der Pinealanlage anastomosieren. Die V. diencephalica ventralis erhält (im Stadium VI) Zufluß aus einer V. diencephalica dorsalis (lateralis nach MARKOWSKI) aus kaudalen, dorsalen und lateralen Flächen des primitiven Thalamus. Der Stamm der V. mesencephalica bildet sich gewöhnlich an seiner proximalen Vereinigung mit dem Plexus tentorii mit dem Anschluß der V. diencephalica dorsalis an den Sinus transversus, nachdem diese sich mit der V. diencephalica ventralis verbunden hat, zurück. Ähnlich wie sich die V. diencephalica ventralis häufig mit der V. mesencephalica dorsalis verbindet und einen gemeinsamen Stamm (Sinus petrosus superior) bildet, der sich in den Sinus pro-oticus an seiner Vereinigung mit dem Sinus sigmoideus ergießt. Die V. diencephalica ventralis kann für einige Zeit bestehen bleiben. Bei 80 mm langen Keimlingen verliert sie meist die Verbindung mit den Sinus tentorii.

p) Sinus petrosus inferior

Der endgültige Sinus petrosus inferior zieht nach PADGET zwischen den Wurzeln des IX. und X. Hirnnervs und erscheint bei Embryonen von weniger als 6 mm Länge. Dieser primitive Sinus erreicht die V. jugularis interna extrakraniell, wie nicht selten auch bei Erwachsenen (LANG u. WEIGEL 1983), und stellt ein Segment des primären Kopfsinus, der von der lateralen Fläche des Ohrbläschens und des IX. Hirnnervs zur medialen Seite der Wurzel des X. Hirnnervs verläuft. Nach Verbindung der Kopfsinus mit der primitiven V. jugularis interna wird er wie diese an die Außenseite des X. Hirnnervs über sekundäre Anastomosenbildung verlagert. Der ehemalige Stamm des Sinus wird zum Stamm einer queren Pia-Arachnoidealvene der Medulla. Relativ früh wird diese V. myelencephalica, die Blut aus dem Neuralrohr zwischen VI. und X. Hirnnerv ableitet, von anderen Venen, die bei Erwachsenen vorkommen: Plexus venosus hypoglossi und Vene des Aqueductus cochleae erreicht. Unmittelbar distal dieser Zuflüsse – bei Keimlingen zwischen 20 und 40 mm – erhält die V. myelencephalica den Zustrom eines plexiformen Duravenengebietes, das sich kollateral in ventrokranialer Richtung in den Winkel der sekundären Vereinigung zwischen gut entwickelter Ohrkapsel und Basi-okziput einfügt. Dies erklärt die trabekuläre Form des Sinus petrosus inferior.

q) Vv. emissariae

Mit der Ausgestaltung der Zuströme der V. jugularis externa, der Sinus durales und der Venen, die durch die Foramina chondrocraniales bei 40 mm langen Keimlingen hindurchziehen, lassen sich die Vv. emissariae nachweisen. Betont sei, daß auch die primitiven Emissarien früherer Stadien Blut aus extrakraniellen Strukturen in die primitiven Sinus ableiten. Das Chondrocranium entwickelt sich um deren Stämme herum und bildet die endgültigen Durchtrittspforten für die meisten Emissarvenen. Dabei erhalten sie neue Einzugsgebiete.

Plexus venosus canalis hypoglossi

Die primitive V. emissaria hypoglossi wurde zuerst bei Keimlingen von 10–16 mm Länge (PADGET 1957) nachgewiesen. Sie führt Blut von der oberen Medulla spinalis nach medial in die V. myelencephalica medialis. Diese bildet auch ein definitives Emissarium, nämlich den Stamm des endgültigen Sinus petrosus inferior, wenn das endgültige Foramen jugulare bei 16 mm langen Embryonen ausgebildet ist.

V. emissaria condylaris

Bei Embryonen von 16–21 mm zieht eine primitive V. emissaria condylaris aus mehr oberflächlichen Gefäßen des Rückenmarks einschließlich von Teilen der Vv. cervicales profundae et vertebrales in den Sinus sigmoideus in Höhe des Plexus duralis posterior (Sinus marginalis des Foramen magnum bei Erwachsenen) ein.

V. emissaria mastoidea

Bei Embryonen zwischen 18 und 26 mm Länge leitet die V. emissaria mastoidea primitiva Blut aus den Anlagen der Okzipitalmuskeln in den Sinus sigmoideus unmittelbar kranial des gut ausgebildeten Stammes des Plexus duralis posterior ab. Diese Emissarvene stellt eine wichtige Kollaterale zwischen intrakraniellem und extrakraniellem Venenblut der Wirbelsäule über die V. jugularis externa dar (BATSON 1940).

Plexus venosus foraminis ovalis

An der Schädelbasis des Erwachsenen ist dieser Plexus stets nachweisbar. Von PADGET wird er als Emissarium sphenoidale bezeichnet. Bei 10–16 mm langen Keimlingen erhält die V. pharyngea dorsalis Zustrom der primären Kopfsinus, die den N. petrosus major begleiten. Mit Rückbildung der Kopfsinus ventral der Labyrinthkapsel erhält die V. pharyngea eine Verbindung mit dem Sinus pro-oticus. Bei Embryonen von 40 mm ($2^1/_2$ Monate) wird das Blut aus diesem nach medial in den Sinus cavernosus, einem medialen Derivat des Sinus pro-oticus, abgeführt. Eine echte Emissarvene entsteht, wenn sich ein laterales Einzugsgebiet als Plexus caroticus bei Erwachsenen ausgebildet hat und mit dem tiefen Fazialiseinzugsgebiet der V. maxillaris primitiva in Verbindung steht: Plexus pterygoideus.

Vene im Foramen venosum (Vesalii)
(V. emissaria sphenoidalis accessoria nach PADGET 1957)

An unserem Untersuchungsgut liegt in 37% rechts und in 46% links ein Foramen venosum vor. Nach PADGET sind beim Keimling im Chondrocranium die Pforten noch nicht ausgebildet, die Venen nicht eindeutig nachweisbar. Auch beim Neugeborenen sei nicht sicher, durch welche Öffnung eine Verbindung mit der embryonalen V. pharyngea bestehe. Sie nimmt deshalb an, daß, wenn eine V. emissaria Vesalii bestehe, diese aus dem Plexus foraminis ovalis hervorgehe. Beide transbasalen Anastomosen sollen dem sog. lateralen Anteil des Sinus cavernosus entstammen, einem Teil des ehemaligen Sinus pro-oticus. Betont sei, daß bei Erwachsenen durch diese Pforten auch Blut aus dem Endabschnitt der Vv. meningeae mediae und Sinus paracavernosi abfließen kann.

Sinus ophthalmomeningeus – Sinus sphenoparietalis und Sinus meningeus

Die primäre frontale Duraarterie versorgt den lateralen größeren Teil des sich entwickelnden Os frontale: Ramus frontalis a. meningeae mediae. Dessen proximales Ende entsteht in der Fossa cranialis media und durchzieht gewöhnlich eine Knochenverdickung im Bereich des Pterion. Der mediale Ast der frontalen Duraarterie, die A. lacrimalis oder A. ophthalmomeningea, zieht meist durch die Fissura orbitalis superior oder durch ein eigenes Foramen, um mit der A. lacrimalis der A. ophthalmica zu anastomosieren: Ramus anastomoticus cum a. lacrimali. Diese Anastomose stellt den Ramus supra-orbitalis der ehemaligen A. stapedialis dar, die zum Stamm der endgültigen A. meningea media wird. Zahlreiche venöse Gefäße begleiten diese Arterienanastomosen und bilden einen Sinus ophthalmomeningeus aus. PADGET vermutet, daß dieser Sinus ophthalmomeningeus in das mediale Ende des endgültigen Sinus sphenoparietalis einzieht. Er wird in der Regel mit dem Stamm des Sinus parietalis anterior, der sich postnatal entwickelt, verknüpft (Sinus meningeus).

V. emissaria parietalis

Bei 40 mm langen Embryonen werden die Bindegewebeknochen des Schädels insbesondere von Duragefäßen, nicht durch Kopfschwartengefäße, ernährt. Speziell im Bereich der späteren intra – extrakraniellen Anastomosen des Schädeldaches sind diese oft klein und nicht konstant. Das parietale Emissarium (arteriell oder venös) läßt sich nach PADGET (1957) lediglich in späten Fetalstadien nachweisen. Es stellt offenbar das sich zuletzt entwickelnde Emissarium dar und enthält kein typisches primäres Gefäß. Bei Keimlingen zwischen 30 und 40 mm sind die Stämme der Vv. frontalis, temporalis superficialis, auricularis posterior und occipitalis makroskopisch sichtbar. Die benachbarten dickwandigeren Arterien lassen sich histologisch nachweisen.

Emissarium mastoideum

Die A. occipitalis versorgt die okzipitozervikale Muskulatur und gibt den sog. Ramus mastoideus (A. meningea occipitalis lateralis), den größten Durazweig für die Fossa cranialis posterior, ab. Bei Eintritt in das Emissarium mastoideum begleitet sie eine V. emissaria mastoidea.

r) Diploëvenen

Entwicklung. LANGER (1877, zit. nach DRAGENDORFF 1938) konnte nur im Stirnbein und zwar in der Nachbarschaft der Margo supra-orbitalis beim Neugeborenen Diploëvenen als geschlossenen Kanal, der sich in das Oberaugenhöhlendach öffnete, beobachten. Dort finde sich an der V. diploica frontalis eine Klappe. Im Bereich der Tubera liegen rundmaschige Gefäßgeflechte vor, die dann strahlenförmig gegen die Peripherie auseinanderziehen. Später entsteht ein weites venöses Netz und ein bedeutend engeres arterielles. Jede Vene ist von einem feinen Arterienast begleitet. Während der Knochenverdickung durch Apposition nimmt das Gefäßnetz mehr rundliche Maschenformen an. Durch gegenseitiges Verschmelzen kommt es zur Entwicklung der großen Diploëvenen (Vv. diploicae frontales, temporales et occipitales).

s) V. vertebralis

Die plexiforme V. vertebralis erhält Intersegmentalzuflüsse aus Vv. cervicales. Die kaudalste zieht in die V. cardinalis posterior ein, später auch in die V. cardinalis anterior. Anastomosen zwischen primären, transversalen, intersegmentalen Venen lassen eine primitive V. vertebralis entstehen, die plexiform um die Arterie ausgebildet bleibt und in die V. jugularis interna oder in die primitive V. subclavia einzieht, ehe die linke V. brachiocephalica ausgebildet ist.

Beim Erwachsenen zieht die Vene durch die Kette der Foramina processus transversi und tritt in Höhe des 6. oder 7.

Halswirbels oder, wenn gedoppelt, an beiden aus. Ihr kraniales Ende ist mit der V. emissaria condylaris oder, wenn diese fehlt, mit der V. primitiva hypoglossi verbunden. Zusammen mit der V. primitiva mastoidea ist diese bei 18–26 mm langen Embryonen nachweisbar.

2. Hirnvenen

a) Intrazerebrale Venen

α) Vv. medullares hemispherii

Nachdem WOLF u. HUANG (1964) die subependymalen Zuflüsse zur V. cerebri interna und zur V. basalis beschrieben und klassifiziert hatten, gaben sie 1964 ihre Ergebnisse über Befunde an Venen der weißen Gehirnsubstanz bekannt (HUANG u. WOLF 1964). Gelegentlich lassen sich bei Erweiterungen im Krankheitsfalle diese Venen auch angiographisch nachweisen. Sie werden von den Autoren in 2 Gruppen untergliedert (Abb. 334):

1. Rr. centrales inferiores (Vv. thalamostriatae inferiores);
2. Vv. medullares.

Mit letzteren befaßten sich insbesondere DURET (1874) und PFEIFFER (1930). HUANG u. WOLF (1964) untergliedern die Vv. medullares in kurze, die 1–2 cm unterhalb des Cortex cerebri beginnen und direkt durch den Cortex, aus dem sie Zuflüsse aufnehmen, zu Piavenen ziehen: direkte Venen.

Eine 2. Gruppe von Vv. medullares besteht aus verhältnismäßig langen Venen, die etwa in derselben Höhenlage der weißen Substanz wie die direkten entspringen, jedoch nach der Tiefe in Richtung Ventriculus lateralis ziehen und in subependymale Venen einmünden, die in die V. cerebri interna oder in die V. basalis einziehen. Sie schlagen für die direkten kurzen Venen den Terminus Venae medullares superficiales, für die langen Venae medullares profundae vor. Innerhalb der weißen Substanz liegt eine Überlappungszone der Einzugsgebiete beider Venengruppen vor.

Die superfiziellen Venen verlaufen gestreckt und ziehen durch die konvexen Abschnitte der Gyri aus, um mit rechten Winkeln in piale Venen einzumünden. Andere Venengruppen verlaufen lateralwärts, ehe sie die Oberfläche erreichen und ziehen in Piavenen in der Tiefe oder an den Seitenwänden der Sulci cerebri ein (Van den BERGH 1964/65).

Die Vv. medullares profundae sind in der Regel weitlumiger als die Vv. medullares superficiales, folgen häufig dem Verlauf der Fasern des Corpus callosum, insbesondere im Bereich der Forcipes, der Corona radiata und des Tapetum

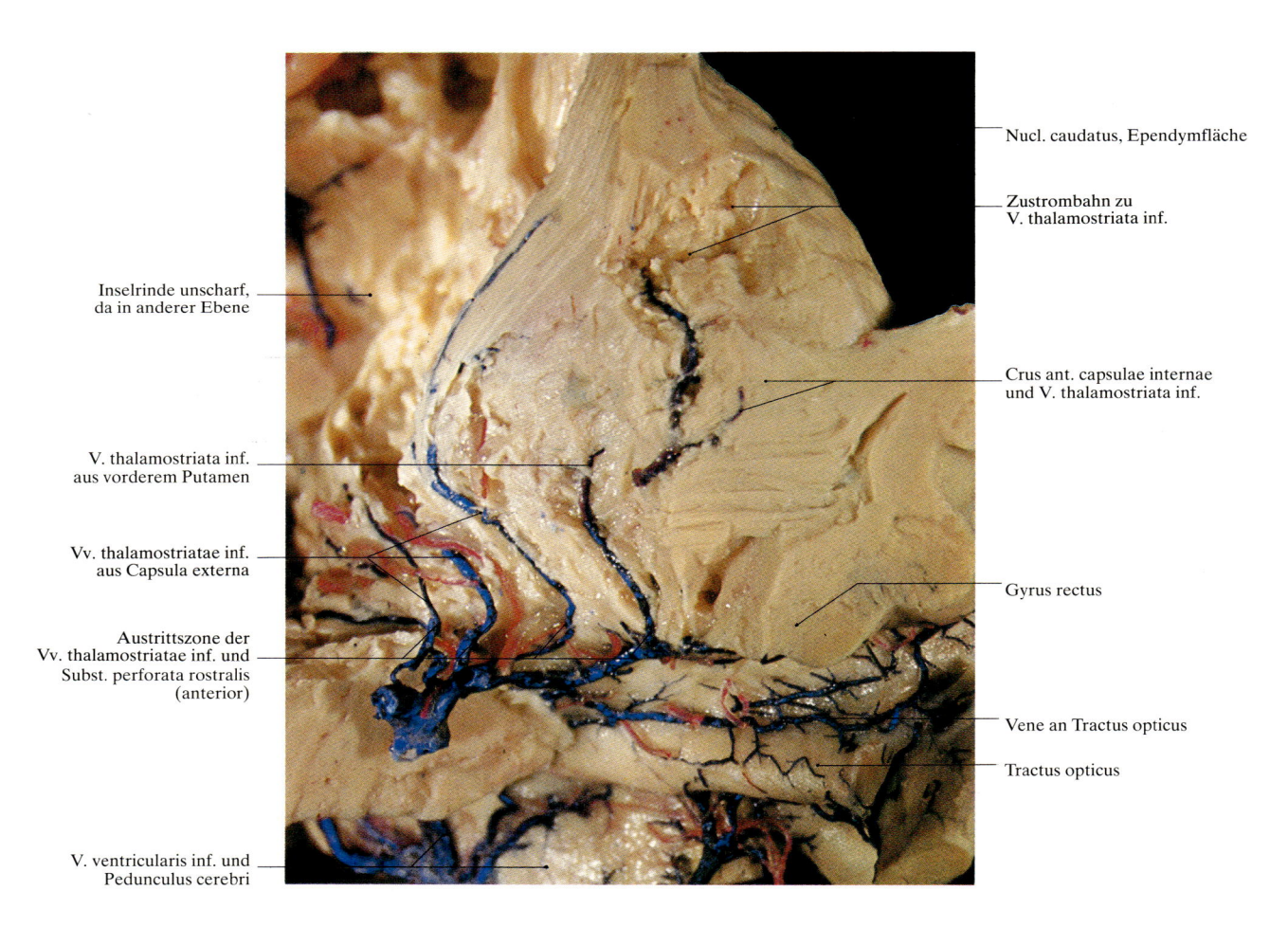

Abb. 334. **Vv. thalamostriatae inferiores,** von vorne und seitlich (aus LANG, 1981)

in Richtung Ventriculus lateralis. Ihre sehr englumigen Zuflüsse münden rechtwinkelig ein (SCHLESINGER 1939). Während ihres intrazerebralen Verlaufs verdicken sich die Venen nur wenig. Einige münden dann direkt, die übrigen nach Vereinigung mit anderen in subependymale Venen ein. SCHLESINGER (1939) bezeichnete jene, die am lateralen Winkel des Ventriculus lateralis und parallel zu diesem verlaufen, als Vv. caudatae longitudinales. Diese kommen im Cornu frontale, im Dach des Atrium und im Cornu occipitale vor. Nach HUANG u. WOLF (1964) erreichen die meisten der Vv. medullares profundae einen Streifen über dem Caput und Corpus nuclei caudati, der mit dem Gebiet der Vv. caudatae longitudinales korrespondiert. Im Bereich des Atrium liegen Bifurkationen vor, die auch ins Dach des Hinterhorns und ins Cornu temporale und zwar seitlich der Cauda nuclei caudati verlaufen.

HUANG u. WOLF (1964) nehmen an, daß diese Verlaufsrichtung entwicklungsgeschichtlich zu erklären sei. Die Vv. medullares aus dem Gebiet des Polus frontalis ziehen nach rückwärts in Richtung Cornu frontale und münden insbesondere in Vv. septi pellucidi.

Die Vv. medullares profundae aus dem übrigen Gebiet des Lobus frontalis und vorderen Abschnitten des Lobus parietalis ziehen nach abwärts und medial in Richtung auf den lateralen Winkel des Cornu frontale und der Pars centralis ventriculi lateralis. Ihr Abstrom erfolgt in die V. thalamostriata superior.

Aus dem hinteren Abschnitt des Lobus parietalis sowie aus Teilen des Lobus occipitalis verlaufen die Vv. medullares profundae nach vorne und medial zum Dach und zur Seitenwand des Atrium und erreichen die Vv. atrii medialis et lateralis.

Die Venen aus dem hinteren Abschnitt des Lobus temporalis verlaufen aufwärts und nach vorne und ziehen in die V. atrii lateralis sowie in die Vv. ventriculares inferiores (subependymales) ein.

Die Vv. medullares profundae aus dem vorderen Abschnitt des Lobus temporalis ziehen nach rückwärts in die sog. Spitzenvene des Cornu temporale (subependymale) und erreichen über diese die V. basalis.

Die Vv. medullares profundae aus parasagittalen Regionen des Gehirns verlaufen bogenförmig und konvex nach lateral und unten. Sie erreichen ebenfalls den oberen lateralen Winkel des Ventriculus lateralis und entweder die mediale oder laterale Gruppe subependymaler Venen.

Der Truncus corporis callosi enthält verhältnismäßig wenige kurze Vv. medullares, die entweder aufwärts zu vorderen oder hinteren Vv. cerebri externae oder abwärts zu subependymalen Venen im Dach des Ventriculus lateralis ziehen.

β) Vv. intracerebrales anastomoticae

SCHLESINGER (1939) beschrieb intrazerebrale Venen, die sowohl einen Abstrom nach den Piavenen, als auch zu den subependymalen Venen besitzen. PADGET (1957) konnte diese Venen auch an einem 40 mm langen Keimling nachweisen. Nach HUANG u. WOLF (1964) erfolgt jedoch die Verbindung oberflächlicher und tiefer Venen in der Regel beim Erwachsenen durch einen Anastomosenabschnitt bzw. einen einfachen Venenplexus. Unsere Befunde (LANG 1981) sprechen für die Angaben von SCHLESINGER (1939).

Nach HASSLER (1966) bestehen an jedem Gehirn etwa 2000–4000 venöse Anastomosen mit Kalibern zwischen 0,05 und 0,35 mm zwischen superfiziellem und tiefem Venensystem.

b) Vv. cerebri superficiales (Abb. 335)

α) Vv. cerebri superiores

Derzeit werden Vv. prefrontales, frontales, parietales et occipitales den Vv. cerebri superiores zugeordnet (Nomina Anatomica, 1977).

Jede Hemisphäre besitzt 8–12, teils an der Facies superolateralis, teils an der Facies medialis der Hemisphären ziehende größere Venen. Sie öffnen sich in den Sinus sagittalis superior.

Ihre Lage, ihr Verzweigungsmodus und ihre Weite wechseln außerordentlich stark. Rechts-Links-Unterschiede kommen häufig vor (DI CHIRO 1962). Im Bereich der feineren postkapillären Venen bestehen zahlreiche Anastomosen. Die größeren äußeren Hirnvenen anastomosieren häufiger zu einem Venennetz miteinander (links in 53%, rechts in 56% – DELMAS u. PERTUISET 1949).

Außerdem läßt sich ein oberer retikulärer Verzweigungstyp (links 15%, rechts 16%) von einem unteren retikulären Verzweigungstyp (links 21%, rechts 20%) unterscheiden. Beim oberen retikulären Typ anastomosieren die Vv. cerebri superficiales (ascendentes) mit der V. cerebri media superficialis, beim unteren stehen die Vv. cerebri superficiales (descendentes) mit diesem Gefäß in Verbindung.

Die weitlumigsten oberflächlichen Hirnvenen sind meistens die V. anastomotica superior, die V. anastomotica inferior und die V. cerebri media superficialis. Häufig ist eines der 3 Gefäße schwächer als die beiden anderen entwickelt (DI CHIRO 1962). An unserem Material konnte an der rechten Hemisphäre eine V. anastomotica superior (Trolard) in 52%, an der linken in 34% nicht nachgewiesen werden (SCHNEIDER 1984). HACKER (1981) konnte diese Vene in 33% angiographisch nachweisen.

β) Subarachnoideale Strecken der Vv. cerebri superficiales

Nachdem die Vv. cerebri superficiales aus der Pia mater ausgetreten sind, verlaufen sie innerhalb des Subarachnoidealraumes in Richtung Sinus. Zunächst sind sie der Pia mater angelagert und durch Bälkchen der Arachnoidea mit deren Außenblatt verknüpft. Im Bereich der Mantelkante sammeln

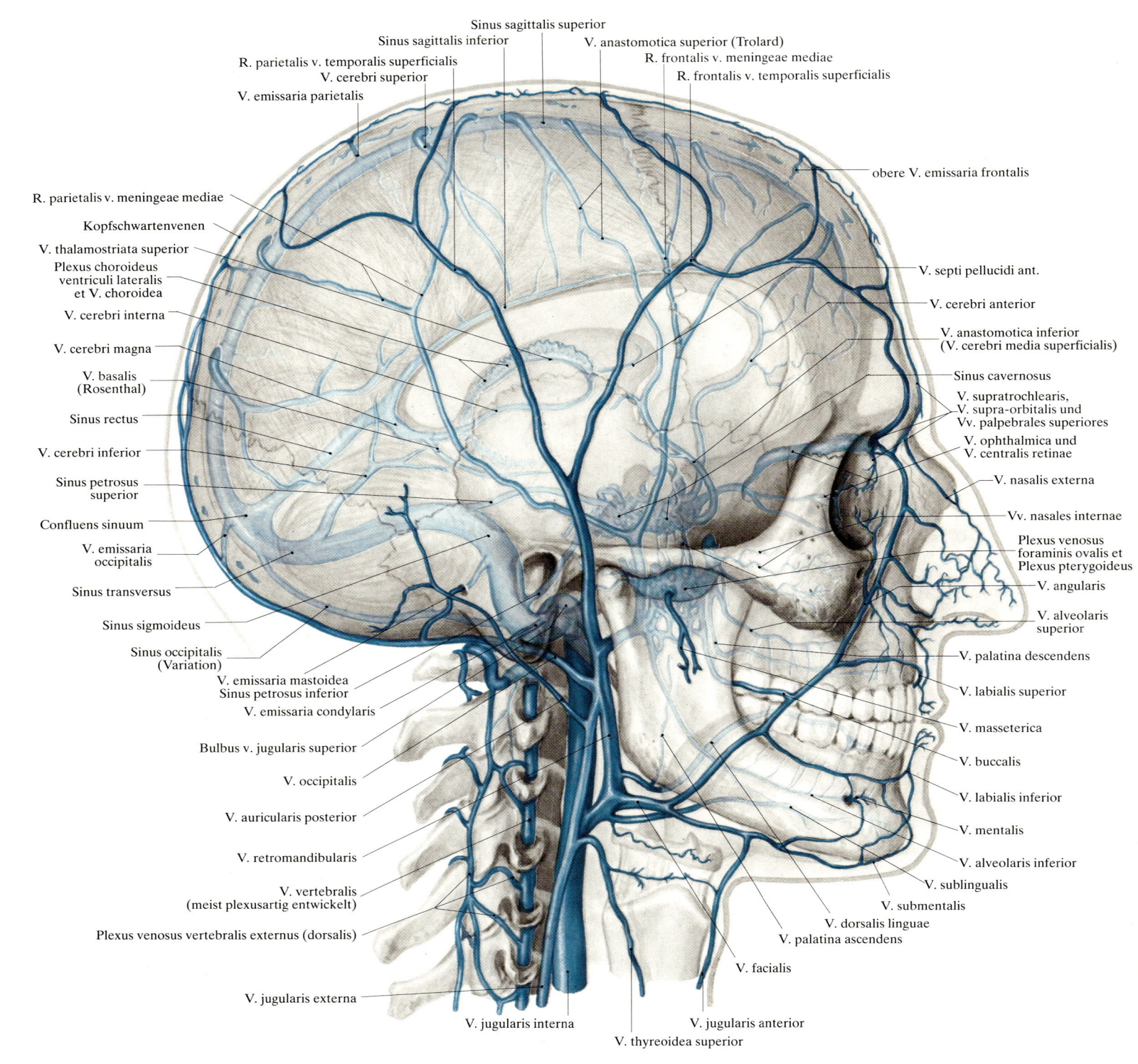

Abb. 335. Venen des Kopfes, Übersicht

sie sich zu insgesamt etwa 15 großen Venenstämmen von 3–4 mm lichter Weite (P. König 1949). In der Nähe der Sinus verbinden sich äußere Venenwand sowie äußere Schicht der Arachnoidea mit der Innenseite der Dura mater.

γ) Brückenvenen

Diese Übergangsvenen (Triepel 1899) liegen selten vollständig innerhalb der Dura mater. Ihre hirnseitigen Wände ragen meist deutlich als schlauchförmige Vorwölbungen aus dem Niveau der harten Hirnhaut.

Diese „duralen Abschnitte" der äußeren Hirnvenen sind nach Triepel (1899) im frontalen Bereich am längsten, an der Außenseite des Lobus temporalis am kürzesten. Hier münden gelegentlich Vv. cerebri externae temporo-occipitales senkrecht von oben in den Sinus transversus ein. Am Boden der Fossa cranialis media werden nicht selten lange Brückenvenen angetroffen und von uns als Sinus paracavernosi bezeichnet (s. Abb. 339).

Auch die Sinus paracavernosi können vollständig innerhalb der Duraschichten oder nur der inneren angelagert ausgebildet sein (s. Bd. I/1, Teil B). An der Falx cerebri lassen sich ebenfalls derartige Brückenvenen nachweisen (Lang 1981, Abb. 96).

Im Bereich der hinteren Schädelgrube senkt sich keine der Vv. cerebellares superiores direkt in einen Sinus transversus oder sigmoideus ein. Vielmehr verlaufen alle größeren Venen vor ihrer Einmündung nach Verwachsung ihrer parietalen Wand mit dem Tentorium oder innerhalb des Tentorium als sog. Sinus tentorii.

Obere Brückenvenen (Abb. 336). Die in den Sinus sagittalis superior einmündenden Venen bilden sich normalerweise aus 2–5 kleineren Zweigen. Niemals münden eine rechte und linke Brückenvene direkt einander gegenüber ein. Die Brückenvenen verlassen die Arachnoidea meist etwa 3 cm vom Sinus sagittalis superior entfernt, indem die parietale Wand in die Dura mater einbezogen wird. Die „duralen Verlaufsstrecken" können bis zu 7 cm betragen. Die oberen Brückenvenen können in 3 Gruppen untergliedert werden: eine vordere, eine mittlere und eine hintere. Zwischen diesen finden sich meist kürzere oder längere zuflußfreie Strecken des Sinus, an denen die Lacunae laterales oder Einmündungsstellen kleinerer Vv. durales oder diploicae liegen. Auch Brückenvenen zum Sinus sagittalis inferior kommen vor.

Brückenvenen und intrakranieller Druck. Nach Hacker (1981) bekommen die vorher rundlichen Venen 2–3 cm vor ihrer Vereinigungsstelle ein ovales Lumen, 1 cm, ehe sie in den Sinus sagittalis superior eintreten, ein abgeplattetes. Die Dicke der Venen wird dabei auf $^1/_3$ reduziert (in 79%). Das dünne Segment der Brückenvenen verläuft außerhalb der Cavitas subarachnoidealis dicht an oder innerhalb der Dura mater und ist deshalb den intrakranialen Drücken ausgesetzt. Der Venendruck muß nach Hacker u. Kühner (1972)

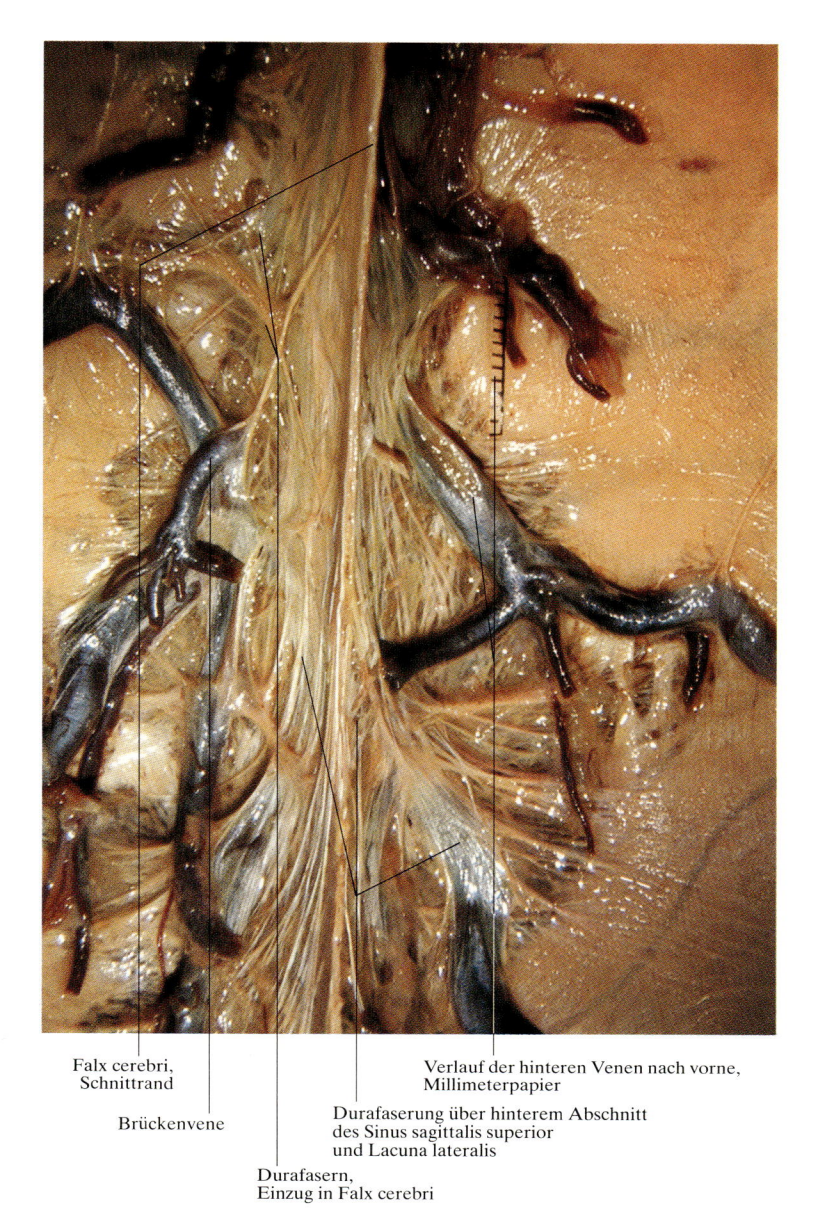

Falx cerebri, Schnittrand
Brückenvene
Durafasern, Einzug in Falx cerebri
Verlauf der hinteren Venen nach vorne, Millimeterpapier
Durafaserung über hinterem Abschnitt des Sinus sagittalis superior und Lacuna lateralis

Abb. 336. Hinterer Abschnitt des Sinus sagittalis superior, Einzug der Vv. cerebri superiores (von unten)

deshalb höher als der intrakranielle Druck sein. Auch Yada u. Mitarb. (1973) fanden die Drücke innerhalb der Hirnvenen 50–200 mm H_2O höher als die intrakraniellen Drücke.

Einstromrichtung (Abb. 337). Die *rostrale Venengruppe* leitet das Blut aus frontalen Hirnbezirken ab und mündet meist mit relativ spitzem Winkel in Blutstromrichtung in den Sinus sagittalis superior. Die *mittlere Gruppe* erreicht den Sinus sagittalis superior mit Winkeln zwischen 45° mit und 45° gegen den Blutstrom. Ein Teil der Gefäße trifft im rechten Winkel auf. Die *okzipitale Gruppe* mündet immer im spitzen Winkel von maximal 40° gegen den Blutstrom ein.

Einstromorte. Die Eintrittsstellen der größeren Brückenvenen befinden sich stets nahe der abgerundeten Sinuskante, niemals an den Kanten selbst. Im Gegensatz dazu können

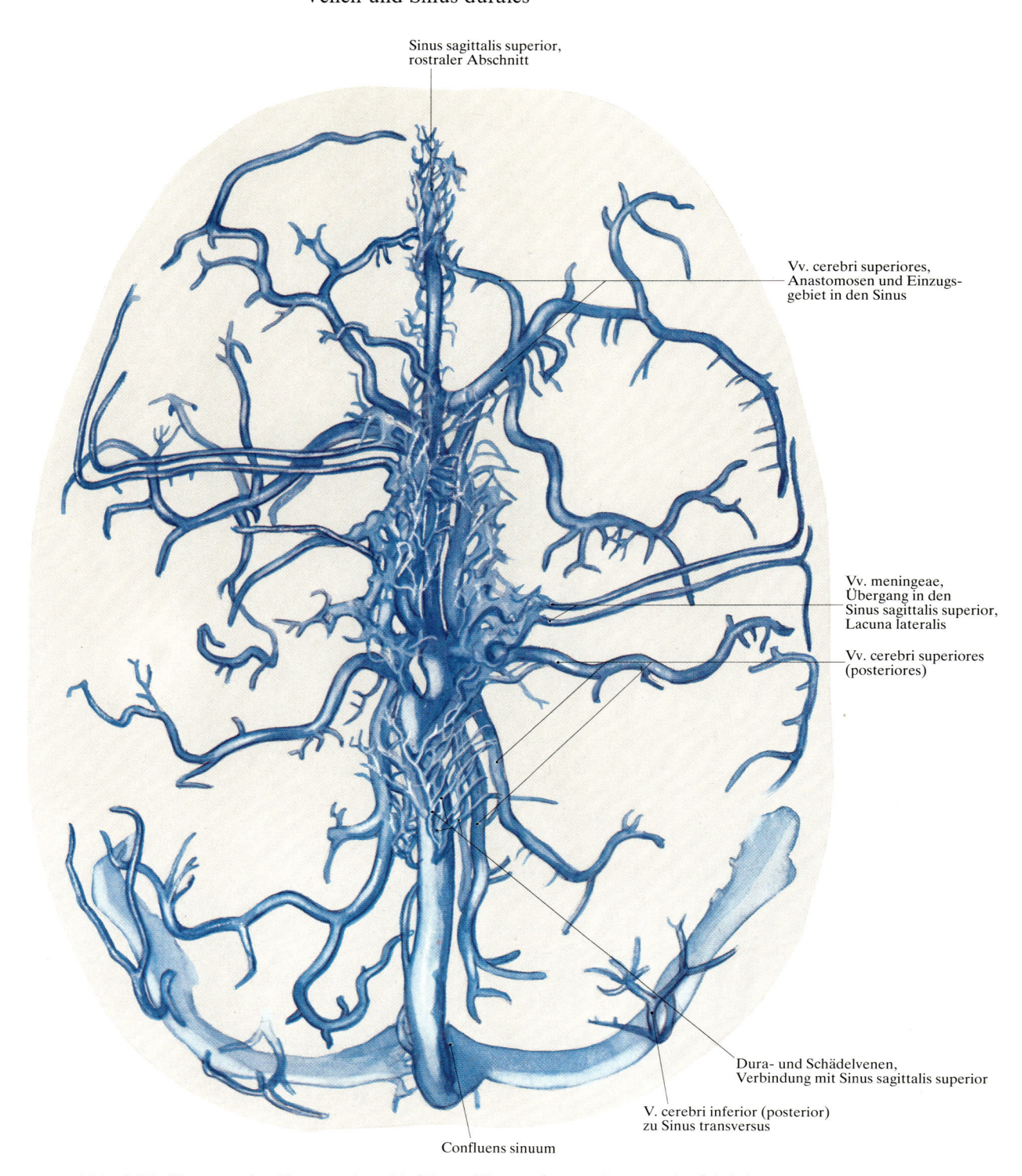

Abb. 337. **Sinus sagittalis superior, Zuflüsse** (Korrosionspräparat, Aufsicht)

die kleinen Dura- und auch Diploëvenen an den Kanten des Sinus münden.

An den dorsalen, entgegen der Strömungsrichtung einmündenden Venen, liegen *besondere Bedingungen* vor:

Von der Mitte des Sinus sagittalis superior an ist sein Lumen durch unterschiedlich lange, schräge, waagerechte oder senkrechte Septen gegliedert. Meist entstehen dadurch 2 ungleich große Röhren. Die Zuflüsse münden eigenartigerweise stets in den engeren Teilraum des Sinus. An den Zuflußstellen bestehen taschenklappenartige, starre Kollagenstrukturen, die das Blut aus den gegen den Blutstrom mündenden Ästen in eine gleichgerichtete Strömung umlenken. Besonders im okzipitalen Bereich sind die Brückenvenen stärker geschlängelt.

Praktisch-ärztlich: Die eigenartige Einstromart soll einem Kollaps der dünnwandigen Hirnvenen, der durch Anstieg

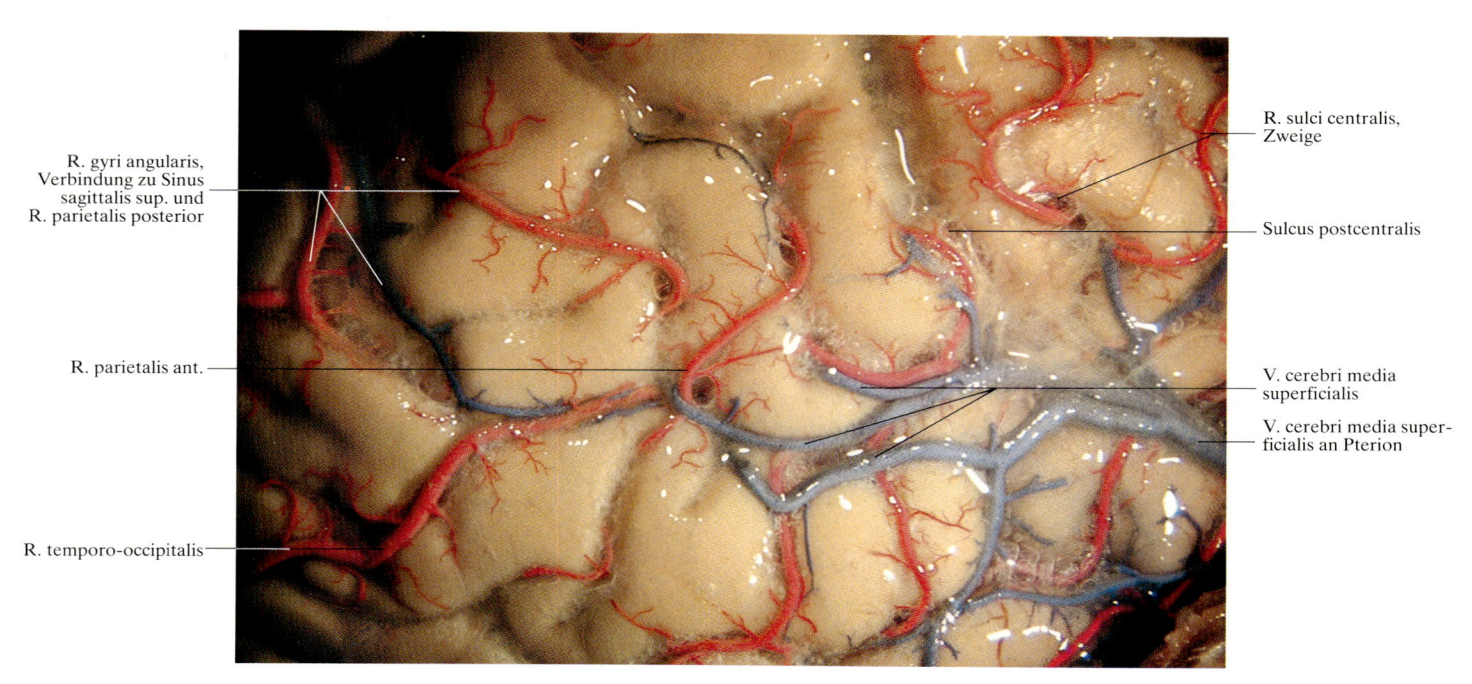

Abb. 338. V. cerebri media superficialis, Anastomose zu Sinus sagittalis superior

des intrakraniellen Druckes hervorgerufen wird, entgegenwirken (STOPFORD 1930).
Möglicherweise ist die rückläufige Einstromstrecke auch entwicklungsmechanisch zu erklären: während die Hemisphären okzipitalwärts wachsen, werden die Gefäße in derselben Richtung mitgenommen (O'CONNELL 1934).

δ) V. cerebri media superficialis (Abb. 338)

Die V. cerebri superficialis media bildet sich auf der seitlichen Hemisphärenfläche und folgt meist dem R. posterior des Sulcus lateralis cerebri. Sie kann dann nach Aufnahme der V. cerebri media profunda in den Sinus cavernosus oder in einen Sinus paracavernosus oder in die V. basalis münden. Auch ein Abstrom über die V. anastomotica inferior direkt oder als Brückenvene in den Sinus transversus kommt vor. Die Vene hat Verteilerfunktion, indem sie ihr Blut sowohl in den Sinus cavernosus als auch in den Sinus transversus ableitet. Die V. cerebri media superficialis ist die konstanteste der oberflächlichen Hirnvenen. GVOZDANOVIĆ (1952) konnte sie in 73,3% nachweisen. An unserem Material kommt sie in 74% vor und ist rechts in 8%, links in 10% doppelt angelegt (SCHNEIDER 1984). Am Durchtritt durch die Arachnoidea ist sie links 2,06 (1–3) mm weit, rechts 1,85 (1,2–2,8) mm.

Variationen. Zahlreiche Variationen der Vv. cerebri mediae superficiales et profundae kommen vor. Bei nicht ausgebildeter Vene erfolgt der Abfluß aus dem tributären Gebiet durch ein kräftiges Gefäß, das entweder nach vorne oben oder nach hinten oben in den Sinus sagittalis superior aufsteigt. In 2%

zieht das Gefäß als lange, basale Vene an der Unterseite des Lobus temporalis, in den Sinus petrosus superior oder direkt in das Tentorium ein und mündet in den Sinus transversus. In diesem Verlauf wird die Persistenz des ursprünglichen Abflußweges der V. cerebri media superficialis vermutet. Der Abfluß kann auch durch einen Sinus paracavernosus (Abb. 339) oder streckenweise in die Pars petrosa eingemauert (Abb. 340) zum oberen Knie des Sinus sigmoideus erfolgen.

ε) Vv. anastomoticae

Vv. anastomoticae gibt es beim jungen Embryo nicht. Sie treten erst nach dem 3. Keimlingsmonat in Form mehrerer kleinerer Gefäße auf (PADGET 1956).

V. anastomotica superior (Trolard)

Die V. anastomotica superior verläuft häufig in Höhe des Sulcus centralis oder etwas dorsal von ihm (HEIDRICH u. CLAUS 1960). GVOZDANOVIĆ (1952) konnte sie in 55,6% nachweisen. Nach HACKER (1969) läßt sich eine V. anastomotica superior in etwa $1/3$ der Fälle angiographisch nachweisen. An unserem Material konnte die Vene rechts in 52%, links in 34% nicht aufgefunden werden (SCHNEIDER 1984).

Variationen. In 14% rechts und in 18% links findet sich die V. anastomotica (TROLARD) superior gedoppelt. Ausnahmsweise verläuft sie zum vorderen Pol des Stirnlappens. Liegt die V. anastomotica superior im Bereich der präfrontalen Region, dann kann sie tiefer, fast horizontal verlaufen.

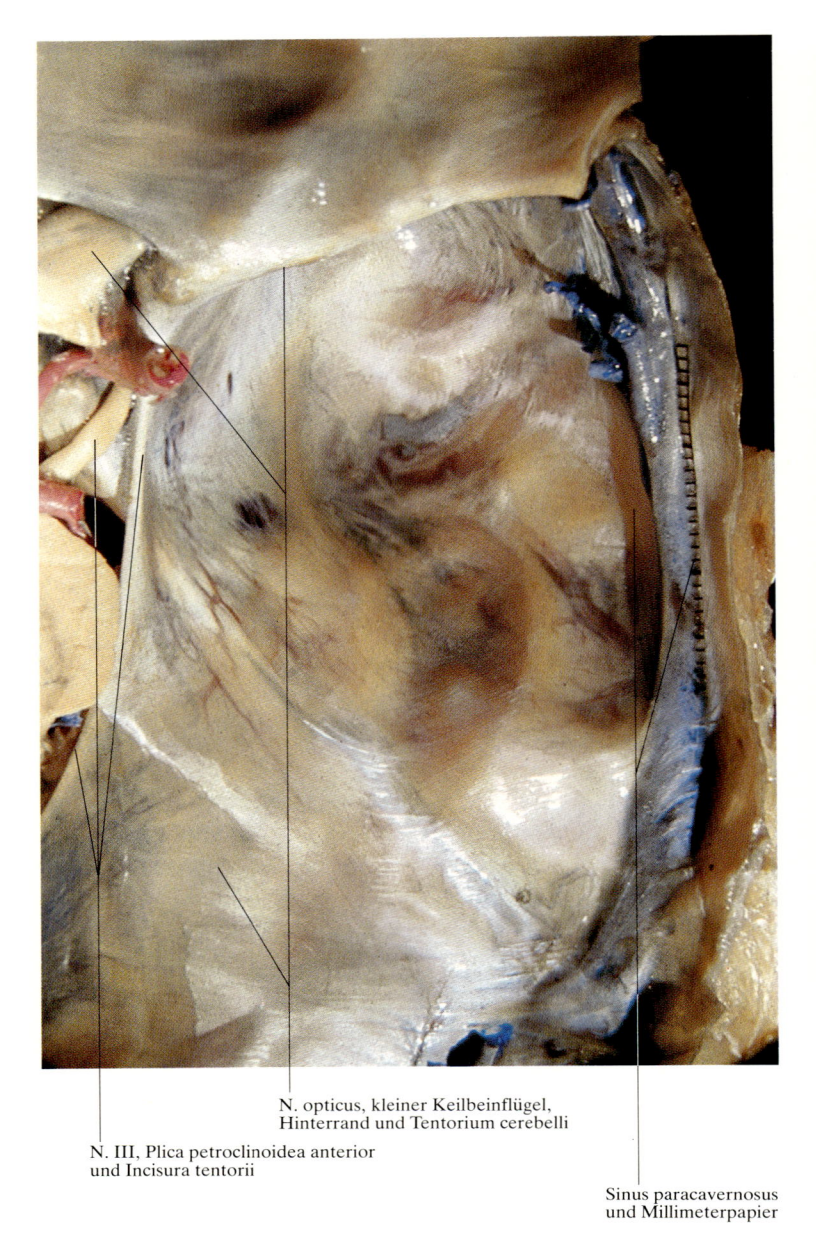

Abb. 339. Seltener Abstrom der **Venae cerebri mediae** durch einen weit lateral gelagerten Sinus paracavernosus = Brückenvene zum Sinus sigmoideus

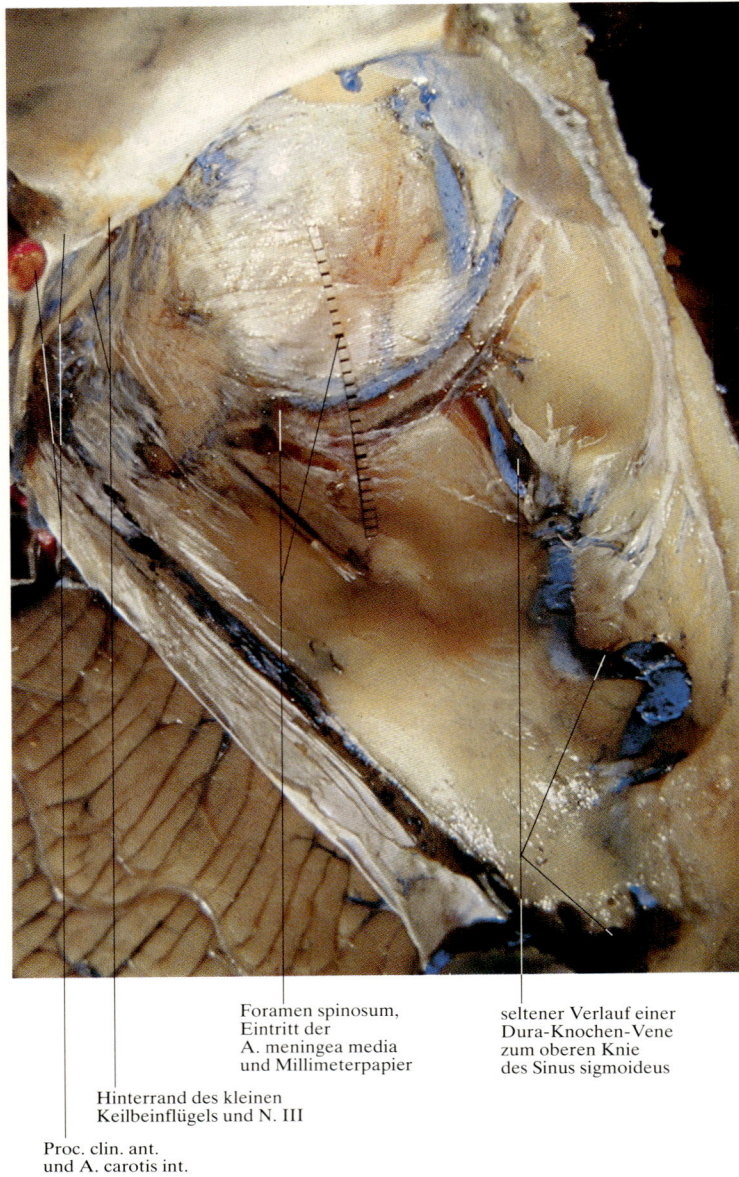

Bildbeschriftung Abb. 339:
- N. III, Plica petroclinoidea anterior und Incisura tentorii
- N. opticus, kleiner Keilbeinflügel, Hinterrand und Tentorium cerebelli
- Sinus paracavernosus und Millimeterpapier

Abb. 340. Anastomose einer Begleitvene eines hinteren Astes der A. meningea media durchzieht im dorsalen Abschnitt den Pars petrosa zum oberen Knie des Sinus sigmoideus

Bildbeschriftung Abb. 340:
- Proc. clin. ant. und A. carotis int.
- Hinterrand des kleinen Keilbeinflügels und N. III
- Foramen spinosum, Eintritt der A. meningea media und Millimeterpapier
- seltener Verlauf einer Dura-Knochen-Vene zum oberen Knie des Sinus sigmoideus

V. anastomotica inferior (Labbé)

Die Vene zieht seitlich über den Temporallappen hinweg und verbindet die V. cerebri media superficialis mit dem Sinus transversus. Das außerordentlich unterschiedlich ausgebildete Gefäß ist phlebographisch in 66% nachweisbar (GVOZDANOVIĆ 1952). SCHNEIDER (1984) konnte es rechts in 58%, links in 48% nicht nachweisen. Seine Einmündungsstelle in den Sinus kann weit vorne am oberen Knie des Sinus sigmoideus oder in unmittelbarer Nachbarschaft des Confluens sinuum liegen.

An der dominanten Hemisphäre ist die V. anastomotica inferior, an der nicht dominanten die V. anastomotica superior (TROLARD 1893) signifikant häufiger vorhanden.

Auch nach HACKER (1969) ist die V. anastomotica inferior an der linken Hemisphäre häufiger ausgebildet als an der rechten (links Überwiegen von 11,5%).

Variationen. Selten besteht die V. anastomotica inferior aus 2 oder mehr Ästen. Gelegentlich mündet das Gefäß in den Sinus petrosus superior. Selten werden Verbindungen zum Sinus sagittalis superior beobachtet. Statt an der Facies superolateralis kann das Gefäß auch an der Facies inferior des Lobus temporalis ziehen und (röntgenologisch) mit einem Sinus paracavernosus verwechselt werden.

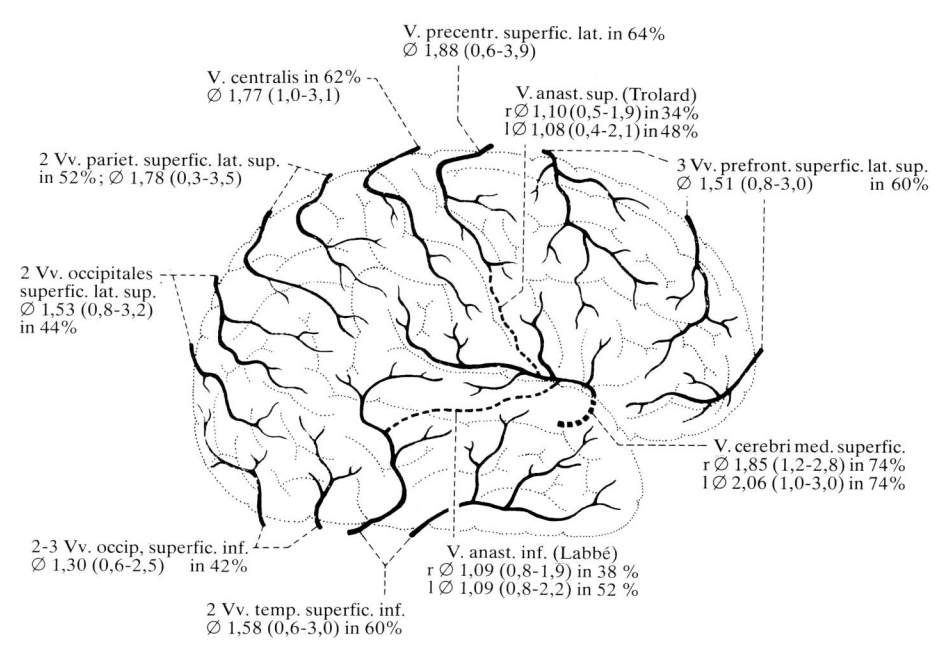

Abb. 341 a. Venae cerebri superficiales der Facies superolateralis.
Vorkommen und Durchmesser sowie Rechts-links-Unterschiede (nach SCHNEIDER, 1984)

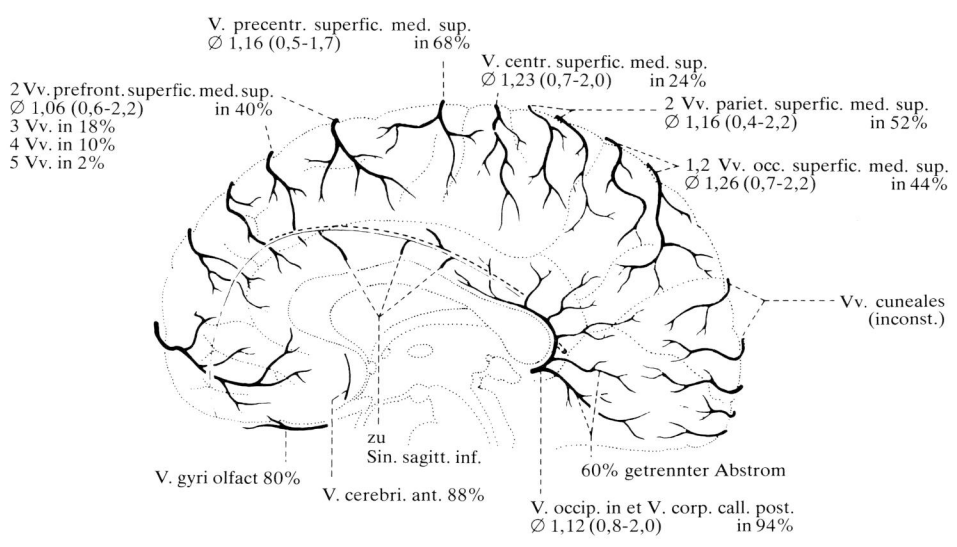

Abb. 341 b. Venae cerebri superficiales der Facies medialis hemispherii.
Vorkommen und Durchmesser (nach SCHNEIDER, 1984 und eigenen Befunden).

ζ) Vv. cerebri inferiores

Diese meist englumigeren Venen führen das Blut von der Basalfläche und unteren Außenfläche der Hemisphären ab. Im Bereich der orbitalen Stirnhirnflächen verknüpfen sie sich mit Vv. cerebri superiores und entlassen ihr Blut sowohl teilweise in den Sinus sagittalis superior als auch in die V. basalis. Am Lobus temporalis anastomosieren sie mit der V. basalis und über die V. cerebri media superficialis mit dem Sinus cavernosus und münden in den Sinus petrosus superior oder in den Sinus transversus ein. Wir untergliederten in meist zweifach ausgebildete Vv. temporales inferiores laterales und in ebenfalls am häufigsten doppelt angelegte Vv. occipitales inferiores. Nach HACKER (1981) zieht die V. cerebri media superficialis rechts in 50%, links in 62%, zum Sinus sphenoparietalis bzw. -cavernosus. In 14% erreicht sie als Brückenvene oder als Sinus paracavernosus basale Pforten der mittleren Schädelgrube, in 10% den Sinus transversus. Eine Übersicht über Vorkommen und Werte der Vv. cerebri superficiales geben die Abb. 341a u. b.

c) Vv. cerebri profundae

α) V. cerebri media profunda

Die Vene bildet sich an der Insula und zieht zur V. basalis, deren seitlichen Zustrom sie dann bildet. Durch Anastomo-

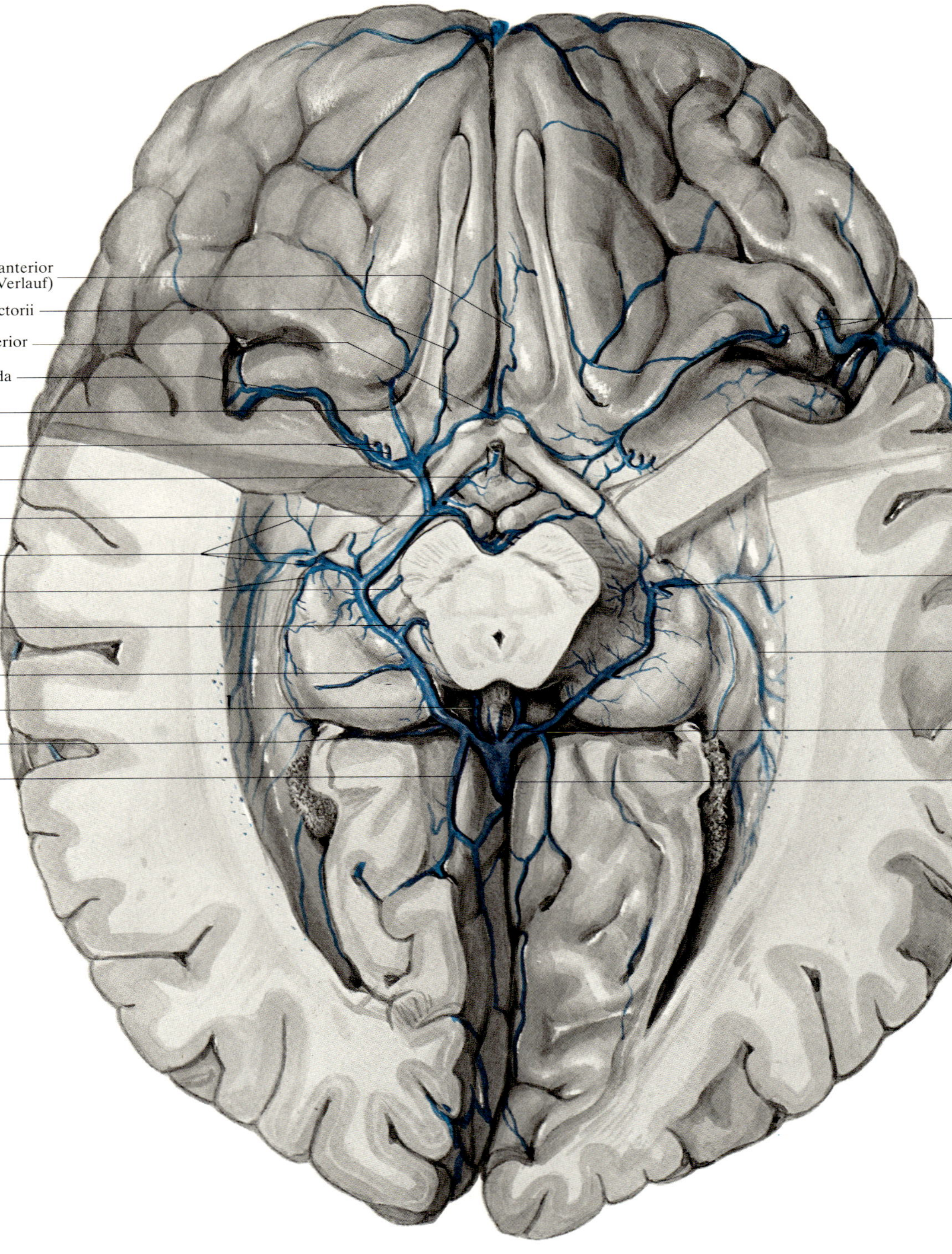
V. cerebri anterior (tiefer Verlauf)
V. gyri olfactorii
V. communicans anterior
V. cerebri media profunda
V. orbitalis media
Vv. thalamostriatae inferiores
V. tuberis longitudinalis
V. peduncularis
V. apicis cornus temp., V. thalamostriata inf. und V. choroidea inf. (abgeschnitten)
V. mesencephalica lat. und Sammelvene am medialen Rand der Fimbria fornicis
V. mesencephalica post.
V. atrii med.
V. cerebri int. (Seitenrand)
V. atrii lateralis
V. occipitalis int.
vorderer Abstrom zu Sinus paracavernosus, sphenoparietalis oder cavernosus
dorsale Bildung der V. basalis, V. ventricularis inf., V. choroidea inf., abgeschnitten
V. ventricularis inf.
Vv. pineales inf.
V. cerebri magna

Abb. 342. Vena basalis, Bildung und Zustrom
(Links = rechte Hemisphäre) Vena basalis, lehrbuchmäßige Bildung (41%) Rechts = linke Hemisphäre Vena basalis, dorsale Bildung und regelhafter Abstrom (34%)

sen mit der V. anastomotica superior besteht meist eine Verbindung zum Sinus sagittalis superior, über eine Anastomose mit der V. anastomotica inferior mit dem Sinus transversus. Die Anfangsstrecke der V. cerebri media profunda zieht vom hinteren Abschnitt des Sulcus limitans als gestrecktes dünnes Gefäß einheitlichen Kalibers schräg nach vorne und abwärts und erscheint im Röntgenbild etwas oberhalb der Sella turcica. Häufig lassen sich außerdem 2 weitere, gelegentlich auch 4 Vv. insulae erkennen, welche (1,5–2 cm) vor und oberhalb des Hauptgefäßes nach unten und vorne ziehen, um mit diesem Winkel von etwa 30° zu bilden. Verläuft eine dieser Venen im Sulcus centralis insulae, dann darf sie als V. centralis insulae bezeichnet werden. Sie zieht dann im seitlichen Röntgenbild auf einer Linie zwischen Tuberculum sellae und Angulus venosus der V. cerebri interna. Die Vena cerebri media profunda zieht innerhalb des Sulcus limitans posterior etwa parallel einer Linie zwischen Tuberculum sellae und Vereinigungsstelle der V. cerebri magna mit dem Sinus rectus. Der Zusammenfluß mit der V. cerebri anterior erfolgt im seitlichen Phlebogramm etwa 1,5 cm oberhalb der Sella zwischen Tuberculum sellae und Sellamitte in charakteristischer V-Form.

β) V. basalis

Bildung und Verlauf (Abb. 342)

Wie DUVERNOY (1975) unterscheiden wir 4 Bildungsvariationen der V. basalis. Die Zuflüsse der Vene werden im folgenden kurz aufgelistet (Abb. 342).

1. Lehrbuchmäßige Bildung und Verlauf

Bildung (Abb. 343). In etwa 41% (häufiger rechts als links) bildet sich die V. basalis aus der V. cerebri media profunda und der V. cerebri anterior. Die Vereinigung dieser beiden größeren Gefäße erfolgt im Bereich der Substantia perforata rostralis. Unmittelbar nach dem Zusammenfluß überquert die V. basalis den Tractus opticus. In 15% dieses Typs fehlt die V. cerebri anterior. In diesen Fällen bilden die V. cerebri media profunda und die V. gyri olfactorii den Zustrom von rostral. Außer den genannten Venen münden kleinere Venen des Stirnhirns, V. orbitalis media, sowie die Vv. thalamostriatae inferiores in die Bildungszone der V. basalis ein. In 15% besteht vor dem Zusammenfluß von V. cerebri media profunda und V. cerebri anterior eine Anastomose mit der V. cerebri media superficialis zum Abstromgebiet des Sinus cavernosus, zum Sinus sphenoparietalis oder zu einem Sinus paracavernosus.
Der Abstand des Hauptzusammenstromes der vorgenannten Venen zum Chiasma beträgt an unserem untersuchten Material im Mittel 14±3 (7–18) mm. Der Durchmesser des sich anschließenden ersten Segmentes der V. basalis beträgt 1,5–2,5 mm.

Verlauf, 1. Segment. Die V. basalis überquert nach Bildung den Tractus opticus stumpf- bis spitzwinkelig nach medial und verläuft in Richtung Vorderrand des Pedunculus cerebri. In diesem Bereich ist ihr Abstand zur Medianen am geringsten. Anschließend wendet sich das Gefäß nach seitlich und dorsal um den Pedunculus cerebri herum und geht in ein zweites Segment über.

Zuflüsse

V. gyri olfactorii. Bei lehrbuchmäßiger Bildung sind in 90% Vv. gyri olfactorii ausgebildet, die in der Mehrzahl, ehe die V. cerebri anterior in die V. cerebri media profunda einzieht, in die V. cerebri media profunda münden. Weniger häufig münden sie in die V. cerebri anterior, am seltensten in den Übergang der V. cerebri anterior in die V. basalis (12 bzw. 4%).

V. orbitalis media. Die Vene des orbitalen Stirnhirns entsteht an der Unterfläche des Lobus frontalis und verschieden weit lateral des Trigonum olfactorium, zieht über die Vallecula hinweg und mündet in der Regel in die V. cerebri media profunda ein. Das Gefäß ist in 56% ausgebildet, in etwa 6% mündet es in die V. gyri olfactorii.

Kleinere Zustrombahnen. An der Unterfläche des Tractus opticus, des Infundibulum sowie der Corpora mamillaria sind in der Regel kleinere Venen ausgebildet, die in die V. basalis einziehen. Die von DUVERNOY (1975) als V. tuberis longitudinalis (longitudinal tuberal vein) bezeichnete Abstrombahn liegt an unserem untersuchten Material in 39% vor. Sie mündet vor dem Eintritt der V. peduncularis in die V. basalis ein.

V. peduncularis. In der Regel sind rechte und linke Vv. pedunculares über eine V. communicans (posterior) miteinander verknüpft. Die V. peduncularis führt Blut aus vorderen Abschnitten des Pedunculus cerebri und dem Tegmentum mesencephali und den Corpora mamillaria ab. Das Gefäß ist in 93% bei dieser Bildungsart ausgebildet, erreicht in etwa 76% die V. basalis, nachdem diese den Tractus opticus überquert hat. In etwa 17% wendet sie sich erst um den Pedunculus herum und mündet etwa gleichhöhig mit der V. ventricularis inferior in die V. basalis ein. Die Eintrittszone beider Venen liegt dann am lateralsten Punkt der V. basalis. An dieser Zone beginnt das 2. Segment der V. basalis.

V. unci (V. vallecularis medialis). An der medialen Oberfläche des Uncus gyri parahippocampalis verläuft eine Vene zunächst nach dorsal, dann nach medial und zieht in rückwärtige Teile des 1. Segmentes der V. basalis ein. An unserem untersuchten Material ist das Gefäß bei lehrbuchmäßiger Bildung in 10% nachweisbar.

Verlauf, 2. Segment. In der Regel stellt die Einmündung der V. ventricularis inferior den Beginn des 2. Segmentes der V. basalis dar, welche in dieser Zone zwischen 2 und 4 mm Durchmesser besitzt. Anschließend münden in der Regel die V. atrii lateralis, die V. occipitalis interna, die V. mesencephalica lateralis und auch die V. mesencephalica posterior ein.
An unseren Präparaten lassen sich 2 Verlaufstypen des 2. Segmentes der V. basalis voneinander abgrenzen.
a) *Gekrümmter Verlauf.* Bei stark gekrümmtem Verlauf zieht die V. basalis seitlich um das Corpus geniculatum laterale und das Corpus geniculatum mediale herum zum Sulcus mesencephalicus lateralis und mündet nach einer erneuten Biegung in die V. cerebri interna oder in die V. cerebri magna ein. Diese Verlaufsform liegt an unserem untersuchten Material bei lehrbuchmäßiger Bildung in 78% vor.
b) *Gestreckter Verlauf* (Abb. 344). Bei gestrecktem Verlauf zieht die V. basalis am medialen Rand des Corpus geniculatum laterale und am Hinterrand des Corpus geniculatum mediale vorbei direkt in Richtung V. cerebri magna. Die Einmündung in dieses Gefäß erfolgt bei gestrecktem Verlauf in der Regel etwas weiter okzipital als bei gekrümmtem. Ge-

— V. orbitalis media (55%)
— V. cerebri media profunda
— V. cerebri ant. (88%)
— V. gyri olfactorii (80%)
— Vv. thalamostriatae inf. (100%)
— V. tuberis longitudinalis (44%)
— V. peduncularis (92%) (beachte: Links-rechts-Anastomose)
— V. apicis cornus inf. (86%)
— V. ventricularis inf. (83%)
— V. mesencephalica lateralis (52%)
— V. mesencephalica post. (67%)
— V. atrii medialis (100%)
— V. cerebri int. (100%)
— V. occipitalis int. (84%)

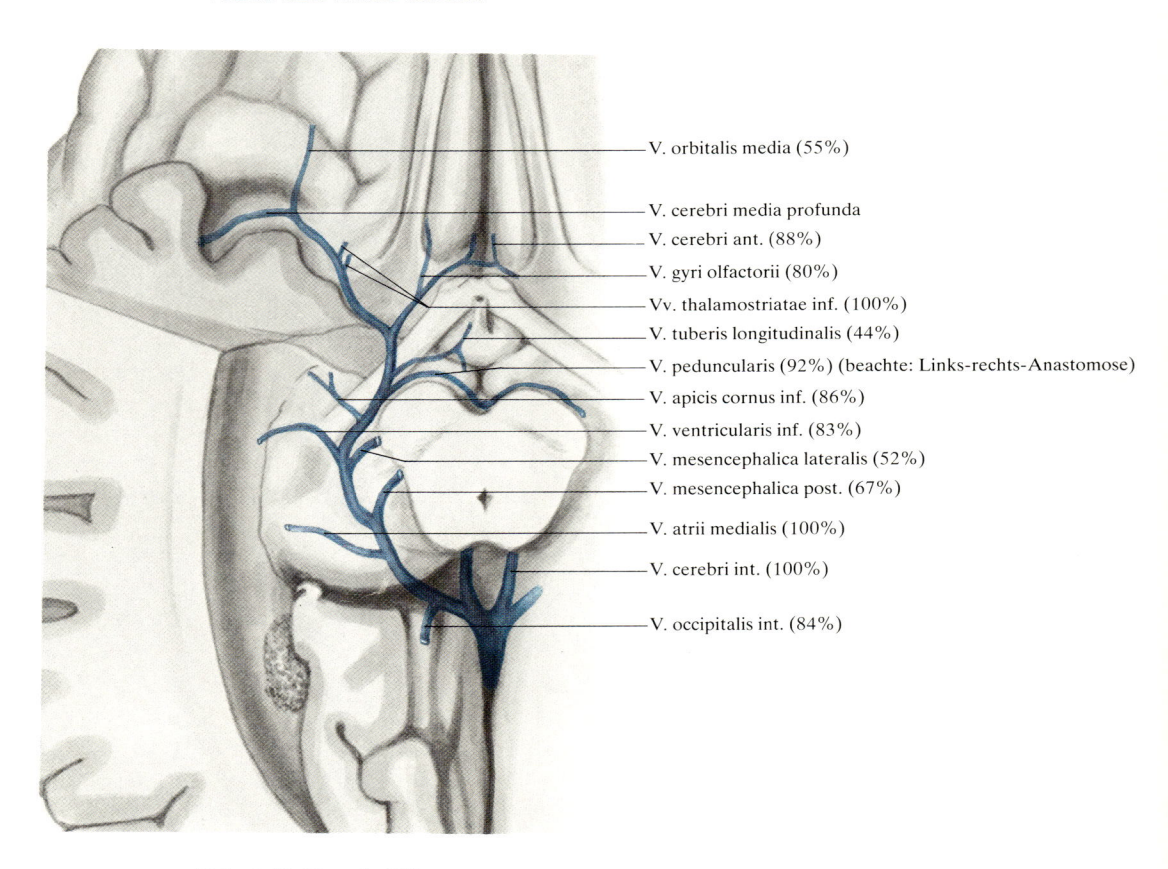

Abb. 343. Basale Hirnvenen
häufigster Abstrom und Vorkommen (nach LANG u.Mitarb. 1981)

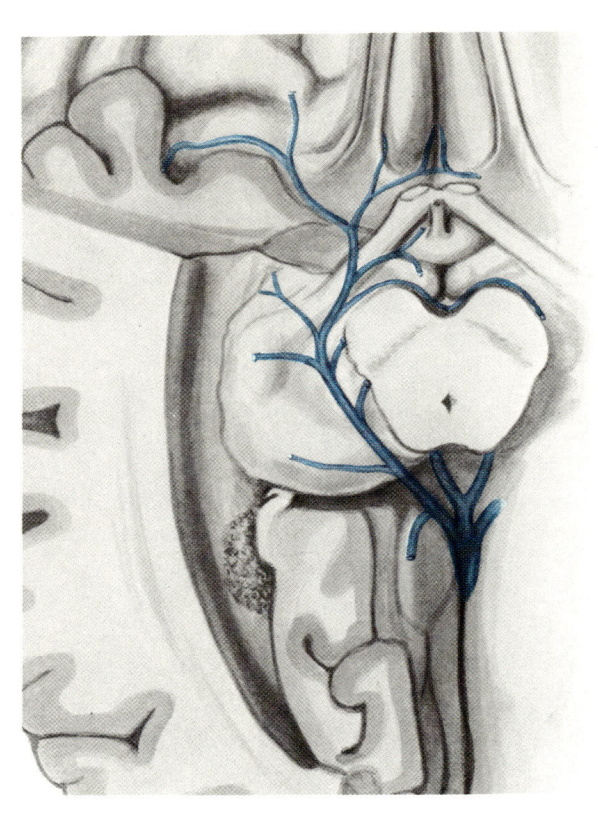

Abb. 344. Vena basalis
lehrbuchmäßige Bildung (41%) und gestreckter peripedunculärer Verlauf (22%) nach LANG u.Mitarb. (1981)

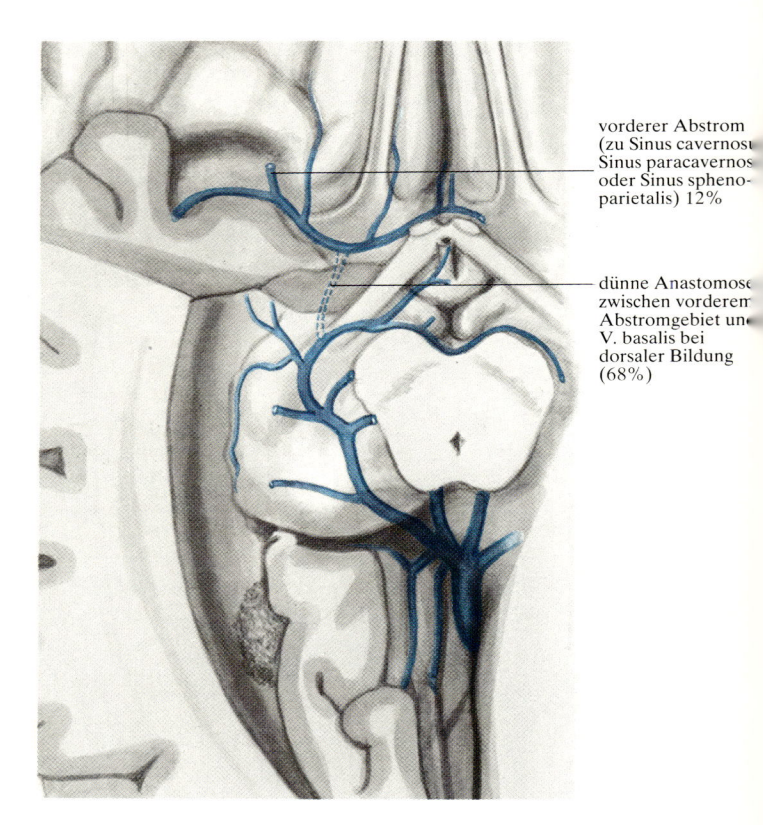

vorderer Abstrom (zu Sinus cavernosus, Sinus paracavernosus oder Sinus sphenoparietalis) 12%

dünne Anastomose zwischen vorderem Abstromgebiet und V. basalis bei dorsaler Bildung (68%)

Abb. 345. Basale Hirnvenen
vorderer Abstrom, dorsale Bildung und Anastomosen zwischen beiden Abstromgebieten

streckte Verläufe stellten wir an 22% der Venen bei lehrbuchmäßiger Bildung fest.

Zuflüsse

V. mesencephalica lateralis. Die V. mesencephalica lateralis kann entweder direkt in die V. basalis oder in eine V. petrosa einmünden. Häufig ist sie als supra-infratentorielle Anastomose ausgebildet. Einen Einzug in die V. basalis beobachteten wir bei lehrbuchmäßiger Bildung in 39%. In etwa 20% erfolgt dieser beim Einzug der V. ventricularis inferior, etwas weniger häufiger in Höhe des Corpus geniculatum mediale.

V. mesencephalica posterior. Die V. mesencephalica posterior verläuft oberhalb des Pedunculus cerebri zur V. basalis, ehe diese in die V. cerebri magna mündet. An unserem untersuchten Material ist sie bei lehrbuchmäßiger Bildung in 22% ausgebildet.
Nach DUVERNOY (1975) sollte die Vene dann als V. basalis accessoria bezeichnet werden, weil sie den gekrümmten Verlauf der V. basalis nachvollzieht. HUANG verwendet die Bezeichnung V. mesencephalica posterior.

Variationen. 1. An zwei der 41 Präparate mit regelhafter Bildung der V. basalis bestand eine anterolaterale Anastomose zwischen V. basalis und V. petrosa. Sie vereinigte sich mit der V. basalis und der V. peduncularis und verlief am Vorderrand des Pedunculus cerebri zur V. petrosa. Die V. ventricularis inferior ist in diesen Fällen wesentlich dicker als die V. basalis (2 mm).
2. An sechs der 41 Präparate (etwa 15%) lag eine Anastomose zu den Sinus cavernosus, sphenoparietalis oder paracavernosus vor. Diese zieht in der Regel lateral am Trigonum olfactorium vorbei.

2. Dorsale Bildung und regelhafter Abstrom

Bildungsweise. In 34% entsteht das sog. 1. Segment der V. basalis ebenfalls durch Zusammenfluß der V. cerebri media profunda und der V. cerebri anterior, wobei der Abstrom zum Sinus cavernosus oder zu einem Sinus paracavernosus erfolgt. Die V. basalis mit lehrbuchmäßigem Abstrom entsteht durch Zusammenfluß der V. peduncularis und der V. ventricularis inferior.

V. vallecularis medialis. Im Bereich des Vorderrandes der Vallecula ziehen V. cerebri anterior und V. cerebri media profunda meist lateral des Trigonum olfactorium zusammen. In der Regel erfolgt medial der Einstrom der V. orbitalis media und der V. gyri olfactorii sowie die Einmündung in die V. cerebri media superficialis. Der Abfluß erfolgt zum Sinus cavernosus, dem Sinus paracavernosus oder dem Sinus sphenoparietalis. Diese Abstrombahn wurde auch als V. unci (SALAMON, HUANG 1976) bezeichnet. Wir verwenden für diese Abstrombahn den Terminus V. vallecularis medialis und kennzeichnen damit Entstehungsort und Abstromrichtung.

Zuflüsse. Die *V. cerebri anterior* besteht bei dieser Variation in 88%. Die *V. gyri olfactorii* liegt in 74% vor und mündet in 68% in die V. cerebri anterior, beim Rest direkt in die V. vallecularis medialis.
Die *V. orbitalis media* läßt sich in 41% nachweisen und mündet in der Regel lateral des Zusammenflusses mit der V. gyri olfactorii in die V. vallecularis medialis ein.
V. tuberis longitudinalis.
Die V. tuberis longitudinalis liegt bei dorsaler Bildung in 38% vor und zieht in etwa $1/3$ rostralwärts in Richtung V. vallecularis medialis, in etwa $2/3$ zur V. peduncularis.

Variationen: 1. Einmal erfolgte Zustrom von der V. cerebri anterior der Gegenseite.
2. Einmal zog die V. orbitalis media zur V. cerebri media superficialis, die über eine V. anastomotica inferior zum Sinus transversus abfloß.

V. basalis, dorsaler Ursprung (Abb. 345)
Bei dieser Variation entsteht die V. basalis oder das 2. Segment der V. basalis durch Zusammenstrom der V. peduncularis und der V. ventricularis inferior an der lateralen Fläche des Pedunculus cerebri. Der weitere Verlauf dieser dorsal entspringenden V. basalis kann stark gekrümmt (79%) oder gestreckt (21%) erfolgen; ihre Weite beträgt 2–3 mm.
Anastomose zwischen vorderem Abstromgebiet und Beginn der dorsal entspringenden V. basalis: in 68% bestand eine dünne Anastomose zwischen der V. vallecularis medialis und der dorsal entspringenden V. basalis.

Zuflüsse

V. peduncularis. In 91% läßt sich eine V. peduncularis nachweisen, die in etwa $2/3$ mit der V. ventricularis inferior zur V. basalis zusammenfließt. Bei $1/3$ dieser Variation verläuft die V. peduncularis rostralwärts zur V. vallecularis medialis und führt ihr Blut zum Sinus cavernosus oder zum Sinus paracavernosus ab. In diesen Fällen stellt die V. ventricularis inferior den eigentlichen Ursprung der V. basalis dar.

Variation. Einmal (an 31 Hemisphären mit dieser Variation) mündeten die V. peduncularis und die V. tuberis longitudinalis in die V. mesencephalica lateralis.

V. mesencephalica lateralis. Die V. mesencephalica lateralis ist bei dorsalem Ursprung der V. basalis in 32% entwickelt und mündet in Höhe des Zuflusses der V. ventricularis inferior von medial in die V. basalis ein. In 9% anastomosiert sie mit der V. petrosa.

V. occipitalis interna. Bei dorsalem Ursprung läßt sich die V. occipitalis interna in 56% nachweisen und mündet in der Regel in die V. basalis, an drei von 31 Hemisphären direkt in die V. cerebri magna.

Variationen. Zweimal an 31 Hemisphären dieser Variation mündeten die Vv. thalamostriatae inferiores in eine Anastomose zwischen V. vallecularis medialis und dorsalem Ursprung der V. basalis. Der Abstrom ihres Blutes kann deshalb in diesen Fällen in Richtung Sinus cavernosus sowie in Richtung V. cerebri magna erfolgen.
Einmal bestand bei einer solchen Variation eine Anastomose mit der V. petrosa, die vom Einflußgebiet der V. peduncula-

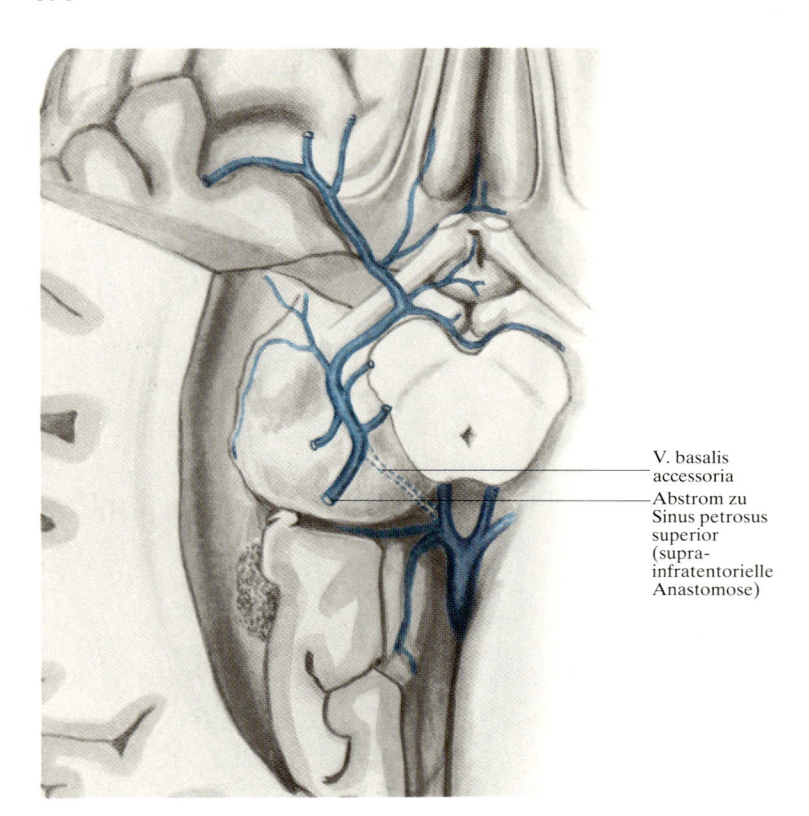

Abb. 346. Vena basalis
Abstrom zu Sinus petrosus superior (14%, wobei 50% ohne, und 50% mit Anastomose zur V. cerebri magna vorliegen) – Vena basalis accessoria

Beschriftungen:
V. basalis accessoria
Abstrom zu Sinus petrosus superior (suprainfratentorielle Anastomose)

ris abzweigte und über die Vorderfläche des Pedunculus cerebri verlief. In diesem Fall kann der Abstrom in Richtung Sinus cavernosus, Sinus petrosus superior und Sinus rectus erfolgen.

3. Lehrbuchmäßige Bildung, Abstrom zu V. petrosa
(Abb. 346)

Bildungsweise. Diese Variation liegt an unserem untersuchten Material in 14% vor. Die V. basalis entsteht aus der V. cerebri media profunda und (in 86%) der V. cerebri anterior. Fehlt die V. cerebri anterior, dann übernimmt die V. gyri olfactorii deren Einzugsgebiet (14%).

Verlauf, 1. Segment. Der Verlauf des ersten Segmentes stellt wie beim Lehrbuchfall die Fortsetzung der V. cerebri media profunda dar und nimmt die Vv. thalamostriatae inferiores, orbitalis media, gyri olfactorii und cerebri anterior auf. Nach Überqueren des Tractus opticus zieht die Vene nach lateral, erhält Zustrom der V. peduncularis und wendet sich anschließend entlang des Pedunculus cerebri am medialen Rand des Tractus opticus nach dorsal und oben zum Einmündungsgebiet der V. ventricularis inferior, das am lateralen Rand des Pedunculus cerebri liegt.

Verlauf, 2. Segment (= basaler Abstrom). Anschließend verläuft die Vene scharfbogig nach kaudal am Pedunculus cerebri zur V. petrosa. Die V. basalis besitzt in diesen Fällen im Bereich ihrer Endstrecke den Verlauf der V. mesencephalica lateralis. In 50% besteht eine dünne Anastomose zur V. cerebri magna mit einem Außendurchmesser zwischen 1 und 1,5 mm, die den regelhaften Verlauf der V. basalis nachzeichnet (V. basalis accessoria). Betont sei, daß die regelhafte Dicke der V. basalis an unserem Untersuchungsgut zwischen 1,5 und 3 mm beträgt.

Zuflüsse

Die *V. gyri olfactorii* kommt bei dieser Variation in 71% vor und mündet am häufigsten in die V. cerebri anterior ein. Etwas weniger häufig erfolgt der Abstrom in die V. cerebri media profunda seitlich der Einmündung der V. cerebri anterior.

Die *V. orbitalis media* ist in 79% entwickelt und senkt sich in der Regel in die V. cerebri media profunda ein, beim Rest in die V. gyri olfactorii.

Die *V. peduncularis* ist bei dieser Verlaufsart in 100% entwickelt und zieht am häufigsten in das mediale Segment der V. basalis.

Variation: Zweimal zog die Vene zunächst um den Pedunculus cerebri herum und mündete in Höhe des Zuflusses der V. ventricularis inferior in die V. basalis.

Die *V. tuberis longitudinalis* liegt bei dieser Variation in 57% vor und mündet in der Regel rostral des Einzugs der V. peduncularis in die V. basalis. In $^1/_4$ erfolgt der Abstrom in die V. peduncularis.

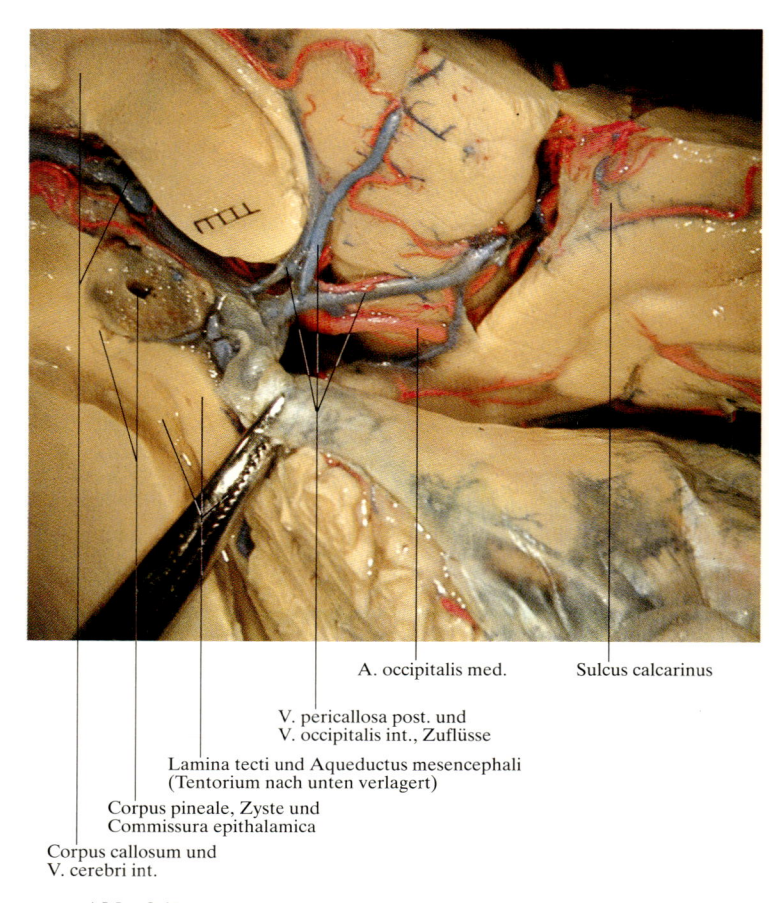

Beschriftungen zu Abb. 347:
A. occipitalis med.
Sulcus calcarinus
V. pericallosa post. und V. occipitalis int., Zuflüsse
Lamina tecti und Aqueductus mesencephali (Tentorium nach unten verlagert)
Corpus pineale, Zyste und Commissura epithalamica
Corpus callosum und V. cerebri int.

Abb. 347. Hintere obere Zuflüsse zu V. cerebri magna

Die *V. ventricularis inferior* ist bei dieser Variation stets ausgebildet.

Die *V. unci* (V. vallecularis medialis) mündet in 36% direkt in die V. basalis, und zwar ehe die V. ventricularis inferior einmündet.

Die *V. mesencephalica posterior* mündet in 29% nach Zufluß der V. ventricularis inferior in die V. basalis. Im weiteren Verlauf nimmt die V. basalis kleine oberflächliche Venen vom Pedunculus cerebri auf.

Die *V. atrii lateralis* ist bei dieser Variation in 50% angelegt und mündet direkt in die V. cerebri magna ein. Einmal erfolgte Zustrom in die V. basalis accessoria.

Die *V. occipitalis interna* – in 86% angelegt – mündet bei dieser Variation stets in die V. cerebri magna (Abb. 347).

Variation. Einmal zweigte von der V. basalis in Höhe des Einstroms der V. ventricularis inferior eine Vene nach dorsal ab, zog über das Corpus geniculatum laterale zum Vorderrand des Gyrus occipitotemporalis medialis und dann zum Tentorium cerebelli. Über einen Sinus tentorii erfolgte der Abstrom in den Sinus transversus. In diesem Fall besaßen V. mesencephalica lateralis und V. basalis die gleichen Durchmesser.

4. Dorsale Bildung und Abstrom zum Sinus cavernosus

Bildungsweise. In 12% liegt diese Variation, bei der die V. cerebri media profunda, V. cerebri anterior, Vv. thalamostriatae inferiores und V. gyri olfactorii sowie V. orbitalis media in die V. cerebri media superficialis einmünden, vor. Diese zieht dann als V. vallecularis medialis zum Sinus cavernosus, Sinus sphenoparietalis oder zum Sinus paracavernosus.

Verlauf, 2. Segment. Die V. peduncularis und die V. ventricularis inferior bilden die V. basalis, die über die V. mesencephalica lateralis zur V. petrosa verläuft. Bei $1/6$ dieser Variation besteht nur eine dünne Anastomose zur V. petrosa, das Blut aus dem Unterhorn des Seitenventrikels fließt nach rückwärts in Richtung Sinus transversus ab. Eine V. basalis accessoria ist bei dieser Variation in 42% entwickelt und folgt dem (gekrümmten) Regelverlauf der V. basalis.

In einem weiteren Sechstel (nur rechts) besteht zusätzlich zum Abstrom zur V. cerebri media superficialis eine Verbindung zur V. mesencephalica lateralis und eine Anastomose zur V. petrosa. Diese Anastomose zweigt bei Einmündung der V. peduncularis ab, zieht am Vorderrand des Pedunculus cerebri abwärts zur V. petrosa. Der Durchmesser der V. basalis beträgt bei dieser Variation 1,5–2,5 mm.

Zuflüsse

Die *V. cerebri anterior* ist in 92% entwickelt und mündet in 18% in einen gemeinsamen Stamm der Vv. thalamostriatae inferiores und über diesen in die V. peduncularis ein.

Die *V. gyri olfactorii* kommt bei dieser Variation (häufiger links) in 75% vor und mündet etwa gleich häufig in die V. cerebri anterior und in die V. vallecularis medialis ein.

Die *V. orbitalis media* kommt in 67% vor und mündet in die V. vallecularis medialis.

Die *V. peduncularis* ist bei dieser Variation in 83% ausgebildet und zieht in 20% nach rostral zur V. vallecularis medialis.

Variationen. In 50% liegt bei diesen Bildungs- und Abstromverhältnissen eine dünne Anastomose zwischen 1. und 2. Segment der V. basalis vor (häufiger links als rechts). Diese Anastomose folgt dem normalen Verlauf der V. basalis und nimmt nach Überqueren des Tractus opticus die V. peduncularis auf.

Zweimal zog diese Anastomose weiter nach lateral und mündete zwischen Zufluß der V. ventricularis inferior und der V. peduncularis in die V. basalis ein.

Einmal war die Abstrombahn zum Sinus cavernosus verhältnismäßig englumig. Der Blutstrom konnte (Gefäßweiten als Kriterium benutzt) über die V. cerebri anterior und die V. communicans anterior, die 2 mm dick war, zur Gegenseite abziehen.

Vv. thalamostriatae inferiores

An einigen Injektionspräparaten wurden die Vv. thalamostriatae inferiores intrazerebral dargestellt. Innerhalb des Gehirns fanden sich in der Regel 6 derartiger Venen, deren medialste von seitlichen Abschnitten des Caput nuclei caudati an zunächst einen Bogen mit Konvexität nach rostral bildete. Die weiter seitlich ziehenden Venen führten das Blut aus den basalen Abschnitten des Caput nuclei caudati, der Capsula interna und dem Nucleus lentiformis ab. Weitere gleichartige Abstromgefäße zogen in der Capsula externa und bildeten intrazerebral dorsalkonvexe Bögen aus. Unmittelbar oberhalb der Substantia perforata rostralis vereinigten sich die Venen in der Regel zu 2 Stämmchen.

Austrittszone. In 64% erfolgt der Austritt der Vv. thalamostriatae inferiores am lateralen Rand der Substantia perforata rostralis. In 11% ziehen Venen dieser Art am Vorderrand der Substantia perforata und lateral des Trigonum olfactorium aus, in 9% sowohl am Vorderrand wie am lateralen Rand und in je 8% erfolgt der Abstrom aus dem Zentrum der Substantia perforata rostralis oder aus dem Zentrum und dem lateralen Randgebiet. Bei Austritt aus dem lateralen Gebiet liegt die Austrittszone der Vv. thalamostriatae inferiores 21–30 mm lateral des Chiasma opticum, bei Austritt aus dem Zentrum der Substantia perforata 13–19 mm lateral und bei Austritt aus dem vorderen Teil der Substantia perforata rostralis 14–20 mm lateral des Chiasma.

Anzahl. In 53% ließen sich extrazerebral 2 Vv. thalamostriatae inferiores, in 31% nur eine derartige Vene (1–1,5 mm Weite), in 10% 3 dünnere und in 6% 4 dünnere Venen dieser Art nachweisen.

Extrazerebrale Länge. Die extrazerebrale Strecke der Vv. thalamostriatae inferiores ist in der Regel nur 1–4 mm lang. In 12% konnten Längen von 8–10 mm nachgewiesen werden. Dabei liegt meist ein Austritt am Vorderrand der Substantia perforata rostralis vor. Die Venen ziehen über die

Substantia perforata rostralis hinweg nach dorsal zur V. cerebri media profunda. Die Venen sind am häufigsten 1 (0,5–1,5) mm weit.

Abstrom. Der Abstrom der Venen erfolgt in der Regel ausschließlich in die V. cerebri media profunda (71%), in die V. cerebri media profunda und in die V. cerebri anterior in 8%, in je 5% erfolgt der Abstrom ausschließlich in die V. cerebri anterior bzw. in die V. orbitalis media und in die V. cerebri media profunda, in je 2% nur in die V. orbitalis media sowie in die V. cerebri media profunda und in die V. gyri olfactorii und in 1% nur in die V. gyri olfactorii. Liegen 2 Vv. thalamostriatae inferiores vor, dann fließen diese in 6% zusammen, ehe sie in die V. cerebri media profunda einmünden.

Variation. In 4% zieht eine V. thalamostriata inferior nach vorne zur V. vallecularis medialis, eine andere nach dorsal zur V. basalis.

Mündungsorte und Vereinigung mit den Vv. cerebri internae

Mündung. In 32,9% mündet die V. basalis in die V. cerebri interna, in 27,5% in den Übergang zwischen V. cerebri interna und V. cerebri magna, in 27,5% in die V. cerebri magna, in 8,8% direkt in den Sinus rectus ein. Dreimal (= 3,3%) erfolgte die Einmündung nur in den Sinus petrosus superior (einmal rechts und zweimal links). In 32,9% bestand eine sehr unterschiedlich dicke Verbindung zur V. petrosa.

Mündungsort zur Vereinigung der Vv. cerebri internae. An der rechten Seite liegt die Einmündung im Mittel 0,08 mm rostral der Vereinigung beider Vv. cerebri internae (10 mm rostral bis 9 mm okzipital). An der linken Seite liegt die Mündung 0,16 mm rostral der Vereinigung beider Vv. cerebri internae (9 mm rostral bis 14 mm okzipital).
Die Einmündungen in den Sinus rectus rechts sind bei diesen Werten nicht berücksichtigt. Die mittlere Rechts-Links-Differenz beträgt 2,58 mm, die größte Rechts-Links-Differenz 16 mm.

V. basalis und R. choroideus posterior medialis (Abb. 348)

In etwa 95% geht der R. choroideus posterior medialis distal, in etwa 5% proximal der Einmündung der A. communicans posterior von der A. cerebri posterior ab. In etwa 70% gibt es einen R. choroideus posterior medialis, in etwa 24% zwei, in 6,2% drei und in 0,9% vier dieser Äste. Die mittlere Weite beträgt 0,5 (0,15–1,0) mm. Der R. choroideus posterior medialis zieht zunächst ohne Windungen und parallel zur A. cerebri posterior um den Hirnstamm zum Pulvinar thalami, wendet sich dann rechtwinkelig nach medial, macht im Bereich des Corpus pineale häufig eine Schlinge nach dorsal und begibt sich schließlich rostralwärts zur Cisterna fissurae transversae (LANG u. KÄPPLINGER 1980). Die V. basalis kreuzt den Weg dieses Gefäßes.
An unserem untersuchten Material verläuft der Ramus choroideus posterior medialis in 39,5% lateral an der V. basalis vorbei und schwenkt dann nach rostral um.

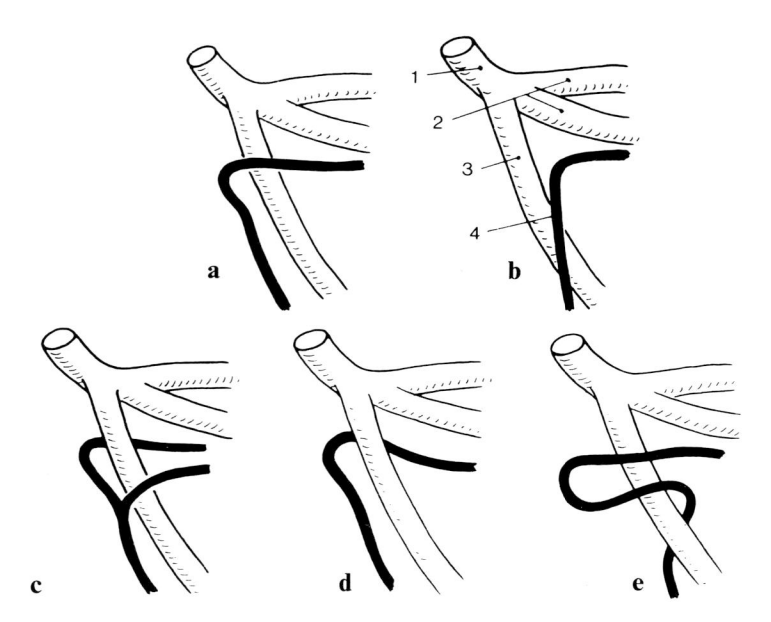

Abb. 348a–e. R. choroideus posterior medialis, Lagebeziehungen zur V. basalis vor seinem Verlauf zur Cisterna fissurae transversae (Aus LANG 1983). a) R. chor. post. med. lateral der V. basalis (~40%). c) R. chor. post. med. mit 2 Ästen, einer medial, der andere lateral 14%. d) R. chor. post. med. Zieht medial der V. basalis (46,5%). e) Schlingenbildung kommt häufig vor. *1* = V. cerebri magna, *2* = V.v. cerebri int., *3* = V. basalis, *4* = R. choroideus posterior medialis

In 14% gabelt sich der R. choroideus posterior medialis. Ein Zweig zieht medial, der andere lateral an der V. basalis vorbei nach rostral in die Cisterna fissurae transversae.
In 46,5% verläuft der Ramus choroideus posterior medialis, geteilt oder als ein Stamm, medial der V. basalis nach vorne.

Variationen

1. Verhältnismäßig häufig bildet der R. choroideus posterior medialis lateral der Endstrecke der V. basalis eine Schleife nach okzipital (s. Abb. 348e).
2. Selten gabelt sich der R. choroideus posterior medialis in zwei Äste, die beide lateral oder medial der V. basalis nach rostral ziehen (s. Abb. 348c).
3. Einmal erfolgte Aufzweigung des R. choroideus posterior medialis in 3 Äste. Der stärkste zog lateral der V. basalis nach vorne, die beiden anderen medial.
4. An einem Präparat lag eine proximale Unterkreuzung der V. basalis vor.

γ) V. cerebri interna

Vereinigungszone, Corpus pineale und Recessus suprapinealis

Die Vv. cerebri internae vereinigen sich scheitelwärts des Recessus suprapinealis, und zwar in 51,2% okzipital des Hinterrandes des Corpus pineale, in 27,9% okzipital des Eingangs in den Recessus suprapinealis und rostral des Hinterrandes des Corpus pineale und in 20,9% genau oberhalb des hinteren Endes des Corpus pineale. Die Vereinigung beider Vv. cerebri internae erfolgt im Mittel 10,14 (5–16) mm okzipital des Eingangs in den Recessus suprapinealis (Standardabweichung 3,1 mm). Zum Hinterrand des Corpus pineale liegt der Zusammenfluß beider Vv. cerebri internae im Mittel 1,33 mm okzipital (−6 = rostral bis +9 = okzipital). Der Abstand vom Eingang in den Recessus suprapinealis bis zur hinteren Spitzenregion des Corpus pineale beträgt an unserem untersuchten Material im Mittel 8,79 (5–12) mm = Länge des Corpus pineale (s. auch Abb. 234 S. 414).

Foramen interventriculare und Vereinigungszone

An 31 Präparaten konnte der Abstand der Vereinigungszone vom Vorderrand des Foramen interventriculare bestimmt werden. Dieser beträgt an unserem untersuchten Material im Mittel 35,3 (30–41) mm bei einer Standardabweichung von 3,11 mm (s. Abb. 234 S. 414).

δ) Mediale subependymale Venengruppe

V. septi pellucidi anterior (Abb. 349)

Verlauf. Die V. septi pellucidi anterior ist an 96 Hemisphären untersucht worden. Sie ist stets auf beiden Seiten ausgebildet und verläuft in der Regel dicht unter dem Ependym des Septum pellucidum. Meist entsteht sie aus 2, häufig aus 3, seltener aus 4 stärkeren Ästen, die sich an unterschiedlichen Stellen zu einem Hauptgefäß vereinigen. Dieses verläuft von rostral nach okzipital und etwas nach basal und umgreift die Columna fornicis etwa in Höhe des Foramen interventriculare, in der Regel an der lateralen Seite.

Mündungszone. In der Regel verbindet sich die V. septi pellucidi anterior im Bereich zwischen Foramen interventriculare und 12 mm okzipital davon mit der V. thalamostriata superior sowie mit der V. choroidea superior zur V. cerebri interna. Diese Vereinigungsart liegt an unserem untersuchten Material in 89,6% vor. Die Einmündung erfolgt im Mittel 6,05 (0–27) mm okzipital des Hinterrandes des Fornix am Foramen interventriculare. An der rechten Seite beträgt der Mittelwert dieses Abstandes 6,54 (0–27) mm, an der linken Seite 5,56 (0–24) mm. Betont sei, daß in 10,4% die Einmündung weiter als 17 mm okzipital der Columna fornicis erfolgt. Betrachtet man diese Einmündungen als Variation, dann liegt die Einmündungszone bei normalen Verhältnissen im Mittel 4,26 mm okzipital der Columna foricis.

Variationen: Einmal zog die V. septi pellucidi regelhaft, die V. thalamostriata superior lief unter der Stria terminalis zum Foramen interventriculare nach medial. Beide Gefäße zogen zunächst eine Strecke weit nebeneinander her, ehe sie sich vereinigten.
Bei regelhaftem Verlauf der V. septi pellucidi anterior wendete sich die V. thalamostriata superior an 3 Hemisphären

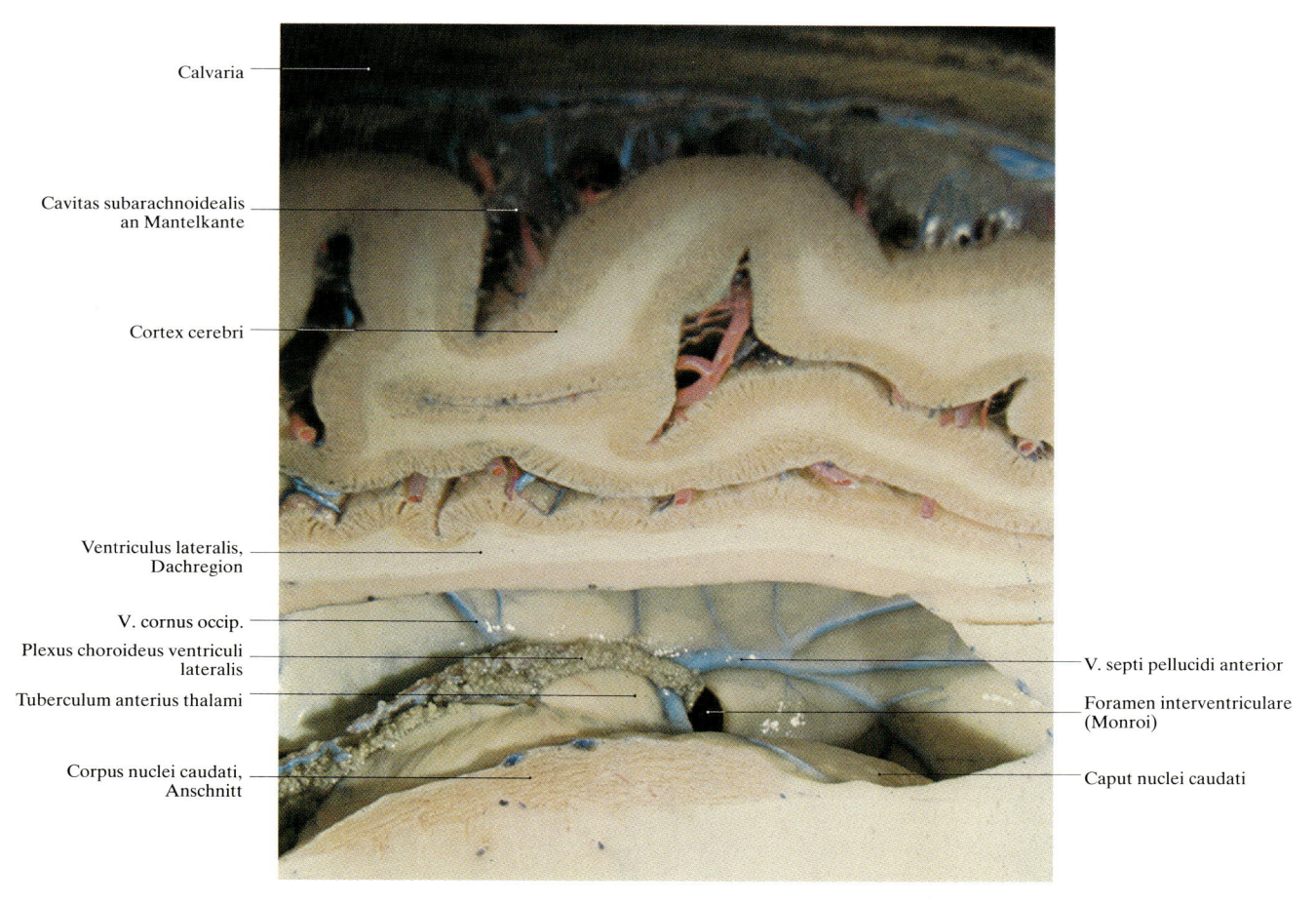

Abb. 349. Cavitas subarachnoidealis und Ventriculus lateralis
(paramedianer Sagittalschnitt von lateral)

okzipital des Foramen interventriculare nach medial, überquere den Thalamus und vereinigte sich mit der V. septi pellucidi anterior.

Eine Kombination von 1. und 2. (verkürzter Bogen der V. thalamostriata und paralleler Verlauf vor der Vereinigung) lag an unserem Untersuchungsgut an 2 weiteren Hemisphären vor (s. Abb. 351).

Die V. septi pellucidi anterior umfaßte an 4 Hemisphären die Columna fornicis nicht an der lateralen Seite, sondern verlief oberhalb des Fornix nach okzipital. Ihr Einzugsgebiet war entsprechend nach okzipital erweitert, anschließend durchbohrte sie den Fornix.

Einmal durchzog die V. septi pellucidi anterior die Columna fornicis am Foramen interventriculare.

An einem der Präparate mündete das Gefäß gemeinsam mit der V. atrii medialis 27 mm okzipital des Foramen interventriculare in die V. cerebri interna.

V. septi pellucidi posterior
(V. directa medialis – HUANG u. WOLF 1964;
Dachvene – STEPHENS u. STILWELL 1969;
Vv. corporis callosi inferiores)

An der Unterseite des Corpus callosum verlaufen subependymal in der Regel Venen des Dachabschnittes der Pars centralis und des Cornu frontale des Ventriculus lateralis in lateromedialer Richtung. Die rostralen dieser Venen ziehen am Septum pellucidum nach abwärts und ergießen sich in die V. septi pellucidi anterior. Die im Bereich der Pars centralis ziehenden Venen vereinigen sich in der Regel am Septum pellucidum und ziehen am Fornix nach hinten und unten und münden in der Regel in die V. atrii medialis. Selten vereinigen sich einige größere Venen zu einem einheitlichen Stamm und verlaufen dann im Septum pellucidum nach unten zur V. cerebri interna. Derartige Venen fanden sich an 10 von 100 Hemisphären, wobei zweimal je 2 Zuflüsse vorlagen. Die englumigen Gefäße traten stets aus dem Fornix aus. Ihre Einmündung erfolgte 1–26 mm hinter dem Foramen interventriculare (vorderer Rand) in die V. cerebri interna.

V. atrii (ventriculi lateralis) medialis
(V. cornus posterioris)

Bildung und Verlauf (Abb. 350)

Im Dachabschnitt sowie in der Medialwand des Cornu occipitale ventriculi lateralis, seltener auch an der lateralen Wand, bilden sich manchmal eine, häufiger 2, seltener auch 3 oder mehrere kräftige Venen, die parallel nebeneinander nach rostral in Richtung Pars centralis ventriculi lateralis verlaufen. In der Regel ziehen sie von seitwärts über den Dachabschnitt des Atrium nach medial, beschreiben dann zwischen Corpus callosum und Fornix eine halbe Schraubenwindung und verschmelzen zu einem Gefäß, in das auch Venen des Atriumdaches und des hinteren Abschnittes des Corpus callosum einfließen. Diese V. atrii medialis durchsetzt den Fornix und gelangt unter das Splenium corporis callosi und in die Cisterna fissurae transversae. Sie erreicht zwischen Corpus fornicis und Thalamus die V. cerebri interna. Innerhalb der Zisterne oder schon im Fornix nimmt sie kleine Venen aus dem Fornix selbst und aus medialen Abschnitten des Corpus callosum auf. Auch die V. atrii lateralis, die V. occipitalis interna, die V. corporis callosi posterior, eine Sammelvene der Vv. soli cornus inferioris und andere Venen können in sie einziehen. Die stets angelegte Vene entsteht in 81,6% im Dach- und Seitenwandabschnitt des Cornu occipitale, nimmt Zuflüsse aus dem Dachabschnitt des Atrium und okzipitalen Teilen des Corpus callosum auf.

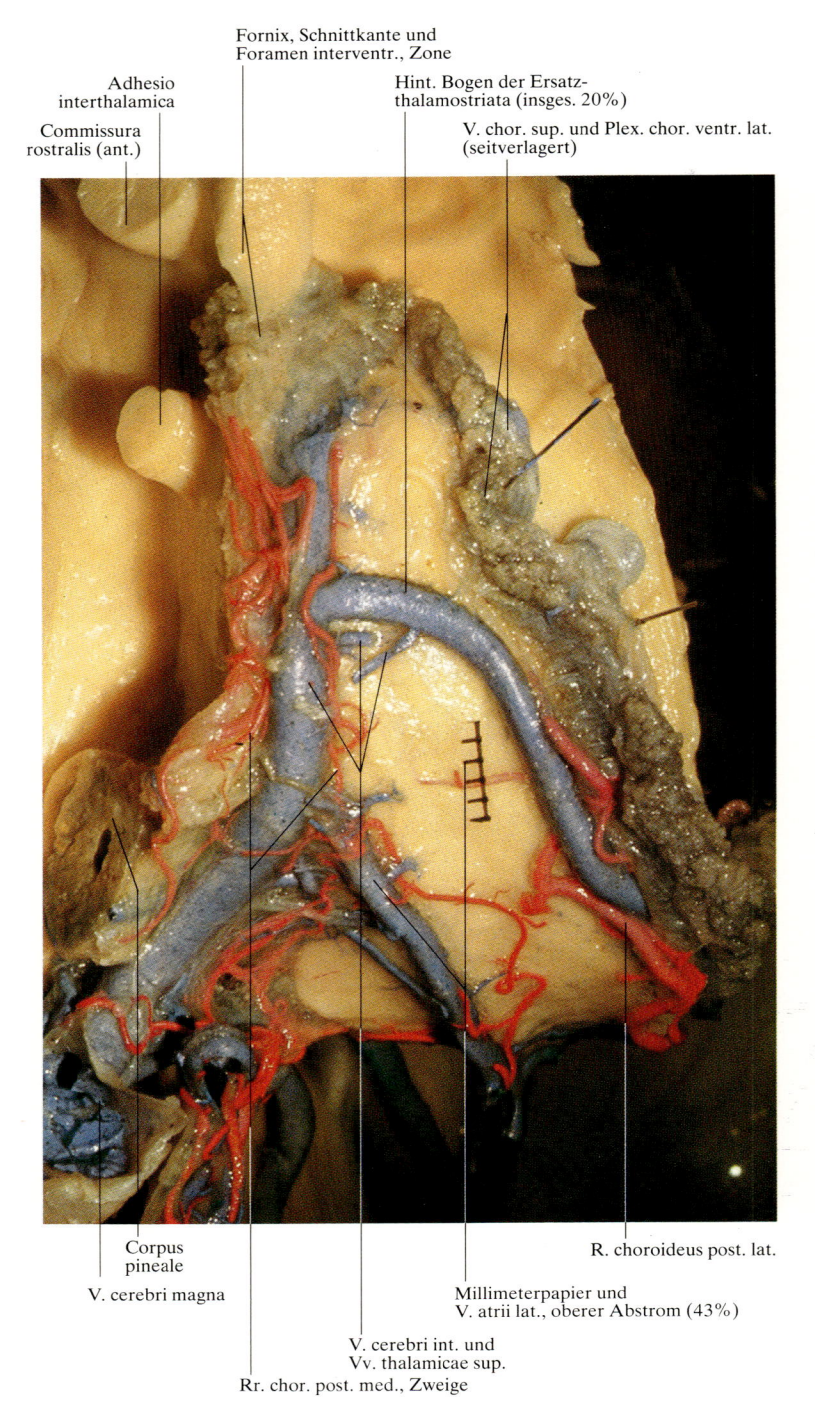

Abb. 350. V. cerebri interna
Zuflüsse von oben (von oben und medial)

Variationen. In 11,5% erfolgte an unserem untersuchten Material der Blutabstrom aus der Seitenwand des Ventriculus lateralis über die V. atrii lateralis oder eine V. ventricularis inferior.

In 6,9% besaß die Vene keine Zuflüsse aus der Spitze des Cornu occipitale, sondern nur aus dessen rostralen Abschnitten, dem Atriumdach und dem Balken.

An einem Präparat bildeten sich aus den rostralen Abschnitten des Hinterhorns Venen, die zur V. atrii medialis zogen. Die subependymalen Venen der anderen Hinterhornabschnitte sammelten sich zu einem Gefäß, das schraubenartig das Hinterhorn und das Atrium umfaßte. Es erreichte die laterale Dachkante weiter okzipital als beim Normalverlauf und gelangte noch im Bereich des Atriums an die mediale Wand des Ventriculus lateralis. Die Vene durchsetzte die mediale Wand des Atrium, durchbohrte das Gebiet zwischen Crus fornicis und Fimbria, vereinigte sich dann mit der V. atrii lateralis, die die Crus fornicis lateral umzog und unterquerte. Der Abstrom erfolgte in die V. cerebri interna.

Bei Verlauf wie oben mündete eine zusätzliche Hinterhornvene in die V. occipitalis interna, die in die V. cerebri interna einmündete.

Die Venen aus der Seitenwand des Cornu occipitale und Atrium zogen an einem Präparat sternförmig in Richtung Dachkante und 20 mm rostral der Spitze des Cornu occipitale in die weiße Hirnsubstanz ein. Sie vereinigten sich in 3 mm Tiefe zu einem 1,3 mm starken Gefäß, das Mark- und Rindenanteile des Großhirns durchsetzte und in die äußeren Hirnvenen einzog. Außerdem bestand aus Atrium und Dach der Pars centralis ventriculi lateralis eine normale V. cornus posterioris.

Anzahl

In 86 von 100 Hemisphären fand sich eine einzige V. atrii medialis, bei 10 Präparaten bestanden 2 Venen, die getrennt einmündeten, bei 4 lagen ebenfalls 2 Hinterhornvenen mit besonderen Variationen (s. oben) vor.

Variationen. Zweimal bestand an unserem untersuchten Material unter dem Splenium corporis callosi eine kurze Längsanastomose zwischen V. atrii medialis im wörtlichen Sinn und V. atrii lateralis, die jeweils etwas weiter okzipital als die zugehörige V. atrii medialis in die V. cerebri interna einzog.

Einmal zog eine V. atrii medialis (cornus posterioris) von ihrem normalen Fornixdurchtrittspunkt aus unter dem Splenium corporis callosi nach okzipital zur V. basalis, die sie 4 mm vor deren Mündung in die V. cerebri magna erreichte.

Cornu occipitale, Blutabstrom

An unserem untersuchten Material wird in 90,2% das Blut aus dem Hinterhorn ausschließlich in das System der V. cerebri interna / V. cerebri magna abgeführt. In 6,5% mündet jeweils 1 von 2 Ästen in das System der V. cerebri interna / V. cerebri magna. Der Abstand der Einmündung der V. atrii medialis in das System der V. cerebri interna / V. cerebri magna vom Foramen interventriculare beträgt im Mittel 26,1 (15–41) mm bei einer Standardabweichung von 5,33 mm. Signifikante Rechts-Links-Unterschiede ergaben sich nicht. Eine Rechts-Links-Differenz zwischen 0 und 2 mm liegt in 65,9% vor. Eliminiert man die Fälle mit 2 Mündungen von Hinterhornvenen, dann ergibt sich eine Prozentzahl von 62,9 für die Rechts-Links-Differenz zwischen 0 und 2 mm.

V. ventricularis inferior

Bildung und Verlauf

In den Nomina Anatomica wird vorrangig der Terminus Cornu temporale verwendet. Trotz dieser Ungenauigkeit ändern wir den bei den Venen angegebenen Terminus V. ventricularis inferior um des Verständnisses willen nicht.

Im Dach des Cornu temporale verläuft in der Regel parallel zur Stria terminalis, jedoch lateral davon, die Unterhornvene. Regelmäßig ziehen von der Seitenwand des Cornu temporale, oft auch vom unteren Abschnitt der Atriumseitenwand, niemals jedoch von Arealen medial des Gefäßstammes, kleinere subependymale Venen in sie ein. Entsprechend der zunehmenden Weite des Gefäßes von hinten oben nach vorne unten vermuten wir diese Blutstromrichtung. Die V. ventricularis inferior verläßt den Ventriculus lateralis in der Regel am unteren vorderen Ende der Fissura choroidea und mündet dann in die V. basalis ein. Einzugsbereich und Durchmesser des Gefäßes sind außerordentlich unterschiedlich. Selten ziehen die V. atrii lateralis, die V. apicis cornus temporalis sowie kleine Vv. choroideae inferiores oder das Sammelgefäß der V. soli cornus inferioris (s. unten) in die V. ventricularis inferior ein.

In 82,6% liegt eine regelhafte Ausbildung der V. ventricularis inferior vor.

Variationen. In 12,8% unseres untersuchten Materials ist eine V. ventricularis inferior nicht ausgebildet. Der Blutabstrom erfolgt in diesen Fällen in die V. atrii lateralis und die V. apicis cornus temporalis.

In 4,7% erfolgt – der Weitenänderung des Gefäßes entsprechend – der Blutabstrom nicht zur V. basalis, sondern zur V. atrii lateralis.

Mündung in die V. basalis – Einmündungszone

Errichtet man eine Frontalebene am Vorderrand des Foramen interventriculare, dann mündet die V. ventricularis inferior rechts im Mittel 19, links 18,71 (8–32) mm hinter dem Foramen in die V. basalis ein. Der Abstand der Einmündung vom Mündungsort der V. basalis beträgt an unserem untersuchten Material rechts im Mittel 25,36 mm, links 22,71 mm.

Variation. Zweimal lagen an 39 untersuchten Präparaten Anastomosen zwischen einer V. ventricularis inferior und der V. thalamostriata superior vor. Die Anastomosen verliefen in der Stria terminalis.

V. apicis cornus temporalis

Bildung und Verlauf

In 86% findet sich an unserem Material eine kleine Vene in der Unterhornspitze, die den Ventriculus lateralis in der Regel selbständig und etwas weiter rostral der V. ventricularis inferior nach medial zur V. basalis verläßt.

In 14%, häufiger rechts als links, fehlt ein derartiges Gefäß und ist durch Seitenäste der V. ventricularis inferior ersetzt. An 6 Präparaten konnten wir den Mündungsort nicht einwandfrei ermitteln.

Mündungsgebiet

Die V. apicis cornus temporalis mündet an unserem untersuchten Material in 40,7% in die V. basalis, in 30,2% in die V. ventricularis inferior, in 7% in die V. soli cornus temporalis und in 1,2% in die V. atrii lateralis.

Die Mündung in die V. basalis ist von der Frontalebene am Vorderrand des Foramen interventriculare im Mittel rechts 15,9, links 14,1 (5–23) mm entfernt.

Mündet die V. apicis cornus temporalis in die V. ventricularis inferior ein, dann liegt diese Einmündungszone im Mittel 5,5 (1–11) mm rostral von der Einmündung der V. ventricularis inferior in die V. basalis.

Variation. Einmal mündeten 2 kleine Vv. apicis cornus temporalis in die V. basalis.

V. soli cornus temporalis

Bildung und Verlauf

Im Bodenabschnitt des Unterhorns sind feine und kurze Gefäße regelmäßig ausgebildet, die radiär über den Hippocampus hinwegziehen, die Fimbriae hippocampi durchsetzen und sich im unteren Auslauf der Cisterna ambiens zu einem kleinen, zwischen Fimbria hippocampi und Gyrus dentatus verlaufenden, Gefäß vereinigen: Sammelvene. In 93,5% erfolgt der Abstrom stärker nach rostrobasal zur V. basalis, zur V. ventricularis inferior oder zur V. apicis cornus temporalis. In 62,9% liegt zusätzlich ein Abstrom nach hinten oben zur V. atrii lateralis, V. atrii medialis oder zur V. occipitalis interna vor. In diesen Fällen besteht eine kleine Kollaterale zur V. basalis.

Mündung

Abstrom nach vorne und unten über die Sammelvene:
An unserem untersuchten Material mündet die V. soli cornus temporalis über die Sammelvene in 51,6% in die V. basalis, in 22,6% in die V. ventricularis inferior, in 6,5% in die V. apicis cornus temporalis.

Bei Einmündung in die V. basalis liegt diese an unserem untersuchten Material im Mittel 18,2 mm dorsal der Ebene des Foramen interventriculare. Zieht die V. soli cornus temporalis in die V. ventricularis inferior, dann geschieht dies im Mittel 4,40 mm rechts und 4,14 mm links vor deren Einzug in die V. basalis.

Variationen. Zweimal erfolgte der Abstrom in die V. occipitalis interna. Einmal erfolgte der Abstrom in die V. cerebri magna. Die Einmündung des unteren Abflusses einer bestehenden Sammelvene konnte fünfmal, ein unterer Abfluß der Sammelvene viermal nicht aufgefunden werden.

Sammelvene, Abstrom nach hinten und oben. Ein Abstrom in die V. atrii medialis erfolgte an unserem untersuchten Material in 43,6%, ein Abzug in die V. atrii lateralis in 8,1%, ein Einstrom in die V. occipitalis interna in 6,5%. Weniger häufig lagen Einmündungen in die V. ventricularis inferior und in die V. corporis callosi posterior vor. Ein Abzug der Sammelvene nach hinten und oben fehlt in 37,1%.

Der obere Abfluß der Sammelvene erfolgt häufig mit einer oder mehreren Venulen aus der medialen Atriumwand, die durch die Fimbria hippocampi bzw. den Fornix hindurchziehen. Der Abzug des Gefäßes erfolgt in der Regel dann um das Splenium corporis callosi herum.

V. thalamostriata superior (V. terminalis)

Verlauf und Mündung (Abb. 351). In 53% folgt die V. thalamostriata an unserem untersuchten Material dem Zug der Stria terminalis nach rostral, umfaßt das Tuberculum anterius thalami bogenförmig und etwas rostral des Foramen interventriculare und wendet sich dann nach rückwärts und medial. Sie vereinigt sich in diesem Prozentsatz zunächst mit der V. choroidea superior, anschließend mit der V. septi pellucidi anterior zur V. cerebri interna.

In 39% zieht die V. thalamostriata superior weiter okzipital nach medial, überquert den Thalamus und erreicht die Cisterna fissurae transversae unterschiedlich weit hinter dem Foramen interventriculare.

In 8% verläuft im Bereich oder unter der Stria terminalis eine Vene, die rostral dünner als okzipital ist und deshalb in der Regel wohl eine umgekehrte Stromrichtung besitzt. Stärke und Einzugsbereich dieser Vene entsprechen etwa

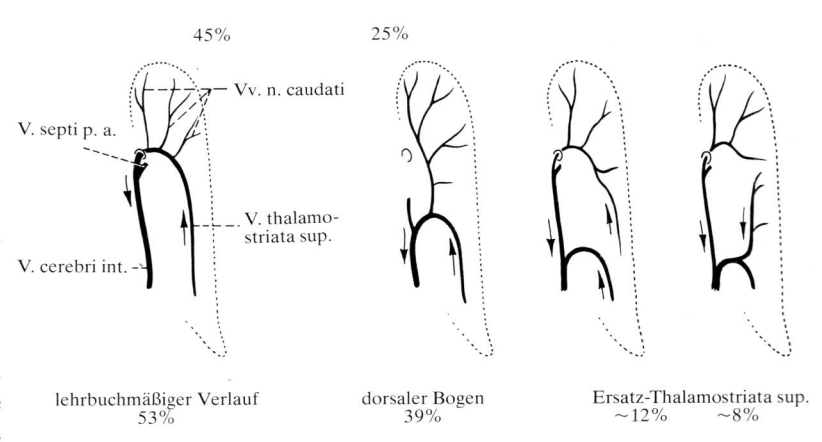

Abb. 351. Vv. thalamostriata superior et nuclei caudati

lehrbuchmäßiger Verlauf 53% | dorsaler Bogen 39% | Ersatz-Thalamostriata sup. ~12% ~8%

einer regelhaft ausgebildeten V. thalamostriata superior. Das Gefäß zieht in die V. atrii lateralis oder die V. atrii medialis ein. Über letztgenannte Venen wird der Blutabstrom zur V. cerebri interna geleitet. In 12% besteht ein okzipitaler Bogen der V. thalamostriata superior und – wie bei umgekehrter Stromrichtung – eine sog. Ersatz-Thalamostriata, die sich aus Vv. nuclei caudati bildet.

Vv. nuclei caudati

Verlauf und Mündungen

Die Vv. nuclei caudati ziehen subependymal aus dem Bereich des Caput und des Corpus nuclei caudati in Richtung Stria terminalis. Die über das Kopfgebiet des Nucleus caudatus in rostro-okzipitaler Richtung und in nach oben konvexem Bogen verlaufenden Venen münden in der Regel in die V. thalamostriata superior ein. Dieses Verhalten liegt an unserem untersuchten Material in 45% vor.

Venen aus dem Caput nuclei caudati vereinigen sich in 25% zu einem einzelnen Stamm, der in die V. thalamostriata superior einzieht. In 6% münden Venen aus dem Kopfgebiet des Nucleus caudatus sowohl in die V. thalamostriata superior als auch über eine kleine Vene, die selbständig durch das Foramen interventriculare zieht, auf gleicher Höhe mit der V. septi pellucidi anterior in die V. thalamostriata superior bzw. in die V. cerebri interna.

Bei regelhaft ausgebildeter V. thalamostriata superior ziehen in 4% alle Venen vom Caput nuclei caudati in ein Gefäß ein, das parallel zur V. thalamostriata superior verläuft und selbständig zum Foramen interventriculare gelangt, um sich anschließend in die V. thalamostriata superior oder in die V. cerebri interna einzusenken.

Bei dorsaler Bogenbildung der V. thalamostriata superior bilden in 12% die Venen aus dem vorderen Teil des Corpus sowie aus dem Caput nuclei caudati eine eigene Sammelvene, die das Tuberculum anterius thalami umfaßt und sich dann am normalen Einzugsort der V. thalamostriata in die V. septi pellucidi einsenkt: Ersatz-Thalamostriata superior. Derartige Verläufe lagen an unserem untersuchten Material in 12% vor, und zwar links häufiger als rechts.

Liegt eine V. thalamostriata superior mit umgekehrter Stromrichtung vor, dann bilden die subependymalen Venen des Caput et Corpus nuclei caudati eine eigene Vene, deren Verlauf der vorgenannten Ersatz-Thalamostriata entspricht (8%).

Beim regelhaften und lehrbuchmäßigen Verlauf der V. thalamostriata superior münden in 69,8% kleine Venen aus dem Caput nuclei caudati, ohne sich vorher vereinigt zu haben, nur in die V. thalamostriata superior.

In 74,6% bei dorsaler Einmündung der V. thalamostriata superior bildet sich aus Vv. nuclei caudati ein einzelner Stamm aus, der entweder in die V. thalamostriata superior mündet oder selbstständig als Ersatz-Thalamostriata zur V. septi pellucidi anterior zieht.

V. atrii lateralis (V. directa lateralis)

Bildung

An 86 Hemisphären konnten wir die V. atrii lateralis untersuchen. Das subependymal verlaufende Gefäß entsteht an der Seitenwand des Atrium sowie an der unteren Wand des Cornu occipitale ventriculi lateralis. Sein Einzugsgebiet schwankt erheblich. Auch Teile des Cornu temporale können über dieses Gefäß entblutet werden. Seltener führt es das Blut aus dem Einzugsgebiet der V. thalamostriata superior, insbesondere aus hinteren Abschnitten der Seitenwand der Pars centralis ventriculi lateralis ab.

Die subependymalen Zustrombahnen zur V. atrii lateralis ziehen in der Regel von oben hinten und unten sternförmig auf einen Punkt zu, der etwa in Höhe des okzipitalsten Verlaufs der Stria terminalis, jedoch lateral davon liegt. Von hier an ist in der Regel die V. atrii lateralis ein einzelner kräftiger Stamm, der keine größeren Zuflüsse mehr aufnimmt. Bei stark ausgebildeter V. atrii medialis ist die V. atrii lateralis in der Regel schwach, ebenso bei stärker angelegten Vv. ventriculares inferiores bzw. thalamostriata superior.

Eine V. atrii lateralis ist an unserem untersuchten Material in 37,2% nicht nachweisbar. Bei der Hälfte dieser Präparate wurde die Atriumseitenwand durch die V. thalamostriata superior entsorgt. An 6 Hemisphären reichte die V. ventricularis inferior soweit nach dorsal und oben, daß sie das Einzugsgebiet einer V. atrii lateralis übernahm und diese nicht ausgebildet war. Neunmal erfolgt der Abstrom aus der Atriumseitenwand in die Vv. atrii medialis, ventricularis inferior und thalamostriata superior.

Verlaufstypen

An unserem untersuchten Material lassen sich 2 Verlaufstypen des Venenstammes unterscheiden: 1. Die V. atrii lateralis unterquert die Stria terminalis und den Plexus choroideus, tritt aus der Hirnsubstanz aus und verläuft nach vorne oben und innen und zwischen Fornix und Thalamus in die Cisterna fissurae transversae in Richtung V. cerebri interna (=oberer Abstrom). 2. Die V. atrii lateralis macht einen fast rechtwinkeligen Knick nach unten und verläuft subependymal oder unmittelbar neben der Stria terminalis in rostro-kaudaler Richtung in Richtung Spitze des Unterhorns (= unterer Abstrom).

An unserem Untersuchungsgut liegt in 43% oberer Abstrom, in 17,4% unterer Abstrom vor. In 37,2% fehlt die V. atrii lateralis. Bei Ausbildung einer V. atrii lateralis ist in 68,5% oberer Abstrom und in 27,8% unterer Abstrom ausgebildet. Einmal konnten zwei Vv. atrii laterales mit Abstrom nach oben und unten nachgewiesen werden.

Bei Abstrom nach unten zieht die V. atrii lateralis zwölfmal fast bis zum vorderen unteren Ende der Fissura choroidea und tritt erst in Höhe des Uncus gyri parahippocampalis aus dem Cornu temporale aus. Bei den restlichen 3 Hemisphären verläßt sie das Cornu temporale etwa in halber Höhe.

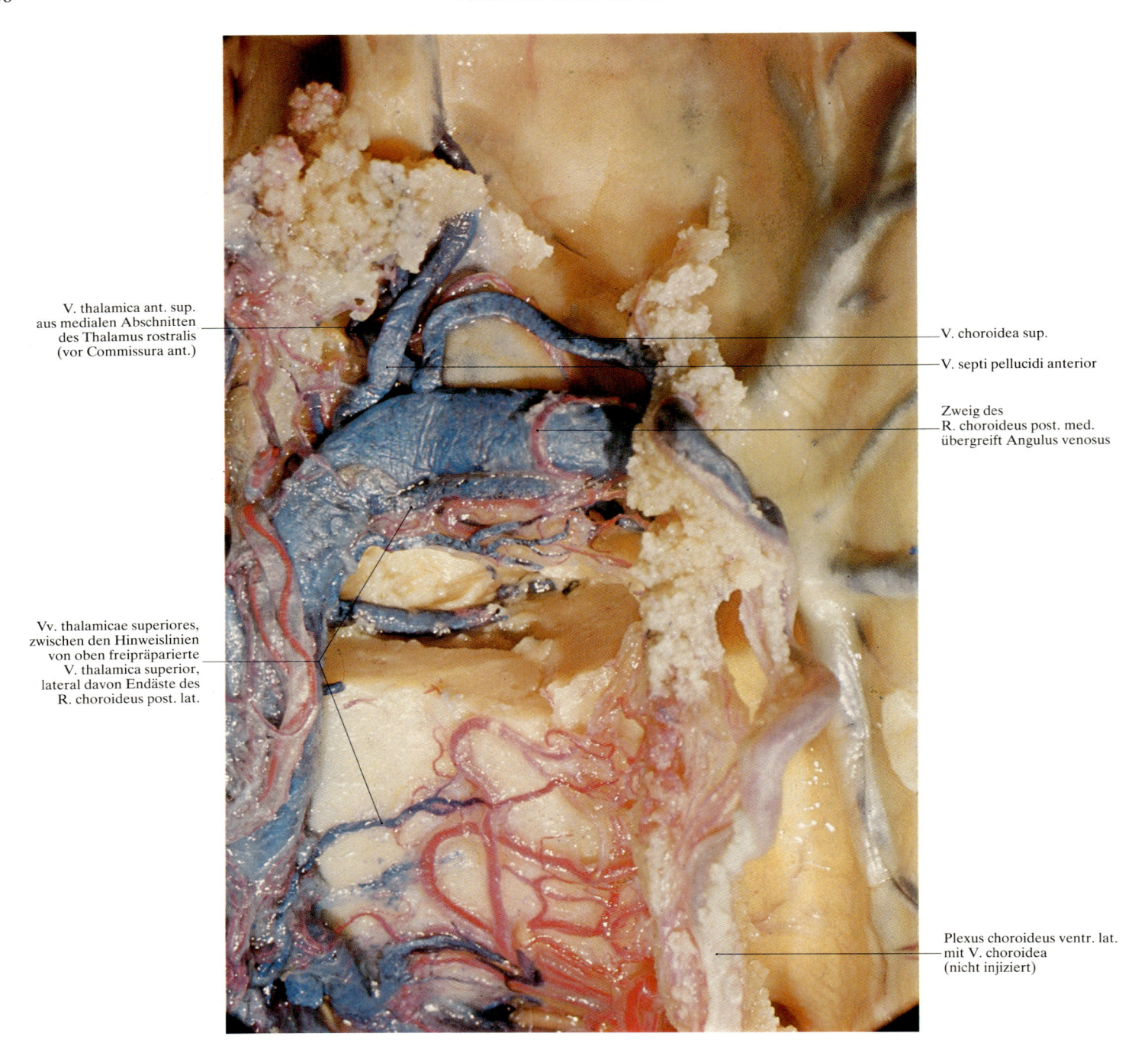

Abb. 352. Venenwinkel von oben mit kleineren Zustrombahnen

Mündung

In 27,9% mündet die V. atrii lateralis in die V. atrii medialis. In 16,3% erfolgt die Einmündung in die V. cerebri interna, in 8,1% mündet die V. atrii lateralis in die V. basalis und in 5,8% in die V. ventricularis inferior.

Bei Mündung in die V. cerebri interna liegt in der Regel (12 von 14 Präparaten) Abstrom nach oben vor. Die Mündung in die V. cerebri interna erfolgt im Mittel 7,79 (0–26) mm vor Vereinigung der Vv. cerebri internae bzw. 27,67 (12–40) mm okzipital des Foramen interventriculare.

Variationen. Wenn sich eine V. cornus occipitalis in die V. atrii lateralis einsenkt, ist häufig die V. atrii lateralis das stärkere Gefäß (s. V. atrii medialis, S. 602).

Erfolgt der Blutabstrom aus der Atriumseitenwand in die V. basalis, dann liegt ein Abstrom der V. atrii lateralis nach unten vor. Nur einmal verlief die V. atrii lateralis nur zur Hälfte der Strecke ins Unterhorn, verließ frühzeitig den Ventrikel, um in die V. basalis 8 mm vor deren Mündung einzuziehen. Im übrigen erfolgt die Einmündung in einer Strecke zwischen 16 und 23 mm hinter dem Foramen interventriculare oder 20–29 mm vor der Mündung der V. basalis.

Die V. ventricularis inferior als Mündungsort der V. atrii lateralis kann nach deren Einmündung 2–10 mm lang sein. Sie mündet dann ausnahmslos in die V. basalis.

Vv. thalamicae (Abb. 352)

In den Nomina Anatomica 1977 sind Vv. thalamicae nicht aufgeführt. GIUDICELLI u. Mitarb. (1970) unterschieden Vv. thalamicae anteriores, superiores, inferiores und posteriores. Ihren Befunden zufolge ist die V. thalamica superior das größte Abstromgefäß des Thalamus, verläuft innerhalb desselben nach medial und nach Austritt aus dem Thalamus nach hinten und parallel zur V. cerebri interna, in deren dorsalen Abschnitt sie sich einsenkt. Sie kann auch direkt in die V. cerebri magna münden oder in den Mittelabschnitt der V. cerebri interna, selten auch in den hinteren Abschnitt der V. basalis oder in den Stamm der V. atrii medialis gelangen. Wir unterscheiden Vv. thalamica superior anterior et posterior.

V. thalamica superior anterior

Verlauf und Mündung. Die V. thalamica superior anterior tritt als dünnes Gefäß im Bereich des Tuberculum anterius thalami an die Oberfläche und mündet nach 1–3 mm in eine größere benachbarte Vene ein. Dieses Gefäß ist an unserem untersuchten Material in 87% ausgebildet und mündet in 75,9% der Präparate mit Vene in die V. thalamostriata superior oder in die V. cerebri interna ein. Die Einmündungszone liegt 34mal rostral, 19mal in gleicher Höhe mit und 13mal dorsal der Mündung der V. septi pellucidi anterior. Sie befindet sich im Mittel 2,2 mm (−1 = rostral) bis +6 (= okzipital) hinter dem Foramen interventriculare (Vorderrand).
70mal fand sich an 100 Hemisphären eine V. thalamica superior anterior, 12mal 2 Vv. thalamicae superiores anteriores. Viermal war die Vene dreifach und einmal vierfach – bei jeweils schwächerer Ausbildung – angelegt.

Variationen. Einmal erfolgte der Einzug der V. thalamica superior anterior in die V. cerebri interna 19 mm dorsal des Foramen interventriculare, die V. thalamostriata superior zog nach dorsal über den Thalamus hinweg und vereinigte sich erst 23 mm okzipital des Foramen interventriculare mit der V. septi pellucidi.
In 6,9% mündet die V. thalamica superior anterior in eine Vene aus dem Caput nuclei caudati.
In 5,7% mündet die V. thalamica superior anterior in die V. septi pellucidi anterior.
In etwa 12% unseres untersuchten Materials konnte die Mündung der V. thalamica superior anterior nicht einwandfrei festgestellt werden.

V. thalamica superior posterior

Die V. thalamica superior posterior ist in der Regel stärker als die V. thalamica superior anterior. Sie tritt meistens 5–7 mm paramedian und 10–20 mm dorsal des Foramen interventriculare aus der Thalamusoberfläche aus, verläuft nach hinten und medial über die Thalamusoberfläche hinweg, ehe sie in der Regel 10 mm okzipital ihres Austritts in eine größere Vene einzieht. An unserem untersuchten Material konnte die V. thalamica superior posterior in 82% nachgewiesen werden. An 76 Präparaten lag eine, sechsmal lagen 2 Vv. thalamicae superiores posteriores vor.

Mündung. 64mal (=88,9%) mündete die Vene in die V. cerebri interna, wobei 58mal eine einzelne und sechsmal je 2 Vv. thalamicae superiores posteriores ausgebildet waren. Mündungen in die V. atrii medialis wurden dreimal, in die V. occipitalis interna zweimal, in die V. cerebri magna einmal, in die V. atrii lateralis einmal und in die V. basalis ebenfalls einmal beobachtet.

Andere Zwischenhirnvenen

Die Vv. thalamicae posteriores ziehen in die Regio pinealis, die Vv. thalamicae (diencephalicae) inferiores zur V. peduncularis (s. Abb. 187 in LANG 1981). Vv. diencephalicae inferiores ant. zur V. cerebri anterior oder V. communicans anterior.

V. occipitalis interna

Bildung und Verlauf

In den Nomina Anatomica ist eine V. occipitalis interna nicht angeführt. Das Gefäß verläuft an der Facies medialis und/oder an der Facies inferior hemispherii des Lobus occipitalis. Es entsteht in der Regel aus mehreren kleinen Zuströmen, die aus benachbarten Sulci cerebri austreten, sich zu einem größeren Stamm vereinigen, der nach 5–15 mm den Bereich zwischen Facies medialis und Facies inferior hemispherii überschreitet und in eine größere Vene einzieht. Häufig stammen Zuflüsse aus dem Einzugsgebiet der V. corporis callosi posterior (SCHNEIDER 1984).
Das Gefäß konnte an unserem untersuchten Material in 84% nachgewiesen werden. 69mal liegt ein einzelner Stamm vor, siebenmal waren zwei Vv. occipitales internae ausgebildet, achtmal konnten nur Venenstümpfe nachgewiesen werden, deren Abzug nicht einwandfrei zu ermitteln war.

Mündung

An 38 Hemisphären (50%, häufiger links) mündet die V. occipitalis interna in die V. cerebri magna. An 19 Präparaten (25%) mündet sie in die V. cerebri interna (häufiger rechts). An 10 Präparaten (13,2%) mündet sie in die V. basalis (häufiger links). An 4 Präparaten (5,3%) mündet sie in die V. atrii medialis. An 3 Präparaten (3,9%) mündet sie in die V. atrii lateralis.
Mündungen in die V. cerebri interna und in die V. cerebri magna (bei doppelter Anlage) lag einmal, Mündung in die V. cerebri magna und in die V. cornus occipitalis ebenfalls einmal vor. An der rechten Seite erfolgt die Einmündung im Mittel 1,31 mm okzipital der Vereinigung der Vv. cerebri internae. Links liegt der Mittelwert bei 1,57 mm okzipital.

608 Venen und Sinus durales

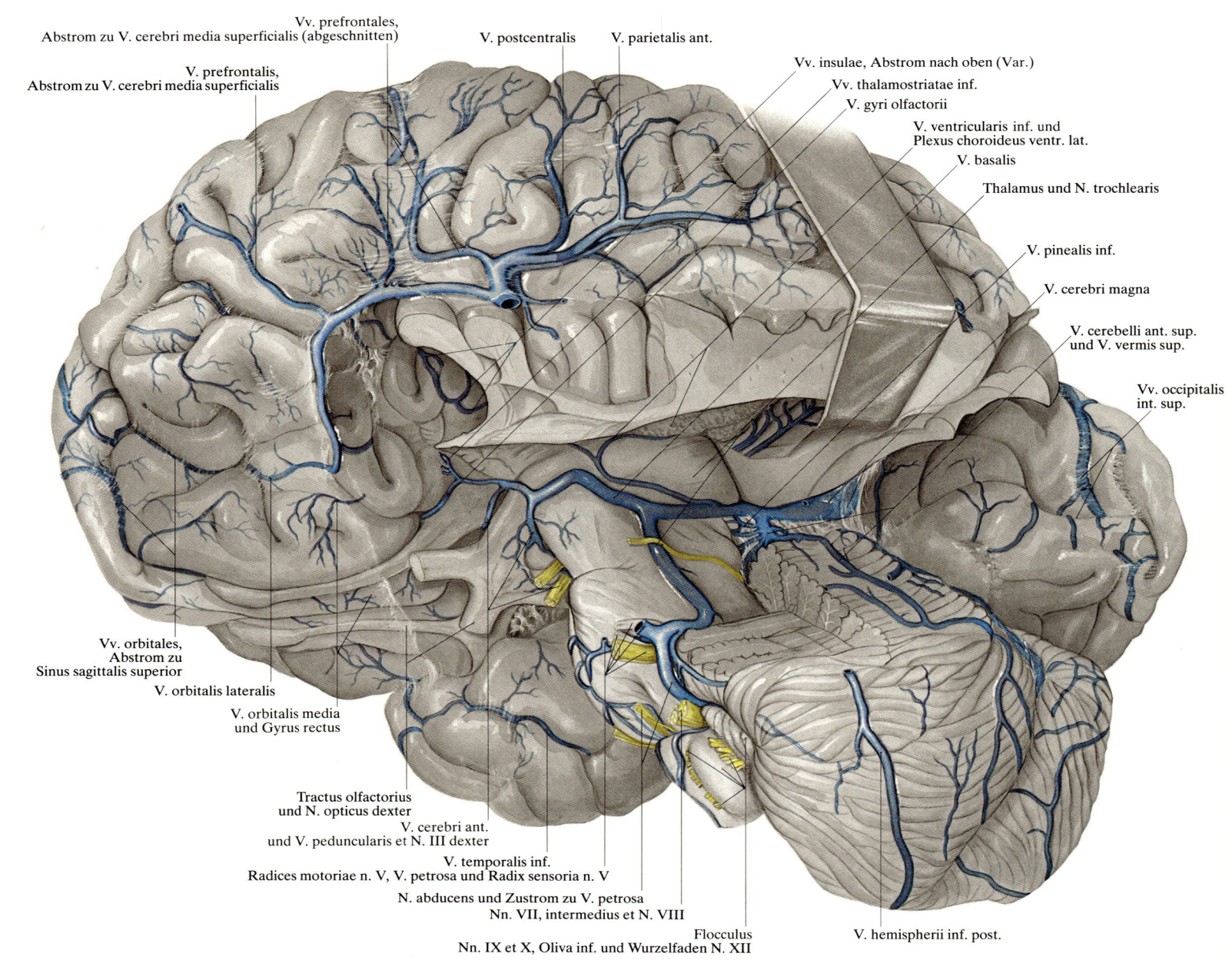

Abb. 353. Hirnvenen von seitlich unten, unterer Abschnitt des Lobus temporalis abgetragen

Zieht das Gefäß in die V. basalis ein, dann liegt die Mündung an unserem untersuchten Material im Mittel rechts 3,6 (2–5) mm vor der Mündung der V. basalis, links 5 (1–9) mm vor dieser Zone, bei Mündung in die V. atrii medialis erfolgt diese 2,8 (1–4) mm vor Mündung der V. atrii medialis in die V. cerebri interna, bei Mündung in die V. atrii lateralis 2,7 (1–4) mm vor der Mündung.

Vena mesencephalica lateralis. Häufig wird die supra-infratentorielle Anastomose zwischen der V. basalis und der V. petrosa als V. mesencephalica lateralis bezeichnet. An unserem Untersuchungsgut liegt bei Ausbildung dieser Vene in der Regel jedoch eine unterschiedlich dicke Vene vor, die den regelhaften Verlauf der V. basalis fortsetzt (s.S. 597ff. und Abb. 353).

V. mesencephalica posterior

Bildung und Vorkommen

Als V. mesencephalica posterior bezeichnen wir ein Gefäß, das in der Regel aus dem Tegmentumabschnitt des Mesencephalon austritt. Selten verläßt es das dorsale Segment der Pedunculi cerebri. Die Vene ist an unserem untersuchten Material bis zu 0,5 mm weit und zwischen 3 und 15 mm lang. An den untersuchten 100 Hemisphären ließ sich 67mal eine V. mesencephalica posterior nachweisen. Beim Rest kann vorherige Zerstörung oder Nichtanlage vorliegen. 52mal wurde eine, 12mal konnten zwei Vv. mesencephalicae posteriores an einer Hemisphäre nachgewiesen werden. Zweimal lagen 3, einmal 4 Vv. mesencephalicae posteriores vor.

Mündungsort

In der Regel mündet die V. mesencephalica posterior (57mal an 67 Präparaten mit V. mesencephalica posterior) in die V. basalis. Die Mündung befindet sich zwischen 5 und 30 mm vor deren Endabschnitt mit einer Häufung bei 14 mm. Die V. mesencephalica posterior zieht in 57% unseres gesamten untersuchten Materials und in 85% der Präparate, an denen wir eine V. mesencephalica posterior auffinden konnten, in die V. basalis ein.

Variationen. Bei Anlage einer Anastomose zwischen V. basalis und V. petrosa erfolgt der Einzug in 21,2% in diese Anastomose.
Einmal mündete die V. mesencephalica posterior in die V. cerebri magna, und zwar 3 mm distal der Vereinigung beider Vv. cerebri internae.
An einer weiteren Hemisphäre erfolgte die Einmündung in die V. cerebri magna 1 mm nach der Vereinigung.
Einmal mündete sie in die V. cerebri interna (30 mm okzipital des Foramen interventriculare).
(Weiteres s. LANG u.Mitarb. 1981.)

V. corporis callosi posterior

Die Vene bildet sich oberhalb des Splenium corporis callosi, umfaßt dieses von dorsal und verläuft dann nach unten und vorne zu ihrem Mündungsgebiet. Oft bestehen Anastomosen zum Drainagebezirk der V. occipitalis interna.

Mündung

Am auswertbaren Teil unseres untersuchten Materials mündet die V. corporis callosi posterior in 41,2% in die V. cerebri interna, in 21,6% in die V. cerebri magna, in je 13,7% in die V. atrii medialis und in die V. occipitalis interna. In je 3,9% mündet sie die V. basalis sowie in die V. atrii lateralis und in 2% in die V. ventricularis inferior.
Im Bereich des Zusammenflusses der Vv. cerebri internae und der Anfangsstrecke der V. cerebri magna lag die Mündung in 62,8%, in die V. basalis mündete das Gefäß jeweils nur 2 mm vor deren Mündung in die V. cerebri interna, an der V. atrii medialis beträgt der Mittelwert des Abstandes zur Einmündung dieses Gefäßes 2,3 mm, an der V. occipitalis interna 2,6 mm, an der V. atrii lateralis 3 mm vor bzw. 1 mm nach Vereinigung zur V. basalis.

Variationen. Einmal lag eine gemeinsame Mündung mit der V. occipitalis interna und der V. thalamica superior posterior vor.
Selten kann die V. corporis callosi posterior in eine Unterhornvene münden. Die V. ventricularis inferior verließ einmal an unserem untersuchten Material das Unterhorn an typischer Stelle, verlief dann zwischen Hirnstamm und Gyrus parahippocampalis parallel zur V. basalis und erreichte diese 7 mm vor ihrer Mündung. Die V. corporis callosi posterior mündete 1 mm, ehe sich die Unterhornvene in die V. basalis einsenkte.

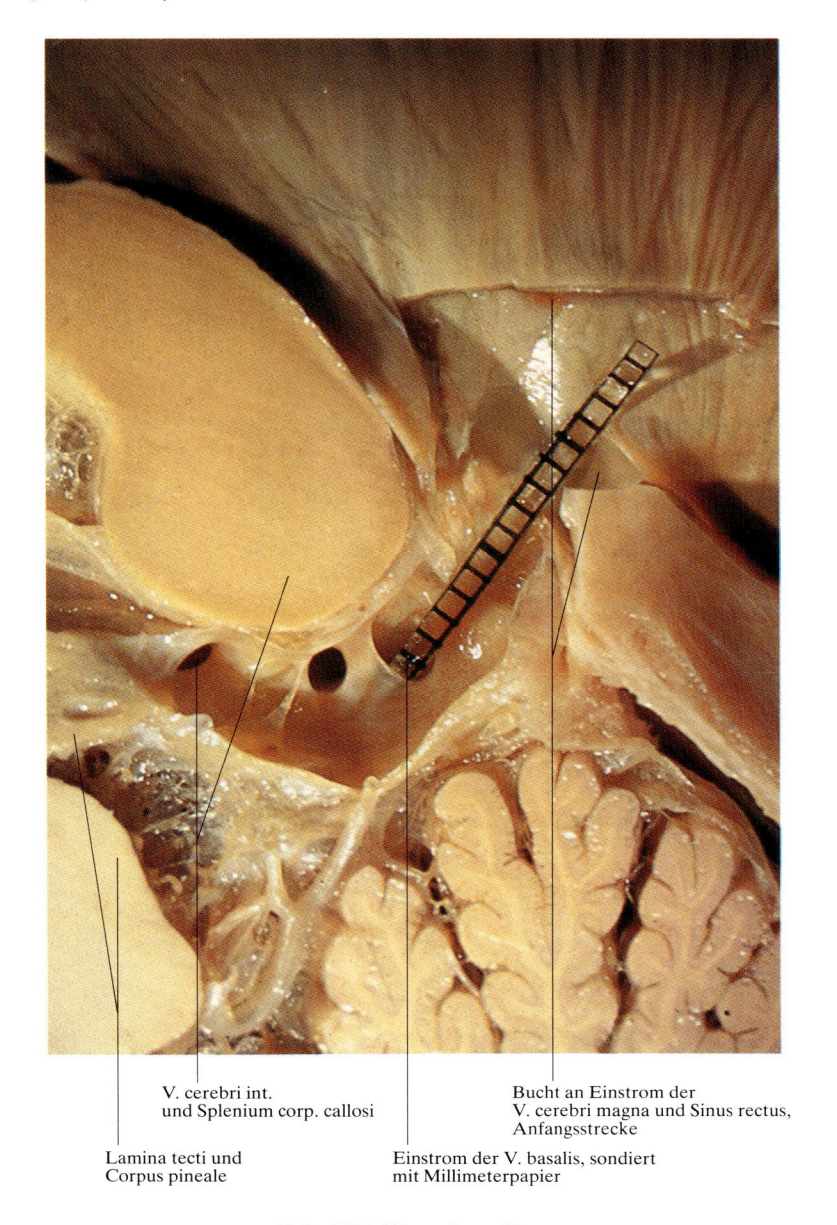

Abb. 354. Vena basalis, Einstrom in V. cerebri magna

V. cerebri int. und Splenium corp. callosi

Lamina tecti und Corpus pineale

Einstrom der V. basalis, sondiert mit Millimeterpapier

Bucht an Einstrom der V. cerebri magna und Sinus rectus, Anfangsstrecke

ε) V. cerebri magna (Galeni)
(Abb. 354 u. 355)

Die V. cerebri magna entsteht über dem Corpus pineale durch Vereinigung beider Vv. cerebri internae. Sie ist zwischen 0,5 und 1,5 cm lang und zieht an der Unterfläche des Splenium corporis callosi – dieses dorsal umgreifend – zum vorderen freien Rand des Tentorium cerebelli. Dabei beschreibt sie einen nach unten und hinten konvexen Bogen um das Splenium. Ihre Einmündung erfolgt meist rechtwinklig in den Sinus sagittalis inferior, der an dieser Stelle in den Sinus rectus übergeht.

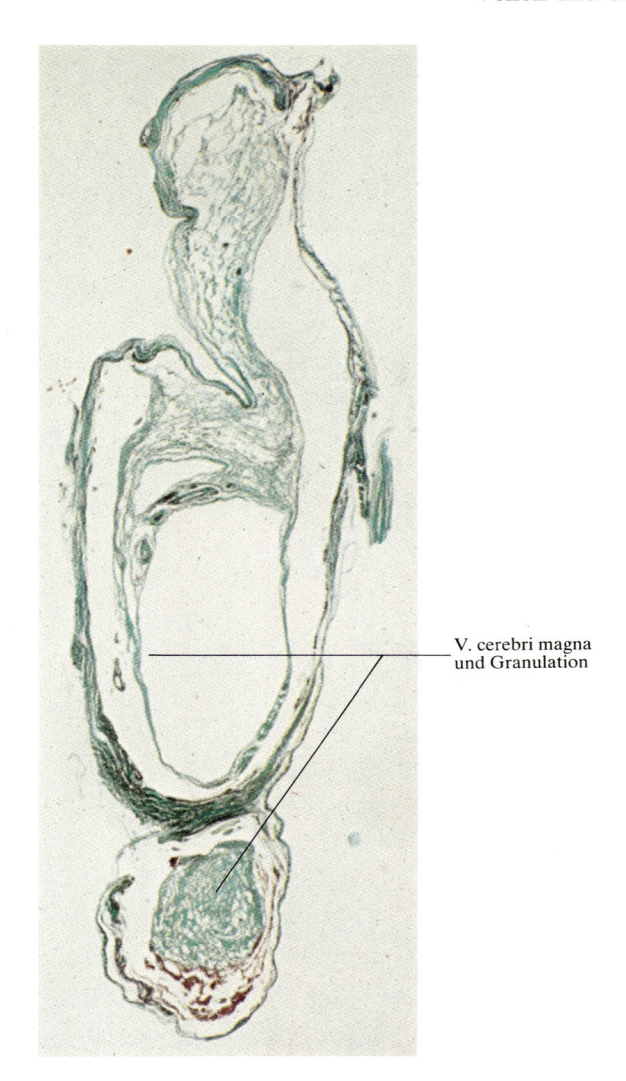

Abb. 355. Vena cerebri magna und Granulatio arachnoidealis

Zuflüsse

Vv. cerebelli superiores anteriores, corporis callosi posterior (V. retrosplenialis), Vv. pineales, V. precentralis cerebelli, V. basalis, V. occipitalis interna, V. mesencephalica posterior. (Weiteres s. Bd. I/1, Teil B).

Variationen. Gelegentlich fehlt eine V. cerebri magna, beide Vv. cerebri internae münden dann einzeln in den Sinus rectus ein.
In etwa 60% besteht eine rechtwinkelige Einmündung, in 30% eine spitzwinklige und in etwa 10% eine stumpfwinklige.
Innerhalb der Falx cerebri findet sich in 41% über der Einmündungsstelle der V. cerebri magna eine dreieckige Lakune, deren Spitze gegen die Mantelkante vorragt (s. Abb. 354). Diese Lakunenspitze kann gelegentlich bis zum Sinus sagittalis superior entwickelt seien und wird dann als Rest des embryonalen Plexus sagittalis gedeutet.

In etwa einem Drittel ließ sich eine Granulatio arachnoidealis innerhalb der Übergangszone zwischen V. cerebri magna und Sinus rectus nachweisen (s. Abb. 355).
Abstrom der Großhirnvenen s. Abb. 356 u. 357.

d) Vv. cerebelli

Die größeren Venen des Kleinhirns verlaufen durch die Cavitas subarachnoidealis und münden in verschiedene Venen der Fossa cranialis posterior ein. Englumigere Kleinhirnvenen sind an die Pia mater cerebelli angeheftet. Sie entstehen aus Zusammenflüssen von kleinsten Venen, die sich in den Fissurae cerebelli bilden. MATSUSHIMA u. Mitarb. (1983) bezeichnen als tiefe Kleinhirnvenen die in den von ihnen als Fissurae cerebellomesencephalica, cerebellomedullaris et cerebellopontina bezeichneten Spalten verlaufenden venösen Gefäße. Größere, innere Kleinhirnvenen – analog den Vv. cerebri internae – sind nicht ausgebildet. Ähnlich wie die Großhirnvenen halten sich die Kleinhirnvenen auch nicht an die Arterienverläufe, sondern über- und unterkreuzen diese in rechten und schrägen Winkeln.

Hauptabstrombahnen (Abb. 358 u. 359)

Der Blutabstrom aus dem Cerebellum erfolgt über die V. petrosa, V. cerebelli superior und die Vv. cerebelli posteriores. (Weiteres s. Bd. I/1, Teil B).

Rote Hirnvenen

PENFIELD (1933 und 1938) wies darauf hin, daß Hirnvenen vorübergehend nach spontanen oder induzierten epileptiformen Attacken mit hellrotem Blut gefüllt waren. Anatomisch gibt es normalerweise für direkte Übergänge von Hirnarterien in Hirnvenen keine Hinweise.
Nach FEINDEL u. PEROTH (1965) wurden sog. rote Hirnvenen beobachtet: 1. bei strukturellen arteriovenösen Shunts, direkten Übergängen zwischen Arterien und Venen, einschließ-

Abb. 356. Hauptabstromrichtungen der Vv. cerebri superficiales, Facies superolateralis (PERESE 1960)
Einzugsgebiet in Vv. cerebri (*hellblau*), in Sinus sagittalis superior (*mittelblau*), in Sinus transversus und Sinus petrosus (*dunkelblau*)

Abb. 357. Hauptstromrichtungen der Vv. cerebri superficiales und die wichtigsten inneren Hirnvenen, Facies medialis cerebri
(nach PERESE 1960)
Einzugsgebiet der V. basalis und geringfügig in Sinus sagittalis inferior (*hellblau*); Einzugsgebiet in den Sinus sagittalis superior (*mittelblau*) und in Sinus sphenoparietalis, cavernosus, petrosus superior und transversus sowie Sinus tentorii (*dunkelblau*)

Vv. cerebelli

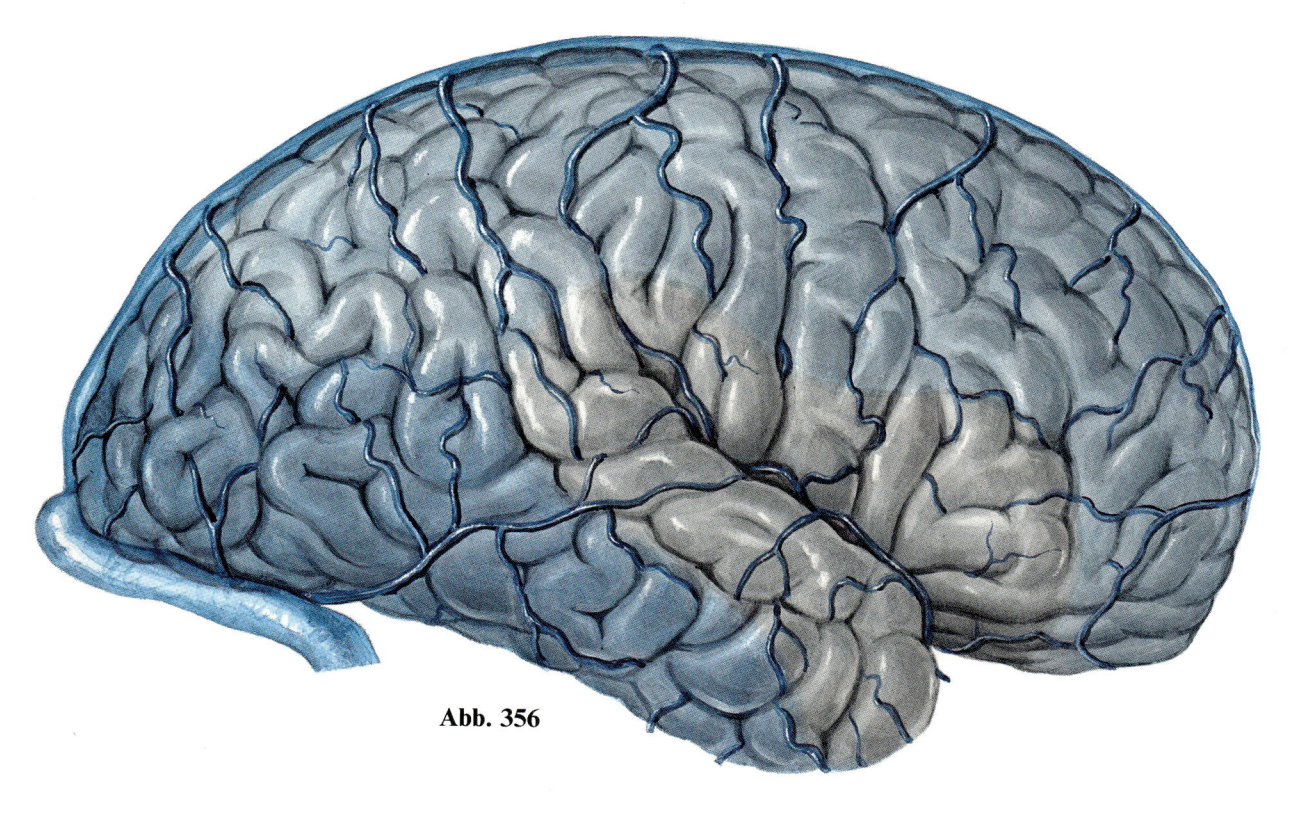

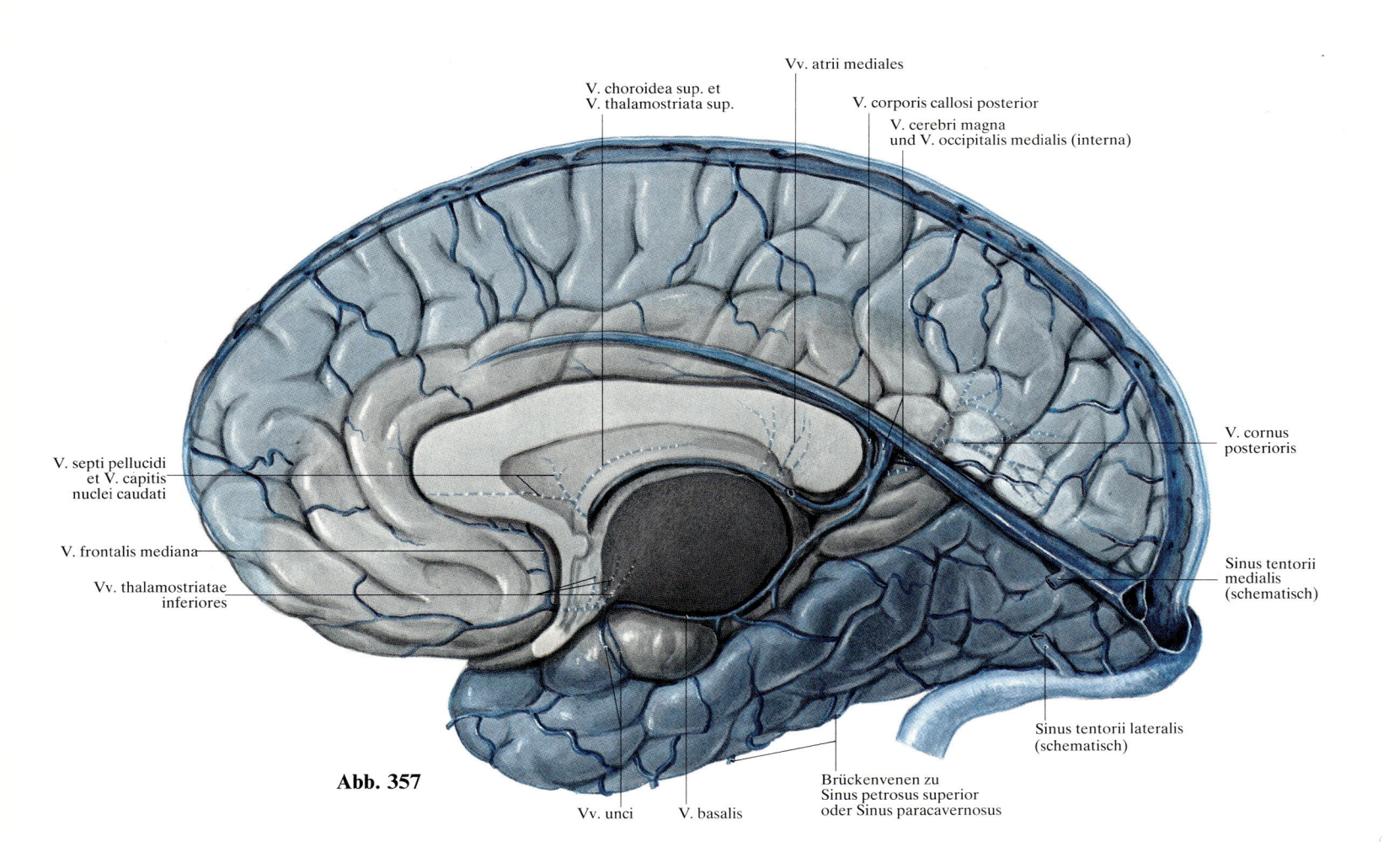

Abb. 356

Abb. 357

- V. septi pellucidi et V. capitis nuclei caudati
- V. frontalis mediana
- Vv. thalamostriatae inferiores
- Vv. unci
- V. basalis
- Brückenvenen zu Sinus petrosus superior oder Sinus paracavernosus
- V. choroidea sup. et V. thalamostriata sup.
- Vv. atrii mediales
- V. corporis callosi posterior
- V. cerebri magna und V. occipitalis medialis (interna)
- V. cornus posterioris
- Sinus tentorii medialis (schematisch)
- Sinus tentorii lateralis (schematisch)

e) Album und Griseum, Blutabstrom

WHITE u. GREITZ (1972) untergliederten die *subependymalen Venen* in 3 Typen: 1. Venen, die den Blutrückstrom nur aus der weißen Substanz besorgen,
2. Venen, die nur aus der grauen Substanz den Blutrückstrom übernehmen und 3. Venen, die aus beiden Gebieten abführen.

Die Vena septi pellucidi erhält in Übereinstimmung mit Befunden von HASSLER (1966) und STEPHENS u. STILWELL (1969) ihren Blutzustrom nur von der weißen Substanz im Bereich des Vorderhorns und einschließlich des Corpus callosum. Außerdem sind die Vena atrii medialis aus der Nachbarschaft der medialen Wand und des Daches des Atrium sowie die Vena atrii lateralis aus der seitlichen Wand des Atrium, die Vena ventricularis inferior aus der Ober- und Seitenwand des Cornu temporale (Tapetum) und die Vena septi pellucidi posterior aus der Dachregion der Pars centralis ventriculi lateralis, reine Venen der weißen Substanz.

Der laterale Bereich dieses Abschnittes des Corpus callosum wird durch transzerebrale Venen (nach KAPLAN 1959) übernommen, die sich in die longitudinale Caudatus-Vene und in die Vena thalamostriata ergießen.

Venen, die ausschließlich Blut aus der grauen Substanz abführen, sind die Vena nuclei caudati medialis aus dem Kopfgebiet des Nucleus caudatus, die aus einem oder 2 Stämmen oder aus verschiedenen Zweigen besteht sowie Venen, die in die Vena thalamostriata superior und in die Vena cerebri interna einziehen.

Die Venae thalamostriatae inferiores führen das Blut aus den Basalganglien ab und sind fast ausschließlich Venen der grauen Substanz (s. Abb. 334, S. 586).

Die Venae insulares werden als Venen der grauen Substanz (Hirnrinde) angesprochen. Die Vena corporis callosi posterior ist den Befunden der Autoren zufolge ebenfalls eine Vene der grauen Substanz und erhält Blutzustrom aus dem Cortex der umgebenden Hemisphärenteile. Unseren Befunden zufolge ziehen auch kleine Venen des Corpus callosum und des Cingulum in sie ein. Die Vena cerebri interna sowie der hintere Abschnitt der Vena basalis erhalten Blut sowohl aus der grauen als auch aus der weißen Substanz, ebenso die Vena thalamostriata superior und die Vena atrii medialis, wenn sie entwickelt ist.

Bezüglich der Füllungszeit der vorgenannten Venen zeigt sich am Untersuchungsgut verschiedener Autoren, daß sich die Venen der grauen Substanz zuerst anfüllen, anschließend die Venen, welche Blut aus der grauen und weißen Substanz enthalten und schließlich die Venen aus der weißen Hirnsubstanz zum Schluß.

Die sog. gemischten Venen haben die längste Passagezeit.

Außerdem scheint die Länge des Weges des Kontrastmittels zwischen arterieller und venöser Seite für die Füllungszeit ausschlaggebend zu sein. Zuerst füllen sich die Venae thalamostriatae inferiores, dann die Vena corporis callosi posterior. Von den Venen der weißen Substanz füllt sich die Vena septi pellucidi vor der Vena atrii medialis.

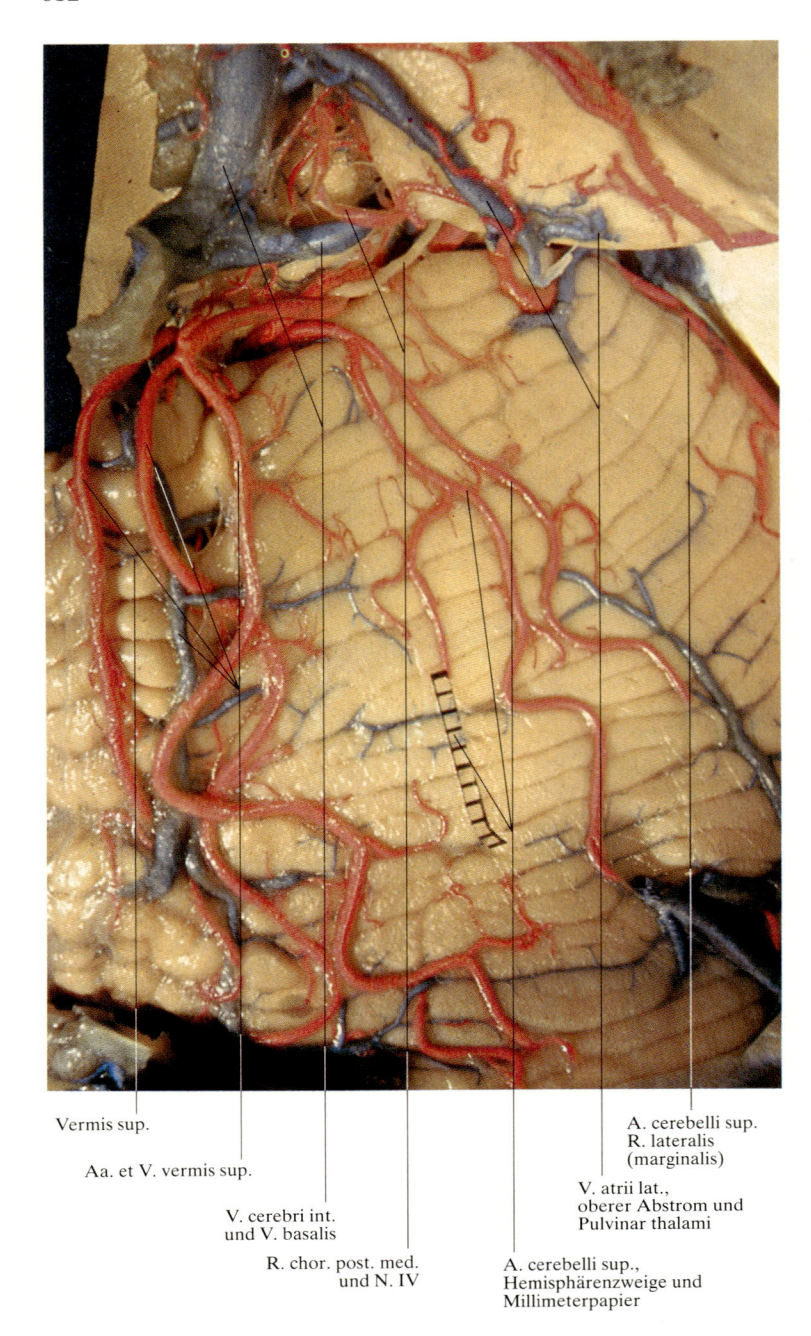

Abb. 358. Cerebellum mit Blutgefäßen, von oben

Beschriftung: Vermis sup.; Aa. et V. vermis sup.; V. cerebri int. und V. basalis; R. chor. post. med. und N. IV; A. cerebelli sup., Hemisphärenzweige und Millimeterpapier; V. atrii lat., oberer Abstrom und Pulvinar thalami; A. cerebelli sup. R. lateralis (marginalis)

lich arteriovenöser Mißbildungen, Hämangiomen, reich vaskularisierten Meningeomen, Gliomen und einigen metastatischen Tumoren und 2. bei sog. metabolischen arteriovenösen Shunts, die Folge einer lokalen, ungenügenden Sauerstoffausnutzung des intrakraniellen Blutes sind und entweder vorübergehend oder ständig vorliegen können (nekrotische Tumoren, Infarkte u.a.).

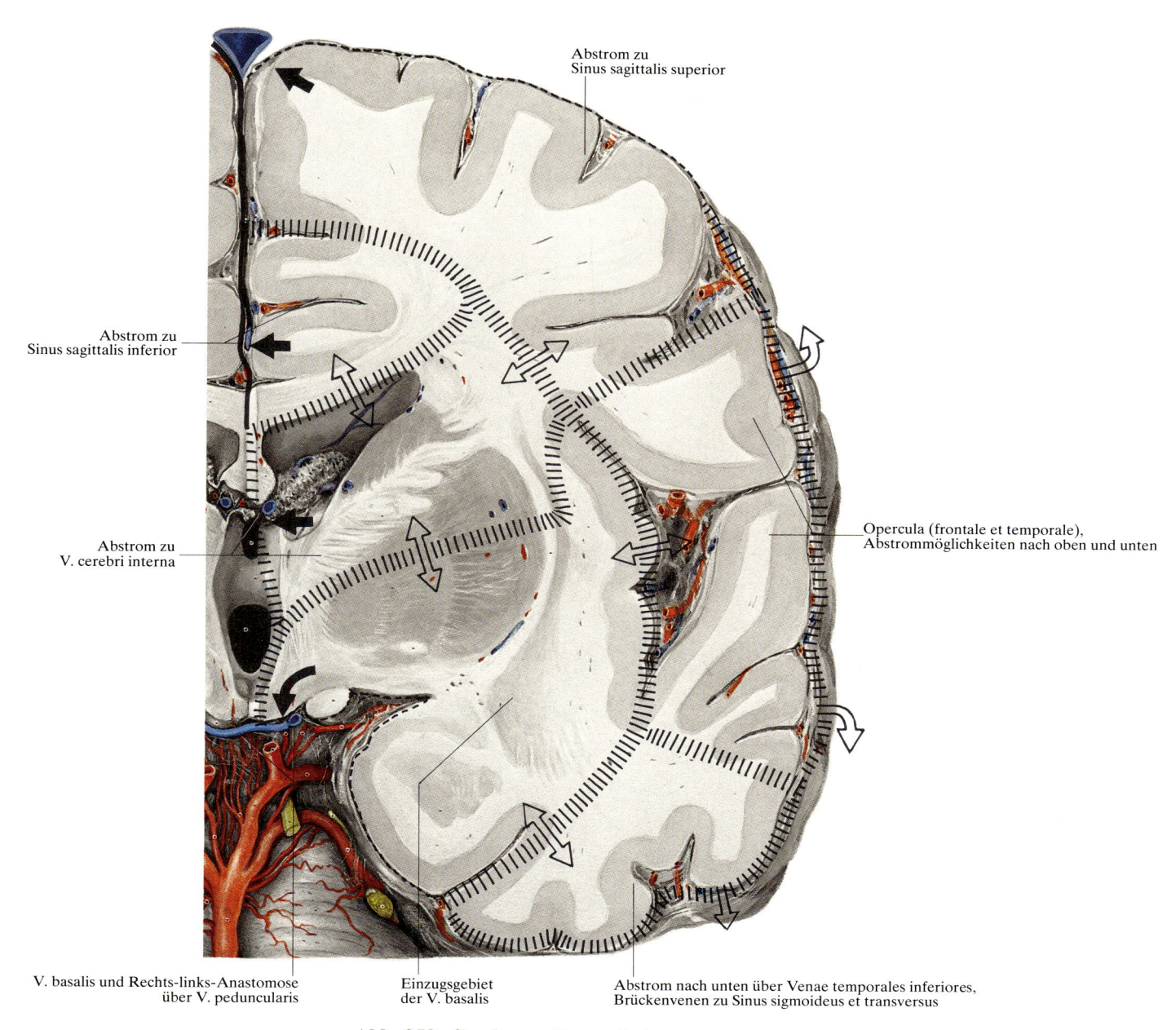

Abb. 359. Cerebrum, Venenabstrom

Venöse Grenzgebiete (*gestrichelte Areale*); Richtungen des Hauptabstromes (*schwarze Pfeile*); *konturierte Pfeile* deuten die verschiedenen Abstrommöglichkeiten an

Blutabstrom in die Sinus

STOCHDORPH (1966) wies darauf hin, daß der Blutabstrom aus dem Lobus frontalis auf einen intakten Sinus sagittalis superior angewiesen ist. (Ausnahme: frontale Anastomosen, Vene von BAILEY 1948 u. MONIZ 1940). STOCHDORPH unterscheidet zwischen Hirnmantelvenen (Vv. cerebri superficiales), die Blut aus der Hirnrinde und dem subkortikalen Marklager abführen, Zisternenvenen (Vv. cerebri profundae der derzeitigen Nomenklatur) und Ventrikelwandvenen (subependymale Venen und V. cerebri interna) sowie der V. profunda thalami nach PADGET. STOCHDORPH betont, daß zwischen die Einzugsgebiete des Sinus sagittalis superior und des Sinus transversus an der Facies superolateralis des Gehirns ein zwickelförmiges Gebiet eingefügt ist (Opercula und mittlerer und okzipitaler Teil des Gyrus temporalis superior), das nach allen 3 Richtungen hin drainiert werden kann (s. Abb. 359).

3. Sinus durae matris

Die Sinus durae matris sind starrwandige Durakanäle, die das Blut aus dem Schädelinnenraum abführen.
Sie liegen innerhalb der Dura mater und sind von Endothel ausgekleidet. Wie die Hirnvenen sind sie klappenfrei; ihre Wand enthält keine Muskeln. In bestimmte Strecken der Sinus sind Granulationes arachnoideales eingelagert.

Über die Vv. meningeae fließt venöses Blut aus den Schädelknochen, über die Vv. emissariae kann Blut von Kopfweichteilen und Kopfschwarte in die Sinus einziehen. Die Sinus lassen sich in 2 Gruppen einteilen:

1. *eine hintere obere Gruppe* liegt oberen und dorsalen Teilen des Schädels innen an, bzw. mündet in diese wandständigen Sinus ein. Sie besteht aus:

1. Sinus sagittalis superior
2. Sinus sagittalis inferior
3. Sinus rectus
4. Sinus transversus
5. Sinus sigmoideus
6. Sinus occipitalis (und evtl. Sinus occipitalis obliquus)
7. Confluens sinuum

2. *Eine vordere untere Gruppe* ist der Basis cranii interna angelagert. Sie setzt sich zusammen aus:

1. Sinus cavernosus
2. Sinus sphenoparietalis
3. Sinus intercavernosi
4. Sinus petrosus superior
5. Sinus petrosus inferior
6. Plexus basilaris
7. Sinus marginalis

a) Hintere obere Sinusgruppe

Sinus sagittalis superior

Der Sinus sagittalis superior ist in den oberen konvexen Rand der Falx cerebri eingelagert. Der Sinus sagittalis superior steigt in einer Rinne des Os frontale aufwärts, liegt anschließend medialen Teilen der beiden Ossa parietalia sowie der Squama des Os occipitale an. Nahe der Protuberantia occipitalis interna setzt er sich (gewöhnlich hauptsächlich nach rechts) in die Sinus transversi fort.

Sein dreieckiger Querschnitt erweitert sich während seines Verlaufs nach dorsal. Im Bereich der Protuberantia occipitalis interna hat der Sinus sagittalis superior einen größten Durchmesser bis zu 1 cm. Im okzipitalen Gebiet weicht nach HACKER (1969) der Sinus sagittalis superior bei 20% mehr als 1 cm von der Mittellinie ab. Ein Ausbiegen nach rechts ist dreimal so häufig wie eine Abweichung nach links. Betont sei, daß die auseinanderweichenden Abstrombahnen in die Sinus transversi bis zu 1,5 cm nach vorne verlagert sein können. Zwischen Hinterwand des Confluens und Schädel liegt dann eine Duraduplikatur: Vorverlagerter Confluens.

Seine innere Oberfläche ist durch die Einmündungen der Vv. superiores, die in den Sinus eingelagerten Granulationes arachnoideales sowie zahlreiche Septen und Bindegewebestränge, die insbesondere den unteren Sinuswinkel durchziehen, kompliziert gestaltet. Zahlreiche kleinere und größere unregelmäßige Öffnungen führen in Lacunae laterales, die innerhalb der Dura mater lateral des Sinus liegen.

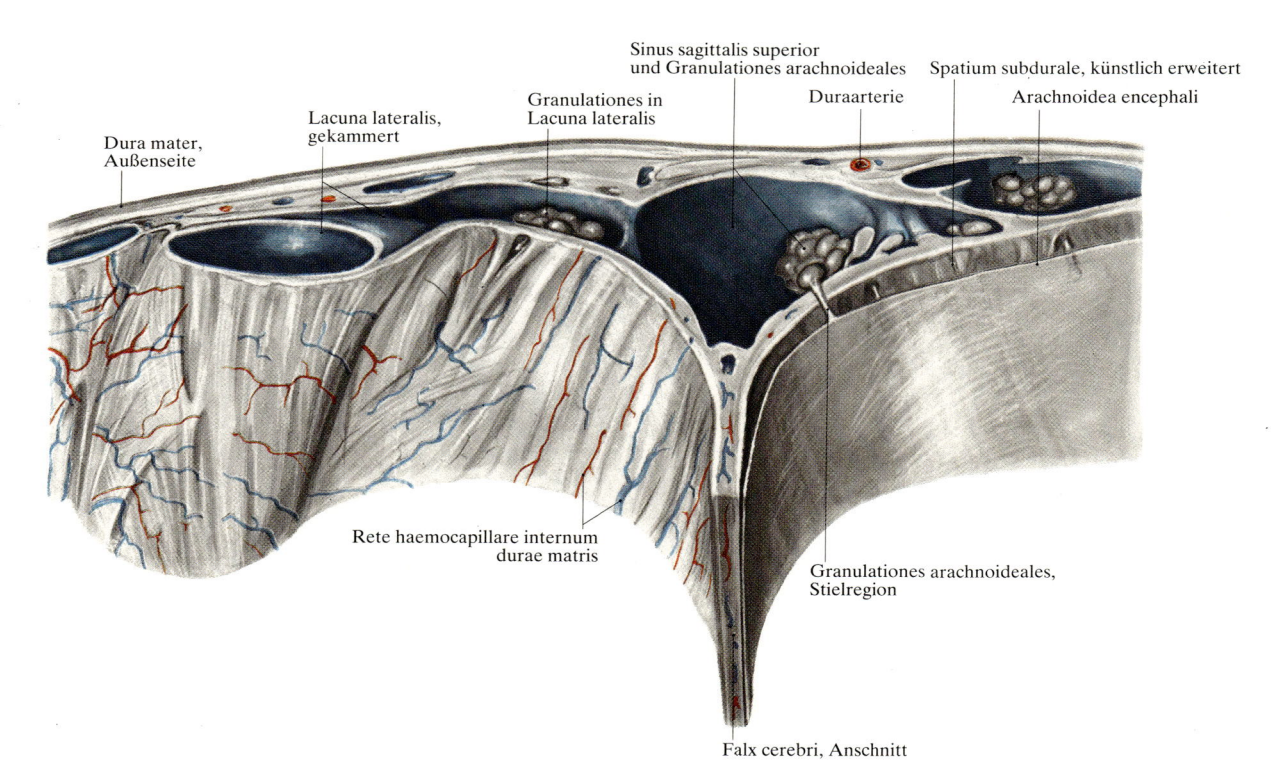

Abb. 360. Sinus sagittalis superior, Lacunae laterales und Granulationes arachnoideales

Lacunae laterales

Normalerweise sind jederseits 3 Lacunae laterales ausgebildet (Abb. 360): eine kleinere in frontalen Abschnitten, eine größere im Bereich der Ossa parietalia sowie eine mittelgroße an der Innenseite des Os occipitale (SARGENT 1910/11).

Bei älteren Menschen vereinigen sich die Lacunae einer Seite häufig miteinander, so daß gelegentlich eine lange, durch mehrere Septen unterteilte Lacuna an jeder Seite entsteht (O'CONNELL 1934).

Auch die Lakunen sind durch zahlreiche Bindegewebesepten und Granulationes arachnoideales weiter unterteilt.

Zuflüsse

Vv. cerebri superiores, Vv. meningeae, Vv. diploicae, Venen der Kopfschwarte durch die Foramina parietalia sowie durch zahlreiche kleinere Knochenkanälchen in der Nachbarschaft des Sinus. Die Vv. diploicae sowie die Vv. meningeae münden in die Lacunae laterales ein.

Variationen

Teilweise Verdoppelung seines Lumens durch Scheidewände, insbesondere in hinteren Partien, wurden beschrieben von KNOTT (1881) u.a. Der Sinus kann durch eine senkrechte Scheidewand in ganzer Länge gespalten sein (STREIT 1903) und dann getrennt in Sinus transversus dexter und sinister einmünden. Sehr selten ziehen nach der Teilung die beiden Äste entlang den 2 Lambda-Nähten (MALACRÉ, TURIN 1780, zit. nach LABBÉ 1897).

In 1,8% läßt sich im hinteren Abschnitt die Doppelung röntgenologisch nachweisen, die zum Teil als laminare Strömung, zum Teil als echte Spaltbildung erkannt wird (KRAYENBÜHL 1965).

2. Der Sinus fehlt außerordentlich selten (2 Fälle von PORTAL 1903).
3. Der Sinus kann sehr schmal, der Sinus sagittalis inferior weit sein (KNOTT 1881, 3 Fälle).
4. Der Sinus mündet in den Sinus rectus (einmal von KNOTT).
5. Ein direkter Übergang quer durch die hintere Schädelgrube zum Bulbus venae jugularis wurde von STREIT (1903) beobachtet.

Entwicklungsgeschichtliche Erklärung

Die Verdoppelung des Sinus sagittalis superior läßt sich entwicklungsgeschichtlich durch teilweise Persistenz des Plexus sagittalis erklären. Der Sinus wird zunächst doppelseitig angelegt. Die Verschmelzung findet in der Medianen gelegentlich unvollständig statt. Aus dem Plexus sagittalis superior gehen Sinus sagittalis superior, Sinus sagittalis inferior und Sinus rectus hervor (STREETER 1915) (siehe auch S. 578ff.).

Ärztliche Bedeutung

Nach HASSLER (1979) treten nach Unterbrechungen des ersten Drittels des Sinus sagittalis superior in der Regel keine größeren Ausfälle auf. Bei Unterbrechung des mittleren Sinusdrittels wurden spastische Paraparesen der Beine beobachtet. Auch die Unterbrechung der Vv. cerebri superficiales an der Facies superolateralis hat Lähmungen im Armbereich zur Folge. Außerdem wurden anhaltende Bewußtseinsstörungen und bei Unterbrechungen der Venen hinter der Zentralwindung oft letale Folgen beobachtet!

Der akute Verschluß des hinteren Drittels des Sinus sagittalis superior ist nach HASSLER mit dem Leben nicht vereinbar. Bei Stenosen mit Umgehungskreisläufen treten kortikale Sehstörungen auf.

Venendruck bei Hydrozephalus

SHULMAN u. RANSOHOFF (1965) zeigten, daß beim Hydrozephalus ein Druckanstieg innerhalb des Sinus sagittalis superior erfolgt. Sie erklären die Druckerhöhung durch einen partiellen Kollaps des Sinus, möglicherweise sekundär zu einer Distorsion und in Verbindung mit der Vergrößerung der Ventrikel und des Schädels. Die Druckerhöhung kommt ihrer Meinung nach durch den Druckanstieg der umgebenden Strukturen und bei geschlossener Schädelkapsel wohl auch durch erhöhten Druck des Liquor cerebrospinalis zustande. Auch der Ausstrom des Blutes aus dem Schädel ist behindert.

Sinus sagittalis inferior

(Sinus longitudinalis inferior, Sinus Vel minor, Sinus falciformis inferior, V. longitudinalis inferior.)

Nach KNOTT (1881) ist der Sinus sagittalis inferior eher einer Vene als einem Sinus vergleichbar. Dies trifft unseren Befunden zufolge für den vorderen Sinusabschnitt zu. Er entsteht unterschiedlich weit hinter der vorderen Anheftung der Falx cerebri und zieht dann zwischen den Schichten der Falx nach hinten bis zum Zustrom der V. cerebri magna.

Der untere Längsblutleiter zieht nach oben konvex gekrümmt in der hinteren Hälfte, gelegentlich in den dorsalen zwei Dritteln des unteren freien Randes der Falx cerebri.

Bei menschlichen Feten ist der Sinus sagittalis inferior verhältnismäßig weit. Er erhält Venen aus der Facies medialis hemispherii und dem Corpus callosum. Außerdem können eine V. cinguli aus dem Gyrus cinguli, eine V. corporis callosi, ein R. communicans posterior und viele Rr. communicantes, die mit dem Sinus sagittalis superior kommunizieren, in den Blutleiter einziehen.

Zahlreiche kleinere Zuflüsse stammen aus der Falx cerebri. Am vorderen Ende des Tentorium cerebelli geht der Sinus sagittalis inferior in den Sinus rectus über. Sein Lumen ist rundlich, in dorsalsten Abschnitt variiert sein Durchmesser zwischen 0,5 und 3 mm (JOHANSON 1954).

Variationen

1. KNOTT (1881) konnte lediglich unterschiedliche Größe und Position des rostralen Gebietes am Sinus sagittalis inferior nachweisen.
2. In einem Fall ging der Sinus sagittalis inferior nicht in den Sinus rectus über, sondern wendete sich zwischen den Durablättern der Falx cerebri nach aufwärts und ergoß sich in den Sinus sagittalis superior, etwa 4 cm oberhalb der Protuberantia occipitalis interna. (Weiteres s. Sinus rectus).
3. Gelegentlich läuft der Sinus sagittalis inferior gestreckt oder flachbogig, oder er ist nur im Mittelabschnitt gekrümmt.
4. In etwa 3% liegt der vordere Anteil des Sinus oberhalb des freien Falxrandes (JOHANSON 1954). In etwa einem Drittel ist er röntgenologisch nachweisbar.
5. In 0,4% liegt eine Spaltbildung wie im Bereich des Sinus sagittalis superior vor (Teilpersistenz des Plexus sagittalis superior – KRAYENBÜHL 1965).

Sinus rectus
(Sinus quartus – Galen; Sinus perpendicularis – Haller; Sinus internus – Sir C. Bell); Sinus obliquus; Sinus tentorii medius – M.J. Weber).

Der Sinus rectus entsteht am Einzug der V. cerebri magna, zieht dann nach rückwärts und unten zum Confluens sinuum oder wendet sich nach einer Seite, um in den betreffenden Sinus transversus überzugehen und zwar häufiger nach links.

Der 50 (40–69) mm lange Sinus rectus (SAXENA u.Mitarb. 1974) liegt in der Vereinigungszone von Falx cerebri und Tentorium cerebelli. Er setzt die Verlaufsrichtung des Sinus sagittalis inferior nach hinten und unten zum Sinus transversus fort und mündet meist in den engeren der beiden Quersinus ein.

Sein Querschnitt ähnelt einem Dreieck, dessen Basis nach unten weist. Normalerweise kommuniziert der Sinus rectus mit dem Confluens sinuum. Die letzten beiden 1–2 cm seines Verlaufes sind regelmäßig erweitert. Nicht selten befindet sich oberhalb der Einmündung der V. cerebri magna eine weitere, meist platte Lacune, die in die Falx cerebri hinein entwickelt ist. (Weiteres Band I/1, Teil B u. LANG 1981, 1983).

Variationen

1. Bei einem 4 Monate alten Feten unseres Untersuchungsgutes war statt des Sinus rectus ein weiter, aber platter Sinus entwickelt, der von der Einmündungsstelle der V. cerebri magna schräg nach hinten und oben zum Sinus sagittalis superior zog. Außer der V. cerebri magna mündeten obere Kleinhirnvenen in die Sinusvariation ein. Insbesondere vorne durchkreuzten ihn kollagene und elastische Bindegewebefasern.
2. Im unteren Teil des Sinus befindet sich ein längsziehendes Bündel glatter Muskeln (TAKESHIGE 1969, von uns nicht nachweisbar).
3. Unter den 44 Präparaten von KNOTT (1881) fehlte der Sinus rectus einmal völlig. Die V. cerebri magna zog in den Sinus sagittalis inferior an der Vorderkante des Tentorium ein, verband sich jedoch nur auf eine Länge von 18 mm mit diesem. Von dieser Zone an zogen 3 Venen nach rückwärts, 1 in der Falx cerebri nach oben zum Sinus sagittalis superior, die 2 anderen zwischen den Schichten des Tentorium cerebelli an der linken Seite neben der Anheftung der Falx. Einer öffnete sich in den Sinus transversus sinister, etwas abseits des Falxansatzes, der andere weiter entfernt.
4. Der Sinus rectus kann gelegentlich nach oben oder unten leicht durchgekrümmt sein (JOHANSON 1954). Nach KRAYENBÜHL liegt eine dorsalkonvexe Krümmung in 27,6% vor.
5. Sehr selten kommt eine Doppelung des Sinus rectus vor.
6. Selten bestehen Verbindungen zwischen hinterem Teil des Sinus sagittalis superior und vorderem Abschnitt des Sinus rectus (RAUBER/KOPSCH 1955).
Röntgenologisch läßt sich diese Verbindung in 0,5% nachweisen (KRAYENBÜHL 1965), am Sektionsgut in etwa 4% (JOHANSON 1954). Die Anastomose kann aus mehreren kleinen sinusähnlichen Gefäßen bestehen.

Zuflüsse

Sinus sagittalis inferior, V. cerebri magna, Vv. cerebelli superiores sowie Venen der Falx cerebri und Brückenvenen.

Blutabstrom und Liquorsteuerung

Im Einflußgebiet der V. cerebri magna ist der Sinus erweitert. Oft liegt hier in seinem Bodenabschnitt eine Arachnoidealgranulation (s. Abb. 355).
Sie projiziert sich in den Winkel der Einmündungsstelle der V. cerebri magna (LE GROS CLARK 1940). Auch TAKESHIGE (1969) fand in 3 Fällen eine seiner Meinung nach bisher nie beschriebene Struktur an der Einmündungsstelle. Bei Feten ragten an den Sinusmündungen zwischen $1^1/_2$ und $4^1/_2$ mm hohe und $1^1/_2$ und $2^1/_2$ mm breite ventilartige Strukturen in das Gefäßlumen vorbuckelt vor.
Es wird angenommen, daß sich die Granulation zeitweise durch Liquorfüllung vergrößert und wie ein ballartiger Klappenmechanismus den Blutabstrom aus der V. cerebri magna zu steuern in der Lage ist.

Sinus rectus bei Hydrozephalus, Arnold-Chiari-Sydrom, Dandy-Walker-Syndrom

Bei kommunizierendem Hydrozephalus ist gewöhnlich der Sinus rectus nach oben durchgebogen. Auch bei Aquäduktstenose steigt er steiler nach oben an, die V. cerebri magna zieht flachbogig oder in gleicher Verlaufsrichtung wie die V. cerebri interna zum Sinus. Beim Arnold-Chiari-Syndrom liegt eine tiefe Position des Confluens, des Sinus transversus und ein verhältnismäßig steil verlaufender Sinus rectus vor. Beim Dandy-Walker-Syndrom steht der Confluens sinuum hoch, der Sinus transversus zieht bei Kindern steil nach abwärts (CASTAN u.Mitarb. 1975).

Confluens sinuum

Als Confluens sinuum wird das hintere untere, meist erweiterte Ende des Sinus sagittalis superior bezeichnet, das am häufigsten nach rechts aus der Medianen herausgerückt ist. Es entläßt Blut in die Sinus transversi.

Der Zustrom erfolgt über die Sinus sagittalis superior und Sinus rectus. Häufig ergießt der Sinus rectus sein Blut in den linken und der Sinus sagittalis superior in den breiteren Sinus transversus dexter.

Eine Asymmetrie des Confluens sinuum besteht nach PADGET (1957) bereits beim 17 mm langen Embryo. Der Ductus Cuvieri und der Sinus venosus haben sich zu diesem Zeitpunkt nach rechts verlagert.

Außerdem ist der Truncus brachiocephalicus dexter früher als der Truncus brachiocephalicus sinister entwickelt (PADGET 1957). Die Strecke zwischen Foramen jugulare und Atrium dextrum ist links um ca. 20% länger als rechts! Die endgültige Form des Confluens sinuum ist beim 40 mm langen Embryo schon ausgebildet.

Vorverlagerung

Wenn der Sinus sagittalis superior und der Sinus rectus sich nicht am Schädel, sondern innerhalb der Dura (Falx und Tentorium cerebelli) in Kanäle zu den Sinus transversi aufgliedern, besteht zwischen Sinus und Schädel eine unterschiedlich lange Durastrecke: Confluens-Vorverlagerung. Ein derartiger Verlauf wurde von DUMONT (1894, 50 Präparate) in 30%, von HENRICI u. KIKUCHI (1903, 35 Präparate) in 43% nachgewiesen.

Abwärtsverlagerung

Gehen Sinus sagittalis superior und Sinus rectus direkt in die beiden Sinus transversi über, dann liegt eine Abwärtsverlagerung des Confluens sinuum vor [DUMONT (1894) 8%, MANNU (1907) 5%, HENRICI u. KIKUCHI 11%] = Confluens sinuum perfectus.

Seitverlagerung

Von den 44 Präparaten, die KNOTT (1881) untersuchte, war der Confluens sinuum in 27 Fällen mehr nach rechts, in 8 genau in der Medianen und in 9 mehr nach links orientiert. An 26 Präparaten öffnete sich der Sinus rectus in den linken Sinus transversus über eine ovale Pforte. An 6 Präparaten ging er in den rechten Sinus transversus über. Genau in der Medianen öffnete er sich an 12 Objekten.

Formen (Abb. 361a, b)

1. *Confluens sinuum perfectus* (WOODHALL 1936 und 1939, in 9%; EDWARDS 1931, in 12%). Bei Confluens sinuum perfectus münden Sinus sagittalis superior und Sinus rectus zusammen ein. Das Blut gelangt vom Sinus rectus in beide Sinus transversi. Dabei sind in etwa 7% beide Sinus transversi gleich groß. In etwa 2% ist der rechte etwas größer.

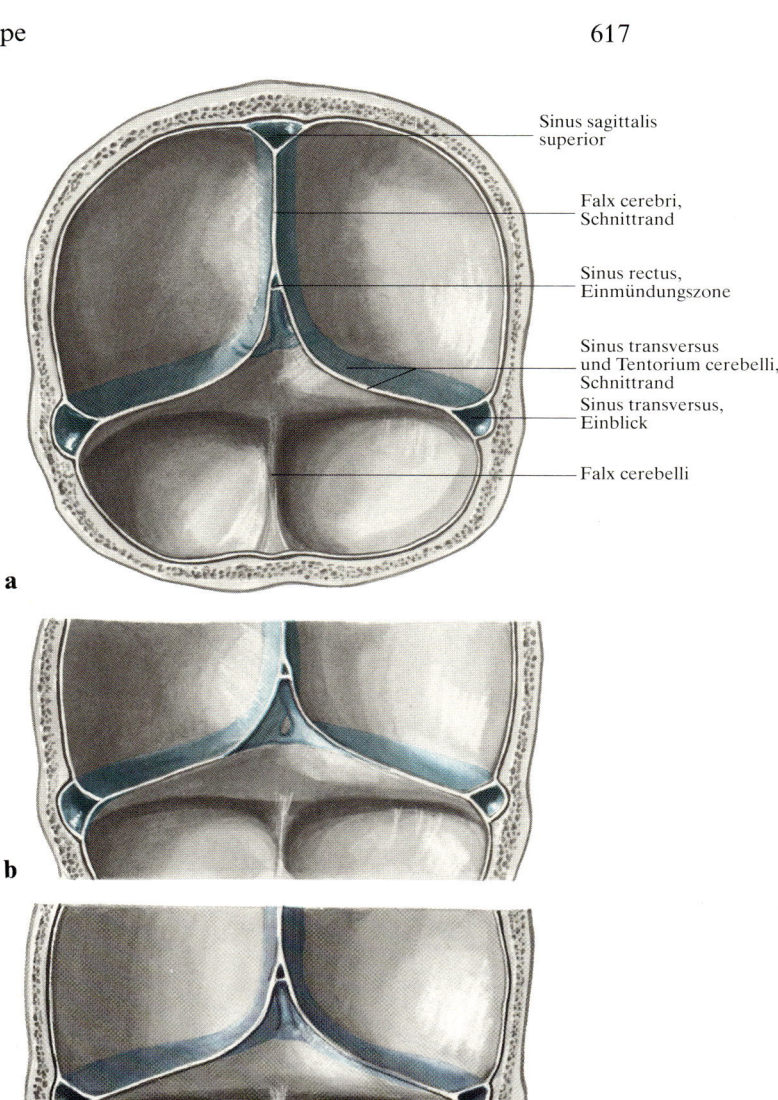

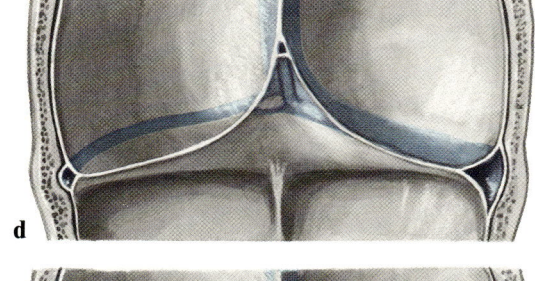

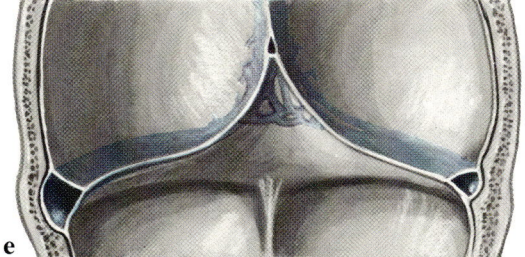

Abb. 361a–e. Confluens sinuum, Formtypen (nach PADGET 1956) **a)** Plexiformer Typ; **b)** Sinus rectus verläuft vermehrt nach links: ipsilateraler Typ; Vorkommen in 31%; **c)** Sinus rectus mündet gleichartig in Sinus transversus dexter et sinister – Common-pool-Typ (9%); **d)** Unilateraler Abzug des Sinus rectus (4%); **e)** Confluens sinuum, embryonaler Typ

Der Sinus occipitalis geht in 4% direkt vom Confluens aus, vom linken Sinus transversus in 2%, in 3% ist er nicht ausgebildet.

2. *Confluens sinuum plexiformis* (WOODHALL 1936 und 1939, in etwa 56%; EDWARDS 1931, in 48%). Von dieser Vereinigungsart gibt es zahlreiche Variationen:

a) Sinus sagittalis superior sowie Sinus rectus können sich in je 2 Äste teilen, die gleich oder unterschiedlich groß sind.
b) Ein Zweig des Sinus rectus kann in den ungeteilten Sinus sagittalis superior einmünden und nach rechts abfließen (oder umgekehrt).
c) Der Sinus sagittalis superior spaltet sich gelegentlich am unteren Ende in 2 gleich- oder unterschiedlich große Äste auf, deren dünnerer sich gewöhnlich mit dem ungeteilten Sinus rectus verbindet. Bei dieser Variation erfolgt der Abfluß meist nach links, und es besteht ein deutlicher Größenunterschied der beiden Sinus transversi.

Confluens sinuum ipsilateralis

Vorkommen: etwa 26% (WOODHALL 1936); 36% (EDWARDS 1931). Der Sinus sagittalis superior mündet in den rechten Sinus transversus, der Sinus rectus in den linken ein. Eine Verbindung beider Sinus transversi am Confluens erfolgt durch ein schmales Gefäß oder fehlt in 25%. In der Regel ist der Sinus transversus, in welchen der Sinus sagittalis superior einmündet, stärker.

Confluens sinuum unilateralis

In etwa 4% münden Sinus sagittalis superior und Sinus rectus in einen Sinus transversus ein. Der Sinus transversus der Gegenseite kann englumiger sein und nur von kleinen Venen benachbarter Duraabschnitte Zuflüsse erhalten oder auch vollständig fehlen. In 3% mündet der Sinus sagittalis superior und der Sinus rectus in den linken Sinus transversus, in 1% in den rechten Sinus transversus.

Confluens sinuum bei Fehlbildungen

Bei gesunden Kindern befindet sich der Confluens sinuum nach HOWIESON u.Mitarb. (1969) etwa in der Mitte zwischen Lambda und hinterer Lippe des Foramen magnum. Der hintere Abschnitt des Sinus transversus verläuft annähernd horizontal, das mittlere Drittel nach vorne und oben konvex. Bei 11 Kindern mit Myelomeningozele lag der Confluens sinuum deutlich tiefer, nahe am Hinterrand des Foramen magnum. Der hintere Abschnitt des Sinus transversus folgte dem Unterrand des Foramen magnum. Die Sinuskonvexität wies nach hinten und unten. Der Sinus transversus erreichte nicht den seitlichen Pyramidenabschnitt. In einem Fall wurde bei einer Autopsie festgestellt, daß das Tentorium cerebelli dicht am Rand des Foramen magnum angeheftet war. Die Fossa cranialis posterior war außerordentlich klein, die besondere Lage der Sinus und der Anheftung des Kleinhirnzeltes wird mit der Arnold-Chiari'-Erkrankung in Verbindung gebracht.

Sinus transversus (Sinus lateralis)

Die großlumigen Sinus transversi beginnen am Confluens in Höhe der Protuberantia occipitalis interna. Der rechte Sinus ist gewöhnlich weiter als der linke. Beide Sinus transversi ziehen im Bereich der Anheftungszone des Tentorium cerebelli nach lateral und vorne zum lateralen Teil der Pars mastoidea ossis temporalis.
Hier gehen sie in die Sinus sigmoidei über. Zunächst liegen sie der Squama ossis occipitalis und anschließend dem Angulus mastoideus ossis parietalis an; während sie in einem schwachen, nach oben konvexen Bogen nach seitwärts und vorne ziehen, vergrößert sich ihr Lumen. Ihr Querschnitt ist dreieckig. Im Bereich der Übergangszone in den Sinus sigmoideus mündet der Sinus petrosus superior ein. – Sinus der Fossa cranialis posterior, Blutzu- und Abstrom s. Abb. 362.

Weite und Blutabstrom

Nach SHENKIN u.Mitarb. (1948) sollen 66% des Blutes einer V. jugularis interna aus der ipsilateralen A. carotis interna und 34% aus der kontralateralen stammen. Der Sinus transversus dexter umfaßt durchschnittlich 80 mm^2, der Sinus transversus sinister 24 mm^2 (GIBBS u.Mitarb. 1934). Betont sei, daß LE DOUBLE (1903), osteologisch beurteilt, in 68,5%, RÜDINGER (1876) in 70% einen rechts größeren Sulcus sinus transversi beobachteten. Der Querschnitt der Sinus transversi ist bei Embryonen und auch bei Erwachsenen größer als der der Sinus sigmoidei. Der Querschnittswert schwankt bei Erwachsenen zwischen 39,1 und 114,9 mm^2, der des Sinus sigmoideus zwischen 49,0 und 100,0 mm^2 (SEKELES u. GITLIN 1970). Der größte Durchmesser des rechten Sinus transversus beträgt im Mittel 7,9 mm, der des linken 7,7 mm (ARNOLD u. LANG 1969).

Fehlen

KNOTT (1881) beobachtete unter seinen Präparaten zweimal fast völliges Fehlen des Sinus transversus und einmal einen Sinus transversus mit Durchmesser von 1$^1/_2$ mm, der im Foramen mastoideum verschwand.

Zuflüsse

Vv. cerebelli superiores et inferiores, Vv. cerebri inferiores, Vv. diploicae, V. anastomotica inferior (Labbé).
Wenn ein Sinus petrosquamosus besteht, zieht dieser nach hinten unten entlang der Grenze von Pars squamosa und petrosa ossis temporalis und öffnet sich in den Sinus transversus oder in den Sinus sigmoideus. Weitere Verbindungen können zu Vv. jugulares externae durch ein Foramen postsphenoidale oder ein Foramen squamosum bestehen, wenn ein Sinus petroquamosus = paracavernosus (s. Abb. 339 u. 340) ausgebildet ist.

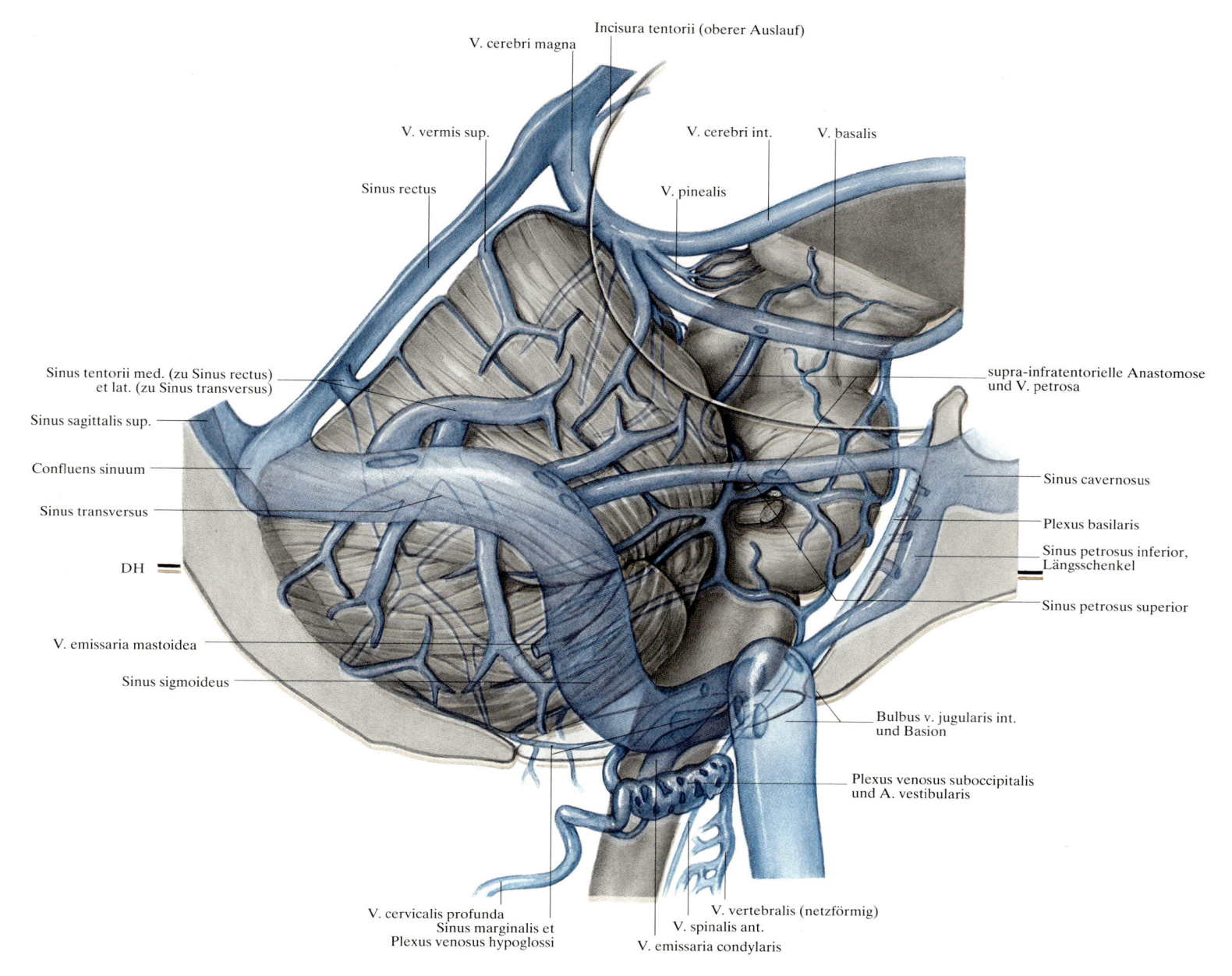

Abb. 362. **Fossa cranialis posterior und Inhalt** – Venen und Sinus

Unterbrechung

Nach HASSLER (1979) wurden nach Unterbrechung eines Sinus transversus in der Regel keine neurologischen Ausfälle beobachtet. Bei einseitiger Anlage dieses Sinus hat dessen Unterbindung jedoch letale Folgen.

Sinus petrosquamosus

Beim Erwachsenen werden aus dem embryonalen Sinus petrosquamosus eine relativ konstante V. emissaria temporalis, die V. diploica temporalis posterior sowie Vv. tympanicae superiores. Auch die sekundären und inkonstanten Anastomosen zwischen der fetalen V. emissaria temporalis und der V. jugularis externa können als Anastomosen zwischen V. tympanica superior et inferior und V. temporalis profunda bestehen bleiben. Die Vasa tympanica inferiora ziehen durch die Fissura petrotympanica (Glaseri) oder durch ein eigenes Foramen an die Schädelunterseite (PADGET 1957).
Bei Bestehenbleiben eines Teiles des Sinus petrosquamosus mündet von vorne her eine kleine Vene in den Knieabschnitt des Sinus transversus ein, die rillenförmig in die Pyramidenoberkante eingesenkt sein kann: Aqueductus communicationis vergae = Sinus petrosquamosus (HYRTL 1862). An einem unserer Präparate verläuft er durch das Tegmen tympani hindurch (s. Abb. 340).

Sinus sigmoideus

Der Sinus sigmoideus leitet seinen Namen von seiner S-förmigen Krümmung ab. Die Krümmung ist zunächst nach unten und medial in einen tiefen Sulcus der Pars mastoidea ossis temporalis, dann in die Pars petrosa eingelagert. Anschließend kreuzt sie den Processus jugularis ossis occipitalis und wendet sich nach vorne zur Crista terminalis sigmoidea, die wir als Eingang ins Foramen jugulare ansprechen, (Bulbusschwelle v. KÜGELGEN 1950 u. 1953). Der Sinus sigmoideus liegt nur an seinem oberen Knie in der Ansatzzone des Tentorium cerebelli. Im weiteren Verlauf ist er von der Dura mater des Bodens der Fossa cranialis posterior abgedeckt. Nicht selten wird er lateral des Foramen jugulare auch von Knochenplatten der Pars petrosa teilweise überlappt.

Der Sinus sigmoideus kommuniziert mit perikraniellen Venen durch die V. emissaria mastoidea und V. condylaris sowie mit Venen des Os temporale. (Weiteres s. Abb. 362 u. Bd. I/1, Teil C.)

Größe

OKADA (1899) bestimmte die Größe des Sulcus sinus sigmoidei von der Mitte seines vorderen, kantigen Randes an der Pars petrosa, quer hinüber zum entsprechenden Punkt am hinteren Rand, der gewöhnlich unterhalb der inneren Öffnung des Emissarium mastoideum liegt. Der Sulcus ist seinen Befunden zufolge rechts im Mittel $1/2$ mm größer als links (11,5:11,1 mm). Insgesamt ist seinen Befunden zufolge der Sulcus rechts in 54,05% größer als links. Der linke Sulcus ist in 21,62% größer als rechts, beide sind in 24,32% gleich groß.

Sulcus sinus sigmoidei: Tiefe

An der Zone der Breitenmessung führte OKADA (1899) Tiefenmessungen durch, und zwar bestimmte er die gerade Entfernung vom tiefsten Grund bis zur Tangentialebene der beiden Sulcusränder. In 34,23% ist der Sulcus rechts, in 9,0% links tiefer. Beim Rest sind die Sulci gleich oder fast gleich tief. Mäßig seichte oder sehr seichte Sulci stehen etwa im Verhältnis von 57:54 tiefen Sulci gegenüber. Tiefe Sulci bedeuten nicht, daß sog. gefährliche Schläfenbeine vorliegen, seichte oder mäßig seichte dagegen auch nicht immer ein ungefährliches Schläfenbein. (Weiteres s. Bd. I/1, Teil C.)

Angiographie

Der Sinus sigmoideus ist angiographisch rechts stets, links in 66% erkennbar (HACKER 1969). HACKER führt dies auf den Einstrom der V. anastomotica inferior und anderer Venen am Übergang vom Sinus transversus in Sinus sigmoideus zurück. Diese Venen bilden in 17% rechts und 32% links den Hauptzufluß zum Sinus sigmoideus.

(*Variationen* s. Band I/1, Teil B.)

Sinus occipitalis

Der Sinus occipitalis ist beim Neugeborenen verhältnismäßig weitlumiger als beim Erwachsenen und hat gelegentlich denselben Durchmesser wie der Sinus transversus. Beim Erwachsenen ist der Sinus occipitalis der kleinste der Sinus durales und gewöhnlich unpaar, gelegentlich doppelt vorhanden. An den Rändern des Foramen magnum steht er durch mehrere kleine Venenkanäle mit dem Endstück des Sinus sigmoideus, nach oben zu mit dem Confluens sinuum in Verbindung. Nach CHIRIAC u.Mitarb. (1972) setzen sich außerordentlich selten Sinus sagittalis superior und Sinus rectus in Sinus occipitales fort, die einheitlich oder zweigeteilt zum Sinus marginalis ziehen.

DAS u. HASAN (1970) untersuchten 200 Fossae craniales posteriores (teilweise nach Injektionen) auf Sinus occipitales sowie mazerierte Ossa occipitalia. Sinus occipitales ließen sich in 64,5% nachweisen und in Gruppen untergliedern:

1. Ein Sinus in der Mittellinie der Fossa cranialis posterior fand sich in 35%, 18% dieser medianen Sinus teilten sich in 2 Kanäle an den Seitenrändern des Foramen magnum auf.
2. Gedoppelte Sinus occipitales lagen in 22,5% vor.
3. Einfache und linksseitig angeordnete Sinus occipitales fanden sich in 4%, rechtsseitige in 3%.
4. Der Sinus occipitalis fehlte an ihrem Untersuchungsgut in 35,5%.

Größe

Die Sinus occipitales sind, wenn vorhanden, am Untersuchungsgut der Autoren ca. 35 (15–70) mm lang. Die Breite schwankt nicht nur an den verschiedenen Sinus occipitales, sondern auch an ein- und demselben an unterschiedlichen Abschnitten. In der Regel ist der Sinus occipitalis im Bereich des Confluens sinuum am weitesten und verengt sich dann in Richtung Foramen magnum, die Breite beträgt 2 (1–19) mm.

Verbindungen

Der Sinus occipitalis ist regelmäßig mit dem Confluens sinuum verbunden, mit dem Sinus transversus dexter in 10%, mit dem Sinus transversus sinister in 8%, mit dem Sinus sagittalis superior in 8%, mit dem Sinus rectus in 6%, mit dem Sinus sigmoideus dexter in 6% und mit dem Sinus sigmoideus sinister in 3% (s. Bd.I/1, Teil B).

Variationen

1. Verhältnismäßig häufig kommt beim Erwachsenen ein weitlumiger oder doppelter Sinus occipitalis mit stark ausgebildeten Sinus marginales vor. Der Durchmesser kann bis zu 8 mm betragen.
2. Der Sinus sagittalis superior oder der Sinus rectus oder beide können direkt in einen Sinus occipitalis einmünden. Der gleichseitige Sinus transversus ist dann schwach oder nicht ausgebildet.
3. In einem Fall von DAS u. HASAN (1970) teilte sich der Sinus sagittalis superior in 2 Kanäle an der Protuberantia occipitalis interna, die beide in den Sinus occipitalis sinister übergingen.

4. Zweimal fand sich ein Sinus sagittalis superior, der im Bereich des Confluens endete und dann in den rechten Sinus transversus und in einen Sinus occipitalis überging. Der linke Sinus transversus fehlte.

5. Der Sinus occipitalis kann ganz schwach entwickelt sein oder völlig fehlen.

Sinus occipitalis obliquus

Selten ergießt sich der Sinus sagittalis superior in einen weiten Blutleiter, der schräg nach vorne und lateral (gelegentlich beidseits) zum Foramen jugulare führt (s. Abb. 89, Bd. I/1, Teil B). In 2,94% umfassen 2 Schenkel des Sinus occipitalis V-förmig als Sinus occipitales obliqui das Foramen magnum und ziehen in das Foramen jugulare ein (ARNOLD u. LANG 1969).

b) Vordere untere Sinusgruppe

Die vordere, untere Gruppe besteht aus

1. Sinus cavernosus
2. Sinus intercavernosi
3. Sinus sphenoparietalis
4. Sinus petrosus superior
5. Sinus petrosus inferior
6. Plexus basilaris
7. Vv. meningeae mediae
8. Sinus ophthalmopetrosus
9. Sinus paracavernosus
10. Sinus marginalis

Sinus cavernosus

Der Sinus cavernosus wurde von RIDLEY (1695) erstmalig beschrieben; erhielt seinen Namen von WINSLOW (1732) nach der schwammartigen Innenstruktur, die durch zahlreich durchziehende, netzig miteinander verbundene kollagene Fasern und Septen erzeugt ist. Er enthält außer Arterien, Venen und dem N. VI beim Erwachsenen Fettgewebe und erstreckt sich zu beiden Seiten des Corpus ossis sphenoidalis von der Fissura orbitalis superior vorne bis zum Apex partis petrosae dorsal. Der Sinus cavernosus ist etwa 2 cm lang und 2,9 (2,6–3,4) cm breit. In ihm verlaufen die A. carotis interna und karotikokavernöse Äste. Lateral der Arterie zieht dorsal der N. abducens im Sinus. Die Nn. oculomotorius, trochlearis et ophthalmicus sowie der N. maxillaris des Trigeminus sind in die laterale und obere Sinuswand in unterschiedlicher Weise eingelagert. (Weiteres s. Bd. I/1, Teil B.)

Arterie und N. VI sind sinusseitig von Endothel überkleidet. Die Hypophysis cerebri liegt zwischen den Sinus cavernosi beider Seiten. Das Cavum trigeminale (Meckeli) grenzt an den unteren hinteren Teil der lateralen Sinuswand. Außen und oben liegt der Gyrus parahippocampalis dem Sinus cavernosus an. Die anatomisch nachweisbaren Rechts-Links-

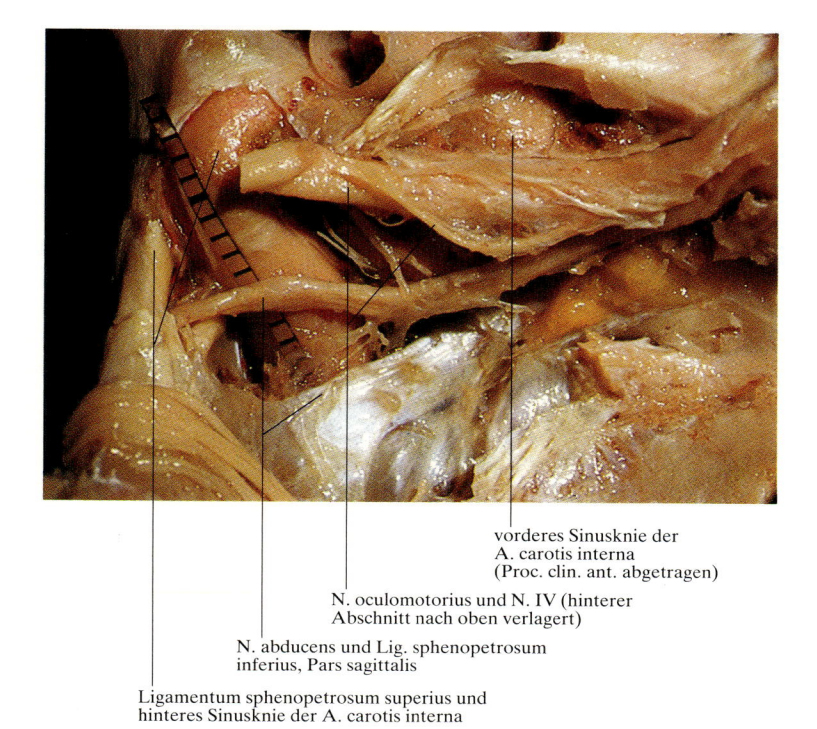

Abb. 363. Weit nach dorsal und oben ausgebildete hintere Knieregion der **A. carotis interna, Pars cavernosa**

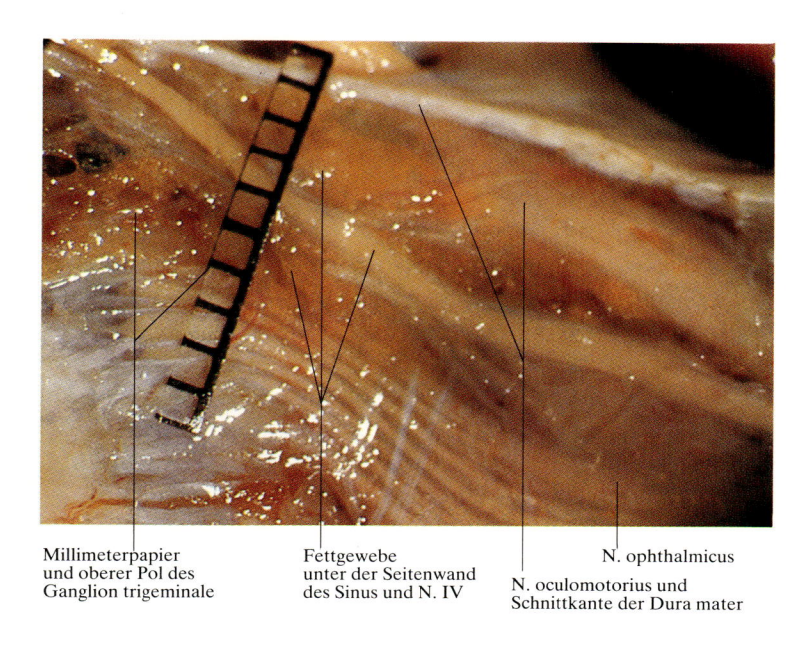

Abb. 364. **Fettgewebe im Sinus cavernosus** (Seitenwand des Sinus abgetragen)

Unterschiede des Sinus sind in Bd. I/1, Teil B dargestellt. Auch HACKER (1969) ist aufgefallen, daß der rechte Sinus cavernosus sich weniger häufig als der linke röntgenologisch darstellt, (72% rechts, 81% links).

PARKINSON (1965) gab einen Zugangsweg zur Pars cavernosa der A. carotis interna an. Auf seiner Fig. 9 ist dieses Dreieck

N. trigeminus,
Pars compacta an
Porus trigemini

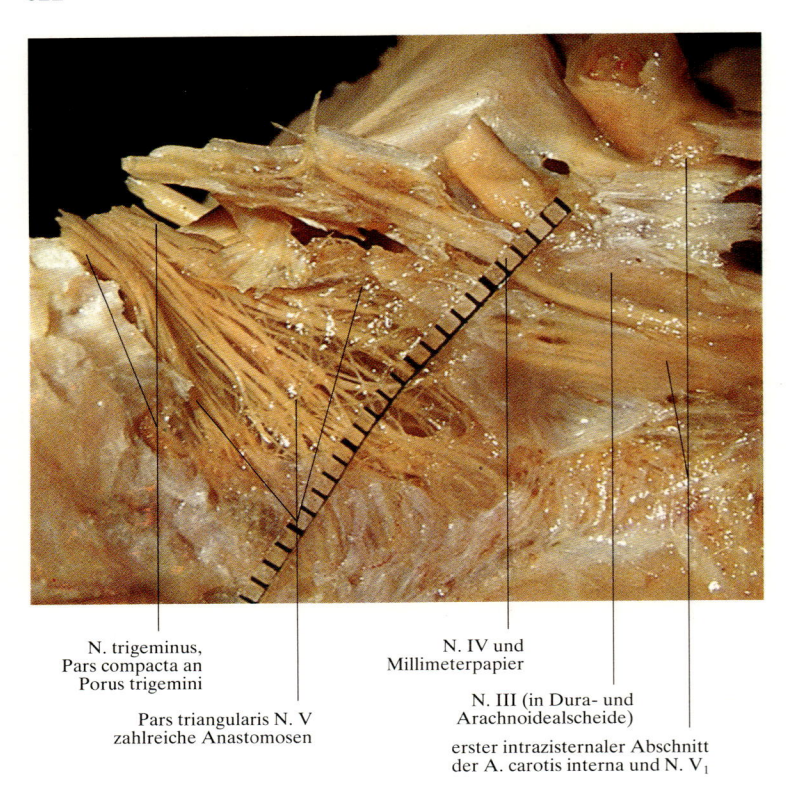

Pars triangularis N. V
zahlreiche Anastomosen

N. IV und
Millimeterpapier

N. III (in Dura- und
Arachnoidealscheide)

erster intrazisternaler Abschnitt
der A. carotis interna und N. V₁

Abb. 365. An diesem Präparat besteht kein Parkinsonsches Dreieck

skizziert. Es erstreckt sich zwischen Unterrand des N. IV und Oberrand des N. V₁ und dem Clivus. Nach HARRIS u. RHOTON (1976) verläuft der N. trochlearis stets unter dem N. oculomotorius nach vorne zur Fissura orbitalis superior. Ihren Befunden zufolge hat das Dreieck eine mittlere Ausdehnung von 13 × 14 × 6 mm, wobei der Oberrand 13 (8–20) mm lang ist, der Unterrand 14 (5–24) mm und die Begrenzung am Clivus 6 (3–14) mm. An unserem Untersuchungsgut besteht (nach dem Nervenverlauf beurteilt) ein typisches Parkinsonsches Dreieck nur in 31,4%. Ein Zugang zur A. carotis interna und den karotikokavernösen Ästen zwischen N. III und N. IV ist jedoch in 53,5% möglich, da sich der 4. Hirnnerv in diesem Prozentsatz bald dem N. ophthalmicus anschließt. Bei unserem Verlaufstyp C (8,1%) verläuft der 4. Hirnnerv mitten durch das Parkinsonsche Dreieck hindurch. Bei unserem Verlaufstyp D (7%) schließt er sich zunächst dem Unterrand des N. III, anschließend dem Oberrand des N. V₁ an. Hier sei betont, daß die intrakavernöse Strecke der A. carotis interna unterschiedliche Verläufe besitzt. Mit mittelstarkem hinterem Knie im Sinus cavernosus fand sich das Gefäß an unserem Untersuchungsgut in 53%, mit starker hinterer Schlinge in 30% und mit flachem Verlauf in 17%. Auch die Ursprünge der karotikokavernösen Äste hängen von der Schlingenbildung der A. carotis interna im Sinus cavernosus ab. Der N. abducens zieht zwischen Lig. sphenopetrosum superius oben und der Synchondrosis petrosphenoidalis unten (die auch von einem Band überlappt sein kann) in den Sinus ein. Anschließend verläuft der Nerv ober-

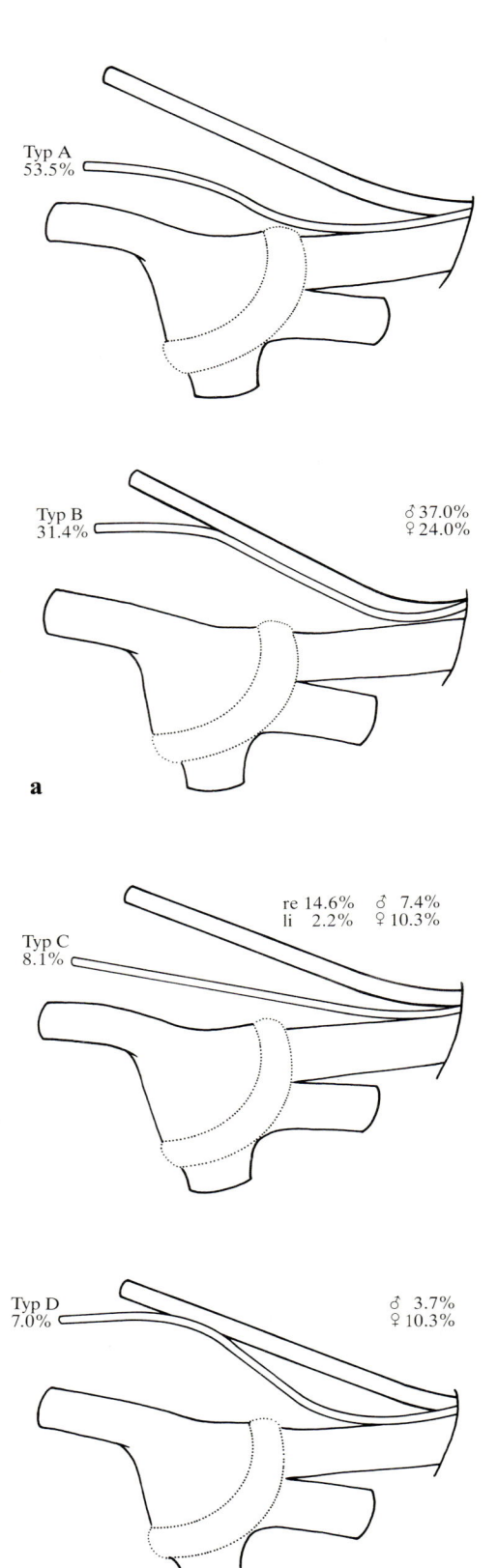

Abb. 366a, b. Nn. oculomotorius, trochlearis und ophthalmicus in der Seitenwand des Sinus cavernosus
Verlaufstypen nach LANG u. REITER (im Druck)

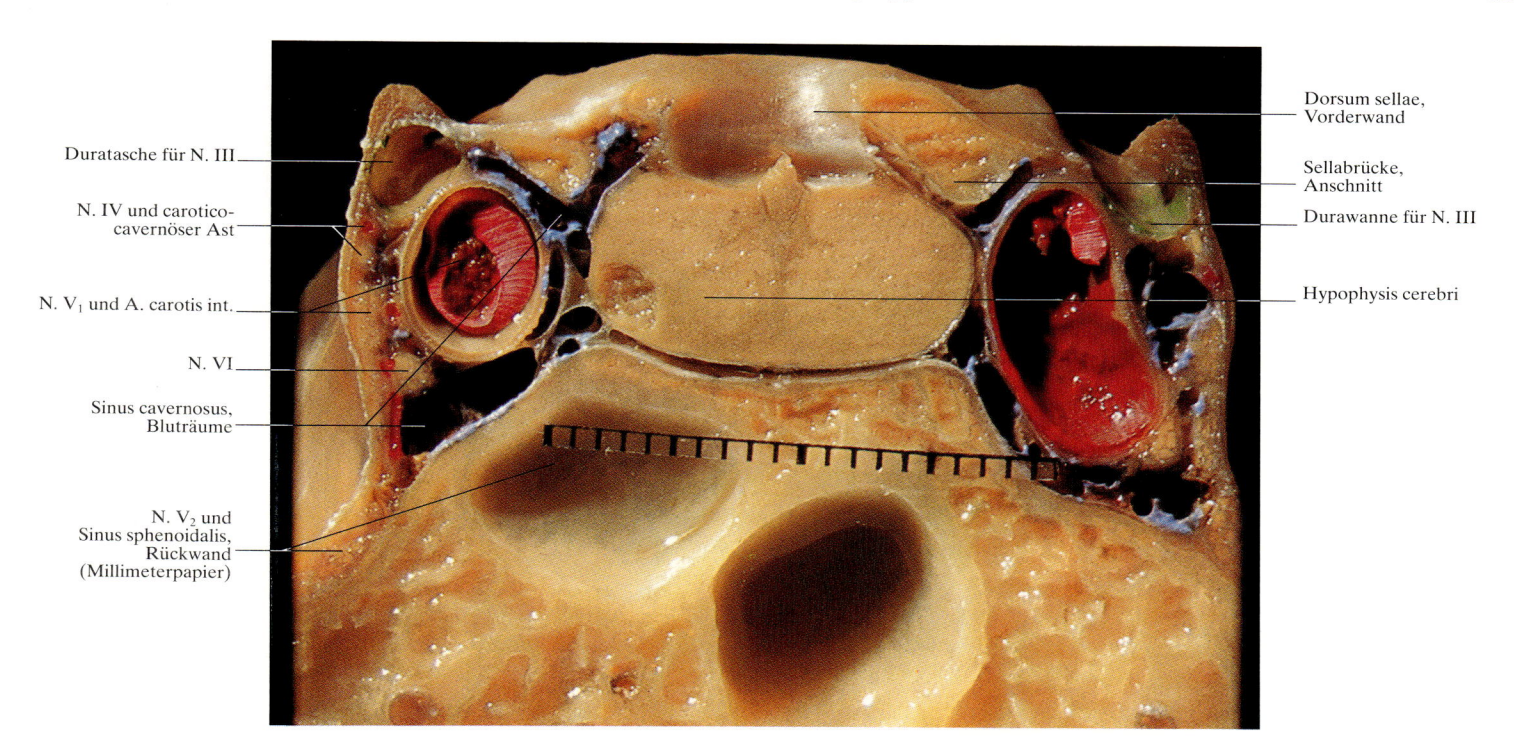

Abb. 367. Sinus cavernosus von vorne, Frontalschnitt (35jähriger Mann)

halb des Lig. sphenopetrosum inferius (Pars sagittalis) und in unmittelbarer Nachbarschaft des oberen Pols des Ganglion trigeminale nach vorne. Die Orbita erreicht der Nerv in der Regel unter dem vorderen Sinusknie der A. carotis interna. Betont sei, daß der Nervus caroticus internus in der Regel mit dem N. abducens verknüpft ist und im Bereich der Vereinigungszone häufig ein kleines Ganglion ausgebildet ist. Schon 1979 haben wir darauf hingewiesen, daß im Sinus cavernosus Fettgewebe entwickelt ist, das sich mit derzeit gebräuchlicher computertomographischer Technik nachweisen läßt. Das Fett steht vorne mit dem Orbitafett und vorne unten mit dem Fettgewebe der Fossa pterygopalatina in Verbindung (Abb. 363–367).

Variationen

SANTORINI (1714) beobachtete einmal völliges Fehlen des Sinus cavernosus. KNOTT (1881) konnte einen solchen Fall nicht beobachten.
An einigen Präparaten von KNOTT (1881) war der Sinus so eng, daß er nicht mit einem normalen Sinus cavernosus vergleichbar war (dreimal rechts, zweimal links).
Einmal wurde von NUHN (zit. nach KNOTT 1881) ein zusätzlicher Zufluß über eine Vene, die mit dem N. maxillaris den Canalis rotundus durchzog, beobachtet. KNOTT konnte 2 derartige Fälle nachweisen, und zwar jeweils an der rechten Seite.
Eine weitere inkonstante Vene (innerhalb der Dura) zog an der Innenfläche des großen Keilbeinflügels zum Sinus cavernosus (Sir C. BELL): Sinus sphenoidalis inferior. Diese Vene konnte KNOTT an 23 von 44 Präparaten (14mal rechts, 9mal links) nachweisen. Wir sind der Meinung, daß es sich dabei um eine Einmündung der V. cerebri media handelte (s. Vena basalis, Bildung und Abstrom, S. 597 ff.).

Fisteln

Nach SOFFERMAN u. FABIAN (1977) sind 75% der karotikokavernösen Fisteln durch schwere Kopftraumata verursacht. Typischerweise bestehen an der ipsilateralen Orbita periorbitale Schwellungen und Venenerweiterungen im Bereich der Conjunctiva palpebrarum et sclerae. Es darf angenommen werden, daß in diesen Fällen die karotikokavernösen Äste abgerissen waren.

Blutstrom

Nach HACKER (1969) läßt sich nach Karotisangiographien der Sinus cavernosus rechts in 72%, links in 81% erkennen. Bei rechtsseitiger Injektion füllt sich in 21% auch der linke, bei linksseitiger in 42% auch der rechte Sinus cavernosus.

Zuflüsse und Abstrom

Durch die Fissura orbitalis superior zieht die V. ophthalmica (superior) in den Sinus. Da diese mit der meist dünnen V. ophthalmica inferior kommuniziert, steht der Sinus auch mit deren Zustromgebiet in Verbindung. Der Sinus sphenoparietalis gelangt entlang des kleinen Keilbeinflügels in den Sinus.

Die V. cerebri media superficialis senkt sich in den Sinus sphenoparietalis oder in den Sinus cavernosus ein. Nach dorsal geht der Sinus cavernosus in den Plexus basilaris und in die Sinus petrosus superior et inferior über. Nach unten besitzt er Abströme über dünne Venen des Canalis rotundus und weitlumige der Foramina ovale et spinosum sowie über das Foramen venosum (Vesalii), den Plexus venosus caroticus internus, Venae foraminis laceri und die in 50% ausgebildete Vena intrapetrosa medialis (LANG u. WEIGEL 1983).

Sinus intercavernosi

Sinus circularis (Ridley), Sinus ellipticus, Sinus coronarius, Sinus clinoideus (Sir C. Bell), Sinus transversus sellae equinae (Haller).

Die vor, hinter und unter der Hypophyse querziehenden Sinus intercavernosi bilden Venenverbindungen um die Hypophyse aus, die beide Sinus cavernosi miteinander verbinden. Auch in ihnen ziehen Teilstrecken der karotikokavernösen Äste.

Als Sinus circularis inferior beschrieb WINSLOW einen venösen Blutleiter unterhalb der Hypophyse. KNOTT konnte diesen Sinus an 6 von 44 Präparaten nachweisen. In 12 Fällen lag ein einfacher Sinus intercavernosus unterhalb der Hypophysis cerebri. Nach KNOTT (1881) kommen in der Regel 2 Sinus intercavernosi vor. Einer vor der Hypophyse, der andere hinter derselben. Der Sinus intercavernosus anterior ist in der Regel weiter, der hintere fehlt des öfteren völlig (26 von 44 Fällen). An 2 von 44 Präparaten war der Sinus intercavernosus posterior größer als der Sinus intercavernosus anterior. In einem anderen Fall war nur der Sinus intercavernosus posterior ausgebildet (weiteres s. Bd. I/1, Teil B).

Sinus sphenoparietalis (Breschet),
Sinus alae parvae, Sinus sphenoidalis superior (Sir C. Bell)

Nach KNOTT (1881) erfolgt der Hauptzufluß zum Sinus sphenoparietalis über eine der Vv. meningeae am äußeren Ende des kleinen Keilbeinflügels. Der Sinus zieht dann etwas unterhalb des Hinterrandes des kleinen Keilbeinflügels in der Dura nach innen und erreicht den Sinus cavernosus. Eine seichte Rinne im Knochen deutet den Verlauf des Sinus an.

Der meist englumige Sinus verläuft in der dicken Dura mater dieser Region. Seine Zuflüsse sind Vv. durales, häufig auch eine Begleitvene des vorderen Astes der A. meningea media; nicht selten mündet eine V. cerebri media superficialis ein. Der Abstrom erfolgt in den Sinus cavernosus.

Sinus petrosus superior
Sinus petrobasilaris – Langer; Sinus tentorii lateralis – Weber; Sinus petrosus superficialis

Schon ZUCKERKANDL (1873) stellte fest, daß der Sulcus sinus petrosi superioris nur selten vollständig als Furche an der Margo superior partis petrosae ausgebildet ist. Häufig fehlt diese vollständig, was aber nicht auf das Fehlen des Blutleiters hindeutet. Selten geht der Sulcus sinus petrosi superioris seitlich der Impressio trigemini in einen Kanal über, der, schief nach innen ziehend, die oberflächlichen Schichten der Pars petrosa durchsetzt und an der dem Okziput zugekehrten hinteren Fläche der Pars petrosa und vor dem Meatus acusticus internus in den Sulcus sinus petrosi inferioris mündet. Durch diesen Halbkanal läuft eine kräftige Anastomose zwischen Sinus petrosus superior und Sinus petrosus inferior.

Der Sinus petrosus superior verbindet den Sinus cavernosus mit dem Sinus transversus. Vom hinteren oberen Umfang des Sinus cavernosus zieht er der Felsenbeinoberkante entlang nach der Seite und rückwärts in der Befestigungszone des Tentorium cerebelli; den N. trigeminus über- oder (seltener, 2,5%) unterkreuzt seine Anfangsstrecke mit einem Schenkel. In seiner Endstrecke verzweigt er sich relativ häufig. Sein Hauptstamm mündet zwischen Sinus transversus und Sinus sigmoideus in das große Abstromgefäß der hinteren Schädelgrube. (Weiteres s. Bd. I/1, Teil B.)

Zuflüsse

Als Zuflüsse gelten Vv. petrosae sowie Vv. cerebelli inferiores und Venen aus der Cavitas tympanica, ein Sinus paracavernosus oder petrosquamosus sowie eine V. basalis (accessoria). Die V. subarcuata ist regelmäßig ausgebildet und 0,5–1 mm weit. Sie bildet sich aus Venchen des Antrum mastoideum, zieht nach vorne und medial durch den Bogen des oberen Bogengangs hindurch und erhält auf ihrem Weg supracochleäre Venen. In der Regel zieht sie in den Sinus petrosus superior, gelegentlich mündet sie in den Sinus petrosus inferior ein (BOŠKOVIC u. Mitarb. 1963).

Sinus petrosus inferior
Sinus petrosus profundus, Sinus petro-occipitalis superior (Trolard) (Abb. 368)

Der oben in 93% 7–10 mm weite Sinus (BOŠKOVIC u. Mitarb. 1963) verbindet normalerweise den Sinus cavernosus mit der V. jugularis interna. Er beginnt am hinteren unteren Teil des Sinus cavernosus und zieht in einer unterschiedlich tiefen Rinne zwischen Pars petrosa außen und Partes basilares der Ossa sphenoidale et occipitale den Synchondrosen entlang in der hinteren Schädelgrube abwärts und seitwärts zum medialen vorderen Teil des Foramen jugulare. Es wurden eine sagittale und eine Querstrecke des Sinus voneinander abgegrenzt. Die untere quere Strecke ist nach BOŠKOVIC u. Mitarb. (1963) in 95% zwischen 2 und 4 mm breit. Seine Länge mißt in 86,4% zwischen 23 und 28 mm.

Zuflüsse

Vom Innenohr ziehen die Vv. labyrinthi über die V. aqueductus cochleae ein; außerdem münden gelegentlich Venen von der Medulla, dem Pons sowie von der Unterfläche des Cerebellum in den Sinus ein.

Vordere untere Sinusgruppe

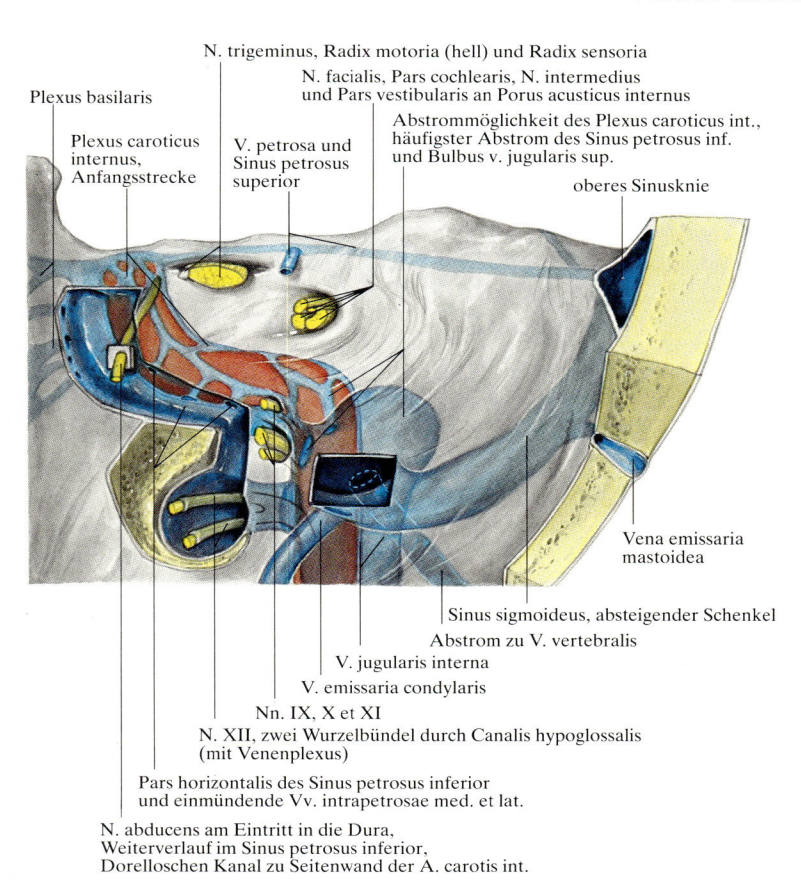

Abb. 368. Plexus venosus caroticus internus
benachbarte Sinus und Nerven (Sicht von dorsal)

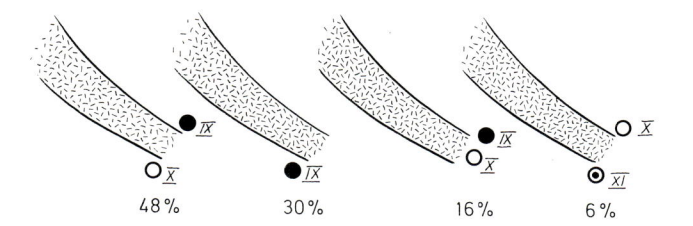

Labels: Plexus basilaris; Plexus caroticus internus, Anfangsstrecke; V. petrosa und Sinus petrosus superior; N. trigeminus, Radix motoria (hell) und Radix sensoria; N. facialis, Pars cochlearis, N. intermedius und Pars vestibularis an Porus acusticus internus; Abstrommöglichkeit des Plexus caroticus int., häufigster Abstrom des Sinus petrosus inf. und Bulbus v. jugularis sup.; oberes Sinusknie; Vena emissaria mastoidea; Sinus sigmoideus, absteigender Schenkel; Abstrom zu V. vertebralis; V. jugularis interna; V. emissaria condylaris; Nn. IX, X et XI; N. XII, zwei Wurzelbündel durch Canalis hypoglossalis (mit Venenplexus); Pars horizontalis des Sinus petrosus inferior und einmündende Vv. intrapetrosae med. et lat.; N. abducens am Eintritt in die Dura, Weiterverlauf im Sinus petrosus inferior, Dorelloschen Kanal zu Seitenwand der A. carotis int.

Abb. 369. Sinus petrosus inferior und Nn. IX, X, XI
Abzug in Richtung Foramen jugulare (aus LANG u. WEIGEL 1983)

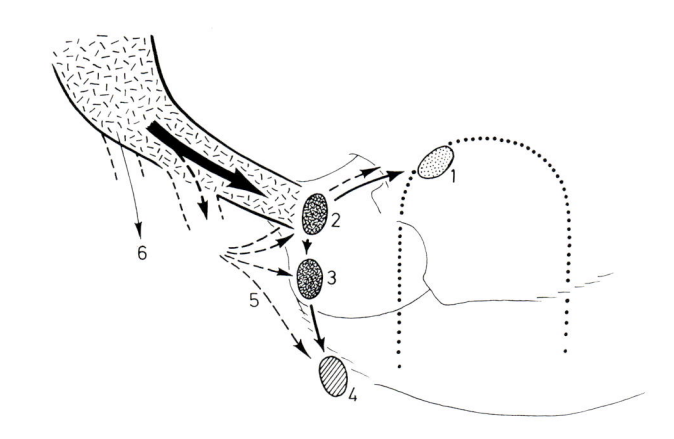

Abb. 370. Abstrommöglichkeiten des Sinus petrosus inferior
1 Ins Gebiet des Bulbus v. jugularis internae erfolgt der Abstrom in 11,53% an der rechten und 5,76% an der linken Seite.
2 In eine obere Ebene des Foramen jugulare gelangt das Blut aus dem Sinus petrosus inferior rechts in 9,61%, links in 13,46%.
3 Eine Öffnung an der Übergangszone zwischen Bulbus v. jugularis internae und der Vene selbst fanden wir in 15,38% an der rechten und 17,3% an der linken Seite.
4 Ein Abfluß des Sinus unterhalb des Schädels zur V. jugularis interna erfolgte rechts in 11,53%, links in 9,61%.
5 Zusätzliche Verbindungen des Sinus petrosus inferior durch kleine Schädelkanäle lagen rechts in 10%, links in 7,3% vor.
Durch einen eigenen Schädelkanal (Canalis sinus petrosi inferioris) zog der Sinus petrosus inferior an unserem Untersuchungsgut rechts in 3,84%, links in 1,92% ab (LANG u. WEIGEL 1983)

Variationen

Der Sinus fehlt nach verschiedenen Autoren in 4% einseitig; der Sinus petrosus superior ist dann gewöhnlich größer.
Nach BOŠKOVIC u.Mitarb. (1963) kommt der Sinus petrosus inferior regelmäßig vor. Gelegentlich fehlt sein distaler Abschnitt. Der Sinus zieht dann (häufiger rechts) 5–8 mm oberhalb des vorderen Endes des Foramen jugulare durch einen Canalis sinus petrosi inferioris durch die Basis cranii (LANG u. WEIGEL 1983).
KNOTT (1881) untersuchte 11 Schädelbasen (nach Entfernung der anderen Sinus) auf den Abzug des Sinus petrosus inferior genauer. An 8 der 22 untersuchten Sinus erfolgte der Einzug in die V. jugularis interna in der Ebene des Unterrandes des Foramen jugulare, neunmal etwas oberhalb, beim Rest etwas unterhalb dieser Ebene. Zweimal endete er ca. 10 mm unterhalb der Schädelbasis. In den Fällen, wo er ins Foramen einzog, lag das Ende am Übergang der Mitte in das untere Drittel.

Variationen der Einmündungsstelle (Abb. 369, 370)

In 48% zieht der Sinus petrosus inferior zum vorderen Teil des Foramen jugulare, wo er das Gebiet zwischen Nn. IX u. X erreicht. In 30% verläuft der Sinus petrosus inferior in das Gebiet vor dem N. glossopharyngeus.
In weiteren 16% zieht er zum Gebiet des N. vagus, in 6% gelangt er zum Gebiet zwischen Nn. X u. XI. Auch mehrfache Öffnungen des Sinus ins Foramen jugulare wurden beobachtet (LANG 1981, Abb. 8).

Dorelloscher Kanal
Lig. sphenopetrosum superius.

Das Band ist nach BOŠKOVIC u.Mitarb. (1963) fast regelmäßig ausgebildet und meist zwischen 8 und 12 mm lang und 1–2 mm breit. An seiner medialen Anheftungszone am Dorsum sellae und 5–6 mm unterhalb des Processus clinoideus posterior findet sich in 44%, an seiner lateralen in der Felsenbeinspitze in 57% ein Knochendorn. Der laterale ist stärker als der mediale. Gelegentlich ist das Band vollständig verknöchert: knöcherne Abduzensbrücke. Zwischen Band, Pyramidenspitze und Dorsum sellae befindet sich eine ovale oder dreieckige Öffnung, die als Dorelloscher Kanal bezeichnet wird. Der horizontale Durchmesser beträgt in der Regel 5–6, der vertikale 1–2 mm. Durch den lateralen Teil der Öffnung zieht, fast immer an der Felsenbeinspitze angeheftet, der N. abducens mit seiner duralen und arachnoidealen Scheide hindurch. Selten verläuft der Nerv oberhalb des Bandes oder zwischen 2 Bandteilen (Variation) hindurch. Dieser Bereich stellt den Anfangsteil des Sinus petrosus inferior dar. (S. auch Band I/1, Teil B).

Lagebeziehungen an der Schädelpforte

Der Sinus petrosus inferior enthält in seiner Pars sagittalis den N. abducens (s. Bd. I/1, Teil B). Im Mündungsgebiet zieht der Sinus medial und vor der A. meningea posterior der A. pharyngea ascendens. Der Sinus sigmoideus verläuft zum lateralen und hinteren Umfang des Foramen jugulare, oft mit einem R. meningeus der A. occipitalis zur Margo terminalis. Zwischen beiden Sinus ziehen der N. glossopharyngeus, der N. vagus und der N. accessorius in einer Duraduplikatur durch das Foramen jugulare. Die Vereinigung des Sinus petrosus inferior mit der V. jugularis interna findet in unterschiedlicher Höhenlage statt (s. Abb. 370).

Plexus basilaris

Der Plexus basilaris besteht aus verschieden zahlreichen, miteinander kommunizierenden, Venenkanälen der Dura mater des Clivus. Er steht über die hintere Pfortenregion mit dem Sinus cavernosus und beiden Sinus petrosi superiores et inferiores in Verbindung und erstreckt sich vom Dorsum sellae und der Pars basilaris ossis sphenoidalis nach abwärts. Über ein rarefiziertes Dorsum sellae kann er mit einem Sinus intercavernosus in Verbindung stehen. Nach unten zu geht er in den Sinus marginalis foraminis magni über. In ihm verlaufen stets Rr. clivi der karotikokavernösen Äste (s.S. 552).

Vv. meningeae

Diese sinusartigen Venen begleiten, meist paarig in die Dura mater eingeschlossen, die Aa. meningeae sowie deren Äste. Oben stehen sie mit Lacunae laterales des Sinus sagittalis superior in Verbindung. Unten treten sie hauptsächlich durch das Foramen spinosum (Vv. meningeae mediae) und durch andere basale Pforten aus dem Schädel aus. Intrakraniell anastomosieren sie mit dem Sinus cavernosus und anderen Sinus. Ihr Querschnitt ist gewöhnlich dreieckig. So können die meist paarigen Begleitgefäße platzsparend neben den Arterien in die Dura mater und die Sulci meningei eingelagert werden.

Gelegentlich ziehen die Gefäße auch in einiger Entfernung von den Arterien und besitzen eigene Knochensulci.

Abflüsse

Der hintere Ast der Vv. meningeae mediae zieht durch das Foramen spinosum und öffnet sich in den Plexus pterygoideus. Der vordere erreicht den Plexus pterygoideus meist durch das Foramen ovale. Seltener mündet er in den Sinus sphenoparietalis und in den Sinus cavernosus ein. Gelegentlich mündet eine V. meningea media in 2–4 blindsackartige Ausstülpungen der oberen Wand des Sinus transversus. Außer tributären Gebieten (Dura mater, Schädelknochen und Kopfschwarte) münden in die Vv. meningeae kleinere Vv. cerebri inferiores ein. Die Rinnen an der inneren Oberfläche des Os parietale (Sulci meningei) sind im wesentlichen von den genannten Sinus und nicht von den Zweigen der A. meningea media hervorgerufen, worauf schon WOOD-JONES (1911) hinwies.

Sinus ophthalmopetrosus (s. Abb. 340)

Vom äußeren Winkel der Fissura orbitalis superior zieht gelegentlich ein Sinus nach dorsal und medial über die Eintrittsstelle des 3. Trigeminusastes hinweg zur Vorderfläche der Pars petrosa. Diese Variation liegt gewöhnlich in einer gleich verlaufenden Durafalte. Fehlt diese, dann liegt statt eines prismatischen Sinus ein flacher Sinus durae matris vor. An der inneren Oberfläche der überkreuzten Knochen finden sich gelegentlich Furchen: Zerebralfläche der Ala major ossis sphenoidalis und vordere Pyramidenfläche. Der Zustrom erfolgt vorne über den Sinus sphenoparietalis oder von Orbitavenen sowie von Vv. cerebri inferiores. Vv. meningeae münden gewöhnlich nicht ein.

Der *Abstrom* erfolgt in den Sinus petrosus superior, entweder in dessen Mitte oder an der Einmündung des Sinus petrosus superior in den Sinus transversus. Seltener zieht der Blutleiter in Venen zwischen Keilbeinkörper und Felsenbeinspitze ein, die hauptsächlich durch das Foramen ovale abströmen (noch seltener durch das Foramen lacerum).

Liegt der Sinus weiter seitlich, dann wird er gewöhnlich als Sinus petrosquamosus (HYRTL) bezeichnet und zieht in den Sinus petrosus superior ein.

Sinus paracavernosus (s. Abb. 339)

Fast denselben Verlauf wie die Sinus ophthalmopetrosus und petrosquamosus besitzt der Sinus paracavernosus. Der Blutleiter bildet sich jedoch aus einer V. cerebri media superficialis, die nicht in den Sinus cavernosus einzieht, sondern diesem 1–3 cm benachbart am Boden der Fossa cranialis media entlang verläuft und entweder in den Sinus petrosus superior oder über einen Sinus tentorii in den Sinus transversus mündet. Der Sinus wird als ein embryonaler Rest der V. tentorii aufgefaßt.

Sinus marginalis

Der Sinus occipitalis verläuft am Hinterrand oder innerhalb der Falx cerebelli von der Protuberantia occipitalis interna zum Foramen magnum, wo er sich meist in zwei Schenkel teilt und den Sinus marginalis bildet. Dieser umfängt das Foramen magnum und öffnet sich nach unten in die Plexus venosi vertebrales internus und externus, gelegentlich auch zum Plexus venosus canalis XII, zum Plexus basilaris und zur V. emissaria condylaris.

c) Hirnvenen und Sinus durales: Schmerzempfindungen

RAY u. WOLFF (1940) betonen, daß im Gebiet des Sinus sagittalis superior auch nach Ablösen des Sinus vom Schädel geringe Schmerzen ausgelöst werden konnten. Die in den Sinus einziehenden Venen sind jedoch bei Koagulation, Drücken und elektrischer Stimulation nur einige Millimeter neben dem Sinus schmerzempfindlich. Zug an den Gefäßen jedoch löst Schmerzen aus, und zwar in der frontoparietalen und Augenregion.

Die Granulationes arachnoideales sind schmerzunempfindlich, die Wände der Lacunae laterales jedoch auf Hitzereize, Drücke und elektrische Stimulation empfindlich. Keine Schmerzreize konnten vom Sinus sagittalis inferior ausgelöst werden.

Elektrische Stimulation des Sinus transversus und des Confluens sinuum an der Oberseite hatte Schmerzen im homolateralen Vorderkopfgebiet und im Auge zur Folge.

Die Venen an der Unterseite des Lobus temporalis sind im Allgemeinen unempfindlich, ihre Endstrecken zum Sinus petrosus superior und Sinus transversus auf Druck, Hitze und Zug sowie elektrische Reizung in unterschiedlicher Weise empfindlich. Die Schmerzübertragung erfolgt in die Regio temporalis.

Von der Seitenwand des Sinus cavernosus konnte einmal Schmerzempfindung nach elektrischer Stimulation im homolateralen Augen- und Oberkiefergebiet ausgelöst werden, möglicherweise durch Reizung des N. maxillaris.

4. Transbasale Venenverbindungen und Emissarien

a) Vordere Schädelgrube

Foramen caecum

Das Foramen caecum enthält einen Bindegewebepfropf mit dünnen Gefäßen, die oben mit dem Sinus sagittalis superior und unten mit Venen der Nasenhöhle sowie mit Venchen der vorderen Siebbeinzellen in Verbindung stehen (Zuckerkandl-Vene des Kindes). Beim Neugeborenen ist eine Vene regelmäßig vorhanden, später sehr selten. Eine weitere Verbindung zwischen Gehirn- und Nasenvenen besteht im Bereich der Lamina cribrosa des Siebbeines (ROSENMÜLLER 1840, und eigene Befunde).

V. ophthalmica inferior

Die meist englumige V. ophthalmica inferior ist Teilstrecke einer Anastomose zwischen Sinus cavernosus, V. ophthalmica superior und venösen Geflechten der Unterschläfengrube. Sie verläuft Y-förmig in der Orbita hinter dem Bulbus oculi und unterhalb des N. opticus zwischen M. rectus inferior und M. rectus lateralis. Der obere Ast zieht dorsalwärts und mündet in die V. ophthalmica superior und damit in den Sinus cavernosus ein. Auch innerhalb der Orbita anastomosiert die Vene mit der V. ophthalmica superior, gewöhnlich mit 3 Stämmchen. Das hintere untere Ende der Vene zieht (selten) durch die Fissura orbitalis inferior in die Fossa pterygopalatina und hauptsächlich zum Plexus pterygoideus.

V. ophthalmica superior

Die V. ophthalmica superior steht über ihr vorderes Ende unterhalb des Lig. palpebrale mediale mit der V. angularis und damit mit Venen des Obergesichtes in Verbindung. Am Winkel zwischen medialer und oberer Augenhöhlenwand läuft sie zunächst dorsalwärts, anschließend zwischen N. opticus und M. rectus superior meist bogenförmig nach dorsal lateral und durchdringt die Fissura orbitalis superior in der Regel lateral des Annulus tendineus (s. Schema 33 in LANG 1981). Anschließend mündet sie in den Sinus cavernosus ein.

Ärztliche Bedeutung.

Die allgemeine Stromrichtung ist zum Sinus cavernosus gerichtet, bei karotikokavernöser Fistel umgekehrt.

Vv. ethmoidales

Die Vv. ethmoidales verbinden Gefäßbezirke der Augenhöhle und der Nasenschleimhaut mit Duravenen und dem Sinus sagittalis superior.

Emissarium orbitofrontale

Das Emissarium orbitofrontale ist nach TENCHINI (1905) eine Variation des Emissarium frontale. Das Emissarium orbitofrontale anastomosiert gelegentlich mit Diploëvenen. Es kommt gemeinsam mit einem hypoplastischen Sinus sagittalis superior vor. Extrakraniell mündet es in die V. ophthalmica oder die V. supratrochlearis. Der Venenkanal ist von SCHELLING (1978) in 23% meist mit Öffnung an der Incisura supra-orbitalis aufgefunden worden.

Emissarium frontale

Im Bereich der Sutura metopica (Variation) findet sich gelegentlich ein gewinkelter Diploëkanal, der endokraniell in den Sinus sagittalis superior mündet (STADERINI 1905). Die äußere Öffnung im unteren Stirnabschnitt ist meist rundlich. Das Emissar ist beim Erwachsenen selten. In 1,4% fand SCHELLING Knochenkanäle vom Gebiet des Foramen caecum zum Nasenrücken.

V. ophthalmomeningea

Das unregelmäßig vorkommende Gefäß zieht vom Sulcus lateralis cerebri durch die Fissura orbitalis superior, seitlich davon oder durch das Orbitadach zur V. ophthalmica superior. Weitere Verbindungen können in der Orbita mit der V. ophthalmica inferior, der V. lacrimalis, im Schädelinnenraum mit dem Sinus sphenoparietalis oder dem Sinus meningeus bestehen.

Ärztliche Bedeutung

Durch die Vene können Krankheitserreger von der Orbita direkt zur harten Hirnhaut und in den Schädel übertragen werden.

V. diploica frontalis

Durch eine kleine Öffnung am oberen Orbitarand anastomosiert die V. supratrochlearis mit einem Canalis diploicus, der mit dem Sinus sagittalis superior in Verbindung steht (s. auch Diploëvenen, S. 629 und Band I/1, Teil B).

b) Mittlere Schädelgrube

Plexus venosus caroticus internus

Der Venenplexus um die Kanalstrecke der A. carotis interna bildet eine transbasale Venenanastomose im Canalis caroticus.
Er entsteht als plexusartiges Venengeflecht am Übergang zum Sinus cavernosus und bildet am äußeren Knie der A. carotis interna eine obere und untere Randvene, die durch die äußere Öffnung des Canalis caroticus ziehen und sich in die V. jugularis oder in den Plexus pterygoideus einsenken.
Abzweigungen verbinden sich als Vv. intrapetrosae medialis et lateralis direkt mit dem Sinus petrosus inferior, dem Sinus petrosus inferior accessorius oder mit der V. jugularis interna. (Weiteres s. Bd. I/1, Teil C.)

Rete venosum foraminis ovalis

Ein vom dorsalen Teil des Sinus cavernosus ausgehendes Venengeflecht verläßt den Schädel durch das Foramen ovale. Häufig senkt sich auch ein Sinus meningeus medius in das Rete ein. Dieser Weg stellt eine Verbindung mit dem Sinus sagittalis superior und damit einen Abflußweg des Gehirn- und Schädelblutes dar. An der Schädelunterseite steht das Rete mit dem Plexus pterygoideus in Verbindung.

Plexus venosus foraminis laceri

Meist durchsetzen dünnere Venen die Fibrocartilago basalis. Sie stehen mit dem Sinus cavernosus, dem Plexus venosus caroticus sowie mit Venen der Schädelunterseite in Verbindung.

Plexus foraminis spinosi

Der Plexus ist der regelrechte Durchtrittsort der Vv. meningeae mediae zum Plexus pterygoideus. Anastomosen bestehen mit dem Sinus cavernosus, mit dem Sinus sagittalis superior, dem Sinus sphenoparietalis und dem Rete venosum foraminis ovalis sowie über Begleitvenen des N. petrosus major mit Venen der Pars petrosa und des Canalis n. VII.

Rete venosum canalis rotundi

Neben dem N. maxillaris gelangen Arterien- und manchmal auch Venenstämmchen aus dem Sinus cavernosus in die Fossa pterygopalatina.

Foramen venosum (Emissarium sphenoidale; Vesalii)

Das in etwa 40% ausgebildete Kanälchen führt aus dem Sinus cavernosus plexusartig miteinander verflochtene Venen durch den großen Keilbeinflügel an die Schädelaußenseite. Außerdem ziehen in dem Kanal Nerven zum Sinus cavernosus (s. Band I/1, Teil C). Die Knochenöffnung ist von Andreas Vesal beschrieben worden: Foramen Vesalii.

c) Hintere Schädelgrube

Foramen jugulare

Die Hauptabstrompforte des Gehirnblutes ist die Pars venosa des Foramen jugulare (s. Bd. I/1, Teil B und C).

Plexus marginalis
(Sinus marginalis – Sinus circularis foraminis magni)

Der Plexus besteht in der Regel aus mehreren, vielfach kommunizierenden, Venenkanälen der Dura mater. Er verbindet die Sinus occipitalis, Plexus basilaris, beide Sinus petrosi inferiores und damit die Sinus cavernosi und intercavernosi miteinander. Häufig ist der Sinus mit dem Plexus venosus canalis hypoglossalis, seltener mit der V. emissaria condylaris verknüpft. Extrakraniell bestehen Verbindungen zu den Vv. vertebrales sowie zur V. cervicalis profunda, außerdem zu den *Plexus venosi vertebrales internus und externus* und zum Plexus suboccipitalis.

Plexus venosus canalis hypoglossalis

Innerhalb des Canalis hypoglossalis ziehen 5–8 vielfach miteinander anastomosierende Venen an die Schädelunterseite. An der Schädelaußenseite besorgt ein größeres Gefäß, das auch Blut aus der prävertebralen Muskulatur aufnimmt, den Abstrom in die V. jugularis interna (zusammen mit der extrakraniellen Fortsetzung des Sinus petrosus inferior = Rete canalis hypoglossalis, GISEL 1956).

Emissarium mastoideum

Durch das Foramen mastoideum gelangt die V. emissaria mastoidea von der Schädelinnenseite zur Schädelaußenseite. Der Knochenkanal liegt meist in der Naht zwischen Squama occipitalis und Processus mastoideus ossis temporalis. Er kann fingerkuppengroß und gelegentlich durch eine Knochenbrücke zweigeteilt sein. An unserem Material fehlt das Emissar in 20% beidseits, nur rechts in 4,5%, nur links in 11,5%. Der Knochenkanal bildet gewöhnlich einen nach parietal konvexen Bogen und besitzt mannigfache, gewöhnlich zweizipfelige oder syphonartige, Erweiterungen. Hier strömen kleinere Knochen- und Perikraniumvenen ein. Beim Neugeborenen ist die V. emissaria mastoidea schon entwickelt.

Das Gefäß erweitert sich, ehe es zum Foramen mastoideum gelangt, zu einem Venensack, der bereits am fetalen Kopf ausgebildet ist. Die „Emissariumvene" anastomosiert mit benachbarten Venen und kann einen beträchtlichen Teil des Kopfschwartenblutes abführen. Durch das Emissar zieht in der Regel ein R. meningeus aus der A. occipitalis oder aus der A. retro-auricularis in die Fossa cranialis posterior ein. (Weiteres s. Bd. I/1, Teil B, LANG 1981 und Teil C.)

Variationen

Mehrfach ist eine Verbindung mit einem Sinus meningeus posterior, der in den Sinus sagittalis superior mündet, und eine mit dem Sinus transversus sowie eine mit einer V. vertebralis cervicis erwähnt.

V. emissaria occipitalis

Die V. emissaria occipitalis verbindet Vv. diploicae, den Confluens sinuum bzw. einen der Sinus transversi mit Vv. occipitales. Die feinen Knochenöffnungen finden sich in der Umgebung der Protuberantiae occipitales interna und externa. SCHELLING (1978) konnte in 37% derartige Emissarien auffinden. Durch sie ziehen gewöhnlich neben Venen kleine Arterien hindurch.

V. emissaria condylaris

Die V. emissaria condylaris verbindet den Sinus sigmoideus durch den gleichnamigen Knochenkanal (84%) mit extrakraniellen Venen (weiteres s. Abb. 371 und Bd. I/1, Teil B).

d) Calvaria

Vv. emissariae parietales

Vv. emissariae parietales verbinden den Sinus sagittalis superior und Duravenen mit Kopfschwartenvenen: Vv. occipitales und V. temporalis superficialis. Auch Arterien durchziehen die Foramina parietalia.

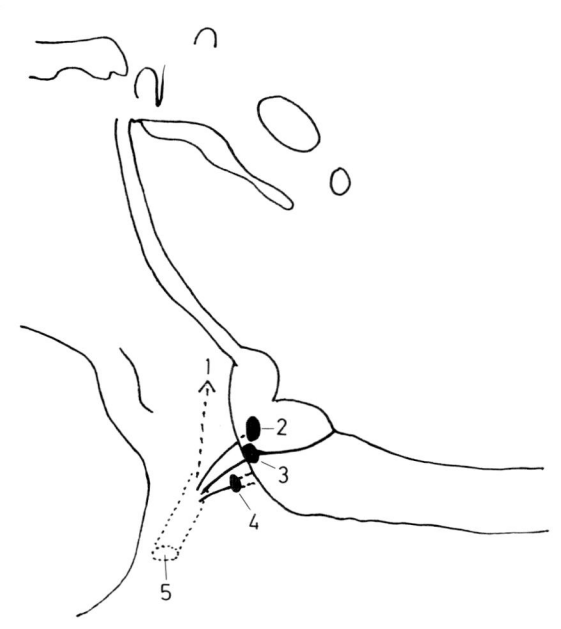

Abb. 371. Vena emissaria condylaris, intra- und extrakranielle Verbindungen
1 Die Vene kann mit dem Plexus venosus canalis hypoglossalis in Verbindung stehen.
2 Mit dem lateralen Abschnitt des Foramen jugulare (rechts 9,61%, links 28,84%).
3 Aus dem Gebiet der Crista terminalis sigmoidea geht das Gefäß in 25% ab.
4 Abgänge aus dem Endabschnitt des Sinus sigmoideus oder dem Bodenbezirk der Fossa cranialis posterior in 5,76% an der rechten und in 7,69% an der linken Seite

V. diploica temporalis anterior

Die V. diploica temporalis anterior mündet in den Sinus sphenoparietalis und kann in Venen der Schläfengegend einziehen (Vv. temporales profundae).

V. diploica temporalis posterior

Die V. diploica temporalis posterior mündet meist in den Sinus transversus. Sie kann durch das Emissarium mastoideum mit Venen der Regio retro-auricularis in Verbindung stehen.

Am ganzen Schädeldach, vorwiegend längs des Sinus sagittalis superior, treten feine Duravenen durch den Schädel hindurch und verbinden sich mit perikraniellen Venen. Die selben Pforten enthalten häufig Zweige der Aa. meningeae mediae. (Weiteres Band I/1, Teil B und LANG 1981).

5. Extrakranielle Venen

Entwicklung

Nach FISCHEL (1929) besteht der Zustrom zur Vena jugularis interna embryonal aus 2 Gefäßen. Das eine sammelt das Blut aus den vorderen Hirnabschnitten und verläßt mit dem N. facialis die Schädelhöhle, das andere stammt aus hinteren Hirnabschnitten und tritt an der lateralen Seite des N. X aus der Schädelhöhle aus. Durch Verbindung beider entsteht die V. jugularis interna. Die Vene geht dann jederseits in eine V. cardinalis anterior über, welche nach kaudal zum Ductus Cuvieri absteigt. Die oberflächlichen Kopf- und Halsvenen sowie die V. jugularis externa treten nach FISCHEL erst gegen Ende des 2. Fetalmonats auf.

Die *V. cardinalis anterior* ist zunächst kurz und verlängert sich, während die Herzanlage kaudalwärts verlagert wird. Bei Embryonen von 22 mm Länge verbinden sich beide Vv. cardinales anteriores in unteren Halsabschnitten über eine quere Anastomose, die den Abfluß der linken V. cardinalis anterior in den unteren Abschnitt der rechten leitet. Ein Teil der linken Vene obliteriert dann. Der untere Abschnitt der rechten wird zur V. cava superior. Anschließend werden die Vv. cardinales anteriores als Vv. jugulares internae bezeichnet.

V. jugularis interna

In den obersten erweiterten Abschnitt der V. jugularis interna (Bulbus v. jugularis internae superior) oder schon am Foramen jugulare münden in unterschiedlichen Höhen der Sinus petrosus inferior (LANG u. WEIGEL 1983) und die Vena aqueductus cochleae ein. Ärztlich wichtig ist der sog. Bulbushochstand, bei dem die hintere untere Wand des Cavum tympani dehiszent werden kann und der Bulbus v. jugularis superior in die Cavitas tympanica hineinragt. (Weiteres s. Bd. I/1, Teil C.)

In die V. jugularis interna mündet auch die V. canalis pterygoidei ein.

Einen weiteren Zufluß zur V. jugularis interna stellt die V. pharyngea superior, die sich häufig mit dem Plexus venosus hypoglossalis verbindet, dar (LUSCHKA 1862).

Die V. jugularis interna verläuft zunächst seitlich und hinter der A. carotis interna, dorsal liegt sie dem M. rectus capitis lateralis sowie dem Processus transversus atlantis, dann den Mm. levator scapulae, scalenus medius und dem M. scalenus anterior an. Hinter ihr verlaufen Zweige des Plexus cervicalis sowie der N. phrenicus, der Truncus thyreocervicalis sowie die Vasa vertebralia und die A. subclavia. Unterhalb des Bulbus ist die Vene im Mittel 9 mm weit, kaudal erweitert sie sich durch Blutzustrom einmündender Venen. Während ihres Verlaufs nach abwärts gelangt die V. jugularis interna an die laterale Seite der Aa. carotides interna et communis. V. jugularis interna, Wandbau s. Abb. 372.

Plexus pharyngeus

An der Rückseite des Pharynx ist in der Regel ein aus dünnen Venen bestehender und sehr unterschiedlicher Plexus ausgebildet, der in oberen Abschnitten mit dem Plexus venosus pterygoideus, mit Venen des Palatum molle, der Tuba auditiva und prävertebralen Venen in Verbindung steht. Aus diesem Plexus ziehen in der Regel mehrfache Venen zur V. jugularis interna oder zur V. retromandibularis, zur V. lingualis oder zur V. thyreoidea superior.

V. pharyngea inferior

Nach LUSCHKA gelangt nicht selten eine zweite Vene des Pharynx in Höhe des Zungenbeins in den medialen Umfang der V. jugularis interna (V. pharyngea inferior). Sie verbindet sich nicht selten mit der V. lingualis zu einem gemeinsamen Stamm, der mitunter auch in die V. facialis oder die V. retromandibularis einzieht.

V. lingualis

Die in den Nomina Anatomica angegebenen Venae lingualis et dorsalis linguae stellen kleine Begleitvenen der gleichnamigen Arterien dar. Der Hauptabstrom aus dem vorderen Zungengebiet erfolgt nicht medial des M. hyoglossus (wie der arterielle Zustrom), sondern lateral desselben als Vena comitans n. hypoglossi in der Nachbarschaft dieses Nervs. Diese Vena comitans gewinnt neuerdings für mikrochirurgische Eingriffe im Zungenbereich an ärztlicher Bedeutung.

Vv. profunda linguae et sublingualis

Als V. profunda linguae dürfen dorsale Zungenvenen gelten, die sich aus dem Gebiet unter der Schleimhaut des hinteren Zungendrittels bilden, manchmal als gemeinsamer Stamm, häufiger jedoch im Form mehrerer Venen in die V. jugularis interna oder die V. retromandibularis münden. Ein weiterer Zustrom zur V. comitans n. hypoglossi ist die V. sublingualis, welche der gleichnamigen Arterie benachbart verläuft und, häufig durch Lücken des M. mylohyoideus, mit der V. submentalis anastomosiert (LANG u. JÜDE 1973). Alle vorgenannten Venen münden in die V. jugularis interna bzw. die Vena retromandibularis ein. (V. retromandibularis s. Regio faciei: Band I/1 Teil C).

V. facialis

Die V. facialis steht im medialen Augenwinkelgebiet über die V. angularis mit der V. ophthalmica superior in Verbindung. Sie nimmt oft die V. frontalis, die Vv. supratrochleares, palpebrales superiores, nasales externae und palpebrales inferiores auf. In ihrem Verlauf nach abwärts und rückwärts zum Vorderrand des M. masseter zieht das Gefäß gestreckt und hinter der A. facialis.

Die *V. labialis superior* entsteht aus einem dichten Venenplexus innerhalb des M. orbicularis oris, steigt etwas nach seitlich und aufwärts zum Einfluß in die V. facialis am Nasenflügelgebiet an.

Die *Vena labialis inferior* bildet sich aus einem ähnlichen Venenplexus der Unterlippe und liegt in der Regel in Form von 2 oder 3 Gefäßen, die über die Mandibula nach abwärts zur V. submentalis oder zur V. jugularis anterior ziehen, vor. Diese Venen stellen demnach keinen direkten Zustrom zur V. facialis (wie dies die Nomina Anatomica anzeigen) dar. Den Wandbau der V. facialis zeigt Abb. 373.

Abb. 373. V. facialis, Wandbau

Abb. 372. V. jugularis interna, Wandbau

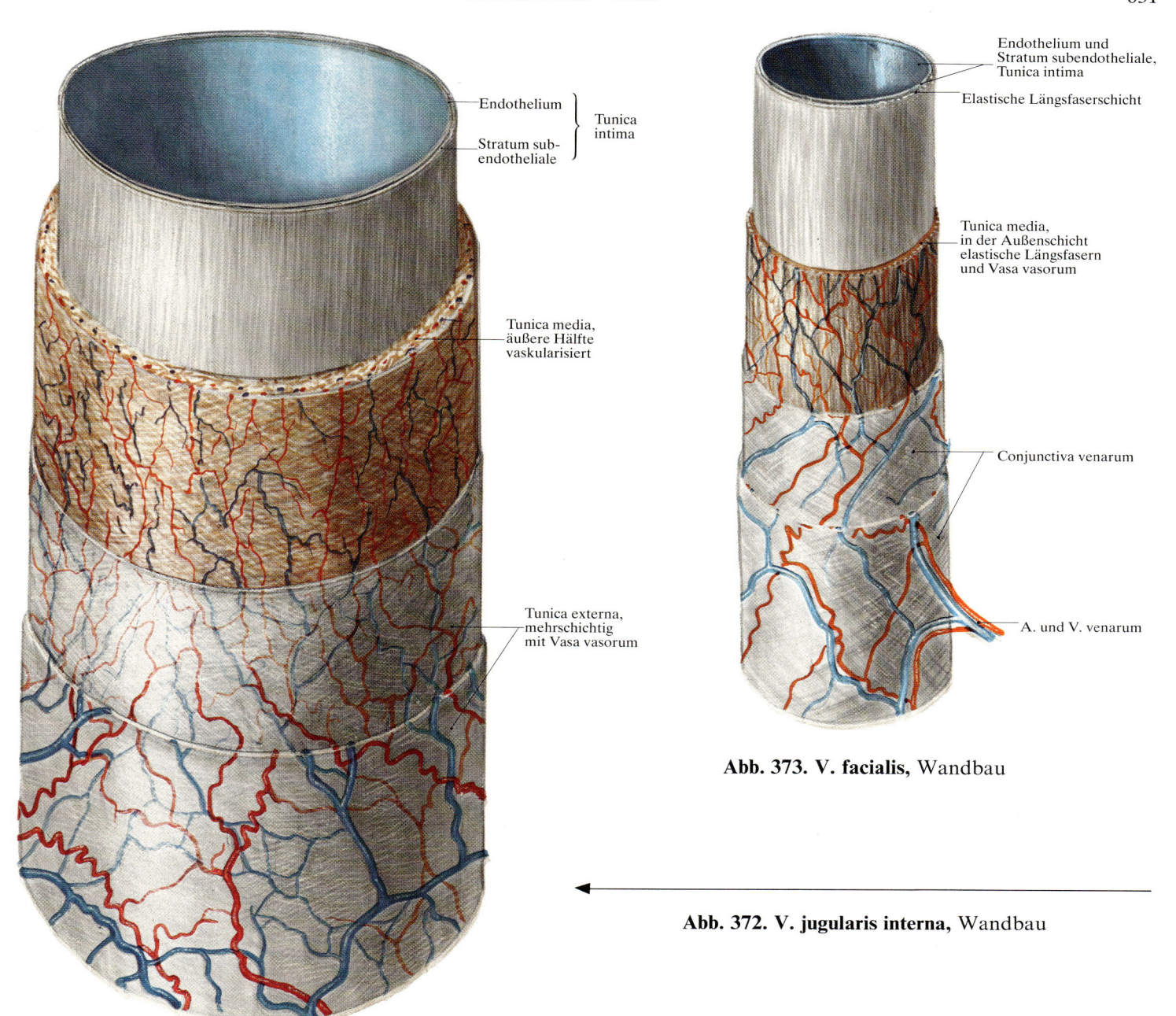

V. faciei profunda

In der Regel ist die V. faciei profunda ein relativ kräftiges Gefäß, das vom Plexus pterygoideus nach unten und vorne zieht und die V. facialis unterhalb des Os zygomaticum erreicht. Weitere kleine Zuströme zur V. facialis stellen Rami parotidei aus der Glandula parotis dar. Auch Vv. buccales und massetericae gelangen in die V. facialis.

Vv. palatinae

Die Vv. palatinae, meist mehrfach ausgebildet, begleiten die A. palatina ascendens in umgekehrter Stromrichtung und münden unterhalb des Unterkiefers in die V. facialis oder in die V. submentalis ein. Sie stellen in der Regel den Hauptabstrom der Tonsilla palatina dar und haben deshalb erhebliche ärztliche Bedeutung. (Weiteres s. Bd. I/1, Teil C.)

V. submentalis

Die V. submentalis steht im Trigonum submandibulare und submentale mit der V. jugularis anterior oder deren Zustromgefäßen sowie mit Unterlippengefäßen in Verbindung. In der Regel wird das Gefäß in Richtung V. facialis weitlumiger und mündet in diese im Bereich des Trigonum submandibulare ein. Venen der Glandula submandibularis können die V. facialis direkt oder die V. submentalis erreichen.
Weitere Verbindungen der V. facialis bestehen mit der V. alveolaris inferior am Foramen mentale. (Weiteres s. Bd. I/1, Teil C.)

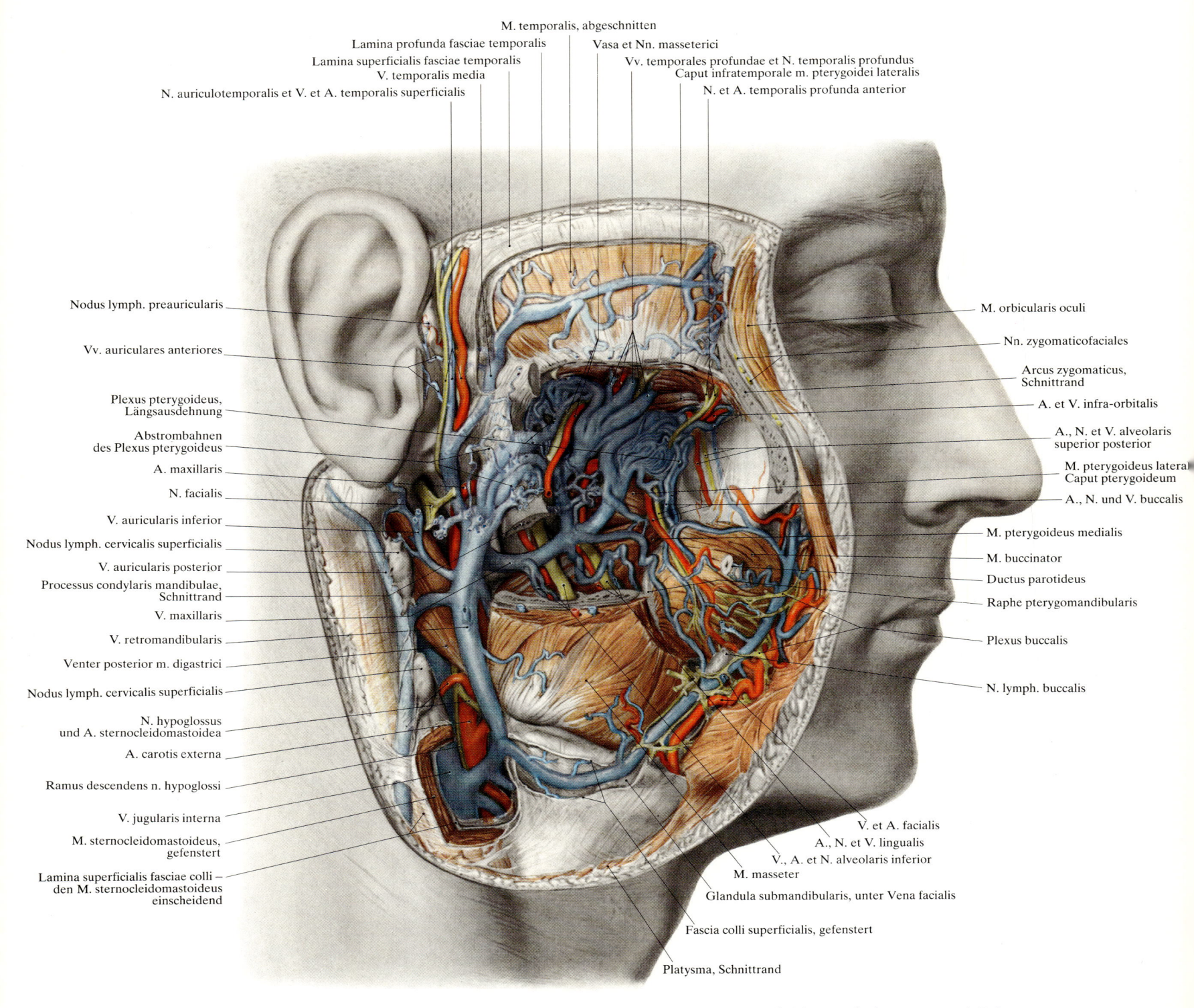

Abb. 374. Spatium masticatorium, Plexus pterygoideus. Zu- und Abstrombahnen von seitlich

Plexus venosus pterygoideus und Zustrombahnen
(Abb. 374)

Seitlich, aber auch medial des M. pterygoideus lateralis liegt ein starker Venenplexus in der Umgebung der A. maxillaris vor. Dieser erhält Zustrom von transbasalen Venen (Vv. meningeae mediae, Plexus foraminis ovalis, Plexus venosus caroticus und der Vene des Foramen venosum) sowie von Begleitvenen der Zweige der A. maxillaris. Die Aa. temporales profundae werden von Vv. temporales profundae nach abwärts begleitet, die A. canalis pterygoidei von der V. canalis pterygoidei, die sowohl nach dorsal als auch zur Fossa pterygopalatina Verbindungen besitzt.

V. temporalis media

Die *V. temporalis media* hat annähernd horizontalen Verlauf oberhalb des Processus zygomaticus und ist von der oberflächlichen Faszie des M. temporalis bedeckt. Von vorne her erhält sie Zustrom aus dem Orbitagebiet (Venae palpebrales laterales). Außerdem steht sie mit der V. supra-orbitalis und der V. facialis in Verbindung. Hinten durchbricht sie die Faszie und vereinigt sich mit der V. temporalis superficialis, wodurch die V. temporalis communis entsteht, die sich von oben her in die Glandula parotis einsenkt.

HYRTL (1885) betont, daß die V. temporalis media (die wie die A. zygomatico-orbitalis verläuft) von ihm niemals einfach, sondern immer als Plexus aufgefunden wurde, der mit Vv. temporales profundae und durch perforierende Zweige mit subkutanen Gesichtsvenen in Verbindung stand.

V. retromandibularis, Zustrom

Die V. retromandibularis (V. facialis posterior) entsteht aus einer oberflächlichen Wurzel, der V. temporalis superficialis, und einer tiefen, den Vv. maxillares.

In der Regel erfolgt innerhalb der Glandula parotis der Zustrom der *Vv. maxillares*, die das Blut aus dem Plexus pterygoideus nach hinten abführen. Ein weiterer wichtiger Zustrom stellt das retroartikuläre Venenpolster (hinter dem Kiefergelenk) dar, das sowohl Tiefenverbindungen zum Plexus pterygoideus als auch Oberflächenverbindungen zur V. temporalis superficialis besitzt. Als *V. transversa faciei* bezeichnet HYRTL eine Vene, die vor und hinter dem M. masseter mit Geflechten der V. maxillaris in Verbindung steht. Weiterer Zustrom erfolgt durch die Vv. auriculares anteriores vom Außenohr, durch Vv. parotideae aus der Glandula parotis, durch Vv. tympanicae aus dem Cavum tympani und der V. stylomastoidea aus dem Canalis facialis. (Weiteres s. Bd. I/1, Teil C.) Betont sei, daß die V. retromandibularis auch als V. temporomaxillaris oder V. facialis posterior bezeichnet wurde. Sie verläuft in der Regel an der äußeren Fläche der A. carotis externa durch die Glandula parotis hindurch. In der Nähe des Unterkieferwinkels teilt sie sich in 2 Bahnen, deren eine nach vorne, entweder über oder unter den Mm. stylohyoideus und digastricus, zur V. facialis verläuft (V. facialis profunda), während der andere nach hinten über den M. sternocleidomastoideus hinwegzieht und gemeinsam mit der V. auricularis posterior einen oberen Zustrom zur V. jugularis externa bildet.

III. Lymphgefäße

Entwicklung

Schon FISCHEL (1929) wies darauf hin, daß über die Entwicklung der Lymphgefäße verschiedene Anschauungen herrschen. Ein Teil der Forscher nimmt an, daß sie an Ort und Stelle aus Lücken im embryonalen Bindegewebe entstehen, die dann zusammenfließen und ein Netz kleiner Kanälchen bilden, welche sich zu größeren Kanälen vereinigen. Sie sollen erst sekundär mit den beiden Vv. subclaviae im Bereich der Anguli venosi Verbindung aufnehmen. Diese Ansicht vertritt derzeit auch BLECHSCHMIDT (1961), der betont, daß bei jungen Keimlingen durch die Krümmung des Kopfes eine sog. Halskerbe entstehe, in der sich das embryonale Bindegewebe kragenförmig und zirkulär zur Längsachse straffe. Die aus dem Kopf- und Halsgebiet abfließende Gewebelymphe staue sich in immer breiter werdenden Spalten. Das zwischen den Spalten bleibende, von Lymphe umspülte Gewebe entwickle sich zu den ersten lymphatischen Reaktionsherden des Körpers, den Anlagen der Lymphknoten. Auch CLARA (1955) betont, daß Lymphgefäße an Ort und Stelle aus Gewebespalten im Mesenchym entstehen und in der Nachbarschaft größere Venenstämme an bestimmten Körperbezirken zu Lymphsäcken umgeformt werden.

Die andere Ansicht besagt, daß bei etwa 10 mm langen Embryonen an bestimmten Zonen Zweige aus den Venen aussprossen und ein Geflecht bilden. Aus jedem dieser Geflechte entwickle sich ein sackförmiges Gebilde, das den Zusammenhang mit der ursprünglichen Vene verliert und einen selbständigen, mit Endothel ausgekleideten Sack (Lymphsack) darstelle. Im Halsgebiet entwickelt sich auf diese Weise ein Saccus lymphaticus jugularis (FISCHEL 1929). Dieser Lymphsack vergrößert sich rasch und ist bei 30 mm langen Embryonen ca. 5 mm lang und reicht entlang der V. subclavia bis in die Armanlage hinein: Saccus jugulosubclavius. Von diesem sprossen 2 Lymphgefäßgruppen aus, eine oberflächliche zur Haut des Kopfes, des Halses und der Schulter, eine tiefere zum Arm.

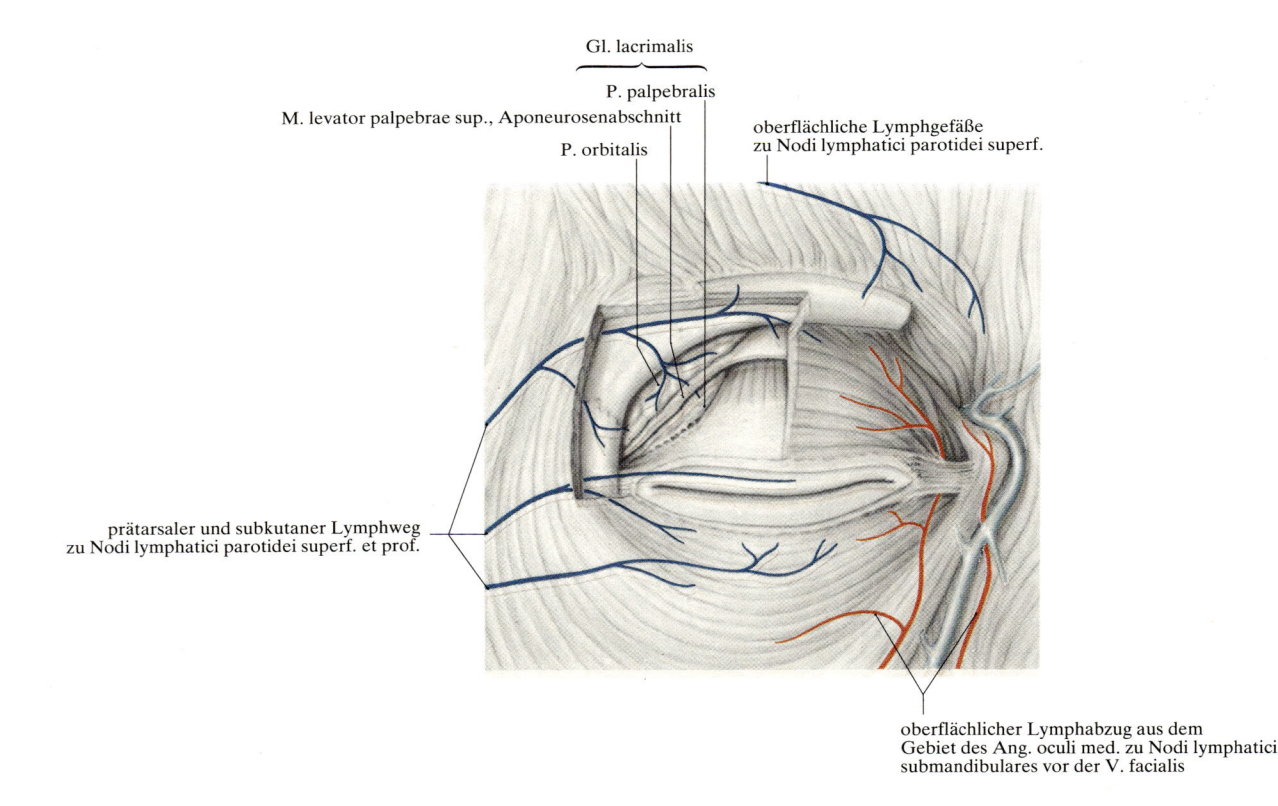

Abb. 375. Oberflächlicher Lymphabstrom, Lider und Tränendrüse

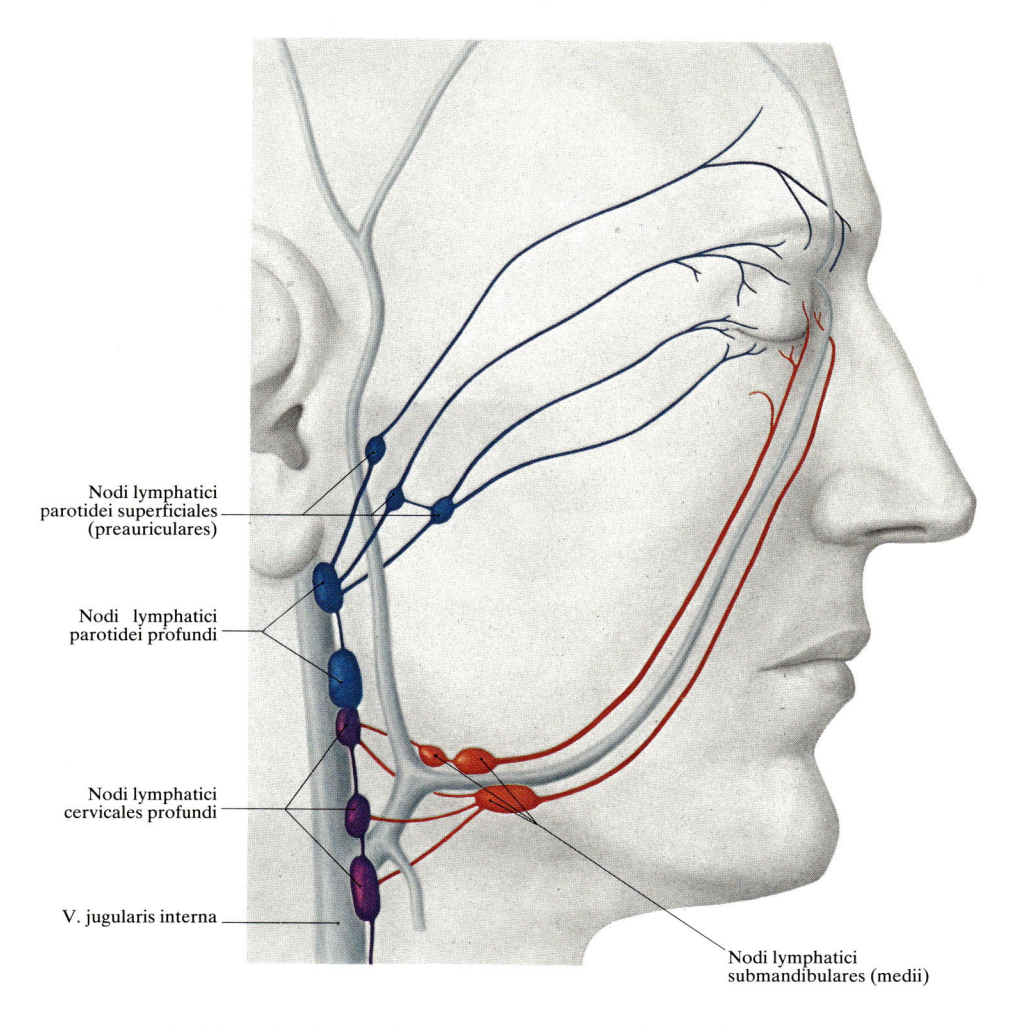

Abb. 376. Oberflächlicher Lymphabzug aus dem Lidapparat

Nodi lymphatici. Nach FISCHEL (1929) werden die Lymphsäcke sämtlich bei 14–80 mm langen Embryonen in Lymphgefäße umgebildet (Ausnahme Cisterna chyli). Bei Embryonen von 30 mm Länge beginnen sich die Nodi lymphatici als primäre Lymphknotengruppen zu entwickeln und zwar eine jugulosubclaviale, eine retroperitoneale und eine präaortale sowie eine inguinale Gruppe. Aus dem diesen anliegenden Bindegewebe kommen sekundäre Lymphknotengruppen hinzu. Die Entwicklung der einzelnen Lymphknoten ist außerordentlich unterschiedlich. Einzelne sind bereits im 8. Fetalmonat verhältnismäßig groß und ausdifferenziert, andere verharren lange und sogar zeitlebens auf einem niederen Entwicklungsstadium.

Regio orbitalis (Abb. 375 u. 376)

Einwandfrei nachgewiesen sind durch TEICHMANN (1861), GRUNERT (1901) und MOST (1905) Lymphgefäße der Conjunctiva bulbi und der Augenlider. Diese folgen im weiteren Verlauf insbesondere den Arterien, im seitlichen Orbitagebiet der A. zygomaticotemporalis, im medialen der A. angularis. Die Lymphgefäße des Unterlides und der zugehörigen Abschnitte der Conjunctiva bulbi verlaufen teils entlang der A. transversa faciei, teils entlang der A. angularis und A. facialis. Die von der Haut herstammenden Lymphgefäße ziehen oberflächlich des M. orbicularis oculi, jene aus tieferen Lidabschnitten und der Conjunctiva unter diesem Muskel oder im Wangenfett.

Im medialen Bereich wurden 2–4 Stämmchen oberflächlich des M. orbicularis oculi und der Wangenmuskeln nachgewiesen, die miteinander zusammenfließen und zu Nodi lymphatici submandibulares medii einziehen. Die tiefen Lymphgefäße aus diesem Gebiet (tiefere Lidschichten und Conjunctiva bulbi) verlaufen unter dem M. orbicularis oculi und den mimischen Muskeln in der Regel entlang der V. facialis zu den Nodi lymphatici submandibulares posteriores. Sie sind mit oberflächlichen Lymphbahnen über Anastomosen verknüpft. Nach MOST (1905) und BARTELS (1914) können in ihren Verlauf Nodi lymphatici buccinatorii (infra-orbitales) eingeschaltet sein. Der Nodus buccinatorius kann gelegentlich im Gebiet des Sulcus nasolabialis aufgefunden werden (Nodus lymphaticus nasolabialis) oder weiter seitlich in der Wangengegend (Nodus lymphaticus malaris).

Aus dem seitlichen Oberlidgebiet, der zugehörigen Conjunc-

tiva und dem seitlichen Unterlidgebiet ziehen 2–4 oberflächliche und 2–3 tiefe Abflußbahnen zunächst mehr quer, dann nach unten, zu Nodi lymphatici parotidei superficiales et profundi. MOST (1905) beobachtete auch laterale Abflußbahnen zu Nodi lymphatici cervicales superficiales sowie zu Nodi lymphatici malares.
(Weitere Lymphknoten im Gebiet der Regio faciei, Band I/1, Teil C).

Lymphonodus sacci lacrimalis

KREHBIEL (1878) konnte unmittelbar dorsal der Einmündung der Ductuli lacrimales am Saccus lacrimalis mehrfach einen kleinen Lymphknoten von 2–4 mm Länge, 1 mm Breite und 1 mm Dicke auffinden. Dieser Lymphknoten ist nicht stets ausgebildet.

Auge

TEICHMANN (1861) injizierte im Anschluß an ARNOLD (zit. bei TEICHMANN) einen Lymphgefäßring am Kornearand (Circulus lymphaticus), der aus einzelnen Zweigen besteht. Am Zusammenschluß mehrerer Zweige sind die Lymphgefäße weiter, in der Mitte messen sie nur 4 µm. Einzelne Gefäße scheinen vom Zentrum der Cornea in dieses Netz einzumünden, liegen 1–2 mm voneinander entfernt und sind bis zu 0,1 mm lang. Die Lymphgefäße scheinen sich mit Lymphgefäßen der Conjunctiva bulbi zu verbinden. 4–5 mm vom Rand der Cornea entfernt nehmen die Abstrombahnen des Circulus nicht mehr einen radiären, sondern einen dem Cornearand parallelen Verlauf ein, erhalten Klappen und ziehen in Richtung Anguli oculi medialis et lateralis. Wahrscheinlich handelt es sich bei einem Teil der Gefäße um Vasa aquosa (s. Teil B). Die Sklera selbst besitzt nach TEICHMANN keine Lymphgefäße. Über die Lymphgefäße des intraorbitalen Fettgewebes und der Scheiden des N. opticus sind uns keine anatomischen Untersuchungen bekannt.

Auris externa (Abb. 377)

STAHR (1899) und MOST (1905) unterschieden 3 Hauptabstromgebiete der Lymphe des Außenohres zu Nodi lymphatici preauriculares, infra-auriculares et retro-auriculares. STAHR weist darauf hin, daß Nodi lymphatici bestehen, in welche stets die zugehörigen Lymphgefäße einziehen: Regionäre Nodi lymphatici sowie andere Lymphknoten, die nur eingeschaltet sein können und deren Vorkommen nicht regelhaft ist. Die vorderen 2–6 Lymphgefäßchen des Außenohres kommen von der Region des Tragus und des Meatus acusticus externus (etwa aus dem Verzweigungsgebiet der Rami auriculares der A. temporalis superficialis), die unteren aus dem Stromgebiet der unteren Zweige der A. temporalis superficialis zum Ohr sind meist als 3–4 Lymphgefäße vor dem Ohrläppchen von der Helix, der Concha und dem Meatus acusticus externus herstammend zu Nodi lymphatici auriculares inferiores zu erkennen (BARTELS 1909). Die hinteren Abstrombahnen entsprechen etwa dem Ohrgebiet, das von der A. auricularis posterior versorgt wird. Zu ihm gehören hintere Flächen und Randgebiet der Concha auris, Anthelix und Teile des Meatus acusticus externus. STAHR konnte 8 Lymphgefäße dieser Art nachweisen, deren obere zu Nodi lymphatici retro-auriculares (dorsal des M. auricularis posterior), zu Nodi lymphatici cervicales profundi superiores sowie zu Nodi lymphatici parotidei verlaufen. BARTELS betont, daß aus dem Lobulus auris Lymphgefäße insbesondere zu Nodi lymphatici infra-auriculares ziehen. Nach KESSEL (1867) liegt an der äußeren Fläche des Trommelfelles unter der Epidermisschicht ein stärkeres, unter der Schleimhautschicht ein spärlicheres Lymphgefäßnetz. Im Gebiet des Anulus stehen beide Netze miteinander in Verbindung. Aus dem Meatus acusticus externus zieht die Lymphe zu verschiedenen Lymphknotengruppen.

Außennase

Nach KÜTTNER (1899) und MOST (1901) bestehen an der Außennase 2–3 obere Abstrombahnen von der Radix nasi zu Lymphgefäßen des Oberlids und dann zu Nodi lymphatici parotidei.
6–10 untere Abstrombahnen verlaufen, oberflächlich oder tief zu den mimischen Muskeln gelegen, mit Zweigen der V. facialis zu Nodi lymphatici submandibulares. In ihren Verlauf können Nodi lymphatici buccinatorii eingeschaltet sein. MOST (1901) beobachtete auch Lymphgefäße vom Dorsum nasi, die zu Nodi lymphatici cervicales superficiales gelangten. Nach KÜTTNER bestehen Anastomosen zwischen Lymphgefäßen der Außennase und der Nasenschleimhaut.

Regio oris

Die subkutanen Lymphgefäße der Oberlippe schließen sich nach DORENDORF (1900) den submukösen Oberlippengefäßen an, welche zu Nodi lymphatici submandibulares ziehen und zwar zu mittleren oder hinteren Lymphknoten.
Die 2–4 subkutanen Lymphgefäße der Unterlippe bilden miteinander rechts-links-Anastomosen aus und ziehen zu Nodi lymphatici submentales oder zu Nodi lymphatici submandibulares anteriores. Sie können auch direkte Zweige zu Nodi lymphatici cervicales profundi abgeben.

Regio buccalis

Die Lymphgefäße der Wangenhaut erreichen Nodi lymphatici submandibulares medii et posteriores sowie Nodi lymphatici submentales oder auch Nodi lymphatici cervicales superficiales et profundi (STAHR 1899). (Über Lymphgefäße der Mundhöhle s. Bd. I/1, Teil C.)

Gingiva und Zähne

Nach SCHWEITZER (1907) liegt in der Gingiva ein feinmaschiges Lymphgefäßnetz vor, dessen Abstrombahnen teils zum Vestibulum oris, teils zum Cavum oris proprium abziehen.

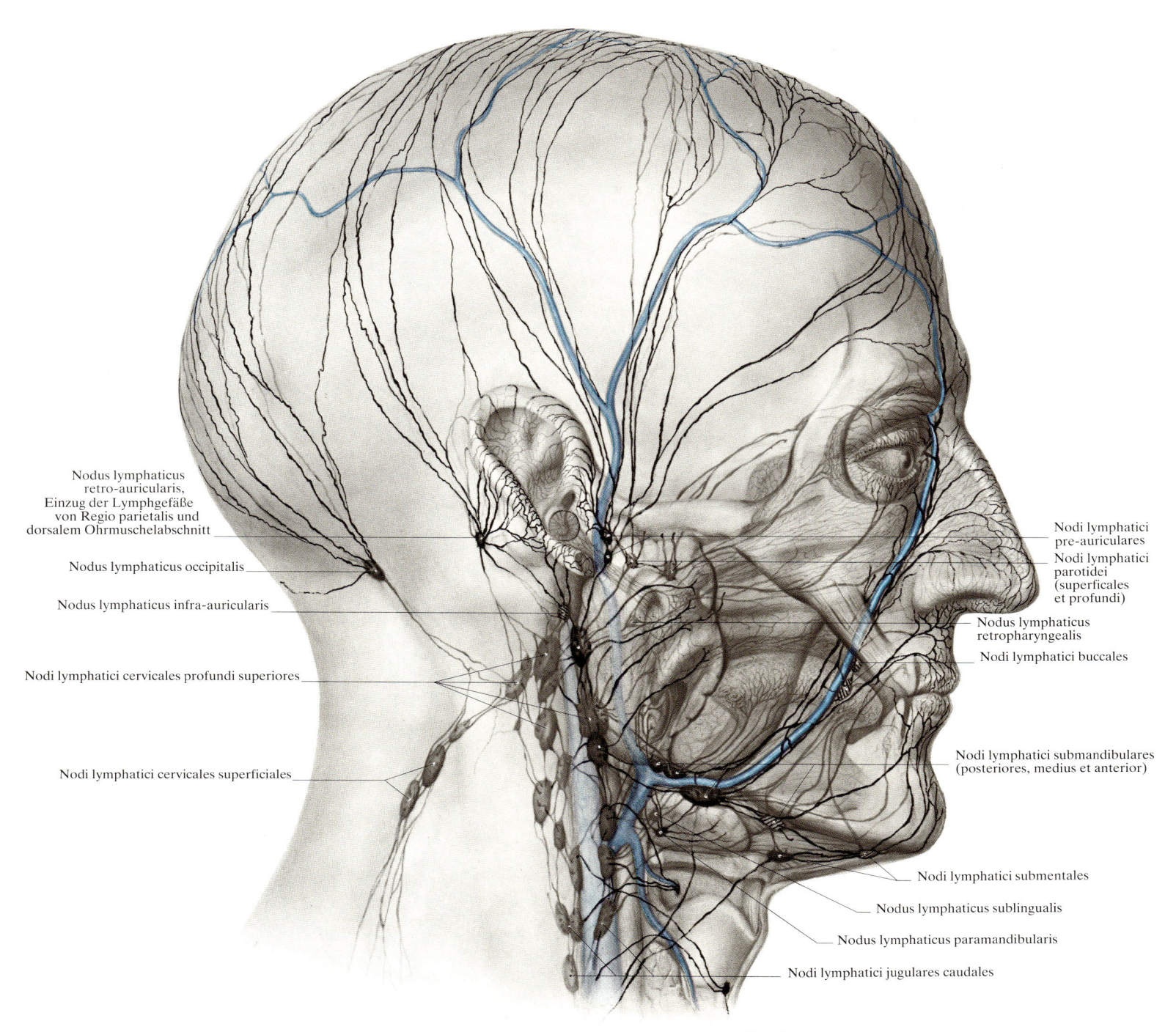

Abb. 377. Lymphgefäße und Lymphknoten im Kopfbereich

Die äußeren Abstrombahnen verlaufen entlang der Kieferbögen, anastomosieren in der Medianen mit den gegenseitigen und schließen sich dem Verlauf der V. facialis zu allen Nodi lymphatici submandibulares an. Aus dem Gebiet der 4 unteren Schneidezähne können sie auch zu Nodi lymphatici submentales sowie zu Nodi lymphatici cervicales profundi (mediales superiores), selten zu einem Nodus lymphaticus buccinatorius abfließen.

Die inneren Abstrombahnen verlaufen durch die Schleimhaut des Palatum durum, bekommen von diesem sowie vom Palatum molle Zustrom und ziehen zu Nodi lymphatici cervicales profundi mediales superiores derselben oder der Gegenseite. Aus dem Unterkieferzahnfleisch verlaufen Lymphgefäße des Frontzahngebietes durch den M. mylohyoideus zu Nodi lymphatici submandibulares anteriores sowie zu Nodi lymphatici cervicales profundi mediales superiores, selten zu Nodi lymphatici submandibulares posteriores.

Über den Lymphabstrom der Zahnpulpen orientiert Abb. 378. Betont sei, daß über Zahl und Verlauf der Lymphgefäße und regionäre Lymphknoten unterschiedliche Meinungen vorliegen. Die Nodi lymphatici submandibulares anteriores kommen insbesondere für die Dentes incisivi inferio-

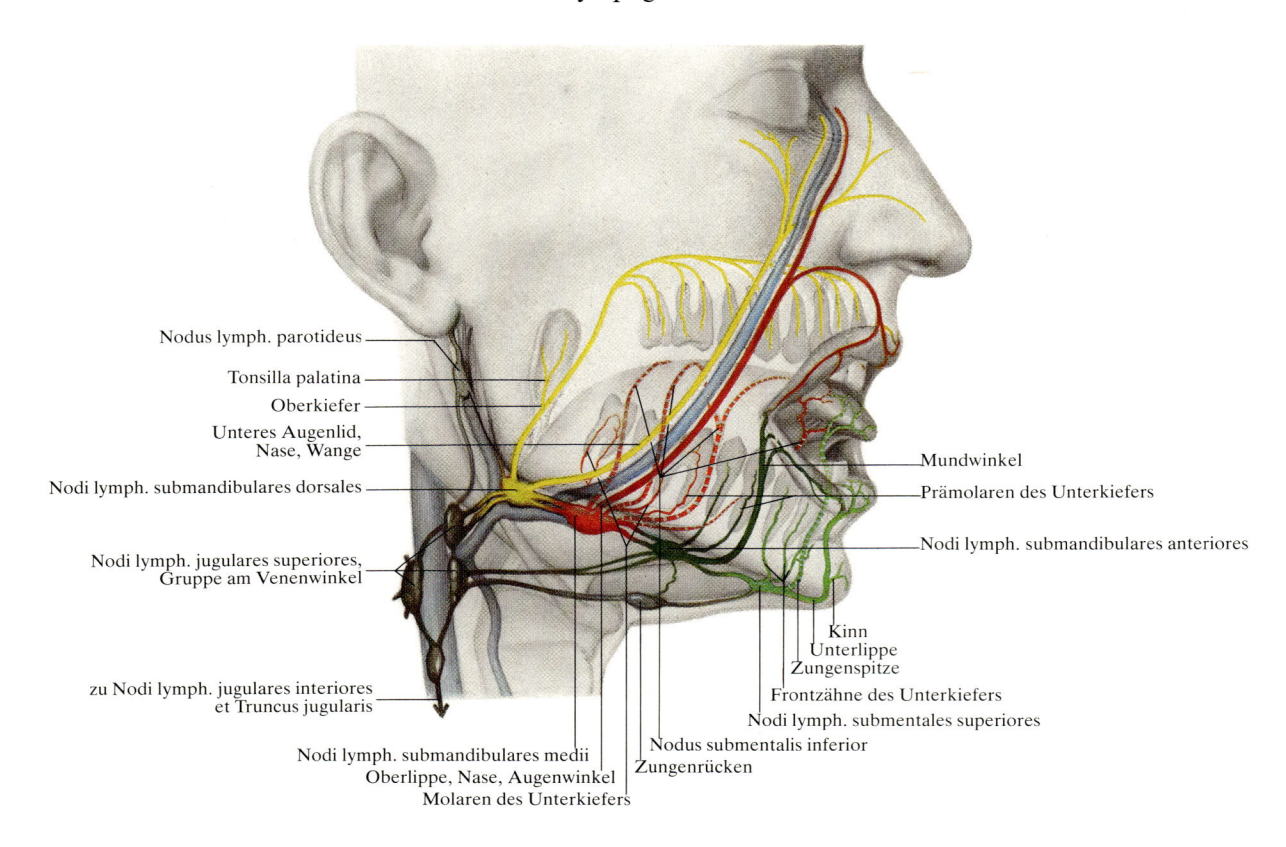

Abb. 378. Einzugsgebiete und Abflußwege der Nodi lymphatici submandibulares

res, die Nodi lymphatici submandibulares medii für Prämolar- und Molargegend des Ober- und Unterkiefers und zu $1/3$ auch für Gefäße aus der Inzisivusgegend in Betracht. Die Oberkieferzähne drainieren auch in die Nodi lymphatici submandibulares posteriores.

Zunge

Innerhalb der Zunge liegt ein dichtes Lymphgefäßnetz, das auch in Papillen hineinreicht, vor (KÜTTNER 1899; MOST 1905; u.a.). Rechts-links-Anastomosen sind die Regel. Eine vordere Abstrombahn verläuft oberflächlich im Frenulum linguae, tritt durch den M. mylohyoideus hindurch und gelangt zu Nodi lymphatici submentales. Eine tiefe schließt sich dem Stromgebiet der A. profunda linguae an und zieht zwischen den Mm. genioglossi abwärts zu Nodi lymphatici submandibulares anteriores oder entlang des M. digastricus, venter posterior zu Nodi lymphatici cervicales profundi superiores. In diesen Weg können kleine Nodi lymphatici linguales mediales eingeschaltet sein.
Seitliche Zungenlymphgefäße verlaufen oberflächlich, lateral oder medial der Glandula sublingualis vorbei. In Begleitung der Aa. sublinguales et linguales gelangen sie zu Nodi lymphatici cervicales profundi. In diesen Weg können Lymphknoten eingeschaltet sein, gelegentlich verlaufen die Lymphgefäße auch direkt zu Nodi lymphatici supraclaviculares (KÜTTNER 1897).

Glandulae parotis, submandibularis et sublingualis

Aus den vorgenannten Speicheldrüsen ziehen Lymphgefäße zu Nodi lymphatici parotidei, paramandibulares, submandibulares, cervicales profundi et superficiales.

Tonsilla palatina

Nach MOST (1905) und anderen ziehen die Lymphgefäße der Tonsilla palatina am häufigsten entlang dem hinteren Bauch des M. digastricus und der V. jugularis interna zu Nodi lymphatici cervicales profundi. In der Regel bestehen 3–5 derartiger Gefäße, die die Tonsillenkapsel durchbrechen und an der Fascia buccopharyngea und dem M. constrictor pharyngis superior entlang zum Lymphknoten zwischen V. jugularis interna und M. stylohyoideus verlaufen. Je nach Lage der vorgenannten Lymphknoten werden diese als Nodi lymphatici jugulodigastricus oder jugulo-omohyoideus bezeichnet.

Pharynx

Unter der Pharynxschleimhaut besteht ein dichtes Lymphgefäßnetz, das 3 Abstrombahnen besitzt. Nach BARTELS besteht eine vordere untere Abstrombahn, vor allem aus unteren Pharynxabschnitten gemeinsam mit dem Kehlkopflymphgebiet durch die Membrana hyothyreoidea hindurch zu Nodi lymphatici cervicales profundi superiores mediales. In ihren

Verlauf können kleine Lymphknoten eingeschaltet sein. Außer diesen vorderen, unteren Abstrombahnen aus dem Pharynx (und Larynx) bestehen nach BARTELS hintere Lymphgefäße aus der Gegend des oberen Pharynxabschnittes und des Pharynxdaches sowie der seitlichen Pharynxwand, die einen medialen und einen seitlichen Abstromweg benutzen. Der mediale verläuft durch die Raphe pharyngis hindurch, wendet sich hinter dem Pharynx scharf nach der Seite und zieht direkt oder über Nodi lymphatici retropharyngei mediales et laterales zu Nodi lymphatici cervicales profundi superiores mediales (et laterales).

Der seitliche Lymphabzug erfolgt durch die Muskulatur im Gebiet des Recessus pharyngeus hindurch zu parapharyngealen Lymphknoten.

Vasa lymphatica occipitalia

Nach KIHARA (1963) stammen aus dem Perikranium der Hinterhauptgegend, benachbarten Faszien, Sehnen und Muskeln 1–2 (selten 3) Lymphgefäße, die mit den Zweigen der A. occipitalis und entlang des Ansatzes des M. semispinalis capitis zu Nodi lymphatici cervicales profundi superiores ziehen. Die vom oberen Teil des Lig. nuchae und der Gegend des Foramen magnum entspringenden Lymphgefäße schließen sich diesem Verlauf an. Zwischen Ursprung des M. trapezius und Ansatz des M. sternocleidomastoideus liegen Nodi lymphatici occipitales superficiales; in der Gegend der Ansatzzone des M. semispinalis capitis und der Nachbarschaft der A. occipitalis liegen Nodi lymphatici occipitales profundi, deren Abstrom zu Nodi lymphatici cervicales profundi superiores erfolgt.

Vasa lymphatica nuchalia

Aus dem Gebiet der Nackenhaut und der Halswirbel ziehen Lymphgefäße zu Nodi lymphatici supraclaviculares, zu Nodi lymphatici nuchales sowie zu Nodi lymphatici cervicales profundi (MOST 1905). Aus dem unteren Gebiet erreichen die Lymphgefäße Nodi lymphatici axillares.

Variation. BARTELS sah einen Nodus lymphaticus unter dem M. splenius capitis bei 2 Erwachsenen (im Gebiet der oberen drei Halswirbel) sowie am lateralen Rand des M. semispinalis capitis.

Vasa lymphatica temporalia

Die Vasa lymphatica temporalia *profunda* verlaufen in der Nachbarschaft der Aa. temporales profundae, stammen aus dem Perikranium der Fossa temporalis und ziehen in Begleitung der A. maxillaris an die mediale Seite des Ramus mandibulae und dann zu Nodi lymphatici cervicales profundi superiores.

Die Vasa lymphatica temporalia *superficialia* stammen aus dem Verzweigungsgebiet der A. temporalis superficialis und ziehen nach KIHARA (1963) zu Nodi lymphatici parotidei, können jedoch auch in die Fossa infratemporalis gelangen und sich perimaxillären Lymphgefäßen anschließen.

Vasa lymphatica parietalia

Nach KIHARA (1963) ziehen Lymphgefäße aus dem Perikranium unterer Abschnitte des Os parietale sowie der Pars mastoidea ossis temporalis, aus der Faszie am Ansatzgebiet des M. sternocleidomastoideus und aus der Galea aponeurotica sowie dem Meatus acusticus externus und der Concha auris entlang des Ramus auricularis der A. auricularis posterior in 1–2 Stämmchen zu Nodi lymphatici cervicales profundi superiores, in dem sie den M. sternocleidomastoideus vorn oder hinten umgreifen oder den Muskel durchsetzen.

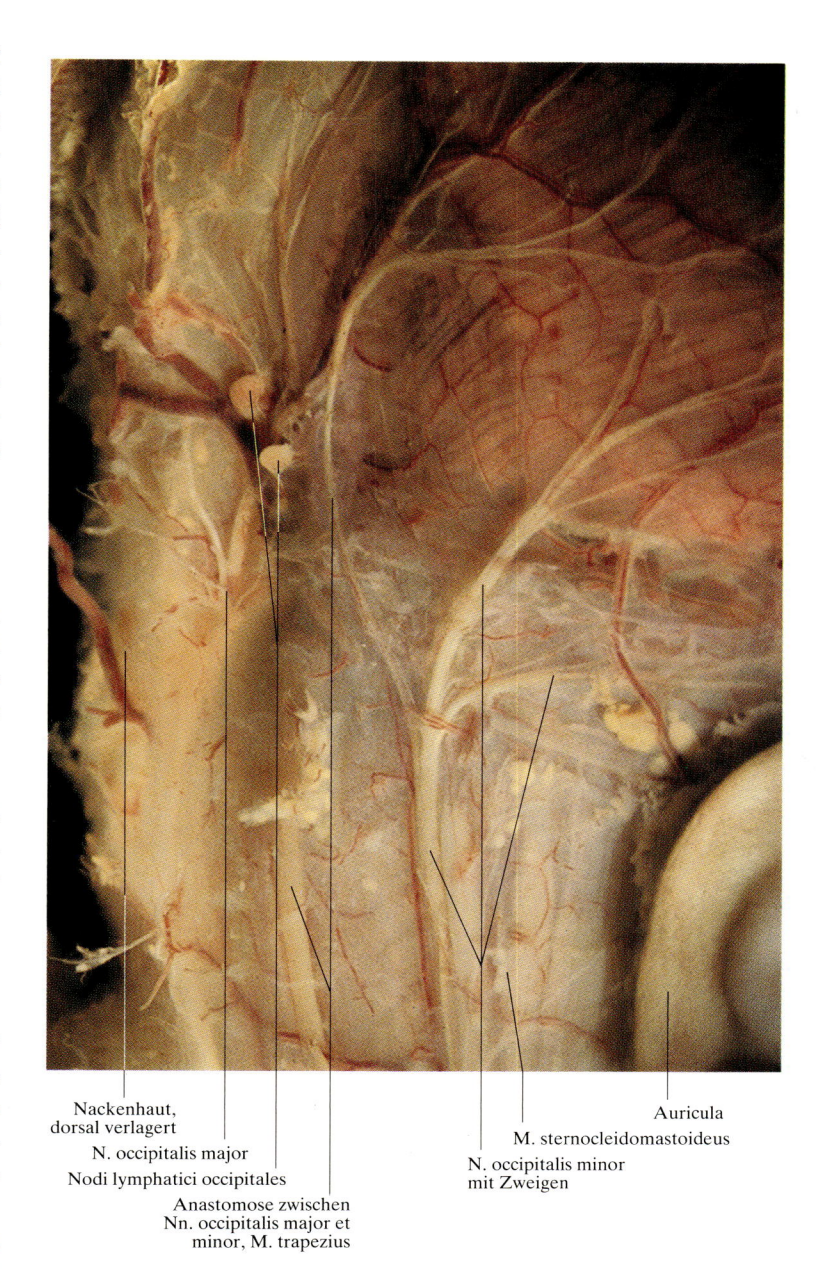

Nackenhaut, dorsal verlagert
N. occipitalis major
Nodi lymphatici occipitales
Anastomose zwischen Nn. occipitalis major et minor, M. trapezius
Auricula
M. sternocleidomastoideus
N. occipitalis minor mit Zweigen

Abb. 379. Regio nuchalis von der Seite, 40 cm

Diese Vasa lymphatica auricularia posteriora können auch entlang des hinteren Randes des M. sternocleidomastoideus zu Nodi cervicales superficiales gelangen.

Lage und Anzahl der Nodi lymphatici

Nodi lymphatici parotidei superficiales et profundi. Die Nodi lymphatici parotidei superficiales lassen sich in oberflächliche und tief zur Fascia parotidea gelegene Lymphknoten untergliedern. Die subfasziellen liegen nach KIHARA der Mitte oder dem vorderen Gebiet der Drüse auf. Die Nodi parotidei profundi liegen meist in der Substanz der Glandula parotis, zuweilen im interlobulären Bindegewebe oder im tiefen Blatt der Fascia parotidea. Schon NEISSE (1898) hat auf intraglanduläre Lymphknoten hingewiesen. Auch Lymphinfiltrationen oder Lymphknötchen in der Wand der Ausführgänge kommen vor. Nach SAPPEY (1853) kommen 4–5 oberflächliche und tiefe Parotislymphknoten vor.

Nodi lymphatici retro-auriculares. Nach KIHARA (1963) liegen in der Regel 1–2 (1–5) Nodi lymphatici retro-auriculares, allerdings nicht regelmäßig, vor.

Nodus lymphaticus parietalis. Nach YAMAO (zit. nach KIHARA 1963) fand sich einmal bei einem 7 Monate alten Feten im Bereich des Os parietale (zwischen Os temporale und Os occipitale) ein kleiner Lymphknoten.

Nodus lymphaticus temporalis

Nach KIHARA findet sich selten ein Nodus lymphaticus temporalis (bei einem 4jährigen Mädchen 2,5 cm oberhalb der Mitte des Jochbogens). Der Abstrom erfolgt zu Nodi lymphatici parotidei.

Nodi lymphatici nuchales. Oberflächlich zum M. trapezius kommen etwa in der Hälfte der Fälle zwischen 2. und 4. Halswirbeldorn Nodi lymphatici nuchales (1–3) vor. Ihre Lymphgefäße stammen aus der Haut und der oberflächlichen Nackenfaszie. Ihre Vasa efferentia ziehen parallel am hinteren Rand des M. sternocleidomastoideus nach abwärts zu Nodi lymphatici cervicales profundi inferiores, selten auch einmal durch den M. splenius capitis zu Nodi occipitales profundi.

Nach KIHARA liegen an jeder Kopfseite 1–3 Nodi lymphatici occipitales superficiales und ebenfalls 1–3 Nodi lymphatici occipitales profundi vor. Im allgemeinen sind die oberflächlichen Lymphknoten größer als die tiefen (Abb. 379). (Weiteres Band I/ 1 Teil C).

Literatur

ABBIE, A.A.: The origin of the corpus callosum and the fate of the structures relate to it. J. comp. Neurol. **70**, 9–44 (1939)

ACHILLINI (Allesandro) von Bologna (1520) Annotationes anatomicae

ACKERMANN: Über die körperliche Verschiedenheit des Mannes vom Weibe außer den Geschlechtsteilen. Aus dem Lateinischen übersetzt und mit Anmerkungen versehen von Joseph WENZEL (Coblenz 1788)

ADACHI, B.: Die Orbita und die Hauptmaße des Schädels der Japaner und die Methode der Orbitalmessung. Z. Morphol. Anthropol..**7**, 379–480 (1904)

ADACHI, B.: Das Arteriensystem der Japaner. Bd. I und II. Verlag der Kaiserlich-Japanischen Universität, Kyoto 1928

ADEY, W.R.: Brain mechanisms and the learning process. Fed. Proc. **20**, 617–627 (1961)

ADOLPHI: Über das Erscheinen der Spina frontalis in der Gesichtsfläche des menschlichen Schädels. Anat. Anz. (Jena) **35**, 181–185 (1910)

AHRENS, A.: Die Entwicklung der menschl. Zähne. Anat. H. **48**, 167–299 (1913)

AKAGI, K., POWELL, E.W.: Differential projections of habenular nuclei. J. comp. Neurol. **132**, 263–274 (1968)

AKELAITIS, A.J., RISTEEN, W.A., HERREN, R.Y., VAN WAGENEN, W.P.: Studies on the corpus callosum. Arch. Neurol. Psychiat. (Chic.) **47**, 971–1008 (1942)

AKELAITIS, A.J.: Studies on the corpus callosum. VII Study of language functions (tactile and visual lexia and graphia) unilaterally following section of the corpus callosum. J. Neuropath. exp. Neurol. **2**, 226–262 (1943)

AKELAITIS, A.J.: A study of gnosis praxis and language following section of the corpus callosum and anterior commissure. J. Neurosurg. **1**, 94–102 (1944)

ALBE-FESSARD, D., RAIEVA, S., SANTIAGO: Sur les relations entre la substance nore et le noyau caudé. J. Physiol. (Paris) **59**, 324–325 (1967)

ALBE-FESSARD, D.: Organization of somatic central projections. Contrib. Sens. Physiol. **2**, 101–167 (1967)

ALBE-FESSARD, D., ARFEL, G., GUIOT, G., DERMONE, P., GUILBRAND, G.: Thalamic unit activity in man. Electroencephalogr. Clin. Neurophysiol. 25 (suppl.): 132–142 (1967)

ALBE-FESSARD, D., DONDEY, M., BENITA, M.: Remarks about physiological effects obtained by Localized thermal modifications of the central nervous system. Confin. Neurol. 29:208–212 (1967)

ALBE-FESSARD, D., RAIEVA, S.: Sur les relations entre la substance noire et le noyau caudé. J. Physiol, (Paris), **59**, 324–332 (1967)

ALBERS-SCHÖNBERG zit. nach BURKHARDT und FISCHER (1970)

ALBINI (1754) zit. nach ZUCKERKANDL (1893)

ALBINUS, B.S.: Tabulae sceleti et musculorum corporis humani, Luydun. Batav. 1747

ALBINUS, B.S.: Historia musculorum hominis. Leyden. 1754

ALBINUS, B.S.: Explicatio tabularum anatomicarum Barth. Eustachii, Leidae 1744 und 1761

ALBRECHT: Sur la fossete vermienne du crâne des Mamiféres. Brussel 1884

ALDES, L.D., BOWMAN, J.P.: Tongue representation in the cerebellar nuclei of the Macacas Rhesus. Anat. Rec. **190**, 322 (Abstracts) (1978)

ALEXANDER, L.: Wernicke's disease; identity of lesions produced experimentally by B_1 avitaminosis in pigeons with hemorrhagic polioen-caphalitis occuring in chronic alcoholism in man. Amer. J. Path. **16**, 61 (1940)

AL-KAYAT, A., ATKINSON, M.E.: Surgical anatomy of the zygomaticotemporal distribution of the facial nerve. J. Anat. (Lond.) **130**, 650 (Abstracts) (1980)

AL-KAYAT, A., BRAMLEY, P.A.: A modified pre-auricular approach to the temporomandibular joint and malar arch. Brit. J. Oral. Surg. **17**, 91 (1979)

ALQUIÈ: Étude clinique et expérimentale de la commotion traumatique ou ébranlement de l'encéphale. Gaz. med. Paris, 1865, 20:226, 254.314, 382, 396, 463, 500

ALTMANN, F.: Über Eunuchoidismus. Virchows Arch. Abt. A **276**, 455–547 (1930)

ALTMANN, F.: Anomalies of internal carotid artery and its branches; their embryoloigical and comparative anatomical significance; report of new case of persistent stapedial artery in man. Laryngoscope **57**, 313–339 (1947)

ALYEA, O.E. VAN: The ostium maxillare: Anatomic study of its surgical occessibility. Arch. Otolaryng. **24**, 553–569 (1936)

ALYEA, O.E.: Archives of Otolaryngology, Vol. 24, Nov. 1936, No. 5, S. 553–569

ALYEA, O.E. VAN: Sphenoid sinus anatomic study with consideration of the clinical significance of the structural characteristics of the sphenoid sinus. Arch. Otolaryng. **34**, 225–253 (1941)

AMUNDSEN, P., GRIMSRUD, O.K.: Height of fourth ventricle in normal encephalograms. Acta Radiol. Diagnosis **4**, 257 (1966)

ANDÈN, N.E., DAHLSTRÖM, A., FUXE, K., LARSSON, K., OLSON, L., UNGERSTEDT, U.: Ascending monoamine neurons to the telencephalon and diencephalon. Acta physiol. scand. **67**, 313–326 (1966)

ANDERSON, D.: Effects of laminectomy on spinal cord blood flow. J. Neurosurg. **48**, 232–238 (1978)

ANDERSON, R., BYARS, L.T.: Surgery of the Parotid Gland. The CV Mosby Company, St. Louis (1965)

ANDERSON, F.M., GEIGER, L.: Craniosynostosis. A survey of 204 cases. J. Neurosurg. **22**, 229–240 (1965)

ANDRES, K.H.: Die Feinstruktur des subduralen Neurothels der Katze. Naturwissenschaften **53**, 204–205 (1966)

ANDRES, K.H.: Über die Feinstruktur der Arachnoidea und Dura mater vom Mammalia. Z. Zellforsch. **79**, 272–295 (1967)

ANDRES, K.H., KAUTZKY, R.: Die Frühentwicklung der vegetativen Hals- und Kopfganglien des Menschen. Z. Anat. Entwickl.-Gesch. **119**, 55–84 (1955)

ANDRES, K.H., KAUTZKY, R.: Kleine vegetative Ganglien im Bereich der Schädelbasis des Menschen. Dtsch. Z. Nervenheilk. **174**, 272–282 (1956)

ANDY, O.J.: Sensory-Motor Responses from the Diencephalon. J. Neurosurg. **24**, 612–620 (1966)

ANDY, O.J., STEPHAN, H.: Septal nuclei in primate phylogeny. J. comp. Neurol. **126**, 157–170 (1966)

ANDY, O.J., STEPHAN, H.: The Septum in the Human Brain. J. Comp. Neur. **133**, 383–410 (1968)

ANDY, O.J., STEPHAN, H.: The septum in the human brain. J. comp. Neurol. **133**, 383–410 (1968)

ANGEL, J.L.: Colonial to modern skeletal change in the U.S.A. Amer. J. Phys. Anthrop. **45**, 723–736 (1976)

ANGEVINE, J.B. JR., LOCKE, S., YAKOVLEV, P.I.: Limbic nuclei of thalamus and connections of limbic cortex. Arch. Neurol. **10**, 165–180 (1964)

ANSON, B.J.: Stapedial, capsular and labyrinthine anatomy in relation to otologic surgery. Ann. Otol. Rhin. Laryng. **70**, 607–631 (1961)

ANSON, B.J., BAST, T.H.: The development of the auditory ossicles and associated structures in man. Ann. Rhinol. Otol. Laryngol. **55**, 467–494 (1946)

ANSON, B.J., BAST, T.H.: The first and second branchial arches: their developmental history and adult contribution to the auditory apparatus in man. Archives of Otolaryngology **68**, 771–773 (1958)

ANSON, B.J., BAST, T.H.: Development of the incus of the human ear. Quart. Bull. Northw. Univ. med. Sch. 33:110–119 (1959)

ANSON, B.J., CAULDWELL, E.W., REIMANN, A.F.: Terminal stages in the development of the human stapes. Ann. Otol. Rhinol. Laryngol. **53**, 42–53 (1944)

ANSON, B.J., KARABIN, J.E., MARTIN, J.: Stapes, fissula ante fenestram and associated structures in man. II from the fetus at term to the adult of seventy. Arch. Otolaryng. **29**, 939–973 (1939)

ANSON, J., DONALDSON, J.A., WARPEHA, R.L., RENSINK, J., SHILLING, B.B.: Surgical anatomy of the facial nerve. Arch. Otolaryng. **97**, 201–213 (1973)

ANTHONY, R.: Etude du cerveau d'un savant biologiste et médecin. Schweiz. Arch. Neurol. Psychiat. **44**, 347–352 (1935)

ANTON, G.: Über die Beteiligung der basalen Gehirnganglien bei Bewegungsstörungen bei der Chorea. Wien. klin. Wschr. **6**, 859–861 (1893)

ANTON, W.: Zur Kenntnis der congenitalen Deformitäten der Nasenscheidewand. Arch. Ohrenheilk. **35**, 304–308 (1893)

ANTON, W.: Beitrag zur Kenntis des Jacobson'schen Organes des Erwachsenen. Verh. dtsch. otol. Ges. Jena **4**, 55–57 (1895)

APTER, J.: Projection of the retina on superior colliculus. J. Neurophysiol. **8**, 123–134 (1945)

ARANTIUS, J.C.: Anatomicarum observationum liber. Venetiis 1587

AREY, L.B.: Developmental anatomy. A textbook and laboratory manual of embryology, edn. 7. Philadelphia, London: Saunders 1965

AREY, L.B., BICKEL, W.H.: The number of nerve fibers in the human optic nerve. Anat. Rec. [Suppl. 1] **61**, 3 (1935)

ARIENS KAPPERS, C.U., HUBER, G.C., CROSBY, E.C.: The comparative anatomy of the nervous system of vertebrates, including man. 2 vols. New York: MacMillan 1936

ARISTOTELES (384–322 v. Chr.) zit. nach HYRTL (1889)

ARMITAGE, G., MEAGHER, R.: Gliomas of the corpus callosum. Z. ges. Neurol. Psychiat. **146**, 454 (1933)

ARNESEN, A.R., OSEN, K.K.: The cochlear nerve in the cat: Topography cochleotopy, and fiber spectrum. J. comp. Neurol. **178**, 661–678 (1978)

ARNOLD, F.: Handbuch der Anatomie des Menschen. Bd. 2. Herder'sche Verlagsbuchhandlung Freiburg 1847

ARNOLD, F.: Handbuch der Anatomie des Menschen. Bd. 3. Herder'sche Verlagsbuchhandlung Freiburg 1851

ARNOLD, G., LANG, J.: Maße des Schädels, Korrelation von Leitungsbahnen und Beispiele ihrer praktischen Bedeutung. Acta anat. (Basel) **73**, 98–108 (1969)

ARNOLD, J.C.: Handbuch der Anatomie des Menschen, 2. Bd. Freiburg/i. Br.: Herder (1851)

ARONSON, N.I.: Traumatic arteriovenous fistula of the vertebral vessels. Neurology **11**, 817–823 (1961)

ARONSON L.R., PAPEZ, J.W.: The thalamic nuclei of Pithecus (Macacus) rhesus. Arch. Neurol. Phsychiat. (Chic.) **32**, 27–44 (1934)

ASHLEY-MONTAGU, M.F.: Premaxilla in man. J. Am. Dent. **A23**, 2043–2057 (1936)

ATKINSON, W.J.: The anterior inferior cerebellar artery; its variations, pontine distribution, and significance in surgery of cerebello-pontine angle-tumours. J. Neurol. Neurosurg. Psychiat. **12**, 137–151 (1949)

ATKINSON, W.S.: Akinesia of the orbicularis. Amer. J. Ophthal. **36**, 1255 (1953)

ATWELL, W.J.: The development of the hypophysis cerebri in man, with special reference to the pars tuberalis. Amer. J. Anat. **37**, 159–179 (1926)

AUERBACH, S.: Zur Lokalisation des musikalischen Talentes im Gehirn und im Schädel. Arch. Anat. Entwickl.-Gesch. (1906: 197–230, 1908: 31–38, 1911: 1–10) zit. nach RIESE und GOLDSTEIN (1950) (1906–1911)

AUGIER, M.: Squelette céphalique. In: traite d'Anatomie humain. Vol. 1. POIRIER, P., CHARPY, A. (eds.), Paris: Masson et Cie 1931

AUST, G.: Gleichgewichts-Sinn: Nystagmus reflektiert Reife. Selecta **11**, 1020 (1979)

AUST, G., GOEBEL, P.: Gleichgewichts-Sinn: Nystagmus reflektiert Reife. Vortrag auf der 49. Jahresversammlung der Deutschen Gesellschaft für Hals-Nasen-Ohren-Heilkunde, Kopf- und Halschirurgie, Hamburg 7.–11.05. 1978 (1978)

BACHMANN, CH.: Über Maße, Winkel und Indices der Außennase Erwachsener. Inaug. Diss. Würzburg (1982)

BACKMUND, H.: Zerebrale Kontrastmitteluntersuchung im Säuglings- und Kleinkindesalter. Fortschr. Med. **85**, 1020 (1967)

BACKMUND, H.: In: DECKER K, BACKMUND H (Hrsg) Pädiatrische Neuroradiologie. Stuttgart: Thieme 1970

BACSIK, R.D., STROMINGER, N.L.: The cytoarchitecture of the Human Anteroventral. J. comp. Neurol. **147,** 281–290 (1973)

BAILEY, P.: The structure of the hypophysis cerebri of man and of the common laboratory animals. In: *Special cytology. The form and functions of the cell in health and disease.* A textbook for students of biology and medicine. E.V. Cowdry, Ed. New York: P.B. HOEBER, inc. **2,** 771–786 (1932)

BAILEY, P.: In: Intracranial tumours, 2nd edn. Thomas, Springfield/Ill., pp. 113–137 (zit. nach BANNA, 1976) (1948)

BAILEY, O.T., WOODARD, M.D.: Some Problems in the Pathology of Mental Deficiency with Microcephaly. Neurology **6,** 761–774 (1956)

BAKER, H.L.: Cerebellopontine angle myelography. J. Neurosurg. **36,** 614–624 (1972)

BAKER, R., PRECHT, W., LLINAS, R.: Mossy and climbing fiber projektions of extraocular muscle afferents to the cerebellu. Brain Res. **38,** 440–445 (1972)

BAKER, R.A., ROSENBAUM, A.E., ROBERTSON, G.H.: Segmental intervertebral anastomosis in subclavian steal syndrom. Brit. J. Radiol. **48,** 101–107 (1975)

BALFOUR, F.M.: A Treatise on comparative embryology. London: MACMILLAN 1881

BALLANTINE, H.T., CASSIDY, W.L., FLANAGAN, N.B., MARINO, R.: Stereotaxic anterior cingulotomy for neuropsychiatric illness and intractable pain. J. Neurosurg. **26,** 488–495 (1967)

BALOGH, K., CSIBA, À.: Topographical-anatomical variation of the lingula and of the Foramen mandibulae. In: Morphology of the Maxillo-Mandibular Apparatus. SCHUMACHER, G.-H. (ed.), pp. 200–204. Leipzig: Thieme 1972

BAMM, P.: Das Schicksalsleder. In: EX OVO (Essays über die Medizin). Stuttgart: Deutsche Verlagsanstalt 1956

BANFAI, P.: Die angewandte klinische Anatomie des N. facialis. I. Kernsystem, supranukleäre Verbindung, Peripherie, H.N.O. (Berl.) **24,** 253–264 (1976)

BANFAI, P.: Die angewandte klinische Anatomie des N. facialis. II. Die Anastomosen. H.N.O. (Berl.) **24,** 289–294 (1976)

BANNA, M.: Review article Craniopharyngioma: based on 160 cases. Brit. J. Radiol. **49,** 206–223 (1976)

BARD, P.: A diencephalic mechanism for the expression of rage with special reference to the sympathetic nervosus system. Amer. J. Physiol. **84,** 490–515 (1928)

BARD, P., BROOKS, C.M.: Localized cortical control of some postural reactions in the cat and rat together with evidence that small cortical remnants may function normally. Chap. VI in „Localization of function in the cerebral cortex." Published by Assoc. for Research in Nerv. and Ment. Dis. **13,** 107–157 (1932)

BARD, P., RIOCH, D.: A study of four cats deprived of neocortex and additional portions of the forebrain. Bull. Johns Hopk. Hosp. **60,** 73–147 (1937)

BARDELEBEN, K. V.: Über bilaterale Asymmetrien beim Menschen und bei höheren Tieren. Verh. anat. Ges. (Jena) **23,** 1–72 (1909)

BARNARD, J.W.: The hypoglossal complex of vertebrates. J. Comp. Neurol. **72,** 489–524 (1940)

BARNARD, J.W., WOOLSEY, C.N.: A study of localization in the cortico-spinal tracts of monkey and rat. J. comp. Neurol. **105,** 25–50 (1956)

BARNES, S.: zit. nach KUYPERS (1958) (1901)

BARRAT, J.O.W.: Observations on the structure of the third, fourth, and sixth cranial nerves. J. Anat. Physiol. **35,** 214–223 (1901)

BARRAT, J.O.W., LOND, B.S., ENG, F.R.C.S.: Observations on the normal anatomy of the 9th, 10th, 11th and 12th cranial nerves. Arch of Neurology from the Path. Lab. of the London County, Ment. Hosp. **1,** 537–552 (1899)

BARRON, K.D., DENTINGER, M.P., NELSON, L.R., MIN, C.Y, J.E.: Ultrastructure of axonal reaction in red nucleus of cat. J. Neuropath. exp. Neurol. **34,** 222–248 (1975)

BARRÉ, J.A., KABAKER, PERNOT, LEDOUX: Tumeur du corps ca leux (Etude anatomo-clinique d'un cas personnel et remarques sur le syndrome calleux). Rev. Neurol. Clin. **71,** 389–410 (1939)

BARTELMEZ, G.W., DEKABAN, A.S.: The early development of the human brain. Contr. to Embryol. **253,** 13–32 (1962)

BARTELS, P.: Über Geschlechtsunterschiede am Schädel. Inaug. Diss. (Berlin) (1897)

BARTELS, P.: Das Lymphgefäßsystem. In: Handbuch der Anatomie, 3. Bd., 4. Abt. BARDELEBEN, K. v. (Hrsg.) Jena: Fischer 1909

BARTELS, P.: Das Lymphgefäßsystem. In: Handbuch der Anatomie des Menschen, 3. Bd., 4. Abt. BARDELBEN, K. v. (Hrsg.) Jena: Fischer 1914

BAST, T.H., ANSON, B.J.: The temporal bone and the ear. Springfeld III 1949

BAST, R.: A. alveolaris inferior, Verlauf und Verzweigungstypen. Inaug. Diss. Würzburg (1982)

BATES, I.J., NETSKY, M.G.: Developmental anomalies of the horns of the lateral ventricles. J. Neuropath. exp. Neurol. **14,** 316–325 (1955)

BATINI, C., BUISSERET-DELMAS, C., CORVISIER, J., HARDY, O., JASSIK-GERSCHENFELD, D.: Brain stem nuclei giving fibers to lobules VI and VII of the cerebellar vermis. Brain Research **153,** 241–261 (1978)

BATSCH, E.G.: Die myeloarchitektonische Untergliederung des Isocortex parietalis beim Menschen. J. Hirnforsch. **2,** 225–258 (1956)

BATSON, O.V.: Function of vertebral veins and their role in spread of metastases. Ann. Surg. **112,** 138–149 (1940)

BATUJEFF, N.: Eine seltene Arterienanomalie (Ursprung der A. basilaris aus der A. carotis interna) Anat. Anz. **4,** 282–285 (1889)

BAUER, H.G.: Endocrine and metaboly conditions related to pathology in the hypothalamus. Rev. J. Nerv. Ment. Diss. **128,** 323–338 (1959)

BAUMANN, J.A., GAJISIN, S.: Sur la multiplicité et la dispersion des ganglions parasympathiques de la téte. Bull. Ass. Anat. (Nancy) **59,** 329–332 (1975)

BAUMANN, R.R.: Diagnostik und Wiederherstellung des Gesichtsschädels in der Traumatologie im Hinblick auf seine Funktion. Habilitationsschrift Würzburg 1977

BAUMANN, R.R.: Diagnostik und Wiederherstellung des Gesichtsschädels in der Traumatologie im Hinblick auf seine Funktion. Habilitationsschrift Würzburg 1977

BAUMEL, J.J.: Trigeminal-facial nerve communications. Arch. Otolaryng. **99,** 34–44 (1974)

BAUMEL, J.J., VANDERHEIDEN, J.P., MCELENNEY, J.E.: The auriculotemporal nerve of man. Amer. J. Anat. **130,** 431–440 (1971)

BAZZOCHI, G.: Su alcuni casi di condotto anomalo accessorio delle ghiandolte salivari. Arch. Soc. ital. Chir. **2,** 501–503 (1947)

BEATIE, J.C., STILWELL, D.L. JR.: Innervation of the eye. Anat. Rec. **141,** 45–61 (1961)

BEAVER, D.L., MOSES, H.L., GANOTE, C.E.: Electron microscopy of the trigeminal ganglion. Arch. Path. **79,** 571–582 (1965)

BEBIN, J.: The central tegmental bundle. J. comp. Neurol. **105,** 287–332 (1956)

BECHTEREW, W. v.: Ueber die Verbindung der sogenannten peripheren Gleichgewichtsorgane mit dem Kleinhirn. Versuche mit Durchschneidung der Kleinhirnstiele. Arch. ges. Physiol. (Bonn) **34,** 362–388 (1884)

BECHTEREW, W. v.: Ueber eine bisher unbekannte Verbindung der grossen Oliven mit dem Grosshirn. Neur. Centralblatt **3,** 194–196 (1885)

BECHTEREW, W., v.: Ueber die hinteren Nervenwurzeln, ihre Endigung in der grauen Substanz des Rückenmarkes und ihre centrale Fortsetzung im letzteren. Arch. Anat. Physiol. Anat. Abt. 126–136 (1887)

BECHTEREW, W., v.: Über ein wenig bekanntes Fasersystem an der Peripherie des anterolateralen Abschnittes des Halsmarkes. Neurol. Zbl. **20,** 194–197 (1901)

BECHTEREW, W., v.: Die Funktionen der Nervencentra. Jena 1909

BECK, E.: Typologie des Gehirns am Beispiel des dorsalen menschlichen Schläfenlappens nebst weiteren Beiträgen zur Frage der Links-Rechtshirnigkeit. Dtsch. Zeitschr. f. Nervenheilkunde **173,** 267–308 (1955)

BECKER, E.: Messungen der Keilbeinhöhlen der Sella turcica, der Basiswinkel und des Sulcus fasciculi optici am seitlichen Röntgenbild des Schädels bei Kindern und Jugendlichen. Inaug. Diss. Rostock 1960

BECKER, F., GRUND, J.A.: The cervical sympathetic ganglia. Anat. Rec. 127:1–14 (1957)

BECKER, R.: Die Zunge als Faktor des sagittalen Unterkieferwachstums. Fortschr. Kieferorthop. 21:422–425 (1960)

BECKER, W.F.: Thyroglossal cysts and Sinuses. Ann. Surg. **129,** 642–651 (1949)

BECKSTEAD, R.M., NORGREN, R.: An Autoradiographic Examination of the central distribution of the trigeminal, facial, glossopharyngeal and vagal nerves in the monkey. J. comp. Neurol. **184,** 455–472 (1979)

BEEVOR, C.E., HORSLEY, V.: A further analysis by electric stimulation of the so-called motor regions of the cortex cerebri. Phil. Trans. B **179,** 205–256 (1888)

BEEVOR, C.E., HORSLEY, V.: A record of the results obtained by electrical excitation of the so-called motor cortex and internal capsule in an orang outang. Phil. Trans. B **181,** 129–158 (1890)

BEEVOR, C.E., HORSLEY, V.: An experimental investigation into the arrangement of the excitable fibers of the internal capsule of the Bonnet monkey. Phil. Trans. B **181,** 49–88 (1891)

BEEVOR, C.E., HORSLEY, V.: On the pallio-tectal or corticomesencephalic system of fibers. Brain **25,** 436–443 (1902)

BEHEIM-SCHWARZBACH, D.: Über Zelleibveränderungen im Nucleus coeruleus bei Parkinson-Symptomen. J. nerv. ment. Dis. **116,** 619–632 (1952)

BEHEIM-SCHWARZBACH, D.: Pathokline Niger-Veränderungen. Z. Hirnforsch. **2,** 94–126 (1956)

BEHR, C.: Die Veränderungen in der Gegend des knöchernen Kanals beim Turm-Schädel. Bericht über die 50. Zusammenkunft der Dtsch. Ophthalmologischen Gesellschaft 1934. Klin. Mbl. Augenheilk. **93,** 250 (1934)

BEHRENS, M.: Über Volumen und Öffnungen der hinteren Schädelgrube. Inaug. Diss. Würzburg 1975

BEHRMAN, S.J.: In: Current advances in oral surgery. IRBY, W.B. (ed.), p. 115. St. Louis: Mosby 1974

BEIGHTON, P., HORAN, F., HAMERSMA, H.: A review of the osteopetroses. Postgrad. Med. J. 53 **622,** 507–516 (1977)

BEINFELD, H.H.: Surgery for bilateral bony atresia of the posterior nares in the newborn. Archives of Otolaryngology **70,** 1–7 (1959)

BELL, C. Sir: (1774–1842) zit. nach KNOTT, J.F. (1881)

BELL, C.: Surgical observations. London: Longman 1816

BELL, C.: The anatomy and physiology of the human body by John and Charles BELL. The 6th American from the last London edition by J.D. Godman. Collins, New York (1834)

BELL, H.S., CLARE, F.B., WENTWORTH, A.F.: Case reports and technical notes. Familial scaphocephaly. J. Neurosurg. **18,** 239–241 (1961)

BENDER, M.B.: Comments on the physiology of eye movements in the vertical plane. J. Nerv. ment. Dis. **130,** 456–466 (1960)

BENDER, M.B., FULTON, J.F.: Functional recovery in ocular muscles of a chimpanzee after section of oculomotor nerve. J. Neurophysiol. **1,** 144–151 (1938)

BENDER, M.B., SHANZER, ST.: Oculomotor pathways defined by electric stimulation and lesions in the brainstem of monkey. In: The oculomotor system. BENDER, M.B. (ed.), pp. 135–137. New York: Hoeber 1964

BENDER, L., SCHILDER, P.: Encephalopathia alcoholica. Arch. Neurol. Psychiat. (Chic.) **29,** 990–1053 (1933)

BENEDIKT, M.: Anatomische Studien an Verbrecher-Gehirnen, Wien: 1879

BENJAMIN, R.M., BURTON, H.: Projection of taste nerve afferents to anterior opercular-insular cortex in squirrel monkey. Brain Res. **7,** 221–231 (1968)

BENNINGHOFF, A.: Spaltlinien am Knochen. Verh. anat. Ges. Ergh. zum Anat. Anz. **60,** 189–205 (1925)

BENNINGHOFF, A.: Über Beziehungen zwischen elastischem Gerüst und glatter Muskulatur in der Arterienwand und ihre funktionelle Bedeutung. Z. Zellforsch. **6,** 348–396 (1927)

BENTON, A.L.: The fiction of the „Gerstmann Syndrome". J. Neurol. Neurosurg. Psychiat. **24,** 176–181 (1961)

BERENGARIO, DA CARPI: Commentaria super anatomia Mundini, Bologna (1521)

BERES, D.: zit. nach LIEBALDT (1973)

BERG, K.J., LÖNNUM, A.: Ventricular size in relation to cranial size. Acta. Radiol. Diagn. **4,** 65–78 (1966)

BERGERHOFF, W.: Wachstum und Bauplan des Schädels im Röntgenbild. Fortschr. Röntgenstr. **79,** 745–760 (1953)

BERGERHOFF, W.: Metrische Untersuchungen an der Basis des Skelettschädels. Fortschr. Röntgenstr. **82,** 505–509 (1955)

BERGERHOFF, W.: Atlas anatomischer Varianten des Schädels im Röntgenbild. Berlin, Göttingen, Heidelberg, New York: Springer 1964

BERGERHOFF, W., HÖBLER, W.: Messungen von Winkeln und Strecken am Röntgenbild des Schädels von Kindern und Jugendlichen. Fortschr. Röntgenstr. **78,** 190–195 (1953)

BERGLEITER, R.: Traumatische arteriovenöse Fistel zwischen A. vertebralis und V. jugularis. Nervenarzt 35, 269–271 (1964)

BERKLEY, K.J., HAND, P.J.: Efferent projections of the gracile nucleus in the cat. Brain Res. 153, 263–283 (1978)

BERNHEIMER, S.: Anatomische und experimentelle Untersuchungen über die corticalen Sehcentren. Klin. Mbl. Augenheilk. 38, 541–545 (1900)

BERNSMEIER, A., GOTTSTEIN, U.: Hirndurchblutung und Alter. Verh. dtsch. Ges. Kreisl.-Forsch. 24, 248 (1958)

BERNSMEIER, A., SIEMONS, K.: Die Messung der Hirndurchblutung mit der Stickoxydulmethode. Pflügers Archiv. ges. Physiol. 258, 149–162 (1953)

BERNSTEIN, S.A.: Über den normalen histologischen Aufbau des Schädeldaches. Z. Anat. Entwickl.-Gesch. 101, 652–678 (1933)

BERNSTEIN, W.S.: Cortical representation of taste in man and monkey. I. Functional and anatomical relations of taste, olfaction and somatic sensibility. Yale J. Biol. Med. 12, 719–736 (1940)

BERNSTEIN, W.S.: Cortical representation of taste in man and monkey. II. The localization of the cortical taste area in man and monkey and a method of measuring impairment of taste in man. Yale J. Biol. Med. 13, 133–156 (1940)

BERRY, A.C.: Factors affecting the incidence of nonmetrical skeletal variants. J. Anat. (Lond.) 120, 519–535 (1975)

BERRY, A.C., BERRY, R.J.: Epigenetic variation in the human cranium. J. Anat. (Lond.) 101, 361–379 (1967)

BERSCH, W., REINBACH, W.: Das Primordialcranium eines menschlichen Embryo von 52 mm Sch.-St.-Länge. Zur Morphologie des Cranium älterer menschlicher Feten. Z. Anat. Entwickl.-Gesch. 132, 240–259 (1970)

BERTINI, E.J.: zit. nach Reallexikon der Medizin. München, Wien, Baltimore: Urban & Schwarzenberg 1977

BERTOLOTTI, M.: Le syndrome oxycéphlique ou syndrome de cranio-synostose pathologique. Presse méd zit. nach BURKHARDT 1970

BERTRAND, G., BLUNDELL, J., MUSELLA, R.: Electrical Exploration of the Internal Capsule and Neighbouring Structures during Stereotaxic Procedures. J. Neurosurg. 22, 333–343 (1965)

BETHE, A.: Allgemeine Anatomie und Physiologie des Nervensystems. Leipzig: Thieme 1903

BETHE, A.: Altes und Neues über die Plastizität des Nervensystems. Arch. Psychiat. Nervenkr. 76, 81 (1926)

BETZ, E.: Regulation der Gehirndurchblutung. Verh. Dtsch. Ges. Kreisl.Forsch. 39, 1–22 (1973)

BIELSCHOWSKY, A.: Lectures on motor anomalies of the eyes. II. Paralysis of individual eye muscles. Arch. Ophthal. 13, 33–59 (1935)

BIELSCHOWSKY, A.: Lectures on motor anomalies of the eyes III. Paralyses of the conjugate movements of the eyes. Arch. Ophthal. 13, 569–583 (1935)

BIELSCHOWSKY, A.: Lectures on motor anomalies of the eyes. IV. Functional neuroses: Etiology, prognosis and treatment of ocular paralysis. Arch. Ophthal. 13, 751–770 (1935)

BIENFANG, D.C.: Crossing axons in the third nerve nucleus. Invest. Ophthal. 14, 927–931 (1975)

BIGNAMI, A., CHI, N.H., DAHL, D.: Laminin in rat sciatic nerve undergoing wallerian degeneration immunofluorescence study with laminin and neurofilament antisera. J. Neuropathol. Exp. Neurol. 43, 94–103 (1984)

BIONDI, D.: Über Zwischenkiefer. Anat. Anz. 3, 577–579 (1888)

BIONDI, G.: Ein neuer histologischer Befund am Epithel des Plexus chorioideus. Z. ges. Neurol. Psychiat. 144, 161–165 (1933)

BISCHOFF, E.: Anastomosen der Kopfnerven. Inaug. Diss. München (1865)

BISCHOFF, L.W.TH.: Commentatio de nervi accessorii Willisii anatomia et physiologia. Darmstadt (pp. 53–58) (1832)

BISCHOFF, L.W. v.: Das Hirngewicht des Menschen. Bonn: Neusser 1880

BISHOP, G.H.: Reactance of nerve and effect upon it of electrical currents. Amer. J. Physiol. 89, 618–639 (1929)

BJÖRKELAND, M., BOIVIE, J.: An anatomical study of the projections from the dorsal column nuclei to the midbrain in cat. Anat. Embryol. 170, 29–43 (1984)

BJÖRK, A.: Cranial base development. Amer. J. Orthodont. 41, 198–225 (1955)

BJÖRK, A.: Roentgencephalometric growth analysis. In: Congenital anomalies of the face and associated structures. PRUZANSKY, S. (ed.), Springfield/Ill.: Thomas 1961

BJÖRK, A.: Variations in the growth pattern of the human mandible: longitudinal radiographic study by the implant method. J. dent. Res. 42, 400–411 (1963)

BJÖRK, A., KURODA, T.: Congenital bilateral hypoplasia of the mandibular condyles, associated with congenital palpebral ptosis. A radiographic analysis of the craniofacial growth by the implant method in one case. Am. J. Orthodont. 57, 584–600 (1968)

BLECHSCHMIDT, E.: Die vorgeburtlichen Entwicklungsstadien des Menschen (Eine Einführung in die Humanembryologie). Basel, Freiburg: Karger 1961

BLIND, H.: Über Nasenbildung bei Neugeborenen. Inaug. Diss. München 1890

BLINKOV, S.M.: Cytoarchitektonik der Großhirnrinde des Menschen. Moskau: Staatsverlag 1955

BLINKOV, s.M.: Les particularités de la structure du cerveau de l'homme. Medghiz, Moscou 1955

BLINKOV, S.M., GLEZER, I.I.: Das Zentralnervensystem in Zahlen und Tabellen. Jena: Fischer 1968

BLINKOV, S.M.: zit. nach BLINKOV und GLEZER, 1968

BLOHMKE, A., LINK, R.: Die transmastoidale Cisternendrainage und ihre Bedeutung bei schwerer otogener Meningitis. Acta Oto-laryng. (Stockh.) 44, 312–323 (1954)

BLUMENBACH, J.F.: De generis humani varietate nativa. Gottingae, pp. 33–34 (1776)

BLUMENBACH, J.F.: Geschichte und Beschreibung der Knochen des menschlichen Körpers. Göttingen: Dietrich 1786

BLUMENBACH, J.F.: zit. nach ZUCKERKANDL (1893) (1790)

BLUMER, D., BENSON, F.: Personality changes with frontal and temporal lesions. In: Psychiatric aspects of neurologic disease. BENSON, F., BLUMER, D. (eds.), pp. 151–169. New York: Grune & Stratton 1975

BODECHTEL, G., HIKL, W.: Hemiballismus bei doppelseitiger Schädigung des Corpus Luysii. Arch. Psychiat. Nervenkr. 102: 654–669 (1934)

BODIAN, D.: Studies on the diencephalon of the Virginian opossum. Part I The nuclear pattern of the adult. J. comp. Neurol. 71, 259–323 (1939)

BODIAN, D.: Studies on the diencephalon of the Virginian opossum. Part II The fiber connections in normal and experimental material. J. comp. Neurol. 72, 207–297 (1940)

BÖHNE, C.: Über die arterielle Versorgung des Gehirns. II Über die arterielle Blutversorgung der Medulla oblongata. Z. Anat. Entwickl.-Gesch. **84**, 760–776 (1927)

BÖHNE, C.: Über die arterielle Versorgung des Gehirns. III Über die arterielle Blutversorgung des Pons. Z. Anat. Entwickl.-Gesch. **84**, 777–786 (1927)

BÖLL, K.: Circumcriptes Schwitzen. Inaug. Diss. Würzburg 1978

BOENING, H.: Über intracranielle Verkalkungen im Röntgenbild. J. Psychol. Neurol. (Lpz.) **40**, 190 (1930)

BOERI, R., PASSERINI, A.: The megadolichobasilare anomaly. J. Neurol. Sci. **1**, 475–484 (1964)

BÖTNER, V.: L'innervazione dell'orechio medio, studio anatomico ed istologico. Collana monographica Minverna Otorinolaring (zit. nach MATEU und MUR, 1980) (1959)

BOGEN, J.E., GAZZANIGA, M.S.: Cerebral Commissurotomy in Man. J. of Neurosurgery **23**, 394–399 (1965)

BOGERTS, B.: Die Verteilung melaninhaltiger (=catecholaminerger) Neurone im Hirnstamm des Menschen. Verh. Anat. Ges. **75**, 863–864 (1981)

BOGOEFF, I.: Untersuchung über den Bau der Pfanne, des Hökkers und die Form des Gelenkkopfes des Unterkiefers am Material des Rassenschädels. Med. Diss. Leipzig 1933

BOJSEN-MØLLER, F.: Demonstration of Terminalis, Olfactory, Trigeminal and Perivascular Nerves in the Rat Nasal Septum. J. comp. Neurol. **159**, 245–256 (1975)

BOLLI, P.: Sekundäre Lumenbildungen im Neuralrohr und Rükkenmark menschlicher Embryonen. Acta. Anat. **64**, 48–81 (1966)

BOLLOBAS, B., HAJDU, I.: Ätiologische Faktoren beim Aditus-Verschluß (Occlusio aditus) Arch. klin. exp. Ohr Nase u. Kehlk. Heilk. **198**, 350–359 (1971)

BONIN, G. v., GAROL, H.W., MCCULLOCH, W.S.: Functional organization of occipital lobe. Anat. Rec. [Suppl. 10] **79** (1941)

BONORDEN, B.: Über die allgemeine und spezielle Morphologie des menschlichen Foramen jugulare. Inaug. Diss. Würzburg 1976

BOONE, S.C., SAMPSON, D.S.: Observations on moyamoya disease: a case treated with superficial temporal-middle cerebral artery anastomosis. Surg. Neurol. **9**(3), 189–193 (1978)

BORGERSEN, A.: Width of third ventricle. Acta Radiol. Diagn. **4**, 645–661 (1966)

BORGES, A.F., ALEXANDER, J.E.: Relaxed skin tension lines, Ż-Plastics on scars and fusiform excision of lesions. Brit. J. plast. Surg. **15**, 242 (1962)

BORTOLAMI, R., VEGGETTI, A., CALLEGARI, E., LUCCHI, M.L., PALMIERI, G.: Afferent fibers and sensory ganglion cells within the oculomotoor nerve in some mammals and man. Arch. Ital. Biol. **114**, 355–365 (1976)

BOŠKOVIĆ, M., SAVIĆ, V., JOSIFOV, J.: Über die Sinus petrosi und ihre Zuflüsse. Gegenbaurs morph. Jb. **104**, 420–429 (1963)

BOSSY, I.: Development of olfactory and related structures in stayed human embryos. Anat. Embr. **161**, 225–236 (1980)

BOUSSENS, J., CAILLE, J.M., KOEHLER, R., BOYER, M., PITON, J., BISCH, X., MARTIN, P.L.: A propos de la vascularisation du conduit auditif interne (C.A.I.) Cahiers d'O.R.L. – T. 7 – **7**, 763–777 (1972)

BOWDEN, R.E.M., MAHRAN, Z.Y.: Experimental and histological studies of the Extrapetrous portion of the facial nerve and its communications with the trigeminal nerve in the rabbit. J. Anat. (Lond.) **94**, 375–386 (1960)

BOWSHER, D.: Cerebrospinal fluid dynamics in health and disease. Springfield/Ill: Thomas 1960

BOYCE, R.: A contribution to the study of descending degenerations in the brain and spinal cord and of the seat or origin and paths of conduction of the fits in absinthe epilepsy. Phil. Trans. B **186 B**, 321–381 (1895)

BOYD, DANIELBEKOF, PFISTER.: (Tabelle) zit. nach ELLIS, R.S. (1920)

BOYD, G.I.: Anatomical notes: Abnormality of subclavian artery associated with presence of the scalenus minimus. J. Anat. (Lond.) **68**, 280–281 (1933/34)

BOYD, G.I.: The emissary foramina of the cranium in man and the anthropoids. J. Anat. (Lond.) **65**, 108–121 (1930/31)

BOYD, J.D.: Absence of the right common carotid artery. J. Anat. (Lond.) **68**, 551–557 (1933/34)

BOYD, J.D.: The occurrence of subependymal cysts during the development of the human cerebellum. Acta anat. (Basel) **56**, 80–94 (1969)

BRAAK, E.: On the fine structure of the external glial layer in the isocortex of man. Cell. Tiss. Res. **157**, 367–390 (1975)

BRAAK, E.: Aufbau der Gliadeckschicht des menschlichen Isocortex. Verh. Anat. Ges. **70**, 297–304 (1976)

BRAAK, H.: Über die Kerngebiete des menschlichen Hirnstammes. III Centrum medianum thalami und Nucleus parafascicularis. Z. Zellforsch. **114**, 331–343 (1971)

BRAAK, H.: Über die Kerngebiete des menschlichen Hirnstammes. IV der Nucleus reticularis lateralis und seine Satelliten. Z. Zellforsch. **122**, 145–159 (1971)

BRAAK, H.: Zur Pigmentarchitektonik der Großhirnrinde des Menschen. I Regio entorhinalis. Z. Zellforsch. **127**, 407–438 (1972)

BRAAK, H.: Zur Pigmentarchitektonik der Großhirnrinde des Menschen. II Subiculum. Z. Zellforsch. **131**, 235–254 (1972)

BRAAK, H.: On pigment-loaded stellate cells within layer II and III of the human isocortex. A Golgi and pigmentarchitectonic study. Cell. Tiss. Res. **155**, 91–104 (1974)

BRAAK, E.: On the Fine Structure of the External Glial Layer in the Isocortex of Man. Cell. Tiss. Res. **157**, 367–390 (1975)

BRAAK, H.: On the pars cerebellaris loci coerulei within the cerebellum of man. Cell Tiss. Res. **160**, 279–282 (1975)

BRAAK, H.: A primitive gigantopyramidal field buried in the depth of the cingulate sulcus of the human brain. Brain. Res. (Amsterdam) **109**, 219–233 (1976)

BRAAK, H.: On magnopyramidal temporal fields in the human brain – proable morphological counterpats of Wernicke's sensory speech region. Anat. Embryol. **152**, 141–169 (1978)

BRAAK, H., BRAAK, E., STRENGE, H.: Gehören die Inselneurone der Regio entorhinalis zur Klasse der Pyramiden- oder der Sternzellen? Z. mikr.-anat. Forsch. **90**, 1017–1031 (1976)

BRADAČ, G.B., SIMON, R.S., FIEGLER, W., SCHNEIDER, H.: A radioanatomical study of the choroid plexus of the fourth ventricle. Neuroradiology **11**, 87–91 (1976)

BRADLEY, K.C.: Cerebrospinal fluid pressure. J. Neurol. Neurosurg. Psychiat. **33**, 387–397 (1970)

BRAIN, W.R.: Speech Disorders. London: Butterworth (1961)

BRANDT, I.: Mangel-Geborene: Hypoglykämie bremst das Hirnwachstum. Selecta **9**, 814–815 (1980)

BRAEUCKER, W.: Neue Untersuchungsergebnisse über das pressorezeptorische Nervensystem und seine praktische Bedeutung in der Chirurgie. Zentralblatt für Chirurgie **15**, 854–857 (1933)

Braus, H., Elze, C.: Anatomie des Menschen. Berlin, Göttingen, Heidelberg: Springer 1954

Bravais, L.F.: Recherches sur les symptomes et la traitement de l'épilepsie hemiplégique. Paris: Thesis 1827

Breipohl, W., Ohyama, M.: Comparative and Developmental sem studies on olfactory epithelia in vertebrates (Biomedical Aspects and Speculations) Biomed. Res. (Suppl.) **2**, 437–448 (1981)

Breipohl, W., Naguro, T., Miragall, F.: Morphology of the masera organ in NMRI mice (combined morphometric, freezefracture, light- and scanning electron microscopic investigations) 77 Vers. d. Anat. Ges., Hannover (1–5 Juni 1982) (1982)

Breschet, M.: Récherches anatomiques, physiologiques et pathologiques sur le systéme Veineux. Paris: Villeret 1829

Bresler, J.: Klinische und pathologisch-anatomische Beiträge zur Mikrogyrie. Arch. Psychiat. Nervenkr. **31**, 566–573 (1899)

Brierley, J.B., Field, E.J.: The connexions of the spinal subarachnoid space with the lymphatic system. J. Anat. (Lond.) **82**, 153–166 (1947)

Brobeil, A.: Die klinische Bedeutung des 5. Ventrikels. Nervenarzt **18**, 180 (1947)

Broca, P.: Sur le volume et la forme du cerveau. Bull. Soc. Anthrop. Tome (Paris) **2**, 1–75 (1861)

Broca, P.: Recherches sur l'indice orbitaire. Arch d'anthropologie (Reprinted in Mémoires d'anthropologie de Paul Broca, Vol. 5. Paris: Reinwald 1888) (1875)

Broche (1941) zit. nach Martin-Saller (1959)

Brockhaus, H.: Zur normalen und pathologischen Anatomie des Mandelkerngebietes. J. Psychol. Neurol. (Lpz.) **7**, 1–136 (1938)

Brockhaus, H.: Die Cyto- und Myeloarchitektonik des Cortex claustralis und des Claustrum beim Menschen. J. Psychol. Neurol. (Lpz.) **49**, 249–348 (1940)

Brockhaus, H.: Vergleichend anatomische Untersuchungen über den Basalkernkomplex. J. Psychol. Neurol. (Lpz.) **51**, 57–95 (1942)

Brockhaus, H.: Zur feineren Anatomie des Septum und des Striatum. J. Psychol. Neurol. (Lpz.) **51**, 1–56 (1942)

Brocklehurst, G.: The development of the human cerebrospinal fluid pathway with particular reference to the roof of the fourth ventricle. J. Anat. (Lond.) **105**, 467–475 (1969)

Brodal, A.: The reticular formation of the brain stem. Anatomical aspects and function correlations. Published for the William Ramsay Henderson Trust. Edinburgh: Oliver and Boyd, pp. 1–87 1957

Brodal, A.: Organization of the Commissural Connections: Anatomy. Progr. Brain Res. **37**, 167–176 (1972)

Brodmann, K.: Vergleichende Lokalisationslehre der Großhirnrinde. Leipzig: Barth 1909

Broman, I.: Normale und abnorme Entwicklung des Menschen. Ein Hand- und Lehrbuch der Ontogenie und Teratologie. Wiesbaden: Bergmann 1911

Brookover, C.: The nervus terminalis in adult man. J. comp. Neurol. **24**, 131–135

Brouwer, B.: Klinisch-anatomische Untersuchung über den Oculomotoriuskern. Z. ges. Neurol. Psychiat. **40**, 152–193 (1918)

Brown, J.W.: The development of the nucleus of the spinal tract of V in human fetuses of 14 to 21 weeks of menstrual age. J. comp. Neurol. **106**, 393–423 (1956)

Brown, J.W.: Some features of the development of the human precommissural septum. Anat. Rec. **181**, 319–320 (1975)

Browning, W.: The veins of the brain and its envelopes. O'Connor Brookly, N.Y. (1884)

Brünner, H.: Zur makroskopischen Form der Glandula parotis. Anat. Anz. **110**, 327–335 (1961/62)

Bruesch, S.R.: The distribution of myelinated afferent fibers in the branches of the cat's facial nerve. J. comp. Neurol. **81**, 169–191 (1944)

Bruneton, J.N., Drouillard, J.P., Sabatier, J.C., Elie, G.P., Tavernier, J.F.: Normal variants of the sella turcica. Neuroradiology **131**, 99–104 (1979)

Brunn, A. von: Das Foramen pterygospinosum (Civinini) und der Porus crotaphiticobuccinatorius (Hyrtl). Anat. Anz. **6**, 96–104 (1891)

Brunner, H.: Über die Beteiligung des Ohres beim Turmschädel. Mschr. Ohrenheilk. **65**, 1021 (1931)

Bucher, V.M., Bürgi, S.M.: Some observations on the fiber connections of the Di- and Mesencephalon in the cat. Part III. The supraoptic decussations. J. comp. Neurol. **98**, 355–371 (1953)

Buck, A.H.: Diagnosis and treatment of ear diseses. London (zit. nach Heiderich 1938) (1881)

Bucy, P.C.: Carotid sinus nerve in man. Arch. intern. Med. **58**, 418–432 (1936)

Bucy, P.C.: Is there a pyramidal tract? Brain **80**, 376–392 (1957)

Bucy, P.C., Keplinger, J.E., Siqueira, E.B.: Destruction of the „Pyramidal Tract" in man. J. Neurosurg. **21**, 385–398 (1964)

Bucy, P.C., Ladpli, R., Ehrlich, A.: Destruction of the pyramidal tract in the monkey. The effects of bilateral section of the cerebral peduncles. J. Neurosurg. **25**, 1–23 (1966)

Bueker, E.D.: zit. nach Levi-Montalcini und Calissano (1979) (1948)

Büngner, O. von: Ueber die Degenerations- und Regenerationsvorgänge am Nerven nach Verletzungen. Beitr. path. Anat. **10**, 321–393 (1891)

Bürkner, K.: Kleine Beiträge zur normalen und pathologischen Anatomie des Gehörorgans. Arch. Ohrenheilk. **13**, 163–195 (1878)

Burford, G.D., Dyball, R.E.J., Moss, R.L., Pickering, B.T.: Synthesis of both neurohypophysial hormones in both the paraventricular and supraoptic nuclei of the rat. J. Anat. (Lond.) **117**, 261–269 (1974)

Burkhardt, L.: Anatomisch-statistische Untersuchungen zur Konstitutionspathologie nebst einem kurzen Rückblick auf die gegenwärtige Typenlehre. Z. menschl. Vererb.- und Konstit.-Lehre **23**, 373–426 (1939)

Burkhardt, L.: Metabolische Kraniopathie. Altersmetamorphose des Schädels, ihre normalen und krankhaften Varianten. Münch. med. Wschr. (S. 780–787) zit. nach Burkhardt 1970 (1968)

Burkhardt, L.: Kraniostenosen. In: Pathologische Anatomie des Schädels in seiner Beziehung zum Inhalt. Spezielle Pathologie des Schädels. Burkhardt, L., Fischer, H. (Hrsg.) Berlin, Heidelberg, New York: 1970 (Handbuch der speziellen pathologischen Anatomie und Histologie, Bd. 9, Teil 7)

BURKHARDT, L., FISCHER, H.: Pathologische Anatomie des Schädels. In: Handbuch der speziellen pathologischen Anatomie und Histologie, Bd. 9, Teil 7. Berlin, Heidelberg, New York: Springer 1970

BURKHARDT, L., GOLDSTEIN, R., MASSINGER, H.: Über den Knochenumbau an der menschlichen Schädelbasis nach histologischen Sektionsbefunden (Sellagebiet und Clivus im Bereich der Medianebene). Virchows Arch. Abt. A **341**, 177–182 (1966)

BURMESTER, K., STENDER, A.: Zwei Fälle von einseitiger Aplasie der Arteria carotis interna bei gleichzeitiger Aneurysmabildung im vorderen Anteil des Circulus arteriosus Willisi (Zur Frage der Kombination von sackförmigen Aneurysmen der Hirnarterien mit anderen Fehlbildungen). Acta neurochir. (Wien) **9**, 367–378 (1961)

BURR, H.S., ROBINSON, G.B.: An anatomical study of the Gasserian Ganglion, with particular reference to the nature and extent of Meckel's cave. Anat. Rec. **29**, 269–282 (1925)

BUSCH, H.F.M.: An anatomical analysis of the white matter in the brain stem of the cat. Thesis, Van Gorcum, Assen 1961

BUSHE, K.A., BRUCH, G., GREGL, A.: Die nichtpathologischen intrakraniellen Verkalkungen. Fortschr. Röntgenstr. **103**, 4, 4 (1965)

BUSKIRK, C. VAN: The seventh nerve complex. J. comp. Neurol. **82**, 303–333 (1945)

BUSSE, H.: Über normale Asymmetrien des Gesichts und im Körperbau des Menschen. Z. Morphol. Anthropol. **35**, 412–445 (1936)

BUSSE, H., MÜLLER, K.M., OSMERS, F.: Röntgenanatomie der Tränenwege Neugeborener. Fortschr. Röntgenstr. **127**, 154 (1977)

BYNKE, O.: Facial reflexes and their clinical use. Lancet **7690**, 137–138 (1971)

BYRNES, D.P.: Head injury and the dilated pupil. Amer. Surg. **45**, 139–143 (1979)

BYSTROW, A.P.: Morphologische Untersuchungen über die Occipitalregion und die ersten Halswirbel der Säugetiere und des Menschen. I über den Proatlas und Anteproatlas bei der Robbe. Z. Anat. Entwickl. Gesch. **100**, 362–386 (1933)

CAJAL, S.R.: Beitrag zum Studium der Medulla oblongata des Kleinhirns und des Ursprungs der Gehirnnerven. Leipzig: Barth 1896

CAJAL, S.R.: Histologie du systéme nerveux de l'homme et des vertebrés. Paris: Maloine 1911

CAJAL, S.R.: Degeneration and regeneration of the nervous system. London: Oxford University Press 1928

CALLENDER, G.W.: The formation and early growth of the bones of the human face. Phil. Trans. B **159**, 163–172 (1896)

CAMERON, A.H.: The Arnold-Chiari and other neuroanatomical malformations associated with spina bifida. J. Path. Bact. **73**, 195–211 (1957)

CAMMERMEYER, J.: median and caudal apertures in the roof of the fourth ventricle in rodents and primates. J. comp. Neurol. **141**, 499–512 (1971)

CAMPBELL, A.W.: Histological studies on the localisation of cerebral function. Cambridge: University Press 1905

CAMPBELL, R.L., DYKEN, M.L.: Four cases of carotid basilar anastomosis associated with central nervous system dysfunction. Neurol. Neurosurg. Psychiat. NS **24**, 250–253 (1961)

CAMPER, P.: Über den natürlichen Unterschied der Gesichtszüge in Menschen verschiedener Gegenden und verschiedenen Alters. Vossische Buchhandlung, Berlin 1792

CARRBA: Stammanästhesie am Nervus maxillaris durch den Canalis pterygopalatinus. La Odontologia 1921, zit. nach FINK, J. 1978

CARLSSON, B., LODIN, H.: Size of interpeduncular, pontine, pontocerebellar cisterns and cisterna magna in Childhood. Acta radiol. (Stockh.) **8**, 65–73 (1969)

CARMEL, P.W.: Sympathetic deficits following thalamotomy. Arch. Neurol. **18**, 378–387 (1968)

CARMEL, P.W., ANTUNES, J.L., FERIN, M.: Collection of blood from the pituitary stalk and portal veins in monkeys, and from the pituitary sinusoidal system of monkey and man. J. Neurosurg. **50**, 75–80 (1979)

CARMICHAEL, H.T.: Squamous epithelial rests in the hypophysis cerebri. Arch. Neurol. Psychiat. **26**, 966–975 (1931)

CARPENTER, M.B.: Ventral tier thalamic nuclei. Modern Trends in Neurology **4**, 1–20 (1967)

CARPENTER, M.B., CARPENTER, C.: Analysis of somatotopic relations of the corpus luysi in man and monkey. J. comp. Neurol. **95**, 349–370 (1951)

CARPENTER, M.B., FRASER, R.A.R., SHRIVER, J.E.: The organization of pallidosubthalamic fibers in the monkey. Brain Res. **11**, 522–559 (1968)

CARPENTER, M.B., GLINSMAN, W., FABRETGA, H.: Effects of secondary pallidal and striatal lesions upon cerebellar dyskinesia. J. Neurol. **8**, 352–358 (1959)

CARTER, R.B., KEEN, E.N.: The intramandibular course of the inferior alveolar nerve. J. Anat. (Lond.) **108**, 433–440 (1971)

CARTER, T.L., GABRIELSEN, T.O., ABELL, M.A.: Mechanism of split cranial sutures in metastatic neuroblastoma. Radiology **91**, 467–470 (1968)

CASE, N.M.: Hemosiderin granules in the choroid plexus. J. biophys. Biochem. Cytol. (New York) **6**, 527–528 (1959)

CASPERS: zit. nach SCHIÖBERG-SCHIEGNITZ (1979) (1972)

CASTAN, P.H., CASTAN-TARBOURIECH, E., BOUZIGE, J.C.: Cerebral angiography of hydrocephalic infants: Technique, indications, results. In: Advances in cerebral angiography. SALAMON, G. (ed.), p. 300. Berlin, Heidelberg, New York: Springer 1975

CASTRO, F. de: Sur la structure et l'innervation du sinus carotidien de l'homme et des mamiféres. Noveaux fait sur l'innervation et la fonction du Glomus caroticum. Trav. Lab. Biol. Univ. (Madrid) **25**, 331–380 (1927/28)

CAUNA, N.: The free penicillate nerve endings of the human hairy skin. J. Anat. (Lond.) **115**, 277–288 (1973)

CAWTHORNE, T.: Facial paralysis. Proc. roy. Soc. Med. **34**, 582–583 (1941)

CEATLE (1910) zit. nach SILBIGER (1951) Tabelle No. 1

CELESIA, G.G., ARCHER, C.R., CHUNG, H.D.: Hyperphagie und Adipositas. Beziehung zu Läsionen des mittleren Hypothalamus. J. Amer. med. Ass. **1**(6), 325–328 (1981)

CHACKO, L.W.: The laminar pattern of the lateral geniculate body in the primates. J. Neurol. Neurosurg. Psychiat. **11**, 211–224 (1948)

CHAMBERLAIN, W.E.: Basilar Impression (Platybasia). A bizzare developmental anomaly of the occipital bone and upper cervical spine with striking and misleading neurologic manifestations. Yale J. Biol. Med. **11**, 487–496 (New Haven, Conn) (1939)

CHANG, H.T., RUCH, TH.C.: Spinal origin of the ventral supraoptic decussation (Gudden's commissure). J. Anat. (Lond.) **83**, 1–9 (1949)

CHAURASIA, B.D.: Forebrain in human anencephaly. Anat. Anz. **142**, 471–478 (1977)

CHAURASIA, B.D., GOSWAMI, H.K.: Functional asymmetry in the face. Acta anat. (Basel) **91**, 154–160 (1975)

CHEEK, M.D., RUSTIONI, A., TREVINO, D.L.: Dorsal column nuclei projections to the cerebellar cortex in cats as revealed by use of the retrograde transport of horseadish peroxidase. J. comp. Neurol. **164**, 31–46 (1975)

CHEN, H.C.: Kernicterus in the chinese newborn. J. Neuropath. exp. Neurol. **23**, 527–549 (1964)

CHIARI, H.: Zur Kenntnis der „senilen" grubigen Atrophie an der Außenfläche des Schädels. Virchows Arch. Abt. A **210**, 425–433 (1912)

CHIRIAC, V., FRASIN, GH., CHIRIAC, R., ZILLMANN, W.: Varietät des Sinus durae matris der oberen aboralen Gruppe. Anat. Anz. **130**, 526–527 (1972)

CHOROBSKI, J., PENFIELD, W.: Cerebral vasodilator nerves and their pathway from the medulla oblongata. With observations on the pial and intracerebral vascular plexus. Arch. Neurol. Psychiat. (Lpz.) **28**, 1257–1289 (1932)

CHOUARD, C.H., CHARACHON, R., MORGON, A., CATHALA, H.P., JUNIEN-LAVILLAUROY, C.J.: Anatomie, Pathologie et Chirurgie du Nerf Facial. Masson et Cie, 120 bd St-Germain, Paris (VI) 1972

CHOUARD, C.H.: Le role des anastomoses acousticofaciales dans la pathogenie de la maladie de Meniere. Ann. Oto-laryng. (Paris) **90**/12, 681–696 (1973)

CHOUARD, C.H.: Physical treatment of paralyzed facial muscles. In: Facial nerve surgery. FISCH, U. (ed.). Amstelveen: Kugler 1977

CHRISTOFF, N.: A clinicopathologic study of vertical eye movements. Arch. Neurol. **31**, 1–8 (1974)

CHRISTOFF, N., ANDERSON, P.J., BENDER, M.B.: A clinicopathologic study of associated vertical eye movements. Trans. Am. neurol. Ass. **87**, 184–186 (1962)

CHRZANOWSKA, G., KRECHOWIECKI, A.: Hängt das Gehirngewicht von der Körperlänge ab? Gegenbaurs morph. Jb. **121**, 192–208 (1975)

CHUNG, Y.W., HASSLER, R.: Ultrastructural investigation of the ontogenetic development of the synapses of the pallidum in the rat. Acta anat. **111**, 25 (Sixth European Anatomical Congress) (1981)

CIOCCA, D.R., RODRIGUEZ, E.M., CUELLO, C.A.: Comparative light- and electron-microscopical study of the normal adenohypophysis in the human. Acta Anat. **103**, 83–99 (1979)

CIVININI, P.H.: Archiv delle scien. med. fisiche toscan., Fasc IV e V (zit. nach GROSSE 1893) (1837)

CLARA, M.: Entwicklungsgeschichte des Menschen. Leipzig: Thieme 1955

CLARA, M.: Das Nervensystem des Menschen, 3. Aufl. Leipzig: Barth 1959

CLARK, L.P., TAYLOR, A.S.: True tic douloureux of the sensory filaments of the facial nerve. J. Amer. med. Ass. **53**, 2144–2146 (1909)

CLARK, W.E. LE GROS: The brain of the insectivora. Proc. Zool. Soc. (London) **4**, 975–1013 (1932)

CLARK, W.E. LE GROS: The hypothalamus: Morphological, functional, clinical and surgical aspects. The Henderson Trust Lectures, Nos XIII–XVI, published for the William Ramsay Henderson Trust, Edinburgh, Oliver and Boyd, pp. 213 (1938)

CLARK, W.E., LE GROS: The nervous and vascular relations of the pineal gland. J. Anat. **75**, 471–492 (1939/40)

CLARK, W.E. LE GROS, PENMAN, G.G.: The projection of the retina in the lateral geniculate body. Proc. roy. Soc. B **114**, 291–313 (1934)

COCCHI, U.: Erbschäden mit Knochenveränderungen. Lehrbuch der Röntgendiagnostik, Skelett I. Teil. Stuttgart: Thieme 1952

COCHET, B.: Contribution á l'étude du plexus tympanique. Anatomie macroscopique et microscopique. Arch. Anat. Hist. Embryol. **40**, 1–46 (1967)

COGAN, D.G.: Neurology of the ocular muscles, 2nd edn. Springfield/Ill: Thomas 1956

COHEN, I.: Third ventriculostomy proven patent after 15 years. J. Neurosurg. **6**, 89–94 (1949)

COHEN, S.T.: Zit. nach LEVI-MONTALCINI, R. und CALISSANO, P. (1979)

COHN (1915) Zit. nach SATAKE (1927)

COIN, C.G., MALKASIAN, D.R.: The clivus. In: Radiology of the skull and brain, Vol. I: The scull. NEWTON, T.H., POTTS, T.G. (eds.). St. Louis: Mosby 1971

COLOMBO, R.: De re anatomica. Venice (pp. 26–27) (1559)

COLONNIER, M.: Experimental degeneration in the cerebral cortex. J. Anat. (Lond.) **98**, 47–54 (1964)

CONGDON, E.D.: The distribution and mode of origin of septa and walls of the sphenoid sinus. Anat. Rec. **18**, 97–123 (1920)

CONGDON, E.D.: Transformation of the aortic arch system during the development of the human embryo. Contr. Embryol. Carneg. Instn. **14**, 47–110 (1922)

CONLEY, J.J.: Facial nerve grafting in treatment of parotid gland tumors. Archives of Surgery **70**, 359 (1955)

CONLEY, J.J.: Accessory neuromotor pathways to the face. Trans. Amer. Ophthal. Otolaryng. **68**, 1064–1067 (1964)

CONLEY, J.J.: Concepts in head and neck surgery. Stuttgart: Thieme 1970

CONLEY, J.J.: Regional flaps in the head and neck. Stuttgart: Thieme 1976

CONLEY, J.J., PAPPER, E.M., KAPLAN, N.: Spontaneus return and facial nerve grafting: Trigeminal nerve significance. Arch. Otolaryng. **77**, 643–649 (1963)

CONTORINI, L.: The vertebro-vertebral collateral circulation in obliteration of the subclavian artery at its origin. Minerva chir. **15**, 268–271 (1960)

COOK, R.D., WISNIEWSKI, H.M.: The role of oligodendroglia and astrologia in wallerian degeneration of the optic nerve. Brain Res. **61**, 191–206 (1973)

COOPER, E.R.A.: Histology of the endocrine organs at various ages. Oxford: Medical Press 1925

COOPER, E.R.A.: The human pineal gland and pineal cysts. J. Anat. (Lond.) **67**, 28–46 (1932/33)

COOPER, E.R.A.: The development of the human lateral geniculate body. Brain, a Journal of Neurology **68**, 222–238 (1945)

COOPER, E.R.A.: The development of the human auditory pathway from the cochlear ganglion to the medial geniculate body. Acta Anat. **5**, 99–122 (1948)

COOPER, L.Z., KRUGMAN, S.: Clinical manifestations of postnatal and congenital rubella. Arch. Ophthal. **77**, 434–439 (1967)

COPE, V.Z.: The internal structure of the sphenoidal sinus. J. Anat. (Lond.) **51**, 127–136 (1917)

CORBIN, K.B., HARRISON, F.: The sensory innervation of the spinal accessory and tongue musculature in the Rhesus monkey. Brain **62**, 191–197 (1939)

CORBIN, K.B., LHAMON, W.T., PETIT, D.W.: Peripheral and central connection of the upper cervical dorsal roots ganglia in the rhesus monkey. J. Comp. Neurol. **66**, 405–414 (1937)

CORNING, H.K.: Lehrbuch der topographischen Anatomie für Studierende und Ärzte. München: Bergmann 1923

CORRALES, M., TORREALBA, G.: The third ventricle. Normal anatomy and changes in some pathological conditions. Neuroradiology **11**, 271–277 (1976)

CORREIA, P. DE CASTRO, ZANI, R.: Surgical anatomy of the facial nerve, as related to ancillary operations in rhytidoplasty. Plast. reconstr. Surg. **52/5**, 549–552 (1973)

COTTLE, M.H.: The structure and junction of the nasal vestibule. Arch. Otolaryng. **62**, 173–181 (1955)

COULY, G.: La statiqu osseuse de la face. Rev. Stomat. (Paris) **77/2**, 420–426 (1976)

COULY, G., GUILBERT, F., BENOIST, M.: Les disjonctions ptérygomaxillaires Etudes anatomo-chirurgicales et radiologiques de 100 disjonctions expérimentales. Rev. Stomat. (Paris) **77/1**, 260–267 (1976)

CRAIG, A.D., JR., BURTON, H.: Spinal and medullary lamina I projection to nucleus submedius in medial thalamus: a possible pain center. J. Neurophysiol. **45**, 443–466 (1981)

CRAIG, A.D. JR., WIEGAND, S.J., PRICE, J.L.: The thalamo-cortical projection of the nucleus submedius in the cat. J. comp. Neurol. **206**, 28–48 (1982)

CRAVIOTO, H.: The role of schwann cells in the development of human peripheral nerves. An electron microscopic study. J. Ultrastruct. Res. **12**, 634–651 (1965)

CREUTZ, U.: Zur Architektur des menschlichen Schädeldaches im Bereich der Pars bregmatica suturae sagittalis. Teil I Altersabhängigkeit. Gegenbaurs morph. Jb. **123**, 666–688 (1977)

CREUTZ, U.: Zur Architektur des menschlichen Schädeldaches im Bereich der Pars bregmatica suturae sagittalis. Teil II Geschlechtseigentümlichkeiten. Gegenbaurs morph. Jb. **123**, 787–814 (1977)

CRITCHLEY, M.: The anterior cerebral artery, and its syndromes. Brain **53**, 120–165 (1930)

CRITCHLEY, M.: The parietal lobes. Arnold & Co., London, VII, pp. 480 (1953)

CROSBY, E.C.: Relations of brain centers to normal and abnormal eye movements in the horizontal plane. J. comp. Neurol. **99**, 437–480 (1953)

CROSBY, E.C., HENDERSON, J.W.: The mammalian midbrain and Isthmus regions. J. comp. Neurol. **88**, 53–91 (1948)

CROSBY, E.C., HUMPHREY, T.: Studies of the vertebrate telencephalon. III The amygdaloid complex in the shrew (Blarina brevicauda). J. comp. Neurol. **81**, 285–305 (1944)

CROSBY, E.C., WOODBURNE, R.T.: The mammalian midbrain and isthmus regions-fiber connections. C. Hypothalamotegmental pathways. J. comp. Neurol. **94**, 1–32 (1951)

CROSBY EC, HUMPHREY, T., LAUER, E.W.: Correlative anatomy of the nervous system. New York: Macmillan 1962

CROUCH, R.L.: The nuclear configuration of the thalamus of macacus rhesus. J. comp. Neurol. **59**, 451–484 (1934)

CROUZON, O.: Dysostose cranio-faciale hereditaire. Bull. Soc. med. Hop. (Paris) **33**, 545–555 (1912)

CRUVEILHIER, J.: Traité d'anatomie descriptive. Vol. III, 5th edn. Paris (1877)

CRYMBLE, B., BRAITHWAITE, F.: Anomalies of the first branchial cleft. Brit. J. Surg. **51**, 420–423 (1964)

CRYSDALE, W.S.: Otorhinolaryngologic problems in patients with craniofacial anomalies. Otolaryngologic Clinics of North America **14**, 145–155 (1981)

CUNNINGHAM, D.J.: The value of nerve-supply in the determination of muscular homologies and anomalies. J. Anat. Physiol. **25**, 31–40 (1891)

CUNNINGHAM, D.J.: The fissure of Rolando. J. Anat. Physiol. 25 (New Series, Vol. V) (1891)

CUNNINGHAM, D.J.: The development of the gyri and sulci on the surface of the island of reil of the human brain. J. Anat. Physiol. **25**, 338–348 (1891)

CUNNINGHAM, D.J.: Right-handedness and Left-brainedness. Journ of the Anthropol Institute of Great Brit **32**, 273 (1902)

CURRIER, R.D., GILES, C.L., DEJONG, R.N.: Some comments on Wallenberg's lateral medullary syndrome. Neurology **11**, 778–791 (1965)

CUSHING, H., EISENHARDT, L.: Meningiomas: Their classification regional behaviour, life history and surgical end results. Springfield/Ill: Charles & Thomas 1938

DABELOW, A.: Über Korrelationen in der phylogenetischen Entwicklung der Schädelform. I Die Beziehungen zwischen Rumpf- und Schädelform. Gegenbaurs morph. Jb. **63**, 1–49 (1929)

DABELOW, A.: Über Korrelationen in der phylogenetischen Entwicklung der Schädelform. II Beziehungen zwischen Gehirn und Schädelbasisform bei den Mammaliern. Gegenbaurs morph. Jb. **63**, 84–133 (1929)

DAHM, P.: Über die postnatale Entwicklung der Form und Größe des menschlichen Os temporale. Med. Diss. Würzburg 1970

DAITZ, H.M., POWELL, T.P.S.: Studies of the connections of the fornix system. J. Neurol. Neurosurg. Psychiat. **17**, 75–82 (1954)

DANDY, W.E.: Changes in our conceptions of Localization of certain functions in the brain. Am. J. Physiol. **93**, 643 (1930)

DANDY, W.E.: Treatment of hemicrania (migraine) by removal of the inferior cervical and first thoracic symphatetic ganglion. Johns Hopkins Hosp. Bull. **48**, 357–361 (1931)

DANDY, W.E.: The treatment of trigeminal neuralgia by the cerebellar route. Ann. Surg. **96**, 787–795 (1932)

DANDY, W.E.: Concerning the cause of trigeminal neuralgia. Amer. J. Surg. **24**, 447–458 (1934)

DANDY, W.E.: Lesions of cranial nerves; diagnosis and treatment. J. int. Coll. Surg. **2**, 5–13 (1939)

DANDY, W.E.: Diagnosis and treatment of structures of the aqueduct of Sylvius (causing hydrocephalus). Arch. Surg. **51**, 1–14 (1945)

DANDY, W.E.: Trigeminal neuralgia and trigeminal tic douloures. In: Lewis Practice of surgery. PRIOR, W.F. (ed.), pp. 167–187. Lagerstown/Maryland 1963

DARKSCHEWITSCH, L.: Über den oberen Kern des N. oculomotorius. Arch. Anat. Entwickl.-Gesch. S. 107–116, 1 pl. (1889)

DAS, A.C., HASAN, M.: The occipital sinus. J. Neurosurg. **33**, 307–311 (1970)

DAUSACKER, J.: Praktisch anatomische Befunde an der mittleren und hinteren Schädelgrube. Med. Diss. Würzburg 1974

DAVENPORT, CH.B.: Postnatal development of the head. Proc. Amer. Phil. soc. (Philadelphia) **83**, 1–216 (1940)

DAVID, D.J., POWILLO, D., SIMPSON, D.: The Craniosynostoses. Auszüge. Berlin, Heidelberg, New York: Springer 1982

DAVIDOFF, L.M.: Coarctation of the walls of the lateral angles of the lateral cerebral ventricles. J. Neurosurg. **3**, 250–256 (1946)

DAVIS, R.A., ANSON, B.J., BUDINGER, J.M., KURTH, E. LE ROY: Surgical Anatomy of the Facial Nerve and Parotid gland based upon a study of 350 cervicofacial Halves. Surg. Gynec. Obstet. **102/4**, 385–412 (1956)

DEBAENE, A., FARNARIER, P., DUFOUR, M., LEGRE, J.: Hypoglossal artery, a rare abnormal carotid-basilar anastomosis. Neuroradiology **4**, 233–238 (1972)

DECKER, F.: Über eine seltene Varietät der Arterien der Hirnbasis. Sitzungsbericht der Physikalisch-medizinischen Gesellschaft Würzburg 1886

DECKER, K.: Clinical neuroradiology. McGraw-Hill Book Co., New York 1966

DEECKE, L., SCHWARZ, D.W.F., FREDERICKSON, J.M.: Nucleus ventroposterior inferior (VPI) as the vestibular thalamic relay in the rhesus monkey. I Field potential investigation. Exp. Brain Res. **20**, 88–100 (1974)

DEGENHARDT, K.H.: Zum entwicklungsmechanischen Problem der Akrocephalosyndaktylie. Z. menschl. Vererb.- u. Konstit.-Lehre **29**, 791–819

DEGENHARDT, K.H.: Mißbildungen des Kopfes und der Wirbelsäule. In: Humangenetik, Bd. II. BECKER, P.E. (ed.), S. 489–604. Stuttgart: Thieme 1964

DEGGLER, C.: Beitrag zur Kenntnis der Architektur des fetalen Schädels. Z. Anat. Entwickl.-Gesch. **111**, 470–489 (1941)

DEITERS, O.: Untersuchungen über Gehirn und Rückenmark des Menschen und der Säugetiere. Braunschweig: Vieweg 1865

DÈJÈRINE, J.: Contribution a l'étude anatomo-pathologique et clinique des differentes variétés de cécité verbale. Comp. Rend. Scean. Biol. **4**, 61–90 (1892)

DÈJÈRINE, J.: Anatomie des centres nerveux, Vol. II. Paris: Rueff 1901

DEKABAN, A.: Human thalamus. An anatomical, developmental and pathological study. I. Division of the human adult thalamus into nuclei by use of the cyto-myelo-architectonic method. J. comp. Neurol. **99**, 639–683 (1953)

DEKABAN, A.: Human thalamus. II Development of the human thalamic nuclei. J. comp. Neurol. **100**, 63–97 (1954)

DEKABAN, A.: Tables of cranial and orbital measurements, cranial volume, and derived indexes in males and females, from 7 days to 20 years of age. Ann. Neurol. **2/6**, 485–491 (1977)

DELMANN, H.D.: Beitrag zur Kenntnis des Hypothalamus-Hypophysen-Systems beim Rind. Anat. Anz. **106**, 202–253 (1959)

DELLMANN, H.D.: Beitrag zur Kenntnis des Hypothalamus-Hypophysen-Systems beim Rind. Anat. Anz. **107**, 230–251 (1959)

DE LANGE, C.: Spontaneous healing in a case of hydrocephalus. Proc. Acad. Sci. Amst, Sect. Sci. **32**, 78–85 (1929)

DELMAS, A., PERTUISET, B.: Les veines du cortex cerebral distribution generale, variations types veineux de distribution extrait des comptes rendus de l'association des anatomistes 36. Reunion (Lyon 11-3 Avril 1949) (1949)

DENECKE, H.J.: Zur präparatorischen und reparatorischen Chirurgie des N. facialis. Z. Laryng. Rhinol. **40/5**, 380–383 (1961)

DENICKER zit. nach MARTIN-SALLER (1959)

DERMIETZEL, R.: Die Darstellung eines komplexen Systems endothelialer und perivaskulärer Membrankontakte im Plexus chorioideus. Verh. anat. Ges. (Jena) **70**, 461–469 (1976)

DERMIETZEL, R.: Die interzellulären Kontakte im Bereich des Ventrikelependyms und Plexusepithels des 4. Ventrikels. Verh. anat. Ges. (Jena) **73**, 1059–1060 (1979)

DE ROBERTIS, E.: Ultrastructure and function in some neurosecretory systems. In: Neurosecretion. Memoirs of the society of endocrinology, No. 12. HELLER, H., CLARK, R.B. (eds.), p. 3–20. London, New York: Academic Press 1962

DE SOUSA, O.M.: Estudo eletromiografico do M. Platysma. Folia clin. biol. (S. Paulo) **33**, 42–52 (1964)

DE VRIES, E.: Note on the ganglion vomeronasale. K. Akad. van Wetenschappen te Amsterdam **7**, 704 (1905)

DEYMANN-BÜHLER, B.: Maße des Mesencephalon und des Ventriculus IV. Med. Diss. Würzburg 1983

DI CHIRO, G.: Angiographic patterns of cerebral convexity veins and superficial dural sinuses. Am. J. Roentgenol. **87**, 308–321 (1962)

DIECKMANN, G., HASSLER, R.: Reizexperimente zur Funktion des Putamen der Katze. J. Hirnforsch. **10**, 187–225 (1968)

DIEMEL, H.: Über eine ungewöhnliche Tentoriumverkalkung. In: Fortschritte Rö.- u. Strahlenkunde. Stuttgart: Thieme 1966

DIETEL, H.: Beobachtungen über die Individualanatomie der Oberfläche des Occipitallappens von 25 unterfränkischen Gehirnen. Z. Anat. Entwickl.-Gesch. **95**, 171–197 (1931)

DIETRICH, H.: Klinisch röntgenologischer Fall von cystischer Ausstülpung des Daches des 3. Ventrikels, Balkenmangel, porencephalide Hydrocephalie und Riesenfontanelle. Dtsch. Z. Nervenheilk. **167**, 407 (1952)

DIETRICH, H.: Neuro-Röntgendiagnostik des Schädels. Jena: Fischer 1959

DINGMAN, R.O., GRABB, W.C.: Surgical anatomy of the mandibular ramus of the facial nerve, based on the dissection of 100 facial halves. Plast. reconstr. Surg. **29**, 266 (1962)

DINSDALE, H.B.: Spontaneous hemorrhage in the posterior fossa. A study of primary cerebellar and pontine hemorrhages with observations on their pathogenesis. Arch. Neurol. Psyiat. (Chic.) **10**, 200–217 (1964)

DION, M.C., JAFEK, B.W., TOBIN, CH.E.: The anatomy of the nose. Arch. Otolaryng. **104**, 145–150 (1978)

DISSE, J.: Die Ausbildung der Nasenhöhle nach der Geburt. Arch. Anat. Physiol. Anat. Abtl. [Suppl.] (Berlin), 29–55 (1889)

DIXON, F.W.: A comparative study of the sphenoid sinus. Ann. Otol. Rhin. Laryng. **46**, 687–698 (1937)

DOBOZI, M.: Surgical anatomy of the geniculate ganglion. Acta. Otolaryngol. (Stockholm) **80**, 116–119 (1975)

DOCUMENTA GEIGY Wissenschaftliche Tabellen. Basel: Geigy 1962

DOHRMANN, G.J., BUCY, P.C.: Human choroid plexus: a light and electron microscopic study. J. Neurosurg. **33**, 506–516 (1970)

DOLGOPOL, V.B.: Absence of the septum pellucidum as the only anomaly in the brain. Arch. Neurol. Psychiat. (Chic.) **40**, 1244–1248 (1938)

DOMESICK, V.B.: Thalamic projections in the cingulum bundle to parahippocampal cortex in rat. Anat. Rec. [Suppl.] **175**, 308 (1973)

DOMINOK, G.: Zur Alters- und Geschlechtsbestimmung aus der Morhologie der menschlichen Schädelkalotte. Zbl. allg. Path. path. Anat. **100**, 54–64 (1959)

DORENDORF: Über die Lymphgefäße und Lymphdrüsen der Lippe mit Beziehung auf die Verbreitung des Unterlippencarcinoms. Internat. Monatsschrf. Anat. u. Physiol. **17**, 203–243 (1900)

DRACHMAN, D.A., LEAVITT, J.: Human memory and the cholinergic system. A relationship to aging? Arch. Neurol. **30**, 113–121 (1974)

DRAF, W.: Die chirurgische Behandlung entzündlicher Erkrankungen der Nasennebenhöhlen. Arch. Otolaryng. **235**, 133–305 (1982)

DREIFUSS, F.E.: Delayed development of hemispheric dominance. Am. Med. Ass. Arch. Neurol. **8**, 510–514 (1963)

DREIFUSS, J.J., MURPHY, J.T., GLOOR, P.: Contrasting effects of two identified amygdaloid efferent pathways on single hypothalamic neurons. J. Neurophysiol. **31**, 237–248 (1968)

DREXLER, L.: Linea innominata und großer Keilbeinflügel. Fortschr. Röntgenstr. **81**, 590–600 (1954)

DRUCKMAN, R., MAIR, W.G.P.: Aberrant regenerating nerve fibres in injury to the spinal cord. Brain **76**, 448–454 (1953)

DUBOIS, P.J., ORR, D.P., HOY, R.J., HERBERT, D.L., HEINZ, E.R.: Normal sellar variations in frontal tomograms. Neuroradiology **131**, 105–110 (1979)

DUCKETT, S.: The establishment of internal vascularization in the human telencephalon. Acta Anat. **80**, 107–113 (1971)

DÜRR, E.M.: Röntgenologisch-kraniometrische Ergebnisse bei frontaler Dysplasie. Z. menschl. Vererb.- u. Konstit.-Lehre **37**, 49–59 (1963)

DUFRESNE, J.J.: Praktische Zytologie des Liquors. In: Documenta. Basel: Geigy 1973

DUKE-ELDER, S.T.: Text-book of ophthalmology, Vol. IV. London: Kimpton 1949

DUKE-ELDER, S.T., WYBAR, K.C.: System of ophthalmology. Vol. 2: The anatomy of the visual system. London: Kimpton 1976

DUMONT, J.: Les sinus postérieurs de la Dure-mère et le pressoir d'Hérophile. Nancy: Thése 1894

DURET, H.: Recherches anatomiques sur la circulation de l'encéphal. Arch. Physiol. Norm. Pathol. **1/VII**, 60–91 (1874)

DURKIN, J.F., HEELEY, J.D., IRVING, J.T.: The cartilage of the mandibular condyle. Oral Sci. Rev. **2**, 29–99 (1973)

DUUS, P.: Neurologisch-topische Diagnostik. Anatomie, Physiologie, Klinik. Stuttgart: Thieme 1976

DUVERNOY, H.M.: The superficial veins of the human brain. Berlin, Heidelberg, New York: Springer 1975

DUVERNOY, H.M., KORITKÈ, J.G., MONNIER, G., JACQUET, G.: Sur la vascularisation de l'area postrema et de la face posterieure du bulbe chez l'homme. Z. Anat. Entwickl.-Gesch. **138**, 41–66 (1972)

DUVERNOY, H.M., DELON, S., VANNSON, J.L.: Cortical blood vessels of the human brain. Brain Res. bull. **7**, 519–579 (1981)

DZIALLAS, P.: Zur Entwicklung des menschlichen Schädeldaches. Anat. Anz. **100**, 236–242 (1954)

EAGLE, W.W.: Elongated styloid processes: report of two cases. Arch. Otolaryngol. **25**, 584 (1937)

EARLE, K.M., BALDWIN, M., PENFIELD, W.: Incisural sclerosis and temporal lobe seizures produced by hippocampal herniation at birth. Arch. Neurol. Psychiat. (Chic.) **69**, 27–42 (1953)

EBERSTALLER, O.: Zur Anatomie und Morphologie der Insula Reilii. Anat. Anz. **24**, 739–760 (1887)

EBERSTALLER, O.: Das Stirnhirn. Ein Beitrag zur Anatomie der Oberfläche des Großhirns. Wien: Urban & Schwarzenberg 1890

ECCLES, J.C.: Das Gehirn des Menschen. München, Zürich: Pieper 1976

ECCLES, J.C., ITO, M., SZENTÀGOTHAI, J.: The cerebellum as a Neuronal Machine. Berlin, Heidelberg, New York: Springer 1967

ECKERT-MÖBIUS, A.: Über die Knorpelgefäßsysteme des menschlichen Felsenbeins. Z. Hals-, Nas.- u. Ohrenheilk. **10**, 82–85 (1924)

ECKHARD, C.: Über eine neue Eigenschaft des Nervus hypoglossus. Beiträge zur Biologie. Stuttgart: Cotta'sche Buchhandlung 1882

ECKMAN, P.B., KRAMER, R.A., ALTROCCHI, P.H.: Hemifacial spasm. Arch. Neurol. **25**, 81–87 (1971)

ECONOMO, C. v.: Zellaufbau der Großhirnrinde des erwachsenen Menschen. Berlin: Springer und Oxford Univ. Press 1927

ECONOMO, C. v., HORN, L.: Über Windungsrelief, Maße und Rindenarchitektonik der Supratemporalfläche, ihre individuellen und ihre Seitenunterschiede. Z. ges. Neurol. Psychiat. **130**, 678–755 (1930)

ECONOMO, C. v., KOSKINAS, G.N.: Die Cytoarchitektonik der Hirnrinde des erwachsenen Menschen. Wien, Berlin: Springer 1925

EDEGEWORTH, F.H.: The cranial muscles of vertebrates. London: Cambridge University Press 1935

EDWARDS, E.A.: Anatomic Variations of the cranial venous sinuses. Arch. Neurol. Psychiat. **26**, 801–814 (1931)

EDWARDS, St.B., HENKEL, C.K.: Superior colliculus connections with the extraocular motor nuclei in the cat. J. comp. Neurol. **179**, 451–468 (1978)

EGGERS, R., FISCHER, D., HAUG, H.: Altersabhängige Veränderungen im Großhirn des Menschen. Eine makroskopisch-morphometrische Untersuchung. Verh. Anat. Ges. **75**, 917–919 (1981)

EGGERS, R., HAUG, H., MANFELDT, H.: Über die Größe der Einbettungsschrumpfung und ihren Einfluß auf die Ergebnisse morphometrischer Untersuchungen. Acta Anat. **111**, 37–38 (1981)

EHARA, A.: Morphologische Veränderung des Unterkiefers bei den Japanern im Zeitverlauf von der Steinzeit bis zur Gegenwart. Ein Beitrag zur rassenkundlichen Untersuchung des Unterkiefers. J. of the Faculty of Science University of Tokyo Sec. V, Vol. II, Pt. 5, pp. 1–72 (1964)

Ehler, E., Neugebauer, I., Koal, M.: Zur Ermittlung der Festigkeit und Elastizität menschlicher weichteilbedeckter Köpfe. Anat. Anz. **139**, 88–99 (1976)

Ehni, G., Woltman, H.W.: Hemifacial spasm. review of one hundred and six cases. Arch. Neurol. Psychiat. (Chic.) **53**, 205–211 (1945)

Ehrenberger, K.: Reversible functional damage of VIIIth cranial nerve in arachnopathie pontocerebellaris. In: The cranial nerves. Samii, M., Jannettta, P.J. (eds.). Berlin, Heidelberg, New York: Springer 1981

Ehrlich, P.: Das Sauerstoffbedürfnis des Organismus. Eine farbenanalytische Studie. Berlin: Hirschwald 1885

Ehrlich, P.: Über die Methylenblaureaktion der lebenden Nervensubstanz. Biol. Zbl. **6**, 214–224 (1887)

Eibelsfeld zit. nach Nissen (1979)

Eichin, R.: Wissenschaftliche Arbeiten am Anatomischen Institut der Universität Würzburg, 1985

Eickstedt, E. von: Rassenkunde und Rassengeschichte der Menschheit. Stuttgart: Enke 1937–1943

Eisler, P.: Die Muskeln des Stames. In: Bardelebens Handbuch des Menschen, Bd. 2. Jena: Fischer 1912

Eisler, P.: Die anatomie des menschlichen Auges. In: Kurzes Handbuch der Ophthalmologie, Bd. I. Schieck, F., Brückner, A. (Hrsg.). Berlin: Springer 1930

Ellenbogen, R.: Pseudo-Paralysis of the mandibular branch of the facial nerve after platysmal face-lift operation. Plast. reconstr. Surg. **63**, 364–368 (1979)

Elliot, J.D.A., Elliot, G.B.: The hyaloid vessel and physiologic optic cup. Microvascular Research **6**, 93–98 (1973)

Ellis, R.S.: Norms for some structural changes in the human cerebellum from birth to old age. J. comp. Neurol. **32**, 1–34 (1920)

El Najjar, M.Y., Dawson, G.L.: The effect of artificial cranial deformation on the incidence of Wormian bones in the lambdoidal suture. Am. J. Phys. Anthrop. **46**, 155–160 (1977)

Elze, C.: Anatomie des Menschen. In: Ein Lehrbuch für Studierende und Ärzte, Bd. III. Zentrales Nervensystem, von Curt Elze. Braus, H. (ed.). Berlin: Springer 1932

Emery, J.L.: Deformity of the aqueduct of Sylvius in children with hydrocephalus and myelomeningocele. Dev. Med. Child. Neurol. [Suppl. 32] **16**, 40–48 (1974)

Emery, J.L., Zachary, R.B.: Hydrocephaly associated with obliteration of the longitudinal sinus. Arch. Dis. Child. **31**, 288–293 (1956)

Emmert, C.: Lehrbuch der Chirurgie. Stuttgart: Dann 1851

Emmert, E.: Auge und Schädel. Untersuchungen über Refraktion, Akkommodation, gewisse Maßverhältnisse der Augen und Augenhöhlen, Achsenverlängerung und Bewegungsmechanismus des Augapfels. Berlin: Hirschwald 1888

Engel, G.: Die Schädelform in ihrer Entwicklung. Prager Vierteljahresschrift **4/2**, 51 (1863)

Engeset, A., Lönnum, A.: Third ventricles of 12 mm width or more. A preliminary report. Acta radiol. **50**, 5 (1958)

Engström, H.: The vestibulo-cochlear nerve. In: Disorders of the skull base region. Hamberger, C.A., Wersäll, J. (eds.). Proceedings of the Tenth Nobel Symposium, Stockholm (August 1968, pp. 25–32) (1968)

Engström, H., Rexed, B.: Über die Kaliberverhältnisse der Nervenfasern im N. statoacusticus des Menschen. Z. mikr.-anat. Forsch. **47**, 448–455 (1940)

Engström, H., Bergström, B., Rosenhall, U.: Vestibular sensory epithelia. Arch. Otolaryng. **100**, 411–418 (1974)

Enlow, D.H.: The human face. An account of the postnatal growth and development of the craniofacial skeleton. New York: Harper and Row 1968

Enlow, D.H., Harris, D.B.: A study of the postnatal growth of the human mandible. Amer. J. Orthop. **50**, 25–50 (1964)

Ennis, N.M.: Roentgenographic variations of the maxillary sinus and the nutrient canals of the maxilla and the mandible. Internat. Orthodantia **23**, 173–193 (1937)

Enoch, D.M., Kerr, W.L.: Hypothalamic vasopressor and vesicopressor pathways: II Anatomic study of their course and connections. Arch. Neurol. **16**, 307–321 (1967)

Erdheim, J.: Über Hypophysenganggeschwülste und Hirncholesteatome Sitzungsbericht der math. naturwissenschaftl. Kl. d. Kaiserl. Akademie der Wissensch. **113**, 537–726 (Abtl. LLL) (1904)

Erdheim, J.: Über senile Hperostose des Schädeldaches. Beitr. path. Anat. **95**, 631–646 (1935)

Erdheim, J.: Der Gehirnschädel in seiner Beziehung zum Gehirn unter normalen und pathologischen Umständen. Virchows. Arch. Abt. A **301**, 763–818 (1938)

Erlanger, J., Gasser, H.S., Bishop, G.H.: The compound of the action current of nerves as disclosed by the cathode ray oscillograph. Amer. J. Physiol. **70**, 624–666 (1924)

Eschler, J.: Die funktionelle Orthopädie des Kausystems. München: Hanser 1952

Essick, Ch.R.: Transitory cavities in the corpus striatum of the human embryo. Contr. Embryol. Carneg. Instn. **6**, 95–111 (1915)

Ettlinger, G., Hurwitz, L.: Dyslexia and its associated disturbances. Neurology **12**, 477–480 (1962)

Ettlinger, G., Kalsbeck, J.E.: Zit. nach Piercy (1967) (1962)

Ettlinger, G., Jackson, C.V., Zangwill, O.L.: Dysphasia following right temporal lobectomy in a right-handed man. J. Neurosurg. **18**, 214 (1955)

Eustachi, B.: Opuscula anatomica. Venetia (1564)

Eyssonius, Henricus: Zit. nach Toldt (1905) (1659)

Fager, Ch.A., Carter, H.: Intrasellar epithelial cysts. J. Neurosurg. **26**, 77–81 (1966)

Falconer, M.A.: Intramedullary trigeminal tractotomy and its place in the treatment of facial pain. J. Neurol. Neurosurg. Psychiat. **12**, 297–303 (1949)

Faller, A.: Zur Kenntnis der Gefäßverhältnisse der Carotisteilungsstelle. Schweiz. med. Wschr. **76**, 1156–1158 (1946)

Fallon, J.H., Moore, R.Y.: Catecholamine innervation of the basal forebrain. III. Olfactory bulb, anterior olfactory nuclei, olfactory tubercle and piriform cortex. J. comp. Neurol. **180**, 533–544 (1978)

Fallon, J.H., Moore, R.Y.: Catecholamine innervation of the basal forebrain. IV. Topography of the dopmaine projection to the basal forebrain and neostriatum. J. comp. Neurol. **180**, 545–580 (1978)

Fallon, J.H., Koziell, D.A., Moore, R.Y.: Catecholamine innervation of the basal forebrain. II. Amygdala, suprarhinal cortex and entorhinal cortex. J. comp. Neurol. **180**, 509–532 (1978)

Fallopius, G.: Observtiones anatomicae, Veneti 1561

Fawcett, E.: Description of a reconstruction of the head of a 30 mm human embryo. J. Anat. (Lond.) **44**, 303–311 (1910)

FEINDEL, W., PEROT, P.: Red cerebral veins. J. Neurosurg. **22**, 315–325 (1965)
FELITZTE: Zit. bei POLIS, A. (1894)
FERRE: Zit. nach MARTIN V. SALLER, 1959
FEREMUTSCH, K., SIMMA, K.: Strukturanalysen des menschlichen Thalamus. Monatsschrift für Psychiatrie und Neurologie. **126**, 209–229 (1953)
FEREMUTSCH, K., SIMMA, K.: Beitrag zur Kenntnis der Formatio reticularis medullae oblongatae et pontis des Menschen. Z. Anat. Entwickl.-Gesch. **121**, 271–291 (1959)
FERNER, H.: Die Hypophysenzisterne des Menschen und ihre Beziehung zum Entstehungsmechanismus der sekundären Sellaerweiterung. Z. Anat. Entwickl.-Gesch. **121**, 407–416 (1960)
FERRARO, A., BARRERA, S.E.: Effects of lesions of the juxtarestiform body (I.A.K. bundle) in macacus rhesus monkeys. Arch. Neurol. Psychiat. (Chic.) **35**, 13–29 (1936)
FERRIER, D.: The functions of the brain. London: Smith-Elder 1876
FERRIS, E.B., CAPPS, R.B., WEISS, S.: Relation of the carotid sinus to the autonomic nervous system and the neuroses. Arch. Neurol. Psychiat. **37**, 365–384 (1937)
FICK, L.: Über die Ursachen der Knochenformen. Göttingen: Wigand 1857
FICK, L.: Neue Untersuchungen über die Ursachen der Knochenformen. Marburg (zit. nach MAIR 1926) (1858)
FICK, R.: Handbuch der Anatomie und Mechanik der Gelenke; Bd. II. Jena: Fischer 1904
FICK, R.: Handbuch der Anatomie und Mechanik der Gelenke. Teil 3: Spezielle Gelenk- und Muskelmechanik. Jena: Fischer 1911
FICK, R. zit. nach MAIR (1926) (1921)
FINBY, N., KRAFT, E.: The aging skull: Comparative roentgen study 25 to 34 year interval. Clin. Radiol. **23**, 410–414 (1972)
FINCHER, E.F.: Arteriovenous fistula between the middle meningeal artery and the greater petrosal sinus. Case report. Ann. Surg. **133**, 886–888 (1951)
FINK, J.: Untersuchungen im Bereich der Fissura sphenomaxillaris, des Canalis palatinus major und des harten Gaumens. Med. Diss. Würzburg 1978
FISCH, U.: Die totale Freilegung des N. facialis bei laterobasalen Schädelfrakturen. Arch. Ohr.-, Nas.- Kehlk.-Heilk. **196**, 187–193 (1970)
FISCH, U.: Mit einem Abschnitt über Fazialislähmungen im labyrinthären, meatalen und intrakraniellen Bereich. In: Hals-, Nasen-, Ohren-Heilkunde in Praxis und Klinik, Bd. 5, 2. Aufl. BERENDES, J., LINK, R., ZÖLLNER F. (Hrsg.), S. 21.1–21.66). Stuttgart: Thieme 1979
FISCH, U., ESSLEN, E.: Total intratemporal exposure of the facial nerve. Arch. Otolaryng. **95**, 335 (1972)
FISCH, U., SAMII, M.: Diskussion zu den Beiträgen: Chirurgie der Schädelbasis aus neurochirurgischer Sicht. Chirurgie der Schädelbasis aus HNO-chirurgischer Sicht. 64. Jahrestagung der Nordwestdeutschen Vereinigung der Hals-Nasen-Ohren-Ärzte 9.–11. Oktober 1981, Hannover (1981)
FISCHEL, A.: Lehrbuch der Entwicklung des Menschen. Wien, Berlin: Springer 1929
FISCHER-BRÜGGE, E.: Das „Klivuskanten-Syndrom". Eine durch die Klivuskante hervorgerufene Druckfurche des N. oculomotorius. Zbl. Chir. **74**, 403 (1949)
FISHEL, D., BUCHNER, A., HERSHKOWITH, A., KAFFE, I.: Roentgenologic study of the mental foramen. Oral. Surg. **41/5**, 682–686 (1976)
FISHER, C.M.: The pathologic and clinical aspects of thalamic hemorrhage. Trans. Amer. neurol. Ass. **84**, 56–59 (1959)
FITZGERALD, J.J.T.: The occurrence of middle superior alveolar nerve in man. J. Anat. (Lond.) **90**, 520–522 (1956)
FLECHSIG, P.: Weitere Mitteilungen über die Beziehungen des unteren Vierhügel zum Hörnerven. Neurol. Centralbl. (1890)
FLECHSIG, P.: Neue Untersuchungen über die Markbildung in den menschlichen Großhirnlappen. Neurol. Centralbl. **17**, 977–996 (1898)
FLEISCHER, zit. nach MERKEL: Sitzungsbericht d. phys. med. Societ. Erlangen (12 November 1877) zit. nach MERKEL 1892 (1877)
FLEISCHHAUER, K.: Über die Fluoreszenz perivasculärer Zellen im Gehirn der Katze. Z. Zellforsch. **64**, 140–152 (1964)
FLEISCHHAUER, K.: Fluoreszenzmikroskopische Untersuchungen über den Stofftransport zwischen Ventrikelliquor und Gehirn. Z. Zellforsch. **62**, 639–654 (1964)
FLEISCHMANN, A.: Die Kopfregion der Amnioten. Gegenbaurs morph. Jb. **41**, 615–616 (1910)
FLESCH, M.: Varietäten-Beobachtungen aus dem Präpariersaale zu Würzburg in den Wintersemestern 1875/76 und 1876/77. Verh. phys.-med. Ges. Würzb. NF **13**, 1–38 (1879)
FLETCHER, H.M.: A case of megalencephaly. Path. Soc. (London) **51**, 230–232 (1900)
FLYGER, G., HJELMQUIST, U.: Normal variations in the caliber of the human cerebral aqueduct. Anat. Rec. **127**, 151–162 (1957)
FOERSTER, O.: Die Leitungsbahnen des Schmerzgefühls und die chirurgische Behandlung der Schmerzzustände. Berlin: Urban & Schwarzenberg (1927)
FOERSTER, O.: Großhirn. Vegetatives Nervensystem. Körperbau und Konstitution. In: O. Bumke und O. Foerster's Handbuch der Neurologie. Erg.-Bd. 2. Berlin: Springer 1929
FOERSTER, O.: Motorische Felder und Bahnen. In: Großhirn. Vegetatives Nervensystem. Körperbau und Konstitution. BUMKE, O., FOERSTER, O. (Hrsg.). (Handbuch der Neurologie, Vol. 6). Berlin: Springer 1936
FOERSTER, O.: Störungen der Schweißsekretion. In: Großhirn. Vegetatives Nervensystem. Körperbau und Konstitution. BUMKE, O., FOERSTER, O. (Hrsg.). (Handbuch der Neurologie, Vol. 6). Berlin: Springer 1936
FOERSTER, O.: Ein Fall von Agenesie des Corpus callosum verbunden mit einem Diverticulum paraphysarium des Ventriculus tertius. Z. ges. Neurol. Psychiat. **164**, 380 (1939)
FOERSTER, O., PENFIELD, W.: The structural basis of traumatic epilepsy and results of radical operation. Brain **55**, 99–119 (1930)
FOERSTER, O., GAGEL, O., MAHONEY, W.: Über die Anatomie, Physiologie und Pathologie der Pupillarinnervation. Verh. dtsch. Ges. inn. Med. **47**, 386–398 (1935)
FÖRTIG, H.: Eine neue Theorie über die materielle Grundlage der funktionellen Superiorität der linken Hemisphäre. Dtsch. med. Wschr. **48**, 312–313 (1922)
FOIX, C.H., HILLEMAND, P.: Les artéres de l'axe encéphalique jusqu àu diencéphale inclusivement. Rev. Neurol. (Paris) **11**, 705–739 (1925)

Foix, C.H., Hillemand, P.: Les syndromes de la région thalamique. Presse méd. **33,** 113 (1925)

Foix, C.H., Lèvy, M.: Les ramollissements Sylviens. Rev. neurol. **1,** 1–51 (1927)

Foix, C.H., Hillemand, P., Schalit, J.: Arteries of medulla oblongata. C. r. Soc. Biol. (Paris) **92,** 33–35 (1925)

Foix, C.H., Chavany, A., Hillemand, P.: Le syndrome myóclonique de la la calotte. Rev. Neur. **1,** 942–957 (1926)

Foley, J.O.: A new method for staining nerve fibers in blocks of nervous tissue. Anat. Rec. **73,** 465–473 (1939)

Foley, J.M., Baxter, D.: On the nature of pigment granules in the cells of the locus coeruleus and substantia nigra. J. Neuropath. exp. Neurol. **17,** 586–598 (1958)

Foley, J.M., Kinney, T.D., Alexander, L.: The vascular supply of the Hypothalamus in man. J. Neuropath. **1,** 265–296 (1942)

Foley, J.O., Pepper, H.R., Kessler, W.H.: The ratio of nerve fibers to nerve cells in the geniculate ganglion. J. comp. Neurol. **85,** 141–148 (1946)

Ford, E.H.R.: The growth of the foetal skull. J. Anat. (Lond.) **90,** 562–563 (1956)

Ford, E.H.R.: Growth of the human cranial base. Amer. J. Orthodont. (St. Louis) **44,** 498–506 (1958)

Forel, A.: Untersuchungen über die Haubenregion und ihre oberen Verknüpfungen im Gehirne des Menschen und einiger Säugetiere mit Beiträgen zu den Methoden der Gehirnuntersuchung. Arch. Psychiat. **7,** 393–495 (1877)

Forel, A.: Einige hirnanatomische Untersuchungen. Tageblatt der 54. Versammlung deutscher Naturforscher und Ärzte in Salzburg (S. 185–186) (1881)

Forel, A.: Über das Verhältnis der experimentellen Atrohie und Degenerationsmethode zur Anatomie und Histologie des Centralnervensystems. Ursprung des IX., X. und XII. Hirnnerven. Festschrift zur Feier des 50jährigen Doktor-Jubiläums Herrn Professor Dr. K.W. von Nägeli und Herrn Professor Dr. A. von Koelliker, Zürich (1891)

Forman, D.S. zit. nach Schwartz (1980)

Forster, H.: Über die morphologische Bedeutung des Wangenfettpropfes. Seine Beziehungen zu den Kaumuskeln und zur Glandula orbitalis. Arch. Anat. Physiol. **4/6,** 197–298 (1904)

Fox, C.A.: Amygdalo-thalamic connections in Macaca mulatta. Anat. Rec. **103,** 537–538 (1949)

Fränkel, B.: Handbuch der Krankheiten des Respirations-Apparates I. Leipzig: Vogel 1879

Franke, H.: Über das Karotissinus-Syndrom und den sogenannten hyperaktiven Karotissinus-Reflex. Stuttgart: Schattauer 1963

Frazer, J.E.: A manual of embryology. New York: Wood 1932

Freeman, L.W.: Neuronal regeneration in the central nervous system of man. J. Neurosurg. **18,** 417–422 (1961)

Freeman, W., Watts, J.W.: Retograde degeneration of the thalamus following prefrontal lobotomy. J. comp. Neurol. **86,** 65–93 (1947)

French, J.D., Bucy, P.C.: Tumors of the septum pellucidum. J. Neurosurg. **5,** 433–449 (1948)

Frenkel, G.: zit. nach Hassmann (1975) S. 25 (1969)

Frenkel, G.: Fortschritte und Schwerpunkte der Mißbildungschirurgie. In: Fortschritte der Kiefer- und Gesichtschirurgie, Bd. **21,** pp. 221–226. Stuttgart: Thieme 1976

Freud, S.: Zur Auffassung der Aphasien. Leipzig, Wien: Deuticke 1891

Frick, H.: Über die Entwicklung der Schneckenfensternische (Fossula fenestrae rotundae) beim Menschen. Arch. Ohr. Nas. Kehlkopfheilk. **162,** 520–534 (1953)

Fricke, M.: Kompensationsmechanismen bei intra- und extrakraniellen Gefäßverschlüssen. Fortschr. Röntgenstr. **122,** 481–492 (1975)

Friede, R.L.: Ponto-subicular lesions in perinatal anoxia. Arch. Path. **94,** 343–354 (1972)

Friede, R.L.: Developmental neuropathology. Wien, New York: Springer 1975

Friede, R.L., Somarajski, T.: Myelin formation in the sciatic nerve of rat. Quantitative electron microscopic, histochemical and radio-autographic study. J. Neuropath. exp. Neurol. **27,** 546–571 (1968)

Friederich, H.C., Mörike, K.D.: Über die Dehnbarkeit und Verschiebbarkeit der Haut des Gesichtes beim Menschen unter klinischen und experimentellen Aspekten. Arch. klin. exp. Derm. **215,** 496–512 (1963)

Friedlowsky, A.: Über abnorme Öffnungen an der unteren Wand der Paukenhöhle und das Vorkommen von einem Sulcus caroticus statt des gleichnamigen Kanals. Mschr. Ohrenheilk. II **8,** 122–123 (1868)

Frizzi zit. nach Martin-Saller (1959)

Frohse, F.: Die oberflächlichen Nerven des Kopfes. Inaug. Diss. Friedrich-Wilhelm-Universität, Berlin 1895

Frommer, J., Pai Tu, Janfaza, P.: Incidence and nature of the human accessory parotid gland. Anat. Rec. **181,** 358 (Abstracts) (1975)

Frontera, J.: Some results obtained by electrical stimulation of the cortex of the island of reil in the brain of the monkey (Macaca mulatta) J. comp. Neurol. **105,** 365–394 (1956)

Froripe, A.: Anatomie für Künstler. Kurzgefaßtes Lehrbuch der Anatomie, Mechanik, Mimik und Proportionslehre des menschlichen Körpers. Leipzig: Breitkopf & Härtel 1880

Froriep, A.: Über ein Ganglion des Hypoglossus und Wirbelanlagen in der Occipitalregion. Arch. Anat. Physiol. 279 (1882)

Froriep, A.: Zur Entwicklungsgeschichte der Wirbelsäule, insbesondere des Atlas und Epistropheus und der Occipitalregion. Arch. Anat. Physiol. Anat. Abt. 177–234 (1883)

Froriep, A.: Zur Kenntnis der Lagebeziehungen zwischen Großhirn und Schädeldach bei Menschen verschiedener Kopfform. Leipzig: Veit 1897

Frosch, L.: Über die Schädelskoliose des Menschen und der Säugetiere, ihre anatomischen Formen und ihre Ätiologie. Beitr. path. Anat. **67,** 114–141 (1920)

Fütterer, R.: Wissenschaftliche Arbeit am Anatomischen Institut der Universität Würzburg 1980

Fujita, S.: Genesis of Glioblasts in the human spinal cord as revealed by feulgen cytophotometry. J. comp. Neurol. **151,** 25–34 (1973)

Fujita, T.: Concept of paraneurons. Arch. Histol. Jpn. [Suppl.] **40,** 1–12 (1977)

Fulton, J.F.: Functional localization in the frontal lobes and cerebellum. (William Withering Lectures) Oxford: Clarendon Press 1949

Fuse, G.: Die innere Abteilung des Kleinhirnstiels und der Deiter'sche Kern. Arb. a.d. hirnanat. Inst. in Zürich **4**, 29 (1912)

Fuxe, K., Jonsson, G.: Further mapping of central 5-hydroxytryptamine neurons: studies with the neurotoxic dihydroxytryptamines. In: Advances in biochemical psychopharmacology, Vol. 10. Costa, E., Gessa, G.L., Sandler, M. (eds.), pp. 1–12. New York: Ravens Press 1974

Gaab, M.R., Koos, W.Th.: Hydrocephalus in infancy and childhood: diagnosis and indication for operation. Neuropediatrics **15**, 173–179 (1985)

Gaballah, M.F., Rakhawy, M.T., Badawy, Z.H.: On the course of the posterior and the middle superior alveolar canals. Acta Anat. **86**, 151–156 (1973)

Gabriel, A.C.: Some anatomica features of the mandible. J. Anat. (London) **92**, 580–586 (1958)

Gacek, R., Malmgren, LT., Lyon, M.J.: Localization of adductor and abductor motor nerve. Ann. Otol. Rhinol. Laryngol. **86**, 1–7 (1977)

Gagel, O., Bodechtel, G.: Die Topik und feinere Histologie der Ganglienzellgruppen in der Medulla oblongata und im Ponsgebiet mit einem kurzen Hinweis auf die Gliaverhältnisse und die Histopathologie. Z. Anat. Entwickl.-Gesch. **91**, 131–250 (1930)

Galabov, G., Davidoff, M., Manolv, S.: Veränderungen im Nucleus gracilis nach Durchtrennung des Funiculus posterior. Verh. anat. Ges. **71**, 1035–1040 (1977)

Galaburda, A., Sanides, F.: zit. in: Galaburda, A.M., Le-May, M., Kemper, T.L., Geschwind, N. Right-Left Asymmetries in the Brain. Science **199**, 852–856 (1978)

Galant, J.S.: zit. nach Kugelberg (1952) (1926)

Galen, C.: De usu partium corporis humani. Book VIII, Chap 8. In: Medicorum graecorum opera quae exstant. Kuhn, C.C.G. (ed.). Lipsiae: Cnoblochii 1821

Galen, C.: De anatomicis administrationibus. Book IX, Chap 3 In: Kuhn, C.C.G. (ed.) Medicorum Graecorum opera quae exstant. Cnoblochii, Lipsiae (1821)

Gall, F.J., Spurzheim, J.C.: Anatomie et Physiologie du Systéme Nerveux en Général, et du Cerveau en Particulier. Paris: Schoell 1810

Gamble, H.J., Iha, B.D.: Some effects of temperature upon the rate and progress of wallerian degeneration in mammalian nerve fibres. J. Anat. (Lond.) **92**, 171–177 (1958)

Ganong, W.F.: Lehrbuch der medizinischen Physiologie. 3., völlig neubarb. u. erweiterte Aufl. Berlin, Heidelberg, New York: Springer 1974

Ganser, S.J.M.: Vergleichend-anatomische Studien über das Gehirn des Maulwurfs. Gegenbaurs morph. Jb. **7**, 591–725 (1882)

Ganser, S.J.M.: Ueber die periphere und centrale Anordnung der Sehnervenfasern und über das Corpus bigeminum anterius. Arch. Psychiat. Nervenkr. **13**, 342–381 (1882)

Garcin, R., et al.: Hemiballismus, Etude Anatomo-clinique. Rev. Neurol. **81**, 964–968 (1949)

Gardner, E., Gray, J., O'Rahilly, R.: Anatomy. A regional study of human structure. Philadelphia, London: Saunders 1960

Gardner, W.J.: The dysraphic states from syringomyelia to anencephaly. Amsterdam: Excerpta Medica 1973

Gardner, W.J., McCormack, L.J., Dohn, D.F.: Embryonal atresia of the fourth ventricle. The cause of "Arachnoid Cyst" of the cerebellopontine angle. J. Neurosurg. **17**, 226–237 (1960)

Garretson, H.D., Elvidge, A.R.: Glossopharyngeal neuralgia with asystole and sezures. Arch. of Neurology, **8**, 26–31 (1963)

Gaughran, G.R.L.: The parotid comparment. Ann. Otol. **70**, 30–51 (1961)

Gasser, R.F.: The development of the facial nerve in man. Ann. oto-rhino-laryng. **76**, 1–20 (1967)

Gasser, R.F.: The early development of the parotid gland around the facial nerve and its branches in man. Anat. Rec. **167**, 63–78 (1970)

Gasser, R.F.: Prenatal development of the facial nerve course through the middle ear region in man. Am. Ass. Anat. Washington (1984); Anat. Rec. **208**, 59A–60A (1984)

Gatzenberger, H.: Über Ausbildung und Lage der Sulci et Gyri cerebri an der Facies medialis hemispherii. Med. Diss. Würzburg 1982

Gefferth, K.: Der wachsende Schädel. 1. Das Neurokranium. Acta Paed. Acad. Scient. Hung. **17/1**, 43–50 (1976)

Gauss zit. nach Burkhardt (1970)

Gazzangia, M.S., Bogen, J.E., Sperry, R.W.: zit. nach Piercy (1967) (1962)

Gefferth, K.: Der wachsende Schädel. I. Das Neurokranium. Acta Paed Acad. Scient. Hung. **17**, 43–50 (1976)

Gegenbaur, C.: Die Metamerie des Kopfes und die Wirbeltheorie des Kopfskeletes, im Lichte der neueren Untersuchungen betrachtet und geprüft. Gegenbaurs morph. Jb. **13**, 1–114 (1888)

Gellért, A.: Ganglia of the internal carotid plexus. J. Anat. (Lond.) **68**, 318–322 (1933/34)

Genée, P., Klausberger, E.M.: Angiokinematische Funktionsdiagnostik bei Tortuosity, Coiling und Kinking im zervikalen Abschnitt der Arteria carotis interna. Fortschr. Röntgenstr. **120**, 724–732 (1974)

Genna (1923) zit. nach Satake (1927)

Gerdy, J.V.: Recherches et propositions d'anatomie, de pathologie et de tocologie etc. These de Paris, p. 5. (1837)

Gerebtzoff, M.A.: Localisation et organisation somatotopique des colonnes sensitives, motrices et viscéromotrices des nerfs crániens. Acta oto-rhino-laryng. belg. **29**, 873–888 (1975)

Gerlach, J.: Mißbildungen des Schädels und des Gehirns. In: Klinik und Behandlung der raumbeengenden intrakraniellen Prozesse. Handbuch der Neurochirurgie, Bd. 4, Teil 1. Olivecrona, H., Tönnis, W. (Hrsg.). Berlin, Göttingen, Heidelberg: Springer 1960

Gerlach, J., Jensen, H.-P., Spuler, H., Viehweger, G.: Die Persistenz der Arteria primitiva hypoglossica. Arch. f. Psychiatrie u. Zeitschr. f. d. ges. Neurologie **203**, 164–172 (1962)

Gerlach, J.: Grundrisse der Neurochirurgie. Darmstadt: Steinkopff 1967

Gerlach, J., Krauseneck, P., Liebaldt, G.P.: Rindenblindheit. Klinische, testpsychologische und hirnlokalisatorische Befunde. Arch. Psychiat. Nervenkr. **223**, 337–350 (1977)

Gerstmann, J.: Agnosia of fingers. Wien klin. Wschr. **37**, 1010–1012 (1924)

Gerstmann, J.: Fingeragnosie und isolierte Agraphie, ein neues Syndrom. Z. ges. Neurol. Psychiat. **108**, 152–177 (1927)

Gerstmann, J.: Zur Symptomatologie der Hirnläsionen im Übergangsgebiet der unteren Parietal- und mittleren Occipitalwindung (Das Syndrom: Fingeragnosie, Rechts-Links-

Störung, Agraphie, Akalkulie). Nervenarzt **3**, 691–695 (1930)
GESCHWIND, H., KAPLAN, E.: A human cerebral deconnections-Syndrome. Neurology (Minneap.) **12**, 675–685 (1962)
GESCHWIND, N., LEVITSKY, W.: Human brain: Left-right asymmetries in temporal speech region. Science **161**, 186–187 (1968)
GETZ, B., SIRNES, T.: The localization within the dorsal motor vagal nucleus. An experimental investigation. J. comp. Neurol. (Philadelphia) **90/I**, 95–110 (1949)
GIACOMINI, C.: Varietà delle circonvoluzioni cerebrali dell' uomo, Torino 1882
GIACOMINI, C.: Guida allo studio delle circonvoluzioni cerebrali dell 'uomo. Seconda edizione. Torino 1884
GIBBS, E.L., GIBBS, F.A.: The cross section areas of the vessels that form the torcular and the manner in which the flow is distributed to the right and to the left lateral sinus. Anat. Rec. **59**, 419–426 (1934)
GIBSON, J.K.: A perforated septum pellucidum. Anat. Rec. **28**, 103–104 (1924)
GILBERT, J.G., HEIGHTS, R., SEGAL, S.: Growth of the nose and the septorhinoplastic problem in youth. Archives of Otolaryngology **68**, 673–682 (1958)
GILBERT, M.S.: The early development of the human diencephalon. J. comp. Neurol. **62**, 81–107 (1935)
GILBERT, M.S.: Some factors influencing the early development of the mammalian hypophysis. Anat. Rec. **62**, 337–359 (1935)
GILLINGHAM, F.J.: Small localised surgical lesions of the internal capsule in the treatment of the dyskinesias. Confin. neurol. (Basel) **22**, 385–392 (1962)
GILLMAN, T.: The incidence of ciliated epithelium and mucous cells in the normal bantu pituitary. S. Afr. J. med. Sci. **5**, 30–40 (1940)
GILSE, P.H.G. VAN: Über die Entwicklung der Keilbeinhöhle des Menschen. Beitrag zur Kenntnis der Pneumatisierung des Schädels von der Nase aus. Z. Hals-, Nas.- u. Ohrenheilk. **16**, 202–298 (1926)
GIROUD, A., MARTINET, M., DELUCHAT, C.: Mécanisme de développement du bulbe olfactif. Arch. Anat. (Strasbourg) **48**, 205–217 (1965)
GISEL, A.: Die Venen im Canalis nervi hypoglossi. Z. Anat. Entwickl.-Gesch. **119**, 257–258 (1956)
GIUDICELLI, G., FAURE, J., SALAMON, G.: The veins of the thalamus. Neuroradiology (Berlin) **1**, 92–98 (1970)
GLASER, F.: Tractatus de cerebro, Basel, 1680 zit. nach RAUBER, A.: Anatomie des Menschen 1897 (1628–1679)
GLATTAUER, A. (1939) zit. nach KUGELBERG, E. (1952)
GLEES, P.: Contra- and ipsilateral motor and sensory representation in the cerebral cortex of monkey and man. In: Cerebral localization. ZÜLCH, K.J., CREUTZFELD, O., GALBRAITH, G.C. (eds.), pp. 49–61. Berlin, Heidelberg New York: Springer 1975
GLEZER, I.I.: Correlation of the field areas of the precentral region in a comparative anatomical row of primates (Russian text) Arkh. Anat. Gistol. Embriol. **35/2**, 26–29 (1958)
GLONING, I., TSCHABITSCHER, J.: Rückbildung einer kortikalen Blindheit. Wien. Z. Nervenheilk. **2**, 221 (1955)
GLOOR, P.: Electrophysiological studies on the connections of the amygdaloid nucleus in the cat. Electroenceph. clin. Neurophysiol. **7**, 243–264 (1955)

GOBEL, ST., PURVIS, M.B.: Anatomical studies of the organization of the spinal V nucleus: The deep bundles and the spinal V tract. Brain Res. **48**, 27–44 (1972)
GODJA zit. nach BLINKOV, S.M. (1955)
GODLEWSKI, G., BOSSY, J., PRADAL, D.: Contribution a l'etude des anastomeses des branches terminales du nerf facial et du nerf trijumeau. Bull. Ass. Anat. (Nancy) **60**, 677–684 (1976)
GÖLLNITZ zit. nach BECKER, E. (1960)
GOETHE, J.W.v.: Abhandlung vom Zwischenkieferknochen 1784/1786. Prachthandschrift (1784)
GOETHE, J.W. VON: Über den Zwischenkiefer des Menschen und der Tiere. Verh. Kaiserl. Leopoldin Carlin Akad. d. Wiss., Bd. 7. (1831)
GOGGIO, A.F.: The mechanism of contre-coup injury. J. Neurol. Psychiat. **4**, 11–22 (1941)
GOLDING-WOOD, PH.H.: The carotid sinus and its syndromes. Proc. roy. Soc. Med. **55**, 179–186 (1962)
GOLDSTEIN, M.: Brain research and violent behavior. Arch. Neurol. (Chic.) **30**, 1–8 (1974)
GOLDSTEIN, M.N., JOYNT, R.J., HARTLEY, R.B.: The long-term effects of callosal sectioning. Arch. Neurol. **32**, 52–53 (1975)
GÒMEZ, D.G., POTTS, D.G.: The surface characteristica of arachnoid granulations: a scanning electron microscopical study. Arch. Neurol. (Chic.) **31**, 88–93 (1974)
GÒMEZ, D.G., POTTS, D.G., DEONARINE, V.: Arachnoid granulationes of the sheep: structural and ultrastructural changes with varying pressure differences. Arch. Neurol. (Chic.) **30**, 169–175 (1974)
GÒMEZ, D.G., BENEDETTO, A.T. DI, PAVESE, A.M., FIRPO, A., HERSHAN, D.B., POTTS, D.G.: Development of arachnoid villi and granulations in man. Acta Anat. **111**, 247–258 (1981)
GOWERS, W.: The movements of the eyelids. Med. Chir. Trans. (London) **62**, 429–440 (1879)
GOTTSTEIN, U.: Der Hirnkreislauf unter dem Einfluß vasoaktiver Substanzen. Heidelberg: Hüthig 1962
GOTTSTEIN, U.: Physiologie und Pathophysiologie des Hirnkreislaufes. Med. Welt **715** (1965)
GOZDŻIEWSKI, S.T., NIŻANKOWSKI, C., KINDLIK, R.: Die morphologische Analyse des Canalis infraorbitalis und des Foramen infraorbitale beim Menschen. Anat. Anz. **145**, 517–527 (1979)
GRAHAM, D.G.: Oxidative pathways for catechoamines in the genesis of neuromelanin cytotoxic quinones. Mol. Pharmacol. **14**, 633–643 (1978)
GRANTHAM, E.G.: Prefrontal lobotomy for relief of pain with a report of a new operative technique. J. Neurosurg. **8**, 405–410 (1951)
GRAY, H.: Anatomy of the Human Body, 27th edn. GOSS, C.M. (ed.). Philadelphia: Lea & Febiger 1959
GRAY, L.P.: Septal and Associated cranial birth deformities types, incidence and treatment. Med. J. Australia **1**, 557–563 (1974)
GREGG, N.M.: Congenital cataract following German measles in the mother. Trans. Ophthal. Soc. Aust. **3**, 35–46 (1942)
GRÉGOIRE, R.: Le nerf facial et la parotide. J. Anat. Physiol. Par. **48**, 437–447 (1912)
GRIMM, H.: Changes in the size, especially in the chin height (ID-GN) of the human mandible during the holocene. In: Morphology of the maxillo-mandibular apparatus. Schumacher, G.H. (ed.), pp. 53–58. Leipzig: Thieme 1972

GRISCOM, T., SANG, K.: The contracting skull. Amer. J. Roentgenol. **110**, 106–110 (1970)

GROSS, D.: Therapie über das Nervensystem, Bd. 8: Schmerz u. Schmerztherapie. Schmerz und vegetatives Nervensystem. S. 116–136. Stuttgart: Hippokrates 1967

GROSS, M.: Untersuchungen über das Verhalten der Körpersegmente bei Säuglingen und Kleinkindern. Med. Diss. Würzburg 1970

GROSSE, U.: Über das Foramen pterygo-spinosum Civinini und das Foramen crotaphiticobuccinatorium Hyrtl. Anat. Anz. **8**, 321–348 (1893)

GROSSMAN, S.P.: Cholinergic synapses in the limbic system and behavioral inhibition. Res. Publ. Ass. nerv. ment. Dis. **50**, 315–326 (1972)

GROWDON, J., WINKLER, G.F., WRAY, S.H.: Midbrain ptosis. A case with clinicopathologic correlation. Arch. Neurol. **30**, 179–181 (1974)

GRUBER, W.: Über das Foramen jugulare im Schädel des Menschen und ein in demselben gefundenes Knöchelchen. Bull. phys.-math. de l'Acad. Imp. des sc. de St. Pétersbourg. Tom XI No. 6 et 7. Mélang biolog Tom I (1849–1853)

GRUBER, W.: Beiträge zur Anatomie des Schädelgrundes. Mem. Akad. Imp. Sci. St.-Petersbourg VII, Ser. XIII, Nr. 7, S. 1–34 (1869)

GRUBER, W.: Über enorm lange Processus styloidei der Schläfenbeine. Arch. f. path. Anat. u. Physiol. u. f. klin. Medicin **50**, 232 (1870)

GRUBER, W.: Die Verbindung der Schläfenbeinschuppe mit dem Stirnbein und über die Analogie ihrer beiden Arten bei dem Menschen und bei den Säugetieren. Mem. Akad. Imp. sci. St.-Petersbourg VII, Ser. XXI, Nr. 5, S. 1–18 (1874)

GRUBER, W.: Über den Orbitalrand bei Ausschließung des Maxillare superius von seiner Bildung beim Menschen. Mem. Akad. Imp. Sci. St.-Petersbourg VII, Ser. XXIV, Nr. 5 (1874)

GRUBER, W.: Beobachtungen aus der menschlichen und vergleichenden Anatomie. 1. Abhandlung. Über die bis jetzt unter der Firma der Norm angegebene, jedoch bestimmt anomale und in drei Arten auftretende Foveola pharyngea an der Pars basilaris des Os. occipitale. Berlin: Hirschwald 1889

GRÜNBAUM, A.S.F., SHERRINGTON, C.S.: Observations on the physiology of the cerebral cortex of some of the higher apes. Proc. roy. Soc. B **69**, 206–209 (1901)

GRÜNBAUM, A.S.F., SHERRINGTON, C.S.: Observations on the physiology of the cerebral cortex of the anthropoid apes. Proc. roy. Soc. B **72**, 152–155 (1903)

GRÜNBERG, K.: Mißbildungen des Kopfes. In: Die Morphologie der Mißbildungen des Menschen und der Tiere. Teil III. SCHWALBE, E. (Hrsg.). Jena: Fischer 1909

GRÜTZE, I.: Über die Kerne des Corpus mamillare und ihre Faserverbindungen beim Rind. Z. mikr.-anat. Forsch. **92**, 46–80 (1978)

GRUNDFEST, H.: Bioelectric potentials. Ann. Rev. Physiol. **2**, 213–242 (1940)

GRUNERT: Die Lymphbahnen der Lider. Bericht über die 29 Vers. d. Ophthalm Ges. Heidelberg S. 201–204, 1901 (erschienen 1902) (1901–1902)

GUBLER, A.: Wiederholter Anfall von Lähmung des N. oculomotorius. Carl Christian Schmidt's Jahrbücher der in- und ausländisch gesammten Medicin, Bd. CVII, S. 299 (1860)

GUDDEN, B. VON: Ueber einen bisher nicht beschriebenen Nervenfaserstrang im Gehirn der Säugethiere und des Menschen. Arch. Psychiat. **2**, 364–366 (1870)

GUDDEN, B. VON: Experimentaluntersuchungen über das periphersche und centrale Nervensystem. Arch. Psychiat. **2**, 693–723 (1870)

GUDDEN, B. VON: Ueber die Kreuzung der Nervenfasern im Chiasma nervorum opticorum. Arch. Ophthal. **25**, 1–56, 237–246 (1879)

GÜLZOW, J.: Notfall im Bereitschaftsdienst, Nasenbeinfraktur. DÄ **25**, 1690 (1979)

GÜNNEL, F.: Neue Untersuchungen über die Entwicklung des Warzenfortsatzes und seiner Pneumatisation. Arch. Ohr.-, Nas.- u. Kehlk.-Heilk. **172**, 1–36 (1957)

GÜNTERT, G. zit. nach KILLIAN (1959)

GUILAIN, G. (1920) zit. nach KUGELBERG (1952)

GUILLERY, R.W.: Afferent fibres to the dorsomedial thalamic nucleus in the cat. J. Anat. (Lond.) **93**, 403–418 (1959)

GUIOT, G.: La stimulation capsulaire chez l'home. Son interet dans la stereotaxic pallidale pour syndromes parkinsiens. Rev. Neurol. **98**, 222–224, 1958

GUIOT, G., SACHS, M., HERTZOG, E., BRION, S., ROUGERIE, J.: Stimulation électrique et lésions chirurgicales de la capsule interne. Neurochirurgie **5**, 17 (1959)

GULDBERG, G.A.: Zur Morphologie der Insula Reilii. Anat. Anz. **2**, 659–666 (1887)

GUNDLACH, K.K.H., PFEIFER, G.: The arrangement of muscle fibres in cleft lips. J. max-fac. Surg. **7**, 109–116 (1979)

GUNTHER und SCHÖN (1840) zit. nach MCDONALD, W.I., 1967

GUNTER, J.P.: Anatomical observations of the lower lateral cartilages. Arch. Otolaryng. **89**, 599–601 (1969)

GURDJIAN, E.S.: The diencephalon of the albino rat. J. comp. Neurol. **43**, 1–114 (1927)

GURDJIAN, E.S. et al. zit. nach KNESE (1970) (1947)

GURDJIAN, E.S., WEBSTER, J.E., LISSNER, H.R.: Mechanism of scalp and skull injuries, concussion, contusion and laceration. J. Neurosurg. **15**, 125–128 (1958)

GUTTMANN, L.: Die Schweißsekretion des Menschen in ihren Beziehungen zum Nervensystem. Z. Neurol. **135**, 1–48 (1931)

GUTTMANN, L.: The distribution of disturbances of sweat secretion after extirpation of certain sympathetic cervical ganglia in man. J. Anat. (Lond.) **74**, 537–549 (1940)

GVOZDANOVIĆ, V.: Some observations about thé normal phlebogram and its variations. Extrait de "Rad" de l'Académie Yugoslave **291**, 33–63 (1952)

HAAS, E.: Grundlagen der plastisch-chirurgischen Versorgung von Defekten im Schädel- und Gesichtsbereich. Arch. Otolaryng. **216**, 1 (1977)

HAAS, L.L.: The size of the sella turcica by age and sex. Amer. J. Roentgenol. **72**, 754–761 (1954)

HABAL, M.B., MANISCALCO, J.E., LINEAWEAVER, W.C., RHOTON, A.L.: Microsurgical anatomy of the optic canal: Anatomical relations and exposure of the optic nerve. Otolaryngologic and ophthalmic Surgery Surgical Forum **27**, 542–544 (1976)

HABEL, A.: Über Fortbestehen von Tic convulsif bei gleichseitiger Hemiplegie. Dtsch. med. Wschr. **24**, 189 (1898)

HACKER, H.: Die cerebralen Venenabflüsse im Carotisangiogramm. Habilitationsschrift, Frankfurt/M. 1969
HACKER, H.: Das Röntgenbild der Großhirnvenen. In: Handbuch der Medizinischen Radiologie 14/Teil 1 B. L. Diethelm, F. Heuck, O. Olsson, F. Strnad, H. Vieten, A. Zuppinge (Hrsg.) Verlag Berlin Heidelberg: Springer 1981
HACKER, H., KÜHNER, G.: Die Brückenvenen. Radiologe 2, 45–48 (1972)
HADLEY, L.A.: The spine: anatomico-radiographic Studies, development and the cervical region. Springfield: Thomas 1956
HADŽISELIMOVIV, H.: Contribution to the study of morphology in the human brain. Acta Anat. 71, 268–273 (1968)
HADŽISELIMOVIĆ, H. ČUŠ, M.: Konfiguracija lobanjske baze covjeka u odnosu na izgled njenog okzipitalnog dijela. Acta anthropol. 2, 41–55 (1964)
HADŽISELIMOVIĆ, H., TOMIĆ, V.: Das Aussehen der Außenseite der menschlichen Schädelbasis in Bezug auf die Schädelkonfiguration. Anat. Anz. 127, 540–547 (1970)
HADŽISELIMOVIĆ, H., TOMIĆ, V.: Apperance of the base in relation to the configuration of the human skull. Acta Anat. 78, 25–31 (1971)
HADŽISELIMOVIĆ, H., ČUŠ, M., DILBEROVIĆ, F.: Contribution to the knowledge of the brain in the newborn. Acta Anat. 101, 346–352 (1978)
HÄGGQVIST, G.: Analysis of fibers of the pyramidal tract. Acta psychiat. (Kbh.) 12, 457–466 (1937)
HAFERLAND: Tuberculum supramastoideum posterius und Processus asteriacus. Zeitschr. Ethnologie 37, 207 (1905)
HAJEK, M.: Nebenhöhlen der Nasenhöhle. Pathologie und Therapie der entzündlichen Erkrankungen, 3. Aufl. Leipzig, Wien: Deuticke 1909
HALL, H.D., CHASE, D.C., PAYOR, L.A.: Evaluation and refinement of the intraoral subcondylar osteotomy. J. oral. Surg. 33, 333 (1975)
HALLER, A. v., zit. nach KNOTT, J.F. (1881)
HALLER, A. v., zit nach O'MALLEY, C.D. und CLARKE, E.: Elementa physiologiae corporis humani, V. Lausanne, 1763, S. 214–215
HALLER, A. v.: De vera nervi intercostales origine, thesis. Göttingen (1743)
HALLER V. HALLERSTEIN, V. GRAF: Über die Bildung der Hypophyse bei Selachiern. Gegenbaurs morph. Jb. 53, 95–135 (1924)
HALLER V. HALLERSTEIN, V. GRAF: Über die Entwicklung der Hypophyse bei Reptilien. Gegenbaurs morph. Jb. 53, 305–318 (1924)
HALLER V. HALLERSTEIN, V. GRAF: Äußere Gliederung des Zentralnervensystems. In: Handbuch der vergleichenden Anatomie der Wirbeltiere, Bd. 2. BOLK, L., GÖPPERT, E., KALLIUS, E., LUBOSCH, W. (Hrsg.). S. 1–318. Berlin, Wien: Urban & Schwarzenberg 1934
HALVES, E.: Die Arterien des Hirnstammes und ihre Varianten. Göttingen: Inaug. Diss. 1971
HAMBURGER, V. zit. nach LEVI-MONTALCINI und CALISSANO (1979)
HAMILTON, W.J., BOYD, J.D., MOSSMAN, H.W.: Human embryology. 2nd edn. Cambridge: Heffe 1952
HAMILTON, W.J., BOYD, J.D., MOSSMAN, H.W.: Human embryology. 3nd edn. Cambridge: Heffe 1962
HAMPARIAN, A.M.: Blood Supply of the human fetal mandible. Amer. J. Anat. 136, 67–76 (1973)
HANADA, M., INOUE, H., HAZEKI, Y., TAKANO, H.: Electromyographic studies of the expression. The expressive changes of facial muscles with the various ages and in the case of catatonia and parkinsonism. Brain nerves (Tokyo) 12, 427–432 (1960)
HAND, P., LUI, C.N.: Efferent projections of the nucleus gracilis. Anat. Rec. 154, 353–354 (Abstracts) (1966)
HAND, P., WINKLE, T. VAN: The efferent connections of the feline nucleus cuneatus. J. comp. Neurol. 171, 83–110 (1977)
HANDWERKER, H.O., ZIMMERMANN, M.: Schmerz und vegetatives Nervensystem. Physiologie. (Einführung in die Physiologie des Schmerzes) In: Klinische Pathologie des vegetativen Nervensystems. STURM, A., BIRKMAYER, W. (Hrsg.). Stuttgart: Fischer 1976
HANNOVER, A.: Das Auge. Beiträge zur Anatomie, Physiologie und Pathologie dieses Organs. Leipzig: Voss 1852
HANNOVER, A.: Primordialbrusken og dens forbening. Det Kyl danske videns selskab Skrifter Naturw. mathem. Afdel. Bd. 11, Kopenhagen (1888)
HANOT und BENEDIKT zit. nach SERNOFF (1877)
HANSEN, D.: Angeborene Anosmie. Verh. d. Deutsch. Ges. f. Hals-Nasen-Ohrenheilk., Kopf- und Hals-Chirurgie. Jahresvers. XLI vom 10.–14. Mai 1970, S. 384–386 (1970)
HARDY, M.: Observations on the innervation of the macula sacculi in man. Anat. Rec. 59, 403–418 (1934)
HARRIS, F.S., RHOTON, A.L. JR.: Anatomy of the cavernous sinus. A microsurgical study. J. Neurosurg. 45, 169–180 (1976)
HASSIS, W.: Neuvitis and Neuralgia. New York, Oxford: University Press 1926
HARRISON, R.G. zit. nach LEVI-MONTALCINI, R. und CALISSANO, P. (1979)
HARRISON, F., CORBIN, K.B.: Oscillographic studies on the spinal tract of the fifth cranial nerve. J. Neurophysiol. 5, 465–482 (1942)
HARTL, F., BURKHARDT, L.: Über Strukturumbau des Skeletes, besonders des Schädeldachs und Schlüsselbeins, beim Erwachsenen und seine Beziehungen zur Hypophyse, nach Maßgabe des spezifischen Gewichtes und histologischen Befundes. Virchows. Arch. Abt. A 322, 503–528 (1952)
HARTL, F., LUTHER, J.: Vergleichende Messungen am Kopf und am knöchernen Schädel als Beitrag zur Konstitutionsbiometrie. Z. menschl. Vererb.- u. Konstit.-Lehre 31, 381–390 (1953)
HARTMANN, G.: Aufbau und Biomorphose der Glandulae labiales et buccales. Med. Diss. Würzburg 1972
HARTMANN, P.R.: Das Foramen mentale beim Menschen und beim Affen. Med. dent. Diss. Basel 1966
HARTWIG, H.G., FETZER, M.: Abgrenzbare Untereinheiten der hypothalamischen Kerngebiete. Verh. anat. Ges. (Jena) 72, 701–702 (1978)
HASAMA, B.: Pharmakologische und physiologische Studien über die Schweißzentren; über den Einfluß der direkten mechanischen Reizung auf die Schweiß- sowie Wärmezentren. Arch. exp. Path. Pharmakol. 146, 129–161 (1929)
HASAN, M., DAS, A.C.: A note on the falx cerebelli. Acta Anat. 74, 624–628 (1969)
HASSE, C.: Über Gesichtsasymmetrien. Arch. Anat. Physiol. Anat. Abt. IX, 119–125 (1887–1891)

HASSELWANDER, A.: Bewegungssystem. In: Handbuch der Anatomie des Kindes, Bd. 2. PETER, K., WETZEL, G., HEIDERICH, F. (Hrsg.). S. 494–499. München: Bergmann 1938

HASSIN, G.B.: Syphilis (?) of the oculomotor nerve. Arch. Neurol. Psychiat. (Chic.) **25**, 116–127 (1931)

HASSLER, O.: Deep cerebral venous system in man. A microangiographic study on its areas of drainage and its anastomoses with the superficial cerebral veins. Neurology (Minneap.) **16**, 505–511 (1966)

HASSLER, R.: Zur Normalanatomie der Substantia nigra. J. Psychol. Neurol. (Lpz.) **48**, 1–55 (1937)

HASSLER, R.: Zur Pathologie der Paralysis agitan und des postencephalitischen Parkinsonismus. J. Psychol. Neurol. **48**, 387–476 (1938)

HASSLER, R.: Die extrapyramidalen Rindensysteme und die zentrale Regelung und Motorik. Dtsch. Z. Nervenheilk. **175**, 233–258 (1956)

HASSLER, R.: Wechselwirkungen zwischen dem System der schnellen Schmerzempfindung und dem des langsamen, nachhaltigen Schmerzgefühls. Langenbecks Arch. Chir. **342**, 47–61 (Kongreßbericht) (1976)

HASSLER, R., RIECHERT, T.: Klinische und anatomische Befunde bei thalamischen Schmerzoperationen am Menschen. Arch. Psychiat. Nervenkr. **200**, 93–122 (1959)

HASSLER, R., WAGNER, A.: Experimentelle und morphologische Befunde über die vierfache corticale Projektion des visuellen Systems. Proc. 8th Int. Congr. Neurol. No. 3: Disturbances of the occipital lobe, 77–96, Wien (1965)

HASSLER, R., AHN, E.T., WAGNER, A., KIM, J.S.: Experimenteller Nachweis von intrastriatalen Synapsentypen und Axon-Kollateralen durch Isolierung des Fundus striati von allen extrastriatalen Verbindungen. Anat. Anz. **143**, 413–436 (1978)

HASSLER, W.: Traumatische Sinusverletzungen und ihre operative Therapie. Unfallchirurgie **5**, 118–124 (1979)

HASSMANN, H.: Form, Maße und Verläufe der Schädelkanäle: des Canalis infraorbitalis, Canalis incisivus, Canalis palatinus major, Foramen spinosum und Meatus acusticus internus. Med. Diss. Würzburg 1975

HAUG, H.: Vergleichende, quantitative Untersuchungen an den Gehirnen des Menschen, des Elefanten und einiger Zahnwale. I. Mitteilung: Die Größe der Großhirnrinde. Med. Mschr. **23**, 201–205 (1969)

HAUG, H.: Neuere Aspekte über den biologischen Alterungsvorgang im menschlichen Gehirn. Verh. anat. Ges. (Jena) **69**, 389–395 (1975)

HAWORTH, J.B., KEILLOR, G.W.: Use of transparencies in evaluating the width of the spinal canal in infants, children, and adults. Radiology **79**, 109–114 (1962)

HAYEK, H. VON: Über die Teilung des Foramen jugulare. Anat. Anz. **68**, 65–70 (1929)

HAYEK, H. VON: Der Stirnlappen des Chinesengehirns und seine Bedeutung zum Schädel. Z. Morphol. Anthropol. **37**, 114–118 (1938)

HAYES, G.J.: External carotid-cavernous sinus fistulas. J. Neurosurg. **20**, 692–700 (1963)

HAYMAKER, W., MARGOLES, C., PENTSCHEW, A., JACOB, H., LINDENBERG, R., SÀENZ ARROYO, L., STOCHDORPH, O., STOWENS, D.: Pathology of kernicterus and posticteric encephalopathy. Presentation of 87 cases, with a consideration of pathogenesis and etiology. In: Kernicterus in cerebral palsy, pp. 21–228. Springfield/Ill.: Thomas 1961

HEAD, H.: Studies in neurology. London: Hodder & Stoughton 1920

HEAD, H.: Aphasia and kindred disorders of speech, Vol. 2. Cambridge: University Press 1926

HEAD, H., HOLMES, G.: Sensory disturbance from cerebral lesions. Brain **34**, 102–254 (1911/12)

HEATH, R.G.: Pleasure response of human subjects to direct stimulation of the brain: Physiologic and psychodynamic considerations. In: The role of pleasure in behavior. HEATH, R.G. (ed.), pp. 219–243. New York: Harper and Row 1964

HÈCAEN, H., ANGELERGUES, R.: Agnosia for faces (prosopagnosis). Arch. Neurol. (Chic.) **7**, 92–100 (1962)

HÈCAEN, H., GIMENO-ALAVA, A. zit. nach PIERCY (1967) (1960)

HEDREEN, J.C., STRUBLE, R.G., WHITEHOUSE, P.J., PRICE, D.L.: Topography of the magnocellular basal forebrain system in human brain. J. Neuropathol. Exp. Neurol. **43**, 1–21 (1984)

HEENEMAN, H.: Identification of the facial nerve in parotid surgery. Can. Otolaryng. **4**, 145–151 (1975)

HEIDERICH, F.: Kopf, Hals, Bauch und Becken des Kindes. In: Handbuch der Anatomie des Kindes, Bd. 1. PETER, K., WEZTEL, G., HEIDERICH, F. (Hrsg.). München: Bergmann 1938

HEIDRICH, R., CLAUS, R.: Bemerkungen zum Verlauf der Labbéschen Vene im Phlebogramm. Psychiat. Neurol. med. Psychol. (Lpz.) **12**, 368–370 (1960)

HEIMER, L.: The olfactory connections of the diencephalon in the rat. An experimental light and electron microscopic study with special emphasis on the problem of terminal degeneration. Brain Behav. Evol. **6**, 484–523 (1972)

HEIMER, L.: Olfactory projections to the diencephalon. In: Anatomical neuroendocrinology. Int. Conf. Neurobiology of CNS-Hormone Interyctions, Chapel Hill 1974. STUMPF, W.E., GRANT, L.D. (eds.), pp. 30–39. Basel: Karger 1975

HEINBECKER, P.: Effect of anoxemia, carbon dioscide and lactic acid on electrical phenomena of myelinated fibers of peripheral nervous system. Amer. J. Physiol. **89**, 58–83 (1929)

HEINBECKER, P., BISHOP, G.H., O'LEARY, J.L.: Functional and histologic studies of somatic and autonomic nerves of man. Arch. Psychiat. (Chic.) **35**, 1233–1255 (1936)

HEINRICH, A.: Das normale Enzephalogramm in seiner Abhängigkeit vom Lebensalter. Z. f. Altersforsch. **1**, 345–354 (Leipzig) (1938/39)

HEISS, R.: Der Atmungsapparat. In: Handbuch der mikroskopischen Anatomie des Menschen. Bd. 5, Teil 3, Berlin: Springer 1936

HEISS, W.-D.: Positronen-Emissions-Tomographie des Gehirns. Dtsch. med. Wschr. **108/23**, 887–890 (1983a)

HEISS, W.D.: Untersuchungen des Hirnstoffwechsels mit Positronenemissionstomographie. Therapiewoche **33**, 1512–1524 (1983b)

HEISTER, L.: Compendium anatomicum, IV. edn. Norimbergae et Altorfi (1732)

HELÉN, P., HERVONEN, A.: Nerve Endings in Human Sympathetic Ganglia. The American Journal of Anatomy **162**, 119–130 (1981)

HENATSCH, H.D.: Zerebrale Regulation der Sensomotorik. In: Physiologie des Menschen, Bd. 14, Sensomotorik. GAUER, O.H., KRAMER, K., JUNG, R. (Hrsg.), S. 265–412. München: Urban & Schwarzenberg 1976

HENDERSON, S.G., SHERMAN, L.S.: Röntgenanatomy of the skull in the newborn. Radiology **46**, 107–118 (1946)

HENLE, J.: Handbuch der systematischen Anatomie des Menschen, 3. Aufl. Braunschweig: Vieweg 1871

HENLE, J.: Handbuch der systematischen Anatomie des Menschen in 3 Bänden, 2. verb. Aufl. Braunschweig: Vieweg 1876

HENLE, J.: Handbuch der systematischen Anatomie des Menschen in 3 Bänden, 2 verb. Aufl., Bd. 3, Abt. 2: Nervenlehre. Braunschweig: Vieweg 1879

HENN, V., BÜTTNER, U., BÜTTNER-ENNEVER, J.: Supranukleäre Störungen der Okulomotorik – physiologische und anatomische Grundlagen. Symposium der Deutsch. Ophth. Ges., 15.–17. April 1977, Freiburg, S. 129–143 (1977)

HENRICI, KIKUCHI: Die Varianten der okzipitalen Sinusverbindungen (Confluens sinuum) und ihre klinische Bedeutung. Z. Ohrenheilk. 42, 351–361 (1903)

HENSCHEN, C., KLINGLER, J.: Neuro-anatomische Studie zu den Entschmerzungsoperationen in den medullopontinen Schmerzbahnen. Acta Anat. 11, 19–49 (1951)

HENSCHEN, F.: Morgagni Syndrom: Hyperostosis frontalis interna, Virilismus, Obesitas. Fischer, Jena (1937)

HEPPNER, F.: Limbisches System und Epilepsie. Bern, Stuttgart, Wien: Huber 1973

HERBOLD, H.L.: Mißbildungen und andere Komplikationen des uropoetischen Systems bei Kindern mit Meningomyelocele. Med. Diss. Würzburg 1977

HERMELIN, B., O'CONNOR, N.: Gehirn-Funktionen. Selecta S. 2 (1974)

HERRMANN, P.: Kasuistischer Beitrag zur kongenitalen äußeren Speichelfistel der Glandula parotis. Fortschr. Kiefer- u. Gesichtschir. 6, 317–319 (1960)

HERRON, M.A., MARTIN, J.E., JOYCE, J.R.: Quantitative study of the decussating optic axons in the pony, cow, sheep and pig. Amer. J. vet. Res. 39, 1137–1139 (1978)

HERRSCHAFT, H.: Gehirndurchblutung und Gehirnstoffwechsel. Fortschr. Neurol. Psychiat. 44, 195–322 (1976)

HERZOG, A.G., VAN HOESEN, G.W.: Temporal neocortical afferent connections to the amygdala in the rhesus monkey. Brain Res. 115, 57–69 (1976)

HESCHL, R.L.: Gehirndefect und Hydrocephalus. Vjschr. prakt. Heilkunde 61, 59–74 (1859)

HESCHL, R.L.: Über die vordere quere Schläfenwindung des menschlichen Großhirns. Wien: Braumüller 1878

HESDORFFER, M.B., SCAMMON, R.E.: Observations of human cerebral surface. Proc. Soc. exp. Biol. (N.Y.) 33, 415–421 (1935)

HESS, A., ROSNER, S.: The satellite cell bud and myoblast in denervated mammalian muscle fibers. Am. J. Anat. 129, 21–40 (1970)

HESS, H.: Beiträge zur Kenntnis der Asymmetrie des Gesichtes bei menschlichen Embryonen, Neugeborenen und bei Kindern bis zum 14. Lebensjahr. Z. Morphol. Anthropol. 37, 567–581 (1938)

HESS, W.R.: Vegetative Funktionen und Zwischenhirn. Helv. physiol. pharmacol. Acta 4, 65 (1947)

HESS, W.R.: Das Zwischenhirn. Syndrome, Lokalisation, Funktionen. Basel: Schwabe 1949

HESS, C.W., MEIENBERG, H.P., LUDIN, H.P.: Visuell evozierte Potentiale bei akuter kortikaler Erblindung. Erlauben sie eine prognostische Aussage? Elektrophysiologische Diagnostik in der Neurologie, STRUPPLER, A. (Hrsg.) Thieme, Stuttgart-New York, 1982, S. 180–181

HETZEL, W.: Postmortale Veränderungen am Ependym der Seitenventrikel. Acta Anat. (Society Transactions) 105, 111 (1979)

HEUSER, M.: Das Oculo-auricular-Phänomen. (Polygraphische EMG-Studie) J. Neurol. 212, 95–99 (1976)

HEWITT, W.: The development of the human caudate and amygdaloid nuclei J. Anat. (Lond.) 93, 377–382 (1958)

HEWITT, W.: The development of the human internal capsule and lentiform nucleus. J. Anat. (Lond.) 95, 191–199 (1961)

HICKEY, T.L., GUILLERY, R.W.: Variability of laminar patterns in the human lateral geniculate nucleus. J. comp. Neurol. 183, 221–246 (1979)

HIGHMORE, N. zit. nach MYERSON, M. (1932) (1651)

HILLER, A.: Über die Fossula vermiana des Hinterhauptbeines (Fossa occipitalis mediana) Med. Diss. Königsberg (1903)

HILTEMANN, H.: Fonticulus metopicus and Sutura frontalis persistens mit Hypoplasie der sinus frontales. Fortschr. Röntgenstr. 81, 407–409 (1954)

HINDERER, K.H.: Fundamentals of anatomy and surgery of the nose. Aesculapius Publishing Comp. Birmingham/Ala. 1971, S. 3–31

HILTON zit. nach WILSON und LUTZ (1946) (1847)

HINES, M.: Studies in the growth and differentiation of the telencephalon in man. The fissura hippocampi. J. comp. Neurol. 34, 73–171 (1922)

HINES, M.: Control of movements by the cerebral cortex in primates. Biol. Rev. 18, 1–31 (1943)

HINES, M.: Significance of the precentral motor cortex. In: The precentral motor cortex. BUCY, P.C. (ed.). Urbana/Ill.: University of Illinois Press 1944

HIRAYAMA, K., TSUBAKI, T., TOYOKURA, Y., OKINAKA, S.: The representation of the pyramidal tract in the internal capsule and basis pedunculi. Neurology 12, 337–342 (1962)

HIRSCH, CH.S., KAUFMANN, B.: Contrecoup skull fractures. J. Neurosurg. 42, 529–534 (1975)

HIS, W.: Die Entwicklung des menschlichen Gehirns während der ersten Monate. Hirzel, Leipzig (1904)

HOCHE, A.: Beiträge zur Anatomie der Pyramidenbahn und der oberen Schleife, nebst Bemerkungen über die abnormen Bündel in Pons und Medulla oblongata. Arch. Psychiat. 30, 103–136 (1898)

HOCHSTETTER, A. v.: Über „Grenzfurchen" an der Oberfläche des Kleinhirns, hervorgerufen durch abnorm ausgeprägte „Grenzleisten" des Tentoriums. Z. Anat. Entwickl.-Gesch. 118, 15–19 (1954)

HOCHSTETTER, F.: Über zwei Fälle einer seltenen Varietät der A. carotis interna. Arch. Anat. Physiol. 396–400 (1885)

HOCHSTETTER, F.: Über die Bildung der inneren Nasengänge oder primitiven Choanen. Verh. Anat. Ges. (Jena) 6, 145–151 (1891)

HOCHSTETTER, F.: Beiträge zur Entwicklungsgeschichte des menschlichen Gehirns, Teil I. Wien, Leipzig: Deuticke 1919

HOCHSTETTER, F.: Beiträge zur Entwicklungsgeschichte des menschlichen Gehirns. Teil II: Die Entwicklung des Hirnanhanges. Wien, Leipzig: Deuticke 1924

HOCHSTETTER, F.: Beiträge zur Entwicklungsgeschichte des menschlichen Gehirns. Teil II (3. Schlußlieferung): Die Entwicklung des Mittel- und Rautenhirns. Wien, Leipzig: Deuticke 1929

HOCHSTETTER, F.: Über eine Varietät der Vena cerebral. basialis des Menschen nebst Bemerkungen über die Entwicklung bestimmter Hirnvenen. Z. Anat. Entwickl.-Gesch. **108,** 311–336 (1938)

HOCHSTETTER, F.: Über die Taenia interclinoidea, die Commissura alicochlearis und die Cartilago supracochlearis des menschlichen Primordialkraniums. Gegenbaurs morphol. Jb. **84,** 220–243 (1939)

HOCHSTETTER, F.: Über die Entwicklung und Differenzierung der Hüllen des menschlichen Gehirns. Gegenbaurs morphol. Jb. **83,** 359–494 (1939)

HOCHSTETTER, F.: Über die Art und Weise, in welcher sich bei Säugetieren und beim Menschen aus der sog. Riechgrube die Nasenhöhle entwickelt. Z. Anat. Entwickl.-Gesch. **113,** 105–144 (1943/44)

HOCHSTETTER, F.: Beiträge zur Entwicklungsgeschichte der kraniozerebralen Topographie des Menschen. Denkschriften Akad. Wiss. Wien **106,** 1–85 (1946)

HOCHSTETTER, F.: Über einen Fall von geringradiger Hasenscharte bei einem menschl. Keimling X 27, 21,3 mm SST. Länge. Sitzungsber. Österr. Akad. Wiss. Math. Naturwiss. Kl. Abt. 1 **157,** 97–128 (1948)

HOEPKE, H., MAURER, H.: Über die Bildung von Hasenscharten. Z. Anat. Entwickl.-Gesch. **108,** 768–774 (1938)

HOFF, E.: Corticospinal fibers arising in the premotor area of the monkeys; distribution of bouton terminations. Arch. Neurol. Psychiat. (Chic.) **33,** 687–697 (1935)

HOFF, H., GLONING, I., GLONING, K.: Die zentralen Störungen der optischen Wahrnehmung. Wien. Med. Wschr. **112,** 409–412, 432–435, 450–459, 469–473, 565–569, 585–588 (1962)

HOFFMANN, E., THIEL, W.: Untersuchungen vermeintlicher und wirklicher Abflußwege aus dem Subdural- und Subarachnoidealraum. Z. Anat. Entwickl.-Gesch. **119,** 283–301 (1956)

HOFMANN, L.: Der Faserverlauf im Nervus facialis. Z. Hals-, Nas.- u. Ohrenheilk. **10,** 86–89 (1924)

HOGG, S.P., KRATZ, R.C.: Surgical exposure of the facial nerve. Arch. Otolaryng. **67,** 560 (1958)

HOHL, TH.H., EPKER, B.N.: Macrogenia: A study of treatment results, with surgical recommendation. Oral Surg. **41,** 545–567 (1976)

HOLL, M.: Über die Fossae praenasales der menschlichen Schädel. Wien. Med. Wschr. **25,** 753–756 (1882)

HOLL, M.: Über das Foramen caecum des Schädels. Sitzungsberichte der kaiserlichen Akademie der Wissenschaften in Wien **102,** 1–24 (1893)

HOLL, M.: Der aurikular asymmetrische Hirnschädel. Mitt. Anthrop. Ges. Wien **46,** 251–259 (1916)

HOLL, M., PARSONS zit. nach EISLER (1930) (1921)

HOLLAND, G.R.: Fibre numbers and sizes in the inferior alveolar nerve of the cat. J. Anat. (Lond.) **127,** 343–352 (1978)

HOLLWICH, F.: Untersuchungen über die Beeinflussung funktioneller Abläufe, insbesondere des Wasserhaushaltes durch energetische Anteile der Sehbahn. Ber. dtsch. ophthal. Ges. **54,** 326 (1948)

HOLLWICH, F.: Der Einfluß des Augenlichtes auf Stoffwechsel und Hormone. In: Sonderdruck aus Imago Mundi VIII, Kosmopathie, S. 383–409. Innsbruck: Resch-Verlag 1981

HOLLWICH, F.: Biologische Wirkungen des Lichtes über das Auge auf Stoffwechsel und Endokrinium. Deutsche Optikerzeitung **8** (1981)

HOLSTEGE, G., KUYPERS, H.G.J.M.: Propriobulbar fibre connections to the trigeminal, facial and hypoglossal motor nuclei. I. An anterograde degeneration study in the cat. Brain **100,** 239–264 (1977)

HOLSTEGE, G., KUYPERS, H.G.J.M., DEKKER, J.J.: The organization of the bulbar fibre connections to the trigeminal, facial and hypoglossal motor nuclei. II. An autoradiographic tracing study in cat. Brain **100,** 265–286 (1977)

HOLTZMAN, E. zit. nach SCHWARTZ (1980)

HOPF, A.: Die Myeloarchitektonik des Isocortex temporalis beim Menschen. J. f. Hirnforschung **1/3,** 208–279 (1954)

HOPF, A.: Über die Verteilung myeloarchitektonischer Merkmale in der isokortikalen Schläfenlappenrinde beim Menschen. J. Hirnforsch. **2,** 36–54 (1955)

HORI, T.: Über die Anomalien des Hinterhauptbeines. Folia anat. Jap. **3,** 291–312 (1925)

HORNER, J.: Über eine Form von Ptosis. Klin. Mbl. Augenheilk. **7,** 193–198 (1869)

HORNSTEIN, P.O.: Physiognomie des Morbus Raynaud. Eingeschränkte Mimik und chloasmaähnliche Pigmentierung typisch. Medica 6. Diagnostikwoche, Düsseldorf, November 1974 (1974)

HORSLEY, V., SCHÄFER, E.A.: A record of experiments upon the functions of the cerebral cortex. Phil. Trans. B **179,** 1–45 (1888)

HORSTMANN, E.: Morphologie und Morphogenese des Papillarkörpers der Schleimhäute in der Mundhöhle des Menschen. Z. Zellforsch. **39,** 479–514 (1954)

HORSTMANN, E., MEVES, H.: Die Feinstruktur des molekularen Rindengraues und ihre physiologische Bedeutung. Z. Zellforsch. **49,** 569–604

HOVELACQUE, A.: Anatomie des nerfs craniens et rachidiens et du grand sympathique chez l'Homme. Doin, Paris, Vol. 1, p. 171; Vol. 2, pp. 666–668 (1927)

HOVELACQUE, A., VIRENQUE, M.: Les formations aponéurotiques region ptérygomaxillaire chez l'homme et chez quelques mammiferes. J. Anat. (Paris) **49,** 427–488 (1913)

HOVORKA, O.: Die äußere Nase. Wien: Hölder 1893

HOWIESON, J., NORRELL, H.: Angiographic findings in congenital infantile hydrocephalus. Acta radiol. (Stockh.) **9,** 322–326 (1969)

HOYER, H.: Beitrag zur Anthropologie der Nase. Morphologische Arbeiten (Dr. G. Schwalbe) **4,** 151–177 (1895)

HUANG, Y.P., WOLF, B.S.: Veins of the white matter of the cerebral hemispheres (the medullary veins): Diagnostic importance in carotid angiography. Amer. J. Roentgenol. **92,** 739–755 (1964)

HUBER, E.: Evolution of facial musculature and cutaneous field of trigeminus. Quart. Rev. Biol. **5,** 133–188, 389–431 (1930)

HUBER, P.: Akute infantile hemiplegie und primitive trigeminalarterie. Schweiz. Arch. Neurol. Psychiat. **89,** 245–255 (1962)

HUBER, P., RIVOIR, R.: The influence of intraventricular pressure on the size and shape of the anterior part of the third ventricle. Neuroradiology **5,** 33–36 (1973)

HUDOVERNIG, C.: Beiträge zur mikroskopischen Anatomie und zur Lokalisationslehre einiger Gehirnnervenkerne (Nervus hypoglossus, vagus und facialis). J. Psychol. Neurol. (Lpz.) **11,** 26–48 (1908/09)

HUGIER, P.CH.: HUGIERS Kanal, der vordere Canaliculus für die Chorda tympani. Zit. nach Reallexikon der Medizin. München, Wien, Baltimore: Urban & Schwarzenberg 1977 (1804–1874)

HULLES, E.: Beiträge zur Kenntnis der sensiblen Wurzeln der Medulla oblongata beim Menschen. Beitr. Neurolog. Inst. Univ. Wien **13**, 392–398 (1906)

HUMPHREY, T.: The telencephalon of the bat. I. The noncortical nuclear masses and certain pertinent fiber connections. J. comp. Neurol. **65**, 603–711 (1936)

HUMPHREY, T.: The trigeminal nerve in relation to early human fetal activity. Res. Publ. Ass. nerv. ment. Dis. **33**, 127–154 (1954)

HUMPHREY, T.: Correlation between the development of the hippocampal formation and the differentiation of the olfactory bulbs. Alabama. J. Med. Sci. **3**, 235–269 (1966)

HUMPHREY, T.: The development of the human hippocampal fissure. J. Anat. (Lond.) **101**, 655–676 (1967)

HUMPHREY, T.: The development of the human amygdala during early embryonic life. J. Comp. Neurol. **132**, 135–166 (1968)

HUNT, J.R.: On herpetic inflammations of the geniculate ganglion. A new syndrome and its complications. J. nerv. ment. Dis. **34**, 73–96 (1907)

HUNTER, C.R., MAYFIELD, F.H.: Role of the upper cervical roots in the production of pain in the head. Amer. J. Surg. **78**, 743–751 (1949)

HUNTER, I.J.: Squamous metaplasia of cells of the anterior pituitary gland. J. Path. Bact. **69**, 141–145 (1955)

HUNTER, R., HURWITZ, L.J., FULLERTON, P.M., NIEMAN, E.A., DAVIES, H.: Unilateral ventricular enlargement. A clinical study of 75 cases. Brain **85**, 295–318 (1962)

HUSCHKE, E. zit. nach SÖMMERING-HUSCHKE (1844) (1797–1858)

HUSCHKE, E.: Schaedel, Hirn und Seele des Menschen und Tiere nach Alters, Geschlecht und Rasse. Dargestellt nach neuen Methoden und Untersuchungen. Jena: Mauke 1854

HYNDMANN und PENFIELD, 1937 zit. nach FOERSTER (1939)

HYRTL, J.: Die Asymmetrien der Nase und des Nasenskelettes. Topogr. Anat. I, 283 Wien (1847)

HYRTL, J.: Über spontane Dehiscenz des Tegmen tympani und der Cellulae mastoideae. Sitzb. d. k. k. Akad. d. Wissensch. **30/16**, 275 (1858)

HYRTL, J.: Über das Vorkommen falscher Schaltknochen in der äußeren Wand der menschlichen Highmorshöhle. Sonder-Abdruck aus dem XLIV Bande der Sitzungsb. der kais. Akademie d. Wissenschaften, S. 1–3 (1861)

HYRTL, J.: Der Sinus ophthalmo-petrosus. Wien. Med. Wschr. **19**, 291–292 (1862)

HYRTL, J.: Über den Porus crotaphiticobuccinatorius beim Menschen. Sonder-Abdruck aus dem XLVI Bd. der Sitzungsb. d. kais. Akad. d. Wissensch. (1862)

HYRTL, J.: Die doppelten Schläfelinien der Menschenschädel. Denkschriften der math.-naturwiss. Klasse der Akad. d. Wissensch. Wien, Bd. 23 (1871)

HYRTL, J.: Onomatologia Anatomica. Wien: Braumüller 1880

HYRTL, J.: Lehrbuch der Anatomie des Menschen mit Rücksicht auf physiologische Begründung und praktische Anwendung, 18. Aufl. Wien: Braumüller 1885

HYRTL, J.: Lehrbuch der Anatomie des Menschen. Wien: Braumüller 1887

IBUKI, K., MATSUYA, T., NISHIO, J., HAMAMURA, Y., MIYAZAKI, T.: The course of facial nerve innervation for the levator veli palatini muscle. CLEFT PALATE J **15**, 209–214 (1978)

IDE, Y.: Studies on morphological changes of human temporomandibular joints with advancing fetal age. Tokyo Dental College Sockety Journal, Shika Gakuho **75/12**, 1828–1869 (1975)

IKEDA, Y.: Beiträge zur normalen und abnormalen Entwicklungsgeschichte des caudalen Abschnittes des Rückenmarks bei menschlichen Embryonen. Z. Anat. Entwickl.-Gesch. **92**, 380–490 (1930)

IKKOS, D.G., NTALLES, K., VELENTZAS, CH., KATSICHTIS, P.: Cortical bone mass in acromegaly. Acta. Radiol. (Diagn.) **15**, 134–144 (1974)

INGLESSIS, M.: Über Kapazitätsunterschiede der linken und rechten Hälfte am Schädel bei Menschen (insbesondere Geisteskranken) und über Hirnasymmetrien. Z. ges. Neurol. Psychiat. **97**, 354–373 (1925)

INGRASSIA, G.F.: In Galeni librum de ossibus. Panorami (1603)

INGRASSIA, PH. Neapel. Zit. nach RAUBER (1897) (1510–1580)

INKE, G.: Partieller Verschluß des Mandibularkanals mit Fehlen des Foramen mentale am Unterkiefer eines Afrikaners. Anat. Anz. **123**, 111–113 (1968)

IWATA, N., KITAI, S.T., OLSON, S.: Afferent component of the facial nerve: Its relation to the spinal trigeminal and facial nucleus. Brain Res. **43**, 662–667 (1972)

JACKSON, J.H.: A study of convulsions. Trans. St. Andrews. Med. Grad. Assoc. **3**, 162–204 (1870)

JACOB, E.: Hydrocéphalie expérimentale chez le chat. Son implication dans la connaissance des facteurs morphogénétiques cronio-faciaux. Thése 3e Cycle, Sci Odontol, Paris (1979)

JACOBI, H.A., JUSIC, A., STRUPPLER, A.: Hemispasmus facialis – peripher oder zentral bedingt? Proc. 8th Int. Congress of Neurology, Vienna **4**, 351–352 (1965)

JACOBSOHN, L.: Über die Kerne des menschlichen Hirnstamms (Medulla oblongata, Pons und Pedunculus cerebri). Abh. preuß. Akad. Wiss. physik.-math. Kl. 1–70 (1909)

JACOBSON, L.: Description anatomique d'un organ observé dans les mammiferes. Ann. Mus. Hist. Nat. (Paris) **18**, 412 (1811)

JACOBSON, L.: Sur une glande congloméréе apparat á la cavite nasale. Nouveau Bull. d. Sc. d. l. Soc. Philom. de Paris **3**, 4 (1813)

JACOBSON, L.: Anatomik beskrivels over et nyt organ i huusdyrenes. Veterinair Selskabets Skriften **2**, 209 (1813)

JACOBSON, M.: Developmental neurobiology. In: Interacting systems in development. EBERT, J.D. (ed.), pp. 129–137, 294–298. New York: Holt 1970

JAENICKE: Beitrag zu den Anomalien des Schädeldaches. Kieler Dissertation (zit. nach SPEE, F. Graf in Bardeleben 1896–1909) (1877)

JAKOB, A.: Über die feinere Histologie der sekundären Faserdegeneration in der weißen Substanz des Rückenmarks (mit besonderer Berücksichtigung der Abbauvorgänge). Histol. Arb. Großhirnrinde **5**, 1–181 (1913)

JAKOB, A.: Das Kleinhirn. In: Nervensystem: Nervengewebe, das perihere Nervensystem, das Zentralnervensystem. MÖLLENDORFF, W. v. (Hrsg.). Berlin: Springer (Handbuch der mikroskopischen Anatomie des Menschen, Bd. IV/1, S. 674) 1928

JANE, J.A., YASHON, D., DEMYER, W., BUCY, P.C.: The contribution of the precentral gyrus to the pyramidal tract of man. J. Neurosurg. **26**, 244–248 (1967)

JANKINSON, GEWEN u. Mitarb. (1978)

JANNETTA, P.J.: Transtentorial retrogasserian rhizotomy in trigeminal neuralgia by microneurosurgical technique. Bull. Los Angeles neurol. Soc. **31**, 93–99 (1966)

JANNETTA, P.J.: Microsurgical exploration and decompression of the facial nerve in hemifacial spasm. Cury. Top. Surg. Res. **2**, 217–220 (1970)

JANNETTA, P.J.: Neurovascular compression of the facial nerve in hemifacial spasm: relief by microsurgical technique. In: Reconstruction surgery of brain arteries. MEREL, F.T. (ed.). Budapest: Publishing house of the Hungarian Academy of Sciences 1974

JANNETTA, P.J.: Observation on the etiology of trigeminal neuralgia, hemifacial spasm, acoustic nerve dysfunction, and glossopharyngeal neuralgia. Definitive microsurgical treatment and results in 117 patients. Neurochirurgica **20**, 145–154 (1977)

JANNETTA, P.J.: Hemifacial spasm. In: The cranial nerves. SAMII, M., JANNETTA, P.J. (eds.). Berlin, Heidelberg, New York: Springer 1981

JANNETTA, P.J.: Neurovascular contact in hemifacial spasm. In: Facial Nerve, Ed. M. PORTMANN, Masson, New York, Paris, Barcelona, Milan, Mexico City, Sao Paulo, S. 45–48 (1985)

JAZUTA, K.Z.: Zur topographischen Anatomie der Carotidenarterien. Anat. Anz. **59**, 148–153 (1928)

JEDTBERG, H.: Die Entwicklungsbeziehungen zwischen Parotis und Parotisnische. Gegenbaurs morph. Jb. **80**, 599–619 (1937)

JEFFERSON, A.: Localized enlargement of the spinal canal in the absence of tumour: a congenital abnormality. J. Neurol. Neurosurg. Psychiat. **18**, 305–309 (1955)

JELGERSMA, G.: Das Gehirn der Wassersäugetiere. Leipzig: Barth 1934

JELLINGER, K.: Die Theorie der Entstehung der Trigeminusneuralgie. Referat, gehalten bei der 6. Österreichischen Neurochirurgentagung am 27. September 1980 in Salzburg (1980)

JENKINS, TH.W., TRUEX, R.C.: Dissection of the human brain as a method for its fractionation by weight. Anat. Rec. **147**, 359–366 (1963)

JENSEN, H.P.: Schädelhirnverletzungen im Kindesalter. Langenbeck Arch. Klin. Chir. **319**, 590–594 (1967)

JENSEN, H.P., GERLACH, J., KOOS, W., KRAUS, H.: Frühkindlicher Hydrozephalus. In: Pädiatrische Neurochirurgie mit klinische Diagnostik und Differentialdiagnostik in Pädiatrie und Neurologie. GERLACH, J., JENSEN, H.P., KOOS, W., KRAUS, H. (Hrsg.). Stuttgart: Thieme 1967

JEPPESEN, F., WINDFELD, I.: Dislocation of the nasal septal cartilage in the newborn. Acta obstet. gynec. scand. **51**, 5–15 (1972)

JERVEY, J.W.: Congenital occlusion of both anterior nares. Ann. Otol. Rhinol. Laryngol. **53**, 182–184 (1944)

JOHANSON, C.: The central veins and deep dural sinuses of the brain. Acta. radiol. [Suppl.] **107**, 34–72 (1964)

JOHNSON, V.C., LIST, C.F.: Ventriculographic localization of intracranial tumors. II. Tumors of the aquaeduct, pons and cerebellopontine angle. Amer. J. Roentgenol. **40**, 348–356 (1938)

JOHNSTON, J.B.: The nervus terminalis in man and mammals. Anat. Rec. **8**, 185–198 (1914)

JOHNSTON, J.B.: Further contributions to the study of the evolution of the forebrain. J. comp. Neurol. **35**, 337–481 (1923)

JONES, E.G., ROCKEL, A.J.: The synaptic organization in the medial geniculate body of afferent fibres ascending from the inferior colliculus. Z. Zellforsch. **113**, 44–66 (1971)

JONES, E.G., BURTON, H., SAPER, C.B., SWANSON, L.W.: Midbrain, diencephalic and cortical relationships of the basal nucleus of Meynert and associated structures in primates. J. comp. Neurol. **167**, 385–420 (1976)

JONGKEES, L.B.W.: Practical application of clinical tests for facial paralysis. Arch. Otolaryngol. **97**, 220–223 (1973)

JOSEPH, G.: Preliminary discussion on the thick septum problem. Revue Laryngologie **5**, 111–115 (1967)

JÜRGENS, E.: Sinus sigmoideus der 7–11jährigen. Monatsschr. Ohrenheilk. (Berlin) **XLII**, 378–400 (1908)

KAAS, J.H., GUILLERY, R.W., ALLMAN, J.M.: Discontinuities in the dorsal lateral geniculate nucleus corresponding to the optic disc: A comparative study. J. comp. Neurol. **147**, 163–180 (1973)

KADANOFF, D.: Über die Beziehung zwischen der Schädelbasiskrümmung und dem Ganzprofilwinkel. Anat. Anz. **87**, 321–368 (1939)

KADANOFF, D.: Die sensiblen Nervenendigungen in der mimischen Muskulatur des Menschen. Z. mikr.-anat. Forsch. **62**, 1–15 (1955)

KADANOFF, D.: Bauunterschiede zwischen der Haut haarloser Mäuse und der Glatzenhaut des Menschen. Verh. anat. Ges. (Jena) **70**, 483–489 (1976)

KADANOFF, D., ALEXANDROVA, N.: Über die Asymmetrie im Bau des supraorbitalen Teiles vom Stirngebiet des Schädels. Med. Biol. Probleme 5 (bulg.) (1977)

KADANOFF, D., JORDANOV, J.: Äußerungen der nichtsynostotischen Plagiocephalie in der Form und Struktur des knöchernen Gaumens. Comptes rendus de l'Académie bulgare des Sciences **24**, 945–948 (1971)

KADANOFF, D., JORDANOV, J.: Die Asymmetrie der Form und Größe des Aditus orbitae beim Menschen. Verh. Anat. Ges. **71**, 1283–1288 (1977)

KADANOFF, D., JORDANOV, J.: Die Asymmetrie im Bau des Mittelteils des Gesichtsschädels. Gegenbaurs morph. Jb. **124**, 305–321 (1978)

KADANOFF, D., JORDANOV, J., ALEXANDROVA, N.: Über die Asymmetrie im Bau des supraorbitalen Teiles vom Stirngebiet des Schädels. Mediz.-biolog. Probleme **5**, 111–119 (1977) (bulg.)

KADANOFF, D., MUTAFOV, ST.: Abnormale Formen des Schädels und ihre klinische Bedeutung. Exper. Med. i. Morph. (Sofia) **4**, 9–17 (1963)

KADANOFF, D., MUTAFOV, ST.: Über die Variationen der typisch lokalisierten überzähligen Knochen und Knochenfortsätze des Hirnschädels beim Menschen. Anthrop. Anz. **31**, 28–39 (1968)

KADANOFF, D., MUTAFOV, ST., PANDOVA, B.: Über die Variationen der Regio pterica und des Os epitericum. Gegenbaurs morph. Jb. **107**, 213–233 (1965)

KADANOFF, D., BALAN, M., STANISCHEW, D.: Über die Variationen der typisch lokalisierten überzähligen Knochen und Knochenfortsätze des Hirnschädels beim Menschen. Anthrop. Anz. **31**, 28–39 (1968)

KADANOFF, D., MUTAFOV, ST., JORDANOV, J.: Anthropologische und anatomische Charakteristik des knöchernen Gaumens. Gegenbaurs morph. Jb. **114**, 169–176 (1969/70)

KADANOFF, D., MUTAFOV, ST., JORDANOV, J.: Über die Hauptöffnungen resp. Incisurae des Gesichtsschädels (Incisura frontalis seu Foramen frontale, Foramen supraorbitale seu Incisura supraorbitalis, Foramen infraorbitale, Foramen mentale). Gegenbaurs morph. Jb. **115**, 102–118 (1970)

KADANOFF, D., MUTAFOV, ST., JORDANOV, J., SAVADSCHIEV, G.: Über das Wesen der nichtsynostotischen Plagiocephalie und die Unterschiede in ihren Erscheinungen. Gegenbaurs morph. Jb. **117**, 377–407 (1972)

KAHLE, W.: Zur praenatalen Entwicklung der menschlichen Großhirnhemisphäre. Habilitations-Schrift Würzburg 1962

KAHLE, W.: Die Entwicklung der menschlichen Großhirnhemisphäre. Berlin, Heidelberg, New York: Springer 1969

KAKESHITA, T.: Zur Anatomie der operkularen Temporalregion (Vergleichende Untersuchungen der rechten und linken Seite). Arb. Neurol. Inst. Univ. (Wien) **27**, 292–326 (1925)

KALLIUS, E.: Geruchsorgan (Organon olfactus) In: Bardeleben's Handbuch der Anatomie des Menschen, Bd. 5. Jena: Fischer 1905

KAMIJO, Y.: Studies on growth of human mandibular condly and mandibular fossa. Bull. Tokyo med. dent. Univ. **21**, 61–63 (1974)

KANEDA, H., TAKASHIMA, O.: Mitt. a. d. med. Akad. zu Kioto **16**, 709, zit. nach SILBIGER (1951) (1936)

KAPLAN, H.A.: The transcerebral venous system. Arch. Neurol. **1**, 148–152 (1959)

KAPLAN, E.N.: The occult submucos cleft palate. The Cleft Palate Journal **12/4**, 356–368 (1975)

KAPPERS, C.U.A.: Die vergleichende Anatomie des Nervensystems der Wirbeltiere und des Menschen, Bd. II. Bonn: Haarlem 1921

KAPPERS, C.U.A., THEUNISSEN, W.F.: Zur vergleichenden Anatomie des Vorderhirns der Vertebraten. Anat. Anz. **30**, 496–509 (1907)

KAPPERS, C.U.A., HUBER, G.C., CROSBY, E.C.: The comparative anatomy of the nervous system of vertebrates, including man, Vol. 11: pp. 1408–1411. New York: Macmillan. Reprinted by Hafner, New York (1960) (1936)

KARPLUS, J.P., KREIDL, A.: Gehirn und Sympathicus: Zwischenhirnbasis und Halssympathicus. Arch. f. d. ges. Physiol. **129**, 138 (1909)

KARPLUS, J.P., KREIDL, A.: Gehirn und Sympathicus: Ein Sympathicuszentrum im Zwischenhirn. Arch. Ges. Physiol. **135**, 401 (1910)

KARVÈ, I.: Normale Asymmetrien des menschlichen Schädels. Med. Diss. Leipzig 1931

KASOFF, I., KELLY, D.L. JR.: Pupillary sparing in oculomotor palsy from internal carotid aneurysm. J. Neurosurg. **42**, 713–717 (1975)

KAZDA, S., PUTZ, R.: Die Verhältnisse des Nervus trigeminus an seiner Austrittsstelle aus dem Hirnstamm. Morphol. Med. **1**, 25–30 (1981)

KEANE, J.R.: Bilateral aberrant regeneration of the third cranial nerve following trauma. J. Neurosurg. **43**, 95–97 (1975)

KEIBEL, F., MALL, F.P.: In: Manual of human embryology, Vol. I, pp. 425–427. London: Lippincott 1910

KEITER, F.: Über die Formentwicklung des kindlichen Kopfes und Gesichtes. Z. Konstit. Lehre (Berlin) **17**, 345–383 (1933)

KEITH, A.: Human embryology and morphology, 6th edn., pp. 223–224. London: Edward Arnold 1948

KELCH, W.G.: Beiträge zur pathologischen Anatomie. Berlin (1813)

KEMALI, M., CASALE, E.: The morphology of the interpeduncular nucleus of man: a golgi observation. Z. mikr.-anat. Forsch. **96**, 591–599 (1982)

KEMALI, M., JUGLIELMOTTI, V.: Quantitative evaluation of the number of fibers in the right and left fasciculus retroflexus using horseradish peroxidase. Z. mikr. anat. Forsch. **96**, 750–754 (1982)

Kempe, L.C.: Operative neurosurgery, Vol. I and II. Berlin, Heidelberg, New York: Springer 1968

KENNARD, M.A., FULTON, J.F.: Corticostriatal interrelations in monkey and chimpanzee. Res. Publ. Ass. nerv. ment. Dis. **21**, 228–245 (1942)

KERKRING, T.H.: Spicilegium anatomicum (1670) zit. nach RAUBER (1897) (1640–1693)

KERNAN, J.D.: The chondrocranium of a 20 mm human embryo. J. Morph. **27**, 605–628 (1916)

KERR, F.W.L.: The etiology of trigeminal neuralgia. Arch. Neurol. (Chic.) **8**, 15–25 (1963)

KERR, F.W.L.: Pathology of trigeminal neuralgia: light and electron microscopic observations. J. Neurosurg. **26**, 151–156 (1967)

KERR, F.W.L.: Evidence for a peripheral etiology of trigeminal neuralgia. J. Neurosurg. **26**, 168–170 (1967)

KESSAREW, W.S.: Hirnstruktur bei Delphin und Mensch. J. Ideen des exakten Wissens (Stuttgart) **7**, 391–398 (1970)

KESSEL, J.: Vorläufige Mitteilungen über einige anatomische Verhältnisse des Mittelohres. Arch. Ohrenheilk. **3**, 307–313 (1867)

KETTEL, K.: Peripheral facial palsy. Springfield/Ill.: C.C. Thomas 1959

KETY, S.S., SCHMIDT, C.F.: The determination of cerebral blood flow in man by the use of nitrous oxide in low concentrations. Amer. J. Physiol. **143**, 53–66 (1945)

KEY, A., RETZIUS, G.: Studien in der Anatomie des Nervensystems und des Bindegewebes. Nordstedt, Stockholm 1875

KEYSERLINGK, D. v., SCHRAMM, U.: Über die Faserkaliber der absteigenden Bündel in der basalen Brücke des Menschen. Verh. anat. Ges. (Jena) **75**, 865–866 (1981)

KIER, E.L.: Embryologie of the normal optic canal and its anomalies. An anatomic and roentgenographic study. Investigative Radiology **1**, 346–362 (1966)

KIER, E.L.: The infantile sella turcica. New roentgenologic and anatomic concepts based on a developmental study of the sphenoid bone. A. J. Roentgenol. **CII/4**, 747–767 (1968)

KIER, E.L.: Fetal cerebral arteries, a phylogenetic and ontogenetic study. In: Radiology of the skull and brain, Vol. 2, book 1; Angiography. NEWTON, T.H., POTTS, D.G. (eds.). St. Louis: Mosby 1974

KIER, E.L.: The cerebral ventricles. A phylogenetic and ontogenetic study. In: Radiology of the skull and brain. Anatomy and Pathology, Vol. 3. NEWTON, T.H., POTTS, D.G. (eds.), pp. 2787–2914. St. Louis: Mosby 1977

KIESSELBACH, W.: Beitrag zur normalen und pathologischen Anatomie des Schläfenbeins mit besonderer Rücksicht auf das kindliche Schläfenbein. Arch. Ohr.-, Nas-. u. Kehlk.-Heilk. **15**, 238–270 (1880)

KIEVIT, J., KUYPERS, H.G.J.M.: Basal forebrain and hypothalamic connections to the frontal and parietal cortex in the rhesus monkey. Science **187**, 660–662 (1975)

KIEVIT, J., KUYPERS, H.G.J.M.: Organization of the thalamo-cortical connexions to the frontal lobe in the rhesus monkey. Exp. Brain Res. **29**, 299–322 (1977)

KIHARA, T.: Das tiefe Lymphgefäß der Japaner. In: Das Lymphgefäßsystem der Japaner. ADACHI, B. (ed.). Deutsch-Japanisches Kulturinstitut, Kyoto. (2. Lieferung) 1963

KILLIAN, H.: Lokalanästhesie und Lokalanästhetika. Stuttgart: Thieme 1959

KIM, J.S., HASSLER, R., HAUG, P., PAIK, K.S.: Effect of frontal cortex ablation on striatal glutamic acid level in rat. Brain Res. **132**, 370–374 (1977)

KIMMEL, D.L.: Innervation of spinal dura mater and dura mater of the posterior cranial fossa. Neurology **11**, 800–809 (1961)

KIMURA, D.: Cerebral dominance and the perception of verbal stimuli. Canadian. J. Psychol. **15**, 166–171 (1961)

KIMURA, J.: Effect of hemipheral lesions on the contralateral blink reflex. Neurology **24**, 168–174 (1974)

KINSBOURNE, M., WARRINGTON, E.K.: The Development Gerstmann Syndrome. Am. Med. Ass. Arch. Neurol. **8**, 490–501 (1963)

KIRCHNER, W.: Über das Vorkommen der Fissura mastoidea squamosa und deren praktische Bedeutung. Arch. Ohr.-, Nas.- u. Kehlk.-Heilk. **14**, 190–201 (1879)

KIRKPATRICK, J.B.: Anatomic and pathologic correlation with computerized tomography. Computerized Tomography **2**, 145–153 (1978)

KIRKPATRICK, J.B.: The blood-brain barrier: its role in contrast studies. Computerized Tomography **2**, 189–196 (1978)

KIRSCH, W.M., DUNCAN, B.R., BLACK, F.O., STEARS, J.C.: Laryngeal palsy in association with myelomeningocele, hydrocephalus and the Arnold-Chiari malformation. J. Neurosurg. **28**, 297–214 (1968)

KIRSCHE, W.: Zur vergleichenden funktionsbezogenen Morphologie der Hirnrinde der Wirbeltiere auf der Grundlage embryologischer und neurohistologischer Untersuchungen. Z. mikr.-anat. Forsch. **88**, 21–51 (1974)

KISS, A., MAJOROSSY, K.: Die neuronale Organisation der Oliva superior. Verh. Anat. Ges. **72**, 753–755 (1978)

KISS, F., LANG, A., BÀLINT, J.: Beiträge zur Anatomie des Glomus tympanicum. Anat. Anz. **103**, 209–220 (1956)

KIYONO, H.: Über das Vorkommen von Plattenepithelherden in der Hypophyse. Virchows Arch. Abt. A **252**, 118–145 (1924)

KLAFF, D.D.: The surgical anatomy of the antero-caudal portion of the nasal septum: a study of the area of the premaxilla. Laryngoscope **66**, 995–1020 (1956)

KLAFF, D.D.: Anatomy of the septum. Int. Rhinol. (Leiden) **8**, 145–148 (1970)

KLEIN, M.: Surgical anatomy of the facial nerve with reference to the technique of orbicularis block (palpebral akinesia) Received for publication July 27, 1946 (1946)

KLEINSASSER, O.: Das Glomus laryngicum inferior. Ein bisher unbekanntes, nicht chromaffines Paraganglion vom Bau der sog. Carotisdrüse im menschlichen Kehlkopf. Arch. Ohr.-, Nas.- u. Kehlk.-Heilk. **184**, 214–224 (1964)

KLEIST, K.: Gehirnpathologie. Leipzig: Barth 1934

KLINGLER, J., GLOOR, P.: The connections of the amygdala and of the anterior temporal cortex in the human brain. J. comp. Neurol. **115**, 333–369 (1960)

KLOSE, R.: Das Gehirn eines Wunderkindes (des Pianisten Goswin Sökerland). Mschr. Psychiat. Neurol. **48**, 63–102 (1920)

KLOSOVSKIJ, B.N., KOSMARSKAJA: Die Blutzirkulation im Gehirn (russ.) Moskau (zit. nach BLINKOV 1959) (1951)

KLÜVER, H., BUCY, P.: Preliminary analysis of functions of the temporal lobes in monkeys. Arch. Neurol. Psychiat. (Chic.) **42**, 979–1000 (1939)

KNESE, K.H.: Mechanik und Festigkeit des Knochengewebes. In: Skeletanatomie (Röntgendiagnostik). Handbuch der Medizinischen Radiologie Bd. IV/1. DIETHELM, L., OLSSON, O., STRNAD, F., VIETEN, H., ZUPPINGER, A. (Hrsg.), S. 417–439. Berlin, Heidelberg, New York: Springer 1970

KNIGHT, G.: Herpes simplex and trigeminal neuralgia. Proc. roy. Soc. Med. **47**, 788–790 (1954)

KNOCHE, H., SCHMITT, G., KIENECKER, E.W.: Beitrag zur Kenntnis der Glomera coronaria der Katze. Z. Zellforsch. **118**, 532–554 (1971)

KNOCHE, H., WALTHER-WENKE, G., ADDICKS, K.: Die Feinstruktur des barorezeptorischen Nervenendingungen in der Wand des Sinus caroticus der Katze. Acta Anat. **97**, 403–418 (1977)

KNOTT, J.F.: On the cerebral sinuses and their variations. J. Anat. Physiol. **16**, 27–42 (1881)

KNUDSEN, P.A.: Ventriklernes Størrelsesforhold i Anatomisk. Normal Hjerner fra Voksne Mennesker. Andelsbogtrykkeriet, Odense. Copenhagen: Thesis 1958

KOCH, D.: Über die Serum/Liquor-Albumin-Konzentrationsquotienten bei neurologischen Erkrankungen. Med. Diss. Würzburg 1981

KOCH, G.: Mikrozephalie. Exogen bedingte und erbliche Formen. DÄ **46**, 3313–3321 (1974)

KOCH, J.: Kritisches Übersichtsreferat über die normale und pathologische Pneumatisation der Nebenhöhlen der Nase. Arch. Ohr.-, Nas.- u. Kehlk.-Heilk. **125**, 174–218 (1930)

KÖHNE, G.: Die Beziehungen des angeborenen Olfactoriusdefekts zum primären Eunuchoidismus des Mannes. Virchows Archiv **314**, 345–357 (1947)

KOELLIKER, A. v.: Die normale Resorption des Knochengewebes und ihre Bedeutung für die Entstehung der typischen Knochenformen. Leipzig: Vogel 1873

KOELLIKER, A. v.: Über die Jacobson'schen Organe des Menschen. In: Von RINECKER, F., Festschrift, Leipzig **4**, 1–12 (1877)

KOELLIKER, A. v.: Der Lobus olfactorius und die Nervi olfactorii bei jungen menschlichen Embryonen. S.-B. phys.-med. Ges. Würzburg 1882, S. 68–72 (1882)

KOELLIKER, A. v.: Zur Entwicklung des Auges und Geruchsorganes menschlicher Embryonen. Gratulationsschrift für Zürich (Würzburg) (1883)

KOELLIKER, A. v. (1892) zit. nach CAJAL (1896)

KOELLIKER, A. v.: Handbuch der Gewebelehre des Menschen. Leipzig: Engelmann 1893/96

KOELLIKER, A. v.: Handbuch der Gewebelehre des Menschen, 6. Aufl.; Bd. 2. Leipzig: Engelmann 1896

KOELLIKER, A. v. (zit. nach PSENNER, 1951)

KÖNIG, P.: Zur Kenntnis des Verhaltens der äußeren Gehirnvenen zu den Hirnhäuten. Z. Anat. Entwickl.-Gesch. **114**, 105–110 (1949/50)

KÖRNER, F., KOMMERELL, G.: Untersuchungen der Okulomotorik – praktisch neurologische Bedeutung. Therapeutische Umschau/Revue thérapeutique **32/1**, 40–46 (1975)

KOHNSTAMM, O.: Studien zur physiologischen Anatomie des Hirnstammes. III. Die tigrolytische Methode nebst Beispielen für ihre Anwendung. J. Psychol. Neurol. **17**, 33–57 + plates 1–3 (1910)

KOHS, S.C.: Intelligence measurement. A psychological and statistical study based upon the blockdesign tests. Macmillan Co., New York (XII, 312 pp.) (1923)

KOLLMANN, J.: Die Formen des Ober- und Unterkiefers bei den Europäern. Schweizer Vierteljahresschrift für Zahnheilkunde, Bd. 2, Nr. 2, Zürich (1892)

KOLLMANN, J.: Varianten am Os. occipitale, besonders in der Umgebung des Foramen occipitale magnum. Anat. Anz. [Suppl.] **27**, 231–236 (1905)

KONDO, A., ISHIKAWA, J.I., KONISHI, T.: The pathogenesis of hemifacial spasm: characteristic changes of vasculatures in vertebrobasilar artery system. In: The cranial nerves. SAMII, M., JANNETTA, P.J. (eds.). Berlin, Heidelberg, New York: Springer 1981

KOPP, N., DUVILLIARD, P., TOMMASI, M.: A propos des asymétries des hémisphéres crébraux chez l'Homme: pont reliant la premiére et la deuxiéme circonvolution temporale, ace supérieure de la deuxiéme circonvulution temporale, gyrus fusiforme. C.R. Soc. Biol. (Paris) **170/1**, 120–123 (1976)

KORKIS, F.B.: Bell's palsy. Med. Press **238**, 401 (1957)

KORKIS, F.B.: The treatment of reccent Bell's palsy on a rational etiological basis. Arch. Otolaryng. (Am.) **70**, 562 (1959)

KORKIS, F.B.: The treatment of Bell's palsy by cervical sympathetic block. J. int. Coll. Surg. **35**, 42 (1961)

KORKIS, F.B.: Bell's palsy and early stellate block. J. Laryng. (London) **76**, 665 (1962)

KORKIS, F.B.: The early management of Bell's palsy by cervical sympathetic block. J. Laryng. (London) **77**, 50 (1963)

KORNHUBER, H.H.: Vestibular influence on the vestibular and the somatosensory cortex. In: Basis aspects of vestibular mechanisms. Progress in Brain Res., Vol. 37. BRODAL, A., POMPEIANO, O. (eds.), pp. 567–572. Amsterdam: Elsevier 1972

KORSAKOW, S. zit. nach SMITH und SMITH (1966) (1877)

KORTE, G.E., MUGNAINI, E.: The cerebellar projections of the vestibular nerve in the cat. M. Comp. Neurol. **184**, 265–277 (1979)

KRABBE, K.H.: Histologische und embryologische Untersuchungen über die Zirbeldrüse des Menschen. Anat. Hefte **54**, 187–319 (1916/17)

KRAULAND, W.: Verletzungen der Schlagaderzweige an der Mantelfläche des Großhirns durch stumpfe Gewalt ohne Schädelbruch als Quelle tödlicher subduraler Blutungen. Dtsch. Z. Nervenheilkd. **175**, 54–65 (1956)

KRAULAND, W.: Verletzungen der intrakraniellen Schlagader. Berlin, Heidelberg, New York: Springer 1982

KRAUSE, C.: Handbuch der menschlichen Anatomie (1830)

KRAUSE, F.: Die Neuralgie des Trigeminus nebst der Anatomie und Physiologie des Nerven. Leipzig: Vogel, Nr. 8, S. 260 nur Lit. Karte (1890)

KRAUSE, F.: Die Physiologie des Trigeminus nach Untersuchungen an Menschen, bei denen das Ganglion Gasserei entfernt worden ist. Münch. med. Wschr. Nr. 25, 26, 27 (1895)

KRAUSE, W.: Anatomische Varietätentabellen. Hanover (1880)

KRAUSE, W., RAUBER, A.: In: Anatomie des nerfs craniens et rachidiens et du grand sympahtique chez l'homme, Vol. 2. HOVELAQUE, A. (ed.), pp. 668. Paris: Doin 1927

KRAYENBÜHL, H., YASARGIL, M.G.: Die vaskulären Erkrankungen im Gebiet der A. vertebralis und A. basilaris; eine anatomische und pathologische, klinische und neuroradiologische Studie. Arch. Atlas Norm. Pathol. Anat. Roentgenbild **80**, 1–170 (1957)

KRAYENBÜHL, H., YASARGIL, M.G.: Die zerebrale Angiographie. Stuttgart: Thieme 1965

KREBS, W., SCHICKEDANZ, H., BAUDISCH, E.: Das Klivus-Kanten-Syndrom als Frühzeichen der akuten intrakraniellen Drucksteigerung. Dtsch. Gesundh.-Wes. **35**, 576–579 (1980)

KREHBIEL, G.A.A.: Die Muskulatur der Thränenwege und der Augenlider mit spezieller Berücksichtigung der Thränenleitung. Stuttgart 1878

KREINDLER, A., IONÁŞESCU, V.: A case of "pure" word blindness. J. Neurol. Neurosurg. Psychiat. **24**, 275–280 (1961)

KREMPIEN, B.: Alternsgang der Gefäßbeziehungen zwischen Dura mater cerebri und Schädeldach. Beziehungen zum Krankheitsbild der Pachymeningosis haemorrhagica interna (P.h.i.) Virchows. Arch. Abt. A **342**, 282–294 (1967)

KREMPIEN, B. 1969, zit. n. BURKHARDT (1970)

KRETSCHMANN, H.J.: Über das postnatale Wachstum des menschlichen Kleinhirns. J. Hirnforsch. **10**, 101–108 (1968)

KRETSCHMANN, H.J.: Biometrische Untersuchungen der Frischvolumina menschlicher Hirnregionen. Verh. Anat. Ges. (Jena) **65**, 139–146 (1971)

KRETSCHMANN, H.J., WINGERT, F.: Über die Größe und das Wachstum des Volumens von Hirnzentren. Verh. anat. Ges. (Jena) **64**, 181–190 (1970)

KRETSCHMANN, H.J., SCHLEICHER, A., WINGERT, F., ZILLES, K., LÖBLICH, H.J.: Human brain growth in the 19th and 20th century. J. Neurol. Sci. (Amsterdam) **40**, 169–188 (1979)

KRETSCHMER, E.: Die Orbitalhirn- und Zwischenhirnsyndrome nach Schädelbasisfrakturen. Arch. Psychiat. Nervenkr. **182**, 452–477 (1949)

KRETSCHMER, E.: Körperbau und Charakter. Berlin, Göttingen, Heidelberg: Springer 1955

KRETTEK, J.E., PRICE, J.L.: A direct input from the amygdala to the thalamus and the cerebral cortex. Brain Res. **67**, 169–174 (1974)

KRETTEK, J.E., PRICE, J.L.: Projections from the amygdala to the perirhinal and entorhinal cortices and the subiculum. Brain Res. **71**, 150–154 (1974)

KREUTZBERG, G.W.: Neurobiologische Aspekte der Nervenregeneration. Arch. Otorhinolaryngol. **231**, 71–88 (Kongreßbericht 1981) (1981)

KREUZFUCHS, S.: Die Größe der Oberfläche des Kleinhirns. Arb. neurol. Inst. Univ. Wien **9**, 274–278 (1902)

KRIEG, W.J.S.: Functional neuroanatomy. Philadelphia: Blakiston Comp. 1942

KRIEG, W.J.S.: The medial region of the thalamus of the albino rat. J. comp. Neurol. **80**, 381–415 (1944)

KRIPPAEHNE, W.W., HUNT, TH.K.: Surgical anatomy of the parotid gland. Surg. Clin. N. Amer. **44/5**, 1145–1150

KRISCH, B., LEONHARDT, H.: The functional and structural border of the neurohemal region of the median eminence. Cell. Tiss. Res. **192**, 327–339

KRIŽAN, Z.: Über die fraglichen Korrelationen und über die Entwicklung einiger Typen der A. maxillaris. Acta Anat. **42**, 71–87 (1960)

KRMPOTIĊ, J.: Le développement de la fossette vermienne. XLIIᵉ Réunion – Paris, 25–30 (1955)

KRMPOTIĆ-NEMANIĆ, J.: Entwicklungsgeschichte und Anatomie der Nase und der Nasennebenhöhlen. In: Hals-Nasen-Ohrenheilkunde in Praxis und Klinik, Bd. 1. Obere und untere Luftwege I. BERENDES, J., LINK, R., ZÖLLNER, F. (Hrsg.). Stuttgart: Thieme 1977

KRMPOTIĆ-NEMANIĆ, J., KOSTOVIĆ, I., RUDAN, P., NEMANIĆ, G.: Morphological and Histological changes responsible for the droop of the nasal tip in advanced age. Acta. Otolaryng. **71**, 278–281 (1971)

KRMPOTIĆ-NEMANIĆ, J., KOSTOVIĆ, I., KELOVIĆ, Z., NEMANIĆ, D., MRZLJAK, L.: Development of the human fetal auditory cortex: growth of afferent fibres. Acta Anat. **111**, 80 (Abstracts) (1981)

KRÖNLEIN-BERKE zit. nach LANZ-WACHSMUTH (1979)

KROISS, A.: Erfahrungen mit längerdauernden intraventrikulären Liquordruckmessungen. Med. Diss. Würzburg 1977

KROLL, F.W.: Schwelluntersuchungen bei Läsionen der afferenten Leitungsbahnen. Z. Neur. **5**, 128 (1930)

KRÜCKE, W.: Zur Morphologie der Erkrankungsformen peripherer Nervenfasern. Chirurgica Plastica et Reconstructiva **3**, 1–16 (1967)

KRUYFF, E.: Occipital dysplasia in infancy. Radiology **85**, 501–506 (1965)

KRUYFF, E.: Transverse cleft in the basiocciput. Acta radiol. (Stockh.) **6**, 41–48 (1967)

KRUYFF, E., JEFFS, R.: Skull abnormalities associated with the Arnold-Chiari Malformation. Acta radiol. (Stockh.) **5**, 9–24 (1966)

KUBIK, ST.: Die Anatomie der Kieferknochen in bezug auf die enossale Blatt-Implantation. – I. Mandibula. Zahnärztl. Welt, Rdsch. **85**, 264–271 (1976)

KÜGELGEN, A. v.: Anatomische Gesichtspunkte zur Hämodynamik in den großen Venen. Anat. Nachr. **1**, 91–93 (1950)

KÜGELGEN, A. v.: Die hämodynamische Bedeutung des Foramen jugulare. Verh. Anat. Ges. **51**, 203–213 (1953/54)

KÜGELGEN, A. v.: Durchströmungsversuche am anatomisch getreuen Modell des Jugularvenenabflusses aus dem Schädel. Zbl. ges. Neurol. Psychiat. **122**, 20–21 (1953)

KÜHNE, D., SCHWARTZ, R.B.: Persisting intrapituitary recessus infundibuli. Neuroradiology **10**, 177–178 (1975)

KÜPPERS, K.: Analyse der funktionellen Struktur des menschlichen Unterkiefers. Ergebn. Anat. Entwickl.-Gesch., Bd. 44, H. 6. Berlin, Heidelberg: Springer 1971

KÜTTNER, H.: Ueber die Lymphgefäße der Zunge, mit Beziehung auf die Verbreitungswege des Zungencarcinoms. Verh. d. Deutsch. Ges. f. Chir., 26 Kongr. (Berlin) S. 120–123 (1897)

KÜTTNER, H.: Ueber Lymphgefäße der äußeren Nase und die zugehörigen Wangenlymphdrüsen in ihrer Beziehung zu der Verbreitung des Nasenkrebses. Beitr. klin. Chir. **25**, 33–39 (1899)

KUGELBERG, E.: Facial reflexes. Brain **75**, 385–396 (1952)

KUHLENBECK, H.: Über den Ursprung der Basalganglien des Großhirns. Anat. Anz. **58**, 49–74 (1924)

KUHLENBECK, H.: Weitere Mitteilungen zur Genese der Basalganglien: Über die sogenannten Ganglienhügel. Anat. Anz. **60**, 33–40 (1925)

KUHLENBECK, H.: Vorlesungen über das Zentralnervensystem der Wirbeltiere. Jena: Fischer 1927

KUHLENBECK, H.: Die Grundbestandteile des Endhirns im Lichte der Bauplanlehre. Anat. Anz. **67**, 1–51 (1929)

KUHLENBECK, H.: The human diencephalon. A summary of development, structure, function and pathology. Confin. neurol. (Basel) **14**, (Suppl.) (1954)

KUHLENBECK, H.: Some histologic age changes in the rat's brain and their relationship to comparable changes in the human brain. Confin. neurol. (Basel) **14**, 329–342 (1954)

KUHLENBECK, H.: Gehirn und Bewußtsein. In: Erfahrungen und Denken, Bd. 39. Berlin: Duncker und Humblot 1973

KULENKAMPFF, H.: Persistenz des Septum petro-squamosum. Z. Anat. Entwickl.-Gesch. **114**, 263–272 (1949)

KULLMAN, G.L., DYCK, P.J., CODY, D.TH.: Anatomy of the mastoid portion of the facial nerve. Arch. Otolaryng. **93**, 29–33 (1971)

KUMMER, B.: Untersuchungen über die ontogenetische Entwicklung des menschlichen Schädelbasiswinkels. Z. Morphol. Anthropol. **43**, 331–360 (1952)

KUNC, Z.: Significant factors pertaining to the results of trigeminal tractotomy. In: Trigeminal neuralgia, pathogenesis and pathophysiology. HASSLER, R., WALKER, A.E. (eds.). Stuttgart: Thieme 1970

KUNKEL, A.: Die Lageveränderungen der pharyngealen Tubenmündung während der Entwicklung. Anatomische Studien, Leipzig 1870/73

KUNTZ, A.: Nerve fibers of spinal and vagus origin associated with the cephalic sympathetic nerves. Ann. Otol. (St. Louis) **43**, 50–66 (1934)

KUO, J.S., CARPENTER, M.B.: Organization of pallidothalamic projections in the rhesus monkey. J. comp. Neurol. **151**, 201–236 (1973)

KUPFER, C.: The projection of the macula in the lateral geniculate nucleus of man. Amer. J. Ophthal. **54**, 597–609 (1962)

KUPFER, C., CHUMBLEY, L., DOWNER, J. DE C.: Quantitative histology of optic nerve, optic tract and lateral geniculate nucleus of man. J. Anat. **101**, 393–401 (1967)

KURODA, T.: Postnatal growth of mandibular condyle. Bull. Tokyo med. dent. Univ. **21**, 64–66 (1974)

KURU, M.: Nervous control of micturition. Physiol. Rev. **45**, 425–494 (1965)

KUYPERS, H.G.J.M.: Corticobulbar connections to the pons and lower brain-stem in man. Brain **81**, 364–388 (1958)

KUYPERS, H.G.J.M.: Some projections from the pericentral cortex to the pons and lower brain stem in monkey and chimpanzee. J. comp. Neurol. **110**, 221–256 (1958)

KUYPERS, H.G.J.M.: The anatomical organization of the descending pathways and their contributions to motor control especially in primates. In: New developments in EMG and clinical neurophysiology, Vol. 3. DESMEDT, J.E. (ed.), pp. 38–68. Basel: Karger 1973

LABBÉ, C.: Note sur la circulation veineuse du cerveau. Arch. Physiol. (1897)

LADPLI, R., BRODAL, A.: Experimental studies of commissural and reticular formation projections from the vestibular nuclei in the cat. Brain Res. **8**, 65–96 (1968)

LANDZERT, T.H.: Der Sattelwinkel und sein Verhältnis zur Pro- und Orthognathie. Abh. Senckenberg nat. forsch. Ges. **6**, 145–165 (1866)

LANG, J.: Beitrag zur Biomorphose der Gefäße der Haare des Menschen. Z. mikr.-anat. Forsch. **66**, 193–201 (1960)

LANG, J.: Mikroskopische Anatomie der Arterien. Int. Symp. Morphologie Histochemie Gefäßwand, Fribourg 1965, Teil I. Angiologica **2**, 225–284 (1–60) (1965)

LANG, J.: Cisterna fissurae transversae, Ventriculus Vergae und Defektbildungen des Septum pellucidum. Gegenbaurs morph. Jb. **118**, 539–552 (1972)

LANG, J.: Eintritt und Verlauf der Hirnnerven (III, IV, VI) „im" Sinus cavernosus. Z. Anat. Entwickl.-Gesch. **145**, 87–99 (1974)

LANG, J.: Structure and postnatal organization of heretofore uninvestigated and infrequent ossifications of the sella turcica region. Acta anat. **99**, 121–139 (1977)

LANG, J.: Angioarchitektonik der terminalen Strombahn. In: Mikrozirkulation. MEESEN, H. (Hrsg.). Berlin, Heidelberg, New York: Springer 1977 (Handbuch der allgemeinen Pathologie, Bd. III/7)

LANG, J.: Rr. diencephalici – Ursprung, Verlauf und Versorgungsgebiete (ein Überblick). Verh. Anat. Ges. **72**, 425–427 (1978)

LANG, J.: Über die klinische Anatomie der Regio cerebralis (mit besonderer Berücksichtigung der Computertomographie). Verh. Anat. Ges. **73**, 29–52 (1979)

LANG, J.: Praktische Anatomie: Ein Lehr- u. Hilfsbuch der anat. Grundlagen ärztl. Handelns/begr. von T. VON LANZ, W. WACHSMUTH. Fortgef. u. Hrsg. von J. LANG, W. WACHSMUTH. Springer, NE: LANG, JOHANNES (Hrsg.); LANZ, Titus von (Begr.) Teil 1: Bd. 1 Kopf Teil B Gehirn- und Augenschädel von J. LANG. In Zsarb. mit K.-A. BUSHE, W. BUSCHMANN u. D. LINNERT Berlin, Heidelberg, New York: Springer 1979

LANG, J.: Klinische Anatomie des Kopfes – Neurokranium, Orbita, kraniozervikaler Übergang. Berlin, Heidelberg, New York: Springer 1981

LANG, J.: Neuroanatomie der Nn. opticus, trigeminus, facialis, glossopharyngeus, vagus, accessorius und hypoglossus. Arch. Otolaryng. **231**, 1–69 (Kongreßbericht 1981) (1981)

LANG, J.: Neuroanatomie der Nn. opticus, trigeminus, facialis, glossopharyngeus, vagus, accessorius und hypoglossus (Erläuterungen zum Referat) Arch. Otorhinolaryng. **231**, 451–482 (Kongreßbericht 1981) (1981)

LANG, J.: Über Bau, Länge und Gefäßbeziehungen der „zentralen" und „peripheren" Strecken der intrazisternalen Hirnnerven. Ein Beitrag zur vaskulären Hirnnervenschädigung und Dekompressionsbehandlung bei Trigeminusneuralgie, okularer Neuromyotonie, Spasmus hemifacialis, Tinnitus und Vertigo, Glossopharyngeusneuralgie und Caput obstipum spasticum) Zbl. Neurochir. **43**, 217–258 (1982)

LANG, J.: Neue Ergebnisse zur Anatomie der Orbita. Fortschr. Ophthalmol. **79**, 3–10 (1982)

LANG, J.: Über eine seltene Ursprungsvariation der A. cerebri posterior (A. occipitalis lateralis aus A. carotis interna) J. Hirnforsch. **23**, 207–216 (1982)

LANG, J.: Clinical anatomy of the head. Neurocranium – Orbit – Craniocervical Regions. Translated by WILSON, R.R., WINSTANLEY, D.P. Berlin, Heidelberg, New York: Springer 1983

LANG, J.: Surgical anatomy of the hypothalamus. Workshop: Clinical aspects of the hypothalamus. Munich, October 14–15 (1983)

LANG, J.: Über die Pteriongegend und deren klinisch wichtigem Abstand zum Nervus opticus. 1. Pteriongegend. Neurochirurgia **26**, 161–163 (1983)

LANG, J.: Über die Pteriongegend und deren klinisch wichtigem Abstand zum N. opticus. Neurochirurgica **27**, 31–35 (1984)

LANG, J.: Schwere Schädel-Hirnverletzungen und Subarachnoidealblutungen, Anatomie. Kongreßvortrag Port el Kantaoui, Tunesien, 31. Mai bis 4. Juni 1984. Berlin, München, Wien: Urban & Schwarzenberg (im Druck)

LANG, J.: Surgical Anatomy of the Hypothalamus. Acta Neurochirurgica **75**, 5–22 (1985)

LANG, J.: Hypophysial region – anatomy of the operative approaches. Neurosurg. Rev. **8**, 91–124 (1985)

LANG, J., BARTRAM, C.TH.: Über die Fila radicularia der Radices ventrales et dorsales des menschlichen Rückenmarkes. Gegenbaurs morph. Jb. **128**, 417–462 (1982)

LANG, J., BAUMEISTER, R.: Über das postnatale Wachstum der Nasenhöhle. Gegenbaurs morph. Jb. **128**, 354–393 (1982)

LANG, J., BAUMEISTER, R.: Postnatale Entwicklung der Gaumenbreite und -höhe und die Foramina palatina. Anat. Anz., Jena **155**, 151–167 (1984)

LANG, J., BELZ, J.: Form und Maße der Gyri und Sulci an der Facies superolateralis und Facies inferior hemispherii. J. Hirnforsch. **22**, 517–533 (1981)

LANG, J., BRÜCKNER, B.: Über dicke und dünne Zonen des Neurocranium, impressiones gyrorum und foramina parietalia bei Kindern und Erwachsenen. Anat. Anz. **149**, 11–50 (1981)

LANG, J., BRUNNER, F.X.: Über die arterielle Versorgung der Medulla oblongata und des Pons. Teil II Rr. ad pontem (Aa. pontis). Verh. Anat. Ges. **74**, 531–532 (1980)

LANG, J., DEYMANN-BÜHLER, B.: Über die Größe bestimmter Mittelhirnstrukturen (Messungen an der Außenseite). J. Hirnforsch. **25**, 375–384 (1984)

LANG, J., EDERER, M.: Über Form und Größe des Corpus callosum und des Septum pellucidum. Gegenbaurs morph. Jb. **126**, 949–958 (1980)

LANG, J., GATZENBERGER, H.: Über Ausbildung und Lage der Gyri et Sulci cerebri an der Facies medialis hemispherii. Verh. Anat. Ges. **74**, 687–688 (1980)

LANG, J., GÖTZFRIED, H.P.: Über praktisch-ärztlich wichtige Maße an der Fossa cranialis media. Anat. Anz. **151**, 433–453 (1982)

LANG, J., HÄCKEL, H.R.: Neue Befunde zum Verlauf der A. cerebri anterior (Pars postcommunicalis), zu den Abgangszonen und Weiten ihrer Rami corticales. Acta Anat. **108**, 498–509 (1980)

LANG, J., HAAS, R.: Neue Befunde zur Bodenregion der Fossa cranialis anterior. Verh. Anat. Ges. **73**, 77–86 (1979)

LANG, J., HEILEK, E.: Anatomisch-klinische Befunde zur A. pharyngea ascendens. Anat. Anz. (1984)

LANG, J., HETTERICH, A.: Beitrag zur postnatalen Entwicklung des Processus pterygoideus. Anat. Anz. **154**, 1–32 (1983)

LANG, J., HORN, TH., EICHEN, U. VON DEN: Über die äußeren Augenmuskeln und ihre Ansatzzonen. Gegenbaurs morph. Jb. **126**, 817–840 (1980)

LANG, J., JÜDE, H.D.: Über den Ursprung des Musculus mylohyoideus. Gegenbaurs morph. Jb. **119**, 389–400 (1973)

LANG, J., KÄPPLINGER, E.: A. laminae tecti (quadrigemina) und Rami thalamogeniculati. Anat. Anz. **147**, 1–11 (1980)

LANG, J., KELLER, H.: Über die hintere Pfortenregion der Fossa pterygopalatina und die Lage des Ganglion pterygopalatinum. Gegenbaurs morph. Jb. **124**, 207–214 (1978)

LANG, J., KLEY, W.: Über die Agenesie und Hypoplasie der Conchae nasales und des Septum nasi. HNO **29**, 200–207 (1981)

LANG, J., KÖTH, R., REISS, G.: Über die Bildung, die Zuflüsse und den Verlauf der V. basalis und der V. cerebri interna. Anat. Anz. **150**, 385–423 (1981)

LANG, J., KRÄUSSEL, W.: Über das Wachstum der Basis cranii (Abstandsmessungen von außen und Asymmetrieprobleme). The Growth of the Basis cranii (Distances Measured Externally and Problems of the Asymmetry). Anat. Anz. Jena **150**, 455–470 (1981)

LANG, J., MÜLLER, J.: Über bisher unbekannte topographische Beziehungen von Kleinhirnarterien. Verh. Anat. Ges. **69**, 823–828 (1975)

LANG, J., MÜLLER, J.: Weitere Befunde über Kleinhirnarterien. Verh. Anat. Ges. **71**, 713–717 (1977)

LANG, J., NIEDERFEILNER, J.: Über Flächenwerte der Kiefergelenkspalte. Anat. Anz. **141**, 398–400 (1977)

LANG, J., ÖDER, M.: Über die Biomorphose der Mandibula. Gegenbaurs morph. Jb. **130**, 185–234 (1984)

LANG, J., OEHMANN, G.: Formentwicklung des Canalis opticus, seine Maße und Einstellung zu den Schädelebenen. Verh. Anat. Ges. **70**, 567–574 (1976)

LANG, J., PREIS, K.H.: A. palatina ascendens, Ursprung, Verlauf und Zweige. HNO **29**, 391–396 (1981)

LANG, J., PAPKE, J.: Über die klinische Anatomie des Paries inferior orbitae und dessen Nachbarstrukturen. Gegenbaurs morph. Jahrb., Leipzig **130**, 1–47 (1984)

LANG, J., REITER, U.: Über die intrazisternale Länge von Hirnbahn- und Nervenstrecken (Nn. I–IV) (im Druck)

LANG, J., REITER, U.: Über den Verlauf der Hirnnerven in der Seitenwand des Sinus cavernosus (im Druck)

LANG, J., REITER, U.: Über den Verlauf des N. abducens vor der Austrittszone aus dem zentralnervösen Organ bis zum M. rectus lateralis. (im Druck)

LANG, J., REITER, U.: Über die intrazisternale Länge der Nn. VII, IX, XI und XII (im Druck)

LANG, J., REITER, U.: Über die intrazisternale Länge des N. trigeminus (im Druck)

LANG, J., SAKALS, E.: Über die Höhe der Cavitas nasi, die Länge ihres Bodens und Maße sowie Anordnung der Conchae nasales und der Apertura sinus sphenoidalis. Anat. Anz. **149**, 297–318 (1981)

LANG, J., SAKALS, E.: Über den Recessus sphenoethmoidalis, die Apertura nasalis des Ductus nasolacrimalis und den Hiatus semilunaris. Anat. Anz. **152**, 393–412 (1982)

LANG, J., SCHÄFER, K.: Über Form, Größe und Variabilität des Plexus chorioideus ventriculi IV. Gegenbaurs morph. Jb. **123**, 727–741 (1977)

LANG, J., SCHÄFER, W.: Fossae cranii, praktisch-anatomisch. Verh. Anat. Ges. **71**, 1273–1278 (1977)

LANG, J., SCHÄFER, K.: Zur Angioarchitektonik der kortikalen Arterien des menschlichen Großhirns. J. Hirnforsch. **21**, 665–670 (1980)

LANG, J., SCHAFHAUSER, O., HOFFMANN, S.: Über die postnatale Entwicklung der transbasalen Schädelpforten: Canalis caroticus, Foramen jugulare, Canalis hypoglossalis, Canalis condylaris und Foramen magnum. Anat. Anz. **153**, 315–357 (1983)

LANG, J., SCHILLER, A.: Caput mandibulae: Anteversio, Flächenwert und Scheitelkrümmungsradius. Verh. Anat. Ges. **70**, 605–612 (1976)

LANG, J., SCHLEHAHN, F., JENSEN, H.P., LEMKE, J., KLINGE, H., MUHTAROGLU, U.: Cranio-cerebral topography as a basis for interpreting computed tomograms. In: Cranial computerized tomography. LANKSCH, W., KAZNER, E. (eds.). Berlin, Heidelberg, New York: Springer 1976

LANG, J., SCHREIBER, TH.: Über Form und Lage des Foramen jugulare (Fossa jugularis), des Canalis caroticus und des Foramen stylomastoideum sowie deren postnatale Lageveränderungen. HNO **30**, 1–8 (1982)

LANG, J., SCHULZ, F.: Über die Variabilität der Nasenarterien. Gegenbaurs morph. Jb. (im Druck)

LANG, J., STEFANEC, P., BREITENBACH, W.: Über Form und Maße des Ventriculus tertius, von Sehbahnteilen und des N. oculomotrius. Neurochirurgia **26**, 1–5 (1983)

LANG, J., STROBEL, F.: Über den Einbau des Ganglion trigeminale. Verh. Anat. Ges. **72**, 437–439 (1978)

LANG, J., TISCH-ROTTENSTEINER, K.F.: Lage und Form der Foramina der Fossa cranii media. Verh. Anat. Ges. **70**, 557–565 (1976)

LANG, J., TISCH-ROTTENSTEINER, K.F.: Über Form und Formvarianten der Sella turcica. Verh. Anat. Ges. **71**, 1279–1282 (1977)

LANG, J., WEIGEL, M.: Les rapports vasculo-nerveux de la région du foramen jugulaire. Anatomia Clinica (im Druck)

LANG, J., WEIGEL, M.: Nerve-Vessel Relations in Jugular Foramen Region. Anat. Clin. **5**, 1–16 (1983)

LANGE, B.: Ein menschlicher Schädel mit auffallendem Schläfenmittelknochen. Anat. Anz. **59**, 197–199 (1924/25)

LANGE, B.: Studien an median-sagittalen Schädeldiagrammen verschiedener Menschenrassen. Anat. Anz. **62**, 193–227 (1926/27)

LANGE, H., ALBRING, C.: Das Volumen von 33 Hirnregionen des Menschen. Verh. Anat. Ges. **73**, 1075–1079 (1979)

LANGE, H.W., THÖRNER, G.W., HOPF, A.: Morphometrische Untersuchungen der Basalganglien des Menschen. Verh. Anat. Ges. **71**, 93–98 (1977)

LANGE, J.: Agnosien und Apraxien. In: Großhirn. Vegetatives Nervensystem. Körperbau und Konstitution. BUMKE, O., FOERSTER, O. (Hrsg.). Berlin: Springer 1936 (Handbuch der Neurologie, Bd. 6, S. 807–960)

LANGE, W.: Vergleichend quantitative Untersuchungen am Kleinhirn des Menschen und einiger Säuger. Habilitationsschrift, Universität Hamburg 1970

LANGE, W.: Die Myeloarchitektonik der Kleinhirnrinde. Verh. Anat. Ges. **67**, 271–277 (1973)

LANGER, K.: Über die Blutgefäße der Knochen des Schädeldaches und der harten Hirnhaut. Denkschr. Akad. Wiss. (Wien) Math.-naturw. Kl. **37**, 217 (1877)

LANGLEY, J.N.: On the question of commissural fibres between nerve-cells having the same function and situated in the same sympahtetic ganglion, and on the function of postganglionic nerve plexuses. J. Physiol. (London) **31**, 244–259 (1904)

LANIG, M.: Untersuchung über die Falxverkalkung anhand der mediosagittalen Schichtaufnahme des Schädels. Med. Diss. Würzburg 1976

LANZ, T. V., WACHSMUTH, W.: Praktische Anatomie: Ein Lehr- und Hilfsbuch der anat. Grundlagen ärztl. Handelns. Bd. 1/Teil II, Hals. Berlin, Heidelberg, New York: Springer 1955

LARATO, D.C.: Alveolar plate fenestrations and dehiscences of the human skull. Oral Surg. **29**, 816–819 (1970)

LARSELL, O.: The nervus terminalis. Ann. Otol. Rhinol. Lar. **59**, 414–438 (1950)

LASJAUNIAS, P.L.: Craniofacial and upper cervical arteries. functional, clinical and angiographic aspects. Baltimore: Williams & Wilkins 1981

LASJAUNIAS, P.L., MORET, J.: The ascending pharyngeal artery: Normal and pathological radioanatomy. Neuroradiology **11**, 77–82 (1976)

LASSEK, A.M.: The pyramidal tract. A study of retrograde degeneration in the monkey. Arch. Neurol. Psychiat. **48**, 561–567 (1942)

LASSEK, A.M., RASMUSSEN, G.L.: The human pyramidal tract. A fiber and numerical analysis. Arch. Neurol. Psychiat. **42**, 872–876 (1939)

LASSEN, N.A., INGVAR, D.H.: The blood flow of the cerebral cortex determined by radioactive Krypton. Experientia (Basel) **17**, 42–43 (1972)

LASSEN, N.A., MUNCK, O.: The cerebral blood flow in man determined by the use of radioactive Krypton. Acta physiol. scand. **33**, 30–49 (1955)

LASSEN, N.A., INGVAR, D.H., SKINHØJ, E.: Brain Function and Blood Flow. Scientific American **239/4**, 50–59 (1978)

LASSILA zit. nach SATAKE (1927) (1923)

LASSMANN, G.: Afferent innervation of the vascular system. A neglected entity. Z. mikr.-anat. Forsch. **96**, 517–526 (1982)

LAST, R.J., TOMPSETT, D.H.: Casts of the cerebral ventricles. Brit. J. Surg. **40**, 525–540 (1953)

LAUBER, H.: Ein Fall von teilweiser Persistenz der hinteren Cardinalvenen beim Menschen. Anat. Anz. **19**, 590–594 (1901)

LAVINA zit. nach BLINKOV und GLEZER (1968) (1965)

LEBZELTER, V.: Konstitution und Rasse. In: Die Biologie der Person. BRUGSCH, T.H.., LEWY, F.H. (Hrsg.). Wien: Urban & Schwarzenberg 1926

LE DOUBLE A.F.: Notes sur les muscles polygastriques. Bull. Soc. d'Anthropol. (Paris): Sér. 4, T. 4 1893

LE DOUBLE, A.F.: Traité des variations du systeme musculaire de l'homme et leur signification an point de vue de l'anthropologie zoologique. Vol. I. Paris: Schleicher Freres 1897

LE DOUBLE, A.F.: Le canal cranio-pharyngien, hypophysaire ou pituitaire de l'homme. Bull. et mem de la soc. d'anthrop de Paris, Ser. 5, **4**, 82–99 (1903)

LE DOUBLE, A.F.: Traité des variations des os du crane de l'homme. Paris: Vigot 1903

LE DOUBLE, A.F.: Traité des variations des os de la face de l'homme. Paris: Vigot 1906

LEE, F.C. zit. nach MALIS, L.I. (1967) (1937)

LEGAL, E.: Die Nasenhöhlen und der Tränennasengang der amnioten Wirbeltiere. Gegenbaurs morph. Jb. **8**, 353–372 (1883)

LE GROS CLARK, W.E.: The Hypothalamus: Morphological, Functional, Clinical and Surgical Aspects. The Henderson Trust Lectures, Nos. XIII–XVI, Published for the William Ramsy Henderson Trust, Edinburgh, Oliver and Boyd, 213 (1938)

LE GROS CLARK, W.E.: The nervous and vascular relations of the pineal gland. J. Anat. (London) **74**, 471–492 (1940)

LEIBER, B., OLBRICH, G.: Wörterbuch der klinischen Syndrome. München, Wien: Urban & Schwarzenberg 1963

LEICHER, H.: Die Vererbung anatomischer Variationen der Nase, ihrer Nebenhöhlen und des Gehörorgans. Die Ohrenheilkunde der Gegenwart und ihre Grenzgebiete **12**, 131–132 (1928)

LEICHER und HAAS zit. nach KILLIAN (1959)

LEMIRE, R.J.: Variations in development of the caudal neural tube in human embryos (Horizons XIV–XXI). Teratology **2**, 361–369 (1969)

LEMIRE, R.J., LOESER, J.D., LEECH, R.W.: Normal and abnormal development of the human nervous system. Hagerstown Md: Harper and Row 1975

LEMMEN, L.J., DAVIS, J.S., RADNOR, L.L.: Observations on stimulation of the human frontal eye field. J. comp. Neurol. **112**, 163–168 (1959)

LENDE, R.A., POPP, A.J.: Sensory Jacksonian seizures. J. Neurosurg. **44**, 706–714 (1976)

LENGERKE, H.J. V.: Kraniometrische Untersuchungen zur normalen Wachstumsrate des intrakraniellen Raums in den ersten 3 Lebensjahren. Fortschr. Röntgenstr. **120**, 300–306 (1974)

LENHOSSÉK, M. V.: Makroskopische Anatomie. In: Handbuch der Zahnheilkunde, Bd. 1. SCHEFF, J. (Hrsg.). Wien: Urban & Schwarzenberg 1922

LEONHARD, C.M., SCOTT, J.W.: Origin and distribution of the amygdalofugal pathways in the rat: an experimental neuroanatomical study. J. comp. Neurol. **141**, 313–330 (1971)

LE-QUANG, C.L.: Le plexus genien du nerf facial. Anatomie et conséquences cliniques. Ann. Chir. plast. **21/1**, 5–15 (1976)

LERICHE, R.: Seit (1915) zit. nach GROSS, D. u. Mitarb. (1948) und (1971)

LERICHE, R. und Mitarb. (seit 1915) zit. nach MAHORNER, H. (1944)

LERICHE, R.: Chirurgie des Schmerzes, 3. Aufl. Deutsche Übersetzung. Leipzig: Barth-Verlag 1958

LESLIE, R.A., GWYN, D.G., MORRISON, C.M.: The fine structure of the ventricular surface of the area postrema of the cat, with particular reference to supraependymal structures. Amer. J. Anat. **153**, 273–290 (1978)

LEUTERT, G., HEINER, H.: Zur Histologie und Klinik der lateralen Oberlippenfurchen (der sog. intrauterin verheilten Lippenspalten). Langenbecks Arch. klin. Chir. **299**, 789–798 (1962)

LEVI, G.: Explantation, besonders die Struktur und die biologischen Eigenschaften der in vitro gezüchteten Zellen und Gewebe. Ergebn. Anat. Entwickl.-Gesch. **31**, 125–702 (1934)

LEVI-MONTALCINI, R., CALISSANO, P.: Der Nervenwachstumsfaktor. Spektrum der Wissenschaft **8**, 45–52 (1979)

LEVIN, P.M., BRADFORD, F.K.: The exact origin of the corticospinal tract in the monkey. J. comp. Neurol. **68**, 411–422 (1938)

LEWIS, H. Die Entstehung des Muskelsystems. In: Handbuch der Entwicklungsgeschichte des Menschen. Bd. 1. KEIBEL, F., MALL, F.P. (Hrsg.). Leipzig: Hirzel 1910

LEWY, F.H., GROFF, R.A., GRANT, F.C.: Autonomic innervation of the face. II. An experimental study. Arch. Neurol. Psychiat. (Chic.) **39**, 1238–1249 (1938)

LHERMITTE, F.: L-Encéphalite létharigique, Paris. Zit. nach SMITH und COGAN (1959) (1922)

LHERMITTE, F., GAUTIER, J.C., TYRER, J.H.: Hypoplasia of the internal carotid artery. Neurology **18**, 439–446 (1968)

LIBIKOVA, H.: Wieviel Demenz ist Infekt-bedingt? Selecta **51**, 4711–4714 (1979)

LIE, T.A.: Congenital anomalies of the carotid arteries. Excerpta med. (Amst.) Sect. XI 1968

LIEBALDT, G.P.: Anatomische Betrachtungen zur Früherken-

nung mesencephaler Prozesse. Versuch einer Längsschnittanalyse. Arch. Psychiat. Nervenkr. **199**, 36–59 (1959)
LIEBALDT, G.P.: Ein Fall von „Schlaf-Epilepsie" bei hyperplastischen Hippocampusformationen. Z. Neurol. **198**, 188–200 (1970)
LIEBALDT, G.P.: Was ist Intelligenz? Neuroanatomische Gesichtspunkte der Intelligenz und ihrer Störungen. Sonderdruck aus „Kurz und Gut" Zeitschrift für den Arzt und seine Familie **3**, 2–4 (1973)
LIEBALDT, G.P., KLAGES, W.: Morphologische Befunde bei einer „isolierten chronischen taktilen Dermatozoenhalluzinose". Nervenarzt **32/4**, 157–171 (1961)
LIEBALDT, G.P., SCHELLER, H.: Amnestisches Syndrom und Korsakow-Syndrom – zwei auch anatomisch-lokalisatorisch unterscheidbare Syndrome. Nervenarzt **42**, 402–413 (1971)
LIEBALDT, G.P., SCHELLER, H., SCHLEIP, I.: Zur Frage der anatomischen Lokalisation echolalischer Phänomene im ZNS. Nervenarzt **46**, 422–433 (1975)
LIEBERMANN, J.S., COPACK, P.B., GILMAN, S.: Cryogenic lesions in the ventrolateral nucleus and pulvinar. Arch. Neurol. **30**, 375–382 (1974)
LIEBREICH, R.: Die Asymmetrie des Gesichtes und ihre Entstehung. Wiesbaden: Bergmann 1908
LIEPMANN, H.: Die linke Hemisphäre und das Handeln. Münch. Med. Wschr. **52**, 2322 u. 2375 (1905)
LIEPMANN, H., MAAS, O.: Fall von linksseitiger Agraphie und Apraxie bei rechtsseitiger Lähmung. J. f. Psychol. u. Neurol. **10**, 214 (1907)
LILLIE, H.I., CRAIG, W. McK.: Anamalous vascular lesion in cerebellopontile angle. Arch. Otolaryngol. **23**, 642–645 (1936)
LILLIE, W.I.: Temporary abducens nerve paralysis not associated with other general or neurologic abnormalities. Arch. Ophthal. **28**, 548–552 (1942)
LINDBLOM, K.: A roentgenographic study of the vascular channels of the skull. Acta radiol. (Stockh.) [Suppl.] **30**, 146 (1936)
LINDEN, L.: The effect of stellate ganglion block on cerebral circulation in cerebrovascular accidents. Acta. med. scand. [Suppl. 151] **301**, 1–110 (1955)
LINDGREN, A.G.H.: Die kapilläre Angioarchitektonik der isogenetischen Großhirnrinde des erwachsenen Menschen. Helsingfors: Mercators Tryckeri 1940
LINDNER, W.-D.: Volumen, Gewichts- und Dimensionsbestimmungen am menschlichen Gehirn. Inaug. Diss. Würzburg 1983
LINDNER, W.D.: Wissenschaftliche Arbeiten am Anatomischen Institut der Universität Würzburg 1980
LINDNER, W.D., DEYMANN, B.: Wissenschaftliche Arbeiten am Anatomischen Institut der Universität Würzburg 1980
LINT, M. VAN: Paralysic palpebrale temporaire provoques dans l'operation de la cataracta. Ann. Oculist. (Paris) **151**, 420–424 (1914)
LIPPERT, H.: Arcus aortae dexter als Zufallsbefund. Med. Klin. **64**, 382–387 (1969)
LIPPMANN, R. v.: Abnormer Ursprung des Ramus descendens n. hypoglossi aus dem N. vagus. Anat. Anz. **37**, 1–4 (1910)
LISS, L.: The Astroglia of the human optic nerve, chiasma and tract. J. comp. Neurol. **105**, 151–160 (1956)
LISS, L., ARBOR, A.: The histology of the human olfactory bulb and the extracerebral part of the tract. Ann. Oto-laryng. (Paris) **65**, 680–691 (1956)

LISS, L., MERVIS, L.: Spontaneous ventriculostomy through lamina terminalis with arrest of Hydrocephalus. J. Neurosurg. **23**, 211–213 (1965)
LITTLE, J.R., HOUSER, W.O., MACCARTY, C.S.: Clinical manifestations of aqueductal stenosis in adults. J. Neurosurg. **43**, 546–552 (1975)
LITTMANN, K.P., MÜLLER-LISSNER, ST.: Hypophysenvorderlappen-Insuffizienz und hypophysäres Koma. DÄ **7**, 349–354 (1978)
LOBSTEIN, J.F.: De nervo spinali ad par vagum accessorio. Argentorati 1760, abgedruckt in T II der Scriptores neurologici minores selecti etc. von LUDWIG LIPSIA 1792 (p. 219) (1760)
LOCKARD, I.: Certain developmental relations and fiber connections of the triangular gyrus in primates (To be published) zit. nach CROSBY and HENDERSON (1948)
LOCKE, S., YAKOVLEV, P.I.: Transcallosal connections of the cingulum of man. Arch. Neurol. (Chic.) **13**, 471–476 (1965)
LODIN, H.: Size and development of the cerebral ventricular system in childhood. Acta Radiol. **7**, 385–392 (1968)
LODIN, H.: Normal topography of the cerebral ventricular system in Childhood. Acta Radiol. Diagn. **7**, 512–520 (1968)
LOEBELL, H. zit. nach SILBIGER (1951) (1937)
LÖBLICH, H.J.: Lage und Funktion des blutdruckregulierenden Zentrums in der Medulla oblongata (nach Befunden bei Polomyelitis) Virchows Arch. Path. Anat. **318**, 211–233 (1950)
LOESER, J.D., ALVORD, E.C. JR.: Clinicopathological correlations in agnesis of the corpus callosum. Neurology **18**, 745–756 (1968)
LOESER, J.D., LEMIRE, R.J., ALVORD, E.C. JR.: The development of the folia in the human cerebellar vermis. Anat. Rec. **173**, 109–114 (1972)
LOETZKE, H.H., NEUMÄRKER, K.J., NEUMÄRKER, M., KUNZ, G., WILCKE, G.: Beitrag zur morphometrischen Analyse der inneren Schädelbasis und des Hirnstammes an medianah gefriergeschnittenen Köpfen von Feten im Alter zwischen 14 und 40 Wochen. Gegenbaurs morph. Jb. **124**, 842–860 (1978)
LOEWY, A.D., SAPER, C.B.: Edinger-Westphal nucleus: projections to the brain stem and spinal cord in the cat. Brain Res. **150/1**, 1–27 (1978)
LOMBROSO, C.: Essistenza di una fossetta occipitalis mediana nel cranio di un delinquente. Real Istituto Lombardo di scienze e lettere. Rendiconto 1871
LORBER, C.G.: Die Entwicklung der „Hasenschartenoperation" bis zum Ende des 18. Jahrhunderts. Fortschr. Kiefer- u. Gesichtschir. **21**, 233–235 (1976)
LORÈ, J.M.: An atlas of head and neck surgery, 2nd edn., vol. 1. London: Saunders 1973
LORENTE DE NÒ R.: Studies on the structure of the cerebral cortex. II. Continuation of the study of the ammonic system. J. Psychol. Neurol. (Lpz.) **46**, 113–177 (1934)
LORENZER, A. zit. nach LIEBALDT, G.P. (1973) (1970)
LUBINSKA, L. zit. nach SCHWARTZ (1980)
LUBOSCH, W.: Über Variationen am Tuberculum articulare des Kiefergelenkes des Menschen und ihre morphologische Bedeutung. Gegenbaurs morph. Jb. **35**, 322–353 (1906)
LUCAE, J.C.G.: Zur Architectur des Menschenschädels, nebst geometrischer Originalzeichnungen von Schädeln normaler und abnormaler Form. Frankfurt: Keller 1857
LUDWIG, E.: Morphologie und Morphogenese des Haarstrichs. Z. Anat. Entwickl.-Gesch. **62**, 59–152 (1921)

Ludwig, K.S.: Zum Problem der Lippenentwicklung und der Genese der einfachen Hasenscharte (Cheiloschisis) beim Menschen. Morph. Med. **2**, 157–165 (1982)

Ludwig, W.: Das Rechts-Links-Problem im Tierreich und beim Menschen. Berlin: Springer (Reprint: Springer, Berlin 1970) 1932

Lundberg, N.: Clinical indications for measurement of ICP. First int. symp. intracran pressure. In: Brock, M., Dietz, H. (eds.) Intracranial pressure. experimental and clinical aspects. Berlin, Heidelberg, New York: Springer 1972

Luria, A.R.: Die höheren kortikalen Funktionen des Menschen und ihre Störungen bei örtlichen Hirnschädigungen. Berlin 1970

Luschka, H. v.: Die Anatomie des menschlichen Halses. Bd. 1, 1 Abtlg. Laupp'sche Buchhandlung Tübingen 1862

Luschka, H. v.: Das adenoide Gewebe der Pars nasalis des menschlichen Schlundkopfes. Arch. mikr. Anat. **4**, 1–9 (1868)

Luschka, H. v.: Der Schlundkopf des Menschen. Laupp'sche Buchhandlung, Tübingen 1968

Luttenberg, J.: Laminar distribution of interhemispheric association fibres in the frontal region of the cat neocortex. Folia morph. (Warszawa) **20**, 172–175 (1972)

Lutz, A.: Ueber die Bahnen der Blickwendung und deren Dissoziierung; (Nebst Mitteilung eines Falles von Ophthalmoplegia internuclearis anterior in Verbindung mit Dissoziierung der Bogengänge). Klin. Mbl. Augenheilk. **70**, 213 (1923)

Lysholm, E.: Das Ventriculogramm. III. Dritter und vierter Ventrikel. Acta radiol. (Stockh.) [Suppl.] **26**, 124 (1935)

Lysholm, E.: Experiences in Ventriculography of tumours below the tentorium. Brit. Radiol. **19**, 437–452 (1936)

MacAdams, A.J.: Pulmonary hemorrhage in the newborn. Amer. J. Dis. Child. **113**, 255–262 (1967)

Macalister, A.: Notes on muscular anomalies in human anatomy. Proc. roy. Irish Acad. Vol. 9, Part 4, Dublin 1867

Macalister, A.: Additional observations on muscular anomalies in human anatomy (Serie 3), with a catalogue of the principal muscular variations hitherto publishes, Transact. roy. Irish Acad. Vol. 25, Dublin 1872

Macalister, A.: Notes on the varieties and morphology of the human lacrymal bone and its accessory ossicles. Proc. roy. Soc. B **37/232**, 229–250 (1884)

Macaulay, D.: Digital markings in radiographs of the skull in children. Brit. J. Radiol. **24**, 647–652 (1951)

Macchi, G.: The ontogenetic development of the olfactory telencephalon in man. J. comp. Neurol. **95**, 245–305 (1951)

MacFarlane, A., Maloney, A.F.J.: The appearance of the aqueduct and its relationship to hydrocephalus in the Arnold-Chiari-Malformation. Brain **80**, 479–491 (1957)

Macklin, C.C.: The skull of a human fetus of 40 mm. Amer. J. Anat. **16**, 317–369, 387–426 (1914)

MacLean, P.D.: Contrasting function of limbic and neocortical systems of the brain and their relevance to psychophysiological aspects of medicine. Amer. J. Med. **25**, 616–626 (1958)

MacLean, P.D.: New findings on brain function and sociosexual behavior. In: Contemporary sexual behavior. Zubin, J., Money, J. (eds.), pp 53–74. Baltimore, London: Johns Hopkins Univ. Press 1973

MacLean P.D., Yokota, T., Kinnard, M.A.: Photically sustained on-responses of units in posterior hippocampal gyrus of awake monkey. J. Neurophysiol. **31**, 870–883 (1968)

Mahorner, H.: Control of pain in posttraumatic vascular disturbances. Surg. Gynecol. Obstet. **78**, 657–658 (1944)

Mair, R.: Untersuchungen über die Struktur der Schädelknochen. Ein Beitrag zur Morphologie des menschlichen Hirnschädels. Z. mikr.-anat. Forsch. **5**, 625–667 (1926)

Majet: Considérations anatomiques sur la vessie de l'enfant. Thése méd., Paris (zit. nach Heiderich 1938) (1896)

Malacré (1780, Turin) zit. nach Labbé, C. (1897)

Malis, L.J.: Petrous ridge compression and its surgical correction. J. Neurosurg. **26**, 163–167 (1967)

Mall, F.P.: On the development of the blood-vessels of the brain in the human embryo. Amer. J. Anat. **4**, 1–18 (1905)

Malochozdaev (zit. nach Blinkov und Glezer, 1968)

Manni, E., Pettorossi, V.E.: Somatotopic localization of the eye muscle afferent in the semilunar ganglion. Arch. ital. Biol. **114**, 178–187 (1976)

Mannu, A.: Internat. Monatsschr. f. Anat. u. Physiol. **24**, 304 (1907) zit. n. Woodhall (1936)

Manss, U.: Die Entwicklung der Handwurzelknochen. Untersuchung über die Acceleration an 280 Kindern aus dem Unterfränkischen Raum. Med. Diss. Würzburg 1979

Marchand, F.: Über das Hirngewicht des Menschen. Abhandl. math.-phys. Classe Königl. Sächs. Ges. Wissensch. **27**, 390–482 (1902)

Marchand, F.: Über die normale Entwicklung und den Mangel des Balkens im menschlichen Gehirn. Abh. königl. sächs. Ges. Wiss. Math.phys. Cl. **31/8**, 369–492 (1909)

Marinesco, G.: Nouvelles Recherches sur l'origine du facial supérieur et du facial inférieur. Presse méd. **65**, 85–86 (1899)

Marinesco, G.: Les noyaux musculostriés et musculo-lisses du pneumogastrique. Compt. rend. Soc. de biol. (Paris) **10/4**, 168 (1897)

Marin-Padilla, M., Marin-Padilla, T.M.: Origin, prenatal development and structural organization of Layer I of the human cerebral (motor) cortex. Anat. Embryol. **164**, 161–206 (1982)

Markham, J.W.: Arteriovenous fistula of the middle meningeal artery and the greater petrosal sinus. J. Neurosurg. **18**, 847–848 (1961)

Markowski, J.: Entwicklung der Sinus durae matris und der Hirnvenen des Menschen. Bull. int. Acad. Cracovie, Cl. Méd. 1–269 (1922)

Marshall, J.: The effect of ageing upon physiological tremor. J. Neurol. Neurosurg. Psychiat. **24**, 14–17 (1961)

Martin, H., Helsper, J.: Supplementary report on spontaneus return of function following surgical section or excision of the seventh cranial nerve in surgery of parotid tumors. Ann. Surg. **151**, 538–541 (1960)

Martin, H., Helsper, J.T.: Spontaneous return of function following surgical section or excision of the seventh cranial nerve in the surgery of parotid gland. Ann. Surg. **146**, 715–726 (1957)

Martin, H., Helsper, J.: Supplementary report on spontaneous return of function following surgical section or excision of the seventh cranial nerve in the surgery of parotid tumors. Ann. Surg. **151**, 538–541 (1960)

Martin, R.: Lehrbuch der Anthropologie, Bd. 2: Kraniologie, Osteologie. Jena: Fischer 1928

MARTIN, R., SALLER, K.: Lehrbuch der Anthropologie, Bd. 1. Stuttgart: Fischer 1957

MARTIN, R., SALLER, K.: Lehrbuch der Anthropologie, Bd. 2. Stuttgart: Fischer 1959

MARZIANI, L.: Eigenheiten des Verlaufes des Nervus facialis und der Arteria maxillaris interna in Beziehung zu den chirurgischen Eingriffen auf das Kiefergelenk. Öst. Z. Stomat. **50,** 257–268 (1953)

MASPES, P., PAGNI, C.: Surgical treatment of dystonia and choreoathetosis in infantile cerebral palsy by pedunculotomy. Pathophysiological observations and therapeutic results. J. Neurosurg. **21,** 1076–1086 (1964)

MASSA, N.: Anatomiae liber introductorius. Venetiis (1536)

MASSARY, J. DE zit. nach KREINDLER and IONĂŞESCU (1961) (1932)

MATEU, J.M.D., MUR, F.J.P.: Development and arrangement of the tympanic plexus and the nerve of the pterygoid canal during the human embryonic and fetal periods. Acta morph. neerl.-scand. **18,** 253–272 (1980)

MATSUSHIMA, T., RHOTON, A.L. JR., DeOLIVEIRA, E., PEACE, D.: Microsurgical anatomy of the veins of the posterior fossa. J. Neurosurg **59/1,** 63–105 (1983)

MATSUDA, Y.: Location of the dental foramina in human skulls from statistical observations. Int. J. Orthod. oral. Surg. **13,** 299–305 (1927)

MAY, M.: Facial paralysis, peripheral type: a proposed method of reparting. Laryngoscope **86,** 331–390 (1970)

MAY, M.: Anatomy of the facial nerve (spatial orientation of fibers in the temporal bone). Laryngoscope **83,** 1311–1329 (1973)

MAYET, A., HEIL, S.: Über Zahl und Verteilung der Foveolae granulares am Schädeldach des Menschen. Anat. Anz. **128,** 454–463 (1971)

MAYNARD, E.A., SCHULTZ, L., PEASE, D.C.: Electron microscopy of the vascular bed of rat cerebral cortex. Amer. J. Anat. **100,** 409–433 (1957)

MAZARS, G.J.: Intermittent stimulation of nucleus ventralis posterolateralis for intractable pain. Manuskript überlassen von Professor Penholz (1981) (1961)

McBRIDE, R.L.: Organization of projections to the feline lateral habenular nucleus. Anat. Rec. **193,** 617 (1979) (Abstracts)

McCARTY, D.H. zit. nach KUGELBERG, E. (1952) (1901)

McCORMACK, L.J., CAULDWELL, E.W., ANSON, B.J.: The surgical anatomy of the facial nerve. Surg. Gynec. Obstet. **80,** 620–630 (1945)

McCOTTER, R.E.: A note on the course and distribution of the nervus terminalis in man. Anat. Rec. **9,** 243–246 (1915)

McCULLOCH, W.S.: Cortico-cortical connections. Chapt. VIII. Precentral motor cortex. BUCY, P.C. (ed.), pp. 212–242. Ill Monographs in Med. Sciences 4. Univ. of Ill Press, Urbana 1944

McDONALD, W.I.: Structural and functional changes in neuropathy. Auszüge aus Modern Trends in Neurology **4,** 152–164 (1967)

McGRATH, PH.: Aspects of the human pharyngeal hypophysis in normal and anencephalic fetuses and neonates and their possible significance in the mechanism of the control. J. Anat. (Lond.) **127,** 65–81 (1978)

McKENZIÈ, J.: The parotid gland and its relationship to the facial nerve. J. Anat. (Lond.) **82,** 183–186 (1948)

McKINLEY, W.A., MAGOUN, H.W.: Bulbar projection of trigeminal nerve. Amer. J. Physiol. **137,** 217–224 (1942)

McRAE, D.L., BRANCH, CH.L., MILNER, B.: The occipital horns and cerebral dominance. Neurology **18,** 95–100 (1968)

McRAE, D.L., CASTORINA, G.: Variations in corpus callosum septum pellucidum and fornix and their effect on the encephalogram and cerebral angiogram. Acta Neurol. **1,** 872–880 (1963)

McWHORTER, G.L.: The relations of the superficial and deep lobes of the parotid gland to the ducts and to the facial nerve. Anat. Rec. **12,** 149–154 (1917)

MECKEL, J.F. (dÄ): Dissertatio inauguralis medica anatomico physiologica de quinto pare nervorum cerebri. Apud Abram Vandenhoeck, Acad Typogr., Göttingen 1748

MECKEL, J.F.: Handbuch der menschlichen Anatomie. 4. Band. Besondere Anatomie. Eingeweidlehre und Geschichte des Fötus. Halle und Berlin, in der Buchhandlung des Hallischen Waisenhauses, 1820

MECKEL, J.F. (dJ): Handbuch der menschlichen Anatomie (1820). Zit. nach BOLK, GÖPPERT, KALLIUS, LUBOSCH in Handb. der vergl. Anatomie der Wirbeltiere (1936)

MEHNERT, E.: Bericht über die Leichenmessungen am Straßburger anatomischen Institute. Morph. Arbeiten (Jena) **4,** 1–29 (1895)

MEISSL, G.: Die intraneurale Topographie des extrakraniellen Nervus facialis. Acta Chirurgica Austriaca [Suppl.] **28,** 3–17 (1979)

MELCHIOR J.C., GYLSROFF, H., DYGGVE H.V: Pneumencephalographie examination of 207 mentally retardes patients. Dan. med. Bull. **12,** 28–42 (1965)

MELLINGER, W.J.: The canine fossa. Arch. Otolaryng. **31,** 930–937 (1940)

MELLUS, E.L.: Relations of the frontal lobe in the monkey. Amer. J. Anat. **7,** 227–243 (1907/08)

MELSEN, B.: Histological analysis of the postnatal development of the nasal septum. Angle Orthodont. **47,** 83–96 (1977)

MENKE, E.: Die quantitativen Formänderungen des menschlichen Kleinhirns während seiner Entwicklung. Z. Anat. Entwickl.-Gesch. **114,** 591–604 (1949/50)

MERCIER, G., VANNEUVILLE, G., JOURDE, J., PÈRI, G., PATOUILLARD, P.: Étude de lignes de force des corticales du maxillaire inférieur par la methode des lignes de fissuration colorées. C.R. Ass. Anat. **149,** 902–913 (1970)

MEREDITH, H.V.: Change in the profile of the ossesous chin during childhood. Amer. J. Phys. Anthropol. **14,** 247–252 (1957)

MERKEL, F.: Beitrag zur Kenntnis der postembryonalen Entwicklung des menschlichen Schädels. Beitr. Anat. u. Embryol. (Festg. J. HENLE) Bonn: Cohen & Sohn 1882

MERKEL, FR.: Handbuch der Topographischen Anatomie. Braunschweig: Vieweg & Sohn 1885–1890

MERKEL, FR.: Jacobson'sches Organ und Papilla palatina beim Menschen. Anat. H **3,** 213–232 (1892)

MERKEL, FR.: Topographische Anatomie. Ergebnisse der Anatomie und Entwicklungsgeschichte, Bd. V (1895). Wiesbaden: Bergmann 1896 (1895/96)

MERKEL, FR., KALLIUS, E.: Makroskopische Anatomie des Auges. In: Handbuch der gesamten Augenheilkunde. 2. Aufl., Bd. 1. SAEMISCH, TH. (Hrsg.). Leipzig: Engelmann 1910

MERKEL, H.: Über partiellen Balkenmangel bei Cystenbildung des Gehirns. Beitr. path. Anat. **102,** 530 (1939)

MERL, F., GOLLER, H.: Feinstruktur und Histochemie des Ependyms im III. Ventrikel der Hauswiederkäuer. Anat. Anz. **137**, 21–34 (1975)

MÉRY, J.: Description de l'oreille de l'homme, in Œuvres complétes de Jean Méry. Paris: Petit 1888

MERZENICH, M.M., REID, M.D.: Representation of the cochlea within the inferior colliculus of the cat. Brain Res. **77**, 397–415 (1974)

MESSERER, O.: Über Elasticität und Festigkeit der menschlichen Knochen. Stuttgart: Cotta'sche Buchhandlung 1880

METTLER, F.A.: Cortifugal fiber connections of the cortex of Macaca Mulatta. The occipital region. J. comp. Neurol. **61**, 221–256 (1934)

METTLER, F.A.: Cortifugal fiber connections of the cortex of Macaca mulatta. The frontal region. J. comp. Neurol. **61**, 509–542 (1935)

METTLER, F.A.: Cortifugal connections of the cerebral cortex. Arch. Neurol. Psychiat. (Chic.) **35**, 1338–1344 (1936)

METTLER, F.A.: Supratentorial mechanisms influencing the oculomotor apparatus. In: The oculomotor system. BENDER, M.B. (ed), pp 1–17. New York: Hoeber 1964

METZINGER, H., ZÜLCH, K.J.: Vertebro-basilar occlusion and its morphological sequelae. In: Cerebral circulation and stroke. ZÜLCH, J.J. (ed.). Berlin, Heidelberg, New York: Springer 1971

MEUER, H.-W.: Anatomische Befunde zu den Aa. thyreoideae. Inaug. Diss. Würzburg 1983

MEYER, A.W.: An abnormally large unilateral mastoideum canalis mastoideus and sulcus emissarium mastoideum. J. Anat. Phys. 142–173 (1914)

MEYER, A.: Herniation of the brain. Arch. Neurol. Psychiat. (Chic.) **4**, 387–400 (1920)

MEYER, A., BECK, E., McLARDY, T.: Prefrontal leucotomy: a neuroanatomical report. Brain **70**, 18–49 (1947)

MEYER, H.: zit. nach SCHWALBE (1902) (1784)

MEYER, J.E.: Über die Lokalisation frühkindlicher Hirnschäden in arteriellen Grenzgebieten. Arch. Neurol. Psychiat. (Chic.) **190**, 328–341 (1953)

MEYER, J.E.: Zur Lokalisation arteriosklerotischer Erweichungsherde in arteriellen Grenzgebieten des Gehirns. Arch. Neurol. Psychiat. (Chic.) **196**, 421–432 (1958)

MEYER, J.S., HERNDON, R.M.: Bilateral infarction of the pyramidal tracts in man. Neurology **12**, 637–642 (1962)

MEYER, M.: Über eine eigentümliche Art von Knochengewebe beim erwachsenen Menschen (den lamellenlosen, feinfaserigen – strähnenartigen – Markknochen) und über den embryonalen Markknochen. Knochenstudien an der menschlichen Labyrinthkapsel IV. Z. Anat. Entwickl.-Gesch. **83**, 734–751 (1937)

MEYER, R.: Central neural counterparts of penile potency and libido in humans and subhuman mammals. Cincinn. J. Med. **44**, 281–291 (1963)

MEYNERT, TH.: Vom Gehirn der Säugethiere. In: Handbuch der Lehre von den Geweben des Menschen und der Thiere. STRICKER, S. (Hrsg.). Leipzig: Engelmann 1871

MEYNERT, TH.: Vom Gehirn der Säugethiere. In: Handbuch der Lehre von den Geweben des Menschen und der Thiere, Bd. 2. STRICKER, S. (Hrsg.), S. 694–808. Leipzig: Engelmann 1872

MICHAELIS, P.: Das Hirngewicht des Kindes. Mschr. Kinderheilk. **6**, 9–26 (1907)

MIEHLKE, A.: Über die Topographie des Faserverlaufs im Facialisstamm. Arch. Ohr.-, Nas.- u. Kehlk.-Heilk. **171**, 340–347 (1958)

MIEHLKE, A.: Surgery of the facial nerve. Philadelphia, London, Toronto: Saunders Comp. 1973

MIEHLKE, A., STENNERT, E., CHILLA, R.: New aspects in facial nerve surgery. Clinics in Plastic Surg. **6**, 451–470 (1979)

MIEHLKE, A., STENNERT, E., AROLD, R., CHILLA, R., PENZHOLZ, H., KÜHNER, A., STURM, V., HAUBRICH, J.: Chirurgie der Nerven im HNO-Bereich (außer Nn. stato-acusticus und olfactorius) Arch. Otorhinolaryngol. **231**, 89–449 (Kongreßbericht 1981) (1981)

MIHALKOVICS, V. v.: Bau und Entwicklungsgeschichte der pneumatischen Gesichtshöhlen. Verh. anat. Ges. (Jena) **10**, 44–63 (1896)

MIKÈNIENÈ, R.: Epidemiologie der angeborenen Mißbildungen bei den Neugeborenen in der Stadt Vilnius. Anat. Anz. **140**, 423–430 (1976)

MILHORAT, TH.H., BALDWIN, M.: A technique for surgical exposure of the cerebral midline: Experimental transcallosal microdissection. J. Neurosurg. **24**, 687–691 (1966)

MILLEN, J.W., WOOLLAM, D.H.M.: Vascular patterns in the choroid plexus. Journ. of Anatomy (London) **87**, 114–123 (1953)

MILLEN, J.W., WOOLLAM, D.H.M.: The anatomy of the cerebrospinal fluid. Oxford, London: University Press 1962

MILLER, J.A., JR.: Studies on the location of the lingula mandibular foramen and mental foramen. Anat. Rec. **115**, 349–Abstracts (1953)

MILLER, R.A., STROMINGER, N.L.: Efferent connection of the red nucleus in the brainstem and spinal cord of the rhesus monkey. J. comp. Neurol. **152**, 327–346 (1973)

MILNER, B.: Memory and the medial temporal regions of the brain. In: Biology of memory. PRIBRAM, K.H., BROADBENT, D.E. (eds.). New York: Academic Press 1970

MILNER, B., PENFIELD, W.: The effect of hippocampal lesion on recent memory. Trans. Amer. neurol. Ass. **80**, 42–48 (1955)

MINKIN, S.: Beitrag zur Frage über die Architektur des äußeren Schädelgewölbes. Z. Anat. Entwickl.-Gesch. **27**, 312–343 (1925)

MIRA, K.M., ELNAGA, I.A., HASSANEIN, EL. SH.: Nerve cells in the intracranial part of the trigeminal nerve of man and dog. J. Neurosurg. **34**, 643–646 (1971)

MITCHELL, G.A.G.: Anatomy of the Autonomic Nervous System. Edinburg, London: Livingstone 1953

MITCHELL, R.: Connections of the habenula and of the interpeduncular nucleus in the cat. J. comp. Neurol. **121**, 441–457 (1963)

MÖBIUS, P.J.: Über die Verschiedenheit männlicher und weiblicher Schädel. Arch. Anthropol. (Braunschweig) N.F. **6**, 1–7 (1907)

MÖLLER, D.: Röntgenologisch-kraniometrische Untersuchungen am Gesichtsschädel bei der frontalen Dysplasie. Z. menschl. Vererb.- u. Konstit.-Lehre **37**, 60–68 (1963)

MÖLLER, W., VOLLERTHUN, R.: Schrankenstrukturen im Zentralnervensystem – Morphologie, Physiologie und Alterungserscheinungen., In: Funktionsstörungen des Gehirns im Alter, 7. Rothenburger Gespräch, November 1980. Stuttgart, New York: Schattauer 1981

MOFFAT, D.A., RAMSDEN, R.T., SHAW, H.J.: The styloid process syndrome: Aetiological factors and surgical management. J. Laryngol. Otol. **91**, 279–294 (1977)

MOLLIVER, M.E., KOSTOVIČ, I., LOOS VAN DER, H.: The development of synapses in cerebral cortex of the human fetus. Brain Res. (Amsterdam) **50/2**, 403–407 (1973)

MONAKOW, C. v.: Großhirnpathologie, 2. Aufl. Wien: Hilder 1908

MONAKOW, C. v.: Der rote Kern, die Haube und die Regio hypothalamica bei einigen Säugetieren und beim Menschen. Arb. a. d. hirnanat. Inst. in Zürich **4**, 103 (1910)

MONIZ, E.: Die cerebrale Arteriographie und Phlebographie. Springer, Berlin 1940

MONKS, G.H.: The restoration of a lower eyelid by a new method. Boston med. surg. J. **139/16**, 385–387 (1898)

MONNINGER, K.P.: Die familiäre paroxysmale Choreoathetose Typ Mount-Reback. Diagnose, Genetik, Pathogenese, Therapie. Med. Diss. Würzburg 1977

MONRAD-KROHN, G.H.: Die klinische Untersuchung des Nervensystems, 3. Aufl. Stuttgart: Thieme 1954

MONRO, A.: Observations on the Structure and Functions of the Nervous System. Edinburgh (1783) zit. n. LAST und TOMPSETT (1952/53)

MOORE, R.Y., HALARIS, A.E., JONES, B.E.: Serotonin neurons of the Midbrain Raphe: Ascending Projections. J. comp. Neurol. **180**, 417–438 (1978)

MOORE, S.: Hyperostosis frontalis interna; preliminary study. Surg. Gynec. Obstet. **61**, 345–362 (1935)

MOORE, W.J.: Association in the hominoid facial skeleton. J. Anat. **123**, 111–127 (1977)

MORELL, P., NORTON, W.T.: Myelin. Spektrum der Wissenschaft , 13–22 (1980)

MOREST, D.K.: The neuronal architecture of the medial geniculate body of the cat. J. Anat. (Lond.) **98**, 611–630 (1964)

MOREST, D.K.: The laminar structure of the inferior colliculus of the cat. Anat. Rec. **148**, 314 (1964) (Abstract)

MOREST, D.K.: The laminar structure of the medial geniculate body of the cat. J. Anat. (Lond.) **99**, 143–160 (1965)

MOREST, D.K.: The cortical structures of the inferior quadrigeminal lamina of the cat. Anat. Rec. **154**: 389 (1966) (Abstracts)

MORGAGNI, G.B.: Adversaria anatomica 1706–1719 (1682–1761)

MORGAGNI, J.B.: Animadversiones anatomicae. Venet. (1762)

MORGAGNI, J.B.: Adversaria anatomica VI. Patavii (1799)

MORIARTY, G.C., TOBIN, R.B.: Ultrastructural immunocytochemical characterization of the thyrothroph in rat and human pituitaries. J. Histochem. Cytochem. **24**, 1131–1139 (1976)

MORITZ, W.: Über Altersatrophie des Nasenskelets. Z. Hals-, Nas. u. Ohrenheilk. **43**, zit. n. BURKHARDT (1970) (1937)

MORRIS, E.D., MOFFAT, D.B.: Abnormal origin of the basilar artery. Anat. Rec. **125**, 701–705 (1956)

MORRISON, L.E.: Some relationships between embryology and surgery of the nose. Int. Rhinol. **8**, 185–194 (1970)

MOSS, M.C.: Experimental alteration of sutural area morphology. Anat. Rec. **127**, 569–590 (1957)

MOSS, M.L.: The pathogenesis of artificial cranial deformation. Amer. J. phys. Anthropol. **16/3**, 269–286 (1958)

MOSS, M.L.: The pathogenesis of premature cranial synostosis in man. Acta Anat. **37**, 351–370 (1959)

MOSS, M.L., GREENBERG, S.N.: Postnatal growth of the human skull. Angle Orthodont. **25**, 77–84 (1955)

MOSS, M.L., SALENTIJN, L.: The logarithmic growth of the human mandible. Acta Anat. **77**, 341–360 (1970)

MOST, A.: Ueber den Lymphapparat von Nase und Rachen. Arch. Anat. Phys., Anat. Abt. Arch. Anat. ohne Bd. No. 75–94 (1901)

MOST, A.: Klinische und topographisch-anatomische Untersuchungen über den Lymphgefäßapparat des Kopfes und des Halses. Allg. med. Zentralztg. **17**, 1–10 (1905)

MOST, A.: Topographisch-anatomische und klinische Untersuchungen über den Lymphgefäßapparat des äußeren und mittleren Ohres. Arch. Ohr.-, Nas.- u. Kehlk.-Heilk. **64**, 189–203, 233–253 (1905)

MOST, A.: Ueber die Lymphgefäße und die regionären Lymphdrüsen der Bindehaut und der Lider des Auges. Arch. Anat. Physiol. Anat. Abt. Arch. Anat. ohne Bd. No. 96–110 (1905)

MÜKE, R., HOMANN, G., KELLNER, H.: Untersuchungen zur Schädelvolumenbestimmung. Fortschr. Röntgenstr. **125/3**, 219–225 (1976)

MÜLLER, J.: Die horizontale Asymmetrie des Kiefergelenkes. Schweiz. Mschr. Zahnheilk. **44**, 85–133 (Inaug. Diss. Basel) (1934)

MÜLLER, J.: Über Lage und Ursprungszonen der Kleinhirnarterien und deren Quellgefäße. Med. Diss. Würzburg 1975

MÜLLER, L.R.: Lebensnerven und Lebenstriebe. Berlin: Springer 1931

MÜLLER-RUCHHOLTZ, E.R., GRUND, E., HAUER, F., LAPP, E.R.: Effect of carotid pressoreceptor stimulation on integrated systemic venous bed. Basic Res. Cardiol. (Darmstadt) **74**, 467–476 (1979)

MUMENTHALER, M.: Gesichtsneuralgien. In: Cephalaea, Bücherreihe Hommel, Bd. I, Adliswil, S. 137–151 (1970)

MURALT, A. v.: Die Signalübermittlung im Nerv. Basel: Birkhäuser 1946

MURATOW, W.A.: Experimentelle absteigende Degeneration bei Corticalherden. Neurol. Centralbl. **12**, 759 (1893)

NAGASHIMA, C., SAKAGUCHI, A., KAMISASA, A., KAWANUMA, S.: Cardiovascular complications on upper vagal rootlet section for glossopharyngeal neuralgia. J. Neurosurg. **44**, 248–253 (1976)

NAIDICH, T.P., PUDLOWSKI, R.M., NAIDICH, J.B., GORNISH, M., RODRIGUEZ, F.J.: Computed tomographic signs of the Chiari II malformation. Part I: Skull and dural partitions. Radiology **134**, 65–71 (1980)

NAIKEN, V.S., TELLEM, M., MERANZE, D.R.: Pituitary cyst of Rathke's cleft origin with hypopituitarism. J. Neurosurg. **18**, 703–708 (1961)

NAUMANN, C.: Indikation und Technik der freien Gewebetransplantation mit mikrovasculärer Anastomosierung im Kopf-Hals-Bereich. In: Implantate und Transplantate in der Plastischen Wiederherstellungschirurgie. COTTA, H., MARTINI, A.K. (eds.). S. 105–108. Berlin, Heidelberg, New York: Springer 1981

NAUTA, W.J.H.: Hippocampal projections and related neural pathways to the midbrain in the cat. Brain **81**, 319–340 (1958)

NAUTA, W.J.H.: Fibre degeneration following lesions of the amygdaloid complex in the monkey. J. Anat. (Lond.) **95**, 515–531 (1961)

NAUTA, W.J.H.: Neural associations of the amygdaloid complex in the monkey. Brain **85**, 505–520 (1962)

NAUTA, W.J.H., GYGAX, P.A.: Silver impregnation of degeneration axon terminals in the central nervous system: (1) Technic, (2) Chemical notes. Stain Technol. **26**, 5–11 (1951)

NAUTA, W.J.H., GYGAX, P.A.: Silver impregnation of degenerating axons in the central nervous system: A modified technic. Stain Technol. **29**, 91–93 (1954)

NEISSE, R.: Ueber den Einschluß von Parotisläppchen in Lymphknoten. Anat. Hefte **10**, 287–306 (1898)

NELSON, J.R.: Facial paralysis of central nervous system origin. Otolaryngol. Clin. North. Am. **7/8**, 411–424 (1974)

NEUMANN, D., KOBERG, W., FRANK, A.: Die Häufigkeit der Lippen-Kiefer-Gaumenspalte mit einem Beitrag zur Frequenz im Raum Köln-Düsseldorf. In: Fortschritt der Kiefer- und Gesichtschirurgie, Bd. XVI/XVII. SCHUCHARDT, K. (Hrsg.). Stuttgart: Thieme 1973

NICOLA zit. nach SATAKE (1927) (1902)

NIEDERFEILNER, J.: Zur Formentwicklung der Pfannenregion des menschlichen Kiefergelenks. Med. Diss. Würzburg 1975

NIELSEN, J.M.: Unilateral cerebral dominance as related to mind blindness. Minimal lesion capable of causing visual agnosis for objects. Arch. Neurol. Psychiat. (Chic.) **38**, 108–133 (1937)

NIERLING, D.A., WOLLSCHLÄGER, P.B., WOLLSCHLÄGER, G.: Ascending pharyngeal-vertebral anastomosis. Amer. J. Roentgenol. **98**, 599–601 (1966)

NIEUWENHUIJZEN-KRUSEMANN, A.C., ELST, J.P.S. VAN DER: The immunolocalization of ACTH and -MSH in human and rat pituitaries. Virchows Arch. Abt. B **22**, 263–272 (1976)

NIEUWENHUYS, R., VOOGD, J., HUIJZEN, CH. VAN: The human central nervous system. A synopsis and atlas. Berlin, Heidelberg, New York: Springer 1978

NIJENSOHN, D.E., ARAUJO, J.C., MACCARTY, C.S.: Meningiomas of Meckel's cave. J. Neurosurg. **43**, 197–202 (1975)

NIOTRA, A.: A Proposito di calcificazione della falce de cervello. Arch. Radiol. (Napoli) **4**, 652 (1928)

NIOTRA, A.: La calcificazione e l'osteoma della falce del cervello. Arch. Radiol. (Napoli) **5**, 794 (1929)

NISHIMOTO, A., SUGIU, R.: Hemangiomatous malformation of bilateral internal carotid artery at the base of brain. Preliminary report. Proceedings of the Annual Meeting of the Neuro-Radiological Association of Japan. Tokyo, Japan 1964, pp. 2–9 (1964)

NIESSEN, G.: Entwicklung und Erziehung des Kindes – Biologische und reaktive Aspekte. Antrittsvorl. Würzburg 1979

NISSL, F.: Über die Veränderungen der Ganglienzellen am Facialiskern des Kaninchens nach Ausreißung der Nerven. Allg. Z. Psychiat. **48**, 197–198 (1892)

NISSL-MAYENDORF, E. VON: Zur Theorie des corticalen Sehens. Arch. Psychiat. (Berlin) **39**, 1070–1105 (1905)

NISSL-MAYENDORF, E. VON: Klinischer Beitrag zur Lehre von der motorischen Aphasie. Jb. Psychiat. Neurol. **28**, 126 (1907)

NISSL-MAYENDORF, E. VON: Die linke dritte Stirnwindung spielt keine Rolle im zentralen Mechanismus der Sprache. Münch. med. Wschr. **57**, 1112–1116 (1910)

NISSL-MAYENDORF, E. VON: Über neuere und neueste Errungenschaften der Aphasieforschung. Z. ges. Neurol. Psychiat. **110**, 189–203 (1927)

NISSL-MAYENDORF, E. VON: Über Wahnentstehung (Eine gehirnpathologische Studie). Z. ges. Neurol. Psychiat. **107**, 631–654 (1927)

NOBACK, CH.R., MOSS, M.L.: Differential growth of the human brain. J. comp. Neurol. **105**, 539–551 (1956)

NOMINA ANATOMICA, BASEL: (His W.) Arch. Anat. Physiol. Anat. Abtlg. [Suppl.] (1895)

NOMINA ANATOMICA, JENA: (STIEVE, H.) Jena: Fischer 1935

NOMINA ANATOMICA: 2nd edn., Amsterdam: Excerpta Medica 1961

NOMINA ANATOMICA: 3rd edn., Amsterdam, Princeton, London: Excerpta Medica 1972

NOMINA ANATOMICA: 4th edn., approved by the 10th Int. Congress of Anatomists, Tokyo 1975. Amsterdam: Excerepta Medica 1977

NOMURA, I: A study on the topographic anatomy of the venous system of the lumbar region through anterior approach to the lumbar spine. J. Jap. Orthop. Ass. **45**, 1087–1097 (1971)

NOMURA, T.: Atlas of cerebral angiography, 1st edn. (pp. 192–195), Tokyo: Igakushoin 1961

NOORT, J.V.: The structure and connections of the inferior colliculus. An investigation of the lower auditory system. Proefschrift. Leiden: van Gorcum and Co., pp. 1–118 (1969)

NOORT, J.V.: The anatomical basis for frequency analysis in the cochlear nuclear complex. Psychiat. neurol. (Amst.) **72**, 109–114 (1969)

NORDENFELT, I.: On the sympathetic innervation of the parotid gland of the cat. Quart. J. exp. Physiol. **50/1**, 62–64 (1965)

NORMAN, R.M.: Atrophic sclerosis of the cerebral cortex associated with birth injury. Arch. Dis. Childh. **19**, 111–121 (1944)

NORMAN, R.M., ULRICHT, H., MCNEMENY, W.H.: Vascular mechanisms of birth injury. Brain **80**, 49–58 (1957)

NORTON, E., WETZIG, P.: Aberrant regeneration of third cranial nerve. Arch. Ophthal. **51**, 400–401 (1954)

NOTHNAGEL, H.: zit. nach HASSIN (1931) (1884)

NOTHNAGEL, H., NAUNYN, B.: Über die Lokalisation der Gehirnkrankheiten. Wiesbaden: Bergmann 1887

NOVITSKY, J.: Sensory nerves and anaesthesia of the teeth and jaws. Mod. Dent. **5**, 5–10 (1938)

NOVOTNY, G.E.K.: Quantitative Untersuchungen am Corpus geniculate laterale nach Enukleation. Verh. Anat. Ges. **72**, 741–742 (1978)

NUHN zit nach KNOTT (1881)

NUSSBAUM, M.: Hemifacial spasm associated with a benign parotid tumor. Ann. Otol. (St. Louis) **86**, 73–75 (1977)

NUVOLI, V.: Sinusite chronische, nozioni meninge nozioni menninge ottiche retrobulbare. Arch. Radiol. (Napoli) **4**, 588 (1928)

OBERSON, R., CANDARDJIS, G., RAAD, N.: Height of fourth ventricle. Normal variability during pneumography. Acta radiol. (Stockh.) **9**, 193–198 (1969)

OBERSTE-LEHN, H., NOBIS, A.: Die Haaranordnung beim Menschen und bei einigen Säugetieren. Z. Anat. Entwickl.-Gesch. **123**, 589–642 (1963)

OBERSTEINER, H.: Über das hellgelbe Pigment in den Nervenzellen und das Vorkommen weiterer fettähnlicher Körper im Centralnervensystem. Arb. neurol. Inst. Univ. (Wien) **10**, 245–274 (1903)

OBERSTEINER, H.: Weitere Bemerkungen über die Fett-Pigmentkörnchen im Centralnervensystem. Arb. neurol. Inst. Univ. (Wien) **11**, 400–406 (1904)

OBERSTEINER, H.: Anleitung zum Studium des Baues der nervösen Zentralorgane, 4. Aufl. Leipzig, Wien: Deuticke 1912

O'Brien, C.S.: Akinesia during cataract extraction. Arch. Ophthal. **1**, 447 (1929)

O'Brien, M.D., Jordan, M.M., Waltz, A.G.: Ischemic cerebral edema and the blood-brain barrier. Distributions of pertechnetate albumin, sodiuum, and antipyrine in brains of the middle cerebral artery. Arch. Neurol. **30**, 461–465 (1974)

O'Brien, M.D., Waltz, A.G., Jordan, M.M.: Ischemic cerebral edema. Distribution of water in brain of cats after occlusion of the middle cerebral artery. Arch. Neurol. **30**, 456–460 (1974)

O'Connell, J.E.A.: Some observations on the cerebral veins. Brain **57**, 484–503 (1934)

Öder, M.: Wissenschaftliche Arbeiten am Anatomischen Institut der Universität Würzburg 1982

Oehmann, G.: Volumen der Orbita und Flächenbestimmungen ihrer Bauteile während der postnatalen Entwicklung (inclusive Canalis opticus) Med. Diss. Würzburg 1975

Oertel, O.: Abnormer Verlauf des Nervus femoralis. Anat. Anz. **56**, 550–553 (1923)

Oertel, O.: Persistenz der achten cervicalen Segmentalarterie und Ursprung des Truncus costocervicalis sinister vom Arcus aortae. Z. Anat. Entwickl.-Gesch. **83**, 397–401 (1927)

Ohkubo, M., Suzuki, T., Nagasawa, Y.: Somatotopic localization of neurons in the motor trigeminal nucleus of the dog. – With special reference to the masseter and temporal muscles –. Okajimas Folia anat. Jap. **54**, 75–84 (1977)

Oikarinen, V.J.: The inferior alveolar artery. Med. Diss. Helsinki 1965

Okada, W.: Zur oto-chirurgischen Anatomie des Schläfenbeins. Arch. Klin. Chir. (Berlin) **58**, 964–1058 (1899)

Oksche, A.: Survey of the development and comparative morphology of the pineal organ. Brain Res. **10**, 3–29 (1965)

Oksche, A.: Hypothalamo-hypophysial system: Evolution, structure and function. Acta. Anat. **111**, 107 (Abstract) (1981)

Oksche, A., Farner, D.S.: Neurohstiological studies of the hypothalamo-hypophysial system of Zonotrichia leuchophrys gambelii. With special attention to its role in the control of reproduction, pp. 1–136 (monograph 74 figures) In: Advances in anatomy embryology and cell biology, vol. 48/4. Berlin, Heidelberg, New York: Springer 1974

Oksche, A., Kirschstein, H.: Entstehung und Ultrastruktur der Biondi-Körper in den Plexus chorioidei des Menschen (Biopsiematerial) Z. Zellforsch. **124**, 320–341 (1972)

Olbrich, E.: Korrelationsuntersuchungen an geschlechtsbekannten Schädeln. Anthrop. Anz. **26/1**, 52–54 (1963)

Olivecrona, H.: Die Trigeminusneuralgie und ihre Behandlung. Nervenarzt **14**, 49–57 (1941)

Olivecrona, H.: Tractotomy for relief of trigeminal neuralgia. Arch. Neurol. Psychiat. (Chic.) **47**, 544–564 (1942)

Olivier, E.: La canal dentaire inférieur et son nerf chez l'adulte. Ann. Anat. Pathol. **4**, 975–987 (1927)

Oliveira, Y. de: Le processus rétro-articulaire ou tubercule rétro-mandibulaire du squelette crânien chez l'homme. Acta Anat. (Basel) **104**, 211–219 (1979)

Oliveros, G.L.: Topografia de la oliva cerebelosa. Rev. esp. Oto-neuro-oftal. **63**, 5–7 (1952)

Olivier, G., Aboulker, P., Eyries, C.: Les différent types de nerf facial intra-parotidien. Congrés International d'Anatomie – Oxford 1950 (1950)

Olivier, G., Demoulin, F.: Asymmetrie, Korrelation und Geschlechtsunterschied der deskriptiven Schädelmerkmale. Bull. Ass. Anat. (Nancy) **59/164**, 241–246 (1975)

Olivier, L., Vila-Porcile, E., Racadot, O., Peillon, F., Racadot, J.: Ultrastructure of pituitary tumor cells: a critical study. In: The anterior pituitary. Tixier-Vidal and Farquhar (eds.). New York: Academic Press 1975

Olson, R.W., Baker, H.L., Svien, H.J.: Arteriovenous fistula: A complication of vertebral angiography. J. Neurosurg. **20**, 73–75 (1963)

Olszewski, J.: On the anatomical and functional organisation of the spinal trigeminal nucleus. J. comp. Neurol. **92**, 401–413 (1950)

Olszewski, J.: The thalamus of macaca mulatta. An atlas for use with the stereotaxic instrument. Basel: Karger 1952

Olszewki, J., Baxter, D.: Cytoarchitecture of the human brain stem. Philadelphia: Lippincott 1954

O'Malley, C.D., Clarke, E.: The discovery of the auditory ossicles. Bull. Hist. Med. **35**, 419–441 (1961)

Ono, R.: Untersuchungen über die Orbita von Japanern. Jap. J. Med. Sci. **I/4**, 149–367 (1928)

Oort, H.: Über die Verästelung des N. octavus bei Säugetieren. (Modell des Utriculus und Sacculus des Kaninchens). Anat. Anz. **51**, 272–280 (1918/19)

O'Rahilly, R., Gardner, E.: The timing and sequence of events in the development of the human nervous system during the embryonic period proper. Z. Anat. Entwickl.-Gesch. **134**, 1–12 (1971)

O'Rahilly, R., Gray, D.J., Gardner, E.: Chondrification in the hands and feet of staged human embryos. Contr. Embryol. Carneg. Instn. **36**, 183–192 (1957)

O'Rahilly, R.: The development of the epiphysis cerebri and the subcommissural complex in staged human embryos. Anat. Rec. **160**, 488–489 (1968)

O'Rahilly, R., Bossy, J., Müller, F.: Introduction a l'etude des stades embryonnaires chez L'homme. Bull. Assoc. Anat. **65**, 139–236 (1981)

O'Rahilly, R., Müller, F., Meyer, D.B.: The human vertebral column at the end of the embryonic period proper. 2. The occipitocervical region. J. Anat. **136**, 181–195 (1983)

Osaka, K., Hirayama, A., Matsumoto, S.: (Spina bifida in human embryos) Surgery for malformation of the central nervous system. Proceedings of the Fourth Congress of Japanese Pediatric Neurosurgery, 1977, pp. 280–284 (Jpn) (1977)

Osaka, K., Matsumoto, S.: Holoprosencephaly in neurosurgical practice. J. Neurosurg. **48**, 787–803 (1978)

Osaka, K., Matsumoto, S., Tanimura, T.: Myeloschisis in early human embryos. Childs Brain **4**, 347–359 (1978)

Osaka, K., Tanimura, T., Hirayama, A., Matsumoto, S.: Myxelomeningocele before birth. J. Neurosurg. **49**, 711–724 (1978)

Osaka, K., Tanimura, T., Yamasaki, S.: Holoprosencephaly. Neurol. Med. Chir. **18/I**, 33–47 (1978)

Osen, K.K.: Course and termination of the primary afferents in the cochlear nuclei of the cat. An experimental anatomical study. Arch. ital. Biol. **108**, 21–51 (1970)

Osen, K.K.: Projection of the cochlear nuclei on the inferior colliculus in the cat. J. comp. Neurol. **144**, 355–372 (1972)

Ostertag, B.: (zit. nach Rohen 1971)

OTTO, A.W.: Seltene Beobachtungen zur Anatomie, Physiologie und Pathologie. I. Breslau 1816, II. Breslau 1824 (zit nach EISLER, 1912) (1816 und 1824)

OVEREND, W.: Preliminary note on a new cranial reflex. Lancet **1**, 319 (1896)

PACCHIONI, A.: Antonie Pacchioni regiensis Medici et Anat. Romani Opera. Editio quarta, Romae 1741

PACCHIONI, A.P.: zit nach Reallexikon der Medizin. München, Wien, Baltimore: Urban & Schwarzenberg 1977 (1655–1726)

PADGET, D.H.: The development of the cranial arteries in the human embryo. Contr. Embryol. Carneg. Instn **32**, 205–261 (1948)

PADGET, D.H.: The cranial venous system in man with reference to development, adult configuration, and relation to the arteries. Amer. J. Anat. **98**, 307–355 (1956)

PADGET, D.H.: The Development of the cranial venous system in man, from the viewpoint of comparative anatomy. Contr. Embryol. Carneg. Instn **247**, 79–140 (1957)

PADGET, D.H.: Spina bifida and embryonic neuroschisis a causal relationship. Johns Hopk. med. J. (Baltimore) **123**, 233–252 (1968)

PADGET, D.H.: Neuroschisis and humanembryonic development; an explanation of multiform abnormalitis including anencephaly and spina bifida. J. Neuropath. exp. Neurol. **2**, 192–216 (1970)

PAHORN, C., MINEA, J.: zit. nach KUYPERS (1958) (1907)

PAHORN, C., PAPINIAN, J.: Étude anatomo-pathologique d'ùn cas de paralysie infantile au point de vue de la topographic des muscles atrophies et des localisations médullaires. Rev. Neurol. (Paris) **12**, 883–884 (1904)

PAKULA, H., SZAPIRO, J.: Anatomical studies of the collateral blood supple to the brain and upper extremity. J. Neurosurg. **32**, 171–179 (1970)

PANDYA, D.N., KAROL, E.A., HEILBRONN, D.: The topographical distribution of interhemispheric projections in the corpus callosum of the rhesus monkey. Brain Res. **32**, 31–43 (1971)

PANDYA, D.N., HOESEN, G.W. VAN, DOMESICK, V.B.: A cinguloamygdaloid projection in the rhesus monkey. Brain Res. **61**, 369–373 (1973)

PANEGROSSI, G.: Contributo allo studio anatomo-fisiologic dei centri dei nerve oculomotori dell'ùomo. Ric. Lab. Anat. Norm. Univ. Roma **6**, 103–155 (1898)

PANICHI: Ricerche di creanilogia sessuale. Arch. per l'antr XXII (1892)

PANSCH, A.: Ueber einige neuere Arbeiten ueber das Gehirn. Referat im Archiv für Anthropologie **11**, 355–358 (1879)

PAPEZ, J.W.: A proposed mechanism of emotion. Arch. Neurol. Psychiatr. (Chic.) **38**, 725–743 (1937)

PARISIER, S.C.: The middle cranial fossa approach to the internal auditory canal. An anatomical study stressing critical distances between surgical landmarks. Laryngoscope **137**, 1–20 (1977)

PARKER, G.H.: Smell, taste and allied senses in the vertebrates. Philadelphia: Lippincott 1922

PARKINSON, D.: Collateral circulation of cavernous carotid artery: Anatomy. Canad. J. Surg. **7**, 251–268 (1964)

PARKINSON, D.: A surgical approach to the cavernous portion of the carotid artery. J. Neurosurg. **23**, 474–483 (1965)

PARKINSON, D.: Transcavernous repair of carotid cavernous fistula. J. Neurosurg. **26**, 420–424 (1967)

PARKINSON, D., JOHNSTON, J., CHAUDHURI, A.: Sympathetic connections to the fifth and sixth cranial nerves. Anat. Rec. **191**, 221–226 (1978)

PARNITZKE, K.H.: (zit. nach LANIG 1961) Falxverkalkungen in Klinik und Röntgenbild. Kritische Bearbeitung von 363 Verkalkungen (1948)

PARNITZKE, K.H.: Endocranielle Verkalkungen im Röntgenbild. Ihre Deutung und Bedeutung im Dienste der klinischen Hirndiagnostik. Leipzig: Thieme 1961

PARRY, C.H.: An inquiry into the symptoms and causes of the syncope anginosa, commonly called angina pectoris. R. Cruttwell, Bath (1799) (zit. nach SALOMON (1958)

PASHLEY, N.R.T., KRAUSE, C.J.: Cleft lip, cleft palate, and other fusion disorders. Otolaryngologic Clinics of North America **14**, 125–143 (1981)

PASIK, P., PASIK, T.: Oculomotor functions in monkeys with lesions of the cerebrum and superior colliculi. In: The oculomotor system. BENDER, M.B. (ed.), pp. 40–80. New York: Hoeber 1964

PATERSON, A., ZANGWILL, O.L.: Disorders of visual space perception associated with lesions of the right cerebral hemisphere. Brain **67**, 331–358 (1944)

PATTEN, B.M.: Human embryology, 3rd edn. New York: McGraw-Hill 1968

PAUL, F.: Biometrische Analyse der Frischvolumina der Großhirnrinde und des Prosencephalon von 31 menschlichen, adulten Gehirnen. Z. Anat. Entwickl.-Gesch. **133**, 325–368 (1971)

PAWLIK, H.J.: Die Sutura mendosa. Fortschr. Röntgenstr. **84**, 698–702 (1956)

PAYNE, R.T.: Parotid fistula of externa auditury meatus. J. Laryng. **66**, 522–527 (1952)

PAYNE, E.E., SPILLANE, J.D.: The cervical spina. An anatomicopathological study of 70 specimens (using a special technique) with particular reference to the problem of cervical spondylosis. Brain **80**, 571–596 (1957)

PEACH, B.: Arnold-Chiari malformation. Anatomic features of 20 cases. Arch. Neurol. **12**, 613–621 (1965)

PEARLMAN, S.J.: Jacobson's Organ (Organon Vomero-Nasale, Jacobsoni): Its anatomy, gross, microscopic and comparative, with some observations as well on its function) Ann. Otol. Rhinol. Laryngol. **43**, 739–768 (1934)

PEARSON, A.A.: Sensory type neurones in the hypoglossal nerve. Anat. Rec. **85**, 365–375 (1943)

PEARSON, A.A.: The roots of the facial nerve in human embryos and fetuses. J. comp. Neurol. **87**, 139–159 (1947)

PEDZIWIATR, Z.F.: Problems of the elements of the osseous labyrinth and temporal pyramid, part 1. Folia Morphol. (Warsz.) **25**, 137–145 (1966)

PEDZIWIATR, Z.F.: Problems of the elements of the osseous labyrinth and temporal pyramid, part 2. Folia Morphol. (Warsz.) **25**, 351–368 (1966)

PEDZIWIATR, Z.F.: Das Siebbeinlabyrinth. I. Systematische Konzeption der Siebbeinmuscheln der Säugetiere. Anat. Anz. **131**, 367–377 (1972)

PEDZIWIATR, Z.F.: Das Siebbeinlabyrinth. II. Differenzierung und Systematik der Hauptmuschel bei einigen Gattungen der Säugetiere. Anat. Anz. **131**, 378–390 (1972)

PEDZIWIATR, Z.F.: Das Siebbeinlabyrinth. III. Das Siebbeinlabyrinth von 4–10 Monate alten menschlichen Feten. Anat. Anz. **132**, 440–453 (1972)

PEEPLE, T.: Cytoarchitecture of individual parietal areas in the monkey (Macaca mulatta) and the distribution of the efferent fibers. J. comp. Neurol. 77, 693–737 (1942)

PELLNITZ, D.: Die Bedeutung von Ohrmuschel- und Nasenwachstum für die Indikationsstellung kosmetischer Operationen. Arch. Ohr.-Nas.- u. Kehlk.-Heilk. 180, 387–392 (1962)

PENDL, G.: Infratentorial approach to mesencephalio tumors. In: Clinical Microneurosurgery (KOOS, W.T., BÖCK, F.W., SPETZLER, R.F., eds.) pp. 143–150. Stuttgart: Thieme 1976

PENFIELD, W.: The evidence for a cerebral vascular mechanism in epilepsy. Ann. intern. Med. 7, 303–310 (1933)

PENFIELD, W.: The cerebral cortex in man. I The cerebral cortex and consciousness. Arch. Neurol. Psychiat. (Chic.) 40, 417–442 (1938)

PENFIELD, W.: The circulation of the epileptic brain. Res. Publ. Ass. nerv. ment. Dis. 18, 605–637 (1938)

PENFIELD, W.: Temporal lobe epilepsy. Brit. J. Surg. 41, 337–343 (1954)

PENFIELD, W., BOLDREY, E.: Somatic motor and sensory representation in the cerebral cortex of man as studied by electrical stimulation. Brain 60, 389–443 (1937)

PENFIELD, W., JASPER, H.: Epilepsy and the functional anatomy of the human brain. Boston: Little Brown & Comp. 1954

PENFIELD, W., MATHIESON, G.: Memory. Autopsy findings and comments on the role for hippocampus in experiential recall. Arch. Neurol. 31, 145–154 (1974)

PENFIELD, W., RASMUSSEN, T.: The cerebral cortex of man. A clinical study of localized function. New York: MacMillan 1950

PENFIELD, W., ROBERTS, L.: Speech and Brain-mechanisms. Princeton: University Press 1959

PERESE, D.M.: Superficial veins of the brain from a surgical point of view. J. Neurosurg. 17/3, 402–412 (1960)

PERLIA, D.: Ueber ein neueres Opticuscentrum beim Huhne. Arch. Ophthal. 35, 20 (1898)

PERLIA, R.: Die Anatomie des Oculomotoriuscentrums beim Menschen. V. Albrecht v. Graefes Arch. Ophthal. 35, 287–308 (1889)

PERNECZKY, A.: The nervus terminalis. In: The cranial nerves. SAMII, M., JANNETTA, P.J. (eds.), pp 66–68. Berlin, Heidelberg, New York: Springer 1981

PERNET, U., HEPP-REYMOND, M.C.: Retrograde Degeneration der Pyramidenbahnzellen im motorischen Kortex beim Affen (Macaca fascicularis) Acta anat. (Basel) 91, 552–561 (1975)

PERRY, T.L.: Zu wenig GABA im Gehirn? Selecta 18, 1777 (1979)

PERRY, T.L., KISH, S.J., BUCHANAN, J., HANSEN, S.: Gammaaminobutyricacid deficiency in brain of schizophrenic patients. Lancet 1/8110, 237–239 (1979)

PEROVIC, D.: Über eine eigenartige normal vorkommende Bildung an der unteren Nasenmuschel des Menschen. Z. Anat. Entwickl.-Gesch. 110, 597–633 (1940)

PETER, K.: Die Entwicklung des Geruchsorgans und Jacobson'schen Organs in der Reihe der Wirbeltiere. Bildung der äußeren Nase und des Gaumens. In: Handbuch der vergleichenden und experimentellen Entwicklungslehre, Bd. II, Teil 12, S 1–82. Jena: Fischer 1906

PETER, K.: Atlas der Entwicklung der Nase und des Gaumens beim Menschen. Jena: Fischer 1913

PETER, K.: Die formale Genese der Gesichtsspalten. Vjschr. Zahnheilk. 37, 385–414 (1921)

PETER (1925) zit. nach VAN GILSE (1926)

PETERS, G.: Die Kolloidproduktion in den Zellen der vegetativen Kerne des Zwischenhirns des Menschen und ihre Beziehung zu physiologischen und pathologischen Vorgängen im menschlichen Organismus. Zeitschr. f. Neurologie u. Psychiat. 154, 331–344 (1936)

PETER, K.: Die Nase des Kindes. In: Handbuch der Anatomie des Kindes, Bd. 1. PETER, K., WETZEL, G., HEIDERICH, F. (Hrsg.). München: Bergmann 1938

PETERS: Schädelskoliose bei einer Mutter und ihren sämtlichen Kindern, Schädelskoliose ohne Schiefhals in 4 Generationen einer Familie (zit nach BURKHARDT 1970)

PETERS, A., MUIR, A.R.: The relationship between axons and Schwann Cells during development of peripheral nerves in the rat. Quart. J. exp. Physiol. 44, 117–130 (1959)

PETERS, G., LUND, O.: Die Fehlbildungen des Zentralnervensystems. In: Lehrbuch der spez. path. Anat., 11. und 12. Aufl., Bd. III. KAUFMANN, E., STAEMMLER, M. (Hrsg.), S. 343. Berlin: de Gruyter 1958

PETR, R.: Tractus spinalis n.V. Vojenskozdrav Knih 8, 161–212 (1954)

PFANNENSTIEL zit. nach SCHADE (1954) (1951)

PFEIFER, G.: Die Entwicklungsstörungen des Gesichtsschädels als Klassifikationsproblem. Dtsch. Zahn-, Mund- u. Kieferheilk. 48, 22–40 (1967)

PFEIFER, G.: Systematik und Morphologie der kraniofazialen Anomalien. In: Orthopädische Chirurgie im Kiefer-Gesichts-Bereich, Bd. XVIII. SCHUCHARDT, K., STELLMACH, R. (Hrsg.), S. 1–14. Stuttgart: Thieme 1974

PFEIFER, G.: Morphologie, Klassifikation und Morphogenese der kraniofazialen Anomalien des Menschen. Acta anat. (Basel) 111/1–2, 114 (1981) (Abstracts)

PFEIFER, R.A.: Die Angioarchitektonik der Großhirnrinde. Berlin: Springer 1928

PFEIFER, R.A.: Grundlegende Untersuchungen für die Angioarchitektonik des menschlichen Gehirns. Berlin: Springer 1930

PFEIFER, R.A.: Grundlegende Untersuchungen für die Angioarchitektonik des menschlichen Gehirns. Berlin: Springer 1930

PFEIFER, R.A.: Myelogenetisch-anatomische Untersuchungen über den zentralen Abschnitt der Taststrahlung, der Pyramidenbahn, der Hirnnerven und zusätzlicher motorischer Bahnen (mit 71 Abbildungen). Nova Acta Leopold (D) NF 1, 341–427 (1934)

PFISTER, H.: Neue Beiträge zur Kenntnis des kindlichen Hirngewichts. Arch. Kinderheilk. 37, 239–251 (1903)

PFITZNER, W.: Social-anthropologische Studien. II. Der Einfluß des Geschlechts auf die anthropologischen Charaktere. Z. Morphol. Anthropol. (Stuttgart) 3, 520–575 (1901)

PIA, H.W., TÖNNIS, W.: Die wachsende Schädelfraktur des Kindesalters. Zbl. Neurochir. 13, 1–23 (1953)

PICK, A.: Ueber ein abnormes Faserbündel in der menschlichen Medulla oblongata. Arch. Psychiat. Nervenkr. 21, 636–640 (1889/1890)

PICK, J.: The autonomic nervous system. Morphological, comparative, clinical and surgical aspects. Philadelphia, Toronto: Lippincott 1970

PIERCY, M.: Studies of the neurological basis of intellectual function. Clinical studies. In: Modern trands in neurology,

Bd. 4. WILLIAMS, D. (ed.), pp. 106–124. London: Butterworths 1967
PIERCY, M., SMYTH, V.O.G.: Right hemisphere dominance for certain non-verbal intellectual skills. Brain **85**, 775–790 (1962)
PILHEU zit. nach GAUGHRAN The parotiol comparment. Ann. Otol. **70**, 30–51 (1961)
PILLERI, G.: The Klüver-Bucy syndrome in man. J. Psychiat. Neurol. (Lpz.) **152**, 65–103 (1966)
PINTHUS, B.: Ein Beitrag zur Entwicklung der Nasenhöhlen und des Gaumens bei menschlichen Embryonen von 13 bis 37 mm Scheitelsteißlänge. Med. Diss. Zürich 1955
PIRSIG, W.: Operative Eingriffe an der kindlichen Nase. In: Hals-Nasen-Ohrenheilkunde in Praxis und Klinik, Bd. II. BERENDES, J., LINK, R., ZÖLLNER, F. (Hrsg.). Stuttgart: Thieme 1977
PLONER, L.: La fessura faciale traversa (macrostoma). Minerva chir. **17/12**, 971–976 (1958)
PODVINEC, M., PFALTZ, C.R.: Studies on the anatomy of the facial nerve. Acta Otolaryngol. **81**, 173–177 (1976)
PÖCH, R. zit. nach SCHADE (1954) (1916)
POECK, K., PILLERI, G.: Release of hypersexual behavior due to lesion in the limbic system. Acta Neurol. **41**, 233–244 (1965)
POHLMANN, E.H.: Die embryonale Metamorphose der Physiognomie und der Mundhöhle des Katzenkopfes. Gegenbaurs morph. Jb. **41**, 617–680 (1910)
POIRIER, L.J.: Functional significance of the aminoaminergic extrapyramidal connections. Pharmac. Ther. B **2**, 9 (1976)
POIRIER, P., CHARPY, A.: Traité d'anatomie humaine. Paris: Masson 1899
POIRIER, L.J., SHULMAN, E.: Anatomical basis for the influence of the temporal lobe on respiration and cardiovascular activity. J. Comp. Neurol. **100**, 99–109 (1954)
POLIS, A.: Recherches experimentales sur la commotion cerebrales. Rev. Chir. (Paris) **14**, 273–319, 645–730 (1894)
POLITZER, G.: Die Grenzfurche des Oberkieferfortsatzes und die Tränennasenrinne beim Menschen. Z. Anat. Entwickl.-Gesch. **105**, 329–332 (1936)
POLYAK, S.: Main afferent fiber systems of the cerebral cortex in primates. Univ. Calif. Publ. Anat. **2**, 1–370. Univ. Calif. Press, Berkeley 1932
POMAROLI, A.: Demonstration beim Anatomen-Kongreß, Innsbruck 1978
POMMRICH, W.: Ein Fall von angeb. Speichelfistel bei querer Wangenspalte. Dtsch. Z. Chir. **191**, 136 (1925)
POMPEIANO, O., MERGNER, T., CORVAJA, N.: Commissural, perihypoglossal and reticular afferent projections to the vestibular nuclei in the cat. Arch. ital. Biol. **116/2**, 130–172 (1978)
PONS-TORTELLA, E.: El plexo parotideo des nervio facial y las anastomosis periféricas entre el facial y el trigémin, su importancia en la cirugia de la glándula parótida. Med. Clin. **9**, 32–39 (1947)
POOL, J.L., FORBES, H.S., NASON, G.I.: Cerebral circulation. XXXII Effect of stimulation of the sympathetic nerve on the pial vessels in the isolated head. Arch. Neurol. Psychiat. **32**, 915–923 (1934)
POOL, J.L., NASON, G.I., FORBES, H.S.: Cerebral circulation. XXXIII. The effect of nerve stimulation and various drugs on the vessels of the dura mater. Arch. Neurol. Psychiat. **32**, 1202–1209 (1934)

POPA, G.T.: Mechanostruktur und Mechanofunktion der Dura mater des Menschen. Gegenbaurs morph. Jb. **78**, 85–187 (1936)
PORTAL zit. nach LABBÈ, C. (1897)
PORTER, A., SWEET, S.: A statistical analysis of the incidence of nutrient channels and foramina in five-hundred periapical full-mouth radiodontic examinations. Am. J. Orthod. Oral. Surg. **28**, 427–442
POTIQUET: Le canal des Jacobson. Rev. Laryngol. (Paris) **2**, 737–753 (1891)
POWELL, T.P.S., GUILLERY, R.W., COWAN, W.M.: A quantitative study of the fornix-mammilo-thalamic system. J. Anat. (Lond.) **91**, 419–432 (1957)
POWELL, T.P.S., COWAN, W.M., RAISMANN, G.: The central olfactory connexions. J. Anat. (Lond.) **99**, 791–813 (1965)
PREOBRASHENSKAJA, N.S., KESSAREW, W.S., STANKEWITSCH, I.A., MINAJEWA, W.M.: Regular order in the morphologic evolution of the cerebrum. Z. mikr.-anat. Forsch. **87**, 490–504 (1973)
PRITCHARD, J.J., SCOTT, J.H., GIRGIS, F.G.: The structure and development of cranial and facial sutures. J. Anat. (Lond.) **90**, 73–86 (1956)
PROBST, F.P.: Congenital defects of the corpus callosum. Morphology and encephalographic appearances. Acta radiol. [Suppl.] **331**, 1–152 (1973)
PROBST, M.: Über den Bau des vollständigen balkenlosen Großhirns sowie über Mikrogyrie und Heterotopie der grauen Substanz. Arch. Psychiat. Nervenkr. (Chic.) **34**, 709 (1901)
PROCKOP, L.D., SCHANKER, L.S.: On the mode of exit of substances from cerebrospinal fluid. Life Sci. **4**, 141–149 (1962)
PROCTOR, B.: The development of the middle ear spaces and their surgical significance. J. Laryng. **78**, 631–648 (1964)
PRYSE-DAVIES, J., BEARD, R.W.: A necropsy study of brain swelling in the newborn with special reference to cerebellar herniation. J. Path. **109**, 51–73 (1973)
PRZUNTEK, H.: Die Bedeutung cerebraler Neurotransmitter für die Therapie extrapyramidaler Hyperkinesen. Med. Habil. Schrift Würzburg 1978
PSENNER, L.: Die anatomischen Varianten des Hirnschädels. Fortschr. Röntgenstr. **75**, 197–214 (1951)
PSENNER, L.: In: Lehrbuch der Röntgendiagnostik, Bd. 3, 6. Aufl. SCHINZ, H.R., BAENSCH, W.E., FROMMHOLD, W., GLAUNER, R., UEHLINGER, E., WELLAUER, H. (Hrsg.). Stuttgart: Thieme 1966
PUFF, A.: Zur funktionellen Anatomie des Kiefergelenkes. Dtsch. Zahnärztl. Z. **18**, 1385–1392 (1963)
PUSCHMANN, S., JESSEN, C: Anterior and posterior hypothalamus: effects of independent temperature displacements on heat production in conscious goats. Pflügers Arch. **373**, 59–68 (1978)
PUTZ, R.: Schädelform und Pyramiden. Zur Lage der Pyramiden in der Schädelbasis. Anat. Anz. **135**, 252–266
PYATKINA, G.: Development of the olfactory epithelium in man. Z. mikr.-anat. Forsch. **96**, 361–372 (1982)
QUADBECK, G.: V. Bad Sodener Geriatrisches Gespräch, 11. Mai 1973 (1973)
QUAIN, R.: The anatomy of the arteries of the human body and its application to pathology and operative surgery, with a series of litographic drawings, XV. London: Taylor and Walton 1844
QUAIN 1894: QUAIN's Elements of Anatomy, 1894

QUAIN's Elements of Anatomy, Vol. III, Part III: Organs of the senses, 10th edn. SCHÄFER, E.A., THANE, G.D. (eds.). London: Longmans, Grenn and Co. 1894

QUANTE, M.: Das subclavian Steal-Syndrom. 44. Jahrestagung Vereinigung Westdtsch. HNO-Ärzte, Bonn 1975

QUINCKE, H.: Zur Physiologie der Cerebrospinalflüssigkeit. Arch. Anat. Physiol. (Lpz.) 153–177 (1872)

RAABE, S.: Über Maße, Winkel und Indices der Außennase bei Kindern. Inaug. Diss. Würzburg 1983

RAE ASL: The form and structure of the human claustrum. J. comp. Neurol. **100**, 15–39 (1954)

RAE ASL: The connections of the claustrum. Contin. neurol. (Basel) **14**, 211–219 (1954)

RAISMAN, G.: Neural connexions of the hypothalamus. Brit. Med. Bull. **22**, 197–201 (1966)

RAISMAN, G., COWAN, W.M., POWELL, T.P.S.: The extrinsic afferent, commissural and association fibres of the hippocampus. Brain **88**, 936–996 (1965)

RAKIČ, P.: Neuron-glia relationship during granule cell migration in developing cerebellar cortex. A golgi and electron-microscopic study in macacus rhesus. J. comp. Neurol. **141**, 283–312 (1971)

RAKIČ, P., SIDMAN, R.L.: Telencephalie origin of pulvinar neurons in the fetal human brain. Z. Anat. Entwickl.-Gesch. **129**, 53–82 (1969)

RAKIČ, P., YAKOVLEV, P.I.: Development of the corpus callosum and cavum septi in man. J. comp. Neurol. **132**, 45–72 (1968)

RAMASWAMY, S., KULASEKARAN, D.: The ganglion on the internal laryngeal nerve. Arch. Otolaryng. **100**, 28–31 (1974)

RANDALL, B.A.: Kann man aus der Form des Schädels wichtige Schlüsse auf die Beschaffenheit des Schläfenbeines ziehen? Beantwortet an Hand von 500 Schädelmessungen. Z. Ohrenheilk. **27**, 16–24 (1895)

RANKE, J.: Stadt- und Landbevölkerung, verglichen in Beziehung auf die Größe ihres Gehirnraumes. Beiträge zur Biologie, S. 295–315. Stuttgart: Cotta'sche Buchhandlung 1882

RANKE, J.: Zur Methodik der Kraniometrie und über bayerische Schädeltypen. Correspondenz-Blatt der Deutschen anthropologischen Gesellschaft (München) **10**, 1–8 (1883)

RANKE, J.: Die Schädel der altbayerischen Landbevölkerung. Beitrag Anthrop. Urgeschichte Bayerns. München: Riedel 1892

RANKE, J.: Über das Interparietale und die Verknöcherung des Schädeldaches beim Affen. In: Quain's Elements of Anatomy, 11th edn, Vol. IV, part I. SCHÄFER, E.A., SYMMINGTON, J., BRYCE, T.H. (eds.), pp. 53–55. London: Longmans Grenn 1913

RANSON, S.W., KABAT, H., MAGOUN, H.W.: Autonomic responses to electrical stimulation of hypothalamus, preoptic region and septum. Arch. Neurol. Psychiat. (Chic.) **33**, 467–477 (1935)

RASCOL, M.M., IZARD, J.Y.: The subdural neurothelium of the cranial menings in man. Anat. Rec. **186**, 429–436 (1976)

RASCOL, M.M., IZARD, J.Y.: Arachnoidea and subarachnoid spaces of the vault of the skull in man. Acta neuropath. (Berl.) **41**, 41–44 (1978)

RASMUSSEN, A.T.: Ciliated epithelium and mucussecreting cells in the human hypophysis. Anat. Rec. **41**, 273–283 (1929)

RASMUSSEN, A.T.: Studies of the VIIIth cranial nerve of man. Laryngoscope **50**, 67–83 (1940)

RASMUSSEN, T., MILNER, B.: Clinical and surgical studies of the cerebral speech areas in man. In: Cerebral localization. ZÜLCH, K.J., CREUTZFELD, O., GALBRAITH, G.C. (eds.), pp. 238–257. Berlin, Heidelberg, New York: Springer 1975

RATHKE, H.: Über die Entstehung der Glandula pituitaria. Arch. Anat. Physiol. u. wissenschaftl. Med. **5**, 482–485 (1838)

RAUBER, A., KOPSCH, F.: Lehrbuch und Atlas der Anatomie des Menschen, 19. Aufl., Bd. I. Stuttgart: Thieme 1955

RAVENS, J.R.: Anastomoses in the vascular bed of the human cerebrum. In: Pathology of cerebral microcirculation. CERVOS-NAVARRO, J. (ed.). Berlin, New York: Walter de Gruyter 1974

RAY, B.S., WOLFF, H.G.: Experimental studies on headache. Arch. Surg. **41**, 813–856 (1940)

REBENTISCH: Der Weiberschädel. Med. Diss. Straßburg. Abgedruckt in den Morphologischen Arbeiten, herausgegeben von G. SCHWALBE (Jahresbericht über Anatomie) Bd. II, Heft 2, S. 207–274

REICHENBACH E (zit. nach HASSMANN (1975))

REICHERT, K.B.: Der Bau des menschlichen Gehirns durch Abbildungen mit erläuterndem Texte. Leipzig: Engelmann 1859–1861

REID, R.W. zit. nach Reallexikon der Medizin. München, Wien, Baltimore: Schwarzenberg 1977 (1851–1939)

REIL, J.C.: Untersuchungen über den Bau des grossen Gehirns im Menschen. Arch. Physiol. (Halle) **9**, 135–524 (1809)

REINBACH, W.: Das Cranium eines menschlichen Embryo von 93 mm Sch.-St. Länge (Zur Morphologie des Cranium älterer menschlicher Feten I). Z. Anat. Entwickl.-Gesch. **124**, 1–50 (1963)

REINBACH, W.: Die Lamina alaris (Voit) am Occipitalpfeiler des Säugercraniums sowie eine weitere lamellenförmige Bildung in dieser Region bei Zaedyus minutus (Ameghino). Z. Anat. Entwickl.-Gesch. **124**, 51–56 (1963)

REISER, E.: Dysostosis craniofacialis hereditaria und Turmschädel. Med. Klin. **33**, 1229–1233 (1937)

RENAUD, L.P., HOPKINS, D.A.: Amygdala afferents from the mediobasal hypothalamus: an electrophysical and neuroanatomical study in the rat. Brain Res. **121**, 201–213 (1977)

REPCIUC, E., ROCA, T.: Das nigrofugale tenuifibröse Bündel, ein Zufallsbefund. Verh. Anat. Ges. **75**, 871–872 (1981)

RETZIUS, G.: Das Menschenhirn. Stockholm: Nordstedt 1896

RETZIUS, G.: Biol. Untersuch., N.F. 9, 45 and Taf. XII (1900) zit. n. LAST, R.J. und TOMPSETT, D.H. (1952/53)

REXED, B.: The cytoarchitectonic organization of the spinal cord in the cat. J. comp. Neurol. **96**, 415–496 (1952)

REYNOLDS, A.F. JR., HARRIS, A.B., OJEMANN, G.A., TURNER, P.T.: Aphasia and left thalamic hemorrhage. J. Neurosurg. **48**, 570–574 (1978)

RHOTON, A.L., KOBAYASHI, S., HOLLINSHEAD, H.W.: Nervus intermedius. J. Neurosurg. **29**, 609–618 (1968)

RICARDO, J.A., KOH E.T.: Direct projections from the nucleus of the solitary tract to the hypothalamus, amygdala, and other forebrain structures in the rat. Anat. Rec. **187**, 693 (1977) (Abstracts)

RICARDO, J.A., KOH, E.T.: Anatomical evidence of direct projections from the nucleus of the solitary tract to the hypothalamus, amygdala, and other forebrain structures in the rat. Brain Res. **153**, 1–26 (1978)

RICBOURG, B.: Vascularisation artérielle des fentes labiopalatines. Ann. Chir. plast. 26, 237–242 (1981)

RICHTER, E.: Die Entwicklung des Globus pallidus und des Corpus subthalamicum. In: Monographien aus dem Gesamtgebiete der Neurologie und Psychiatrie, Heft 108. MÜLLER, M., SPATZ, H., VOGEL, P. (Hrsg.), S. 1–131. Berlin, Heidelberg, New York: Springer 1965

RICHTER, H.: Die normale Entwicklung der menschlichen Nase, in Sonderheit der Siebbeinzellen. Arch. Ohren-Nasen-Kehlkopfheilk. 131, 265–304 (1932)

RICHTER, H.: Mehrfache Spitzenempyeme des Felsenbeines mit mehrfachen Einbrüchen ins Schädelinnere, u.a. in den inneren Gehörgang. Arch. Ohr.-Nas.- u. Kehlk.-Heilk. 141, 334–342 (1936)

RICKENBACHER, J.: Embryologie der Hirngefäße. Die Neurulation und das primitive Gefäßmuster des embryonalen Gehirns. In: Der Hirnkreislauf. Physiologie, Pathologie, Klinik. GÄNSHIRT, H. (Hrsg.). Stuttgart: Thieme 1972

RICKER, K., MERTENS, H.G.: Okuläre Neuromyotonie. Klin. Mbl. Augenheilk. 156, 837–842 (1970)

RICKETTS, M.R.: Variations of the temporomandibular joint revealed by cephalometric laminagraphy. Amer. J. Orthodont. 36, 877–898 (1950)

RIDLEY zit. nach KNOTT, J.F. (1881)

RIECK, N.W.: Motor responses from the Macaque occipital lobe. J. comp. Neurol. 112, 203–225 (1959)

RIESE, W., GOLDSTEIN, K.: The brain of LUDWIG EDINGER. J. comp. Neurol. 92, 133–168 (1950)

RIOCH, D.M.: Studies on diencephalon of Carnivora, Part 2 (Certain nuclear configurations and fiber connections of the subthalamus and midbrain of the dog and cat). J. comp. Neurol. 49, 121–153 (1929)

RIOLAN: Anthropographia Paris, 1626, p. 103. Zit. nach HYRTL (1889) (1577–1657)

RIOLANUS, J.: Paris: Anthropographia 1626

RIOLANUS, J.: Encheiridium anatomicu. Editio nova, Lipsiae 1675

RIVINUS, A.Q.: De dispepsia. Lips, 1678, zit. nach RAUBER (1897) (1652–1723)

ROBERTS, P.A., MATZKE, H.A.: Projections of the subnucleus caudalis of the Trigeminal Nucleus in the sheep. J. comp. Neurol. 141, 273–282 (1971)

ROBERTSON, R.T., KAITZ, S.S., ROBARD, M.J.: Afferent and efferent connections of the nucleus lateralis dorsalis thalami: a pathway that may mediate sensory input to the limbic system. Anat. Rec. 193, 665 (1979) (Abstracts)

ROBIN, P.: Need for correction of deformities in face, spine or skull on account of their injurious influence on health in general and their share in early mortality. Bull. Acad. Méd. (Paris) 89, 647–648 (1923)

ROBINSON, N.: Sur un troisième canal mandibulaire chez l'enfant. C.R. Acad. Sci. 143, 554–559 (1906)

ROCHE, A.F.: Increase in cranial thickness during growth. Hum. Biol. 25, 81–92 (1953)

RÖTHIG, W.: Korrelation zwischen Gesamthirn- und Kleinhirngewicht des Menschen im Laufe der Ontogenese. J. Hirnforsch. 15, 203–209 (1974)

ROGERS, L.C., PAYNE, E.E.: The dura mater at the cranio-vertebral junction. J. Anat. (Lond.) 95, 586–588 (1961)

ROHEN, J.W.: Funktionelle Anatomie des Nervensystems. Stuttgart: Schattauer 1971

ROHRSCHNEIDER, I., SCHINKO, I.: Elektronenmikroskopische Untersuchungen an der Area postrema der Maus. Verh. Anat. Ges. 65, 123–127 (1971)

ROLANDO, L.: Della Struttura degli hemispheri cerebrali. In memorie del reale Accademia della Scienze di Torino, t.xxv, 163 (1831)

ROLLER, C.F.W.: Der centrale Verlauf des Nervus glossopharyngeus. Der Nucleus lateralis medius. Arch. mikroskop. Anat. (Bonn) 19, 347–383 (1881)

ROLLER, C.F.W.: Ein kleinzelliger Hypoglossuskern. Arch. mikroskop. Anat. (Bonn) 19, 383–395 (1881)

ROLLIN, H.: Funktionsprüfungen und Störungen des Geschmackssinnes. Arch. Oto.-Rhino-Laryngol. 210, 165–218 (1975)

ROMER, A.S.: The vertebrate body. Philadelphia: Saunders 1970

ROSE, J.: The cell structure of the mamillary body in the mammals and in man. J. Anat. (Lond.) 74, 91–115 (1939/1940)

ROSE, J.E.: The thalamus of the sheep: cellular and fibrous structure and comparsion with pig, rabbit, and cat. J. comp. Neurol. 77, 469–523 (1942)

ROSE, J.E.: The ontogenetic development of the rabbit's diencephalon. J. comp. Neurol. 77, 61–129 (1942)

ROSE, M.: Über das histogenetische Prinzip der Einteilung der Großhirnrinde. J. Psychiol. Neurol. (Lpz.) 32, zit. n. KUHLENBECK (1929) (1926)

ROSEN, S.: The tympanic plexus. Arch. Otolaryng. 52, 15–18 (1950)

ROSENMÜLLER, J.C.: De nervorum olfactotiorum defectu. Leipzig: Univeritatis Litterariae 1816

ROSENMÜLLER, J.G. De nonnullis musculorum varietatibus; Lipsiae 1804 (1840)

ROSENTHAL-WISSKIRCHEN, E.: Pathologisch-anatomische und klinische Beobachtungen beim Balkenmangel mit besonderer Berücksichtigung der Balkenlängsbündel. Dtsch. Z. Nervenheilk. 192, 1 (1967)

ROSSI, U.: Canalis cranio-faryngeo e la fosseta faringea. Ricerche antropologiche (Istit anatom di Firenze) Estr dal Monitore zollog itali ano Firenze, Anno 2, Nr. 6, 1891. Ref.: Jb. über den Fortschritt der Anat. u. Physiol. 20 (1892)

ROUVIÈRE, H., CORDIER, G.: Sur le developpement de la glande parotide et les connexions qui existent entre le deux lobes de cette glande. Ann. Anat. path. norm. 11, 622–624 (1934)

ROWBOTHAM, G.F.: Observations on the effects of trigeminal denervation. Brain 62, 364–380 (1939)

RUDERMANN, M.I., MORRISON, A.R., HAND, P.J.: A solution to the problem of cerebral cortical localization of taste in the cat. Exp. Neurol. 37, 522–537 (1972)

RÜDINGER, N.: Über den Abfluß des Blutes aus der Schädelhöhle usw. München (zit. nach ZEIGER 1923) (1876)

RÜDINGER, N.: Ein Beitrag zur Anatomie des Sprachcentrums. Beiträge zur Biologie. Stuttgart: Cotta'sche Verlagsbuchhandlung 1882

RUGE, G.: Zur Eintheilung der Gesichtsmuskulatur, speciell des Musc. orbicularis oculi. Gegenbaurs morph. Jb. 13, 184–192 (1887)

RUSHWORTH, G.: Observations on blink reflexes. J. Neurol. Neurosurg. Psychiat. 25, 93–108 (1962)

RUSSELL, D.S.: Observations on the pathology of hydrocephalus. Spec. Rep. Ser. med. Res. Coun. No. 265 (1949)

RUSSELL, J.R., DEMYER, W.: The quantiative cortical origin of pyramidal axons of Macaca rhesus. With some remarks on the slow rate of axolysis. Neurology (Minneap.) **11**, 96–108 (1961)

Russell, K.F.: The presence of a fronto-palatine articulation in aboriginal australian skulls. J. Anat. (Lond.) **74**, 129–130 (1939/1940)

Russell, W.R.: Cerebral involvement in head injury. A study based on the examination of two hundred cases. Brain **55**, 549–603 (1932)

Rutz, K.-P.: Form, Maße und Verläufe der Schädelkanäle: Canalis caroticus, Canalis condylaris, Foramen mastoideum, „Emissarium occipitale sowie Form und Größe der Lingula sphenoidalis". Med. Diss. Würzburg 1975

Ruysch: Thesaurus anatomicus III. Amsterdam, Tab. IV, Fig. V, p. 49 (1703)

Sajid, M.H., Copple, P.J.: Familial aqueductal stenosis and basilar impression. Neurology (Minneap.) **18**, 260–262 (1968)

Sakai, M., Austin, J., Witmer, F., Trueb, L.: Studies of Corpora Amylacea. Arch. Neurol. **21**, 526–544 (1969)

Sakurai, S.: Zur Kenntnis von Balken, Gewölbe und Septum pellucidum bei Japanern. Anat. Anz. **88**, 470–490 (1939)

Salamon, G., Huang, Y.P.: Radiological anatomy of the brain. Berlin, Heidelberg, New York: Springer 1976

Salmi, A., Voutilainen, A., Holsti, L.R.: Hyperostosis cranii in a normal population. Amer. J. Roentgenol. **87**, 1032–1040 (1962)

Samii, M.: Olfactory nerve. In: The cranial nerves. Samii, M., Jannetta, P.J. (eds.). Berlin, Heidelberg, New York: Springer 1981

Sanides, F.: Untersuchungen über die histologische Struktur des Mandelkerngebietes. 1. Cytologie und Involution des Amygdaloideum profundum. J. Hirnforsch. **3**, 56–77 (1957)

Sanides, F.: Die Insulae terminales des Erwachsenengehirns des Menschen. J. Hirnforsch. **3**, 243–273 (1957)

Sanides, F.: Die Architektonik des menschlichen Stirnhirns. In: Monographien aus dem Gesamtgebiet der Neurologie und Psychiatrie, Heft 98. Müller, M., Spatz, H., Vogel, P. (Hrsg.), S. 1–201. Berlin, Göttingen, Heidelberg: Springer 1962

Sanides, F.: Architektonische und funktionelle Differenzierung des Stirnhirns. Nervenarzt **34**, 159–168 (1963)

Sanides, F., Vitzthum, H. Gräfin: Zur Architektonik der menschlichen Sehrinde und den Prinzipien ihrer Entwicklung. Dtsch. Z. Nervenheilk. **187**, 680–707 (1965)

Sanides, F., Vitzthum H. Gräfin: Die Grenzerscheinungen am Rande der menschlichen Sehrinde. Dtsch. Z. Nervenheilk. **187**, 708–719 (1965)

Sano, K., Mayanagi, Y., Sekino, H., Ogashiwa, M., Ishijima, B.: Results of stimulation and destruction of the posterior hypothalamus in man. J. Neurosurg. **33**, 689–707 (1970)

Santorini Obs. Anat, Kap. III, Paragraph 25, zit. nach Knott, J.F. (1881) (1714)

Santorini zit. nach Zuckerkandl (1893) (1724)

Santorini, D.: Septemdecim Tabulae. Girardi, Parma (1775)

Sargent, P.: Some points in the anatomy of the intracranial blood-sinuses. J. Anat. Physiol. (Lond.) **14**, 69–72 (1910/1911)

Sarnat, B.G.: The face and jaws after surgical experimentation with the septovomeral region in growing and adult rabbits. Acta. Oto-Laryngol. [Suppl.] **268**, 1–30 (1970)

Satake, S. zit. nach Satake (1927) (1922)

Satake, S.: Untersuchungen über die Orbita. Mitt. med. Akad. Kioto **9**, 1–321 (1925)

Satake, S.: Untersuchungen über die Orbita der Japaner. Mitt. med. Akad. Kioto **10/1**, 1–249 (1927)

Sato, O., Sugita, K., Ookochi, Y., Suzuki, M., Umei, M.: Lesion of the median longitudinal fasciculus following head injury. Neurochirurgica **17**, 141–145 (1974)

Sauer, B., Dietl, H., Kretschmann, H.-J., Mehraein, P.: Eine Methode zur Quantifizierung der Hirnrinde am Beispiel des Gyrus rectus bei Morbus Alzheimer und seniler Demenz. 77 Vers. d. Anat. Ges. Hannover, 1.–5. Juni 1982

Saur, K., Schlosser, D., Schweiberer, L.: Pathophysiologie und Therapie der Verbrennungen. Deutsches Ärzteblatt **16**, 1081–1088 (1976)

Saxena, R.C., Beg, M.A.Q., Das, A.C.: The straight sinus. J. Neurosurg. **41**, 724–727 (1974)

Scalia, F.: Some olfactory pathways in the rabbit brain. J. comp. Neurol. **126**, 285–310 (1966)

Scammon, R.E.: Growth and Development of the Child. Part II, Anatomy and Physiology. The central nervous system. In: White House Conference on Child Health and Protection, pp. 176–190. New York, London: The Century Co. 1933

Scammon, R.E., Dunn, H.: Proc. Soc. exp. Biol. (N.Y.) **21**, 217–221 (1924)

Scarff, J.E.: Treatment of obstructive hydrocephalus by puncture of the lamina terminalis and floor of the third ventricle. J. Neurosurg. **8**, 204–213 (1951)

Scarpa, A.: Abhandlungen über den zum achten Paar der Gehirnnerven laufenden Beinerven der Rückgräte. Abh. d. römisch kaiserl. königl. Josephnischen med. chir. Akad. Wien, Bd. I, p. 385 (1787)

Schade, H.: Vaterschaftsbegutachtung, Grundlagen und Methoden der anthropologisch-erbbiologischen Vaterschaftsfeststellung. Stuttgart: Schweizerbart'sche Verlagsbuchhandlung (Erwin Nägele) 1954

Schäfer, E.A.: A comparison of the latency of the ocular muscles on excitation of the frontal and occipitotemporal regions of the brain. Proc. Roy. Soc. **43**, 411–412 (1888)

Schaeffer, J.P.: The sinus maxillaris and its relation in embryo, child and man. Am. J. Anat. (Philadelphia) **10**, 313–368 (1910)

Schaeffer, J.P.: The genesis and development of the nasolacrimal passages in man. Amer. J. Anat. **13**, 1–24 (1912)

Schaeffer, J.P.: Types of ostia nasolacrimalia in man and their genetic significance. Amer. J. Anat. **13**, 183–192 (1912)

Schaeffer, J.P.: Morris' Human Anatomy. Schaeffer, J.P. (ed.). In: Human anatomy, 10th edn. Morris (ed.), p. 130. Philadelphia: Blakiston 1942

Schaffer, K.: Einiges über das Gehirn der Hochtalente. Schweiz. Arch. Neurol. Psychiat. (Chic.) **44**, 347–352 (1939)

Schaltenbrand, G.: Plexus und Meningen. In: Nervensystem (Handbuch der mikroskopischen Anatomie des Menschen, Bd. 4/Teil 2). Oksche, A., Vollrath, L. (Hrsg.). Berlin, Göttingen, Heidelberg: Springer 1955

Schaltenbrand, G, Bailey, P.: Introduction to stereotaxis with an atlas of the human brain, Vol. II. Stuttgart: Thieme 1959

Schaltenbrand, G., Spuler, H., Wahren, W.: Electroanatomy of the corpus callosum radiation according to the facts of stereotactic stimulation in man. Z. Neurol. **198**, 79–92 (1970)

SCHANZER, S., WAGMAN, I.H., BENDER, M.B.: Further observations on the median longitudinal fasciculus. Trans. Amer. Neurol. Ass. 14–17 (1959)

SCHEIBEL, M.E., SCHEIBEL, A.B.: Dendritic changes in aging human rhinencephalon. Anat. Rec. **184**, 594 (1976) (Abstracts)

SCHEIBEL, M.E., LINDSAY, R.D., TOMIYASU, U., SCHEIBEL, A.B.: Progressive dendritic changes in aging human cortex. Exp. Neurol. **47**, 392–403 (1975)

SCHELLER, H. zit. nach LIEBALDT und SCHELLER (1971)

SCHELLING, F.: Die Emissarien des menschlichen Schädels. Anat. Anz. Jena **143**, 340–382 (1978)

SCHEMM G.W.: The pattern of cortical localization following cranial nerve cross anastomosis. J. Neurosurg. **18**, 593–596 (1961)

SCHIFF, M.: Lehrbuch der Muskel- und Nervenphysiologie. Lahr (1858/1859)

SCHIMERT, J.: Zur Entwicklungsgeschichte des Musculus stapedius beim Menschen. Anat. Anz. (Jena) **76**, 317–332 (1933)

SCHIMRIGK, K.: Über die Wandstruktur der Seitenventrikel und des dritten Ventrikels beim Menschen. Z. Zellforsch. **70**, 1–20 (1966)

SCHIÖBERG-SCHIEGNITZ, S.: Neurophysiologische Grundlagen somatosensorischevozierter Potentiale bei extrapyramidalmotorischen Störungen. Med. Diss. Würzburg 1979

SCHLESINGER, B.: Die Vorder- und Mittelhirnganglien des Menschen als plastische Gebilde. Ein Beitrag zur Anatomie und Präparationstechnik des Zentralnervensystems. Berlin: Springer 1928

SCHLESINGER, B.: The venous drainage of the brain, with special reference to the galenic system. Brain **62**, 274–291 (1939)

SCHLIACK, H.: Die Bedeutung der Schweißsekretion in der peripher-neurologischen Differentialdiagnose. Diagnostik **7**, 562–566 (1974)

SCHLIACK, H., GODT, P.: Grenzstrangläsion durch Zoster. Nervenarzt **48**, 145–146 (1977)

SCHLIACK, H., SCHIFFTER, R., GOEBEL, H.H., SCHIFFTER-RETZLAW, I.: Untersuchungen zur Frage der Schweißdrüseninnervation im Bereich des Gesichts. Acta. anat. (Basel) **81**, 421–438 (1972)

SCHLOSSHAUER, B., VOSTEEN, K.H.: Zur Diagnostik und Therapie der Carotisblutung nach Keilbeinhöhlenfrakturen. Arch. Ohr-, Nas.,- u. Kehlk.-Heilk. **165**, 270–277 (1954)

SCHLUMS, D.: Die periphere Ausbreitung des N. intermediofacialis. Dtsch. Zahnärztl. Z. **29**, 627–630 (1974)

SCHMEIDEL, G.: Die Entwicklung der Arteria vertebralis des Menschen. Gegenbaurs morph. Jb. **71**, 315–435 (1933)

SCHMID, F.: Pädiatrische Radiologie, Bd. 1. Berlin, Heidelberg, New York: Springer 1973

SCHMID, F., VOELCKEL, SCHMID, F., DU BALA, U.: In: SCHMID, F.: Pädiatrische Radiologie Bd. I. Berlin, Springer Heidelberg, New York: 1973

SCHMIDT, H.M.: Über Größe, Form und Lage von Bulbus und Tractus olfactorius des Menschen. Gegenbaurs morph. Jb. **119**, 227–237 (1973)

SCHMIDT, H.M.: Über die Entwicklung des Krümmungsradius der Sutura squamosa. Anthrop. Anz. (Stuttgart) **34**, 216–224 (1974)

SCHMIDT, H.M.: Über Maße und Niveaudifferenzen der Medianstrukturen der vorderen Schädelgrube des Menschen. Gegenbaurs morph. Jb. **120**, 538–559 (1974)

SCHMIDT, H.M.: Über die postnatale Entwicklung der Vertikalabstände zwischen der Lamina cribrosa und kraniometrischen Meßpunkten und Schädelebenen. Verh. Anat. Ges. **69**, 799–805 (1975)

SCHMIDT, H.M, DAHM, P.: Die postnatale Entwicklung des menschlichen Os temporale. Teil I Einleitung, Material und Methode, Pars squamosa et petromastoidea. Gegenbaurs morph. Jb. **123**, 484–513 (1977)

SCHMIDT, H.M., DAHM, P.: Die postnatale Entwicklung des menschlichen Os temporale. Teil II Pars mastoidea, Pars tympanica und Facies lateralis ossis temporalis. Gegenbaurs morph. Jb. **123**, 589–620 (1977)

SCHMIDT, H.M., DAHM, P.: Die postnatale Entwicklung des menschlichen Os temporale. Teil III Wachstumszunahme der Schläfenbeinabschnitte. Gegenbaurs morph. Jb. **123**, 689–698 (1977)

SCHMIDT, H.: Main principles in disturbed development of the skull. Acta Radiol. **5**, 68–72 (1966)

SCHMIDT, H., FISCHER, E.: Die okzipitale Dysplasie. Stuttgart: Thieme 1960

SCHMIDT, H., HOLTHUSEN, W.: Die Schädelform frühgeborener Kinder. Acta Radiol. **13**, 14–24 (1972)

SCHMIDT R.M.: Der Liquor cerebrospinalis. Berlin: VEB Verlag Volk und Gesundheit 1968

SCHMIDT zit. nach SILBIGER, H. (1951) (1937)

SCHMITT, H.P., TAMASKA, L.: Beiträge zur forensischen Osteologie. Z. Rechtsmed. **67**, 230–248 (1970)

SCHNEIDER, R.C., CROSBY, E.C., BAGCHI, B.K., CALHOUN, H.D.: Temporal or occipital lobe hallucination triggered from frontal lobe lesions. Neurology (Minneap.) **11**, 172–179 (1961)

SCHNEIDER, W.: Über die äußeren Venen des Großhirns, Vorkommen, Zahl, Durchmesser und geradliniger Abstand vom Polus frontalis. Inaug. Diss. Würzburg 1984

SCHNELLER: Anatomisch-physiologische Untersuchungen über die Augenmuskeln Neugeborener. Graefes Arch. Ophthal. **47**, 178–226 (1898)

SCHOB, F.: Pathologische Anatomie der Idiotie. In: Bumkes Handbuch der Geisteskrankheiten, Bd. 11 (Spezieller Teil VII), S. 779. Berlin: Springer 1930

SCHOBER, W.: Die Herkunft der zentrifugalen Fasern im Tractus opticus der Ratte. Anat. Anz. **136**, 136–147 (1974)

SCHÖNEMANN, A.: Der architektonische Aufbau des Siebbeinlabyrinthes (Os ethmoidale). Z. Hals-, Nasen- u. Ohrenheilk. **3**, 366–377 (1922)

SCHOLZ, W.: Die Krampfschädigungen des Gehirns. In: Monographien aus dem Gesamtgebiet der Neurologie und Psychiatrie, Heft 75. MÜLLER, M., SPATZ, H., VOGEL, P. (Hrsg.). Berlin, Göttingen, Heidelberg: Springer 1951

SCHREIBER, H.: Rechtsseitige Parotisaplasie bei linksseitiger Parotisdystopie. Anat. Anz. **63**, 349–353 (1927)

SCHUBERT, M.: Praktisch-anatomische Befunde in der Fossa cranii posterior. Med. Diss. Würzburg 1976

SCHUCHARDT, K.: Zur Technik des Verschlusses der queren Gesichtsspalte. Langenbecks Arch. klin. Chir. **306**, 119–122 (1964)

SCHÜCK, A.: Über zwei Kinderschädel mit verschiedenen Nahtanomalien. Anat. Anz. **41**, 89–97 (1912)

SCHÜLLER, A.: Röntgen-Diagnostik der Erkrankungen des Kopfes. Wien: Hölder 1912

SCHÜLLER, A.: Intracranielle Verkalkungen. Wien. klin. Wschr. **26**, 642 (1913)

Schüller, A.: Röntgenologie in ihren Beziehungen zur Neurologie. Dtsch. Z. Nervenheilk. **50,** 188 (1913)

Schürmann, K.: Optic nerve compression by meningeomas. In: The cranial nerves. Samii, M., Jannetta, P.J. (eds.), pp. 148–155. Berlin, Heidelberg, New York: Springer 1981

Schulter, F.P.: Studies of the basicranial axis: a brief review. Amer. J. Phys. Anthrop. **45,** 545–551 (1976)

Schulter, F.P.: A comperative study of the temporal bone in three populations of man. Amer. J. Phys. Anthrop. **44,** 453–468 (1976)

Schultz, G.J.: Bemerkungen über den Bau der normalen Menschenschädel nebst einer Nachlese unbeschriebener Punkte des Schädelreliefs. St. Petersburg (zit. bei Virchow R., 1857) (1852)

Schultz-Coulon, H.J., Eckermeier, L.: Zum postnatalen Wachstum der Nasenscheidewand. Acta oto-laryng. (Stockh.) **82,** 131–142 (1976)

Schultze, F.: Linksseitiger Facialiskrampf in Folge eines Aneurysma der Arteria vertebralis sinistra. Virchows Arch. **65,** 385–391 (1875)

Schultze, O.: Über Herstellung und Conservierung durchsichtiger Embryonen zum Studium der Skeletbildung. Verh. Anat. Ges. **11,** 3–5 (1897)

Schultze, O.: Über Sulci venosi meningei des Schädeldaches. Separatabdruck aus der Zeitschr. Morph. Anthrop., S. 451–452 und Tafel 14–16. Stuttgart: Nägele 1899

Schumacher, G.H.: Topographisch-anatomische Studien am Kopf des Neugeborenen. Wiss. Z. Univ. Rostock 24, Math-naturw. Reihe 1/2, 157–167 (1965)

Schumacher, G.H., Ehler, E., Pfau, H.: Experimentelle Studien zur Statik des menschlichen Schädels unter Berücksichtigung des Frakturmechanismus. Nova Acta Leopoldina NF **41** (Nr. 217), 157–181 (1975)

Schumacher, S. v.: Ueber das Vorkommen von Eckzähnen im Zwischenkiefer und die Variabilität des Verlaufes der Sutura incisiva. Anat. Anz. **29,** 403–415 (1906)

Schuricht, H.: Über Veränderungen am Unterkiefer während der ontogenetischen und phylogenetischen Entwicklung. Halle/S.: Niemeyer 1952

Schwalbe, G.: Der Arachnoidalraum ein Lymphraum und sein Zusammenhang mit dem Perichorioidalraum. Zbl. med. Wiss. **7,** 465–467 (1869)

Schwalbe, G.: Über die Nasenmuscheln der Säugetiere und des Menschen. Sitzungsber. d. Phys. ökonom. Ge. Königsberg, Bd. 23 (1882)

Schwalbe, G.: Über die Fontanella metopica und über den supranasalen Teil der Stirnnaht. Z. Morph. Anthrop. **3,** 93, 208 (1901)

Schwalbe, G.: Über die Beziehungen zwischen Innenform und Außenform des Schädels. Deutsches Archiv für klinische Medicin **73,** 359–408 (Vogel, Leipzig) (1902)

Schwalbe, G.: Über das Gehirn-Relief der Schläfengegend des menschlichen Schädels. Z. Morphol. Anthropol. **10,** 1–93 (1907)

Schwartz, J.H.: Stofftransport in Nervenzellen. Spektrum der Wissensch. Juni 1980, S. 64–74 (1980)

Schwartze, H.: Lehrbuch von den chirurgischen Krankheiten des Ohres. Stuttgart (zit. nach Heiderich, 1938) (1895)

Schwarz, A.M.: Lehrgang der Gebißregelung, 1. Aufl., Bd. V. Wien: Urban & Schwarzenberg 1944

Schwarz, D.W.F., Deecke, L., Fredrickson, J.M.: Cortical projection of group I muscle afferents to areas 2, 3a and the vestibular field in the Rhesus Monkey. Exp. Brain Res. **17,** 516–526 (1973)

Schwarz, G.: Zur bildlichen Darstellung der kindlichen Kopfform. Zbl. Gynäk. **50,** 450–455 (1926)

Schwegel, zit. nach Henle (1876)

Schweitzer, G.: Ueber die Lymphgefäße des Zahnfleisches und der Zähne beim Menschen und bei Säugetieren. Arch. mikr. Anat. **63,** 807–908 (1907)

Schwidetzky zit. nach Schade (1954) (1953/1954)

Schwidetzky, I.: Grazilisation und Degrazilisation: Merkmalstatistische Untersuchungen zur Anthropologie des Neolithikums. Homo **20,** 160–174 (1969)

Scott, D.E., Kozlowski, G.P., Paull, W.K., Ramaliningam, S., Krobisch-Dudley, G.: Scanning electron microscopy of the human cerebral ventricular system. II. The forth ventricle. Z. Zellforsch. **139,** 61–68 (1973)

Scott, H.J. (zit. bei Schmuth, 1964)

Scott, J.H.: The cranial base. Am. J. Phys. Anthropol. (Philadelphia) **16,** 319–348 (1958)

Scotti, G.: Internal carotid origin of a tortuos posterior cerebral artery. Arch. Neurol. **31,** 273–275 (1974)

Scoville, W.B.: Partial extracranial section of seventh nerve for hemi-facial spasm. J. Neurosurg. **31,** 106–108 (1969)

Seddon, H.J.: Three Types of nerve injury. Brain **66,** 237 (1943)

Seifert, G.: Mundhöhle, Mundspeicheldrüsen, Tonsillen und Rachen. In: Spezielle pathologische Anatomie, Bd. I. Doerr, W., Seifert, G., Uehlinger, E. (Hrsg.), S. 18, 19. Berlin: Springer 1966

Seifert, K.: Die frontale Genese der Gesichtsspalten. Vjschr. Zahnheilk. **37,** 385–414 (1921)

Seifert, K.: Die Ultrastruktur des Riechepithels beim Makrosmatiker. In: Normale und pathologische Anatomie. Monographien in zwangloser Folge, Heft 21. Bargmann, W., Doerr, W. (Hrsg.), S. 1–99. Stuttgart: Thieme 1970

Seifert, K.: Short Communication. Über eine unbekannte Membrandifferenzierung in Zellen des Jacobson'schen Organs der Katze. Z. Zellforsch. **140,** 583–586 (1973)

Sekeles, E., Gitlin, G.: A quantitative study of the cross-sectional areas of the transverse and sigmoid dural venous sinuses in human foetuses and adults, with a note on changes in form which these sinuses undergo before birth. Acta. anat. (Basel) **76,** 68–77 (1970)

Sekiguchi, Y.: Anatomical studies of osseous palate of the recent japanese in kanto-district. Med. J. Tokio (sa ui si) **88,** 1–12 (1973)

Seller, H., Illert, M.: Lokalisation der ersten Umschaltstelle der Carotissinusafferenzen und über ihre Funktion in der Reflexverarbeitung. Pflügers Arch. **300,** 72–73 (1968)

Semmes, J., Weinstein, S., Ghent, L., Teuber, H.L.: Somatosensory changes after penetrating brain wounds in man. Cambridge: Harvard University Press 1960

Šercer, A.: Beiträge zur Entstehung der Septumdeformitäten. Arch. Ohr.-, Nas.- u. Kehlk.-Heilk. **144,** 77–99 (1938)

Sergi, G.: Die Variationen des menschlichen Schädels und die Klassifikation der Rassen. Arch. Anthropol. **3,** 111–121 (1904)

Sernoff, D.: Die individuellen Typen der Hirnwindungen beim Menschen. Herausgegeben von der Moskauer Universität, Moskau 1877

SERNOFF, D.: Die Lehre Lombrosos und ihre anatomischen Grundlagen im Lichte moderner Forschung. Biol. Zbl. **16**, 305–344 (1896)

SEYDEL, O.: Über die Nasenhöhle der höheren Säugetiere und des Menschen. Gegenbaurs morph. Jb. **17**, 44–99 (1891)

SEYDEL, O.: Über eine Variation des Platysma myoides des Menschen. Ein Beitrag zur Morphologie dieses Muskels. Gegenbaurs morph. Jb. **21**, 463–472 (1894)

SHAHEEN, O.H.: "Nose and Throat" In: Operative surgery, 3rd. edn. ROB, C., SMITH, R. (eds.), p. 632. London: Butterworths 1976

SHANKLIN, W.M.: On the presence of cysts in the human pituitary. Anat. Rec. **104**, 379–407 (1949)

SHANKLIN, W.M.: The histogenesis and histology of an integumentary type of epithelium in the human hypophysis. Anat. Rec. **109**, 217–231 (1951)

SHANKLIN, W.M.: The incidence and distribution of cilia in the human pituitary with a description of micro-follicular cysts derived from Rathke's cleft. Acta. anat. (Basel) **11**, 361–382 (1951)

SHANKWEILER, D.: Paper read at Eastern Psychological Association Meetings, Philadelphia, April 16–18 1964

SHANTHAVEERAPPA, T.R., BOURNE, G.H.: rachnoid villi in the optic nerve of man and monkey. Exp. Eye Res. **3**, 31–35 (1964)

SHAPIRO, H.H.: Maxillofacial anatomy. Lippincott, Philadelphia 1954

SHAPIRO, R., YOUNGSBERG, A.S., ROTHMAN, S.L.G.: The differential diagnosis of traumatic lesions of the occipito-atlanto-axial segment. Radiol. clin. N. Amer. **11**, 505–526 (1971)

SHEA, J.J.: The normal and pathol. development of the sinuses. New Orleans med. surg. J. **79**, 523–528 (1927)

SHENDE, M.C., STEWART, D.H. JR., KING, R.B.: Projections from the nucleus trigeminal caudalis in the squirrel monkey. Exp. Neurol. **20**, 655–670 (1968)

SHENKIN, H.A., HARMEL, M.H., KETY, S.S.: Dynamic anatomy of the cerebral circulation. Archives of Neurology **60**, 240 (1948)

SHEPS, J.G.: The nuclear configuration and cortical connections of the human thalamus. J. comp. Neurol. **83**, 1–56 (1945)

SHERRINGTON, C.S.: On nerve tracts degenerating secondarily to lesions of the cortex cerebri. J. Physiol. **10**, 429–432 (1889)

SHERRINGTON, C.S.: Experimental note on movements of the eye. J. Physiol. **17**, 27–29 (1894)

SHILLER, W.R., WISWELL, O.B.: Lingual foramina of the mandible. Anat. Rec. **119**, 387–390 (1954)

SHIMIDZU, K.: Beiträge zur Arteriographie des Gehirns – einfache percutane Methode. Arch. klin. Chir. **188**, 295–316 (1937)

SHIMAZONO, J.: Das Septum pellucidum des Menschen. Arch. Anat. Physiol. Anat. Abt. 55–61 (1912)

SHINDO, T.: Über die Froriepschen frontipetalen und occipito-petalen Schädeltypen verschiedener Rassen und Berücksichtigung der Ursache der Typusbestimmung. Anat. Hefte **47**, 689–712 (1913)

SHIU, PH.C., HANAFEE, W.N., WILSON, G.H., RAND, R.W.: Cavernous sinus venography. Amer. J. Roentgenol. **104**, 57–62 (1968)

SHOPFNER, CH.E., WOLF, T.W., O'KELL, R.T.: The intersphenoid synchondrosis. Amer. J. Roentgenol. **104**, 184–193 (1968)

SHOWERS, M.J.C.: The cingulate gyrus. Additional motor area and cortical autonomic regulator. J. Neurol. **112**, 231–287 (1959)

SHULMAN, K., RANSOHOFF, J.: Sagittal sinus venous pressure in hydrocephalus. J. Neurosurg. **23**, 169–173 (1965)

SICHER, H.: Aspects in the applied anatomy of local anesthesia. Internat. D.J. **1**, 70–82 (1950)

SICHER, H.: The temporomandibular joint. Springfield: Sarnat 1952

SIEBENMANN, F.: Mittelohr und Labyrinth. In: Handbuch der Anatomie des Menschen, Bd. 5, Abt., Sinnesorgane. BARDELEBEN, K. V. (Hrsg.). Jena: Fischer 1897

SIEBENMANN 1894 zit. n. ANSON u. BAST (1946)

SIEVERS, J., ABELE, D., MANGOLD, U.: Transitory subependymal cysts in the developing rat rhombencephalon. Anat. Embryol. **161**, 433–451 (1981)

SILBERNAGL, S., DESPOPOULOS, A.: Taschenatlas der Physiologie. In Anlehnung an den Gegenstandskatalog. Stuttgart: Thieme und Deutscher Taschenbuchverlag 1979

SILBIGER, H.: Über das Ausmaß der Mastoidpneumatisation beim Menschen. Acta. anat. (Basel) **11**, 215–245 (1951)

SIMCHOWICZ, T.: Dtsch. Z. Nervenheilk. **75**, 343 (1922)

SIMMONDS, M.: Über Hypophysenschwund mit tödlichem Ausgang. DMW **7**, 322 (1914)

SINGER, R.: Beiderseitige Parotisaplasie. Anat. Anz. **60**, 284–287 (1925/26)

SJÖQVIST, O.: Studies on pain conduction in the trigeminal nerve. Acta psychiat. scand. [Suppl.] **17**, 1–139 (1938)

SMITH, ELLIOT, G.: On the asymmetrie of the caudal poles of the cerebral hemispheres and its influence on the occipital bone. Anat. Anz. **30**, 574–578 (1907)

SMITH, G.E.: A new topographical survey of the human cerebral cortex being an account of the distribution of the anatomically distinct cortical areas and their relationship to the cerebral sulci. J. Anat. (Lond.) **41**, 237–254 (1907)

SMITH, L., COGAN, D.G.: Internuclear Ophthalmoplegia. Arch. Ophthal. **61**, 687–694 (1959)

SMITH, M.C.: The anatomy of the spino-cerebellar fibers in man. II. The distribution of the fibers in the cerebellum. J. comp. Neurol. **117**, 329–354 (1961)

SMITH, R.L.: Axonal projections and connections of the principal sensory trigeminal nucleus in the monkey. J. comp. Neurol. **163**, 347–376 (1975)

SMITH, R.A., SMITH, W.A.: Loss of recent memory as a sign of focal temporal lobe disorder. J. Neurosurg. **24**, 91–95 (1966)

SMOLJANINOV, V.V. zit. nach BLINKOV und GLEZER (1968) (1965)

SNIDER, R.S.: Neue Beiträge zur Anatomie und Physiologie des Kleinhirns. Schweiz. med. Wschr. **81**, 826 (1951)

SNIDERS, R.S., STOWELL, A.: Receiving areas of the tactile, auditory and visual systems in the cerebellum. J. Neurophysiol. **7**, 331–358 (1944)

SNYDER, R.: The organization of the dorsal root entry zone in cats and monkeys. J. comp. Neurol. **174**, 47–70 (1977)

SNYDER, S.H.: Opiate receptors and internal opiates. Scientefic American **236/3**, 44–56 (1977)

SOBOTTA, J.: Atlas of descriptive human anatomy (Transl. UHLENHUTH, E.), 7th edn, Vol. III. New York: Hafner 1957

SOBUSIAK, T., ZIMNY, R., MATLOSZ, Z.: Primary glossopharyngeal and vagal afferent projection into the cerebellum in the dog. An experimental study with toluidine blue and silver impregnation methods. J. Hirnforsch. **13**, 117–136 (1972/73)

SOFFERMAN, R.A., FABIAN, R.L.: Traumatic carotid-cavernous sinus fistula. Laryngoscope **87/7**, 1140–1150 (1977)

SOFRONIEW, M.V., WEINDL, A.: Projection from the parvocellular vasopressin- and neurophysin-containing neurons of the suprachiasmatic nucleus. Amer. J. Anat. **153**, 391–429 (1978)

SÖMMERING, S.T.: Abbildung des menschl. Organes des Geruches. Tab. III, Fig. 1–9, Frankfurt 1809

SÖMMERLING, V., HUSCHKE, E.: Die Lehre von den Eingeweiden und Sinnesorganen des menschlichen Körpers. Leipzig 1844

SÖMMERING zit. nach JACOB (1979)

SØGARD, I., SAMII, M., SCHRÖDER, J.M.: Distribution of nerve fibres in the extra-temporal branches of the facial nerve. In: The cranial nerves. SAMII, M., JANNETTA, P.J. (eds.). Berlin, Heidelberg, New York: Springer 1981

SOLANO, A.M.: Contribucion al conocimiento del nervio de Jacobson y de los nervios petrosos. Arch. esp. Morfol. **18**, 185–207 (1964)

SOLOW, B.: The pattern of craniofacial associations. A morphological and methodological correlation and factor analysis study on young male adults. Acta Odont. Scand. [Suppl.] **24**, 46 (1966)

SOLOW, B., TALLGREN, A.: Head posture and craniofacial morphology. Amer. J. Physical Anthropology **44/3**, 417–436 (1976)

SOLTER, M., PALJAN, D.: Variations in shape and dimension of sigmoid groove, venous portion of jugular foramen, jugular fossa, condylar and mastoid foramina classified by age, sex and body side. Z. Anat. Entwickl.-Gesch. **140**, 319–335 (1973)

SONDHEIMER: Radiology of the scull and brain, Vol. I. In: The scull. NEWTON, T.H., POTTS, T.G. (eds.). St. Luis: Mosby 1971

SOUTHWOOD, W.F.W.: The thickness of the skin. Plast. reconstr. Surg. **15**, 423 (1955)

SPAETH, G.L.: A new method to achieve complete akinesia of the facial muscles of the eyelids. Ophthalmic Surgery **7**, 105–109 (1976)

SPALDING, J.M.K.: Wounds of the visual pathway. Part I. The visual radiation. J. Neurol. Neurosurg. Psychiat. **15**, 99–107 (1952)

SPALDING J.M.K.: Wounds of the visual pathway. Part II. The striate cortex. J. Neurol. Neurosurg. Psychiat. **15**, 169–181 (1952)

SPATZ, W.B.: Binokuläres Sehen und Kopfgestaltung: Ein Beitrag zum Problem des Gestaltwandels des Schädels der Primaten, insbesondere der Lorisidae. Acta anat. (Basel) **75**, 489–520 (1970)

SPEE, F. v.: Skelettlehre. In: Handbuch der Anatomie des Menschen. BARDELEBEN, K. v. (Hrsg.). Jena: Fischer 1893

SPEE, F. v.: Kopf. In: Handbuch der Anatomie des Menschen. BARDELEBEN, K. v. (Hrsg.). Jena: Fischer 1896–1909

SPEMANN, H.: Experimentelle Beiträge zu einer Theorie der Entwicklung. Berlin: Springer 1936

SPERANSKY, A.D. u.Mitarb.: In: A basis for the theory of medicine. SPERANSKY, A.D. (ed.). International Publishers, New York (1934) (zit. nach BRIERLEY and FIELD, 1947) 1927

SPIEGEL, E.A., WYCIS, H.T.: Stereoencephalotomy (thalamotomy and related procedures). New York: Grune & Stratton 1952

SPITZKA, E.A.: A study of the brains of 6 eminent scientists. Trans. Am. Phil. Soc. **21**, ns. Pt. IV, 175–308 (1907)

SPURGAT, F.: Die regelmäßigen Formen der Nasenknorpel des Menschen in vollständig ausgebildetem Zustande. Anat. Anz. **8**, 228–238 (1893)

SPYROPOULOS, M.N.: The morphogenetic relationship of the temporal muscle to the coronoid process in human embryos and fetuses. Amer. J. Anat. **150**, 395–410 (1977)

SRIVASTAVA, H.C.: Development of ossification centres in the squamous portion of the occipital bone in man. J. Anat. (Lond.) **124**, 643–649 (1977)

STADERINI, R.: Contributo allo studio dell tesutto interstitiale di alcuni nervi craniensi dell'uomo. Monitore zoologico ital. I. 12 (1890)

STADERINI, R.: Osservazioni anatomiche. II. Intorno alla fontanella medio-frontale del cranio umano. Atti della R. Accad. dei fisiocritici. Siena 1896

STADERINI, R.: Sopra l'esistenza dei lobi laterali dell'ipofisi es sopar alcune particolarita anatomiche della regione ipofisaria nel gongylus ocellatus adulto. Arch. ital. anat. e. embriol. Anno 4, Fasc. 2, pp. 427–433 1905

STÄMPFLI, R.: Der heutige Stand der Frage der Erregungsleiter im Nerven (Autorreferat). Schweiz. Med. Wschr. **81**, 823 (1951)

STAHL, W.L., SWANSON, P.D.: Biochemical abnormalities in Huntington's chorea brains. Neurology. **24**, 813–819 (1974)

STAHR, H.: Über den Lymphapparat des äußeren Ohres. Anat. Anz. **15**, 381–387 (1899)

STARK, D.B., HACKLEMAN, G.L.: Facial muscle innervation by the great auricular nerve. Plast. reconstr. Surg. **28**, 592–594 (1961)

STARKIE, C., STEWART, D.: The intra-mandibular course of the inferior dental nerve. J. Anat. **65**, 319–323 (1930/31)

STAUDENRAUS, J.: Über die Entwicklung der Kieferhöhle nach der Geburt und ihre Bedeutung für die Entwicklung und Konstruktion des Gesichtsschädels. Med. dent. Diss. Erlangen 1939

STEAD, E.A., EBERT, R.V., ROMANO, J., WARREN, J.V.: Central autonomic paralysis. Arch. Neurol. Psychiat. (Chic.) **48**, 92–107 (1942)

STEIGER, A.: Die Entstehung der sphärischen Refraktion des menschlichen Auges. Berlin: Karger 1913

STEIGER, H.J., BÜTTNER-ENNEVER, J.A.: Oculomotor nucleus afferents in the monkey demonstrated with horseradish peroxidase. Brain Res. **160/1**, 1–15 (1979)

STEIN, B.M., CARPENTER, M.B.: Central projections of portions of the vestibular ganglia innervating specific parts of the labyrinth in the rhesus monkey. Amer. J. Anat. **120**, 281–318 (1967)

STELMASIAK, M. zit. nach BLINKOV und GLEZER (1968) (1952 und 1954)

STENNERT, E.: Aktuelle Probleme der Diagnostik der fazialisparesen. Laryngol. Rhinol. Otol. (Stuttgart) **58**, 139–143 (1979)

STENNERT, E. siehe MIEHLKE und Mitarb. (1981) (1981)

STENSAAS, L.: An Ultrastructural study of cat petrosal ganglia: a search for autonomic ganglion cells. Brain Research **124**, 29–39 (1977)

STENSAAS, L.J., FIDONE, S.J.: An ultrastructural study of cat petrosal ganglia: a search for autonomic ganglion cells. Brain Research **124**, 29–39 (1977)

STENSON: N. stenonis obs. anat. de glandulis ocul etc. appendix – clericus et mangetus biblioth anatom. Ed. II, Tom. II, Genev (p. 791) 1699

STEPHAN, H.: Allocortex. In: Nervensystem. (Handbuch der mikroskopischen Anatomie des Menschen, Bd. 4/Teil 9). OKSCHE, A., VOLLRATH, L. (Hrsg.). Berlin, Heidelberg, New York: Springer 1975

STEPHAN, H.: Vergleichende Anatomie des Allocortex. Verh. Anat. Ges. **70**, 217–251 (1976)

STEPHAN, H., ANDY, O.J.: Quantitative comparsion of the amygdala in insectivores and primates. Acta anat. (Basel) **98**, 130–153 (1977)

STEPHAN, H., MANOLESCU, J.: Comparative investigations on hippocampus in insectivores and primates. Z. mikr. anat. Forsch. **94/6**, 1025–1050 (1980)

STEPHENS, R.B., STILWELL, D.L.: Arteries and veins of the human brain. Springfield/Ill.: Thomas 1969

STERN, W. (1923) zit. nach LIEBALDT (1973)

STERNBERG, H.: Beiträge zur Kenntnis des vorderen Neuroporus beim Menschen. Z. Anat. Entwickl.-Gesch. **82**, 747–780 (1927)

STERNBERG, M.: Ein bisher nicht beschriebener Kanal im Keilbein des Menschen und mancher Säugetiere. Ein Beitrag zur Morphologie der Sphenoidalregion Arch. Anat. Physiol. Anat. Abt. **5/6**, 304–331 (1890)

STEVENS, J.R., MARK, V.H., ERWIN, F., PACHECO, P., SUEMATSU, K.: Deep temporal stimulation in man. Arch. Neurol. **21**, 157–169 (1969)

STEWART, J.M., OTT, J.E., LAGACE, R.: Submucous cleft palate, In: clinical delineation of birth defects, Part. XI, Orofacial Structures. National Foundation – March of Dimes, p. 64. Baltimore: Williams & Wilkins 1971

STEWART, R.M.: Localised cranial hyperostosis in insane. J. Neurol. Psychopath. **8**, 32–331 (1928)

STEWART, W., KING, R.B.: Fiber projections from the nucleus caudalis of the spinal trigeminal nucleus. J. comp. Neurol. **121**, 271–282 (1963)

STIEDA, L.: Processus Sömmeringii (od. ähnlich). Arch. Anat. Phys. 112 (1870)

STIEDA, L.: Der Gaumenwulst. Internationale Beiträge zur wissenschaftlichen Medicin. Berlin: Hirschwald 1891

STILLING, B.: Über die Medulla oblongata. Erlangen: Enke 1843

STILLING, B.: Untersuchungen über den Bau des Nervensystems. Erlangen: Enke 1843

STOCHDORPH, O.: Über Verteilungsmuster von venösen Kreislaufstörungen des Gehirns. Arch. Psychiat. Z. ges. Neurol. **208**, 285–298 (1966)

STOCHDORPH, O., MEESSEN, H.: Die arteriosklerotische und die hypertonische Hirnerkrankung. In: Nervensystem: Erkrankungen des zentralen Nervensystems. (Handbuch der speziellen pathologischen Anatomie und Histologie, Bd. 13/ Teil 1 Bandteil B). SCHOLZ, W. (Hrsg.). Berlin, Göttingen, Heidelberg: Springer 1957

STOPFORD, J.S.B.: The arteries of the pons and medulla oblongata. J. Anat. Physiol. **50**, 131–164 (1916)

STOPFORD, J.S.B.: Remarks on the causation of the increased intracranial pressure associated with tumours within the cranium. (Preliminary note). Brit. med. J. **2**, 1207–1208 (1926)

STOPFORD, J.S.B.: The functional significance of the arrangement of the cerebral and cerebellar veins. J. Anat. (Lond.) **64**, 257–261 (1930)

STREETER, G.L.: The development of the nervous system. In: Manual of human embryology. KEIBEL, F., MALL, F.P. (eds.). Philadelphia/Ill.: Lippincott 1912

STREETER, G.L.: The development of the venous sinuses of the dura mater in the human embryo. Amer. J. Anat. **18/2**, 145–178 (1915)

STREETER, G.L.: The developmental alterations in the vascular system of the brain of the human embryo. Contrib. Embryol. **8**, 5–38 (1918)

STREETER, G.L.: Developmental horizons in human embryo. Horizon XV. Contrib. Embryol. **32**, 138–151 (1948)

STREETER, G.L.: Developmental horizons in human embryos. Description of age groups XV, XVI, XVII and XVIII. Carneg. Inst. Publ. No. 575. Contrib. Embryol. **32**, 133–204 (1948)

STREIT, H.: Beitrag zum Flachverlauf des Nervus facialis. Arch. Ohrenheilk. **58**, 233–235 (1903)

STRENGE, H., BRAAK, E., BRAAK, H.: Über den Nucleus striae terminalis im Gehirn des erwachsenen Menschen. Z. mikr. anat. Forsch. **91/1**, 105–118 (1977)

STRÖM, S.: Über die Röntgendiagnostik der intracraniellen Verkalkungen. Fortschr. Röntgenstr. **27**, 577 (1921)

STROMINGER, N.L.: The origins, course and distribution of the dorsal and intermediate acoustic striae in the rhesus monkey. J. comp. Neurol. **147**, 209–233 (1973)

STROMINGER, N.L., TRUSCOTT, T.C., MILLER, R.A., ROYCE, G.J.: An autoradiographic study of the rubroolivary tract in the rhesus monkey. J. comp. Neurol. **183**, 33–46 (1979)

STRUPPLER, W.: Zur Klinik und Therapie der Jochbeinbrüche. Ther. Umsch. **32/10**, 647–657 (1975)

STUBBE, CH.: Variationsstatistische Untersuchungen an den Nerven- und Gefäßpforten des Gesichtsschädels. Med. Diss. Würzburg 1976

STÜFE, J.: Zur diagnostischen Wertigkeit von Lymphozyten und Plasmazellen im Liquor cerebrospinalis. Inaug. Diss. Würzburg 1979

STUPKA, W.: Die Mißbildungen und Anomalien der Nase und des Nasenrachenraumes. Wien: Springer 1938

SUMITSUJI, N., MATSUMOTO, K.: Electromyographic investigation of the facial muscles. Electromyography **7**, 77–95 (1967)

SUNDERLAND, S.: The projection of the cerebral cortex on the pons and cerebellum in the Macaque monkey. J. Anat. (Lond.) **74**, 201–226 (1940)

SUNDERLAND, S.: Distribution of commissural fibres in corpus callosum in macaque monkey. J. Neurol. Psychiat. **3**, 9–18 (1940)

SUNDERLAND, S.: Neurovascular relations and anomalies at the base of the brain. J. Neurol. Neurosurg. Psychiat. **11**, 243–257 (1948)

SUNDERLAND, S.: The tentorial notch and complications produced by herniations of the brain, through that aperture. Brit. J. Surg. **45**, 422–438 (1957/58)

SUNDERLAND, S.: Nerves and nerve injuries. Baltimore: Williams & Wilkins 1968

SUNDERLAND, S., BRADLEY, K.C.: Endoneurial tube shrinkage in the distal segment of a severed nerve. J. comp. Neurol. **93**, 411–420 (1950)

SUSMAN, W.: Embryonic epithelial rests in the pituitary. Brit. J. Surg. **19**, 571–576 (1932)

SUZUKI, J., TAKAKU, A., ASAHI, M.: Study of diseases presenting fibrilla-like vessels at the base of brain (frequently found in the Japaneses). Brain Nerve (Tokyo) **17**, 767–776 (1965)

SWEET, A.P.S.: Radiodontic study of the mental foramen. Dent. Radiogr. Photogr. **32**, 28–33 (1959)

Sweet, W.H.: Spontaneous cerebral ventriculostium. Arch. Neurol. Psychiat. (Chic.) **44**, 532–540 (1940)

Sweet, W.H., Talland, G.A., Ervin, F.R.: Loss of recent memory following section of fornix. Transactions of the American Neurological Association **84**, 76–82 (1959)

Swensson, A.: Faseranalytische Untersuchungen am Nervus trochlearis und Nervus abducens. Acta anat. (Basel) **7**, 154–172 (1949)

Sylla, S., Dintimille, H., Sow, M., Argenson, C.: La division du nerf facial intraparotidien etude morphologique (128 dissections) et anthropometrique. Bull. Ass. Anat. (Nancy) **59/164**, 265–274 (1975)

Symington, J.: The external auditory meatus in the child. J. anat. Physiol. **19**, 3–8 (1885)

Symington, J.: The topographical anatomy of the child. Edinburgh 1887

Szentàgothai, J.: Die innere Gliederung des Oculomotoriuskernes. Arch. Psychiat. Nervenkr. **115**, 127–135 (1942)

Szentàgothai, J.: The representation of facial and scalp muscles in the facial nucleus. J. comp. Neurol. **88**, 207–220 (1948)

Szentàgothai, J.: Functional representation in the motor trigeminal nucleus. J. comp. Neurol. **90/I**, 111–120 (1949)

Szikla, G., Bouvier, G., Hori, T.: Localization of brain sulci and convolutions by arteriography. A stereotactic anatomo-radiological study. Brain Res. **95**, 497–502 (1975)

Szikla, G., Bouvier, G., Hori, T., Petrov, V.: Angiography of the human brain cortex. Atlas of vascular patterns and stereotactic cortical localization. Berlin, Heidelberg, New York: Springer 1977

Taarnhøj, P.: Decompression of the trigeminal root and the posterior part of the ganglion as treatment in trigeminal neuralgia. Preliminary communication. J. Neurosurg. **9**, 288–290 (1952)

Tabb, H.G., Tannehill, J.F.: The tympanomastoid fissure: a reliable approach to the facial nerve in parotid surgery. Sth. med. J. (Bgham. Ala.) **66/11**, 1273–1276 (1973)

Tabuchi, K.: Zytoarchitektonische Untersuchung des Corpus striatum beim Menschen. J. Hirnforsch. **11**, 325–332 (1969/70)

Takeshige, Y.: Die Bedeutung des Venensystems für die Hämodynamik des Hirnstammes. Anat. Anz. **125**, 166–192 (1969)

Takeuchi, K.: Occlusive diseases of the carotid artery. Recent advances in research of the nervous system. **5**, 511–543 (1961)

Tamari, M.J.: The facial nerve. J. int. Coll. Surg. **23/3**, 364–370 (1955)

Tanaka, T.: Ganglion sphenopalatinum des Menschen. Arbeiten aus der 3. Abteilung des Anatomischen Instituts der kaiserlichen Universität Kyoto **3**, 91–115 (1932)

Tandler, J.: Zur Entwicklungsgeschichte der arteriellen Wundernetze. Anat. Hefte (Wiesbaden) **31**, 235–267 (1906)

Tandon, P.N., Harkmark, W.: Spontaneous ventriculocisternostomy with relief of obstructive hydrocephalus. Neurology **9**, 699–703 (1959)

Tanner, J.M.: Wachstum und Reifung des Menschen. Stuttgart: Thieme 1962

Taptas, J.N.: Les anévrismes artérioveineux carotido-caverneux. Neuro-Chir. **8**, 385–394 (1963)

Tarlov, E.: Anatomy of the two vestibulo-oculomotor projection system. Brain Res. **37**, 471–491 (1972)

Tarlov, E., Roffler-Tarlov, S.: The representation of extraocular muscles in the oculo-motor nuclei: Experimental studies in the cat. Brain Res. **34**, 36–52 (1971)

Tarlov, I.M.: Structure of the nerve root. I. Nature of the junction between the central and the peripheral nervous system. Arch. Neurol. Psychiat. **37**, 555–583 (1937)

Tarlov, I.M.: Structure of the nerve root. II. Differentation of sensory from motor roots; observations on identification of function in roots of mixed cranial nerves. Arch. Neurol. Psychiat. (Chic.) **37**, 1338–1355 (1937)

Tarkhan, A.A., Abd-el-Malek, S.: On the presence of sensory nerve cells on the hypoglossal nerve. J. Comp. Neurol. **93**, 219–228 (1951)

Taveras, J.M.: The roentgen diagnosis of intracranial incisural space occupying lesions. Am. J. Roentgenol., Rad. Therapy and Nuclear Med. **84**, 52–69 (1960)

Taveras, J.M., Wood, E.H.: Diagnostic neuroradiology. Baltimore: Williams & Wilkins 1964

Teal, J.S., Rumbaugh, C.L., Bergeron, R.Th., Segall, H.D.: Congenital absence of the internal carotid artery associated with cerebral hemiatrophy, absence of the external carotid artery, and persistence of the stapedial artery. Amer. J. Roentgenol. **118**, 534–545 (1973)

Teal, J.S., Rumbaugh, C.L., Bergeron, R.Th., Segall, H.D.: Anomalies of the middle cerebral artery: Accessory artery, duplication, and early bifurcation. Amer. J. Roentgenol. **118**, 567–575 (1973)

Teal, J.S., Rumbaugh, C.L., Segall, H.D., Bergeron, R.T.: Anomalous branches of the internal carotid artery. Radiology **106**, 567–573 (1973)

Tebo, H.G., Telford, I.R.: An analysis of the variations in positions of the mental foramina. Anat. Rec. **107**, 61–66 (1950)

Teichmann, L.: Das Saugadersystem vom anatomischen Standpunkte. Leipzig: Engelmann 1861

Temerèskàsi, D.: Neurohistologische Untersuchung eines tumors des glomus caroticum. Arch. klin. Exp. Ohren.-, Nasen.-Kehlkopfheilk. **196**, 410–413 (1970)

Tenchini, L.: Di un emissario anomalo orbito-frontale. Monitore Zoologico Italiono **16**, 90–93 (1905)

Teschemacher, H.: Endophrine – die endogenen Liganden der Opiatrezeptoren. Arzneimittel-Forsch. **28/8**, 1268–1270 (1978)

Teuber, H.L.: Space perception and its disturbances after brain injury in man. Neuropsychologica **1**, 47–57 (1963)

Teufel, J.: Einbau der Arteria carotis interna in den Canalis caroticus unter Berücksichtigung des transbasalen Venenabflusses. Gegenbaurs morph. Jb. **106**, 188–274 (1964)

Tessier, P.: Anatomical classification of facial, craniofacial and laterofacial clefts. J. Max. fac. Surg. **4**, 69–92 (1976)

Theile, Fr.W.: Die Lehre von den Muskeln. In: Vom Baue des menschlichen Körpers. Sömmering, S.Th. v. (Hrsg.). Bd. 3, 1. Abt. Leipzig 1841

Theile, Fr.W.: Die Asymmetrien der Nase und des Nasenskeletes. Z. rat. Med. (II. Folge) **6**, 242 (1855)

Thilander, B., Carlson, G.E., Ingervall, B.: Postnatal development of the human temporomandibular joint. I. A histological study. Acta odont. scand. **34**, 117–126 (1976)

Thomas, P.K.: Changes in the endoneurial sheaths of peripheral myelinated nerve fibres during Wallerian degeneration. J. Anat. (Lond.) **98/2**, 175–182 (1964)

THOMPSON, W.S.: Degenerations resulting from lesions of the cortex of the temporal lobe. J. Anat. (Paris) 35, 147–165 (1900/01)

THOMSEN, R.: Über eigentümliche aus veränderten Ganglienzellen hervorgegangene Gebilde in den Stämmen der Hirnnerven des Menschen. Virchows Arch. pathol. Anat. 109, 459–465 (1887)

THOMSSON, A.: The orbito-maxillary frontal suture in man and the apes with notes on the varieties of the human lacrymal bone. J. Anat. (Paris) 24, 348–357 (1890)

THORSTEINSDOTTIR, K.: Über Faserzahlen des N. oculomotorius, N. trochlearis, N. abducens, N. ophthalmicus, N. maxillaris und N. mandibularis sowie die Faszikelanzahl des N. maxillaris. Med. dent. Diss. Würzburg 1982

THURNER, J.: Allgemeine morphologische Pathologie des Knorpelgewebes in Beziehung zum Lebensalter. Dtsch. Ges. Orthop. 4, 12 (1969)

TISCH-ROTTENSTEINER, K.: Öffnungen und Varietäten der mittleren Schädelgrube. Diss. Würzburg 1975

TILLMANN, B., LORENZ, R.: The stress at the human atlanto-occipital joint. I. The development of the occipital condyle. Anat. Embryol. 153, 269–277 (1978)

TILLMANN, B., HÄRLE, F., SCHLEICHER, A.: Biomechanik des Unterkiefers. Dtsch. zahnärztl. Z. 38, 285–293 (1983)

TODE Medizinisch Chirurgische Bibliothek (Kopenhagen): 10, 408 (zit. nach LIE, 1968) (1787)

TÖNDURY, G.: Embryopathien. Über die Wirkungsweise (Infektionsweg und Pathogenese) von Viren auf den menschlichen Keimling. Berlin, Göttingen, Heidelberg: Springer 1962

TÖNDURY, G.: Über die Genese der Lippen-, Kiefer-Gaumenspalten. Fortschr. Kiefer- u. Gesichtschir. 1, 1–8 (1955)

TÖNDURY, G., SMITH, D.: Fetal rubella pathology. J. Pediat. 68, 867–879 (1966)

TÖNNIS, W., PIA, H.W.: Die Geschwülste der mittleren Schädelgrube im Arteriogramm. Zbl. Neurochir. 12, 145–165 (1952)

TÖRÖK, A. v.: Über einen Universal-Kraniometer. Zur Reform der kraniometrischen Methodik. Internat. Monatsschr. f. Anat. u. Physiol. (Leipzig) 5, 165, 233, 277, 307 (1888)

TÖRÖK, A. v.: Grundzüge einer systematischen Kraniometrie. Stuttgart: Enke 1890

TOLDT, C.: Osteologische Mitteilung. 1. Entstehung und Ausbildung der Conchae und des Sinus sphenoidalis etc. Lotus Jb. Naturwiss. Prag NF 3 u. 4, 61 (1882)

TOLDT, C.: Über das Wachsthum des Unterkiefers. Prag: Haase 1884

TOLDT, C.: Über Welcker's Cribra orbitalia. Mitt. d. Anthrop. Ges. Wien (neue Folge Bd. 6) 16, 20–24 (1886)

TOLDT, C.: Über einige Structur- und Formverhältnisse des menschlichen Unterkiefers. Corr. Bl. Dtsch. Ges. anthropol. 35, 94–98 (1904)

TOLDT, C.: Die Ossicula mentalia und ihre Bedeutung für die Bildung des menschlichen Kinnes. S. Ber. Math. Nat. Kl. Kais. Akad. Wiss. (Wien) 114/III, 657–692 (1905)

TOMASCH, J.: A quantitative analysis of the human anterior commissure. Acta. anat. (Basel) 30, 902–906 (1957)

TOMASCH, J., EBNESSAJJADE, D.: The human nucleus ambiguus. A quantitative study. Anat. Rec. 141, 247–252 (1961)

TOMASCH, J., SCHWARZACHER, H.J.: Die innere Struktur peripherer menschlicher Nerven im Lichte faseranalytischer Untersuchungen. Acta. anat. (Basel) 16, 315–354 (1952)

TONCRAY, J.E., KRIEG, W.J.S.: The nuclei of the human thalamus: a comparative approach. J. comp. Neurol. 85, 421–459 (1956)

TOOLE, F.J.: Effects of change of head, limb and body position on cephalic circulation. N. Engl. J. Med. 279, 307–311 (1968)

TOPINARD, P. (zit. nach HOVORKA, O., 1893)

TORACK, R.M., FINKE, E.H.: Evidence for a sequestration of function within the area postrema based on scanning electron microscopy and the penetration of horseradish peroxidase. Z. Zellforsch. 118, 85–96 (1971)

TORGERSEN, J.: Frontal sinuses in bronchiectasis. Study on morphological basis of lung disease. Acta radiol. 32, 185–192 (1949)

TORGERSEN, J.: Roentgenological study of metopic suture. Acta radiol. (Stockh.) 33, 1–12 (1950)

TORGERSEN, J.: Hereditary factors in the sutural pattern of the skull. Acta radiol. (Stockh.) 36/5, 374–382 (1951)

TORKILDSEN, A.: The gross anatomy of the lateral ventricles. J. Anat. 68, 480–491 (1933/34)

TORKILDSEN, A.: Spontaneous rupture of the cerebral ventricles. J. Neurosurg. 5, 327–339 (1948)

TORRE, E. DE LA, OCCHIPINTI, E., POLLICITA, A.: La morphologia delle grosse Arterie cervicali nell'eta neonatale ed infantale. Riv. Neurobiol. 14, 531–544 (1968)

TORTELLA, E.P.: Le plexus parotidien du facial. Ann. Anat. path. 12, 41–50 (1935)

TOWBIN, A.: Spinal cord and brain stem injury at birth. Arch. Path. 77, 620–632 (1964)

TRIEPEL, H.: Ueber gelbes Bindegewebe. Anat. Anz. 15, 300–305 (1899)

TROLARD, P.: Quelques articulations de la colonne vertebrale. Intern. Monatsschrift für Anat. und Physiol. 10, 3–11 (1893)

TSAI, CH.: The optic tracts and centers of the opossum, Didelphis Virginiana. J. comp. Neurol. 39, 173–216 (1925)

TRUEX, R.C., CARPENTER, M.B.: Human Neuroanatomy, 6th ed. Baltimore: Williams und Wilkins 1969

TURKEWITSCH, N.: Die Kerne des zentralen Höhlengraus der Sylvius'schen Wasserleitung des Menschen im Prozess ihrer Bildung. Anat. Anz. 81, 1–7 (1935)

TURNBULL, I.M., DRAKE, C.G.: Membranous occlusion of the aqueduct of Sylvius. J. Neurosurg. 24, 24–33 (1966)

TURNER, O.A.: Growth and development of the cerebral cortical pattern in man. Arch. Neurol. Psychiat. (Chic.) 59, 1–12 (1948)

TURNER, O.A.: Some data concerning the growth and development of the cerebral cortex in man. Arch. Neurol. Psychiat. (Chic.) 64, 378–384 (1950)

TURNER, O.A., GARDNER, W.J.: Familial involvement of the nervous system by multiple tumors of the sheaths and enveloping membranes. Hereditary, clinical, and pathological study of central and peripheral neurofibromatosis. Am. J. Cancer 32, 339–360 (1938)

TURNER, W.: The relation of the alveolar from of cleft palate to the incisor teeth and the intermaxillary bones. J. Anat. Physiol. (Lond.) 19, 198–213 (1884/85)

TURNER und PORTER zit. nach SILBIGER (1951) (1922)

UECK, M., WAKE, K.: Über eine Zuordnung von Pinealozyten zu den Paraneuronen. Verh. Anat. Ges. 74, 765–767 (1980)

UELTZER zit. nach BURKHARDT, L. (1970)

Uemura, S., Fujishita, M., Fuchihata, H.: Radiographic interpretation of so-called developmental defect of mandible. Oral. Surg. **41**, 120–126 (1976)

Ugrumov, M.V., Mitskevich, M.S.: The adsorptive and transport capacity of tanycytes during the perinatal period of the rat. Cell. Tiss. Res. **211**, 493–501 (1980)

Ulrich, K.: Verletzungen des Gehörgangs bei Schädelbasisfrakturen. Helsingfors. (zit. nach Fisch 1979) (1926)

Ungerstedt, U.: Stereotaxic mapping of the monoamini pathways in the rat brain. Acta physiol. scand. [Suppl.] **367**, 1–49 (1971)

Unterharnscheidt, F., Jachnik, D., Gött, H.: Der Balkenmangel. In: Monograhien aus dem Gesamtgebiet der Neurologie und Psychiatrie, Heft 124. Müller, M., Spatz, H., Vogel, P. (Hrsg.). Berlin, Heidelberg, New York: Springer 1968

Usunoff, K.G., Hassler, R., Romansky, K., Usunova, P., Wagner, A.: The nigrostriatal projection in the cat. Journal of the Neurological Sciences **28**, 265–288 (1976)

Utz, W., Hoppe, W.: Zur Chirurgie der queren Gesichtsspalte. Fortschr. Kiefer- u. Gesichtschir. **21**, 266–268 (1976)

Vaccarezza, O.L., Sepich, L.N., Tramezzani, J.H.: The vomeronasal organ of the rat. J. Anat. (Lond.) **132**, 167–185 (1981)

Valentin, G.: Ueber eine gangliöse Anschwellung in der Jacobsonschen Anastomose des Menschen. Arch. Anat. Physiol. wissensch. Med., 287–290 (1840)

Valkenburg, C.T. van: Nucleus facialis dorsalis, nucleus trigemini posterior, nucleus posterior. Proc. kon. ned. Akad. Wet. **13**, 143 (1910)

Valkenburg, C.T. van: On the splitting of the nucleus trochlearis. Proc. kon. ned. Akad. Wet. **14**, 1023 (1912)

Valverde, F.: Studies on the forebrain of the mouse, Golgi observations. J. Anat. (Lond.) **97**, 157–180 (1963)

Valverde, F.: Efferent connections of the amygdala in the cat. Anat. Rec. **145**, 355 (1963)

Valverde, F.: Amygdaloid projection field. In: The rhinencephalon and related structures. Bargmann, W., Schadè, J.P. (eds.). Progr. Brain Res. **3**, 20–30. Amsterdam: Elsevier 1963

Van Bogaert, L.: Familial spongy degeneration of the brain (complementary study of the family R) Acta psychiat. scand. **39**, 107–113 (1963)

Van Buren, J.M., Borke, R.C.: Variations and connections of the human thalamus, Vol. 2. Berlin, Heidelberg, New York: Springer 1972

Van Buren, J.M., Fedio, P.: Functional representation on the medial aspect of the frontal lobes in man. J. Neurosurg. **44**, 275–289 (1976)

Van Buren, J.M., Baldwin, M., Alvord, E.C. Jr.: The temporal horn: Its development normal variations and changes associated with non-expanding epileptogenic lesions of the temporal lobe. Acta radiol. (Stockh.) **46**, 703–718 (1956)

Van Buren, J.M., Bucknam, C.A., Pritchard, W.L.: Autonomic representation in the human orbitotemporal cortex. Neurology **11**, 214–224 (1961)

Vance, B.M.: Subdural hemorrhages following ruptures of arteries and veins on surface of cerebru. Amer. J. Path. **25**, 285 (1949)

Vance, B.M.: Ruptures of surface blood vessels on cerebral hemispheres as a cause of subdural hemorrhage. Arch. Surg. **61**, 992–1006 (1950)

Van den Bergh, R.: Einige Besonderheiten der intracerebralen Gefäßordnung. Zbl. Neurochir. **25**, 180–197 (1965)

Van der Eecken, H., Adams, R.D.: The anatomy and functional significance of the meningeal arterial anastomoses of the human brain. J. Neuropath. exp. Neurol. **12**, 132–157 (1953)

Van der Rahe, A.R.: Anomalous commissure of the 3rd ventricle (aberrant dorsal supraoptic decussation). A report on eight cases. Arch. Neurol. **37**, 1283–1288 (1937)

Van Hoesen, G.W., Pandya, D.N.: Some connections of the entorhinal (area 28) and perirhinal (area 35) cortices of the Rhesus Monkey. III. Efferent connections. Brain Res. **95**, 39–59 (1975)

Van Hoesen, G.W., Pandya, D.N., Butters, M.: Cortical afferents of the entorhinal cortex of the rhesus monkey. Science **175**, 1471–1473 (1972)

Vannucci, D., Castaldi, L.: Sulla grandezza della sella turcica umona normale. Ser. biol. Siena, S. 25 (zit. nach Martin Saller, 1959) (1926)

Vara-Thorbeck, R.: Über die embryonale Entwicklung des Plexus tympanicus und der nicht-chromaffinen Paraganglien des Mittelohres. Acta anat. (Basel) **76**, 469–480 (1970)

Vastine, J.H., Kinney, K.K.: The pineal shadow as an aid in the localization of brain tumors. Amer. J. Roentgenol. **17**, 320–324 (1927)

Vaughn, J.E., Hinds, P.L., Skoff, R.P.: Electron microscopic studies of Wallerian degeneration in rat optic nerves. I. The multipotential glia. J. comp. Neurol. **140**, 175–206 (1970)

Veau, V.: Hasenscharten menschlicher Keimlinge auf der Stufe 21–23 mm S. St. L. Z. Anat. Entwickl.-Gesch. **108**, 460–477 (1938)

Verga, A.: Sul ventriculo della volta a tre pilastri. Gazz. med. lombarda 7 (1851)

Verhaart, W.J.C.: Die aberrierenden Pyramidenfasern bei Menschen und Affen. Schweiz. Arch. f. Neurol. u. Psychiat. **36**, 170–190 (1935)

Verschuer, O., v.: Zur Frage der Asymmetrie des menschlichen Körpers. Z. Morph. Anthrop. **27**, 171–178 (1930)

Verschuer, O. v.: Erbpathologie (Ein Lehrbuch für Ärzte). Leipzig, Dresden: Steinkopff 1934

Verschuer, O. v.: Die Erbbedingtheit des Körperwachstums. Z. Morph. Anthrop. **34**, 398 (1934)

Vesalius, A.: De humani corporis fabrica libri septem. Basilensis (zit. nach Rauber, 1897) 1543

Vesalius, A.: De humani corporis fabrica libri septem. 2. Aufl., Basel 1552

Vicq d'Azyr, F.: Observations anatomiques sur trois singes, etc., Hist de l'Acad. Roy. Sci. Paris 478–493 (1780)

Vicq d'Azyr, F.: Traité d'Anatomie et de Physiologie. Paris: Didot 1786

Vicq d'Azyr, F.: Traite d'Anatomie et de Physiologie, Paris 1796

Vidič, B.: The structure of the palatum osseum and its toral overgrowths. Acta anat. (Basel) **71**, 94–99 (1968)

Vidič, B.: The prenatal morphogenesis of the lateral nasal wall in the rat (Mus rattus). J. Morph. **133/3**, 303–318 (1971)

Vierordt, H.: Anatomische, physiologische und physikalische Daten und Tabellen, 3. Aufl. Jena: Fischer 1906

Virchow, H.: Gesichtsmuskeln und Gesichtsausdruck. Arch. anat. Physiol. 371–436 (1908)

VIRCHOW, H.: Muskelmarken am Schädel. Sonderabdruck aus der Zeitschrift für Ethnologie, Heft 3 und 4 (1910)

VIRCHOW, H.: Stellung der Haare im Brauenkopfe. Z. Ethnologie **44**, 402–405 (1912)

VIRCHOW, R.: Untersuchungen über die Entwicklung des Schädelgrundes im gesunden und krankhaften Zustande und über den Einfluß derselben auf Schädelform, Gesichtsbildung und Gehirnbau. Berlin: Reimer 1857

VIRCHOW, R.: Die Cellularpathologie in ihrer Begründung auf physiologische und pathologische Gewebelehre. Berlin: Hirschwald 1858

VIRCHOW, R.: Cellular pathology as based upon physiological and pathological histology. Translated from the Second German Edition by F. Chance, pp. 415–416. New York: De Witt 1860

VIRCHOW, R.: Cellular pathology, pp. 315–320. Philadelphia: Lippincott and Co. 1863

VIRCHOW, R.: Die krankhaften Geschwülste. Berlin: Hirschwald 1863–1867

VIRCHOW, R.: Zur pathologischen Anatomie des Gehirns. 1. Congenitale Encephalitis und Myelitis. Virch. Arch. **38**, 129–142 (1867)

VIRCHOW, R.: Beiträge zur physischen Anthropologie. Dtsch. Königl. Akad. Wiss. Berlin 380 (1876)

VOETMANN, E.: On the Structure and Surface Area of the Human Choroid Plexuses. Acta Anat. Supp. 10 = 1, Vol. VIII (1949) (Auszüge)

VOGT, C., VOGT, O.: Allgemeine Ergebnisse unserer Hirnforschung. J. Psychol. Neurol. (Lpz.) **25**, 279–462 (1919)

VOGT, C., VOGT, O.: Zur Lehre der Erkrankungen des striären Systems. J. Psychiat. Neurol. **25**, 627–846 (1920)

VOGT, C., VOGT, O.: Die nosologische Stellung des Status marmoratus des Striatum. Psychiat.-neurol. Wschr. **28**, 85–87 (1926)

VOGT, C., VOGT, O.: Morphologische Gestaltung unter normalen und pathogenen Bedingungen. J. Psychol. Neurol. **50**, 1–524 (1942)

VOGT, O.: Der Wert der myelogenetischen Felder der Großhirnrinde. Anat. Anz. **29**, 273–287 (1906)

VOGT, O.: Die myeloarchitektonische Felderung des menschlichen Stirnhirns. J. Psychol. Neurol. (Lpz.) **15**, 221–238 (1910)

VOLLMAR, J.: Rekonstruktive Chirurgie der Arterien. Stuttgart: Thieme 1967

VOLLMAR, J., EL BAYAR, M., KOLMAR, D., PFLEIDERER, TH., DIETZEL, P.B.: Zerebrale Durchblutungsinsuffizienz bei Verschlußprozessen der A. subclavia (subclavian steal effect). Dtsch. med. Wschr. **90**, 8–14 (1965)

VOSS, H.: Das regelmäßige Vorkommen von Kalk- oder Konkrementkörperchen an der Commissura habenularum des menschlichen Gehirns. Anat. Anz. **109**, 445–448 (1959)

VOTAW, C.L.: Certain functional and anatomical relations of the cornu ammonis of the macaque monkey. I. Functional relations. J. comp. Neurol. **112**, 353–382 (1959)

VRAA-JENSEN, G.: The motor nucleus of the facial nerve. Kopenhagen: Ejnar Munksgaard-Verlag 1942

VROLIK, A.J.: Die Verknöcherung des Schläfenbeins der Säugethiere. Niederl. Arch. Zool. **1**, 291–318 (1873)

WADA, J.: A new method for the determination of the side of cerebral speech dominance. A preliminary report on the intracarotid injection of Sodium Amytal. Igaku to Seibutsugaku (Medicine and Biology) (Japanese) **14**, 221–222 (1949)

WADA, J., RASMUSSEN, T.: Intracarotid injection of sodium amytal for the lateralization of cerebral speech dominance: Experimental and cliical observations. J. Neurosurg. **17**, 266–282 (1960)

WAGENEN, W.P. VAN, HERREN, R.Y.: Surgical division of commissural pathways in the corpus callosum: relation to spread of an epileptic attack. Arch. Neurol. Psychiat. **44**, 740 (1940)

WAGGONER, R.W., FERGUSON, W.G.: The development of the plantar reflex in children. Arch. Neurol. Psychiat. (Chic.) **23**, 619–633 (1930)

WAGMAN, I.H., LESSE, H.: zit. nach MARSHALL, J. 1961 (1952)

WAGNER, A., DUPELJ, M., LEE, K.C.: The effects of drugs on the field potential in the caudate nucleus following nigra stimulation. Acta Neurochir. (Wien) [Suppl.] **24**, 191–198 (1977)

WAGNER, H.: Massbestimmung der Oberfläche des großen Gehirns. Inaug. Diss. Göttingen 1864

WAGNER, R.: Vorstudien einer wissenschaftlichen Morphologie und Physiologie des menschlichen Gehirns als Seelenorgan. (Zit. nach TURNER 1950) (1862)

WAHREN, W.: Anatomische Untersuchungen am menschlichen Corpus geniculatum laterale. J. Hirnforsch. **2**, 78–93 (1956)

WALBERG, F.: Light and electron microscopical data on the distribution and termination of primary vestibular fibers. Progr. Brain Res. **37**, 79–88 (1972)

WALCHER, G.: Weitere Erfahrung in der willkürlichen Beeinflussung der Form des kindlichen Schädels. Münch. med. Wschr. 134–137 (1911)

WALKER, A.E.: The primate thalamus. Chicago: University of Chicago Press 1938

WALKER, A.E.: The thalamus of the chimpanzee. II. Its nuclear structure, normal and following hemidecortication. J. comp. Neurol. **69**, 487–507 (1938)

WALKER, A.E.: The thalamus of the chimpanzee. IV. Thalamic projections to the cerebral cortex. J. Anat. **73**, 37–93 (1938)

WALKER, A.E., BLUMER, D.: The localization of sex in the brain. In: Cerebral localization. ZÜLCH, K.J., CREUTZFELD, O., GALBRAITH, G.C. (eds.), pp. 184–199. Berlin, Heidelberg, New York: Springer 1975

WALKER, E., MOORE, W.W., SIMPSON, JR: Intranasal Encephaloceles. Archives of Otolaryngology **55**, 182–187 (1952)

WALKHOFF, O.: Der menschliche Unterkiefer im Lichte der Entwicklungsmechanik. Dtsch. Mschr. Zahnheilk. (zit. nach WALKHOFF, 1901) (1900 und 1901)

WALKHOFF, O.: Die normale Histologie menschlicher Zähne einschließlich der mikroskopischen Technik. Leipzig: Felix 1901

WALL, P.D., DAVIS, G.D.: Three cerebral cortical systems affecting autonomic function. J. Neurophysiol. **14**, 507–517 (1951)

WALKHOFF, O.: Der Unterkiefer der Anthropomorph. in Studien z. Entw. der Tiere. Wiesbaden: SELENKA, E v H 9, (zit. nach ROHEN 1958) (1902)

WALLER, W.H.: Topographical relations of cortical lesions to thalamic nuclei in the albino rat. J. comp. Neurol. **60**, 237–269 (1934)

WALTER, H.: Die Entstehung der Gesichtsskoliose bei muskulärem Schiefhals. Verh. d. Dtsch. Orthop. Gesellsch. Beilageheft der Zeitschrift für orthopädische Chirurgie **49**, 414–422 (1928)

WANIA, J.H., WALSH, F.B.: Absence of ocular signs with cerebellar ablation in an infant. Arch. Ophthal. **61**, 655–656 (1959)

WARWICK, R.: The relation of the direction of the mental foramen to the growth of the human mandible. J. Anat. **84**, 116–122 (1950)

WARWICK, R.: Representation of the extra-ocular muscles in the oculomotor nuclei of the monkey. J. comp. Neurol. **98**, 449–493 (1953)

WARWICK, R.: Oculomotor organization. In: The oculomotor system. BENDER, M.B. (ed.), pp. 173–204. New York: Hoeber 1964

WARWICK, R., WILLIAMS, P.L.: Gray's Anatomy, 35th edn. London: Longman Group 1973

WASHBURN, S.L.: Die Evolution des Menschen. Spektrum der Wissenschaft **8**, 107–111 (1979)

WATERSTON, J.: zit. nach BROCKLEHURST 1969 (1923)

WATSON, C., VIJAYAN, N.: The sympathetic innervation of the eyes and face: a clinicoanatomic review. Anat. Rec. **193**, 714–716 (1979)

WEAVER, C.: Frequency of occurrence of the transversus menti muscle. Plast. reconstr. Surg. **61/2**, 231–233 (1978)

WEBER, E.H.: Handbuch der Anatomie des Menschen; Bd. II. Braunschweig: Verlag der Schulbuchhandlungen 1830

WEBER, M.J.: Über die Conformität des Kopfes und Beckens. J. Chir. Augenheilk. (Berlin) **4**, 594–625 (1822)

WECHSELBERG, K., WESSELY, J.: Planimetrische Meßmethode an Röntgenbildern kindlicher Hirnschädel mit Normwerten für das Kindesalter. Z. Kinderheilk. **114**, 39–53 (1972)

WECHSLER, D.: The measurement of adult intelligence, 2nd edn. Baltimore: Williams & Wilkins 1941

WEED, L.H.: Studies on the cerebro-spinal fluid. J. med. Res. **31**, 21–117 (1914)

WEED, L.H.: The development of the cerebro-spinal spaces in pig and in man. Contr. Embryol. Carneg. Instn **5**, 3–116 (1917)

WEERDA, H., MÜNKER, G.: Mehrfachlappen in der Chirurgie des Gesichtes und des Halses. HNO **26**, 272–277 (1978)

WEGMANN, T., SOLLBERGER, W.: Die symmetrische asymptomatische Parotishypertrophie. Symptom einer chronischen Pancreasinsuffizienz? Schweiz. med. Wschr. **90**, 508–511 (1960)

WEIDAUER, H.: Ein Beitrag zu den seltenen kongenitalen Mißbildungen der Glandula parotis und deren Ausführungsgang. Z. Laryng. Rhinol. **50**, 686–690 (1971)

WEIDENHAMMER, W.: zit nach KUYPERS 1958 (1896)

WEIGNER, K.: Über den Verlauf des Nervus intermedius. Anat. Hefte **29/1**, 97–162 (1905)

WEIL, A., LASSEK, A.M.: The quantitative distribution of the pyramidal tract in man. Arch. Neurol. Psychiat. (Chic.) **22**, 495–510 (1929)

WEINBERG, R.: Die Gehirnform der Polen. Z. f. Morphologie und Anthropologie **8**, 123–214 (1905)

WEINDL, A.: Zur Morphologie und Histochemie von Subfornicalorgan, Organum vasculosum laminae terminale und Area postdrema bei Kaninchen und Ratte. Z. Zellforsch. **67**, 740–775 (1965)

WEINDL, A., SOFRONIEW, M.V., MESTRES, P., WETZSTEIN, R.: Immunohistochemische Lokalisation von neurohypophysären Peptiden im Gehirn der Taube. Verh. Anat. Ges. **74**, 769–774 (1980)

WEINNOLDT, H.: Untersuchungen über das Wachstum des Schädels unter physiologischen und pathologischen Verhältnissen. Beitr.path. Anat. **70**, 311, 345 (1922)

WEISBACH, A.: Der deutsche Weiberschädel. Arch. Anthr. **III**, 59 (1868)

WEISENBURG, T.H.: zit. nach KUGELBERG 1952 (1903)

WEISS, F., BRUNNER, H.: Zur postembryonalen Entwicklung des menschlichen Bulbus olfactorius. Z. Hals-, Nasen- u. Ohrenheilk. **12**, 367–372 (1925)

WEISS, P.: Der Mechanismus des Nervenwachstums. Ber. physik. med. Ges. Würzburg **65**, 11–21 (1947–1950)

WEISS, S., BAKER, J.P.: Carotid sinus reflex in health and disease, its role in causation of fainting and convulsions. Medicine (Baltimore) **12**, 297–354 (1933)

WEISSCHEDEL, E.: Die zentrale Haubenbahn und ihre Bedeutung für das extrapyramidale motorische System. Arch. Psychiat. **107**, 443–579 (1937)

WELCH, K., FRIEDMAN, V.: The cerebrospinal fluid valves. Brain **83**, 454–469 (1960)

WELCKER, H.: Untersuchungen über Bau und Wachstum des menschlichen Schädels. Leipzig: Engelmann 1862

WELCKER, H.: Craniologische Mitteilungen IV. Arch. Anthr. **I**, 120–127 (1866)

WELCKER, H.: Die Asymmetrie der Nase und des Nasenskeletes. Beitr. Biolog Jubiläumsschrift für Geh. R. VON BISCHOFF, S 317–349, Stuttgart 1882

WERNICKE, C.: Der aphasische Symptomenkomplex. Eine psychologische Studie auf anatomischer Basis. Breslau: Cohn und Weigert 1874

WERRY, W.D., KRAUSENECK, P., ROHKAMM, R.: Die progressive supranucleare Paralyse (PSP). In: Pathologische Erregbarkeit des Nervensystems und ihre Behandlung. MERTENS, H.G., PRZUNTEK, H. (Hrsg.), S. 385–389. Berlin, Heidelberg, New York: Springer 1980

WESTLUND, K.N., COULTER, J.D.: Descending projections from the locus coeruleus in monkey. Anat. Rec. **193**, 718 (1979) (Abstracts)

WETZEL, G.: Lehrbuch der Anatomie für Zahnärzte und Studierende der Zahnheilkunde, 6. Aufl. Jena: Fischer 1951

WETZEL, G., SCHRÖDER, B.: Der Sicherheitsgrad im Bau des Gesichtsgerüstes gegenüber dem Kaudruck. Experimente und Berechnungen Wilhelm Roux. Arch. Entwickl.-Mech. Org. **105**, 120–148 (1925)

WHITE, A., VERMA, P.L.: Spatial arrangement of facial nerve fibres. J. Laryngol. **87**, 957–963 (1973)

WHITE, E., GREITZ, T.: The influence of white and gray matter distribution in the drainage, area of the subependymal venous filling sequence at cerebral angiography. Acta radiol. (Stockh.) **13**, 272–285 (1972)

WHITE, J.C., SWEET, W.H.: Pain and the neurosurgeon: a forty year experience. Springfield/Ill.: CC Thomas 1969

WHITE, J.S., WARR, W.B.: The dural origins of the olivocochlear bundle in the albino rat. J. comp. Neurol. **219**, 203–214 (1983)

WHITNALL, S.E.: Some abnormal muscles of the orbit. Anat. Rec. **21**, 143–152 (1921)

WHITTIER, J.R., ORR, A.: Hyperkinesia and other physiologic effects of caudate deficit in the adult albino rat. Neurology **12**, 529–539 (1962)

WIEDEMANN, K.: Untersuchungen zu der durch elektrische Stimulierung des hinteren Hypothalamus hervorgerufenen Steigerung des arteriellen Blutdrucks und der Herzfrequenz: Effekte von Katecholamin- und Histamin-Agonisten und Antagonisten. Med. Diss. Würzburg 1982

WIEDENMANN, O.: An extracranial anastomosis between the area supplied by the external carotid artery and the vertebral artery. Fortschr. Roentgenstr. **96**, 201–203 (1962)

WIEGAND, H.R.: Gesetzmäßige Formänderungen der (knöchernen) Hirnhüllen bei Hirndruck und Schädelmißbildung. Zbl. Neurochir. **132**, 19–20 (1955)

WIEGAND, H.R.: Histologische Untersuchungen ubiquitärer Impressiones digitae. Virch. Arch. **327**, 1–27 (1955)

WIEGAND, H.R.: Der regional verschiedene Windungsreichtum beim menschlichen Großhirn (frontal gegenüber parieto-occipital). Gegenbaurs morph. Jb. **98**, 347–383 (1957)

WIEGAND, H.R.: Die Impressiones digitae (gyrorum) in quantitativer Abhängigkeit von hirnanatomischen und histomechanischen Bedingungen. Dtsch. Z. Nervenheilk. **176**, 246–261 (1957)

WILKINS, H., RUTLEDGE, B.J.: Papilomas of the choroid plexus. J. Neurosurg. **18**, 14–18 (1961)

WILLER, J.C., LAMOUR, Y.: Elektrophysiological evidence for a facio-facial reflex in the facial muscles in man. Brain Res. **119**, 459–464 (1977)

WILLIAMS, B.: Is aqueduct stenosis a result of hydrocephalus? Brain **96**, 399–412 (1973)

WILLIAMSON, E.H., WILSON, CH.W.: Use of a submental-vertex analysis for producing quality temporomandibular joint laminagraphs. Amer. J. Orthod. **70/2**, 200–207 (1976)

WILLIS, TH.: Cerebri Anatomie: cui Accessit Nervorum Descriptio et Usus. London 1664

WILSON, H.M., LUTZ, W.G.: Lesions of the aqueduct of Sylvius. Radiology **46/2**, 132–138 (1946)

WILSON, J.T.: On the anatomy of the calamus region in the human bulb; with an account of a hitherto undescribed „Nucleus postremus". J. Anat. (Paris) **40**, 210–241; 357–386 (1906)

WILSON, W.C.: Observations relating to the innervation of the sweat glands of the face. Clin. Sci. **2**, 273–286 (1936)

WINCKLER, G.: Le nerf facial. Morphologie, topographie, structure et systematisation fonctionelle. Bull. Ass. Anat. (Nancy) **50**, 11–50 (1965)

WINKELMANN, E.: Prinzipien synaptischer Organisation im Zentralnervensystem von Vertebraten. Regionale Strukturunterschiede unter besonderer Berücksichtigung des visuellen Systems. Z. mikr.-anat. Forsch. **96**, 755–774 (1982)

WINKLER, C.: L'Appareil nerveux du N. trigeminus et celui du N. octavus. Manuel de Neurologie, Haarlem: Bohn, Vol. I, Pt 2, 1921

WINSLOW, J.B.: Exposition de la structure du corps humain. Vol. 2, p. 31. London: Pervost 1732

WINSLOW, J.B.: An Anatomical Exposition of the Structure of the human body (trans. Douglas) 6th edn. Vol. 1, p. 63. Edinburgh 1772

WISCHNEWSKI, A.: Die Venae diploicae der Schädelknochen, (vorläufige Mitteilung). Z. Anat. **77**, 381–388 (1925)

WITTMAACK, K.: Über die traumatische Labyrinthdegeneration. Arch. Ohr.-, Nas.- u. Kehlk.-Heilk. **131**, 59–63 (1932)

WOLF, B.S., HUANG, Y.P.: The subependymal veins of the lateral ventricles. Amer. J. Roentgenol. **91**, 1–3 (1964)

WOLF, H., SCHMID, B.: Das Arteriogramm des pulsierenden Exophthalmus. Zbl. Neurochir. **4**, 241 (1939)

WOLF-HEIDEGGER, G., JOSET, M.: Über die Beziehungen zwischen dem Knochenrelief der Schädelgrube und dem Windungsbild des Gehirns. Schweiz. med. Wschr. **81**, 800 (1951)

WOLLSCHLAEGER, G., WOLLSCHLAEGER, P.B.: The primitive trigeminal artery as seen angiographically and at postmortem examination. Amer. J. Roentgenol. **92**, 761–768 (1964)

WOLTER, J.R.: The centrifugal nerves in the human optic tract, chiasma, optic nerve and retina. Trans. Amer. ophthal. Soc. **63**, 678–707 (1965)

WOO, J.K.: Ossification and growth of the human maxilla, premaxilla and palate bone. Anat. Rec. **105**, 737–753 (1949)

WOO, T.L.: On the asymmetry of the human skull. Biometrica **72**, 324–352 (1931)

WOOD, E.H. JR.: Some roentgenological and pathological aspects of calcifications of the choroid plexus. Amer. J. Roentgenol. **52**, 388–398 (1944)

WOODHALL, B.: Variations of the cranial venous sinuses in the region of the torcular herophili. Arch. Surg. **33**, 297–314 (1936)

WOODHALL, B.: Anatomy of the cranial blood sinuses with particular reference to the lateral. Laryngoscope **49**, 966–1010 (1939)

WOOD-JONES, F.: On the grooves upon the ossa parietalia commonly said to be caused by the arteria meningea media. J. Anat. **46**, 228–238 (1911)

WOOD-JONES, F.: The non-metrical morphological characters of the skull as criteria for racial diagnosis. Part II. J. Anat. **65**, 368–378 (1930/31)

WOOD-JONES, F., I-CHUAN, W.: The development of the external ear. J. Anat. **68**, 525–533 (1934)

WOLLAM, D.H.M.: Casts of the ventricles of the brain. Brain **75**, 259–267 (1952)

WOOLLAM, D.H.M., MILLEN, J.W.: Anatomical considerations in the pathology of stenosis of the cerebral aqueduct. Brain **76**, 104–112 (1953)

WOOLLARD, H.H.: Vital staining of the leptomeninges. J. Anat. **58**, 89–100 (1924)

WOOLSEY, C.N., SETTLAGE, P.H., MEYER, D.R., SENCER, W., PINTO HAMUY, T., TRAVIS, A.M.: Patterns of localization in precentral and „Supplementary" motor areas and their relation to the concept of the premotor area. Res. Publ. Ass. nerv. ment. Dis. **30**, 238–264 (1950)

WOOLSEY, R.M., NELSON, J.S.: Asymptomatic destruction of the fornix in man. Arch. Neurol. **32**, 566–568 (1975)

WOOLSEY, C.N., SETLAGE, P.H., MEYER, D.R., SENCER, W., PINTO HAMUY T., TRAVIS, A.M.: Patterns of Localization in precentral and „Supplementary" motor areas and their relation in the concept of a premotor area. In: Patterns of organization in the central nervous system. Proc of the Association, 1950. William & Wilkins Comp. 1952

WORMS, M.G.: Ossification de la faux du cerveau et sinusites. Rev. Oto neuro-ofthal. (B. Aires) **10**, zit. n. LANIG (1976) (1932)

WOŹNIAK, W., YOUNG, P.A.: Further observations on human hypoglossal nerve. Anat. Anz. **125**, 203–205 (1969)

WÜNSCHE, H.W.: Altersveränderungen metrischer Merkmale in der Kindheit und beim Erwachsenen sowie ihre Beziehungen zum sozialen Milieu und zum Habitus. Z. Morph. Anthrop. **45**, 368 (1953)

Wycis, H.: Bilateral intracranial section of the glossopharyngeal nerve. Arch. Neurol. Psychiatr. (Chic.) **54**, 344–347 (1945)

Yada, K., Nakagawa, Y., Tsuru, M.: Circulatory disturbance of the venous system during experimental intracranial hypertension. J. Neurosurg. **39**, 723–729 (1973)

Yamadori, T.: Die Entwicklung des Thalamuskerns mit ihren ersten Fasersystemen bei menschlichen Embryonen. J. Hirnforsch. **7**, 393–413 (1965)

Yamao, O.: Untersuchung über das tiefe Lymphgefäß des Kopfes. Kaibo Z (Japanisch) **4/8**, zit. n. Kihava (1963) (1931)

Yang, D.C.: Neurologic status of newborn infants on first and thrid day of life. Neurology **12/1**, 72–77 (1962)

Yasargil, M.G.: Microsurgical Anatomy of the Basal Cisterns and Vessels of the Brain, Diagnostic Studies, General Operative Techniques and Pathological Considerations of the Intracranial Aneurysms. Georg Thieme Verlag, Stuttgart, New York; Auszüge; 1984. Collaborators: R.D. Smith, P.H. Young and P.J. Teddy

Yates, C., Olson, D., Guralnick, W.: The antilingula as an anatomic landmark in oral surgery. Oral. Surg. **41/6**, 705–708 (1976)

Ylppö, A.: In: Handbuch der Kinderheilkunde. Pfaundler, M. v., Schlossmann, A. (Hrsg.), 4. Aufl., Bd 1. Berlin: Vogel 1931

Yokoh, Y.: The early development of the nervous system in man. Acta anat. (Basel) **71**, 492–518 (1968)

Yokoh, Y.: Early development of the cerebral vesicles in man. Acta anat. (Basel) **91**, 455–461 (1975)

Yokota, T., Nishikawa, N.: Somatotopic organisation of trigeminal neurons within caudal medulla oblongata. In: Pain in the trigeminal region. Anderson, Matthews (eds.), pp. 243–257. Elsevier, North-Holland: Biomedical Press 1977

Young, R.W.: Postnatal growth of the frontal and parietal bones in white males. Amer. J. physiol. Anthrop. **15**, 367–386 (1957)

Young, R.F.: Fiber spectrum of the trigeminal sensory root of frog, cat and man determined by electron microscopy. In: Pain in the trigeminal region. Anderson, D.J., Matthews, B.B. (eds.), pp. 137–147. Elsevier, North-Holland: Biomedical Press 1977

Young, R.F., Stevens, R.: Unmyelinated Axons in the trigeminal motor root of human and cat. J. comp. Neurol. **183**, 205–214 (1979)

Yu, H.C., Deck, M.D.F.: The clivus deformity of the Arnold-Chiari malformation. Radiology **101**, 613–615 (1971)

Zador, J.: zit. nach Waggoner und Ferguson 1930 (1927)

Zander, R.: Beiträge zur Kenntnis der mittleren Schädelgrube mit besonderer Berücksichtigung der Lage des Chiasma opticum. Anat. Anz. **12**, 457–470 (1896)

Zander, R.: Beiträge zur Kenntnis der mittleren Schädelgrube mit besonderer Berücksichtigung der Lage des Chiasma opticum. Anat. Anz. **12**, 457–470 (1896)

Zander, R.: Anatomisches über Trigeminusneuralgien. Sitzungsbericht des Vereins wissensch. Heilkunde zu Königsberg i. Pr., Sitzung vom 6. Januar 1896 (1896)

Zander, R.: Beiträge zur Kenntnis der Hautnerven des Kopfes. Arb. anat. Inst., Wiesbaden (Anatomische Hefte), **9**, 1–77 (1897)

Zangwill, O.L.: Asymetry of cerebral hemisphere function. In: Scientific aspects of neurology. Garland, H. (ed.), pp. 51–62. Edinburgh, London: Livingstone 1961

Zaufal, E., Michel, C.: Besichtigung der Pharyngealmündung der Eustachischen Röhre durch die normale Nase. Aerztliches Correspondenzblatt für Böhmen **3**, 71–75 (1875)

Zaun, H.: Aspekte zum Thema Haarwachstum. Pelz und Glatze durch Hormone. Selecta **42**, 3.796 (1979)

Zaun H,: Das Dymptom diffuser Haarausfall. DÄ **10**, 583–588 (1980)

Zeiller zit. nach Adachi (1904)

Zellweger, H.: Agnesia corporis callosi. Helv. paediat. Acta **7**, 136–155 (1952)

Zeng-Rong, M.: zit. nach Blinkov und Glezer 1968 (1959)

Zenker, W.: Über einige Befunde am M. temporalis des Menschen. Z. Anat. Entwickl.-Gesch. **118**, 355–368 (1955)

Ziarah, H.A., Atkinson, M.E.: The surgical anatomy of the cervical distribution of the facial nerve. Brit. J. Oral Surgery **19**, 171–179 (1981)

Ziegelmayer, G.: Äußere Nase. In: Humangenetik (ein kurzes Handbuch, Bd. 1/2). Becker, P.E. (Hrsg.), S. 57–59. Stuttgart: Thieme 1969

Ziehen, Th.: Makroskopische und mikroskopische Anatomie des Gehirns. In: Handbuch der Anatomie des Menschen. Bardeleben, K. v. (Hrsg.). Jena: Fischer 1903

Ziehen, Th.: Morphogenie des Central-Nervensystems der Säugetiere. In: Handbuch der vergleichenden und experimentellen Entwicklungsgeschichte der Wirbeltiere, Bd. 2, Teil 3. Hertwig, O. (Hrsg.), S 273–394. Jena: Fischer 1906

Ziffer, D.: Verletzungen und Todesursachen im Straßenverkehr tödlich Verunglückter. Med. Diss. München 1964

Zimmermann, C.: Klinische Untersuchungen über intrauterine Belastungsdeformitäten am Kopf von Schädellagen-Kindern. Med. Diss. Freiburg 1910

Zimmerman, H.M., Yannet, H.: Cerebral sequelae of icterus gravis neonatorum and their relation to kernicterus. Amer. J. Dis. Child **49**, 418–430 (1935)

Zoja, G.: Constribuzione all'anatomica del meato medio delle fosse nasali. Reale Istituto Lombardo Serie III, Vol III. Milano: Bernardoni 1870

Zuckerkandl, E.: Normale und path. Anatomie der Nasenhöhle und ihrer pneumatischen Anhäng. Vienna, Wilh. Braumüller, 134–135 (1882)

Zuckerkandl, E.: Beiträge zur Anatomie des Schläfenbeins. Mschr. Ohrenheilk. **7**, 101–108 (1873)

Zuckerkandl, E.: Auszüge aus: Morphologie des Gesichtsschädels. Stuttgart 1877

Zuckerkandl, E.: zit. bei Silbiger, H. 1951 (Tabelle No. 1) (1879)

Zuckerkandl, E.: Beiträge zur Anatomie des menschlichen Körpers. V. Ueber Defecte an der Sprachwindung nebst einigen Bemerkungen zur normalen Anatomie dieses Windungszuges. Wiener medicinische Jahrbücher S. 444 und 445, 1883

Zuckerkandl, E.: Die Siebbeinmuscheln des Menschen. Anat. Anz. **7**, 13–25 (1892)

Zuckerkandl, E.: Normale und pathologische Anatomie der Nasenhöhle und ihrer pneumatischen Anhänge. Wien, Leipzig: Braumüller 1893

Zuckerkandl, E.: Ueber das Riechcentrum. Eine vergleichend-anatomische Studie. Stuttgart: Enke 1887

Zuckerkandl, E.: Das Jacobson'sche Organ. Ergebn. Anat. Entwickl.-Gesch. **18**, 801–843 (1910)

ZUCKERMAN, S.: Age changes in the basicranial axis of the human skull. Amer. J. Phys. Anthropol. (Philadelphia) **13**, 521–540 (1955)

ZÜLCH, K.J.: Die Mitbewegungen bei Hirnverletzten. Zbl. Neurochir. **7**, 160–186 (1942)

ZÜLCH, K.J.: Störungen des intrakraniellen Druckes. In: Grundlagen: Angewandte Anatomie, Physiologie, Pathophysiologie. Handbuch der Neurochirurgie, Bd. I/1. KRENKEL, W., OLIVECRONA, H., TÖNNIS, W. (Hrsg.), S. 208–303. Berlin, Göttingen, Heidelberg: Springer 1959

ZÜLCH, K.J.: Pyramidal and parapyramidal motor system in man. Sist. nerv. **21**, 77–100 (1969)

ZÜLCH, K.J.: Some basic patterns of the collateral circulation of the cerebral arteries: In: Cerebral circulation and stroke. ZÜLCH, K.J. (ed.). Berlin, Heidelberg, New York: Springer 1971

ZÜLCH, K.J.: Pyramidal and parapyramidal motor system in man. In: Neural organization and its relevance to prosthetics. FIELDS, W.S., LEAVITT, L.A. (eds.). The Houston Neurological Symposium, pp. 33–49. Miami: Symposia Specialists, 1973

ZÜLCH, K.J.: Pyramidal and parapyramidal motor systems in man. In: Cerebral localization. ZÜLCH, K.J., CREUTZFELD, O., GALBRAITH, G.C. (eds.). Berlin, Heidelberg, New York: Springer 1975

ZÜLCH, K.J.: Motor and seensory findings after hemispherectomy. Boerhaave Comissie voor Voortgezet Onderwijs, Faculteit der Geneeskunde Rijksuniversiteit, Leiden. Lateralization of brain functions. June, 20–21 (1975)

ZÜLCH, K.J.: Critical remarks on „Lokalisationslehre". In: Cerebral localization. ZÜLCH, K.J., CREUTZFELD, O., GALBRAITH, G.C. (eds.). Berlin, Heidelberg, New York: Springer 1975

ZÜLCH, K.J.: Pathomechanism of oculomotor and abducens paresis in supra- and infratentorial processes. In: The cranial nerves. SAMII, M., JANNETTA, P.J. (eds.). Berlin, Heidelberg, New York: Springer 1981

ZÜLCH, K.J., CREUTZFELD, O., GALBRAITH, G.C.: Cerebral localization. Berlin, Heidelberg, New York: Springer 1975

ZWEIBACH: zit. nach MERKEL und KALLIUS. 1910

Sachverzeichnis

Adenohypophyse, Entwicklung 253
—, Hypothalamus, Reglerkreise 376, 377, 386
Adhesio interthalamica, Transversalschnitt 301
Agnosie, auditive, taktile, visuelle, Pathophysiologie 292
—, stereoskopische, Rindenstörung, Hinterhauptlappen 295
Akalkulie, Agraphie, Gerstmann-Syndrom 291
Akromegalie, Hypophyse, α-Zellenüberfunktion 380
Albers-Schönberg-Syndrom, Otosklerose 145
Alexie (Wortblindheit), parieto-okzipitale Rindenatrophie 292
Alkohol, Schädigung, N. vestibularis 490
alkoholische Enzephalopathie Wernicke, Pathologie 387
Allocortex, Definition, Gliederung 296, 297
Alzheimersche Erkrankung, Corpora amylacea, Veränderungen 237, 238
Ammonshorn, Formatio hippocampi 334, 335
—, Funktion 337
—, „Sektorgefäße" 566
Amnesie, retrograde, Hippocampus-Exstirpation, Ausfallserscheinungen 298
Aneurysma, A. communicans posterior, Klinik 439
Aneurysmen, Raumforderung, Pathophysiologie 438, 439
Angioarchitektonik, Hirnrindengefäße 565, 566
Anosmie, Pathophysiologie 329
Ansa hypoglossi 508
Ansa lenticularis, Fibrae pallidothalamicae 303, 304
—, Topographie, Faserverbindungen 374
Anthropologie, frühe Hominiden, Gehirnvolumen 239
—, Nasenformen, Maße 199, 200

Anthropologie
—, Schädel, Ansicht von vorne, Meßpunkte, Abstandsmaße 163
—, —, Meßpunkte, Linien, Ebenen 22
Antrum mastoideum, Topographie 127, 128
Aortenbogen-Syndrom, Pathophysiologie 569
apallisches Syndrom, „Enthirnungsstarre" 352
Apertura piriformis, Meßwerte, Lebensalter 181
Aphasie, Großhirnläsionen, Hemisphärendominanz 295
—, sensorische, Läsionen, zentrale Hörbahn 493
Aquäduktstenose, Störungen der Liquorpassage 267
—, Ursachen, Tumoren, Raumverdrängung 417, 438
Aqueductus mesencephali, Anatomie, Topographie 388, 389, 416
—, anatomisches Präparat 598
—, embryonale Entwicklung 251, 256
—, Kompression, „Enthirnungsstarre" 352
Arachnoidea, Granulationes arachnoideales, Abbildung 614
—, histologischer Schnitt, Entwicklung 241
—, Liquorräume 426, 427
archaisches motorisches System, Mesencephalon, Ersatzbewegungen 324
Archicortex cerebri, Abbildung, Gliederung 297
—, Formatio hippocampi, Topographie 335
—, limbisches System 330
Archipallium, Gefäßverzweigung 566
Arcus zygomaticus, Ansicht von kaudal 175
Area gigantopyramidalis, Gyrus cinguli 330
Area hippocampalis, elektrische Stimulation 293

Area olfactoria, Riechbahn, Topographie 324, 327, 328
Area periamygdalaris, elektrische Stimulation 293
Area preopticohypothalamica, Nucleus habenulare, Faserverbindungen 344
Area septi, limbische subkortikale Fasersysteme 346
Area striata, Lobus temporalis, Sehrinde 294
Areae, histologische Schichten 281, 282
Areae corticales, Abbildung 560, 561
—, Cortex cerebri, zytoarchitektonische Anordnung 283–285
—, Lobus parietalis, Funktionen 291, 292
Areae perirolandicae, motorische und sensible Funktionen 290
Arnold-Chiari-Syndrom, Anatomie, Confluens sinuum 266, 616, 617
A. alveolaris inferior, ~superior posterior, ~superior anterior, Topographie 548
A. basilaris, Äste, Topographie 557–560
—, gefäßabhängige Syndrome 575
—, Thrombose 576
—, Verschluß, Millard-Gublersche Lähmung 324
A. carotis communis 508
—, Topographie 539, 540
A. carotis externa 547, 548
—, Äste, Topographie 541–551
A. carotis interna 508
—, anatomisches Präparat 560
—, Aneurysma, Villaret-Syndrom 504
—, Aplasie, Hypoplasie 551
—, chirurgische Eingriffe, Vaguslähmung 504
—, Circulus arteriosus cerebri (Willisi) 560
—, extrakranielle Schlingenbildung 553

A. carotis interna
—, Frontalschnitt 519
—, Knieregion, Pars cavernosa, Präparat 621
—, Kopfbewegungen, Blutdurchstrom 552
—, N. opticus, Schädigung durch Druck 447
—, Sinus cavernosus, a.-v. Fistel, Pathophysiologie 570
—, Stenosen, Verschlüsse, Pathophysiologie 570
—, Sympathikusgeflecht, Schädigung: Villaret-Syndrom 504
—, Versorgungsgebiet, Hydranenzephalie 266
A. cerebelli inferior anterior, Druckschädigung, N. vestibulo-cochlearis 447
—, Gefäßschlinge, Schädigung, N. VIII, zentrales Segment, Operationsergebnisse 493, 494
A. cerebelli inferior posterior, anatomisches Präparat 506, 555
—, Infarkt 577
—, Schmerzempfindlichkeit 563
—, Thrombose 575
—, Verschluß, Pathophysiologie 571
A. cerebelli superior, Angiom, subdurales Hämatom 435
—, Topographie 559
A. cerebri anterior, anatomisches Präparat 560
—, N. opticus, Chiasma, Schädigung durch Druck 447
—, Partes pre- und postcommunicales 327
—, Präparat 251
—, Stenose, Moyamoya disease 570, 571, 572
—, subdurales Hämatom, Massenverschiebungen 435
—, Topographie 307
—, Versorgungsgebiet 318, 560, 561

Aa. cerebri anteriores, Circulus arteriosus cerebri (Willisi) 560
A. cerebri media, anatomisches Präparat, Topographie 554, 560
—, Cisterna fossae lateralis cerebri 431
—, Corpus amygdaloideum, Sclerosis incisuralis 293
—, Schmerzempfindungen 563
—, Stenose, Moyamoya disease 570, 571, 572
—, subdurales Hämatom, Massenverschiebungen 435
—, Topographie 307
—, Versorgungsgebiete 318
A. cerebri posterior, anatomisches Präparat, Topographie 553, 559
—, Aneurysmen, Klinik 439
—, Circulus arteriosus cerebri (Willisi) 560
—, intrakranielle Druckerhöhung 352
—, N. oculomotorius, Schädigung durch Druck 447
—, „Sektorgefäße" 566
—, Tumoren, Raumverdrängung 438, 439
—, Versorgungsgebiet 318, 560, 561
A. cervicalis profunda, Anastomosen 568
A. choroidea anterior, Verschluß, Klinik 554, 555
—, anatomisches Präparat 553, 554, 560
—, Verschluß, Epilepsie 293
—, —, Raumverdrängung 438
A. cingulomarginalis, Topographie 561
A. communicans anterior, Circulus arteriosus cerebri (Willisi) 560
A. communicans posterior, Aneurysma, Klinik 439
—, N. oculomotorius, Zerdehnung, Präparat 455
Aa. corticales, Verzweigungstypen, anatomisches Präparat 564
A. facialis 501, 508
—, Karotis-interna-Verschluß 570
—, Topographie 548
A. hypophysialis superior et inferior, Topographie 552
A. infra-orbitalis 508
Aa. labiales, Topographie 548
A. labyrinthi, Schmerzempfindlichkeit 563
—, Topographie 557, 558

A. maxillaris, Topographie, Abbildung 532, 548, 549
A. meningea media, Topographie 508, 548, 552
—, Embryologie 585
—, Schlinge, N. auriculotemporalis 469
—, Sinus sigmoideus, anatomisches Präparat 592
—, Sulcus, Knochenkanal 155, 156
—, Topographie, Schädelbasis 440, 468
—, Varianten 532
—, Verletzung, epidurales Hämatom 441
Aa. meningeae, Dura mater, Topographie 436
—, Truncus sympathicus 523
A. mentalis, Topographie 548
A. occipitalis, Anastomosen 568
A. occipitalis lateralis, anatomisches Präparat, Topographie 560
A. ophthalmica, A. carotis interna, Verschluß 570
—, Anastomosen, Kollateralkreislauf 568
—, Topographie 531, 532, 551, 552, 553
—, Verlauf, Schema 554
A. pericallosa, thrombotischer Verschluß 572
A. ponto-mesencephalica, anatomisches Präparat, Topographie 559
A. primitiva trigemini, Topographie, Komplikationen 534, 535
A. sphenopalatina, Orbitawand, Präparat 465
A. subclavia, Topographie 501, 515
—, Subclavian-Steal-Syndrom 569
Aa. supra-, infraorbitalis, Topographie 548
Aa. temporales superficiales, Anatomie, Topographie 548, 550
A. temporalis superficialis, A. carotis interna, Verschluß 570
A. temporalis profunda 508
A. thalamogeniculata, Embolie, Thalamusschmerz 373
Aa. thalamoperforatae, Infarkte 577
A. thyreoidea superior et inferior, Topographie, Ansicht von dorsal 501
A. tympanica inferior, Anastomosen, Kollateralkreislauf 568
—, Topographie 549

A. vertebralis 522
—, Anastomosen, Kollateralkreislauf 568
—, Aneurysma, Schädigung Nn. IX, X, XI, hintere Schädelgrube 499
—, Druckschädigung, N. hypoglossus 447
—, Eintrittsstellen in die Halswirbel 556
—, gefäßabhängige Syndrome 575
—, Gefäßschlinge, Schädigung, N. VIII, Operationsergebnisse 493, 494
—, Pars cervicalis, Pars subarachnoidalis, Äste 557
—, Stenosen, Verschlüsse, Pathophysiologie 568, 570, 571
—, Subclavian-Steal-Syndrom 569
—, Topographie 533
—, Ursprung, Verlauf 555, 556
—, V. jugularis, arteriovenöse Fisteln 570
Arterien, gefäßabhängige Syndrome 575, 576
—, Kopf, Entwicklung 529, 531
—, —, Wandbau 536
Arterienschlingen, Nervenläsionen 446, 447
Arteriitis temporalis (Horton), Klinik 548
arteriovenöse Fisteln, Hirnkreislauf, Durchblutungsstörungen 569, 570
Articulatio temporomandibularis, mittlere Flächenwerte 124
—, N. auriculotemporalis, Topographie 469
Assoziationsfasern, Weiß-Substanz, ärztliche Bedeutung 305
Assoziationsfasersysteme, Sprachfeld 289
Astrozyten, Hirn-Liquor-Schranke 237
Astrozytom, Septum pellucidum, chirurgischer Zugang 310
Ataxie, zerebellare, Klinik 405
athetotisches Syndrom, Status marmoratus, Putamen 353
Atmung, Zentrum, Medulla oblongata, Störungen 396
Augen, Embryologie, Physiologie 357
—, Exophthalmus, pulsierender, Karotis-Kavernosus-Fistel 570
—, Fazialislähmung, Klinik 480, 481

Augen
—, frontales Augenfeld, Krampferregung 289
—, Kornealreflex, gefäßabhängige Syndrome 575
—, Lid, Lymphabstrom 634
—, Nervenversorgung, Schema 464
—, Pupillenreaktionen 362
Augenbewegungen, Auslösegebiete, Thalamus, Topographie 383
—, automatische, willkürliche, Faserverbindungen 315
—, Hemiplegia alterna oculomotoria (Webersche Lähmung) 323
—, kortikale Regulation 361
—, Repräsentationsfelder 287, 288
—, Tractus corticoreticularis 322
Augenblasenstiel, Embryologie 252
Augenfeld, primäres, Fasciculus occipitofrontalis 295
Augenmuskeln, Abduzenslähmung 475
—, Kleinhirn, Faserverbindungen 404
—, Lähmung, Ophthalmoplegia externa, interna, Ursachen 484
—, nervöse Versorgung, Kerngebiete 450
—, Parese, N. oculomotorius-Schädigung, Tumoren, Raumverdrängung 438
autonomes Nervensystem, Bauplan, Einteilung, Physiologie, Topographie 513–526
—, Thalamus, Beziehungen 383
Avellis-Syndrom, Hemiparese, Schädigung der Medulla oblongata 324

Babinski, Zehenphänomen, Zerstörung der Areae 4, 6, 289
Babinski-Nageotte-Syndrom, Medulla oblongata, Schädigung 509
Babinski-Reflex, Pyramidenbahn, gefäßabhängige Syndrome 509, 575
Balken, Funktion 310
—, siehe Corpus callosum
ballistisches Syndrom, Nucleus subthalamicus Luysi, Degeneration 353
Basalganglien, Erkrankungen, Klinik 353
—, essentielle Myoklonie 354
—, extrapyramidal-motorische Störungen, Klinik 352–355

Basalganglien
—, Glukose-Stoffwechselrate 564
—, Zytoarchitektonik 301
Basalganglion, Meynert, Zona incerta 385, 386
basiläre Impression, kongenitale, erworbene Formen 48
Bathrokranie, Anatomie, Embryologie 47
Bellsches Phänomen, Fazialislähmung, Klinik 480, 481
Bewußtsein, Thalamus, Funktionen 370
Blutdruck, Regulation, Hypothalamus 383
—, —, Medulla oblongata 396
Blut-Hirn-Schranke, Anilin-Farben, anorganische Ionen 567
Blutstrom, Gehirn, Monroisches Gesetz, Physiologie 566, 567
Blutung, intrakranielle, „Enthirnungsstarre" 352
Brachyzephalie, Definition, Schädelmessung 23
Brachykranie, Embryologie, Anatomie 44, 45
Broca, Sprachzentrum, Gehirnfunktion, Störanfälligkeit 246, 286, 288
Bruchfestigkeit, Schädelknochen 158
Brückenvenen 611
—, anatomisches Präparat 588
—, V. cerebri media, Sinus sigmoideus, anatomisches Präparat 592
Bulbus olfactorius, Allocortex, Gliederung 297
—, Corpus amygdaloideum, afferente Bahnen 343
—, Embryologie 245
—, Topographie, Histologie, Faserverlauf 326

Calvaria, Altersumbau 144, 145
—, Anatomie, Entwicklung, Topographie 142–160
—, Hyperostosis frontalis interna 143, 144
—, postnatales Wachstum 31, 32, 33
—, siehe Schädel, Schädelknochen
Canaliculi chordae tympani posterior et anterior, Topographie 121, 122
Canaliculus mastoideus, Topographie 119
Canalis caroticus, Apertura externa, interna, Maße 117, 119, 120, 175

Canalis condylaris, Topographie 136
Canalis craniopharyngeus, Entwicklung, Anatomie 10, 11, 105
Canalis facialis (Fallopi), Topographie 121
—, Verletzungen, Knochenfragment-Impression 482
Canalis hypoglossalis, Topographie 135, 136, 584
Canalis incisivus maxillae, Längenwachstum 186
Canalis mandibulae, Meßwerte, Varianten 224
Canalis n. glossopharyngei, Foramen jugulare 135
Canalis opticus, Ala minor ossis sphenoidalis 211
—, Apertura orbitalis 209
—, Entwicklung 12
—, postnataler Formwandel 210
—, Pteriongegend, Abstand 93
Canalis palatovaginalis, Topographie 113
Canalis pterygoideus, Topographie 112
Canalis rotundus, Topographie 106
Canalis vomerovaginalis, Topographie 112
Capsula externa, interna, Assoziationsbahnen 305
Capsula interna, elektrische Stimulation 318
—, Gratioletsche Sehstrahlung 312, 313
—, Pars retrolenticularis, Hörstrahlung 316
—, Putamen, Durchblutung, stereotaktische Operationen 566
—, Schädigung, Fazialisparese 483
—, —, Hemiplegie 318
—, somatotopische Gliederung 318
—, Tractus corticospinalis, Hemiplegie 290
—, Tractus corticotectales 323
—, Tractus fronto-, parietooccipito-, temporopontinus (Arnoldsches, Türcksches Bündel) 322
—, Transversalschnitt, Zytoarchitektonik 301, 302
—, Zwischen-, Endhirnkerne, Entwicklung 244
Cartilago vomeronasalis, Jacobsonscher Knorpel 173
Cavitas subarachnoidealis, Anatomie, Topographie 426–433

Cavitas subarachnoidealis
—, anatomisches Präparat, Ventriculus lateralis 601
—, Lymphsystem, Verbindungen 433
Cavitas tympanica, Anatomie 127, 128
Cavum septi pellucidi, ärztliche Bedeutung 251
Cavum subarachnoideale, Zisternen, Korrosionspräparate 429, 430
Cavum trigeminale, Meningeom, Klinik 430, 431
Cavum Vergae, embryonales Hohlraumsystem 251
Cellulae ethmoidales, Embryologie, Anatomie 170
—, Entwicklung, Pneumatisation 55
Cerebellum, siehe Kleinhirn
Cerebrum, siehe Gehirn, Großhirnhemisphäre
Cestan-Chenaix-Syndrom, Medulla oblongata, Schädigung 509
Chamäzephalie, Embryologie, Anatomie 44, 45
Cheilognathopalatoschisis, Wolfsrachen 65, 66
Cheiloschisis 63
Chiasma opticum, A. carotis interna, A. cerebri anterior, Schädigung durch Druck 447
—, anatomisches Präparat 251
—, Ansicht von dorsal-unten 388, 389
—, Sehbahn, Topographie 356, 357
—, Topographie 307, 365
Choanen, Nase, Anatomie, Maße 176
Chorda dorsalis, Hypophysenentwicklung 253
Chorda tympani 508
—, Verlauf, Geschmacksleitung 480
Chorea, hyperkinetisch-hypotones Syndrom 353
Chorea Huntington, Ausfall von Putamen und Nucleus caudatus 304
—, Demenz, Klinik 353
Chorea minor Sydenham, Klinik 353
chronisches subdurales Hämatom, Pathogenese, Klinik 435
Cingulum, Ansicht von medial 306
—, Corpus striatum, transkallöse Fasern 309
—, Zingulotomie, stereotaktische Schmerzbehandlung 306

Circulus arteriosus cerebri (Willisi), Anatomie, Physiologie 560, 561
Cisterna, siehe Zisternen
Cisterna pontis, N. abducens, Verlauf 475
Claustrum, Assoziationsbahnen 305
—, Topographie, Gliederung, Kerngebiete, Frontalschnitt 299, 300, 307
Cochlea, Ansicht von vorne und seitlich 129
—, Frontalschnitt 519
Collet-Syndrom, Läsion: Nn. IX, X, XI, XII 509
Colliculus caudalis, Größe, Faserverbindungen 491, 492
Colliculus cranialis, Tractus corticotectales 323
Colliculus facialis, Nucleus n. VI 474
Coma vigile, apallisches Syndrom 352, 353
Commissura rostralis (anterior), anatomisches Präparat 602
—, Commissura epithalamica, Fasersysteme 307
—, Embryologie, histologischer Schnitt 248, 249
—, Topographie 277
—, Transversalschnitt 301
Concha sphenoidalis, Entwicklung 12
Conchae nasales, Geschichtliches, Embryologie 51
—, Wachstum, Topographie 166–168
Confluens sinuum, Korrosionspräparat 588, 590, 617, 618
—, Formtypen, Zuflüsse, Fehlbildungen 617, 618
Cornu ammonis, arterielle Versorgung 566
Cornu occipitale, venöser Abfluß 603
Corona radiata, Assoziations- und Projektionsbahnen 305
Corpora amylacea, Alzheimersche Erkrankung 237, 238
Corpora geniculata, Embryologie, Großhirn-Größenrelation 252
Corpora mamillaria, Encephalopathia alcoholica Wernicke 387
—, Erinnerungsvermögen 293
—, limbisches System, Topographie 330, 331
—, Schädigung, amnestisches Syndrom, Klinik 332, 333
—, Topographie, Faserverbindungen 384

Corpus amygdaloideum, efferente Bahnen, Schema 332
—, elektrische Stimulation 293
—, Embryologie, Topographie 247
—, Faserverbindungen 342, 343
—, Frontalschnitt, Kerngebiete, Zellaufbau 299, 300
—, Riechfunktion 327, 329
—, Stria terminalis, Topographie 338
—, Tumoren, Raumverdrängung 438
Corpus callosum, Agenesie 262, 310
—, anatomisches Präparat 598
—, Anlage, histologischer Schnitt, Embryologie 249
—, Assoziationsfasersysteme, Sprachmotorik 289
—, Durchschneidung, motorische und sensible Ausfälle 310
—, Frontalschnitt 299
—, Kommissurenfasern, somatotopische Gliederung 309
—, kortikoefferente, kortikofugale Projektionsbahnen 312
—, Maße, Abstände, prä-, postnatales Wachstum 307, 308
—, Rostrum 277, 278
—, Schädigung: Wortblindheit 295, 310
—, Splenium, Faserverbindungen 306
—, Sulcus calcarinus, Faserverbindungen 295
—, Topographie 307
—, venöser Abfluß 609
—, Zugangsweg 310
Corpus geniculatum, Topographie 365, 388, 389
—, Faserdegeneration 295
—, Operculum temporale, Faserverbindungen 314
—, Präparat, Topographie 554
—, Radiatio acustica, Kerngebiete 316
—, Topographie 491
—, Tractus corticotectales 323
Corpus geniculatum laterale, Sehbahn, Faserverlauf, Schichtenbau, Entwicklung 357, 358
Corpus geniculatum mediale, Topographie 388
Corpus hypothalamicum, extrapyramidalmotorisches System 345, 346

Corpus Luysi, Kerngebiete 299
—, Nucleus hypothalamicus, Präparat, ärztliche Bedeutung 384, 385
Corpus mamillare, Ansicht von dorsal-unten 388, 389
—, limbisches System, Topographie 330, 331
—, Zellaufbau 340
Corpus pineale, Topographie 388, 389
—, Anatomie, vergleichende 370
—, anatomisches Präparat 251, 602
—, Embryologie 254
—, Kommissuren 311, 312
—, Raumverdrängung, subtentorielle Gliome 438
—, Topographie 388
Corpus striatum, Ausfallserscheinungen 304
—, Cingulum, transkallöse Fasern 309
—, Entwicklung 245
—, extrapyramidal-motorisches System, Verbindungsbahnen 304, 347
—, Ganglienzelldegeneration, spastischer Schiefhals 353
—, Regelkreise 303
—, Zytoarchitektonik 300, 301, 302
Corpus trapezoideum, Topographie 491
Cortex cerebelli, phylogenetische, somatotopische Gliederung 400, 401
Cortex cerebri, Aa. corticales, Verzweigungstypen, anatomisches Präparat 564
—, Allocortex, Definition, Gliederung 296, 297
—, Angioarchitektonik, Physiologie 565, 566
—, Archicortex, Verbindungsbahnen, limbisches System 330
—, Areae, zytoarchitektonische Anordnung 283, 284, 285
—, Areae corticales 560, 561
—, Areae hippocampalis, periamygdalaris 293
—, Areae perirolandicae, motorische und sensible Funktionen 290
—, Arm-, Beinbewegungen, motorische Zentren, Ausfälle 287
—, Assoziationsfasern der Rindenbezirke 305
—, Atrophie, Temporallappen, Epilepsie 293
—, Augenbewegungen, kortikale Regulation 361

Cortex cerebri
—, —, Repräsentationsfelder 287
—, Corpus amygdaloideum 293
—, Cortex entorhinalis 337
—, Cortex orbitofrontalis, Corpus amygdaloideum, Faserverbindungen 342
—, Creutzfeld-Jacob-Syndrom 286
—, Dicke, Fläche, Oberflächenentwicklung, histologischer Aufbau 279, 280
—, Entwicklung, Embryologie 242, 243
—, Fibrae corticocingulares 331
—, Fibrae corticomesencephalicae 321
—, Fibrae corticorubrales, corticonigrales 345
—, Fibrae corticostriatales, corticothalamicae 303
—, Formatio reticularis, kortikoafferente Bahnen 351
—, funktionelle Organisation 286
—, Funktionsausfall, apallisches Syndrom 352
—, Gerstmann-Syndrom, Fingeragnosie 291
—, Geschmacksbahnen, Verlauf 495, 498, 499
—, Grisea, subkortikale, Aufbau 298, 299
—, Gyri, Sulci, Lobus temporalis 275, 276
—, Hemiplegie, Schädigung des Tractus corticospinalis 290
—, Hörzentrum, Anatomie, Topographie 293
—, interarterielle, intervenöse Anastomosen, Physiologie 565, 566
—, isolierte Ausfälle, ärztliche Bedeutung 287
—, Kerngebiete, kortikoafferente Bahnen 313
—, Kleinhirn, Schichtenbau 400, 401
—, kortikoafferente Bahnen, Kerngebiete 312, 313
—, kortikoefferente Bahnen 316
—, kortikofugale optische Fasern 361
—, Lobulus paracentralis, Miktions-, Defäkationsreflexe, Lokalisation 291
—, Lobus frontalis, Gyrierung, Fissuren, Sulci 243, 269
—, Lobus occipitalis, Area striata 293, 294

Cortex cerebri
—, Lobus parietalis, komplexe Haltungs- und Stellungssynergismen 290
—, „Mastikationsfeld" 289
—, motorische Rindenfelder, Anordnung 283–285
—, —, Ausfälle, Klinik 286–290
—, motorische Sprachzentren 246, 286, 288–290
—, motorische, Pyramidenbahn 317
—, Neocortex, Gliederung, Phylogenese 297
—, neurozytoarchitektonische Rindenfelder von lateral, von medial 283, 284
—, Nystagmuszentren 362
—, Operculum temporale 293
—, optische Rindenfelder, Physiologie 360, 361
—, Palaeocortex, Gliederung, Phylogenese 296, 297
—, parieto-okzipitale Atrophie, Alexie (Wortblindheit) 292
—, Pyramidenzellen, Gammaaxone 287
—, Radiatio optica 314, 315
—, Regio entorhinalis 298
—, Regulation der Augenbewegungen 361
—, retikulokortikale Bahnen 356
—, Riechrinde, Faserverbindungen 328
—, Rindenblindheit, Pathophysiologie 294
—, Rindengrau, Graulager, histologischer Aufbau 280
—, Rr. corticales et medullares 564
—, Schlaganfall, motorische, sensible Ausfälle, Pathologie 287
—, Schreibzentrum, kinästhetisches Zentrum 288
—, Sehrinde, Gyrus cinguli 294
—, sensible, kortikoafferente Bahnen, Kerngebiete 313
—, Stoffwechselrate, Glukose 564
—, subkortikale Grisea 298
—, subkortikospinale Bahnen, Funktion 324
—, Tegmentum mesencephali, Faserverbindungen 393
—, Thalamus, Funktionen 370
—, Tractus corticofugales 316
—, Tractus corticonuclearis, Ursprung, Verlauf 319, 320
—, Tractus cortico-olivaris 323

Cortex cerebri
—, Tractus corticopetales 313
—, Tractus corticoreticularis 322
—, Tractus corticospinalis, Ausfallserscheinungen 324
—, —, siehe Pyramidenbahnen
—, —, corticonuclearis 316, 317
—, Tractus corticotectalis externus, internus 323
—, Tractus spinocerebralis 319, 320
—, Trigonum olfactorium 298
—, Ventriculus lateralis, anatomisches Präparat 601
—, Wachstumsgeschwindigkeit, Lebensjahre 244
—, Wernickesches Rindenfeld, parietale Sprachzone 291
Cortisches Organ, Funktion 489, 490
—, Tractus olivocochlearis 492
Craniotabes senilis, Knochenstruktur 145
Creutzfeld-Jacob-Syndrom, präsenile Dystrophie, Gehirnrinde 286
Crista Sylvii, Topographie 151, 152
Crus cerebri, Faseranordnung nach Bucy 388, 389
—, Topographie, Strukturen, Bahnen 388
—, Tractus cortico-olivaris 323

Dandy-Walker-Sydrom, Anatomie 266
—, Sinus transversus, rectus 616, 617
Defäkationsreflexe, Lobulus paracentralis, Lokalisation 291
Definition, Allocortex, Archicortex, Palaeocortex 296
—, amnestisches Syndrom 333
—, apallisches Syndrom 352
—, Area preoptica 305
—, Areae, Großhirnrinde 283
—, Basalganglien 347
—, choreatisches Syndrom 353
—, Dura mater 436
—, „Enthirnungsstarre" 352
—, essentielle Myoklonie 354
—, extrapyramidal-motorisches System 347
—, Fila olfactoria 443
—, Hemianopsie 292

Definition
—, hepatolentikuläre Degeneration (Morbus Wilson) 354
—, Formatio reticularis 351
—, Intelligenz, Intelligenzausfälle 286
—, Korsakow-Syndrom 333
—, limbisches System 330
—, Moyamoya disease 570, 571
—, Schädelmeßpunkte, Linien, Ebenen, anthropologische 22
—, Schädelmißbildung 41
—, Stratum lucidum 335
—, Tectum mesencephali 390
—, Temporallappen-Epilepsie 333
—, Virchow-Robinsche Räume 567
Deitersscher Kern, Encephalopathia alcoholica 387
Déjerine-Syndrom, A. vertebralis, Thrombose 575
Demenz, Korsakow-Syndrom, Definition, Klinik 333
Deutsche Horizontale, Fossa cranialis media, tiefster Punkt 91, 92
—, Schädelkonturen, postnatale Verlagerungen 29
Diabetes insipidus, Pathophysiologie 382
Diaphragma sellae, Hypophysenentwicklung 253
Diencephalon, Ansicht von dorsal-unten 388, 389
—, Entwicklung 252
—, Gewicht, Länge, Breite 364
—, sympathische Zentren 384
—, Venen, Sinus durales, Entwicklung 578, 579
Doggennase, Lippen-Kiefer-Gaumenspalte 64
Dolichokranie, Anatomie, Embryologie 45
—, Rassenzugehörigkeit, landschaftliche Unterschiede 33, 35
Dolichozephalie, Definition, Schädelmessung 23
Dorelloscher Kanal, Topographie 625
Ductus Cuvieri, Entwicklung 578
Ductus semicirculares, Labyrinthus vestibularis 485
Ductus thoracicus, Topographie 501
Dura mater, Anatomie, Topographie, raumfordernde Prozesse 436–440, 613–627
—, Gefäße, Topographie 440
—, Plexus basilaris 626

Dura mater
—, Venensystem, Korrosionspräparat 590
Duraplexus, Entwicklung, Anatomie 578, 579
Dysphasie, frontale, parietale Sprachzonen, Störung 291
Dystonia musculorum deformans, Thalamus, Kernschädigung 373

Echolalie, Rindenausfallherde, „Präbrocabereich" 288
Ektropium, Fazialislähmung, Klinik 480, 481
Elastizität, Schädelknochen 157, 158
Embryologie, Zentralnervensystem 239, 240
Embryopathien, Schädel, Definitionen 41
Encephalopathia alcoholica, Wernicke, Pathologie 387
Endhirn, Entwicklung 242, 243
„Enthirnungsstarre", Mittelhirn, Einklemmung 352
Enzephalozele, intranasale, Liquorrhinorhöe 141
Ependym, Flächen der Ventrikel 419, 420
Ependymzellen, Ventrikel, Plexus choroidei 237
epidurales Hämatom, Ursachen, Klinik 441
Epilepsie, Temporallappen-, Klinik 333
—, —, pathologische Anatomie 293
essentielle Myoklonie, Pathophysiologie 354
Exophthalmus, pulsierender, Karotis-Kavernosus-Fistel 570
Exostosen, Porus acusticus externus 126
extralemniskales System, Thalamus, Funktionen 371
extrapyramidale motorische Kerngebiete, Efferenzen, Schema 348
extrapyramidaler Regelkreis, Input-, Output-Systeme 349, 350
extrapyramidal-motorische Störungen, Klinik 352–355
extrapyramidalmotorisches System, Hauptregelkreis, akzessorische Regelkreise 303
—, Schemazeichnung 345, 346
—, Zentren und Bahnen 347, 348
Eunuchoidismus, Dysplasia olfactogenitalis 324

Falx cerebri, Dura mater, Anatomie 436
—, Nn. ethmoidales, Rami meningei 469
—, Venensystem 589
—, Verkalkungen 437
Farbenblindheit, Sehbahn, Störungen 295
Fasciculus lenticularis, Fibrae pallidothalamicae 303
—, kortikosegmentale Fasergruppen, Gyrus cinguli 332
Fasciculus longitudinalis dorsalis (Schütz), Faseraufbau, Topographie 392
Fasciculus longitudinalis medialis 487
—, Präparat, ärztliche Bedeutung: Schädel-Hirntrauma 363
Fasciculus mamillothalamicus 341
—, Topographie 331
Fasciculus occipitofrontalis, Lobus occipitalis, Verbindung zum Augenfeld 295
Fasciculus uncinatus, Topographie 348
Fazialislähmung, N. abducens, Kernschädigung 475
—, infranukleäre, Klinik 480, 481
—, Lokalisation der Läsion 482
—, nukleäre, Klinik 483
—, supranukleäre, Klinik 483
—, zentrale, Pathophysiologie 323
Fehlbildungen, Schädel 41–48
Fenestrae parietales, angeborene Defekte 42
Festigkeit, Schädelknochen 157, 158
Fetopathien, Schädel, Definitionen 41
Fetus, Cerebellum, Entwicklung, Präparat 258
—, Frontalschnitt von dorsal 17
—, Großhirnhemisphäre, seitliche Ansicht 240
—, Gyri parahippocampalis et dentatus 248
—, Hypophysenentwicklung 253
—, intrauterine Hirnschäden 268
—, Kopfumfang, Größenzunahme 67
—, Schädelbasis 6, 7, 8
—, Ventriculus olfactorius, Histologie 246
Fibrae corticodentales (GABA), Topographie 348

Fibrae nigrostriatales, dopaminerge Fasern 303
Fibrae pontocerebellares, Verlauf 351
Fibrae tegmentostriatales, serotoninerge Fasern 303
Fila olfactoria, Lamina cribrosa, Durchtritt 325
Fingeragnosie, Gerstmann-Syndrom, Rechts-Links-Fehlorientierung 291
Fissura hippocampi, Embryologie, Topographie 247
Fissura Rolandi, Sulcus centralis, Topographie 270
Fissurae orbitales, Anatomie, Meßwerte 211
—, Syndrom, Ursachen 447
[18]Fluor, regionaler zerebraler Glukosestoffwechsel, Messung 564
Fonticuli, Neugeborenes, Entwicklung 37
Fonticulus anterior, posterior, Neugeborenes, Sagittalschnitt 28
Foramen caecum, Topographie, Varianten, ärztliche Bedeutung 140, 141
Foramen crotaphiticum, Topographie 111
Foramen infra-orbitale, Meßwerte 163, 179, 180
Foramen interventriculare, anatomisches Präparat, Venenplexus 601
—, Frontalschnitt, Embryo 242
—, venöser Abfluß, Varianten 605, 606
Foramen jugulare, Breite, Länge 119
—, Nachbarstrukturen, Ansicht von kranial, Maße 132, 133, 134
—, Syndrom, Lähmung Nn. IX, X, XI, Klinik 804
—, Syndrom, Schädelbasisfraktur 504
—, Topographie 132, 133
Foramen lacerum, Basis cranii externa, Topographie 108
—, Entwicklung 95, 96
Foramen mandibulae, Doppelung, Lage 216
Foramen mentale, Maße 163
—, Lokalisation, anatomische, röntgenologische Studien 221
Foramen occipitale magnum, Ansicht von kranial 132
—, basiläre Impression 48
—, Formtypen 20
—, Fossa cranialis posterior, Maße, Topographie 97, 98

Foramen occipitale magnum
—, Kleinhirntonsillen, Impression, intrakranielle Druckerhöhung 352
—, Kraniostenosen 42, 43
—, Länge, Breite, Lebensalter 29
—, Mißbildungen 20
—, Schädelbasis, äußere 175
Foramen ophthalmicum, Entwicklung 13
Foramen ovale, Foramen spinosum, Topographie 548
—, Plexus venosus 585
—, Topographie 106, 127
Foramen petrosphenoideum, Orificium internum canalis carotici 96
Foramen pterygosphenoideum, N. mandibularis 111
Foramen rotundum, Topographie 106
Foramen spinosum, N. petrosus major, Abstand 91
Foramen stylomastoideum, N. facialis, Chorda tympani 480
—, Schädelbasis 175
Foramen supra-orbitale, Maße 163
Foramen venosum (Vesalii) Topographie 106
—, V. emissaria sphenoidalis (Padget) 585
Foramina ethmoidalia, Lagebeziehungen 209
Foramina interventricularia, innere Liquorräume 406, 408, 411
Foramina palatina, Schädelbasis, von unten 175
Foramina palatina, Topographie 108
Foramina parietalia, angeborene Defekte 42
—, Entwicklung, Topographie 137, 138
Formatio hippocampalis, Faserverbindungen 337
Formatio reticularis, Anatomie, Topographie, Funktion 351
—, archaisches motorisches System 324
—, extrapyramidal-motorisches System, Verbindungsbahnen 347
—, extrapyramidaler Regelkreis 349
—, Faserverbindungen 394, 395
—, Nucleus habenulae, Faserverbindungen 344
—, parapyramidales System, Mesenzephalon 290
—, Thalamus, Funktionen 371

Formatio reticularis
—, Topographie 365
—, Tractus corticoreticularis 322
Fornix, Präparat 251
—, Schädigung, amnestisches Syndrom, Klinik 332, 333
—, Transversalschnitt 301, 302
Fornix cerebri, Anlagerungszone, Kommissur, Durchschneidung 311
—, Columnae, Kerngebiete 305
—, Commissura fornicis, Embryologie 249
—, Foramen interventriculare, anatomisches Präparat 602
—, kortikoafferente, – efferente Fasern 338
Fossa alaris, Seitenansicht, Topographie 151
Fossa canina, Sinus maxillaris, Endoskopie 179
Fossa cranialis anterior, Ansicht von oben 86
—, Asymmetrie 76
—, dicke, dünne Zonen 85, 93
—, Entwicklung 6
—, Regio hypophysialis, Abstände 26
—, Sulci arteriosi et venosi 96
—, Sulci meningei, Vasa meningea media et ethmoidalia, Lebensalter 156
—, transbasale Venenverbindungen 627
—, Wachstumsverschiebungen 25
Fossa cranialis media, Abstände, Dicken 88–94
—, Anatomie 87–89
—, Ansicht von oben 89, 91, 94, 98
—, Asymmetrie 76
—, basale Pforten 95
—, Entwicklung 5
—, Innenmaße 87, 89
—, Knochenwanne, Volumen 90
—, Sulci meningei, Lebensalter 156
—, tiefste, dünnste Bodenzone 91, 92, 95
—, Venenplexus 628
—, Wachstumsverschiebungen, Neugeborenes, Erwachsener 27
Fossa cranialis posterior, Ansicht von oben 89, 91, 94, 98
—, Asymmetrien 76
—, Bodenzonen, dickste, dünnste 97, 98, 99
—, Crista occipitalis interna 98, 99

Fossa cranialis posterior
—, Entwicklung 4, 19
—, Gefäße und Nerven, anatomisches Präparat 558
—, Hirnnerven, N. V, N. VII, zentrale Segmente 494
—, N. trigeminus, Neurinome 439
—, —, Teilstrecken 467
—, Os occipitale, Foramen magnum 131, 132
—, subdurales Hämatom 435
—, Tumoren, Raumverdrängung 438, 439
—, Venenplexus 628
—, Venensystem, Sinus 589, 619
—, Vernet-Syndrom, raumfordernde Prozesse 504
—, Villaret-Syndrom, Schädigung Nn. IX, X, XI, XII 504
—, Wachstumsvorgänge 28
Fossa hypophysialis, Entwicklung 10
—, Formtypen 101
Fossa interpeduncularis 390
—, Embryologie, Maße 256
—, Liquorräume, Zisternen 431
—, Maße, Topographie 388–390
Fossa jugularis, Bulbus v. jugularis int. sup. 129
Fossa mandibularis, postnatale Umformung 124
—, Topographie, Maße, Lebensalter 123
Fossa parolivaris, Gefäße, Varianten 558, 559
Fossa pterygopalatina, Ganglion pterygopalatinum, Lage, Zweige 466
Fossa rhomboidea, Ansicht von dorsal, Präparat 418
Fossa temporalis, Lineae temporales, Topographie 152
—, postnatale Vertiefung, chirurgische Zugangswege 93
—, Topographie, Protuberantia gyri frontalis 150
Foveolae granulares, Schädelinnenseite 155
Frakturen, Schädelknochen, Bruchfestigkeit, Elastizitätsgrenzen 158
frontoethmoidale Zephalozele, Anatomie 265
Frühgeborenes, Kopfform 67, 68

Ganglien, Sympathikus 517, 518, 522
Ganglienhügel, Entwicklung 241

Ganglienzellen, Zellschichten, Rindengrau 280
Ganglion geniculi, anatomisches Präparat 482
—, Entwicklung, Fasern 478
—, Geschmacksbahn 495
—, Neuralgie, Klinik 479
Ganglion oticum, Faserverbindungen 495
—, Topographie, Wurzeln, Zweige 471
Ganglion pterygopalatinum, Topographie 495
Ganglion spirale cochleae 491
—, Modiolus, Schnecke 489
Ganglion submandibulare, Topographie 471, 472
Ganglion trigeminale, Faserverbindungen 495
—, Topographie 472, 473
Ganglion vestibulare, anatomisches Präparat 479, 484
—, Ganglion geniculi, Anastomosen 484
Gaumen, Embryologie, Anatomie 62
—, Mißbildungen, klinische Bedeutung 65
Geburtsschädigung, Temporallappen-Epilepsie 333
Gedächtnis, anatomisches Substrat 286
Gehirn, Album, weiße Substanz 305, 306
—, —, Griseum, Blutabstrom 612, 613
—, Alterung, Gewicht, Volumen 269
—, Alzheimersche Erkrankung 237, 238, 286
—, Anastomosen, Funktion 565
—, Angioarchitektonik 566
—, Angiographie, CT, Gyri, Sulci 269
—, Aqueductus mesencephali, Embryologie 256
—, arterielle, venöse Verschlüsse, Massenverschiebungen 438, 439
—, Arterien, autonome Innervation 518
—, —, embryonale Entwicklung 530, 531
—, —, Versorgungsgebiete 318
—, —, Wandbau 538
—, Arteriosklerose, Schlaganfall 568, 569
—, Astrozyten 237
—, Atrophie, Ventrikelerweiterung 408
—, Balken, Entwicklung 249
—, Basis, Hirnnerven, Schädigung, Ursachen 446, 447
—, Bau und Funktion 230, 231

Gehirn
—, berühmte Persönlichkeiten 269, 270
—, Blut-Hirn-Schranke, Physiologie 567
—, Blutstrom, Monroisches Gesetz 566, 567
—, Blutversorgung 318
—, Brocasches Sprachzentrum 246, 286
—, Capsula interna 244
—, Cerebellum, Anatomie, Embryologie 260
—, Circulus arteriosus cerebri (Willisi) 560, 561
—, Commissura rostralis, histologischer Schnitt, Embryologie 248, 249
—, Corpora amylacea 237
—, Corpora geniculata 252
—, Corpus amygdaloideum 247
—, Corpus striatum 245
—, Cortex, Embryologie 242, 243
—, Crus cerebri, Topographie, Strukturen, Bahnen 388
—, Diencephalon, Entwicklung 252
—, Durchblutung, funktionelle Aktivität 269
—, —, Sauerstoffverbrauch 564
—, Durchblutungsstörungen, Aortenbogen-Syndrom 569
—, Endhirn, Embryologie 242, 243
—, Endorphine 234
—, Energielieferant, Glukose 567
—, „Engramme" 229
—, Entwicklung, Synopsis 239, 261
—, Entwicklungsstörungen 262–268
—, Ependymzellen 237
—, Facies inferior, Topographie 275, 276
—, Facies medialis 278
—, Facies superolateralis 270, 274
—, Fehlbildungen 267, 268
—, Fibrae arcuatae (U-Fasern) 305, 306
—, Fissura hippocampi 247
—, Fissura Rolandi (Sulcus centralis), Topographie 270
—, Foramen interventriculare, Frontalschnitt 242
—, Fossa interpeduncularis, Oculomotorius-Austrittszone 256
—, Frontalschnitt, von vorne 299
—, frühkindliche Schäden 268

Gehirn
—, funktionelle Endarterien 566
—, Furchen, Windungen, Beziehungen 269
—, Ganglienhügel, Entwicklung 241
—, Gedächtnis, anatomisches Substrat 286
—, Gefäße, gefäßabhängige Syndrome 575, 576
—, Gewicht, Volumen, Lebensalter 229, 269
—, Gliazellen 237
—, Glukosestoffwechsel, regionaler 564
—, Griseum, graue Substanz, Graulager 279, 280
—, Großhirnhemisphären, Embryologie 240
—, Gyri parahippocampalis et dentatus 248
—, Gyrierung, Entstehung von Fissuren und Sulci 243
—, Häute, siehe Meninges
—, Herniationen, Neugeborene 268
—, Hippocampus 248
—, Hirnnervenkerne, motorische, kortikoefferente Bahnen 316
—, —, sensible, kortikoafferente Bahnen 313
—, Hypophyse, Embryologie 253, 254
—, Intelligenz, Psychopathologie 286
—, intrazerebrale Venen 586
—, Kapillaren, Perfusionsdruck 563
—, Kollateralkreisläufe 568
—, Kommissurenplatte 248
—, Korsakow-Syndrom, Alkoholiker 293
—, Kreislauf, arterio-venöse Fisteln 569, 570
—, —, Kapillaren 563, 564
—, Lobi, Gyri, Sulci, Volumen, Gewicht 269, 270
—, lokale Stoffwechselraten 564
—, Marie-Seé-Syndrom 268
—, Massenverschiebungen, Pathophysiologie 438
—, Megalenzephalie 268
—, Mesencephalon 255, 256
—, motorisches Sprachzentrum (Broca) 246, 286, 288
—, Neuronen 230, 231
—, Neurotransmitter 233
—, neurozytoarchitektonische Hirnrindenfelder von lateral, von medial 283, 284
—, Nucleus caudatus 248
—, Nucleus lentiformis 248

Gehirn
—, Nucleus ruber, Nucleus niger, Mesencephalon, Entwicklung 255, 256
—, nuklearmedizinische Diagnostik, Positron-Emissions-Tomographie 564
—, Oligodendroglia 238
—, Pedunculi cerebri, Schädigung, Facialisparese 483
—, Pedunculus cerebri, Bahnen, Topographie 319, 388
—, pränatale Schäden 268
—, raumfordernde Prozesse, Massenverschiebungen, Pathophysiologie 438, 439
—, „Repräsentationsfelder" 286, 287
—, Rezeptoren 229
—, Rhombencephalon, allgemeine Gliederung 256
—, Schlaganfall, „little", „progressive", „completed stroke" 568, 569
—, Septum pellucidum 250
—, siehe Cerebrum
—, siehe Cortex cerebri
—, siehe Großhirnhemisphäre
—, siehe Lobus frontalis, parietalis, temporalis, occipitalis
—, Stamm, Transversalschnitt 301
—, stereotaktische Eingriffe 566
—, Stoffwechselanomalien 286
—, Sulci, Entwicklung 240, 241
—, Sulcus precentralis 271
—, Synapsen 232
—, teratogenetische Determinationsperiode 268
—, Thalamus, Embryologie 252
—, Tractus habenulopeduncularis 252
—, Tractus mamillothalamicus 253
—, Tractus projectionis corticofugalis 316
—, Tractus projectionis corticopetalis 316
—, Venen, Entwicklung, Anatomie 578, 579, 610, 611
—, Venen von seitlich unten 608
—, Venenwinkel, anatomisches Präparat 606
—, Ventriculus olfactorius, Histologie 246
—, Verschlußstörungen 263
—, zentrales Koordinationsorgan 229
—, Zephalozelen 263, 264
—, Zisternen 428–433

Gehirndurchblutung, extrakranielle Anastomosen, Stenosen 568
Gehirnkreislauf, Kollateralkreisläufe 568
Gehirnnerven, siehe N. I–XII
Gehirnrinde, siehe Cortex cerebri
Gehörknöchelchen, otobasale Frakturen 159
Gerstmann-Syndrom, Fingeragnosie, Ausfall parietaler Rindenfelder 291
Geschmacksbahnen, Topographie, Verlauf 495, 496, 498, 499
Gesicht, Arterien, Topographie 548
–, Asymmetrien 77
–, Fazialislähmung, Spasmus hemifacialis 480, 481, 483
–, Lymphgefäßsystem 637, 638
–, mimische Fazialisschwäche (Hemiamimie) 482, 483
–, Neugeborenes, Erwachsener 67, 68
–, –, Maße 69
–, Venen 588
Gesichtsfeldausfälle, Aortenbogen-Syndrom 569
Gesichtsmißbildungen, Embryologie, Anatomie, klinische Bedeutung 62–66
Gesichtsschädel, Ansicht von seitlich 218
–, Ansicht von vorne, Meßpunkte 23, 163
–, Asymmetrien 77
–, Entwicklung 49–59
–, Kaudruckpfeiler 157
–, Mandibula 56
–, Maxilla 49
–, Nasen-Mundregion 60–66
–, Nasennebenhöhlen 50
–, Os ethmoidale 50, 51
–, Os zygomaticum 50
–, Rhinobasisfrakturen 159, 160
–, seitlich, Präparat 218
Gigantismus, Tumoren, eosinophile α-Zellen, Hypophyse 380
Glabella, Entwicklung bei Männern und Frauen 139
Glandula parathyreoidea, Ansicht von dorsal, Topographie 501
Glandula parotis, N. auriculotemporalis, Topographie 469
–, Tumoren, Villaret-Syndrom 504
Glia, Membrana limitans, Virchow-Robinsche Räume 567
Gliazellen, Bau, Funktion 237

Gliedmaßen, Krampfanfälle, Flexoren-, Extensoren-Synergismen 289, 290
Globus pallidus, Ansa lenticularis, Faserverbindungen 374
–, Entwicklung 245
–, Gyrus cinguli, Faserverbindungen 332
–, Kernschädigung, ataktischer Tremor 375
–, Nucleus habenulare 344
–, Präparat, Transversalschnitt 375
–, Thalamus, Faserverbindungen 364
–, Topographie, extrapyramidalmotorisches System 345, 346
–, –, Faserverbindungen 374
Glomus caroticum, Reflexe, Atemzentrum 497, 498
Glomustumoren, Vernet-Syndrom, Klinik 504
Glukose, Energielieferant, Hirnstoffwechsel 567
Gordon, Zehenphänomen, Zerstörung der Areae 4, 6 289
Granulationes arachnoideales, Abbildung 614
–, Entwicklung, Bau, Funktion 433, 434
Gratioletsche Sehstrahlung, Capsula interna 312, 313
–, –, Schädigung 318
Grisea, subkortikale, Aufbau 298, 299
Großhirn, Gewicht, Lebensalter 229
Großhirnhemisphäre, dominante, Vv. anastomoticae 592
–, Facies inferior, Topographie 275, 276
–, Facies medialis, Maße, Topographie 278
–, Facies superolateralis 274
–, Venen-Versorgung, Varianten 600–610
–, Volumen, Gewicht 269, 275
–, Zerstörung: Seelenblindheit 294
Großhirnhemisphären, akustisches Sprachzentrum, motorisches Schreibzentrum, Agraphie 288
–, Ansicht von medial 561
–, apallisches Syndrom 352
–, Dominanz, Rechts-, Linkshändigkeit 295
–, Dura mater 436–440
–, frühkindliche Subduralergüsse 435
–, Gewicht, Volumen 269, 270

Großhirnhemisphären
–, Glukose-Stoffwechselraten 564
–, Griseum, graue Substanz, Graulager 279, 280
–, Hemisphärektomie 324
–, homonyme Hemianopsie 288
–, Hydranenzephalie 266
–, „Interhemispheric-Steal-Syndrom" 570
–, Läsion, kontralaterale zentrale Facialisparese 483
–, neurozytoarchitektonische Hirnrindenfelder von lateral, von medial 283, 284
–, Porenzephalie 266
–, sensible, kortikoafferente Bahnen, Kerngebiete 313
–, Sulcus centralis, parietooccipitalis, calcarinus 561
–, symmetrische Organisation 295
–, Vv. medullares hemispherii 586
Gyrektomie, orbitales Stirnhirn 372
Gyri und Sulci, Bedeutung 269
Gyri temporales, Störungen, sensorische Aphasie 493
Gyrus ambiens, primäre Riechrinde 326, 327
–, Regio entorhinalis 337
Gyrus cinguli, Anatomie, Maße, Funktion 330, 331
–, Ansa, Fasciculus lenticularis, Faserverbindungen 332
–, Augen-, Kopfdeviation 290
–, Cortex cerebri, Faserverbindungen 312
–, Isthmus, Sehrinde 294
–, Maße, Topographie 277
–, Tegmentum mesencephali, Fasersysteme 346
Gyrus dentatus, Anlage beim Fetus 248
–, arterielle Versorgung 566
–, Topographie, Funktion 335, 336
Gyrus frontalis, Augenbewegungen, Repräsentationsfelder 287
Gyrus hippocampi, „Sektorgefäße", A. cerebri posterior 566
Gyrus olfactorius, Venenplexus 594, 594
Gyrus parahippocampalis, Allocortex, Gliederung 297
–, Anlagen beim Fetus 248
–, Impression, Tentoriumschlitz, „Enthirnungsstarre" 352
–, Regio entorhinalis 298

Gyrus parahippocampalis
–, Topographie 275
–, Tumoren, Raumverdrängung 438
Gyrus postcentralis, motorische, sensible Funktionen 290
Gyrus precentralis, Aa. corticales, Verzweigungstypen, anatomisches Präparat 564
–, Läsion, supranukleäre, Fazialislähmung 483
–, Pyramidenbahnen, Ursprung 317, 320
–, Reizung, Jackson-Anfälle, Klinik 289
–, Tractus cortico-olivaris 323
Gyrus semilunaris, Gyrus ambiens, primäre Riechrinde 326, 327
Gyrus supramarginalis, Schädigung: Apraxie 310

Hämatom, epidurales, Klinik 441
–, subdurales, Lokalisation, Pathophysiologie, Klinik 435
Hallervorden-Spatzsche Erkrankung, torsionsdystonisches Syndrom 354
Halluzinationen, Thalamus, Kernschädigung 373
Halsgefäße, Neugeborenes, Korrosionspräparat 540
Hammer-Amboß-Gelenk, Entwicklung 95
Hasenscharte, Embryologie, klinische Bedeutung 63, 64
Haubenfeld, Faserverbindungen 295
Hemiamimie, Fazialisparese 482, 483
Hemianopsie, Pathophysiologie 292
Hemiballismus, Nucleus hypothalamicus, Schädigung 385
–, Nucleus subthalamicus Luysi, Degeneration 353
Hemiplegia, Hemiplegia alterna oculomotoria (Webersche Lähmung) 323
–, kontralaterale, Capsula interna, Schädigung 318
–, Schädigung des Tractus corticospinalis 290
–, Schmidtsche Lähmung 324
hepatolentikuläre Degeneration, Pathophysiologie, Klinik 354
Hippocampus, ärztliche Bedeutung 337, 338

Hippocampus
—, afferente, efferente Fasern 339
—, Aufbau, Zell- und Faserschichten 334, 335
—, doppelseitige Läsion, Klinik 332, 333
—, elektrische Stimulation 293
—, Entwicklung 243, 248
—, Exstirpation, Ausfallserscheinungen 298
—, Frontalschnitt 299
—, Gyrus dentatus, Zellen und Fasern 336
Hirn, siehe Gehirn
Hirnanlage, Venenentwicklung 578, 579
Hirnarterien, autonome Innervation 518
—, Entwicklung 529–535
—, siehe Kopfarterien
—, Wandbau 538
Hirndurchblutung, regionale, Messung mit Isotopen-Clearance 563
Hirn-Liquor-Schranke, anatomisches Substrat 237
Hirnnerven, Aufbau, Übergangsstrecken 446
—, Bahnen 449, 450
—, Hintere Schädelgrube, N. V, N. VII, zentrale Segmente 494
—, motorische, Embryologie, Topographie 442
—, Schädigung, Arterienschlingen 446, 447
—, sensorische, sensible, Embryologie, Topographie 442–446
—, Syndrome 509
Hirnnervenkerne, motorische, kortikoefferente Bahnen 316
—, sensible, kortikoafferente Bahnen 313
—, siehe Nervus I–XII
Hirnödem, Mittelhirneinklemmung, „Enthirnungsstarre" 352
Hirnstamm, arterielle Versorgung 571, 572
—, Corpus amygdaloideum, afferente Bahnen 343
—, Formatio reticularis, Funktionen 371
—, —, Kortikoafferenzen 351
—, gefäßabhängige Syndrome 575, 576
—, Kerngebiete Nn. IX–XII 504
—, Läsionen, Wallenberg-Syndrom 384
—, Transversalschnitt, Zytoarchitektonik 301
Hirnstoffwechsel, Glukose, Energielieferant 567

Hirnvenen, basale 594–596
—, Embryologie, Topographie, Zuflüsse 586–621
Histologie, Cortex cerebelli 400, 401
—, Cortex cerebri (Isocortex) 280, 281
—, Riechleitung 325
Hörbahn (Radiatio acustica), somatotopische Gliederung 490, 491, 492
Hörstrahlung, Ursprung, Verlauf 316
Hörverlust, N. VIII, Schädigung 493
Hörzentrum, Anatomie, Topographie 293
Hormone, Hypophyse, releasing, inhibiting hormones 377
Horner-Syndrom, Pathophysiologie 523
—, Villaret-Syndrom, Lähmung Nn. IX, X, XI, XII 504
Hortegazellen, „Abräumzellen" des ZNS 238
Huschkescher Knorpel, Cartilago vomeronasalis 173
Hydranenzephalie, Anatomie 266
Hydrozephalus, Fontanellen 37
—, Sellaveränderungen 102
—, Sinus rectus, Arnold-Chiari-, Dandy-Walker-Syndrom 616, 617
—, „Sonnenuntergangsphänomen" 267
—, Venendruck 615
Hygrom, subdurales, Pathogenese 435
Hypakusis, gefäßabhängige Syndrome 575
—, zentrale Hörbahn, Störungen 493
hyperkinetisch-hypotones Syndrom, Neostriatum, Schädigung 353
Hyperostosis frontalis interna, Morgagni-Syndrom 143, 144
Hypersexualität, Thalamuserkrankungen 383
Hyperthermie, postenzephalitische, Hypothalamus-Läsionen 387
Hypophyse, Adeno-, Thalamus, Reglerkreise 376, 377
—, —, Zelltypen 379
—, Akromegalie, α-Zelltumoren 380, 381
—, epitheliale Zysten 254
—, Freisetzungs-, Hemmhormone 376, 377
—, Funktion, Feedback-Mechanismus 382

Hypophyse
—, Hypothalamus, Regelkreise 386
—, intrasselläre Zysten, Entwicklung 253
—, ischämische Nekrosen 381
—, Liquorräume, Zisternen 431
—, Neuro-, Adiuretin-, Vasopressin-, Oxytocin-Transportwege 378
—, Panhypopituitarismus (Simmondsche Erkrankung) 381
—, Portalvenensystem 382
—, Regio hypophysialis, Fossa cranialis anterior, Abstände 26
—, Schema 253
—, Vorderlappen-Insuffizienz, Pathophysiologie 381
Hypophysenregion, Processus clinoidei, sphenoidalis 86, 87
Hypothalamus, Adenohypophyse, Regelkreis 376, 386
—, alkoholische Enzephalopathie Wernicke, Pathologie 387
—, Area preoptica 305
—, Augenbewegungen, Auslösegebiete 383
—, autonomes Nervensystem, Beziehungen 383
—, Corpora mammillaria, Topographie 384
—, Corpus amygdaloideum, Faserverbindungen 342
—, ergotropes Dreieck 383
—, Faserverbindungen, Neurotransmitter 304
—, Gonadenfunktion, Pubertas praecox 383
—, Kerngebiete, Zellaufbau 299
—, —, Regelkreise 386
—, —, Topographie 376
—, Regelkreise, Schaltstellen 383
—, Stria terminalis, Topographie 338
—, Temperaturzentrum 382
—, Tumoren, Raumverdrängung 438

Impressiones digitatae, Schädelinnenseite, röntgenologische Beurteilung 154
Incisura frontalis, Maße 163
Incisura tentorii, anlagernde Hirnteile, Präparat 391
—, raumfordernde Prozesse, Lokalisation, Pathophysiologie 439

Innenohr, Entwicklung 15, 16, 17, 55
Insula cerebri, Assoziationsfasersysteme, Sprachmotorik 289
—, Entwicklung 244, 274
—, Gyri, Topographie, Variationen 271
—, Gyri breves 314
—, Querschnitt 316
Intelligenz, Physiologie, Psychopathologie 286
intrakranielle Drucksteigerung, Abducensparese 475
intrakranieller Druck, „Enthirnungsstarre", Mittelhirneinklemmung 352
Isthmus gyri cinguli, Sehrinde 294

Jackson-Anfälle, Reizung, Gyrus precentralis 289
Jackson-Lähmung, Oblongata-Syndrom, paramedianes 575

Karotissinussyndrom, Pathophysiologie 497
Karotis-Kavernosus-Fistel, Pathophysiologie 570
Karotis-Sinus-Reflex, hypersensitiver, Pathophysiologie 569
Keilbein, Entwicklung, Anatomie 100–112
Kerngebiete, Corpus geniculatum mediale: Hörstrahlung 316
—, extrapyramidale, motorische, Topographie 348
—, Hirnnerven I–XII 313, 316, 321
—, hypothalamische, Topographie 356
—, Hypothalamus, Regelkreise 386
—, Kleinhirn 404, 405
—, Medulla oblongata 395, 396
—, Mesencephalon 390
—, N. abducens 313, 316, 321, 474, 475, 485, 487
—, N. glossopharyngeus 495, 496
—, N. vagus 500
—, N. vestibularis, afferente, efferente Bahnen 487
—, Nucleus ruber 321
—, Oliva superior, Tractus olivocochlearis 492
—, Oliven 350
—, Pons 322, 395, 396
—, Pyramidenbahnen 320, 321
—, siehe Nn. I–XII, Nucleus
—, Thalamus 299, 313, 364–370

Kerngebiete
—, Tractus corticonuclearis 319, 320
—, Tractus olfactorius, Cellulae neurosensoriae olfactoriae 324, 326
—, Tubercula cuneatum et gracile 396, 397
—, Westphal-Edinger, Pupillenreaktion 362
Kieferform, Gonionwinkel, Lebensalter 58
Kiemenbögen, Entwicklung 55
Kiemenbogenarterien 530
Kindesalter, Capsula interna, Schädigung 318
—, Gesichts-, Kopfmaße 69, 70
—, Hemiplegie, Schädigung des Tractus corticospinalis 290
—, hypophysärer Riesenwuchs 380
—, intrakranielles Volumen 32
—, Kraniopharyngeom, Sellaveränderungen 102
—, Protuberantia gyri frontalis 150
—, Regio hypophysialis, CT 27
—, Schädelbasis, Längenwachstum 75
—, Schädelkapazität, Gehirngewicht 83
—, Sella, Flächenprofil 102
—, Sinus paranasales 53
—, Subduralergüsse 269
—, —, Behandlung 435
—, „wachsende Schädelfraktur" 441
—, Zykloenzephalie, pneumenzephalographischer Nachweis 264
Kinn, Maße, Wachstumsvorgänge 70, 71
Kleinhirn 403
—, Anatomie, Entwicklung 257–260
—, Brückenwinkelzisterne 431
—, „cerebellar fits" (Jackson) 352
—, cerebello-afferente Bahnen, Schema 351
—, Cortex, Schichtenbau 400, 401
—, —, Zellen, Zellverbindungen 402
—, direkte sensorische Bahn 485, 486
—, extrapyramidaler Regelkreis 349
—, Facies superior 403
—, Fibrae pontocerebellares, Verlauf 351

Kleinhirn
—, Flocculus, Präparat 403
—, Gewicht, Lebensalter 229, 400
—, Glukose-Stoffwechselrate 564
—, Hemisphären, Erkrankungen, Koordinationsstörungen 405, 406
—, —, Transversalschnitt 404
—, Kerngebiete 404, 405
—, Kernschädigung, ataktischer Tremor 375
—, Lingula, Topographie 460
—, Nucleus dentatus, Transversalschnitt 404
—, Pedunculi, spino-cerebellare Bahnen 404
—, —, Topographie 348
—, Pedunculus cranialis, Thalamus, Faserverbindungen 364
—, Präparat, venöser Abstrom 612
—, Schwindel, Differentialdiagnose 489
—, Syndrome 405, 406
—, Tentorium, Anatomie 436, 437
—, —, Nervenversorgung 468, 469
—, —, Trauma, subdurales Hämatom 435
—, Thalamus, Faserverbindungen 313, 364
—, Tonsillen, Impression, Foramen occipitale magnum 352
—, —, Präparat 404
—, —, Topographie, anatomisches Präparat 535
—, Tractus cerebellovastigialis 487
—, Tractus corticocerebellaris 322
—, Tractus spinocerebellaris, Faserverbindungen 319, 320
—, Wurm, Faserverbindungen 404
—, —, Läsionen 405
—, Zisternen 432, 433
Kleinhirnbrückenwinkel, anatomisches Präparat 506
Klüver-Bucy-Syndrom, limbisches System, Läsionen 330
Knickbildungen (Kinking), Kopfarterien 553
Kollateralkreislauf, Aortenbogen-Syndrom 569
—, „Interhemispheric-Steal-Syndrom" 570
—, Gehirn 568
Kommissurenplatte, Embryologie, Histologie 248, 249

Konvexitätszephalozele, Lokalisation, Einteilung 264
Kopf, Arterien, autonome Innervation 518
—, —, Entwicklung 529, 531
—, —, extrakranielle Anastomosen 568
—, —, Schlingenbildung 553, 554
—, —, Wandbau 536
—, Asymmetrien 72–78
—, Drehbewegungen, Karotis-Sinus-Reflex, hypersensitiver 569
—, Form, – Größe 67–80
—, Formentwicklung, Phylogenese, Ontogenese 3, 4
—, Gesichtsform 67, 68
—, Lymphgefäße, Entwicklung, Anatomie 634, 635, 637
—, Neugeborenes 67, 68
—, Maße 69
—, Parasympathikus 525, 526
—, Seitenunterschiede 74
—, Sympathikus 517–524
—, Umfangsmaße 71
—, Venen 588
—, Wachstumsvorgänge, postnatale 69
—, Weichteildecke 67
Kopflänge, Schädelkapazität 83
Kornealreflex, Ausfall, gefäßabhängige Syndrome 575
Korsakow-Syndrom, Definition, Klinik 333
—, Gehirnveränderungen, Alkoholiker 293
^{77}Kr, regionale Hirndurchblutung, Messung 564
„Krähenfüße", Häufigkeit 77
Krampfanfälle, Gliedmaßen, Flexoren-, Extensoren-Synergismen 289, 290
kranio-mandibulo-faziales Dysmorphie-Syndrom, Definition, Anatomie 48
Kraniopharyngeom, Hypophysenentwicklung 253, 254
Kraniostenosen, Schädelformen, Foramen magnum 42–44

Labyrinth
— Anatomie, Topographie 127, 128
—, Schädigung, Nystagmus 489
—, zentrale Fasern 485
labyrinthärer Schwindel, Differentialdiagnose 489
Lacunae laterales, Entwicklung 614
—, Schädelinnenseite 155

Lamina cribrosa, Topographie, Entwicklung, Meßpunkte 165
Lebensalter, Hirndurchblutung 564, 565
Lemniscus lateralis, Faserbindungen 492
—, Nucleus lemnisci, Topographie 491
—, epikritische Empfindungsbahn 397
—, gefäßabhängige Syndrome 575
Lemniscus trigeminalis, Topographie 365
Leukotomie, Pathophysiologie 372
LH, FSH, Produktion, basophile Zellen, Hypophyse 381
Lidapparat, Lymphabstrom, Schemazeichnung 635
limbische Mittelhirnarea, Hypothalamus, Regelkreise 386
limbisches System 296, 297
—, amnestisches Syndrom, Korsakow-Syndrom 333
—, Definition, Anatomie, Funktionen, ärztliche Bedeutung 330–346
—, Erkrankungen, Störungen der Sexualität 383
—, Kommissuren 340
—, Tractus septohypothalamicus 346
Liquor cerebrospinalis, ärztliche Bedeutung 428
—, Druck, Physiologie, Pathophysiologie 428
—, Hypersekretion, Marie-Sée-Syndrom 268
—, Liquorbewegungen 434
Liquor cerebrospinalis, Physiologie, Zellen 426, 427
Liquorsystem, Ventrikelgröße, postnatale Veränderung 405, 406
Lissauersches Bündel, Myelinisierung 238
Lobi olfactorii, Dysplasia olfactogenitalis, Eunuchoidismus 324
Lobulus paracentralis, Topographie, Kontrollzentren für Miktions- und Defäkationsreflexe 291
Lobulus parietalis superior, Pyramidenbahn 317
Lobus frontalis, Altersveränderungen 269
—, Assoziationsfasersysteme 289, 305
—, Augenbewegungen, automatische, willkürliche 314, 315

Lobus frontalis
–, Augenmuskelinnervation 362
–, Blutversorgung 318
–, Facies inferior, Gyri, Sulci 215, 276
–, Facies med. hemispherii 301
–, Fasciculi uncinatus et longitudinales 305
–, Gewicht, Volumen, Größe 269
–, Gyri, Sulci, Längen 271, 272, 275, 277
–, Gyrus precentralis, Variationen 270
–, limbisches System, Topographie 331
–, motorische Rindenfelder, Anordnung 283–285
–, Neocortex, phylogenetische Variabilität der Areae 284, 285
–, orbitales Stirnhirn, Gyrektomie 372
–, Pars triangularis, Varianten 272
–, Rindenfelder, Myelo-, Zytoarchitektonik 283, 284
–, Rindengebiete, Regelkreise 303
–, Sprachzonen 291
–, Stirnhirnkonvexitäts-Syndrome 289, 290
–, subdurales Hämatom 435
–, Sulcus centralis (Fissura Rolandi) 270
–, Sylvischer Punkt, Def. nach Cunningham 272
–, Tractus corticoreticularis 322
–, Tractus frontopontinus 322
–, Tumoren, Sexualstörungen 383
–, Venenplexus 592
Lobus occipitalis, Area striata, Pulvinar thalami, Faserverbindungen 321
–, Augenbewegungen, kortikale Regulation 361
–, Augenfeld, Verknüpfung, Fasciculus occipitofrontalis 295
–, Blutversorgung 318
–, Efferenzen zum Tegmentum mesencephali 295
–, Facies inferior 275
–, Facies superolateralis 360
–, Fasciculus occipitalis 306, 307
–, motorische Rindenfelder, Anordnung 283–285
–, Nekrosen, intrakranielle Druckerhöhung 352

Lobus occipitalis
–, Neocortex, phylogenetische Variabilität der Areae 284, 285
–, Rindengebiet, Area striata 293, 294
–, Rindengebiete, Regelkreise 303
–, Rindenstörungen: Farbenblindheit, Raumblindheit 295
–, Tractus corticoreticularis 322
–, Volumen, Gewicht 269
Lobus parietalis, Augenbewegungen, kortikale Regulation 361
–, Blutversorgung 318
–, Faserverbindungen, Cingulum 306
–, Gyri, Sulci 272, 273
–, Kernschädigung, Klinik 373
–, komplexe Haltungs- und Stellungssynergismen 290
–, motorische Rindenfelder, Anordnung 283–285
–, Neocortex, phylogenetische Variabilität der Areae 284, 285
–, Rindengebiete, Regelkreise 291, 303
–, Sprachzonen 291
–, subdurales Hämatom 435
–, Tractus cortico-olivaris 323
–, Volumen, Gewicht 269
Lobus temporalis, Abszesse, Tumoren 293
–, Augenbewegungen, kortikale Regulation 361
–, Blutversorgung 318
–, Epilepsie, Klinik 333
–, –, pathologische Anatomie 293
–, –, sexuelle Störungen 383
–, Facies inferior 275
–, Gyri, Sulci 273, 274
–, Gyrus temporalis medius, motorisches Schreibzentrum 288
–, Herniation 298
–, Hörzentrum, Pathophysiologie 294
–, Läsion, Klüver-Bucy-Syndrom 330
–, motorische Rindenfelder, Anordnung 283–285
–, Rindengebiete, Regelkreise 303
–, Seelenblindheit, visuelle Objektagnosie 294
–, subdurales Hämatom 435
–, subtotale Lobektomie, Epilepsie 293
–, Tractus temporopulvinaris (Arnold) 322

Lobus temporalis
–, Vv. anastomoticae, Varianten 591, 592
Lymphgefäße, Entwicklung, Anatomie 634, 635
Lymphknoten, Kopfbereich 637
Lymphsystem, Liquorräume, Zisternen, Verbindungen 433

Makrostoma, quere Gesichtsspalte 64
Mandibula, Anatomie, Entwicklung 56, 213–225
–, Ansicht von vorne, Maße 163
–, Asymmetrien 77, 78
–, Außenseite 220
–, Caput, Größenzunahme, Lebensalter 123
–, Corpus 217, 218
–, Innenseite 222
–, Ossifikationszentren 59
–, postnatale Wachstumsveränderungen 213, 214
–, Tuberculum articulare, Eminentia articularis 124
Maxilla, Anatomie, Topographie, Meßwerte 178–185
–, Ansicht von vorne, Maße 163
–, Asymmetrien 77, 78
–, Entwicklung 49, 50
–, Ossifikationszentren, zeitliches Auftreten 59
–, Processus palatinus 175
Meatus acusticus externus, Abstandsvergrößerung zu 74
–, postnatale Seitenverlagerung 94
–, Wachstumsvorgänge, Lebensalter 30
Meatus acusticus externus, internus, otobasale Frakturen 159
Meatus acusticus internus, Entwicklung 7, 8
–, Fossa cranialis posterior 97
Meckelscher Knorpel, Frontalschnitt 57
Medulla oblongata, Angioarchitektonik 565, 566
–, arterielle Versorgung 571, 572
–, Avellis-Syndrom 324
–, Einklemmung, intrakranielle Druckerhöhung 352
–, Foramen jugulare – Tumoren, Vernet-Syndrom 504
–, Formatio reticularis, Physiologie 351
–, gefäßabhängige Syndrome 575

Medulla oblongata
–, Infarkt, Wallenberg-Syndrom 576
–, Kerngebiete 395, 396
–, nukleäre Lähmung, Syndrome 509
–, Pyramidenbahnschädigung 318
–, Schädigung, Schmidtsche Lähmung 324
–, Topographie, anatomisches Präparat 555
–, Tumoren, Schädigung der Nn. IX–XII 504
Medulla-oblongata-Syndrome, Wallenberg, Babinski, Chenaix, Avellis 509, 510
Meningen, Arachnoidea 426
–, Dura mater, Anatomie, Topographie, raumfordernde Prozesse 436–440
–, Entwicklung 426
–, Zisternen, Topographie 428–433
Meningeom, hintere Schädelgrube, Vernet-Syndrom 504
Meningeome, Raumforderung, Klinik, Pathophysiologie 438, 439
Meningitis, Klinik 428
–, Schädigung, Nn. IX, X, XI, hintere Schädelgrube 499
Meningoenzephalozele, Meningoencephalocele occipitocervicalis, Kombinationsformen 264
Mesencephalon, anatomische Gliederung 388
–, archaisches motorisches System 324
–, arterielle Versorgung 571, 572
–, Bahnen und Strukturen 388, 389
–, Einklemmung, „Enthirnungsstarre" 352
–, Embryologie 240, 255, 256
–, extrapyramidal-motorisches System, Verbindungsbahnen 347
–, Fibrae reticulostriatales, rubrostriatales, nigrostriatales 303
–, Formatio reticularis, Nucleus habenulae, Faserverbindungen 344
–, –, parapyramidales System 290
–, –, Physiologie 351
–, Gliederung, Ansicht von dorsal unten 388, 389
–, Infarkt 577
–, Kerngebiete 390

Mesencephalon
—, Kompression, „Enthirnungsstarre" 352
—, Nekrosen, intrakranielle Druckerhöhung 352
—, Pedunculi cerebri, Topographie 388, 483
—, Querschnitt, wichtigste Bahnen 389
—, raumfordernde Prozesse, Pathophysiologie 390, 483
—, Raumverdrängung, Verlagerung 438
—, Schnitte in Höhe der Colliculi craniales, caudales, Bahnen 389
—, sensible Fasern, somatotopische Gliederung 365
—, Tectum, Definition 390
—, Tegmentum, Cortex cerebri, Faserverbindungen 388, 393
—, —, Substantia nigra, Nucleus ruber Kerngebiete Nn. III, IV, V 388—390
—, —, limbische, subkortikale Fasern 346
—, —, Tractus mamillotegmentalis 331
—, —, Verbindungen zum Okzipitallappen 295
—, Thrombose, Weber-Syndrom 576
Metathalamus, embryonale Gliederung 252
Meynertsche Kommissur, Myelinisierung 238
Meynertsches Basalganglion, Zona incerta 385, 386
Mikroglia, Hortega, „Abräumzellen" des ZNS 238
Mikrokranie, Definition, Anatomie 47, 48
Miktionsreflexe, Lobulus paracentralis, Lokalisation 291
Millard-Gublersche Lähmung, homolaterale Fazialislähmung 324
Millard-Gubler-Syndrom, Fazialisparese 483
Mißbildungen, Foramen magnum 20
—, Gaumen, Embryologie, klinische Bedeutung 65
—, Gesicht 62—65
—, Schädel 41—48
Mittelhirnarea, limbische, Regelkreise 386
Mittelohr, Schädigung, otobasale Frakturen 159
Modulationsbahn (Rasmussen) 491, 492
Monroisches Gesetz, Gehirnblutstrom, Physiologie 566, 567

Morbus Wilson, erblicher Enzymdefekt, Klinik 354
Morgagni-Syndrom, Hyperostosis frontalis interna 143, 144
Moyamoya disease, Angiographie, Diagnose 570, 571
multiple Sklerose, Liquorbefund 428
Myelin, Myelinisierung, Nervenleitgeschwindigkeit 238
Myeloarchitektonik, Hirnrindengebiete 283, 284
Myeloschisis, Entstehung, Theorien 263
myoklonisches Syndrom, Pathophysiologie 354

Nacken, Lymphgefäßsystem 639
Nahtknochen, Schädelkalotte 147, 148
Nase, Anatomie, Embryologie 51—53
—, äußere, Formen, Meßwerte 199, 200
—, Choanen, Anatomie, Maße 176
—, Conchae nasales, Anatomie, Entwicklung, Maße 163—166
—, Gestalt, Maße 70
—, Höhe, Maße 163
—, Höhle, Suturen, postnatales Wachstum 164, 165, 167, 174
—, knöchernes, knorpeliges Skelett 196, 197
—, Pars nasalis (Nasion), Os frontale 140
—, Rhinobasisfrakturen 159, 160
—, Seitenwand, Verknöcherungsstadium 164
—, Septum, Bauteile, Entwicklung 171
—, Skelettanteile, Topographie 163, 164
—, Vomer 171
Nasen-Mundregion, Gaumen 61
—, Lippen 60
—, Mißbildungen 62—66
—, Mundspalte 60
—, Nasenhöhle 60
Nasennebenhöhlen, Dach, Area olfactoria 324
—, Entwicklung, Anatomie 50—55
Nasenregion, Neugeborenes 68
nasofrontale Zephalozele, Anatomie, Erscheinungsbild 265, 266

Neocortex, Gliederung, Phylogenese 297
—, phylogenetische Variabilität der Areae 284
Neopallium, Entwicklung 240
Neostriatum, Schädigung, hyperkinetisch-hypotones Syndrom 353
Nerven, periphere, neuronale Atrophie, Wallersche Degeneration 234
—, Regeneration 236
Nervenläsionen, Arterienschlingen 446, 447
Nervensystem, vegetatives, Bauplan, Einteilung, Topographie 513—526
N. alveolaris inferior 508
N. alveolaris inferior, Aufzweigung, Versorgungsbereiche 470
N. auriculotemporalis, Topographie 469
N. buccalis, Topographie 469
N. canalis pterygoidei, Embryologie, Ganglion, Anastomosen 445
Nn. cardiaci, Topographie 501
N. caroticus 515
N. cochleosaccularis, Topographie 483, 484
N. cranialis, Aufbau 449
N. ethmoidalis anterior et posterior, Verzweigung, Schädelbasis 468
N. frontalis, Topographie 462
N. hypoglossus, Ansicht von dorsal, Topographie 501
N. infra-orbitalis, Äste, Topographie 465
N. intermedius, Innenohr, endolymphatisches System 484
—, Kern, Faserverlauf 478
—, „Tic douloureux", Neuralgia geniculata 479
Nn. laryngei superiores, Verlauf 495
N. laryngeus recurrens, Topographie 501—503
N. lingualis 508
—, Aufzweigung 470
—, Geschmacksbahnen 495
N. mandibularis, Aufbau, Topographie 467
—, Foramen pterygosphenoideum 111
N. masticatorius, Topographie 468
N. maxillaris, Äste, Topographie 464
N. mylohyoideus 508
N. ophthalmicus, Äste, Topographie 462

N. petrosus major, Foramen spinosum, Abstand 91
—, Ganglion geniculi, Verlauf, Topographie 479, 480
N. petrosus minor, Verlauf 495
N. pterygoideus lateralis, medialis, Topographie 469
N. recurrens, Lähmung, Strumektomie, Villaret-Syndrom 504
N. stapedius, Canalis facialis 477
N. ophthalmicus, Sinus transversus, Verlaufstypen 622
N. supra-orbitalis, Impressionen, Frontalregion 152
N. sympathicus, Topographie 501
—, Schädigung, Villaret-Syndrom 504
Nn. terminales, Fila olfactoria, Ansicht von medial 172
N. trochlearis, Kerngebiet 316
N. tympanicus, Cavitas tympanica, Topographie 496
Nn. vertebrales, Topographie 521
N. vertebralis 522
N. zygomaticus, Äste, Topographie 465
N. I (N. olfactorius), Aufbau, Verzweigung 449
—, Embryologie 246, 261
—, Fila olfactoria 594
—, —, Definition, Entwicklung 443
—, Kerngebiet 313, 316, 321, 324
—, Riechbahn 324—327
N. II (N. opticus), A. carotis interna, A. cerebri anterior, Schädigung durch Druck 447
—, Abbildung, Topographie 608
—, Fasertypen 357
—, Kerngebiet 316, 321
—, Länge, Chiasma opticum 452
—, Myelinisierung 238
—, Prosencephalon, Entwicklung 261
—, Schädigung, Orbitafrakturen 447
—, Sehbahn, retinokortikale Bahnen, Verlauf 356, 357, 449
N. III (N. oculomotorius), A. cerebri posterior, Schädigung durch Druck 447
—, anatomisches Präparat, Topographie 560, 592
—, Diaphragma sellae, Präparat 451

Sachverzeichnis

N. III (N. oculomotorius)
—, Entwicklung 442
—, Fissura orbitalis superior, Syndrom 447
—, Ganglienzellen, Augenmuskelversorgung 449, 450, 451
—, Hemiplegia alternans oculomotoria (Webersche Lähmung) 323
—, intra-, extrazerebraler Verlauf 388
—, Kerngebiete 313, 316, 321, 449, 450
—, kortikale, subkortikale Blickstörungen 455
—, Lähmung, gefäßabhängige 576
—, —, Klinik 452, 453
—, Mesencephalon, Entwicklung, Synopsis 255, 261
—, Raumverdrängung, Tumoren 438
—, Schädigung, anlagernde Arterien 455, 456
—, —, intrakranielle Drucksteigerung 352
—, Sinus cavernosus, Verlaufstypen 622
—, Topographie 388, 608
—, zentrales Segment, Histologie 453
—, Zuordnung, A. communicans posterior 455
N. IV (N. trochlearis), Austrittsregion, Präparat 456, 460
—, Entwicklung 422
—, Faserverlauf, Verbindungen 456, 457
—, Incisura tentorii, A. cerebelli superior, Druckschädigung 447
—, Kerngebiet 313, 316, 321, 456
—, Lähmung, Klinik 457
—, Mesencephalon, Entwicklung, Synopsis 255, 261
—, Orbitafissuren, Syndrom 447
—, Sinus cavernosus, Verlaufstypen 622
—, Topographie 485
N. V (N. trigeminus), Topographie 608
—, Äste, Topographie 462–472
—, afferente, efferente Fasern, Kerngebiete, Lemniscus trigeminalis 458
—, anatomisches Präparat 479, 506
—, Austrittszone, Ansicht von basal 461
—, Cavum trigeminale, Meningeom 430

N. V (N. trigeminus)
—, Cisterna trigemini, Anatomie 429, 430
—, Entwicklung, Topographie 444
—, Ganglion pterygopalatinum, Topographie 466
—, Ganglion vestibulare, anatomisches Präparat 479
—, gefäßabhängige Syndrome 575
—, herdseitige Hemianästhesie, Kaumuskulatur, Lähmung 576
—, hintere Schädelgrube, Topographie 558
—, Kerngebiete 313, 316, 321, 457, 458, 459
—, Mesencephalon, Entwicklung, Synopsis 261
—, Neuralgie, Arterienschlingen, Neurinome, Meningeome 430, 446, 447
—, —, Klinik 472, 473
—, Neurinome, Klinik 439
—, Nuclei motorius, mesencephalicus, Afferenzen, Efferenzen, Schaltungen 459
—, Nuclei pontinus, spinalis, Topographie 365
—, Nucleus spinalis 459
—, —, Topographie 396, 444
—, Orbitafissuren, Syndrom 447
—, Pars triangularis, Topographie 460
—, peripheres, zentrales Segment, Histologie 473
—, Pons, Austrittszone 348
—, Radices motoriae et sensoria, Topographie 403, 444
—, Radix sensoria, zugehörige Kerngebiete 460
—, Schädelbasis, Rr. meningei 468
—, Teilstrecken, Porus trigemini, hintere Schädelgrube 467
—, Versorgungsgebiete, Überlappung 473
—, zentrale Segmente, hintere Schädelgrube 494
N. VI (N. abducens) 608
—, anatomisches Präparat, Ansicht von vorne 479
—, —, Topographie 559
—, Austrittssituation 474
—, Embryologie 442, 444
—, Faserarten, Verlauf, Verbindungen, Topographie 474
—, Gehirnentwicklung, Synopsis 261
—, Kerngebiet, somatotopische Gliederung 313, 316, 321, 474, 475, 485, 487

N. VI (N. abducens)
—, Lähmung, Klinik 475
—, Syndrome, gefäßabhängige 575
—, Teilstrecken, Gesamtlänge 474
N. VII (N. facialis), anatomisches Präparat, Topographie 476, 479, 506, 559
—, Cavitas tympanica, Cochlea 129
—, Chorda tympani, Foramen stylomastoideum 480
—, Druckschädigung, A. cerebelli inferior anterior 447
—, Entwicklung 442
—, Ganglion geniculi 444, 484
—, Ganglion vestibulare, anatomisches Präparat 479
—, hintere Schädelgrube, anatomisches Präparat 558
—, Infektion, Zoster oticus 482
—, Innenohr, endolymphatisches System 484
—, Kerngebiet 313, 316, 321, 444, 476
—, Lähmung, frische, komplette, Klinik 480
—, —, Lokalisation der Läsion 482
—, —, nukleäre 483
—, —, supranukleäre 483
—, —, zentrale 323
—, Millard-Gubler-Syndrom 483
—, Neuralgie, Ursachen 446, 447
—, Pars mastoidea 495
—, Pars tympanica, Schema 495
—, Rhombenzephalon, Synopsis der Entwicklung 261
—, Ruptur, Klinik 482
—, Schädigungsmöglichkeiten, Fissura orbitalis, Syndrom 447
—, sensibles Endkerngebiet 476
—, Verletzungen 482
—, zentrale Segmente, hintere Schädelgrube 494
N. VIII (N. vestibulocochlearis), anatomisches Präparat 478, 479, 506
—, Aufzweigung, Verlauf 483
—, Cavitas tympanica, Cochlea 129
—, Cortisches Organ 489, 490
—, Druckschädigung, A. cerebelli inferior anterior 447
—, Embryologie 443, 444
—, Gehirnentwicklung, Synopsis 261, 444
—, Hörbahn (Radiatio acustica) 490

N. VIII (N. vestibulocochlearis)
—, Innenohr, endolymphatisches System 484
—, Kerngebiet, afferente, efferente Bahnen 313, 316, 321, 485, 487
—, Labyrinth 485
—, Neurinome, Raumverdrängung 438
—, Operationssituation, Nn. VII, N. VIII, N. intermedius 493
—, Pars centralis, Histogramm 493, 494
—, Pars cochlearis 489
—, Pars vestibularis 483
—, Physiologie 483
—, Schädigung, Nystagmus 489
—, zentrales Segment, Ansicht von vorne 494
N. IX (N. glossopharyngeus), Topographie 508, 608
—, anatomisches Präparat 479, 506
—, Ansicht von dorsal, Topographie 501
—, Austrittszone 396, 496
—, Druckschädigung, A. cerebelli inferior posterior 447
—, Foramen jugulare-Syndrom 504
—, Ganglien, Verlauf, Äste 496
—, Ganglion superius, Geschmacksbahnen 495
—, Gehirnentwicklung, Synopsis 261, 444
—, hintere Schädelgrube, anatomisches Präparat 558
—, Kerngebiete 313, 316, 321, 444, 495, 496
—, Läsion: Vernet-, Villaret-, Collet-Syndrome 504, 509
—, Neuralgie 497, 499
—, Ramus lingualis, Papillae vallatae 495
—, Schädigung, Tumoren, Aneurysmen 499
—, Sinus petrosus inferior 625
—, Vernet-Syndrom, raumfordernde Prozesse, hintere Schädelgrube 504
—, Versorgungsgebiet 494
—, Villaret-Syndrom 504
N. X (N. vagus), Topographie 515, 608
—, anatomisches Präparat, Ansicht von vorne 479
—, —, hintere Schädelgrube 506, 558
—, Aufzweigung, Topographie 502
—, Druckschädigung, A. cerebelli inferior 447

N. X (N. vagus)
—, Embryologie, Ganglien 445, 446
—, Foramen jugulare-Syndrom 504
—, Ganglien 500, 501
—, Ganglion superius, Geschmacksbahnen 495
—, Ganglion vestibulare, anatomisches Präparat 479
—, Gehirnentwicklung, Synopsis 261
—, Kerngebiete 313, 316, 321, 445, 500
—, Lähmung, Rachenwand, Larynx, Klinik 504
—, Läsion, Collet-, Vernet-Syndrome 509
—, Nucleus, Topographie 348, 445
—, nukleäre, supranukleäre Lähmungen, Villaret-Syndrom 504
—, Schädigung, hintere Schädelgrube 499
—, Sinus petrosus inferior 625
—, Topographie, Verlauf 499, 500, 501
—, Vernet-Syndrom, raumfordernde Prozesse, hintere Schädelgrube 504, 509
—, Villaret-Syndrom 504, 509

N. XI (N. accessorius), Topographie 504, 508, 515
—, anatomisches Präparat 506
—, Foramen jugulare-Syndrom 504, 509
—, Gehirnentwicklung, Synopsis 261
—, Kerngebiet 313, 316, 321
—, Kernschädigung, Schmidtsche Lähmung 324
—, Läsion: Collet-, Villaret-, Vernet-Syndrome 504, 509
—, Pars spinalis, anatomisches Präparat 479
—, Schädigung, Tumoren, hintere Schädelgrube 499
—, Sinus petrosus inferior 625
—, Vernet-Syndrom, raumfordernde Prozesse, hintere Schädelgrube 504

N. XII (N. hypoglossus) 508, 515
—, anatomisches Präparat 506, 558
—, —, oberster Wurzelfaden 479
—, Canalis, Topographie, Doppelung 135, 136
—, Druckschädigung, A. vertebralis, A. cerebelli inferior posterior 447

N. XII (N. hypoglossus)
—, Gehirnentwicklung, Synopsis 261
—, Kerngebiete, Verlauf, Faserverbindungen, Äste 313, 316, 321, 505–509
—, Kernschädigung, Schmidtsche Lähmung 324
—, Lähmung, Villaret-, Collet-Syndrome 504, 509
—, Nucleus, Topographie 348, 396
Netzhaut, Areale, Radiatio optica, Lokalisation der Fasern 314
Neugeborenes, Rr. corticales, Verzweigungstypen 564
—, Adenohypophyse, Volumen 379
—, Apertura piriformis, Meßwerte 181, 182
—, Basis cranii interna, Terrassierung 99
—, Cisterna trigemini 430
—, Fonticuli 38, 39
—, Fonticulus anterior, posterior 28
—, Geburtsschädigung: Temporallappen-Epilepsie 333
—, Gehirnentwicklung 240
—, Gehirngewicht 229, 230
—, Gehirn-Herniationen 268
—, Gehirnschwellung 268
—, Gehirnvenen, Abbildung 578, 579
—, Gesichtsform 67, 68
—, Gesichts-, Gaumen-Mißbildungen 62, 65
—, Großhirn, Oberflächenentwicklung 279
—, Halsgefäße, Korrosionspräparat 540
—, Hydrozephalus, „Sonnenuntergangsphänomen" 267
—, Hypophysenentwicklung 253, 254
—, Impressiones digitatae 154
—, Insula, Entwicklung, Gyri 274, 275
—, intrakranielles Volumen 32
—, Kopfform 67, 68
—, Kopfmaße 69
—, Kraniopharyngeom, Hypophysenentwicklung 254
—, Lineae temporales 152
—, Lobus frontalis, Gyri, Sulci 272
—, Meatus acusticus externus, internus 30
—, Nasenregion 68, 199, 200
—, Orbita, Canalis opticus 209
—, Planum sphenoidale 26
—, Processus pterygoideus Anatomie, Maße 109, 110

Neugeborenes
—, Regio hypophysialis 26, 27
—, Schädel, Enzephalo-, Meningozelen, Durchtrittspforten 264
—, —, Sagittalschnitt 28
—, Schädel von seitlich 39
—, Schädel von unten 15
—, Schädelbasis, Längenwachstum 75
—, Schädelinnenraum, Maße 32, 33
—, Schädelkapazität, Gehirngewicht 83
—, Schädellänge, innere, Maße 24
—, Schädel-Mißbildungen 41
—, Ventrikel, Form, Größe 406, 407
—, Zykloenzephalie 264
Neuralgia geniculata, Ohrschmerzen, Therapie 479
Neuralrohr, Entwicklung 239, 240
Neurinom, Foramen jugulare, Vernet-Syndrom 504
Neurocranium, Anatomie, Entwicklung 81
—, Chondrocranium, menschlicher Embryo 5
—, Entwicklungsstadien 1
Neurohypophyse, Adiuretin-, Vasopressin-, Oxytocin-Transportwege 378
—, Diabetes insipidus 382
—, Embryologie 253, 254
Neuron, Physiologie 230, 231, 234
Neuronenkreis, strionigraler 302, 303
Neuroporus cranialis, caudalis, Teratogenese, Anenzephalie 240
Neurotransmitter, cholinerges, monaminerges, dopaminerges System 233
—, GABA, Striatum, Pallidum 303, 304
Neurozytoarchitektonik, Hirnrindengebiete 283, 284
Nuclei gracilis et cuneatus, Faserverbindungen 397
Nuclei raphae, Bahnen, Funktion 391, 392
Nucleus, siehe Nn. I–XII
Nucleus caudatus, Caput, Regelkreise 303
—, —, Corpus, anatomisches Präparat 601
—, —, Topographie 307
—, —, Transversalschnitt, Zytoarchitektonik 301, 302
—, Degeneration, choreatisches Syndrom 353
—, Embryologie 248

Nucleus caudatus
—, Gyrus cinguli, Faserverbindungen 332
—, Schädigung, hyperkinetisch-hypotones Syndrom 353
—, —, klinische Ausfallserscheinungen 304
—, venöser Abfluß, Varianten 604, 605
—, Zellaufbau 298, 299
Nucleus centralis, thalami, Regelkreise 303
Nucleus cochlearis dorsalis, Topographie 490, 491
Nucleus cuneatus, Topographie 365
Nucleus Darkschewitsch, Topographie 392
Nucleus dentatus, essentielle Myoklonie 354
Nucleus dentatus cerebelli, Ganglienzelldegeneration, spastischer Schiefhals 353
Nucleus habenulae, Faserverbindungen 344
Nucleus hypothalamicus, Corpus Luysi, Präparat, ärztliche Bedeutung 384, 385
Nucleus intercalatus, Topographie 397
Nucleus interpeduncularis, Bahnen 389, 390
Nucleus lenticularis, Degeneration, torsionsdystonisches Syndrom 354
Nucleus lentiformis, Capsula interna, Topographie 365
Nucleus niger, Zellaufbau 299
Nucleus olfactorius, Anatomie, Physiologie 327, 328
Nucleus presupraopticus, Hypothalamus, Topographie 376
Nucleus ruber, archaisches motorisches System 324
—, extrapyramidal-motorisches System, Verbindungsbahnen 347
—, Faserverbindungen 295, 321
—, gefäßabhängige Syndrome 576
—, Topographie 356
—, Zellaufbau 299
Nucleus salivatorius, sekretorische Fasern, Geschmacksbahn 495
Nucleus striae terminalis, Topographie
Nucleus subthalamicus Luysi, Degeneration, ballistisches Syndrom 353
Nucleus vestibularis caudalis, A. cerebelli inferior posterior, Thrombose 575

Nucleus vestibularis caudalis
—, cranialis (Bechterew), lateralis (Deiters) 485
—, medialis (Schwalbe), caudalis (Roller) 485
Nystagmus, gefäßabhängige Syndrome 575
—, Vestibularis-Schädigung 489
—, Wallenberg-Syndrom 509
Nystagmuszentren, kortikale 362

^{15}O, regionaler zerebraler Sauerstoffverbrauch, Messung 564
Oberlippen, Entwicklung, Anatomie 60
Ohr, Cavitas tympanica, N. tympanicus 496
—, Cochlea, Frontalschnitt 519
—, endolymphatisches System, Nervenversorgung, Abbildung 484
—, Labyrinthus vestibularis, Abbildung 485
—, Lymphabstromgebiete 636
—, Muscheln, Gestalt, Asymmetrien 75
—, otobasale Frakturen 159
—, Plexus tympanicus, Topographie, Äste 496, 497
—, Taubheit, zentrale Hörbahn 493
—, Zoster oticus, N. facialis, Herpes-Infektion 482
Ohranlage, äußere, Entwicklung 19
—, innere, Entwicklung 15–18, 55, 59
Oligodendroglia, Myelinbildung 238
Oliva superior, Tractus olivocochlearis 492
Olive, essentielle Myoklonie 354
—, gefäßabhängige Syndrome 575
—, Neuronentypen 399
—, Topographie 365
Oliven, Kerngebiete 350
—, Tractus cortico-olivaris 323
—, Tractus olivospinalis 348
Operculum temporale, Anatomie, Topographie 293
—, Corpus geniculatum, Faserverbindungen 314
Ophthalmoplegia, externa, interna, internukleäre 454
Opiate, Wirkung, limbisches System 330
Oppenheimer, Zehenphänomen, Zerstörung der Areae 4, 6, 289
optische Agnosie, Pathophysiologie, Sehbahn 359

optische »Reflexbahnen«, Ursprung, Verlauf 362, 363
optische Rindenfelder 360
Orbita, Anatomie, Topographie, Meßwerte 205–212
—, Ansicht von vorne, Maße 163
—, Asymmetrien, Maße 73
—, Canalis opticus, postnataler Formwandel, Meßwerte 209, 210
—, Eingangswinkel 73
—, Facies orbitalis maxillae 178
—, Fissurae orbitales, Meßwerte 211
—, Fissurae, Maße, Abstände 211
—, Höhe, Eingangsfläche 206
—, Maße, Neugeborenes 69
—, mediale Wand, Präparat 465
—, Wachstumsentwicklung, Lebensalter 30
—, Wände, postnatales Längen-Breiten-Wachstum 208
Orbitafrakturen, N. opticus, Schädigung 447
Organon vomeronasale, Jacobsonsches Organ 173
Os ethmoidale, Cellulae, Embryologie, Anatomie 170
—, Innenfläche 170
—, Orbitawand, Präparat 465
—, Ossifikationszentren 59
—, Topographie 163, 164
Os frontale, Ansicht von vorne, Maße 163
—, Anatomie 138–140
—, Arcus superciliaris, Varianten 139
—, Entwicklung, Suturen 21
—, Facies interna, Photo 139
—, Fossa temporalis, Protuberantia gyri frontalis 150
—, Hyperostosis frontalis interna 143, 144
—, Incisura ethmoidalis, Lamina cribrosa 165
—, Pterion 146
—, Suturen, Kreuzschädel 147
—, Tubera frontalia 152
—, Venenentwicklung 585
Os incae, Häufigkeit 149
Os incisivum – Os Goethei, Topographie 185, 186
Os lacrimale, Orbitawand, Präparat 465
Os nasale, Formtypen 195
—, Längsschnitt 171
—, Ossifikationszentren 59
—, siehe Nase

Os occipitale, Entwicklung 19, 20
—, Foramen jugulare, Topographie, Maße 132, 133, 134
—, Foramen magnum, Längen-, Formentwicklung, Maße, Lebensalter 19
—, Fossa cranialis posterior, Anatomie 97, 98
—, Kanäle, Topographie 135
—, Ossifikationszentren 59
—, Pars basilaris 131
—, Pars lateralis 135
—, Schädelbasis, äußere 175
—, Squama occipitalis 20
—, Sutura mendosa 20
Os palatinum, Processus orbitalis, Präparat 465
—, Topographie 189–194
Os parietale, Anatomie 137, 138
—, Entwicklung 21
—, Fossa temporalis, Protuberantia gyri frontalis 150
—, Lineae temporales 152
—, Pterion, Suturen 146
Os sphenoidale, Ala major, Pterion, Suturen 146
—, Ala minor, Canalis opticus 211
—, Canales pterygoideus, vomerovaginalis 112
—, Canalis craniopharyngeus 10
—, Canalis opticus 12
—, Canalis pterygoideus 9
—, Entwicklung, Anatomie 8–13, 100–112
—, Foramen ophthalmicum 12
—, Foramen pterygosphenoideum 111
—, Fossa hypophysialis 10
—, Lingula 10
—, Ossifikationszentren, zeitliches Auftreten 59
—, Processus alaris 10, 109
—, Processus pterygoideus 109, 110
—, Recessus spheno-ethmoidalis, Topographie 168, 169
—, Rostrum sphenoidale 9
—, Seitenwinkel 88, 89
—, Sinus sphenoidalis, Topographie 168
Os temporale, Auris media 16
—, Cavitas tympanica 127, 128
—, Entwicklung 13–19
—, Gehörknöchelchen 16, 17
—, Impressiones digitatae 154

Os temporale
—, Ossifikationszentren, zeitliches Auftreten 59
—, otobasale Frakturen
—, Otosklerose 145
—, Pars hyoidea 15
—, Pars mastoidea 127, 129, 130
—, Pars petrosa, Anatomie 13, 114–122
—, —, Frakturen, Fazialislähmung 482
—, Pars squamosa 15, 112
—, Pars tympanica 16, 126
—, Squama, Pterion, Suturen 146
—, Wachstumszunahme 113
Os zygomaticum, Ansicht von vorne, Maße 163
—, Orbitawand, Präparat 465
—, Topographie 179, 202–204
Ossa calvaria, Anatomie, Topographie 142–160
—, siehe Schädel, Schädelknochen
Ossa nasalia, Apertura piriformis 181
Ossicula auditus, Entwicklung, Anatomie, Funktion 16, 17, 18
Ossifikationszentren, Schädel, zeitliches Auftreten 59
Osteogenesis imperfecta, van der Hoeve-Syndrom 145
Osteopetrosis, Schädelbasis, Hirnnervenlähmung 145
Otitis media, Warzenfortsätze, Veränderungen 131
otozephale Mißbildungen, Definition, Embryologie 41
Oxyzephalie, Anatomie, Embryologie 45

Palaeocortex, Embryologie 245
—, Hirnrindengebiete, Neurozytoarchitektonik 284
Palatoschisis, Häufigkeit, Embryologie 56, 66
Palatum durum, Ansicht von oral 183, 185, 187
Palladium, Schädigung, hyperkinetisch-hypotones Syndrom 353
Panhypopituitarismus, Simmondsche Erkrankung, Pathophysiologie 384
Papezscher Regelkreis, limbisches System, Fibrae corticocingulares 330, 331
Paralysis agitans, Substantia nigra, Zelldegeneration 393
Paralysis agitans (Parkinsonismus), Pathophysiologie, Klinik 354

parapyramidales System, Formatio reticularis, Mesencephalon 290
Parasympathikus, Kopf 525, 526
Parkinsonismus, Pathophysiologie, Klinik 354, 394
—, Thalamus, Kernzerstörung 373
Parotistumoren, Villaret-Syndrom 504
Pars mastoidea, Maße, Lebensalter, Topographie 129
Pars petrosa, Facies inferior 118
—, Facies posterior, Maße 117
—, Kanäle 120, 121
—, Os temporale, Längen, Winkel 115
Pars tympanica, Gehörgang, Durchmesser 126
Pathophysiologie, Aortenbogen-Syndrom 569
—, arteriovenöse Fisteln, Gehirnkreislauf 570
—, Gefäßstenosen, -Verschlüsse 570, 571, 572
—, Horner-Syndrom 23
—, Karotis-Kavernosus-Fistel 570
—, Karotis-Sinus-Reflex, hypersensitiver 569
—, Schlaganfall, „little", „progressive", „completed stroke" 568, 569
—, Subclavian-Steal-Syndrom 569
Paukenhöhle, Anatomie 127, 128
—, Entwicklung 16
Paukenhöhlenwand, Entwicklung 95
Pedunculus cerebri, anatomisches Präparat 560
—, Schädigung, Fazialisparese 483
Periarchicortex, Gliederung 297
Pes lemnisci, Faserverbindungen 321
Pharynx, Gefäß-, Nervenversorgung, von dorsal 501
Physiologie, Blut-Hirn-Schranke 567
—, Circulus arteriosus cerebri (Willisi) 560, 561
—, Endarterien, Gehirn 566
—, Endorphine 234
—, Gehirn, zentrale Schaltstation 229
—, Gehirnblutstrom, Monroisches Gesetz 566, 567
—, intrazerebrale Anastomosen 565
—, Neuron 230, 231

Physiologie
—, Riechhirn 325, 326
—, Schweißdrüsen-Innervation 522
—, Synapsen 232
Pia mater, Arterien, Venen, Lagebeziehungen 580, 581
—, Gefäßanastomosen 565
—, Liquorräume 426, 427
—, Virchow-Robinsche Räume, anatomische Definition 567
Pinealom, chirurgischer Zugang 310
Plagiokranium, Embryologie, klinische Folgen 44
Planum nuchale, occipitale, Schädelbasis, äußere 175
Planum temporale, Topographie 293
Platyzephalie, Embryologie, Anatomie 44, 45
Plexus accessoriocervicalis, motorische Innervation 504
Plexus aorticus, Schlundkopf, nervöse Versorgung 501
Plexus basilaris, Dura mater 626
Plexus caroticus internus 521
Plexus cavernosus, Ganglien, Zweige 520
Plexus choroideus, Entwicklung 243
—, Form, Gefäßversorgung 421–425
—, Ventriculus lateralis, anatomisches Präparat 601, 602
—, Ventriculus quartus 261
Plexus parotideus, Topographie 477
Plexus pharyngeus, Topographie 501, 502
—, Zu-, Abflüsse 630
Plexus pterygoideus, Spatium masticatorium 632
Plexus tympanicus, Äste 497
—, Embryologie, Ganglion tympanicum 444
Plexus venosus canalis hypoglossi, Topographie 584
Plexus venosus caroticus 625
Plexuspapillom, Ventriculus III, chirurgischer Zugang 310
Pons, Ansicht von basal, Präparat 403
—, arterielle Versorgung 571, 572
—, Cisterna pontis, Liquorräume 431
—, —, N. VI, Verlauf 475
—, Fasciculus longitudinalis, Abbildung 487
—, Fibrae pontocerebellares, Verlauf 351
—, Geschmacksbahnen 495

Pons
—, Geschmackskerne, Corpus amygdaloideum, afferente Bahnen 343
—, Hörbahn 491
—, Infarkt 575, 576
—, Kerngebiete 395, 396
—, Labyrinth, Faserverbindungen 485
—, Nekrosen, intrakranielle Druckerhöhung 352
—, N. trigeminus, Kerngebiet, Efferenzen 457
—, sensible Fasern, somatotopische Gliederung 365
—, somatotopische Gliederung 319
—, Tractus fronto-, parieto-occipito-, temporopontinus (Arnoldsches, Türcksches Bündel) 322
—, Tumoren, Raumverdrängung 438
—, Vestibulariskernkomplex, afferente, efferente Bahnen 487
Porenzephalie, Großhirnhemisphären, zystische Degeneration 266
—, Tractus corticospinalis, Ausfallserscheinungen 324
Porus acusticus externus, Durchmesser, Lebensalter 126
—, Lateralansicht 123, 126
Porus acusticus internus, Apex partis petrosae, Entfernungen, Lebensalter 118
Porus trigemini, Topographie, hintere Schädelgrube 467
Positronen-Emissions-Tomographie, Gehirndiagnostik 564
Postikuslähmung, Klinik 504
Processus alveolaris maxillae, Zahnentwicklung 182
Processus clinoideus anterior, Regio hypophysialis, Wachstum 26, 27
Processus mastoideus, Topographie, Pneumatisation, Lebensalter 130
Processus pterygoideus, Anatomie, Meßwerte 109, 110
Processus styloideus, Topographie, Varianten 118
—, verlängerter, N. IX-Neuralgie 499
Processus zygomaticus, Anatomie, Größenwachstum 123
Prolaktin, Physiologie, Pathophysiologie 381
Prosencephalon, Frischvolumen, Cortex, Isocortex 282

Prosencephalon
—, Hirnentwicklung, Synopsis 240, 261
—, Regelkreise, Thalamus, Schaltstelle 383
Protuberantiae gyrorum, Schädelaußenfläche, Häufigkeit 150
—, Seitenansicht, Topographie 150, 151
Psammom, Vestibularis-Schädigung 490
Pseudosklerose, Strümpell-Westphal, Klinik 354
Pubertas praecox, Thalamusläsion 383
„Pulseless disease", Takayasu-Krankheit, Pathophysiologie 569
Pulvinar thalami, Embryologie 252
—, Topographie 388
—, Tractus corticotectales 323
Pupillendilatation, Auslösegebiete, Thalamus 383
Pupillenreaktionen, Physiologie 362
Putamen, Capsula interna, Durchblutung, stereotaktische Eingriffe 566
—, Degeneration, choreatisches Syndrom 353
—, extrapyramidalmotorisches System, Topographie 345, 346
—, Frontalschnitt, Kerngebiete 299
—, Regelkreise 303
—, Reizung: Inaktivierungssyndrom, Motorik 304
—, Schädigung, hyperkinetisch-hypotones Syndrom 353
—, Topographie 307
—, Transversalschnitt, Zytoarchitektonik 301, 302
Pyramiden, Präparat, Ansicht von basal 403
Pyramidenbahnen 487
—, Kreuzung, Hemiplegia cruciata 319
—, Läsion, Arm-, Beinlähmung 320
—, —, Hemiplegia alterna oculomotoria (Webersche Lähmung) 323
—, Schädigung, Ausfallserscheinungen 324
—, —, Medulla oblongata 318
—, —, Schmidtsche Lähmung 324
—, siehe Tractus pyramidales
—, somatotopische Gliederung 319
—, Ursprung, Verlauf 316, 317
—, Variationen 320

Radiatio acustica, Ursprung, Verlauf 316
Radiatio optica (Gratiolet), Schädigung, Capsula interna 316
—, Ursprung, Verlauf 314, 315
Radiatio optica (Tractus geniculo-occipitalis), Sehbahn, Physiologie 356, 357, 359
Rathkesche Tasche, Hypophysenentwicklung 253
Raumblindheit, Lobus occipitalis, Rindenstörung 295
raumfordernde Prozesse, Massenverschiebungen, Pathophysiologie 438, 439
Recessus spheno-ethmoidalis, Topographie 168, 169
Rechts-Links-Fehlorientierung, Gerstmann-Syndrom 291
Rechts-Linkshändigkeit, Hemisphärendominanz 295
Reflexbahnen, optische, Ursprung, Verlauf 362, 363
Regelkreis, strio-pallido-thalamischer, spastischer Schiefhals 354
Regelkreise, Adenohypophyse, Thalamus 376
—, Augenbewegungen, kortikale Regulation 361
—, extrapyramidalmotorisches System 303, 345, 346
—, Hypothalamus-Adenohypophyse 386
—, limbisches System (Papezcircuit) 330
—, pallido-habenulonigraler Regelkreis 344
—, Prosencephalon, Thalamus, Schaltstelle 383
—, Schweißbildung 382, 383
—, Striatum-Globus pallidus-Thalamus-Striatum 349
—, Thalamus, innerer, äußerer Funktionskreis, Störungen, Klinik 352–355
—, zerebro-zerebellarer 349
Reidsche Basislinie, Definition 22
retinokortikale Bahnen, Sehbahn 356, 357
Rhombencephalon, anatomische Gliederung 256, 257
—, Ansicht von basal 403
—, Entwicklung 240
—, extrapyramidal-motorisches System, efferente Verbindungen 347
Riechbahnen, Ansicht von basal 296
Riechhirn, Bulbus olfactorius 325, 327
—, Funktion, Physiologie der Riechzellen 324

Riechhirn
—, Riechbahn, limbisches System, Verbindungen 328
—, tertiäre Riechbahnen 329
—, Tractus olfactorius 325, 327
Riechsystem, Hypothalamus, limbische Mittelhirnarea 386
Rindenfelder, optische 360
Rückenmark, extrapyramidale, motorische Bahnen, Topographie 348
—, extrapyramidalmotorisches System, großer Regelkreis 345, 346
—, Nuclei cuneatus, gracilis, Topographie 365
—, Schrägschnitt, Kerngebiete, sensible, kortikoafferente Bahnen 313
—, Tractus corticospinales lateralis, ventralis 316

Sacculus hypophysialis, Hypophysenentwicklung 253, 254
Sauerstoffverbrauch, Hirndurchblutung, Messung 564
Schädel, Altersumbau 144, 145
—, Ansicht von vorne, Meßpunkte 163
—, anthropologische Meßpunkte, Linien, Ebenen 22
—, Asymmetrien 72–78
—, Außenfläche, Modellierung 150–153
—, Breitenmessung, Definition 23
—, Diploëvenen 585
—, Erwachsener, Ansicht von vorne 23
—, Expressionsfrakturen 159
—, Fehlbildungen 41–48
—, Fossa alaris, Seitenansicht 151
—, Fraktur, „wachsende", Kindesalter 441
—, Frontalschnitt, Gehirnsitus 34, 35
—, Geschlechtsdimorphismus 78
—, Gesichtslinie, Gesichtswinkel 23, 24
—, Hirnverletzungen, Pathogenese 440, 441
—, Höhe, Asymmetrien, Maße 72, 73
—, Impressiones digitatae 154
—, Impressionsfrakturen 159
—, Innenseite, Modellierung 154–156
—, Juga cerebralia 154

Schädel
—, Knochendefekte, angeborene 42
—, Längenmessung, Definition 22
—, Längenwachstum, postnatales 75
—, männlicher, Charakteristika 78, 79
—, Neugeborenes 68
—, —, Sagittalschnitt 28
—, —, von oben 36
—, —, von seitlich 39
—, Ossifikationszentren, zeitliches Auftreten 59
—, postnatales Wachstum 22–33
—, Protuberantiae gyrorum 151
—, Rachitis 268
—, Ringbrüche 159
—, spezifisches Knochengewicht 144
—, Splanchnocranium 161–225
—, Sulci arteriosi et venosi 155
—, Synostosierung, vorzeitige 43
—, Umfang, Länge, Breite 71
—, Venensystem, Korrosionspräparat 590
—, Verschlußstörungen 263
—, Viscerocranium, Entwicklung 49–59
—, Wachstum 24
—, weiblicher, Kennzeichen 78, 79
—, Weichteildefekte, angeborene 42
Schädelbasis, Arterien, Hirnnerven, Schädigungsmöglichkeiten 447
—, äußere, Ansicht von unten 175
—, Deutsche Horizontale, postnatale Verlagerungen 29, 30
—, Entwicklungsperioden, Synchondrosen 24
—, Fraktur, A. carotis-Sinus cavernosus-Fistel 570
—, —, Foramen-jugulare-Syndrom 504
—, —, Villaret-Syndrom 504
—, Frakturen, Fazialislähmung 482
—, —, Schädigung Nn. IX, X, XI 499
—, Frontalschnitt 29
—, Impressionen, basiläre Impression 48
—, Impressionsfrakturen 159
—, innere Oberfläche 468
—, Kanäle, Topographie, Maße 108
—, Knochenpfeiler 157

Schädelbasis
—, Längenwachstum, Maße, Lebensalter 75
—, Lamina cribrosa, Fila olfactoria 325
—, menschlicher Embryo 6–8
—, Nerven-, Gefäßkanäle 7, 8
—, Neugeborenes 11
—, otobasale Frakturen 159
—, Paget-Erkrankung 48
—, Skoliosis, Ansicht von oben 46
—, Synchondrosen, Synostosierung 11
—, Winkel, postnatale Veränderungen 48
Schädelbruch, Elastizitätsgrenze 158
Schädeldach, Ansicht von oben 146
—, Gravidität 144
—, Suturen 145–147
Schädeldicke, Squama frontalis, Lambda 84
Schädelformen, Bathrokranie 47
—, Brachykranie 33, 35
—, Chamäzephalie 44, 45
—, Dolichokranie 33, 35 45
—, Grundtypen 34, 35
—, kranio-mandibulo-faziales Dysmorphie-Syndrom 48
—, landschaftliche Unterschiede, Rassen 33, 35
—, Lebensalter, postnatale Wachstumsvorgänge 67–79
—, Lückenschädel, Wabenschädel 42
—, Mikrokranie 47, 48
—, Oxyzephalie 45
—, Pars petrosa, Winkel 115
—, Platybasie 48
—, Platyzephalie 44, 45
—, Schädelskoliose 47
—, Skaphokranie 45, 46
—, Trigonokranie 46
—, Turmschädel, Anatomie 45
Schädelfrakturen, Bruchlinien 159, 160
—, Elastizitätsgrenzen, Bruchfestigkeit 158
Schädelhernien, kongenitale, intranasale Enzephalozele 141
Schädelhöhle, Fossae craniales 85–99
—, Hypophysenregion 86
—, innere Schädellänge 83
—, intrakranielle Volumenzunahme, Lebensalter 32
—, Schädelkapazität, Gehirngewicht, Lebensalter 83
Schädel-Hirntrauma, Schädigung der optischen Reflexbahnen 363

Schädelinnenraum, postnatales Wachstum 32, 33
Schädelkalotte, Asymmetrie 76
—, Craniotabes senilis 145
—, Elastizität, Bruchfestigkeit 158
—, Ossa suturalia (Schaltknochen, Nahtknochen) 147
—, postnatales Wachstum 31, 32
—, Querdurchbrüche 159
—, Suturen, Entwicklung 37, 38, 145, 146
—, —, ärztliche Bedeutung 40
—, Wachstum, Lebensalter, Synostosierung 39, 40
Schädelkanäle, basale, Topographie 107
Schädelknochen, Anatomie, Topographie 142–160
—, Bau, Knochenstruktur 142
—, Bruchfestigkeit 158
—, Dicke, Tabula externa, interna 143
—, Elastizität, Festigkeit 157, 158
—, Entwicklung, Anatomie 108–141
—, Osteopetrosis Albers-Schönberg 145
—, Protuberantiae gyrorum 150
—, Vv. diploicae 144
Schädelkonturen, Deutsche Horizontale, postnatale Verlagerungen 29
Schädellänge, Entwicklung, Lebensalter 24
Schädelmaße, Innenraum, Wachstum 32, 33
Schädelskoliose, Definition, Anatomie 47
Schädelverletzungen, Bruchfestigkeit, Elastizität, Schädelknochen 158
—, Bruchlinien 159, 160
Schaltknochen, Schädelkalotte 147, 148
Schlaganfall, „little", „progressive", „completed stroke" 568, 569
—, siehe Hemiplegie
—, Pathologie, Hirnrinde 287
Schlingenbildungen, Kopfarterien („Coiling") 553
Schmerzbahn, zentrale, Thalamus 371
Schmidtsche Lähmung, Medulla oblongata, Schädigung 324, 510
Schnecke, Ganglion spirale cochleae 489
—, Labyrinthus vestibularis, zentrale Fasern 485

Schweißbildung, Regelkreise 382, 383
Schweißdrüsen, Innervation, Anatomie, Physiologie 522
Schwindel, N. vestibulo-cochlearis, Hyper-, Hypoaktivität 493
Seelenblindheit, Pathophysiologie 294
Sehbahn (Radiatio optica), Gefäßversorgung 554
—, retinokortikale Bahnen, Physiologie 356, 357
—, Störungen: Farbenblindheit 295
Sehrinde, Isthmus gyri cinguli 294
Sehstörungen, Aortenbogensyndrom 569
Sehstrahlung (Gratiolet), Schädigung, Capsula interna 318
—, Ursprung, Verlauf 314, 315
Sella turcica, Anatomie, Maße 87
—, Clivustumoren 103
—, Diaphragma, Dura mater 440
—, Diaphragma sellae 253
—, Eunuchoidismus 324
—, Flächenprofil 102
—, Formtypen im Röntgenbild 102
—, Hypophysenentwicklung 253
—, Längsschnitt 171
—, Schädelwachstum, Maße 32, 33
—, Tuberculum, Sulcus prechiasmatis, Abstände 26, 27
—, Ventriculus III, chirurgischer Zugang 310
Septum nasi, Deviationen 173, 174
—, Ossifikation, Deviationen 52
Septum pellucidum, Allocortex, Gliederung 297
—, Entwicklung, Rarefikation bei alten Menschen, Präparat 250
—, mittlerer Flächenwert, Fornixanlagerung 310, 311
—, Topographie 411, 412
—, Zysten, chirurgischer Zugang 310
Sexualzentren, Thalamus, Läsionen 383
Sinus caroticus, Pressorezeptorenfeld 497
Sinus cavernosus, A. carotis, a.v.-Fistel, Schädelbasisfraktur 570

Sinus cavernosus
—, Entwicklung, Anatomie 582
—, Frontalschnitt, Präparat 623
—, Ganglien 520
—, Nn. III, IV, Verlaufstypen 622
Sinus durales, Anatomie, Entwicklung 578, 579, 613–627
Sinus frontalis, ärztliche Bedeutung 55
—, Längsschnitt 171
—, Maße, Lebensalter 31
—, Schädellänge, Schädelkapazität 83
Sinus intercavernosus, Anatomie, schematischer Schnitt 253
Sinus marginalis, Entwicklung, Topographie 582
Sinus maxillaris, Anatomie, Embryologie 53
—, Präparat, Anatomie 549
—, Topographie 178, 188
Sinus occipitalis, Größe, Verbindungen, Variationen 620
—, Zuflüsse, Topographie 626, 627
Sinus ophthalmomeningeus, Embryologie 585
Sinus ophthalmopetrosus, Zuflüsse 626
Sinus paracavernosus, Entwicklung, Topographie 581
—, Lobus frontalis 594
—, V. cerebri media, Verbindungen, anatomisches Präparat 592
Sinus paranasales, postnatales Wachstum 53
Sinus petrosus inferior 518
—, Entwicklung 579
Sinus petrosus inferior, superior, Topographie 624, 625
Sinus pro-oticus, Entwicklung 581
Sinus rectus 619, 620
—, Synonyma, Topographie, Zuflüsse, Varianten 616
Sinus sagittalis inferior, Topographie, Zuflüsse 615, 616
Sinus sagittalis superior, Topographie 588, 614, 615
—, anatomisches Präparat, Zuflüsse 589, 590
—, Foveolae granulares 155
—, Korrosionspräparat 590
Sinus sigmoideus, A. meningea media, anatomisches Präparat 592
—, Topographie 619, 620
Sinus sphenoparietalis (Breschet), Apertura, Topographie 168

Sinus sphenoparietalis
—, Entwicklung, Anatomie 12, 104
—, Längsschnitt 171
—, Maße, Altersklassen 54
—, Zuflüsse 624
Sinus tentorii, Entwicklung 579
Sinus transversus 619
Skaphokranie, Anatomie, Embryologie 45, 46
somatotropes Hormon, Hypophyse, Physiologie 381
Spaltbildungen, Gesicht, Einteilungsschema, Gaumen 62, 65, 67
Spasmus hemifacialis, Trigeminusneuralgie 446, 447
—, Ursachen, Dekompressionsoperationen, Ergebnisse 481
Spatium masticatorium, parapharyngeum 508
Spatium masticatorium, Plexus pterygoideus 632
Spatium parapharyngeum, Gefäße, Topographie 542, 244, 245
Spatium subdurale, Entwicklung, Bau, Funktion 433, 434
Sphenoidal-Clivus-Winkel, postnatale Veränderungen 48
Spheno-orbitale Zephalozele, Anatomie 265
Splanchnokranium, Wachstum, Merkpunkte im seitlichen Röntgenbild 219
Sprachstörungen, unilaterale Hemisphärenstörung 295
Sprachzentren, Großhirnrinde, Verbindungen 246, 286, 288, 289
Sprachzonen, parietale, frontale 291
Stammganglien, Schädigung, Hyperkinese 318
stereotaktische Operationen, Capsula interna, Putamen, Durchblutung 566
Stimmbandlähmung, Vaguslähmung 504
Stoffwechsel, zerebraler, Meßmethoden 564
Stratum lucidum, Hippocampus, Pyramidenzellen 335
Stria medullaris, Tractus habenulo-interpeduncularis, dorsaler Regelkreis 344
Stria olfactoria, Faserverlauf, Funktion 327
—, Topographie 298
Stria terminalis, Topographie 338
strionigraler Neuronenkreis, „vermischter Regelkreis" 302, 303

Strümpell-Westphalsche Pseudosklerose, Pathophysiologie, Klinik 354
Subarachnoidalblutungen, Klinik 428
Subarachnoidalraum, Anatomie, Topographie 426, 427
—, anatomisches Präparat, Venenplexus 601
—, histologischer Schnitt, Entwicklung 241
—, Lymphsystem 433
—, schematischer Schnitt 253
Subclavian-Steal-Syndrom, Pathophysiologie 569
subdurales Hämatom, Lokalisation, Pathophysiologie, Klinik 435
—, Schädigungsmechanismen 435
subdurales Hygrom, Pathogenese 435
Subiculum, Faserverbindungen 337
Substantia nigra, Atrophie, Parkinsonismus 354
—, choreatisches Syndrom 353
—, extrapyramidal-motorisches System, Verbindungsbahnen 347
—, Ganglienzelldegeneration, Torticollis spasticus 353
—, Locus coeruleus, Faserverbindungen, Transmitter 393
—, Nucleus habenulae, Faserverbindungen 344
—, Paralysis agitans 393
—, Pars compacta, Regelkreise 303
—, Schädigung, hyperkinetisch-hypotones Syndrom 353
—, Topographie 388
Substantia perforata interpeduncularis, Mittelhirn 388
Substantia perforata rostralis, Embryologie 247
—, Topographie 298
Substantia reticularis, Atemzentrum, gefäßabhängige Syndrome 575
Substantia reticularis alba, Sulcus hippocampi, Topographie 337
Sulci cerebri, Entwicklung 241, 242, 243, 244
—, Feldergrenzen der Hirnrinde 283, 284
Sulci meningei, Fossa cranialis media, Lebensalter 156
Sulcus calcarinus, Faserverbindungen 295
—, Formtypen 279

Sulcus centralis, Nucleus ruber, Fibrae corticomesencephalicae 321
Sulcus diencephalicus, Topographie 252
Sulcus hippocampi, Topographie 335
Sulcus Reili anterior, Gyri insulae, Topographie 275
Sulcus Sylvii, Topographie 151
Suturen, Schädeldach 145–147
—, Synostosierung, vorzeitige, Folgen 43, 44
Sympathicus, Topographie, Entwicklung 501, 508, 514, 515
—, Läsionen, Thalamus 384
—, Schädigung, Villaret-Syndrom 504
Synapsen, Physiologie 232
Synchondrosen, Anatomie, ärztliche Bedeutung 40, 41
—, Synostosierung, Schädelbasis 11, 12
Syndrom, Albers-Schönberg, Hirnnervenlähmung 145
—, amnestisches, Corpora mamillaria, Fornix, Schädigung, Klinik 332, 333
—, Aortenbogen-, Pathophysiologie 569
—, apallisches, „Enthirnungsstarre" 352
—, Arnold-Chiari-, Anatomie 266, 616, 617
—, athetotisches, Neostriatum, Geburtsschädigung 353
—, Avillis-, Schädigung der Medulla oblongata 324, 509
—, Babinski-, Medulla-oblongata-Schädigung 509
—, Cestan-Chenaix-, laterales Oblongata-Syndrom 509
—, choreatisches, Pathologie, Klinik 353
—, Collet-, Läsion Nn. IX, X, XI, XII 509
—, Creutzfeld-Jacob-, präsenile Dystrophie, Hirnrinde 286
—, Dandy-Walker-, Sinus transversus, rectus, Anatomie 266, 616, 617
—, Déjerine-, Medulla oblongata 575
—, Fissura orbitalis superior 447
—, Foramen jugulare-, Schädelbasisfraktur, Schädigung Nn. IX, X, XI 504
—, Gerstmann-, Fingeragnosie, Rechts-Links-Fehlorientierung 291

Syndrom
—, Horner-, Pathophysiologie 523
—, Horner-Villaret-, Lähmung Nn. IX, X, XI, XII 504
—, hyperkinetisch-hypotones 353
—, Inaktivierungs-, motorisches, Putamen, Reizung 304
—, Interhemispheric-Steal-, Pathophysiologie 570
—, Karotissinus-, Pathophysiologie 497
—, Klüver-Bucy-, limbisches System 330
—, Korsakow-, Alkoholiker, Hirnveränderungen 293
—, Korsakow-, Definition, Klinik 333
—, kranio-mandibulo-faziales Dysmorphie- 48
—, Marie-Seé-, Vit. A.-Überdosierung 268
—, Medulla-oblongata-, Jackson-Lähmung 575
—, Millard-Gubler-, Fazialislähmung 483
—, Morgagni-, Hyperostosis frontalis interna 143, 144
—, myoklinisches, Pathophysiologie 354
—, orale Brückenhaube 576
—, Schmidt-, Medulla oblongata, Schädigung, N. XI 324, 509, 510
—, Subclavian-Steal-, Pathophysiologie 569
—, torsionsdystonisches 354
—, van der Hoeve-, Osteogenesis imperfecta 145
—, Vernet-, raumfordernde Prozesse, hintere Schädelgrube 504, 509
—, Villaret-, Lähmung Nn. IX–XII 504, 509
—, Wallenberg-, Hirnstamm-Läsionen 384, 509
—, —, Infarkt, Medulla oblongata 576, 509
—, Weber-, Thrombose, Mittelhirn 576
Syndrome, Hirnnerven, untere 509
—, Hirnstamm, gefäßabhängige Syndrome 575, 576
—, Kleinhirn 405, 406
Syphilis, Schädigung, N. vestibularis 490

Takayasu's disease, Aortenbogen-Syndrom, Pathophysiologie 569
Taststrahlung, Radiatio somatosensoria 312, 313

Taubstummheit, Rötelinfektion bei Schwangerschaft 14, 15
Tegmen tympani, Topographie, Variationen 116
Telencephalon, Entwicklung 240–244
—, Kerngebiete, Zellaufbau 299
—, Venen, Sinus durales, Entwicklung 578, 579
Tentorium, Hernien, supratentorielle Raumverdrängung 437, 438
—, Incisura, anlagernde Hirnteile, Präparat 391
—, —, Gehirnimpression, Pathophysiologie 352
—, —, raumfordernde Prozesse, Lokalisation, Pathophysiologie 439
—, Meningeome, Klinik 439
—, Verkalkungen, Verknöcherungen 437
Tentorium cerebelli, Dura mater, Verkalkungen 436, 437
—, nervöse Versorgung 468, 469
—, Trauma, subdurales Hämatom 435
—, Venensystem, anatomisches Präparat 592
Thalamotomie, Ausfallserscheinungen 384
Thalamus, alkoholische Enzephalopathie 387
—, Corpus amygdaloideum, Faserverbindungen 342
—, Cortex cerebri, Faserverbindungen 312, 313, 314
—, Embolie der A. thalamogeniculata 373
—, Entwicklung 242, 252
—, extrapyramidal-motorisches System, Verbindungsbahnen 347
—, Formatio reticularis, Verbindungsbahnen 351
—, Funktionen 370–374
—, Gliederung 364, 365
—, Gyrus cinguli, Faserverbindungen 332
—, Hämorrhagien, Klinik 374
—, Kerngebiete, Schaltstationen 364–370
—, —, sensible, kortikoafferente Bahnen 313
—, —, Zellaufbau, Frontalschnitt 299
—, Kernschädigung, Klinik 373
—, Kleinhirn, Faserverbindungen 313
—, limbisches System, Topographie 331

Thalamus
—, mimische Bewegungen, Lokalisation 290
—, nucleo-, spinothalamische Bahnen, Schaltstationen 365
—, Nucleus centralis, Regelkreise 303
—, Nucleus medialis dorsalis, Erinnerungsvermögen 293
—, Nuclei anteriores 366
—, Nuclei mediales 366, 367
—, —, intralaminares 367, 368
—, —, mediani 368
—, —, ventrolateralis 368, 369
—, Nucleus paratenialis 366
—, —, centralis lateralis 367, 368
—, —, centralis medialis 368
—, —, centromedianus 367
—, —, lateralis posterior 369
—, —, paracentralis 367
—, —, parafascicularis 367
—, —, reuniens 368
—, —, rhomboidales 368
—, —, suprageniculatus 370
—, —, ventralis anterior 369
—, —, ventralis lateralis 369
—, —, ventralis (ventralis) 369
—, Pulvinar, Topographie 388, 389
—, —, Chromatolysis 295
—, —, Faserverbindungen 321
—, —, Kernschädigung 373
—, —, Topographie 356, 357
—, —, Transversalschnitt 301, 302
—, Sexualzentren 383
—, Sympathikus, Schädigung, Klinik 384
—, Taststrahlung, Radiatio somatosensoria 312, 313
—, Tuberculum anterius, anatomisches Präparat 601
—, Tumoren, chirurgischer Zugang 310
Thyreotropin (TSH), Rückkoppelungsmechanismus, Schilddrüsenhormone 381
Tinnitus, N. VIII, Gefäßschlingen, Operationsergebnisse 494
Torsionsdystonisches Syndrom, Pathophysiologie 354
Torticollis spasticus, Ganglienzellschädigung, Corpus striatum 353, 354

Tractus centralis tegmenti, Rückenmark, extrapyramidalmotorisches Syndrom 345, 346
Tractus cerebello-olivaris 348
Tractus cerebello-fastigialis, Topographie 487
Tractus cortico- et rubrospinales, Myelinisierung 238
Tractus corticogeniculatus, Hörbahn 491
Tractus corticonuclearis, Ursprung, Verlauf 320, 321
—, Verletzung, supranukleare Facialislähmung 483
Tractus corticospinalis, Ausfall, Porenzephalie 324
—, motorische, sensible Funktionen 290
—, Pedunculi cerebri 388
—, siehe Pyramidenbahnen
—, Tractus corticonuclearis 316
Tractus corticotectalis externus, internus, Ursprung, Verlauf 323
Tractus cuneo-cerebellaris, Funktion 404
Tractus dentatorubralis 348
Tractus dorsomedio-, ventromedio-, tuberohypophysialis, Reglerhormone, Hypophyse 376
Tractus fronto-, parieto-occipito-pontinus (Arnoldsches Bündel), Ursprung, Verlauf 322
Tractus geniculo-occipitalis (Radiatio optica), Verlauf, Funktion 359
Tractus geniculotectalis, Ursprung, Verlauf, ärztliche Bedeutung 362
Tractus habenulo-interpeduncularis 342
Tractus habenulopeduncularis, Embryologie 252
Tractus hypothalamorubralis, extrapyramidalmotorisches System 345, 346
Tractus mamillotegmentalis 331
Tractus mamillothalamicus, Cortex des Gyrus cinguli, Faserverbindungen 312, 313
—, Embryologie 253
—, Topographie 340
Tractus nucleotectalis, optische Reflexbahnen 362
Tractus olfactomesencephalicus, Wallersches Riechbündel 341
Tractus olfactorius, Topographie 608

Tractus olfactorius
—, Allocortex, Gliederung 297
—, Faserverlauf 326, 327
Tractus olivocerebellaris, Verlauf 351
Tractus olivocochlearis (Rasmussen), Oliva superior, Cortisches Organ 491, 492
Tractus olivospinalis, extrapyramidalmotorisches System 345, 346, 348
Tractus opticus, Ansicht von dorsal-unten 388, 389
—, Frontalschnitt 299
—, Raumverdrängung, Tumoren 438, 439
—, Sehbahn, Topographie 356, 357
—, Topographie 334, 365, 554
Tractus parietotemporopontini, Pedunculi cerebri 388
Tractus pyramidalis, Babinski-Reflex, gefäßabhängige Syndrome 575
—, siehe Pyramidenbahnen
—, Ursprung, Verlauf 317
Tractus retinotectalis, optische Reflexbahn 362
Tractus septohypothalamicus, limbische subkortikale Fasersysteme 346
Tractus solitarius, Geschmacksbahnen 495
Tractus spinocerebellaris dorsalis, Faserverbindungen 319, 320
Tractus spinocerebellaris ventralis, gefäßabhängige Syndrome 575
—, Verlauf 351
Tractus spinocerebellares, Degenerationsstudien 404
Tractus spinothalamicus, somatotopische Gliederung 365
—, Thalamuskerne, Schmerzleitung 372
—, Topographie 365
Tractus spinovestibularis 487
Tractus tectospinalis, extrapyramidalmotorisches System 345, 346
Tractus temporopontinus (Türcksches Bündel), Ursprung, Verlauf 322
Tractus thalamocorticales, Labyrinthus vestibularis 485
Tractus temporotegmentalis, Verlauf 323
Transmitter, cholinerges, monaminerges, dopaminerges System 233

Trauma, Hirnschädigung, apallisches Syndrom 352
—, intrakranielle Druckerhöhung, „Enthirnungsstarre" 352
Tremor, zerebellarer, Kernschädigung 375
Trigeminusneuralgie, Arterienschlingen, Spasmus hemifacialis 446, 447
—, Cavum trigeminale, Meningeom 430
—, Klinik 472, 473
Trigonokranie, Anatomie, Embryologie 46
Trigonum lemnisci, Topographie 388
Trigonum olfactorium, Commissura rostralis, Faserverbindungen 307
—, Topographie 298
Trigonum submandibulare, Gefäß- und Nervenversorgung 472
Truncus brachiocephalicus 515
—, Blutzirkulation, Kopfbewegungen 552
Truncus caroticocavernosus, Topographie 551, 552
Truncus sympathicus, Topographie 501, 508, 514, 515
—, Hirngefäße 523
Truncus thyreolinguofacialis, Ansicht von dorsal, Topographie 501
Tuber cinereum, Topographie 388, 389
Tubercula cuneatum et gracile, Kerngebiete 396, 397
Tuberculum olfactorium, Allocortex, Gliederung 297
Tuberculum sellae, Sulcus prechiasmatis, Abstand 104
Tumoren, eosine α-Zellen, Hypophyse, Pathophysiologie 380
—, Hypophysenstiel, Klinik 381
—, intrakranielle Druckerhöhung, „Enthirnungsstarre" 352
—, Massenverschiebungen, Pathophysiologie 438, 439
Turrikranie, Anatomie, Embryologie 45

Uncus ammonis, Regio hippocampi, Allocortex 297
Unterkiefergelenk, N. auriculotemporalis, Topographie 469
Uranoschisis, Häufigkeit, klinische Bedeutung 65

Vaguslähmung, ein-, doppelseitige, Klinik 504
Vallecula Sylvii, Gyri insulae, Topographie 275
vegetative Funktionen, Formatio reticularis 351
vegetatives Nervensystem, Bauplan, Einteilung, Sympathikus, Parasympathikus 513–526
Vv. anastomoticae (Trolard), Topographie 591
V. apicis cornus temporalis, Topographie, Varianten 604
V. atrii medialis (ventriculi lateralis), Topographie 602–603
V. atrii lateralis, Bildung, Verlaufstypen 605, 606
V. basalis (Rosenthali), Topographie, anatomisches Präparat 608, 609, 619
—, Einmündungszone, Varianten 603, 605, 606
— und R. choroideus posterior med., Varianten 600
—, Verschluß, Massenverschiebungen 438
—, Zuflüsse, Varianten 583, 594–597
V. basalis accessoria, anatomisches Präparat 598
V. brachiocephalica 515
V. cardinalis, Entwicklung 578
Vv. cerebelli, Anatomie, Entwicklung 581
V. cerebri anterior, Entwicklung 578, 579
—, Topographie, Varianten 594, 595, 596
Vv. cerebri externae, Hauptstromrichtung 610, 611
V. cerebri inferior 588
V. cerebri interna, Vv. nuclei caudati, Varianten 605, 606
—, Zuflüsse, anatomisches Präparat 583, 600–602
V. cerebri magna (Galeni), Topographie, Varianten 588, 594–597, 598
—, anatomisches Präparat, Zuflüsse 609, 610
V. cerebri media, Topographie, Entwicklung 578, 579, 608
—, seltener Abstrom, anatomisches Präparat 592
—, Sinus sagittalis superior, anatomisches Präparat, Variationen 591, 594–597
Vv. cerebri profundae, Zuflüsse 593, 594, 595
Vv. cerebri superficiales, Topographie 587

Vv. cerebri superiores, Anatomie, Entwicklung 581
—, Korrosionspräparat 590
V. choroidea, Topographie, Varianten 583, 594–597
V. choroidea superior, anatomisches Präparat 606
V. cornus posterioris, Topographie 602, 603
Vv. cornus temporalis, Topographie, Varianten 604, 606
Vv. diploicae, Anatomie, röntgenologischer Nachweis 144
V. facialis, Abflüsse 588, 630
V. gyri olfactorii, Topographie, Varianten, Zuflüsse 593, 594, 595, 598
V. jugularis, A. vertebralis, a.-v. Fisteln 570
—, Bulbus 619
V. jugularis interna, Topographie 501, 508
—, Entwicklung 578, 579
Vv. medullares hemispherii, Zuflüsse, Topographie 586
V. meningea media, Knochenkanäle 155
Vv. meningeae, Sinus sagittalis superior, Korrosionspräparat 590
—, Zu-, Abflüsse 627
V. mesencephalica lateralis et posterior, Topographie, Zustromgebiete, Varianten 594, 596, 597
V. mesencephalica posterior, Bildung, Vorkommen, Varianten 608, 609
Vv. nuclei caudati, Verlauf, Mündungen 604, 605
V. occipitalis interna, Topographie, Varianten, anatomisches Präparat 594–599
—, Bildung, Verlauf, Mündung 607, 608
V. ophthalmica, Entwicklung 579, 580, 588
V. ophthalmica inferior, superior, Topographie 627
Vv. orbitales, Topographie 608
V. orbitalis medialis, Topographie, Zustromgebiete, Varianten 594, 595, 596, 598
V. peduncularis, Topographie, Zustromgebiete, Varianten 594, 595, 596, 598
V. pericallosa, Zuflüsse, anatomisches Präparat 598
V. petrosa, Anatomie, Entwicklung 581
—, supra-infratentorielle Anastomose 619

V. septi pellucidi, anatomisches Präparat, Topographie 588, 601
Vv. thalamicae, anatomisches Präparat, Venenwinkel 606, 607
Vv. thalamicae, anatomisches Präparat 602
V. thalamostriata 588
—, Topographie, Varianten 604, 605
Vv. thalamostriatae, Topographie, Zustromgebiete, Varianten 594, 596, 599
Vv. thalamostriatae inferiores, anatomisches Präparat 506
V. unci, Topographie 599
V. ventricularis, Topographie 603
—, venöse Zuflüsse 585, 599
Venen, Kopf 588
Venendruck, Hydrozephalus 615
Venenwinkel, anatomisches Präparat 606
Ventriculi laterales, Form, Volumina, Größenentwicklung 407, 408
Ventriculus lateralis, anatomisches Präparat, Venenplexus 601
—, Cornu temporale, Hippocampus 334
—, Frontalschnitt 299
Ventriculus olfactorius, Histologie 246
Ventriculus III, anatomisches Präparat 412
—, Formgestaltung, Embryologie 255
—, innere Liquorräume 406
—, Raumverdrängung, subtentorielle Gliome 438
—, Seitenwand-Kerngebiete 305
—, Teile, Wände 412–416
—, Tumoren, Zysten, chirurgischer Zugang
Ventriculus IV, anatomisches Schnittbild 396
—, Dandy-Walker-Syndrom 266
—, Form, Maße, Wände 417–419
—, Striae medullares, dorsale Hörbahn 491
Ventrikel, Altersveränderungen, Formtypen 406, 407, 408
—, Anatomie, Ausgußpräparat 407, 408
—, Ansicht von vorne, Ausgußpräparat 411
—, Blutungen, „Enthirnungsstarre" 352

Ventrikel
—, Cornu occipitale, venöser Abfluß, Varianten 603
—, Cornu temporale, venöser Abfluß, Varianten 604
—, Cornua, Größe, Wände 409, 410
—, Dreieck, Ansicht von dorsolateral, Präparat 409
—, Ependym, Bau, Funktion 419–425
—, Erweiterung, Gehirnatrophie 408
—, Maße des Erwachsenen 409
Vernet-Syndrom, Läsion Nn. IX, X, XI 509
—, raumfordernde Prozesse, hintere Schädelgrube 504
Villaret-Syndrom, Lähmung Nn. IX–XII, Klinik 504
Virchow-Robinsche Räume, anatomische Definition 567
Viscerocranium, Entwicklung, Anatomie 49–59
Vitamin A, Überdosierung, Marie-Seé-Syndrom 268
Vomer, Anatomie, Entwicklung, Hypoplasie 171, 172, 175

Wärmezentrum, Hypothalamus 382
Wallenberg-Syndrom, Hirnstammläsion, Sympathicus-Ausfall 384
—, Medulla oblongata, Infarkt 576
Wallersche Degeneration, periphere Nerven-ZNS 234, 235
Wallersches Riechbündel, Tractus olfactomesencephalicus 341
Webersche Lähmung, Hemiplegia alterna oculomotoria 323, 324
Weber-Syndrom, Mittelhirn, Thrombose 576
Wernickesche Encephalopathia alcoholica, Pathologie 387
Wernickesches Rindenfeld, parietale Sprachzone 291
Wilsonsche Erkrankung, Thalamus, Kernschädigung 373
Wolfsrachen, Zahnmißbildungen 65
Wortblindheit, Corpus callosum, Schädigung 295

Zahnalveolen, Oberkiefer 183, 184
Zahnverlust, Processus alveolaris mandibulae, Veränderungen 218

Zähne, Gingiva, Lymphgefäßnetz 636
Zehenphänomene, Babinski, Gordon, Oppenheimer, Zerstörung motorischer Rindenfelder 289
Zephalozelen, Embryologie, Einteilung 263, 264
zerebrale Durchblutungsstörungen, Aortenbogen-Syndrom 569

Zisternen, Korrosionspräparate 429, 430
—, basale Abschnitte 430
—, Liquorräume, Topographie 428–433
ZNS, Entwicklung 239, 240
—, Wallersche Degeneration 235
Zona incerta, Meynertsches Basalganglion 385, 386

Zoster oticus, Herpes-Infektion, N. facialis 482
Zunge, N. hypoglossus, motorische Innervation 505, 506
—, Lymphgefäßsystem 638
Zwergwuchs, hypophysärer, Pathophysiologie 381
Zwischenhirn, Hypophyse, Reglerkreise 376, 377

—, siehe Diencephalon
Zykloenzephalie, pneumenzephalographischer Nachweis 264
Zyklopie, Embryologie 41
Zysten, Arachnoidal-, glioependymale, subependymale 267
Zytoarchitektonik, Hirnrindengebiete 283, 284